"十二五"国家重点图书出版规划项目

骨科手术学

Operative Orthopaedics

第4版　下册

顾　　问	顾玉东　卢世璧　罗先正	
主　　编	邱贵兴　戴尅戎	
副 主 编	洪光祥　胡有谷　裴福兴	
分篇主编	总论篇	邱贵兴　金大地
	手术途径篇	裴福兴
	创伤篇	曾炳芳
	关节成形与关节疾病篇	戴尅戎　裴福兴
	手、显微外科篇	洪光祥
	脊柱篇	邱贵兴
	骨肿瘤与软组织肿瘤篇	郭　卫　徐万鹏
	骨科内镜术篇	敖英芳
	其他疾病与截肢篇	胡有谷
主编助理	赵　宇	

人民卫生出版社

图书在版编目（CIP）数据

骨科手术学：全 2 册/邱贵兴，戴尅戎主编. —4 版.
—北京：人民卫生出版社，2015
ISBN 978-7-117-21746-0

Ⅰ.①骨… Ⅱ.①邱… ②戴… Ⅲ.①骨疾病-外科
手术 Ⅳ.①R68

中国版本图书馆 CIP 数据核字(2015)第 265226 号

| 人卫社官网 | www.pmph.com | 出版物查询，在线购书 |
| 人卫医学网 | www.ipmph.com | 医学考试辅导，医学数据库服务，医学教育资源，大众健康资讯 |

ISBN 978-7-117-21746-0

9 787117 217460 >

骨 科 手 术 学
第 4 版
上、下册

主　　编：邱贵兴　戴尅戎
出版发行：人民卫生出版社（中继线 010-59780011）
地　　址：北京市朝阳区潘家园南里 19 号
邮　　编：100021
E - mail：pmph @ pmph. com
购书热线：010-59787592　010-59787584　010-65264830
印　　刷：人卫印务（北京）有限公司
经　　销：新华书店
开　　本：889×1194　1/16　　总印张：136
总 字 数：4213 千字
版　　次：1982 年 12 月第 1 版　　2016 年 5 月第 4 版
　　　　　2024 年 10 月第 4 版第 6 次印刷（总第 26 次印刷）
标准书号：ISBN 978-7-117-21746-0/R・21747
定价(上、下册)：399.00 元

打击盗版举报电话：010-59787491　E -mail：WQ @ pmph. com
（凡属印装质量问题请与本社市场营销中心联系退换）

总论篇

邱贵兴　金大地　戴尅戎

手术途径篇

裴福兴　黄公怡　洪光祥　杨庆铭　王正义　党耕町　胡有谷　宋跃明

杨惠林　徐万鹏　叶启彬　张耀南　沈　彬　陈伯华

创伤篇

曾炳芳　陈博昌　陈晓东　傅中国　姜保国　蒋协远　刘　璠　罗从风

潘志军　施忠民　汤　欣　唐佩福　王　蕾　王满宜　王秋根　王　钢

吴新宝　俞光荣　张保中　张长青　张建中　张英泽　周东生　朱　勇

关节形成与关节疾病篇

戴尅戎　裴福兴　卢世璧　曲广运　杨庆铭　朱振安　李慧武　曲铁兵

翁习生　王　友　严孟宁　吕厚山　曹　力　毛宾尧　郝立波　王继芳

洪光祥　郝永强　王正义　吴海山

手、显微外科篇

洪光祥　程国良　陈振兵　田光磊　田　文　曾炳芳　罗永湘　顾玉东

陈德松　康　皓

脊柱外科篇

邱贵兴　党耕町　陈仲强　刘忠军　袁　文　赵定麟　侯树勋　王以朋

杨惠林　刘尚礼　邱　勇　叶启彬　赵　宇　张　颖　石长贵

骨肿瘤篇

郭　卫　汤小东　牛晓辉　徐万鹏　林建华

骨科内镜术篇

敖英芳　龚　熹　罗　浩　崔国庆　程　序　陈启明　黄咏仪　刘玉杰

卫小春　杨自权　容树恒　谢龙峰　余家阔　王永健　马　勇　杨渝平

其他手术篇

胡有谷　潘少川　邱贵兴　王正义　秦泗河　潘少川　黄公怡　罗从风

叶启彬　曾炳芳　翁习生　罗先正　王自立　金大地　崔寿昌　李建军

郭　卫

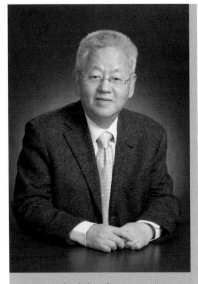

◆ 主编简介

◆ 邱贵兴

中国工程院院士。现任中国协和医科大学北京协和医院外科学系主任、骨科主任、主任医师、教授、博士生导师；兼任中华医学会骨科学分会主任委员、中华医学会第23届理事会常务理事、北京医学会第17届理事会常务理事、《中华骨科杂志》主编、《Journal of Orthopaedic Surgery（APOA）杂志》编委、中欧骨科学术交流委员会中方主席等职，国际脊柱畸形矫形研究组中国组主席。

较早地引入并积极推广CD、TSRH、CDH系统等脊柱固定器在临床上的运用，尤其在脊柱侧凸方面进行了长达20余年临床基础研究，在国际上首次提出脊柱侧凸的中国分型方法（PUMC协和分型）。他所领导的课题《特发性脊柱侧凸的系列研究及临床应用》获国家科技进步二等奖。

曾荣获国家科学技术二等奖二项、北京市科学技术二等奖、中华医学科技二等奖、国家教委三等奖、原卫生部二等奖等奖项，并多次获得院内医疗成果奖及科技成果奖，获授权专利5项。

主编、主译《骨科手术学》（第3版）、《脊柱外科新手术》、《骨质疏松基础与临床》、《高级医师案头丛书—骨科学》、《人工髋关节学》、《高等医药院校八年制规划教材—外科学》等近30部专著。在国内外各种杂志发表论著300篇。

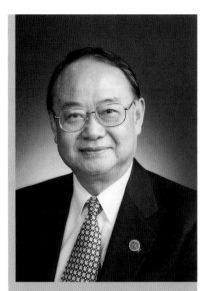

主编简介 ◆

戴尅戎 ◆

中国工程院院士，法国国家医学科学院外籍院士。1955 年毕业于上海第一医学院，先后担任上海第二医学院（现上海交通大学医学院）附属第九人民医院终身教授、骨科主任、院长，上海市关节外科临床医学中心主任、上海交通大学医学院骨与关节研究所主任、数字医学临床转化教育部工程研究中心主任兼 3D 打印技术临床转化研发中心主任、上海交通大学转化医学研究院干细胞与再生医学转化基地主任。先后担任世界华裔骨科学会会长、亚太人工关节学会会长、世界多学科生物材料学会副会长、内固定（AO）基金会理事、中华医学会骨科分会副主任委员等。先后当选美国骨科学会通讯会员（当时大陆唯一），国际髋关节学会正式会员（当时中国唯一）。并任《医用生物力学》和《临床骨科杂志》主编，《中华创伤外科杂志英文版》副主编。

在国际上首先将形状记忆合金制品用于人体内部，在内固定的应力遮挡效应、人工关节的基础研究与定制型人工关节、干细胞与基因治疗促进骨再生、3D 打印技术在骨科的应用等方面获创新性成果，获国家发明二等奖、国家科技进步二、三等奖等 30 余项。

很荣幸受人民卫生出版社委托,再次担任《骨科手术学》第4版主编。在此,深感责任重大。《骨科手术学》历经40年,已经出版3版,第3版出版距今已有十年。十年来,它为中国骨科的发展作出了巨大贡献,先后被多次印刷,发行数万套,深受广大基层医生的欢迎。随着骨科学的迅速发展,本书已不能起到学术引领的作用。因此,我们决定对本书进行修订。

《骨科手术学》(第4版)修订以《坎贝尔骨科学》为学习目标,拟打造成能与国际接轨并符合中国实际的《骨科手术学》专著,努力做到"人无我有、人有我优、人优我特"。

本版在编写队伍上,吸纳了目前国内及中国香港地区的老中青三代专家参加编写。

在编写内容上,保持了第3版的框架、特色、风格,在字数、篇章方面维持稳定的同时略有压缩。整部书围绕"怎么做手术"去写,特色鲜明。内容更新方面,删减了15%陈旧、过时、错误等内容,增加了15%新的、自主知识产权、原创成果等内容,如近年来的新手术、新技术、新方法(人工颈椎间盘置换、棘突间固定);删除或压缩了陈旧性或不宜过多表述的内容,例如脊髓灰质炎、骨髓炎、关节融合手术等,其中微创放在各个章节中。

本书手术要点叙述清楚,图文并茂,强调了手术并发症及手术意外的预防处理。本书既能满足骨科初、中级医生的一般常规手术要求,作为高级骨科医生临床工作必备的高级参考书,还可作为医学院校学生、研究生以及相关学科如神经外科、康复医学、运动医学工作者的主要参考书,同时可用作骨科专科医生规范化培训教材。

本书的编纂历经2年余,尽管各位编者殚精竭虑,但是仍不免会有瑕疵,希望广大读者批评指正!同时欢迎大家提出宝贵建议,以便再版时改进。

本版在完稿之际欣闻本书已获"十二五"国家重点图书,实为全体编者之荣誉,可喜可贺。

最后,我们对在百忙之中参加本书编写的专家、学者以及其他为本书付出辛勤劳动的同志表示衷心的感谢!

第4版《骨科手术学》主编
邱贵兴 戴尅戎
2015年5月16日

骨科或矫形外科是较早发展成专科(专业组)的一门外科。解放后,在党的正确领导下,经全国从事骨科医疗实践的广大医护工作者的努力,我国骨与关节的损伤和疾病的防治工作有了很大发展。各医学院校调整了骨科授课学时、内容及生产实习,各医院加强了外科和骨科住院医师的基础理论学习和临床实践,为提高骨科水平,开展骨科教学、医疗和研究工作培养了更多的人才。仅仅在建国第一个十年内(1949—1958),就充实了各医学院校的教学力量,同时在我国北京、上海等市成立了规模较大的创伤骨科研究所。骨科专业人员成倍增加。目前,在县以上和有些县医院都逐渐建立了骨科专科(或专业组)。在广大骨科医生和基层外科医生的迫切要求下,《骨科手术学》终于出版了。

1973 年在中国医学科学院黄家驷院长的支持下,我们组成了编委会,制定了编写内容和大纲,邀请了对某章节富有经验的专家教授编写。1976 年编委们重新审查和修订了编写大纲,除邀请显微外科专家为本书编写了显微外科技术在骨科的应用章外,并结合国内、外最近十余年骨科新技术的发展,充实了本书各章节内容。因而,本书是一部内容较全、包括多种不同典型和新型手术的参考书。

在临床实际工作中我们体会到,即便是同一部位的胫骨骨折或骨髓炎,因病人的年龄、职业、体质、病变的程度和时期不同,所采用的手术治疗方法亦可不同。因此,本书每章节先简明扼要地叙述某一骨折或疾病的主要临床表现和诊断,并提出采用手术治疗的适应证和禁忌证,以便读者在短时间内快速复习该骨折或疾病的处理要点,从整体出发,理论密切联系实际,着重恢复骨与关节的功能,拟定采用某一手术治疗方法。在这样的编写思想指导下,编写了有关的典型手术,或近年来行之有效或疗效满意的手术。每一手术操作步骤均由浅(皮肤)入深(病灶),顺序叙述,并配以插图。由于骨与关节和其有关的软组织手术范围较广,手术种类亦多样,为减少重复,故在相类似的手术步骤中,则以见某一手术步骤的文和图处理,以压缩篇幅。

本书第七章手外科和第六章显微外科,特请北京积水潭医院创伤骨科研究所副所长、手外科专家王澍寰副教授逐字逐句审阅,在此表示衷心感谢。同时对为本书绘图的同志和为完成本书付出辛苦劳动的其他所有同志一并致以诚挚感谢。

由于编写大纲几经修订,应邀参加编写和协助绘图的同志几乎分散在全国各地,且有更动,而编写者本身业务亦繁忙,故本书文体和插图风格欠一致。我们的经验和编写水平有限,书中的错误和缺点、疏忽和遗漏之处在所难免,敬希读者提出批评指正,以待再版时修正。

编者
1981 年 5 月于北京

《骨科手术学》自第 1 版问世以来,至今已将近 20 年。现代科学技术突飞猛进,骨科领域各种创伤和疾病的诊断和治疗也有了很大的进展。为了适应各方面的需要,刷新和增补本书的内容已是当务之急。

本书第 2 版在脊柱外科、关节镜检查与手术、显微外科在骨科的应用,骨肿瘤的保肢手术,骨外固定技术和髋臼骨折的切开复位内固定术等方面开拓了新的篇章或增补了新的内容。然而,对于某种创伤或疾病的治疗,尽管新创造的一些手术方法具有其独特的优点,仍不能完全替代经过长期实践考验的一些行之有效的传统手术方法。因此,本书中将两者均作了详细的介绍,一方面可使本书的内容保持其系统性和完整性,另一方面也体现本书的时代性和先进性,以供读者在医疗实践过程中,根据病情加以选择应用。

《骨科手术学》是一门需要不断钻研的学科,各种手术方法的适应证、禁忌证,手术入路的选择、术中注意事项、术前、后处理以及并发症的防治等都与局部解剖学及病理生理学等息息相关,为此,本书每一章节之前都作了简要的叙述,以供临床实践中参考。

本书为手术学,着重于手术治疗方法的描述。由于病人性别、年龄、体质、职业以及病变的程度各异,手术治疗方法也随之不同。经治医师应根据实际病情需要,从本书所介绍的多种手术方法中选择最适应的治疗方法。痛苦最小、并发症最少、康复最快、疗效最好、费用最低的治疗方法就是最好的治疗方法。所以,阅读本书必须通读全书,才能思路开阔,才能有比较,有选择。切勿局限于某一章节或某一手术方法,避免断章取义而导致不良后果。

《骨科手术学》是一部大型参考书。本书以各级医院,特别是县级以上医院的骨科专科医师或外科医师为主要对象。编写过程中,各作者竭尽全力可能结合自己的临床实践写出自己的心得和经验。尽量体现"百家争鸣"的学风。尽管如此,书中仍难免有疏漏和错误之处,也可能存在少量交叉和重复的内容,诚恳地希望广大读者批评指正。

北京积水潭医院手外科韦加宁主任,肿瘤科郝林医师,深圳南山医院张军医师,昆明医学院附属医院何飞医师以及同济医科大学附属协和医院彭晓兰同志等协助绘图,手外科万圣样副教授协助审修,河北邯郸峰峰矿务局总医院方绍孟院长、张增芳主任协助制成索引。北京儿童医院潘少川教授协助终审。谨此致谢。

本书第 1 版的主编王桂生教授、副主编吴祖尧教授以及几位原作者在修订第 2 版之前或修订过程中先后去世,借第 2 版出书之际,再次缅怀专家为我国骨科尤其为这部《骨科手术学》所作出的贡献!

朱通伯　戴尅戎

1998 年元月

《骨科手术学》已由人民卫生出版社出版发行过两版。它是一本骨科领域内既包含经典手术，又介绍最新外科技术的内容全面、系统的参考书。曾荣获多项国家奖励，累计发行十余万册，深受广大骨科医生和研究工作者的欢迎。

1998 年第 2 版问世以来已历时 7 年，在此期间，骨科手术的原理和技术出现了巨大发展。人们对健康、功能、美学等方面的更高要求迫使传统的手术观念和方法发生了改变，医学模式也向生物—心理—社会模式进行转变，从而推动了骨科整体治疗观念的完善化，改变了过去重局部、轻全身的治疗方式，代之以人性化、个体化的治疗思想。新的治疗思想又带来了手术观念和手术技术的更新。同时，电子学、光学、材料学、计算机技术以及工程学的不断发展，也为外科手术新观念、新技术的形成与实现创造了条件。为了适应现代骨科发展的新形式，正确、全面地反映骨科手术的新水平，为广大骨科工作者提供一本可供经常参考翻阅的手术参考书，人民卫生出版社组织了众多的国内著名骨科专家和新秀，对本书进行了全面系统地修订。

修订后的第 3 版《骨科手术学》以篇章节的面貌出现，全书共分九篇。分篇的目的是便于不同亚专业的骨科医生能迅速翻阅和查找，因此，基本上按专业组的分类进行，某些较难分类的章节归类为其他篇。在此次遴选参加编写人员的过程中，基本保留了依然活跃在骨科临床与科研第一线的原二版编者，同时新增加了二十余位年富力强、并在各个专业领域内的学科带头人或有卓越成绩的中青年专家作为第 3 版编者，为第 3 版编委会输入新生力量，使第 3 版更具活力，更有先进性。

本书以第 2 版《骨科手术学》为基础，重点介绍骨科手术的基本方法与术式。增加了近年来的新方法、新观点，如创伤骨科领域中生物学固定理论体系；微创经皮接骨术的应用；骨盆、髋臼骨折的治疗；新型人工关节与关节置换翻修手术的新技术；脊柱侧凸、滑脱新器械的应用及人工椎间盘、骨科内镜手术的新应用（胸腔镜下的脊柱松解、膝关节镜下的韧带重建）等。对目前应用已渐减少的手术方法则适当缩减篇幅。第 3 版《骨科手术学》在编写风格上强调"科学性、先进性、实用性"，内容上主要反映目前骨科手术学的先进技术、先进材料与实践经验。力求对手术要点叙述清楚，图文并茂，并强调手术并发症及手术意外的预防处理。

希望本书既能满足骨科初、中级医生正确施行常规手术的要求，又能成为高级骨科医生临床工作中必备的高级参考资料，还可作为医学院校学生、研究生以及相关学科如神经外科、康复医学、运动医学工作者的主要参考书。为了尽快反映骨科手术学的迅速发展，使本书的第 3 版及时出版，尽早与广大读者见面，本书的编写过程中难免有匆忙和不足之处，恳请广大读者和同仁对本书的缺点和错误批评指正，并提出宝贵的建议，以便再版时改进。

最后，我们对百忙之中参加此书编写的专家、学者以及为本书的出版付出辛勤劳动的人民卫生出版社的同志们表示衷心的感谢。

邱贵兴　戴尅戎
2005 年 9 月 10 日教师节于北京

目　　录

上　　册

第一篇　总　　论

第二篇　手　术　径　路

第三篇　创　伤

第四篇　关节成形与关节疾病

下　　册

第五篇　手、显微外科

第六篇　脊柱外科

第七篇 骨肿瘤与软组织肿瘤

第八篇　骨科内镜术

第九篇　其他疾病与截肢

第五篇

手、显微外科

主编 洪光祥

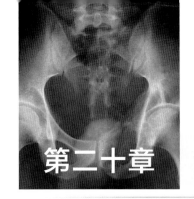

第二十章　显微外科技术在骨科临床的应用

第一节　概　　述

显微外科是在手术放大镜或手术显微镜下应用精细的手术器械进行各项手术操作的一种外科技术。由于这一技术的应用和发展为外科领域的修复重建开创了新的里程碑。1921 年瑞士的 Nylen 和 Hoimgrem 第一次应用手术显微镜为耳硬化患者施行内耳手术,由于耳道手术空间的限制而发展缓慢,1950 年 Barraquer 和 Pertt 等应用手术显微镜进行角膜缝合使显微外科手术进入缝合操作阶段,1960 年 Jacobson 和 Suarez 在手术显微镜下采用精密的小血管吻合器械对直径为 1.6~3.2mm 动物小血管进行缝合,获得成功,使显微外科进入了一新的发展阶段。以后 Lee(1961)、Gonzales(1962)及 Abbott 等先后进行动物门腔静脉分流,肾脏移植及心脏移植手术。1962 年 Malt 为一例 12 岁儿童上臂离断获再植成功,1963 年陈中伟在肉眼下用血管套接法为一例右前臂完全离断获再植成功,1964 年王澍寰与卢家泽在放大镜下首先完成了第一例兔耳再植的实验研究,同年为一例儿童手指完全离断获再植成功,1965 年 Buncke 将猴子的足趾移植到手上,重建拇指获得成功。1966 年杨东岳、汤剑猷首先应用第二趾移植再造拇指获得成功,为我国及国际显微外科技术的开展作出了开拓性贡献。随着这项技术应用和发展在断指再植,足趾组织移植拇、手指再造,各种游离组织移植进行修复与重建及淋巴管道的修复等外科领域获得不断发展并使这一技术深入到骨科、手外科、五官科、胸外科、妇产科、泌尿外科、脑外科、眼科等,使过去或难以修复与重建获得了理想的修复与重建,它改变了外科的历史进程,并改善了外形,增进了功能,为患者带来了福音。

显微外科技术从 20 世纪 70 年代进入了临床应用,并获得了迅速发展和提高。尤其在骨科领域中应用,涉及的范围和病例量应属最大,临床效果最显著。尤其是断肢、断指再植应用范围最广,病例量最大。据不完全统计,我国断肢、断指再植接近 5 万余例,不仅成活率与功能明显提高,而且普及面不断扩大,并已深入人心。离断的肢体与手指要求再植已形成人门的常识;拇手指缺损或缺如,选用足趾组织移植施行拇手指再造已成为骨科、手外科及成形再造外科中的时尚,成功率高达 95%~98%;各种游离皮瓣、肌皮瓣、带血管神经蒂的岛状皮瓣、筋膜瓣的临床应用,为四肢创伤的修复与重建提供了可靠有效的治疗方法,使过去长期得不到理想治疗,甚至不得不寻求截肢的患者带来了福音。同时减轻了患者长期多次手术的痛苦,缩短了疗程,提高了治疗效果;显微外科技术采用腓骨、髂骨、肩胛骨、肋骨及骨膜等移植使患者重建了骨的连续性,恢复了肢体功能;应用显微外科技术,改变了周围神经损伤治疗的进程和理论基础,它使神经获得理想的对合,促进了神经再生,提高了治疗效果;臂丛神经损伤采用各种神经移位的方法,使部分肌肉恢复了功能,增强了患者生活的勇气。

随着生命科学与生物技术的发展,必将推动显微外科技术的全面发展与提高。应用显微外科技术开展的实验外科、移植外科、胎儿外科与高新技术、生物技术的结合,必将改变医学的发展模式。

第二节　显微外科的设备和器材

手术显微镜与放大镜、显微外科手术器械及显微缝合针线是显微外科的必备设备。

一、手术显微镜

（一）手术显微镜应具备以下要求

1. 放大倍率在 10 倍左右,最好能在 6~40 倍之间,以满足不同的放大需要。变倍时,使视野清晰不需重新调整焦距。

2. 有较长的工作距离。为便于手术者的手术操作,一般在 200~400mm 之间。平时常用为 275mm 左右,若作深部手术操作时可更换更大工作距离的物镜。

3. 具有足够亮度的照明光源,其照明范围应满足手术视野要求,强度要足够。由于镜下操作时间长,为防组织灼伤,以采用冷光源为佳。

4. 放大后组织的影像必须是正立体像,便于镜下精确的手术操作,要求有两个目镜从不同角度观察视野的组织。

5. 显微外科手术必须有助手配合,因此必须两组双目显微镜并使视场合一。

6. 目镜可进行视度和瞳孔间距的调节,以适应不同视度和瞳距的需要。

7. 具有摄影及摄像装置。

8. 便于移动,具有手控、脚控或声控的装置,利于术中焦距视野的调节、变倍及视野移动。

（二）手术显微镜结构、原理及特点

手术显微镜由光学系统、照明系统、升降系统、支架及各种附加设备组成。

1. 光学系统　为了获得正立体像使术者两眼同时观察组织,适应镜下手术操作,需要用两个目镜称双目式手术显微镜。所有显微外科镜下手术操作均需要助手,同时协助操作,所以手术显微镜除上述特点外,并要求达到双人双目式手术显微镜;为了使手术扩大配合或第三者术中观察,也可制成三人双目式手术显微镜。无论是单人双目、双人双目还是三人双目式手术显微镜,其光源经聚光镜和直角镜后通过显微镜的大物镜照明手术野,从手术野反射回来的物体影像经过变倍望远镜、望远物镜和屋脊棱镜后被目镜放大成为正的立体像。目前国内外生产的手术显微镜,大多应用大物镜的显微镜加装连续变倍系统,在任何变倍位置时始终保持清晰,从而不需要在变倍后重新调焦,而且还能调换不同工作距离的物镜,便于加装光棱镜来加接示教镜和摄影、电视等示教装置。

2. 照明系统　手术显微镜一般常用 6V、15W 白炽灯照明,为提高照明亮度,又可增加到 30V、50W。由于功率增加,热量增加,常需配有散热装置以延长灯泡的寿命。手术显微镜的照明方式有两种:

（1）内光源:内光源位于显微镜内。有两种:一种是光源组合于显微镜内,光源照射方向与显微镜同轴,适用于深部照明;另一种是照明线路与显微镜分开,照明光线从不同几个小物镜的中间射向手术野,照射方向基本与显微镜同轴,所以也适应于深部照明。

（2）外光源:光源位于显微镜外。也有两种:一种是光源通过一接圈附装于显微镜上,以显微镜为轴心作 360° 旋转,与显微镜不同轴,为斜射于手术野;另一种是光源安装在立柱上或横臂中,通光导光纤维接至显微镜,光线由导光纤维和反射镜,借用大物镜射向手术野,系同轴照明,用于深部照明。目前,国内外手术显微镜均用外光源通导光束的冷光源照明。

（3）支架系统:手术显微镜的支架有通用式、电动升降式、电动液压升降式等。上述各式都通过 2~3 节短横臂固定于立柱上,立柱底座呈 T 形、Y 形及 H 形,并安装轮子,利于显微镜整体移动。当然也有固定于天花板的悬吊式。手术显微镜横臂旋转移动及升降便于手术使用。为便于术中调整视野,手术显微镜上附加一电磁耦合的调节装置,利用脚控、手控或声控能在 6 个平面移动,可以左右前后作旋转移动,使术者很快能调节找到最合适的手术视野。

（4）其他附加设备:备有不同放大倍数的物镜,采用手动或电动调节放大或缩小;为便于术中血管直径及组织缺损的测量,在物镜上备有显微刻尺;为便于手术护士的配合及助手观察备有单筒、双筒及

双目示教镜；为保存资料及适应教学备有摄影及摄像装置等。

我国目前常用的有上海、镇江、杭州、苏州等地的光学仪器公司制造的各种手术显微镜（图 20-2-1），也有日本及德国等制造的（图 20-2-2）手术显微镜。

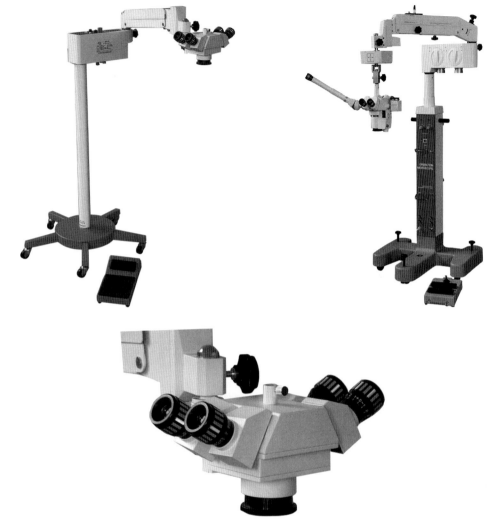

图 20-2-1　国产手术显微镜

二、手术放大镜

临床常用的手术放大镜有三种：

1. 一般手术放大镜　用一块放大的聚光镜安装于支架上，术者通过聚光镜进行手术操作。这类手术放大镜所占空间大，工作距离短，放大镜数低，使用不便，临床很少应用。

2. 镜片式手术放大镜　有两块放大倍数相同的长方形镜片安装于手术者平时使用的眼镜眶前方，放大倍数，一般不超过 2 倍，也可改装成额带式，为不带眼镜者使用。

3. 望远镜式手术放大镜　由一块负透镜和一块正透镜所组成，安装在眼镜架或额架上。可通过眼镜的横杆来调节瞳距，物镜也可旋进或旋出，以适应不同视力的术者需要。一般工作距离为 240 ～ 350mm，每副手术放大镜放大倍数不同，利于术者手术需要而选择，以利于各种微小血管、神经缝合的操作，它具有携带方便、价格低廉的优点（图 20-2-3）。

三、显微外科手术器械

所有显微外科手术一种是在肉眼下进行组织分离、切取、移植、固定、重建，另一种是在手术显微镜

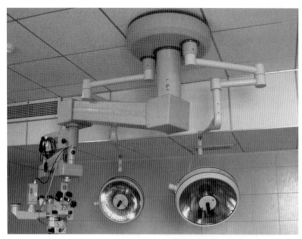
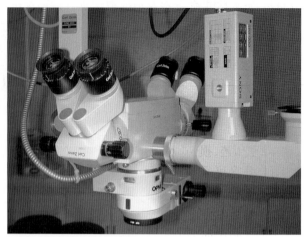

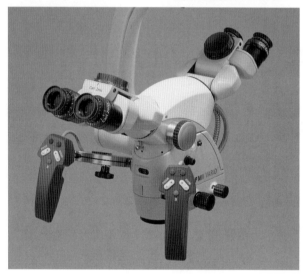

图 20-2-2　国外产的手术显微镜

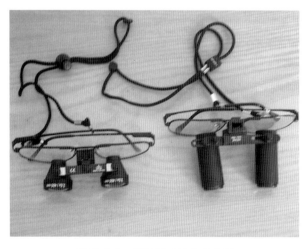

图 20-2-3　望远镜式手术放大镜

下进行血管、小管道、神经的缝接。由于镜下操作精细，动作幅度小，必须具有适应镜下操作的显微手术器械，要求其制作精细、轻巧、无反光，剪刀要锐利，持针器要轻巧，镊子尖头要坚硬、细小。现将骨科常用显微手术器械特点简介如下：

1. 显微镊　尖头宽为 0.15mm，适于缝合直径为 0.5mm 以下小血管及淋巴管。尖头宽度为 0.2～0.3mm 的显微镊，适于缝合直径>1mm 以上的小血管缝合。显微镊主要功能是夹捏不同微小组织与剪子协调应用作各种组织分离切除，当缝合血管、神经及各种管道时起夹捏外膜等，不准夹捏管壁及神经组织。也可选用各种不同型号的不锈钢珠宝镊，它具有钢性强、夹捏有力、便于维修且价格便宜的优点。

2. 弹簧显微剪　有弯直两种，主要用于镜下组织分离、修剪。这类剪子十分娇贵，只能作血管、神经旁侧组织的分离修剪及显微缝线剪切。

3. 显微持针器　显微弹簧持针器有弯直两种。持针器头部最窄为 0.2mm,两夹持面绝对平整,用以夹持 11-0 ~ 12-0 的缝合打结,显微弹簧持针器不准夹持普通缝合针,否则将造成平面破坏,影响对 11-0 ~ 12-0 的缝合打结。

4. 微血管夹　微血管夹弹性压强通常为 $(25+0.40)\,g/mm^2$,以利于对直径为 1mm 血管的阻断血流用,夹持时间不宜过长,否则将造成血管壁压迹,损伤内皮细胞及肌层。对直径较大的血管可采用不同规格的阻血夹阻断血流。

5. 血管冲洗针头　0.5mm 以内小血管的缝合进行冲洗时宜选用 4、5 号冲洗针头,>2mm 时可用 5 号冲洗针头,要求针头呈圆钝,有直弯两种。

目前,我国生产的显微手术器械具有物美价廉的优点,基本适应我国显微外科临床手术需要(图 20-2-4)。

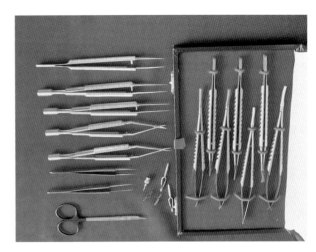

图 20-2-4　显微手术器械

四、显微外科缝合材料

显微外科缝合材料主要用于对微小血管、管道及神经的缝合与修复,为了使修复的管道保持通畅率和减少组织创伤,必须根据血管、管道及神经的直径选用不同粗细的无创伤的缝合针、线。

缝合针:要求针尖锐利、硬度高,能穿透各种血管管壁及其他管壁,经得起显微持针器的夹持而不变形,并使针、线结合部光滑,不留线尾。缝针的截面可制作成圆形、三角形等,针弧度为 1/2、3/8、1/4 或 5/8 等多种,原则上要使缝针,缝线粗细一致。

缝合线:不同规格粗细的尼龙单线具有不同抗拉力强度。目前我国生产的显微缝合线已适用于临床需要,采用消毒包装,使用方便价格低廉。临床上常用有 5-0 ~ 12-0 无创伤缝合针线。5-0 ~ 6-0 线适应直径>5mm 的血管缝合;7-0 ~ 8-0 线适应直径 3 ~ 4mm 的血管缝合;9-0 ~ 10-0 线适应直径 1 ~ 2mm 的血管缝合;10-0 ~ 11-0 线适应直径 0.6 ~ 1mm 的血管缝合;12-0 线适应直径 0.5mm 以内的血管缝合。

第三节　显微外科的基本技术

一、术前准备

(一) 正确选择手术适应证

无论是急症还是择期手术,要正确选择手术适应证,如断肢、断指再植患者,既要了解患者的全身情况,也要了解肢(指)体的局部情况,患者是否允许施行再植手术,是否合并有其他脏器损伤,休克是否纠正;肢体是否完整,血管、神经、肌肉损伤的程度、温缺血时间、肢(指)体再植后预计能否恢复功能等;若施行皮瓣修复,要了解创面性质,缺损程度和面积,凡能采用皮片移植者不用皮瓣修复,凡能采用局部皮瓣或带蒂皮瓣转移者不用游离皮瓣,凡选游离皮瓣移植者,尽量选择隐蔽、皮肤厚质地相似的皮瓣。

(二) 对患者情况作全面了解

无论是急症还是择期手术,患者是否有器质性疾病,尤其老年患者是否有心血管、代谢、内分泌及出血性疾病等,急症手术者应及时检测血常规、出凝血时间、血小板及尿常规,而择期手术者除检查三大常规外,对患者心肺、肾、肝等重要脏器功能及血液学也要作全面检查,凡发现有病变异常者,术前均应有相应治疗措施与对策。

（三）正确制订手术方案

1. 组织缺损的性质与修复方法的选择　是单一组织缺损还是复合组织缺损。凡复合组织缺损者，能否在一期选用同一血管蒂的复合组织移植修复还是选用两个组织同时移植修复；或先覆盖创面择期再修复其他组织等均应作全面考虑。如拇手指缺损伴皮肤及虎口缺损，怎样一期完成修复与再造；如长骨缺损，是否存在皮肤缺损，能否采用皮肤骨骼一并移植修复；皮肤缺损是否伴有肌腱、神经缺损，能否一期完成移植与修复等。

2. 供区及受区的条件及应用解剖　术者对供区及受区的条件及应用解剖必须十分了解并对其解剖变异有相应的处置能力，术中能灵活应用解剖知识。若施行足趾移植，供足是否有足癣、外伤、血管疾病；若作骨移植，受区是否有骨髓炎改变，供骨是否有骨折史；若施行皮瓣移植者是否有手术外伤史及局部瘢痕改变等。受区是否存在感染灶，是否作充分引流，是否已做创面细菌培养及药敏等。

3. 合理手术设计与供区选择　正确的手术设计不仅充分地开动了术者的思路，发挥了术者的灵感，而且可减少患者多次手术的痛苦，减轻患者经济负担，又可达到组织充分合理应用，既修复了外形，又重建了功能的治疗效果。尤其是影响外形的皮瓣设计及功能重建组织移植，对缺损区要有充分的估计与正确测量。

供区选择是体现术者知识与技能的重要标致。正确合理选择供区，使供区隐蔽，使皮肤厚薄相同，质地相似，移植组织类同，长度、面积合适，移植组织获得充分利用，造成最小的外形损害，而且能获得满意的外形修复与功能重建。

（四）其他准备

1. 病室　病区内绝对禁烟，应光线充足，安静、清洁，室温恒定，以保持25℃为宜。为观察移植组织血液循环，应备有局部侧照灯。

2. 正确选择手术器械与充分必备材料，如当一种内固定不当时，可及时改用其他内固定材料，以获得正确修复与固定。

3. 充分估计和备足血量，尤其是断肢再植及复合组织移植。

二、小血管吻合法

（一）血管的显露与准备

施行血管吻合术前，必须良好地显露缝合的血管。将所选用缝合的一段血管与周围组织作适当的游离。于镜下吻合血管，对视野内的血管作充分显露。遇创面渗血可采用棉球或干纱布压迫止血，对不易控制的渗血，可用双极电凝止血，对活动性出血应予以结扎。血管的小分支可用9/0无创尼龙单线予以结扎。

吻合血管前术者必须精心挑选显微手术器械，使每件器械得心应手。一旦进入镜下显微操作，应把术者惯用的显微手术器械等放置在适当位置，使伸手即可拿到。选择适当的缝线，凡缝合外径0.5mm以内的血管，以选12/0缝合针线为宜；缝合0.5～1.0mm血管以11/0缝合针线为宜，缝合1.0～1.2mm血管以10/0为宜。缝合1.3～3mm血管以9/0缝合针线为宜，凡缝合3～5mm血管以选8/0或7/0针线为宜。

（二）缝合原则

1. 正常血管　缝接血管断端的组织必须是正常的。血管断端经清创应使血管恢复正常弹性和外形，断面的各层组织结构完整，经冲洗管腔内膜光滑，无任何血迹、纤维素及絮状物沉积。开放血管夹后，动脉呈现有力的喷血，静脉有少量血液反流充盈，均属正常。如果血管缺乏正常弹性及外观，各层组织结构不清，内膜剥脱，肌层断裂，外膜损伤或外膜下积血，内膜不光滑、粗糙，管腔内存有血迹及纤维素或絮状物沉积的血管段（图20-3-1）必须作彻底切除，直至血管呈现正常为止。

对陈旧性损伤区血管的选择尤要慎重，凡于创伤范围内的血管常因瘢痕组织增生或原血管不同程度的损伤，使该段血管变硬，增粗或变细，正常弹性消失，外膜或肌层挛缩、狭窄，内膜出现收缩或与肌层剥脱（图20-3-2）。这些血管很少能作为受区接受血管，而只有在损伤区以外的正常血管，才能作为受区

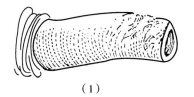 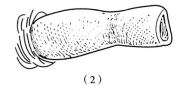 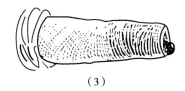

（1）　　　　　　　　　　　　　（2）　　　　　　　　　　　　　（3）

图 20-3-1　血管损伤的不同表现
（1）血管外膜损伤示意图;（2）血管肌层损伤示意图;（3）血管内膜损伤示意图

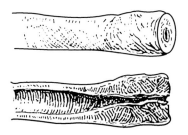 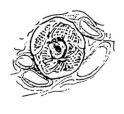

图 20-3-2　陈旧性血管损伤示意图

的血管以供吻接。

2. 吻合的血管口径相同　凡选作缝接的血管,其两端口径应相同或相似。临床上常因有效循环量的降低或寒冷、疼痛及手术操作刺激等而导致血管痉挛。为此,应消除患者紧张情绪,室内温度恒定（25℃）,麻醉要完善,术中操作要轻柔,一旦发生局部血管痉挛,常用罂粟碱原液、2% 普鲁卡因、1% 利多卡因等滴于痉挛血管之外壁,局部以热盐水纱布湿敷,一般经 5 ~ 10 分钟,痉挛即可解除。对于因组织部位改变所造成的血管实际口径的差异,可采取不同的方法进行吻接。

（1）血管口径相差小于血管外径的 1/5 ~ 1/4 时,可对口径小的一侧作轻微的机械扩张（图 20-3-3）。

（2）血管口径相差小于血管外径的 1/4 ~ 1/3 时,除采用轻度机械扩张外,可将口径较小的血管断面作 30° ~ 45° 斜形切面,以增大口径（图 20-3-4）。

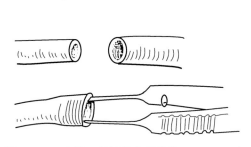 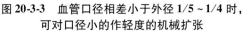 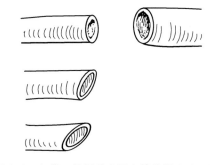

图 20-3-3　血管口径相差小于外径 1/5 ~ 1/4 时,
可对口径小的作轻度的机械扩张

图 20-3-4　血管口径相差小于血管外径 1/4 ~ 1/3 时,
可将口径较小的血管断面剪成 30° ~ 45° 斜面

（3）血管口径相差接近血管外径的 1/2 时,可将口径较细一端作轻微机械扩张后,于 180° 位作两处纵形剖开,剖开的长度略长于血管的半径使其形成两个瓣,并剪除两剖开面的直角管壁,与口径较粗一侧血管作四点褥式缝合后,再作间断缝合（图 20-3-5）;另一方法,即将口径较小的一端作轻度机械扩张后,与口径较粗一侧作比较,然后将口径较粗一侧的血管作一三角形切除缝合后,使口径与小的一侧相似,然后再作间断缝合（图 20-3-6）。

实验证明:口径较粗的近端动脉与口径较细的远端动脉吻合的通畅率,比口径较细的近端动脉与口径较粗的远端动脉吻合为高。故动脉宜选近端粗对远端细,而静脉则相反。

3. 注意镜下无创操作技术　手术者镜下的每一个动作必须十分轻柔、准确,绝对避免用血管钳分

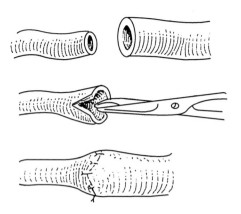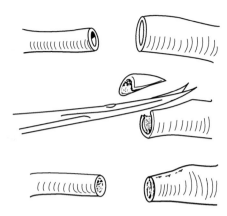

图 20-3-5　血管口径相差接近血管外径 1/2 时，可将口径较细一端作纵行剖开成鱼嘴状，作四定点褥式加间断缝合

图 20-3-6　血管口径相差接近血管外径 1/2 时，可将口径较粗一端切除一三角形管壁，以缩小缝合，与口径较细的血管相缝合

离或钳夹。对肌腱及知名神经用锐刀切割，以减少断面的创伤。对血管的修剪，除口径大于 3mm 以上者外，均用弹簧剪修剪，显微镊只能夹血管外膜外组织，不准夹摄管壁的各层。

4. 提高血管吻合的通畅率　要遵循以下三原则：

（1）针距、边距对称：血管的边距一般为血管管壁厚度的 1~2 倍。而血管的针距一般为边距的 1~2 倍。

（2）垂直进、出针。

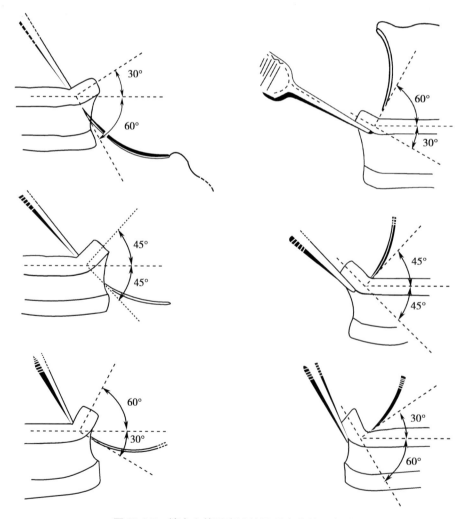

图 20-3-7　缝合血管垂直进针及垂直出针示意图

1）垂直进针:右利手术者,一般用右手拿持针器,左手拿显微镊,用持针器头部夹住缝针中部,使针尖与血管断端壁垂直。进针的方向应与管壁的纵轴平行,而针尖刺入管壁时应垂直。术者可利用显微镊及持针进行灵活的调节来达到垂直进针的要求。其操作方法如下:当两血管断端按术者坐位左右放置于同一轴上时,一般先从右侧进针。利用显微镊尖插入右侧管腔轻轻托起管壁呈30°时,缝针与管壁呈60°进针;如果显微镊托起管壁呈45°时,缝针与管壁呈45°进针。总之使挑起管壁的角度及缝针与管壁刺入的角度之和为90°,即达到垂直进针的要求(图20-3-7)。

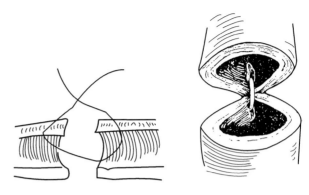

2）垂直出针:继上述垂直进针后,拔出缝针,于左侧管壁目测好边距,看准出针点后,缝针轻轻地将左侧管壁由内向外挑起,左手用显微镊轻压管壁作拮抗,缝针与管壁呈90°时即可出针。

图 20-3-8　斜形进出针,造成缝线切割管壁损伤内膜及肌层

垂直进出针,可以避免因斜向进针或出针后,当打结时造成缝线切割管壁导致血管内膜及肌层损伤的不良后果(图20-3-8)。

（3）打结时维持缝线的牵引张力,使血管外翻或平整对合。当缝线已穿过两侧管壁,先绕一个结并提起已打结的两端缝线,使其形成120°夹角来维持血管的张力并渐渐缩紧线结,清晰地看到两等边距的管壁渐渐靠拢呈外翻或平整的对合时,方可系紧打结(图20-3-9)。

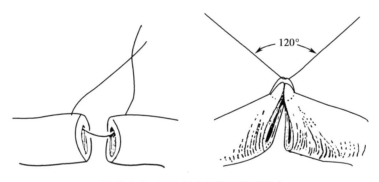

图 20-3-9　打结时维持缝线牵引张力

5. 血管的张力要适当　正常血管具有生理弹性,当血管切断后自然向两侧回缩,其回缩的距离与血管部位、血管种类、血管口径大小、血管游离程度及年龄等有关。在通常情况下,当小血管经清创后其回缩距离小于该血管直径8倍以内时,可直接吻合,超过10倍时,应采用血管移植进行修复,不可勉强在张力下吻合。

6. 良好的血管床和良好的皮肤覆盖　血管吻合后,必须使其位于健康的软组织床中。如为骨面、内固定材料及瘢痕等,应采用邻近正常筋膜或肌肉转移衬垫;并应有良好的皮肤覆盖,如果局部皮肤有缺损,应采用局部皮瓣或筋膜瓣转移覆盖之。

（三）小血管吻合方法

1. 端-端吻合法　血管端对端吻合法是最常用的方法,也是血管吻合的最基本方法。血管端对端吻合,符合血流动力学要求,能保持血液正常流向、流速和流量。

（1）二定点缝合法:显微血管吻合常用二定点法,即在180°等距离选两个定点作缝合牵引,并根据管壁厚薄和口径决定缝合针数。现以血管外径为1mm的小血管进行吻接的顺序、要领为例:选11/0无创伤尼龙单线,两血管断端经清创修剪并经肝素生理盐水冲洗,先在术者的12点位缝第一针,保留一段缝线作牵引用,然后于6点位缝第二针,缝毕亦作相同的牵引。第三针选于两牵引线之间的中点即相当于3点位,第四、第五针选于第12～3点及第3～6点之间的中点。此时前壁缝毕,将两牵引线反转,继

续向相反方向牵引,使血管后壁变成前壁,第二次作管腔内冲洗,然后按上述方法选点,第六针相当于在9点、9~12点及9~6点之间,缝合第七、八针(图20-3-10)。注意:当缝完最后一针在未打结前,需对管腔内行第三次冲洗,然后进行打结。

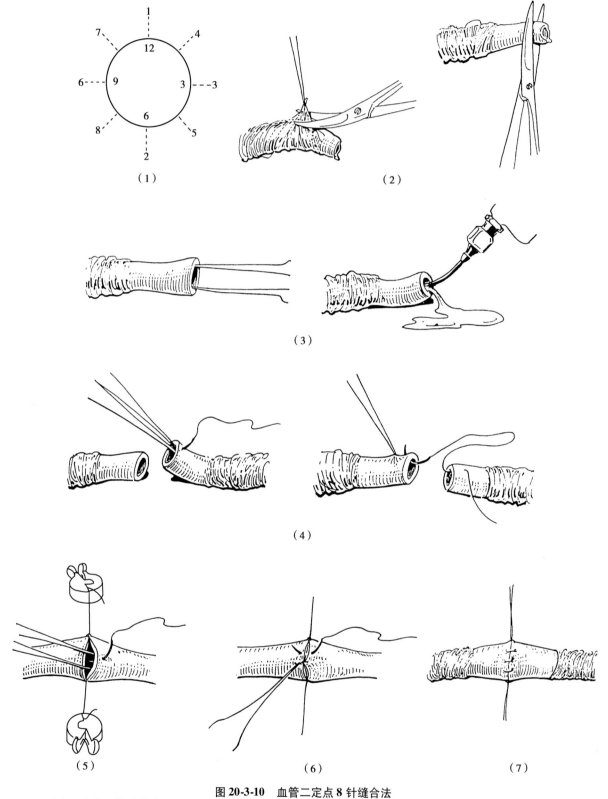

图20-3-10　血管二定点8针缝合法

(1)二定点8针缝合点分布;(2)血管断端外膜组织经剥离,血管清创修剪;(3)血管断端作轻微机械扩张并用肝素生理盐水冲洗;(4)相当于术者的12点位缝第一针;(5)前壁缝合5针,翻转于后壁缝第6针;(6)后壁缝第7针;(7)8针血管缝合毕

（2）三定点缝合法：三定点缝合是 Carrel 创用的。缝合顺序为，先于时钟的 2 点位缝第一针，于 6 点位缝第二针，于 4 点位缝第三针，10 点位缝第四针，再于 12 点及 8 点位缝第五、六针（图 20-3-11）。按 Carrel 缝合原则，也可将顺序作适当改变，即 12 点位缝第一针，在 4 点位缝第二针，在 2 点位缝第三针，在 8 点位缝第四针，再在第 6 点及 10 点位缝第五及第六针。采用本法可避免缝到对侧管壁，使血管旋转度数也减少。如果缝口径再大一些血管，在针距间再加针，可缝合 9 针或 12 针。但采用三定点缝合不容易掌握等距之三定点，使针距难以达到均匀一致。

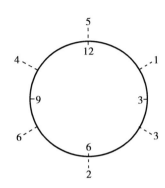

图 20-3-11　三定点 6 针（Carrel）缝合点分布

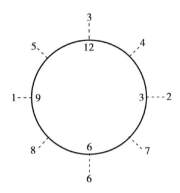

图 20-3-12　等距四定点缝合点分布

（3）等距四定点缝合法：本法是在二定点基础上演变而来，仅把缝合顺序稍作改动。缝合顺序是，9 点位缝第一针，3 点位缝第二针，12 点位缝第三针，然后，在 12 点与 3 点、12 点与 9 点之间加缝一针，前壁吻毕反翻后，相当于 6 点位缝第六针，再在 3 点位与 6 点位、6 点位与 9 点位之间各加缝一针而结束。采用这一缝合法显露较清楚，操作方便，针距易掌握为其优点，但仍须反转血管为其不足（图 20-3-12）。

2. 端-侧吻合法　为了保持知名血管的远端血液循环，或遇到两血管口径相差较大又不能采用端-端缝合时，可采用端-侧吻合法。为了保证吻合口的通畅，吻合时应注意以下操作要领：

（1）血管壁的开口：首先把要作端-侧吻合的移植血管端或口径较细血管端剪成 30°～45°斜面（图 20-3-13（1）），使断端的锐角朝受区血管的近端，钝角朝远端（静脉则相反）。预测这一斜断面的口径后，在接受移植血管准备作吻合处将外膜外组织剥离干净，用血夹阻断远、近两端血流，于该血管前壁用 9-0 缝合针线缝穿预定要开口的血管壁，提线拉起管壁，用弯弹簧剪剪除拉起的管壁，以形成一椭圆形血管侧口，此口大小应等于或稍大于移植血管的斜形断面（图 20-3-13（2））。

（2）缝合方法：把已剪成斜面呈钝角的一端与接受血管的前壁开口处远端作一针水平褥式缝合，使内膜外翻，再在其相对 180°位，把移植血管断面锐角的一端与接受血管作相同缝合（图 20-3-13（3））。此时已完成二定点褥式吻合，如果这二点相当于 3 点及 9 点位或 12 点及 6 点位，则再于 12 点及 6 点或 3 点及 9 点位再作褥式缝合两针。在这四针之间再作间断缝合以完成端-侧吻合，并保证内膜外翻之要求（图 20-3-13（4）（5））。

3. 套叠缝合法　血管套叠缝合法始于 1987 年（Lauritzen 和 Meyer）。我国于 1980 年（陈中伟）采用套叠法缝合作实验研究，获得 98% 远期通畅率。相继王国君应用剪开套接法，使套叠缝合又有了发展。套叠缝合法的优点是，血管腔内无缝合线或很少显露缝合线，不损伤血管内膜，缝合针数少，操作简便省时。套叠缝合法也存在缺点，当血管长度不够，血管口径相差较大时，不宜采用。

操作方法：在缝合之前先将套入段血管外膜外组织仔细剥离干净，尽量减少套入血管的外周径。以直径 1mm 动脉为例，在动脉近侧断端约 1.2mm 处，沿血管纵轴方向自外向内深达外膜或部分中膜缝穿一针（不缝穿内膜），再在动脉远侧断端与近端血管相对应处，以边距为 0.2mm 由管腔内向外穿过全层出针，拉紧缝线打结。在与第 1 针相距 120°处，仍按上述针距、深度缝合第二针。此时，近侧端动脉已有 1/3 套入远侧端动脉内，按上述方法于两针间，即在距第一、二针各 120°处再缝第三针，暂不打结，用显微镊夹住远侧血管断口边缘，再用另一显微镊将近侧血管段轻柔地塞入远侧动脉中，并把血管理顺展

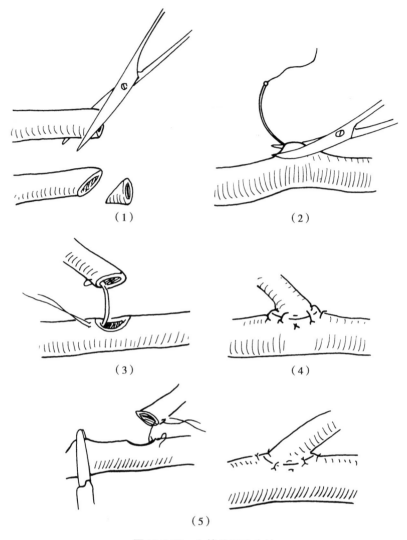

（1）　　　　　　　　　　　（2）

（3）　　　　　　　　　　　（4）

（5）

图 20-3-13　血管端侧吻合法
（1）将血管端剪成 30°~45°斜形断面；（2）将血管一侧用缝针挑起管壁在侧壁剪一
椭圆形侧口；（3）第 1 针先缝钝角的端（水平褥式）；（4）四点褥式加间断缝合；
（5）静脉作相反方向吻合

平,将第三针拉紧打结,开放血管夹,套叠缝合毕(图 20-3-14)。

　　王国君采用剪开套叠缝合法,使远端血管较易套入近端,减少了血管缝合时间。方法如下：

　　断端处理:将要吻合的血管游离,长度为血管直径的 3 倍以上,分别在远近端上血管夹。剥离动脉

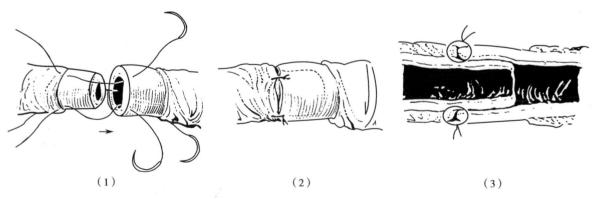

（1）　　　　　　　　　　　（2）　　　　　　　　　　　（3）

图 20-3-14　血管套叠缝合法(1)~(3)为手术步骤

近端(静脉远端)的外膜,并对管腔做轻微机械扩张。

套端剪开:将动脉远端(静脉近端)前壁纵形剪开,剪开的长度相当于血管的直径。

缝合血管:共缝三针。第一针从外套血管端剪口顶部进针,贯穿全层,再于近血管端相应部位,在边距 0.1~0.2mm 处,由内向外贯穿全层出针,打三个结。第二针与第一针相对 180°处,取同样边距从外套进针贯穿全层,于距边缘稍长于血管直径处,穿过内套血管外膜及中膜出针、打结。第三针与第一针同侧而于第二针相对 180°处,从外套血管端剪口的一侧游离角贯穿全层,穿过内套血管相应的外膜及中膜,然后再由内向外穿过外套血管另一侧游离角,出针后打结。理顺血管后开放血管夹(图 20-3-15)。

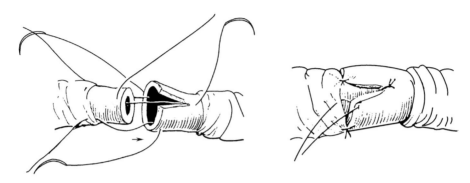

图 20-3-15　血管剪开套叠缝合法

(四) 血管缺损的修复

凡因血管缺损而导致肢体远端血供障碍者,可采用血管移植、移位或交叉缝合修复(图 20-3-16)。

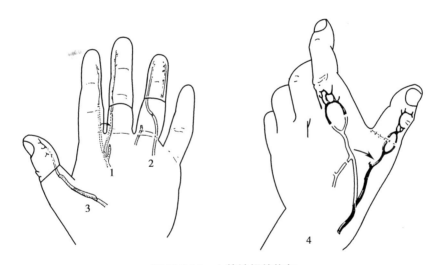

图 20-3-16　血管缺损的修复
1 邻指动脉移位吻合;2 同指动脉交叉吻合;3 小静脉移植修复动脉;
4 静脉移位吻合示意图

1. 血管移植术　四肢主要血管造成缺损,一般采用自体静脉移植修复,如当两肢(指)体同时损伤,一侧肢(指)体已丧失再植或无修复之可能时,可将被弃肢(指)体同名血管或静脉切取移植。血管移植应遵循以下原则:

(1) 凡作自体血管移植时,宜取隐蔽部位,且不影响供侧肢体的血液循环。

(2) 移植血管的口径宜与受侧血管口径相似。

(3) 血管移植应有良好软组织床及皮肤覆盖。

血管移植时应注意:①以选浅静脉干为宜,尽量避免切取有瓣膜的静脉段。②切取静脉宜先切断结扎远端,后切断结扎近端,并标记血管远近端。切取后将移植血管浸泡于 2% 利多卡因或普鲁卡因液中。③取静脉移植修复动脉时,应将静脉倒置缝合,凡取静脉或动脉移植修复静脉或动脉时不必倒置。

④移植血管的长度以实际血管缺损距离减除该血管直径 4～5 倍即可。

2. 血管移位缝合　血管移位修复多见于断指再植术中,因外伤致伤指动脉或静脉缺损不宜采用血管移植修复时,可切取邻指动脉或静脉移位修复,但不影响邻指血液循环为原则。在骨科临床中有时也可遇一侧肢体血供障碍,临濒截肢时可选用健侧次要的血管移位及移植修复之。如一侧股动脉高位栓塞,可选用健侧股深动脉,中间做血管移植桥接重建患侧血供。

3. 血管交叉缝合　多见于断肢(指)再植术中,两侧动脉同时损伤并缺损,若不宜采用血管移植修复时,可将桡侧近端与尺侧远端长的血管作交叉缝合重建远端血供。

三、神经缝合法

骨科临床中周围神经损伤与断裂是常见的并发症。应用显微外科技术进行神经修复,能使神经获得准确的对位,以提供有血供的长段神经移植利于神经的再生。所以骨科临床医生应掌握显微外科神经缝合方法,为周围神经的修复打好技术基础。周围神经的缝合方法详见第二十四章第二节。

四、小血管吻合术后的处理

小血管吻合术后一般是指血液循环重建术后,而不是原本已存在循环,仅仅作一般血管的修复术。所以应该是断肢(指)再植术后,足趾移植拇手指再造术后及各种吻合血管的游离组织移植术后的处理。

(一) 病房要求

患者因创伤,又经长时间手术,不仅在肉体而且在精神上也是一个很大打击,而且十分痛苦和疲劳,为此术后应安排在一个舒适、安静、空气新鲜的病房休息。室温要求保持 25℃ 左右,局部宜用 60W 白炽灯作持续照射,照射距离为 30～40cm 之间,以便观察局部血液循环及并有保温作用。

为预防术后发生血管危象,病区内禁止吸烟,凡患者有吸烟嗜好者,应劝其戒烟。

(二) 术后治疗

1. 防凝治疗

(1) 低分子右旋糖酐:分子量为 20 000～40 000 的右旋糖酐是一种解聚抗凝剂及血浆增量剂。静脉点滴后增加红细胞与白细胞表面的阴电荷,从而形成互相排斥。不仅有防止细胞互相凝聚,而且使红细胞与血管壁的附着减少,有抑制血小板黏附聚集和释放血小板第三因子,对纤维蛋白溶解系统有一定的激活作用,低分子右旋糖酐的应用同时还能提高血浆胶体渗透压,增加血容量,减低血液黏稠度,降低周围循环阻力,疏通微循环,增加血液的流速。所以,低分子右旋糖酐被视为预防小血管栓塞的有效药物。

用法:低分子右旋糖酐 500ml,静脉点滴,每日 2 次,一般用 5～6 天停药。儿童用药按年龄、体重酌情。一般连续应用 5～6 天后有些患者的胸闷、发热、荨麻疹、腹痛、食欲减退或发生鼻出血及血尿现象,一旦出现上述现象应及时停药并予以对症处理,上述症状会渐渐消失。个别患者术后出现全身发痒,3～6 个月后自行消失。

(2) 阿司匹林:阿司匹林能抑制凝血酶原在肝内形成,使血液中的凝血酶原含量减低,并可制止血管内血小板的聚集,降低血细胞的凝集作用,从而改善微循环。同时阿司匹林是有效的解热镇痛药,术后常规应用有退热、止痛作用。用法:成人 25mg 一日 3 次口服,儿童按年龄体重减量。

(3) 双嘧达莫(潘生丁):现已证实双嘧达莫具有抑制血小板环腺苷酸磷酸酯酶的作用,增强前列腺素 E 及腺苷的疗效,从而使血小板内环腺苷酸的量增多。腺苷酸能抑制二磷酸腺苷所诱致的血小板聚集作用。所以,双嘧达莫除有扩张冠状动脉、增加血流量作用外,还有抗血小板凝集作用。双嘧达莫和阿司匹林联合应用,抗血小板凝集作用更强。用法:成人 50～100mg,每日 3 次口服。儿童酌情。

(4) 其他药物:前列腺素 E,在低浓度下能制止血小板的聚集,阻止损伤血管内膜的血栓形成;利血平、苯乙双胍,有减少血小板的黏附和聚集作用,并有增强纤维蛋白溶解系统的活力,以达到抗血栓形成的作用。保泰松,具有减少血小板黏附和聚集性的作用,这些药物应根据药源情况与使用经验酌情应用。

2. 解痉治疗

（1）罂粟碱：具有明显解除血管平滑肌痉挛作用。从临床使用证明，当手术中发生血管痉挛时，局部敷用少量罂粟碱后，可见血管完全松弛，血管痉挛即可解除。当术后出现血管痉挛时，经肌内注射罂粟碱或静脉缓慢注入后，有缓解血管痉挛的作用。用法：成人30～60mg每6小时皮下或肌内注射，3天后逐渐减量并延长使用时间，至术后8～9天。罂粟碱用药过量或静注过快会抑制心脏传导功能，减低心肌的兴奋性并延长不应期，可引起房室传导阻滞、室性期外收缩、心室纤颤及心搏停止的严重后果。故用药切不能过量，也不能长期使用，久用易成瘾，且对肝脏有毒性作用，并有食欲缺乏、头痛等副作用。

（2）苄唑啉：有直接松弛血管平滑肌的作用，因此它能扩张周围血管，使周围血流量增加。用法：25～50mg，每日1～2次肌内注射。由于本药具有组胺样作用，可使胃液分泌增多，皮肤潮红，起鸡皮疙瘩。本药还能兴奋心脏，可导致心率加速，用药时需注意。

（3）丹参注射液：具有活血化瘀，通利活脉，养心安神，改善冠脉循环及周围循环之作用。用法：2～4ml每日2次肌内注射，或10ml加入到5%葡萄糖注射液100～500ml中稀释后静点，每日1次。

3. 抗生素　凡施行显微外科手术的患者，术后应用抗生素已列为常规。应根据病情、地域及医院用药情况及患者经济承受能力合理使用。

（三）术后观察指标与临床意义

1. 皮肤色泽　各种断肢（指）再植术后及吻合血管游离组织移植术后凡血液循环正常者，皮肤色泽应是红润的。若术后由红润变为苍白，说明动脉供血障碍；若由红润变为暗紫并有小泡出现，说明静脉发生回流障碍。

2. 皮温　断指再植、足趾移植拇手指再造及各种皮瓣移植术后，凡血供正常者，指温一般略较健侧低1～2℃，如果皮温明显下降，结合皮肤色泽改变有发生动脉及静脉危象之可能。

3. 毛细血管充盈试验　各种吻合血管的再植、再造及游离组织移植术后毛细血管呈扩张状态，周围毛细血管充盈，因此术后毛细血管回充盈试验应是正常；若毛细血管充盈消失，说明动脉供血障碍；若毛细血管充盈试验迅速，说明静脉回流障碍。

4. 张力　肢（指）体再植、再造、组织移植术后，动脉血供正常者，皮肤张力应适中，若皮肤张力明显下降，说明动脉供血障碍；若皮肤张力明显升高，说明静脉回流障碍。

5. 切开放血　凡各种组织供血正常者，组织任何部位用尖刀作一切口，可见切口内有正常血液溢出，且速度较快；若动脉供血障碍，则切开后无血液溢出或仅有少量缓慢静脉血渗出；若静脉回流障碍，则切开后迅速流出暗色静脉血，相继又流出鲜红血。

综合上述5项观察指标，可以正确地判断组织移植术后血液循环的变化。组织再植、再造及皮瓣移植术后凡血供正常者，皮肤色泽应是红润的，皮温应正常或略低1～2℃，毛细血管充盈试验应属正常，组织张力适中，切开放血流出鲜红色血液；凡动脉供血障碍者，则皮肤由红变为苍白，皮温下降明显，毛细血管充盈现象消失，组织张力明显下降，切开放血无血液流出；凡静脉回流障碍时，则皮肤为暗红并有水疱出现，皮温下降，毛细血管充盈试验快速甚至消失，组织切开先流出暗红色血液后流出鲜红色血液。断肢（指）再植、足趾移植拇手指再造及各种吻合血管的游离组织移植术后三天是血管危象高发期，为此要求护士每小时观察1次血液循环的变化并及时记录，第4天起改为每2小时1次，第7天起改为每4小时1次。观察中一旦发现异常改变，护士应及时报告医生，以获得正确处理。一般观察10天后停止记录。

（四）血管危象及处理

1. 动脉危象　术后凡发生动脉供血障碍者称动脉危象，常因动脉痉挛及动脉栓塞引起。

动脉痉挛：动脉痉挛常因疼痛，寒冷刺激及患者情绪改变所致，好发于术后1～3天内。凡术后发生动脉危象首先应考虑为动脉痉挛。处理方法：首先要寻找引起痉挛的原因。若室温较低，应及时采取有效措施，使室温达到正常温度；因疼痛致动脉痉挛，应及时注射镇痛剂；因情绪变化致动脉痉挛，应及时使用镇静剂，并立即肌注罂粟碱30～60ml，一般经20～30分钟观察动脉痉挛即可解除。如果经上述处理1小时后仍未缓解,应怀疑为动脉栓塞。应立即手术探查。

动脉栓塞:发生动脉栓塞常因血管清创不彻底,血管吻合质量差,隧道出血血肿压迫,长时间动脉痉挛及局部感染所致。动脉栓塞好发于术后1~3天,又以术后24小时内为多见。根据一般规律,于术后3天内发生动脉栓塞者大部分系血管清创不彻底或血管吻合质量差引起;凡术后3天后发生除上述原因外,也可因血肿压迫及局部感染所致。发生动脉危象后经积极采取有效措施,观察1小时后仍未缓解,应疑为动脉栓塞,应及时手术探查。在临床中常有一种奇怪的现象,即疑为动脉栓塞:行手术探查施行麻醉后,再植或移植组织即恢复正常血供,此说明仍系动脉痉挛所致,一旦麻醉作用完善,痉挛告解除而恢复血供。

2. 静脉危象　术后发生静脉危象常因静脉栓塞所致,而静脉栓塞的原因与动脉栓塞原因相同,均系血管清创不彻底及血管吻合质量差引起,临床上除静脉移植术后移植段发生静脉痉挛外,很少发生吻合口以近或以远的静脉痉挛。再植再造或组织移植术后凡发生静脉危象,应及时手术探查。

3. 血管探查术　血管探查术应在充分麻醉下进行。

方法:沿原切口拆除缝线,探查血管吻合的情况,动脉栓塞一般发生于吻合口及其以近,而静脉栓塞一般发生于吻合口及其以远。动脉栓塞以白栓为主的混合栓,而静脉栓塞则以红栓为主的混合栓。

(1) 动脉栓塞:在吻合口以近切除2~3mm,经肝素生理盐水冲洗,血管腔内可达光亮、完整。栓子往往向近端延伸,所以于吻合口以近即使切除3~5mm,管腔内仍可见白色血栓相附,此时术者用两把显微镊轻轻向远端牵拉血栓,防止血栓断裂,待血栓完全被拖出,放松血管夹即可见有力的喷血;若近端血栓仍未完全取出,再次用血管夹阻断,管腔经冲洗,仍可见有絮状物存在,则应将该段动脉切除,直达管腔光亮完整为止,再次开放血管夹,使血管出现有力的喷血即可。经取栓及清创,血管若能在无张力下缝合者应重新缝合,若造成血管缺损者应采用血管移植修复。

(2) 静脉栓塞:吻合口以远切除2~3mm,经肝素生理盐水冲洗后,管腔内可达光亮完整,栓子往往向远端延伸,所以于吻合口以远切除3~5mm,若管腔内仍可见红色血栓相附,此时术者用两把显微镊轻轻向近端牵拉血栓,并防止血栓断裂,待血栓完全被拖出,远端可见有静脉血流溢出。有时因探查较晚,静脉栓子向远端延伸较长,难以用镊子牵拖时,术者可由远向近挤压组织的方法使组织内血栓渐渐被挤出,使静脉腔内出现静脉血溢出。静脉经取栓及清创,造成血管缺损时应采用血管移植修复。

(3) 动脉顽固性痉挛:动脉顽固性痉挛往往发生于吻合以远,原因尚不清楚,可能与动脉蒂较长、局部血肿压迫刺激及患者情绪紧张有关。凡发生动脉顽固性痉挛时,应全程切开皮下隧道,在排除吻合口栓塞原因后,可采用逐段液压扩张,外膜外对抗牵拉,局部敷以罂粟碱及持续温热生理盐水湿敷的方法来解除。术后除按常规治疗外,应使用冬眠合剂使患者充分入睡,可收到一定的治疗效果。如果再次发生顽固性痉挛,一般难以解除,必要时将该段血管切除作血管移植修复之。

(五) 神经缝合术后处理

1. 肢体制动　周围神经因断裂应用显微外科技术施行修复术后,为保证神经缝合处于无张力状态,一般均采用石膏托或热塑材料,改变关节位置,维持3~4周后解除制动。若神经缝合张力偏高,可于3周后减少关节制动度数,继续制动2~3周后渐渐放平直至恢复正常功能练习。

2. 电疗及磁疗　电疗有助于减轻肌肉的变性及萎缩,维持肌肉营养,促进神经再生。磁疗可减少血管与神经的胶原产生,增加弹力纤维的数量,从而减少瘢痕形成。

3. 体疗　通过对肌肉的按摩及关节主被动活动,以维持肌肉的营养功能,延迟与减轻肌肉萎缩,避免关节僵直,维持关节活动,以利术后功能恢复。

4. 药物治疗

(1) 甲钴胺:可促进神经胶质细胞的代谢,为酶解物参与髓鞘形成的重要物质卵磷脂的合成,修复损伤的髓鞘,促进神经传导功能恢复,防止有髓神经纤维变性的脱髓鞘改变,并增强神经细胞内核酸和蛋白质的合成,修复损伤的神经组织,改善神经传导功能,促进轴浆蛋白合成,加强轴突的合成代谢,防止轴突变性。

(2) 其他药物:如维生素 B_1、维生素 E、地巴唑等。

第四节 骨科临床应用的范围

一、游离足趾移植再造拇指和手指

【应用解剖】 临床上常选用姆甲皮瓣、第二趾或第二、三趾移植施行拇、手指再造。

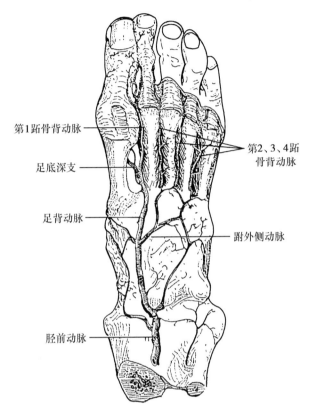

图 20-4-1 足背部动脉示意图

第1跖骨背动脉
足底深支
足背动脉
胫前动脉
第2、3、4跖骨背动脉
蹋外侧动脉

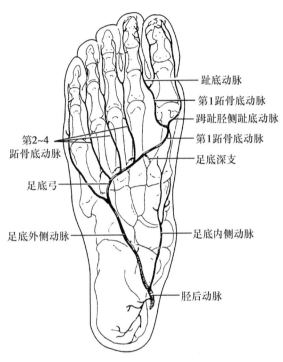

图 20-4-2 胫后动脉及其在足底的分支

趾底动脉
第1跖骨底动脉
姆趾胫侧趾底动脉
第1跖骨底动脉
足底深支
第2~4跖骨底动脉
足底弓
足底外侧动脉
足底内侧动脉
胫后动脉

1. 动脉 姆趾甲皮瓣,第二足趾或第二、三足趾有两个动脉供血系统。

(1) 足背动脉:第一跖背动脉-姆趾腓侧趾背(底)或第二趾胫侧趾背(底)动脉(图 20-4-1)。

(2) 足底动脉:足底深支-第一跖底动脉-姆趾腓侧趾底(背)或第二趾胫侧趾底(背)动脉(图 20-4-2)。

亦直接切取跖背或跖底动脉及趾底动脉以吻合趾-指动脉重建血供。

2. 静脉 姆趾甲皮瓣,第二趾或第二、三趾静脉回流基本上为同一种回流系统,即趾背静脉-跖背静脉-足背弓-大隐静脉(图 20-4-3)。

3. 神经 根据移植再造需要,若切取姆甲瓣,则仅切取姆趾腓侧趾底神经;若切取第二趾,则切取第二趾胫侧及腓侧趾底神经;若同时切取第二、三趾,则切取第二趾胫侧趾底,第三趾腓侧

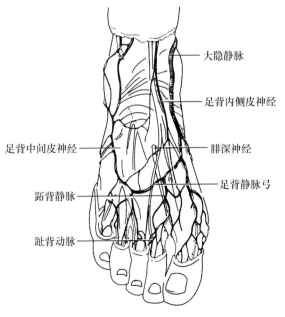

大隐静脉
足背内侧皮神经
足背中间皮神经
腓深神经
足背静脉弓
跖背静脉
趾背动脉

图 20-4-3 足背静脉示意图

趾底及第二、三趾的趾总神经。

【适应证】 不同程度外伤性拇、手指缺损或先天性拇、手指缺如,踇趾及第二、三趾完好,要求或同意施行足趾移植拇、手指再造者。

【禁忌证】

1. 全身性疾病,不能耐受手术者。

2. 局部有感染灶,术后可能发生感染者。

3. 踇趾及第二、三趾因创伤、手术及其他疾病史影响移植者。

4. 因职业需要,不宜采用足趾移植再造拇、手指者。

【操作步骤】

1. 拇指再造受区切口 根据拇指缺损程度及局部情况,采用不同切口。切开皮肤,向两侧掀起并充分松解。于掌侧找到两侧指神经瘤并分离至正常指神经;于指背及掌侧分别锐性松解拇长伸及拇长屈肌腱,以恢复正常肌腱弹性;咬除指骨或掌骨残端硬化骨并开通髓腔;于鼻烟窝作横切口,显露头静脉及桡动脉腕背支,与拇指残端间贯通皮下隧道(图20-4-4)。

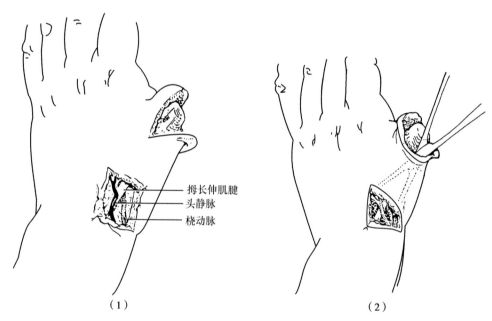

拇长伸肌腱
头静脉
桡动脉

(1) (2)

图20-4-4 解剖鼻烟窝示意图(1)与皮下隧道要宽敞,分离要轻柔(2)

2. 手指再造受区切口 根据手指不同缺损程度采用不同的手术切口。于掌侧显露两侧指,神经瘤及指深屈肌腱并松解之,于背侧显露中央腱及侧束断端并松解之;于掌背相应部位作横切口,显露头间静脉或其他掌背静脉;于掌横纹作横切口显露相应指总动脉。

3. 供区切口 根据拇、手指不同程度缺损及受区不同切口,第二趾背、跖侧采用相应的切口,并向足背作延长切口(图20-4-5)。

4. 第二趾切取

(1) 切开皮肤,自远向近分离与第二趾相连的趾背、跖背静脉、足背静脉弓及大隐静脉,切断结扎与上述静脉无关的分支并游离之(图20-4-6)。

(2) 十字韧带下切开足背动脉鞘,切断拇短伸肌腱,沿足背动脉由近向远分离达第一跖骨间隙近端,小心切断结扎与足底深支相伴的静脉,沿足背动脉走向找到足底深支及第一跖背动脉并分离之。切开第一趾蹼,切断结扎分向踇趾的腓侧趾背、趾底动脉及相伴的静脉,以保持第一跖背动脉,第二趾胫侧趾背及趾底动脉的连续性及完整性(图20-4-7)。

(3) 切开第二趾蹼皮肤,切断结扎第二、三趾间动脉及静脉交通。

(4) 高位切断第二趾趾长伸及趾短伸肌腱,分离切断第一及第二背侧骨间肌。

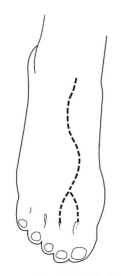

图 20-4-5 第 2 趾切取的常规切口

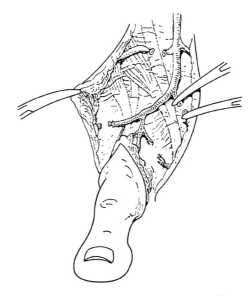

图 20-4-6 结扎与第 2 趾无关的静脉,保留第 2 趾趾背静脉,足背静脉弓及大隐静脉的连续性

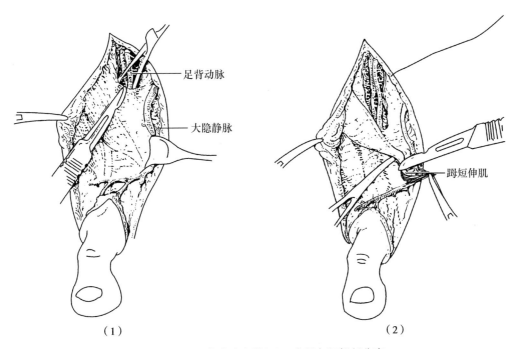

足背动脉

大隐静脉

（1）

蹈短伸肌

（2）

图 20-4-7 足背动脉由浅入深,由近向远解剖分离

（1）牵开大隐静脉,切开踝前部分交叉韧带即可分离出足背动脉;（2）切断蹈短伸肌,显露足背动脉

（5）第二趾跖侧作 V 形切口,切断结扎两侧静脉,掀起 V 形皮瓣,找到两侧趾底神经,并向近端分离趾总神经达足够长度切断标记之（图 20-4-8）。

（6）于跖趾关节离断或第二跖骨适当平面截断跖骨,切开趾屈肌腱鞘管,尽高位切断趾屈肌腱,充分游离第二趾组织,在保护足背动脉、第一跖背动脉的连续性前提下切断结扎足底深支,此时除足背动脉及大隐静脉相连外,其余组织均已离断。松止血带,沿上述血管外敷罂粟碱或利多卡因,足趾用温热水湿敷,约经 10 分钟趾体恢复血液循环（图 20-4-9）。

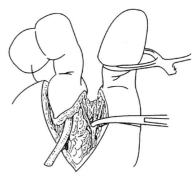

图 20-4-8 钝性分离趾神经,并高位切断作标记

（7）第二、三趾一并移植的切除。切取方法与第二趾类同，仅保持第二、三趾相连的情况下切取同一静脉及动脉蒂，截骨平面最高位于跖趾关节。第二趾胫侧及第三趾腓侧趾底神经的切取与第二趾切取类同，仅把第二、三趾间的趾总神经作分离后高位断蒂（图20-4-10）。

（8）第三趾的切取。选用第三趾移植者均采用吻合趾-指动静脉重建血液循环的方法再造手指。仅以解剖分离趾背、跖背静脉，两侧趾底动脉或相延续的第二跖底动脉、神经、肌腱与第二趾的切取类同。

5. 移植再造　受区若已准备结束，足背动脉及大隐静脉于高位切断结扎，把第二趾移植至受区，供区创面直接缝合。

（1）骨内固定：根据拇（手）指缺损程度及再造长度需要，对拇指及再造手指残端及第二趾近节趾骨或跖骨作必要的骨缩短，将第二趾置于拇指及手指位并使两侧皮肤在无张力下能缝合为前提，作骨内固定并缝合骨膜（图20-4-11）。

（2）肌腱修复：先修复伸肌腱，后修复屈肌腱。张力调节于休息位。拇指于掌指关节水平以近缺损者应修拇短伸肌腱。拇长伸、屈肌腱缺损者，可选示指固有伸肌腱移位代拇长伸肌腱，环指指浅屈肌腱或尺侧腕伸肌腱移位代拇长屈肌腱。拇指于掌骨部缺损者，应注意修复或重

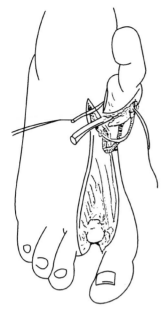

图20-4-9　除足背动脉，大隐静脉相连外，其余组织均已离断

建拇对掌功能。手指于掌指关节以近缺损者，除修复指总伸-趾长伸肌及指深屈-趾长屈肌腱外，应注意重建蚓状肌功能。

（3）神经修复：两侧趾-指神经均应在无张力下缝合。若拇、手指近端指神经撕脱缺损，可选用邻指尺侧指神经移位或其他残指指神经移位与第二趾两侧趾底神经缝合修复。

（4）血管修复：足背动脉及大隐静脉通过皮下隧道于解剖鼻烟窝与桡动脉及头静脉行端对端缝合（图20-4-12）或跖背动、静脉通过皮下隧道与指总动脉及头静脉吻合重建第二趾的血液循环。

（5）皮肤缝合：为消除再造指骆驼脖子畸形，可将受指两侧多余的皮肤切除修整，以达无张力下缝合（图20-4-13）。

【注意事项】

1. 术中遇第一跖背动脉细小或缺如及足背动脉缺如时，可采用足背动脉-足底深支-第一跖底动脉供血系统切取足趾。

2. 拇短展肌缺损者，可选用其他协同肌移位重建拇对掌功能。

3. 手指残端动静脉均因外伤而闭锁，若采用吻合趾-指动静脉方法重建血液循环，应在近端分离正常静脉和动脉。

4. 第二趾移植再造手指尽量避免近侧指间关节前移。

5. 要注意皮肤切口设计，避免局部皮肤臃肿而形成驼颈畸形。

6. 2～5指于近节基部缺损，可选对侧带趾蹼的第二、三趾于近节趾骨基部截骨一并移植再造示、中指或中、环指。

7. 2～5指于掌指关节以近的缺损，可选带跖趾关节的双第二趾移植再造示、中指或中、环指，不宜切取带趾蹼与跖趾关节的第二、三趾一并移植再造，否则将破坏足横弓，影响行走功能。

8. 凡切取带跖趾关节的足趾移植再造拇手指时为消除跖趾关节过伸畸形，应注意跖板前移紧缩及对掌或蚓状肌功能重建（图20-4-14）。

9. 手指再造，以采用第一跖背（底）动脉-指总动脉或吻合趾-指动静脉方式重建血液循环，不必造成较大创伤来切取足背动脉及大隐藏静脉。

二、吻合血管的踇趾甲皮瓣移植再造拇指

【适应证】　掌指关节以远的拇指缺损、无再植条件的拇指皮肤脱套伤及拇指再植术后发生血管危

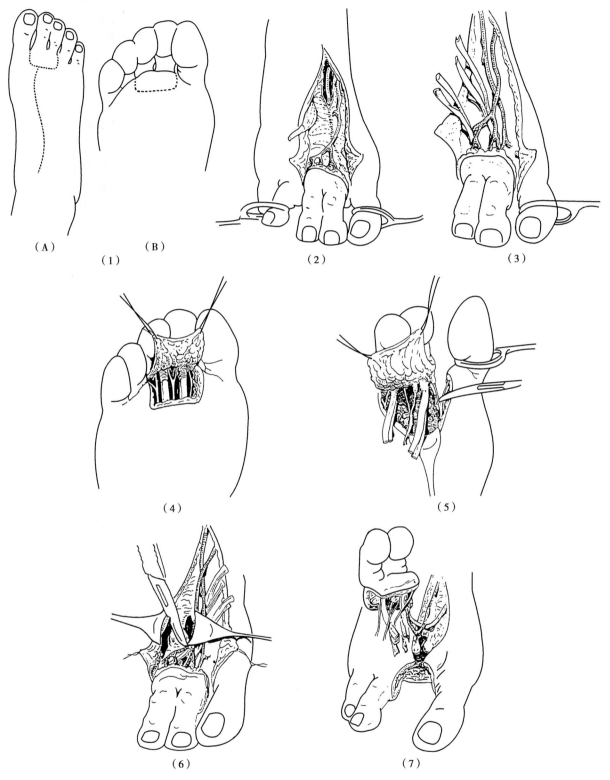

（A）　　　　　　　（B）
（1）　　　　　　　（2）　　　　　　　（3）

（4）　　　　　　　　　　（5）

（6）　　　　　　　　　　（7）

图 20-4-10　第 2、3 趾一并切取移植手术步骤示意图

（1）取一足第二、三趾手术切口（A）背侧切口；（B）跖侧切口；（2）分离跖背静脉，大隐静脉足背动脉及第一跖背动脉；（3）切断趾长趾短伸肌腱；（4）于跖侧显露趾神经及屈趾肌腱；（5）高位切断趾长、短屈肌腱及趾底神经；（6）于跖趾关节处离断两趾；（7）除大隐静脉，足背动脉相连外两足趾已离断

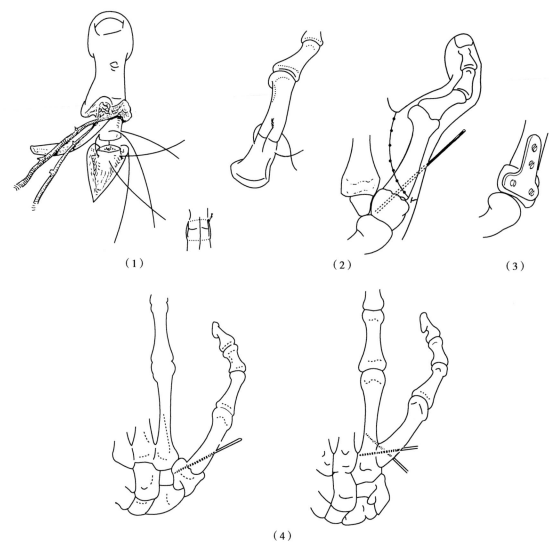

（1）　　　　　　　　　　　　　　　　（2）　　　　　　　　　　　　　　　　（3）

（4）

图 20-4-11　几种骨内固定方法
（1）跖掌骨钢丝十字交叉内固定；（2）掌骨基底部与跖骨行单枚克氏针斜向内固定；（3）采用 T 形微型钢板
内固定；（4）第二跖骨与大多角骨内固定，或第 2 跖骨与第 2 掌骨近 1/3 固定于对掌位

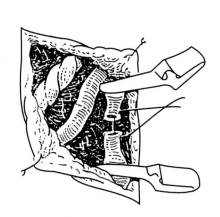

图 20-4-12　在鼻烟窝切口内作头静脉与大隐静脉，
桡动脉与足背动脉端对端吻合

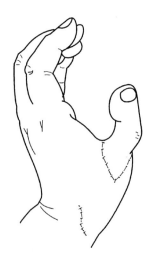

图 20-4-13　修复创面时使皮肤在无张力下缝合，
对多余皮肤应予以切除，使其外形美观

918

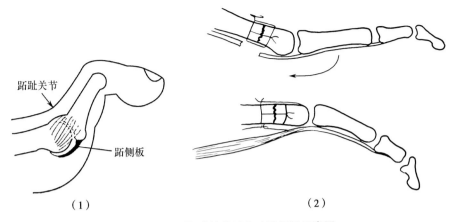

跖趾关节
跖侧板

（1）
（2）

图 20-4-14 跖趾关节过伸畸形矫正示意图
（1）跖趾关节过伸畸形；（2）跖板上移紧缩及蚓状肌功能重建

象不能挽救者。

【禁忌证】 同第二足趾移植拇指再造术。

【操作步骤】

1. 拇指残端切口及受区准备同第二趾移植再造。拇指皮肤呈套状撕脱无再植条件者，经彻底清创，用锐刀切除原甲床及皱襞以防术后甲再生；因再植失败，残端作彻底扩创，剔除断拇指皮肤及甲床，预计断指指骨能成活者可保留骨架，否则取髂骨植骨。

2. 根据拇指缺损程度及皮肤撕脱离断平面，于同侧踇趾在保留胫侧舌状瓣的前提下设计皮肤切口（图 20-4-15）。自趾甲皮瓣近侧缘显露趾背静脉、足背静脉弓及大隐静脉，切断结扎无关静脉属支，以保持与大隐静脉相连续的静脉回流。按第二足趾切取相同步骤游离足背动脉，足底深支及第一跖背动脉，于第一趾蹼切断结扎由第一跖背动脉分向第二趾的胫侧趾背及趾底动脉，分离踇趾腓侧趾底神经并高位切断标记。保留由踇趾胫侧趾底动脉及神经于胫侧舌状瓣内，掀起趾背皮肤，掀起甲瓣时宜在甲床与骨膜间行锐性剥离，既不损伤甲床又不过多切取骨膜为原则；于跖侧锐性分离趾腹，使背侧及跖侧甲瓣于踇趾腓侧汇合，除足背动脉及大隐静脉相连外，甲瓣已离断（图 20-4-16）。供区创面取中厚皮片移植（图 20-4-17）。

3. 移植再造 把离体踇趾甲皮瓣移植至受区。拇指于掌指关节以远缺损者，可根据再造指长度凿取髂骨条行内固定；若拇指皮肤呈套状撕脱或再植失败的拇指指骨留原位，可将踇趾甲瓣套入拇指骨体上，使甲瓣处于旋前位缝合胫侧皮肤及残端部分皮肤，使甲瓣暂时固定，踇趾腓侧趾底神经与拇指尺侧指神经行束膜缝合；大隐静脉及足背动脉通过皮下隧道，在解剖鼻烟窝处与头静脉、桡动脉行端对端缝合，重建踇趾甲瓣血液循环，修整缝合皮肤（图 20-4-18）。

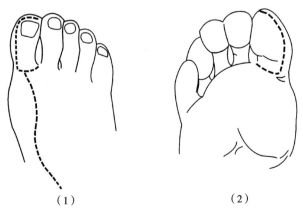

（1）
（2）

图 20-4-15 踇趾甲皮瓣皮肤切口示意图
（1）背侧切口；（2）跖侧切口

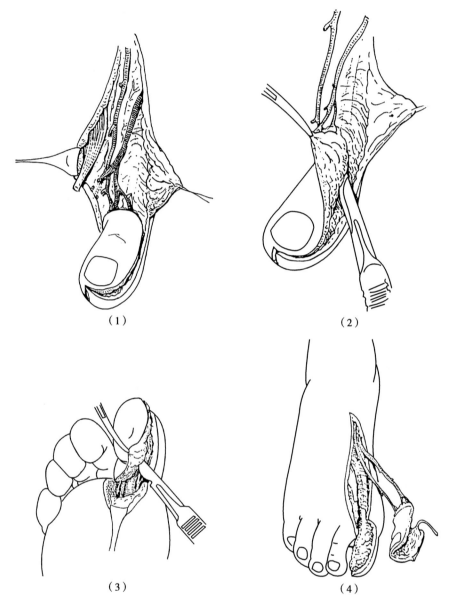

（1）   （2）

（3）   （4）

图 20-4-16 跨趾甲皮瓣切取过程示意图

（1）在足背切口内先分离趾背静脉及大隐静脉,足背动脉及第一跖骨背动脉;（2）自跨趾胫侧掀起跨趾甲皮瓣;（3）自跖侧掀起跨趾甲皮瓣,保留跨趾胫侧舌状瓣及胫侧血管神经束;（4）高位切断跨趾腓侧趾底神经,此时除足背动脉及大隐静脉相连外其余组织均已游离

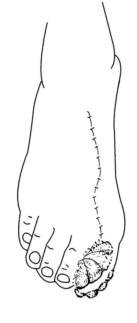

图 20-4-17　踇趾创面用中厚皮片
移植,加压包扎

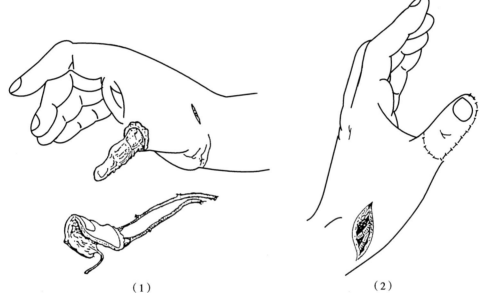

（1）　　　　　　　　　　　　　　　　　　　（2）

图 20-4-18　拇指皮肤套状撕脱,踇趾甲皮瓣移至受区与重建血液循环,完成再造后外形
（1）踇趾甲皮瓣断蒂后移于受区;（2）在鼻烟窝吻合静脉、动脉,重建踇趾甲皮瓣血液循环

【注意事项】

1. 掌指关节以近的拇指缺损不宜选用本手术。

2. 掀起甲床时,应在甲床与骨膜间隙处小心锐剥离,以保证趾甲正常生长及移植皮片成活。

3. 踇趾较粗大者,可将多余组织适当切除,以修整成接近正常拇指外形。

4. 对拇指Ⅰ°～Ⅱ°缺损者也可以以踇趾甲皮瓣相同切口设计切取趾背-跖背静脉,趾底、第一跖底（背）动脉的踇趾末节移植,在作骨修整后,缝合胫侧皮肤,使踇趾大小类同拇指进行移植再造,采用吻合趾-指动脉方式重建血液循环（图 20-4-19）。

三、拇及其他手指部分缺损的修饰性修复与重建

因外伤造成手指末节侧方、背侧、掌侧或指体某一部分复合组织缺损,若采用简单的截指或残端修整的外科治疗,必将造成手指部分缺损而影响外形与功能;若采用传统的邻指皮瓣、交臂皮瓣及腹部带

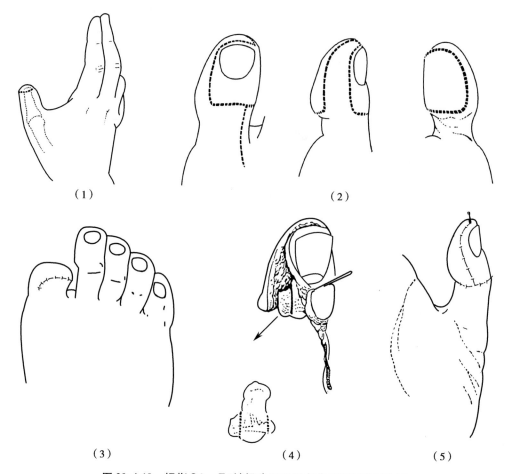

图 20-4-19　拇指Ⅰ°～Ⅱ°缺损选用踇趾末节移植再造示意图
(1)拇指呈Ⅱ°缺损残端作冠状切口;(2)选同侧踇趾末节移植再造切口示意图;(3)供趾创面直接缝合;(4)将踇趾末节基底膨大骨嵴咬除修细,使趾体缝合后缩小,近似拇指;(5)指间关节融合于功能,再造后以达以假乱真的外形

蒂皮瓣,或采用血管神经蒂岛状皮瓣修复,虽保留了指体长度,并维持一定的外形与功能,但修复后缺乏组织相同性与外形,既无指甲,也无螺纹,感觉恢复仍不令人满意。随着拇、手指再造技术的应用和提高,不仅能对拇、手指Ⅰ°缺损者选用足趾组织移植施行再造,获得了满意的外形与功能,而且对拇、手指末节半侧、掌侧、背侧缺损及手指任何部位的复合组织缺损,选用足趾相应部分的半侧甲瓣、背侧甲瓣、趾腹皮瓣及足趾部分复合组织移植进行修饰性修复与重建,保持了相似组织的完美外形及原指体长度,重建了指甲,保存了螺纹,恢复了良好的外形与功能,达到了以假乱真的效果,获得了精细的专科修复。上述的修复与重建,真正体现了修饰的含义。

（一）概念与适应证

"拇、手指部分缺损的修饰性修复与重建"系手指外伤后造成手指末节侧方,背侧、掌侧(指腹)及手指掌背侧任何部位的复合组织缺损,选用足趾相应部分组织移植,采用吻合趾-指动静脉重建血液循环的方式进行修复与重建,达到了精细的专科修复而称。所以,因外伤造成拇、手指末节背侧、掌侧、侧方或手指任何部位的复合组织缺损,愿选用足趾相适部分的组织进行修复与重建,全身情况允许,无器质性疾病,并要求手术者可施行本手术。

禁忌证同一。

（二）缺损类型与修复方案

1. **拇、手指末节半侧缺损**

（1）**拇指末节半侧缺损**:常因电刨、冲压或铣床伤所致,以急症创伤多见,也可遇到择期缺损者,常伴指甲及末节指骨部分缺损。

修复方案:拇指尺半侧缺损选同侧𧿹趾腓侧部分甲瓣移植修复;拇指桡半侧缺损,选对侧𧿹趾腓侧部分甲瓣移植修复。若造成拇指指甲部分缺损,可携带𧿹趾腓侧部分趾甲一并移植;若造成末节指骨大部分缺损,也可携带𧿹趾末节部分趾骨移植修复。

修复方法:伤指经严格清创或切除陈旧贴骨疤痕修整皮缘、甲缘及必要的骨处理,以形成外科切口样创面。沿创面近侧缘尺侧近端掌、背侧作斜切口显露拇指尺侧指动脉或拇主要动脉及较粗的指背静脉。量取拇指半侧缺损范围形状,供区创面敷抗生素包扎。根据拇指半侧缺损范围及形状于相应侧𧿹趾腓侧设计半侧甲瓣切口,切取以𧿹趾腓侧趾背、趾底动脉与第一跖背(底)动脉,腓侧趾底神经及𧿹趾趾背静脉为血管、神经蒂的𧿹趾腓侧半侧甲瓣,并根据拇指末节半侧指骨缺损情况决定是否携带𧿹趾末节趾骨。拇指末节指骨纵形缺损<1/3,不必携带趾骨,拇指末节指骨纵形缺损>1/2,可携带𧿹趾末节偏腓侧部分纵形趾骨一并切取移植,供区创面取真皮下带血管网皮片移植加压包扎。𧿹趾腓侧半侧甲瓣断蒂后移至受区,作骨内固定,对准甲襞及甲嵴,缝合指-趾甲,修整皮肤尽量使两螺纹对齐并缝合大部分皮肤,于镜下缝合趾-指神经,血管蒂通过皮下隧道或开放切口与指背静脉及拇主要动脉作趾-指动静脉吻合重建血液循环(图20-4-20)。

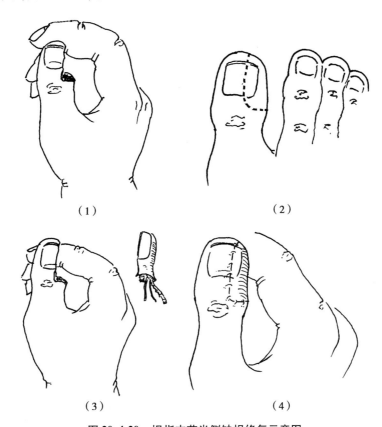

（1）　　　　　　　　　　　　（2）

（3）　　　　　　　　　　　　（4）

图 20-4-20　拇指末节半侧缺损修复示意图
（1）拇指末节尺半侧缺损;（2）取同侧𧿹趾腓侧半甲瓣切口设计;（3）半侧
甲瓣移至受区;（4）缝合指-趾血管重建血循环

（2）手指末节半侧缺损:常因电刨、冲压及铣床伤外,也由断指再植术后造成半侧皮肤坏死所致。

修复方案:手指桡半侧缺损选用同侧第二趾胫侧部分甲瓣移植修复,手指尺半侧缺损选用对侧第二趾胫侧部分甲瓣移植修复。若造成指甲缺损者,可携带第2趾趾甲一并移植修复。

修复方法:伤指经严格清创及扩创,切除污染挫灭及坏死组织,保留桡侧或尺侧正常组织结构,于近节指背及掌侧作斜形切口显露较粗的指背静脉及一侧较粗的指固有动脉,量取手指半侧缺损的范围及形状,创面用抗生素外敷包扎。根据手指半侧缺损形状范围于相应第二趾胫侧设计半侧甲瓣。切取以第二趾胫侧趾背、趾底动脉及第一跖背(底)动脉,胫侧趾底神经及第二趾趾背及跖背静脉为血管蒂的第二趾胫侧半侧甲瓣,并根据末节骨及指甲缺损决定是否携带趾骨与趾甲,半侧甲瓣断蒂后供区创面取全厚皮片移植加压包扎或剔除末节趾骨直接缝合。第二趾胫侧半甲瓣移至受区,与受指甲襞对齐缝合趾-指甲及皮肤,镜下缝合趾-指神经、静脉及动脉重建血液循环(图20-4-21)。

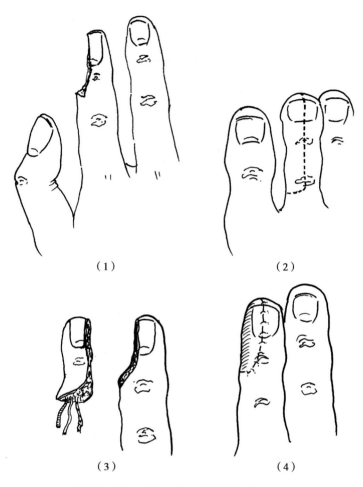

(1) (2)

(3) (4)

图 20-4-21 手指末节半侧缺损修复示意图
(1)示指桡侧半缺损;(2)取同侧第二趾胫侧半侧甲瓣切口设计;
(3)第二趾半侧甲瓣移至受区;(4)重建血循环,术毕

2. 拇、手指末节背侧缺损 以急症创伤为主,常因电刨及铣床伤所致,也可因热压伤或灼伤所致,而拇指及手指指腹完整血供正常。

(1)拇指末节背侧缺损:选用同侧蹈趾背侧甲瓣移植修复。

修复方案:伤指经严格清创,若指间关节已开放拇长伸肌腱缺损者,行指间关节融合;若末节背侧指骨部分缺损,指间节完整者,保留该关节的完整性。于拇指近节指背显露指背静脉及皮神经,尺掌侧显露尺侧指固有动脉或拇主要动脉,量取拇指末节背侧缺损的形状,受区创面用抗生素外敷包扎;于同侧蹈趾趾背设计背侧甲瓣皮肤切口。注意:为保证背侧甲瓣血供,设计时应于蹈趾甲腓侧甲下多切取一部分皮瓣。沿设计切口切开背侧皮肤,切取蹈趾趾背及跖背静脉,蹈趾背侧腓深神经背侧支,沿蹈趾腓侧趾背动脉逆行分离达第一跖背动脉达足够长度,背侧甲瓣于甲床与骨膜间锐性掀起,必要时携带部分末节趾骨或全部末节趾骨,供区创面取全厚皮片移植加压包扎或足背逆行筋膜蒂岛状皮瓣修复。背侧甲瓣移至受区,行趾-指骨内固定,缝合部分趾-指皮肤,腓深神经背侧支与拇指指背皮神经缝合,趾背静脉及第一跖背动脉通过皮下隧道或开放切口与拇指近节指背静脉及尺侧指固有动脉或拇主要动脉吻合重建血液循环(图20-4-22)。

(2)手指末节背侧缺损:选用同侧第二趾背侧或蹈趾偏腓侧背侧甲瓣移植修复。

修复方案:手指创面的清创及受区准备与拇指末节背侧缺损类同,不再重述。根据手指末节背侧指

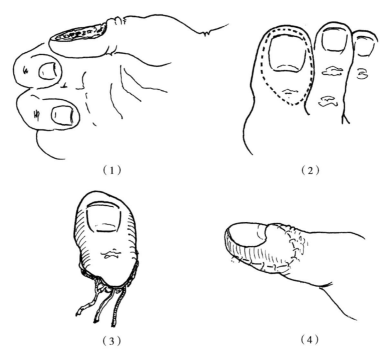

（1）　　　　　　　　　　　（2）

（3）　　　　　　　　　　　（4）

图 20-4-22　拇指末节背侧缺损修复示意图
（1）拇指末节背侧缺损；（2）取同侧踇趾背侧甲瓣切口设计；（3）踇趾背侧
甲瓣已游离；（4）吻合趾-拇血管重建血循环

甲及皮肤缺损范围、形状于对侧或同侧第二趾或踇趾偏腓侧设计背侧甲瓣皮肤切口。为保证甲瓣血供，设计甲瓣时应使第二趾胫侧或踇趾腓侧甲下多切取一部分皮瓣。第二趾背侧甲瓣的切取与踇趾甲背侧甲瓣切取类同，并切取第二趾背侧或踇趾背侧腓深神经背侧支。断蒂移至受区与相应的指背神经、静脉、动脉吻合重建背侧甲瓣血液循环（图 20-4-23）。

【注意事项】

（1）为了保证移植的背侧甲瓣的血供，当切取踇趾或第二趾背侧甲瓣时应有意识地多切取踇趾腓侧或第二趾胫侧甲下皮瓣。

（2）为了使移植的趾甲正常生长，在切除踇趾或第二趾背侧甲瓣时，应同时切取腓深神经的踇趾或第二趾背侧支，与受区指背神经缝合。

（3）凡背侧伸指肌腱与关节完整者，选用踇趾或第二趾背侧甲瓣移植修复；若造成骨、关节开放性损伤及肌腱缺损，可行指间关节融合；若造成骨大部分或全部缺损而指腹完整者可切取携带末节趾骨的踇趾或第二趾背侧趾甲瓣移植修复。

3. 拇、手指指腹缺损　因挤压、电刨及灼伤等可导致指腹缺损或因挫伤挫灭至坏死形成贴骨疤及钩甲畸形，明显影响手的外形及指腹的功能。拇手指指腹缺损传统可采用邻指皮瓣、示指背侧岛状皮瓣及指动脉岛状皮瓣等修复。采用上述方法修复，手术风险少，但修复后的指腹萎瘪，欠饱满，无螺纹，感觉差为其不足。若选用吻合血管的趾腹皮瓣移植修复，手术虽有一定风险，但修复后指腹饱满，两点分辨觉可达 4～6mm，有实体感，出汗，有螺纹，外形十分满意，而对供足外形及功能基本无妨，是值得施行的专科修复手术。

【修复方案】　拇指指腹缺损：选同侧踇趾偏腓侧趾腹皮瓣移植，采用吻合趾-指动静脉重建血液循环方式修复；手指指腹缺损：选用同侧或对侧第二趾趾腹及踇趾腓侧趾腹皮瓣移植，采用吻合趾-指动静脉重建血液循环方式修复。

【修复方法】

（1）拇指指腹缺损的修复

受区：急症病例对伤手拇指创面彻底清创，切除被污染及挫灭组织；择期病例，切除贴骨疤或干性坏

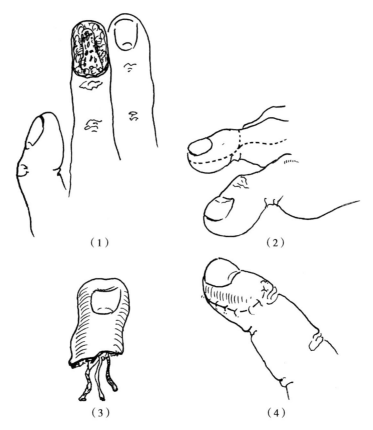

（1）　　　　　　　　　　　　　　　　（2）

（3）　　　　　　　　　　　　　　　　（4）

图 20-4-23　手指末节背侧缺损修复示意图
（1）示指末节背侧缺损；（2）取同侧或对侧第二趾背侧甲瓣切口设计；（3）第二趾
背侧甲瓣已游离；（4）吻合趾-指血管重建血循环

死组织，消除钩甲畸形，向周围皮缘分离，切除明显凹陷皮肤并修整皮缘。受区静脉要有两手准备，于拇指指腹近侧缘仔细寻找 2 条较粗的皮下静脉并予以标记，也可于拇指近节桡背侧作斜切口显露较粗的指背静脉。创缘尺侧向近端作延长切口，分离出正常的拇指尺侧指固有动脉或拇主要动脉，同时解剖出拇指尺侧指固有神经，量取拇指腹缺损布样，局部敷以抗生素外敷包扎。

供区：于同侧蹬趾偏腓侧按布样设计皮瓣，使布样近端尺侧位于皮瓣近端腓侧，将蹬趾腓侧趾底动脉、神经包含在皮瓣内，切开皮肤，先在跖侧近缘切口内小心寻找并分离跖侧真皮下较粗的静脉，并向近端分离达足够长度；若跖侧未能找到合适的静脉，则沿该皮瓣近缘向腓背侧作延长切口，小心保护皮瓣内细小静脉向腓背侧汇集的交通支，直达趾背静脉。上述操作可以在肉眼下完成，若无把握也可在放大镜或手术显微镜下操作完成。皮瓣的静脉切取是本手术成败的关键操作，必须十分小心，防止损伤。待静脉分离后沿皮瓣近缘腓侧切口分离蹬趾腓侧趾底神经及趾底动脉及其相延续第一跖背（底）动脉达足够长度，随后沿切口掀起皮瓣，此时除皮瓣的血管、神经蒂相连外，其余组织均已离断，开放止血带，血管蒂敷以罂粟碱，待皮瓣恢复血液循环后可断蒂，断蒂后供区创面取全厚皮片移植加压包扎。

移植修复：受区做好准备后，蹬趾趾腹皮瓣断蒂移至受区。根据血管、神经蒂位置，调整皮瓣位置，用 3-0 缝线与受区皮缘缝合，并注意将螺纹对齐。于镜下先缝合尺侧指神经，缝合指-趾静脉及动脉，重建趾腹皮瓣血液循环（图 20-4-24）。

（2）手指指腹缺损的修复

受区：创面的准备基本同拇指指腹缺损的受区手术准备，并根据指腹缺损的指别，决定受区血管的准备。示指指腹缺损，指背静脉可选偏桡侧，而动脉应是尺侧指动脉；环指静脉偏尺侧，动脉选桡侧；而中指居中，动静脉选择无特殊。

供区：手指指腹缺损供区可选用蹬趾腓侧趾腹皮瓣，也可选用第二趾腹皮瓣，应根据缺损指别及受区血管的位置来决定切取皮瓣趾别。蹬趾趾腹皮瓣切取方法同上。第二趾趾腹皮瓣切取也类同蹬趾趾

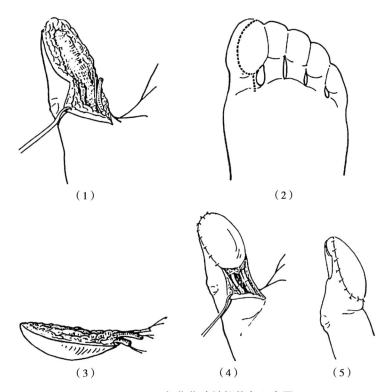

图 20-4-24　拇指指腹缺损修复示意图
（1）拇指伤残处分离血管、神经；（2）踇趾腹腓侧设计趾腹皮瓣；（3）离断踇趾趾
腹皮瓣；（4）缝合神经、血管；（5）术后外形

腹皮瓣，仅血管蒂位置的不同而改变切取方向。因指腹皮瓣面积较小，皮瓣更应注意静脉的切取，以确保移植成功。

移植修复：类同踇趾趾腹皮瓣移植，不再重述。

【注意事项】

（1）本手术是采用吻合趾-指动静脉重建血液循环方式修复拇、手指指腹缺损，手术要求精心设计，认真操作。本手术有一定风险，术者有可靠微小血管吻合技术方可实施。

（2）择期修复者，由于指腹近侧动脉均已萎缩，为了选择正常动脉，应向近端作延长切口，显露正常的动脉便于镜下吻合。

（3）趾腹皮瓣移植的成败关键在于对供区静脉的切取，无论是切取跖侧静脉还是跖侧与背侧相延续的指背静脉，为保证延续性及质量，必要时可在镜下解剖分离切取趾腹跖侧与趾背相延续的静脉蒂为上策。

（4）本手术优于传统皮瓣的最大区别在于感觉恢复较好，有螺纹及满意的外形。

（5）受区应选择血管较粗的一侧指动脉，拇指选尺侧或拇主要动脉，示指选择尺侧指固有动脉，中、环指选桡侧指固有动脉为宜。血管蒂不宜过长，否则会导至血管痉挛。

4. 拇、手指复合组织缺损　常因冲压、铣床或局部深度灼伤致拇指或手指某一部位复合组织缺损而远端指体完整，远端指体有血供或无血供，为保留该指体外形、长度及功能，可选用足趾相应部位复合组织移植进行桥接移植修复。本类以急症创伤为主，可造成皮肤、肌腱、血管、神经及骨与关节缺损甚至手指节段组织缺损。拇、手指复合组织缺损大致可分以下三类：

（1）皮肤、肌腱缺损的修复：手指皮肤伴肌腱缺损可选用带踇趾趾短伸肌腱的踇趾背侧皮瓣或带第二趾趾长伸肌腱的第二趾趾背皮瓣移植修复。

受区：手部创面经清创，量得皮肤缺损面积布样及伸、屈指肌腱缺损长度，于指背近侧缘找到较粗的指背静脉，显露近侧指固有动脉及相应神经，局部敷以抗生素包扎。

供区：于同侧或对侧踇趾及第二趾跖趾关节附近背侧按布样设计皮瓣，踇趾趾背皮瓣略偏腓背侧，第二趾趾背皮瓣偏胫侧以保证该皮瓣血供。于趾蹼间向近端设计延长切口,切开皮肤保护并分离趾背静脉、跖背静脉及腓深神经的背侧支,于趾蹼间近端找到第一跖背(底)动脉并向远近端分离,注意保护分向跗趾腓侧的趾背(底)及分向第二趾的胫侧趾背(底)动脉。然后根据肌腱缺损长度需要在保护腱周组织情况下切取跗短伸或第二趾趾长伸肌腱远近端并掀起皮瓣。根据受区血管情况分离所需血管长度后断蒂,供区创面取中厚皮片移植加压包扎。

移植:把趾背侧复合组织瓣移至受区,先修复缺损的肌腱,使张力调节于休息位,修整皮缘后缝合皮肤,趾背侧腓深神经背侧支与指背神经缝合,趾背或跖背静脉及第一跖背(底)动脉与受区指背及指固有动脉吻合重建血液循环(图20-4-25)。

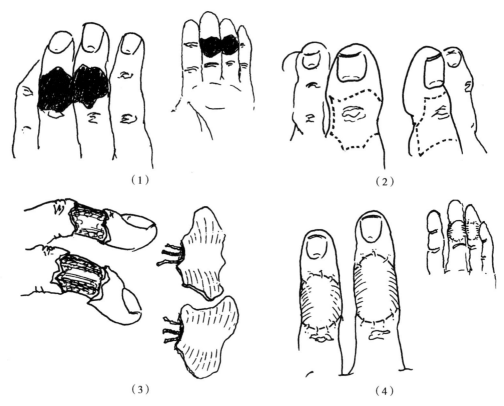

(1)   (2)

(3)   (4)

图 20-4-25　中环指中节皮肤伴伸肌腱缺损修复示意图
(1)中、环指中节皮肤环形坏死伴伸指肌腱坏死;(2)取双跗趾带部分趾长伸肌腱的跗趾背侧皮瓣
切口设计;(3)经扩创,两块皮瓣移至受区;(4)吻合趾-指血管重建血循环

【注意事项】

1) 严格选择适应证。本类手术要严格选择适应证,若选用传统方法手术痛苦大,疗程长,功能外形差时才考虑选用本手术。

2) 切取跗趾背侧皮瓣要略偏腓背侧,切取第二趾背侧皮瓣要略偏胫背侧以保证趾背皮瓣的血供。

3) 复合组织瓣移植可修复背侧或掌侧皮肤、肌腱及神经缺损。

4) 注意供区创面皮片移植的技术操作以保证皮片成活。

(2) 手指远端有血供的复合组织缺损的修复:常因冲压伤致手指某一例节段皮肤、肌腱、骨与关节等复合组织缺损,而远侧手指血供正常。本类损伤难以采用传统的方法修复,则可以选用第二趾相应节段组织移植修复。

受区:伤指经彻底清创,量得手指节段组织缺损长度及组织结构,尤其要量得骨与关节缺损的部位及长度。于远、近两端找到伸、屈指肌腱、指神经近端及一侧指固有动脉与指背静脉,创面敷以抗生素包扎。

供区:根据伤指节段组织缺损部位及组织结构,于第二趾设计切取相应部位的组织常规切取第二趾,并以趾底动脉及趾背静脉为血管蒂切取第二趾相应节段足趾组织,供区创面直接缝合。

移植:把足趾节段组织移至受区,凡带关节者两端采用钢丝十字内固定,凡带趾骨者采用交叉克氏针固定趾-指骨,修复伸、屈指肌腱,桥接指-趾神经,趾背静脉与指背静脉、趾底动脉与指固有动脉吻合重建血液循环,缝合皮肤制动,术毕(图20-4-26)。

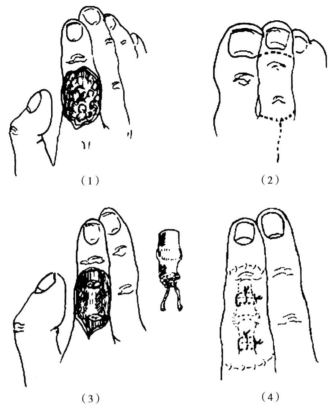

（1）　　　　　　　　　　（2）

（3）　　　　　　　　　　（4）

图 20-4-26　手指远端有血供的复合组织缺损修复示意图
（1）示指 PIP 背侧皮肤坏死缺损伴中央腱坏死,PIP 开放感染;（2）取同侧带趾间关节及伸趾长肌腱与趾背皮肤的切口设计;（3）受区经扩创,第二趾复合组织已移至受区;（4）采用钢丝十字内固定,修复肌腱皮肤,重建血循环

（3）手指远端无血供的手指复合组织缺损的修复:损伤机制及手术方法基本同上,唯不同在于远端指体无血供,所以节段足趾复合组织切取嵌植于手指节段缺损间区后,节段足趾组织两端肌腱、神经、血管均与伤指远近两端的相应组织行桥接缝接移植,重建组织结构的连续性及节段足趾与手指远端血液循环(图20-4-27)。

【注意事项】
1）上述手术应征得患者与家属同意方可实施,其目的是保留指体长度、外形与功能。
2）第二趾较细,修复时可将足趾相应侧皮肤纵形切开与保留的皮蒂均匀缝合;若无皮蒂仅作节段桥接。
3）上述(2)及(3)手术需牺牲一个完整的第二趾为其缺点。

四、吻合血管的皮瓣移植术

对于有深部组织骨骼、关节、肌腱、神经外露或在创面的深部需要作骨、关节、肌腱、神经、血管修复时,可采用局部皮瓣移位、带蒂皮瓣、交叉皮瓣转移修复。这种转移皮瓣修复面积有限,受强迫体位限制需多期手术,疗程长,患者痛苦大,但仍不失为一种安全、有效的治疗手段。随着显微外科解剖学和显微外科技术的发展,对上述伤情可采用吻合血管的游离皮瓣、肌皮瓣、带血管神经蒂岛状皮瓣及筋膜瓣等修复,为骨科、整形外科、手外科的修复与重建带来了革命。

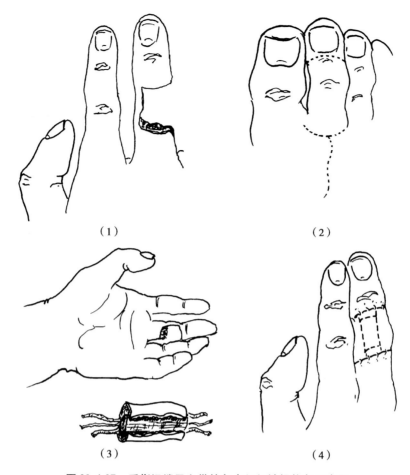

（1）　　　　　　　　　　　　　　（2）

（3）　　　　　　　　　　　　　　（4）

图 20-4-27　手指远端无血供的复合组织缺损修复示意图
（1）中指近侧指间关节部节段组织缺损,远端指体无血供;（2）切同侧第二趾节段
组织移植切口设计;（3）第二趾末端已遗弃,中间节段组织移至受区;（4）第二趾节
段组织经桥接移植再植重建血循环

（一）皮瓣血供的解剖学类型

1. 轴型血管皮瓣　在皮瓣供区内,必须有与皮瓣纵轴平行的轴心动脉和静脉,而构成一套完整的区域性循环系统。此类皮瓣移植后该轴心血管与受区血管吻接重建皮瓣的血液循环,使皮瓣移植获得成活。根据轴心血管的特点,又可将皮瓣分为 4 种类型。

（1）直接皮血管皮瓣:直接皮血管来源于深筋膜深面的血管主干发出皮支后穿出深筋膜在皮下组织内行走,与皮肤表面平行并逐渐浅出,沿途分支供皮下组织和皮肤(图 20-4-28),如侧胸部皮瓣、下腹部皮瓣等。

（2）肌间隙皮血管皮瓣:这类皮瓣的血管主干位置较深,皮动脉通过肌肉间的结缔组织间隙浅出到深筋膜,分布于皮下组织及皮肤(图 20-4-29),如肩胛皮瓣、股外侧皮瓣等。

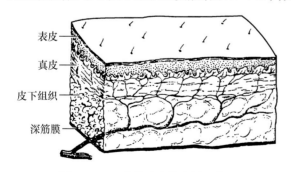

表皮
真皮
皮下组织
深筋膜

图 20-4-28　直接皮血管皮瓣示意图

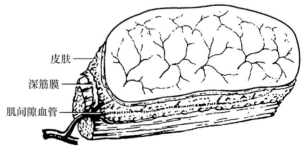

皮肤
深筋膜
肌间隙血管

图 20-4-29　肌间隙皮血管示意图

（3）主干带小分支的血管皮瓣：一条动脉主干贯穿于皮瓣供区全长，沿途发出管径细小的分支供养皮瓣（图20-4-30），如前臂桡动脉皮瓣、小腿内侧皮瓣等。

（4）肌皮血管皮瓣：这种皮瓣包括肌肉、深筋膜和皮肤构成的复合组织瓣，其轴心血管是由深部进入肌肉的血管束（图20-4-31），如背阔肌肌皮瓣、股薄肌肌皮瓣等。

2．非轴型血管皮瓣　这类皮瓣没有轴心血管，其血供主要依靠真皮下血管网和筋膜上血管网等吻合沟通，通常以带蒂形式移植，故又称任意或随意皮瓣。不需作吻合血管移植。

3．预构轴型皮瓣　系人为地在非轴型皮瓣的皮下预先植入一套轴心血管，经过一段时间，该轴心血管与皮肤血运沟通后，即可作为轴型皮瓣形式作移植。常用有腹部大网膜轴型预构皮瓣等。

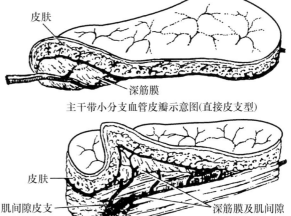

图20-4-30　主干带小分支血管皮瓣示意图

4．静脉皮瓣　是一种非生理循环的皮瓣。即皮瓣内通过静脉途径使皮瓣成活，但成活皮瓣质地较差，适用于小面积皮肤缺损的修复。

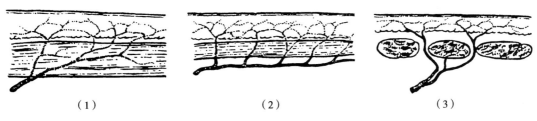

（1）　　　　　　　　（2）　　　　　　　　（3）

图20-4-31　肌肉表面皮肤血供模式
（1）发自肌的穿支；（2）发自肌深面的穿支；（3）肌皮动脉缘支

5．筋膜皮瓣　包含深筋膜的皮瓣称筋膜皮瓣，它可以身体任何含有深筋膜结构的部位，任意设计切取（图20-4-32）。但筋膜皮瓣均应带蒂（血管蒂或筋膜蒂）作局部或区域性转移。

6．带皮神经营养血管皮瓣　人体每一皮神经均有一套动脉和静脉血管相伴随营养。皮神经营养血管蒂呈襻状、弓状和节段状，这些细小血管共同存在，互相结合，互为补充，皮神经出现分支、分叉时，神经旁血管网也随之分开，而皮肤的肌皮穿支、肌间隙（隔）深、浅筋膜穿支和直接皮肤穿支的血管又与皮神经血管网相沟通，形成错综复杂的三维立体交通网而构成血管解剖基础。皮神经营养血管皮瓣均

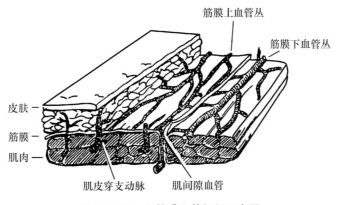

图20-4-32　深筋膜血管解剖示意图

系带蒂移位修复。

（二）适应证

1. 外伤所致软组织缺损伴有骨或肌腱外露或缺损，而无法采用其他传统方法修复者。

2. 肢体低度恶性肿瘤广泛切除后遗留大面积软组织缺损者。

3. 关节瘢痕挛缩畸形，切除瘢痕、矫正畸形后有深部组织裸露者。

4. 需要在瘢痕区内施行骨、关节、肌腱或神经修复者。

5. 慢性骨髓炎经病灶彻底清除，拟一期消灭无效腔、闭合创面等。

6. 慢性顽固性溃疡切除后的创面。

7. 受区及其附近有可供吻接的正常血管。

8. 无明显器质性疾病，患者全身情况能耐受较长时间的手术。

（三）供区的选择

1. 供皮部位的皮肤外观正常，质地柔软，无瘢痕。

2. 血管解剖位置恒定，易于解剖，有较长的血管蒂和适当的血管外径。

3. 可提供面积足够大小的皮瓣，且供皮部位隐蔽，皮瓣的厚薄、肤色和其他毛发能满足受皮区的需要。供皮区创面如能直接缝合则更为理想。

4. 皮瓣内最好有可供缝接的感觉神经。

5. 皮瓣切取后对供皮部位的功能和形态影响不大。

6. 复合皮瓣的供区可同时切取与皮瓣相连的神经、肌腱和骨骼等。骨科临床常用吻合血管的皮瓣及肌皮瓣见表20-4-1。

表 20-4-1　骨科常用吻合血管的皮瓣

名　称	血　管　蒂	神　经	面　积	皮瓣优缺点
上臂外侧皮瓣	肱深动脉的桡侧副动脉、伴行静脉、头静脉	上臂外侧皮神经皮支	10cm×15cm	血管蒂短，变异少，有损外形
上臂内侧皮瓣	尺侧上副动脉伴行静脉及贵要静脉	臂内侧皮神经	10cm×15cm	变异多
前臂桡动脉皮瓣	桡动脉及伴行静脉、头静脉	前臂外侧皮神经	10cm×18cm	血管蒂长，变异少，有损外形
前臂尺动脉皮瓣	尺动脉及伴行静脉、贵要静脉	前臂内侧皮神经	10cm×15cm	血管蒂短，变异少，有损外形
肩胛皮瓣	旋肩胛动脉及伴行静脉	无	10cm×20cm	血管蒂长、隐蔽
侧胸部皮瓣	胸背动脉及伴行静脉	无	10cm×20cm	血管蒂长、隐蔽
侧腹部皮瓣	第10、11肋间动静脉	肋间神经外侧皮瓣	10cm×20cm	血管蒂长、隐蔽、供区可直接缝合
胸脐皮瓣	腹壁下动脉及伴行静脉	无	12cm×25cm	血管蒂长、隐蔽、体位方便，供区可直接缝合
髂腹股沟皮瓣	腹壁浅（施髂浅）动脉及伴行静脉	无	10cm×15cm	隐蔽、血管蒂短，供区可直接缝合
股前外侧皮瓣	旋股外侧动脉降支及伴行静脉	股前外侧皮神经	15cm×30cm	血管蒂长，口径粗质地优
股外侧皮瓣	股深动脉及伴行静脉	股前外侧皮神经	12cm×20cm	血管蒂长，口径粗质地优
股内侧皮瓣	阴部外侧动脉伴行静脉及大隐静脉	股前内侧皮神经	10cm×20cm	血管蒂短，口径细

名　称	血　管　蒂	神　经	面积	皮瓣优缺点
小腿内上侧皮瓣	膝最上动脉、隐动脉及伴行静脉、大隐静脉	隐神经	8cm×15cm	血管蒂长、隐蔽
小腿内侧皮瓣	胫后动脉伴行静脉及大隐静脉	隐神经	10cm×20cm	血管蒂长、隐蔽,要牺牲一条主要血管
小腿外侧皮瓣	腓动脉肌皮支及伴行静脉	腓肠外侧皮神经	8cm×15cm	血管蒂短
小腿前部皮瓣	胫前动脉皮支及伴行静脉	无	7cm×20cm	血管蒂位置深且短
小腿后侧皮瓣	腘外侧、中间或内侧皮动脉伴行静脉及小隐静脉	腓肠神皮支	12cm×25cm	隐蔽面积大,血管细、蒂短
足背皮瓣	足背动脉伴行静脉及大隐静脉	腓浅神经	8cm×12cm	皮瓣薄,血管蒂长粗,遗留足背植皮区
足底内侧皮瓣	胫后动脉及伴行静脉	足底内侧神经皮支	6cm×10cm	面积小,血管蒂长
趾蹼皮瓣	足背动脉-第一跖背(底)动脉、大隐静脉	腓深神经	3cm×5cm	主要适应修复虎口
蹞趾甲皮瓣	足背动脉-第一跖背(底)-蹞趾腓侧趾背(底)动脉及大隐静脉	蹞趾腓侧趾底神经		适应拇指再造

（四）受区的准备

1. 新鲜创面处理　严格执行清创术,切除一切污染失活、坏死组织,清除异物,对重要组织予以标记,创面用皮肤消毒液,3%过氧化氢及无菌生理盐水浸洗及冲洗,使创面呈外科切口样,并及时对骨、关节予以整复固定,对肌肉、肌腱、血管、神经予以修复及必要的功能重建,并在创缘近端找到可供缝合的动静脉,以备皮瓣移植的血液循环重建。

2. 慢性感染创面的处理　术前作创面细菌培养及药敏试验,并用抗生素液或皮肤消毒液湿敷2～3天。术中彻底切除感染创面、窦道、瘢痕、死骨以及炎症肉芽组织。慢性溃疡病灶中有骨骼外露者,应凿去表面一浅层骨质。病灶清除完成后再用皮肤消毒液、3%过氧化氢及生理盐水充分冲洗,使受区变成一个基本健康、相对无菌的创面。此后要更换手术器械、术者手套和消毒隔离衣,然后在创缘的近端找到知名动、静脉及神经,以备皮瓣移植的血液循环重建。

对某些病程长、病变范围广泛而深的慢性骨髓炎,没有把握一次清除彻底者,手术也可分两期进行。一期手术后证实病灶已得到彻底清除,二期再行皮瓣覆盖。

3. 受区血管的选择

（1）在慢性感染性病灶中,其附近血管长期受炎症侵蚀,常致管壁增厚,管腔狭小,必须切除病变血管以获得正常的血管。

（2）肢体经放疗或动脉插管药液灌注者,其局部血供均遭受不同程度的损害。术中应先寻觅是否有合适可供吻合的血管。

（3）当主要血管截断后对患肢远侧血液循环有障碍时,应行端-侧吻合或选择其分支进行吻合,亦可利用主干血管纵贯皮瓣全长的特点进行血管桥接移植,既保证皮瓣供血,又不影响肢体远端血供。

（4）前臂或小腿其中一侧知名血管已损伤并缺损,为了保证肢体血液循环,应尽量利用该血管的近端进行吻合。若近端无法利用,也可利用肢体远端血管交通网,选用损伤一侧远端正常血管进行吻接。

（5）如果受区肢体血供存在但无可提供可吻合的动、静脉时,也可利用健侧肢体知名动脉作桥式寄养吻合,以保证移植皮瓣之血供。

(五) 手术方法

1. 皮瓣设计　皮瓣设计是皮瓣移植的重要手术步骤。术者应熟知每一皮瓣应用解剖,血管蒂的解剖投影与走向及其变异,根据受区创面缺损大小及形状作成布样,沿皮瓣的主干或血供方向在皮瓣轴线两侧按布样画出移植皮瓣的大小与形状的轮廓。

2. 皮瓣切取　沿皮瓣设计,保护皮瓣的营养血管不受损伤是切取皮瓣的关键。由于轴型皮瓣的血供直接来自深层动脉干,切取时应注意勿损伤进入皮瓣的细小血管支;肌皮瓣的皮肤血供来自深面肌肉发出的肌皮血管穿支,术中应将切断之肌肉边缘与皮肤先缝合数针作暂时性固定,以免皮肤与肌肉分离而影响皮瓣血供。

皮瓣的切取与掀起有两种方法:

(1) 顺行切取掀起:按解剖部位先将皮瓣蒂部主要的营养血管显露出来,然后沿血管走行,按皮瓣设计形状由近向远切取掀起皮瓣。

(2) 逆行切取掀起:按皮瓣设计,先从皮瓣远端切开向近端进行解剖掀起,直至血管蒂部,将皮瓣完全游离。

3. 皮瓣移植　待受区已作好准备,根据受区正常知名血管的位置,量取并分离供区皮瓣血管蒂之长度后断蒂,供区创面行直接缝合或皮片移植覆盖。将皮瓣移至受区,理顺血管蒂位置,能使供受区血管能在无张力下缝合为前提,将皮瓣调整理顺铺平,作必要的功能重建后,皮瓣与受区创缘直接缝合,以覆盖创面,然后于镜下缝合神经、静脉及动脉,重建皮瓣血液循环,并作必要的肢体制动。

(六) 皮瓣移植注意事项

1. 必须熟悉供区皮瓣的应用解剖、血管神经蒂的位置及其走行及可能出现的解剖变异等,以免切取皮瓣时造成对血管的损伤。

2. 应选用正常部位的皮肤和肌肉作为供区,凡有手术创伤或接受过放射治疗的区域,应慎用。

3. 应合理准确设计皮瓣。受区创面经清创、扩创及必要的皮缘游离后所造成皮肤缺损面积及形状量取布样,然后按布样设计皮瓣,作切取移植,可以在无张力下缝合皮肤,也不会造成皮肤缺损及臃肿。但遇肥胖者,设计的皮瓣应略大于布样,以利皮肤能在无张力下缝合。若皮肤缺损面积过大,用一块皮瓣难以覆盖时,也可切取两块皮瓣联合移植修复之。

4. 切取肌皮瓣时应保护肌皮动脉穿支,将皮肤边缘与肌肉边缘作暂时性间断缝合固定数针,以免两者分离而影响皮瓣血运。凡不作功能重建的肌皮瓣移植后,为防止肌肉应重力移位,应将肌肉与周围组织作适当缝合固定。

5. 皮瓣及受区创面应彻底止血,防止术后血肿形成;术后应放置引流,不宜加压包扎。包扎后敷料要剪出一观察窗以利观察血液循环。

6. 切取血管蒂操作要轻柔,可适当携带一些周围组织,血管蒂通过的皮下隧道应宽敞,防止血管蒂扭转、卡压及过分牵拉。

7. 术后应密切观察皮瓣血运,一旦发生血管危象,应查明原因及时处理。

8. 要慎重处理供区创面,不能直接缝合时,应取中厚皮片移植,加压包扎并避免受压。

(七) 骨科临床常用的游离皮瓣

1. 胸外侧皮瓣　胸外侧皮瓣,是以胸背血管为主要血管的腋下胸外侧的皮瓣。1976 年首先由 Boeck 报道此皮瓣转移成功。

胸外侧皮瓣具有以下优点:

(1) 皮质较好,皮纹细,薄而光滑,皮下脂肪较少而且无毛。

(2) 血管解剖较恒定,血管蒂较长(7 ~ 10cm),血管口径较大,为 1.5 ~ 3mm。

(3) 皮瓣切取范围较大,最大可达 40cm×20cm。

胸外侧皮瓣的缺点:

(1) 皮瓣移植后较臃肿。

（2）无单一的神经供应,故皮瓣移植后感觉恢复不理想。

【应用解剖】　胸外侧皮瓣范围较大,皮动脉来源较多,每一侧均有一条主要血管供血。根据血管外径,大于 0.5mm 称为大皮动脉,小于 0.5mm 称为小皮动脉。而皮瓣的血供,主要以大皮动脉为主。

（1）胸外侧动脉:发自腋动脉,浅出达皮瓣区,出现率22%,起端外径为 1.5mm,体表投影大部分沿腋中线或腋前线走行,达第 5～6 肋间隙,小部分沿胸大肌下缘走行,达锁骨中线第 5～6 肋间隙(图 20-4-33)。

（2）胸背动脉:发自肩胛下动脉达侧胸皮瓣区,起端外径 1.2mm,体表投影沿腋中线走行,达第 5～6肋间,出现率约 15%。

（3）肱胸皮动脉:发自肱动脉或浅肱动脉上端,经腋窝到达皮瓣区,出现率约为 39%,起端外径1.6mm,体表投影多数沿胸大肌下缘向前下内走行,达锁骨中线第 5～6 肋间隙。

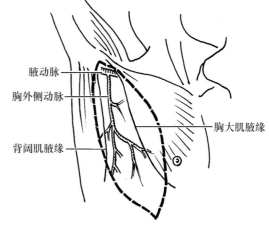

图 20-4-33　胸外侧皮瓣血管解剖及皮瓣设计

（4）肩胛下皮动脉:发自肩胛下动脉,达侧胸皮瓣区,出现率7%,起端外径 1.5mm,体表投影沿腋中线走行,达第 5～6 肋间隙。

（5）胸肩峰皮动脉:发自胸肩峰动脉,下达侧胸皮瓣区,出现率为 4%,起端口径 1.8mm,体表投影沿腋前线和腋中线之间下行,达第 5～6 肋间隙。

胸外侧皮瓣的静脉:胸外侧皮瓣内主要动脉皆有伴行静脉,而且静脉外径大于动脉外径。另外还有胸腹壁静脉、腋肋静脉和乳房静脉丛等。胸腹部静脉为侧胸部皮瓣的主要静脉,沿腋中线上行,多数注入胸外侧静脉,少数直接注入腋静脉。末端外径平均为 3.4mm。此静脉变异少,口径较粗,便于吻合。

【适应证】

（1）适用于四肢皮肤大面积缺损的修复。

（2）较大面积的肿瘤切除术后创面的修复。

（3）可切取带血管蒂的背阔肌转移修复肩部、胸部、上臂或前臂上部创面,以及屈肘、屈腕功能重建。

（4）乳房再造:切取带血管神经蒂的背阔肌皮瓣转移行乳房再造术,易于塑形,取材方便。

【操作步骤】

1. 皮瓣设计　以腋中线为皮瓣轴心线,上界可达第 3 肋,下界可达髂嵴上缘,前界为胸大肌外侧缘,后界为背阔肌前缘(见图 20-4-33)。

2. 皮瓣切取

（1）先切开皮瓣的上界,沿背阔肌前缘切至腋窝,继向背阔肌深面外侧解剖出血管神经入肌处,此处距离肩胛下动脉起点约 8.7cm,距离背阔肌外侧缘约 2.6cm。先由此处向上解剖,于腋窝深处找到胸背血管与旋肩胛血管分叉处,并将神经于血管束内解剖游离出来并保护之。继之再从血管神经入肌处向下解剖一段,约有 94% 的背阔肌的血管神经在入肌处分成两大支,分布于肌肉和皮肤。解剖出两大分支后,皮瓣的血管神经蒂已基本解剖完毕。

（2）再从皮瓣远侧端切开皮肤直达深筋膜,并将筋膜与皮肤边缘缝合固定,以免影响皮肤血供。如果切取带背阔肌的肌皮瓣,皮瓣的远侧部应从背阔肌深面解剖,连同皮瓣一起向上分离;如果只切取皮瓣,则沿皮瓣深筋膜下向上解剖分离。到达血管神经入肌处附近,可保留部分血管周围的肌袖,大部分背阔肌可保留原位。此时整个皮瓣已经完全解剖游离,并观察血运情况。

（3）受区手术准备妥善后,切断胸部皮瓣的血管蒂,与受区血管吻合。作皮瓣带蒂移植者,将皮瓣通过开放皮下隧道转移到受区。

（4）供区创面较小者可直接缝合,创面较大时取皮片移植加压包扎。

2. 胸脐皮瓣　胸脐皮瓣以腹壁下血管为蒂,该皮瓣于1983年由Taylor首先临床应用成功。

【应用解剖】　腹壁下动脉:腹壁下动脉多数起于髂外动脉的前壁,少数起于股动脉。起点在腹股沟韧带上方者占60%,平均距韧带0.7cm;平腹股沟韧带者占31%;在韧带下方者占8%,平均距韧带1.3cm。

（1）腹壁下动脉的行程:自起点发出后,经腹股沟韧带内2/5与外3/5交界处,斜向内上行,经腹直肌外侧缘至腹直肌后方,继续向上行5cm,经半环线的前方进入腹直肌鞘内,在腹直鞘后叶与肌之间上升至脐部并向上行达脐上7～10cm,形成终末支,与腹壁上血管及肋间血管外侧皮支构成交通。在半环线处,动脉位居腹直肌中1/3者占50%,居外1/3者占47%,居内1/3者占3%。平脐部附近,腹壁下动脉主干或其主要终支居腹直肌中1/3者占82%,居外1/3者占15%,居内1/3者占3%。

（2）腹壁下动脉的分支:腹壁下动脉多数于半环线附近开始有较大的分支,少数于接触腹直肌后就有较大的分支入腹直肌,通过腹直肌后在其两侧发出皮支,上下共4～5排。最粗最长的血管分支均在脐周（即第2、3排血管的外侧支）,外径0.8mm左右,长7～12cm。这些较粗长的分支,是胸脐皮瓣的主要营养血管。

（3）腹壁下动脉外径及蒂长:腹壁下动脉起始处的外径约为2.6mm,腹壁下动脉血管蒂的长度,从腹壁下动脉起点至腹直肌外侧缘相交处长约10.9cm,从起点至半环线长约16cm,均可作为皮瓣血管蒂的长度。

（4）腹壁下动脉的血供范围:腹壁下动脉肌皮支分布上达脐上6～10cm,下至脐下10cm,内至正中线,外侧距脐约14cm。该动脉的腹壁上血管及肋间血管外侧皮支构成交通后上可达乳平面(图20-4-34)。

腹壁下静脉:多数有内、外侧两支与动脉伴行,内侧伴行静脉明显粗于外侧伴行静脉,在腹股沟韧带处,内侧伴行静脉外径约为2.7mm,外侧伴行静脉则约1.4mm,因此常用内侧伴行静脉为血管蒂进行吻合。

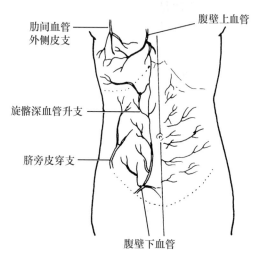

图20-4-34　胸脐皮瓣血供示意图

（图中标注）
肋间血管外侧皮支
腹壁上血管
旋髂深血管升支
脐旁皮穿支
腹壁下血管

【胸脐皮瓣的优缺点】

（1）优点

1）皮瓣质量好,皮纹细柔软,富有弹性,无毛,色泽好。

2）供皮面积大,每侧腹壁下血管为蒂,可切取40cm×20cm的皮瓣,并且两侧均可切取,是切取皮瓣面积较大的供区之一。

3）供区较隐蔽,冬夏季穿衣均可掩盖,有些瘢痕不影响美观。在腹部范围,切取皮瓣宽度不超过10cm者,可直接缝合关闭创面。因此,胸脐皮瓣是供区最隐蔽的部位。

4）血管蒂较长,血管蒂可达9～16cm,血管口径较粗,为2～3mm,血管变异少,解剖分离也较容易。

5）可以带蒂移位修复股部、前臂及对侧腹部皮肤缺损。

（2）缺点

1）皮瓣缺乏单一的神经支配,皮瓣移植后感觉恢复较差。

2）腹壁脂肪较多者,皮瓣显得臃肿,尤其是血管皮支穿出腹直肌前鞘处,常需要保留少量肌袖,亦显得肥厚。

3）腹直肌鞘应注意修复,否则有发生腹壁疝的可能。

【适应证】

（1）游离移植

1）四肢大面积的皮肤缺损的早期创面及瘢痕切取后创面修复。

2）头颈部大面积皮肤缺损的创面修复。

3）慢性骨髓炎病灶清除术后需要肌肉充填的创面修复。

（2）带蒂移植

1）髂腰部附近的创面修复。

2）股部瘢痕、肿瘤切除后创面修复。

3）前臂大面积皮肤缺损的创面修复。

【操作步骤】

（1）皮瓣设计：由脐旁3cm向肩胛下角投影点画一连线（相当于乳头平面外3cm）为皮瓣轴心线，以轴心线为中心各旁开4~7cm设计皮瓣切取范围（图20-4-35）。

（2）皮瓣切取：自腹股沟韧带中心至脐旁外下3cm处切开皮肤，切开腹直肌前鞘，钝性分离腹直肌、腹外斜肌即可见到腹壁下血管，向腹股沟韧带处分离达足够长度，向近分离达脐旁外下3cm，保护脐旁血管。沿内侧设计切口，切开皮肤及腹直肌前鞘内侧缘在腹直肌外2/3及内1/3处钝性分离该肌，使腹壁下血管脐旁支及上行支均保留在外2/3腹直肌内，在保持腹壁下血管与脐旁血管及上行支连续性的情况下，在脐下切断外侧2/3腹直肌及前鞘。自下而上沿腹直肌前鞘外侧缘切开前鞘，使腹直肌外2/3及前鞘一并掀起。在脐上10cm处横形切断前鞘及腹直肌，然后再沿内外侧切口切开皮肤于深筋膜浅层分离掀起全部皮瓣，此时除腹壁下血管相连外，其他组织均已掀起，观察皮瓣远端有皮下出血现象，证明皮瓣血供正常。若受区已作好准备，根据受区血管位置于适当平面断蒂，皮瓣移至受区。

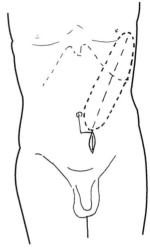

图 20-4-35　胸脐皮瓣设计

（3）腹壁创面处理：用4号线8字拉拢缝合腹直肌前鞘内外侧缘，防止术后腹壁疝的发生。若切取的皮瓣宽度<10cm，腹壁创面向外作游离后能直接缝合，若皮瓣切取>10cm，直接缝合有困难时，可取皮片移植加压包扎消灭创面。

【注意事项】

（1）腹壁下血管因解剖变异术中遇缺如者，可于对侧探查，若对侧正常者按常规设计切取之，若仍无腹壁下血管，可改用其他皮瓣移植。

（2）手术关键点在于腹壁下血管与脐旁上行支等在脐下3cm至脐上10cm这一段外2/3腹直肌及前鞘与设计皮瓣连续性的切取。

（3）可靠地缝合腹直肌残余前鞘，不残留薄弱点，防止术后并发腹壁疝。

（4）在血管蒂断蒂前应根据受区血管情况而定，争取两条伴行静脉同时吻合。

（5）作带蒂移位时，可在腹壁切取宽6~7cm皮瓣，修薄后把血管蒂埋于皮蒂内缝合成皮管与皮瓣相连移位。本法尤其适用于前臂广泛粘骨疤且无可靠血管吻合者。

3.肩胛皮瓣　肩胛皮瓣是以旋肩胛血管为蒂的皮瓣。1980年由Dossants首先报道。

【应用解剖】　肩胛皮瓣的血供是以旋肩胛动脉及其伴行的静脉。旋肩胛动脉多数起于肩胛下动脉（80%），少数直接起于腋动脉（5%），另15%与旋肱后动脉、旋肱前动脉、胸外侧动脉或肱深动脉共干起始。旋肩胛动脉的长度为3.5~10cm，平均6.3cm。发出处的外径为1.3~5.0mm，平均约为3.3mm，伴行静脉的外径为1.1~4.8mm，平均约为2.8mm。

旋肩胛血管在肩胛骨外缘中部平面分支后，穿过三边孔间隙，绕过肩胛骨外缘并分成数支。深部的分支供应肩胛骨、肩胛下肌、大圆肌与小圆肌等；浅支则于肩胛盂下方，肩胛骨外缘凹陷处走向后内方，供应肩胛骨后方及其邻近的皮肤。

旋肩胛动脉浅支在肩胛骨后方一般分有1~3个分支，分别称为升支、横支和降支。升支发出后斜行向上，沿三角肌下缘走向上内方，跨过肩胛冈上窝；横支发出后横越肩胛骨脊柱缘；降支发出后沿肩胛骨腋缘背面的内侧下行走向肩胛下角，下至背阔肌的上部（图20-4-36）。

肩胛皮瓣没有单独的神经供应，主要由来自2~4胸脊神经后支的内侧支支配。

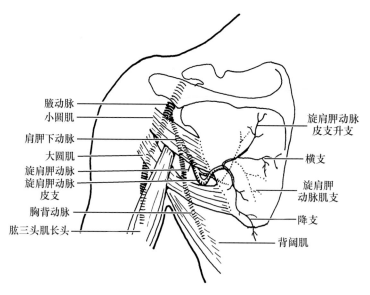

图 20-4-36　肩胛皮瓣的血供示意图

左侧图标注（从上到下）：腋动脉、小圆肌、肩胛下动脉、大圆肌、旋肩胛动脉、旋肩胛动脉皮支、胸背动脉、肱三头肌长头

右侧图标注（从上到下）：旋肩胛动脉皮支升支、横支、旋肩胛动脉肌支、降支、背阔肌

【肩胛皮瓣的优点】

（1）优点

1）皮瓣质地较好,无毛发。

2）供皮面积大,并可根据受区需要切取以血管的升支、横支和降支部位不同形状的皮瓣或几个同时切取的大型皮瓣(图 20-4-37)。

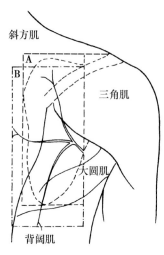

图 20-4-37　肩胛皮瓣切取
范围的计算方法示意图

图中标注：斜方肌、三角肌、大圆肌、背阔肌、A、B

3）供区较隐蔽,宽度不超过 8cm 者供区创面可以直接拉拢缝合,或用旋转皮瓣覆盖。即使植皮,对功能和美观影响较小。

4）血管较恒定,血管蒂较长,外径较粗,易于吻合,且不损伤重要的血管。

（2）缺点:没有单独神经支配,移植后不能与受区神经对接,因而皮瓣感觉恢复差。皮瓣弹性较差,移植后较臃肿。

【适应证】

（1）四肢皮肤中等面积的皮肤缺损。

（2）病灶切除术后创面的修复。

（3）需要带肩胛骨块的骨皮移植修复者。

（4）带蒂皮瓣移位修复腋部及上臂的软组织缺损。

【皮瓣类型】　旋肩胛动脉浅支分出升、横、降三皮支,其供应的皮肤区域各有不同。除升支细小,所供应的冈上窝区皮肤面积不大,临床上不宜单独切取外,肩胛皮瓣仍可设计三种不同类型。

（1）肩胛背皮瓣:是以旋肩胛动脉浅支所分出的横支为主要营养血管,在冈下窝所形成的一横向椭圆形皮瓣。其外侧端应超过肩胛骨腋缘 2～3cm,内侧不超过脊柱中线,应在脊柱中线同侧旁开 2～3cm,其宽度视受区创面而定,使供区可直接缝合为宜(图 20-4-38)。

（2）肩胛旁皮瓣:如图 20-4-39 所示。以旋肩胛动脉浅支所分出的降支为主要营养血管,肩胛骨腋缘为轴线所作的一斜向内下方的椭圆形皮瓣。皮瓣上端可与腋后顶端平齐,皮瓣长度可达 20～25cm,宽度可取 12～15cm。

（3）全肩胛皮瓣:以旋肩胛动脉浅支的横、降两皮支为营养血管所形成的较大皮瓣,切取范围包括肩胛背皮瓣和肩胛旁皮瓣两部分(图 20-4-40)。

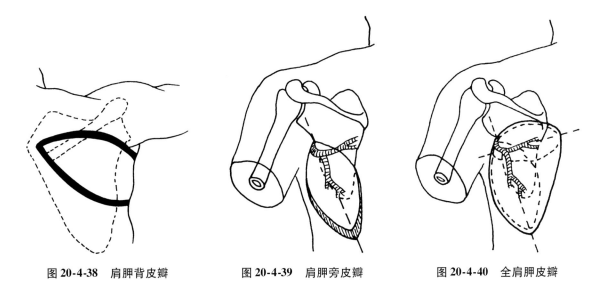

图 20-4-38　肩胛背皮瓣　　　　图 20-4-39　肩胛旁皮瓣　　　　图 20-4-40　全肩胛皮瓣

【操作步骤】

（1）皮瓣设计：作由肩峰顶点至肩胛下角的连线，在连线的中点即为三边孔旋肩胛动脉皮支进入皮肤之点。在此点上方可切取的皮瓣长度为 5cm，其余长度由此点下方切取，此线又为皮瓣宽度的中线。可分别设计以旋肩胛动脉皮支的横支或降支为轴的肩胛部皮瓣，即冈下皮瓣和肩胛旁皮瓣。

（2）皮瓣切取：在肩胛冈中点下方 7cm 为三边孔体表投影，然后在此点向外作一横切口，切开皮肤及筋膜。向上牵开三角肌后缘，辨认出小圆肌、肱三头肌长头及大圆肌，并将肱三头肌长头向外牵开，小圆肌向上牵开，大圆肌向下牵开，这时即可见旋肩胛动、静脉从三边孔中的纤维脂肪组织内穿出，紧贴小圆肌缘进入皮下组织，然后沿旋肩胛动、静脉血管束向近侧分离至该血管束的起始部。将分离的血管蒂加以保护后，按设计的皮瓣轮廓，切开皮肤、皮下组织及筋膜。如取左侧皮瓣，可顺时针方向做切口；如取右侧，则逆时针方向做切口。皮肤切开后，应行筋膜下分离直至皮瓣完全游离，待受区准备就绪后，即可切断血管蒂，移植至受区。

4. 髂腹部皮瓣　1973 年 Daniel 和杨东岳相继成功地完成了腹股沟与下腹部皮瓣的游离移植。髂腹部皮瓣是由旋髂浅血管供应，下腹部皮瓣由腹壁浅血管供应的总称。

【应用解剖】　髂腹部皮瓣内的腹壁浅动脉和同名静脉布于其内，旋髂浅动脉和同名静脉亦布于其内，但以前者为主（图 20-4-41）。腹壁浅动脉自股动脉发出后，走向脐部。因此，在脐与腹股沟韧带下股动脉搏动处之间作一连线，大致为腹壁浅血管的走向。以此线作为下腹部皮瓣的轴心线，可供采取的皮瓣范围是，上界平脐，下界在腹股沟韧带下 2～4cm，内界为腹中线，外界平髂前上棘，采取的皮瓣面积在 22cm×11cm 左右时，不会因血供不足而致皮瓣坏死。所需用皮瓣的长度超过脐以上时，可采用皮瓣延迟术，以保证皮瓣的血供（图 20-4-42）。

腹壁浅动脉的外径男性为 1～2.3mm 平均为 1.6mm，女性为 0.9～2.5mm 平均为 1.7mm，旋髂浅动脉的外径男性为 0.5～2.9mm，平均为 1.6mm，女性为 0.6～2.8mm 平均为 1.7mm，下腹部由腹壁浅动脉和旋髂浅动脉及各自的同名静脉双重血管供应，为移植成功提供了有利条件。下腹部供皮面积大且隐蔽，供皮区创面多能直接缝合，是皮瓣的优点，但血管变异较多，血管口径细、蒂短，皮瓣臃肿是皮瓣缺点。目前主要作轴型带蒂皮瓣应用于临床，游离移植已较少用。

【适应证】

（1）游离皮瓣：手及前臂下段的皮肤缺损及肢体中、小面积皮肤缺损。

（2）带蒂皮瓣：手背、手掌及前臂远端的皮肤缺损。

【操作步骤】

（1）游离皮瓣

1）皮瓣的设计：于腹股沟韧带中点下 2.5cm 处扪及股动脉搏动，与脐旁作一连线，此线即为下腹

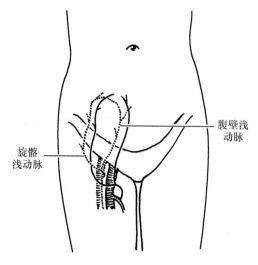

图 20-4-41 下腹部皮肤血管

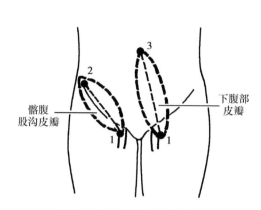

图 20-4-42 髂腹部皮瓣的设计
1. 股动脉搏动点;2. 髂前上棘;3. 脐

部皮瓣设计的轴心线。在此线两侧设计皮瓣。皮瓣的内侧界不应超过腹中线,上界一般不超过脐平线,一般长度为25cm。若超过此长度,则可作脐上部分的延迟术或缝接脐上的胸外侧动脉,以保证皮瓣的血供。

2)皮瓣的切取:于皮瓣近端切开皮肤,显露浅层静脉,继之显露股动脉,在腹股沟韧带下 2.5~5cm 的前壁或外侧壁可见发出的腹壁浅动脉,顺该动脉走行沿皮瓣四周切开皮肤,直达腹外斜肌筋膜,自上而下紧贴腹外斜肌筋膜掀起皮瓣,此时除腹壁浅血管相连外,皮瓣已掀起,血供正常。

3)皮瓣移植:待受区准备完毕,皮瓣血管断蒂,血管断蒂的方式应腹壁浅血管外径而定。若腹壁浅动脉>1.2mm,可于蒂部断蒂与受区血管作端-端或端-侧缝接;若腹壁浅动脉与旋髂浅动脉为共干,若口径>1.2mm 者,仍按上述处理;若腹壁浅动脉<1mm,可在其始处切取股动脉盘 0.5~1cm 与受区动脉作盘侧缝接。股动脉缺损处,取浅静脉瓣移植修复。静脉可自汇入大隐静脉处断离与受区静脉作端-端缝合。

(2)带蒂皮瓣

1)皮瓣设计:在腹股沟韧带下 2.5cm 处扪到股动脉搏动点,与髂前上棘顶点作连线,并沿髂嵴延伸,此为皮瓣的轴心线。沿轴心线两侧设计皮瓣,使皮瓣蒂保留 5~7cm 皮肤宽度(图 20-4-43)。

2)皮瓣切取:在腹外斜肌筋膜及臀中肌筋膜表面掀起皮瓣。若皮瓣脂肪较厚保护血管蒂的前提下可以修薄。

3)缝合:将蒂部的 5~7cm 皮肤缝成皮管(图 20-4-44),带蒂皮瓣覆盖手部创面,缝合皮肤。供区创面较小者可直接缝合,创面较大者取皮片移植。

5. 上臂外侧皮瓣 上臂外侧皮瓣首先由 Baudet 1979 年报道。其主要血供来自桡侧副动脉。

【应用解剖】 桡侧副动脉有 62.5% 于三角肌止点平面起于肱深动脉,37.5% 发自肱动脉、旋肱后动脉和肩胛下旋肱动脉干,当桡侧副动脉下行至三角肌止点以下约 4.5cm 处时,又分出前支和后支。前支伴桡神经穿过臂外侧肌间隔,走行在肱肌与肱桡肌之间,位置较深,对皮瓣的血液供应关系不大。后支沿外侧肌间隔后方,在肱桡肌与肱三头肌之间下行,位置逐渐浅出,至肘后外侧沟与桡动脉的分支桡侧返动脉吻合,参与肘关节动脉网。后支沿途发出 1~6 条皮支,分布于上臂外侧皮肤,所以

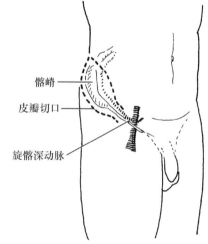

图 20-4-43 血管解剖及复合
组织瓣切取范围

髂嵴

皮瓣切口

旋髂深动脉

桡侧副动脉及其后支,是构成上臂外侧皮瓣的主要血管,平均长度为 6.1cm。其起始部的动脉直径为 1.3mm(图 20-4-45)。

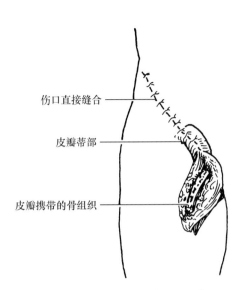

图 20-4-44　带骨组织瓣已经形成

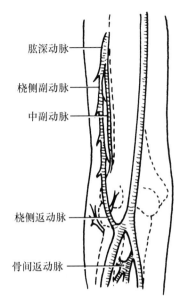

图 20-4-45　上臂外侧皮瓣血供示意图

此皮瓣的静脉有深、浅两组。深组为肱深静脉或桡侧副静脉,分别与同名动脉伴行,其直径在三角肌止点处为 1.3~1.9mm。浅组为头静脉,位于浅筋膜深面,沿肱二头肌外侧沟、三角肌胸大肌间沟内上行,其直径在三角肌止点处为 3.1mm。

河西达夫发现桡神经的上臂及前臂皮支至少有 3 支。第 1 支为臂背侧皮神经,绕肱三头肌长头的内侧而达其背面,分布于臂的背侧皮肤;第 2 支为臂下外侧皮神经于桡神经沟处由桡神经发出,贯穿外侧肌间隙,分布于臂下半外侧皮肤,此神经是上臂外侧皮瓣的皮神经;第 3 支为前臂背侧皮神经,分布于前臂背侧皮肤。

【适应证】

(1) 游离移植修复前臂及手部皮肤缺损。

(2) 是整形外科较理想的供瓣。

(3) 皮瓣可顺行转移修复上臂部创面;逆行转移修复肘部及前臂上部皮肤缺损。

【手术步骤】

(1) 皮瓣设计:在上臂外侧面从三角肌止点至肱骨外上髁作一连线,该线即为臂外侧肌间隔和桡侧副动脉后支的体表投影。以此线为轴设计皮瓣。皮瓣的形状和大小,应根据受区创面的需要而定,并要使皮瓣的周边超出受区创面 0.5~1.0cm。皮瓣应将头静脉包括在内,上界可达三角肌止点上方 5cm,外界可至上臂后侧中线,内界可到上臂前内侧缘,下界止于肘横纹(图 20-4-46)。

(2) 皮瓣切取

1) 先在皮瓣的上极,沿三角肌后缘从腋后皱襞至三角肌止点处,切开皮肤及深筋膜,在肱三头肌长头和外侧头之间,显露出桡神经及其伴行的肱深动、静脉。然后在三角肌止点平面附近,分离出由肱深动脉发出的桡侧副动脉及其伴行静脉,再于三角肌止点上 2~3cm 处,解剖出桡神经的分支臂下外侧皮神经。随后在三角肌前缘切开皮肤,于皮下分离出头静脉。

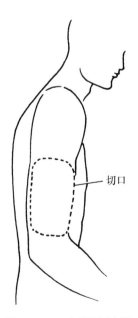

图 20-4-46　上臂外侧皮瓣切取范围示意图

941

2）在保护上述血管神经的前提下,于皮瓣后缘切开皮肤、皮下组织和深筋膜,在深筋膜下向前分离皮瓣至外侧肌间隔。然后切开皮瓣前缘的皮肤、皮下组织及深筋膜,同样在深筋膜下向后解剖至外侧肌间隔。至此,于皮瓣上极以桡侧副动脉为依据向下追溯,在外侧肌间隔的后方,仔细解剖找出桡侧副动脉后支,循此皮支血管在肱二头肌与肱三头肌肌膜下分离,这样既可将桡侧副动脉及其伴行静脉与深部组织分开,又不损伤皮支与皮瓣的供血关系。切开皮瓣下极皮肤、皮下组织及深筋膜,并将此处头静脉切断结扎,将皮瓣向上翻转分离,切断结扎桡侧副动脉的前支及每个肌支。操作中应注意将头静脉及臂下外侧皮神经留在皮瓣内,而贵要静脉不要切取,应留在上臂。此时皮瓣除血管神经蒂相连外,其余组织均已离断,观察皮瓣血运情况,待受区准备就绪后,再切断血管神经蒂。供区创面中厚皮片移植。

6. 前臂桡动脉皮瓣　前臂皮瓣由杨果凡于 1981 年首次报告,该皮瓣主要是由桡动脉或尺动脉通过丰富的血管网和吻合支滋养整个前臂皮肤。其皮肤色泽与质地良好,皮下脂肪少,厚薄均匀,血管口径大,血管蒂可长可短,故可游离移植修复远处重要部位的皮肤缺损,亦可以桡动脉或尺动脉为蒂逆行转移修复手部创面。但切取皮瓣要牺牲前臂一条主要血管,且在前臂留有明显瘢痕,影响美观,为其不足。

【应用解剖】　肱动脉行经肘窝时,于桡骨颈稍下方分为桡动脉和尺动脉,并有同名静脉伴行。桡动脉在前臂上 1/3 行于旋前圆肌与肱桡肌之间,在前臂中 1/3 则为肱桡肌内缘所掩盖,因此在前臂上 2/3 的桡动脉被称为掩盖部;在前臂下 1/3 桡动脉行于肱桡肌腱和桡侧腕屈肌腱之间,位置表浅,仅为皮肤和筋膜覆盖,易于显露,故称显露部(图 20-4-47)。由于桡动脉在前臂位于肱桡肌与旋前圆肌、桡侧腕屈肌之间,其外侧肱桡肌受桡神经支配,故选用以桡动脉为前臂皮瓣的供血动脉时,不会损伤任何运动神经而影响前臂肌力。

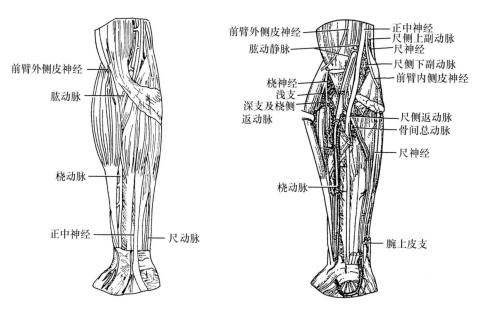

图 20-4-47　前臂部皮瓣的血管和神经

桡动脉在前臂走行中,从其两侧发出很多细小皮支,分布于皮下及皮肤,并与尺动脉及骨间背侧动脉的皮支吻合。其掩盖部皮支 1～6 支;显露部皮支较多,4～18 支,平均 9.6 支。这些皮支在前臂的皮下组织及皮肤内,相互间形成丰富的血管网和吻合支,以滋养整个前臂皮肤。掩盖部的桡动脉平均长度为 11.2cm,管径 2.8mm;显露部的桡动脉平均长度为 10.1cm,管径 2.0mm。切取前臂皮瓣时,血管蒂的长短可根据需要剪裁,短者只需取桡动脉显露部,长者可向上延至掩盖部桡返动脉起点的下方。

前臂桡动脉皮瓣的静脉回流由头静脉和桡静脉。头静脉起于手背桡侧,沿桡动脉桡侧上行,多数(68.18%)通过肘正中静脉注入贵要静脉,少数(18.18%)通过臂头静脉回流。其口径为 2.5～3.5mm。桡静脉有两条,起自手背深、浅静脉网,与桡动脉伴行,其管径为 1.3mm,上至肘窝与尺静脉汇合成上臂静脉,在两条桡静脉间有数量不等的吻合支。一般最好不切取贵要静脉及其表面的皮肤,有利于手部静脉回流。

尺动脉在前臂上 1/3 位置较深,居旋前圆肌尺侧头的深面,向下行于指浅屈肌利尺侧腕屈肌所形成的尺侧沟内。近腕部时,尺动脉行于尺侧腕屈肌与指浅屈肌的间隙内,较接近表面。在尺动脉干的下 2/3,从其两侧发出桡侧皮支和尺侧皮支,其中桡侧皮支平均为 4.8 支,发出后即分布于前臂掌面皮肤,并与桡动脉的尺侧皮支吻合。其尺侧皮支较少,平均为 2.3 支,发出后穿尺侧腕伸肌腱深面,分布于前臂背面皮肤,并与骨间背侧动脉的皮支吻合。

前臂的皮神经有前臂外侧皮神经、前臂内侧皮神经和前臂背侧皮神经。前臂外侧皮神经由肌皮神经分出,在肱二头肌下端的外缘穿臂筋膜,经肘部到前臂外侧的皮下,分布于前臂掌面外侧皮肤;前臂内侧皮神经是由臂丛内侧束发出的一条皮神经,行于上臂内侧。96.6% 的前臂内侧皮神经是以主干形式,在上臂中下 1/3 交界处与贵要静脉一道穿出深筋膜,然后再由主干分出前、后两支,前支分布于前臂掌面内侧,远至小鱼际处皮肤;后支分布于前臂背面内侧皮肤。前臂背侧皮神经是由桡神经绕肱骨后面时发出,循外侧肌间隔的后侧穿筋膜到皮下,一直下降到前臂背面外侧部而达腕上部,前臂皮瓣常只需用其中的一条皮神经。

【适应证】

(1) 皮瓣质地好、薄、面积大、有感觉,是整形外科修复面颊部皮肤缺损及阴茎再造理想供瓣。

(2) 可提供采用血管串联缝合的联合皮瓣及桥式皮瓣的最佳适应证。

(3) 采用逆行岛状皮瓣或筋膜瓣修复手部皮肤缺损的理想供瓣。

【操作步骤】

(1) 皮瓣设计:在肘部肱二头肌桡侧缘至腕部桡动脉搏动点的连线为皮瓣的轴心线,可以在轴心两侧设计皮瓣或筋膜瓣。

(2) 皮瓣切取

1) 先沿皮瓣远端汇合处向腕部桡动脉搏动点作纵切口,切口皮肤,分离皮下组织显露桡血管,并向周围分离,切断结扎无关小分支。

2) 沿皮瓣设计的切口,切开皮肤及皮下组织,先从外侧切口切开深筋膜,于深筋膜下由外向内侧掀起,直达肱桡肌内缘就可以看到桡动脉及伴行静脉,并在此切口内掀起并保护头静脉于皮瓣内;若先从内侧切口切开深筋膜,于深筋膜下由内向外侧掀起,直达桡侧腕屈肌外缘就可见到桡动脉及伴行静脉。无论从内侧还外侧掀起均在肱桡肌与桡侧腕屈肌之间隙显露桡动脉及伴行静脉,并能见到该血管的皮支。

3) 沿桡血管自近向远或自远向近在肱桡肌与桡侧腕屈肌间隙基底部分离掀起桡血管,切断结扎其他无关分支。此时桡血管连同皮瓣已掀起,仅两端血管相连,松止血带,观察桡血管及皮瓣血供情况。若选用逆行岛状皮瓣或筋膜瓣移植时,用阻血夹阻断近端桡血管;若血管搏动及皮瓣血供正常,则采用逆行岛状皮瓣(筋膜瓣)确认无误。

4) 若采用桡动脉筋膜瓣移植,根据创面深部组织外露面积或需填充的组织缺损体积,同皮瓣设计一样方法在轴心线两侧设计筋膜瓣,沿轴心线中心作 S 状皮肤切口,达真皮下 2~3mm,然后在保持真皮下 3mm 厚脂肪的情况下向内及向外作潜性锐分离,直达筋膜瓣设计的范围,再沿筋膜瓣设计的内外侧缘及上下缘切开深筋膜,由外向内或由内向外从深筋膜下同上述切取皮瓣相同方法掀起桡血管及筋膜瓣,筋膜瓣移至受区覆盖深部组织后与创缘缝合数针固定,吻合血管重建筋膜瓣血液循环,彻底止血后取中厚皮片移植于筋膜瓣创面,适中压力加压包扎。由于前臂仅为一 S 形切口,且真皮下带有 3mm 左右的脂肪,前臂两侧皮肤血供仍属正常,为本筋膜瓣的特点。

5) 若采用游离皮瓣移植,待受区作好准备,并向血管两端游离一定长度后即可断蒂,将皮瓣移至受区。若皮瓣切取宽度在 5cm 以内者,创面可直接缝合,若切取宽度较宽难以直接缝合者取皮片移植加压包扎;若采用逆行桡动脉皮瓣移植者,则于近端切断结扎桡血管,逆行掀起,远端血管蒂通过开放皮下隧道将皮瓣移至手部创面。供区创面处理同上。

6) 若采用逆行筋膜瓣移植,同上述(4)切取断蒂移植,供区皮肤原切口直接缝合;于近端切断结扎桡血管,逆行掀起,血管蒂通过开放皮下隧道将筋膜瓣移至手部创面,供区皮肤原切口直接缝合。受区处理同上述(4)。

【注意事项】

(1) 凡采用较大面积的皮瓣切取后,要注意供区创面的处理,应取整张中厚皮片移植加压包扎,并注意加压包扎技术,保证移植皮片全部成活,不遗留瘢痕。

(2) 凡取筋膜瓣移植者,为保证前臂皮肤血供及外形,应在真皮下3mm厚度下锐性分离,直达筋膜设计的边缘,皮肤直接缝合不损伤前臂外形是筋膜瓣覆盖手部创面理想的手术方法。

(3) 若选用前臂尺动脉皮瓣或筋膜瓣移植。

皮瓣设计:在肘部肱二头肌尺侧缘至腕部尺动脉搏动点的连线为轴心线设计皮瓣;皮瓣切取的操作同桡动脉皮瓣类同,仅尺动脉皮瓣(筋膜瓣)在尺侧腕屈肌与小指指浅屈肌间隙掀起,其近端最高平面在旋前圆肌远缘;术中在分离尺血管时,注意勿损伤尺神经。其他均类同前臂桡动脉皮瓣或筋膜瓣的切取。

【对手术方式的选择与评价】 前臂桡动脉或尺动脉皮瓣质地好,皮瓣薄,解剖恒定,操作方便,成活率高,是整形外科及手外科理想的供瓣。由于采用本皮瓣(筋膜瓣)要牺牲前臂一条主要血管,又有损前臂外形,是本皮瓣不可克服的缺点,只有在无法采用其他皮瓣移植时方能选择。

7. 股前外侧皮瓣 股前外侧皮瓣是以旋股外侧动脉降支发出的肌皮动脉穿支为蒂的皮瓣。股前外侧皮瓣是在股外侧皮瓣的基础上经过改良而形成的带少许肌袖的皮肤筋膜瓣,按皮瓣血供来源分类属肌皮血管皮瓣。

【应用解剖】 旋股外侧动脉降支是股前外侧皮瓣的主要供血动脉。旋股外侧动脉大多起于股深动脉,少数起于股动脉,其起始点在腹股沟韧带下6~9cm。发出后,在股直肌深面走向外侧,并分出升支、横支和降支。降支粗大,在腹直肌与股中间肌之间走向外下方。自腹股沟中点至髂前上棘与髌骨外上缘连线中点作一直线,此直线远侧2/3即为旋股外侧动脉降支的表面投影(图20-4-48)。

旋股外侧动脉降支在肌间隙中可以用作皮瓣血管蒂的长度为8~12cm,降支的外径平均为2.5mm,继续向下行走,降支在股外侧肌与股直肌之间分为内、外两支。内侧支继续下行,沿途分支营养股直肌、

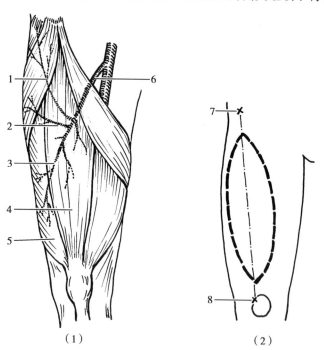

（1） （2）

图20-4-48 股前外侧皮瓣血供及设计
(1)皮瓣血供(1. 旋股外血管升支;2. 旋股外血管横支;3. 旋股外血管降支;4. 股支肌;5. 股外侧肌;6. 股深动脉);(2)皮瓣设计
(7. 髂前上棘;8. 髌骨外侧缘)

股中间肌及股内侧肌的下外侧部。外侧支沿股外侧肌与股直肌之间下行,沿途发出多个分支供区股外侧肌。这些分支一部分穿过股外侧肌或肌间隙至股前外侧皮肤,多数为肌支动脉穿支,少数为肌间隙皮支。

旋股外侧动脉降支发出的第一肌皮动脉穿支较粗大,多从降支主干的末段或外侧支起始段发出,是皮瓣的主要血管,外径为0.5~1mm。出股外侧肌后,随即分为数小支,穿过阔筋膜至皮肤;少数在股直肌与股外侧肌之间,作为肌间隙皮支到达皮肤。

有两条静脉与旋股外侧动脉伴行,外径粗于动脉。另外还有一条股外侧浅静脉外径3.5~4.5mm。

股前外侧皮神经在髂前上棘的前下方7~10cm处穿出深筋膜,然后分为前后两支。前支在髂髌连线1cm范围内下行,进入股前外侧皮瓣的供区。是制备带感觉皮瓣的理想缝接神经。

股前外侧皮瓣的最大切取范围约为38cm×18cm,上界在阔筋膜张肌的远端,下界在髌上7cm,内侧达股直肌内侧缘,外侧至外侧肌间隔。

【适应证】

（1）四肢因外伤,肿瘤及挛缩瘢痕切除后大面积皮肤缺损。

（2）全手指皮肤套状撕脱的手部皮肤覆盖。

（3）因骨髓炎,病灶清除后创面皮肤软组织缺损的修复与填充。

【操作步骤】

（1）皮瓣设计:髂前上棘与髌骨外侧缘之间的连线是皮瓣的轴心线,在此线中下1/3交界处为降支皮瓣的关键点,此线的中点为横支皮瓣的关键点,以上述两个关键点设计皮瓣,将两个关键点均包括皮瓣内。皮瓣切取范围较大(占大腿前外侧2/3以上),若仅包括一个关键点切取范围较小(占大腿前外侧1/3)。

（2）皮瓣切取

1）先切开皮瓣内侧缘皮肤,并向肌皮穿支浅出点至腹股沟动脉搏动点的连线延长。切开皮肤、皮下及阔筋膜,在阔筋膜与肌膜之间分离皮瓣,将皮瓣向外翻起,在股外侧边缘向外侧寻找肌皮动脉穿支或肌间隙皮支。

2）于股直肌与股中间肌间隙向深面分离,向内侧牵开股直肌,显露旋股外侧动脉降支血管神经束,向下分离至第1个肌皮动脉穿支,自其进入肌肉处与穿出肌膜之间的表面切断部分股外侧肌,把肌皮穿支从肌肉分离出来。分离时结扎切断至肌肉的小分支,亦可保留血管周围一部分肌纤维以保护血管。继而分离第2、3肌皮穿支。如果切取皮瓣较大,则包括2~3个肌皮动脉穿支已足够供应皮瓣的血运。

3）向上分离旋股外侧动脉降支及其伴行静脉直到邻近起始部,并把至股外侧肌的神经血管束分离出来,亦可自上而下先显露旋股外侧动脉降支,随着向下找出和分离肌皮穿支。

4）切开皮瓣的下缘及外后缘,在阔筋膜下游离皮瓣并切开皮瓣上缘。至此,整个皮瓣除血管蒂相连外已全部游离。待受区准备好后,即可按需要的长度结扎切断血管蒂,将皮瓣转移至受区。

5）若进行带蒂移植,当皮瓣切取至仅有旋股外侧动脉降支血管束与皮瓣相连时,观察皮瓣远端血液循环良好,即可经开放皮下隧道移位,转移到股内侧、会阴部、股骨大粗隆、腹股沟部,如果需要更大的旋转半径,可结扎切断旋股外侧动脉的横支和升支,循血管方向向近端游离,直到其发出处。切断股直肌或经股直肌后方通过,将皮瓣引入股直肌的内侧再缝合股直肌。这样可获得14~16cm长的血管蒂,进行移位则更加灵活。供瓣区宽度若在8cm以内,有可能直接缝合,超过8cm一般需要皮片移植覆盖。

8. 小腿内侧皮瓣　小腿内侧皮瓣于20世纪80年代初已应用于临床。该皮瓣的优点是脂肪厚薄适中,色泽较好,供应面积可切取到25cm×15cm,血管口腔约为2mm,有深浅两组静脉可供选择吻合,血管解剖恒定,血管蒂可根据所需来切取,血管蒂的两端可串联其他皮瓣或其他带血管游离移植的组织,还可以作顺行或逆行岛状皮瓣转移移植。由于胫后动脉有肌支供区比目鱼肌,因此可根据需要带部分比目鱼肌一并移植用于填塞无效腔;也可带部分胫骨游离移植。供区较隐蔽,手术后下肢功能无明显影响。缺点是牺牲一条下肢主要血管,供区创面需皮片移植,小腿内侧有较多毛发生长者不宜作面部修复。

【应用解剖】 小腿内侧皮瓣是以胫后动脉及其伴行静脉为蒂(图20-4-49)。胫后动脉行程体表投影是胫骨平台内侧缘中点至内踝后缘与跟腱间中点的连线。胫后动脉经比目鱼肌与趾长屈肌之间的肌间隙,穿出小腿内侧深筋膜,发出2~7支皮动脉,2~4支者为多,约占75%,分布于小腿内侧中、下部皮肤。其中踝上7cm处有恒定的粗大皮支为皮瓣设计与解剖关键点。皮动脉常伴行1~2支静脉,静脉外径一般均较动脉为粗,回流于胫后静脉,大隐静脉也包括在皮瓣之中,并与胫后静脉有较多的交通支。隐神经是该皮瓣的神经蒂,可供利用。

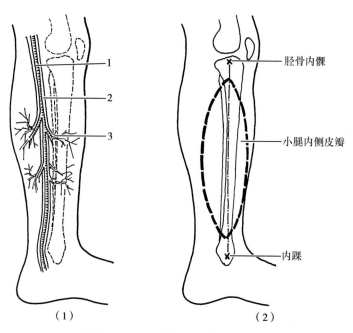

图20-4-49 小腿内侧皮瓣血供及设计
(1)皮瓣血供(1. 胫后动、静脉;2. 隐神经;3. 胫后动脉的内侧皮支);
(2)皮瓣设计

【适应证】

(1) 同侧小腿上、下部以及足部创面可采用顺行或逆行带蒂皮瓣转移修复。

(2) 对侧下肢创面可采用健侧带血管皮蒂的交腿桥式皮瓣移植,或用健侧胫后血管皮蒂桥连接另一皮瓣串联修复对侧小腿、足部创面。

(3) 可同时切下带胫骨骨片或骨膜供移植。

(4) 可采用血管串联缝合的联合皮瓣移植修复大面积四肢皮肤缺损。

【操作步骤】

(1) 皮瓣的设计:在胫骨平台内侧缘中点与内踝后1cm作连线为皮瓣设计的轴心线,在该线距内踝上7cm处为皮瓣的关键点,应将该点包括在内瓣内(见图20-4-49)。

(2) 皮瓣的切取

1) 先在皮瓣下端至内踝作纵形切口,探查胫后动静脉,如果缺如(正常人3%~8%缺如)或畸形应更换皮瓣部位。

2) 证实正常胫后动静脉血管后作皮瓣前缘切口,直达深筋膜(将深筋膜包含在皮瓣内),在深筋膜下向后游离皮瓣,注意关键点处有无皮支进入,证实有粗大皮支后,即可切开皮瓣四周皮肤,从深筋膜下掀起皮瓣。

3) 保护好皮支并结扎胫后动静脉发出皮处的肌支与骨膜支(在需切取骨片或骨膜时应保护),并游离胫后动静脉,使胫后神经留在原处。

4) 根据需要用血管夹阻断胫后动静脉皮支的近端(游离皮瓣或顺行移位时)或远端(逆行移位时)观察皮瓣血供情况及足部血供情况,证实皮瓣血供正常及足部无血液循环障碍后可备用。

5）若皮瓣长度大于20cm,其应将大隐静脉包括在皮瓣内,并在移植或移位后同时作大隐静脉与受区部位静脉吻合术,以保证皮瓣内静脉回流。

6）皮瓣移植或移位于负重部位或感觉功能重建部位,将隐神经与受区皮神经缝合。

7）皮瓣切取后供皮区常需皮片移植覆盖。

【注意事项】

（1）在分离皮瓣过程中血管蒂发出的皮支若仅有一支且较细或缺如,应终止手术。一般要在两支以上或一支较粗者方可保证皮瓣的成活。

（2）皮瓣分离至胫骨内侧时,要将筋膜与骨膜分开,保留骨膜完整性,以利皮片成活。

（3）静脉回流的选择:小腿内侧皮瓣以选择胫后动脉的伴行静脉作为皮瓣回流为主。切取面积较大时应携带大隐静脉与受区浅静脉缝合。

9. 小腿外侧皮瓣 1985年首先由顾玉东报道小腿外侧皮瓣。它是以腓动脉皮支为血管蒂的皮瓣。这些皮支多数穿过小腿三头肌或小腿外侧肌间隙至浅层供养皮肤。切取皮瓣后对小腿血供影响较小。小腿外侧皮瓣它既可作为吻合血管的游离皮瓣移植,也可携带切取腓骨并移植修复骨、皮肤缺损。小腿外侧是非持重部位,也较为隐蔽,切取皮瓣后对功能和外观影响较小。

【应用解剖】 小腿外侧部皮瓣的血供来源于腓动脉。根据腓动脉发出皮支的形式,可分为3种类型:

Ⅰ型:腓动脉起端发出的皮支,经过小腿外侧肌间隙而直接进入小腿外侧皮肤。皮支血管口径较细,约0.3mm。

Ⅱ型:腓动脉在进入蹞长屈肌肌腹前由主干发出比目鱼肌肌皮支,此分支在比目鱼肌肌腹内常分为两处穿出比目鱼肌筋膜,然后进入小腿外侧皮肤。此肌皮支血管口径一般在0.5~1.0mm。

Ⅲ型:腓动脉主干进入蹞长屈肌肌腹后,在小腿中1/3段分别由主干发出蹞长屈肌肌皮支,皮支与肌腹呈垂直方向,穿出肌筋膜后进入小腿外侧皮肤。常有2支分别于腓骨小头下13~17cm和18~21cm间,外径为0.3~0.8mm,皮动脉蒂长为4~5cm。伴行静脉外径为0.4~1.2mm,一般也有2支。腓动脉于外踝顶点上约8cm处形成两条主要终支:一为外踝后动脉,自外踝上方的后内侧向外侧走行;一为穿动脉,向前穿过骨间膜至外踝上方的前内侧。腓动脉主干在踝关节平面与胫后动脉均有较粗的交通支相吻合,为小腿外侧部皮瓣采用游离移植或顺行或逆行转移提供了解剖学依据(图20-4-50)。小腿外侧部皮瓣的静脉回流为上述皮支或肌皮支的伴行静脉,当设计面积较大的皮瓣时,皮瓣内应携带小隐静脉一并切取并缝合。

小腿外侧部皮瓣,由于隐蔽,皮瓣质地较好,血管解剖较恒定,血管蒂较长,腓动脉血管直径较粗,并同时可以切取带蒂腓骨的优点,是目前临床常选用的皮瓣供区之一。

【适应证】

（1）小腿上部、膝关节以及踝关节或足部创面修复,可采取顺行或逆行小腿外侧部皮瓣转移修复。

（2）可以切取带腓骨的骨皮瓣移植修复骨、皮肤缺损。

【操作步骤】

（1）皮瓣设计:先标记出腓骨小头至外踝的两点连线,为腓动脉的走行即皮瓣的轴心线,点约在腓骨小头下9cm和15cm处为肌皮支进入皮肤的关键点。在关键点两侧设计皮瓣的宽度,其1/3位于关键点的前方。切取范围可包括小腿外侧皮肤,使小隐静脉包括在皮瓣内。小腿后外侧皮瓣内的腓肠神经,根据需要可一并切取,作

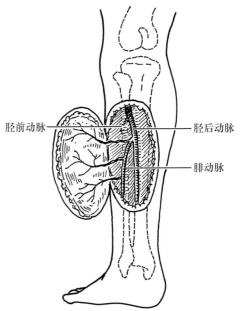

图20-4-50 小腿外侧皮瓣血供

胫前动脉

胫后动脉

腓动脉

为带神经的皮瓣移植。如果需要切取腓骨的骨皮瓣移植,应将腓骨设计于皮瓣的中央或前中 1/3 交界处。

(2) 切取皮瓣:先沿皮瓣的前缘全长切开皮肤,直达深筋膜。在深筋膜下游离皮瓣,在比目鱼肌与腓骨肌所形成的外侧间隙附近,要注意由肌间隙或比目鱼肌穿出的皮支或肌皮支。选择较粗的 1~2 条皮支或肌皮支作为皮瓣的轴心点,校正或重行设计皮瓣的远近端及前后缘,以保证皮瓣的血供。按设计切开皮瓣四周,并在深筋膜下向皮支或肌皮支附近解剖分离皮瓣,如果较粗的皮支血管来自比目鱼肌、踇长屈肌的肌皮支,在向深部解剖分离时应保留 0.5~1cm 肌袖于血管周围,以免损伤皮支血管。如果作为游离皮瓣移植时,应先解剖分离血管蒂的近侧端,显露出腓血管蒂的长度和外径,再向远侧端解剖分离。如果皮瓣顺行转移,即保留近侧端的血管,切断结扎远侧端血管进行皮瓣转移;如果皮瓣逆行转移,则结扎切断近侧端血管,保留远侧端血管逆行皮瓣转移。无论采用顺行或逆行转移应防止血管蒂扭转、受压或过度紧张。切取带腓骨的皮瓣移植时,除保留腓血管皮支周围的筋膜和 0.5~1cm 肌肉组织外,还应保留腓骨骨膜上 5mm 肌袖,并注意保护腓动脉至腓骨的滋养动脉以及皮瓣与腓骨保持紧密的组织联系。切取皮瓣后的供区创面宽度不超过 3~4cm 者可以直接缝合;否则取中厚皮片移植加压包扎。

【注意事项】

(1) 凡单纯切取皮瓣移植,为保证移植组织的血供,应切取腓动静脉为血管蒂移植,并注意血管蒂周围的结扎处理,防止再出血。

(2) 切取带腓骨的皮瓣移植时,应将腓骨的滋养血管位于移植腓骨的中心来设计。

(3) 术中要注意保护腓总神经,牵拉张力不宜过大。

10. 足背皮瓣 McCraw 和 Furlow(1975)首先报道应用足背皮瓣游离移植来修复各种创伤性软组织缺损 9 例获得成功。随后,Daniel 和 Ohmori(1976)也分别报道了利用吻接腓浅神经更好地恢复局部感觉的足背皮瓣的游离移植。

(1) 足背皮瓣的优点:①供应足背皮瓣的足背动脉和大、小隐静脉比较粗大,易解剖分离,也易于吻合,皮瓣移植成活率很高;②皮瓣皮下脂肪较薄,皮肤组织致密,韧性大,角质层较厚,耐磨耐压,且易于塑形;③皮瓣的血管蒂较长;④皮瓣内有腓浅神经,移植后缝合神经使皮瓣恢复感觉;⑤皮瓣的供区创面可采用中厚皮片移植修复,一般不遗留功能障碍。

(2) 足背皮瓣的缺点:切取面积受到限制;供区创面部分为贴骨疤,有害部分功能。

【应用解剖】

(1) 足背动脉:足背动脉是胫前动脉的延续,从踝关节前方,经伸肌支持带深面到达足背,贴附于距骨头、舟骨、中间楔骨及其韧带的背面前行。内侧有踇长伸肌腱,外侧为趾长伸肌腱及趾短伸肌,表面为足背深筋膜所覆盖。其远端经内侧楔骨与第二跖底面,进入第一跖骨间隙,表面有踇短伸肌越过,在第一跖骨间隙近端,分为足底深支和第一跖背动脉。足背动脉及其分支都发出一些细支穿出深筋膜,分布于足背皮肤及皮下组织。此外,来自足底内侧动脉和足底外侧动脉的分支也分布到足背皮下。足背皮瓣的主要血供位于足底深支到伸肌支持带中间一段足背动脉的皮支(图 20-4-51)。

(2) 足背静脉

1) 足背浅静脉:可分为浅层和深层。浅层形成一个接近真皮的静脉网,起始于足背的内外侧缘及足趾背面,逐步汇集成为一些较细的静脉干,越过足背静脉弓向内上方行走,最后面为几支较粗的足背浅静脉,在小腿中部注入大隐静脉(图 20-4-52)。是足背皮瓣游离移植吻合的主要静脉。

2) 足背深静脉:即足背动脉的伴行静脉,主要接受足背深部的静脉属支,它的表面为足背深筋膜所覆盖。两条静脉相互吻合细支,缠绕于足背动脉四周,只要完整地保留两伴行静脉的连续性,也是皮瓣静脉回流的主要血管。

(3) 足背感觉神经:足背皮肤感觉神经主要来自腓浅神经的分支,它们从内侧向外侧下行,在浅筋膜上行走,分布于足背的大部分区域。另部分感觉神经来自腓总神经的深支,它伴随着足背动脉下行,向前分布于第一趾蹼间的皮肤。

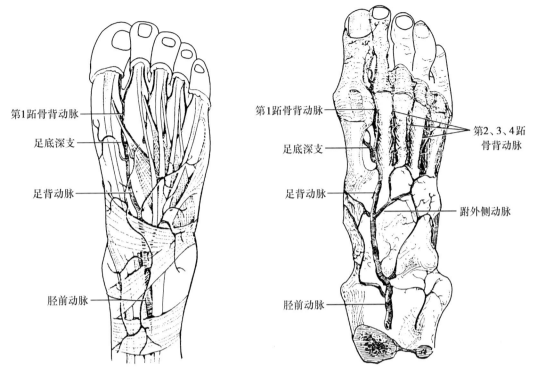

第1跖骨背动脉
足底深支
足背动脉

胫前动脉

第1跖骨背动脉
足底深支
足背动脉
第2、3、4跖骨背动脉
鉧外侧动脉
胫前动脉

图 20-4-51　足背部动脉示意图

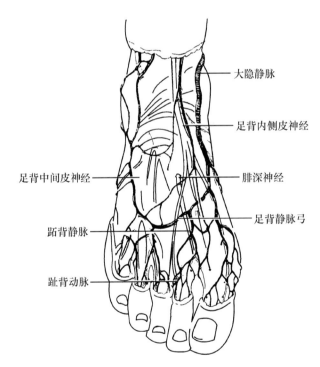

大隐静脉

足背内侧皮神经

足背中间皮神经
趾背静脉
趾背动脉
腓深神经
足背静脉弓

图 20-4-52　足背静脉示意图

【适应证】

（1）需要修复并重建有感觉功能的皮肤缺损。

（2）足背皮瓣可采用游离移植或带蒂移位修复不同部位的皮肤缺损。

（3）手部伴有皮肤肌腱骨与关节缺损一期进行修复与重建。

（4）为整形外科提供特殊的皮肤缺损或重建的需要。

（5）对拇、手指不同程度缺损，可选用带不同形状足背皮瓣的第二趾或鉧趾甲皮瓣移植进行再造与修复。

人体足背动脉属正常者为83%，足背动脉缺如者为6%，足背动脉走行异常者11%。术前可采用多普勒血流测量仪了解足背动脉情况及走行，当然也可采用手指触膜了解，使术者对足背动脉情况有一大概的了解，以利于制订手术方案。对足背有明显外伤史或作多次静脉穿刺者，有可能损伤足背动、静脉，术前也应有大概的了解。

【操作步骤】

（1）皮瓣设计：自踝关节上方胫前动脉搏动点至第一趾蹼画一连线为皮瓣的轴心线，在足背动脉消失点为中心的2cm圆形范围是足背动脉向足背发出皮支的中心区。根据受区皮肤缺损布样，以中心区设计皮瓣（图20-4-53），皮瓣设计以不超过$10cm^2 \times 15cm^2$为宜，皮瓣的远端可达趾蹼缘，上界达伸肌支

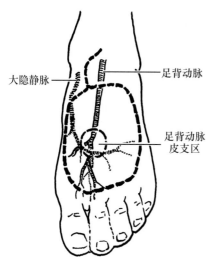

大隐静脉————

————足背动脉

————足背动脉
皮支区

图 20-4-53 足背皮瓣的血供及设计

持带处,两侧可各到第一及第五跖骨内外缘。

（2）皮瓣切取

1）沿皮瓣设计切口,先切开内侧及远端切口,在深筋浅层自内向外掀起内侧皮瓣,使大隐静脉等均保含在皮瓣内,切断结扎静脉分支,在保留踇长伸肌腱周组织情况下继续向外向背侧锐性掀起,达第一、二跖骨间隙胫侧暂止。

2）再沿外侧切口切开皮肤在深筋膜浅层及趾长伸肌腱周组织上掀起外侧部皮瓣,切断结扎静脉分支,使皮瓣内保留完整的静脉网,达第一、二跖骨间隙腓侧暂止。

3）切开皮瓣近侧缘切口,自皮瓣近缘向内踝分离大隐静脉,使皮瓣内静脉网与大隐静脉相连,切断结扎周边静脉分支。

4）切开伸肌支持带,显露足背动脉近端,切开足背动脉鞘。将足背动脉连同伴行静脉从足背小心自近向远锐性掀起,并切断踇短伸肌腱,切断结扎跗内侧及跗外侧动脉,沿足背血管走向向远端及两侧分离掀起,使上述中心区内足背动脉的皮支完整地保留在足背动脉及皮瓣内,直达第一、二跖骨间隙。

5）然后由内向外,由外向内,由近向远从足背掀起皮瓣及足背血管,在第一、二跖骨间隙看到足背动脉的足底深支及由深支发出的第一跖背动脉,若第一跖背动脉属足背动脉延续型或表浅型时,在内外会师过程中应将该动脉保留皮瓣内。钝性分离足底深支并尽深部切断结扎,此时除足背动脉伴行静脉及大隐静脉相连外,足背皮瓣已掀起,松止血带观察足背动脉搏动情况及皮瓣血液循环,若足背动脉搏动及皮瓣血供正常,告皮瓣掀起成功。

6）待受区作好准备,根据受区血管条件,决定足背动脉及大隐静脉断蒂部位,切断结扎上述血管,将皮瓣移至受区。供区创面止血后对损伤的腱周组织予以修复,覆盖伸趾肌腱后取中厚皮片移植加压包扎。

7）皮瓣移至受区,调整皮瓣位置后缝合周缘皮肤,足背动脉大隐静脉与受区血管吻合重建血液循环。

【注意事项】

（1）皮瓣由内向外,由外向内掀起达第一、二跖骨间隙即足背动脉轴心线时而暂时保留 2cm 宽组织不作分离。待完整掀起足背血管达足底深支时方可由外向内,由内向外全部分离掀起,以保护足背动脉足底深支及第一跖背动脉周围的皮支。

（2）若需用携带趾长伸肌腱一并移植时,皮瓣连同趾长伸肌腱与趾短伸肌腱间隙掀起,根据修复需要切取趾长伸肌腱,趾长伸肌腱残留的远端与趾短伸肌腱合并缝合,以防趾下垂。

（3）若同时携带足趾组织移植时,则应按足趾组织切取的手术步骤及足背皮瓣掀起的操作步骤结合在一起,保持足背动脉-足底深支-第一跖背（底）动脉的连续性掀起之。

（4）足背血管及足背内侧皮瓣几乎是从足背骨膜上掀起,因此作锐分离时应在骨膜上小心保留一些软组织,以利移植皮片成活。

五、吻合血管的肌皮瓣移植术

（一）肌皮瓣分类

一类:仅有一组营养血管进入肌肉,如阔筋膜张肌皮瓣等。

二类:有一组主要营养血管进入肌肉,并有数组节段性小血管也进入肌肉,如背阔肌肌皮瓣等。

三类:有一组主要营养血管加上数组小血管进入肌肉,这些小血管完全切断不影响皮瓣血供,如股薄肌肌皮瓣等。

四类:有两组主要营养血管进入肌肉,各自供应肌肉的一半血运,如腓肠肌肌皮瓣等。

五类:由多支小血管分别进入肌肉,呈节段状分布,如缝肌肌皮瓣等。

（二）肌皮瓣优缺点

1. 面积大,体积厚,能一次修复大面积深部创面。

2. 有较强抗感染能力,可以填充无效腔或造成肌肉缺损的大面积压疮。

3. 在修复创面缺损同时,可以重建该部位已失去神经支配肌肉的功能。

4. 解剖较恒定,血管口径粗,分离出血少,血管蒂显露容易,手术成活率高。

5. 血供丰富,对放射性溃疡或慢性骨髓炎创面可改善局部血运,有利创面愈合。

（三）适应证

1. 修复外伤性皮肤缺损伴深部组织缺损。

2. 骨髓炎伴大面积瘢痕、放射性溃疡病灶切除后造成骨外露或遗留较大残腔者。

3. 四肢软组织肿瘤切除术后造成肌肉缺损及功能障碍者。

4. 因疾病或缺血性挛缩致肌肉缺损或失神经致功能障碍,不能用其他肌肉移位重建者。

5. 因截瘫所致压疮经病灶切除,修复残腔者。

6. 因手术、外伤或先天性乳房缺损再造者。

（四）肌皮瓣选择原则

1. 首先应根据病情及肌皮瓣血管蒂情况,选择肌皮瓣的血供类型,切取后对供区外形及功能影响较小者。

2. 根据创面大小,功能丧失情况及局部组织缺损情况,选择不吻合神经的肌皮瓣移植还是选择缝合神经的肌皮瓣移植并重建功能者。

3. 能作带血管神经蒂移位者尽量不作游离移植。

4. 肌肉瓣移植重建功能时除选择供区动静脉外,更要重视受区动力神经的选择,使移植的肌皮瓣能恢复应有功能。

5. 移植肌必须正常,肌力、长短、粗细和形状需符合受区要求。

6. 移植肌最好有单独的动、静脉系统,血管有适当的长度和口径,其位置要与受区的血管相对应。

7. 支配移植肌的运动神经最好是一支,数支分散者与受区难以搭配,且易造成缝接困难。

8. 移植肌切除后,以不影响供区的主要功能和不造成明显畸形为度,也不能因此给患者增加过多的手术痛苦,否则不能选用。

9. 选择移植肌时,首先用位置较浅的一整块肌肉,它的血管神经位置较恒定,变异较少,最好是血管神经相互平行或相距较近者。

（五）受区的条件

1. 受肌区内要有可供缝接的血管,其位置、长度和口径要能与移植肌的血管相对应,并能直接缝接。如果血管切断与移植肌缝接后,使其原来供应范围内的组织因缺血而受损或坏死,这种血管不能选用。

2. 神经必须有适当的长度和粗细,并需肯定是运动神经纤维,且其近端神经功能正常,最好选用已伤断或失去支配肌肉的运动神经支,如果选用邻支配正常肌肉的神经支,以不能影响该肌的功能为原则。由中枢神经病变引起的肌肉麻痹的神经不能选为动力神经,需另选邻近正常的神经。神经移植恢复肌肉功能的效果,目前尚不够满意,不能将其作为计划中的常规方法,仅用于肌肉已离体而出现神经短缺时补救之用。

3. 受肌区需有良好的皮肤覆盖,或采用吻合血管的肌皮瓣移植覆盖。

（六）手术方法

1. 肌皮瓣的设计,解剖切取及掀起类同各种游离皮瓣,并根据肌皮瓣的类型在保护血管神经的前提下将整条肌肉连同皮瓣从深层掀起,松止血带观察血管蒂搏动情况及肌肉、皮瓣血液循环,并用电刺仪刺激肌支见有明显收缩时,肌皮瓣已制备完成。

2. 待受区创面作好准备后,神经肌支经封闭后用安全刀片切断,相继切断血管并标记之。在不妨碍供区血供和神经功能情况下,带在肌皮瓣的血管神经应尽量长一些。供区创面可直接缝合或创面缩小后行皮片移植加压包扎。

3. 肌皮瓣移至受区,调整皮瓣及肌肉位置后,暂时先缝合数针使皮肤固定,然后将移植肌两端与受区重建肌之起始部与腱止处在修剪断端肌肉或腱性组织调节张力后缝合,于镜下先缝合神经,最后缝合静脉、动脉,重建皮瓣血液循环。此时术者将移植肌肉处于最低张力下在被动伸或屈情况下再电刺该肌支,仍可见肌肉收缩并出现功能后最后缝合皮肤。

4. 根据移植肌肉重建功能的目的使肢体、关节呈屈曲或伸直位石膏托制动。

【注意事项】

(1) 凡选用肌皮瓣以重建功能为目的者,除循环重建应注意的事项外,特别重视受区及供区的神经处理。受区必须保证有正常的动力神经;神经缝合时力求精确无张力。

(2) 肌肉移植重组时,应根据受区血管、神经的位置作合理调整及措施。

(3) 注意肌张力的调节。在缝合肌肉及肌腱时,使张力调节略大于原肌张力。术后用合适的外固定材料使移植肌处于松弛状态。

其他注意事项同游离皮瓣移植。

(七) 临床常用的肌皮瓣

1. 胸大肌皮瓣

【应用解剖】 胸大肌位于前胸部,呈扇形,上部呈水平走行,下部呈斜向走行。按其起始部位不同,可分为锁骨部、胸肋部和腹部。由于后两者只有在起端有明确的界限,整个肌腹没有可作为分离的自然分界线、临床常联合切取,故称为胸腹部。锁骨部的肌肉起于锁骨内半部,肌腹长12.3cm,止腱偏平,连于胸大肌腱的前层。锁骨部与胸肋部之间有一层肌沟,其间有少量疏松结缔组织,极易分离。胸腹部起于胸骨外半部、上六个肋软骨和腹直肌前鞘。肌束向上端集中,上部肌束几乎水平向外,止于腱前层;下部肌束逐渐向外上方,止于腱后层(图20-4-54)。两层合一,以扁平肌腱止于肱骨大结节嵴。

胸大肌的血液供应有三个主要来源,即胸肩峰动脉的胸肌支及三角肌支、腋动脉的胸肌支及胸廓内动脉的前肋间动脉和穿支。此外,胸最上动脉和胸外侧动脉的分支也供应胸大肌。上述这些血管在胸大肌的各部之间以及各部肌肉内部,都有广泛的吻合(图20-4-55)。

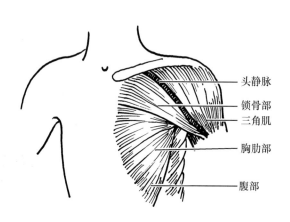

图20-4-54 胸大肌的锁骨部、胸肋部及腹部解剖示意图

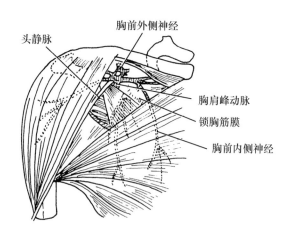

图20-4-55 胸肩峰动脉与其周围解剖关系

胸大肌皮瓣常利用的血管为胸肩峰动脉,该动脉发自腋动脉第二段,为一短干,经胸小肌上缘,距喙突2~3cm处穿过喙锁胸筋膜后,分出锁骨支、肩峰支、三角肌支及胸肌支,其中三角肌支的一分支供应锁骨部,胸肌支供应胸腹部。另外,腹部有时由腋动脉直接发出的胸肌支单独供应。胸肩峰动脉外径为2.8mm,蒂长1cm。胸肩峰静脉外径为3.4mm。三角肌支发出点至分支入锁骨部动脉长度为4.7cm,外径为1.9mm。胸肌支发出处到入肌处血管蒂为8cm,其外径为1.8mm。

胸大肌的神经为胸前神经(图20-4-55),发自臂丛的外侧束和内侧束,分别称为胸前外侧神经和胸前内侧神经,也有分支到胸小肌。胸前内侧神经经过胸小肌外侧缘或穿过该肌进入胸大肌的外侧部,支配它的下部。胸前外侧神经与胸肩峰动脉伴行,经胸小肌上缘进入胸大肌上端,支配胸大肌的锁骨部,两分支间互有交通支。

【操作步骤】　胸大肌皮瓣切取法有两个:

(1) 胸大肌胸肋部皮瓣切取

1) 肌皮瓣设计:从肩峰到剑突之间画一线,此线即标志胸肩峰动脉的胸肌支的走向。以此线为中心轴,根据受区需要,划出切取肌皮瓣的范围,其内界可达胸骨缘,外界达腋前线,上界为腋皱襞平面,下界不过剑突平面(图20-4-56、图20-4-57)。

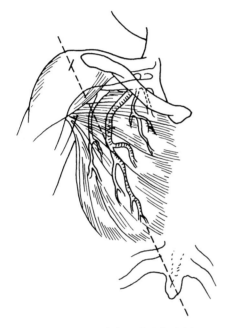

图 20-4-56　胸大肌胸腹部皮瓣
设计轴线示意

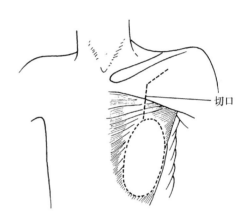

图 20-4-57　胸大肌胸腹部皮瓣切口设计示意

2) 显露血管和神经:于喙突至锁骨下1cm作横切口到锁骨中1/3处,向下至设计皮瓣上缘作纵切口,切开皮肤和筋膜,将胸大肌的锁骨部暂时切断(待术终时缝合),并拉向两侧,即可见臂丛发出的胸前神经及胸肩峰动、静脉。

3) 肌皮瓣切取:按设计切口切开皮瓣外侧,深达外层深筋膜,为防止皮瓣与肌肉间分离,保护肌皮血管,应及时将肌筋膜与皮缘缝合固定。钝性分离需切取的胸大肌,直达肋骨面,勿使胸大肌内层肌筋膜从肌肉分离,以保证血管神经蒂安全保存在肌肉内不受损伤。切断肌肉起始部,在胸大肌与肋骨、胸壁与胸小肌之间,继续从下向上分离,此时胸大肌皮瓣血管神经蒂完全游离。为争取较大的血管口径,可在腋动、静脉附近处切断胸肩峰动静脉。

(2) 胸大肌锁骨部皮瓣切取

1) 肌皮瓣设计:根据需要划出切取肌肉皮瓣的范围,上界达锁骨下缘,下界平腋皱襞平面,内界至胸骨缘,外界接近三角肌前缘(图20-4-58)。

2) 显露血管和神经:从胸骨旁第二肋骨上缘开

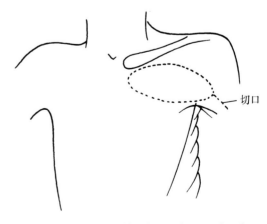

图 20-4-58　胸大肌锁骨部皮瓣切口设计示意

始,经锁骨下向外达胸大肌在肱骨上的止点,作皮瓣上缘及下缘切口。切开皮瓣上缘切口,将肌筋膜与皮瓣的皮缘缝合固定。沿头静脉胸大肌与三角肌分离,静脉留于三角肌一侧。向上将胸大肌上缘游离到锁骨的外侧起点。胸大肌锁骨部的内半部作骨膜下剥离。在三角肌、胸大肌和锁骨之间的三角内,找到并游离出至胸大肌锁骨部的胸肩峰动脉的胸肌支及其伴行静脉以及胸前外侧神经。

3)肌皮瓣切取:切开皮瓣下缘,深达筋膜,找出胸大肌的锁骨部和胸肋部间的肌沟。沿此肌沟顺肌纤维予以分离至腱板并切断腱板前层,翻起腱板,与胸壁、胸小肌分离,此时带有血管神经蒂的肌皮瓣已完全游离。待受区准备就绪后断蒂。

【注意事项】 选用上述肌皮瓣应严格掌握适应证,该肌皮瓣切取后造成该侧胸壁塌陷,虽用皮片移植覆盖创面,但造成外形损害为其最大不足,尤其是女性,更应慎重。

2. 背阔肌皮瓣

【应用解剖】 背阔肌为扁平三角形,位于背部下半部和胸侧部皮下。该肌起始部的腱膜为腰背筋膜后层,上部窄,向下逐渐增宽。腱膜附着于下部胸椎、全部腰椎和骶椎的棘突和棘上韧带以及髂嵴后部。起自胸椎的腱膜被斜方肌覆盖。腱膜上部深面与下后锯肌腱膜愈着。止腱扁平,前下方包绕大圆肌腱和部分肌肉,向外附着于肱骨小结节嵴。肌腹扁平宽大,内缘连于腱膜,其前下部的肌肉附着于髂嵴外唇和下位 3~4 肋。上缘长 18.5cm。前缘在下部与腹外斜肌及前锯肌等结合较紧,向上接近腋窝时与深层结构结合疏松,易于分离。前缘上部构成腋后襞。上缘和前缘在接近止端时逐渐增厚。肌腹上部肌束呈水平向外,并包绕覆盖在大圆肌之上,部分肌束附着于肩胛下角。肌腹中下肌束逐渐斜向外上方聚集于止端,肌腹上部深面为下后锯肌肌腹(图 20-4-59)。

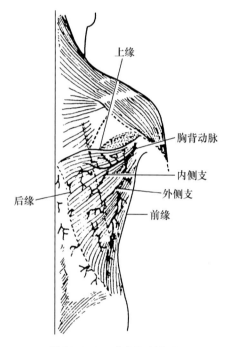

图 20-4-59 背阔肌的解剖

背阔肌的营养由肩胛下动脉分出的终末支——胸背动脉所供应,还有三组发自肋间动脉与腰动脉的节段性血管和颈横动脉的降支也供应。各血管有肌肉皮肤动脉穿过筋膜进入皮下,以供应覆盖在背阔肌上的皮肤。背阔肌上端的近侧皮肤由旋肩胛动脉发出的直接皮肤动脉供应。肩胛下动脉是腋动脉的一大分支,于肩胛下肌下缘平面(外径为 3.5~4.0mm)发出后,垂直向下,在 1.5~2.0cm 处分出旋肩胛动脉和胸背动脉两个终支。其伴行的肩胛下静脉多为一支,汇入腋静脉,该处外径为 4~6mm(图 20-4-60)。

胸背动脉在肩胛下动脉的分支处的外径为 1.6~2.7mm。该动脉向下越过大圆肌后,沿背阔肌深面靠近前缘下行,有肌支入前锯肌和大圆肌,并有交通支到胸外侧动脉。在进入背阔肌之前分出外侧支和内侧支,此段血管长 7~8cm。两伴行的胸背静脉汇入肩胛下静脉,其外径为 3~4mm。胸背动脉入肌点的体外标志为腋皱襞下 6~7cm 处。胸背动脉的内侧支分布于背阔肌的内上部,为长形,与肌上缘一致;外侧支分布于肌的前下部,分布范围似一梯形。内侧支的分支之间互有吻合。在接近肩胛线处,与肋间动脉及腰动脉的外侧支有吻合。

背阔肌的节段性血管发自肋间动脉和腰动脉,呈上下纵形排列,由内向外分为三组。第一组为肋间动脉和腰动脉的后支;第二组为肋间动脉和腰动脉的后外侧支;第三组为肋间动脉和腰动脉的外侧支。由于三组血管较短且细,难以利用,故可将其切断。只要保留主要的胸背血管,仍可维持背阔肌血液供应。

背阔肌的运动神经是由臂丛后束发出的胸背神经。该神经出腋鞘后,沿肩胛下肌下行,位于动脉的后外方,与胸背动脉伴行,构成血管神经束。神经远端分成内外侧支,随同动脉的内外支入肌。神经在肌肉内的行径和分支与动脉相同,长度为 8~9cm,横径为 2mm。

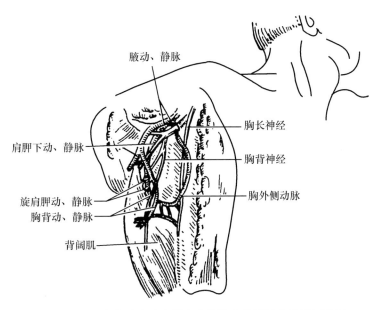

图 20-4-60　胸背动脉分支供应背阔肌及其邻近血管神经解剖

【适应证】

（1）修复较大面积外伤性皮肤、肌肉缺损影响肢体功能者。

（2）肿瘤切除后，肢体皮肤、肌肉缺损，肢体肌肉需修复者。

（3）外伤、骨髓炎（瘢痕溃疡）及肿瘤切除而致皮肤、肌肉及骨骼缺陷，需进行组织填充修复外形者。

（4）可作带蒂移位重建伸、屈肘，伸、屈腕及伸、屈指肌的功能。

（5）可作带蒂移位重建乳房，修复颌面、颈肩及胸壁部皮肤软组织缺损。

背阔肌在某些特定患者可能是唯一健全的躯干外侧肌，当向前迈步时，它使骨盆提起。切取该肌后，可能使脊柱两侧的肌力失去平衡，引起或加重原有的脊往侧弯，特别在儿童期如此。因此对此类特定患者采取该手术要慎重考虑。

【操作步骤】

（1）切口设计：在腋皱襞下缘作一横切口，该切口起于腋中线，向背部横向走行达所需长度。在此切口内找到背阔肌的前缘和上缘，沿背阔肌的前缘和棘突缘向下作两个延伸的切口，到所需要的长度为止。然后在下部两延伸线之间横形切开皮肤（图 20-4-61）。

（2）显露血管和神经：切开前缘切口之后，在此切口内寻找并分离出至背阔肌的胸背动、静脉及其分支旋肩胛动、静脉（图 20-4-62）。在胸壁外侧切断结扎胸背血管与胸外侧血管的交通支。

（3）切取肌肉皮瓣：切断背阔肌的近侧腱部，沿该肌前缘分离至所需要的大小，在下方横形切断。沿棘突缘皮肤切口切断及分离背阔肌。在切断分离过程中，可将肌筋膜与皮缘间断固定缝合几针，防止皮瓣与肌肉分离。肌肉皮瓣从胸背部掀起，及时止血。待受区准备就绪，即可切断血管神经蒂。为争取血管长度及血管口径，可切断结扎旋肩胛动、静脉，在靠近腋动、静脉处切断肩胛下动、静脉及胸背神经，胸背部凡切取皮瓣宽度<8cm 可直接缝合，若>8cm，缝合张力较大时，应取皮片移植覆盖。

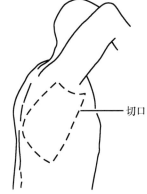

图 20-4-61　背阔肌-皮瓣移植术：皮肤切口

【注意事项】

（1）背阔肌按该肌的长宽全部切取，皮瓣应根据皮肤覆盖面积、形状而定。但覆盖背阔肌上端的近侧皮肤是由旋肩胛动脉直接皮肤动脉所供应，所以切取皮瓣的范围不要过于向上扩展，一般不超过腋

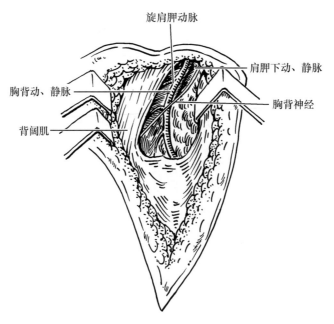

图 20-4-62 背阔肌-皮瓣移植术:显露血管及神经

窝下缘水平。

（2）分离肌肉营养血管的操作要轻柔,特别对静脉的外围组织不要剥离太多。

（3）当肌肉从肋上游离时,因为肌肉与肋间隙之间还有丰富的血管相连,故必须彻底止血,以防术后血肿。

（4）采用带蒂移位重建功能者,可将背阔肌止点部切断再缝合于喙突或锁骨膜。

3. 腹直肌皮瓣

【应用解剖】 腹直肌位于腹壁正中线两侧,中间为腹白线分隔,前后为腹直肌鞘包裹,上端附着于剑突前面及第 5、6、7 肋软骨,下端附着于耻骨联合及耻骨嵴以下的耻骨体前面(图 20-4-63)。成人腹直肌平均 30cm,上段宽 67mm,下段宽 21mm。腹直肌的前面,借腱划与腹直肌鞘前壁紧密相连,腱划一般为 3 个,于脐平面以上,也有少数腱划于脐平面之下。腱划一般横贯全腹直肌,偶有横过部分腹直肌。

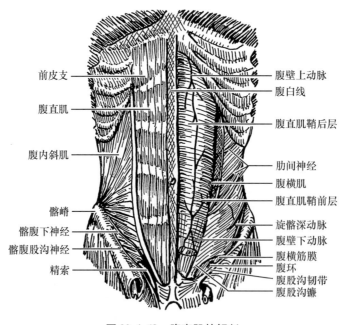

图 20-4-63 腹直肌的解剖

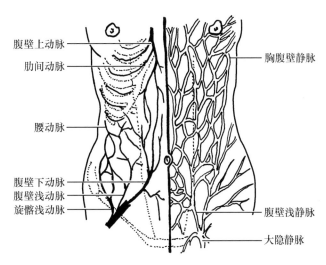

图 20-4-64　股直肌的血液供应及静脉回流

腹直肌皮瓣的血液供应主要来源于腹壁上、下动脉（图 20-4-64）。

（1）腹壁上动脉:腹壁上动脉为胸廓内动脉的直接延续,经胸肋三角下达腹直肌,在腹直肌后穿入肌质内,在脐附近与腹壁下动脉分支吻合。腹壁上动脉的起点平第 6 肋间隙或平第 7 肋软骨或下缘。起点至肌门的血管平均长 46mm,起点动脉外径为 2.1mm。肌门处动脉外径为 1.9mm,肌门与人体前正中线的距离为 37mm。有两条腹壁上静脉与动脉伴行,静脉外径在起点处为 2.8mm,在肌门处为 1.3mm。

（2）腹壁下动脉:腹壁下动脉起自髂外动脉的前壁,其起点有在腹股沟韧带之上或韧带之后,或在韧带之下。腹壁下动脉自起点发出后,斜向上内侧进入腹直肌,起点到肌门的血管长 109mm,起点外径为 2.7mm,肌门处外径 2mm。有两条腹壁下静脉与动脉伴行,在起点处外径为 3mm,在肌门处外径为 2.2mm。腹壁上、下动脉进入腹直肌内,皆有肌皮支经前鞘入皮下组织,供应腹直肌上覆盖的皮肤。腹直肌的神经支配为胸$_7$~腰$_1$,脊髓神经的前支呈节段性支配、神经分支细小,由肌后外侧进入。

【适应证】

（1）由于该肌是节段性神经支配,故不宜作为功能重建使用。腹直肌皮瓣切取后,可能会影响腹前壁的坚固性和收缩力,留下比较长的瘢痕,因此,对于青壮年体力劳动者,采用此肌皮瓣应慎重。本肌皮瓣的优点在于血管蒂长,口径大,适合修复长形组织缺损。但需修复腹直肌前鞘,以防止腹壁疝的发生。特别注意修复脐以下没有腹直肌鞘的薄弱的肌后腹壁。

（2）腹直肌皮瓣可作为带腹壁上下的大块皮瓣移位修复上臂、乳房及胸壁大块组织缺损。

（3）腹直肌皮瓣可作为游离组织移植,覆盖肢体大面积组织缺损。

（4）腹直肌皮瓣切取后只要注意修复好腹壁前鞘一般不发生腹壁疝,肌皮瓣切取后供区创面一般可直接缝合,所以切取后腹部变细有增加美容的副效应,因而在国外应用较广。

【操作步骤】

（1）切口设计:根据受区组织缺损形状,以脐为中心,划出切取肌肉皮瓣的切口范围,上界不超剑突,下界抵耻骨联合,内侧皮肤可过中线,外侧可达腹部外缘。

（2）血管显露:通常切取腹壁下血管为蒂。于腹股沟韧带中点上作长 6~8cm 纵行切口,在腹股沟韧带以上寻找发自股动脉或髂外动脉的腹壁下动脉,该动脉在腹膜和腹横筋膜之间走向内上方,切开腹外、内斜肌肌膜及腹横筋膜,沿其血管束钝性分离,见血管穿腹横筋膜,顺血管束向上解剖,直到腹直肌鞘后壁、半环线下缘进入腹直肌为止。

（3）肌皮瓣切取:在腹直肌深面行钝性分离,沿设计切口切开皮瓣下、内、外侧皮肤及腹直肌鞘,切断该肌在耻骨上的起点,在内侧切开腹白线,在外侧切开腹直肌鞘前壁外缘,在腹直肌深面分离,在半环线下分离时注意勿损伤腹膜及腹腔器官。过脐平面,到上腹部区,近剑突处横形切断腹直肌上端前鞘及皮肤,带有血管蒂的腹直肌皮瓣(包括腹直肌鞘前壁)完全游离,待受区准备就绪后,即可切断血管蒂。腹直肌前鞘内外缘直接拉拢缝合以防腹壁疝形成。供区创面一般可直接缝合。

4. 腓肠肌内侧头肌皮瓣

【应用解剖】　腓肠肌分内外两头,外侧头起于股骨外髁的后面;内侧头比较粗大且起点高,起于股骨内髁的后面。内外侧头的深部与骨面之间各有一个滑液囊。肌肉的深面为比目鱼肌。两肌肌腹下端共同移行于跟腱(图20-4-65)。

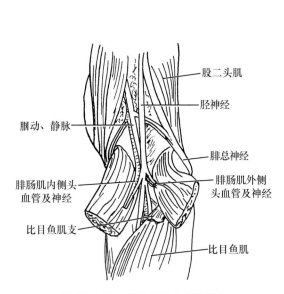

图20-4-65　腓肠肌的血管和神经

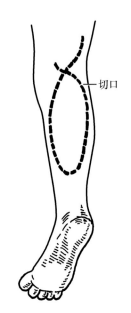

图20-4-66　腓肠肌内侧头肌肉
皮瓣移植术:切口

腓肠肌内侧头的血液供应来自腘动脉发出的腓肠肌内侧动脉及伴行静脉。腓肠肌内侧静脉直接汇入腘静脉。动、静脉血管在腓肠肌内侧头的起点附近进入肌肉,血管蒂长2~5cm。血管进入肌肉后,动脉和伴行静脉沿肌肉纵行其深面,并在沿途发出许多肌皮血管,供应覆盖在肌肉上的皮肤。支配腓肠肌内侧头的神经为胫神经在腘窝部发出的分支,该支与血管并行进入肌肉。

【适应证】

(1) 作为游离肌肉皮瓣移植重建屈肘或屈指功能。

(2) 作为游离肌肉皮瓣移植充填组织缺损。

(3) 常应用带蒂肌肉皮瓣移位治疗股部下段或膝部皮肤软组织缺损。

【操作步骤】

(1) 切口设计:根据受区皮肤肌肉等缺损情况,划出供区小腿皮肤范围。切取肌皮瓣的前缘应在胫骨的内侧面,后不超过小腿的中线,上界达腘窝,下至小腿下中1/3为止(图20-4-66)。

(2) 血管和神经显露:先作腘窝部切口,切开皮肤后,注意保护小隐静脉及腓肠神经,切开深筋膜,找到腘窝部的神经和血管,显露出腓肠肌的内侧头,分离出进入内侧头的腓肠肌内侧动、静脉及支配该肌的神经。

(3) 切取肌皮瓣:纵行切开小腿后侧中线皮肤,切开筋膜,从腓肠肌内外侧头之间劈开该肌,钝性分离腓肠肌内侧头与其深面比目鱼肌之间的间隙。沿皮瓣远端切开皮肤和肌腱,腓肠肌与比目鱼的间隙至腘窝处,由远端向近端掀起肌皮瓣。小心保护血管神经蒂。供区创面以皮片移植覆盖。术中注意在皮瓣前切口内小心保留大隐静脉,因该静脉可供皮瓣血液回流之用(图20-4-67)。

5. 股直肌皮瓣

【应用解剖】　股直肌是股四头肌的一部分,位于股前部正中,以两个腱性头分别起于髂前下棘和髋臼上方的浅沟中。两头合并向下移行为肌质。肌的深面为腱性膜板,此腱膜板占肌的远侧3/4,向下

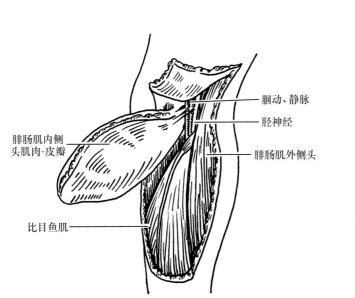

图 20-4-67 已游离的腓肠肌内侧头肌肉:皮瓣

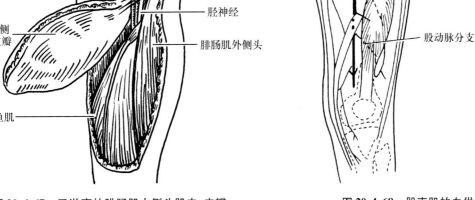

图 20-4-68 股直肌的血供

缩成一窄厚的腱索,分别与股内、外侧肌融合,止于髌骨底及两侧,向下续延为髌韧带,止于胫骨粗隆。股直肌全长约 37cm,肌腹长 29cm,止腱长 7cm。

股直肌的血供分别来自旋股外侧动脉的降支、横支、升支,股深动脉及股动脉,而以旋股外侧动脉降支的股直肌支为主(图 20-4-68)。该肌支为股直肌较恒定的主要营养动脉(占 66%),发出后恒定地沿股直肌内侧缘下降,于髂前上棘下 16cm 处,在肌的内侧缘入肌,肌外长度 3.8cm,外径 2.5mm。该支入肌后沿肌纤维长轴下行,两侧交替发 7~18 支。动脉与静脉、股神经的分支伴行,构成血管神经束。伴行静脉多为一条,外径为 3.4mm。

股直肌除有旋股外侧动脉降支的股直肌支主要营养血管外,还有股动脉、股深动脉、旋股外侧动脉的升支和横支等四组血管的分支。其中来自旋股外侧动脉升支、横支或股深动脉起始端、旋股外侧动脉干的股直肌支,为股直肌上 1/4 部较为常见的血管束,多在肌的深面入肌,其入肌处距髂前上棘 8cm,动脉外径在 2mm 以上者占 31%,肌外长度约为 2cm。伴行静脉多为 1 条,但在入肌处为 2 条,于近端汇合为一,静脉外径常小于动脉。

旋股外侧动脉降支在股直肌深面向外下行中,在肌的下 1/4 份有规律地分出 2~3 支小的肌皮动脉缘支,在肌的外侧缘进入股直股和相应的皮肤。当采用股直肌皮瓣时,应注意这些血管。

股直肌的神经是股神经的股直肌支,在腹股沟韧带下方约 3cm 处由居于股三角中的股神经分出。大多数是单干(92%),少数为两干(8%)。单干而未与其他肌支共干者占 57%,与其肌支共干者占 43%,可与缝匠肌支、股内侧肌支、股外侧肌支或股前皮神经等共干。股直肌支入肌前分 2~5 小支,其中 2 支者较多见,占 58%。分支前的长度约 4cm,横径 2mm。它们与来自旋股外侧动脉降支的股直肌支伴行入肌,入肌处约距髂前上棘 15cm。由于神经入肌前分成小支,动、静脉也非同一点入肌,因此血管神经束入肌处的肌门并非一点,而是从上向下呈长约 1.7cm 的线状区。

【适应证】

(1) 切取带神经的肌皮瓣,游离移植重建前臂伸屈肌功能。

(2) 利用股直肌肌腹厚、皮瓣长的特点,游离移植修复四肢等部位巨大凹陷性创面。

(3) 带蒂移位修复下腹部、耻骨联合、同侧股骨大转子及邻近区域因外伤、肿瘤、炎症、放射性溃疡、压疮等病灶切除后的创面。

(4) 重建腹壁。对于各种原因所致的腹壁缺损,可视部位、大小,采用一侧或双侧股直肌皮瓣转位加以修补。

【操作步骤】

（1）切口设计：以髂前上棘至股骨内收肌结节的连线为长轴，在大腿前方按股直肌的表面投影作梭形切口。其外界为股外侧肌内缘，内界为缝匠肌、股内侧肌外缘。切取面积、形状视受区创面而定（图20-4-69）。最大面积可取 7cm×40cm。如作岛状肌皮瓣转位，其旋转轴为血管蒂，旋转弧可达同侧股骨大转子、耻骨结节以及整个腹部。

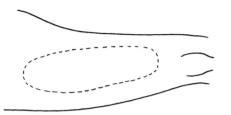

图 20-4-69　股直肌皮瓣切口设计

（2）显露血管与神经：先作肌皮瓣内侧切口，切开皮肤、皮下组织直达肌膜，将缝匠肌起点切断并向下翻转，显露股直肌内侧缘，此时可见两组血管神经束入肌。于股直肌上 1/4 入肌的第一组血管多数来自旋股外侧动脉升支，其次为降支、横支或股深动脉。第二组血管主要起自旋股外动脉降支，是股直肌的主要血管蒂，于髂前上棘下 15～18cm 区域入肌，一般以该组血管为游离移植时血管吻合或岛状肌皮瓣的血管蒂。此时应循其走向小心解剖至血管起始处，动静脉之间不必分离，血管束周围保留适当软组织。与血管伴行的神经，无论第一组或第二组，均为股神经的分支，两束常常共干，可沿神经分支向上解剖游离至共干处。

（3）肌皮瓣切取：沿肌皮瓣外侧切口切开皮肤、皮下组织以及股直肌与股外侧肌之间的深筋膜。将二肌略作分离后，用牵开器将股外侧肌向外牵引，结扎股直肌外侧缘深面入肌的小血管。继而作肌皮瓣远端切口，横断股直肌远端。沿切口将皮肤与肌膜间断缝合，以防二者分离。然后在股直肌与股中间肌间隙将肌皮瓣由远向近解剖游离并向上掀起，直至股直肌起点，结扎沿途小血管。最后作肌皮瓣近端切口，并切断股直肌，形成只有神经血管蒂相连的岛状皮瓣。

【注意事项】

（1）股直肌皮瓣具有许多优点，但应严格掌握适应证，在修复创面、治疗疾病时，术前应与其他可供选择的方法比较，权衡得失。

（2）股四头肌具有伸膝屈髋的功能，切取股直肌后在不同程度上会影响伸膝屈髋，尤其是伸膝功能。对运动员禁忌采用本手术。

（3）股直肌的第一组、第二组动静脉血管蒂因来源、位置不同，其入肌点为有一定距离的线状区域，因此解剖游离神经血管蒂时应小心谨慎，仔细辨认血管主干与主要血管，防止误伤。

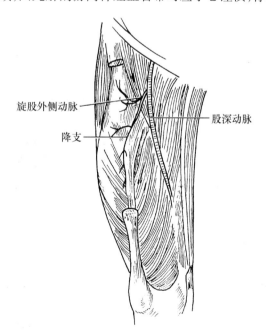

旋股外侧动脉　股深动脉

降支

图 20-4-70　股外侧肌血供

6. 股外侧肌皮瓣　股外侧肌位于大腿前外侧，肌肉肥厚，血管丰富。主要营养血管为旋股外侧动脉，可携带肌肉远侧皮肤形成肌肉大皮肤小的肌皮瓣，游离移植或局部转移用来填塞无效腔，覆盖创面。

【应用解剖】　股外侧肌是股四头肌的一部分，该肌上 2/3 与深面股中间肌有较明显的界线，但该肌下 1/3 与股中间肌混在一起不易分开。肌肉血供来自旋股外侧动脉降支，经股直肌深面沿股外侧肌前缘下降，入肌点约在该肌中上 1/3 稍上方，肌外血管蒂长约6cm。股外侧肌上部浅层因有股直肌和阔筋膜张肌相间隔，无直接肌皮支血管进入皮肤，不能形成肌皮瓣。但在远侧股外侧肌有肌皮支直接进入皮下组织和皮肤，使该肌远端可携带 1 个岛状皮瓣（图20-4-70）。

【适应证】

（1）游离移植可用以填塞巨大无效腔，修复创面，治疗慢性髓炎病灶清除后残留创面。

（2）局部移位可修复粗隆部巨大压疮。

【操作步骤】

（1）皮瓣设计：根据受区要求在大腿下 1/4 部外侧设计皮瓣，皮瓣前缘不超过髂前上棘至髌骨外上缘连线，下界位于髌上 4cm 处，最大切取范围可达 7cm×10cm。在此范围内设计皮瓣，标明皮瓣近侧切口线。

（2）皮瓣切取：先作皮瓣近侧缘切口线，显露股外侧肌，辨清与股直肌和阔筋膜张肌的关系。在切口上部小心分开股外侧肌与股直肌间隙，仔细寻找从该间隙出来的旋股外侧动脉降支。该血管约在大转子下方 10cm 处进入股外侧肌，应妥为保护。按设计作皮岛四周切口，在皮瓣近测缘切开髂胫束，并将皮缘与股外侧肌暂时间断缝合固定，以免分离。在切口上部将股外侧肌与股直肌、股中间肌分离，并自上而下游离股外侧肌皮瓣，肌皮瓣切取后可向近侧转移修复粗隆部压疮，亦可将旋股外侧血管在靠股血管处切断，进行吻合血管的游离移植。

7. 股薄肌皮瓣　股薄肌皮瓣有较多优点：

（1）可切取较长的血管蒂，且血管外径较粗。

（2）有可利用的运动和感觉神经。

（3）可切取较大范围的皮瓣。

（4）肌皮瓣的血管神经易寻找。

（5）切取后的缺损创面可以直接缝合，瘢痕隐蔽。

（6）切取皮肤肌肉后对肢体功能影响不大，因此目前在临床应用较广。

【应用解剖】　股薄肌为长带形，位于大腿内侧皮下，长收肌内侧。上端借宽腱起于耻骨下支前面的闭孔前缘，下端腱索在缝匠肌后侧，于缝匠肌止点的后方止于胫骨粗隆内侧。其营养动脉多从股深动脉发出，也有从股动脉的分支旋股内侧动脉发出，也可能两支动脉都供应股薄肌。营养动脉与两条伴行静脉大都斜向内下，通过长收肌深层进入股薄肌上1/3 部的外侧面，并有分支入长收肌。营养血管在股薄肌内下行中，沿途有 3～5 条肌支穿过筋膜进入皮肤，以营养皮肤和皮下组织（图 20-4-71）。营养动脉起始处的外径为 1.0～2.0mm，血管的长度一般为 5～10cm。在股薄肌区的皮下还有 2～3 条皮下静脉注入大隐静脉。支配股薄肌的神经是闭孔神经前支，经长收肌深层，至股薄肌上 1/3 处，于营养血管蒂的附近入该肌，此神经包含运动和感觉纤维，感觉支沿该肌前缘下行，至股薄肌中部，跨越该肌前缘，供应皮肤。

【适应证】

（1）可用于治疗肢体缺血性挛缩需修复肌肉功能者。

（2）外伤所致的肌肉缺损影响肢体功能需重建功能者。

（3）肿瘤切除后，需修复肢体皮肤缺损和重建功能者。

（4）因外伤、骨髓炎、瘢痕、溃疡或肿瘤切除而致皮肤、肌肉及骨骼缺损，需进行组织填充修复外形者。

（5）可移位修复坐骨结节压疮，治疗耻骨骨髓炎。

【操作步骤】

（1）切口设计：在大腿根部内侧，耻骨结节下约 4cm 处作一横切口，与大腿纵轴垂直。切口后端起

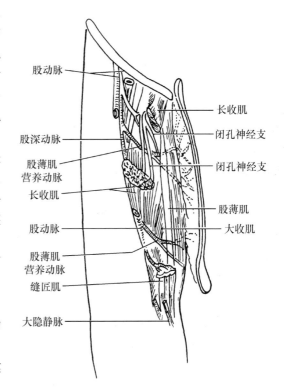

图 20-4-71　股薄肌皮瓣血管神经解剖示意

于股薄肌后缘,外端止于大隐静脉。切开皮肤及筋膜,找到长收肌和股薄肌,按股薄肌宽度,沿其前后缘向远端作平行的纵切口。根据所需皮肤和肌肉的长度,在两条纵形切口下端之间作横形或弧形切口(图20-4-72)。

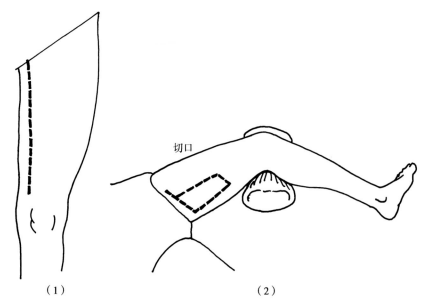

（1）　　　　　　　　　　　　　（2）

图20-4-72　切取股薄肌的皮肤切口(1)及股薄肌-皮瓣移植手术体位和切口(2)

　　（2）显露血管和神经:前侧纵切口的皮下,找到进入大隐静脉的2~3条可利用的皮下静脉,于靠近大隐静脉处切断结扎,标记备用。在上面的横切口内横行切断位于股薄肌外侧的长收肌,即可找到进入股薄肌的神经和血管。沿此血管逆行分离,找到股深动脉和静脉或旋股内侧动、静脉(图20-4-73)。辨认入股薄肌的神经后,将其切断,标志备用。

　　（3）肌皮瓣切取:根据需要长度,切断股薄肌的上、下端。切开该肌后缘皮肤和筋膜,从股薄肌与内收肌群的肌间隙进入,由远向近,由后向前,分离股薄肌皮瓣。

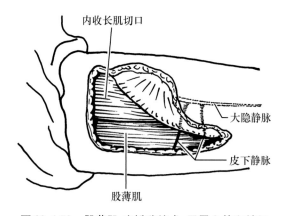

图20-4-73　股薄肌-皮瓣移植术:显露血管和神经

　　【注意事项】

　　（1）股薄肌上部由1~2条血管供应,下段由起自股动脉和腘动脉的血管供应。为了保证节段血供,不宜切取全长股薄肌皮瓣。

　　（2）解剖分离肌肉的营养血管时,操作应轻柔,为保护肌皮动脉,防止皮肤与肌肉分离,将肌筋膜与皮缘作间断缝合固定。

　　（3）可切取一定长度的股深动脉或旋股内侧动脉,与受区血管在无张力下缝合。

　　8. 阔筋膜张肌皮瓣　以旋股外侧血管升支为蒂的阔筋膜张肌皮瓣,具有部位隐蔽,供区面积大,血管蒂有感觉神经及操作安全简便等优点。

　　【应用解剖】　阔筋膜张肌位于大腿外侧,居缝匠肌与臀中肌之间。它起于髂嵴的前部及髂前上棘,肌腹短而扁薄,宽约3.5cm,包在阔筋膜两层之间。在股骨上中1/3交界处移行于髂胫束,止于胫骨外侧髁。

　　阔筋膜张肌血供主要来自旋股外侧动脉升支。该升支起源于旋骨外侧动脉干者占97%,起自股动脉者占3%。升支发出经腹直肌深面与髂腰肌之间横向外上方,至阔筋膜张肌肌门处分数支入肌,有上行支、横行支、下行支等。各支又分别发出 5 ~ 7 条不等的穿支营养肌肉及筋膜浅面的皮肤。上述肌支除进入肌质外,还直接分出前、后缘支,此种缘支系直接皮动脉。两种缘支分别从阔筋膜张肌前缘和后缘浅出,沿肌间隙进入皮肤(图 20-4-74)。升支起点距髂前上棘为 10 ~ 11cm,肌门距髂前上棘为 6.5 ~ 7.5cm。升支起始处动脉外径为 3.1mm;两条伴行静脉外径分别为 3.7mm 和 2.6mm。

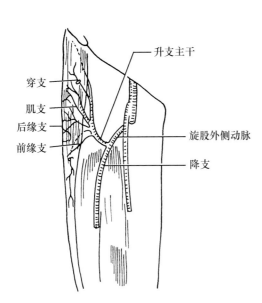

图 20-4-74 阔筋膜张肌皮瓣的血管分布

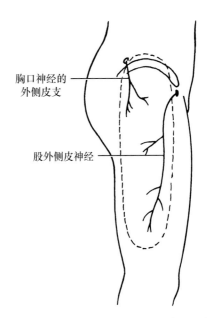

图 20-4-75 阔筋膜张肌皮瓣的皮神经分布

肌皮瓣的皮肤区有两条感觉神经分布(图 20-4-75):一是胸$_{12}$神经的外侧皮支,分布于髂嵴和阔筋膜张肌上部的皮肤。该外侧皮支在腋前缘穿过腹内、外斜肌之后在髂嵴下髂前上棘后方 6cm 处下行。这条皮神经较小。二是股外侧皮神经,分布于大腿前外侧阔筋膜张肌皮瓣远侧 2/3 的皮肤。该神经是腰$_{2,3}$神经的分支,在髂前上棘内 1 ~ 2cm 处,在腹股沟韧带下方进入股部,这条神经较大。

【适应证】

(1) 本肌皮瓣切取的面积大,血管丰富,血管蒂长、口径粗,并含有感觉神经,适用于修复肢体较大范围皮肤缺损并有深部组织外露者。

(2) 阔筋膜张肌可构成含有髂骨嵴的肌皮骨复合瓣,以修复肢体骨与软组织同时缺损者。

(3) 带血管蒂岛状肌皮瓣移位,可修复骶、尾骨和股骨大粗隆部压疮以及巨大腹壁缺损和腹壁疝。

【操作步骤】

(1) 切口设计:根据受区组织缺损大小,以阔筋膜张肌肌门处为中心,画出需要切取肌皮瓣的切口。阔筋膜张肌皮瓣范围,上达髂嵴上 2cm,下至膝关节平面上约 5cm,前、后界可超过肌缘 2cm。

(2) 显露血管和神经:按设计先切开肌皮瓣内侧缘切口,妥善保留股外侧皮神经,将缝匠肌拉向内侧,寻找股直肌与阔筋膜张肌间隙,将两肌向内、外侧拉开。于髂前上棘下方 8 ~ 10cm 处,旋股外侧血管升支主干斜横过该肌间隙。沿升支主干向其远端方向分离,直至阔筋膜张肌肌门处,此时可见旋股外侧血管升支分数支进入肌质。将此血管蒂按所需长度向起始端细心分离。

如需同时修复感觉神经时,可在髂嵴和髂前上棘处的切口内分别找出胸$_{12}$神经支和股外侧皮神经,游离后切断标记,保留在皮瓣内。

(3) 切取肌皮瓣:当完成血管蒂显露后,作外侧缘和下缘切口,达阔筋膜深面。自远端向近端掀起肌皮瓣,小心保护已解剖出的血管蒂。继之将外侧切口向上延伸,并转向内侧,切断阔筋膜张肌在髂嵴起点处。至此,肌皮瓣四周已完全游离。待受区准备就绪后,切断血管蒂移植。供区创面用皮片移植覆盖。

【注意事项】

（1）由于旋股外侧血管升支主干系横过股直肌深面后始转向外上方，当需要较长的血管蒂时，则宜切断覆盖其浅面的缝匠肌和股直肌，向下翻转，以便游离升支主干至其起始处，皮瓣切取后再缝合上述两肌。

（2）股神经的外侧肌支与旋股外侧血管升支主干起始处关系密切，神经从其前方越过，并与之成70°交角，有时两者粘贴很紧，需仔细分离，以免损伤。

（3）当游离肌皮瓣外侧缘时约在髂前上棘下方3cm，于臀中肌与阔筋膜间隙中，仔细寻找由臀中、小肌之间穿出后进入阔筋膜张肌深面的运动神经支。

（4）为防损伤肌皮血管穿支，当切离皮瓣时应将皮缘与肌筋膜和腱膜缝合。

（5）阔筋膜张肌皮瓣的缘支对营养皮瓣有重要意义。因此，在分离肌皮瓣时应将发自血管束上的缘支保护好，并保留肌块前后缘的肌间隙结缔组织，借完整的缘支的分支分布，以安全可靠地扩大皮肤面积。

六、吻合血管的骨及骨膜瓣移植术

骨缺损、骨不连是骨科治疗学上的一个难题。运用骨移植术治疗骨缺损、骨不连虽已有百余年历史，但对大块骨缺损的治疗效果仍不满意。Mc Cullough（1973）和 Mc Kee（1975）进行了吻合血管肋骨移植临床应用和动物实验，证明移植骨血供良好，骨细胞保持存活。这一研究成果，为显微外科骨移植的应用提供了客观依据，使骨移植由"爬行替代"转化为一般骨折愈合过程，从而把骨移植的研究推进到一个新的阶段。显微外科骨移植由于具有接近正常的血供，使传统骨移植难以治愈的骨缺损或骨皮缺损创造了治愈可能并缩短了疗程。

（一）骨的血供

因骨的种类不同，其血管的来源和分布有所不同（图20-4-76）。

1. 长骨的血供 长骨的动脉主要有3个来源：滋养动脉、干骺动脉和骨膜动脉。

（1）滋养动脉：一般有1~2条，经骨干的滋养孔进入骨内，在滋养管内一般不分支，进入髓腔后立即分为升支和降支。升支和降支再经过二、三级分支分布到骨髓和骨质。其终支分别与干骺动脉和骨膜动脉的分支吻合。

（2）干骺动脉：数目较多，来自骺端邻近的动脉，经骺端的细小滋养孔进入骨内后，行于骨小梁之间，达关节软骨下面，发出分支，互相吻合，营养上、下骺端的骨质。

（3）骨膜动脉：骨膜动脉来自邻近的动脉分支和经肌肉附着点达骨膜的肌骨膜支，骨膜动脉数量多，管径细，互相吻合充分，并贴附骨膜形成骨膜动脉网。从网上向骨质发出细小分支经佛克曼管进入骨内，与骨内动脉沟通。

在生理情况下，骨的3个血供来源对骨供血量大致是：滋养动脉占40%~60%，干骺动脉占据20%~40%，骨膜动脉占有10%~20%。但是骨的血供是一个统一的整体，3个不同来源的血管互相吻合，并有很强的代偿能力，当某一来源血管损伤时，通过其他来源的代偿，一般不致影响骨的血供。

（4）静脉：骨的静脉回流先汇入髓质内的中央静脉窦，再形成静脉，与同名动脉伴行。

2. 不规则骨及扁骨的血管 较大的不规则骨（如髋骨等），其动脉分别来自骨膜动脉及滋养动脉。骨膜动脉通常经过肌肉附着处到达骨膜，也可从邻近动脉分支到达骨膜。这些动脉在骨膜表面互相吻合，形成骨膜动脉网，分布于骨膜和骨

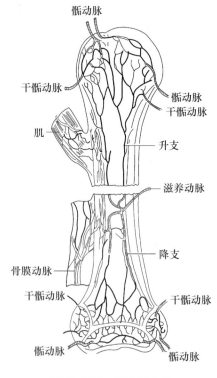

图 20-4-76 长骨的血供

质。不规则骨及扁骨的滋养动脉条数比长骨多,但不及长骨恒定,经滋养孔进入骨内后互相吻合。

（二）骨膜的血供

骨膜的血管丰富,幼年时尤为明显。骨膜血管的来源有:干骺动脉骨膜支、肌骨膜支、滋养动脉骨膜支和邻近动脉骨膜支,这些不同来源的血管在骨膜上广泛吻合,形成骨膜动脉网。骨膜动脉网不仅能使骨膜得到丰富的血供,同时通过佛克曼管向骨内导入细小分支,对骨质的营养起到很重要的作用。在骨的总供血量中,正常情况下骨膜供血虽然仅占 10%~20%。由于骨的新陈代谢不很旺盛,因此,外伤时骨的碎片只要保存骨膜及其血管,就能保证骨的成活。

（三）骨和骨膜的神经

骨和骨膜均有丰富的神经分布。骨的神经可以分为有髓及无髓两种,伴随血管进入骨和骨膜内,分布到骨膜或哈佛斯管的血管周围间隙中。有些有髓神经纤维还分布到骨小梁之间、关节软骨下面及骨内膜;无髓神经纤维主要分布到骨膜上,主司痛觉。所以骨膜的痛觉是相当敏感的。

（四）吻合血管骨移植的愈合过程

传统的骨移植与吻合血管骨移植愈合过程有着明显的不同。传统骨移植,由于移植骨的血供中断,大部分骨细胞坏死而被更替,移植骨的作用只能成为一种桥梁,让两端的骨膜在膜内化骨的过程中,沿其表面爬行,即所谓代替或爬行置换,所以骨移植愈合时间长,有时可能出现骨吸收或不愈合,甚至使手术失败;吻合血管的骨移植,由于移植骨保持血供而成活,使爬行置换的愈合过程简化为一般骨折愈合过程。

（五）吻合血管的骨膜移植

骨膜不仅是骨的血供来源的重要通过部位,而且有很强的成骨作用。成骨细胞主要的来源是骨外膜内层的生骨细胞参与骨的修复过程。若无血供的骨膜移植,因无成骨作用而被吸收;若采用吻合血管的骨膜瓣进行移植,利用供血丰富的有利条件,充分发挥其成骨作用,同时又避免取材部位造成骨缺损的缺点。

（六）手术适应证

1. 外伤性、先天性及肿瘤切除术后所造成长段骨缺损。

2. 传统骨移植失败者。

3. 预计应用传统骨移植不易成功的骨不连、骨缺损。

临床常用吻合血管的有肋骨、髂骨、腓骨、肩胛骨、桡骨、尺骨、胫骨、锁骨及骨膜等移植。

（七）骨科临床常用吻合血管的骨及骨膜移植

1. 腓骨及腓骨骨膜瓣移植

【应用解剖】　腓骨营养动脉由腓动脉供应。腓动脉起自腘肌下缘下方 2~3cm 处的胫后动脉,沿腓骨后面与蹈长屈肌之间下降,至外踝部终于跟外侧支。在其下降过程中,分出腓骨营养动脉(图 20-4-77)。该血管自内上方斜向外下方,在腓骨的中部上 1/3 处,进入腓骨的滋养孔。据宋恩旭医生分析我国 200 支腓骨中 245 处的滋养孔,位于腓骨中段 1/3 者占 96%。如果将中段分为上、中、下三部分,在中上部 48%,中部 19%,中下部 29%,其中距腓骨头下 16.54cm 者为最多。滋养孔居其后面者 86%。除营养动脉外,还有骨周围肌肉和骨膜的弓形血管也供应腓骨。腓骨的营养血管大多数为 1 条(74%),也有 2 条者(21%),少数为 3 条(2.5%),无营养血管者为 2.5%。腓动脉外径为 2.0~2.5mm,两条伴行静脉外径为 2.0~3.0mm。

【适应证】

（1）先天性、外伤性或瘤段切除后的四肢长骨骨缺损。

（2）长骨干血源性或外伤性骨髓炎引起的骨缺损。移植时必须在炎症完全静止,伤口愈合后 1 年方可施行。

【操作步骤】

（1）切口设计:小腿外侧入路,沿腓骨外侧向下延伸至所需长度(图 20-4-78)。

（2）显露神经及血管:切开皮肤及小腿筋膜,首先在股二头肌腱后下缘分离腓总神经,并且向远侧

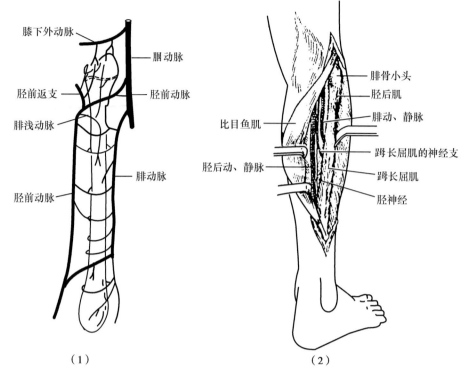

（1）　　　　　　　　　　　　（2）

图 20-4-77　腓骨血供（1）和腓动、静脉显露示意（2）

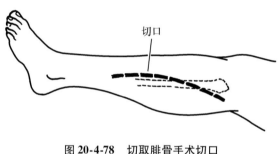

图 20-4-78　切取腓骨手术切口

游离至腓骨长肌入口处,予以保护。自上而下锐性分离腓骨长短肌与比目鱼肌的间隙,锐性分离踇长屈肌起始部及趾长屈肌在腓骨的附丽,在腓骨上保留 5mm 的肌袖,将比目鱼肌向下牵开,在屈膝并内收时在腓骨上后端可见腓血管,腓骨的滋养血管进入腓骨的中心部一般位于腓骨上 1/3 处(图 20-4-79)。

1)腓骨切取:在保证以腓骨滋养动脉进入腓骨为中心,根据骨缺损及手术切取腓骨的长度,在腓骨远、近端选择好截骨平面并剥离骨膜,用线锯锯断腓骨。将腓骨向上内翻起即能完全显露腓血管。先切断结扎腓血管远端,由下而上切开骨间膜,此时,除腓血管相连外,其余组织均已离断,开放止血带,见腓骨远、近端髓腔及肌袖出血活跃(图 20-4-80)。

2)受区准备:按常规在受区作清创或扩创,切除瘢痕及病灶,截除病骨,开通远、近两髓腔,量得骨缺损的长度。于骨干近端解剖分离出知名动脉及静脉,创面彻底清洗。

3)腓骨移植:受区作好准备后,于腓血管近端断蒂,供区创面清洗后直接缝合并引流。把腓骨移至受区。在调整两血管位置及对腓骨两端作适当骨膜剥离后,用合适的内固定方法及材料重建受区骨支架,并使腓血管靠近受区知名血管,于镜下重建腓骨血液循环。

4)若采用吻合血管的腓骨骨膜移植时,手术切口显露方法同上,仅不切断腓骨,根据切取骨膜长度需要决定近、远端切取范围后横形切断上下端骨膜及骨间膜,于腓骨外侧纵形切开骨膜,向上向内、向下向内小心作骨膜下剥离,使骨膜从腓骨上完全游离,在屈膝小腿内收体位下,切断腓血管,以形成腓血管为蒂的腓骨膜瓣,然后采用环形或蛇形包绕骨缺损区,与受区血管吻合重建腓骨膜瓣血液循环。

【注意事项】

(1)为保证腓骨滋养血管,切取腓骨的设计时应将腓骨上 1/3 处列入切取范围内;若同时切取腓骨小头而切取腓骨长度又大于 12cm 时,应保留两支以上弓形动脉为宜。

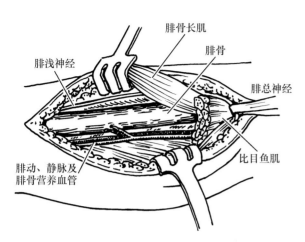

图 20-4-79　显露腓动、静脉及腓骨营养血管

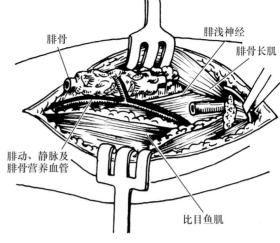

图 20-4-80　按所需长度截断腓骨,并使之游离

（2）根据伤肢情况,可以采用顺行或逆行带血管蒂腓骨移位修复胫骨缺损。

（3）当受区血管条件有限时,可采用腓血管桥接吻合,既提供腓骨血供,又保证肢体远端血供。

（4）为保证踝关节稳定性,腓骨下 1/4 不宜切取。

（5）在切取腓骨同时,也可以切取小腿外侧皮瓣(腓动脉肌间隙穿支)一并移植同时修复受区骨及皮肤缺损。

2. 髂骨及髂骨骨膜移植

【应用解剖】　髂骨翼的主要血液供应是由滋养动脉而来,它从髂骨的骨盆面进入,为髂腰动脉的髂支。临床采用吻合血管的髂骨及髂骨膜移植主要血管是:

（1）臀上动脉的深支:臀上动脉沿臀小肌的上缘从后向前走行至髂前部。

（2）旋髂深动脉:该动脉起自髂外动脉末端的前外侧(与腹壁下动脉同起于一个平面),或发自腹股沟韧带下方的股动脉,沿腹股沟韧带的深面斜向外上方,达髂骨内侧的前面一半。

（3）旋股外侧动脉的上升支:该支在阔筋膜张肌之下,向上走行至髂前部。

（4）旋髂浅动脉:从股动脉外上方走行到髂前上棘,并跨越其上(图 20-4-81)。

Toylor 等通过新鲜尸体的研究后认为:臀上动脉不适合吻合血管的髂骨移植。旋股外侧动脉的上升支有一半以上在髂前下棘附近终止。旋髂深动脉的血管外径粗大(2～3mm),血管蒂长(8～9cm),适合吻合血管的髂骨移植。旋髂浅动脉既滋养髂前骨质,又有肌皮血管供应局部皮肤,适合进行吻合血管的髂骨皮瓣移植术。臀上动脉不适合吻合血管的髂骨移植。旋股外侧动脉的上升支有一半以上在髂前下棘附近终止。黄恭康在 90 具成人尸体上,对 180 例旋髂深动脉与髂骨血液循环的关系作了研究,发现旋髂深动脉有 42.2% 起于股动脉,57.8% 发自髂外动脉。起始处有在腹股沟韧带之上,也有在韧带之下。起始处的旋髂深动脉外径为 1～5mm,伴行静脉为 2～6mm。该血管由起始部发出后,在腹股沟韧带的深面斜向外上方,指向髂前上棘方向,位于腹壁肌肉深面,腹横筋膜浅面,在髂前上棘内侧沿髂嵴内侧沿髂嵴内唇向后,走行于髂肌筋膜与髂肌之间,大约在髂嵴中点附近与腰部前行的动脉吻合。

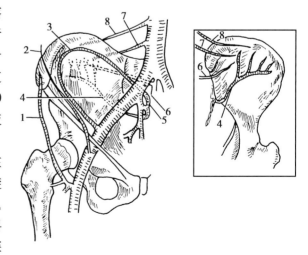

图 20-4-81　髂骨的血液供应示意图

1. 旋股外侧动脉升支;2. 旋髂浅动脉;3. 旋髂深动脉;4. 臀上动脉深上支;5. 髂腰动脉;6. 最下腰动脉;7. 第 4 腰动脉;8. 第 3 腰动脉

该动脉自髂前上棘至吻合处为止,其长度为 4.5~12.5cm,平均为 7.8cm。动脉除供应附近肌肉外,还供应髂嵴前半部内唇的骨骼在髂嵴内唇骨质上,可见有小分支进入骨质的滋养孔。

【适应证】　髂骨具备良好的皮质骨和松质骨,利于愈合,是骨移植的常用材料。吻合血管的髂骨移植,对治疗骨质缺损更为有利。吻合血管的髂骨皮瓣移植对骨和皮肤同时缺损的病例较为适合。如果受区仅有骨缺损而不需要皮瓣,切取吻合血管的旋髂深动脉的髂骨块比较理想。

【操作步骤】

（1）旋髂浅血管为蒂的髂骨切取:以髂前上棘为中心于腹股沟韧带下方作切口,显露股动脉及旋髂浅动脉及伴行静脉。锐性分离皮肤,使旋髂浅血管保留于深筋膜及上。根据切取髂骨块之大小,以凿取带旋髂浅血管为蒂髂前上棘的髂骨块(图 20-4-82)。此时可见骨断面及筋膜有活跃的出血。待受区作好准备后于旋髂浅动脉起始部断蒂,移至受区修复骨缺损,行骨修正及骨内固定后与受区相应血管吻合重建髂骨血液循环。

（2）旋髂深血管为蒂的髂骨及髂骨骨膜瓣切取:自髂嵴中部至腹股沟韧带中点沿髂嵴作斜形切口,并向下延伸 3~4cm,于腹股沟韧带处显露股动脉及伴行静脉,向上显露旋髂深动、静脉,沿该血管走行分离腹股沟段至髂前上棘及髂嵴段血管,锐性分离皮肤及三层腹壁肌的肌止部,推开髂筋膜,在距髂嵴内唇下方约 2cm 处于髂肌表面显露旋髂深血管的髂嵴段(图 20-4-83)。沿该血管逆行向近端游离并切断结扎旋髂深血管之远端,按计划凿取所取骨块,此时可见骨断面及骨膜上有活跃的出血。待受区作好准备后,于旋髂深血管起始部断蒂,移至受区经修正修复骨缺损,骨内固定后与受区相应血管吻合重建髂骨块血液循环。

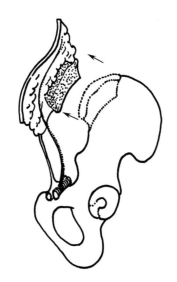

图 20-4-82　旋髂浅动、静脉的血管蒂

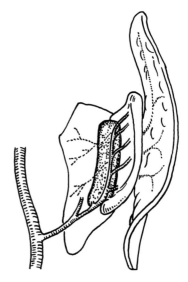

图 20-4-83　旋髂深动、静脉的血管蒂

（3）骨膜瓣的切取:切口与显露血管方法同上,按受区所需范围,在血管束下方切开髂肌及内板骨膜,行骨膜下剥离,必要时也可携带一薄层内板一并移植之。

【注意事项】

（1）术中要注意保护股前外侧皮神经,该神经在髂前上棘上方约 2cm 处,股前外侧皮神经之上方即是旋髂深血管穿过,是一个重要解剖标志。

（2）在髂前上棘内方约 3cm 处是旋髂深血管腹股沟段分出的腹肌肌支,应予以切断结扎。

（3）在切开腹壁三肌时,应将穿越该三肌的髂腹下神经及髂腹股沟神经予以保护。

（4）为预防腹壁疝形成,应完好地修复腹壁后筋膜,并将腹壁肌与阔筋膜张肌缝合并修复腹股沟韧带。

（5）当旋髂深血管髂嵴段尚未完全显露之前,不宜分离髂骨外板软组织,以便一旦遇到旋髂深血管应因解剖变异或手术误伤时,可以改取以旋股外侧血管升支或臀上血管深上支为蒂的髂骨切取。

(6) 无论以切取旋髂浅或旋髂深为血管蒂的骨瓣同时也可切取相应部位之皮肤形成骨皮瓣一并移植,既修复骨缺损又同时修复皮肤缺损,以达一举两得的效果。

3. 胫骨骨膜瓣移植

【应用解剖】　胫骨为粗大长管骨,其上、下端膨大部分别参与膝、踝关节的组成,并分别以腓关节面和腓骨切迹部与腓骨两端相接。胫骨体呈三棱形,具有三缘与三面。前缘或称前嵴,直居皮下,始于胫骨粗隆,终于内踝的前缘。外侧缘起自外踝下缘,终于腓骨切迹前缘,为小腿骨间膜所附着处,故称骨间嵴。内侧缘起自内踝下缘,向下达内踝的后缘。内侧面介于内侧缘与前缘之间,可于皮下触及。外侧面位于前缘与外侧缘之间。后面在外侧缘与内侧缘之间,上、下部宽阔,中部狭窄。

胫骨骨膜的血液供应丰富,有直接骨膜支和肌骨膜支。两部分血管形成广泛的骨膜动脉网(图20-4-84)。

直接骨膜支:胫骨上 1/3 段的直接骨膜支来自膝下内侧动脉终支和胫前返动脉。中、下段的直接骨膜支除部分来自胫后动脉的胫骨滋养动脉外,主要来自胫前动脉,有 3～7 支,该骨膜支行至胫骨外侧缘分出升支、降支和水平支。水平支较粗大,有两条伴行静脉,其动脉平均外径为 0.7mm,静脉外径平均为 0.6mm。水平支于胫骨外侧骨膜表面行向前方,至胫骨前缘处转向胫骨内侧面,并发出皮肤支,该支浅出深筋膜后行向外侧,供养小腿中、下 1/3 段前外侧皮肤。胫骨内侧面的骨膜支向皮肤也发出许多细小的分支。上述皮动脉伴行静脉汇流入骨膜静脉。

肌骨膜支:胫骨骨膜具有大量细小的肌骨膜支,均来源于附着在胫骨表面的肌肉的血管分支。

在临床应用上,多选择以胫前血管为蒂的胫骨中、下段骨膜,该段胫前动脉平均外径为 2.5mm,有两条伴行静脉,平均外径为 2mm,且位置也较表浅,便于分离,同时还可构成骨膜(骨)皮瓣。

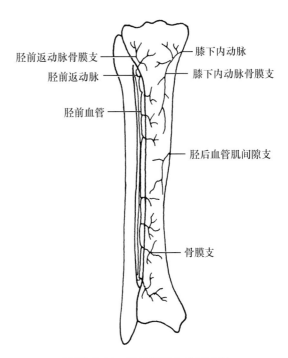

图 20-4-84　胫骨骨膜血供示意图

（胫前返动脉骨膜支、胫前返动脉、胫前血管、胫后血管肌间隙支、骨膜支、膝下内动脉、膝下内动脉骨膜支）

【适应证】　吻合血管的胫骨骨膜移植具有活跃的成骨能力,可用于治疗各种原因所致的骨不连或骨缺损患者。

(1) 骨膜瓣易于塑形,可剪裁成不同外形,且自身体积较小,固在受区放置极为方便。骨膜切取后不损伤原骨骼支架。

(2) 根据受区需要,切取胫骨骨膜时尚可带一长条形骨片构成骨膜骨瓣。如构成骨膜骨瓣(骨)皮瓣,同时可修复骨及皮肤缺损。

(3) 胫骨骨膜可取范围虽较其他骨膜供区略大,但由于骨膜瓣与受骨连接时多采取环形包绕固定,故本骨膜瓣仅适用于修复中、小范围的骨缺损。

(4) 骨膜血管因人年龄增加而减少,儿童具有较强生骨能力而高龄患者不宜应用此法。

【操作步骤】　于胫骨中下段前缘外侧 2cm 处作纵形皮肤切口,长 10～15cm,切开皮肤,分离胫前肌及踇长伸肌,找到胫前血管,将胫前肌拉向外侧,暴露胫骨骨膜支,切断结扎胫前血管进入胫前肌等肌支,保护该血管的骨膜支,在胫骨中下段的内外侧面切取所需之骨膜瓣,于胫前内侧纵形切开骨膜,并作骨膜下剥离,使骨膜瓣内携带 2～3 骨膜支,必要时也可携带一薄层或鳞状骨皮质(图20-4-85)。切断结扎胫前血管远端,并向近端游离,掀起胫前血管及骨膜瓣,此时见骨膜瓣断缘及骨膜上出血活跃,于胫前血管近端切断结扎胫前血管,把骨膜移至受区,待受区准备结束,把胫前骨膜瓣环形或蛇形缠绕骨缺

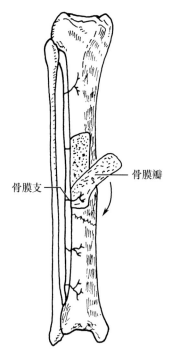

**图 20-4-85　胫前血管骨膜支
骨膜瓣移位示意图**

损面,胫前血管与受区知名血管重建血液循环。

【注意事项】

（1）胫前动脉的胫骨骨膜支位胫骨外侧,应小心保护,剥离时勿损伤该骨膜支。

（2）在切断胫前血管近端前,术者用阻血夹阻断近端血管以观察肢体远侧血运。

（3）除上述外,也可携带胫前下端肌间隙穿支皮瓣一并移植修复。

4. 肩胛骨移植

【应用解剖】　　肩胛骨为一呈不规整三角形的扁骨,有三面、三角和三缘。全骨可提供骨量最多的部位是肩胛骨腋缘（外侧缘）和肩胛冈。附着于肩胛骨的肌肉有三角肌、冈上肌、冈下肌、小圆肌、大圆肌、肩胛下肌、肱二头肌、喙肱肌以及肱三头肌长头。

旋肩胛动脉:肩胛下动脉以一粗大的短干,起自腋动脉第三段,在邻近三边间隙,即距其起点平均 2.7cm 处分为旋肩胛动脉和胸背动脉两个终支。旋肩胛动脉主干平均长 3.3cm,起始处外径平均为 3.3mm,有 2 条伴行静脉,一般粗于动脉。该动脉在三边间隙内分为深、浅两支,浅支由大圆肌表面浅出营养肩胛部皮肤,深支于肩胛盂下 3~4cm 肩胛外侧缘处进入肩胛骨周围动脉网。

胸背动脉及其分支肩胛骨支:胸背动脉起始后向下越过大圆肌,继而沿背阔肌深面,靠近其前缘下行,恒定地发出较粗大的肩胛骨支、前锯肌支和一些较小的大、小圆肌支,主干在背阔肌深面继续下行,分为内侧支和外侧支。胸背动脉起始处外径平均为 2.7mm,多数有 2 条伴行静脉,一般粗于动脉。肩胛骨支在胸背动脉起点下方平均 4.1cm 处,从胸背动脉的后内侧壁发出,起始处外径平均为 1.5mm,有 2 条伴行静脉,均稍粗于动脉。肩胛骨支起始后斜向内侧（腋缘）1~2cm,然后在肩胛下肌、大圆肌外侧缘与前锯肌之间形成的间隙内,紧贴肩胛骨腋缘中下部走行。沿途发 4~9 支的肌骨支,以上向下穿小圆肌起点下部和大圆肌起始部的肌质进入肩胛骨腋缘外侧。肩胛骨支沿途另有分支从肩胛下肌前外侧分布到腋缘的前外侧面。

颈横动脉浅支及其分支肩胛冈支:颈横动脉在斜方肌前缘与锁骨相交点的上方平均 3.4cm 处进入斜方肌。颈横动脉的浅支和深支的分支点靠近肩胛上角的上外方,距离肩胛上角平均 1.5cm。颈横动脉可分两段。颈段:由起点到斜方肌前缘,平均长 4.5cm;背段:由斜方肌前缘至深、浅支分叉处,平均长 4.3cm。颈横动脉背段血管外径平均为 3.3mm,其主要伴行静脉粗于动脉。颈横动脉支起点平均 2.3cm 处分出肩胛冈支及诸肌支（分布斜方肌）。肩胛冈支发出后走向外下至冈中隆凸,沿途发分支至肩胛冈上缘及其基底。颈横动脉浅支起始处外径平均为 2.5mm,一条主要伴行静脉略粗于动脉。肩胛骨支起始处外径平均为 2mm,一条主要伴行静脉略粗于动脉（图 20-4-86）。

【适应证】

（1）肩胛骨外侧缘和肩胛冈骨瓣形态平直,质地也较坚实,并富含松质骨,利于愈合,其供骨量接近于腓骨中段的骨量,并可构成骨皮或骨肌皮复合瓣（肩胛皮瓣、背阔肌皮瓣和斜方肌皮瓣）。因此肩胛骨外侧缘和肩胛冈骨瓣适于修复四肢长管骨中等量骨缺损或合并软组织缺损者。

（2）带血管蒂的肩胛骨腋缘骨瓣移位,适于就近部位的修复及肩关节植骨融合等。

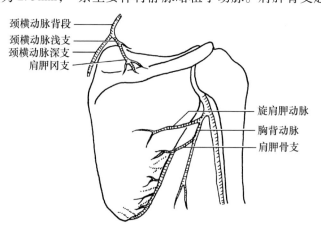

图 20-4-86　肩胛骨的血供

【操作步骤】 肩胛骨因供血动脉不同而有不同的切取方法

（1）旋肩胛动脉为蒂的切取：于腋后皱襞顶部向肩胛冈中点延伸 5～6cm，再由腋后皱襞顶部向内下沿肩胛骨腋缘至肩胛骨下角作倒弧形切口，切开皮肤显露三边间隙，寻找旋肩胛血管并分别确认深、浅支后，沿深支进肩胛骨背侧面肌肉与骨膜间小心分离，将血管蒂分离至起始部，必要时可达肩胛下血管。在肩胛骨腋缘切断小圆肌，向下分离大圆肌，根据所需骨瓣大小，从盂下粗隆下方凿取骨块，在骨瓣肋面与背面均应保留一薄层肌组织。

（2）胸背血管为蒂的切取：自腋后皱襞顶部沿三角肌后缘向上延伸6cm，再沿腋后皱襞顶部斜向下至肩胛骨下角作切口，切开皮肤，钝性分离大圆肌与背阔肌，在背阔肌上缘在与肩胛下角交叉处向下牵开背阔肌，可见胸背血管发出肩胛胛支斜向内侧（图 20-4-86），并贴肩胛骨腋缘中部下行，切断结扎前锯肌支，沿胸背动脉逆行分离达肩胛下血管。在肩胛骨腋缘中下部背侧切断大圆肌，保护肌骨支，切断附于肩胛下角的前锯肌下方肌束，此时可根据需要截取肩胛骨腋缘外侧的骨瓣。

（3）颈横血管浅支为蒂的切取：以肩胛冈纵轴作横切口，自肩峰外上缘，沿肩胛冈内下方呈弧形向肩胛骨内上方作切口，切开皮肤，显露斜方肌，在肩胛冈中点偏内侧于冈上方 3～4cm 处分离斜方肌，在深面可见颈横血管浅支发出的 2～3 肩胛冈支（图 20-4-87），并逆行追踪至颈横血管，沿肩胛冈上、下缘切离斜方肌、冈上肌、冈下肌及三角肌的附着，在肩胛冈上保留一层肌袖，按需要凿取骨瓣。

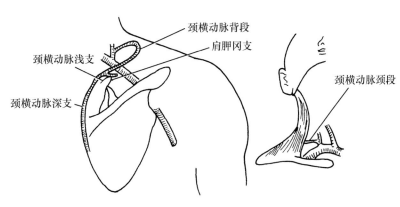

图 20-4-87 颈横动脉及其分支

【注意事项】
（1）无论采用何种血管蒂，均应小心保护该血管蒂分向肩胛骨上各区的血管支，并保留 5mm 厚的肌袖，截取肩胛时宜选用摆锯为妥。

（2）在切取以胸背血管为蒂的肩胛骨时要注意保护胸长神经及胸背神经。

（3）根据受区需要，在切取肩胛骨的同时，也可携带相应的皮瓣一并移植修复，而供区创面大部分均可直接缝合。

5. 肋骨移植

【应用解剖】 肋骨中第 7、8、9 肋骨形状比较近似，临床多选用以上三肋骨供吻合血管移植之用。

肋骨是细长的弓形骨，后端连接胸椎，前端为肋软骨（第 7 肋的肋软骨与胸骨的肋切迹构成骨连接，第 8、9 肋的肋骨不直接与胸骨连接，而是依次联结于上位的肋软骨）。第 7、8、9 肋的中间大部是肋骨体。肋骨体扁，可区分为内面和外面，上缘和下缘。下缘内侧面有一肋沟，此沟约占肋骨下缘全长的 1/3，沟内容纳肋间神经及血管。在肋骨体的后端有肋骨小头、肋骨颈和肋骨结节。在第 7、8、9 肋间的肌肉为肋间外肌、肋间内肌、最内肌及肋下肌。在肋骨外面后端起止于肋骨的有背阔肌、下后锯肌、肋提肌、髂肋肌及最长肌等；在肋骨外面前端起止于肋骨的有前锯肌、腹直肌、腹外斜肌及腹内斜肌等。由于肋骨前端附着的肌肉少，若所需用肌肉少的复合组织移植时，可采取肋骨前端。肋骨及其周围肌肉皮肤的血液供应来源有两个：

（1）肋间动脉：下位 9 对肋间动脉行走于第 3～11 肋间隙，分布于肋间肌。这些肋间动脉都由主动脉的背侧壁起始,左侧的直接进入肋间隙,右侧的先横过椎体前方,再进入右侧的肋间隙。每对动脉与伴行静脉和神经一起进入肋间隙(图20-4-88)。各肋间动脉在脊柱两侧都分出前后两支。后支穿横突韧带与两椎体骨之间,然后进到背部,经椎间孔入椎管,供应脊髓。它另有肌支和皮支布于背部肌肉及皮肤。前支即固有的肋间动脉,进入肋间内肌与最内肌之间分为上、下两支。上支斜向肋骨角,在肋骨角进入上位肋骨沟;下支沿下位肋骨的上缘前进。两支前进中,均与胸廓内动脉的肋间支吻合(图20-4-89)。在肋间动脉前支行程中,有多数分支分布于内、外肋间肌及胸壁的皮肤。肋骨的主要营养血管是肋间动脉的前支,它通过恒定的小孔进入肋骨内侧面。

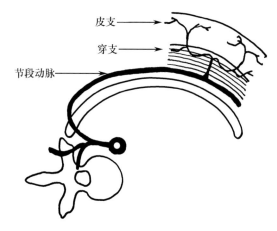 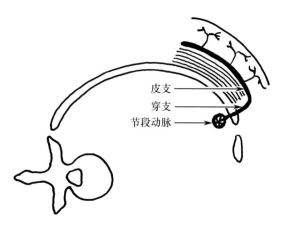

图20-4-88　肋骨的血液供应:肋间动脉　　　　图20-4-89　肋骨的血液供应:胸廓内动脉的肋间支

(2)骨膜和肋间肌的小动脉:起源于肋间动脉的穿通支(肌皮动脉),向上进到覆盖其上的肌肉(背阔肌)和皮肤。

肋骨的主要血液供应来自后侧肋间动脉,前侧肋间动脉是乳房内动脉的分支,它主要供庄肋骨骨膜。

【适应证】

(1)肋骨属于扁平骨,具有松质骨的优点,可作吻合血管的肋骨皮瓣移植,适用于修复四肢骨缺损以硬化骨为主的骨不连,作为活骨板伴局部皮肤缺损的修复。

(2)肋骨有弧形弯曲,适合于修复下颌骨缺损。

(3)由于切取肋骨操作比较复杂,手术应谨慎。

【操作步骤】

(1)切口设计:肋骨的主要血液供应来自后侧肋间动脉,故以采取肋骨后段进行移植为妥。一般常取第8、9肋骨,可在两肋骨之后部距中线2~3cm处作横切口。

(2)血管显露和肋骨切取:切开覆盖其上的后下锯肌和背阔肌,骶棘肌拉向内侧,小心分开肋间后膜。在肋间后膜与胸膜之间可找到血管神经束,分离时最好从下一肋骨的上缘开始,以免损伤血管。沿血管神经束向外侧游离,小心地将胸膜推开。为了不损伤肋骨的血液供应,应保留附着于肋骨之上的肋间肌。按所需肋骨长度,自远、近侧切断,于断端平面结扎肋间血管。待受骨区准备就绪后,可在后肋间血管的近端切断。为争取较长的血管蒂和较大的血管口径,尽可能在接近其起始处切断。

如果受骨区同时有皮肤缺损,需要吻合血管的肋骨皮瓣移植时,可在肋骨之上划出所需切取皮肤的范围。注意皮瓣宽度不可超过6cm,长度与切取肋骨段相适应即可。为保护进入皮肤的肌皮血管,切开皮肤肌肉时,将肌肉筋膜与皮下组织间断缝合固定,保证肋骨、肌肉和皮肤的整体性。待受区准备就绪后,再切断血管蒂。供骨区切口可直接缝合。若为肋骨皮瓣移植,皮肤缺损可用游离皮片覆盖。

肋骨骨膜的切取与肋骨切取相似,手术时仅将骨膜切开剥离即可。

【注意事项】

(1)手术在胸膜外进行,术中切勿损伤胸膜,一旦损伤胸膜,即用肌片覆盖加以缝合。缝合前应将气体排出,一般不作胸腔闭式引流。

（2）切取骨皮瓣后的皮肤缺损,可在上下作潜行分离,作直接缝合,若缝合有困难时,可取中厚皮片移植覆盖。

除以上骨瓣及骨膜瓣外,也可以切取以桡动脉或骨间前动脉为蒂的桡骨骨膜,以尺动脉或骨间后动脉为蒂的尺骨骨膜移植。

七、带血管神经蒂的组织瓣移位术

带血管神经蒂组织瓣移位是以组织瓣营养血管为蒂,通过局部转移来修复邻近组织缺损的一种手术。它不同于传统皮瓣,也不同于吻合血管游离皮瓣移植,它不需要吻合血管,也不受长宽比例限制,一次手术完成转移,手术相对简便、安全,是目前骨科临床常选用的一种修复方法。由于带血管蒂神经组织瓣达百余种,在此仅陈述组织瓣移位术的一般原则。

【适应证】

1. 因各种创伤、慢性炎症及肿瘤切除所致骨、软组织缺损的修复。

2. 因皮肤瘢痕挛缩畸形,经切除瘢痕,矫正畸形后所造成深部组织外露的创面修复。

3. 因神经损伤、外伤性肌肉缺损或肿瘤切除致皮肤肌肉缺损需重建运动功能者。

【组织选择原则】

1. 受区情况

（1）应根据受区部位及面积选用邻近皮瓣厚薄、色泽、质地,转移方便的皮瓣优先选用。

（2）根据创面性质,遇骨、肌腱、肌肉缺损时,可选带骨、肌腱、肌肉的皮瓣一并转移修复。

（3）根据功能要求,若同时重建肌肉功能时,应选用带运动神经的肌肉或肌皮瓣转移修复。

2. 供区条件

（1）组织瓣切取后,对供区外形、功能无明显影响。

（2）尽量选用供区位置隐蔽,对外形影响小的组织瓣。

（3）选用血管蒂恒定,变异小,蒂长易切取的组织瓣。

【组织瓣设计】　任何组织瓣移位的手术设计都非常重要,它完全应用解剖知识、利用点、线、面、弧的方式进行认真的设计与旋转以获得理想的修复。

“点”——皮瓣旋转的轴点,也是皮瓣血管蒂的蒂部,皮瓣切取后围绕轴点作旋转来修复缺损区。

“线”——皮瓣设计的轴心线,即皮瓣内血管走行的体表投影线。

“面”——轴心血管供养皮肤的范围或面积。皮瓣设计应限于轴心血管所供养的范围内。

“弧”——皮瓣的弧。以轴点为中心,以“线”为半径作半径范围内旋转的弧。

【操作步骤】　带血管组织瓣的操作步骤与吻合血管的游离皮瓣切取类同。根据点、线、面、弧的皮瓣移植设计切口,先切开弧线血管蒂的皮肤。凡采用顺行转移者自近端切开皮肤,凡采用逆行转移者自远端切开皮肤,显露皮瓣的血管蒂并向远、近端游离。切断结扎无关分支,达旋转点及皮瓣的近缘或远缘,再沿皮瓣设计切口线,切开皮肤及深筋膜,自深筋膜下连同血管神经蒂一并掀起皮瓣,切断结扎血管蒂分向肌支、骨膜支等分支,使血管神经蒂连同皮瓣完全游离掀起,此时根据皮瓣采用顺行还是逆行转移的方法,用血管夹阻断近端或远端血管蒂,观察血管搏动及皮瓣血液循环情况,若血管搏动及皮瓣血液循环情况均属正常,顺行转移者切断结扎远端血管蒂;逆行转移者切断结扎近端血管蒂。将皮瓣带蒂掀起,血管蒂通过开放皮下隧道,把皮瓣移至受区,调整皮瓣位置后缝合皮肤。凡需重建皮肤感觉者,将皮瓣内的皮神经与受区皮神经作束膜缝合,皮瓣下置引流条。供区创面根据皮瓣切取大小,可直接缝合或皮片移植加压包扎覆盖。

现以足跟因皮肤撕脱坏死造成8cm×12cm皮肤缺损,选用小腿内侧岛状皮瓣转移修复为例。

1. 截取足跟皮肤缺损形状与面积的布样。

2. 量得足跟内侧创缘为M,至内踝上胫后动脉搏动点为O。

3. 沿内踝至股骨内髁间画一连线为胫后动脉的体表投影线,即是皮瓣的轴线（图20-4-90）。

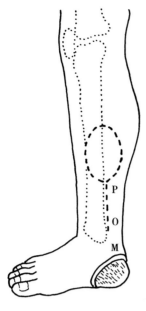

图 20-4-90　小腿内侧皮瓣设计

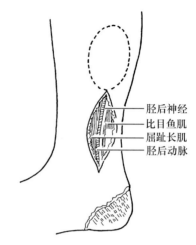

胫后神经
比目鱼肌
屈趾长肌
胫后动脉

图 20-4-91　显露胫后血管

4. 以 O 点为轴心,以 OM 为半径,在 O 点以近的轴心线上量取 P 点,即 OP=OM。

5. 以 P 点为最低位,沿轴心线为中心,以布样足跟内侧创缘 M 点与 P 点重合,向轴心线以近设计皮瓣,并画出皮瓣轮廓线。

6. 切开 OP 点皮肤,显露胫后血管(图 20-4-91)。

7. 沿设计切口,切开皮肤,于深筋膜下由后向前,由前向后以胫后血管为轴掀起皮瓣,使胫后血管的肌间隙皮支保留皮瓣内,注意保护胫后神经并留于原位。

8. 用血管夹阻断胫后动脉近端,观察肢体远端血供,若血供正常,可于肌间隙穿支以近结扎切断胫后动脉,并从胫后血管深层连同皮瓣一并掀起达 O 点(图 20-4-92)。

9. 沿足跟内侧创缘 M 至 O 点切开皮肤,并向两侧分离为开放皮隧道,将带胫后血管蒂的小腿内侧皮瓣通过开放的皮下隧道呈 180°倒转覆盖足跟创面,缝合所有创面及开放皮下隧道。

10. 供区创面取中厚皮片移植加压包扎(图 20-4-93)。

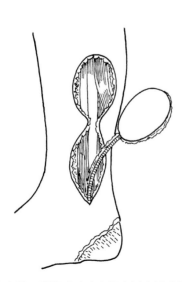

图 20-4-92　带胫后动脉小腿内侧皮瓣逆行转移

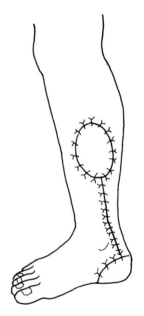

图 20-4-93　皮瓣覆盖创面,供区皮片移植

【注意事项】

1. 术者应掌握供区的应用解剖及点线面弧的关系,并对术中可能出现的解剖变异等能灵活处理。

2. 应选用正常部位的皮肤和肌肉作为供区,凡施行过手术,遭受过创伤或接受过放射治疗的区域,应避免应用。

3. 正确估算皮瓣面积大小,一般病变切除后创缘经分离所形成的即是切取皮瓣的实际面积;对于用一块皮瓣无法修复的巨大创面,也可应用两块以上的皮瓣联合进行修复。

4. 合理设计皮瓣,正确标明皮瓣旋转轴点和轴线,从旋转点至皮瓣远端的距离应大于至创面远端的距离,以使皮瓣转移后能无张力地覆盖创面。

5. 切取肌皮瓣时应保护好肌皮动脉穿支,并将皮缘与肌缘暂时性间断缝合固定数针,以免分离。

6. 切取较大面积皮瓣时,为保证血供,可将深筋膜一并切取掀起。

7. 术中应仔细止血,术后皮瓣下应放置引流,留观察窗以便观察皮瓣术后血液循环。

8. 皮瓣转移时,要小心保护血管蒂,血管蒂皮下隧道应宽敞,避免血管蒂扭转、受压、牵拉及卡压。必要时可开放皮下隧道,防止上述不良后果发生。

9. 凡取带蒂肌皮瓣或肌瓣转移时,应保护好神经肌支,移位后肌肉缝合时张力略要偏大。

10. 术后应密切观察皮瓣血运,一旦皮瓣出现血管危象,应查明原因,及时处理。

八、骨科临床常用带血管神经蒂岛状皮瓣

由于血管神经蒂岛状皮瓣种类较多,有的与皮瓣或肌皮瓣移植相同,仅作带蒂移位。带蒂移位有顺行及逆行移位,可参照皮瓣移植选择应用,在此不一一重述。以下仅对上肢及下肢常用两种皮瓣作一陈述,供同道参考应用。

（一）前臂骨间背动脉岛状皮瓣

前臂骨间背动脉岛状皮瓣是以前臂骨间背动脉为血管蒂的逆行岛状皮瓣,主要用以修复手部皮肤缺损的创面。

【应用解剖】

1. 骨间背侧动脉在前臂上段发自骨间总动脉,穿过前臂骨间膜上缘至前臂背侧,经旋后肌和拇长展肌之间,在前臂深浅两层伸肌之间下行。动脉的体表投影为肱骨外上髁至尺骨小头桡侧缘连线的中下 2/3 部,在 Lister 结节近侧 13.5cm 处,再向尺侧平移 2.5cm 的部位为动脉的穿出点。动脉长度为 13cm,外径约为 1.3mm。骨间背侧动脉在前臂走行中发出 13~19 条肌支营养伸肌群,发出 5~13 条皮支营养前臂背侧的皮肤。皮支以上段较多,3~9 条,且长而粗,下段少而细(图 20-4-94)。

2. 骨间掌侧动脉背侧皮支　骨间掌侧动脉从骨间总动脉发出后在指深屈肌和拇长屈肌之间沿骨间膜的前方下降,在旋前方肌上缘或该肌的背侧分为前后两终支,其后支穿前臂骨间膜远侧端的裂孔到达腕背侧,形成骨间掌侧动脉背侧皮支,与骨间背侧动脉构成交通。这一解剖关系就形成了以骨间掌侧血管为蒂,以骨间背侧血管皮支为主的骨间背侧逆行岛状皮瓣的解剖基础。

3. 静脉　浅静脉为浅筋膜中的头静脉和贵要静脉的属支。深静脉为动脉的伴行静

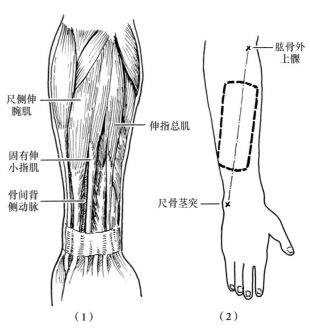

图 20-4-94　前臂背侧皮瓣的血供及设计
（1）皮瓣血供;（2）皮瓣设计

尺侧伸腕肌
伸指总肌
固有伸小指肌
骨间背侧动脉

肱骨外上髁
尺骨茎突

脉,骨间掌侧动脉和骨间背侧动脉均有1～2条伴行的静脉。

4. 神经　前臂骨间背侧皮瓣的神经为前臂后侧皮神经,走行与骨间背侧动脉方向相一致,需要切取带神经的皮瓣时,此神经可与受区神经缝合重建感觉。

前臂骨间背侧皮瓣的优点是皮质较好,厚度适中,弹性好,皮肤颜色同手部皮肤相一致,血管变异小,有感觉神经,不破坏主要血管,手术操作较方便等。缺点是位于前臂部,皮瓣切取面积较大的创面植皮后遗留色素沉着,影响美观。

【适应证】　带血管蒂逆行岛状前臂背侧皮瓣转移主要修复虎口、手背及手掌的皮肤缺损。

【操作步骤】

1. 皮瓣设计　肱骨外上髁至尺骨茎突桡侧画一连线为皮瓣血管蒂轴线,于尺骨茎突近2.5cm处为皮瓣旋转轴点,量取手部创面样布及旋转轴心至创面近缘的距离为皮瓣血管蒂部长度,自旋转轴心点以近在皮瓣轴线上量取血管蒂长度标记,在该标记点以近按样布画出皮瓣切口线(图20-4-95)。

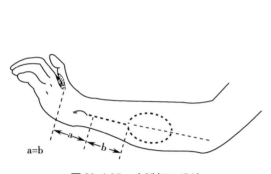

图20-4-95　皮瓣切口设计

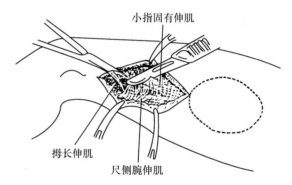

图20-4-96　先切开皮瓣蒂部,显露出骨间背侧血管束

2. 皮瓣切取　首先作蒂部切口,在尺侧腕伸肌与小指固有伸肌肌间隙旁开1cm处的两侧切开深筋膜,向肌间隙处游离,分离出骨间背侧血管束及附带的部分肌间隔(图20-4-96)。按设计切开皮瓣两侧缘,于深筋膜下锐性分离,皮瓣边缘与深筋膜间断缝合数针,以防分离。再沿蒂部分离出皮瓣下之血管束直达皮瓣近端,用血管夹阻断皮瓣近端血管束,观察皮瓣血液循环,确认皮瓣血运良好后切断结扎近端血管蒂,将皮瓣血管蒂逆行掀起(图20-4-97),使血管连同皮瓣逆行旋转(图20-4-98),经开放皮下隧道转至手部创面行缝合。供区创面可直接缝合或取中厚皮片移植。

【注意事项】

1. 血管蒂之旋转轴心点应位于尺骨茎突以近2.5cm处,术中游离血管蒂不能超过此点,以免损伤与掌侧骨间动脉背侧支的交通支。

2. 游离近端血管蒂时,注意保护从旋后肌下缘穿出的桡神经深支。

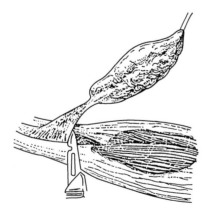

图20-4-97　由近向远逆行掀起皮瓣

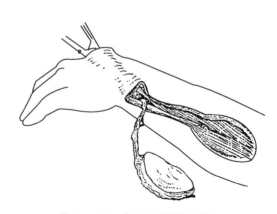

图20-4-98　虎口至前臂切口做一皮下隧道或切开皮肤

3. 在尺侧腕伸肌与小指固有伸肌之间隙的两侧同时携带 1~1.5cm 宽连同骨间背血管的筋膜蒂一并掀起。

（二）尺动脉腕上支皮瓣

尺动脉腕上支皮瓣是以尺动脉腕上支的上行支为血管蒂的逆行岛状皮瓣,该皮瓣是以不牺牲尺动脉又具有尺动脉逆行岛状皮瓣的类似优缺点。是修复手部皮肤缺损的一种理想供瓣。

【应用解剖】　尺动脉腕上支系由尺动脉于豌豆骨近侧 3.7cm 发出,管径为(1.88±0.13)mm,主干长(1.24±0.24)cm,经尺侧腕屈肌腱深层向上斜行,在尺侧腕屈肌与尺侧腕伸肌间隙穿出至皮下(图20-4-99)然后分为上、下两支。上行支长(9.41±3.12)cm,形成多级树枝状,向近端延伸,分布于前臂内侧皮肤,该动脉有两条伴行静脉,管径为(1.5±0.24)mm,回流到尺静脉,同时与贵要静脉有交通支,上行支是尺动脉腕上支皮瓣的供血动脉。血供范围:近端达肱骨内上髁,远端达豌豆骨,两侧为前臂前后中线;下行支走向远端与尺神经腕背支伴行至手背尺侧皮肤,并有伴行静脉及贵要静脉相伴。

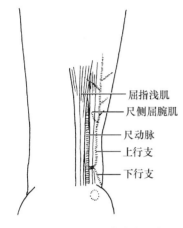

图 20-4-99　尺动脉腕上支
皮瓣解剖示意图

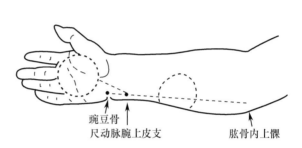

图 20-4-100　尺动脉腕上支皮瓣设计

【适应证】　手掌、手背及虎口的皮肤缺损。

【操作步骤】

1. 皮瓣设计　于豌豆骨以近 3.7cm 处与尺动脉相交为皮瓣旋转点,以该点至肱骨内上髁画一连线即为皮瓣轴线。量出轴心点至受区创缘的最近距离为皮瓣血管蒂之长度,然后在轴心线以近设计所需皮瓣(图20-4-100)。

2. 皮瓣切取　以轴心点为中心,于尺侧腕屈肌腱桡侧作 5cm 长纵切口,显露尺动脉及腕上支(图20-4-101),向两侧锐性分离,保留宽 2~3cm 深筋膜为保护蒂。然后沿皮瓣设计线切开皮肤,皮瓣近端结扎贵要静脉,由近向远于深筋膜下掀起皮瓣达蒂部,并游离达腕上支起始部(图9-102),观察皮瓣血

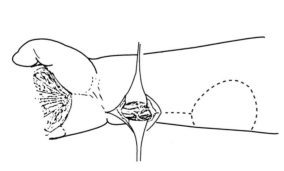

图 20-4-101　以腕上支为中心切开皮肤,牵开尺侧腕
屈肌腱,显露尺动脉及其腕上支的上行支及下行支

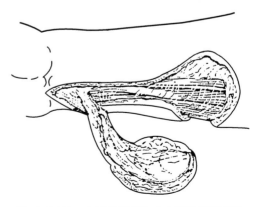

图 20-4-102　皮瓣掀起后仅由血管筋膜蒂相连

运后将血管筋膜蒂旋转180°达受区创面。供区创面可直接缝合或行皮片移植覆盖。

【注意事项】

1. 该皮瓣主要供血血管蒂短，为保证血供并保护血管，切取时应保留宽2～3cm的筋膜蒂。

2. 由于皮瓣面积大，筋膜蒂宽，应切开隧道并向皮肤两侧游离后转移。

3. 为了保护上行支血管蒂，也可在近侧轴线上保留1cm宽皮肤蒂以利旋转并缓解切开隧道的皮肤缝合张力。

4. 若皮瓣切取面积较小，供区创面可直接缝合；切取面积较大时应取中厚皮片移植加压包扎。

【尺动脉腕上支皮瓣的优点】

1. 不影响前臂及手的血供。尺动脉腕上支皮瓣不牺牲尺动脉主干，仅利用腕上方一根皮支供血，即使桡动脉损伤，甚至尺动脉在腕以下损伤，也不影响该皮瓣的应用。

2. 尺动脉腕上支解剖恒定。因此，可以利用腕上支及上纵行支设计逆行岛状皮瓣，也可形成游离皮瓣移植。

3. 尺动脉腕上支血供范围广，可切取的皮瓣面积较大。

4. 皮瓣较隐蔽，对前臂外形影响较小。

（三）腓肠神经营养血管逆行岛状皮瓣

【应用解剖】　腓肠神经由腓肠内侧皮神经和腓肠外侧皮神经合成占53.1%，其中腓肠内侧皮神经单独构成的占37.5%。浅出深筋膜后伴小隐静脉向外下方行至足外侧，沿途发出2～3个分支，布于小腿后外侧。

腓肠神经营养动脉来源于腓肠浅动脉和穿动脉。腓肠浅动脉于腓骨头上方(5.0±1.5)cm处由腘动脉发出，起点外径(0.8±0.3)mm，在腓肠肌内或深筋膜下伴随腓肠内侧皮神经行走，达小腿后面下半或1/3浅出后继续沿腓肠神经行走，营养神经及其周围皮肤；穿动脉则来源于胫后动脉肌皮支和腓动脉肌间隔皮支，胫后动脉肌皮支主要行于小腿三头肌腱深方，并在该肌腱外侧穿出；腓动脉肌间隔皮支则由小腿三头肌与腓骨长、短肌之间的外侧肌间隔穿出，营养神经及周围的筋膜皮肤。

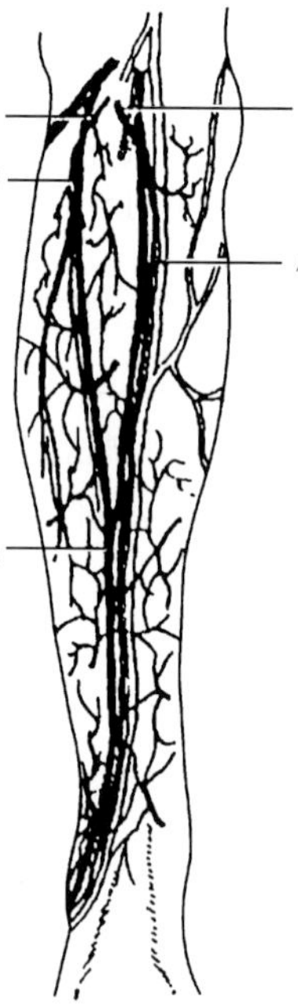

与腓肠神经伴行的腓肠浅动脉，沿途发出分支营养神经外，尚发出分支供应皮肤并参与筋膜血管网的形成，胫后动脉的肌皮支和腓动脉的肌间隔皮支在腓肠神经的周围都分为上下支，除与腓肠浅动脉构成链式吻合外，还借分支与筋膜皮支形成广泛的筋膜皮血管网；在小腿远端，腓肠浅动脉也与腓动脉的肌间隔皮支和(或)胫后动脉的肌皮支存在恒定的吻合(图20-4-103)。

皮瓣区的静脉回流有两种方式：一为腓肠浅动脉和穿动脉的伴行静脉，平均均有1～2条；二为浅静脉(小隐静脉)，该静脉起自外踝后方的足背浅静脉。

腓肠外侧皮动脉

腓肠外侧皮神经

腓肠浅动脉

小隐静脉

腓肠神经

图20-4-103　腓肠神经及其营养血管示意图

【适应证】

1. 主要修复足外侧、内侧、足跟、足背的中、小面积皮肤缺损。

2. 腓肠神经与受区皮神经缝合可重建皮瓣感觉功能。

【操作步骤】

1. 皮瓣设计　以外踝与跟腱连线的中点与腘窝中点连线为皮瓣的轴线，外踝与跟腱连线中点上5cm为皮瓣的旋转轴点，根据受区的需要及皮瓣蒂的长度在皮瓣的轴线上小腿下2/3段设计皮瓣(图20-4-104)。

2. 皮瓣切取　从皮瓣的旋转点开始切开皮肤、皮下组织，在浅筋膜内显露出腓肠神经及其伴行小

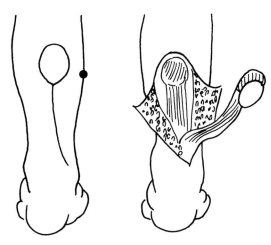

图 20-4-104　腓肠神经营养血管
岛状皮瓣设计及切取

隐静脉,保留 3cm 宽的筋膜蒂,深筋膜下分离,沿皮瓣的设计切口切开皮肤至深筋膜下,在近端切断腓肠神经,结扎伴行的小隐静脉,深筋膜边缘略超过皮瓣设计线,切开深筋膜后将其皮缘缝合数针,防止血管网分离,深筋膜下分离掀起皮瓣,切记将腓肠神经及伴行的血管保留在皮瓣内。皮瓣分离成功后通过开放皮下隧道转移至受区创面,供区创面可直接缝合或皮片移植覆盖。

【皮瓣的优点】

1. 皮瓣的厚薄及质地适宜。

2. 血管神经蒂恒定,动脉供血可靠,静脉引流充分。

3. 皮瓣解剖层次表浅,皮瓣游离操作简单。

4. 不损伤主干血管。

5. 切取较小皮瓣时可直接拉拢缝合。

【皮瓣的缺点】　牺牲腓肠神经,导致所支配的小腿后部及足外侧区皮肤感觉麻木。肥胖者皮瓣较臃肿。

【注意事项】

1. 组织瓣中包含深、浅两套血管网,其血管具有双向性,既可顺流又可逆流,因此可设计成近端蒂或远端蒂的筋膜皮瓣,修复近或远侧的皮肤缺损。

2. 切开皮肤行皮下游离时,应防止腓肠神经及其伴行动脉和小隐静脉三者分离。

3. 为确保腓肠神经及其伴行动脉和小隐静脉包括在蒂内,皮瓣蒂需携带 2~3cm 的深筋膜。

4. 采用逆行皮瓣时,由于皮神经的伴行血管细小,会导致静脉回流不畅,应把小隐静脉包含在皮瓣蒂内,以保证静脉回流。

（四）隐神经营养血管蒂逆行岛状皮瓣

【应用解剖】　隐神经是一恒定的感觉神经,从足内侧至膝内侧与大隐静脉伴行,在缝匠肌近止点下方,穿过内收肌腱膜进入内收肌管,此处大隐静脉继续在皮下上行至大腿内侧。隐神经在小腿远 1/3 位于大隐静脉前方,在小腿近 2/3 位于大隐静脉后方。隐神经在小腿一直位于皮下组织中,与膝降动脉的分支隐动脉伴行。隐动脉直至小腿中上 1/3 交界处一直位于隐神经前方,以后变细,围绕隐神经形成血管丛。隐神经营养血管与胫后动脉有 2~7 个吻合支,最低的吻合支在内踝上 3~5cm 处。以上动脉常有 1~2 个伴行静脉(图 20-4-105)。

【适应证】

1. 修复小腿下端深部组织外露的皮肤缺损。

2. 修复踝部、足背、足底及足跟的皮肤缺损。若与受区皮神经缝合可恢复皮瓣的感觉。

【操作步骤】

1. 皮瓣设计　伸膝位,以内踝前部至股骨内上髁内侧为轴,沿大隐静脉走行设计皮瓣。旋转点不低于内踝上 5cm。设计皮瓣较大时,皮瓣宽度的 1/3 设计在胫骨表面。上界在缝匠肌止点水平。确定旋转点最好用多普勒血流计测定穿支位置。不能确定穿支时,蒂部尽量短宽(图 20-4-106)。

2. 皮瓣切取　先切开皮瓣近端,显露并切断结扎大隐静脉、隐神经及隐动脉,断端与皮瓣筋膜组织缝合固定,再切开皮瓣周缘,深筋膜下逆行掀起皮瓣,使隐神经及其营养血管、大隐静脉包在皮瓣内。蒂部纵行切开皮肤、大隐静脉浅层向两侧游离,每侧 1~2cm 宽,纵形切开筋膜并掀起形成含隐神经、大隐静脉及 2~4cm 宽筋膜的皮瓣蒂。皮瓣经开放皮下隧道转移到受区。

【皮瓣的优缺点】　该皮瓣血管蒂恒定,变异极少,动脉供血可靠,静脉回流充分,切取面积大,不牺牲主动脉,切取快捷方便,手术操作简单易行,不需要吻合血管,且皮瓣厚度适中。修复后皮瓣不显臃

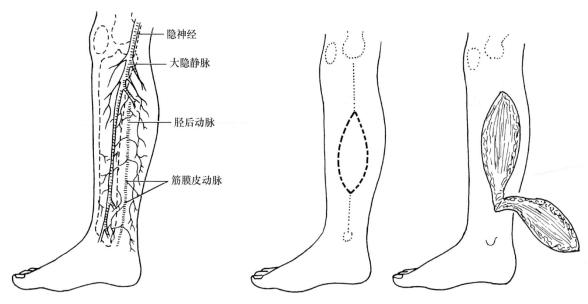

图 20-4-105 隐神经及其营养血管示意图　　图 20-4-106 隐神经营养血管岛状皮瓣设计及切取

（图中标注：隐神经、大隐静脉、胫后动脉、筋膜皮动脉）

肿,有感觉、耐磨压,可以满足足跟、足底部皮肤缺损的修复;供区损伤小,对供区外观及功能无不良影响。缺点是血管较细,对于血管蒂长于 15cm 的皮瓣血供可能嫌不足,使得这种皮瓣修复范围不能超过足中部。

【注意事项】

1. 胫后动脉穿支存在一定的变异,术前有条件时行超声多普勒检查确定其穿支是否存在,便于神经血管蒂旋转点的确定。若无条件行超声多普勒检查,应注意神经血管蒂旋转点不宜低于内踝上 5cm,在分离皮瓣蒂部时如果血管蒂够长,不必分出营养血管发出部位。

2. 由于隐神经与营养血管伴行不密切,有时距神经 5mm,因此在蒂部应保留一定宽度的深筋膜组织,有利于皮瓣供血及静脉回流。

3. 皮瓣在深筋膜下掀起时,将皮肤与深筋膜缝合,保护血管网完整性,勿使血管神经束脱离皮瓣。

4. 术中应尽量将隐神经与受区皮神经吻接,以期重建修复后的皮瓣的感觉功能。

（程国良）

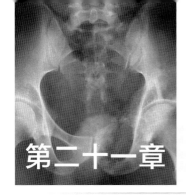

第二十一章　手部手术

第一节　手部闭合性骨折脱位的手术治疗

一、月骨脱位的手术治疗

月骨脱位在腕骨脱位中最为常见。月骨近端与桡骨下端,远端与头状骨,桡、尺两侧分别与舟状骨和三角骨形成关节。跌倒时手掌着地、手腕强烈背伸,受桡骨下端与头状骨的挤压,使月骨向掌侧脱出。由于所受暴力的大小不同,月骨出现不同程度的脱位(图21-1-1)。

月骨四面均为关节面,仅在其掌面和背面有桡月前、后韧带与桡骨相连,供给月骨血液循环。月骨脱位后,常因桡月韧带损伤而影响月骨的血供,严重脱位者,桡月前、后韧带均损伤,月骨完全失去血供,即使立即复位,亦不能避免发生月骨缺血性坏死。

新鲜的月骨脱位,应先采用手法复位。如手法复位失败,或为陈旧性脱位,或月骨发生缺血性坏死,则需手术治疗。

(一) 月骨脱位切开复位术

【适应证】　新鲜月骨脱位伴有明显正中神经压迫症状或手法复位失败者;陈旧性月骨脱位,手法已难以复位者,应行手术切开复位。

【麻醉和体位】　臂丛神经阻滞麻醉,患肢外展置于手术台旁的手术桌上。

【操作步骤】

1. 切口　于腕部掌面,自鱼际纹近侧横过腕横纹向前臂远端作S形切口,长4~6cm(图21-1-2)。

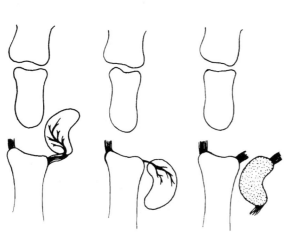

图 21-1-1　月骨脱位

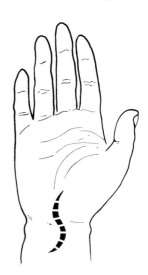

图 21-1-2　月骨脱位切开
复位的手术切口

2. 显露月骨 切开皮肤、皮下组织,显露腕横韧带并于其偏尺侧,从近端向远端逐渐将其切开,特别是在腕横韧带远侧缘应靠近尺侧,注意保护位于腕横韧带远侧缘桡侧的正中神经的鱼际支。将掌长肌腱、桡侧腕屈肌腱、正中神经和拇长屈肌向桡侧牵开。将指浅、深屈肌腱牵向尺侧,显露腕关节掌侧关节囊,此时即可见脱位的月骨向腕掌侧凸起。

3. 切开关节囊显露月骨时,应特别注意避免损伤桡月前韧带(图21-1-3),以免影响月骨的血液供应,导致月骨缺血性坏死。

4. 脱位月骨的复位 将腕关节背伸,以扩大腕关节间隙。清除关节腔内血肿和机化组织,分离月骨周围的粘连。于腕关节背伸位,用拇指按压月骨远端,使其复位。如有困难,可用骨膜剥离器将头状骨撬起,以利月骨复位(图21-1-4)。此时,应注意勿损伤月骨的软骨面。

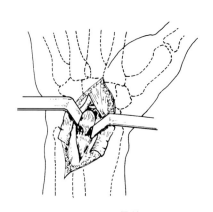

图21-1-3 月骨的显露

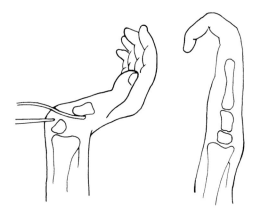

图21-1-4 月骨复位

5. 仔细止血,缝合关节囊,将牵开的肌腱和正中神经回复原位,术中注意对正中神经的保护。腕横韧带缝合数针,亦可不予缝合。最后缝合皮肤,关闭切口。

【术后处理】 用前臂石膏托将患肢腕关节固定于屈曲45°位。1周后将腕关节改为中立位,继续固定2周后拆除石膏托,拆除缝线,进行腕关节屈伸功能锻炼。同时辅以物理治疗和中药熏洗。在腕关节固定期间,应鼓励患者主动高举患肢,并进行手指主动屈伸活动。

(二) 月骨摘除术

【适应证】

1. 新鲜月骨脱位,切开复位时发现桡月前韧带已完全断离者,月骨已完全游离,复位后将发生月骨缺血性坏死。

2. 陈旧性月骨脱位,血运已有一定破坏,加之切开复位时手术损伤,常会加重月骨血液供应障碍,术后效果常不满意,因此亦可考虑行月骨摘除术。

3. 月骨脱位复位后月骨有明显缺血性坏死、变形或伴有损伤性关节炎者(图21-1-5),应行月骨摘除术。

【麻醉和体位】 臂丛神经阻滞麻醉,患肢外展置于手术台旁的手术桌上。

【操作步骤】 手术操作步骤与切开复位术相同。切开腕关节关节囊显露月骨后,分离月骨周围的粘连,切断周围的软组织联系,用有齿血管钳夹住月骨,将其摘除,必要时用骨膜剥离器将其撬出。然后逐层缝合切口。

在陈旧性月骨脱位,特别是月骨缺血性坏死的病例,切除月骨后,可采用肌腱植入关节成形术,即将掌长肌腱或桡侧腕屈肌腱从中剖开一半,切取长6~8cm的带蒂腱条,将其从近端向远端卷成团状,用3-0线缝合固定2~3针,以防卷成团状的肌腱散开。然后置入月骨切除后的腔隙内,与关节囊缝合固定1~2针,防止其退出(图21-1-6)。最后缝合关节囊,逐层关闭切口。

【术后处理】 月骨摘除或肌腱置入关节成形术后,用前臂掌侧石膏托将患肢腕关节固定于功能位,3周后拆除石膏托,进行腕关节屈伸功能锻炼。

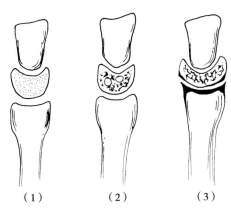

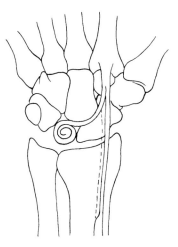

（1）　　　　（2）　　　　（3）

图 21-1-5　月骨缺血性坏死
（1）密度增高；（2）出现空泡状改变；（3）月骨
变形，伴桡骨远端骨质增生

图 21-1-6　月骨摘除，肌腱植
入关节成形术

二、舟状骨骨折的手术治疗

舟状骨位于近、远两排腕骨之间，骨折后骨折近、远端可随近、远两排腕骨的活动而活动，影响骨折的愈合。加之舟状骨的血液供应由桡动脉背支分出的 2～4 个细小的分支从其背侧和鱼际肌支的细小分支从其结节部进入舟骨，骨折时骨内血管断裂，易致骨折延迟愈合或不愈合。治疗时应予以注意。

舟状骨骨折可发生于舟骨的不同部位和呈不同状况，应根据其具体情况予以处理。

【适应证】

1. 舟状骨远侧 1/3 斜形不稳定性骨折。

2. 腰部骨折伴有移位者。

3. 舟状骨近侧 1/3 骨折伴有移位者。

4. 舟状骨骨折延迟愈合或骨不连接。

【麻醉和体位】　臂丛神经阻滞麻醉，患肢外展置于手术台旁的手术桌上。

【操作步骤】　舟骨骨折 Herbert 螺钉内固定术。

1. Herbert 螺钉内固定术中所用器械（图 21-1-7）。

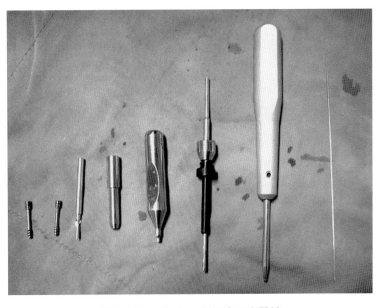

图 21-1-7　Herbert 螺钉内固定器械

2. 于掌侧以舟状骨结节为中心作一弧形切口,远端至第1掌骨基底部,近端沿桡侧腕屈肌腱的桡侧向近端延长约3cm(图21-1-8(1))。

3. 切开皮肤及深筋膜,显露桡侧屈腕肌腱将其牵向尺侧,分离桡动脉将其牵向桡侧予以保护。结扎斜跨切口的桡动脉掌浅支,显露舟骨前面的桡腕掌侧韧带及腕关节关节囊。

4. 纵形切开腕舟骨前面的桡腕掌侧韧带及关节囊,显露舟骨结节及舟骨骨折远、近侧段,直视下将其解剖复位(图21-1-8(2))。

5. 从舟骨结节处进针,沿额状面和矢状面各45°角,从远端向近端沿舟骨的长轴方向插入直径为0.8mm的导向克氏针。

6. 床边X线透视,检查克氏针的位置,导向克氏针必须位于舟骨的中央,其尖端刚好位于近端骨皮质下。

7. 再由舟骨结节处从远端向近端沿舟骨的长轴,平行导向克氏针方向插入第二根克氏针,防止舟骨骨折块移位旋转。

8. 测量插入舟骨内的导向克氏针长度,以确定螺钉长度(螺钉长度=克氏针长度−2mm)。

9. 根据测量的克氏针长度,调节空心钻头上的刻度,将空心钻头插入导向克氏针内,用埋头器沿导向克氏针的方向钻孔。

10. 选择相应长度的螺钉,沿导向克氏针拧入空心Herbert钉,直至螺钉尾完全埋入舟骨结节内。

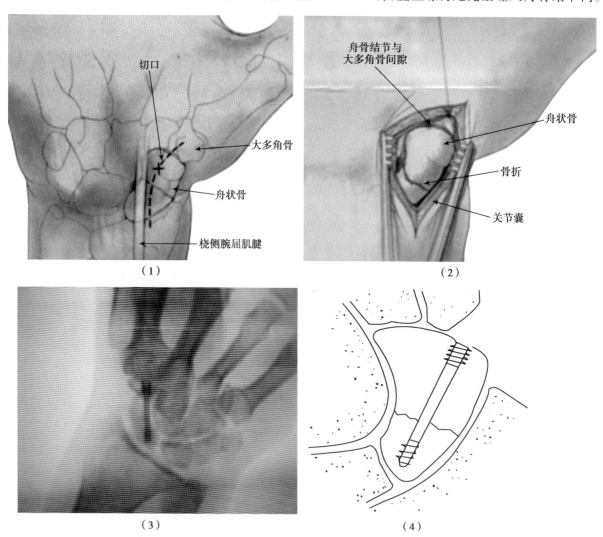

图21-1-8　舟状骨骨折Herbert螺钉内固定术

(1)手术切口;(2)显露舟骨骨折端并复位;(3)Herbert螺钉内固定术后;(4)Herbert螺钉内固定正确位置

Herbert 螺钉应位于舟骨的中央,两端加压螺纹位于舟骨骨折块内(图21-1-8(3)(4))。拔出克氏针,多体位透视检查螺钉的位置。

11. 创面止血,5-0 可吸收缝合线缝合桡腕掌侧韧带及关节囊。缝合切口。

12. 前臂石膏托于腕关节轻度背伸、桡偏,拇指对掌位固定,6 周后开始腕关节功能锻炼,定期拍片复查。

三、经舟骨月骨周围脱位的手术治疗

经舟骨月骨周围脱位即腕舟骨骨折、舟骨近侧骨块保持与桡骨和月骨的正常关系,而舟骨远侧骨块和其他腕骨一同向腕背侧脱位(图21-1-9)。大多数经舟骨月骨周围脱位为跌倒时腕关节过伸位手掌着地受伤所致,导致其向背侧脱位,仅有少数为屈曲位手背着地而致其向掌侧脱位者。

本病常由于对其缺乏认识而误诊。诊断的关键在于正确认识其 X 线表现的特点。正常腕关节的斜位 X 线片,见各腕骨相互重叠,难以辨认;但在正常情况下,腕关节平伸位侧位片则可见桡骨、月骨、头状骨与第3掌骨连成一纵轴线(图21-1-10)。而在经舟骨月骨周围背侧脱位时,正位 X 线片上显示为舟骨腰部骨折和头状骨向近侧移位,头状骨近端与月骨的阴影部分相重叠;侧位片则显示为头状骨的位置脱向月骨背侧,而月骨保持其与桡骨的正常关系。常由于对这一特征缺乏认识,易在正位片上仅诊断为舟骨骨折,而在侧位片上却将头状骨向月骨背侧的脱位误诊为月骨半脱位,其主要原因是忽视了月骨与桡骨的关系是正常的;也易与月骨脱位相混淆,经舟骨月骨周围脱位与月骨脱位的区别是:月骨脱位时可见头骨与桡骨仍在一条轴线上,但月骨向掌侧翻转,失去与桡骨和头骨的正常关系,而头状骨与桡骨的关系正常;经舟骨月骨周围脱位时,月骨与桡骨的关系保持正常,而头状骨脱向背侧(图21-1-11、图21-1-12)。还有将其他腕骨向背侧的脱位误诊为桡腕关节脱位者。

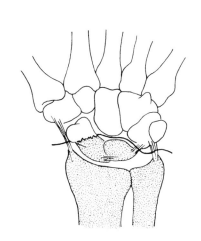
图 21-1-9 经舟骨月骨周围脱位

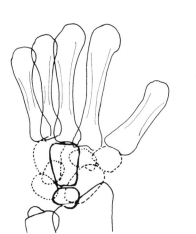
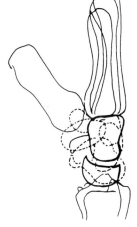
图 21-1-10 腕骨的正常关系

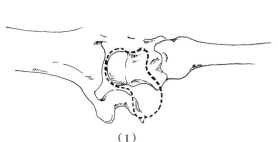
（1）　　　　　　　　　　　　　　（2）
图 21-1-11 月骨脱位及月骨周围脱位
（1）月骨脱位;（2）月骨周围脱位

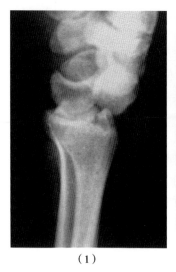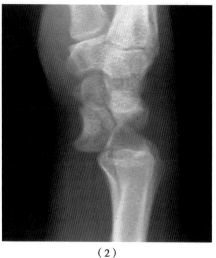

（1）　　　　　　　　　　　　　（2）

图 21-1-12　月骨周围脱位与月骨脱位
（1）月骨周围脱位;（2）月骨脱位

新鲜的经舟骨月骨周围脱位,可先采用手法复位,此时不仅要求使各腕骨间的关系恢复正常,而且要求将舟骨骨折尽可能达到解剖复位,以利于骨折愈合,然后用石膏外固定(图 21-1-13)。

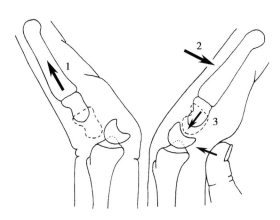

图 21-1-13　经舟骨月骨周围脱位的手法复位
1. 牵引;2. 掌屈;3. 推挤

（一）经舟骨月骨周围脱位切开复位术

【适应证】　新鲜经舟骨月骨周围脱位,手法复位失败,或手法复位舟骨骨折不能达到解剖复位者,以及陈旧性经舟骨月骨周围脱位,应行切开复位术。

【麻醉和体位】　臂丛神经阻滞麻醉,患肢外展置于手术台旁的手术桌上。

【操作步骤】

1. 切口。从手背偏桡侧横形经腕背部向前臂远端尺侧延伸,作一 S 形切口。

2. 切开皮肤及皮下组织,保护手背及腕背的静脉和皮神经,必要时切断结扎静脉间的吻合支,以便将主要静脉向两侧牵开予以保护。

3. 纵形切开腕背伸肌支持带的远侧部分,将伸指肌腱牵向尺侧,拇长伸肌腱牵向桡侧,显露腕关节背侧关节囊。

4. 横形切开关节囊,显露腕关节。此时可见脱向背侧的头骨及其相邻的舟骨远侧骨折块和三角骨。月骨及舟骨近侧骨折块倒向掌侧。

5. 清除关节腔内的血肿及机化组织。轻度屈伸活动腕关节,使关节周围的粘连松解。借助骨膜起子,从远侧方向插于头骨与月骨之间。在助手将腕关节牵引的情况下,以头骨为支点,用力将月骨连同桡骨远端向背侧撬起,并将头骨压向掌侧,使头、月关系恢复正常。此时,随之舟骨骨折也将达到复位。

6. 检查桡月和头月关系以及舟骨骨折复位情况,确认达到正确复位后,将舟骨用 Herbert 螺丝钉固定(见图 21-1-7、图 21-1-8)。缝合腕关节关节囊。

7. 复位被牵开的伸肌腱,由于伸肌支持带近侧部分或相连的前臂深筋膜保持完整,切开的伸肌支持带可以不予缝合。

8. 缝合皮肤,闭合伤口。

【术后处理】　用石膏托将患肢固定于腕关节轻度背伸位。术后 2 周拆线后,更换前臂管型石膏继续固定 6~8 周。拆除石膏托后,主动进行腕关节伸屈功能锻炼。

（二）近排腕骨切除术

【适应证】 陈旧性经舟骨月骨周围脱位,复位困难者,可采用近排腕骨切除术。即切除舟状骨(包括近、远端骨折块)、月骨和三角骨。使头状骨近端与桡骨远端形成新的桡腕关节,可保留部分腕关节的活动功能。

【麻醉和体位】 臂丛神经阻滞麻醉,患肢外展置于手术台旁的手术桌上。

【操作步骤】

1. 手术切口及关节囊切开后显露腕关节的步骤与经舟骨月骨周围脱位切开复位相同。

2. 切除近排腕骨,清除关节内瘢痕组织,显露月骨,在月骨周围背侧脱位时,头骨位于背侧,月骨位于掌侧,部分被头骨覆盖。牵引患手,并且向掌侧屈曲,用骨膜剥离器分离月骨与周围的粘连,离断桡月前韧带和桡月后韧带,逐渐将月骨摘除,如整块切除有困难,可将其分块摘除。然后在腕关节牵引和屈曲位,切除舟骨和三角骨。舟骨可全部切除或于头骨近端平面切除。为避免保留的舟骨远侧部分近侧骨端与桡骨远端桡侧关节面之间引起创伤性关节炎,以舟骨近、远端骨折块全部切除为宜。

3. 近排腕骨切除后,放松牵引,远排腕骨的头状骨立即向近侧移动与桡骨形成新的桡腕关节(图21-1-14)。

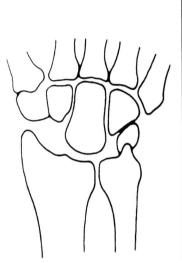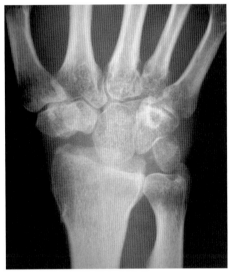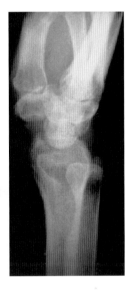

图 21-1-14 近排腕骨切除术后

4. 缝合关节囊,放回牵引的伸肌腱,缝合腕背侧韧带,缝合皮肤。

【术后处理】 用石膏托将患肢腕关节固定于功能位,3周后拆除固定,进行腕关节屈伸功能锻炼。并辅以适当的中药熏洗以及物理治疗,以促进腕关节活动功能恢复。腕关节活动功能恢复情况取决于功能锻炼的程度,一般在术后3个月左右能恢复一定程度的腕关节活动度,并能恢复适当的工作。头骨近端与桡骨远端月骨凹形成新的桡腕关节,保留了腕关节的部分活动功能,大多数病例腕关节伸屈活动度可以达到正常侧的60%左右。

【注意事项】

1. 切开皮下组织时,应注意避开和保护桡神经分支,以免造成损伤。

2. 剥离切除舟骨、月骨和三角骨时,应沿着拟切除的骨块剥离,避免损伤头骨近端和桡骨远端的关节面。如舟骨有骨折,切除舟骨时,应注意将舟骨远侧骨折块完全切除,以免遗留的骨块日后引起创伤性关节炎。

3. 大多角骨毗邻桡骨茎突,如桡骨茎突影响腕关节桡偏者,则应切除桡骨茎突。在横形切除桡骨茎突时,要避开桡骨月骨凹的桡侧缘。

四、第1掌骨基底部骨折脱位切开复位术

第1掌骨基底部骨折脱位,又称 Bennett 骨折,是一种极不稳定的骨折。拇指腕掌关节为第1掌骨与大多角骨构成的鞍状关节,活动灵活而稳定。在拇指受到纵轴上的外力作用时,于第1掌骨基底部产生一个骨折线由内上斜向外下方的关节内骨折,于其内侧基底部形成一个三角形的骨折块。该骨折块由于有掌侧韧带附着而继续保持与大多角骨的位置关系,骨折远段由于拇长展肌的牵引力,则向桡侧和背侧脱位(图21-1-15)。这种骨折一般复位容易,但很不稳定,固定比较困难,可行手法复位经皮穿针固定(图21-1-16),也常需进行切开复位。若早期处理不当,致骨折畸形愈合,导致创伤性关节炎,因疼痛而影响功能者,则可考虑行拇指腕掌关节融合术。

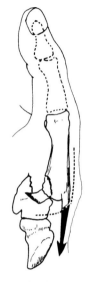

图 21-1-15　Bennett 骨折
虚线示手术切口

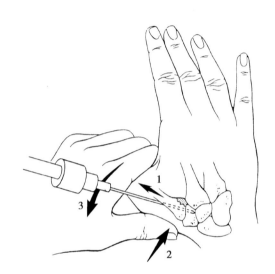

图 21-1-16　Bennett 骨折,手法复位闭合穿针
1. 牵引;2. 复位;3. 打入克氏针

【适应证】　第1掌骨基底部骨折脱位,手法复位后外固定不满意者;或陈旧性骨折脱位,可行切开复位术。

【麻醉和体位】　臂丛神经阻滞麻醉,患肢外展置于手术台旁的手术桌上。

【操作步骤】

1. 切口　切口从第1掌骨中、下1/3交界处起,沿掌骨桡侧、鱼际桡侧缘纵行向近端,至腕横纹处再转向掌侧,使之呈 L 形,长 4～5cm(见图21-1-15)。

2. 切开皮肤、皮下组织及筋膜　切开时注意保护桡神经的分支,在切口偏背侧处可见拇短伸肌腱,将其向背侧牵开。于第1掌骨近端切开骨膜,用骨膜剥离器作骨膜下剥离,显露掌骨近端,并切开第1腕掌关节的关节囊,显露骨折处。

3. 复位　由助手固定伤手,术者握住患者的拇指进行牵引,使拇指及第1掌骨外展、背伸,同时术者用拇指向尺掌侧方向按压第1掌骨基底部,即可使骨折脱位完全复位。由于不稳定,术者松开牵引和按压第1掌骨基底的手指,骨折容易再脱位。因此在穿克氏针时应注意是否有移位。

4. 固定　选用直径1mm的克氏针。固定方法根据掌骨基底部三角形骨折块的大小决定。如三角形骨折块很小,不易将第1掌骨与之钉住,可在保持复位的情况下,于拇指外展、对掌位,用克氏针将第1掌骨与大多角骨固定。若三角形骨折块较大,复位后用两根克氏针交叉将第1掌骨远端的骨折段与三角形骨折块固定(图21-1-17)。亦可用克氏针将第1掌骨与第2掌骨予以固定(图21-1-18)。如骨折块大,还可于骨折复位后用一块微型 T 形接骨板固定。

5. 放松止血带止血后,逐层缝合手术切口,咬短克氏针,使之恰位于皮下。

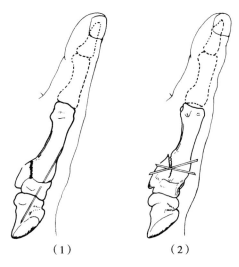

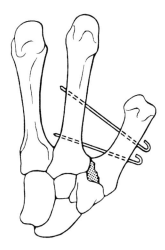

（1） （2）

图 21-1-17 第 1 掌骨基底部骨折克氏针固定
（1）第 1 掌骨与大多角骨固定；
（2）掌骨与三角形骨块固定

图 21-1-18 第 1 掌骨基底部骨折，克氏针
将第 2 掌骨与第 2 掌骨固定

【术后处理】 用前臂掌侧石膏托将腕关节固定于功能位，以及拇指充分外展、对掌位。固定部位至拇指指间关节，并允许指间关节活动，避免使拇指掌指关节过伸。术后两周拆除缝线，继续石膏固定至骨折愈合，一般需 4～6 周。克氏针将拇指腕掌关节作临时固定者，于术后 6 周骨愈合后立即拔除克氏针，进行腕掌关节主动活动功能锻炼。用两枚交叉克氏针将骨折块固定者，可于术后 4～6 周骨折愈合后拆除石膏，进行腕掌关节功能锻炼。术后 2～3 个月另作小的皮肤切口，取出克氏针。

五、拇指掌指关节脱位切开复位术

拇指掌指关节脱位较为常见。一般在拇指过度背伸位，受到来自拇指纵轴方向的外力作用而使其脱位。因此，多为掌骨头突破关节囊而脱至掌侧皮下。多数患者能自己将其复位，就诊时仅见局部肿胀。

下列因素可影响其复位：①种籽骨脱下卡于关节之间，或掌指关节两侧与种籽骨之间的韧带将掌骨头卡住；②掌骨头卡于破裂的关节囊和止于近节指骨基部的拇短屈肌腱两个头之间；③拇长屈肌腱卡于掌骨头与脱位的近节指骨基底部之间（图 21-1-19）。

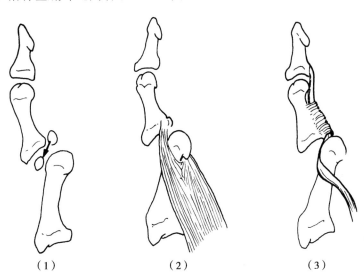

（1） （2） （3）

图 21-1-19 拇指掌指关节脱位，影响复位的因素
（1）籽骨滑脱卡入关节腔内；（2）拇短屈肌腱二头卡住掌骨头；（3）拇长屈肌腱卡于关节内

【适应证】　拇指掌指关节脱位手法复位失败或陈旧性拇指掌指关节脱位,均应行切开复位术。但陈旧性脱位手术后常遗留关节僵直和疼痛,以致最后需行关节融合术。因此,陈旧脱位,患者自觉症状严重者,即可考虑直接行掌指关节融合术。

【麻醉和体位】　臂丛神经阻滞麻醉,患肢外展置于手术台旁的手术桌上。

【操作步骤】

1. 切口。以拇指掌指关节为中心,于掌面作横切口,长约3cm。切开皮肤、皮下组织。切口两侧应注意勿损伤拇指掌侧的血管神经束。

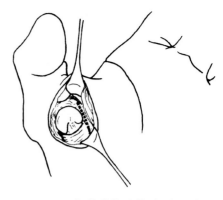

图 21-1-20　拇指掌指关节脱位切开复位
关节囊卡住掌骨头。虚线示
关节囊纤维软骨板切口

2. 牵开拇长屈肌腱,即可见脱出的掌骨头。检查影响关节复位的原因,分别予以解除:①关节囊与拇短屈肌腱卡住掌骨头,则将关节囊纤维软骨板纵行切开一小口,并将拇短屈肌的内、外侧头向两侧牵开,即可复位(图21-1-20);②拇长屈肌腱卡入关节腔者,可将肌腱拔出;③种籽骨间韧带卡住掌骨头者,可将其韧带横行切断,待关节复位后,再将切断的韧带予以缝合(图21-1-21)。

3. 缝合破裂的关节囊,复位牵开的拇长屈肌腱,缝合手术切口。

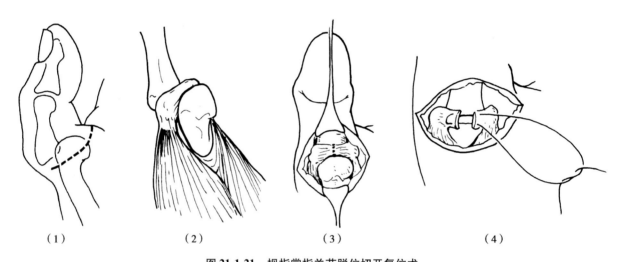

（1）　　　　　　（2）　　　　　　（3）　　　　　　（4）

图 21-1-21　拇指掌指关节脱位切开复位术
(1)皮肤切口;(2)籽骨卡住掌骨头;(3)切断籽骨间韧带;(4)关节复位,缝合韧带

【术后处理】　将拇指掌指关节于功能位用石膏托固定3周,固定期间可允许拇指指间关节活动。拆除固定后进行拇指掌指关节屈伸功能锻炼。

六、掌骨骨折切开复位内固定术

掌骨骨折可发生于掌骨的不同部位,由于其肌肉的牵拉作用,而可产生不同类型的骨折移位。如发生于掌骨颈和掌骨干者,由于其解剖特点,骨折部位往往出现向背侧的成骨畸形(图21-1-22)。由于腕掌关节活动性小,以稳定性为主,发生于掌骨基底部的骨折,如无明显的移位,可采用外固定治疗。

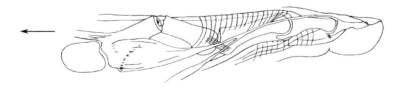

图 21-1-22　掌骨骨折移位的机制

【适应证】 掌骨骨折多数均能采用手法复位,小夹板或石膏固定治疗。对于多发性掌骨骨折,肿胀明显难以手法复位者;或移位明显的斜行或螺旋形等不稳定性骨折以及手法复位失败的病例,可行切开复位内固定。

【麻醉和体位】 臂丛神经阻滞麻醉,患肢外展置于手术台旁的手术桌上。

【操作步骤】

1. 切口 于手背骨折处,沿掌骨作纵向切口,长 3~4cm。

2. 显露骨折端 切开皮肤、皮下组织,注意保护手背较大的静脉和皮神经支,将其游离后牵开。切开筋膜,牵开指伸肌腱,即可暴露骨折端。

3. 骨折复位克氏针内固定 ①用骨膜剥离器将骨折远侧端撬出,用电钻将粗细适合的克氏针插入远端骨髓腔内。于掌指关节屈曲位,将克氏针从掌骨头的桡侧掌面边缘穿过,经皮肤穿出。②松去钻头,将钻头固定到克氏针远端,把克氏针向远端退出,直至近端刚好完全进入骨髓腔内。③撬出近侧骨折端,使骨折复位;再将克氏针从远端向近端方向插入,并使之从掌骨基底部尺侧背面穿出皮肤外。掌骨骨折后,由于骨间肌的牵拉,骨折处常向背侧成角。因此,在向近端穿针过程中,应用一手指向掌侧按压骨折处,矫正向背侧成角畸形,以保证克氏针的进针方向。④再将电钻换至克氏针近端,使之逐渐向近端退出,至克氏针恰好退入掌骨头内,掌指关节活动自如时为止。⑤于掌骨基底部咬除过长的克氏针,残端埋于皮下(图21-1-23)。若为不稳定性骨折,可在骨折远端横行穿入 1 根克氏针与邻近掌骨固定(图21-1-24)。

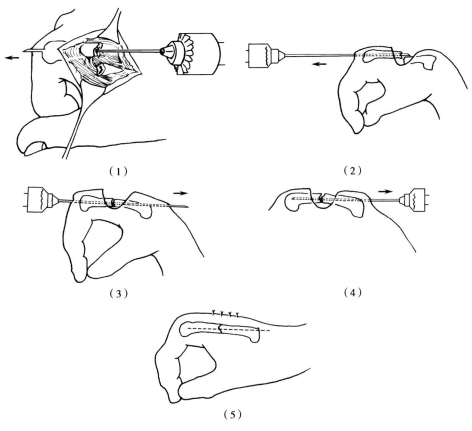

（1）　　　　　　　　　　　　　　　（2）

（3）　　　　　　　　　　　　　　　（4）

（5）

图 21-1-23　掌骨骨折切开复位内固定术
（1）~（5）为手术步骤

4. 典型的螺旋形骨折可采用横穿克氏针或用螺丝钉固定(图21-1-25、图21-1-26)。而典型的横形掌骨骨折,则可采用钢丝或接骨板固定法(图21-1-27)。

5. 多发性斜行不稳定性掌骨骨折,可于 2~5 掌骨头部横形穿入 1 根克氏针,然后从第 1 掌骨头向

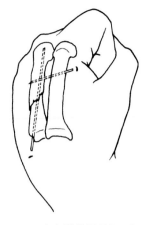

图 21-1-24　不稳定性掌骨骨折,克氏针固定

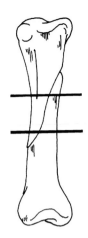

图 21-1-25　螺旋形掌骨骨折内固定

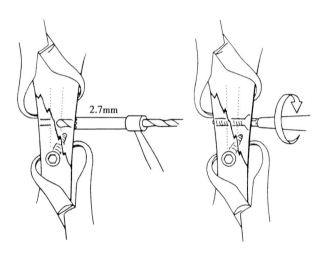

图 21-1-26　掌骨螺旋型骨折螺丝钉固定

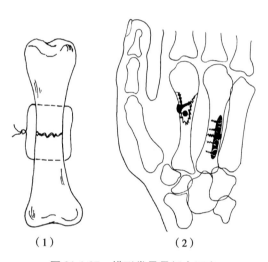

（1）　　　　　　　　（2）

图 21-1-27　横形掌骨骨折内固定
（1）钢丝固定;（2）钢板固定

第 5 掌骨基底部和从第 5 掌骨头向第 1 掌骨基底部分别斜行各穿 1 根克氏针。1 根掌骨骨折时,不能将掌骨骨折的近、远段分别与邻近掌骨横行各穿 1 根克氏针固定,这将影响骨折的对合,妨碍骨折的愈合。横形掌骨骨折也不需行交叉克氏钢针固定(图 21-1-28)。

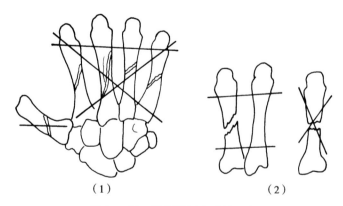

（1）　　　　　　　　　　　（2）

图 21-1-28　掌骨骨折克氏针固定
（1）多发性掌骨骨折克氏针固定;（2）掌骨骨折,不恰当的固定

　　6. 掌骨颈骨折,因手指呈伸直位时,掌骨头向下,骨折向背侧成角。因此,骨折复位克氏针固定后,应将掌指关节和指关节固定于屈曲位(图 21-1-29)。亦可在复位后,经皮横行穿 2 根克氏针与邻近的完

整的掌骨之间固定或用接骨板予以固定(图 21-1-30、图 21-1-31)。

7. 复位固定完毕,逐层缝合切口。

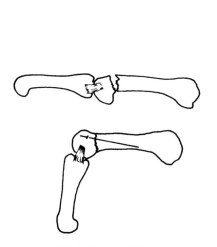

图 21-1-29　掌骨颈骨折
内固定术

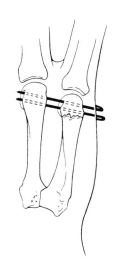

图 21-1-30　掌骨颈骨折,
克氏针固定

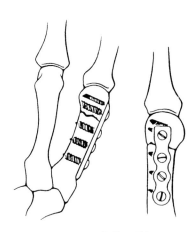

图 21-1-31　掌骨颈骨折,
钢板固定

【术后处理】　如内固定牢固、稳定,可不加外固定,早期开始手指主动活动功能锻炼。否则需用石膏托将患手固定于功能位。4～6周后拍 X 线片复查,拔除克氏针,进行功能锻炼。为了尽早开始手指各关节的活动锻炼,特别是掌骨颈骨折,应尽可能达到解剖复位和牢靠的固定,以争取使掌指关节恢复正常的功能。

七、指骨骨折切开复位内固定术

指骨骨折是手部最常见的骨折。骨折的部位不同,由于受不同的肌腱牵拉力的影响,产生不同方向的移位(图 21-1-32)。掌握这些移位特点,对于指骨骨折的治疗具有重要的意义。

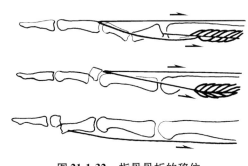

图 21-1-32　指骨骨折的移位

【适应证】　开放性指骨骨折合并其他软组织损伤者,多于清创术同时行骨折复位,克氏针内固定。稳定性闭合性指骨骨折及无明显移位者,一般多采用手法复位,铝板或小夹板固定治疗。手法复位外固定失败或移位明显或斜行骨折不稳定者,可行切开复位内固定。

【麻醉和体位】　臂丛神经阻滞麻醉。患者仰卧,患肢外展置于手术台旁的手术桌上。

【操作步骤】　以中节指骨骨折为例。

1. 切口。于手指中节背侧作弧形切口。

2. 切开皮肤、皮下组织,将指伸肌腱向一侧牵开,即可显露骨折端。为防止手指旋转,用 2 根克氏针行交叉固定。穿针方法基本上同掌骨骨折,先将骨折远端撬出切口,从骨髓腔插入克氏针,分别向远侧骨折段的远端两侧穿入 2 根克氏针,最好使克氏针不通过关节面。松开钻头,将其固定到克氏针远端,使克氏针退入骨髓腔内。骨折复位后,将克氏针穿入近侧骨折段,并从指骨基底部两侧穿出,亦最好不进入关节。使远端克氏针退至指骨皮质边缘时,咬除近端的克氏针,所留残端返折成钩状埋于皮下(图 21-1-33)。如用微型气动钻或电动钻,则可按骨折固定需要,在指骨上直接从骨皮质上穿入克氏针。

3. 缝合切口。

亦可采用手指侧正中切口显露指骨骨折处行内固定术。指骨由于所受外力及受伤部位不同,骨折有多种类型。应根据不同骨折类型采取不同的内固定方法(图 21-1-34)。

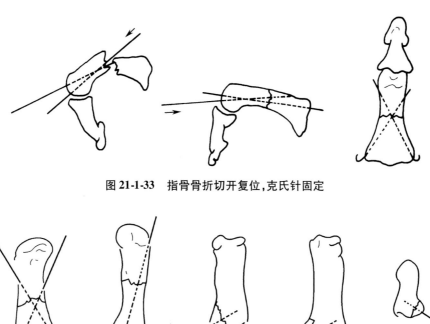

图 21-1-33　指骨骨折切开复位,克氏针固定

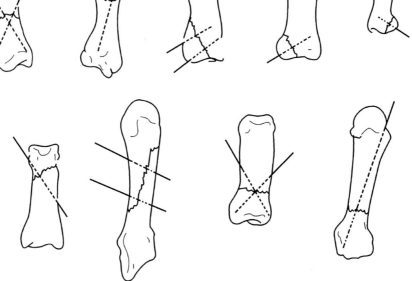

图 21-1-34　各种类型指骨骨折克氏针固定法

　　螺旋形指骨骨折与掌骨骨折一样,可采用螺丝钉或钢针固定(图 21-1-35)。

　　向背侧成角的指骨干横形骨折,如屈侧的骨皮质是完整的,可采用背侧张力带钢丝或接骨板固定,对骨折端所产生的压力以抵消屈肌腱的拉力,而使骨折端保持其稳定性(图 21-1-35)。

　　末节指骨骨折应根据不同的情况,采用不同的固定方法。纵形劈裂骨折,采用横形克氏针固定。横形骨折则采用纵向的克氏针固定,没有特殊必要时,克氏针不应超过关节(图 21-1-36)。末节指骨基底部撕脱骨折,撕脱的近侧骨块背侧与伸肌腱相连,掌侧与指深屈肌腱相连。如被撕脱的骨块很小,则可将其骨折块切除,将肌腱止点用钢丝抽出缝合法固定于末节指骨(图 21-1-37)。如撕脱的骨块较大,则用钢丝抽出缝合法将撕脱的骨块连同相连的肌腱一起固定于末节指骨,并用一克氏针将末节指骨临时固定于伸直位(图 21-1-38、图 21-1-39);亦可采用螺丝钉或克氏针将撕脱的骨块连同相连的肌腱一起固定于末节指骨,并用一克氏针将末节指骨临时固定于伸直位(图 21-1-40);或用一克氏针将末节指骨与撕脱的骨块一起固定,既保持末节指骨于轻度过伸位,又保持撕脱的骨块于复位状态(图 21-1-41)。

　　儿童的末节指骨骨骺开放性骨折、甲床破裂、指甲被撕脱至甲后皱襞的背侧,此时,可将骨骺复位,修复甲床;再将指甲复回至甲后皱襞之下,然后用一夹板予以外固定即可(图 21-1-42)。

　　【术后处理】　术后用铝板将患肢固定于掌指关节屈曲位和指间关节伸直位,以利术后关节功能的恢复。如为关节内骨折,关节面破坏严重,估计术后指间关节或掌指关节将会丧失活动功能时,则应将

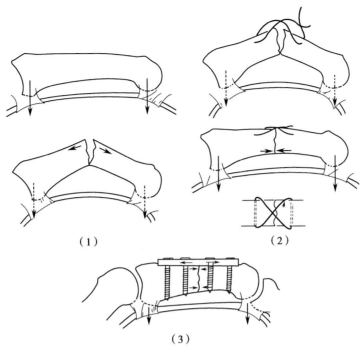

（1）

（2）

（3）

图 21-1-35　指骨干横形骨折内固定术
（1）指骨干骨折的移位；（2）背侧张力带钢丝固定术；（3）钢板固定术

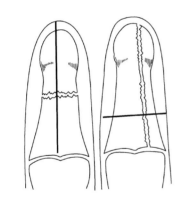

图 21-1-36　末节指骨骨折克氏针固定术

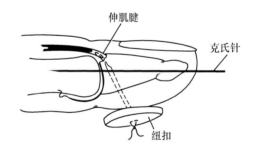

图 21-1-37　末节指骨基底撕脱骨折
骨块切除，钢丝抽出法固定肌腱

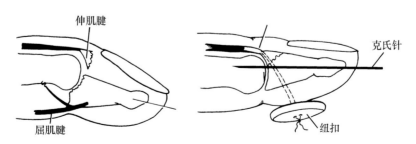

图 21-1-38　末节指骨背侧基底撕脱骨折内固定术

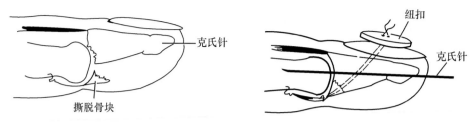

图 21-1-39　末节指骨掌侧基底撕脱骨折内固定术

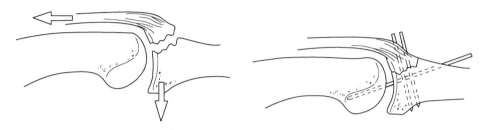

图 21-1-40　末节指骨撕脱骨折克氏针固定

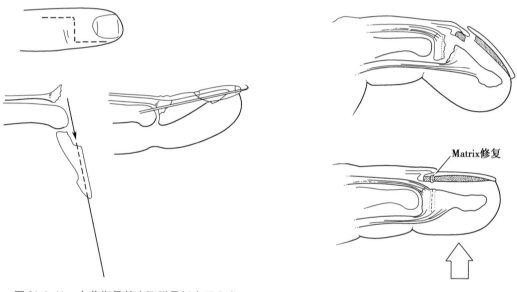

图 21-1-41　末节指骨基底撕脱骨折内固定术　　　图 21-1-42　儿童末节骨骺骨折

患指固定在功能位。4～6周后拔除克氏针进行功能锻炼。6周后仍不能拔除克氏针者,应去除外固定,带着克氏针进行手指屈伸功能锻炼,以防关节僵硬。螺丝钉、接骨板或内置的克氏针应于骨折完全愈合后,予以取出。

（洪光祥　陈振兵）

第二节　手部开放性损伤

手部损伤以开放伤居多,类型复杂,受累组织多,治疗难于闭合性损伤。

手术治疗开放性损伤,方法也甚多,操作简繁各异,效果伯仲难分,但基本原则不变即:①清除失活组织,力保血液循环通畅;②修复受损结构,力争一期闭合伤口;③以功能为前提,恢复手外观。手术方案的确立,应依据患者伤情、术者习惯及能力而定,不要强求一致。

一、急救处理

急救处理及时得当与否,直接影响后续治疗。它包括以下五个方面。

（一）包扎伤口

使用无菌敷料或清洁纺织品加压包扎伤口,如纱布、毛巾、衣物等,目的有两个:①减少出血;②防止进一步的污染。包扎伤口不可过厚,否则会削弱加压作用。若伤口沾有污染物,如泥土、木屑等,可用灭菌生理盐水、冷开水或自来水冲洗,然后再加压包扎。切忌用污水、消毒溶液如碘酊、酒精等直接冲洗或涂擦伤口。

（二）止血

无大出血者,局部加压包扎伤口即可。包扎无效或有搏动性出血者,可用条带状物,如气囊止血带、绷带、手绢、毛巾等在伤口近侧绑扎止血,并记录时间,1~1.5小时放松1次,每次5~10分钟,以免肢体远端缺血时间过长,导致组织坏死。放松止血带时,应先用手于敷料外按压,以减少出血。活动性出血停止者,不必继续绑缚止血,改用加压包扎即可。不能绑扎止血带或有大动脉,如股动脉、腋动脉出血者,可用止血钳夹持或缝线结扎止血,但不要过多损伤血管,以免缺损过多难于直接缝合修复。绑扎止血,以指根、前臂远端及上臂部为宜,前臂中部因有尺、桡骨遮掩,绑扎对骨间动脉作用弱,会影响止血效果。

（三）局部制动

于伤手绑缚木板或硬纸板进行制动,一是减轻局部疼痛,二是避免在转运过程中由于震动、重力牵拉或扭转,或骨端移动造成组织的进一步损伤。

（四）药物应用

伤口局部不需要应用抗菌药物。外伤严重者,在救护车转运过程中可给予安定或鲁米钠缓解焦躁及疼痛症状。

（五）转运

上述处理完成后,全身状况平稳者速往医院就医。失血过多、生命垂危者应就地抢救,然后再转往医院。转运尽可能做到快速、安全和减少痛苦。尽可能在本地区进行治疗,不要盲目地跨省、市转运,以免增加患者痛苦,延误治疗和影响治疗效果,尤其是天气炎热的夏天。

二、清创

清创,即用外科方法清除新鲜伤口内污染、严重损伤及坏死组织,变污染伤口为清洁伤口之过程,适用于所有的开放伤。此举可降低伤口感染几率,减少瘢痕与组织粘连,促进伤口一期愈合。清创,原则上应做到彻底,只保留新鲜、正常的组织,以利伤口一期愈合,不出现感染和坏死,未能一期修复的残缺留在二期手术中重建。清创彻底与否,会直接影响伤口的愈合及后续治疗,粗糙、草率的清创极可能会导致严重的感染,造成永久的功能缺失。但是当彻底清创危及肢体存活、重要结构覆盖时,若不能立刻重建肢体血液循环或所要保留的重要结构,还是应以后者为重,酌情放宽清创尺度,术后选用敏感的抗生素,联合用药,以减少因清创不彻底而引发感染的可能性。

除了清除不利伤口愈合的因素之外,清创的意义还在于探查了解创伤的范围、程度,标记受损的重要结构,如神经、血管等,为随后的修复做好准备。

【麻醉和体位】　臂丛或全身麻醉,仰卧位。

【操作步骤】　于上臂、手指根部绑缚气囊或橡胶止血带。用沾满肥皂水的刷子刷洗患肢,然后清水冲洗;再取一把新刷,还是肥皂水刷、清水冲,两遍,去除肢体与伤口表面的污物。用干净的纱布或治疗巾擦干肢体,碘酊、乙醇或聚维酮碘(碘伏)消毒,然后铺单。用剪刀或手术刀由浅入深、自外周向中央,按组织层次清除坏死失活的组织。失活组织或是与周围组织分离或是颜色、性状明显有别于正常,如干瘪的肌腱、碎屑状的肌肉、紫色的皮下组织等,它们缺少血液供应,没有存活可能,必须要切除。大的伤口也可由一端清向另一端——先沿创缘切,剪去1~2mm宽的皮,然后是皮下组织、藏匿在深层的污染物、肌肉、骨骼等,标记神经、血管、肌腱断端——待整体伤情判断清楚之后再清,以免缺损过多无法一期修复;当然,要是严重的撕脱、捻挫伤,还是先清除了为好,因为无论如何这些结构都不可能做直接修复,组织移位或移植必不可免。清创之后依次用生理盐水、过氧化氢溶液、生理盐水、碘伏溶液、生理盐水冲洗伤口。放松止血带,电凝或缝线结扎止血。有知名动脉断裂者,需用止血夹夹住血管断端。

回缩的肌腱断端、需要截除的骨端,可待大体清创结束、伤口反复冲洗之后再牵出清创,此时创面较干净,不会有更多的污染物进入松质骨内,或随腱端回缩进入鞘内。

清创彻底,术后伤手局部和全身反应均小,手部肿胀也轻,感染机会也会明显减少,同时组织愈合后瘢痕量少,组织粘连轻,有利于伤手的功能恢复。

三、伤口闭合、制动与活动

闭合伤口,张力不宜过大,否则会影响周围皮肤血液循环,致创缘坏死。不能直接缝合者,可根据创面条件及损伤状况,采用皮片移植、皮瓣移位或移植进行修复。如无特殊原因,伤口尽可能一期闭合。污染严重、出血广泛者,软组织或肢体存活有疑问者,可不缝合伤口,开放2~5天,待伤情稳定再闭合。

术后伤手需要制动,以便于组织愈合顺利,避免缝接处断裂或骨折再移位。但时间过长也会加剧肌腱粘连、引发关节僵硬。一般来说,肌肉、肌腱和神经修复后要制动3~4周。骨折复位内固定后,制动时间需根据内固定物的种类、方式而定:①接骨板螺丝钉固定,若无肌肉、肌腱和神经等损伤,术后数天即可开始功能活动;②有上述组织损伤者,则要待软组织愈合后才能开始功能活动;③克氏针固定者,一般要待6周拆除外固定物才开始活动,同时保留克氏针至骨折愈合。

受损组织修复并获一期愈合,只是伤手恢复功能的基本条件。康复治疗则是促进功能恢复的重要途径。有条件者均应接受康复治疗,在专业医生指导下尽早开始活动,获取应有的功能恢复。

四、骨折固定

掌、指骨骨折尽可能做到解剖复位,避免出现旋转及侧方成角畸形。

常用的固定物有克氏针、钢丝、螺丝钉、接骨板和外固定架。

(一) 克氏针

适用于各种类型的骨折。使用方便,组织损伤小,但牢固性较差,术后需辅以石膏托、塑料支具等外固定物,不能早期活动。6~8周待骨折愈合之后再取出。克氏针针尾即可包埋在皮下组织内,也可留置在皮肤之外。前者取出需二次切开,后者直接拔除即可。针尾留置皮外者,需定期清除针孔结痂并消毒,以免出现针孔感染(图21-2-1)。

术后5~6周,骨折初步愈合即可定时拆除外固定物,轻柔地活动骨折邻近关节,以免固定范围过大引发关节僵硬。

使用克氏针固定掌、指骨骨折,有逆行及顺行两种穿针方法。前者,针先由一侧骨折段髓腔穿至骨外,待骨折复位后再穿回到另一侧骨折段髓腔及皮质内;后者,针则是在骨折复位之后由一侧骨折段外钻入到髓腔内,接着又到另一侧骨折段的髓腔及皮质。无论哪种方法,均是交叉穿针,一是增加固定强度,二是阻止骨折旋转。

(二) 钢丝

适用于横形骨折。操作较复杂,牢固性较好。同克氏针一样,为了增加固定强度以及阻止骨折旋转,钢丝也是绑扎两道,且相互垂直。或者绑扎一道,然后斜穿一根克氏针固定骨折,也可起到同样的作用。术后3~4周,前者,即钢丝绑扎两道者,可开始主动活动,而后者则要待6周克氏针拔除之后进行。

(三) 螺丝钉、接骨板

前者适用于纵形、斜形、螺旋、髁间以及撕脱骨折,后者适用于横形、斜形、螺旋及粉碎性骨折。操作较复杂,技术要求高,组织损伤大,但固定甚牢固,术后可早期活动。螺钉、接骨板取出需二次手术切开。

如无肌腱、神经和血管损伤,术后1~2天即可在医生指导下主动活动关节。骨折愈合、手功能复原后可将螺钉、接骨板取出。

(四) 外固定架

可跨关节固定,与克氏针联合,适用于各种骨折,尤其是关节内粉碎骨折及有骨缺损者。其操作较简单,组织损伤小,固定牢固,术后可早期活动。

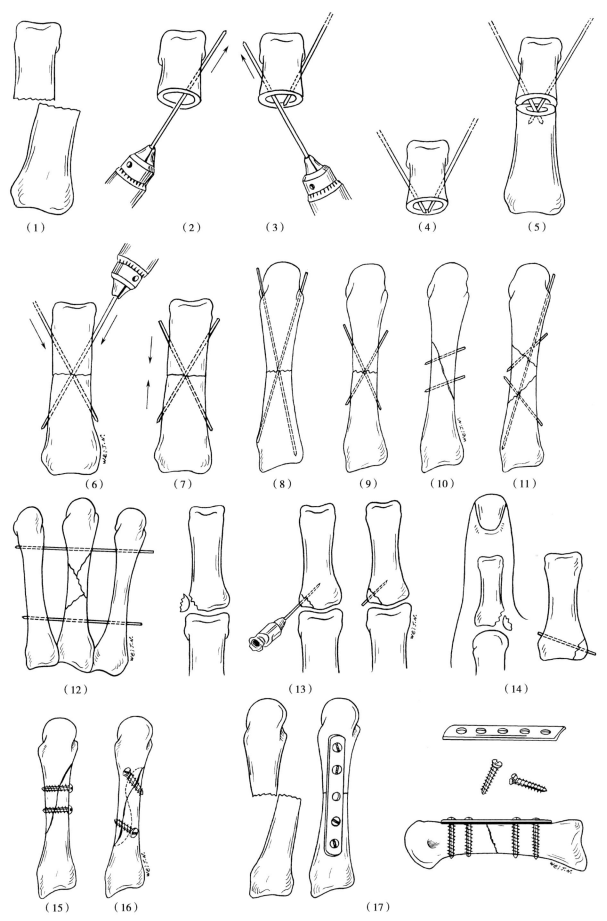

（1）　　　　　（2）　　　　　（3）　　　　　（4）　　　　　（5）

（6）　　（7）　　（8）　　（9）　　（10）　　（11）

（12）　　　　　（13）　　　　　（14）

（15）　（16）　　　　　（17）

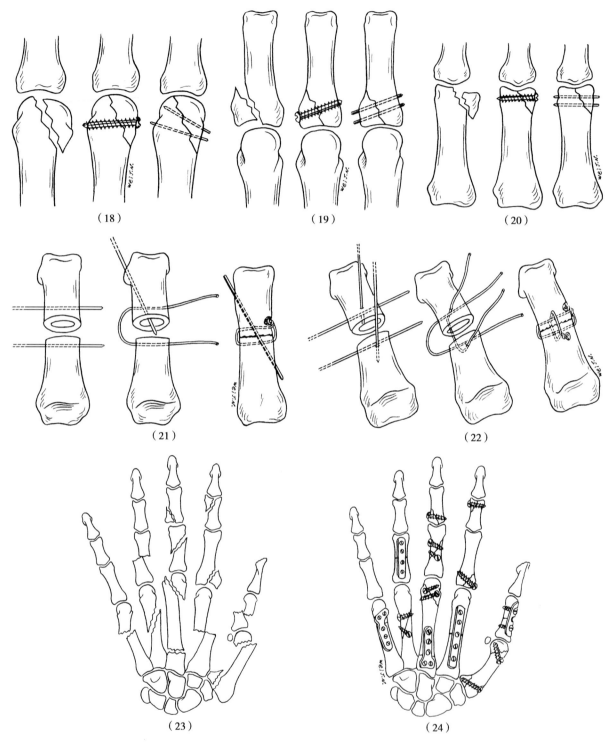

图 21-2-1　手部掌骨和指骨骨折常用的内固定

（1）～（7）掌、指骨骨折克氏针内固定的逆行穿针方法；（8）～（12）不同类型的掌骨骨折克氏针内固定的方法；
（13）、（14）小片有移位波及关节的撕脱骨折，可用细克氏针或注射针头固定；（15）、（16）长斜形及螺旋形骨折用
螺丝钉固定的方法；（17）用小型钢板固定掌骨横断或短斜形骨折；（18）掌骨头骨折用螺丝钉和克氏针固定的方
法；（19）、（20）指骨关节内骨折螺丝钉和克氏针内固定的方法；（21）掌、指骨横断骨折钢丝和克氏针联合固定的
方法；（22）掌、指骨横断骨折用钢丝作交叉矩形固定的方法，先用克氏针或小钻头于骨折两端作垂直钻孔，然后
穿入钢丝，骨折复位后将钢丝拧紧；（23）、（24）掌、指骨不同类型骨折采用螺丝钉及小型钢板固定的方法

五、肌腱修复

肌腱断裂之后断端常常回缩,要另做切口才能找寻得到。

肌腱缝合术后,手指应尽早活动,以减少肌腱粘连,促进运动功能恢复。

缝合肌腱,各种缝线均可使用。理想缝线的标准是:①组织反应小,柔韧性好;②直径细,抗断强度高;③易于操作,打结牢靠。目前,肌腱缝合术后能早期活动者,多使用 4-0、5-0 聚丙烯、聚二噁烷酮线;不能早期活动者,多使用 3-0 丝线。缝合方法有许多种,目前常用而且抗断强度较好的有:改良 Kessler 缝合法和改良 Bunnell 缝合法(图 21-2-2)。

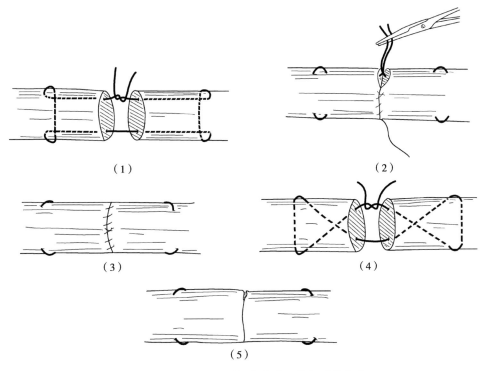

图 21-2-2　在手部开放损伤中常用的肌腱缝合法

(1)、(2)、(3)改良的 Kessler 缝合法:用 4-0 聚丙烯缝线作断腱两端扣圈缝合,然后用 6-0 或 7-0 尼龙线
将肌腱缝合处作环形连续缝合;(4)、(5)改良的 Bunnell 缝合法

(一) 屈肌腱损伤的处理

【诊断】　肌腱断裂,受其支配的关节随即不能主动屈曲,或是触摸不到紧张绷起的肌腱。但是急诊患者往往因伤痛而合作不佳,再加伤口及出血的遮掩,很难获取正确的诊断。确诊常常是在清创时获得。

【指屈肌腱分区及损伤处理】　由远及近,指屈肌腱被划分为 5 个区域(图 21-2-3)。

Ⅰ区:远节指骨基底到中节指骨中部、指浅屈肌腱附着点以远。肌腱只有一条,指深屈或拇长屈肌腱,外有鞘管包被。距肌腱止点 1cm 以内断裂者,可切除远侧腱端,前移近侧腱端,固定到止点处(图 21-2-4);1cm 以外断裂者,不宜采用上述方法,以免肌腱缺损过多,肌腹不能代偿性延展,影响手指伸直。此时,可切开腱鞘,缝合断裂肌腱,然后再缝合腱鞘。具体的步骤见Ⅱ区肌腱损伤处理。

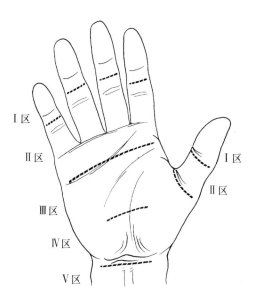

图 21-2-3　手指和拇指屈肌腱的分区

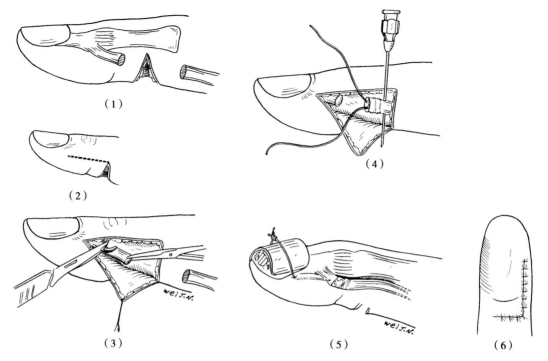

（1）　　　　　　　　　　　　　　　　　　　　　（4）

（2）

（3）　　　　　　　　　　　　　　（5）　　　　　　　　　　　（6）

图 21-2-4　Ⅰ区指屈肌腱损伤的处理

（1）Ⅰ区的指屈肌腱损伤；（2）于指侧方作延长切口；（3）切除断腱远端；（4）用细钢丝作断腱近端的 8 字缝合；
（5）钢丝自断腱远端穿出，于甲旁固定于橡皮垫上；（6）缝合伤口

Ⅱ区：从中节指骨中部指浅屈肌腱止点至掌骨颈，即位于远侧掌横纹的腱鞘近端。在此区，指浅、深屈肌腱上下叠摞，外被鞘管。修复此区肌腱损伤，一是技术要求高，缝合口不能过于膨大，二是术后肌腱粘连重，手指运动功能往往要待二次手术松解之后才能恢复。因此，Bunnell 曾称此区为"无人区"，意指肌腱损伤治疗效果不佳之区域。

指屈肌腱鞘是一个骨纤维管，起自掌骨颈止于远侧指间关节。它具有滑车样的作用，使指屈肌腱紧贴指骨滑行，可有效地屈曲手指关节。它由 5 个厚的环状束带（$A_1 \sim A_5$）和 3 个薄的交叉韧带（$C_1 \sim C_3$）组成（图 21-2-5）。其中，以 A_2 和 A_4 作用最为重要，损伤后肌腱会绷起呈弓弦状，关节不能屈曲到位。鞘内肌腱的血液供应主要来自指动脉进入腱纽的分支，其次是腱腹连接部、肌腱止点处的血管。鞘内含有少量滑液，除了便于肌腱滑动还有营养肌腱的作用。Ⅱ区腱鞘损伤，尤其是 A_2、A_4 滑车，必须修复，一是保存滑车作用，二是促进肌腱愈合，减少肌腱粘连。

Ⅱ区肌腱断裂均应修复，无论深肌腱还是浅肌腱，同时也包括腱鞘。具体的操作步骤是：先用保险刀片将腱端切齐，然后用 4-0 聚丙烯或聚二噁烷酮线做改良 Kessler 缝合——缝针横穿肌腱时距腱端至少要 1cm；打结时用力要平稳，直至线结没入肌腱断端之间。而后，用 6-0 或 7-0 聚丙烯或聚二噁烷酮线距腱端 1mm 做连续的环形缝合，将腱端缘缝合到一起。此举不仅能增加肌腱抗断强度，而且还能平整肌腱缝合部，减少肌腱与鞘管的粘连。鞘管损伤可用 5-0 或 6-0 聚丙烯或聚二噁烷酮线间断缝合（图 21-2-6）。术后背侧石膏托固定腕关节屈曲 35°、掌指关节屈曲 60°～70°，两指关节伸直。经伤指甲板远侧部穿扎 2-0 尼龙线，做成环状。取一根橡皮筋，一端与尼龙线圈相连，向近侧牵拉，使手指屈曲，另一端用别针及胶布固定到腕部近侧的敷料上。此时，伤指呈屈曲状，但可主动背伸到伸直位：

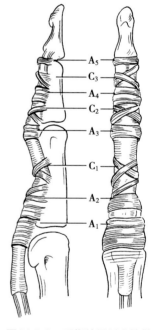

图 21-2-5　手指的屈侧支持带
$A_1 \sim A_5$ 为环状束带；
$C_1 \sim C_3$ 为交叉韧带

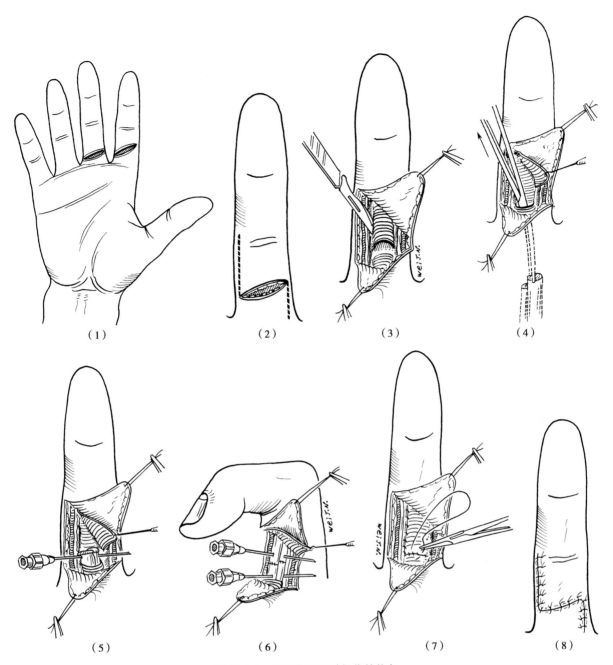

（1）　　　　　　　（2）　　　　　　　（3）　　　　　　　（4）

（5）　　　　　　　（6）　　　　　　　（7）　　　　　　　（8）

图 21-2-6　Ⅱ区指屈肌腱损伤的修复
（1）指部掌侧伤口；（2）经伤口作延长切口；（3）于屈指腱鞘侧方切开腱鞘；（4）用细血管钳从腱鞘损伤处插入
腱鞘内，夹出断裂的指屈肌腱近端；（5）用注射针头横穿指浅、深屈肌腱近端，避免回缩；（6）用另一注射针头固
定断裂肌腱的远端，用改良 Kessler 缝合法缝合指浅、深肌腱；（7）缝合腱鞘；（8）缝合伤口

手指背伸时指屈肌无收缩，缝合肌腱承受负荷轻微，不会因此而断裂。橡皮筋牵拉手指被动屈曲，手指
主动背伸，可使指屈肌腱在鞘内滑动且无多少张力。此举可有效地减少肌腱在鞘内的粘连。在石膏
托控制下的被动屈曲及主动伸直运动在术后 2～3 天即可开始，每日数次。4 周后去石膏，手指开始
主动屈伸活动；6 周，肌腱愈合牢固，可被动背伸指间关节。上述活动应在医生指导下进行，以免发生
意外（图 21-2-7）。

Ⅲ区：从掌骨颈至腕横韧带远侧缘。位于此区的结构有指深、浅屈肌腱、蚓状肌、指总动脉和指总神
经。单纯的指浅屈肌腱断裂，对屈指功能影响不大，可以不作缝合。指深、浅屈肌腱均断裂，可同时
修复。

Ⅳ区：位于腕横韧带深面。肌腱前面为韧带，其余三面为腕骨。缝合后肌腱肿胀，周围缓冲空间

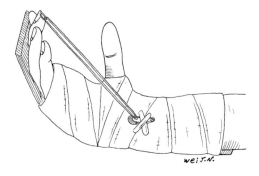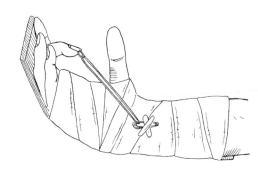

图 21-2-7　Kleinert 弹性牵引支具的应用

不多,粘连往往很重。肌腱、神经同时断裂者,只缝接正中神经、指深屈肌腱和拇长屈肌腱,浅腱可以不处理,以减少肌腱粘连的程度。腕横韧带切开之后不需缝合,肌腱虽有掌侧移位,但不会出现弓弦状改变。

Ⅴ区:从腕横韧带近侧缘至腱腹移行处。指屈肌腱被有丰富的腱周组织,周围的皮下组织及皮肤松软,粘连轻于其他区域。因此,断裂于此的肌腱,包括正中、尺神经,桡动脉和尺动脉,均应修复。术后功能恢复好于其他区域。

拇长屈肌腱在Ⅰ~Ⅴ区损伤的修复原则和要求,与手指相应区域的修复相同。

指屈肌腱缝合修复之后,用前臂到手指端的背侧石膏托固定。术后 4 周拆石膏,开始功能活动。

（二）伸肌腱损伤的处理

指伸肌腱位于皮下和筋膜下,位置浅在。损伤后,无论是诊断还是修复多无困难,功能恢复也好。

肌腱断裂于伸肌支持带附近,断端常常回缩到支持带深面的鞘管内,要另做切口寻找。找到后用血管钳或肌腱钳将其拉出,横穿注射针头固定,以免再度缩入鞘内,同时也便于缝合(图 21-2-8)。

伸肌支持带破损者,也需进行修复:5-0 聚丙烯或聚二噁烷酮线,间断缝合,以免指伸肌腱呈弓弦状绷起(图 21-2-9)。肌腱完好者,术后次日手指即可屈伸活动,但腕关节须制动于屈曲 5°~10°位,防止指伸肌腱远离关节,向背侧移位,影响支持带愈合。

伸肌腱缝合修复后,用前臂到手指的掌侧石膏托固定腕关节背伸 30°~40°、手指伸直位。3~4 周后,去石膏开始功能活动。

单纯的指伸肌腱中央腱束断裂,常见于指背切割伤。侧腱束完整者,就诊时近侧指间关节往往还可以伸直,容易漏诊,以后随着手指屈伸活动,未缝合的中央腱束近端回缩,侧腱束向两侧移位,滑向掌侧,近侧指间关节就会出现屈曲畸形,不能伸直。它又称纽孔畸形。因此,遇到指背皮肤裂伤者,不管伤口大小、深浅如何,均应手术探查中央腱及侧腱束,以免出现纰漏。中央腱束断裂者,应做缝合修复,术后伤指伸直位固定 5~6 周(图 21-2-10)。

六、神经修复

手是人的一个重要器官,能完成各种灵巧的动作,如抓、握、捏、夹、提等,并具有灵敏的感觉,如触觉、痛觉、温度觉和实体感觉等。所以,人类不仅可以从事笨重的体力劳动、操纵机器和使用各种工具,还能从事精细的绘画、雕塑、编织、刺绣和弹奏各种乐器。神经损伤可致上述功能丧失殆尽。

伤口整齐、无严重污染者,神经应争取一期缝合。此时不但解剖关系清楚,操作容易,而且神经断端容易精确对合,有更大的恢复机会。有关周围神经损伤的诊断和治疗,请参阅第二十四章。

七、血管修复

手部富有血液供应。桡动脉、尺动脉以及掌、背侧骨间动脉均参与手部的血液供应。它们在腕部形成掌、背侧血管网,在手掌部形成动脉弓:①掌浅弓由尺动脉浅支和桡动脉浅支组成,位于掌腱膜深面,在相当于第 2、3、4 掌骨间隙处发出 3 条指总动脉,然后又各自分成两条指固有动脉,至手指的两侧;

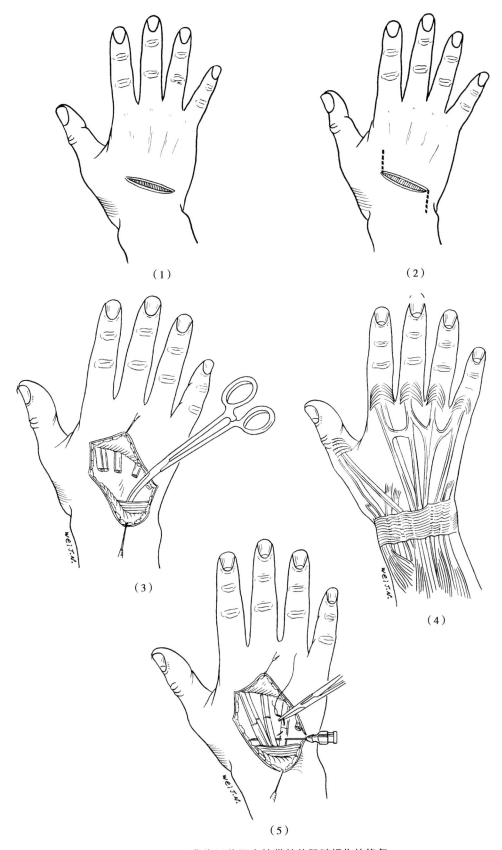

图 21-2-8 手背靠近伸肌支持带的伸肌腱损伤的修复

(1)伤口;(2)经伤口作延长切口;(3)根据损伤肌腱在伸肌支持带下鞘管的位置关系,用细血管钳将肌腱近端从伸肌支持带下拉出;(4)伸肌腱于伸肌支持带下的解剖位置;(5)用注射针头横穿断裂的伸肌腱近端,避免肌腱回缩,然后缝接损伤的肌腱

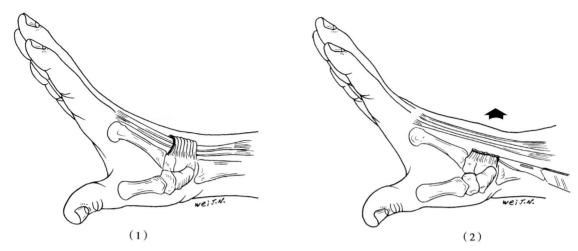

图21-2-9　伸肌支持带切开后当伸腕时伸肌腱向背侧呈弓弦状隆起
（1）正常的伸肌支持带可控制伸肌腱紧贴腕骨；（2）伸肌支持带切开后，指伸肌腱向背侧隆起呈弓弦状

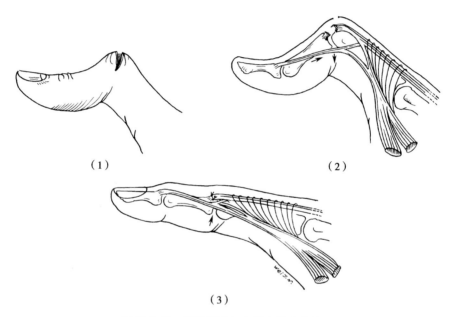

图21-2-10　指伸肌腱中央腱束损伤的处理
（1）、（2）手指近侧指关节背侧开放损伤所致的纽孔畸形；（3）早期修复缝
合损伤的指伸肌腱中央腱束，如合并有背侧关节囊损伤，需同时修复

②掌深弓由桡动脉深支和尺动脉深支组成，位于指屈肌腱深面，发出3条掌心动脉，注入指总动脉。小指尺侧动脉或来自浅弓，或直接由尺动脉深支分出。桡动脉深支，于拇收肌及第1骨间背侧肌之间分出一支到拇指，称拇主要动脉。以后，拇主要动脉又向远端分成两支，到拇指两侧。示指桡侧动脉多由拇主要动脉发出，少数来自桡动脉深支（图21-2-11）。

手部静脉分深、浅两层，回流以浅层为主。深静脉大多回流到桡、尺静脉，也有一些直接回流到背侧浅静脉。浅静脉从手指末节开始，经指蹼间到手背静脉网，最后回流入头静脉和贵要静脉（图21-2-12）。

单支动脉损伤，无论是尺动脉、桡动脉还是掌侧骨间动脉、背侧骨间动脉，一般不会出现手部血液循环障碍，除非手掌动脉弓形成不全。尺、桡动脉同时损伤者，是否出现循环障碍，得视软组织损伤程度以及骨间动脉及其侧支的代偿能力：软组织损伤轻，骨间动脉口径粗，侧支代偿能力好，手可无缺血表现；反之，血液循环不良，甚至出现缺血坏死。缝合桡尺动脉，一是技术上无困难，二是有益无害，若无禁忌，即使是单一动脉损伤，手无血液循环障碍，还是积极修复为好。有关血管损伤的修复，参见第二十二、第二十三章。

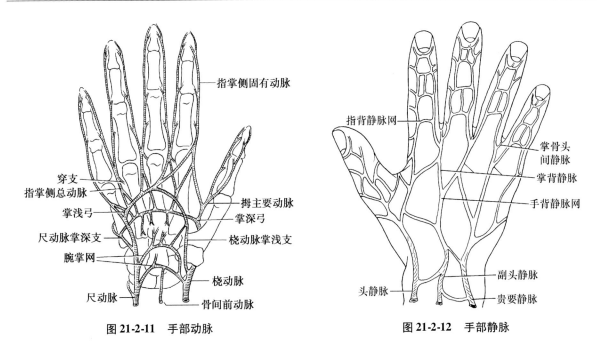

图 21-2-11 手部动脉

图 21-2-12 手部静脉

八、皮肤缺损的修复

一期闭合伤口是处理手部开放伤最关键的步骤之一,方法有直接缝合、皮肤移植、皮瓣移位或移植等。它是预防感染、保证深部组织结构修复成功的先决条件。

(一) 指端皮肤缺损

指端,即远节手指,是手部最易受伤的部位。此处皮肤缺损可用如下方法修复。

1. 皮肤移植术

【麻醉和体位】 臂丛麻醉,仰卧位。

【适应证】 无肌腱、骨质外露、基底软组织有血液循环的皮肤缺损。

【操作步骤】

(1) 清创后依据指端皮肤缺损的形状及大小,于腕、肘、上臂内侧、腋或腹股沟部切取中厚断层皮片或全层皮肤,断面向下覆盖在指端创面,间断缝合,留长线结。于皮片上放置一层凡士林纱布和松软的纱布团,用缝线将其打包加压包扎。

(2) 包裹敷料,用铝托或石膏托制动伤指。

【术后处理】 术后 2 周拆线、拆除外固定物。

【注意事项】 如有小面积的骨质外露,可游离附近的软组织瓣覆盖,然后再行植皮(图 21-2-13)。

2. 邻指皮瓣移位术

【适应证】 有肌腱、骨质外露的指端掌侧皮肤缺损。

【麻醉和体位】 臂丛麻醉,仰卧位。

【操作步骤】

(1) 清创:屈曲手指,伤指远节与邻指中节并列,依据远、近创缘于邻指中节背侧确定皮瓣的远、近侧边界,然后沿此边界及远离伤指的侧中线做 U 形切口,切开皮下组织,于指伸肌腱腱膜浅层掀起皮瓣,直至伤指侧的侧中线,形成一个蒂在伤指侧的矩形皮瓣。

(2) 于上臂内侧切取宽于皮瓣供区 0.2 ~ 0.3cm 的中厚断层皮。放松止血带,电凝止血,清洗创面,缝合上臂创面。

(3) 将皮片置放在供区创面上,一侧边缘与伤指靠近皮瓣蒂的创缘缝合,然后屈曲手指,伤指与邻指中节贴近,翻转皮瓣到伤指掌侧,与周围创缘缝合。将皮片与供区创缘及皮瓣蒂缝合,留长线结,打包加压包扎。

(4) 包裹敷料,纵向绑缚绷带,固定手指于屈曲位。两指之间用纱布隔开,以免出汗沤烂皮肤。

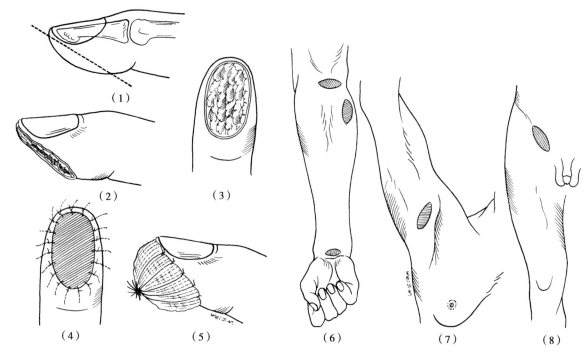

图 21-2-13 指端缺损的游离植皮术

(1)、(2)、(3)单纯的指端皮肤缺损,无骨质外露;(4)中厚断层皮片或全厚皮片游离移植,缝线留长;(5)游离植皮上用松软纱布打包包扎;(6)、(7)、(8)游离皮片切取的常用部位:腕部、肘部、腋部或腹股沟部

【术后处理】 术后2周拆线,开始功能活动;4周断蒂(图21-2-14)。

【注意事项】 皮瓣长宽比可达2:1。皮瓣越小,设计越要求精确。因为小皮瓣没有调节的余地。皮瓣边缘切口不能垂直跨过指间关节背侧。也不能超过手指侧方中线,以免形成瘢痕挛缩,影响手指运动功能。

皮瓣蒂要长一些,一是移位皮瓣不会有过多张力,血液循环好,二是断蒂时伤口能直接闭合。皮瓣远端不宜超过远侧指间关节,否则会损伤甲根。

3. 鱼际皮瓣移位术

【适应证】 指端横形或短斜形缺损——2~4指于大鱼际部、小指于小鱼际部掀取皮瓣。缺损较多,或患指关节屈曲有障碍者,不宜用此种皮瓣。

【麻醉和体位】 臂丛麻醉,仰卧位

【操作步骤】

(1)清创:被动屈曲伤指,按压指端于鱼际部,依据创面血痕确定皮瓣大小、形状及蒂的方位。亦可按压指端于样布,然后再依据样布上的血痕划取皮瓣轮廓。皮瓣切取后会轻微收缩,缝合时有张力,影响皮瓣血液循环,所以皮瓣切取应较血痕宽1~1.5mm,皮瓣蒂要长一些。皮瓣蒂位于近端、远端、尺侧或桡侧均可,根据缺损情况和便于皮瓣转移而定。

(2)沿皮瓣轮廓切开皮肤,在深筋膜浅层掀取皮瓣。注意保护正中神经鱼际支。

(3)据皮瓣供区创面大小,于上臂内侧切取全厚皮肤。放松止血带,电凝止血,清洗创面,缝合上臂切口。

(4)将皮片覆盖在皮瓣供区创面,靠近皮瓣蒂的皮缘与指端创缘缝合,其余边缘与供区创缘缝合,留长线结。将皮瓣覆盖指端缺损。植皮区敷料打包加压固定。

(5)包裹敷料,纱布填充伤指与手掌之间,纵向绑缚绷带,固定手指于屈曲位。由于手指的肌腱在起点处互有关联,一个手指活动常影响另一个手指的位置,所以固定时,常需将相邻的健指陪同伤指一起固定,方能稳定、舒适。如中指或环指做鱼际皮瓣后,需将示指、中指和环指一同固定。

【术后处理】 术后2周拆线、去除固定,开始功能活动;4周断蒂(图21-2-15)。

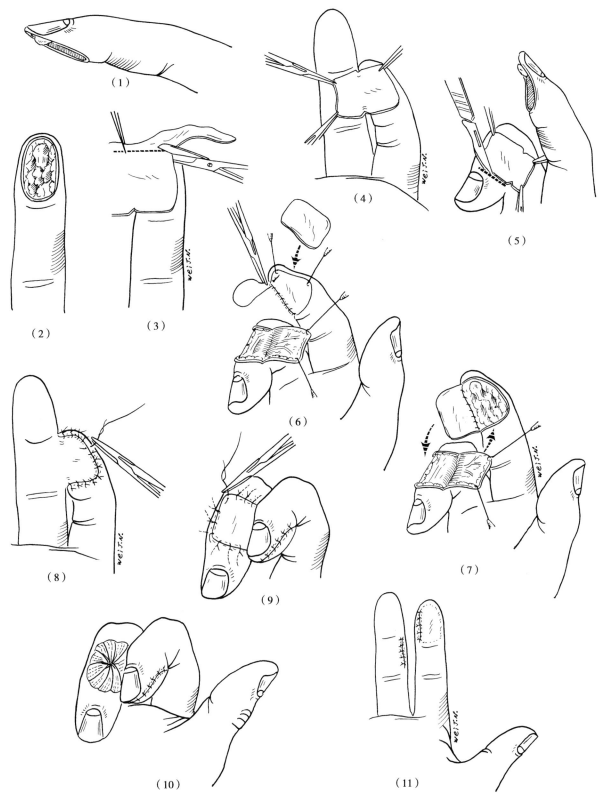

图 21-2-14 邻指皮瓣移植修复指腹缺损

（1）、（2）有骨外露的指腹缺损；（3）根据创面实际大小，用样布剪出与创面相同的样布，标记出皮瓣蒂部的位置；（4）、（5）用逆转计划法于邻指上设计皮瓣，根据样布的大小、位置切取邻指皮瓣。由于皮瓣切取后会发生轻度的收缩，为保证皮瓣缝合时无张力，在切取皮瓣时，切口应较样布宽 1.5mm，且皮瓣蒂应长些；（6）缝合游离皮片与受皮区的蒂部；（7）将皮瓣及游离皮片分别置于受皮区与供皮区；（8）缝合受皮区上的皮瓣；（9）缝合供皮区上的游离皮片，留置长线；（10）供皮区上的游离皮片放置压力敷料并打包包扎；（11）术后 3～4 周断蒂，蒂部伤口直接缝合

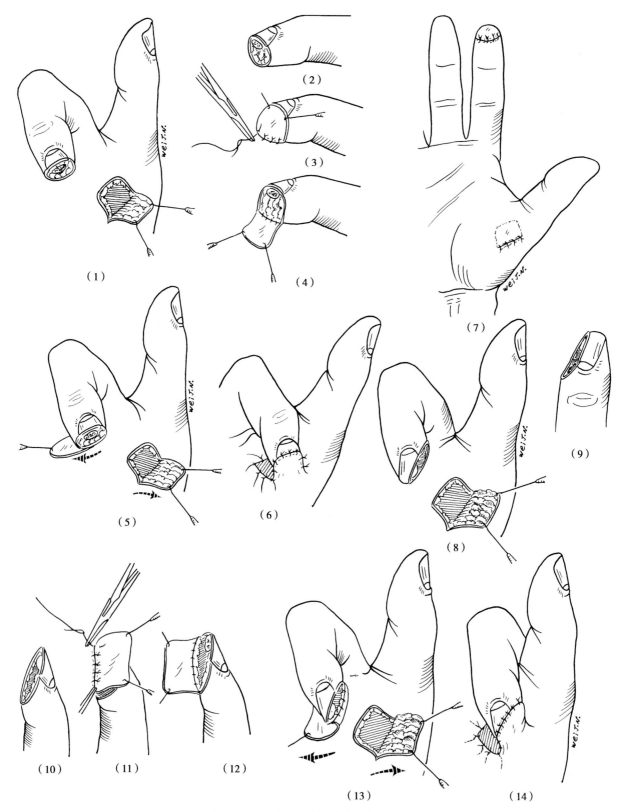

图 21-2-15 鱼际皮瓣移植修复指端缺损

（1）、（2）示指指端横形缺损，根据指端缺损大小及皮瓣蒂部的位置，在大鱼际部切取皮瓣；（3）、（4）先缝合蒂部的游离皮片；（5）、（6）缝合鱼际皮瓣及覆盖供皮区创面的全厚皮片，留置长线，全厚皮片上应用加压敷料打包包扎；（7）术后3~4周断蒂，伤口直接缝合；（8）、（9）、（10）示指指端桡侧斜形缺损，根据指端缺损大小及选择皮瓣蒂部方向切取鱼际皮瓣；（11）、（12）缝合蒂部的全厚皮片；（13）、（14）缝合鱼际皮瓣及覆盖供皮区上的全厚皮片，留置长线，全厚皮片上用加压敷料打包包扎

4. 缝合神经的邻指皮瓣移位术 示、中、环指中、末节指背侧感觉,由指掌侧固有神经发出的背支支配(拇指和小指指掌侧固有神经没有背支)。该神经于近节指骨基底从指掌侧固有神经发出,向背侧斜行至中、末节指背侧,支配该区的感觉。切取邻指皮瓣带上此神经,与伤指固有神经缝合,皮瓣可恢复保护性感觉。示、中指腹桡侧与拇指对指,感觉功能极为重要,有皮肤缺损者适合用此皮瓣修复。

【适应证】 示、中、环指指腹缺损。

【麻醉和体位】 臂丛麻醉,仰卧位。

【操作步骤】

(1) 清创:沿创面桡侧缘纵行延展切口,显露桡侧指固有神经断端。

(2) 屈曲手指,伤指远节与邻指中节并列,依据远、近创缘于邻指中节背侧确定皮瓣的远、近侧边界,然后沿此边界及远离伤指的侧中线做 F 形切口;切开皮下组织,显露游离尺侧固有神经背侧支,到达所需长度之后将其切断;于指伸肌腱腱膜浅层掀起皮瓣,直至伤指侧的侧中线,形成一个蒂在伤指侧、带有尺侧固有神经背侧支的矩形皮瓣。

(3) 于上臂内侧切取宽于皮瓣供区 0.2～0.3cm 的中厚断层皮。放松止血带,电凝止血,清洗创

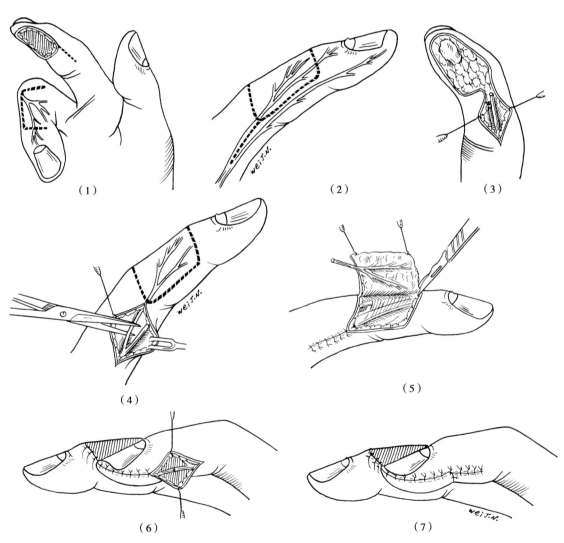

(1) (2) (3)

(4) (5)

(6) (7)

图 21-2-16 缝合神经的邻指皮瓣移植术修复指腹缺损

(1)、(2)示指指腹缺损,带神经的邻指皮瓣切口;(3)于示指桡侧切口内找出桡侧指神经残端;(4)切取包含指神经背支的邻指皮瓣;(5)掀起并翻转包含指神经背支的邻指皮瓣;(6)用8-0无创缝线缝合指神经;(7)缝合供皮区的游离皮片、受皮区上的皮瓣及缝合切口

面,缝合上臂创面。

(4) 将皮片铺在供区创面,一侧边缘与伤指靠近皮瓣的创缘缝合,然后屈曲手指,伤指与邻指中节贴近,翻转皮瓣到伤指掌侧,先用8-0线将皮瓣内的背侧支与伤指桡侧的固有神经端-端缝合,然后间断缝合皮瓣,最后再将皮片与供区创缘及皮瓣蒂部缝合,留长线结,敷料打包加压固定。

(5) 包裹敷料,纵向绑缚绷带,固定手指于屈曲位。两指之间用纱布隔开,以免出汗沤烂皮肤。

【术后处理】 术后2周拆线,开始功能活动;4周断蒂(图21-2-16)。

皮瓣成活后数月后可获神经支配。经1~2年再训练,指腹感觉功能将逐渐接近正常。

5. 指掌侧V-Y皮瓣推进移位术

【适应证】 前后径<1cm、有骨外露的指端皮肤缺损。

【麻醉和体位】 臂丛麻醉,仰卧位。

【操作步骤】

(1) 清创:于远指横纹中央部分别向指端两侧创缘做斜行切口,切口呈V形,止于皮下组织浅层,不再深切,以免V形皮瓣的皮下组织蒂过细,影响血液循环障碍。

(2) 将15号刀紧贴指骨掌面向近侧插入,切断连接骨膜与皮瓣的垂直纤维束。V形皮瓣通过两侧皮下组织与周围相连,并获取血液供应。此时,皮瓣向前移动的幅度会显著增加。

(3) 放松止血带,电凝止血,清洗创面。皮瓣前移,远侧缘与甲床断缘缝合,侧缘与周边皮肤缝合,原来的V形切口变成Y形(图21-2-17)。包扎敷料。

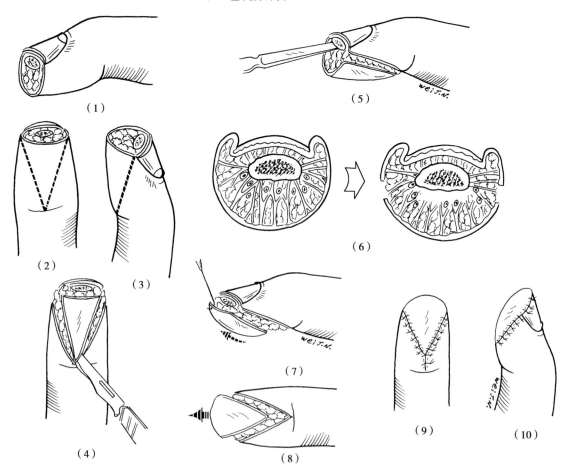

图21-2-17 V-Y推进皮瓣修复指端缺损
(1)指端小量的横形缺损;(2)、(3)、(4)于指端创面的两侧和远侧指横纹中点做V形切口,切开皮肤全层直至皮下;(5)、(6)用剥离器或手术刀沿末节指骨掌面剥离指骨与指腹间的软组织联系,保留两侧软组织与V形皮瓣相连;(7)、(8)将V形皮瓣向指端推进,覆盖指端缺损的创面;(9)、(10)先缝合V形皮瓣远端和甲缘,然后将V形皮瓣作Y形缝合

【术后处理】 术后 2 周拆线。

6. 指掌侧皮瓣推进移位术 于手指掌侧掀取以两侧指神经、血管束为蒂的皮瓣,向前推进,覆盖指端缺损。此皮瓣具有正常的感觉功能。

【适应证】 指端前后径>1cm 的横形缺损,尤其是拇指。

【麻醉和体位】 臂丛麻醉,仰卧位。

【操作步骤】

(1) 清创:于两侧创缘沿指侧中线做纵向切口,至掌指横纹水平。

(2) 切开皮下组织,沿指屈肌腱鞘表面,由远及近掀起指掌侧皮肤及皮下组织,直至指根部,两侧指神经血管束包含在皮瓣内。

(3) 放松止血带,电凝止血,清洗创面。向远侧牵拉皮瓣,远侧缘与背侧创缘缝合,侧缘与背侧皮肤缝合。皮瓣移动幅度有时不是很大,完成缝合还需屈曲远侧指间关节才行。

(4) 包扎敷料。铝托、石膏托固定手指于半屈曲位。

【术后处理】 术后 2 周拆线、去除外固定,开始功能活动(图 21-2-18)。

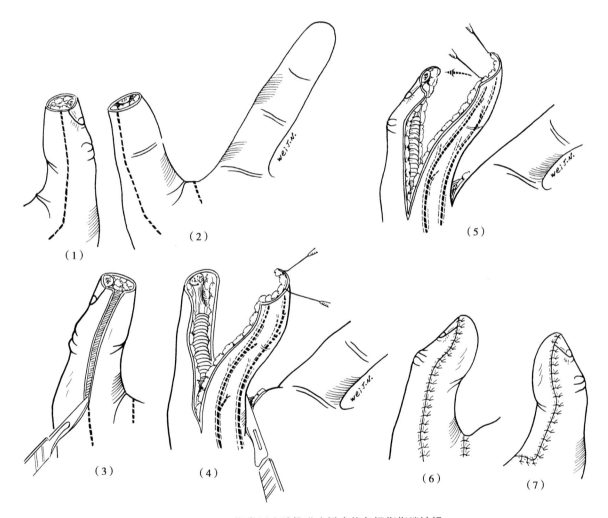

图 21-2-18 指掌侧皮肤推进皮瓣术修复拇指指端缺损
(1)、(2)于拇指两侧做纵切口;(3)、(4)于拇指屈肌腱鞘表面将皮瓣剥离和掀起,避免损伤拇指两侧的血管神经束;
(5)将掀起的掌侧皮瓣向指端推移,覆盖指端创面;(6)、(7)在拇指末节屈曲位下缝合皮瓣

7. 示指近节背侧皮瓣移位术

【应用解剖】 桡动脉在 1、2 掌骨间隙近端的第 1 背侧骨间肌两头之间进入手掌之前,发出第 1 掌背动脉,该动脉沿第 1 背侧骨间肌远行,分两支:一支分布于拇指尺侧;另一支分布于示指近节指背的桡

侧半。第1掌背动脉有静脉伴行。桡神经浅支于腕部穿出深筋膜,发出4~5支指背神经:第1支分布于拇指桡侧和鱼际桡侧皮肤;第2支分布在拇指尺侧;第3支分布于示指桡侧;第4支分布于示、中指毗邻侧;第5支与尺神经手背支的分支吻合。虽然第1掌背动脉终支仅分布在示指近节指背的桡侧,尺侧部分由第2掌背动脉支配,但它们之间存在交通结构。尽管皮瓣蒂仅含第1掌背动脉,只要带上周围的筋膜,而且血管蒂没有损伤或扭曲,一般不会影响皮瓣的血液循环。该皮瓣远端不能越过近侧指间关节。

【适应证】　拇指背侧、掌侧以及虎口皮肤缺损。

【麻醉和体位】　臂丛麻醉,仰卧位。

【操作步骤】

(1) 清创:依据皮肤缺损的形状及大小,在示指近节背侧做环形切口:远侧在近指间关节近侧,深达肌腱浅层;两侧到指侧中线;近侧位置及形状依缺损而定,但过真皮层即止,不再深切,以免伤及皮下组织内的血管、神经。皮瓣长宽一般较缺损大1.5~2mm。

(2) 由皮瓣近侧缘向第1、2掌骨间隙近端作S形切口,真皮下分离,显露皮下组织及其内的第1掌骨背动脉、桡神经浅支和浅静脉。

(3) 切开指背皮下组织,于指伸肌腱腱膜浅层,由远及近掀起皮瓣及与之相连、等宽的掌背筋膜。第1掌背动脉有时走行在第1背侧骨间肌与肌膜之间,于肌肉浅层分离,可保证此动脉包含在筋膜内。

(4) 由掌背切口向拇指创面穿通止血钳,钝性分离,做一个能够容纳筋膜蒂的宽松的皮下隧道。

(5) 放松止血带,电凝止血,清洗创面。经皮下隧道将皮瓣移位到拇指缺损区,不要过度折扭筋膜蒂。缝合创口,放置橡皮引流条。供区创面由上臂或前臂内侧切取中厚皮片移植覆盖,打包加压固定。

(6) 包裹敷料,石膏托外固定。

【术后处理】　术后2天拔除引流条,检查皮瓣血液循环。2周拆缝线、去石膏,开始活动锻炼(图21-2-19)。

(二) 手指皮肤缺损

1. 中厚断层或全厚皮移植术

【适应证】　无肌腱、骨质外露、基底软组织有血液循环的手指皮肤缺损。

【麻醉和体位】　臂丛麻醉,仰卧位。

【操作步骤】　手指掌侧缺损者,创缘如纵行跨越指横纹,应切除一部分皮肤,使其与关节屈伸运动轴斜形交叉,以避免术后瘢痕挛缩导致手指屈曲畸形。手指创面可取中厚断层或全层皮覆盖,敷料打包加压固定。术后石膏托制动,2周拆线去石膏(图21-2-20)。

2. 局部皮瓣转移术　在皮肤缺损的侧方掀取一个大于创面的皮瓣,旋转覆盖皮肤缺损区。

【适应证】　手指背侧有肌腱、骨质外露的小面积皮肤缺损。

【麻醉和体位】　臂丛麻醉,仰卧位。

【操作步骤】

(1) 清创:根据缺损的大小及形状,于创面一侧切取皮瓣,其远端位于创面的远侧,然后旋转覆盖创面。皮瓣蒂长宽比不超过1.5∶1。

(2) 皮瓣旋转之后所留创面,可松动周围皮肤直接闭合,也可做中厚断层皮移植覆盖。

【注意事项】　皮瓣旋转的角度越大,其远端超越创面的距离应越大,不然就有缺损,不能完全覆盖创面。一般来说,此皮瓣旋转轴心到皮瓣顶角的距离应等于轴心至最远创缘的距离。按此标准切取的皮瓣不会短,移位后张力适中。

皮瓣移位后,蒂的一侧常有一三角形的皮肤隆起,又称"猫耳朵",不宜切除,以免影响皮瓣的血液循环。一段时间之后,它会自行消失(图21-2-21,图21-2-22)。

3. 邻指皮瓣移位术

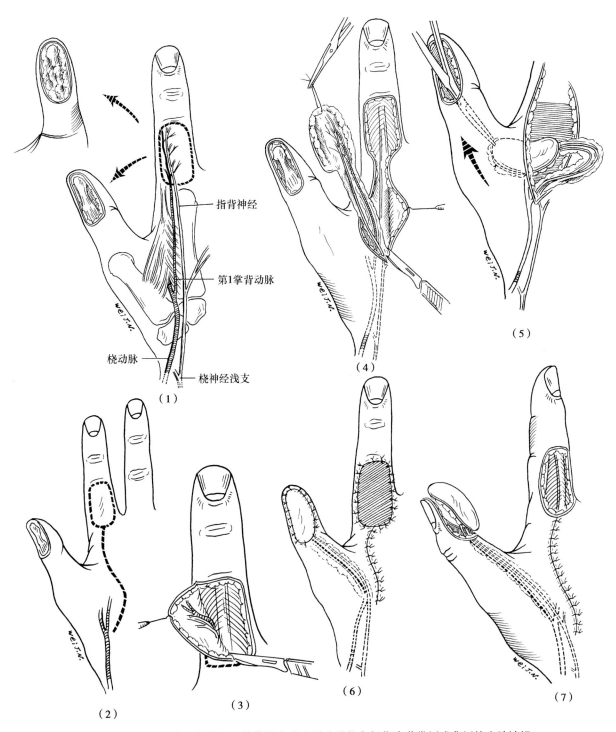

指背神经

第1掌背动脉

桡动脉

桡神经浅支

（1）

（4）

（5）

（2）

（3）

（6）

（7）

图 21-2-19　示指背侧带神经血管蒂的岛状皮瓣移植修复拇指末节掌侧或背侧的皮肤缺损

（1）示指近节背侧岛状皮瓣的应用解剖；（2）切口；（3）岛状皮瓣的切取，可从神经血管蒂近端开始剥离，也可从皮瓣远端开始进行逆行剥离；（4）剥离皮瓣的神经血管蒂；（5）通过皮下隧道，将岛状皮瓣拉出至受皮区创面；（6）缝合岛状皮瓣，供皮区创面用断层皮片移植修复，皮片上应用压力敷料打包包扎；（7）示指近节背侧带神经血管蒂的岛状皮瓣修复拇指指腹缺损，带神经血管蒂皮瓣通过皮下隧道拉至指腹创面；由于受神经血管蒂长度的限制，缝合岛状皮瓣时，可以将拇指末节作轻度屈曲后缝合，供皮区行断层皮片移植修复

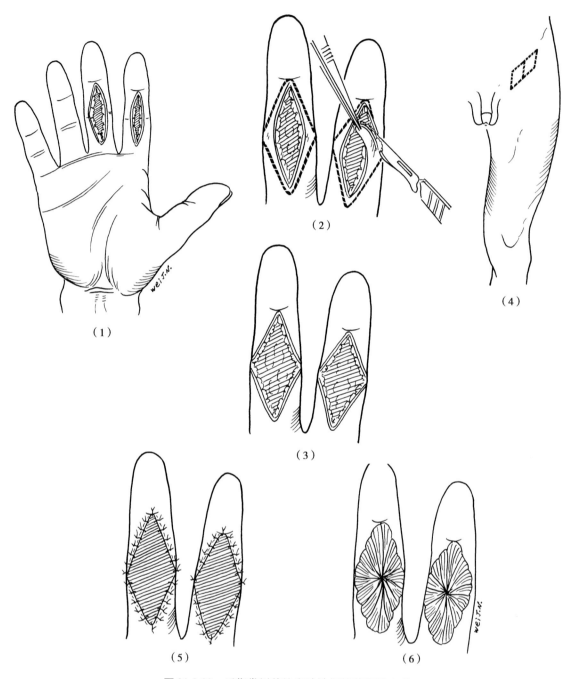

图 21-2-20 手指掌侧单纯皮肤缺损的游离植皮术
（1）手指掌侧单纯的纵形皮肤缺损；（2）、（3）清创后将创面修整成菱形，其侧方达近侧指横纹两端或手指的侧缘；（4）于腹股沟部切取断层皮片或全层皮片，取皮后供皮区可直接缝合；（5）、（6）将皮片移植到指部创面，应用压力敷料打包包扎

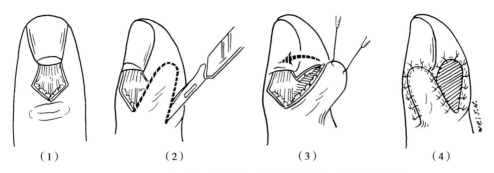

（1）　　　　　　　（2）　　　　　　　（3）　　　　　　　（4）

图21-2-21　局部转移皮瓣修复上甲皮处有伸肌腱外露的创面
（1）上甲皮处有伸肌腱止点外露的创面;(2)于创面附近做一舌形皮瓣;(3)将舌形皮瓣旋转覆盖创面;
（4）继发创面用断层或全层皮片移植,植皮皮片处用压力敷料打包包扎

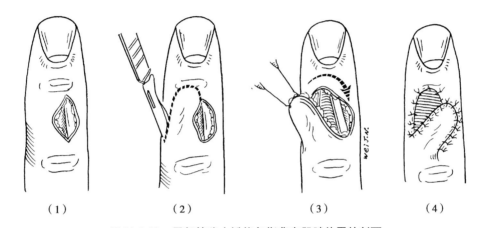

（1）　　　　　　　（2）　　　　　　　（3）　　　　　　　（4）

图21-2-22　局部转移皮瓣修复指背有肌腱外露的创面
（1）指背小面积有肌腱外露的创面;(2)于创面附近作一舌形皮瓣;(3)将舌形皮瓣转移覆盖创面;
（4）继发创面用断层或全层皮片移植修复

【**适应证**】　有肌腱、骨质外露的手指掌侧皮肤缺损。

【**麻醉和体位**】　臂丛麻醉,仰卧位。

【**操作步骤**】　手术方法及术后处理同指端修复。但切取的皮瓣较大,供区创面也大,植皮坏死会影响手指运动功能。因此,在切取皮瓣时一定要保留指伸肌腱的腱周组织,并彻底止血。敷料打包加压要均匀,术后用石膏托制动(图21-2-23)。

4. 邻指皮下筋膜瓣移位术

【**适应证**】　有肌腱、关节囊或骨质外露的指背皮肤缺损。

【**麻醉和体位**】　臂丛麻醉,仰卧位。

【**操作步骤**】

（1）清创:修剪创面成矩形——远近长,左右窄。

（2）伤指与邻指并列,依据远、近创缘确定邻指背侧筋膜瓣的远、近侧边界。沿边界及与邻近伤指的侧中线做 U 形切口,于真皮下分离,将皮肤掀向远离伤指侧的中线,形成一个带蒂的全厚皮片,然后沿远、近创缘及远离伤指的侧中线做 U 形切口,于指伸肌腱腱膜浅层掀起筋膜,直至邻近伤指的侧中线,形成一个蒂在伤指侧的筋膜瓣。

（3）于上臂内侧切取与伤指创面相当的中厚断层皮。放松止血带,电凝止血,清洗创面,缝合上臂创面。

（4）伤指与邻指贴近,翻转筋膜瓣到伤指背侧,与创缘缝合,带蒂皮片缝回原位,留长线结。将中厚断层皮覆盖在筋膜瓣上,与周围创缘缝合,也留长线结。敷料打包加压固定。

（5）包扎敷料,纵向绑缚绷带,固定手指于屈曲位。

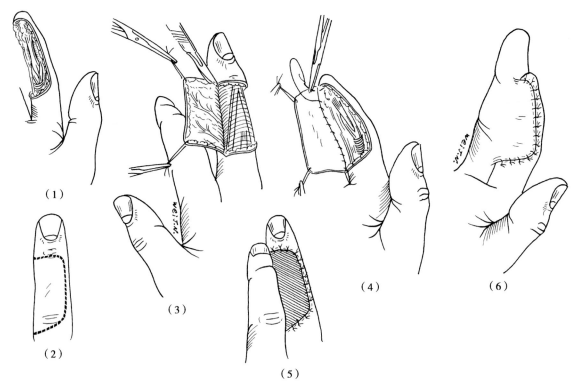

（1）
（2）
（3）
（4）
（5）
（6）

图 21-2-23 邻指皮瓣修复手指掌侧的皮肤缺损
（1）示指中末节掌侧皮肤缺损；（2）中指背侧的皮瓣切口；（3）切取中指背侧皮瓣；（4）缝合游离皮片与受区的
蒂部；（5）、（6）缝合供皮区的游离皮片和受区的皮瓣，游离皮片上留置长线，用压力敷料打包包扎

【术后处理】 术后 2 周后拆线，4 周断蒂（图 21-2-24）。

5. 交臂皮瓣移位术

【适应证】 手指皮肤缺损。

【麻醉和体位】 臂丛和局部麻醉，仰卧位。

【操作步骤】 以手指背侧皮肤缺损为例。

（1）清创后，将伤指贴放在对侧上臂或前臂前外侧，依据创面确定交臂皮瓣边界及蒂的方位，然后沿边界做 U 形切口。切开皮下组织，由其深层掀起皮瓣，剪去多余的皮下组织。

（2）放松止血带，电凝止血，清洗创面。拉拢供区创缘，做皮下缝合，剪去猫耳朵，缝合两侧延展的皮肤切口，闭合供区创面。

（3）伤指贴近供区，将皮瓣移位到手指创面，然后缝合创缘，放置像皮引流条。包扎敷料，用胶布、绷带和胸带固定双上肢，以防意外撕裂皮瓣。

【术后处理】 术后次日更换敷料，3 天去胶布，2 周拆线，3~4 周断蒂（图 21-2-25、图 21-2-26）。

【注意事项】 皮瓣位置依创面部位而定。一般来说，修复指背缺损，多从对侧前臂或上臂后外方掀取皮瓣；指掌创面，多由对侧前臂或上臂前内侧掀取皮瓣；拇指掌、背侧创面，则与之相反；手指套状伤，多于上臂前内侧掀取管状皮瓣。

前臂为人体外露部，供皮区最好用厚断层皮覆盖，以免外观不佳。

两臂叠罗部分需垫上纱布，用宽粘膏粘皮做环形缠绕，将两臂固定在一起，外包棉垫，并用绷带包扎。皮瓣部要另行包扎，以便于术后检查。用粘膏固定双臂时，松紧要适当，缠绕过松，起不到固定作用，过紧，容易影响双手的血液循环。如无粘膏做粘皮固定，单靠绷带包扎，容易松脱。回病房后，床上平卧时要于胸的两侧各放一枕头，将两臂垫起。这样，可减少两臂对胸部的压力，防止交叉的两臂因重量关系彼此逐渐拔脱。

6. 废弃指皮瓣移植术 多指损伤，有断指不能再植，可将皮肤取下，用于覆盖其他伤指皮肤缺损。

【适应证】 多指损伤，既有手指皮肤缺损又有断指不能再植者。

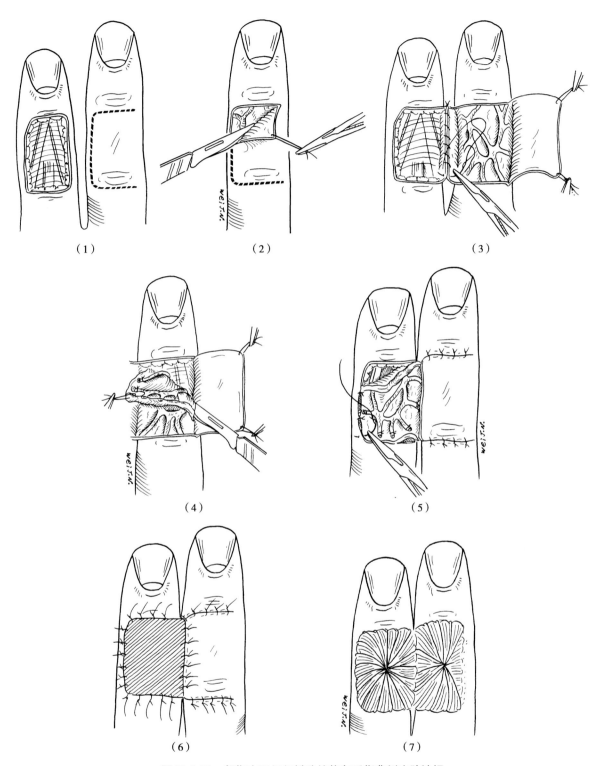

（1）   （2）   （3）

（4）   （5）

（6）   （7）

图 21-2-24 邻指皮下组织瓣移植修复手指背侧皮肤缺损

（1）手指背侧皮肤缺损及邻指表层皮瓣切口设计；（2）作邻指上深达真皮层下的表层皮瓣，向一侧掀开；（3）缝合相邻两指的蒂部；（4）从邻指另一侧的侧方切取皮下组织瓣，皮下静脉包含于皮下组织瓣内，避免损伤这些静脉；（5）将皮下组织瓣翻转覆盖受皮区创面并缝合固定，将邻指上的原表层皮瓣缝回原处，留置长线；（6）于皮下组织瓣表面作断层皮片移植，留置长线；（7）于两皮瓣上放置压力敷料并松松地打包包扎

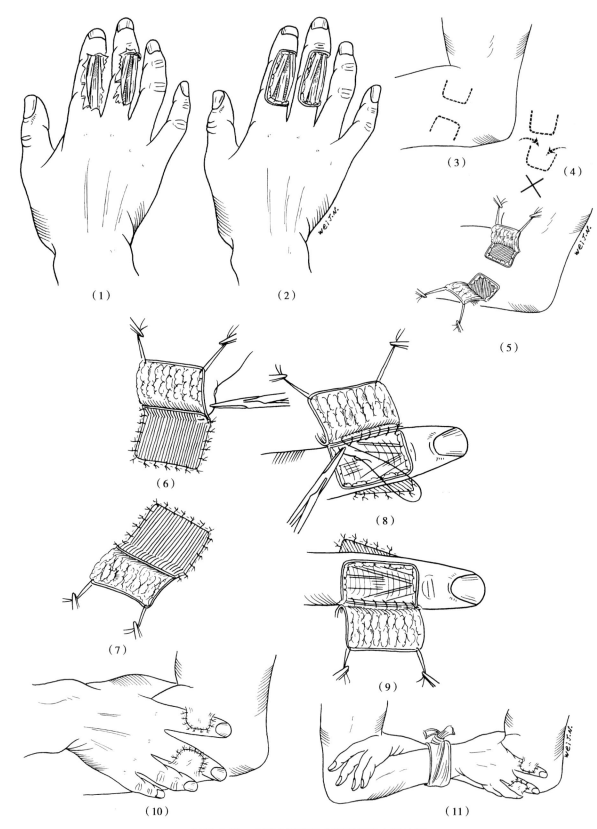

图 21-2-25　交臂皮瓣移植术修复指背皮肤缺损
(1)伴有伸肌腱外露的指背皮肤缺损;(2)清创后的皮肤缺损创面;(3)用逆转计划法根据指背皮肤缺损创面大小设计皮瓣,皮瓣蒂部尽可能于相反方向,以免影响皮瓣的血液循环;(4)在同一方向设计皮瓣,如两皮瓣相距较近,将影响皮瓣的血液循环;(5)切取和掀起的前臂皮瓣;(6)、(7)先缝合供皮区创面上的游离断层皮片,留置长线,以便在缝合皮瓣后应用压力敷料打包包扎;(8)、(9)缝合皮瓣的蒂部;(10)缝合受皮区上的皮瓣;(11)交臂皮瓣术后用粘膏粘皮固定和用绷带固定

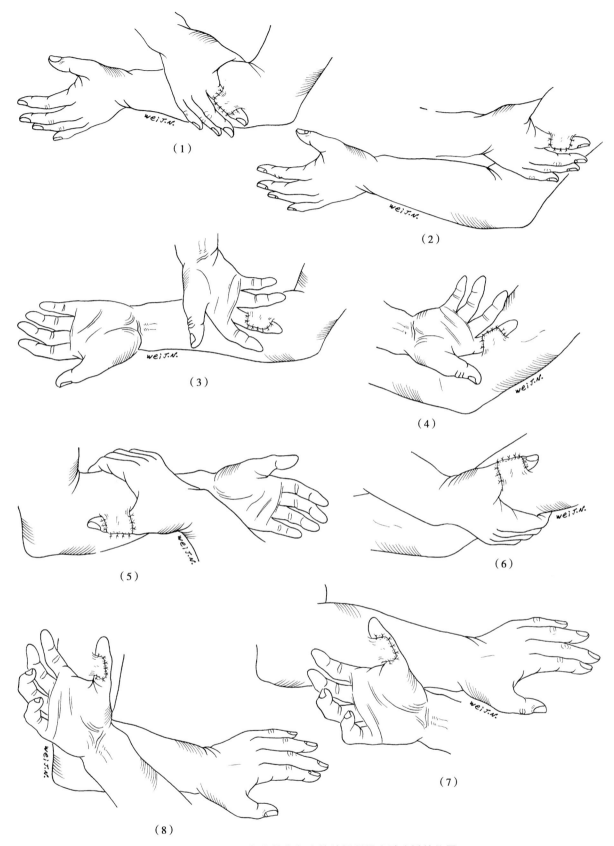

图 21-2-26 不同部位的指部皮扶缺损所需交臂皮瓣的位置
(1)修复手指背侧的皮肤缺损,从前臂外侧取皮瓣;(2)修复手指背侧的皮肤缺损,从上臂外侧取皮瓣;(3)修复手指掌侧的皮肤缺损,从前臂内侧取皮瓣;(4)修复手指掌侧的皮肤缺损,从上臂内侧取皮瓣;(5)修复拇指背侧的皮肤缺损,从前臂内侧取皮瓣;(6)修复拇指背侧的皮肤缺损,从上臂内侧取皮瓣;(7)修复拇指掌侧的皮肤缺损,从前臂外侧取皮瓣;(8)修复拇指掌侧的皮肤缺损,从上臂外侧取皮瓣

【麻醉和体位】　臂丛麻醉,仰卧位。

【操作步骤】

（1）清创:切取废弃手指皮瓣,显露其与伤指的血管、神经。

（2）裁剪皮瓣,使其形状与受区缺损一致,面积略大于后者,以免缝合时有张力。皮瓣内应含一侧或两侧指动、静脉和指神经。指静脉以皮下静脉和指背静脉为主。血管神经蒂长度适中。

（3）皮瓣铺覆于创面,与创缘缝合。缝合血管用11-0缝线,神经用9-0缝线,端-端缝合。放松血管夹,用2%利多卡因及温热盐水湿敷血管蒂部,扩张血管促进血流通过。

（4）闭合伤口,放置橡皮引流条,包裹敷料,石膏托制动。

【术后处理】　肢体抬高,持续烤灯照射,提高周围环境温度。使用抗生素、抗血管痉挛和抗凝血的药物（图21-2-27）。

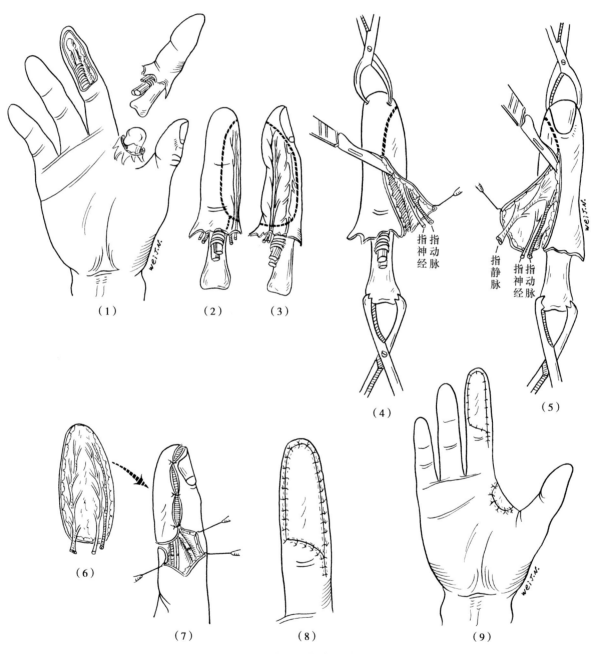

图21-2-27　利用废弃手指的游离皮瓣移植术

（1）示指完全离断伤,由于损伤严重,软组织缺损过多,不宜再植,中指中、末节掌侧皮肤缺损,肌腱外露;
（2）、（3）于示指中、末节无创伤部位设计游离皮瓣;（4）、（5）切取包含指动、静脉和指神经的游离皮瓣;（6）从废弃手指切取的游离皮瓣;（7）吻合皮瓣的静脉、动脉和神经;（8）、（9）缝合皮瓣和手部伤口

（三）手指皮肤套脱伤

单指皮肤套脱伤,以截指为宜,因为无论是埋藏取出植皮还是用皮瓣直接覆盖,外观及功能都难如人意,而且还会影响邻指功能的发挥。但是,如有甲床存留,还是该积极保指,尤其是年轻人,因为外观比前者要好。多指套脱伤也应积极保指。

1. 上臂皮管移位术

【适应证】 单指皮肤套脱伤。

【麻醉和体位】 臂丛和局部麻醉,仰卧位。

【操作步骤】

（1）清创 置伤手、样布于对侧上臂内侧,双上肢体位自然舒适。依据样布勾画出皮瓣轮廓,长宽比不大于 1.5:1。

（2）沿皮瓣轮廓做 U 形切口,于深筋膜浅层分离,将皮瓣缝合成管状,套在伤指上,间断缝合。上臂创面可直接缝合。

（3）包裹敷料,用粘膏条、绷带固定上肢。

【术后处理】 术后 2 周拆线,皮管开始钳夹训练;5~6 周断蒂(图 21-2-28)。

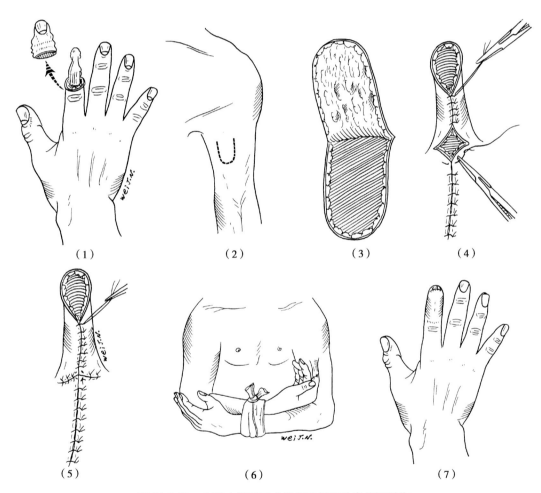

（1）　　　　（2）　　　　（3）　　　　（4）

（5）　　　　　　（6）　　　　　　（7）

图 21-2-28　上臂皮管移植术修复手指皮肤套状撕脱伤

（1）示指中末节皮肤套状撕脱伤;（2）根据手指皮肤缺损的长度和周径,于对侧上臂内侧设计单蒂的管状皮瓣;（3）切取并掀起的扁平皮瓣;（4）将扁平皮瓣卷成单蒂的皮管,缝合皮下、皮肤,供皮区可作直接缝合;（5）菱形的蒂部作荷包缝合;（6）将皮肤撕脱的手指插入皮管内并作缝合,术毕,腕部用粘膏粘贴后用绷带固定;（7）术后 5~6 周皮管断蒂

2. 肩胸或腹部皮管移位术

【适应证】 拇指皮肤套脱伤。

【麻醉和体位】　肩胸部皮管,臂丛和局部麻醉;腹部皮管,臂丛和腰麻或硬膜外麻醉。仰卧位。

【操作步骤】

（1）清创:切除远节指骨远侧半,否则术后拇指外形会过长。

（2）置伤手、样布于对侧肩胸部,或同侧腹部,体位要自然舒适。依据样布勾画出皮瓣轮廓,长宽比不大于1.5:1。皮瓣内含知名血管者,如腹壁浅动、静脉,长宽比无此限制。

（3）沿皮瓣轮廓做U形切口,于深筋膜浅层分离,将皮瓣缝合成管状,套在拇指,间断缝合。供区创面可直接缝合。

（4）包裹敷料,用粘膏条、绷带固定上肢。

【术后处理】　术后2周拆线,皮管开始钳夹训练;5～6周断蒂(图21-2-29、图21-2-30)。

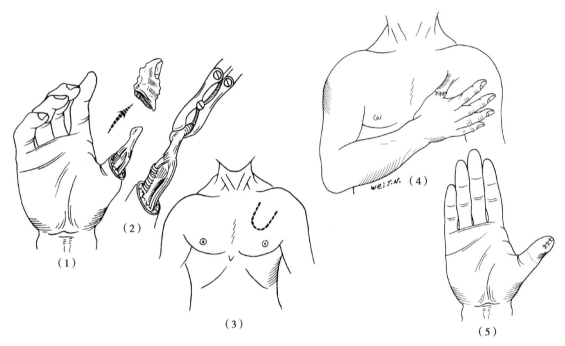

图 21-2-29　肩胸部管状皮瓣移植术修复拇指皮肤套状撕脱伤
(1)拇指皮肤套状撕脱伤;(2)清创时需将末节指骨甲粗隆截除,以免皮管断蒂后拇指过长;(3)根据拇指皮肤缺损的长度和周径,于对侧肩胸部设计单蒂的管状皮瓣;(4)将皮肤撕脱的拇指插入管状皮瓣内并缝合皮肤;(5)术后5～6周皮管断蒂

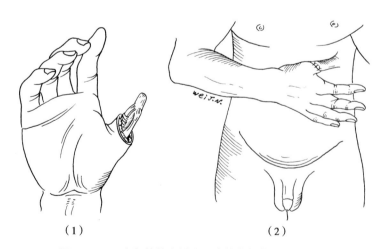

图 21-2-30　腹部管状皮瓣移植术修复拇指皮肤撕脱伤
(1)拇指皮肤套状撕脱伤,清创时需截除末节指骨甲粗隆;(2)根据拇指皮肤缺损的长度和周径,于对侧上腹部设计单蒂的管状皮瓣移植到拇指上

3. 姆甲皮瓣移植术　姆甲皮瓣移植治疗拇指皮肤套脱伤,运动和感觉功能恢复好,外形也很好,是一种值得推荐的好方法。但供区伤口愈合多不理想,外观也差,有时还要二次手术处理才能改善。

【适应证】　拇指皮肤套脱伤或拇指缺损。

【应用解剖】　姆甲皮瓣的动脉系统由足背动脉-第1跖背动脉及足底深支(或足底弓)-第1跖底动脉-趾底动脉组成。第1跖背动脉和足底深支为足背动脉的终支动脉,起自跖骨基底部。前者行于第1、2跖骨间的骨间肌浅层或深层,有同名静脉伴行,沿途发出肌支。在跖骨头近侧它有三个血管分支,一支至姆趾腓侧,一支至第2趾胫侧,一支至深侧与第1跖底动脉相吻合,游离皮瓣时应将这三支血管带在血管蒂内。第1跖背动脉外径1.5mm,蒂长5~7cm。后者经第1、2跖骨基底之间到足底,形成足底动脉弓和第1跖底动脉。Gilbert 将第1跖背动脉分为三型:Ⅰ、Ⅱ型位置浅在易分离;Ⅲ型较深,切取困难。

姆甲皮瓣静脉分深、浅两组。深静脉为第1跖背动脉或跖底动脉伴行静脉,二者汇集于足背静脉或足底静脉弓。浅静脉有姆趾背静脉-跖骨背静脉-足背静脉弓-大隐静脉。足背外侧为小隐静脉,与足背静脉有交通。大隐静脉是姆甲皮瓣主要的回流静脉,手术时需予以保护。

皮瓣背侧有腓深神经,掌侧有趾神经支配。

【麻醉和体位】　臂丛和连续硬膜外麻醉,也可应用全麻。仰卧体位。上肢外展置于手术桌上。

【操作步骤】

(1) 清创后由拇指背近侧创缘做纵向切口,于皮下分离,以便容纳皮瓣的近侧端及其下的神经血管蒂。依据样布在同侧或对侧足姆趾勾画皮瓣轮廓。

(2) 于腕桡侧做斜形切口,显露桡动脉、头静脉和桡神经浅支。用大号止血钳于拇指背侧创缘至腕部切口之间的皮下做一宽阔的皮下隧道,以容纳皮瓣的血管神经蒂。

(3) 以足背动脉-第1跖骨背动脉、大隐静脉为蒂掀取姆甲皮瓣。

(4) 将姆甲皮瓣套放在拇指上,血管神经蒂经皮下隧道拉至腕部切口。隧道内血管神经蒂不要有扭转和折叠。大致缝合数针,将姆甲皮瓣固定在伤拇上。端-端缝合大隐静脉和头静脉、足背动脉和桡动脉、指神经和趾神经、腓深神经和桡神经浅支,8-0缝线或9-0缝线。放开止血夹,用2%利多卡因及温热盐水湿敷血管缝合口,扩张血管促进血流通过。

(5) 待皮瓣由苍白变为粉红色、重新建立血液循环之后,缝合伤口,放置橡皮引流条。包裹敷料,石膏托制动。于敷料开窗,显露姆甲皮瓣的趾甲部分,以便术后观察皮瓣血液循环(图21-2-31)。

【术后处理】　参见第二十章第五节。

4. 腹部袋状皮瓣移位术　将无皮肤覆盖、肌腱骨质外露的手指埋在腹壁皮下,待与腹部皮下组织紧密粘连之后再取出,手指表面保留一层皮下组织——此时它已与手部软组织连成一体,存在血液循环,用皮片覆盖创面即可获得成功。埋藏,时间一般不短于6周。时间过短,皮下组织虽与手部软组织粘连在一起,但血液循环建立不完善,移植皮常常坏死。

【适应证】　多指皮肤套脱伤。

【麻醉和体位】　臂丛和腰麻,或臂丛和硬膜外麻醉。仰卧体位。

【操作步骤】

(1) 清创:切除远节指骨远侧半。

(2) 将伤手放在对侧或同侧下腹部,体位自然舒适。依据伤手创面近侧缘位置于腹部做数个切口,于皮下分离,呈放射状排列,以容纳伤指。将伤指放入腹壁皮下组织内,缝合伤口。

(3) 各指之间、指腹之间用纱布隔开,并用粘膏条、腹带固定。

(4) 术后次日手指即可于腹壁内活动,避免关节僵直于伸直或充分屈曲位;2周拆线,6周将伤指取出:剖开腹部皮肤,取出手指,被动活动指间关节,剪除多余的皮下组织,只保留薄薄一层附着于手指表面,伤指修整成圆柱状,不要有棱角,以便植皮后能有较好的外观。压迫或电凝器止血,取中厚断层皮覆盖手指创面,缝合后加压包扎敷料。腹部创面直接缝合。

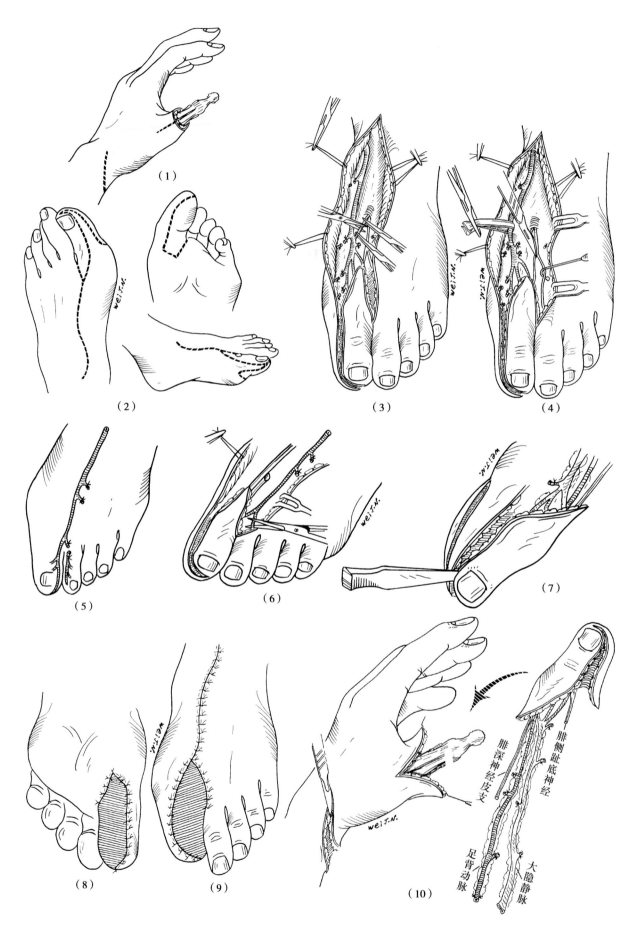

（1）

（2）

（3）

（4）

（5）

（6）

（7）

（8）

（9）

（10）

腓侧趾底神经

腓深神经皮支

大隐静脉

足背动脉

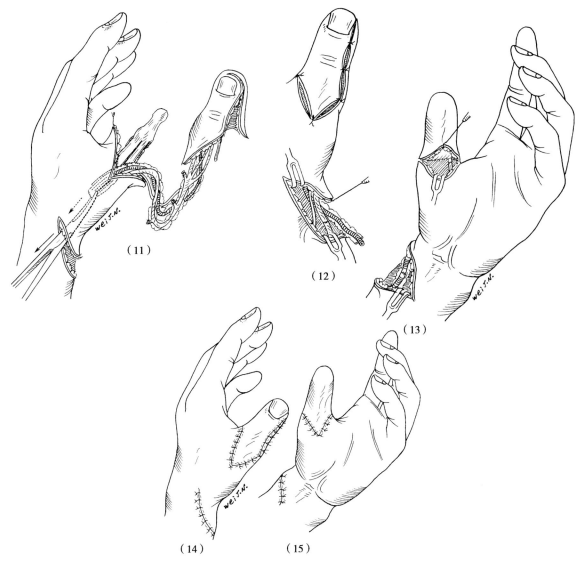

图 21-2-31 踇甲皮瓣游离移植术修复拇指皮肤撕脱伤
(1)拇指皮肤套状撕脱伤及受区切口设计;(2)踇甲皮瓣的足部供区切口设计;(3)分离踇甲皮瓣背侧静脉及大隐静脉;(4)分离到踇趾背侧的腓深神经皮支;(5)、(6)分离结扎至第2足趾胫侧的趾背动脉;(7)用小平凿从末节趾骨背面削下踇甲皮瓣上的趾甲和甲床;(8)、(9)足部供区创面用中厚游离皮片覆盖,加压打包包扎,术后用石膏托制动;(10)将切取的带有动、静脉和神经蒂的踇甲皮瓣移植至手部受区上;(11)踇甲皮瓣的动、静脉和神经蒂通过皮下隧道从拇指创口拉至腕部切口;(12)踇甲皮瓣包裹皮肤撕脱的拇指并缝合数针固定,于腕部将腓深神经皮支与桡神经浅支缝合,大隐静脉与头静脉吻合;(13)于腕部吻合足背动脉与桡动脉,于拇指掌侧吻合尺侧指神经;(14)、(15)缝合伤口并放置橡皮引流条

【注意事项】 如果拇指也有套脱伤,除了像手指那样埋藏取出植皮外,也可用腹部皮管覆盖,而其他手指还是埋藏于腹部皮下(图 21-2-32、图 21-2-33)。

(四) 手背皮肤缺损

手背皮肤薄软,富有弹性及滑动性,握拳时不会过紧,伸指时也不会过松。治疗手背皮肤缺损,既要避免手术创伤过大,还要考虑深部组织结构的修复与重建、手的外观及功能恢复。将来还要修复深部结构者,最好用皮瓣覆盖创面。

1. 中厚断层或全厚皮移植术

【适应证】 无肌腱、骨质裸露的皮肤缺损。

【麻醉和体位】 臂丛和连续硬膜外麻醉,仰卧位。

【操作步骤】

(1) 清创:肌腱裸露面积不大者,可游离周围软组织覆盖之。

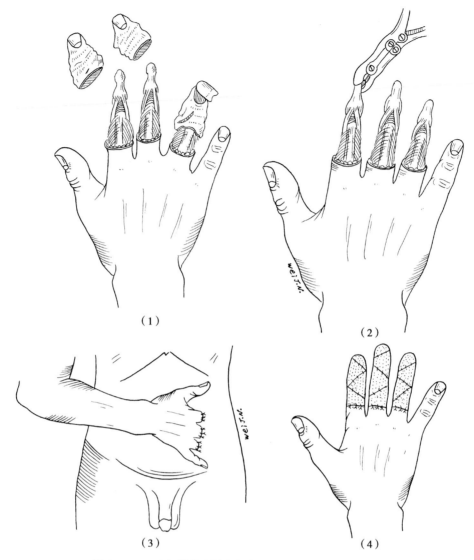

（1）　　　　　　　　　　　　　　　　　　（2）

（3）　　　　　　　　　　　　　　　　　　（4）

图 21-2-32　腹部袋状皮瓣术修复多个手指皮肤套状撕脱伤
（1）多个手指皮肤套状撕脱伤；（2）清创时截除末节指骨甲粗隆；（3）将皮肤撕脱的手指埋入腹壁
皮下，并环形缝合伤口；（4）术后 6 周将手指从腹壁剥离取出后，创面采用中厚断层皮片移植

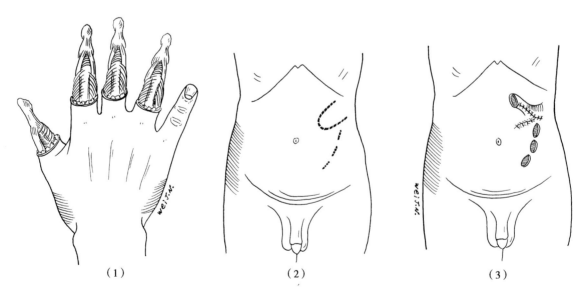

（1）　　　　　　　　　　　　　（2）　　　　　　　　　　　　　（3）

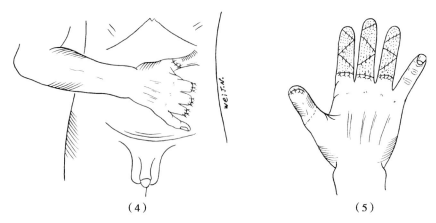

（4）　　　　　　　　　　　　　　（5）

图 21-2-33　腹部皮管移植和腹部袋状皮瓣术修复拇指和其他多个手指的皮肤套状撕脱伤
（1）拇指与多个手指的皮肤套状撕脱伤;（2）、（3）根据拇指与其他手指皮肤缺损的长度、周径和位置关系,设计腹部皮管和埋藏皮瓣的切口;（4）将皮肤撕脱的拇指插入腹部皮管内,其他手指插入腹壁切口内并作缝合;（5）术后 6 周皮管断蒂,其他手指创面作游离植皮

（2）修整创缘,使其:①不与关节屈伸运动轴垂直交叉;②不与肌腱平行叠摞;③不横行于指蹼上。

（3）于腹部或大腿切取中厚断层或全厚皮,移植于创面,间断缝合,留长线结,敷料打包加压固定。术后石膏托制动（图 21-2-34）。

2. 腹部皮瓣移位术　腹部皮瓣切取范围大,方位随意,厚度与受区相近,外形也较好,适应证广,是手外科最常使用的远位皮瓣。

【适应证】　有肌腱、骨质外露的手、腕及前臂部皮肤缺损。

【麻醉和体位】　臂丛和连续硬膜外麻醉,仰卧位。

【操作步骤】

（1）清创:铺覆样布于创面,在血迹外 0.3～0.5cm 处裁剪,使之与创面形状一致,但面积稍大。置伤手、样布于腹部以确定皮瓣蒂的方位,条件是一侧创缘贴近腹壁,体位自然舒适,然后依据样布勾画出皮瓣轮廓,长宽比不大于 1.5:1。含有知名动脉者,无此限制。

（2）沿轮廓线做 U 形切口,于皮下组织深层分离,直至预设的皮瓣蒂。剪除过厚的皮下组织,修薄皮瓣。止血、清洗创面。缝合皮下组织,适度缩小供区创面。要是皮瓣小,供区创面可直接闭合。

（3）由大腿或腹部切取中厚皮片。先将皮片一侧边缘与受区贴近腹壁的创缘对合,间断缝合,留长线结,然后再与腹部创缘缝合。

（4）置皮瓣于手部创面,间断缝合,留置橡皮引流条。植皮区打包加压固定。于皮瓣周围、腋窝及肢躯接触区铺敷纱布和棉垫。用宽胶条依次将上臂、前臂固定于躯干上,以防意外撕裂皮瓣,然后再绑缚胸带。

【术后处理】　术后头 10 天,每日更换敷料 1 次;48 小时拔除引流条;3 天去胶布;2 周拆线,4 周断蒂（图 21-2-35、图 21-2-36）。

3. 腹部皮管移位术

【适应证】　①有肌腱、骨质外露、面积不大的手部皮肤缺损,如虎口等;②拇指套脱伤。

【麻醉和体位】　臂丛和连续硬膜外麻醉,仰卧位。

【操作步骤】

（1）清创:置伤手、样布于腹部,确定皮管的方位,体位自然舒适。依据样布于腹壁勾画出皮瓣轮廓,长宽比不大于 1.5:1。皮瓣内含知名血管者,如腹壁浅动、静脉,无此限制。

（2）沿皮瓣轮廓做 U 形切口,于深筋膜浅层分离,将皮瓣蒂端缝合成管状,游离端覆盖于手部创面,做间断缝合。腹壁创面可直接缝合。

（3）包裹敷料,用粘膏条固定肢体。

【术后处理】　术后 2 周拆线,6 周断蒂（图 21-2-37）。

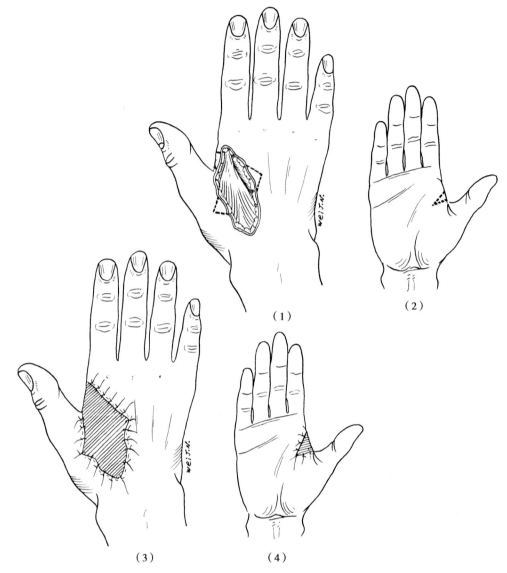

（1）　　　　　　　（2）

（3）　　　　　　　（4）

图 21-2-34　游离植皮修复手背皮肤缺损
（1）、（2）靠近虎口的手背皮肤缺损,清创后与伸肌腱平行的创缘需作成锯齿状,同时将虎口指蹼
切开;（3）、（4）皮肤缺损创面应用中厚断层皮片或全层皮片游离移植修复

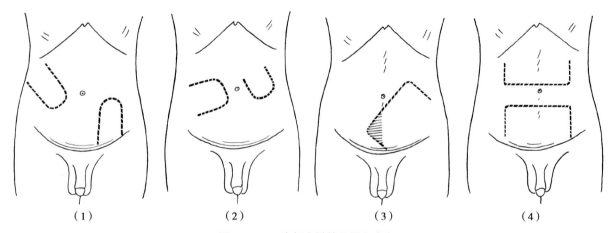

（1）　　　　　　　（2）　　　　　　　（3）　　　　　　　（4）

图 21-2-35　腹部皮瓣的位置和方向
（1）沿肋间动脉或腹壁浅动脉走行方向设计皮瓣,其长宽比例可达 2∶1;（2）在非血管走行方向设计的任意皮瓣,
其长宽比例限制于 1.5∶1;（3）跨越腹中线的单蒂皮瓣,跨越部分将会发生坏死;（4）上、下腹部横位的单蒂皮瓣,
可以横越中线

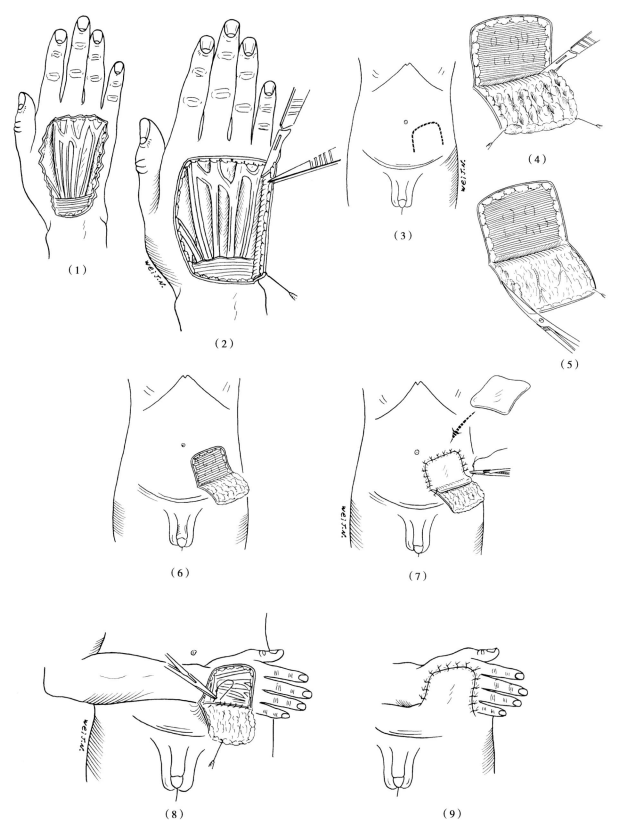

图 21-2-36 腹部皮瓣移植修复手背皮肤缺损

（1）手背皮肤缺损；（2）清创后将皮瓣蒂设计在手的尺侧；（3）用逆转计划法设计腹部皮瓣；（4）切取皮瓣；（5）剪除过厚的脂肪，修薄皮瓣边缘；（6）、（7）用中厚断层皮片游离移植修复供皮区创面，游离皮片于蒂部留长，皮片缝线留长，以便加压包扎压力敷料；（8）游离植皮皮片的蒂部游离缘与受皮区创缘缝合，可采用连续缝合较方便；（9）缝合皮瓣

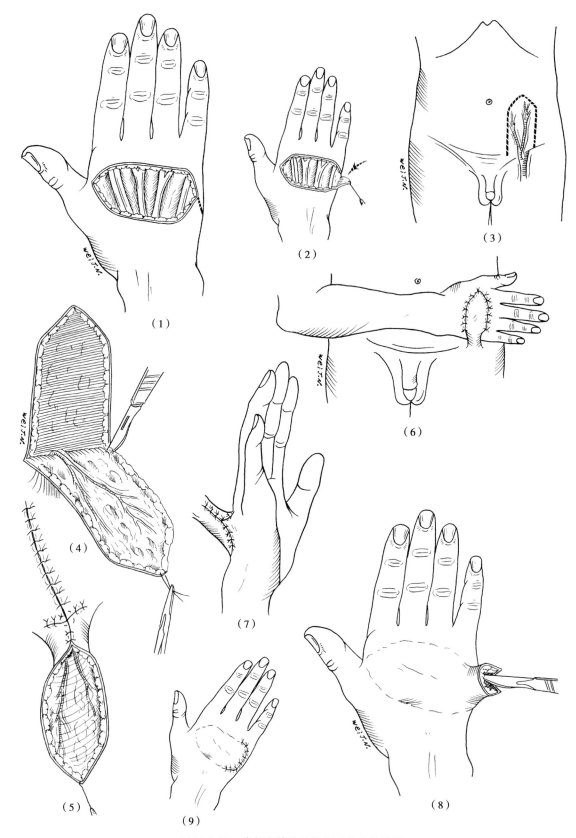

图 21-2-37　腹部皮管移植修复手背皮肤缺损

(1)、(2)手背皮肤缺损,清创后于计划作蒂的部位切取一小的三角形皮瓣,以便与腹部皮管蒂缝接;(3)于同侧或对侧下腹部,以腹壁下动、静脉方向为轴设计一扁平皮瓣,蒂部留长;(4)切取扁平皮瓣;(5)将扁平皮瓣的蒂部卷成管状并作缝合,腹壁供皮区直接缝合,蒂部最后的四边形创口作裤式荷包缝合;(6)将皮管远端的扁平皮瓣部分移植至手背受区并作缝合;(7)皮管蒂部缝合的方法,术后 3 周皮管作钳夹训练,术后 6 周断蒂;(8)断蒂后修整蒂部皮肤;(9)缝合伤口

4. 前臂桡侧皮瓣移位术　此皮瓣以桡动静脉为蒂,优点是质量好、操作简单,缺点是供区创面常常要用皮片移植修复、外观欠佳,同时还要牺牲一条主要动脉,对手的血液供应有一定影响。临床应用时要严格掌握适应证,尤其是青少年患者,更要慎重考虑。术前需要检查血管通畅情况,如 Allen 试验、多普勒听诊或血管造影。血液供应不良者禁用此皮瓣。

【适应证】　有肌腱、骨质外露及软组织缺损的手部皮肤缺损。

【应用解剖】　桡动脉在肘窝相当于桡骨颈水平由肱动脉发出,在前臂上 1/3 行于旋前圆与肱桡肌之间,中 1/3 为肱桡肌内缘掩盖,下 1/3 行于肱桡、桡侧腕屈肌腱之间,位置表浅,仅为皮肤和筋膜覆盖。桡动脉干两侧各发出若干皮支和肌支,掩盖部以肌支为主,皮支较少,有 2～3 支,下 1/3 部皮支较多,有 4～10 支。这些皮支在皮下组织内相互吻合,形成血管网,并与来自尺动脉、骨间掌、骨间背侧动脉皮支形成的血管网互相沟通,供应整个前臂皮肤。前臂桡侧逆行皮瓣的血液供应系统,是以桡动脉下段及其皮支为基础的。当皮瓣以桡动脉远端为蒂逆行移位修复手部创面时,皮瓣的血液供应来源于尺动脉,经掌浅、深动脉弓到桡动脉远侧段,然后进入皮瓣。静脉回流依赖与动脉伴行的静脉逆流来完成(图 21-2-38)。

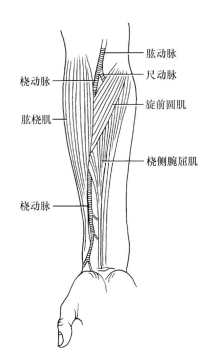

图 21-2-38　桡动脉在前臂
掌侧的解剖位置

肱动脉
尺动脉
桡动脉
旋前圆肌
肱桡肌
桡侧腕屈肌
桡动脉

皮瓣上界为肘窝,下界至腕部,桡侧至桡骨背侧,尺侧达尺骨掌侧。最大切取面积为 15cm×35cm。

【麻醉和体位】　臂丛麻醉,仰卧位。

【操作步骤】

（1）清创后,自肘窝中点到腕部桡动脉搏动点画一直线,代表桡动脉走行及前臂桡侧皮瓣的轴线。

（2）依据样布,以腕部桡动脉为皮瓣旋转轴,于前臂勾画出皮瓣的轮廓。沿桡、尺侧轮廓线切开,结扎通向皮瓣以外的血管分支,于深筋膜下向皮瓣中心分离。于前臂远端分离血管。当整个皮瓣游离后,用血管夹夹住桡动脉近端,放松止血带,见皮瓣血液循环良好,再于近侧切断、结扎桡动、静脉,自近向远掀起皮瓣。血管蒂长度要充足。皮瓣分离也可始于腕部,沿着桡动、静脉走行方向直至皮瓣近端。

（3）经皮下隧道将皮瓣移位至手部创面,间断缝合,放置橡皮引流条。移位皮瓣,血管蒂应保持弧形,避免成角或折叠,以免影响血液循环。

（4）于上臂内侧取中厚断层皮片,覆盖前臂创面,敷料打包加压固定。前臂至手的掌侧石膏托固定伤手。

【术后处理】　于敷料开窗,以便能随时观察皮瓣血液循环。术后 2 周拆线,如无骨关节、肌腱等损伤,即可开始功能活动(图 21-2-39)。

5. 足背皮瓣移植术　此皮瓣以足背动脉为蒂,色泽好,血管径较粗,蒂较长,位置表浅,易于切取,有腓浅神经分支供缝接,术后可获得良好感觉功能。有肌腱缺损者,还可带上趾伸肌腱一同做修复。

【适应证】　手、腕部中等面积的皮肤缺损。

【应用解剖】　足背皮肤血液供应主要来自足背动脉。它是胫前动脉的终支动脉,起自内、外踝连线中点下方,行向前下,在踇长伸、趾长伸肌腱之间越过距骨、舟骨和第 2 楔状骨背面、踇短伸肌深面达第 1、2 跖骨间隙近端,分出足底深支和第 1 跖背动脉。在距骨头平面,其内侧发出 2～3 条跗内侧动脉,经踇长伸肌腱深面到达足内侧缘;外侧发出跗外侧动脉,过趾短伸肌下到达足外侧缘。足背动脉在距趾关节附近向外侧发出弓形分支,与跗外侧动脉分支吻合形成弓形动脉。弓形动脉近侧有许多小分支,与足背动脉、跗外侧动脉分支接合,形成足背动脉网。足背皮瓣血液供应,主要来自足背动脉起点至足底深支之间一段的足背动脉所发出的皮支。这些皮支在深筋膜下,向内侧和向外侧行走一段距离后即穿出深筋膜到达皮下。因此,只要保存踝关节以下至第 1、2 跖骨间隙之间的足背动脉与皮肤的连接,皮瓣

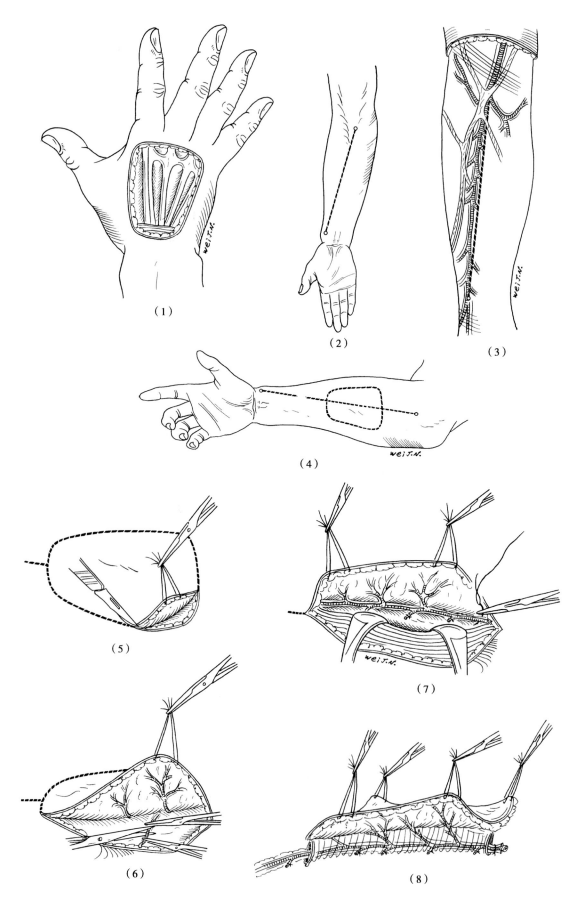

（1）

（2）

（3）

（4）

（5）

（6）

（7）

（8）

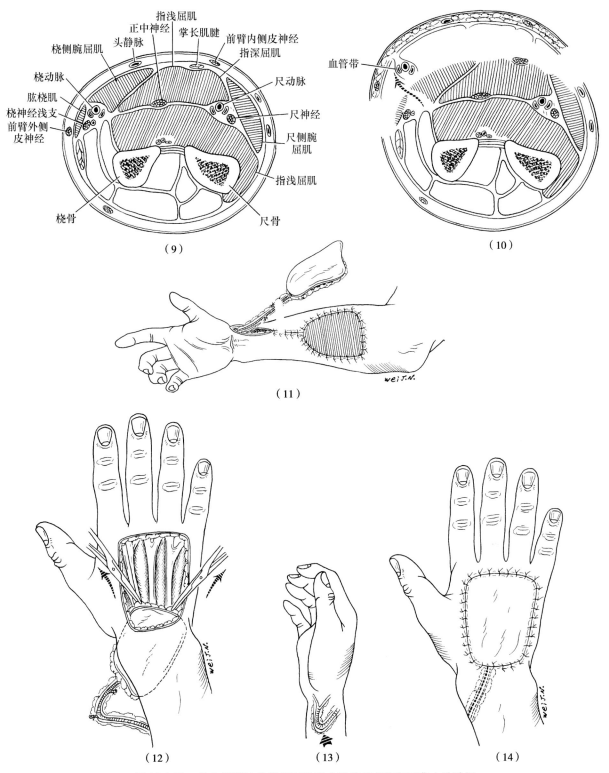

图 21-2-39 带血管蒂的前臂桡侧逆行皮瓣移植术修复手背皮肤缺损

（1）手背皮肤缺损；（2）、（3）从肘窝中点与腕部桡动脉搏动点之间用龙胆紫作一直线，此轴线为桡动脉的走行方向；（4）根据手背皮肤缺损的面积大小和形状，以桡动脉为轴，用逆转计法于前臂桡、掌侧设计皮瓣；（5）、（6）于设计皮瓣的两侧切开皮肤、皮下直达深筋膜，结扎桡动、静脉通向皮瓣周围的分支；（7）将皮瓣从两侧向中央分离；（8）当以桡动、静脉远端为蒂的皮瓣形成后，结扎桡动、静脉的近端；（9）前臂中 1/3 横切面掌侧的解剖；（10）以桡动、静脉远端为蒂的前臂桡侧皮瓣的前臂横切面解剖示意图，皮瓣连同肌膜一起分离，以便最大限度保证皮瓣的血液循环；（11）以桡动、静脉远端为蒂的岛状皮瓣形成后，供皮区用断层皮片移植修复；（12）皮瓣通过腕部宽阔的皮下隧道拉到手背，覆盖手背创面；（13）桡动、静脉蒂于腕部应放在弧形的位置，以免影响血液循环；（14）缝合皮瓣，术后伤口放置橡皮引流条

就能获得足够的血液供应。除与足背动脉伴行的两条静脉外,皮瓣还含有大隐静脉和小隐静脉,静脉回流通畅。皮瓣内的感觉神经主要为足背内侧皮神经和足背中间皮神经——腓浅神经的分支(图21-2-40)。

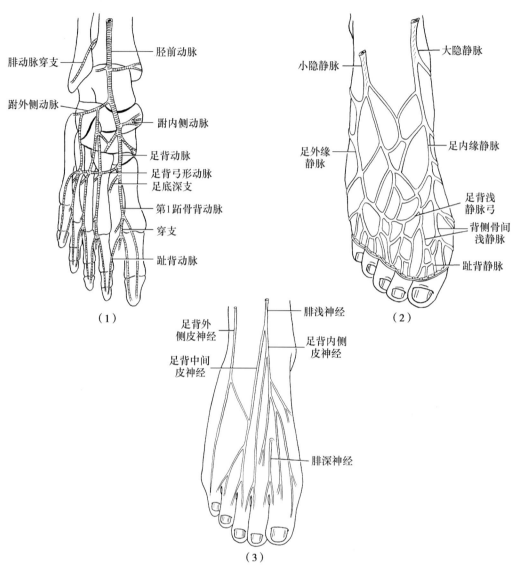

（1）

腓动脉穿支
胫前动脉
蹋外侧动脉
蹋内侧动脉
足背动脉
足背弓形动脉
足底深支
第1跖骨背动脉
穿支
趾背动脉

小隐静脉
大隐静脉
足外缘静脉
足内缘静脉
足背浅静脉弓
背侧骨间浅静脉
趾背静脉

（2）

足背外侧皮神经
足背中间皮神经
腓浅神经
足背内侧皮神经
腓深神经

（3）

图 21-2-40　足背皮瓣的应用解剖
(1)足背动脉解剖示意图;(2)足背静脉解剖示意图;(3)足背神经解剖示意图

足背动脉血管外径 2～3.5mm,大隐静脉外径 3.0～4.0mm。皮瓣的切取上界为内、外踝连线,下界到指蹼近侧,内界在大隐静脉胫侧,外界到小隐静脉的腓侧。最大切取面积为 15cm×10cm。

【麻醉和体位】　臂丛和连续硬膜外麻醉,仰卧位。

【操作步骤】

(1) 清创后,以足背动脉为轴,依据样布于足背勾画出皮瓣轮廓,标出足背动脉、隐静脉和腓浅神经位置。足背皮瓣收缩较胸、腹皮瓣明显,轮廓线要从样布边缘外移 0.5cm 为宜。

(2) 沿轮廓线切开,于腱周组织浅层分离:先分离出大隐静脉,切断结扎来自皮瓣外的属支,然后于第1、2跖骨间隙切断蹋短伸肌腱,将其近断端缝合固定在皮瓣远侧缘,显露第1跖骨背动脉,结扎足底深支,将跖骨背动脉保留在皮瓣内。如第1跖骨背动脉位置较深,可将其切断结扎,对皮瓣血液循环影响不大。在皮瓣近端、蹋长伸肌腱与趾长伸肌腱间显露足背动、静脉。在踝前外侧显露腓浅神经。分离足背动、静脉应紧贴骨膜及关节囊。它们若是位于蹋长伸肌腱深内侧,还需切开键周组织将肌腱拉向内侧。自远向近将皮瓣掀起,此时足背皮瓣只靠近侧的足背血管、腓浅神经蒂与足部相连。放松止血带,观察皮瓣血液循环是否良好。

（3） 显露受区血管和神经。手背皮肤缺损,于腕桡侧斜形切开,显露桡动、静脉,头静脉及桡神经浅支。测量其与受区创面近侧缘的距离,并据此决定皮瓣血管、神经蒂的长度。按测量结果切断足背动、静脉,大隐静脉和腓浅神经。将皮瓣移植到手背创面,与受区创缘缝合数针固定,血管神经蒂经皮下隧道至桡侧切口,足背动、静脉与桡动、静脉,大隐静脉与头静脉,腓浅神经与桡神经浅支端-端缝合,用8-0或9-0缝线。松止血夹,观察皮瓣血液循环。

（4） 皮瓣恢复血液循环之后,缝合伤口并放置橡皮引流条。松松包裹敷料,并开窗以便术后能观察皮瓣血液循环情况。石膏托制动。

（5） 于腹部或大腿取中厚断层皮片,覆盖足背创面,间断缝合,留长线结,敷料打包加压固定。短腿石膏托制动。

【术后处理】 术后卧床 10～14 天,患肢抬高,烤灯照射以提高周围环境温度。术后 3～4 天,每 1～2 小时测 1 次皮瓣温度。全身应用抗感染、抗凝血及抗血管痉挛药物 7～10 天。术后 2 周拆线（图 21-2-41）。

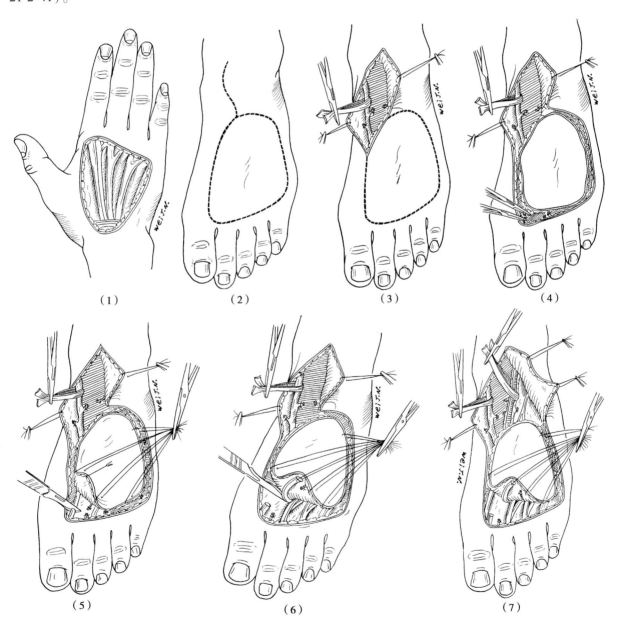

（1）　　　　　　（2）　　　　　　（3）　　　　　　（4）

（5）　　　　　　　　　　（6）　　　　　　　　　　（7）

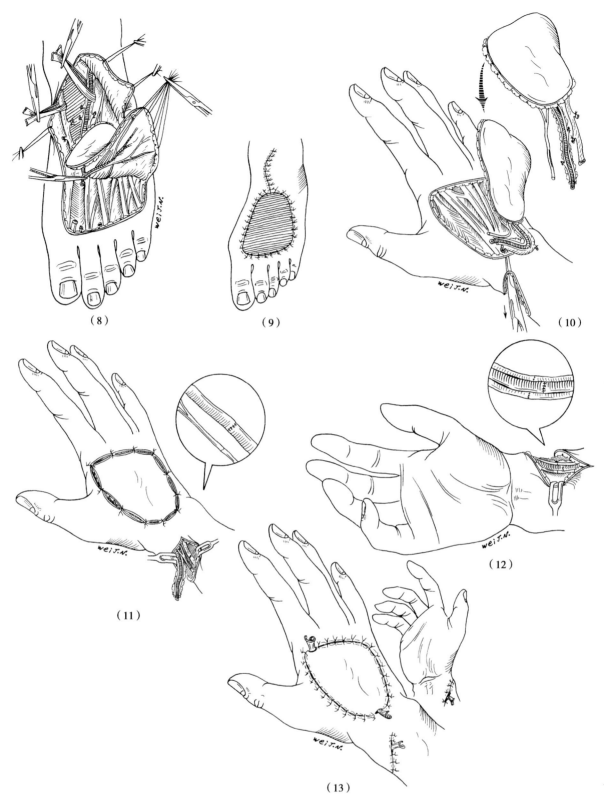

图 21-2-41　足背皮瓣游离移植修复手背皮肤缺损

（1）手背皮肤缺损；（2）足背游离皮瓣切口设计；（3）、（4）于足背皮瓣近端及内侧缘切口处分离大隐静脉，切断结扎皮瓣边缘的静脉分支；（5）、（6）于皮瓣远端创缘显露踇短伸肌腱，切断该腱后，肌腱的近端缝于皮瓣边缘；（7）于皮瓣远端显露及分离足背动脉及其伴行静脉和腓浅神经；（8）于第 1 跖间隙近端显露足背动脉的足底深支，予以结扎切断，整块足背皮瓣除血管神经蒂与近端相连外已完全游离；（9）足背供皮区当皮瓣切取后，用中厚断层皮片移植修复；（10）将足背皮瓣移植到手背创面，血管神经蒂通过宽阔的皮下隧道拉至腕部切口；（11）将足背皮瓣上的大隐静脉与腕部头静脉的近端吻合，腓浅神经与桡神经浅支的近端缝合；（12）足背动脉及其伴行静脉与腕部的桡动脉及其伴行静脉近端作端对端吻合；（13）缝合伤口与引流

6. 足背肌腱皮瓣移植术 足背动脉皮支除了营养皮肤外,还营养足背的伸趾肌腱。同时切取足背皮肤及其下的趾长伸肌腱,可形成一个复合皮瓣,治疗手部肌腱和皮肤缺损。由于吻合血管,移植肌腱血液循环得以保存,有利于肌腱存活和愈合。

【适应证】 手、腕部中等面积的皮肤缺损,有肌腱缺损者。

【麻醉和体位】 臂丛和连续硬膜外麻醉。仰卧位。上肢外展放在手术桌上。

【操作步骤】 足背肌腱皮瓣应用解剖、切取方法与足背皮瓣移植术相似,但还有几点需要注意:

(1) 趾长伸肌腱与皮下组织连接疏松,剥离时勿与血管、皮下组织分离,应在趾长伸肌腱下分离。

(2) 趾长伸肌功能与手的指伸肌腱功能相似,主要伸跖趾关节。当切取趾长伸肌腱后,往往跖趾关节下垂。为防止上述缺点,在切断趾长伸肌腱前,在跖趾关节背侧将趾长伸肌腱与趾短伸肌腱缝合,在缝合点近端切断,关闭伤口后用石膏托制动3周。

(3) 皮瓣切取后足部耐寒能力下降,术前应有所考虑,对高寒地区,常在水中作业者慎重使用。

(4) 移植肌腱缝合张力,与传统肌腱移植相同。但此举也会影响皮瓣血液循环,术中尽可能两者兼顾。

【术后处理】 术后2周拆线,4周后去石膏开始功能活动,并辅助物理康复治疗(图21-2-42)。

(五) 手掌皮肤撕脱伤

手掌皮肤撕脱伤,多从近侧向远侧逆行撕脱,掌腱膜外露。逆行撕脱皮肤的外观大多正常,但是游离端的血液循环很差,如原样缝合,必会出现坏死,影响手功能恢复。清创时应将游离端血液循环不良的部分彻底切除,有血液循环的部分留下,原位缝合。遗留下的创面,有掌腱膜者,可用皮片覆盖,反之皮瓣覆盖。具体的方法与操作请参阅手背皮肤撕脱伤(图21-2-43)。

(六) 全手皮肤套脱伤

全手皮肤套脱伤是手部最严重的创伤之一,多见于造纸机、染布机和压胶机损伤:手被卷入滚轴间,患者猛力将手抽出时皮肤脱套。前臂远端,皮肤于深筋膜浅层脱套,手掌部则是在掌腱膜浅层,手背及手指在肌腱浅层,腱鞘破损,肌腱外露。脱套的皮肤捻挫严重,原位缝合定有坏死,且容易感染,导致手功能障碍。手部套脱伤难于用皮片覆盖,可采用埋藏或皮瓣移植的方法进行治疗。合并骨折者,治疗较单纯脱套更为困难:远侧骨折段缺少血液供应,虽经埋藏附有皮下组织,但植皮未必能活。有时,埋藏时骨折远侧段还存活,取出植皮后反倒坏死了。

【操作步骤】

1. 清创。有软组织附着的骨折块,复位,克氏针固定;无附着者,清除掉,不然会成为死骨,导致感染。其他损伤,如神经、肌腱断裂,也一并修复。

2. 手指远端皮肤也有脱套者,切除远节指骨远侧半,或远节指骨及中节指骨远侧1/3:埋藏取出之后血液循环也不是很好,植皮难于成活;无脱套、皮肤血液循环良好者,则保留手指全长,埋藏时将有皮肤包被的部分放置在腹壁外。

3. 将伤手放置在腹壁,依据创面近侧缘的位置于腹部做切开,于皮下浅层分离出数个孔道,成放射状排列,以免埋藏于皮下的手指彼此贴合,取出时相邻面无皮下组织附着,无法植皮。

4. 缝合伤口,放置橡皮引流条,用粘膏条固定肢体。

5. 术后次日即鼓励患者活动手指,以防关节僵直。术后2周拆线,6周将伤手取出植皮。如腹壁脂肪不多,皮肤也薄,可将腹壁皮肤保留在手背侧,远侧部做锯齿状切开,用于重建指蹼,而手掌及手指用中厚断层皮片覆盖(图21-2-44)。

【注意事项】

1. 伤手埋藏于腹壁之下,剥离广泛,腔隙大,渗血多,应在腔隙的下端开数个引流口,放置橡皮引流条做引流,以免渗血经腹部切口渗出,致伤口不愈合,或是渗血淤积,导致感染。

2. 埋藏于皮下的伤指于术后次日即可开始主动活动,以避免指间关节僵直,同时它也有吸筒样作用,促进渗血经引流口流出。即使关节要僵直,也希望它僵直于半屈曲位,而非伸直位或极度屈曲位,因为后者在取出被动活动关节时常有皮下组织裂解,影响植皮成活。

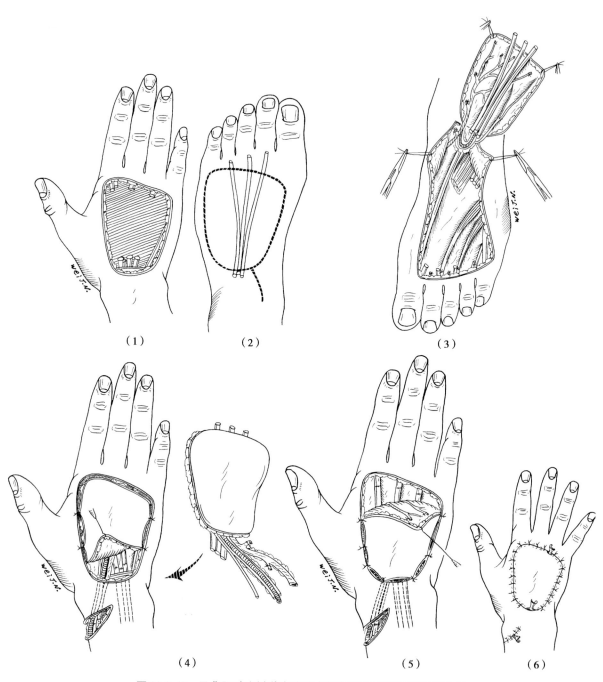

（1）　　　　　　　（2）　　　　　　　　　　　（3）

（4）　　　　　　　　　　　　　（5）　　　　　（6）

图21-2-42　足背肌腱皮瓣游离移植术修复手背皮肤和伸肌腱缺损

（1）手背皮肤和指伸肌腱缺损；（2）足背肌腱皮瓣的切口设计；（3）足背肌腱皮瓣切取后，趾长伸肌腱远端需缝于趾短伸肌腱上；（4）将足背肌腱皮瓣移植至手背受区创面，血管神经蒂通过皮下隧道至腕部切口，与受区的血管神经进行吻合并缝合近端肌腱；（5）于手指的掌指关节和指关节伸直位的张力下缝合肌腱远端；（6）缝合伤口并放置橡皮引流条

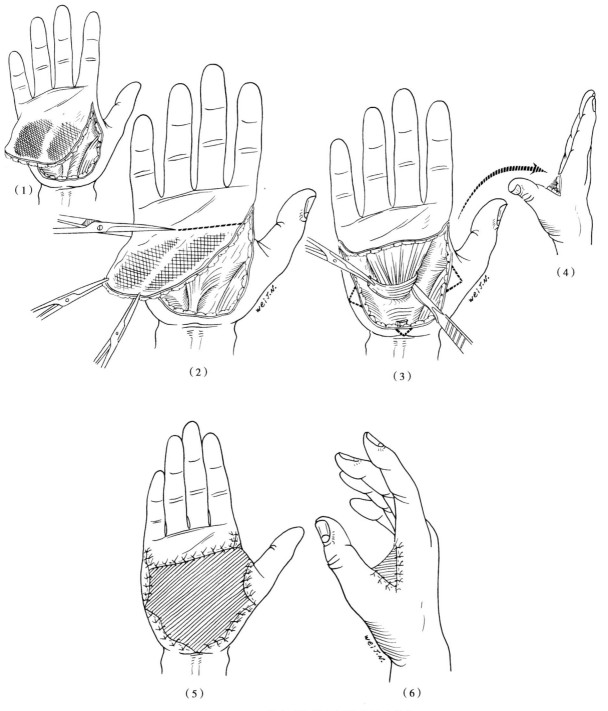

图 21-2-43　手掌皮肤撕脱伤用游离植皮修复

(1)手掌逆行皮肤撕脱伤;(2)根据撕裂皮肤的血液循环情况,切除无生机的皮肤;(3)、(4)切除掌腱膜,创造良好的游离植皮软组织基床,避免植皮后掌腱膜继发挛缩,同时将创缘修整成锯齿状,并切开虎口指蹼,防止植皮后瘢痕挛缩;(5)、(6)手掌及虎口指蹼创面用厚断层皮片移植,留置长线,植皮后用压力敷料打包包扎,并用石膏托制动

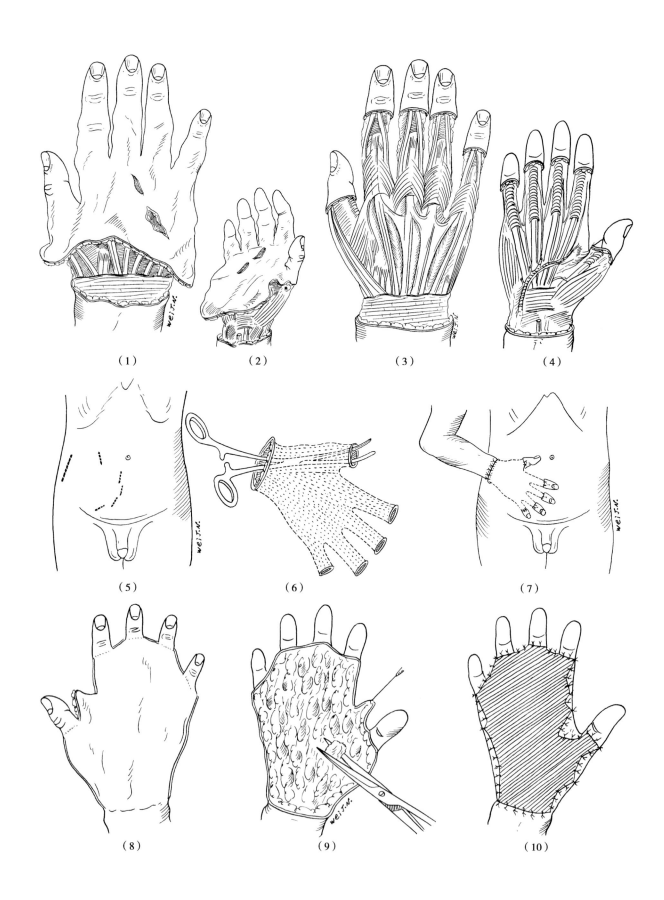

（1）　　　　　（2）　　　　　（3）　　　　　（4）

（5）　　　　　（6）　　　　　（7）

（8）　　　　　（9）　　　　　（10）

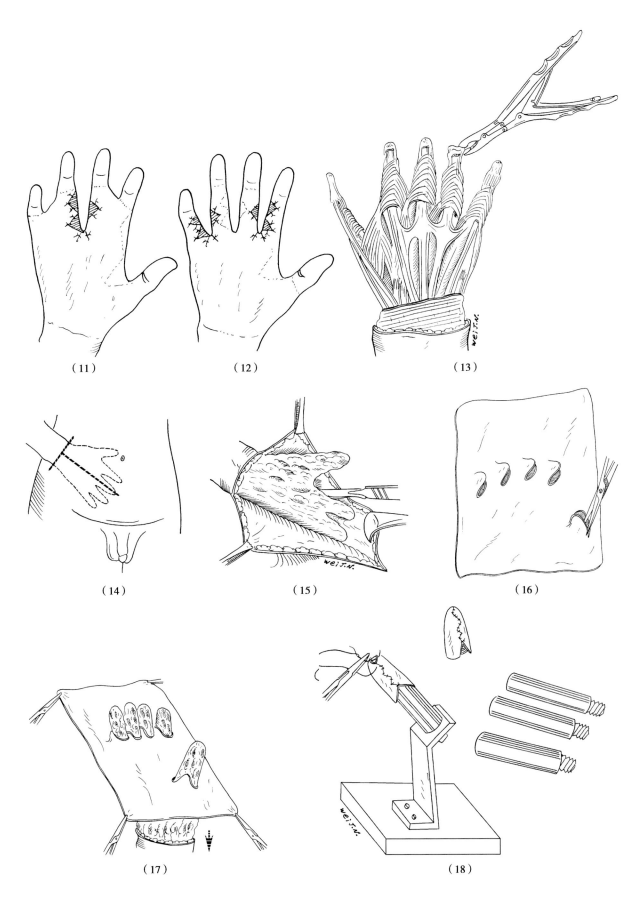

（11）

（12）

（13）

（14）

（15）

（16）

（17）

（18）

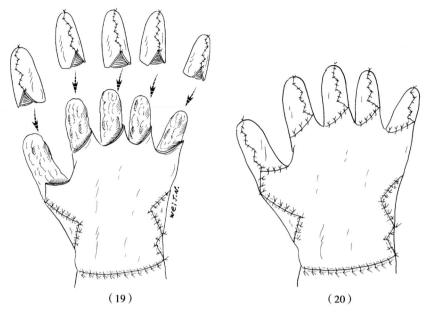

（19）　　　　　　　　　　　　　　（20）

图 21-2-44　腹部袋状皮瓣治疗全手皮肤套状撕脱伤

（1）、（2）手部皮肤套状撕脱伤；（3）、（4）清创后如手指远端仍保留完整并具有良好的血液循环；（5）根据伤手的皮肤缺损情况，于腹部设计袋状皮瓣的入口和各手指的出口；（6）用大血管钳分离袋状皮瓣和各手指的皮下隧道；（7）将伤手插入腹部袋状皮瓣内，有血液供应的完整手指远端自腹部切口穿出，缝合各伤口；（8）、（9）术后 6 周将伤手自腹壁袋状皮瓣内取出，如腹壁皮肤较薄，尽可能将腹壁皮肤保留在手的背侧，掌侧黏附的组织适当修平并彻底止血；（10）手掌及腹部创面用中厚断层皮片移植修复；（11）2～3 个月后于中指和无名指之间作分指植皮；（12）再过 2～3 个月，分别于示指和中指之间，无名指和小指之间作分指植皮；（13）如手部皮肤套状撕脱伤清创后手指远端无血液循环，则只保留近端一节或一节半手指的长度；（14）、（15）伤手经腹部袋状皮瓣埋藏 6 周后，于腹壁作 T 形切口将伤手取出，术中注意尽可能保留较多的、黏附于手的组织，以便取出后接受游离植皮；（16）于大腿部用鼓式取皮机或电动取皮机切取中厚断层皮片，并在相应的部位剪出手指穿出的裂口；（17）将整块中厚断层皮片移植于伤手创面，手指部分从皮片的裂口穿出；（18）选用与手指粗细相仿的模具，并在模具上缝制指部皮套；（19）缝合手部皮片，并将制作好的指皮套套入各手指的残端；（20）缝合指部皮套与手掌手背植皮皮片的接合部，术后加压包扎，并应用石膏托制动

3. 取出伤手，应该先被动活动关节，然后再修整皮下组织，以避免所留皮下组织因活动而裂解，且无法再用周围的软组织覆盖。

4. 手背可埋藏于真皮下，不一定要在皮下组织深层。这样，位于手背的皮肤就不会很厚，可以很好地用来重建指蹼。

剔骨皮瓣移位术

手指深部结构损伤严重，不能修复，但皮肤还有血液循环者，可将指骨、肌腱剔除，用其皮肤覆盖邻近手指或手部的皮肤缺损。此皮瓣称剔骨皮瓣。血管系统完整者，此瓣无长宽比限制。此法简单易行，不像远位皮瓣那样需要制动，更适用于年老患者。

【适应证】　伤指邻近的皮肤缺损。

【操作步骤】

1. 清创，剔除伤指的肌腱、骨骼。

2. 修整剔骨皮瓣，使之与皮肤缺损区大小、形状相近。

3. 将剔骨皮瓣移位至皮肤缺损区，间断缝合，放置橡皮引流条（图 21-2-45）。

4. 包裹敷料。术后 2 周拆线。

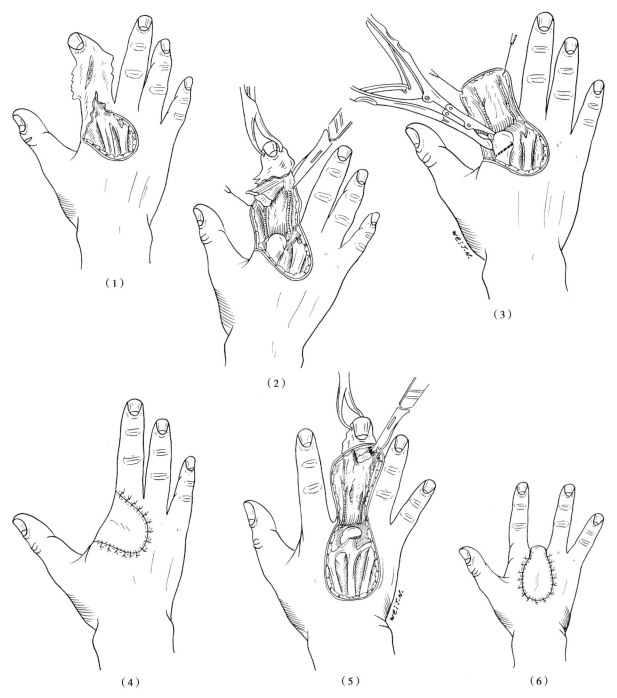

（1）　　　　　　　　　（2）　　　　　　　　　（3）

（4）　　　　　　　　　（5）　　　　　　　　　（6）

图 21-2-45　剔骨皮瓣移植术修复手背皮肤缺损

（1）示指严重损伤伴有手背皮肤缺损；（2）切除示指的指骨、屈伸肌腱及末节手指；（3）切除第 2 掌骨头颈部，将剔骨皮瓣修整成与受皮区等大的扁平皮瓣；（4）缝合皮瓣；（5）、（6）用中指的剔骨皮瓣修复手背皮肤缺损

（田光磊　韦加宁）

第三节　手指关节韧带损伤的手术治疗

一、拇指掌指关节侧副韧带损伤的手术治疗

拇指掌指关节为绞链关节,平均伸屈活动范围为10°~0°~60°,关节囊两侧各有侧副韧带加强,即固有侧副韧带和副侧副韧带(图21-3-1),以维持关节的被动稳定性。拇指掌指关节侧副韧带损伤多见于掌指关节尺侧,是手部最常见的韧带损伤。易误认为拇指关节扭伤而延误治疗,造成侧方负重时关节不稳定,导致拇指对指力和精细指捏能力丧失。

拇指掌指关节尺侧-侧副韧带损伤是由于拇指用力外展、旋转和过伸所致,常发生于拇指张开时手部着地跌倒。由于多发生于滑雪跌倒时损伤所致,故本病又有"滑雪拇指"之称。检查伤手时,对抗按压第1掌骨干时,拇指可向桡侧过度偏斜(图21-3-2),并伴有明显的局部疼痛和压痛。

根据其损伤的程度,拇指掌指关节侧副韧带损伤一般可分为三种类型:①韧带远侧止点处断裂;②韧带伴远侧小骨片撕脱;③韧带中间断裂(图21-3-3)。

【适应证】　拇指掌指关节尺侧-侧副韧带损伤一经确诊,由于其引起手指功能障碍和疼痛,即应手术治疗。其手术方法的选择应根据韧带损伤的情况而定。

1. 新鲜损伤时,如为韧带中间断裂,可采用韧带缝合术,而对于韧带远侧止点撕裂或带有小骨片撕脱者,可采用钢丝抽出缝合法予以修复。对于带有小骨片的远侧韧带撕裂,还可采用克氏针固定,并可用克氏针将掌指关节行临时固定,以利韧带愈合或用一枚微型螺钉将撕脱的小骨片连同韧带固定到骨片撕脱处(图21-3-4)。

2. 陈旧性韧带损伤可用自体肌腱移植,于关节内侧行8形韧带成形术或用一筋膜片移植修复(图21-3-5)。而关节进行性、疼痛性、畸形关节炎伴活动时不稳定者,可行关节固定术,将掌指关

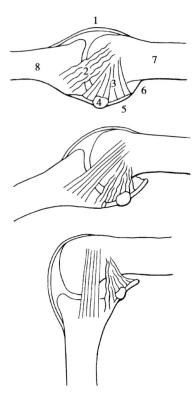

图21-3-1　拇指掌指关节功能解剖
上. 伸直位;中. 轻度屈曲位;下. 完全屈曲位;1. 背侧关节囊;2. 固有侧副韧带;3. 副侧副韧带;4. 籽骨;5. 掌侧纤维软骨;6. 松弛部;7. 第1掌骨;8. 近节指骨

节固定于屈曲20°位。

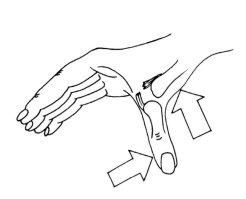

图21-3-2　拇指掌指关节尺侧侧副韧带损伤机制

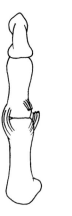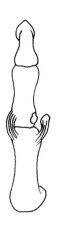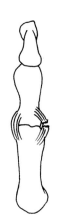

图21-3-3　拇指掌指关节侧副韧带损伤的类型

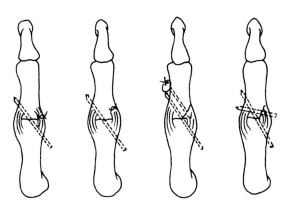

图 21-3-4 拇指掌指关节侧副韧带
损伤的治疗方法选择

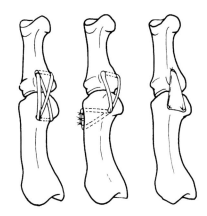

图 21-3-5 陈旧性侧副韧带
损伤修复术

【麻醉和体位】 臂丛神经阻滞麻醉,患者仰卧,患肢外展置于手术台旁的手术桌上。

【操作步骤】

1. 拇指掌指关节侧副韧带修复术(图 21-3-6)

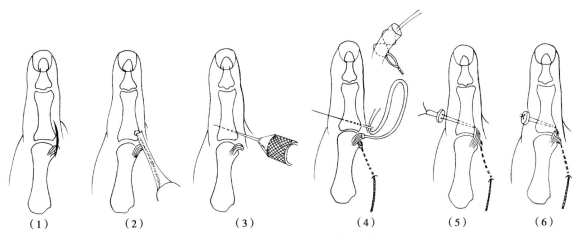

（1） （2） （3） （4） （5） （6）

图 21-3-6 拇指掌指关节侧副韧带损伤的手术修复

（1）切口;（2）于近节指骨基底部尺侧剥离骨膜造成一粗糙面;（3）用骨钻斜向对侧造一隧道;（4）采用抽出
缝合法缝合断裂的韧带,将钢丝从隧道中抽出,穿出皮肤;（5）于纽扣上拉紧;（6）结扎钢丝

（1）切口:拇指掌指关节尺侧偏背面弧形切口,从近节指骨中部至掌骨头近侧,长 3～4cm。

（2）切开皮肤、皮下组织,保护行走于切口内的桡神经分支。纵形切开拇收肌腱,于其深面显露断裂的侧副韧带,一般多见于韧带的中部和远侧。

（3）于近节指骨基底部尺侧剥离其骨膜,用凿子造成一粗糙面。

（4）用骨钻从其尺侧斜向桡侧于近节指骨形成一骨隧道。

（5）采用钢丝抽出缝合法缝合断裂的韧带,并将缝合的钢丝从已钻的骨孔,从尺侧引向近节指骨桡侧,抽出钢丝于切口近侧穿出皮肤。

（6）于一纽扣上拉紧并结扎缝合的钢丝,使撕脱的侧副韧带固定于近节指骨基部的骨粗糙面处,然后缝合拇收肌腱及皮肤。

2. 肌腱移植拇指掌指关节侧副韧带重建术

（1）手术切口和韧带的显露同拇指掌指关节侧副韧带修复术。

（2）术中见断裂的韧带已无法直接修复,则于同侧前臂切取掌长肌腱作移植备用。

（3）显露第 1 掌骨头和近节指骨基底部,于第 1 掌骨颈部和近节指骨基底部尺侧,从背侧向掌侧各钻一骨孔,将移植的掌长肌腱穿过骨孔,于掌指关节处予以交叉,再将两端拉紧缝合(图21-3-5)。

【术后处理】 术后用前臂石膏托将拇指掌指关节于内收位固定4～5周,小骨片撕脱而用钢丝抽出缝合法或克氏针或微型螺丝钉行骨固定者,术后固定6周。于拆除石膏托时,拔除抽出钢丝,开始进行拇指功能锻炼。

二、指间关节掌板损伤的手术治疗

指间关节扭伤或关节脱位,可致侧副韧带和掌板损伤,特别是在指间关节呈过伸位受外力作用时,易导致掌板损伤。掌板损伤可单独存在,亦可与侧副韧带损伤同时存在。掌板损伤可致指间关节不稳定,影响手指的功能。

掌板损伤的类型基本上与侧副韧带损伤相同,所受外力的不同可形成以下3种类型:①掌板近端止点处断裂;②掌板远止点处断裂;③远端止点处撕脱骨折(图21-3-7)。根据掌板损伤的类型不同,可分别采用以下手术方法予以治疗。

(一) 钢丝抽出缝合法

【适应证】 本法适用于掌板远侧止点撕脱骨折。

【麻醉和体位】 指掌侧总神经或臂丛神经阻滞麻醉。患者仰卧,患肢外展置于手术台旁的手术桌上。

【手术步骤】 以指间关节为中心,于指掌侧做弧形切口。切开皮肤、皮下组织,分离牵开皮瓣。显露并切开屈肌腱鞘,牵开屈指肌腱,即可显露撕脱的掌板。用Bunnell钢丝抽出缝合法将掌板连同撕脱的骨片固定到中节指骨的基底部(图21-3-8)。

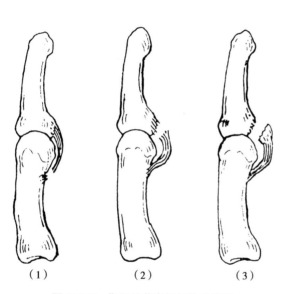

图21-3-7 指间关节掌板损伤的类型
(1)近端止点撕脱;(2)远端起点撕脱;
(3)远端起点处撕脱骨折

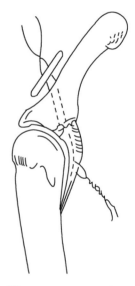

图21-3-8 Bunnell钢丝
抽出缝合法

【术后处理】 术后将手指间关节于屈曲约20°位固定,4～6周根据情况抽除钢丝,进行手指活动功能锻炼。

(二) 肌腱移植法(Adams法)

【适应证】 本法适用于掌板损伤严重,无法自身修复者。

【麻醉和体位】 臂丛神经阻滞麻醉。患者仰卧,患肢外展置于手术台旁的手术桌上。

【手术步骤】 以指间关节为中心,于指掌侧做弧形切口。切开皮肤、皮下组织,分离牵开皮瓣。显露并切开屈肌腱鞘,牵开屈指肌腱,即可显露掌板,见掌板无法自身修复。即于近节指骨颈及中节指骨基底部分别横形钻孔,并于同侧前臂切取掌长肌腱,将切取的掌长肌腱经过钻孔于指间关节掌侧交叉,于指间关节屈曲30°位予以缝合固定(图21-3-9)。

【术后处理】 术后将手指指间关节于屈曲约30°位固定,3周拆除固定进行手指活动功能锻炼。

(三) 肌腱固定法(图21-3-10)

【适应证】 本法适用于掌板损伤严重,无法自身修复者。

【麻醉和体位】 臂丛神经阻滞麻醉。患者仰卧,患肢外展置于手术台旁的手术桌上。

【手术步骤】

1. Curtis法 以指间关节为中心,于指掌侧做弧形切口。切开皮肤、皮下组织,分离牵开皮瓣。显露并切开屈肌腱鞘,牵开屈指肌腱,即可显露掌板。将一侧指浅屈肌腱于分叉处切断,穿过近节指骨颈的钻孔,用Bunnell钢丝抽出缝合法予以固定。

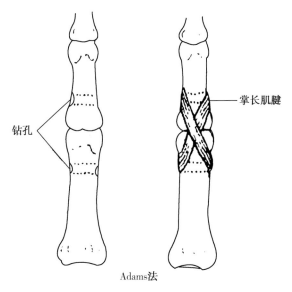

图 21-3-9 肌腱移植法(Adams法)

2. Swanson法 切口与掌板显露同Curtis法,于近节指骨颈前方钻孔。不切断指浅屈肌腱,于指间关节屈曲30°位,于钻孔平面,用Bunnell钢丝抽出缝合法将指浅屈肌腱固定在指骨钻孔内。

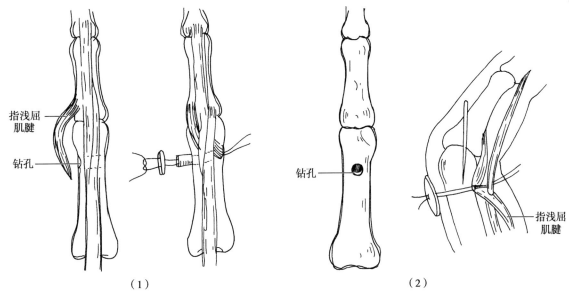

(1) (2)

图 21-3-10 肌腱固定法
(1)Curtis法;(2)Swanson法

【术后处理】 术后将手指指间关节于屈曲约30°位固定,3~4周抽除钢丝,进行手指活动功能锻炼。

(洪光祥)

第四节 手 部 感 染

一、手部感染的特点

手部的解剖特点使手部感染具有其特殊性,了解这些特点,对于手部感染的正确诊断与治疗具有重要意义。

1. 手部掌侧皮肤角化层及真皮层较厚，皮下脓肿难以从厚韧的掌侧皮肤表面破溃。因此，手部掌侧的皮下脓肿可能向深部穿破形成哑铃状脓肿。

2. 手部感染大多发生于掌侧，由于掌面组织较致密，手背部皮下组织疏松，且手部淋巴引流大多从手掌至手背，手掌部感染时，手掌部肿胀可不明显，而常于手背部出现明显肿胀，易误诊为手背部感染。

3. 手部掌侧有致密的纤维组织，垂直地将皮肤与掌腱膜、腱鞘和骨膜相连，形成封闭的组织间隙。手部感染时，炎症常因难以向周围播散而向深部蔓延，形成腱鞘炎乃至骨髓炎。特别是指腹部，由致密的纤维组织与指骨相连形成含有脂肪团的网状间隔，在指腹感染时，由于组织内压力增高，压迫其内行走的血管和末梢神经，常引起剧烈疼痛，甚至导致手指末节坏死。

4. 手部的腱鞘、滑囊与其间的一些特殊筋膜间隙相沟通，手部感染时，炎症易于迅速向全手及前臂蔓延。

二、手部感染的治疗原则

手部感染的治疗应遵循外科感染的一般治疗原则，即消除感染的病因和毒性物质（脓液、坏死组织等），增强机体的抗感染能力和修复能力。

1. 全身治疗 通过支持疗法以提高机体抵抗力；抗菌药物的应用在炎症早期浸润期，可使炎症消退。而一旦脓肿形成，抗菌药物即不能通过血液到达脓腔。但在手术切开引流的同时，尚需应用抗菌药物以控制残余的感染。

2. 局部治疗

（1）炎症早期：局部治疗包括必要的外固定，将手维持在功能位。让其处于休息状态，减轻疼痛，以防止炎症扩散，防止畸形发生。局部外用药物及物理治疗可促使炎症消散或局限。

（2）脓肿形成：一旦形成脓肿，应立即手术切开引流。由于手部的解剖特点，在手术治疗方面有以下几点应特别注意：①腱鞘、滑囊感染和脓性指头炎等，炎症虽处在浸润期，但由于局部组织内压力增高，可引起剧烈疼痛，乃至组织出现缺血性坏死。因此，这类感染，即使脓肿尚未形成，亦应尽早切开减压，可迅速减轻症状，控制炎症扩散。②准确定位并按手外科原则正确选择手术切口，以避免在手指形成疼痛性瘢痕或因瘢痕挛缩影响手的功能。③手术应在止血带下进行，以便能清楚辨认手部的精细解剖结构，避免重要的血管、神经和肌腱损伤。④注意切口位置，保持引流通畅。引流物填塞不宜过紧，以免妨碍肉芽组织生长。⑤感染基本控制后，应尽早拆除固定，进行手部主动活动功能锻炼，以防手部关节僵硬。

三、常见手部化脓性感染的手术治疗

（一）表皮下脓肿

表皮下脓肿又称脓性水疱，或皮内脓肿。由于手部轻微损伤刺破皮肤或水疱、血疱继发感染所致，其特点是脓肿位于皮肤表面与真皮之间，表皮发白，周围组织炎症反应不明显，无明显疼痛及全身症状。

【适应证】 脓肿形成应立即手术切开引流。

【麻醉和体位】 可行指神经阻滞麻醉。患肢外展置于手术台旁的手术桌上。

【操作步骤】 表皮下脓肿的治疗十分简单，仅需用刀或剪刀将脓肿表皮层切除，清除脓液即可（图21-4-1）。值得注意的是，手术中应仔细检查是否有窦道通向深部组织，以排除哑铃状脓肿的存在。

（二）甲沟炎

甲沟是指甲侧皱襞和甲后皱襞与指甲之间的空隙。轻微的局部创伤易引起甲沟炎，出现局部红、肿、热、痛。早期炎症多位于一侧，如未能即时得到控制，除局部形成脓肿或导致全甲沟炎外，炎症还可向甲下蔓延形成甲下脓肿，甚至可向远侧指间关节、远节指骨和指腹部扩散（图21-4-2）。

【适应证】 甲沟炎出现局部跳动性疼痛或有脓液出现时，即应手术切开引流。

【麻醉和体位】 可行指神经阻滞麻醉。患肢外展置于手术台旁的手术桌上。

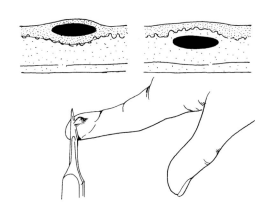

图 21-4-1　表皮下脓肿及其手术，
黑色区为表皮下脓肿的部位

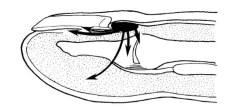

图 21-4-2　甲沟炎的扩散途径

【操作步骤】

1. 手术可在指根部止血带下进行。于炎症侧指甲皱襞近侧与其游离缘平行作切口（图 21-4-3），亦可在甲沟一侧向近端作一纵形切口。将指甲皱襞游离掀起或向一侧翻开，清除脓液及坏死组织后，置一引流条。单纯的一侧甲沟炎，可将一侧甲侧皱襞予以分离，切除部分指甲，以利脓液引流（图 21-4-4）。

2. 甲沟炎扩散至甲下时，可在一侧甲沟向近端作一纵切口，将一侧甲后皱襞翻开，引流局部脓液后，再将指甲掀起并切除部分指甲（图 21-4-5），以达彻底引流甲下脓肿之目的。

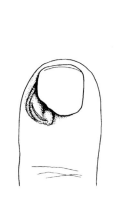

图 21-4-3　甲沟炎的
手术切口

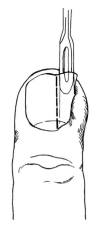

图 21-4-4　甲沟炎部分
指甲切除术

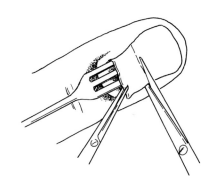

图 21-4-5　甲下脓肿部分
指甲切除术

3. 有些病例，特别是有甲下脓肿时，如有必要可将整个指甲全部拔除，即先用尖刀的刀背将两侧的甲侧皱囊和甲后皱囊从指甲剥离，再从指甲的游离缘掌侧，紧贴指甲将指甲与其下的甲床分离，此时应注意不要损伤甲床及甲后皱襞下的指甲基质组织，以避免影响指甲的再生和出现指甲畸形。指甲充分游离后，可用止血钳从远端夹住指甲，从纵形方向将指甲拔除。

（三）脓性指头炎

脓性指头炎即拇指或手指指腹的皮下脓肿，是最多见的手部感染。它与其他部位皮下脓肿的区别是因为指腹部被许多纤维组织隔分成为一些小的间隙，炎症的发展使之迅速出现剧烈疼痛和肿胀，如脓肿不能从掌侧皮肤穿破，将向深部蔓延，波及骨、关节、腱鞘，甚至至手指背侧（图 21-4-6）。

【适应证】 脓性指头炎时，由于组织内压很高，如不能及时切开减压，将影响手指末节血液循环，可能导致末节手指坏

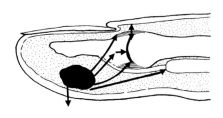

图 21-4-6　脓性指头炎的扩散途径

死。手指明显肿胀,出现跳动性疼痛应立即切开引流。

【麻醉和体位】　可行指神经阻滞麻醉。患肢外展置于手术台旁的手术桌上。

【操作步骤】

1. 手术切口　应注意:①避免指血管、神经的损伤;②切口不遗留残疾性瘢痕;③足以探查远端而不侵及腱鞘;④引流充分。采用手指侧方切口,示、中、环指切口以其尺侧为宜,拇指和小指则应在其桡侧。

脓性指头炎切开引流的关键是正确的切口选择(图 21-4-7):①指腹部鱼口状切口,对脓液引流有利,但掌面的软组织瓣呈游离状,易向近端退缩,致使指端呈阶梯状瘢痕形成。有时甚至出现末节指骨远端外露,已不宜采用。②指端-侧方的弧形切口,亦有鱼口状切口之弊,只在较为严重的感染病例采用。③两侧对穿引流切口,有损伤两侧指神经血管的危险,亦不宜采用。④单侧横切口可用于脓肿位置偏掌面者,但应注意避免损伤指神经。⑤掌侧纵切口,脓肿位于偏掌侧者多采用此切口,损伤神经血管的可能性小。⑥一侧的纵切口,大多数脓性指头炎病例多采用此切口引流。

2. 手术方法　在脓肿较为表浅的一侧,在指掌侧约 3mm 处平行于指甲作一纵形切口,切口范围要够大,用止血钳分离进入脓腔,应注意打开所有被脓液充满的腔隙,使之充分引流,然后放置橡皮条引流(图 21-4-8)。

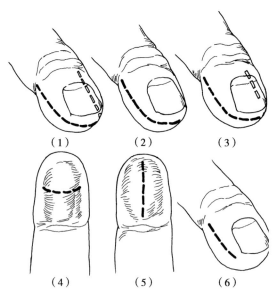

图 21-4-7　脓性指头炎的切口选择

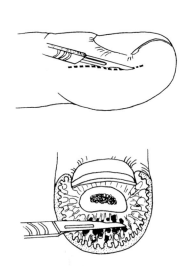

图 21-4-8　脓性指头炎切开引流术

(四) 手指近、中节皮下脓肿

手指近、中节皮下的结缔组织不像手指末节那样致密,感染时,疼痛出现较晚,亦较轻,常使患者延迟就诊。炎症部位出现肿胀,根据其严重程度,炎症可向掌侧皮下、骨、关节、腱鞘及背侧皮下扩散(图 10-4-9)。

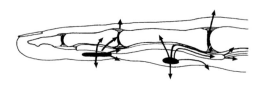

图 21-4-9　手指近、中节皮下脓肿的扩散途径

散(图 21-4-10)。

(五) 化脓性腱鞘炎

腱鞘的化脓性感染可来自以下三个途径:①腱鞘的直接损伤而致感染,特别是在指间横纹处,腱鞘

【适应证】　脓肿形成即应切开引流。

【麻醉和体位】　臂丛神经阻滞麻醉为宜。患肢外展置于手术台旁的手术桌上。

【操作步骤】　切开引流采用手指侧正中切口,从血管神经束背侧进入脓腔。彻底清除脓液和坏死组织后,放置引流条。注意勿损伤屈肌腱鞘,避免炎症沿腱鞘扩

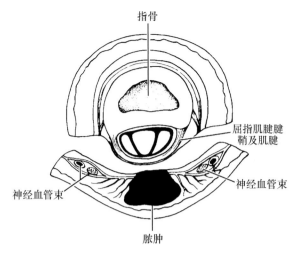

指骨

屈指肌腱腱鞘及肌腱

神经血管束

神经血管束

脓肿

图 21-4-10 手指近中节皮下脓肿切开引流的入路

【**适应证**】 本病一经确诊,应尽早切开引流,并放置硅胶管定时冲洗。

【**麻醉和体位**】 臂丛神经阻滞麻醉。患肢外展置于手术台旁的手术桌上。

【**操作步骤**】

1. 在良好麻醉下,于手指中节一侧作侧正中切口,常规将血管神经束连同皮瓣掀向掌侧,显露腱鞘并予以切开。

2. 再于掌横纹相应之处作一横切口,注意保护两侧的指总血管和神经。亦显露切开腱鞘,放出脓液,用无菌生理盐水将腱鞘内的炎性渗出物冲洗干净。两个切口内分别各放一硅胶管于腱鞘内,缝合伤口。

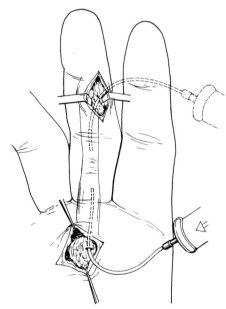

图 21-4-12 化脓性腱鞘炎切开引流术
下面的硅胶管与注射器为实线,表示插入腱鞘内,作持续冲洗。上面的硅胶管与注射器为虚线,表示下面的冲洗管如被堵塞,可用来继续灌洗

直接位于皮下;②邻近组织的炎症经淋巴、血管扩散而来,如脓性指头炎、手指皮下感染、指蹼间隙感染等均可波及腱鞘;③个别病例来自全身性脓毒感染转移。除全身症状外,腱鞘感染的局部症状明显。腱鞘内由于张力增高,疼痛出现迅速而剧烈,且手指高度肿胀。整个腱鞘上均有明显压痛,特别是掌骨头处腱鞘的近端更为明显。手指主动、被动活动功能受限,特别是被动活动手指时,可引起剧烈疼痛。感染严重可致腱鞘和屈肌肌腱坏死,导致手指功能严重障碍。

化脓性腱鞘炎的炎症主要是沿腱鞘向近端扩散,特别是拇指和小指,炎症可迅速蔓延至手掌部的桡侧和尺侧滑液囊。炎症也可向周围扩散而波及邻近的软组织和骨、关节(图 21-4-11)。

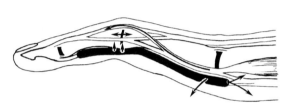

图 21-4-11 化脓性腱鞘炎的扩散途径

3. 术后定时用生理盐水冲洗,并注入抗菌药物(图 21-4-12),待炎症得到控制后,拔除硅胶管。如果发现肌腱已完全坏死,则应扩大切口,将坏死的肌腱和腱鞘予以切除,如能保留滑车者应尽量予以保留,以利于日后肌腱重建。

【**术后处理**】 术后患指应予以夹板固定,并将患肢抬高。除全身应用抗菌药物外,腱鞘内冲洗每天 2 次,及时更换敷料,直至炎症控制和消退。

(六) 尺侧和桡侧滑囊炎

滑囊炎大多继发于化脓性腱鞘炎,拇指的腱鞘感染扩散至桡侧滑囊,小指腱鞘炎扩散至尺侧滑囊。尺、桡侧滑囊间交通或感染穿破两个滑囊之间的一层薄壁,则两个滑囊将同时发生感染,而形成为一个 V 形或马蹄形脓肿(图 21-4-13)。

临床上除化脓性腱鞘炎的表现外,受累的滑囊区出现炎症表现,即感染的手指腱鞘明显压痛,手指红肿处于屈曲位,伸展手指时引起剧烈疼痛。肿胀可达腕横纹及手背,炎症可迅速蔓延至前臂。桡侧滑囊炎除拇指的症状外,还有鱼际部的肿胀及压痛。尺侧滑囊炎则有小指、手掌及小鱼际部肿胀及压痛。

尺侧和桡侧滑囊炎多由化脓性腱鞘炎扩散而来,它的治疗应与化脓性腱鞘炎联系在一起,采用化脓性腱鞘炎所采用

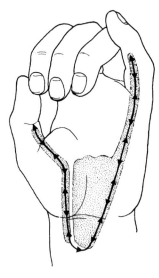

图 21-4-13 尺、桡侧滑囊炎

的冲洗治疗方法。

【适应证】 本病一经确诊,应尽早切开引流,并放置硅胶管定时冲洗。

【麻醉和体位】 臂丛神经阻滞麻醉。患肢外展置于手术台旁的手术桌上。

【操作步骤】

1. 尺侧滑囊炎的手术 通过小指中节桡侧一个小的侧正中切口显露腱鞘,切开腱鞘,打开尺侧滑囊的远侧端,将一细硅胶管插入滑囊内。再于腕部尺侧腕屈肌腱桡侧作一纵切口,将该肌腱及尺动脉和尺神经一起向尺侧牵开,将指深浅屈肌用向桡侧牵开,显露滑囊并将其切开,清除脓液,用生理盐水从远端向近端冲洗,然后将一硅胶管向远端置于尺侧滑囊近端,形成一个类似手指化脓性腱鞘炎时同样的冲洗装置。缝合伤口。

2. 桡侧滑囊炎的手术 其方法基本上与尺侧滑囊炎相同,即在拇指尺侧作一小切口,放一硅胶管进入滑囊远侧,通过腕部桡侧腕屈肌腱尺侧的纵切口,将指深、浅屈肌腱全部牵向尺侧,于腕部桡侧深面显露拇长屈肌腱及桡侧滑囊的远端,切开滑囊清除脓液和冲洗干净后,向远端放入一硅胶管,同样形成冲洗装置。缝合手术切口。

【术后处理】 术后用夹板或石膏托固定患手,局部用抗炎药物冲洗 2~3 天,全身应用抗炎药物 1 周。拔除冲洗管后,立即开始手和手指的活动,以利其功能恢复。

（七）手部间隙感染

手部有几个潜在的间隙,与感染关系密切的主要是掌部的四个间隙,即指蹼间隙、掌中间隙、鱼际肌间隙和小鱼际间隙,并且各具特点,应予以重视。

【适应证】 脓肿形成时,应立即切开引流。

【麻醉和体位】 臂丛神经阻滞麻醉。仰卧位,患肢外展置于手术台旁的手术桌上。

1. 指蹼间隙感染 指蹼间隙是指两手指根部之间的疏松结缔组织区,指蹼间隙感染又称指间间隙感染。它是局部轻微创伤所致,也可由手指皮下感染或化脓性腱鞘炎蔓延而来。有时它作为掌深间隙感染的表现之一（图 21-4-14）。

主要表现为指蹼处明显红、肿、热、痛,相邻两个手指呈分开状（图 21-4-15）,被动将两个手指靠拢时可引起疼痛。感染可在单侧沿血管神经束蔓延至掌中间隙或向背侧至背侧筋膜下。

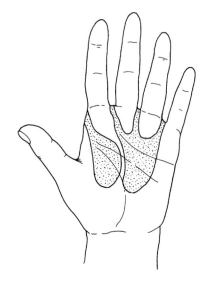

图 21-4-14 手掌间隙感染扩散至指蹼间隙

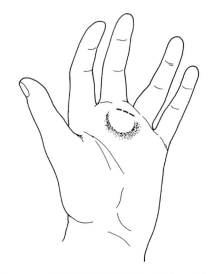

图 21-4-15 指蹼间隙脓肿及其手术切口（虚线）

【操作步骤】　于手掌远侧,相邻两个掌骨头之间,脓肿之上作一横切口(亦有人主张作纵切口)。切口应距指蹼边缘一定距离,以免切口瘢痕挛缩而影响手指分开。由于切口两侧有指神经、血管通过,切开皮肤后,用血管钳小心钝性分离进入脓腔。然后逐渐扩大使其达到充分引流,清除脓液和坏死组织。如背侧肿胀明显,则有哑铃状脓肿的可能,还应在背侧相应处加一切口,形成对穿性切口。

2. 鱼际间隙感染　鱼际间隙感染可由局部创伤、拇指和示指的皮下脓肿或腱鞘炎以及桡侧滑囊或掌中间隙感染蔓延而来。表现为鱼际部及虎口处明显红肿,局部明显压痛,拇指处于外展位,内收功能障碍。被动活动拇、示指可引起剧烈疼痛。

【操作步骤】　鱼际间隙感染切开引流的手术入路有多种,常用的有以下两种(图21-4-16)。

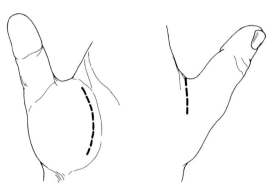

图 21-4-16　鱼际间隙感染的手术切口

(1) 鱼际纹入路:于手掌部邻近及平行于鱼际纹作切口,在切口的近端注意保护正中神经的掌皮支及返支。向深部采用钝性分离,朝向拇收肌方向直达脓腔,在拇收肌远侧缘打开第1背侧骨间肌间隙,清除脓液,冲洗后放置引流。

(2) 背侧纵切口入路:在虎口背侧,沿第1背侧骨间肌桡侧缘作一纵切口,在第1背侧骨间肌与拇收肌之间向深部分离直达脓腔。清除脓液及冲洗后放置引流。

3. 小鱼际间隙感染　小鱼际间隙感染可由局部刺伤或邻近的皮下脓肿穿破所致,十分罕见。主要表现为小鱼际部肿胀、压痛。

小鱼际间隙感染切开引流时切口位于手掌部尺侧,小鱼际的桡侧缘,从近侧掌横纹平面至腕横纹近端3cm。切开皮肤及小鱼际筋膜,脓肿则直接位于其下,清除脓液并放置引流。

4. 掌中间隙感染　掌中间隙包括掌中浅间隙和掌中深间隙,前者即掌腱膜与屈指肌腱之间,后者位于屈指肌腱与骨间肌之间。范围从第3掌骨至第5掌骨。远侧经蚓状肌管至指蹼间隙(见图21-4-14),至第3～5掌指关节背侧,近侧经腕管与前臂掌侧间隙相通。

这两个间隙的感染目前已少见,可由附近的腱鞘感染扩散而致。表现为正常的掌心凹陷消失,皮肤紧张、苍白,压痛明显。手背皮下疏松处常见明显肿胀。

【操作步骤】　掌中间隙感染可通过指蹼间隙或手掌部入路引流。后者是在手掌部沿远侧掌横纹在掌心作一弧形切口(图21-4-17)。切开皮肤及掌腱膜,保护指神经血管及掌浅弓。以环指屈肌腱为标记,在该肌腱的桡侧或尺侧进入掌深间隙,到达脓腔,清洁脓液后放置引流。术后用夹板或石膏托将患手固定于功能位,引流条放置2～3天后拔除,定时更换敷料至伤口愈合。

5. 骨髓炎　手部的骨髓炎最多见于手指末节,主要是由于脓性指头炎和严重的甲沟炎侵及指骨所致。手指化脓性感染经治疗感染难以消退和伤口长时不愈应疑有指骨骨髓炎的可能性。直接由手指末节的骨折、烧伤和压砸骨折而致的创伤性骨髓炎也较常见。由血源性引起的指骨骨髓炎罕见。除局部的炎症表现外,早期出现骨质疏松,晚期出现死骨形成。

手部骨髓炎的治疗应遵循身体其他部位骨髓炎的治疗原则。早期大量抗菌药物的应用,如炎症仍无好转,应刮除感染的骨和切除周围损伤或坏死的组织。晚期切除感染的指骨以达根除感染可能是必要的,并且常可能需要截指以控制炎症的蔓延和尽快恢复手的功能。

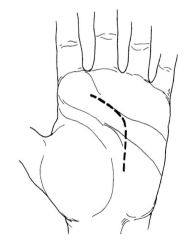

图 21-4-17　掌中间隙感染的手术切口

四、屈指肌腱鞘滑膜结核的手术治疗

腕掌部腱鞘滑膜结核多为血源性,可表现为前臂远段掌侧及手掌部肿胀,局部有轻压痛。触之柔韧,按压前臂远端时,手掌可有传导性波动感。滑膜增生肿大可压迫正中神经引起腕管综合征。大多数患者没有明显的原发灶,常因其缺乏特殊的体征而易误诊或延迟诊断。晚期可因脓肿穿破形成窦道,严重影响手指活动功能。

【适应证】 诊断明确,腱鞘滑膜增生明显者;已有脓肿穿破、窦道形成,导致手部明显功能障碍者均应行手术治疗。如曾进行过全身性抗结核治疗者,可在完成术前准备后即可手术。如术前未曾进行全身性抗结核治疗者,术前应至少进行半个月以上的全身性抗结核治疗。

【麻醉和体位】 臂丛神经阻滞麻醉。仰卧位,患肢外展置于手术台旁的手术桌上。

【操作步骤】

1. 切口。沿掌横纹呈弧形至腕部,呈 Z 字形越过腕关节。再呈 S 形在前臂向近端延长(图 21-4-18(1))。

2. 切开皮肤、皮下组织,向两侧适当游离掀起皮瓣。切开前臂深筋膜、腕横韧带和手部掌腱膜,显露增厚的腱鞘滑膜组织和被病变滑膜组织所包绕的屈指肌腱。游离并牵开保护正中神经和尺神经(图 21-4-18(2))。

3. 切开滑膜组织,其内有黄色的液体和许多米粒状的颗粒。彻底切除增厚的病变的滑膜组织,将正中神经、尺神经、尺桡动脉和所有的屈肌腱游离加以保护。手掌部应注意保护掌浅弓和指神经(图

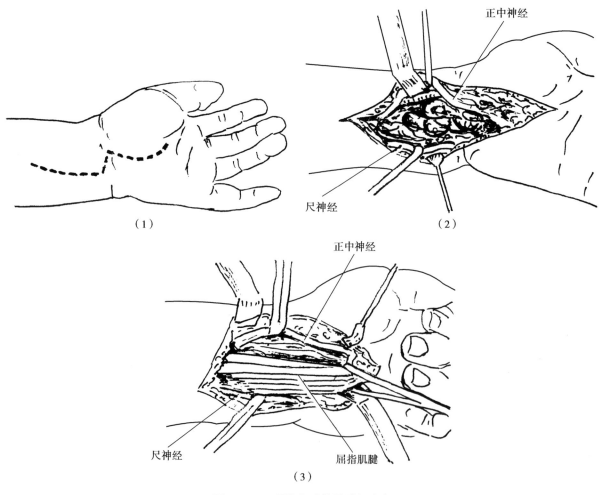

（1）

正中神经

尺神经

（2）

正中神经

尺神经　　　　　屈指肌腱

（3）

图 21-4-18　屈指肌腱鞘滑膜切除术
(1)手术切口;(2)显露病变组织;(3)病变滑膜组织切除术后

21-4-18（3））。

4. 肌腱组织如有破坏断裂,不影响手指主要功能者,可予以切除。手指活动的主要肌腱应采用交叉缝合、与邻近正常肌腱侧侧缝合或肌腱移植予以修复。

5. 仔细彻底止血,冲洗伤口。伤口内可放置0.2g异烟肼。缝合切口,一般情况下不需要放置引流。

【术后处理】　伤口处加压包扎,石膏将腕关节及手指于功能位固定2～3周。拆除固定后开始进行腕关节、手指功能锻炼。继续进行全身性抗结核治疗6个月以上。

（洪光祥）

第五节　手部损伤的晚期修复

一、舟骨旋转半脱位的手术治疗

（一）背侧关节囊固定术

舟骨旋转半脱位分静、动态两种。后者为韧带不全损伤的表现,治疗不及时,可渐进发展,转变成静态半脱位,最终致舟月关节永久性分离及关节软骨损伤。

【适应证】　舟骨动态旋转半脱位,无骨性关节炎、需保留关节运动功能者。

【麻醉和体位】　臂丛麻醉,仰卧位。

【操作步骤】

1. 舟月关节背侧以舟骨近极为中心,沿桡侧腕伸肌腱做纵向切口,4～5cm长。保护好桡神经浅支,将拇长伸、桡侧腕长伸肌腱牵向桡侧,桡侧腕短伸肌腱牵向尺侧,确定舟骨近极位置之后,由桡骨远端到舟大小多角关节,沿舟骨长轴U形切开关节囊,形成一个宽1～1.5cm、蒂在桡骨远端的关节囊瓣。

2. 向近侧掀起囊瓣,检查舟骨及舟月韧带,清除关节内的瘢痕或肉芽组织,下压舟骨近极使之解剖复位,然后自舟骨远极向头状骨、第3掌骨基底斜穿一根1mm克氏针维持复位。

3. 被动屈伸关节,确定舟骨已解剖复位、桡腕关节活动无障碍,然后用球形锉打磨舟骨远背侧关节软骨近侧的皮质骨,形成一个松质骨窗口;自远侧窗缘向舟骨结节钻打2个1mm直径的骨孔,穿透结节及掌侧皮肤。

4. 裁剪关节囊瓣游离端,使瓣的长度在腕关节背伸时恰好能与松质骨窗充分对合。于关节囊瓣游离端穿扎2-0 PDSⅡ缝线,用注射器针头引导,经舟骨远端骨孔至腕掌侧皮肤之外,放好扣垫之后背伸腕关节,拉紧缝线,待关节囊瓣游离端与骨窗充分对合之后打结系紧。

5. 检查关节囊瓣与骨窗对合是否紧密。拍摄X线片,确定舟骨解剖复位。

6. 清洗伤口,用5-0聚丙烯线缝合关节囊及关节囊瓣。放松止血带止血,关闭切口,放置橡皮引流条,包裹敷料,前臂掌侧石膏托固定腕关节于背伸位。

【术后处理】　术后2周拆线,换石膏托为前臂管型;8周去石膏拍摄X线片,换成支具制动,期间腕关节功能活动,不负重。12周拔除克氏针活动,并配合物理治疗,24周可正常活动。

（二）舟月韧带修复术

【适应证】　急性单纯性舟骨旋转半脱位。

【麻醉和体位】　臂丛麻醉,仰卧位。

【操作步骤】

1. 腕背弧形切口,于拇长伸与指伸肌腱鞘之间纵行切开伸肌支持带,拇长伸、桡侧腕长伸、短肌腱牵向桡侧,指伸及示指固有伸肌腱牵向尺侧,显露背侧关节囊。

2. 横行切开桡舟关节囊,显露舟月关节,清除腔内淤血,清理韧带撕脱断面——常常是在舟骨的近极。与韧带相连的小骨片,勿切除,在复位之后尽可能放回原位,用缝线或细克氏针固定。

3. 用0.8mm克氏针沿韧带撕脱断面,即舟骨近极尺侧关节面背侧缘和近侧缘,向舟骨腰部外侧非关节面区钻6个骨孔,然后于韧带断端并行穿扎3道5-0 PDSⅡ缝线(褥式),游离端穿骨孔至舟骨腰部外侧。

4. 背伸腕关节,矫正舟骨旋转半脱位,背伸幅度与月骨一致。对合舟月关节,消除分离;舟骨解剖复位之后,由舟骨外侧至月骨、头状骨各穿 1mm 克氏针,总数不少于 3 根,以维持复位。

5. 拉紧缝线,使韧带断端与舟骨近极尺侧关节边缘断面紧密对合,然后打结系紧。术中拍摄 X 线片,确定复位与克氏针的位置合适与否。

6. 清洗伤口,5-0 聚丙烯线紧缩缝合关节囊。放松止血带止血,缝合伸肌支持带,拇长伸肌腱留置在皮下。关闭切口,放置橡皮引流条,包裹敷料,长臂背侧石膏托固定腕关节于屈曲 35°位。

【术后处理】 术后 2 周拆线,6 周换成前臂管型,10 周拆石膏拔针,开始功能锻炼。

(三) 舟大小多角关节融合术

舟大小多角关节融合,除了可以矫正舟骨旋转半脱位,还可变更腕关节负荷传导通道,用于治疗月骨无菌性坏死等。

【适应证】 ①陈旧性舟骨旋转半脱位;②舟大小多角关节骨关节炎;③月骨无菌性坏死。

【禁忌证】 桡舟关节退变者。

【麻醉和体位】 臂丛麻醉,仰卧位

【操作步骤】

1. 舟大小多角关节桡背侧横向切口,3~4cm 长。保护好桡神经浅支及静脉属支,纵行切开关节囊,显露桡舟及舟大小多角关节,切除一部分桡骨茎突,约 0.8cm 长,然后去除舟大小多角关节软骨及软骨下骨,直至松质骨。

2. 清洗创面,舟骨复位,与桡骨长轴交角 55°~60°——较 47°正常值稍大,舟大小多角关节间隙保持在 0.5cm 左右——相当于去除软骨及软骨下骨的高度,然后于大、小多角骨远背侧向近侧各穿入 1 根 1.0mm 克氏针,经关节到舟骨远端,维持复位。

3. 桡骨远端背侧,第 1、2 骨纤维鞘管间纵向切口,切开伸肌支持带,于桡骨远端切取松质骨,裁剪成碎屑状,移植于舟大小多角关节,填实。

4. 术中拍摄 X 线片,确定复位符合要求。

5. 清洗伤口,用 5-0 聚丙烯线缝合关节囊。放放止血带止血,关闭切口,放置橡皮引流条,包裹敷料,前臂掌侧石膏托固定腕关节于背伸位。

【术后处理】 术后 2 周拆线,换石膏托为前臂管型;8 周去石膏拍摄 X 线片,骨愈合后即可功能活动,免负重 2 个月。

二、腕骨尺侧移位的手术治疗

腕骨尺侧移位是一种的严重的损伤,韧带的稳定作用消失殆尽,只能靠融合关节进行矫正。其 X 线表现分两型:Ⅰ型,所有腕骨均向尺侧移位,桡舟关节间隙增宽;Ⅱ型,舟骨位置不变,其余腕骨向尺侧移位,舟月关节间隙加宽。

(一) 桡月关节融合术

【适应证】 ①腕骨尺侧移位;②桡月关节骨关节炎;③桡月关节粉碎性骨折或骨折畸形愈合。

【禁忌证】 桡舟关节退变者。

【麻醉和体位】 臂丛麻醉,仰卧位。

【操作步骤】

1. 腕背弧形切口,于拇长伸与指伸肌腱鞘之间纵行切开伸肌支持带,拇长伸肌腱牵向桡侧,指伸及示指固有伸肌腱牵向尺侧,显露背侧关节囊。

2. 纵行切开桡月关节囊,去除桡月关节软骨、软骨下骨,显露松质骨;于髂骨切取松质骨块,修整,使之大小、形状与桡月骨间缺损相近,然后移植在桡月之间;使月骨略微背伸,于桡骨远端两侧由近及远交叉穿入 1.5mm 克氏针,经骨块至月骨,维持复位。

3. 术中拍摄 X 线片,确定复位与克氏针的位置合适,尺骨远端不与月骨或植骨块接触。

4. 清洗伤口,5-0 聚丙烯线紧缩缝合关节囊。放松止血带止血,缝合伸肌支持带,拇长伸肌腱留置在皮下。关闭切口,放置橡皮引流条,包裹敷料,前臂背侧石膏托固定腕关节于屈曲 5°位。

【术后处理】 术后 2 周拆线,8~10 周待骨愈合后去石膏,开始功能活动。

（二）桡腕（桡舟月）关节融合术

与桡月关节融合相比,其融合的范围扩大到了桡舟关节,后者有损伤也适用,但术后腕关节活动受限也更加明显。

【适应证】 ①腕骨尺侧移位;②桡腕关节骨关节炎;③桡腕关节粉碎性骨折或骨折畸形愈合;④桡腕关节陈旧性脱位。

【麻醉和体位】 臂丛麻醉,仰卧位。

【操作步骤】

1. 腕背弧形切口,于拇长伸与指伸肌腱鞘之间纵行切开伸肌支持带,拇长伸肌腱牵向桡侧,指伸及示指固有伸肌腱牵向尺侧,显露背侧关节囊。

2. 横行切开桡腕关节囊,显露并去除桡舟月关节软骨、软骨下骨,显露松质骨;于髂骨切取松质骨块,修整,使之大小、形状与桡腕关节缺损相近,然后移植在桡舟月之间;于桡骨远端两侧由近及远交叉穿入 1.5mm 克氏针,经骨块至舟骨和月骨,维持复位。

3. 术中拍摄 X 线片,确定复位与克氏针位置合适,尺骨远端不与月骨或植骨块接触。

4. 清洗伤口,5-0 聚丙烯线紧缩缝合关节囊。放松止血带止血,缝合伸肌支持带,拇长伸肌腱留置在皮下。关闭切口,放置橡皮引流条,包裹敷料,前臂背侧石膏托固定腕关节于屈曲 5°位。

【术后处理】 术后 2 周拆线,8~10 周待骨愈合后去石膏,开始功能活动。

三、腕舟骨骨折不愈合的手术治疗

（一）切开复位骨移植克氏针内固定术

腕舟骨骨折不愈合,断端骨质硬化或有囊变,或是近侧骨段有缺血坏死改变,保守治疗往往难于奏效,应考虑切开复位植骨内固定。手术以腕掌侧入路为宜。

【适应证】 舟骨骨折不愈合。

【麻醉和体位】 臂丛麻醉,仰卧位。

【操作步骤】

1. 腕桡侧以桡骨茎突为中心,沿桡侧腕屈肌腱桡侧缘做弧形切口,4~5cm 长。将桡侧腕屈肌腱向尺侧牵开,分离桡动脉并将其向桡侧牵开,切断结扎斜跨切口的桡动脉掌浅支,显露腕舟骨前面的桡腕掌侧韧带及腕关节囊。

2. 纵行切开桡腕掌侧韧带及关节囊,轻度背伸腕关节即可清楚地显露腕舟骨骨折。

3. 用球形锉清除断端内的纤维组织及硬化骨,扩大髓腔至正常松质骨,或以骨折线为中心于远、近侧骨段掌侧开凿骨槽。从对侧髂骨嵴切取相应大小的骨块,依据骨髓腔或骨槽的形状、大小修整,使其成栓状,以松质骨为主并带有薄层皮质骨。

4. 将骨栓插入髓腔或嵌入骨槽,旋转并用力挤压远、近侧骨折段,使之对合,无旋转、侧方及成角移位。沿舟骨长轴钻入 3 根 1~1.2mm 克氏针做固定。

5. 术中拍摄 X 线片,确定复位及固定符合要求。

6. 清洗伤口,用 5-0 聚丙烯线缝合桡腕掌侧韧带及关节囊。剪短克氏针,针尾留在皮下。放松止血带止血,关闭切口,放置橡皮引流条,包裹敷料,前臂掌侧石膏托固定。

【术后处理】 术后 2 周拆线,换石膏托为前臂管型;10~12 周去石膏拍摄 X 线片,骨折愈合即可拔针开始功能活动,并配合物理治疗(图 21-5-1)。

【注意事项】 近侧 1/3 骨折不愈合,骨栓植入难度较大,可用松质骨屑代之。骨折纤维性连接、无移位者,可用球形锉于舟骨外侧、骨折线远侧开窗,并经此去除断端内的纤维组织及硬化骨,植入松质骨屑,交叉克氏针固定。舟骨驼背畸形者,在矫正畸形之后应植入楔形骨块。

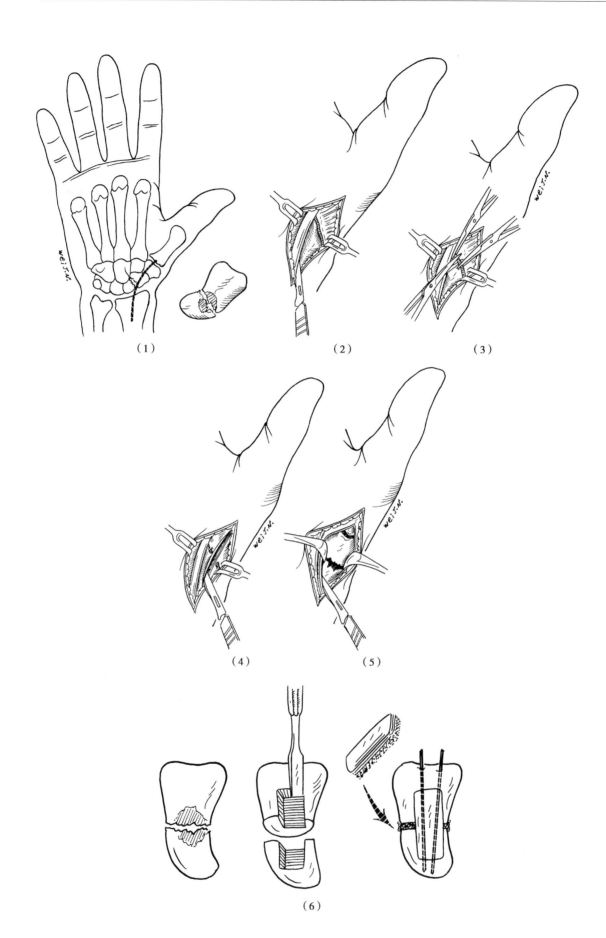

（1）　　　　　　　（2）　　　　　　　（3）

（4）　　　　　　　（5）

（6）

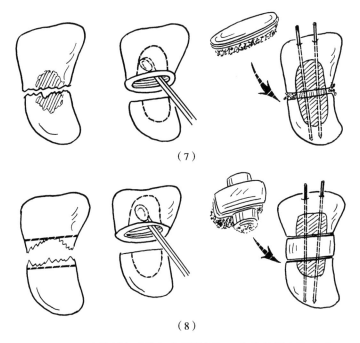

图 21-5-1 腕掌侧入路施行舟骨骨折切开复位植骨内固定术

（1）切口；（2）沿桡侧腕屈肌腱的桡侧缘进入；（3）切断结扎桡动脉掌浅支；（4）、（5）切开桡腕掌侧韧带及关节囊显露舟骨骨折处；（6）、（7）、（8）腕舟骨骨折不愈合或骨缺损的植骨内固定方法

（二）切开复位桡骨茎突返支血管蒂骨移植克氏针内固定术

【**适应证**】 舟骨骨折不愈合。

【**麻醉和体位**】 臂丛麻醉，仰卧位。

【**操作步骤**】

1. 腕桡侧沿第 1 骨纤维鞘管走行做斜行切口，在远侧腕横纹处转向腕掌侧，显露并保护至桡神经皮支，前臂外侧皮神经，头静脉及第 1、2 骨纤维鞘管间伸肌支持带上动静脉——由桡动静脉深支发出，向近侧返折，行走在第 1、2 骨纤维鞘管间伸肌支持带的浅面，而后者的深面则与桡骨远端背侧的骨嵴相附着，在桡腕关节近侧 1.5cm 左右血管有分支穿过支持带进入骨嵴。

2. 于第 1、2 骨纤维鞘管间伸肌支持带上动静脉两侧 0.3cm 处做纵向切口，切开第 1、2 纤维鞘管，将拇长展、拇短伸肌腱牵向桡侧，桡侧腕长、短伸肌腱牵向尺侧，切开并剥离骨嵴侧壁与近侧端的骨膜，用球形锉磨掉侧壁及近侧端的皮质骨，用小骨刀切开骨嵴基底两侧及近侧的骨质，切口呈 U 形，深度由近及远逐渐转浅，然后由近侧向远侧撬起，形成一个以第 1、2 骨纤维鞘管间伸肌支持带上动静脉为蒂的骨瓣，0.9cm×0.5cm×0.7cm 大小。沿骨瓣侧壁向远侧切开关节囊，加大骨瓣蒂的长度。

3. 显露并保护好桡动静脉，纵行切开桡骨茎突外侧骨膜及桡侧关节囊，切断关节囊及桡腕掌侧韧带于茎突的附着，显露桡舟关节。将小骨膜起子的光滑端插入到桡舟关节以保护舟骨，然后用小骨刀切除桡骨茎突，长度以腕关节桡偏时茎突断面位于舟骨折线近侧 1~2mm，二者无接触为准。此时，可以清楚地显露舟骨骨折线。

4. 用微型撑开器撑开骨折断面，用球形锉去除断端硬化骨及纤维组织，开大髓腔直至正常松质骨。经皮由舟骨结节钻入 3 根 1.2mm 克氏针，尖端与远侧折块髓腔断面平齐，接着分别在远、近侧折块桡侧面各钻入 1 根 1.2mm 克氏针，用做骨折复位的导针。由桡骨远端切取松质骨屑，充填到远、近侧折块髓腔，适量，然后将骨瓣向桡侧旋转——游离端指向掌侧，蒂端指向背侧，植入到折块之间，用复位钳夹持用做复位导针的克氏针，对合折端、矫正移位，并使折端加压，直至将位于远侧折块的 3 根克氏针钻入到近侧折块内。

5. 术中拍摄 X 线片，见复位、固定符合要求，再植一些骨屑到折块与骨瓣的间隙内。

6. 清洗创面，5-0 聚丙烯线褥式缝合关节囊及桡腕掌侧韧带到桡骨断缘，剪短克氏针，针尾留在皮下。放松止血带止血，关闭切口，放置橡皮引流条，包裹敷料，前臂掌侧石膏托固定。

【**术后处理**】 术后 2 周拆线，换石膏托为前臂管型；10~12 周去石膏拍摄 X 线片，骨折愈合即可拔针开始功能活动。

（三）桡骨茎突切除术

舟骨腰及近侧骨折不愈合者,折端常与桡骨茎突摩擦碰撞,日久可致后者骨质增生,即桡舟关节骨关节炎,加剧关节疼痛症状。舟骨骨折切开复位内固定时可一并切除桡骨茎突,预防骨关节炎的发生,也可在关节炎出现之后再实施。

【适应证】 ①舟骨腰部骨折不愈合;②桡舟关节炎;③近排腕骨切除;④局限性腕关节融合。

【麻醉和体位】 臂丛麻醉,仰卧位。

【操作步骤】

1. 与切开复位植骨内固定同时实施,不需要另做切口,只将原切口做适当延长即可。桡骨茎突周围分布有前臂外侧皮神经、桡动静脉、桡神经浅支及头静脉,切除茎突之前需做充分游离,以免损伤。单纯切除桡骨茎突,可于腕桡侧相当于桡骨茎突腱鞘的部位做斜纵向切口,长3~4cm,将桡神经浅支及头静脉分离后向两侧牵开,纵形切开腱鞘,将拇短伸和拇长展肌腱牵向桡侧,即可见到桡骨茎突。

2. 于桡骨茎突外侧纵行切开骨膜及桡侧关节囊,用手术刀或骨膜起子剥离桡腕掌侧韧带及关节囊于茎突上的附着,显露茎突。

3. 将小骨膜起子的光滑端插入到桡舟关节间隙保护舟骨,用骨刀或微型电锯切断桡骨茎突,长度以腕关节桡偏时茎突断面位于折线近侧1~2mm,二者无接触为准。

4. 清洗伤口,用5-0聚丙烯线紧缩缝合修复桡腕掌侧韧带及关节囊。放松止血带止血,闭合伤口,放置橡皮引流条,包裹敷料,前臂掌侧石膏托固定。

【术后处理】 术后2周拆线,3~4周去石膏,开始功能活动(图21-5-2)。

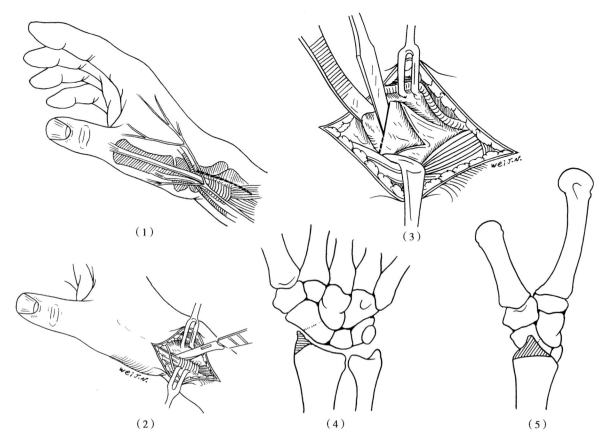

（1）　　　　　　　　　　　（3）

（2）　　　　　　　（4）　　　　　　　（5）

图 21-5-2　桡骨茎突切除术
（1）于桡骨茎突腱鞘尺侧缘做纵切口;(2)分离桡神经浅支和头静脉后,将它们分别向两侧牵开,纵行切开桡骨茎突腱鞘;(3)分离并向桡侧牵开拇短伸肌腱和拇长展肌腱,切开关节囊显露桡骨茎突并用骨凿凿除;（4）、(5)截除桡骨茎突的范围

（四）腕舟骨切除、月头关节融合术

【适应证】 ①舟骨缺血坏死；②舟骨近侧折块坏死；③舟骨骨折不愈合，有桡舟关节损伤者。

【麻醉和体位】 臂丛麻醉，仰卧位。

【操作步骤】

1. 腕桡侧沿第 1 骨纤维鞘管走行做斜行切口，在远侧腕横纹处转向腕掌侧，显露并保护至桡神经皮支、前臂外侧皮神经、头静脉，纵行切开第 1 骨纤维鞘管，将肌腱牵向桡侧，显露鞘管底及关节囊。

2. 纵行切开鞘管底及桡侧关节囊，向两侧分离，显露并切除桡骨茎突及舟骨，去除月头关节软骨、软骨下骨，显露松质骨；月头关节间隙保持在 0.5cm 左右，月骨略微背伸，然后于头状骨远端两侧向月骨交叉穿入 1.5mm 克氏针，维持复位。于桡骨远端切取松质骨屑，移植在月头关节之间，填实。

3. 术中拍摄 X 线片，确定复位与克氏针的位置合适。

4. 清洗伤口，5-0 聚丙烯线紧缩缝合关节囊。放松止血带止血，缝合关节囊，关闭切口，放置橡皮引流条，包裹敷料，腕掌侧石膏托固定腕关节于中立位。

【术后处理】 术后 2 周拆线，换前臂石膏托为管型。8～10 周待骨愈合后再去石膏活动。

四、月骨无菌性坏死的手术治疗

月骨无菌性坏死又称月骨缺血性坏死，或 Kienböck 病。暴力、血管栓塞以及积累性损伤均可导致月骨血液循环障碍，发生缺血性坏死：骨质疏松，囊变，碎裂，变形和塌陷。治疗不及时，将会导致全腕关节的创伤性关节炎。

X 线片上，月骨密度增高、轮廓正常者，可保守治疗：石膏托制动，手不负重，并定期复查；有碎裂无塌陷者，行桡骨短缩；塌陷但无关节炎者，月骨摘除肌腱或假体置换，或舟大小多角关节融合；塌陷有关节炎者，行腕关节融合术。

（一）桡骨短缩术

【适应证】 月骨坏死碎裂尚未塌陷、尺骨为负向变异者。

【麻醉和体位】 臂丛麻醉，仰卧位。

【操作步骤】

1. 前臂中部桡侧、肱桡肌和桡侧腕屈肌腱之间做纵向切口，保护好头静脉和前臂外侧皮神经，将肱桡肌和桡侧腕屈肌分别牵向背、掌侧，经其间隙进入，然后再将桡动静脉牵向掌侧，显露桡骨干。

2. 依据 X 线片上桡骨高于尺骨的程度，用电锯切除 1～2mm 桡骨，然后对合骨端，用 6 孔接骨板螺钉加压固定。注意远侧骨段不要有旋转。

3. 放松止血带止血，清洗伤口，缝合切口，放置橡皮引流条引流，包裹敷料。

【术后处理】 术后 2 周拆线，次日即可功能活动，但避免负重。

（二）月骨切除肌腱团移植术

【适应证】 月骨坏死有碎裂塌陷者。

【麻醉和体位】 臂丛麻醉，仰卧位。

【操作步骤】

1. 腕掌、背侧弧形切口。

2. 切开屈肌支持带，牵开指屈肌腱，保护好正中神经，纵行切开掌侧关节囊，于其深面游离，显露月骨掌侧极，切断舟月、月三角韧带。

3. 于拇长伸与指伸肌腱鞘之间切开伸肌支持带，拇长伸肌腱牵向桡侧，指伸及示指固有伸肌腱牵向尺侧，纵行切开背侧关节囊，于其深面游离，显露月骨背侧极，切断舟月、月三角韧带，将月骨由掌侧切口推出。

4. 于掌侧切口，显露并切取环指指浅屈肌腱，用 5-0 PDS Ⅱ 线将其缝合成团，植入桡、头状骨之间，分别与掌、背侧关节囊缝合固定，以免因周围腕骨挤压而脱出。

5. 清洗伤口，5-0 聚丙烯线紧缩缝合掌、背侧关节囊。放松止血带止血，缝合伸肌支持带，拇长伸肌腱留置在皮下。关闭切口,放置橡皮引流条,包裹敷料,前臂掌侧石膏托固定腕关节于屈曲 5°位。

【术后处理】　术后 2 周拆线,4 周去石膏开始功能活动。

(三) 舟大小多角关节融合术(参见舟骨旋转半脱位的手术治疗)

五、掌、指骨骨折不愈合的手术治疗

掌、指骨闭合骨折愈合时间一般是 6 周左右;开放骨折,固定牢固者,一般是 6～10 周。超过此期限,骨折未愈合,且断端有硬化、囊变,即为不愈合。骨折不愈合的原因甚多,常见的有:①感染;②断端骨缺损;③局部血液循环不良;④固定不牢固;⑤骨端间嵌入软组织。

临床上,掌、指骨骨折不愈合常常合并软组织损伤,如皮肤不稳定瘢痕、关节囊挛缩、肌腱缺损等。此时,最先考虑的应是骨的连续及皮肤覆盖:骨折切开复位-植骨固定-矫正成角、旋转及短缩畸形,切除瘢痕皮肤-移位或移植皮瓣覆盖。这既有利于骨折愈合,也为日后修复其他结构损伤奠定了良好基础。源于感染的不愈合,得到伤口愈合 6～8 个月后再进行修复,否则很容易再次感染,此时可先期解决皮肤的覆盖。

手术治疗掌、指骨骨折不愈合,应先去除断端硬化骨,开通髓腔,然后再根据骨折部位以及骨缺损的状况,选择不同的植骨和内固定方式,术中尽可能少地剥离骨膜。

【操作步骤】

1. 单发掌骨骨折不愈合,可于掌骨背侧做弧形切口;多发掌骨不愈合,做 S 形切口。指骨不愈合,做指背弧形切口或侧方纵向切口(图 21-5-3)。

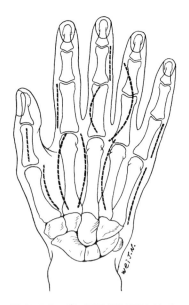

图 21-5-3　掌、指骨骨折不连接,切开复位、植骨内固定术的切口设计

2. 显露和游离骨折端,清除断端间瘢痕组织及硬化骨,用钻头或小鹅眉凿开通髓腔。

3. 断端骨质缺损不明显,可直接对合断端并矫正移位,穿 2 根克氏针交叉固定,或接骨板螺钉固定。或者于髂骨或尺骨近端切取一条比掌、指骨髓腔稍粗的皮质骨块,修整成圆柱形或长方形,一端插到近侧骨髓腔,然后屈曲远侧骨段,向背侧移位套住骨条的另一端,再背伸远侧骨段并边旋转边向近侧挤压,直至断端对合。骨条粗细要与掌、指骨髓腔大小相当,这样骨折复位才能稳定,不需要再使用其他固定物。此时骨条即起着植骨的作用,也起着内固定的作用。如骨条固定作用不牢靠,再加用克氏针或接骨板螺钉固定;也可用小骨凿于骨折远、近段一侧皮质开骨槽,将带有松质骨的皮质骨条嵌入槽内,再用克氏针或接骨板螺钉固定。由髂骨或桡骨远端切取松质骨,填塞在骨折断端缝隙及周围,以促进骨愈合(图 21-5-4)。

4. 断端骨质缺损多,可根据缺损的形状和植骨的要求,于髂骨切取骨块,修整成相应形状,嵌插在断端间。植骨块皮、松骨质各半,两端成锥状或榫状,嵌入掌、指骨髓腔内,然后根据情况用克氏针或用接骨板螺钉固定(图 21-5-5)。

5. 断端骨质缺损且靠近关节,关节僵硬或已损毁,可在植骨的同时融合关节(图 21-5-6)。

6. 掌骨头、颈部骨缺损,如屈、伸肌腱功能好,形成的假关节有一定活动范围,没有疼痛,如同掌指关节成形术,不需处理。多发掌骨干缺损,掌骨过度短缩,肌腱松弛,手指屈、伸功能不佳及握物乏力,可取大块髂骨移植,一并矫正所有的畸形:髂骨块远、近端不与骨断端对应处修成凹槽,对应处修成圆柱状,分别插进相对应远、近侧骨段的髓腔,一是便于愈合,二是增加稳定,然后再加用克氏针固定。多发掌骨远侧 2/3 缺损,植入的髂骨块可带上骨嵴和筋膜:远端为带筋膜的髂骨嵴,它宽大圆滑,可支撑近节指骨基底并与之形成假关节;近端修薄,插入于掌骨近端预先做好的骨槽内,然后加用克氏针固定(图 21-5-7)。

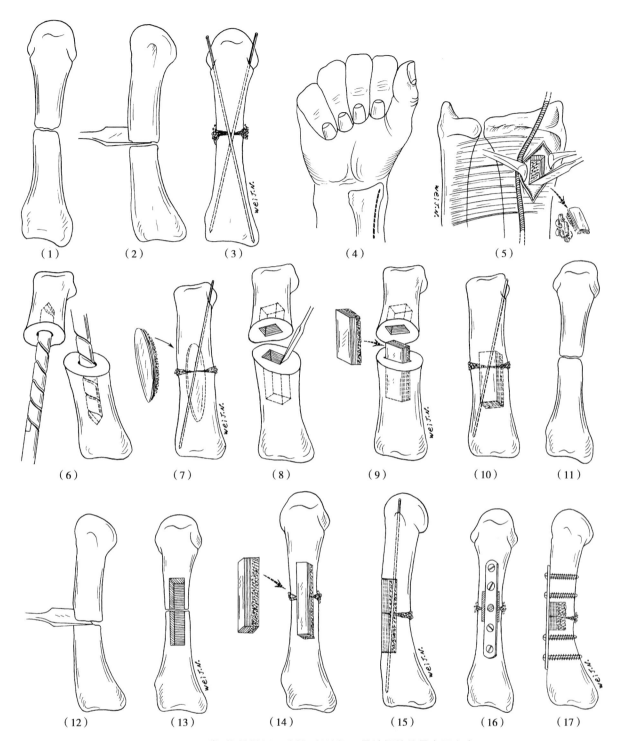

（1）　　　　（2）　　　　（3）　　　　　　（4）　　　　　　　（5）

（6）　　　　（7）　　　　（8）　　　　（9）　　　　（10）　　　　（11）

（12）　　　　（13）　　　　（14）　　　　（15）　　　　（16）　　　　（17）

图 21-5-4　掌、指骨骨折不连接,断端间无骨缺损的植骨内固定术

（1）无骨缺损的掌骨干骨折不连接;（2）截除骨折两端的硬化骨;（3）开通骨髓腔后用两枚克氏针交叉固定,骨折接缝间及其周围移植少许松质骨;（4）切取桡骨下端松质骨的切口;（5）向尺侧分离牵开桡动脉,切开旋前方肌,于桡骨远端掌面开窗凿取少量松质骨;（6）指骨骨折不连接,截除骨折端的硬化骨后,用钻头开通并扩大骨髓腔;（7）于髂骨嵴或尺骨上端切取条形皮质骨,修整成骨栓后插入两骨端固定,其接缝处及周围移植少许松质骨,并用一枚克氏针内固定;（8）、（9）、（10）用小平凿扩大指骨髓腔后,用方块形骨栓行植骨克氏针内固定的方法;（11）无骨缺损的掌骨干骨折不连接;（12）凿除骨折两端的硬化骨;（13）开通骨髓腔后,于掌骨一侧的两骨端上开一骨槽;（14）将从髂骨嵴上切取带有松质骨的条形密质骨骨栓嵌入骨槽内,骨折两端接缝处移植少许松质骨;（15）加用克氏针一枚作内固定;（16）、（17）掌骨干骨折不连接,凿除骨折两端硬化骨,开通骨髓腔,在其背面开槽嵌入植骨后用钢板螺丝钉固定

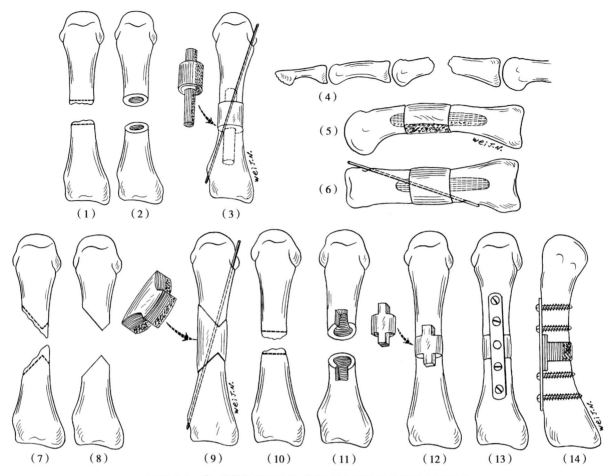

图 21-5-5　掌、指骨骨折不连接,断端间有骨缺损的植骨内固定术

(1)有骨缺损的掌骨干骨折;(2)截除骨折两端硬化骨,用钻头或半圆凿开通并扩大骨髓腔;(3)用髂骨嵴取下的骨块修整成以皮质骨为主的植骨块,骨块两端修整成圆柱状骨栓插入两端骨髓腔内,并用克氏针固定;(4)、(5)、(6)近节指骨骨缺损用插入式圆柱状植骨块植骨和克氏针内固定的方法;(7)、(8)、(9)掌骨干骨缺损嵌入植骨克氏针内固定的方法;(10)~(14)掌骨干骨缺损嵌入植骨钢板螺丝钉内固定的方法

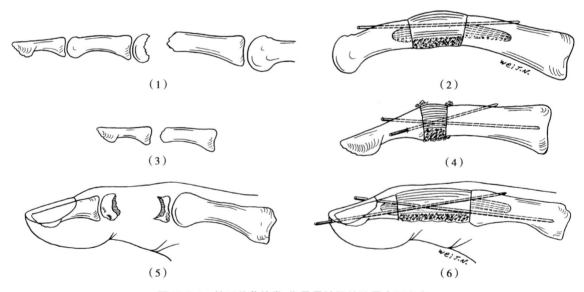

图 21-5-6　接近关节的掌、指骨骨缺损的植骨内固定术

(1)、(2)接近近侧指关节的近节指骨缺损,关节已僵硬、可切除关节,植骨融合该关节于功能位,并用克氏针固定;(3)、(4)中节指骨远端骨缺损,关节已损毁缺如,可施行植骨融合该关节于功能位,并用克氏针固定;(5)、(6)拇指近节指骨几乎完全缺损,残留的关节已损毁,可切除残留的骨片及末节指骨基底和第1掌骨头软骨面,施行植骨融合掌指和指间关节,并用克氏针内固定

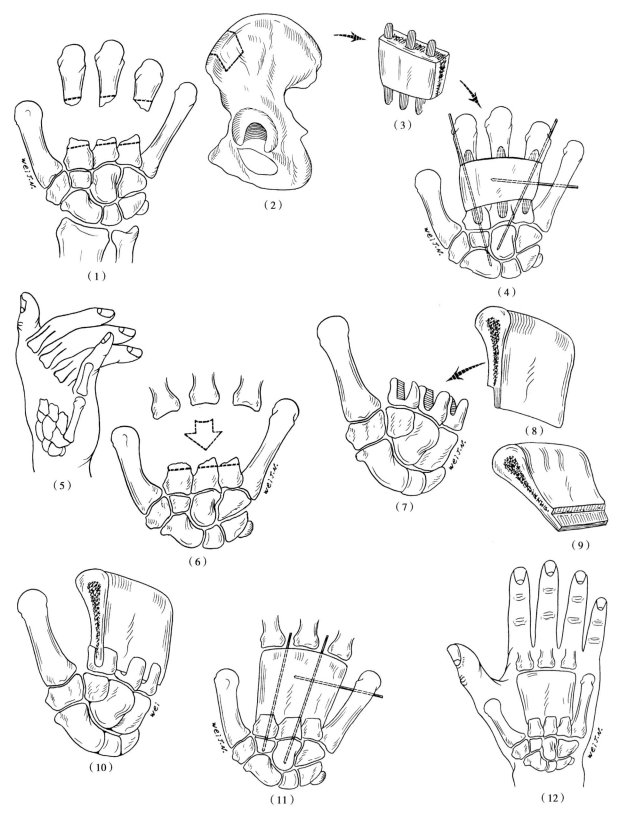

图 21-5-7 多个掌骨骨缺损的植骨内固定术

(1)第2、3、4掌骨中段的骨缺损,截除近、远断端的硬化骨,开通并扩大两端的骨髓腔;(2)、(3)、(4)将从髂骨取下的骨块的远、近端修整成圆柱状的骨栓,将骨栓插入相应的掌骨近、远端骨髓腔内,并用克氏针内固定;(5)、(6)第2、3、4掌骨中、远端骨缺损;(7)将掌骨基底远端的硬化骨截除,并开一骨槽;(8)、(9)将取下的髂骨一端修整成榫状,保留髂骨嵴的筋膜;(10)、(11)将髂骨一端的骨榫插入掌骨基底的骨槽内,并用克氏针贯穿固定植骨块;(12)植骨后矫正手指部分短缩畸形,增加手指屈、伸肌腱的张力,改善手指的屈、伸功能和握物功能

7. 多发掌骨骨折缺损,常有手背皮肤瘢痕和伸肌腱缺损,植骨的同时可移位或移植皮瓣更换手背皮肤,二期再行肌腱移植修复伸肌腱,那时肌腱床血液循环好,效果好于一期修复。无论更换皮肤与否,移植肌腱都不应该与移植骨直接接触,以免引发严重的肌腱粘连。肌腱松解时也是如此,不然肌腱与骨质摩擦容易断裂。

8. 放松止血带止血,清洗伤口。由髂骨或桡骨远端切取松质骨,填塞在骨折断端缝隙及周围。关闭切口,前臂掌侧石膏托固定。

【术后处理】　术后 2 周拆线。接骨板螺钉固定者,术后 1 周去石膏开始功能活动,每日 1 次,每次 1 小时。其余时间仍需佩戴石膏托做保护,直至骨折愈合。接骨板螺钉在骨折愈合后 0.5~1 年取出。克氏针固定者,术后 6 周去石膏开始功能活动,10~12 周待骨折愈合再拔针。

六、手部关节僵硬和强直的手术治疗

（一）掌指关带侧副韧带切除术

掌指关节侧副韧带起自掌骨头两侧的凹陷内,斜向掌面止于近节指骨基底侧方。它在掌指关节伸直时松弛,屈曲时紧张。长期制动于伸直位,侧副韧带可逐渐挛缩,阻止掌指关节屈曲。手指掌指关节的稳定主要依靠骨间肌,切除侧副韧带不会导致关节不稳定。但拇指掌指关节例外。

【适应证】　侧副韧带挛缩所致掌指关节屈曲受限。

【禁忌证】　①掌指关节面破损严重;②骨间肌功能不良。

【麻醉和体位】　臂丛麻醉,仰卧位。

【操作步骤】

1. 于受累关节的两侧做纵切口,于侧腱束深面分离伸肌腱扩张部,将侧腱束向背侧牵开,显露侧副韧带。

2. 侧副韧带的走行方向与侧腱束近乎垂直,很容易辨认,可用刀将其切断。屈曲掌指关节看它是否到位,不到位再切另一侧。屈曲恢复后,切除一段侧副韧带,以免断端通过瘢痕连接,再次挛缩作祟。

3. 两侧韧带切断之后,关节被动屈曲不足 60°,一是韧带切除不彻底,可再切一次;二是背侧关节囊与掌骨头背侧粘连,可用光滑的骨膜起子分离松解之;三是掌板膜部与掌骨头掌侧粘连,阻碍软骨部向近侧移动,也是用光滑的骨膜起子沿掌骨头关节面做大范围的分离。

4. 关节屈曲恢复后,放松止血带止血,清洗伤口,关闭切口,包裹敷料,背侧石膏托固定掌指关节于屈曲位。

【术后处理】　术后 1 周去石膏开始主、被动活动,并辅以牵引支具;2 周拆线(图 21-5-8)。

（二）近侧指间关节掌板前移术

【适应证】　掌板挛缩所致近侧指间关节伸直受限。

【禁忌证】　①近侧指间关节面破损严重;②周围肌腱功能不良。

【麻醉和体位】　臂丛麻醉,仰卧位。

【操作步骤】

1. 近侧指关节侧方纵向切口。

2. 于侧方切开指屈肌腱鞘,将指深、浅屈肌腱向掌侧牵开,显露近侧指间关节掌板及近节指骨远端掌侧骨膜。

3. 自中节指骨基底侧方至掌板起点近侧 1cm 做 U 形切口,将骨膜连同掌板切开,形成一个舌形瓣,向远侧掀起至指骨基底。被动背伸近侧指间关节直至中立位。

4. 掌侧皮肤挛缩严重者,也要做松解,所留创面用皮片或皮瓣覆盖。挛缩轻,不需要处理,待术后应用牵引支具或矫形器进行矫正。

5. 放松止血带止血,清洗伤口,闭合切口,放置橡皮引流条引流,包裹敷料。

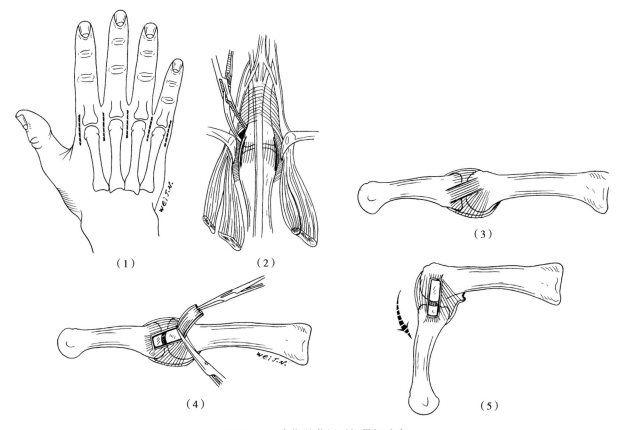

图 21-5-8 掌指关节侧副韧带切除术

（1）切口；（2）沿骨间肌腱边缘分离和牵开肌腱,显露掌指关节囊侧壁及增厚坚韧的侧副韧带；（3）、（4）辨认
侧副韧带的界线后,将侧副韧带由起、止点作彻底切除；（5）侧副韧带切除后,掌指关节可被动屈曲

【术后处理】 术后4～5天于弹性牵引支具或弹性矫形器下开始功能活动,以防止畸形复发。术后2周拆线（图21-5-9）。

（三）掌指关节成形术

【适应证】 掌指关节损伤且僵直。

【禁忌证】 ①关节周围皮肤瘢痕挛缩；②骨间肌功能不良；③骨骺未闭者。

【麻醉和体位】 臂丛麻醉,仰卧位。

【操作步骤】

1. 单个关节成形,于关节背侧方做纵切口。多个关节成形,做横向弧形切口。在骨间背侧肌腱与指伸肌腱间切开筋膜并向近、远端分离,显露掌指关节。

2. 切除背侧关节囊,凿开强直或骨性融合的掌指关节, 从周围软组织中游离掌骨远端,约2cm长。

3. 用线锯或骨凿截除掌骨头颈,约1cm长,保留近节指骨基底软骨面或基底部宽大的截面,将掌骨远端修整成锥形或楔形,截面向掌侧倾斜。

4. 分离掌指关节两侧及掌侧残留的关节囊及周围组织,翻转覆盖掌骨残端并予缝合；或切取一小片髂胫束,包裹掌骨残端,用3-0聚丙烯线做荷包缝合。用软组织包裹掌骨残端,不仅有利于形成新的关节间隙,同时还可避免发生骨性融合。

5. 于远节指骨基底横穿一根细克氏针,两端外露,约0.5cm长,用以在术后牵引固定,保持掌指骨间隙有一定的宽度。

6. 放松止血带止血,清洗伤口,5-0聚丙烯线缝合骨间背侧肌腱与指伸肌腱间的筋膜,闭合切口,放置橡皮引流条引流,包裹敷料,前臂背侧石膏托固定掌指关节屈曲45°,并做牵引。

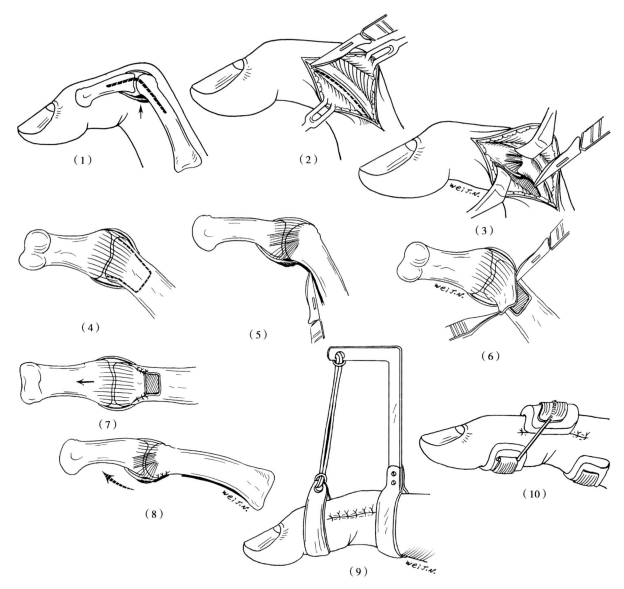

（1）　　　　　　　　　（2）

（3）

（4）　　　　（5）　　　　（6）

（7）

（8）

（9）　　　　　　　　（10）

图 21-5-9　近侧指间关节的掌侧副韧带延长术

（1）切口；（2）于指伸肌腱侧腱束掌侧缘分离，将侧腱束向背侧牵开，于屈肌腱鞘侧方切开腱鞘，将屈肌腱向掌侧牵开；（3）、（4）、（5）、（6）于近节指骨远端掌侧、相当于掌侧副韧带起点近端 1cm 处，将骨膜连同掌侧副韧带作 U 形切开，U 形瓣应分离至关节间隙处；（7）、（8）U 形骨膜韧带瓣剥离前移、近侧指间关节被动伸直后，将 U 形瓣的游离缘缝合数针固定于附近的骨膜上；（9）、（10）术后手指在弹性牵引支具或弹性矫形器辅助下进行屈伸指功能锻炼

【术后处理】　术后 2 周拆线，在弹性牵引支具支持下屈伸活动掌指关节（图 21-5-10）。

（四）跖、趾间关节移植术

【应用解剖】　第 2 足趾动脉供血系统有两组：①足背动脉-第 1 或第 2 跖背动脉-趾背动脉；②足底外侧动脉-第 1 跖底动脉-趾动脉。二系统借足底深支相互沟通。跖背动脉和跖底动脉于跖趾关节附近、趾背动脉和趾动脉于趾间关节附近均有横行分支到各自邻近的关节，然后再有细支发出供应关节表面。在横支发出水平，上述动脉也有分支至趾间关节背侧的皮肤。第 1 跖背动脉若行于骨间肌下，其分支更贴近关节。

第 2 足趾静脉回流分浅、深两组。浅静脉包括第 2 足趾背静脉-跖骨背静脉-足背静脉弓-大隐静脉。足背外侧为小隐静脉，与足背静脉弓有交通。大隐静脉是第 2 足趾主要的回流静脉。深静脉由第 1、2 跖背动脉或跖底动脉的伴行静脉组成，汇集于足背静脉或足底静脉弓（图 21-5-11）。

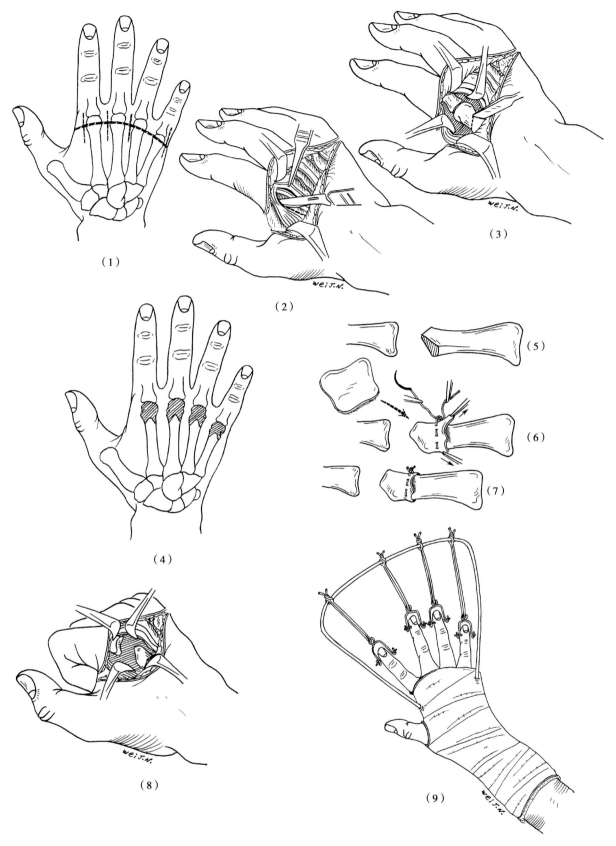

图 21-5-10 掌指关节成形术

(1)切口:单个掌指关节成形术用关节侧方纵切口,多个关节成形术用弧形切口;(2)在骨间背侧肌腱与指伸肌腱间切开筋膜,并向近、远端分离显露关节;(3)、(4)截除掌骨头颈部约 1cm 长,并将其残端修整成楔形;(5)、(6)、(7)、(8)用一小块筋膜移植包裹掌骨残端,用3-0线作荷包缝合;(9)术后用短臂石膏托制动并作骨牵引

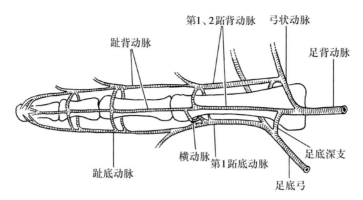

图 21-5-11 第 2 足趾跖趾关节及趾间关节的动脉供血系统示意图

1. 跖趾关节移植术

【适应证】 掌指关节损伤并僵直。

【麻醉和体位】 臂丛和硬膜外麻醉,也可用全麻。仰卧位,上肢外展置于手术桌上。

【操作步骤】

（1） 于损伤关节背侧做弧形切口,切断尺侧矢状束,显露掌指关节。于掌骨中远 1/3、近节指骨近中 1/3 处截除损伤的掌指关节。

（2） 于腕桡侧做斜切口,显露并游离桡动脉、头静脉和桡神经浅支。

（3） 于第 2 足趾跖趾关节背侧做 S 形切口,显露并分离大隐静脉,保护其至跖趾关节背侧的属支。显露并分离腓深神经。切断并掀起拇短伸肌腱,显露和分离足背动脉、足底深支和第 1 跖背动脉,保护第 1 跖背动脉及其到第 2 跖趾关节的分支。如第 1 跖背动脉缺如,则取足背动脉-足底深支-第 1 跖底动脉及其至第 2 跖趾关节的分支。第 1 跖底动脉位置较深,显露分离难度大,用咬骨钳咬除第 2 跖骨的近 2/3,有助于显露和分离。

（4） 依据受区关节缺损长度,切断第 2 跖骨和近节趾骨以及趾伸肌腱。放止血带止血,待跖趾骨关节恢复血液供应之后连同其血管神经蒂一并移植到手部。止血后可用 2% 利多卡因及温热盐水湿敷关节及血管蒂,缓解血管痉挛,尽快恢复关节血液循环。

（5） 跖趾关节背伸幅度大于掌屈,移植后要沿纵轴旋转 180°,即背面向下底面向上放置才能符合掌指关节的运动状态。对合骨断端,绑扎钢丝固定,再辅以一根斜穿关节的细克氏针。

（6） 经手背宽大的皮下隧道,将跖趾关节血管神经蒂游离端拉至腕部切口,蒂不可有扭转,用 8-0 缝线端-端缝合血管神经:足背动脉与桡动脉,大隐静脉与头静脉,腓深神经与桡神经浅支的分支。放松止血带或止血夹,观察移植关节血液循环,有渗血即表示血液供应恢复。

（7） 清洗伤口,缝合移植关节背侧伸肌腱膜,闭合切口,放置橡皮引流条,包裹敷料,前臂掌侧石膏托固定。

（8） 切除残留的第 2 足趾远侧趾骨,并拢踇趾和第 3 足趾缝合,或者将手部截下的关节移植于此。

【术后处理】 静脉输入抗生素和低分子右旋糖酐 7～10 天,预防感染,抑制血栓形成。术后 3 天拔除引流条,2 周拆线,4 周拔除克氏针,移植关节渐进开始功能活动,足部也可去除石膏活动(图 21-5-12)。

2. 趾间关节移植术

【适应证】 近侧指间关节损伤并僵直。

【禁忌证】 指屈伸肌腱损伤并功能不良。

【麻醉和体位】 同跖趾关节移植术。

【操作步骤】

（1） 于伤指近侧指间关节背侧做纵切口,从两侧腱束之间分开,显露关节。于近节指骨中远 1/3、中节指骨中 1/3 截除关节,切除关节周围瘢痕组织,切除屈肌腱鞘,保留掌板并修薄。修整骨与伸肌腱残端。

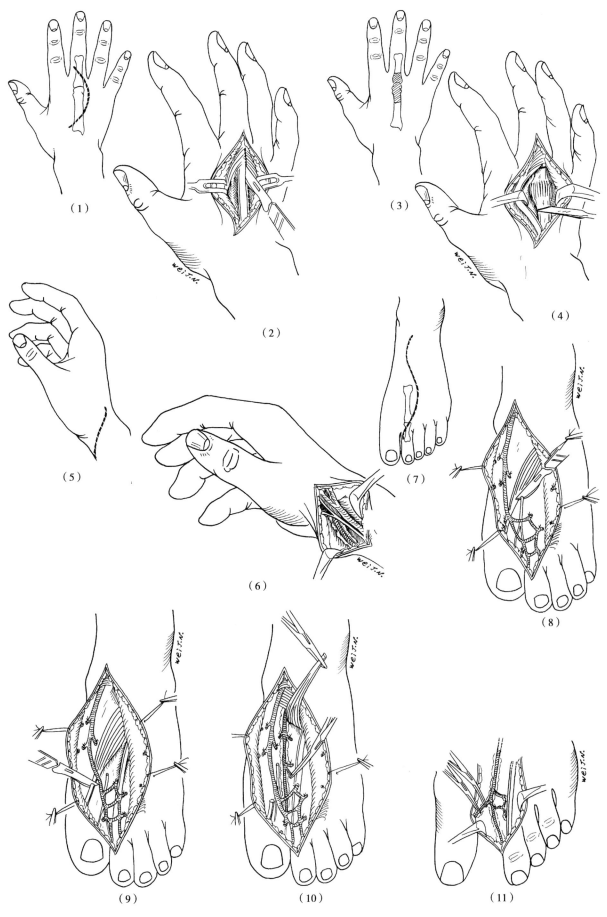

（1）

（2）

（3）

（4）

（5）

（6）

（7）

（8）

（9）

（10）

（11）

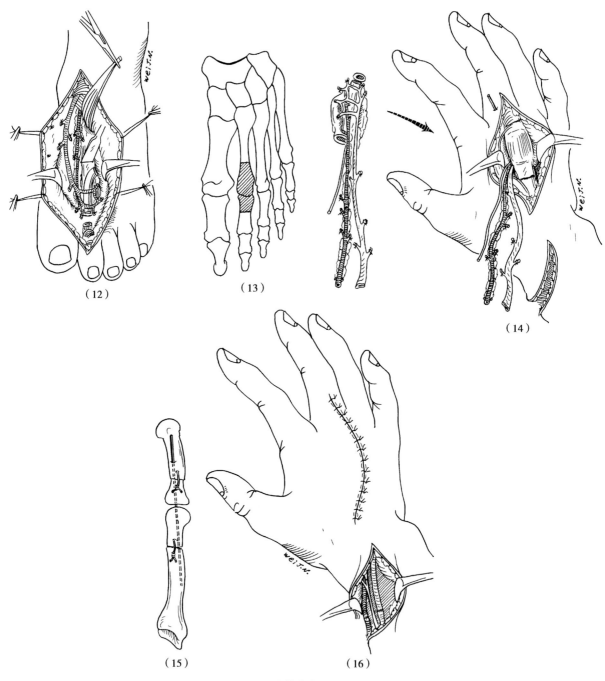

（12）　（13）　（14）

（15）　（16）

图 21-5-12　跖趾关节游离移植重建掌指关节术

（1）于受区掌指关节上作弧形切口；（2）在指伸肌腱尺侧纵切开腱膜显露掌指关节；（3）、（4）于掌骨中远1/3、近节指骨近中1/3处截除掌指关节；（5）、（6）于受区腕部桡侧做斜切口，显露桡动脉、头静脉和桡神经浅支；（7）经第2足趾的跖趾关节作足背S形切口；（8）分离大隐静脉并于高位切断腓深神经的终末支；（9）切断跗短伸肌腱；（10）将跗短伸肌腱及肌腹掀起显露和分离足背动脉和第1跖背动脉，结扎足底深支；（11）切断结扎跗趾腓侧的趾背动脉；（12）、（13）于第2跖骨远端和近节趾骨中段水平截取跖趾关节；（14）将带有足背动脉、大隐静脉和腓深神经蒂的跖趾关节游离移植至受区掌指关节处，移植的跖趾关节需沿纵轴旋转180°；（15）移植的跖趾关节两端与掌指骨两端用钢丝环扎及用克氏针固定；（16）将关节的血管神经蒂通过皮下隧道拉至腕部切口，腓深神经与桡神经浅支缝合，足背动脉与桡动脉吻合，大隐静脉与头静脉吻合

（2）于指蹼分离出一条指背静脉、一条指总或固有动脉,以便与移植关节的血管缝合。或者在第1、2掌骨基底做切口,显露桡动脉深支及一条静脉,并作宽大的皮下隧道至手指背侧。

（3）于足背侧做S形切口,显露并分离足背静脉弓或大隐静脉,以及至第2足趾的属支。分离第2足趾胫侧的趾背和趾底动脉至远侧趾间关节水平,保护其至近侧趾间关节的分支。分离动脉也可到第1跖背动脉或跖底动脉中段,或是到足背动脉或足底弓,依据术者习惯而定。

（4）于第2足趾背侧做菱形切口,于移植关节背侧形成一个岛状皮瓣:远端达远侧趾间关节水平,近端与足背的S形切口相连,用以术后观察移植关节的血液循环状况。于皮瓣两侧的切口内切开屈肌腱鞘,注意不要损伤附于关节跖侧面上的血管。

（5）离断远侧趾间关节,切除中节趾骨头:于基底部切断近节趾骨,或于跖趾关节离断,依据手部损伤程度而定,注意保护至近节趾骨干骺端及关节的动脉分支。于截骨处适当的部位切断伸肌腱,放止血带止血,待岛状皮瓣血液循环恢复再将关节及其背侧岛状皮瓣、血管神经蒂部移植到手部。止血后可用2%利多卡因溶液湿敷,以及早解除血管痉挛。

（6）对合骨断端,绑扎钢丝固定,再辅以一根斜穿关节的细克氏针。伸直手指,端-端或重叠缝合指伸肌腱,岛状皮瓣修整后与周边皮肤缝合。

（7）11-0缝线,于指蹼处或掌骨背侧分别将移植关节动、静脉与指动脉、掌背静脉缝合在一起。放松止血带或止血夹,岛状皮瓣颜色转红即表示移植关节血液循环已建立。

（8）清洗伤口,闭合切口,放置橡皮引流条,包裹敷料,前臂掌侧石膏托固定。

（9）切除供区残留趾骨,闭合切口;或者将手指截下的关节移植与此。

【术后处理】 与跖趾关节移植相同(图21-5-13)。

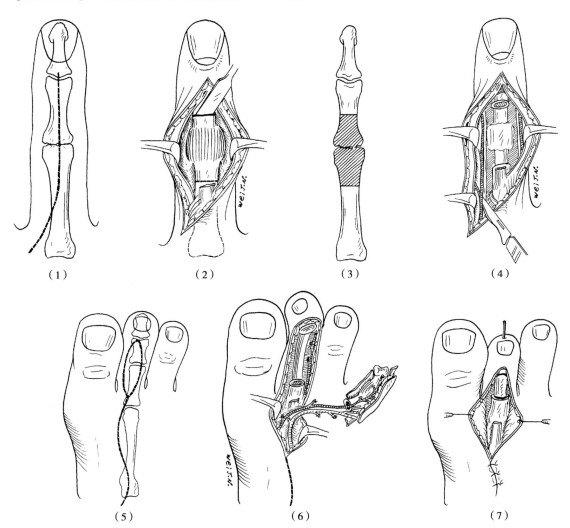

（1）　　　　　（2）　　　　　（3）　　　　　（4）

（5）　　　　　（6）　　　　　（7）

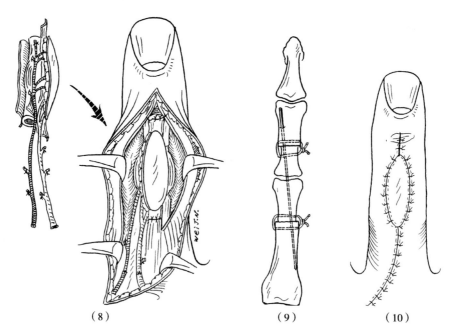

（8）　　　　　　　（9）　　　　　（10）

图 21-5-13　趾间关节游离移植重建指间关节术

（1）切口;（2）、（3）将两侧腱束向两侧牵开显露关节,于近节指骨中远 1/3、中节指骨中 1/3 截除近侧指间关节;（4）切除屈肌腱鞘,保留掌板并予修薄,分离一侧指动脉;（5）供足第 2 足趾切口;（6）截除的第 2 足趾近侧趾间关节及其动、静脉蒂;（7）供区足趾关节缺损处行植骨术;（8）、（9）趾间关节移植至受区,骨骼固定,缝合腱鞘及伸肌腱,吻合动、静脉;（10）缝合伤口

（五）关节融合术

近侧指间关节融合术。

【适应证】　近侧指间关节损伤、畸形、功能障碍,其他方法不能改善者。

【麻醉和体位】　臂丛麻醉,仰卧位。

【操作步骤】

1. 近侧指间关节背侧弧形或 S 形切口。纵行切开中央腱束,向两侧分离,显露关节。

2. 用小骨凿切除近节指骨头与中节指骨基底关节面,指骨头断面向掌侧倾斜 30°～40°。亦可用咬骨钳咬除近节指骨头关节面,用半圆凿或咬骨钳修整中节指骨基底,使之成圆形凹面,两骨端成球窝状接触。或用小骨凿将二骨端凿成∧状的凹凸面。对合骨断端,使之屈曲 40°～50°,交叉穿入克氏针固定。也可钻入螺丝或绑扎钢丝固定;或者由近节指骨远端背侧平行穿入两根克氏针至中节指骨髓腔,然后由中节指骨近端背侧横穿一根钢丝,8 字形缠绕克氏针尾拧紧系牢固定。此法可使骨端对合更加紧密,称之为张力带固定。亦可由尺骨近端、髂骨嵴切取骨条,修成骨栓,经近节指骨远端背侧孔道嵌入中节指骨髓腔固定。上述方法固定之后,骨端之间若有缝隙,可取松质骨屑充填。

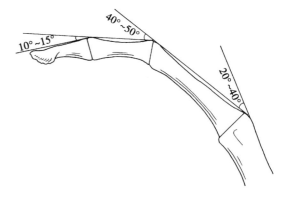

图 21-5-14　手指关节理想的融合角度

掌指关节 20°～40°;近侧指间关节 40°～50°;
远侧指间关节 10°～15°

3. 放松止血带止血,清洗伤口,5-0 聚丙烯线缝合指伸肌腱,闭合切口,包裹敷料。除张力带、螺钉固定,其他固定方法术后还要石膏托固定。

【术后处理】　术后 2 周拆线,4～6 周去石膏,活动掌指关节及远侧指间关节;8 周拍摄 X 线片,骨愈合后拔除克氏针。钢丝、螺钉于术后 3～4 个月取出（图 21-5-14～图 21-5-19）。

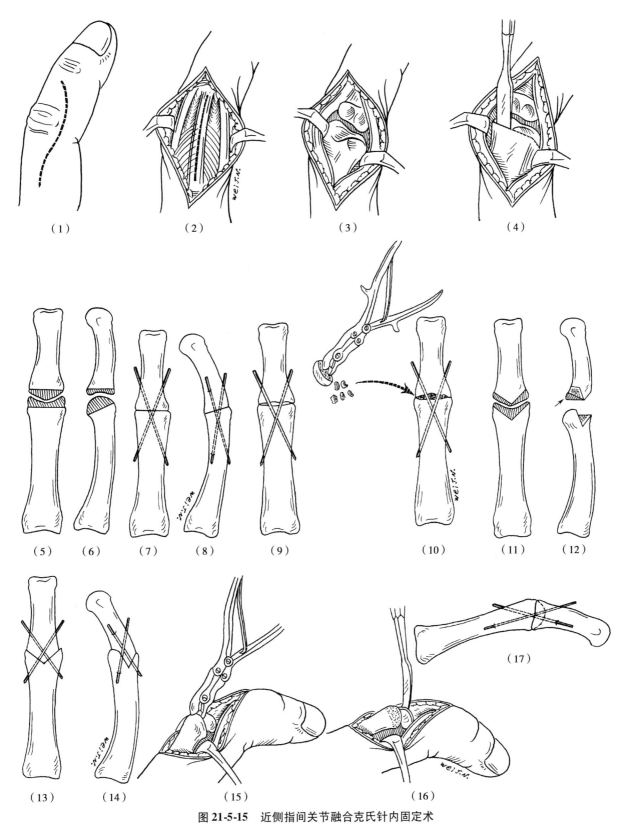

图 21-5-15　近侧指间关节融合克氏针内固定术

（1）经近侧指间关节背侧作弧形切口；（2）、（3）将中央腱束纵行切开，将劈裂的中央腱束及两侧腱束分别向两侧牵开、纵行切开关节囊显露关节；（4）～（6）截除近节指骨头和中节指骨基底关节面；（7）、（8）关节在屈曲 40°～50°位下用克氏针两枚作交叉内固定，克氏针尾部可留置皮外；（9）、（10）如两骨接触面出现间隙，可用截除的指骨头内的松质骨碎片填塞；（11）～（14）用小骨凿将关节凿成∧形的凹凸面将关节置于屈曲 40°～50°位用两枚克氏针作交叉内固定；（15）～（17）用咬骨钳咬除关节软骨面并修整成球窝状，用两枚克氏针交叉固定

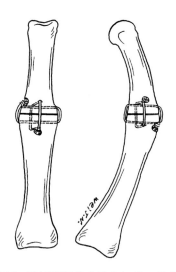

图 21-5-16　近侧指间关节融合钢丝环扎内固定术

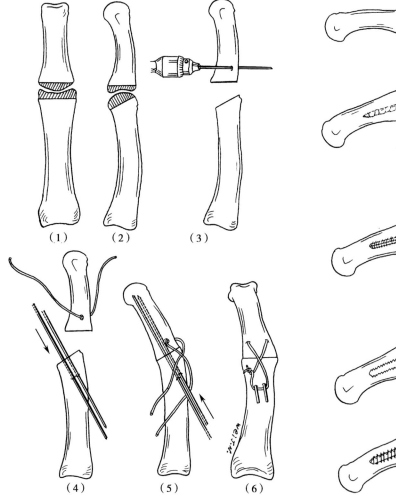

图 21-5-17　近侧指间关节融合张力带内固定术
(1)、(2)截除关节软骨面;(3)于中节指骨基底用克氏针钻一横孔;(4)通过中节指骨基底的横孔穿入细的软钢丝,同时经近节指骨远端髓腔,向近节指骨远端背侧钻入两枚平行的克氏针;(5)、(6)将两枚平行的克氏针钻入中节指骨髓腔,将钢丝作 8 字形绕经克氏针尾部,关节在加压下拧紧钢丝

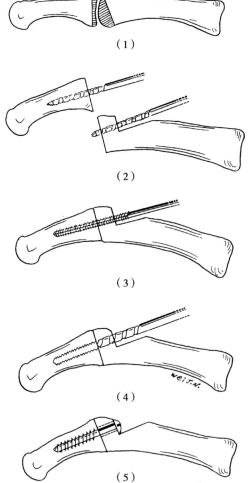

图 21-5-18　近侧指间关节融合螺丝钉内固定术
(1)截除关节软骨面;(2)于近节指骨远端凿一台阶,从台阶向截骨面钻孔,另用钻头钻通中节指骨髓腔;(3)用丝锥通过钻孔攻钻螺纹;(4)在近节远端孔道用一大钻头扩大孔道;(5)拧入螺丝钉

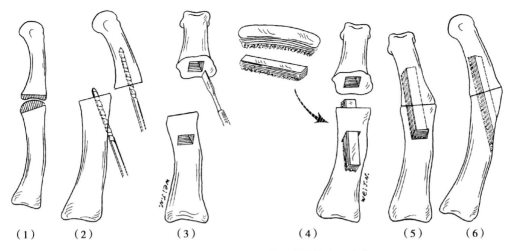

图 21-5-19　近侧指间关节融合骨栓内固定术

（1）截除关节软骨面；（2）经近节指骨远端背侧向截面钻孔,同时用钻头打通中节骨髓腔；（3）用小平凿修整钻孔和孔道成方形的隧道；（4）、（5）、（6）将方形的条状骨栓插入关节的隧道内,将两骨的截骨面推压使之紧密接触

（田光磊　韦加宁）

七、拇指缺损的治疗

拇指于手功能的发挥有着重要的作用,缺损者理应重建,理想的标准是:①有较好的运动功能,尤其是外展和屈曲；②有较好的感觉功能,尤其是其尺侧部；③有较好的外观,包括长度合适；④取材对人体的伤害小。

（一）手指移位术

此法又称手指拇化术,即将手指连同肌腱、神经和血管等组织一起移位至拇指残端。示指移位较简单,中、环、小指难度要大一些。

【**适应证**】　全拇指缺损或经掌骨缺损。

【**麻醉和体位**】　臂丛麻醉,仰卧位。

1. 示指移位术

【**操作步骤**】

（1）示指根部做环形切口:掌侧横过掌指横纹,背侧略成三角形。自三角形尖端至拇指残端做弧形切口。显露并游离至示指背侧静脉,结扎通往中指的分支。显露拇长、短伸肌腱断端,并依据其位置决定切断示指伸肌腱和固有伸肌腱的水平。切断第 1 骨间背侧肌肌腱,并向近端稍作分离。

（2）显露并游离至示、中指的指掌侧总动脉和神经:于分支处切断结扎中指桡侧固有动脉,向近侧钝性劈开神经,直至掌心部。

（3）十字形切开覆盖第 1 掌骨残端的瘢痕组织、骨膜,向近侧游离,去除硬化骨质,开通髓腔。切开示指掌指关节囊,切断第 1 骨间掌侧肌腱、第 2、3 掌骨头之间的掌深横韧带及指蹼韧带。去除近节指骨基底关节面,开通髓腔。此时示指仅以指屈肌腱、动静脉和神经与手相连。

（4）将示指移位至拇指残端。于基底部切除第 2 掌骨,并制成骨栓,插入第 1 掌骨残端和示指近节指骨髓腔,对合骨端后固定。如不稳定,可加用 1 根克氏针固定。

（5）拇指残端周围瘢痕、骨膜与示指近节指骨基底关节囊缝合,拇短展肌残端与近节指骨基底桡侧的第 1 骨间背侧肌腱端缝合,第 1 骨间背侧肌腱近端与指骨基底尺侧第 1 骨间掌侧肌腱端缝合,第 1 骨间掌侧肌腱近端与中指桡侧第 2 骨间背侧肌腱缝合。背伸示指,分别将示指指伸肌腱、固有伸肌腱与拇长、短伸肌腱缝合在一起,或均与拇长伸肌腱缝合。若拇指伸肌腱缺失,示指伸肌腱可与自身的近侧断端缝合,但要重新调整张力。示指屈肌腱不需要处理,暂时的松弛以后会自行消失,不会影响手指的屈、伸功能。

（6）放松止血带止血，清洗伤口，缝合切口。虎口部的皮肤移至示指尺侧缝合，形成一个新的虎口。缝合有张力，或有皮肤缺损，可用中厚断层皮片覆盖。放置橡皮引流条，包裹敷料，前臂掌侧石膏托固定。

【术后处理】　术后2周拆线，6~8周骨愈合后开始功能活动（图21-5-20）。

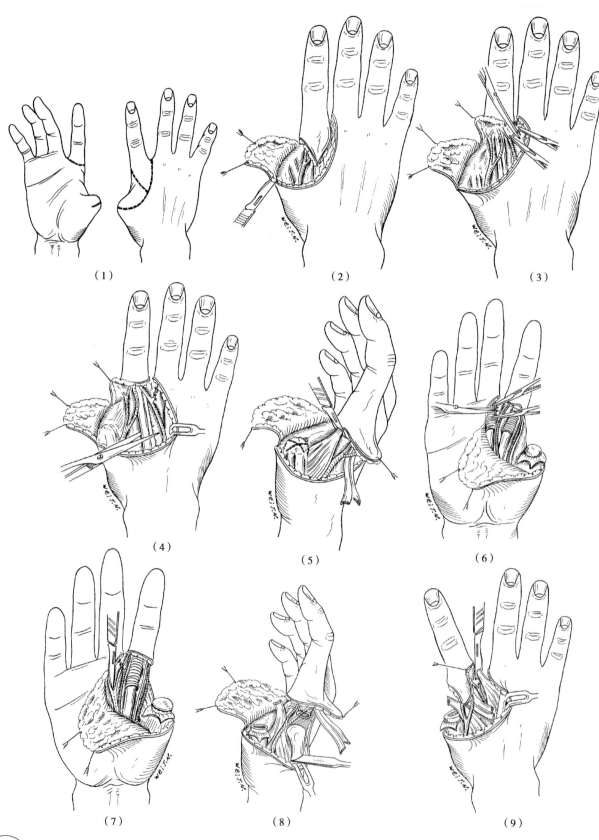

（1）　　　　　　　　（2）　　　　　　　　（3）

（4）　　　　　　　　（5）　　　　　　　　（6）

（7）　　　　　　　　（8）　　　　　　　　（9）

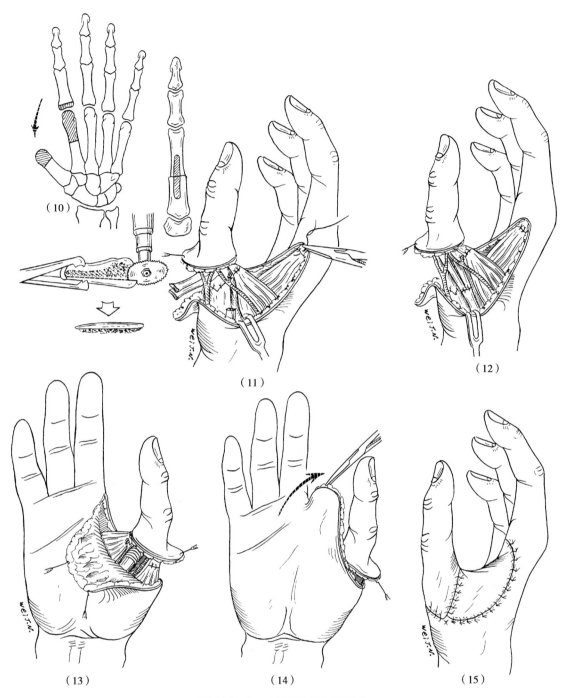

图 21-5-20　示指移位再造拇指术

(1)切口;(2)将手背桡侧原虎口处的皮瓣向侧方掀开;(3)分离示指背侧的静脉,切断、结扎通向中指的静脉分支;(4)切断示指的伸肌腱;(5)于接近止点处切断第 1 骨间背侧肌的肌腱;(6)分离及结扎中指桡侧的指掌侧固有动脉;(7)分离中指和示指相邻的指掌侧固有神经,并向近端方向纵行劈开指掌侧总神经;(8)截除第 1 掌骨残端,用半圆凿开通其骨髓腔,截除示指近节指骨基底关节面,用半圆凿开通其骨髓腔,于第 2 掌骨中1/3 水平截除第 2 掌骨;(9)于接近止点处切断第 1 骨间掌侧肌的肌腱;(10)第 1 掌骨及示指近节指骨、第 2 掌骨截骨的部位,截除的第二掌骨远端修整成条形骨栓;(11)示指移位到第 1 掌骨残端上,置于对掌位,缝合两骨端的骨膜及第 1 骨间背侧肌和第 1 骨间掌侧肌;(12)缝合示指的伸肌腱;(13)将拇展短肌的残端缝于示指桡侧原第 1 骨间背侧肌的肌腱上;(14)、(15)将手背桡侧的皮瓣移至新的虎口指蹼处,缝合伤口

2. 示指残端移位术

【操作步骤】　与示指移位相同,不同的只是:切断第 2 掌骨,远端做榫,插入拇指残端固定(图 21-5-21)。

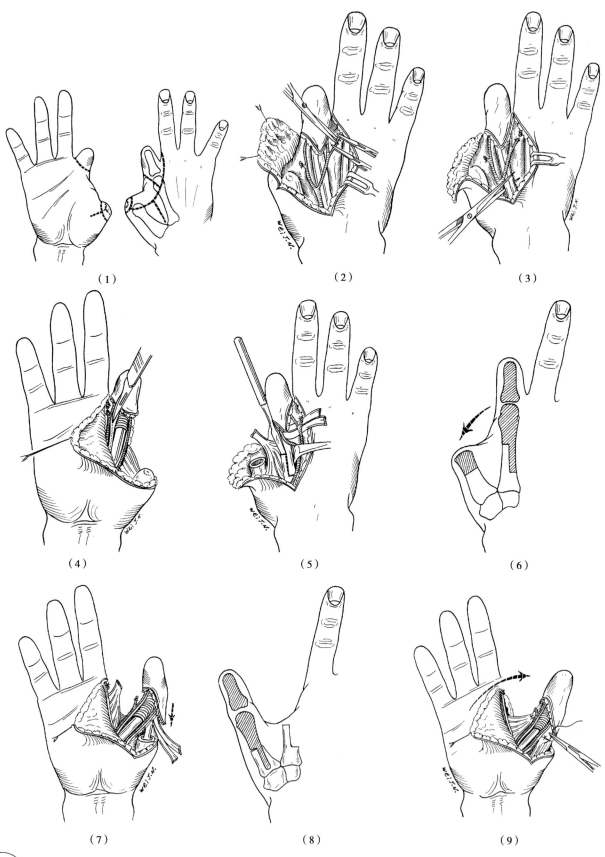

（1）　　　　　　　　　　　　　（2）　　　　　　　　　　　　　（3）

（4）　　　　　　　　　　　　　（5）　　　　　　　　　　　　　（6）

（7）　　　　　　　　　　　　　（8）　　　　　　　　　　　　　（9）

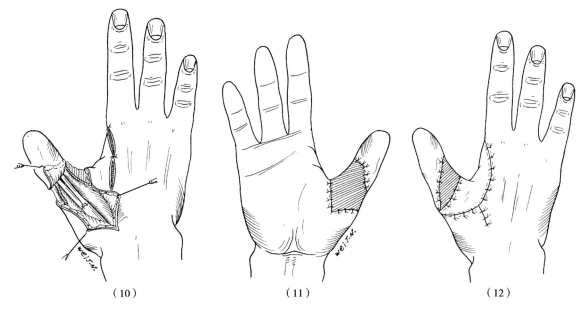

（10） （11） （12）

图 21-5-21 示指残端移位再造拇指术

（1）切口；（2）分离示指残端背侧静脉，切断结扎通向中指及虎口指蹼的静脉分支；（3）于靠近腕部处切断示指伸肌腱和固有伸肌腱；（4）分离结扎切断中指桡侧指掌侧固有动脉，自指神经分叉处向近端劈开指掌侧总神经直至掌心；（5）、（6）于第 2 掌骨中段作 Z 形截骨，截除拇指第 1 掌骨骨残端；（7）、（8）用半圆凿扩大第 1 掌骨骨髓腔，将示指的第 2 掌骨远端插入第 1 掌骨骨髓腔内；（9）将第 1 骨间背侧肌腱缝于示指尺侧的原第 1 骨间掌侧肌的肌腱上，将拇展短肌残端缝在示指尺侧原第 1 骨间背侧肌的肌腱上；（10）缝合拇长伸肌腱与示指伸肌腱，将掌部皮瓣翻转移位覆盖虎口创面；（11）、（12）缝合伤口，用中厚断层皮片移植修复缺皮创面

【术后处理】 与示指移位术相同。

3. 环指移位术

【操作步骤】

（1） 经环指两侧指蹼，于第 4 掌骨掌、背侧做曲折的环形切口，显露并游离 2 条至环指背侧的手背静脉，切断结扎到中、小指的分支。游离并切断环指指伸肌腱、第 2 骨间掌侧肌腱及第 4 骨间背侧肌腱。

（2） 显露并游离至中、环指和环、小指的指掌侧总动脉和神经，于分支处切断结扎中指尺侧和小指桡侧固有动脉，向近侧钝性分离神经，直至掌心。切断第 3、4 蚓状肌在环指指深屈肌腱上的起点。

（3） 于腕部切断环指指伸肌腱，基底部切断第 4 掌骨，头部切断掌深横韧带及指蹼韧带。于腕部水平切断至环指背侧的静脉，结扎其近端，远端用小血管夹夹住。此时，环指连同第 4 掌骨远端除掌侧两条动脉、两条指神经及指屈肌腱与近端相连外，其余组织均完全离断。

（4） 十字形切开拇指残端瘢痕及骨膜，向近侧游离，去除硬化骨，开通髓腔。切开环指掌指关节囊，取下第 4 掌骨远侧段，修整成骨栓状。切除近节指骨基底关节，开通髓腔。环指移位至拇指残端，将骨栓插入环指近节指骨及拇指残端髓腔，对合骨端固定。若不稳定可再穿入一根克氏针。

（5） 放松止血带止血。切除第 3、5 掌骨间多余的骨间肌肌腹，保留其背侧的肌膜，拉拢缝合中、小指掌指关节侧壁上的掌深横韧带。缝合骨间肌肌膜，缝合手背及手掌的部分切口。

（6） 将环指指掌侧动脉、神经、屈肌腱埋于手掌鱼际部的切口下，缝合掌侧所有伤口。

（7） 拇指残端周围瘢痕、骨膜与示指近节指骨基底关节囊缝合。伸指环指，其指伸肌腱与拇长伸肌腱缝合，拇短展肌残端与第 2 骨间掌侧肌远端缝合。拇长伸肌腱缺失，可与示指固有伸肌腱缝合。指背侧两条静脉与头静脉属支端-端缝合，8-0 缝线。重新建立血液循环后，环指肤色从暗红色迅速转为红色。

（8） 清洗伤口，闭合切口，放置橡皮引流条，包裹敷料，石膏托固定。

【术后处理】 与示指移位术相同。另外，口服阿司匹林，每日 2mg/kg，10 ~ 14 天。如无血液循环障碍，一般不需要应用特殊的血管抗痉药及抗凝药物（图 21-5-22）。

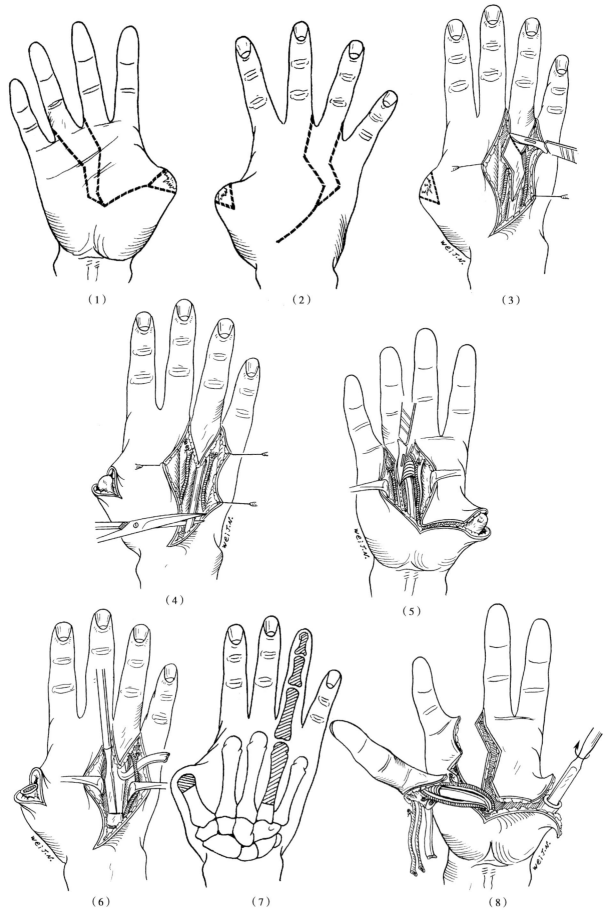

（1）

（2）

（3）

（4）

（5）

（6）

（7）

（8）

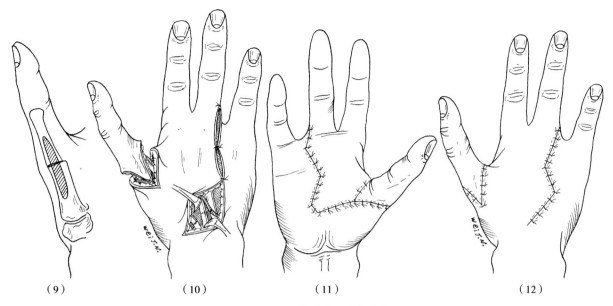

（9）	（10）	（11）	（12）

图 21-5-22 环指移位再造拇指术

（1）、（2）切口；（3）切除狭窄的多余皮肤；（4）分离环指背侧的 2 条静脉，切断结扎分布到中指和小指的侧支，于腕部附近切断无名指的指伸肌腱；（5）分离环指两侧的指掌侧固有动脉，切断结扎中指尺侧、小指桡侧的指动脉，纵行劈开指掌侧总神经；（6）、（7）凿除第 1 掌骨残端，于第四掌骨基底部凿断掌骨、靠近腕部水平切断通到环指背侧的 2 条静脉；（8）用半圆凿扩大第 1 掌骨骨髓腔，将环指的动脉、神经、指屈肌腱经由大鱼际部切口移至原拇指的位置上；（9）、（10）将切下的第 4 掌骨修整成条形的骨栓，用以将环指作髓腔内固定至第 1 掌骨上，环指的 2 条静脉与指伸肌腱经由皮下隧道拉至靠近腕部的切口，与腕部相应的静脉和伸肌腱缝合；（11）、（12）缝合伤口

4. 中指残端移位术

【操作步骤】 与环指移位术基本相同，不同是于第 3 掌骨切断，断端呈榫状，插入拇指残端固定（图 21-5-23）。

【术后处理】 同环指移位术。

（二）足趾移植术

参见第二十章。

（三）残端延长术

延长有限，最多 2～2.5cm。

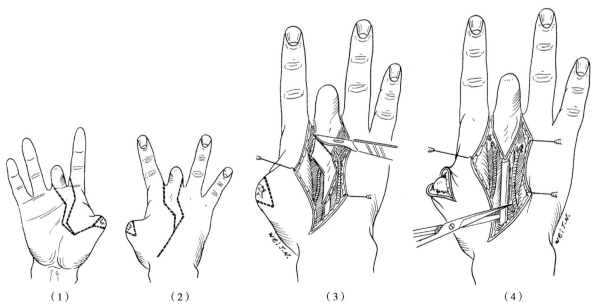

（1）	（2）	（3）	（4）

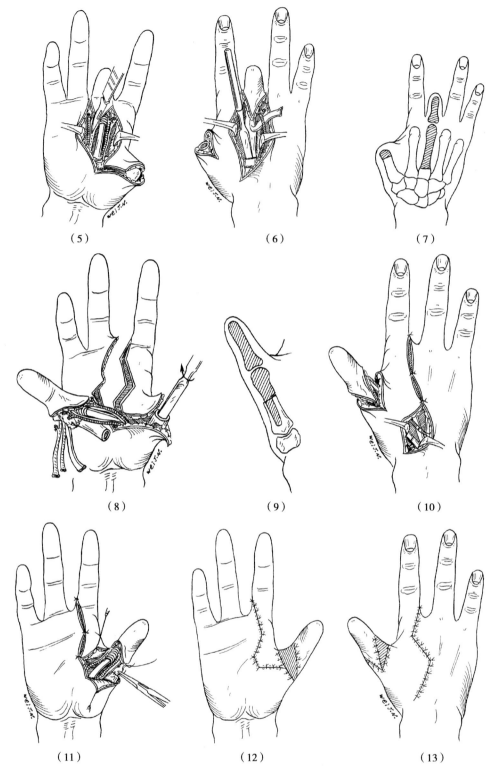

（5）　　　　　　　　　（6）　　　　　　　　　（7）

（8）　　　　　　　　　（9）　　　　　　　　　（10）

（11）　　　　　　　　　（12）　　　　　　　　　（13）

图21-5-23　中指残端移位再造拇指术

（1）、（2）切口；（3）切除狭窄的多余皮肤；（4）分离中指背侧的2条静脉，切断结扎分布到示指和环指的侧支，于腕部附近切断中指的指伸肌腱；（5）分离中指残端两侧的指掌侧固有动脉，切断结扎示指尺侧、环指桡侧的指掌侧固有动脉，纵行劈开指掌侧总神经直至掌浅弓处；（6）、（7）凿除第1掌骨残端，于第3掌骨基底部凿断掌骨，靠近腕部水平切断通到中指背侧的2条静脉；（8）用半圆凿扩大第1掌骨骨髓腔，将中指残断的动脉、神经、指屈肌腱蒂经由大鱼际部切口移至拇指原来的位置上；（9）、（10）将中指残端的第3掌骨远端修尖，插入第1掌骨的骨髓腔内，中指残端背侧的两条静脉、指伸肌腱经由皮下隧道拉至腕部的切口，与腕部的头静脉及其分支或腕部正中的静脉吻合，以及和拇长伸肌腱近端缝合；（11）将拇展短肌残端与第2骨间背侧肌的肌腱缝合；（12）、（13）伤口缝合和缺皮创面游离植皮

1. 残端皮肤翻转皮瓣移位植骨延长术

【**适应证**】　近节指骨近、中段水平的拇指缺损,且残端皮肤条件好,松软无贴骨瘢痕者。

【**麻醉和体位**】　臂丛麻醉,仰卧位。

【**操作步骤**】

（1）于拇指残端背侧做 U 形切口,两侧到拇指侧中线。于指骨表面分离,自近向远掀起一蒂在远侧的逆行皮瓣,长宽比例不超过 1.5∶1。

（2）十字形切开拇指残端的瘢痕及骨膜,向近侧游离,切除硬化骨,开通骨髓腔。于对侧髂骨切取骨条,修成扁圆柱状,其以松质骨为主,带有薄薄一层皮质骨及少许骨膜;一端呈榫状,较残端髓腔略粗。将骨条的榫端插入残端固定,并在其上的骨膜与残端周围软组织缝合。如残端短,植骨不稳,可纵穿克氏针固定,针端达掌骨,针尾留在皮外。于植骨远端钻一小孔,穿经缝线与翻转皮瓣远端缝合一针,阻止两者分离。

（3）放松止血带止血,清洗伤口,切取交臂皮瓣或胸壁皮瓣,覆盖拇指残端皮肤翻转之后所形成的创面及其内的植骨块,并与之缝合,闭合创面。或者移位示指背侧岛状皮瓣覆盖(图 21-5-24)。放置橡皮引流条,包裹敷料,粘膏及绷带包扎固定。

【**术后处理**】　术后 2 周拆线,断蒂与否,依皮瓣类型而定。

2. 残端帽状皮瓣植骨延长术(Gillies 法)

【**适应证**】　掌指关节水平的拇指缺损,且残端皮肤松软,质地良好者。

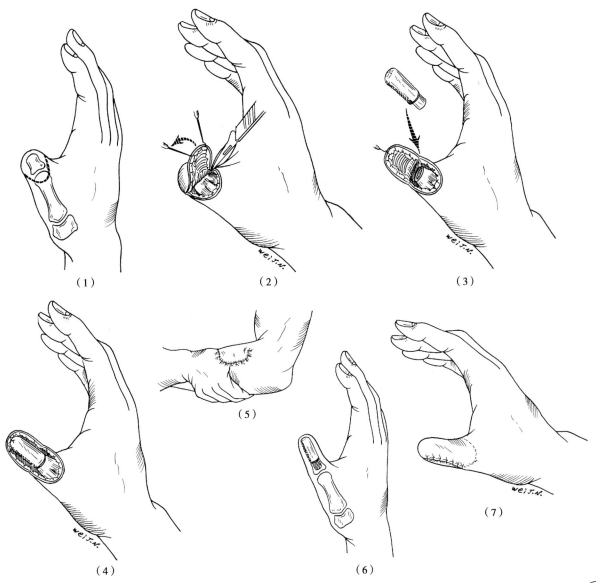

（1）　　　　　　　　（2）　　　　　　　　（3）

（5）

（4）　　　　　　　　（6）　　　　　　　　（7）

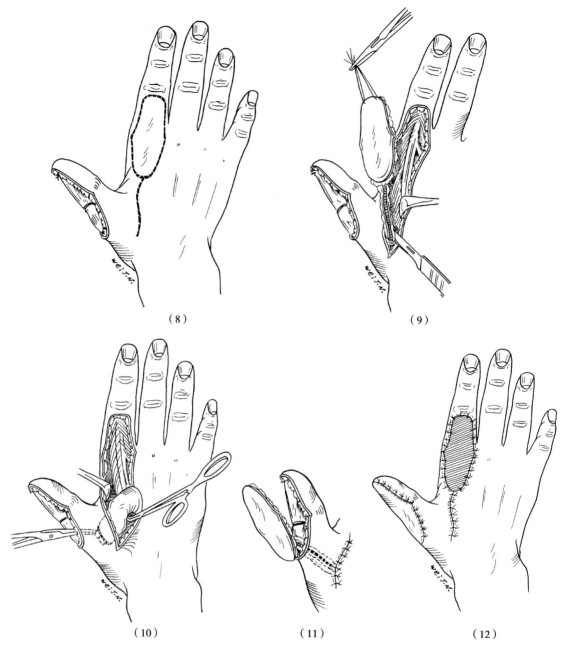

（8）　　　　　　　　　　　（9）

（10）　　　　　　　　（11）　　　　　　　　（12）

图 21-5-24　拇指残端局部皮瓣植骨法再造拇指术

（1）拇指残端背侧局部皮瓣切口；（2）逆行的翻转皮瓣靠近残端的蒂部可达侧方，以增加蒂的宽度，有利于保存皮瓣良好的血液循环；（3）、（4）截除少许指骨残端，用半圆凿扩大骨髓腔，将从髂骨嵴切取的植骨条，经修整后将其一端插入拇指残端的骨髓腔内，骨端与皮瓣远端缝合一针固定；（5）、（6）拇指残端植骨延长后，其背面的皮肤缺损区用交臂皮瓣覆盖；（7）术后 4 周皮瓣断蒂；（8）拇指残端植骨延长后，背面的皮肤缺损区用示指近节背侧带第 1 掌背静脉及指背神经的岛状皮瓣覆盖；（9）分离岛状皮瓣的掌背动静脉、指背神经蒂；（10）、（11）岛状皮瓣经由宽松的皮下隧道拉至拇指背侧，覆盖拇指背侧的皮肤缺损区；（12）缝合伤口，示指背侧供皮区用中厚断层皮片游离移植修复，压力敷料加压打包，术后石膏托制动

【麻醉和体位】　臂丛麻醉，仰卧位。

【操作步骤】

（1）于手背桡侧，相当于第 2 掌骨颈水平，至第 1 掌骨基底，然后再沿鱼际肌掌侧缘至示指掌横纹桡侧做弧形切口。

（2）于深筋膜浅层向远侧分离拇指残端皮肤，使之能充分移动、翻向一侧为止。此时，残端皮肤呈帽状。分离至残端时，皮肤较薄且常与残端粘连，需小心剥离，同时注意保护指固有神经及其分支。

（3）切除残端硬化骨，开通髓腔。在对侧髂骨切取骨条，4～5cm 长，修成扁圆柱状，以松质骨为主，带有薄薄一层皮质骨。其一端成榫状,较残端髓腔略粗。将植骨的榫端插入残端髓腔,外露的部分 2 ~ 2.5cm 长。一般不需要加用克氏针内固定,除非残端过短植骨不稳定。

(4) 将帽状皮瓣提起,覆盖植骨。如有困难,可在皮瓣桡侧纵行切开,待植骨完全埋入皮瓣后再缝合之。帽状皮瓣必须完全覆盖植骨,但蒂部不可过紧,否则会影响血液循环。皮瓣蒂部张力过大,又无法改善,可适度短缩植骨长度。

(5) 皮瓣近侧创面,可用全层皮片或中厚断层皮片覆盖,缝合时留长线结,敷料打包加压固定(图 21-5-25)。

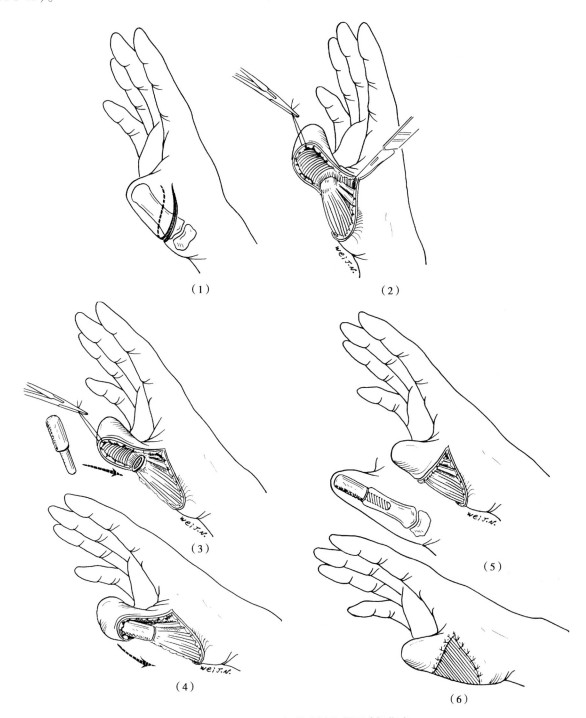

(1)　　　　　　　　　　(2)

(3)

(4)　　　　　　　　　　(5)

(6)

图 21-5-25　Gillies 帽状皮瓣植骨再造拇指术
(1)切口;(2)将帽状皮瓣从第 1 掌骨周围的肌肉表面及其残端分离;(3)、(4)用半圆凿扩大第 1 掌骨髓腔,根据所需延长拇指残端的长度,于髂嵴上切取带骨膜的植骨条将其一端修细,牢固地插入第 1 掌骨髓腔内;(5)将帽状皮瓣覆盖植骨;(6)帽状皮瓣近端大鱼际部皮肤缺损创面,用全层皮片或中厚断层皮片游离移植修复

（四）皮管移位植骨术

【适应证】 任意水平的拇指缺损。

【麻醉和体位】 臂丛和连续硬膜外麻醉,或全麻。仰卧体位。

【操作步骤】

1. 于拇指残端背侧做弧形切口,于骨表面分离,将皮肤翻向远侧。显露骨端,切除硬化骨,开通髓腔。于髂骨取骨,修成柱状插入残端髓腔固定。植骨长短依残端而定,残端长,植骨就短,反之就长一些。植骨以松质骨为主,但要带上一薄层皮质骨,以免抗断能力差。放松止血带止血,清洗伤口。

2. 依据植骨长度、周径,于对侧上腹部掀起一长宽尺寸均合适的扁平皮瓣,长宽比不超过1.5:1,然后缝合成管状。

3. 将伤手移至腹部,将植骨条插进皮管内。缝合伤口,放置橡皮引流条,包裹敷料,粘膏条固定上臂、前臂于躯干。

【术后处理】 术后2周拆线,开始皮管钳夹训练,6周断蒂(图21-5-26)。

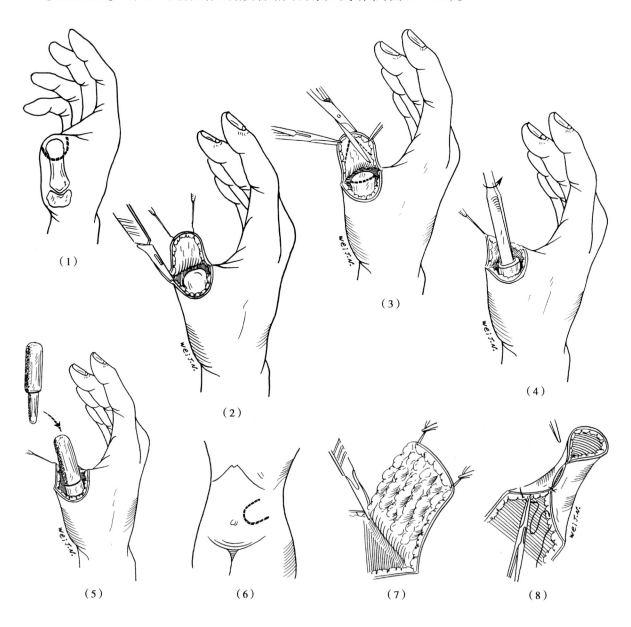

（1）

（2）

（3）

（4）

（5）

（6）

（7）

（8）

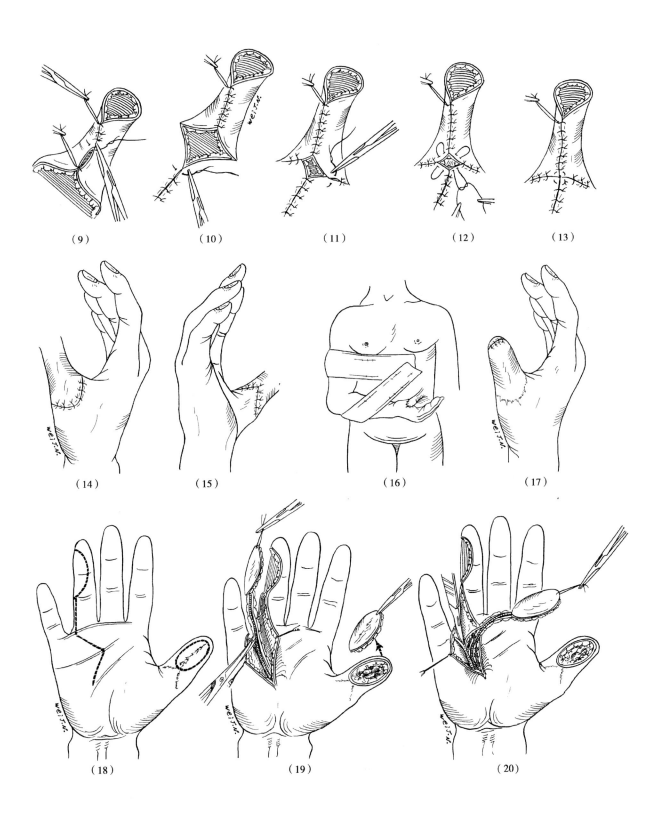

（9）　　　　　（10）　　　　　（11）　　　　　（12）　　　　　（13）

（14）　　　　　（15）　　　　　（16）　　　　　（17）

（18）　　　　　　　（19）　　　　　　　（20）

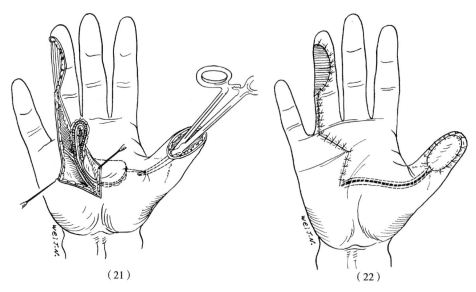

（21）　　　　　　　　　　　（22）

图 21-5-26　皮管植骨再造拇指术

（1）、（2）于拇指残端背侧做一弧形切口,将此背侧皮瓣剥离翻转至残端;（3）将翻转的拇指残端背侧皮瓣修剪成三角形;（4）截除残端少许掌骨或指骨,用半圆凿扩大骨髓腔;（5）将带骨膜的植骨条插入拇指残端的骨髓腔内;（6）~（13）于对侧上腹部设计及切取一单蒂的扁平皮瓣,然后将它缝合成管状皮瓣;（14）、（15）将拇指残端的植骨插入皮管内,缝合伤口;（16）术后用粘膏条带粘贴固定,并用腹带固定肢体;（17）术后 5~6 周皮管断蒂;（18）数月后可切取环指尺侧带神经血管蒂的岛状皮瓣移植至拇指的指腹,此为切口设计;（19）切除拇指指腹部皮肤,分离环指尺侧岛状皮瓣的血管神经蒂,切断结扎至小指桡侧的指动脉;（20）分离劈开环指和小指的指掌侧总神经,分离指掌侧总动脉,直至掌心处;（21）于拇指指腹向掌心处作皮下隧道,将岛状皮瓣经皮下隧道拉至拇指指腹;（22）缝合岛状皮瓣、无名指供皮区用中厚断层皮片游离移植修复

（田光磊　韦加宁）

八、手部肌腱损伤的晚期修复

及时而正确地修复手部肌腱损伤,对于手的功能恢复十分重要。手部肌腱损伤很常见,除严重手外伤常伴有肌腱损伤外,手部锐器（如小刀、玻璃等）切割伤,皮肤伤口虽然不大而且整齐,却常伴有肌腱损伤,而且易被忽视或漏诊,仅缝合伤口而未行肌腱修复。在某些特殊部位的肌腱损伤,如手指掌侧Ⅱ区（即所谓"无人区"）的屈肌腱损伤,由于局部解剖结构较复杂,初期修复比较困难,很多非专科医生常仅缝合伤口,肌腱损伤留待二期修复。加之基层单位受技术条件的限制,使一些肌腱损伤失去了初期修复的机会。因此,有很多肌腱损伤需行晚期修复。

（一）屈肌腱损伤的晚期修复

手部屈肌腱损伤引起手指屈曲功能障碍。当手处于休息位时,伤指呈伸直状态。它与手因关节强直引起的手指屈曲功能障碍的区别是,患指被动屈曲功能正常。

屈指肌腱的分区及其处理原则（图 21-5-27）：

Ⅰ区:远节指骨的屈肌腱止点至中节指骨中部,长约1.5cm。此区仅有指深屈肌腱通过,损伤时只造成手指末节屈曲功能障碍。晚期修复可行肌腱前移术或肌腱固定术或远侧指间关节固定术。因指浅屈肌腱功能正常,如行肌腱移植修复指深屈肌腱,术后发生肌腱粘连,不仅修复的指深屈肌腱功能难以达到正常,反而会影响正常的指浅屈肌腱功能,不宜采用。

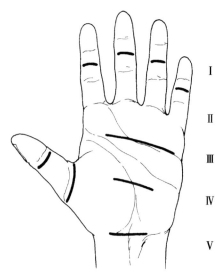

图 21-5-27　屈指肌腱的分区

Ⅱ区:中节指骨中部至掌横纹,即指浅屈肌腱中节指骨的止点到掌指关节平面的屈肌腱鞘的起点,亦称"无人区"。指深、浅屈肌腱共同在此段屈肌腱鞘内行走,指深屈肌腱于近端位于深面,随后通过指浅屈肌腱的分叉后,走向指浅屈肌腱的浅面。此区内,如为单纯指浅屈肌腱损伤,其功能完全可由指深屈肌腱代替,而不影响手指屈曲功能,不需要修复指浅屈肌腱。如为单纯的指深屈肌腱损伤,晚期可行远侧指间关节固定术,亦可不修复指深屈肌腱。若指深、浅屈肌腱均损伤,在局部条件良好,如切割伤,且技术条件许可时,应尽可能行一期修复。如失去了一期修复的机会,应争取在伤后 1 个月内行延迟一期修复。切除指浅屈肌腱,直接缝合修复指深屈肌腱,腱鞘根据其完整程度予以缝合或切除。伤后时间较长,肌腱两端不能直接缝合或有肌腱缺损者,采用游离肌腱移植进行修复。

Ⅲ区:掌横纹至腕横韧带远侧缘,即屈指肌腱的掌中部。此区皮下脂肪较多,指浅屈肌腱位于指深屈肌腱浅面,其近端掌浅弓动脉直接位于掌腱膜之下,肌腱在此与神经、血管关系密切,肌腱损伤时常伴有血管、神经损伤。此区内指深、浅屈肌腱损伤时,可分别予以修复,亦可仅修复指深屈肌腱。若伴有神经损伤应同时修复。

Ⅳ区:即腕管内。指深、浅屈肌腱和拇长屈肌腱共 9 条肌腱及正中神经通过其内。正中神经位于最浅层,肌腱损伤常伴有正中神经损伤。此区内多条肌腱同时损伤,可切除指浅屈肌腱,仅修复指深屈肌腱及拇长屈肌腱。

Ⅴ区:腕管近端的前臂区。此区内除 9 条屈指肌腱外,还有 3 条腕屈肌腱,并有正中神经、尺神经,以及尺、桡动脉。肌腱损伤常伴有神经、血管损伤。损伤的肌腱可分别予以修复,但应首先注意修复指深屈肌腱和拇长屈肌腱。有肌腱缺损时,可行肌腱移植或肌腱移位,即将中指或环指的指浅屈肌腱于远端切断,将其近端移位与伤指的指深屈肌腱远端缝合。

1. 延迟一期肌腱缝合术

【适应证】 伤口比较整齐的肌腱损伤,一期未进行修复者,局部伤口愈合后,可于术后 2 周行延迟一期肌腱直接缝合术。此时手术的优点是粘连不重,解剖清楚,不需调整肌腱的张力,肌腱断端无明显退行性变。

【麻醉和体位】 臂丛神经阻滞麻醉。仰卧位,患肢外展置于手术台旁的手术桌上。

【操作步骤】 于伤指掌面作 Z 字形切口或侧正中切口,掀起皮瓣,显露腱鞘并将其切开或部分切除,找到指深屈肌腱的远侧断端。其近侧断端多向近端回缩,可在切口内,通过腱鞘向近端找到并牵出肌腱近端。如肌腱近端回缩较远,从切口内无法找到时,可在掌部作一小切口,找到指深屈肌腱近端,用导针将其经腱鞘引入手指切口内。采用 Kesster 缝合法将肌腱两断端对端缝合。周围用 5-0~7-0 的线缝合数针使其精细对合(图 21-5-28)。如腱鞘较完整,术中可将腱鞘从侧方切开翻起,肌腱缝合后,再将腱鞘予以缝合。缝合皮肤切口。

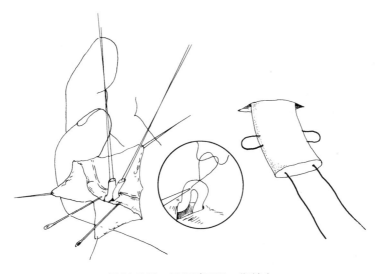

图 21-5-28 屈肌腱延迟一期缝合

【术后处理】 用背侧石膏托于腕关节屈曲20°～30°,掌指关节屈曲40°～50°位固定。用指甲尖部的橡皮筋牵引患指于屈曲位,术后进行主动伸指、被动屈指的早期活动功能锻炼(图21-5-29)。

2. 屈肌腱固定术

【适应证】 此法用于手指部单纯指深屈肌腱损伤,而不需恢复远侧指间关节活动功能的患者。术后可使伤指捏物时稳定、有力,克服捏物时手指末节向背侧过伸之弊。

【麻醉和体位】 臂丛神经阻滞麻醉。仰卧位,患肢外展置于手术台旁的手术桌上。

【操作步骤】 沿手指中节作侧正中切口,将皮瓣连同指血管神经束一起向掌侧掀起、牵开,显露中节指骨。于指骨

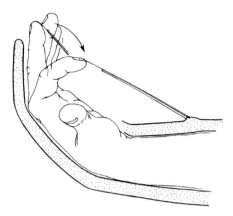

图21-5-29 屈肌腱修复术后,
早期功能锻炼

中、远段切开腱鞘,找到指深屈肌腱远侧断端,然后于中节指骨远段掌面凿一粗糙面,向指骨背侧钻孔,用Bannell钢丝抽出缝合法将指深屈肌腱远侧断端固定于中节指骨粗糙创面上,使远侧指间关节处于屈曲15°～20°位。用一克氏针将远侧指间关节暂时固定或用外固定维持关节位置(图21-5-30)。

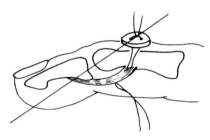

图21-5-30 肌腱固定术

【术后处理】 术后10天拆除缝线。用克氏针临时固定者,伤口愈合后即可带着克氏针进行功能锻炼。3～4周后拆除抽出缝合钢丝,拔除克氏针。采用外固定者,术后3～4周拆除钢丝的同时拆除外固定,进行手指活动功能锻炼。

3. 游离肌腱移植术

【适应证】 晚期手指腱鞘内指深、浅屈肌腱损伤,或拇长屈肌腱损伤,手指各关节被动活动功能正常或接近正常,手指部皮肤覆盖良好者,适宜于采用游离肌腱移植术修复。

【术前准备】 良好的皮肤覆盖是肌腱移植的必要条件。若为整齐的切割伤,伤口一期愈合,则伤后1个月即可行游离肌腱移植术。若有骨折或伤口感染,应在骨折愈合或伤口愈合后2～3个月方能手术。若手指皮肤损伤严重或有瘢痕挛缩,应先用皮瓣移植修复后再行肌腱手术。同时,手部外伤后组织肿胀,伤后患者因疼痛而难于充分活动伤指,即使是很轻的手部外伤,也常在伤愈后一段时间内有不同程度的关节僵硬。特别是骨折,脱位曾经制动过的手指,关节僵硬更为严重。因此,必须经过一段时间的物理治疗和主、被动功能锻炼,最大限度地恢复手指各关节的活动功能,使手指各关节活动功能基本正常后,才能施行肌腱移植手术。

【麻醉和体位】 臂丛神经阻滞麻醉。仰卧位,患肢外展置于手术台旁的手术桌上。

【操作步骤】 以中指腱鞘部指深、浅屈肌腱损伤为例。

(1)切口:手术切口包括手指部的侧正中切口和手掌部与掌横纹平行的横行或弧形切口,拇、示、中、环指的侧正中切口应在该手指桡侧,小指则位于该手指的尺侧。示指和小指的切口,可分别经掌横纹的桡侧缘或尺侧缘与手掌部切口相连。拇指则需增加鱼际纹切口和前臂远端桡侧弧形切口(图21-5-31)。手指屈曲位,于中指桡侧标示出指横纹的末端各点,沿其连线作切口。切口远端平指甲近端水平,切口近端至近侧指横纹平面。亦可于手指掌侧作锯齿状切口,分别向两侧掀起多个三角形皮瓣,于掌侧正中显露腱鞘及肌腱损伤处。

(2)切开皮肤、皮下组织,将中指桡血管神经束连同皮瓣一起从屈指肌腱鞘表面向掌侧翻起,显露腱鞘,此时可发现瘢痕化的损伤处。掀起皮瓣时,要尽量准确地在一个平面上用剪刀锐性分离,以减少组织损伤和减轻术后粘连的程度。

(3)切除腱鞘:切除屈指肌腱腱鞘,于中节指骨中部保留约0.5cm宽,于近节指骨近端1/2处保留约1cm宽的腱鞘作为滑车(图21-5-32)。

(4)重建滑车:如若腱鞘损伤严重,无法保留滑车者,则在切除腱鞘后应重建滑车,以免手指屈曲

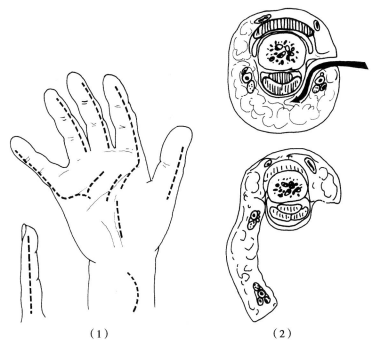

图 21-5-31 屈肌腱移植术的手术切口
(1)手术切口;(2)手指侧正中切口的进路

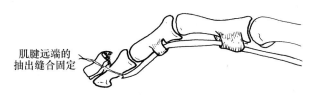

图 21-5-32 保留滑车的范围和部位

肌腱远端的
抽出缝合固定

时,屈指肌腱产生弓弦状畸形,影响屈指功能。其方法是取一段掌长肌腱或将切除的一段指浅屈肌腱纵形劈开,用其一半分别在中节指骨中部和近节指骨近端1/2处,用一滑车钳从手指切口一侧沿指骨绕经指背皮下,于伸指肌腱浅面至对侧指骨边缘从切口中穿出,将肌腱拉出。然后将肌腱两端用细丝线缝合成为一腱环,形成新的人造滑车(图21-5-33)。为了减少粘连,应将腱环缝合处置于手指侧方,并注意勿将指血管、神经束包绕在腱环内,以免造成对血管、神经的压迫。

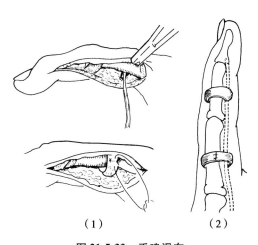

图 21-5-33 重建滑车
(1)重建滑车的方法;(2)重建滑车的部位

(5)切除损伤的肌腱:于远侧指间关节远端切除指深屈肌腱远侧断端,保留其肌腱附着部。如远侧指间关节处指深屈肌腱与关节囊紧密粘连,分离切除时要仔细作锐性分离,不要损伤远侧指间关节掌侧关节囊,以免引起关节囊和掌侧软骨板挛缩而产生手指末节屈曲畸形。

于近侧指间关节囊近端水平切除指浅屈肌腱,远侧端的残端不能过长,也不能太短。如残端过长,屈指位固定时,其残端与近节指骨粘连,影响近侧指间关节伸直,出现近侧指间关节屈曲畸形。但如切除过多,其残端太短,则容易出现近侧指间关节过伸畸形(图21-5-34)。也不要损伤近侧指间关节的关节囊,避免导致关节囊挛缩和移植肌腱与关节囊粘连。

屈指肌腱背侧即为指骨,损伤后常与骨面紧密粘连。肌腱损伤后瘢痕形成严重时,切除损伤的指深屈肌腱,常

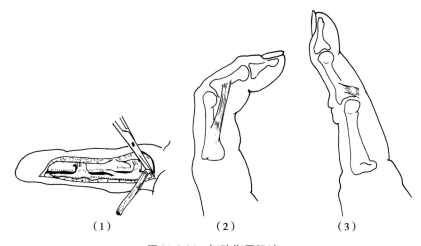

（1）　　　　　　　　（2）　　　　　　　　（3）

图 21-5-34　切除指屈肌腱
（1）切除屈肌腱；（2）指浅屈肌腱残端过长；（3）指浅屈肌腱残端过短

在指骨上形成粗糙面,术后移植肌腱易在此处产生粘连,必要时可取阔筋膜或前臂浅筋膜作衬垫,固定于指骨与移植肌腱之间。手术时应注意将所取筋膜两侧的边缘置于手指两侧面,以免其边缘的粗糙面与移植肌腱粘连。

（6）显露屈指肌腱近端：沿近侧掌横纹尺侧段作横切口,切开皮肤、皮下组织、掌腱膜。沿掌腱膜深面游离皮瓣,将切口牵开。找到中指指屈肌腱及腱鞘起始部,注意保护肌腱两侧的指掌总动脉和神经。从手掌切口内,将肌腱近端抽出,指深屈肌腱近侧残端用止血钳夹住做牵引,待移植肌腱缝接时,从蚓状肌附着处远端切除残端。将指浅屈肌腱残端牵出切口后,尽量在靠近端切除。切下的肌腱留作滑车用（图 21-5-35）。

（7）切取移植肌腱：用作移植的肌腱可取自掌长肌腱或跖肌腱,有时亦可在足背切取趾长伸肌腱。一般以掌长肌腱最为常用,若同时需要移植多条肌腱时,以趾长伸肌腱为宜。

1）掌长肌腱切取法：掌长肌腱扁而薄,周围有腱周组织。移植后,若腱周组织与周围软组织粘连,移植肌腱仍可有良好的滑动性,是十分良好的移植材料。掌长肌腱在用力屈腕时容易看出,但有人报告约有 10% 的人缺如,术前应注意检查。一般多取自同侧,若取对侧掌长肌腱则需加用局部麻醉。切取掌长肌腱有下列两种方法：①于腕横纹近侧掌长肌腱止点处作一小横切口,分离出掌长肌腱,将其切断。近端用血管钳夹住,轻轻牵拉即可在前臂摸到掌长肌腱活动,沿掌长肌腱近段每相隔 5~7cm 处,再作 2~3 个小横切口,于切口内深筋膜下找到掌长肌腱。从这些切口用血管钳或剪刀通过皮下,在掌长肌腱浅面和深面向远端分离,使肌腱从周围游离后易于从近端切口内抽出（图 21-5-36）。直到掌长肌腱全

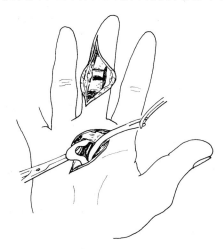

图 21-5-35　手掌切口,指屈肌腱近
　　　　　　端从掌部切口中抽出

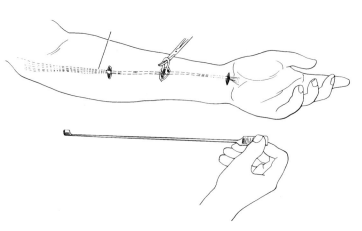

图 21-5-36　掌长肌腱切取法

长被游离后,于肌腱与肌腹交界处切断之。游离肌腱时,注意保护腱周组织。然后分别缝合前臂切口。切取的肌腱用湿盐水纱布包裹,再用血管钳夹住纱布放于弯盘内备用。②用一肌腱剥离器,从腕横纹处切口套入已切断的掌长肌腱近端后,向近端剥离,方法与切取跖肌腱相同。

2)跖肌腱切取法:跖肌腱是全身最长的肌腱,位于跟腱内侧,其近端在腓肠肌内侧头的深面。切取时于内踝平面跟腱内侧作一小直切口,找到跖肌腱,将其切断,将近侧断端套入剥离器管状刀叶后,用血管钳夹住向远侧牵引,同时将剥离器向近端推进。当剥离器穿破腓肠肌筋膜通过周围的腓肠肌时,可感到有些阻力。继续向近端剥离,当剥离器近端的筒部被肌腹充满时,牵拉并旋转剥离器,此时肌肉则被割断,跖肌腱即从踝部伤口滑出(图21-5-37)。手术过程中注意将膝关节保持在伸直位,避免剥离器损伤腘部血管、神经。然后缝合切口,切取的肌腱用湿盐水纱布包裹,再用血管钳夹住纱布放于弯盘内备用。

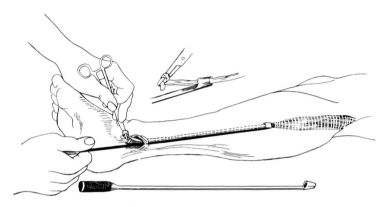

图 21-5-37　跖肌腱切取法

3)趾长伸肌腱切取法:趾长伸肌腱切取后,可由趾短伸肌腱代替其伸趾功能。但小趾无趾短伸肌腱,所以一般只能切取第2、3、4趾的三条趾长伸肌腱。因趾长伸肌腱与周围组织关联较密切,需作较长切口。局部麻醉下于足背作S形切口,切开皮肤、皮下组织,将皮瓣向两侧牵开。但皮瓣不能游离太广,避免皮肤边缘坏死。游离第2~4趾长伸肌腱后,分别将趾长伸肌腱远端与趾短伸肌腱缝合在一起,然后在缝合处的近侧切断趾长伸肌腱,并将其向近端游离,按所需长度切取肌腱,切取的肌腱用湿盐水纱布包裹保护备用,缝合手术切口(图21-5-38)。用小腿石膏托将踝关节于背伸约90°及足趾伸直位固定3~4周。

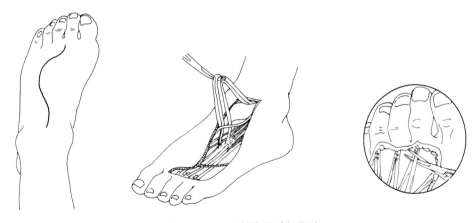

图 21-5-38　趾长伸肌腱切取法

(8)固定移植肌腱远端:一般先固定移植肌腱的远端。劈开指深屈肌腱止点,在末节指骨基底部掌面凿一粗糙面,然后向背侧钻孔,用Bunnell钢丝抽出缝合法,将移植肌腱远端固定于远节指骨掌面。抽出钢丝经注射针头引出皮肤外。在指甲背面用纽扣纱布垫打结(图21-5-39)。

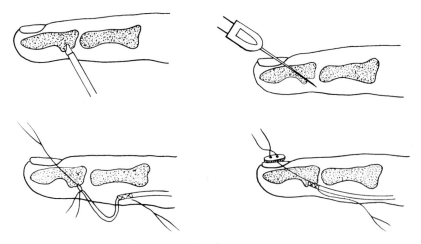

图 21-5-39 移植肌腱远端固定法

（9）用导针将移植肌腱端穿过滑车于手掌部切口中拉出（图 21-5-40）。

（10）缝合手指侧正中切口。

（11）调整肌腱张力：一般情况下在手休息位使伤指略屈于其他手指。将移植肌腱与指深屈肌腱近端在蚓状肌附着处进行编织缝接。用蚓状肌覆盖肌腱缝接处，以减少粘连（图 21-5-41）。但若肌腱断

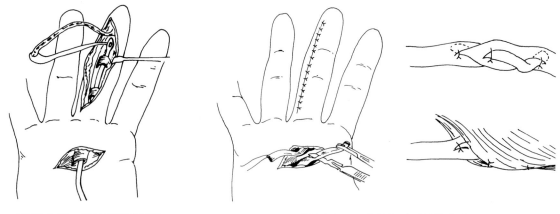

图 21-5-40 用导针将移植肌
腱引入手掌切口内

图 21-5-41 移植肌腱近端缝合法

裂时间长，近端肌腱回缩较多，缝接时张力可稍大些；若病程较短，肌腱回缩距离短，缝接时张力应稍小些。

（12）缝合手掌部切口。

【术后处理】 用前臂背侧石膏托将患手固定于腕关节屈曲和手指半屈位（图 21-5-42）。术后 10 天拆除缝线，3～4 周后拆除石膏托和拆除缝合钢丝，积极进行功能锻炼，并辅以物理治疗和中药煎洗。一般术后需 3～6 个月功能锻炼，以恢复屈指功能。术后半年屈指功能恢复不满意者，应根据情况考虑行肌腱松解术，以改善手指的屈曲活动功能。

4. 屈指肌腱粘连松解术 屈指肌腱损伤，特别是 Ⅱ 区的屈指肌腱损伤，肌腱直接缝合或肌腱移植术后，极易与周围组织发生粘连，而严重影响患指的屈曲功能。有相当一部分患者需要进行肌腱粘连松解术。

【适应证】 屈指肌腱损伤，特别是 Ⅱ 区的屈指肌腱损伤修复术后，经过一段时间功能锻炼，手指屈曲仍明显受限者，可根据情况在 3～6 个月后行肌腱粘连松解术。

【麻醉和体位】 臂丛神经阻滞麻醉。仰卧位，患肢外展置于手术台旁

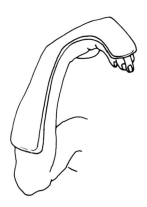

图 21-5-42 游离肌腱移
植术后固定方法

的手术桌上。

【操作步骤】 见图21-5-43。

（1）切口：原则上应按原来的手术切口切开，如手指侧正中切口或指掌侧锯齿状切口。

（2）切开皮肤及皮下组织，显露屈指肌腱，仔细将屈指肌腱从周围的瘢痕组织中分离出来，尽量采用锐性分离。注意保留原已保留的滑车，并注意分离滑车下的肌腱粘连，以保证其粘连完全松解。

（3）待肌腱粘连完全松解后，手指可完全伸直。此时应检查松解的效果，即手指是否能完全屈曲。可在前臂作一小切口，找到相应的肌腱，向近端予以牵拉时，手指可完全屈曲，则表明粘连已完全松解。

（4）仔细止血，缝合切口。

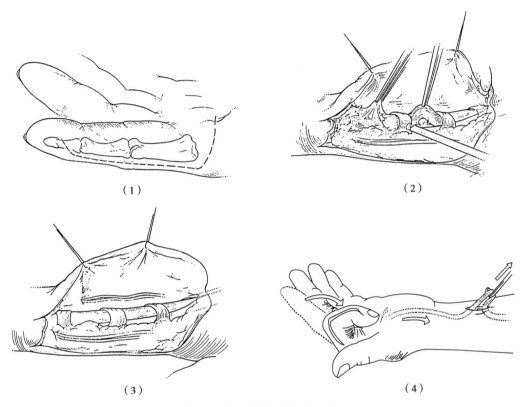

（1）　　　　　　　　（2）

（3）　　　　　　　　（4）

图21-5-43　屈指肌腱粘连松解术
(1)手术切口；(2)松解肌腱与周围组织及腱鞘的粘连；
(3)保留滑车；(4)检查粘连是否完全松解

【术后处理】 用石膏托将患手临时固定，术后第二天起在医生指导下进行手指屈伸活动功能锻炼。

（二）伸肌腱损伤的晚期修复

伸指肌腱的分区及处理原则：

1. 伸指肌腱8区分区法（图21-5-44）

Ⅰ区：远侧指间关节背侧。伸肌腱帽的肌腱成分在此会合成一薄的终末腱，其活动范围仅5mm或更小。此区多见于闭合性损伤，致肌腱从止点撕脱或伴有小块撕脱性骨折，导致锤状指畸形，即远侧指间关节屈曲畸形。

Ⅱ区：中节指骨背侧。侧腱束融合形成终末伸肌腱，斜支持带在外侧束的外侧融合，此区伸肌腱损伤，可致锤状指畸形或远侧指间关节屈曲功能丧失。与Ⅰ区相比，其远侧指间关节关节囊完整，远侧指间关节屈曲畸形较轻。

Ⅲ区：近侧指间关节背侧。中央腱束和来自内在肌的侧腱束通过伸肌腱帽的交叉连接，共同伸近侧指间关节。此区损伤，中央腱束断裂或变薄，而侧腱束向掌侧移位，近节指骨头向背侧突出，形成扣眼状

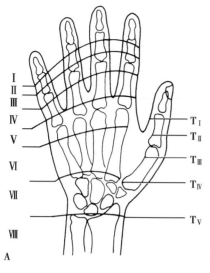

图 21-5-44 伸指肌腱的分区(8 区法)
A. 伸指肌腱分区(8 区);B. 拇指伸肌腱分区(5 区)

畸形。侧腱束变成屈近侧指间关节,并使远侧指间关节过伸。

Ⅳ区:近节指骨背侧。此区中央腱束损伤,引起近侧指间关节屈曲畸形。

Ⅴ区:掌指关节背侧。此区伸肌腱帽将伸指肌腱保持在掌指关节背侧中央,起伸掌指关节的作用。此区伸指肌腱损伤,致使掌指关节伸展受限,产生掌指关节屈曲畸形。其特点是由于伸肌腱帽的连接,近端回缩较少,且容易修复。此区的伸肌腱帽损伤,致使伸指肌腱向健侧脱位,也导致掌指关节伸展受限。

Ⅵ区:手背部和掌骨背侧。此区内伸肌腱的特点是:①示指和小指各有一条指固有伸指肌腱,即均有两条伸肌腱,其中之一损伤,可不表现出明显的功能障碍;②指总伸肌腱之间有联合腱,如其损伤在联合腱近端,由于联合腱的作用,伤指的伸展功能仅有部分受限;③肌腱损伤常伴有掌骨骨折和软组织损伤,致使修复的肌腱与之发生粘连,亦可使

未受伤的手指发生关节挛缩或僵直。

Ⅶ区:腕部伸肌支持带之下。此区内,拇长伸肌腱可于 Lister 结节处发生自发性断裂。修复的肌腱易于产生粘连,因此修复的肌腱最好不要位于腱鞘内,或将伸肌支持带部分切开。

Ⅷ区:前臂远端。此区内有 12 条伸肌腱,即拇长、短伸肌腱、拇长展肌腱、4 条指总伸肌腱、示指和小指指固有伸肌腱和 3 条腕伸肌腱。

拇指伸肌腱的分区:

Ⅰ区:拇指指间关节背侧。此区闭合性损伤少见,开放性损伤引起指间关节屈曲畸形。由于拇长伸肌腱止点处肌腱较粗大,容易缝合。

Ⅱ区:拇指近节指骨背侧。此区损伤为拇长伸肌腱,但近端回缩较少,较易修复。

Ⅲ区:拇指掌指关节背侧。此区的特点是:①拇长、短伸肌腱均损伤,可导致拇指掌指关节和指间关节伸展功能障碍;②单纯拇短伸肌腱损伤,类似于手指的中央腱束损伤,引起掌指关节屈曲畸形;③腱帽损伤可致拇长伸肌腱向尺侧移位。

Ⅳ区:第 1 掌骨背侧。此区两条伸拇肌腱相隔一定距离,可能只损伤其中之一。而拇长伸肌腱损伤时,其近端一般回缩较远,肌腹易于失去弹性,直接修复应争取在 1 个月左右进行,否则宜采用示指固有伸肌腱移位予以修复。

Ⅴ区:拇指腕区。

2. 伸指肌腱 5 区分区法(图 21-5-45)

Ⅰ区:末节指骨背侧基底部至中央腱束止点。

Ⅱ区:中央腱束止点至近节指骨中点伸肌腱帽远端。

Ⅲ区:伸肌腱帽至腕背伸肌支持带远侧缘。

Ⅳ区:腕背伸肌支持带下。

Ⅴ区:伸肌支持带近侧缘至伸肌腱起始部。

3. 伸指肌腱损伤的处理原则 手部伸肌腱结构比较复杂,损伤后手部产生各种畸形,严重影响手的活动功能。手背皮肤薄,弹性大,与伸肌腱之间有一层疏松结缔组织,伸肌腱有腱周组织,无腱鞘,术后不易发生严重粘连。只要皮肤覆盖良好,在条件许可的情况下,伸肌腱损伤均应争取一期修复,效果良好。伸肌腱损伤的晚期修复按其病程和

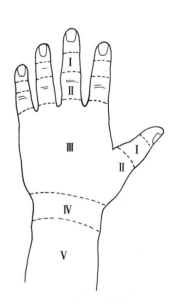

图 21-5-45 伸指肌腱的分区(5 区法)

部位不同方法较多,其中有些疗效不很满意,因此必须特别强调一期修复的重要性,以提高伸肌腱损伤的手术治疗效果。

（1）锤状指的手术治疗:锤状指是由于近侧指间关节远端伸肌腱损伤所致的手指末节屈曲畸形(图21-5-46),伸肌腱止点连同末节指骨背侧骨片撕脱亦出现锤状指畸形。多由于手指伸直位突然受到撞击伤所致,由于所受外力的大小不同,所造成的损伤程度不同(图21-5-47)。若为不重要的手指(如小指),患者又无明显疼痛和功能方面的需要,可不予以治疗,否则应根据情况酌情处理。

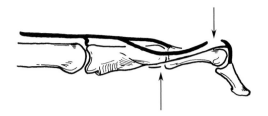

图21-5-46　近侧指间关节远侧伸
肌腱损伤致锤状指畸形

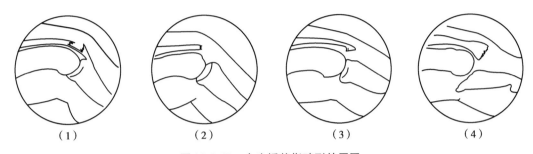

图21-5-47　产生锤状指畸形的原因
(1)伸肌腱断裂;(2)伸肌腱止点撕脱;(3)伸肌腱撕脱性骨折;(4)远节指骨骨折脱位

锤状指伴有末节指骨背侧骨片撕脱者,可将撕脱的骨块用一枚微型螺钉予以固定(图21-5-48)。或采用Bunell钢丝抽出缝合法将其固定,并用一根克氏针将远侧指间关节临时固定(图21-5-49)。

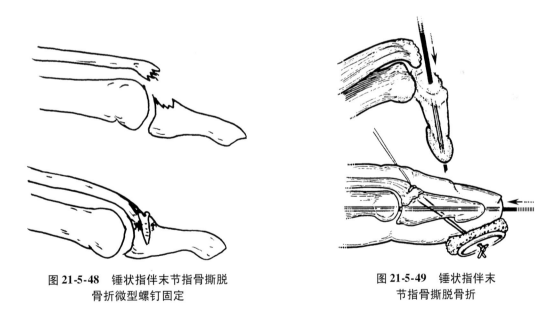

图21-5-48　锤状指伴末节指骨撕脱
骨折微型螺钉固定

图21-5-49　锤状指伴末
节指骨撕脱骨折

1）肌腱修补术(图21-5-50)

【适应证】　伸肌腱损伤所致的锤状指,病程短,远侧指间关节被动活动功能良好,虽然疼痛不明显而影响工作者,可行肌腱修补术。

【麻醉和体位】　指总神经阻滞或臂丛神经阻滞麻醉。仰卧位,患肢外展置于手术台旁的手术桌上。

【操作步骤】

①切口:于远侧指间关节背侧作S形切口。

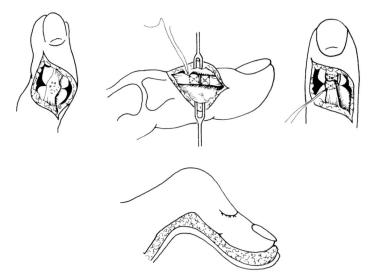

图21-5-50　陈旧性锤状指肌腱修复法

②牵开切口即可见被瘢痕连接起来的损伤的伸指肌腱,将其于近止点0.5cm处切断。自近端连同瘢痕组织一起向近侧稍加游离,使其向远端有一定移动性。切勿切除瘢痕,否则将因肌腱缺损而不能缝合。

③于手指末节伸直位,将两肌腱断端重叠缝合。亦可将近端向远端牵拉,将其相重叠的瘢痕部分切除,使两断端相对缝合。并可用一克氏针暂时将远侧指间关节固定在过伸位和近侧指间关节屈曲100°位,或用一夹板做外固定。

除直接肌腱缝合修补外,还可用肌腱移植法修复陈旧性锤状指。

【术后处理】　术后2周拆除伤口缝线。单纯肌腱修补术或肌腱移植修复术后,固定4~5周后拆除固定,积极进行手指主动活动功能锻炼。

2）远侧指间关节融合术

【适应证】　陈旧性锤状指,病程长,疼痛明显的体力劳动者,可行远侧指间关节融合术。

【麻醉和体位】　指总神经阻滞或臂丛神经阻滞麻醉。仰卧位,患肢外展置于手术台旁的手术桌上。

【操作步骤】　见图21-5-51。

①切口:于远侧指间关节背侧作S形切口。切开皮肤、皮下组织,牵开切口,即可见已被瘢痕连接的指伸肌腱远端止点处。

②于远侧指间关节背侧切断指伸肌腱,两端分别游离一段各缝牵引线拉开,切开关节囊,显露两指骨关节面。

③用小截骨刀分别切除两指骨的关节软骨面。切除中节指骨头关节面时,截骨刀斜向掌面近端,将掌面切除稍多一些,以便固定时使末节手指呈屈曲15°~20°位。

④用一细克氏针从远节指骨近端穿入,向远端即指尖部穿出。然后对好两指骨面,将克氏针从远端钻入中节指骨,保持远侧指间关节处于屈曲约15°位。

⑤将切除的关节面骨质部分用小咬骨钳咬成碎骨片,将其植入融合的关节间隙及其周围。

⑥防止末节指骨旋转,可再斜行穿入一根细克氏钢针,并加压使两骨端紧密接触。

⑦缝合切断的伸指肌腱的两断端,缝合切口。

【术后处理】　术后两周拆除伤口缝线。可于术后6周左右或X线片显示关节融合后拔除克氏针。积极进行手指主动活动功能锻炼。

【注意事项】　切除关节面时亦可用微型摆动锯。如从手指外观考虑,可将远侧指间关节固定于平伸位。

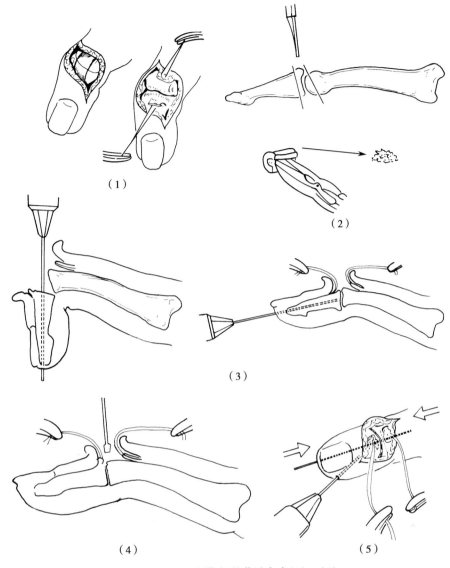

图 21-5-51 远侧指间关节融合术(1)~(5)

(2) 中央腱束损伤的修复:手部掌指关节与近侧指间关节之间的伸肌腱损伤,致中央腱束断裂,早期应立即修复,其手术方法简单,疗效也较好。如果早期未能及时修复,随着屈指活动,两个侧腱束即逐渐从关节背侧向两旁滑向掌侧。因此,伸指时通过伸指肌腱收缩,两侧腱束不但不能伸近侧指间关节,反而屈曲近侧指间关节并伸远侧指间关节,致使手指出现近侧指间关节屈曲、远侧指间关节过伸畸形(图 21-5-52),又称为扣眼畸形。

中央腱束损伤早期可采用多种方法进行缝合(图 21-5-53)。

中央腱束损伤的晚期修复方法,视近侧指间关节功能而定。如近侧指间关节被动活动功能正常,可利用侧腱束或行肌腱移植来进行修复。若病程长,近侧指间关节囊严重挛缩,关节被动活动受限,并处于非功能位,除可考虑行近侧指间关节功能位融合外,亦可试行先作近侧指间关节囊松解,如近侧指间关节被动活动能恢复正常,亦可采用下列方法予以修复。

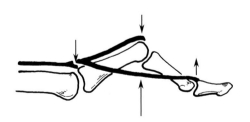

图 21-5-52 中央腱束断伤的手指畸形

1) 利用侧腱束修复法:

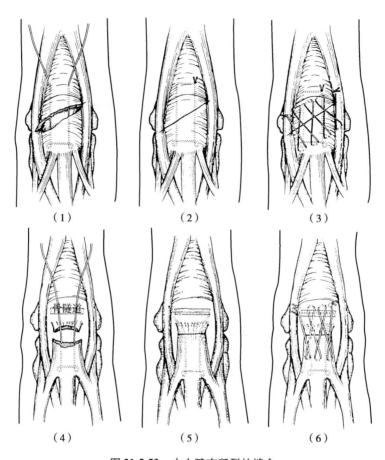

（1）　　　　　　　（2）　　　　　　　（3）

（4）　　　　　　　（5）　　　　　　　（6）

图 21-5-53　中央腱束断裂的缝合
（1）~（3）:中央腱束远离止点处断裂缝合法;（4）~（6）:中央腱束止点处断裂缝合法

【适应证】　中央腱束断裂而两个侧腱束完好者,可利用侧腱束移位于近侧指间关节背侧进行修复。

【麻醉和体位】　指总神经或臂丛神经阻滞麻醉。仰卧位,患肢外展置于手术台旁的手术桌上。

【操作步骤】

①切口:于手指背侧,以近侧指间关节为中心作一弧形切口,从中节指骨中部至近节指骨中部。

②逐层切开、向一侧掀起牵开皮瓣,显露指背的伸肌结构,可发现断裂的中央腱束为瘢痕组织所连接。探查两侧的侧腱束,如两侧腱束完整,可将其向近、远两端游离,使之向近侧指间关节背侧靠拢。

③缝合侧腱束:在近侧指间关节伸直位,于近侧指间关节背面,将两侧的侧腱束缝在一起,固定2针。或将两侧的侧腱束于近侧指间关节近端切断,将其远侧段于近侧指间关节背面交叉,在近侧指间关节伸直位,再分别与对侧的侧腱束近端缝合(图 21-5-54)。

亦可将两侧腱束于靠远侧切断,一侧近端移位直接用于修复中央腱束,将中央腱束两断端连接。另一侧腱束近端与之交叉缝合,从此保留一侧腱束行使伸远侧指间关节的功能(图 21-5-55、图 21-5-56)。

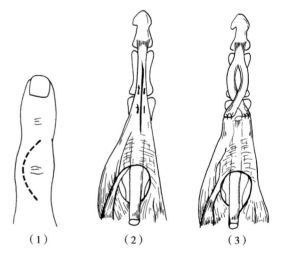

（1）　　　　（2）　　　　（3）

图 21-5-54　中央腱束损伤,侧腱束修复法
（1）切口;（2）直接缝合侧腱束;
（3）切断侧腱束交叉缝合

④试验缝合张力:局麻下,可让患者轻轻地主动伸屈手指,试验缝合的张力是否适合。张力过大,近侧指间关节不能完全屈曲;张力太小,近侧指间关节仍不能完全伸直。

⑤缝合伤口。

2)肌腱移植修补术

【适应证】 中央腱束损伤同时侧腱束亦有损伤者,可行肌腱移植修补术。

【麻醉和体位】 臂丛神经阻滞麻醉。仰卧位,患肢外展置于手术台旁的手术桌上。

【操作步骤】 手术切口及显露伸肌结构与用侧腱束修复法相同。取一段长约8cm的掌长肌腱,将其于中节指骨近侧穿过指伸肌腱的深面,两断端在近侧指间关节背面交叉,然后于近侧指间关节伸直位,分别缝到近节指骨近段伸肌腱两侧的侧腱束上(图21-5-57)。缝合时注意适当的张力。最后缝合切口。

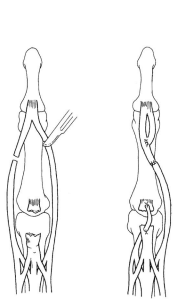 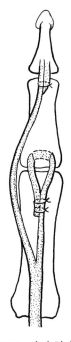 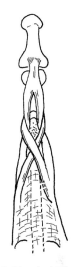

图 21-5-55 中央腱束损伤,
侧腱束修复法 　　　图 21-5-56 中央腱束损伤,
侧腱束修复法 　　　图 21-5-57 中央腱束损伤,
肌腱移植修复术

【术后处理】 用克氏针或铝板或石膏托将患指固定于掌指关节屈曲,近、远指间关节伸直位。3～4周后拆除缝线及固定,进行近侧指间关节屈伸功能锻炼。

(3)伸肌腱帽损伤的修复:伸指肌腱于掌指关节背侧向近节指骨伸延时,分出横形和斜形纤维向两侧扩展变薄,成为指背腱膜的扩张部称腱帽。它与两侧的骨间肌和蚓状肌相连,协同完成伸指功能。腱帽近端与掌指关节关节囊和侧副韧带紧密相连,保持伸指肌腱位于掌指关节背侧的中央,保证掌指关节的正常屈伸功能。若腱帽近端一侧横形纤维损伤,则伸指肌腱将向掌指关节的另一侧滑脱。此时除非将伸指肌腱复位,掌指关节将不能伸直;即使用手法使指伸肌腱复位,一旦屈曲手指,伸指肌腱又将立即再次滑向一侧,严重影响手的功能(图21-5-58)。新鲜损伤只要将断裂的腱帽用Kettlekamp法相对缝合(图21-5-59),伤指于掌指关节伸直位固定3周后进行功能锻炼,疗效良好。陈旧性腱帽损伤,其修复方法很多,可根据损伤的情况适当加以选择。

【适应证】 伸肌腱帽损伤,若时间不久,腱帽组织尚完整,仍可直接缝合(图21-5-60)。病程较长的陈旧性损伤,因断裂的腱帽组织已瘢痕化,不能直接缝合,可用多种方法予以修复。

【麻醉和体位】 臂丛神经阻滞麻醉。仰卧位,患肢外展置于手术台旁的手术桌上。

【操作步骤】 伸指肌腱瓣翻转修复腱帽纠正伸指肌腱的滑脱,手术方法如下:

1)切口:于伤指掌指关节背面偏患侧作弧形切口。皮瓣向一侧翻起,皮下即为伸指肌腱组织。可

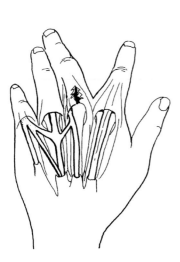

图 21-5-58　腱帽损伤的
手指畸形

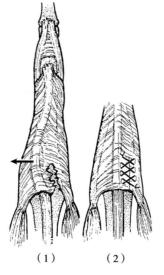

（1）　　　　　（2）

图 21-5-59　腱帽损伤的修复
（1）腱帽损伤，伸肌腱向健侧脱位；
（2）Kettlekamp 法直接缝合

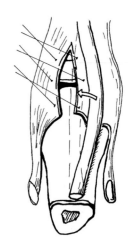

图 21-5-60　伸肌腱帽
损伤，直接缝合

见伸指肌腱向掌指关节健侧滑脱，将其牵拉即可复位。

2）于伤侧从伸指肌腱由近端向远端切取一条宽 3mm、长约 3cm 的肌腱瓣，肌腱瓣的蒂部刚好在伸指肌腱的腱帽组织近端起始部。为防止肌腱瓣沿肌腱纤维方向继续劈开，在蒂部作一固定缝合。

3）分出伤侧掌指关节的侧副韧带，部分游离其近端，然后将伸指肌腱瓣向远端翻转，绕过已游离的侧副韧带，再与肌腱瓣蒂部用 4/0 或 5/0 的尼龙线作间断缝合，使其成为一个肌腱环，将伸指肌腱重新固定于掌指关节背面中心（Carroll 法）（图 21-5-61）。缝合固定肌腱瓣时，应注意适当的张力，应使伤指能在腕关节充分伸展和屈曲时被动活动自如。或让患者试验手指的活动，而使掌指关节活动在正常范围。

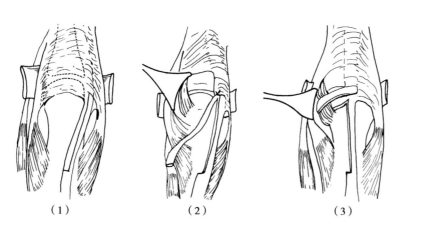

（1）　　　　　　　（2）　　　　　　　（3）　　　　　　　（4）

图 21-5-61　伸肌腱帽损伤，指伸肌腱瓣翻转修补法
（1）显露损伤的深肌腱帽；（2）切取肌腱瓣；（3）肌腱瓣穿过侧副韧带；（4）缝合肌腱瓣

4）缝合手术切口。

腱帽损伤的修复方法很多，除上述方法外，还可采用伸肌腱帽自身进行修复（图 21-5-62）或从中央腱束切取指伸肌腱瓣，将其向近端翻转绕过患侧的蚓状肌后，自身缝合成一腱环（McCoy 法）（图 21-5-63）。陈旧性伸肌腱帽损伤，还可利用伸肌腱的腱联合进行修复（Wheeldon 法），方法为将腱联合于健侧的邻指伸肌腱处切断，然后将其向损伤侧翻转，使伸肌腱保持在掌指关节背侧正中位，将腱联合的断端与损伤的腱帽缝合固定（图 21-5-64）。

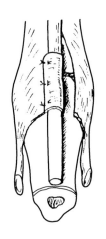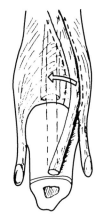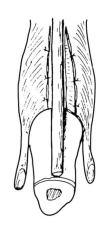

图 21-5-62　伸肌腱帽自身修复法

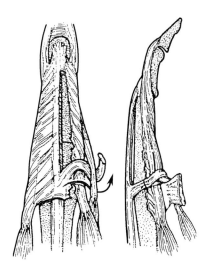

图 21-5-63　腱帽损伤 McCoy 法修复

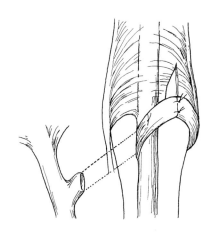

图 21-5-64　伸肌腱帽损伤，
联合腱修复法

【术后处理】　术后用石膏托将腕关节于功能位、掌指关节中度屈曲位固定 3~4 周,然后拆除石膏固定及伤口缝线,进行掌指关节屈伸活动功能锻炼。

（4）手、腕及前臂伸肌腱损伤的修复:掌指关节近端的伸指肌腱损伤,产生伤指的掌指关节屈曲畸形及掌指关节主动伸展功能障碍。新鲜损伤,只要皮肤覆盖条件良好,一期伸肌腱直接缝合,术后效果良好。陈旧性伸肌腱损伤,如伤后时间较短,无肌腱缺损,二期仍可行肌腱直接缝合。若有肌腱缺损,可于近、远断端间行游离肌腱移植修复或行肌腱移位术,即将示指或小指的指固有伸肌腱从远端切断,然后将其近端移位与伤指伸肌腱远侧断端行编织缝合,或将损伤的肌腱与附近未损伤的肌腱缝合在一起（图 21-5-65）。

位于腕背侧韧带下的伸肌腱损伤进行肌腱修复术后,应将损伤处附近的腕背侧韧带部分切除,以防在其狭窄的通道粘连,影响术后伸指功能恢复。

（5）拇长伸肌腱损伤的修复:拇长伸肌腱损伤后,拇指指间关节不能伸,拇指末节呈屈曲畸形,掌指关节屈伸功能亦受影响。晚期修复根据其损伤平面不同而异。拇指掌指关节远侧拇长伸肌腱损伤,回缩不远,二期仍可对端缝合。掌指关节近侧损伤,如近端因粘连而回缩少,亦可行端-端缝合。一般情况下,常因近端肌腱回缩较远,不能直接缝合,常用示指固有伸肌腱转位进行修复。

【适应证】　陈旧性拇长伸肌腱损伤,无法进行直接缝合者,可采用示指固有伸肌腱转位进行修复。

【麻醉和体位】　臂丛神经阻滞麻醉。仰卧位,患肢外展置于手术台旁的手术桌上。

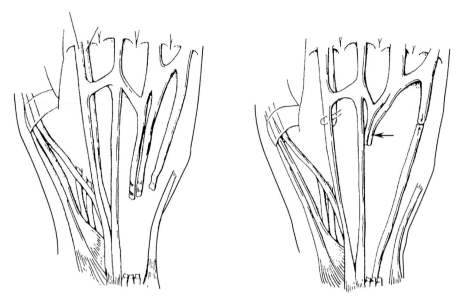

图 21-5-65　手背伸肌腱损伤的修复

【操作步骤】

1）于示指掌指关节背面作一小横切口,找到示指固有伸肌腱止点处。示指固有伸肌腱位于示指指总伸肌腱的尺侧和深面,可让患者活动手指加以辨认。确定后,在其近止点处切断,远端缝于示指指总伸肌腱上。

2）于腕背部稍偏桡侧作一小横切口,将示指固有伸肌腱近侧断端用止血钳夹住轻轻牵拉,观其肌腱活动,分离出其近端,将示指固有伸肌腱从腕部切口中抽出(图 21-5-66)。

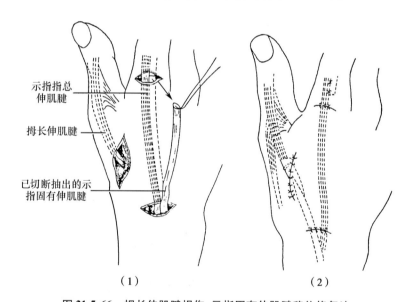

（1）　　　　　　　　　　　　　　（2）

图 21-5-66　拇长伸肌腱损伤,示指固有伸肌腱移位修复法
（1）显露损伤的拇长伸肌腱及切断示指固有伸肌腱;（2）将切断之示指固有
伸肌腱通过皮下隧道与损伤之拇长伸肌腱缝合

3）在拇长伸肌腱损伤处附近作一弧形切口,分离出拇长伸肌腱远侧断端。在此切口与腕部切口间打一皮下隧道,将示指固有伸肌腱通过皮下隧道从此切口内拉出。

4）放松止血带止血后,在腕背伸、拇指外展、指间关节伸直位,将示指固有伸肌腱近端与拇长伸肌腱远端作编织缝合。

5）缝合切口。

【术后处理】 用前臂掌侧石膏托将患肢固定于腕背伸、拇指外展伸直位。术后 3～4 周拆除缝线及石膏托,进行拇指伸展功能锻炼。

（洪光祥）

九、缺血性肌挛缩的手术治疗

（一）前臂缺血性肌挛缩的手术治疗

前臂缺血性肌挛缩于 1875 年由 Volkmann 首先描述,故又名 Volkmann 挛缩(Volkmann's contracture)。即创伤后肢体肿胀使整个前臂或前臂掌侧骨筋膜室内由于压力增高,发生血液循环障碍,室内肌肉因血供不足而发生变性、坏死,为纤维组织替代而形成瘢痕挛缩,导致肢体功能障碍。本病主要在于预防,一旦形成缺血性肌挛缩,出现严重的功能障碍,虽经多方治疗亦难以获得满意的治疗效果。

肘部的解剖特点是发生本病的解剖学基础:①肱动脉、尺动脉和桡动脉在肘部发出的侧支均在旋前圆肌近侧,而在肘关节周围和前臂掌面间隙之间无血管交通。②肱动脉和正中神经在肘部通过一个狭窄的间隙进入前臂。这个间隙外侧为肱二头肌肌腱,内侧为旋前圆肌,前方为肱二头肌腱膜,此间隙易因肌肉肿胀或血肿而压迫血管和神经。③桡动脉从肱动脉分出后,在前臂浅层至腕部,而尺动脉则进入旋前圆肌,位于前臂掌侧的骨筋膜室的最深层。正中神经从旋前圆肌的肱骨头与尺骨头之间穿过,可在此处受压,也可被指浅屈肌肌起的弓形腱索压迫(图 21-5-67)。

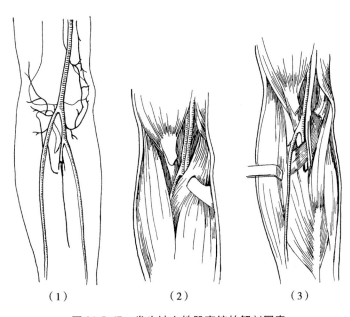

（1） （2） （3）

图 21-5-67 发生缺血性肌挛缩的解剖因素
(1)肱、尺、桡动脉在肘部及前臂掌面无血管交通;(2)肱动脉及正中神经穿过肘部狭窄的间隙;(3)正中神经穿过旋前圆肌肱骨头与尺骨头之间

缺血性肌挛缩的主要机制是肌肉缺血。前臂屈肌群被深筋膜紧密包绕,处于封闭的骨筋膜室内。凡骨筋膜室容量减小,如包扎过紧或室内内容物体积增大,如伸直型肱骨髁上骨折,近侧骨折端压迫动脉或致动脉断裂(图 21-5-68)、出血形成血肿,肢体肿胀,均会造成骨筋膜室内压力增加,影响组织的微循环。肌肉组织缺血引起组织代谢紊乱,产生的酸性代谢产物及生物活性物质如组胺等,使毛细血管内皮细胞通透性增加,更多的血浆蛋白渗入组织间隙,使组织内胶体渗透压增高,即组织的吸水力增强,肌肉组织进一步肿胀,骨筋膜室压力进一步增加,导致反射性动脉痉挛和静脉、淋巴管内压力增加,致使静脉及淋巴回流不畅,动脉血供困难,加重肌肉组织缺血。若压迫不解除,乃形成水肿-压迫-缺血的恶性循环,最后发生缺血性肌肉坏死和神经麻痹(图 21-5-69)。

一般来说,在出现缺血后 30 分钟,即可出现神经功能异常。完全缺血 12～24 小时后,将发生永久

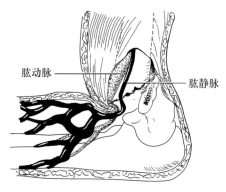

图 21-5-68　伸直型肱骨髁上骨折
近侧骨折端损伤肱动、静脉,使远端肢体动脉供血困难,静脉回流受阻

性神经功能丧失。肌肉在缺血 2~4 小时后,即出现功能改变,如持续 12 小时以上,即足以产生不可逆的肌肉变性坏死,最后发生挛缩,造成永久性功能障碍。如能及早发现,采取有效措施,可中断上述恶性循环,尽早恢复肌肉血供,避免缺血性肌挛缩的发生。

肌肉缺血后发生的变化,取决于动脉损伤的平面、肌肉缺血的程度和持续的时间以及肱动脉侧支循环的情况。一般肱动脉肘上断伤或挫伤使其远侧段痉挛时,产生一个中心在前臂中点上方的椭圆形缺血区(图 21-5-70),这个缺血区的轴靠近骨间掌侧动脉。受累最严重的是指深屈肌和拇长屈肌,如影响伸肌,也是深层的伸肌容易受累。典型的严重病例,缺血区的中央是坏死组织,四周被坏死和纤维化相交

织的区域包绕,逐渐向外,则纤维化程度显著减轻,最外层为可逆性的缺血区。因此缺血的肌肉一部分为完全的可逆性损害,另一部分为不完全的可逆性损害,再有一部分为不可逆性的损害。在不可逆性损害区,肌肉由不同程度的纤维化直到肌肉几乎完全被纤维组织所替代,变化最显著处肌肉完全坏死。正中神经和尺神经亦常受到损害,正中神经干通过椭圆球形缺血区中心,损害更为严重。缺血较轻者,受损神经发生退行性变,一旦缺血和瘢痕压迫解除,从近侧健康部分的神经再生而逐渐恢复其功能。缺血严重且持续时间较长者,神经坏死,可使一段神经干完全瘢痕化。在较轻的病例,坏死的肌纤维可以被吞噬细胞移去,然后由附近有生活力的肌肉再生新的肌纤维来代替。临床观察发现,缺血性肌挛缩发生后,数周内逐渐加重而使其达到最严重的程度,几个月后又逐渐有所恢复,恢复最显著的是伸肌,部分浅屈肌亦可能有所恢复。因此,缺血性肌挛缩发生后,应观察半年到 1 年后,必要时再行手术治疗。儿童因为恢复较成人为好,晚期手术至少应在伤后 1 年方可施行。近年来,有人主张于伤后 3 个月左右,对缺血性肌挛缩采取早期手术治疗,进行肌肉神经松解术,对肌肉和神经功能的恢复可有一定的帮助。

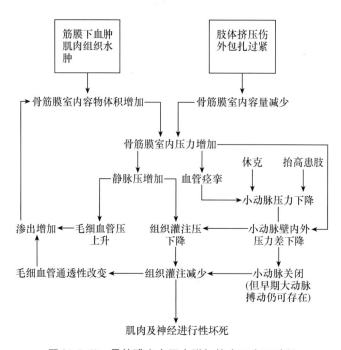

图 21-5-69　骨筋膜室内压力增加的病理生理过程

1. 筋膜切开术　缺血性肌挛缩早期主要的病理生理变化是由于骨筋膜室内张力增高所致。因此,早期筋膜切开(fasciotomy)减压,使骨筋膜室内组织压下降,静脉血液能够回流,使动静脉压力差增大,有利于动脉的血运。组织压下降后,由于小动脉内外的压力差变大,使小动脉重新开放,组织重新得到

血液供给,而且反射性的血管痉挛也可减轻,从而使缺血的肌肉消除缺血状态。因此,早期彻底切开受累区的筋膜减压是防止肌肉和神经发生缺血性坏死的唯一有效的方法。

【适应证】

(1) 立即筋膜切开术:伤后数小时出现前臂屈肌严重疼痛,且用一般方法不能缓解。手指发冷、发绀,手指处于屈曲位,主动或被动伸指时疼痛加剧。患肢进行性肿胀,肌腹处发硬,明显压痛,肢体呈套状感觉减退或消失。桡动脉搏动减弱或消失。以上症状出现并逐渐加重时,是筋膜切开减压术的绝对适应证,应立即手术不可延迟。

一般缺血6小时即可能发生肌肉坏死。缺血12～24小时,周围神经可能发展为不可逆性缺血改变。因此,出现上述症状后,进行保守治疗或观察的时间不宜过久。如为肱骨髁上骨折,应用牵引、颈交感神经节封闭、肌肉或静脉注射血管舒张药物,4小时后血液循环未见改善者应立即手术。并可测量骨筋膜室内的组织压,Aston认为在血压和血管张力正常的情况下,使前臂组织内血液循环停止的组织压为64mmHg。Whitesides认为组织压上升到距离患者的舒张压只有10～30mmHg时,表明组织的血液灌注不足,已出现缺血,即应手术。

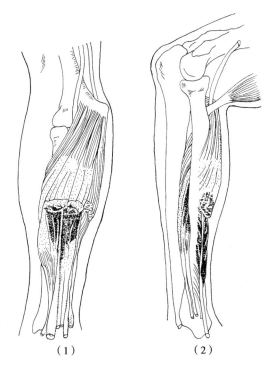

图21-5-70　右前臂缺血性肌挛缩的缺血区
(1)正面观。中心黑色区为常见的完全坏死区,小黑点处为肌肉部分坏死区。正中神经通过坏死区,可能受到缺血损害;(2)右前臂侧面观,示深层的伸肌可能受到缺血性损害

有时骨筋膜室内的组织已明显缺血,而受累肢体远端的桡动脉还可摸到搏动,毛细血管充盈现象仍然存在。殊不知组织内压力上升到一定限度时,即能使供应组织血运的小动脉关闭,但尚不足以影响肢体主要动脉的血流。此时,桡动脉搏动虽然存在,而骨筋膜室内的肌肉已明显缺血(图21-5-71)。因此,应重视患者的其他临床表现,绝不可因此而贻误手术时机。在临床上,宁可尽早进行手术,以阻止病变的继续发展,而不可延误时机,以致虽然采用了筋膜切开术,仍不能避免缺血性肌挛缩的发生。

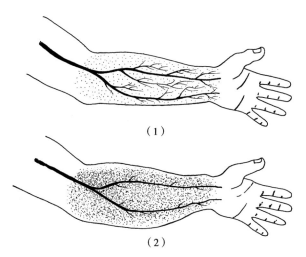

图21-5-71　骨筋膜室内压力与肌肉血供的关系
(1)压力正常前臂主要动脉的小动脉分支开放,维持肌肉血供;(2)前臂肿胀,骨筋膜室内压力增高到一定程度,主要动脉仍有血流通过,但营养肌肉的小动脉已关闭,肌肉即缺血

(2) 延迟筋膜切开术:骨筋膜室综合征失去立即筋膜切开术的时机,则有人主张行延迟筋膜切开术。Geary和Green认为在伤后2天半至16周的时间内仍可行筋膜切开术,以防组织的进一步坏死。然而对此看法并不一致,Whitesides和Heckman认为,由于肌肉坏死和感染的危险,延迟筋膜切开术并无益处。因此,应极力争取立即筋膜切开。

(3) 预防性筋膜切开术:在肢体主要血管损伤,如肢体缺血时间已达4～6小时时,于血管修复时,应行预防性筋膜切开术。缺血时间较长的断肢再植,亦应考虑同时行预防性筋膜切开术。

【麻醉和体位】　臂丛神经阻滞麻醉。患肢外展置于手术台旁的手术桌上。

【操作步骤】

(1) 切口:前臂掌侧筋膜切开术有多种切口:①从肱二头肌腱内侧起,横过肘部掌侧皮肤

横纹,然后在肘窝中部纵行向下,经前臂掌侧正中至腕横纹(图21-5-72);②沿鱼际纹弧形越过腕横纹绕向尺侧,沿前臂尺侧向近端至肘部,横形绕肘窝至其桡侧;③沿鱼际纹弧形越过腕横纹至前臂远端,在前臂呈弧形至肘部;④沿鱼际纹弧形越过腕横纹绕向尺侧,在前臂呈Z字形至肘部(图21-5-73)。

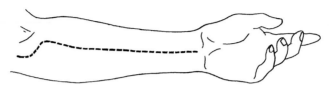

图21-5-72　前臂筋膜切开术的切口

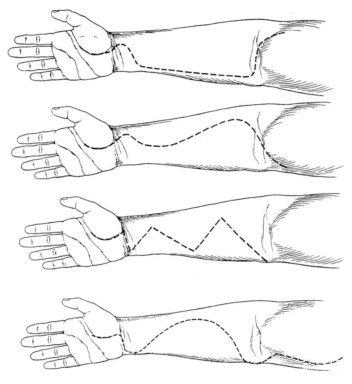

图21-5-73　前臂筋膜切开术的切口选择

（2）切开皮肤、皮下组织:应注意保护肘部和前臂较大的皮下静脉。必要时可向近端延长切口,以探查肱动脉。

（3）切开筋膜:于肘部横行或斜行切开肱二头肌腱膜,清除血肿。松解肱动脉所受的压迫。然后从近侧向远侧将前臂掌侧深筋膜全长纵行切开(图21-5-74)。此时可见灰色缺血的浅层肌肉立即恢复血运,出现反应性充血。并且由于骨筋膜室内张力很高,肌肉可通过切开的筋膜膨出。但此时若深层肌肉仍然灰白缺血,应小心地将这些肌肉的肌外膜纵形切开,可使深层肌肉的血液供应恢复。切开肌外膜时,注意避免损伤穿过肌外膜进入肌肉的神经分支。

如果筋膜和肌外膜切开后肌肉缺血仍无明显改善,应即将切口向近侧端延长,探查肱动脉。即使肘

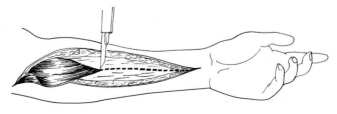

图21-5-74　切开深筋膜,深部肌肉立即膨出

部血管的阻塞解除后,前臂屈肌的血液供应仍无显著改善,切开筋膜和肌膜后,也可使肌肉和神经的缺血性损害减少到最低限度。

（4）探查肱动脉:在肘部于肱二头肌腱膜深面,肱二头肌和肱肌内侧显露肱动脉。若由于骨折段移位的牵拉、肱骨髁上骨折近侧骨折端的压迫或直接刺伤血管而使肱动脉发生痉挛、挫伤,部分断裂或完全断裂时(图21-5-75),首先应将骨折复位、内固定,然后根据不同情况给予适当处理。若为动脉痉挛,则动脉变细、变白、无血流通过。有时为一小段,有时整个前臂的动脉都处于痉挛状态。此时,宜将动脉周围的交感神经切除,即将血管的部分外膜剥离,用温热的2%普鲁卡因或1%利多卡因或2.5%磷酸罂粟碱溶液湿敷。必要时可将动脉分段进行液压扩张,一般均可解除痉挛。有时虽经上述处理,动脉痉挛仍不能解除,而当前臂深筋膜全部切开,骨筋膜室内的高张力解除后,动脉痉挛即可消失。若为动脉内膜挫伤后有血栓形成、部分断裂或完全断裂,则可考虑施行取出血栓、血管修补、对端吻合(损伤不超过2cm)或血管移植等手术。在肱深动脉以下,尺、桡动脉分叉处以上肱动脉损伤,必要时可结扎肱动脉,因有侧支循环,可不影响远端肢体的血液供应。

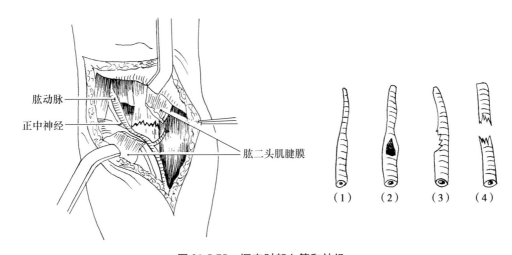

图 21-5-75　探查肘部血管和神经
右图示:肱动脉可能为:(1)完全断裂;(2)部分断裂;(3)血栓形成;(4)动脉痉挛

（5）伤口处理:切开的深筋膜及肌外膜均不予缝合。如水肿和增厚明显,应作部分切除。切口一般多因张力过大而不能缝合,可用凡士林纱布松松覆盖伤口,外用无菌敷料包好,待2~3天肿胀消退后行二期缝合。或应用游离皮片移植立即闭合伤口。切不可勉强缝合皮肤,以免失去切开减压的作用。

【术后处理】

（1）固定:骨折已行内固定者,可外加石膏托,将患肢于肘关节屈曲约90°,前臂中立位固定。敷料应较厚,包扎不能过紧。若未行内固定,则在屈肘位行骨牵引。牵引重量1~2kg,只要维持骨折对线即可,不必强求解剖复位。因为骨折复位不佳与缺血性肌挛缩相比显得并不是那么重要。6~10天待水肿消退,血液循环良好后再改用石膏托固定。

（2）控制感染、闭合切口:筋膜切开减压术的切口一般不予缝合,应注意全身应用抗生素和伤口局部处理,防止发生感染。待2~3天水肿消退后可行二期缝合,闭合创面。10~12天后拆除缝线。

（3）4~6周后拍片检查,积极进行功能锻炼。待骨折愈合后,再辅以理疗、按摩和中药熏洗,促使功能早日恢复。

2. 屈肌起点下移

【适应证】　缺血性肌挛缩范围较为广泛,手指呈明显的屈曲畸形,伸展显著受限,而受损肌肉尚有一定的功能,可通过屈肌起点下移术(flexor slide operation)以矫正畸形,改善功能(图21-5-76)。

【麻醉和体位】　臂丛神经阻滞麻醉。患肢外展置于手术台旁的手术桌上。

【操作步骤】

（1）切口:自肱骨内上髁上、于前臂尺侧屈肌上向远端延伸,至尺骨的中1/3处。

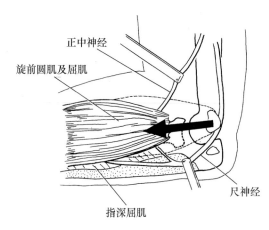

正中神经

旋前圆肌及屈肌

指深屈肌

尺神经

图 21-5-76　前臂屈肌和旋前
圆肌肌起下移术

（2）切开皮肤、皮下组织,显露前臂屈肌在肱骨内上髁上的起点,于肘后显露尺神经,将其游离并用一橡皮片将其牵引,予以保护。

（3）将前臂屈肌和旋前圆肌自肱骨内上髁上作骨膜下游离,同时保护好正中神经。沿尺神经向远端游离时,避免损伤尺神经近端的运动支。并继续从尺骨近端和骨间膜剥离所有肌肉的附着点,使已剥离的肌肉能够下移 3~5cm,达到屈曲挛缩的手指能够被动伸直为止。尺神经若有张力,可行尺神经前置术。剥离的肌肉,特别是旋前圆肌向远端移动后,应在下降平面位置与邻近组织作缝合固定。

（4）拇长屈肌起点需要下移时,则可在前臂桡侧另作切口。将拇长屈肌在桡骨上段和骨间膜掌侧的起点予以剥离前移,至拇指能被动伸直为止。

（5）逐层缝合,闭合伤口。

【术后处理】　于前臂旋后,腕背屈,掌指关节轻度屈曲,手指伸直位固定 3~4 周,然后拆除石膏,开始腕关节及手指屈伸功能锻炼。

3. Sedden 手术（晚期缺血性肌挛缩的手术治疗）　前臂发生缺血性肌挛缩后,产生典型的畸形,即前臂旋前、腕掌屈、拇指内收、各手指的掌指关节过伸和指间关节屈曲（图 21-5-77）。较轻者手指有一定的伸屈活动,重者伤肢完全丧失活动功能,治疗十分困难。为解决屈肌挛缩,Sedden（1956）提出切除所有由于缺血引起的不可逆性损害的组织,将肌腱延长或移位于仍有收缩功能的肌肉,以达到纠正畸形和恢复肢体活动功能的目的。如果这种手术在伤后 12 个月内进行,效果较好。近年来对伸肌几乎完全丧失功能的极严重的前臂缺血性挛缩,无法采用肌腱移位恢复手部功能者,采用显微血管、神经吻合,进行游离肌肉移植重建手指部分活动功能,也取得了一定的效果。

【适应证】　Sedden 手术适用于严重的 Volkmann 缺血性肌挛缩病例。前臂缺血性肌挛缩发生后应观察一段时间,等待肌肉、神经功能的恢复。一般在半年至 1 年后进行手术。儿童恢复较成人为好,手术应在伤后 1 年进行。

前臂缺血性肌挛缩时,屈指肌挛缩的程度可通过 Volkmann 角的大小来表示:即将患肢腕关节屈曲,而使其手指完全伸直,然后在保持手指完全

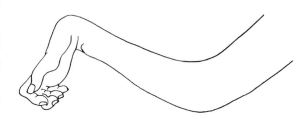

图 21-5-77　晚期前臂缺血性挛缩的典型畸形

伸直状态下,再使腕关节尽可能伸展,此时腕关节的屈曲度即为 Volkmann 角（图 21-5-78）。Volkmann 角越大,表示屈指肌挛缩的程度越大。如腕关节伸展小于中立位,即有 Volkmann 角存在,则表示需要手术治疗。

在观察和等待前臂肌肉、神经功能自然恢复的时期内,应进行下列处理,为手术治疗创造条件。即应用矫形伸展夹板,通过主动和被动的牵伸,要求达到减少挛缩畸形和改善患肢功能;运动腕、手各个关节,以保持手指诸关节的活动功能。如果关节丧失活动功能,则预后很差;若有神经损害,应对手及前臂肌肉进行按摩和电刺激治疗,防止肌肉萎缩和促进神经功能恢复。

【麻醉和体位】　臂丛神经阻滞麻醉。患肢外展置于手术台旁的手术桌上。

【操作步骤】

（1）切口:在前臂掌侧中线作一长纵向切口,从肘部开始,向远侧延伸直至腕上方（见图 21-5-72、图 21-5-73）或 S 形或弧形切口。仅在个别缺血区非常局限的病例,可采用一较短的切口。

（2）游离皮瓣:由于缺血后皮下组织少,缺乏弹性,深筋膜与其下的肌肉组织广泛粘连,应仔细向

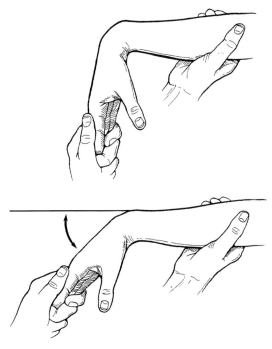

图 21-5-78 Volkmann 角,即手指伸直状态下,腕关节的屈曲度,其角度大小可表示挛缩的程度

两侧将皮瓣游离,并用牵引线或牵开器将其拉开,以便显露深部组织。

(3) 显露肘部正中神经:在肘部于肱二头肌腱内侧显露正中神经。在整个手术过程中,可用感应电刺激器直接刺激正中神经,观察前臂肌肉的收缩性,以判断正中神经的功能状况。

(4) 探查肌肉及切除坏死区:首先检查浅层肌肉,如果已完全坏死应予切除。但多数病例浅层肌肌缺血病变较轻,虽有缩短,但多有一定的收缩功能,应予以保留,可在近腕部作肌腱延长或留作移植用。

如果浅肌已切除,可立即观察到深肌。若浅肌保留,可在远侧于桡侧腕屈肌和指浅屈肌之间显露深肌。在较严重的病例,指深屈肌和拇长屈肌大都有大量坏死,应该从肌腱与肌肉连接处将整块肌肉切除。此时指深、浅屈肌的挛缩均已松解,挛缩的手指即可伸直。

(5) 探查神经:首先在腕部分出正中神经,然后仔细地向近侧追踪解剖,特别在前臂近段要十分注意保护进入到那些还有一定收缩功能的肌肉的神经分支。切断纤维化的旋前圆肌与指浅屈肌起于尺骨部与桡骨部之间的腱索,松解其下的正中神经。如果正中神经粗细正常,尚有神经束可见,电刺激亦表示有一定功能,应将其从周围的瘢痕组织中松解出来,并纵形切开瘢痕化的神经外膜,进行神经松解减压术。如果正中神经缺血十分严重,已变细、变硬,直径为正常的 1/2 ~ 1/4,呈暗黄色,成为无血管的瘢痕化的组织,已完全没有功能,此时应将缺血坏死的一段神经予以切除,然后再根据不同情况,采用不同的方法进行修复。

尺神经也应予以探查。一般尺神经损害比正中神经要轻。如神经表面颜色、形态和触摸的硬度近乎正常,应予以保留。

由于组织缺血后,瘢痕化严重,组织间相互紧密粘连,往往不易分辨,应按一定顺序仔细地进行解剖,绝不可损伤上肢主要血管和重要的细小神经分支,否则将加重患肢的功能障碍。

(6) 功能重建:已经严重缺血坏死的部分肌肉、神经切除后,手部将出现不同程度的功能障碍,必须根据所切除和保留的肌肉、神经功能状况,利用尚有一定功能的部分肌肉、神经,尽可能地修复手部最重要的肌肉、神经,以便最大限度地恢复患肢手的功能。

1) 肌肉功能重建:这类病例,尤其是严重病例,所保留的有功能的肌肉往往不多,不可能恢复手的全部功能,只能根据可利用的肌肉的状况,优先修复手部最重要和最基本的功能。①如果仅切除已挛缩的指深屈肌和拇长屈肌,而指浅屈肌功能尚好,可行屈指肌腱交叉延长,即将指深屈肌腱于靠近端切断,指浅屈肌腱于近腕部切断,将指深屈肌腱远端与指浅屈肌腱近端缝合,然后将掌长肌腱近端与拇长屈肌腱远端缝合(图 21-5-79),重建指深屈肌和拇长屈肌的功能。②如指深、浅屈肌与拇长屈肌均已坏死切除,而腕屈肌较好时,则利用腕屈肌移位代替指屈指肌的作用。即将桡侧腕屈肌腱和掌长肌腱于近腕部切断,然后将桡侧腕屈肌腱近端与指深屈肌腱远端缝合,掌长肌腱近端与拇长屈肌腱远端缝合(图 21-5-80)。③如屈肌群均已完全丧失功能,可将桡侧腕长伸肌从第 2 掌骨基底的背侧面止点处切断,然后从近端抽出,绕过桡骨桡侧经皮下遂道,至掌侧与 2 ~ 5 指深屈肌腱远端缝合(图 21-5-81);拇长屈肌可用肱桡肌或其他腕伸肌修复。若腕伸肌均需用于重建屈指功能,而腕关节稳定性丧失时,则需作腕关节融合术。④拇指对掌功能丧失,则根据可能选用适当的肌腱移位进行重建。若无合适的动力肌腱可利用,则可作拇指对掌位固定。

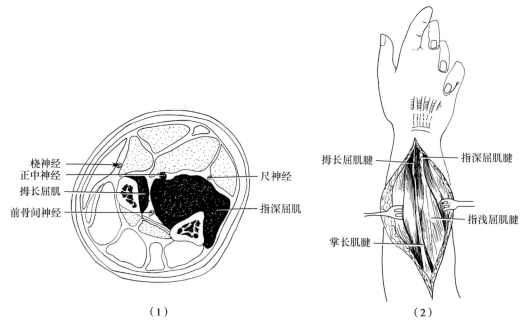

（1）　　　　　　　　　　　　　（2）

图 21-5-79　肌肉功能重建之一
（1）病变程度较轻,指深屈肌和拇长屈肌完全坏死,浅屈肌轻度缺血性改变;
（2）指深、浅屈肌交叉延长

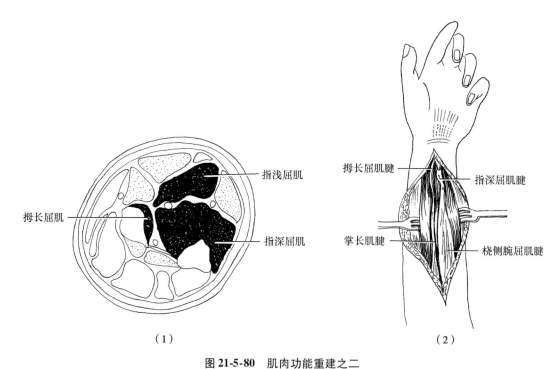

（1）　　　　　　　　　　　　　（2）

图 21-5-80　肌肉功能重建之二
（1）病变程度较重,指深、浅屈肌和拇长屈肌均已坏死,腕屈肌缺血病变尚轻;
（2）腕屈肌移位,恢复屈指功能

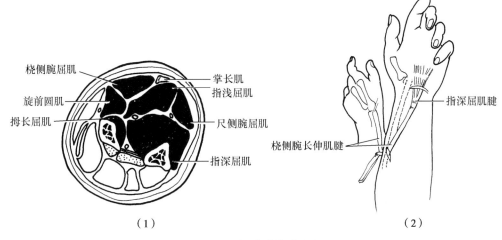

（1）　　　　　　　　　　　　　　　　　（2）

图21-5-81　肌肉功能重建之三
（1）前臂肌缺血严重,屈肌群均已坏死;（2）桡侧腕长伸肌腱移位于掌侧,恢复屈指功能

2）重建正中神经:①如正中神经与尺神经均受到严重缺血性损害,可利用尺神经行带蒂神经移植（又名神经袢移植）修复正中神经（图21-5-82）；②如尺神经比较健康而必须保留,但正中神经严重缺血,对其切除后的缺损处,则需行游离神经移植。臂内侧皮神经可用来作为移植神经的来源。如所有前臂屈肌均为不可逆性损害时,正中神经的运动支可作为移植神经用。其方法是在前臂近段先找到一较大的肌支,然后向近端作干支分离,再按所需的长度切取一段进行游离移植（图21-5-83）；必要时可从小腿切取腓肠神经作为移植用。从外踝与足跟之间的中点沿小腿后侧正中作纵切口,在小隐静脉之前找到腓肠神经,并向近侧追踪,切取至足够的长度（图21-5-84）；对于长段的神经缺损,亦可进行带血管蒂的神经移植,如带桡动脉的桡神经浅支、带小隐静脉的腓肠神经静脉动脉化神经移植,即将小隐静脉与腓肠神经一起切取,并保持两者之间的组织联系,移植于受区后,将小隐静脉倒转相嵌与动脉吻合等（图21-5-85）。肌腱和神经功能重建后,缝合皮下组织及皮肤。必要时可放橡皮引流条。

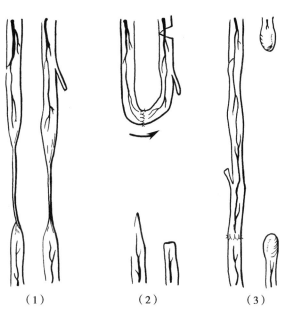

（1）　　　　（2）　　　　（3）

图21-5-82　神经袢移植术
（1）正中神经与尺神经均有大段呈瘢痕化;（2）两神经近端于正常处吻合,按所需长度向近端切断尺神经;（3）二期切断尺神经,与正中神经远端吻合

（7）固定:用石膏托将患手于腕关节中立位、拇指略屈曲对掌位、2~5指半握拳位固定。

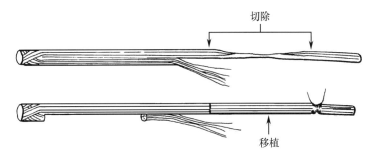

切除

移植

图21-5-83　正中神经运动支游离移植

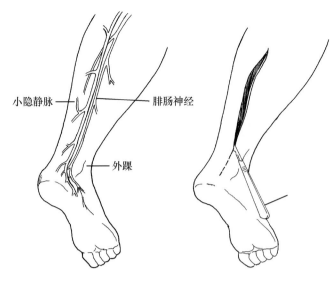

图 21-5-84 切取腓肠神经

小隐静脉　　腓肠神经

外踝

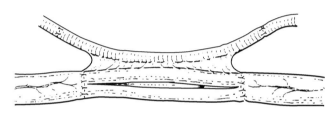

图 21-5-85 带小隐静脉的腓肠神经移植

【术后处理】 患肢抬高,预防感染,术后 12～14 天拆线。如单纯行肌腱缝合,则固定 3 周。如同时行神经移植,则固定时间为 4～6 周。拆除石膏后,积极进行功能锻炼,并辅以理疗和中药熏洗。同时给予甲钴胺、维生素 B_1、地巴唑、谷维素等神经营养药物。一般需 3～6 个月的功能锻炼,患手可能恢复部分功能。

（二）手内在肌挛缩的手术治疗

手内在肌包括骨间肌、蚓状肌、鱼际肌和小鱼际肌。临床上出现手内在肌挛缩症状者,主要是骨间肌和拇收肌。它可能与前臂缺血性肌挛缩同时发生,也可由手部压砸伤或烧伤而造成的局部缺血所致。骨间肌挛缩出现典型的畸形,即掌指关节屈曲,近侧指关节过伸,远侧指关节轻度屈曲(图 21-5-86)。骨间肌挛缩可用下列试验来检查,即当掌指关节被动伸直使内在肌紧张时,两个指关节均不能屈曲;而当掌指关节被动屈曲使内在肌放松时,两个指关节则能屈曲(图 21-5-87)。同时还应与伸指肌过紧引起的近侧指关节过伸鉴别。检查方法是掌指关节被动屈曲时,近侧指关节过伸增加为伸指肌过紧;而掌指关节被动伸直时,近侧指关节伸直则为内在肌过紧(图 21-5-88)。这种畸形正好与爪形手畸形相反,但同样都严重影响手的握捏功能。

骨间肌挛缩所引起的畸形,其矫正方法应根据骨间肌挛缩的程度而定,如果骨间肌严重坏死,已完全功能,则可于掌指关节近端切断侧腱束(图 21-5-89);如果骨间肌尚保留一定的收缩功能,则可行骨间肌剥离前移术。

1. 骨间肌剥离或前移术

【适应证】 骨间肌挛缩患者在手指的两侧触摸侧腱束的活动,观察各手指并拢和分开(即手指的内收和外展)的能力,以及伸两个指间关节的能力,证明骨间肌尚有一定的功能存在者,可

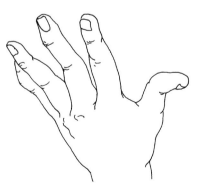

图 21-5-86 手内部肌挛缩的手部畸形

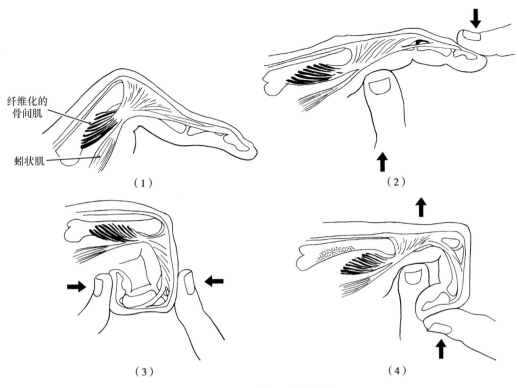

纤维化的
骨间肌

蚓状肌

（1）　　　　　　　　（2）

（3）　　　　　　　　（4）

图 21-5-87　骨间肌挛缩试验

（1）手内在肌阳性位：手内在肌纤维化，使手指处于掌指关节屈曲，指间关节伸直位；（2）手内在肌挛缩试验：掌指关节保持在伸直位使内在肌紧张时，指间关节不能屈曲；（3）掌指关节屈曲使内在肌放松时，指间关节能够屈曲；（4）当骨间肌被剥离和前移后，在掌指关节伸直位，指间关节亦能屈曲

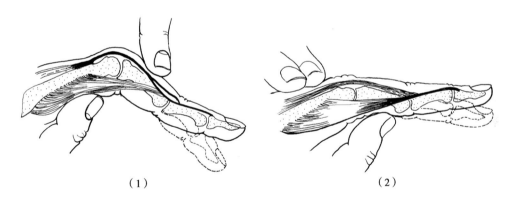

（1）　　　　　　　　（2）

图 21-5-88　指伸肌过紧与手内部肌挛缩的鉴别

（1）指伸肌粘连使指伸肌过紧，被动屈曲掌指关节时，近侧指间关节过伸增加；
（2）手内部肌挛缩，被动伸直掌指关节时，近侧指间关节伸直

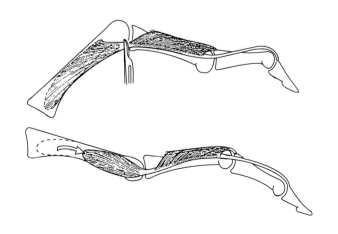

**图 21-5-89　骨间肌挛缩手术
方法的选择**

行骨间肌剥离或前移术。

【麻醉和体位】　臂丛神经阻滞麻醉。患肢外展置于手术台旁的手术桌上。

【操作步骤】

（1）切口：于手背中部作横切口，将皮瓣分别向近、远两端游离牵开，注意保护手背几条大的皮下静脉及皮神经支。

（2）将伸指肌腱向两侧牵开，分别显露第2~5掌骨。用一个小的弯形骨膜剥离器，在靠近掌骨头处从掌骨背面的一侧紧贴掌骨插入，让其从掌骨另一侧穿出。从掌骨头朝向掌骨基底部的方向，将骨间肌从掌骨上剥离。依上述方法进行，使骨间肌游离向远端推移，直到掌指关节能伸直，两个指间关节能屈曲为止（图21-5-90）。

（3）亦可用一个小的骨膜剥离器从掌骨基底部向掌骨头的方向，将骨间肌从相邻的两根掌骨上剥离下来，使其向远端移动，至掌指关节能伸直为止（图21-5-91）。骨间肌的血管神经支配是从掌面进入的，剥离时应注意保护。

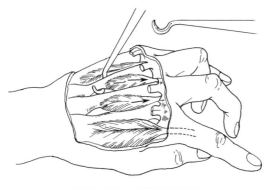

图21-5-90　骨间肌剥离术

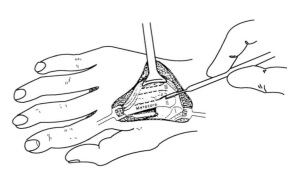

图21-5-91　骨间肌剥离术

（4）放回牵引的肌腱，缝合切口。

【术后处理】　术后用石膏托将患手固定于"手内部肌阴性位"，即掌指关节过伸、指间关节屈曲位。术后3周拆除固定和缝线，进行手指各关节活动功能锻炼。

2. 侧腱束切断术

【适应证】　严重的骨间肌挛缩，骨间肌功能几乎完全丧失的病例，或因为掌骨头部广泛粘连骨间肌剥离无效者，则可行侧腱束切断术（tendotomy of the intrinsic muscles）。

【麻醉和体位】　臂丛神经阻滞麻醉。患肢外展置于手术台旁的手术桌上。

【操作步骤】　在第2~5掌指关节水平的3个指蹼间隙背侧，分别各作一个小的纵向切口。切开皮肤、皮下组织，向两侧牵开。找出侧腱束，将其分离。用神经钩将其挑起，然后用刀或剪刀将其切断（图21-5-92），直到掌指关节能伸直为止。必要时，掌指关节的侧副韧带也应切除。

【术后处理】　将手固定在掌指关节过伸、指间关节屈曲位。术后10~14天拆除固定和缝线，进行手指各关节活动功能锻炼。

3. 掌侧副韧带延长术

【适应证】　骨间肌挛缩的病例，若病变发生较久，已伴有掌指关节掌侧副韧带（掌板）和关节囊挛缩，骨间肌剥离和侧腱束切断后，掌指关节仍不能伸直者，则需行掌指关节掌侧副韧带延长术。

【麻醉和体位】　臂丛神经阻滞麻醉。患肢外展置于

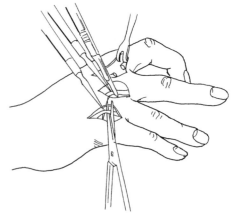

图21-5-92　侧腱束切断术

手术台旁的手术桌上。

【操作步骤】

（1）于手掌以掌横纹为中心作 Z 字形切口,切开皮肤、皮下组织,显露屈肌腱鞘。切开部分屈肌腱鞘,将屈指肌腱拉向一侧,显露关节囊和掌侧副韧带。在掌指关节关节囊和掌侧副韧带的近端包括部分掌骨骨膜作一 U 形切口,将其剥离掀起,向远端推移直至掌指关节伸直。

（2）将已掀起和前移的骨膜与附近的软组织缝合数针固定,使骨膜成为掌指关节掌侧副韧带和关节囊的一部分,在掌指关节伸直位时,覆盖在关节面上(图 21-5-93)。

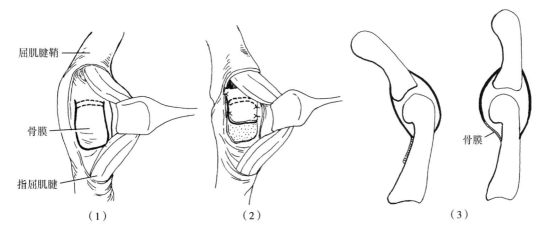

（1）　　　　　　　　　（2）　　　　　　　　　（3）

图 21-5-93　掌指关节掌侧副韧带延长术

(1)关节囊和掌侧副韧带包括掌骨骨膜的 U 形切口;(2)关节伸直,关节囊侧副韧带和骨膜瓣向
远端推移并固定;(3)侧面观示意图

【术后处理】　术后用掌侧石膏托将掌指关节固定在伸直位,3 周后拆除固定和缝线,进行手指各关节活动功能锻炼。

4. Littler 手术　Littler 手术是切除手指背侧内在肌的斜纤维,恢复近侧指间关节的屈曲功能,用以矫正骨间肌挛缩所造成的畸形。

【解剖】　掌指关节平面的伸肌装置由三种成分组成:止于近侧指间关节的伸肌腱的纵纤维、屈曲掌指关节的内在肌的横纤维和通过掌指关节并延伸到指间关节的内在肌斜纤维(图 21-5-94)。松解内在肌挛缩即切除内在肌的斜纤维。

【适应证】　骨间肌挛缩伴近侧指间关节僵直,适宜于本手术,从远侧松解内在肌挛缩即切除内在肌的斜纤维。恢复指间关节的屈曲功能,矫正手指鹅颈畸形。

【麻醉和体位】　臂丛神经阻滞麻醉。患肢外展置于手术台旁的手术桌上。

【操作步骤】　若多个手指需行手术,则宜在上臂止血带下进行。

（1）在近节指骨背面中线作纵形切口,从掌指关节延伸到近侧指间关节,但不达关节背面。皮瓣向两侧分开,显露两侧的伸肌腱膜。

（2）在指伸肌腱旁与伸肌腱平行切开伸肌装置的斜纤维,直到它在伸肌腱的止点,并将斜纤维分离,切除一块三角形的斜纤维组织(图 21-5-95)。手术过程中不断试验切除是否充分。如近侧指关节已能完全屈曲,而掌指关节又不出现过伸,则表示切除最为适合,即可终止手术。

术中注意保护内在肌的横纤维,避免出现爪形手畸形。同时注意若腱帽近端切除不够,则掌指关节伸直时,指间关节仍不能完全伸直;如近端切除过多,指间关节完全屈曲时,掌指关节将过伸,此时应将一部分切开的腱膜组织缝回到纵形的指伸肌腱纤维上去。

（3）缝合切口。

【术后处理】　用掌侧石膏托将掌指关节固定在伸直位,但允许指间关节活动。术后当天即可开始进行指间关节主动屈伸活动,术后 10～14 天拆除石膏托和缝线,进行手指各关节活动功能锻炼。

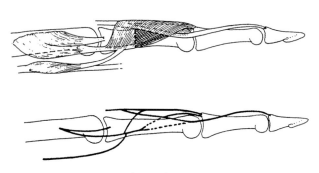

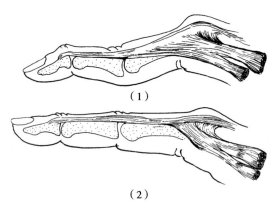

（1）

（2）

图 21-5-94　掌指关节平面的伸肌结构

虚线示骨间肌挛缩时,远端松解切除斜纤维的范围

图 21-5-95　Littler 手术

（1）掌指关节平面伸肌装置示意图;（2）内在肌斜
纤维切除后,手指完全伸直,畸形消失

（洪光祥）

十、拇内收挛缩的手术治疗

拇指是手最重要的部分,其功能占手的功能的一半以上。拇指在对掌位,可与其他 4 个手指对指进行各种动作,但这需要有正常的拇指掌指关节、第 1 腕掌关节和正常的第一指蹼。

拇指指蹼(又称为虎口)由皮肤、皮下组织、筋膜和肌肉组成。这些组织中任何一种组织挛缩都可引起拇内收畸形。如果拇指长时间处于内收位,又可引起拇指指蹼其他组织的继发性挛缩。手内在肌挛缩所引起的拇内收畸形,可能是创伤性缺血性肌挛缩,也可能为合谷穴处针刺或注射药物,引起局部轻度感染或药物刺激导致部分肌肉发生无菌性坏死,继发瘢痕挛缩所致。前者病变较广泛,后者病变较局限。轻者拇指有不同程度的对指受限,严重者拇指处于内收外旋位,完全丧失对指功能。

拇内收挛缩的手术方法应根据引起挛缩的组织结构,病变的范围和挛缩的程度而定。常用的手术方法如下:

（一）拇收肌切断术

【适应证】　单纯拇收肌挛缩引起的拇指内收、外旋畸形,影响对指功能,而皮肤、关节囊无挛缩者,可选用单纯的拇收肌切断术。

【麻醉和体位】　臂丛神经阻滞麻醉。患肢外展置于手术台旁的手术桌上。

【操作步骤】

1. 沿第 1 掌骨背面尺侧作一弧形切口,远端至拇指掌指关节处。向两侧牵开皮肤后,显露第 1 背侧骨间肌。将第 1 背侧骨间肌向尺侧牵开,即可显露拇收肌在拇指掌指关节尺侧的止点和部分拇收肌。用手指触摸检查瘢痕挛缩的部位和程度。如为部分肌肉挛缩,将其瘢痕挛缩处与肌纤维垂直方向切断,或切除瘢痕化的挛缩肌肉,松解挛缩,以防复发(图 21-5-96)。若无其他组织挛缩,则拇内收畸形立即可得到矫正。

2. 若肌肉挛缩较为广泛,则应从第 1、2 掌骨上将第 1 背侧骨间肌剥离,此时注意保护桡动脉深支。并从第 3 掌骨上剥离拇收肌的起点。

3. 缝合皮肤切口,拇指于充分外展对掌位用石膏托固定。

【术后处理】　术后 2 周拆除石膏固定和缝线,进行拇

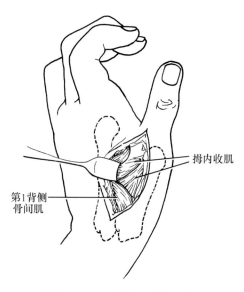

拇内收肌

第1背侧
骨间肌

图 21-5-96　拇收肌挛缩切断术

指活动功能锻炼,特别注意拇指主动和被动外展功能锻炼。

（二） 虎口开大术

【适应证】 虎口(第一指蹼)处皮肤瘢痕或挛缩,伴有拇收肌广泛瘢痕化及拇指腕掌关节囊挛缩引起的拇指内收挛缩畸形,拇指外展及对掌功能严重障碍者。其手术方法根据病变的组织及其严重程度而定。

【麻醉和体位】 臂丛神经阻滞麻醉。患肢外展置于手术台旁的手术桌上。

【操作步骤】

1. 拇指指蹼边缘皮肤外伤后瘢痕挛缩造成的拇内收畸形,其他组织挛缩不明显时,采用Z字成形术或示指背侧局部旋转皮瓣即可获得松解(图21-5-97、图21-5-98)。

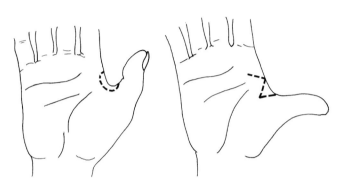

图 21-5-97 虎口皮肤挛缩,Z字整形修复

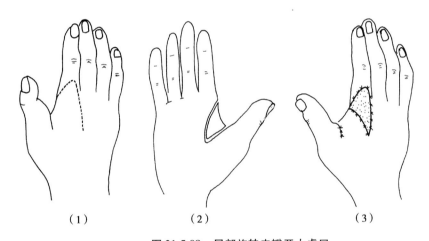

（1） （2） （3）

图 21-5-98 局部旋转皮瓣开大虎口
(1)示指背侧皮瓣的设计;(2)松解虎口挛缩,皮瓣转移至虎口;(3)供区中厚皮片移植

2. 皮肤、筋膜挛缩,伴拇收肌和第1背侧骨间肌严重瘢痕化,甚至拇指掌指关节关节囊挛缩。手术应包括以下几个方面:

（1） 切口:与虎口边缘垂直作一皮肤切口,切开挛缩的皮肤、筋膜组织,切断或切除瘢痕化的肌肉。

（2） 松解挛缩的拇指腕掌关节关节囊,将关节囊的尺侧横形切开。如拇指腕掌关节能够恢复活动,保持拇指的活动性对掌功能,则可用克氏针临时将拇指维持在外展对掌位,虎口处所遗留的皮肤软组织缺损,可用多种皮瓣予以修复,可根据皮肤、软组织缺损的情况,选用胸部或腹部带蒂皮瓣,前臂桡动脉逆行岛状皮瓣或骨间背侧动脉逆行岛状皮瓣或其他游离皮瓣予以修复(图21-5-99、图21-5-100)。

（3） 严重的虎口挛缩松解后,如拇指不能恢复活动性对掌功能,可于第1、2掌骨间植骨及拇指腕掌关节融合术,使拇指固定于外展对掌位(图21-5-101),以发挥拇指与其他手指的对指功能。

【术后处理】 单纯虎口皮肤挛缩行Z字成形术或局部旋转皮瓣移植术后,用石膏托将拇指维持在外展对掌位,2周后拆除固定及缝线,进行功能锻炼。虎口处软组织缺损用胸部或腹部皮瓣修复者,术

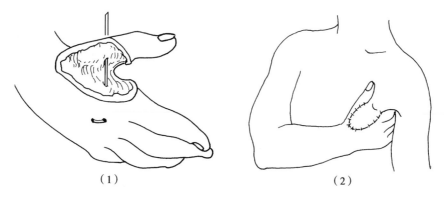

（1） （2）

图 21-5-99 拇内收挛缩的手术

（1）切除瘢痕化的肌肉，松解挛缩，第1、2掌骨间克氏针固定；（2）胸部皮瓣覆盖虎口处创面

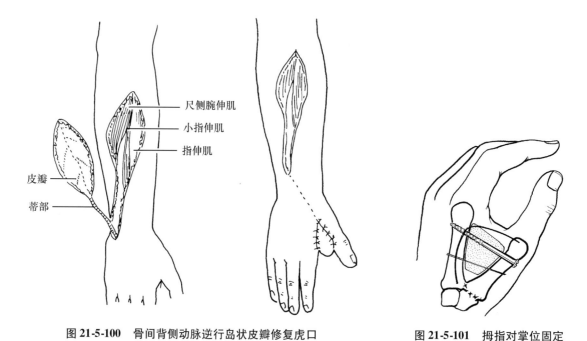

尺侧腕伸肌

小指伸肌

指伸肌

皮瓣

蒂部

图 21-5-100 骨间背侧动脉逆行岛状皮瓣修复虎口   **图 21-5-101 拇指对掌位固定**

后3周断蒂，拔除临时固定的克氏针，进行功能锻炼。第1、2掌骨间植骨及拇指腕掌关节融合者，则需固定4~6周，至骨融合。

（洪光祥）

第六节 手腕部人工关节置换术

（参见第十五章第八节）

第七节 掌腱膜挛缩症的手术治疗

　　掌腱膜挛缩于1832年由Dupuytren首先描述，故又称Dupuytren挛缩。是掌腱膜及手掌部皮下组织广泛纤维增生所致，以皮下结节和纤维束带为其特征，由此而导致手指继发性屈曲挛缩畸形，并伴有皮下脂肪变薄，皮肤与病变处粘连和皮肤凹陷（图21-7-1）。

　　掌腱膜是掌长肌腱向掌部呈扇形的扩展移行，它在手掌至近节指骨的掌侧构成指掌腱膜，位于两侧血管神经束之间的中央。沿远侧掌横纹有横行纤维向桡侧直达拇指近侧横纹及第一指蹼，发生挛缩时可致拇外展受限及掌指关节屈曲畸形。

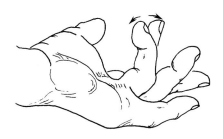

图 21-7-1　掌腱膜挛缩致手指屈曲挛缩

手指的筋膜结构较复杂,掌腱膜横束位于指蹼间,并有纤维沿手指侧方走向远端,它的挛缩不仅影响手指的分开,也导致近侧指间关节屈曲挛缩。Cleland 韧带从手指侧方至皮肤,位于血管神经束深面,Grayson 韧带从纤维腱鞘至皮肤,位于血管神经束浅面,螺旋束纤维环绕血管神经束,外侧束为浅筋膜聚集而成(图 21-7-2),这些结构的挛缩,使手指部出现各种不同的表现,手指掌侧中央是由纤维脂肪浅筋膜移行而成的中央束,它向近端与指掌腱膜延续,向远端附着于手指中节上的腱鞘和指骨,并可与远侧指间关节平面的结构相连,是引起近侧指间关节,甚至远侧指间关节屈曲挛缩的主要原因(图 21-7-3)。了解这些结构,在手术时既可达到彻底切除挛缩组织,又能安全保护手指神经血管束。

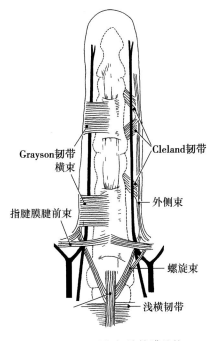

图 21-7-2　手指部的筋膜结构

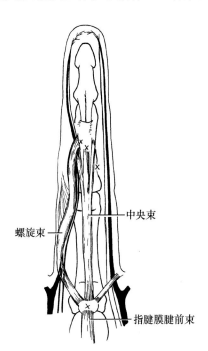

图 21-7-3　引起掌指关节及近侧指间
关节挛缩的病变纤维束

手术治疗是腱膜挛缩症的主要治疗方法,其手术方法有皮下筋膜切开术、局部病变切除术、腱膜部分切除术、腱膜全部切除术(图 21-7-4)及截指术。手术方法的选择应根据掌腱膜挛缩的程度,患者的年龄、职业、健康状况以及手部皮肤的营养状况加以适当选择。皮下筋膜切开术适用于年老、有关节病和全身情况不良者;局部病变切除术适用于病变程度较轻、掌部较大的皮下结节对功能有一定影响者,以及手掌远侧所形成的较深的凹陷或折叠,易于藏污和引起感染者。掌腱膜全部切除术,由于手术范围较大,常伴有出血和关节僵直的并发症而现已较少应用;截指术适用于近侧指间关节严重屈曲挛缩,特别是小指,手术治疗难以矫正而又严重影响功能者。其中掌腱膜部分切除术在临床上最为常用,将重点加以介绍。

一、筋膜切开术

【适应证】　筋膜切开术适用于年老患者伴全身情况不良,可改善局部挛缩症状。亦有作为一种临时措施,可使掌部皮肤伸展,而作为腱膜切除术的预备手术。其缺点是有 72% 的患者需行不同程度的再次手术。

【麻醉和体位】　臂丛神经阻滞麻醉。患肢外展置于手术台旁的手术桌上。

【操作步骤】　筋膜切开术的手术方法为闭合性(皮下)筋膜切开术,其方法为:首先在掌腱膜下列

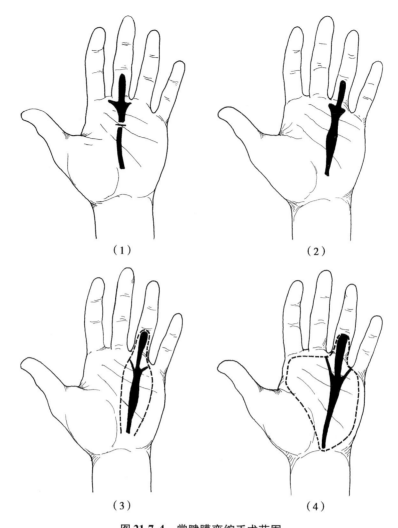

图 21-7-4　掌腱膜挛缩手术范围
（1）筋膜切断术；（2）病变局部切除；（3）腱膜部分切除；（4）腱膜全切除

部位的尺侧用尖刀片作一小的皮肤刺口即：①大、小鱼际之间的掌腱膜顶点；②近侧掌横纹或其附近；③远侧掌横纹处。然后将腱膜切开刀或筋膜切开刀伸入皮肤刺口，刀片与掌部平行，依次通过每一小切口，于皮下横过手掌部。在掌腱膜浅面旋转刀片使刀缘朝向掌腱膜，伸直病变的手指，使掌部的纤维索带拉紧。压迫筋膜切开刀，小心地切断挛缩的腱膜纤维束。当纤维束切断时，坚硬的抵抗感消失（图21-7-5）。皮下筋膜切开术的主要缺点是有损伤血管神经之危险。为了安全起见，可于上述纤维索带最紧张的部位采用 Z 形切口或采用 Z 字成形术，切开皮肤，在保护血管神经束的情况下，直视切断挛缩的

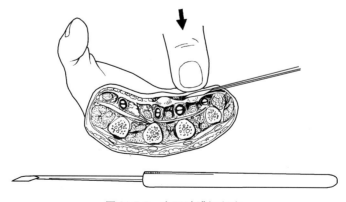

图 21-7-5　皮下腱膜切断术

纤维束带,然后闭合创面。

二、掌腱膜部分切除术

【适应证】 掌指关节屈曲挛缩畸形在30°以上应予手术,近侧指间关节一旦开始出现屈曲挛缩即应行筋膜部分切除术(partial fascietctomy)。如病变持续较久,伴继发性关节囊及其周围组织乃至皮肤挛缩,则手术难以达到完全矫正畸形。

【麻醉】 臂丛神经阻滞麻醉,上臂气囊止血带。

【体位】 仰卧,患肢外展置于手术台旁的手术桌上,手部掌侧向上,患手用铅手或支架予以固定。

【操作步骤】

1. 切口 根据病变范围可选用锯齿状切口、Z字形切口或V-Y切口(图21-7-6)。切口近端一般需达腕横韧带远侧缘。有皮肤挛缩者,采用V-Y切口,通过每个小的横切口,必要时在缝合时该处开放,能适当延长掌侧皮肤。

2. 分离皮瓣 切开皮肤,将多个三角形皮瓣从挛缩的掌腱膜上分离起来。在手掌结节处,皮肤与挛缩组织紧密粘连,特别是皮肤皱褶和凹陷处,分离较为困难。此时可用尖刀片行锐性分离,达到既要将病变组织尽可能彻底切除,又要保证所分离的皮瓣成活。皮瓣分离的范围要超过病变范围,以便能将病变组织附近的部分腱膜组织一并切除。

3. 切除腱膜 切除掌腱膜应从近端开始,首先于腕横韧带的远侧缘将挛缩的掌腱膜的近端横形切断,将其向远端牵引翻起。当挛缩病变向远端累及2~3个手指时,病变的掌腱膜纤维束向远端呈扇形展开,每一挛缩的纤维束位于屈肌腱前方,有垂直的纤维将挛缩组织与掌骨骨膜相连。切除腱膜时,于掌部近端将各指的挛缩纤维分开,逐一加以切除。一般在掌部挛缩的腱膜易于与神经血管束分离,可由近端向远端将血管神经束予以显露和保护(图21-7-7)。

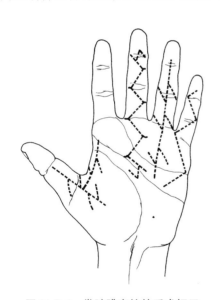

图 21-7-6 掌腱膜挛缩的手术切口

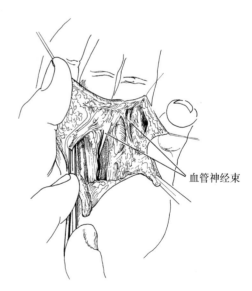

血管神经束

图 21-7-7 切除病变的纤维索带

如近侧指间关节屈曲挛缩,则应向手指追踪切除挛缩的腱索,直至其在中节指骨中部的腱鞘和骨膜附着处,使手指完全伸直为止。此时应特别注意血管神经束与挛缩腱束的关系(图21-7-8)。有时神经束可位于挛缩的腱索之前或与其交叉行走,特别容易损伤。挛缩的腱索与神经不管位置关系如何,两者间并无直接粘连,仔细分离可完全分开。为避免损伤,应从近端将指神经予以游离加以保护,并逐渐向远端游离显露。

4. 闭合伤口 为防止术后发生血肿,伤口闭合前应仔细应用电凝止血。一般伤口均能直接缝合。Y-V切口或锯齿状切口顶端处不能完全闭合时,可予以开放,多能在短期内自行愈合。

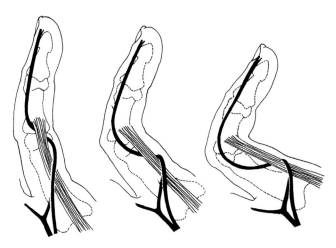

图 21-7-8　近侧指间关系挛缩与血管神经束移位的关系

【术后处理】　伤口加压包扎,石膏托外固定,但应保留手指端外露以便能进行早期主动活动。术后抬高患肢,白天可鼓励患者主动将患肢高举过头,卧床及睡眠时将患肢牵引抬高。术后 48 小时,鼓励患者进行手指屈伸功能锻炼。如无特殊情况,术后 1 周更换敷料,2 周拆除缝线和石膏固定,加强手的主动功能锻炼。

【注意事项】　掌腱膜切除术后易发生血肿、皮肤坏死以及指神经损伤等并发症,手术中应特别注意下列几点:

1. 本病手术时剥离面较广,如不仔细止血,可能出现血肿。术中认真止血,必要时放置引流条以及加压包扎,可有效地防止血肿发生。术后早期持续性疼痛和轻度发热是血肿的重要表现,一旦确诊应及时引流。

2. 分离皮瓣时,皮肤保留太薄,甚至穿破皮肤,易导致皮肤坏死。特别在挛缩的腱膜于皮肤紧密粘连处,可用手术刀锐性分离,并保持分离的皮瓣厚度均匀,以保证其血液供应。

3. 指神经可能由于与挛缩的纤维索带交叉或被包于其间,手术时未予注意而损伤。由于指神经与挛缩的纤维索带完全可以分离,只要从近端向远端将其仔细游离加以保护,边游离指神经边切除挛缩的组织,其损伤指神经是可以避免的。

（洪光祥）

第八节　手部肿瘤的手术治疗

手部肿瘤较常见,但很少是恶性。肢体其他部位所发生的肿瘤均可发生在手部,而有些肿瘤则在手部多见,如内生软骨瘤、表皮样囊肿、血管球瘤等。据统计,手部肿瘤的多发顺序为腱鞘囊肿、腱鞘巨细胞瘤、表皮样囊肿、纤维瘤、血管瘤、脂肪瘤、神经纤维瘤。手部肿瘤的种类很多,可分为假性肿瘤(即瘤样病变)、良性肿瘤和恶性肿瘤,且瘤样病变占大多数。Evers 和 Klammer 报道 402 例 424 个手部肿瘤和瘤样病变中,瘤样病变和肿瘤之比为 3:1。起源于软组织的瘤样病变为 60.8% ,而来源于骨(11.8%)和软组织(9.4%)的肿瘤为 21.2%。手部恶性肿瘤发病率较低,路来金等(1992)报告 790 例手部肿瘤和瘤样病变中,恶性肿瘤仅 40 例,只占 5.06%。手部感觉灵敏,运动灵活,软组织少,且为身体的暴露部位,一旦出现肿瘤,常易于发现。手部肿瘤的诊断一般多较容易,大多在手术前即能得出正确诊断。

手部肿瘤手术的关键在于彻底,以减少复发的机会,特别是对那些较易复发的肿瘤,如腱鞘巨细胞瘤;并且应注意避免医源性的神经、血管、肌腱功能损害。正确的切口选择是手术成功的关键,必要时可应用放大镜或手术显微镜。本节仅就手部最常见的肿瘤予以讨论。

一、表皮样囊肿切除术

表皮样囊肿呈圆形或椭圆形，多见于手指掌侧和手掌。一般认为是由于外伤时上皮组织带入深部组织所致，又称为植入性表皮样囊肿。多见于有手部刺伤和裂伤的部位，因而以男性多见，肿瘤可在伤后数月乃至数年后出现。

囊肿生长缓慢，多无自觉症状。肿块软而无弹性，触之似有波动感，无周围组织粘连，但可与皮肤粘连。肿瘤为一致密纤维组织，呈银白色，内容物为颗粒状，成分主要为胆固醇、蛋白质以及少量脂肪和脂肪酸。伴有感染时肿块可增大而伴有红肿和压痛，有时会自行穿破。位于手指远节者压迫指骨，X线片上可见圆形或椭圆形边缘锐利的透亮区。表皮样囊肿可发生于骨内，且多见于远节指骨。

【适应证】　肿块较大或有症状时可予切除。伴有感染者，待炎症完全控制后再行手术切除，以防感染再发。

【麻醉和体位】　位于手指者可用指神经阻滞麻醉，位于手部其他部位者可依肿瘤大小采用局部麻醉或臂丛神经阻滞麻醉。患者仰卧，患肢外展置于手术台旁的手术桌上。

【操作步骤】

1. 切口。根据肿块所在的部位、大小，于肿瘤上作横切口或与掌纹平行的斜行切口，或采用 Z 形切口。如皮肤与肿瘤粘连明显，估计皮肤难以与肿瘤分离者，可于肿瘤上作一棱形切口，以切除部分皮肤。

2. 切开皮肤仅达肿瘤表面，仔细将皮肤与肿瘤分离。一般肿瘤有完整的包膜，易于与周围组织分离（图 21-8-1）。

3. 完整地切除肿瘤，止血后缝合伤口。

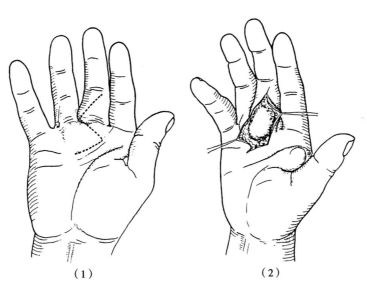

（1）　　　　　　　　　　　（2）

图 21-8-1　表皮样囊切除术
（1）手术切口；（2）肿瘤显露

【注意事项】　切除肿瘤时，应将肿瘤连同包膜完整地切除，以防复发。如术中分离肿瘤时将包膜穿破，内容物流出，则在彻底清除肿瘤内容物后，再将其包膜全部切除，否则易于复发。

二、腱鞘囊肿切除术

腱鞘囊肿不是真正的肿瘤，而是最常见的质地坚韧而有弹性的圆形肿物，囊肿内液高度黏性，内含透明质酸和蛋白质。多见于中青年人，女性为多。

腱鞘囊肿多见于手部的 3 个部位：①腕背桡侧，起自腕舟骨及月骨关节背侧，位于示指伸肌腱和拇长肌腱之间,此处最为常见;②腕掌部桡侧,桡侧腕屈肌腱与肱桡肌腱之间,与桡动脉紧密相关;③掌指关节及手指近节指骨掌侧屈肌腱鞘上,米粒至绿豆大小,质地坚硬,常误认为是增生的骨质。也可发生与腕部掌面尺侧,有时压迫尺神经而引起腕尺管综合征(图21-8-2)。也可起于手指、手背的肌腱和关节或肌腱内。

腱鞘囊肿的治疗方法有:①压破囊肿;②注射硬化剂或激素;③抽吸;④皮下刺破;⑤囊肿切除。

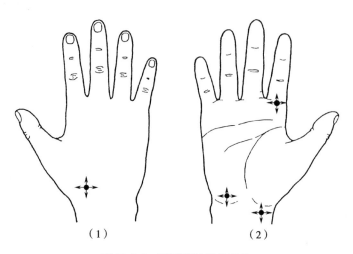

图 21-8-2　腱鞘囊肿好发部位
(1)腕背桡侧;(2)腕掌侧桡侧或尺侧、屈指肌腱鞘

【适应证】　肿物较大引起局部疼痛不适者;位于手指近节掌侧而影响患指握物者;位于特殊神经部位而引起神经压迫综合征者;采用其他方法未能治愈或治疗后复发者均应手术切除。

【麻醉和体位】　采用局部麻醉或臂丛神经阻滞麻醉。患者仰卧,患肢外展置于手术台旁的手术桌上。

【操作步骤】

1. 切口。根据肿瘤的部位,于肿瘤上作横形切口或 S 形切口(图21-8-3(1)),为了充分暴露肿瘤,手术切口应足够大。

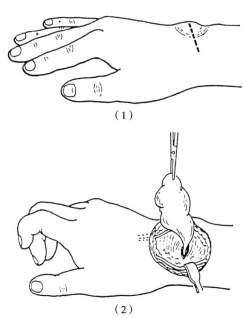

图 21-8-3　腱鞘囊肿切除术
(1)手术切口;(2)囊肿分离

2. 切开皮肤、皮下组织即可见壁薄透亮的囊肿,分离和牵开肿瘤周围的重要神经、血管和肌腱。

3. 沿囊肿壁仔细分开和切断其与周围组织的联系,最好不要损伤囊壁,完整地将囊肿向深部分离至其进入关节处(图21-8-3(2))。

4. 从囊肿蒂根部切除肿瘤,并切除部分关节囊及滑膜。

5. 位于手指近节掌侧屈肌腱鞘上的囊肿,可采用 V 形或弧形切口,切除囊肿时连同部分腱鞘组织一并完整切除(图21-8-4)。

6. 缝合手术切口。

【术后处理】　患肢用石膏托适当固定,术后 2 周拆除缝线和外固定,进行手指活动功能锻炼。

【注意事项】　①分离肿瘤时注意勿损伤周围的重要组织;②应将肿瘤完整地切除,并切除部分关节囊和滑膜;③如术中囊肿破裂,应注意将囊壁全部切除,以免复发。

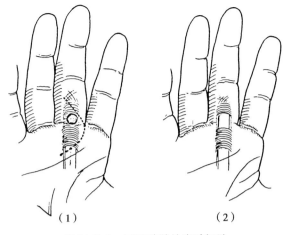

图 21-8-4 屈肌腱鞘的囊肿切除
(1)手术切口;(2)囊肿连同部分腱鞘一并切除

三、血管球瘤摘除术

血管球瘤是血管球增生所致。1812 年 Wood 首先描述本病,并称之为"痛性皮下结节"。1924 年 Masson 认为这种肿瘤来源于正常血管球,并命名为"血管球瘤"。

血管球瘤多见于肢端。手指的血管球瘤常见于甲下,有时压迫远节指骨可形成凹陷,但原发于骨髓内的血管球瘤极为少见。笔者所见的甲外血管球瘤有位于指(趾)腹、前臂皮下以及股部、小腿、腘窝者。血管球瘤直径一般仅 3~5mm,是身体上最小的肿瘤。Symmer(1973)报道 1 例股部血管球瘤直径达 7cm。笔者所见甲下血管球瘤最大一例直径为 1.5cm。血管球瘤多为单侧,双侧者罕见,一般生长缓慢。手术摘除肿瘤是其唯一有效的治疗方法。

【适应证】 血管球瘤一旦确诊,即应手术摘除。彻底切除肿瘤是本病唯一有效的治疗方法。

【麻醉和体位】 甲下或指端血管球瘤可用指神经阻滞麻醉,身体其他部位的血管球瘤以局部麻醉为宜。为了便于寻找如此小的肿瘤,可采用逐层封闭,逐层切开。肿瘤位于甲下或指端者,患者仰卧,患肢外展置于手术台旁的手术桌上。

【操作步骤】 以甲下血管球瘤为例(图 21-8-5)。

1. 切口。根据肿瘤的位置,于甲后皱襞的一侧或中部作一小的纵形切口,将甲后皱襞向近端分离,所形成的皮瓣向一侧或两侧牵开。

2. 切除位于肿瘤部位之上的部分指甲,切开并牵开甲床,即可见位于甲床之下的圆形、包膜完整、呈粉红色或紫红色、边缘清楚的小肿瘤。

3. 完整地切除整个肿瘤,最好将肿瘤周围 1mm 的正常组织一并切除,以防复发。肿瘤深面从指骨上分离。

4. 将甲床回复,可用 5-0 缝线缝合甲床。如甲床有缺损时,可在包扎伤口时局部创面用凡士林纱布覆盖,一般可在 2 周左右愈合,不影响指甲生长。

5. 缝合甲后皱襞。

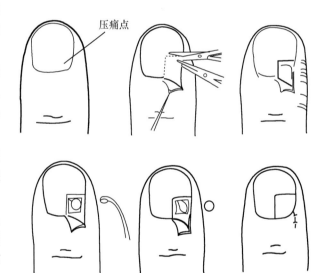

图 21-8-5 血管球瘤切除术

【注意事项】 身体其他部位的血管球瘤,由于瘤体小,有时寻找十分困难,手术可在局麻下进行,逐层麻醉,逐层切开,术中不断用血管钳尖端按压,根据压痛点的引导,逐渐向深层分离,帮助找到肿瘤。

四、血管瘤切除术

血管瘤发生在手部及前臂者并不少见。Stout 报道 921 例血管瘤,其中 14% 发生在上肢。Mecor 研究了 1056 例血管瘤和淋巴管瘤,其中 26% 在上肢,而且上肢的血管瘤中 3/4 位于肘关节以远。患者中女性比男性多 3 倍,多属先天性,随着年龄增长肿瘤逐渐增大。

海绵状血管瘤可生长在皮肤、皮下组织、肌肉、肌腱、神经及骨骼内,范围大小不一,小者局限,界限清楚,易于切除;大者可波及全手、整个前臂甚至整个上肢,边界不清,广泛侵及上肢的各种重要组织。

范围广泛的血管瘤治疗上十分困难,磁共振(MR)检查对于术前了解血管瘤的范围和与周围组织的关系有一定帮助。

【适应证】　海绵状血管瘤一经确诊,即应进行手术治疗。肿瘤的大小及其所侵犯的组织范围直接影响手术及其术后效果。肿瘤的范围大小术前常难以确定。肿瘤较表浅时,皮肤可呈蓝色或紫红色。一般来讲,海绵状血管瘤实际大小常大于外观的大小,术前必须有充分的思想准备。

【禁忌证】　范围广泛的海绵状血管瘤治疗上十分困难,常难以达到完全切除的目的,而且术后容易复发。对病变范围广泛,肿瘤严重侵及周围的重要组织,肿瘤切除不可能完全,或切除肿瘤后肢体功能严重丧失,或切除肿瘤会影响肢体的血供或可能导致肢体坏死者,手术应持慎重态度,或为相对的禁忌证。

对于那些肿瘤组织广泛,使患肢(指)几乎没有正常组织,肢体已有功能障碍,并且外观非常难看,手术切除已完全没有可能者,或者放弃手术治疗,或征得患者及家属意见后,直接行截肢(指)手术。

【麻醉和体位】　上肢血管瘤多选用臂丛神经阻滞麻醉。整个上肢受累时,可用高位硬脊膜外阻滞麻醉或全身麻醉。患者仰卧,患肢外展置于手术台旁的手术桌上。

【操作步骤】

1. 切口。根据肿瘤的部位和大小,于肿瘤之上作弧形或 S 形或 Z 形切口。

2. 切开皮肤及皮下组织,分离皮瓣,显露肿瘤。有时血管瘤位于皮下,切开皮肤即见肿瘤组织。

3. 肿瘤局限者,可将肿瘤全部切除。但大多数血管瘤均不同程度地侵犯周围组织,特别是一部分血管瘤范围广泛,且广泛侵犯周围的重要组织。如果连同周围组织一并切除,尚能将肿瘤较完全切除者,只要肿块切除后不影响肢体的血供和存活,可考虑将肿瘤连同所侵犯的肌肉、肌腱、皮肤组织一起彻底切除,所造成的功能障碍尽可能地采用其他方法予以重建。对于那些彻底切除肿瘤可能损伤所有供血动脉而可能导致肢体坏死者,可采用分期手术。对肿瘤已造成肢体(指)功能丧失者可作截肢(指)术。

4. 血管瘤手术中止血十分重要,特别是肿瘤不能彻底切除时,除用电凝止血外,还可用局部缝扎的方法止血,术毕放置引流。

5. 血管瘤侵犯皮肤或皮肤剥离范围较广,影响皮肤血液循环时,可将局部皮肤切除,缺损部分采用游离植皮或皮瓣移植予以修复。

【术后处理】　患肢用石膏托适当固定,术后 24～48 小时拔除引流,2 周拆除缝线和外固定,进行手指活动功能锻炼。

【注意事项】　海绵状血管瘤病变十分复杂,其外观大小常与实际肿瘤大小不符,术前很难确定肿瘤的范围。对于范围广泛的血管瘤,术前对肿瘤能否彻底切除往往难以判断。因此,一方面手术者应对手术的困难程度有充分的准备和估计,另一方面要将手术效果向患者和家属作全面的交代,应该特别指出血管瘤手术不易彻底和术后复发的可能性,以及手术危及肢体功能和血供的可能性。

五、神经鞘瘤切除术

神经鞘瘤(neurilemmona)又称 Schwann 瘤(schwannoma),是周围神经最常见的肿瘤,以四肢为多。发生于上肢的神经鞘瘤可见于臂丛到指掌侧固有神经。笔者早年即曾报道 40 例神经鞘瘤,其中 30 例在上肢,10 例在下肢。上肢的 30 例中,位于臂丛者 9 例;臂部正中神经 2 例,尺神经 2 例,桡神经 3 例;肘部桡神经 1 例;前臂尺神经 3 例,正中神经 2 例,桡神经浅支 2 例;手部指掌侧总神经 3 例,指掌侧固有神经 2 例。神经鞘瘤为与神经行走一致的圆形或椭圆形肿物。肿瘤大小不一,小者仅黄豆大小,大者如拳头,多为单发。

神经鞘瘤虽然生长在神经干上,且亦有在神经干内者,然而肿瘤仅起源于神经干内少量神经纤维的神经鞘组织,直接累及的神经纤维很少,较易将肿瘤从神经干分离出来予以切除。

【适应证】　神经鞘瘤一经确诊,即应手术切除。对疑为神经鞘瘤者亦应手术探查。

【麻醉和体位】　一般采用臂丛神经阻滞麻醉。如肿瘤位于臂丛,则应采用高位硬脊膜外麻醉或全身麻醉。患者仰卧,患肢外展置于手术台旁的手术桌上。如肿瘤位于臂丛,则应将患侧肩部垫枕,头偏向健侧,以便更好地显露锁骨上区。

【操作步骤】

1. 切口。于肿瘤处沿神经干行走方向作纵切口。如肿瘤位于关节附近,跨过关节时切口应呈S形。

2. 切开皮肤、皮下组织,将其向两侧牵开,即可见肿瘤呈淡黄色,表面光滑。沿肿瘤边缘分离,较易将肿瘤连同它起源的神经干一并游离出来。

3. 检查神经干与肿瘤的关系,根据肿瘤的大小和生长情况,肿瘤与神经可同在一包膜之内,并且可位于神经干的中央,但一般多位于神经干的一侧。避开神经干,选择肿瘤最为突出而无神经纤维处,切开神经外膜直达肿瘤组织表面。

4. 沿神经外膜内、肿瘤表面予以分离。当肿瘤完全游离时,一般可见肿瘤两端与一细小的神经束相连,即为肿瘤起源的神经束。这一神经束贯穿肿瘤再无法与肿瘤分离。切断这一细小神经束,即可完整地切除肿瘤(图21-8-6)。

5. 止血后,逐层缝合手术切口。

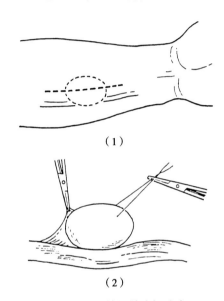

图 21-8-6 神经鞘瘤切除术
(1)手术切口;(2)分离肿瘤

【术后处理】 患肢用石膏托适当固定,术后 2 周拆除缝线和外固定,进行手指活动功能锻炼。

【注意事项】

1. 充分认识本肿瘤的来源和生长特点是正确进行手术的关键。表面上看肿瘤与神经干紧密相连,肿瘤与两端的正常神经干不可分离。实际上,肿瘤多位于神经干的一侧,仔细观察可见神经干的主要神经束被肿瘤推向一侧。即使肿瘤位于神经内呈膨胀性向外生长,亦可见主要神经束相对位于一旁,而且肿瘤本身很容易与正常神经分离。切不可错误地将肿瘤连同神经干一起切除,而造成神经功能障碍。这是治疗神经鞘瘤最容易犯的错误。

2. 术前可根据临床表现对术后预后予以初步判断。如术前患者有肿瘤累及的神经支配区疼痛、麻木,而且按压肿瘤时,有麻痛向该区放射者,受累神经多为感觉神经,肿瘤切除后多引起该区部分感觉受损,不至于出现严重功能障碍。而术前无症状的肿块,按压肿块亦无麻痛放射者,肿瘤多来源于运动神经纤维的鞘膜组织,切除肿瘤后有可能出现部分运动功能受损,应予以特别注意。

3. 为了避免切除肿瘤时损伤正常的神经纤维,手术可在放大镜或手术显微镜下进行。肿瘤完全游离后,必要时可用电刺激与肿瘤相连的一小束神经,观察是否为运动支以及对运动功能影响的程度,以便决定切除肿瘤后是否需要对该束神经进性修复。

六、腱鞘巨细胞瘤切除术

腱鞘巨细胞瘤又称良性滑膜瘤。由于肿瘤组织内有含铁血黄素和类脂质沉积,常呈黄褐色,故又称为黄色素瘤。

腱鞘巨细胞瘤较为常见,多见于手指,特别是手指近节。多位于手指屈侧。肿瘤继续生长,可经屈肌腱和指骨之间扩散至手指对侧,肿瘤呈哑铃状。肿瘤还可向背侧生长,使整个手指近节被肿瘤组织所包裹。肿瘤压迫可使指骨形成凹陷。

【适应证】 手部肿块疑为腱鞘巨细胞瘤者,均应尽早手术切除。一般来说,手术效果良好。手术不彻底所致的局部复发,仍可再次行手术切除。

【麻醉和体位】 臂丛神经阻滞麻醉。患肢外展置于手术台旁的手术桌上。

【操作步骤】

1. 切口。根据肿瘤位置和大小，可于手指掌侧采用 Z 形切口，或于手指背侧另加一切口。

2. 切开皮肤、皮下组织，向两侧分离并牵开皮瓣即可见肿瘤组织，特有的黄褐色为本肿瘤的特点。

3. 沿肿瘤表面分离，将肿瘤连同受累的腱鞘组织一并切除。术中应注意肿瘤生长的范围，在切口足够大的情况下向周围探查，以免遗留向对侧和背侧生长的肿瘤组织（图 21-8-7）。本肿瘤特有的黄褐色可以帮助辨认肿瘤组织，并将凡被黄染的组织予以彻底切除。

4. 彻底止血后，放松止血带，观察皮肤的血液循环，特别是手指掌背侧均有手术切口，且两个切口之间由于肿瘤组织的侵犯和扩展而予以贯通者，更应注意皮肤的血液循环。最后闭合手术切口。

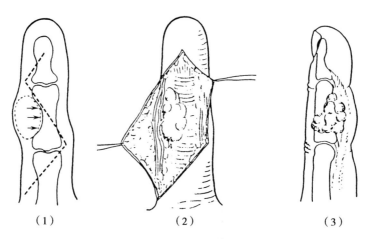

（1）　　　　　　　　（2）　　　　　　　　（3）

图 21-8-7　腱鞘巨细胞瘤切除术
（1）手术切口；（2）肿瘤显露；（3）肿瘤向背侧延伸

【术后处理】　患肢用石膏托适当固定，术后 2 周拆除缝线和外固定，进行手指活动功能锻炼。

【注意事项】　腱鞘巨细胞瘤手术的关键是彻底切除肿瘤，避免复发，可在仔细保护指神经血管束的情况下，将凡是黄染的腱鞘和周围组织一并彻底切除。

七、淋巴管瘤切除术

淋巴管瘤（lymphangioma）不是真性肿瘤，是先天性良性错构瘤。多在出生时已经存在，通常临床上所说的淋巴管瘤，多指海绵状淋巴管瘤（cavernous lymphangioma）。

海绵状淋巴管瘤发生于上肢者，多位于手部背侧，出生时即表现为手背部肿胀，呈表面光滑的柔软性肿胀，无自觉性疼痛和压痛（图 21-8-8）。随年龄增长而增大。边界不清，透光试验阳性。穿刺可抽出无色透明的淋巴液。淋巴管瘤容易感染，应予注意。感染后肿瘤常与周围组织粘连。

【适应证】　手部淋巴管瘤均应尽早手术切除。一般来说，手术效果良好。

【麻醉和体位】　患者为儿童，应采用全身麻醉。患儿仰卧，患肢外展置于手术台旁的手术桌上。

【操作步骤】

1. 切口。根据肿瘤的情况，设计横形、S 形或弧形切口。

2. 切开皮肤及皮下组织，于皮下组织即可显露肿瘤组织。见其内有蜂窝状充满淋巴液的囊腔。

3. 沿肿瘤组织边缘逐渐切开，分离肿瘤组织，此时应尽可能完整地将肿瘤组织全部切除。

4. 清理创面，彻底止血，缝合切口。

【注意事项】　肿瘤组织的界限并不清楚，必须仔细辨认，以便完全彻底切除肿瘤。否则，剩余的病变组织容易发生淋巴液渗出，严重影响切口愈合，并在局部形成瘢痕，直接影响手术效果。

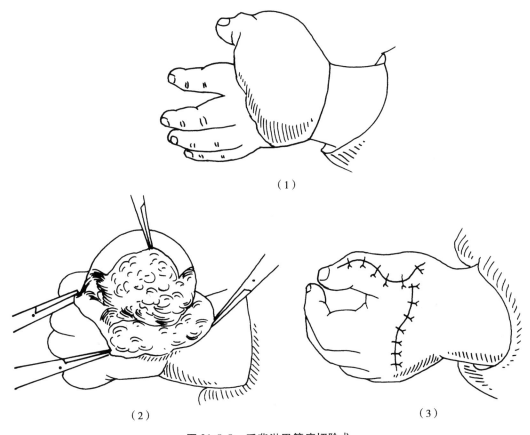

（1）

（2）   （3）

图 21-8-8 手背淋巴管瘤切除术
（1）手背淋巴管瘤；（2）术中所见；（3）淋巴管瘤切除术后

八、内生软骨瘤刮除植骨术

软骨瘤由透明软骨构成，处于骨干中心者，即骨内者，称内生软骨瘤，是发生于软骨内化骨的一种良性肿瘤。内生软骨瘤可为单发，亦可为多发。多发性骨内软骨瘤发生于一侧上、下肢或两侧上、下肢。内生软骨瘤好发于短管状骨。手部内生软骨瘤多发生于指骨，一般起于干骺端，因此，指骨肿瘤多倾向于近端，掌骨肿瘤则多位于远端。发生于指骨者又以近节指骨为多见。

手部内生软骨瘤很少恶变。发生于长骨的软骨瘤，波及骨内膜，其边缘模糊和有骨膜反应，或内生软骨瘤无病理性骨折而肿瘤增长迅速和引起疼痛者，应考虑有恶变的可能性。

手部内生软骨瘤的治疗方法有单纯病灶刮除术、刮除植骨术、受累骨段切除植骨术和截指术。病变范围小而无症状者可暂不手术，亦可行单纯病灶刮除术。对这类患者 Sekiya（1997）应用内镜对 9 例手部内生软骨瘤行单纯肿瘤刮除术，术后不需植骨均有新骨形成和病变区重建。大多数手部内生软骨瘤可采用刮除植骨术予以治疗。

【适应证】 病变范围小而无症状的内生软骨瘤可暂不手术，定期观察其变化，如有增大趋势时再行手术治疗。肿瘤范围较大、畸形明显、骨质变薄或有病理性骨折者，应立即手术行病变彻底刮除加植骨术。畸形严重、手指功能已完全丧失，多次复发或有恶变倾向者，可行截指术。若手术后复发，仍属良性者，则可再次手术。

【麻醉和体位】 手部手术可采用臂丛神经阻滞麻醉。需切取髂骨者，可采用局部麻醉或静脉麻醉。患者仰卧，患肢外展置于手术台旁的手术桌上。

【操作步骤】

1. 切口。根据病变的大小和部位，于受累骨骨皮质较薄的一侧作切口，指骨可采用侧正中切口，掌骨可采用背侧切口。

2. 切开皮肤、皮下组织，手指侧正中切口可直接到达指骨。掌骨者可从一侧到达掌骨，如遇伸指肌腱,则将其牵向一侧。

3. 切开并剥离骨膜。根据肿瘤大小,于肿瘤部位骨皮质上开适当大小的骨窗,用刮匙刮除腔内的肿瘤组织。

4. 从髂骨切取松质骨,将其剪成豌豆大小。待肿瘤组织彻底刮除干净后,将髂骨块紧密植入骨腔,使之不遗留空隙。

5. 将开窗的骨片放回,或用一髂骨骨皮质覆盖。缝合皮下组织及皮肤。

【术后处理】 用石膏托或铝板固定患手或患指,术后 2 周拆除缝线,根据情况于 4~5 周拆除外固定,进行手指活动功能锻炼。

【注意事项】 内生软骨瘤手术包括肿瘤骨皮质开窗、肿瘤组织刮除、瘤腔烧灼及填充瘤腔。防止术后肿瘤复发的关键在于肿瘤组织的彻底刮除和瘤腔填充时必须紧密而不遗留间隙。因此在刮除肿瘤组织时应仔细反复地刮除,并不断地用生理氯化钠溶液冲洗,特别值得注意的是瘤腔不规则时,更应注意肿瘤组织的残留。瘤腔可在肿瘤组织刮除后用化学药品烧灼,如碘酊或苯酚;或用电钻打磨;如已刮除干净,仅用生理氯化钠溶液冲洗即可。如肿瘤范围大,呈多中心不规则型,手术难以刮除干净时,为避免术后复发,可将肿瘤段骨全部切除,而用一整块髂骨移植插入骨缺损处。

骨质填充时,可用新鲜自体髂骨、库存同种异体松质骨或骨水泥等。如无特殊情况,应以自体髂骨移植为宜。

(洪光祥)

第九节 手部先天性畸形的手术治疗

英文文献中,用不同的词来描述先天性畸形,如 congenital deformities、congenital malformations、congenital disorders、birth defects、anomalies 等,虽然英文字面上其意义有所不同,但基本意义接近,究竟如何用中文来表述不同器官或组织结构在形态发生过程中某一个环节发生异常而产生的结果,比如缺陷、畸形、畸变、疾患、形成障碍、扰乱等,尚需胚胎学、解剖学、病理学、遗传学及相关的临床学家等共同研讨后来确定。手是一个解剖形态学特点显著的外露器官,其功能与手的组织结构及形态学特点有着密切的关系,而形态学结构的异常是作出先天异常这种病理状况诊断的主要依据,手的任何形态学特点的改变,都预示着其解剖或组织结构发生了明显的异常,均可导致相应的功能障碍甚至功能的丧失。因此,用畸形来描述手部形态发生过程中产生的异常及其结果,似乎是可以接受的,鉴于此,国内多数临床学者称其为"手部先天性畸形"似可理解。当然,许多学者更赞同用"出生缺陷"来描述人体形态发生过程中所产生的问题,我们认为,这仍然是一个值得探讨的问题。

从临床诊疗学角度看,手部先天性畸形一般涉及手外科、整形外科、小儿外科、临床遗传学家等相关领域,其内容复杂而又丰富。近十年来,其发生率、病因、流行病学规律、诊疗及预防策略等均发生了显著的变化,特别是其有关遗传规律的研究越来越受到重视,手部先天性畸形的诊断水平逐步向基因诊断靠近,部分手部先天畸形已经达到基因诊断的水平,在此基础上,未来由常规治疗过渡到基因治疗的可能性也逐渐增大,为未来防治和从根本上治愈手部先天畸形带来了希望。

一、手部先天畸形手术治疗原则

除改善手的外形外,与其他手部疾患的治疗一样,手部先天性畸形的治疗主要集中在重建功能(如抓握和手指对捏等),同时控制或延缓畸形的进一步发展,以及由此带来的继发性畸形。当然,既将外形改善的非常完美,又将功能重建的十分理想,对于临床医生来说确是一项极其艰难的工作。特别是对于那些严重、复杂的手部畸形,多数情况下,在外形和功能两者之间,只能偏倚其中之一。当然,患儿家长或患者本人对治疗结果的要求也是选择治疗方法的因素之一。

以下原则在选择手术治疗时应予以注意:

1. 一般情况下,到底是重建外形,还是重建功能为主,不同的医生对此有各自的看法,在治疗中应根据畸形严重程度、医生所具备的技术水平、患者及家属要求等综合考虑。

2. 治疗应尽量不损伤原有的手功能,如总的治疗方案确实无法避免损伤部分已有的手功能,同时还应考虑设计相应的后续重建措施。

3. 严重妨碍手部发育的畸形应尽早手术治疗。

4. 对于复杂手部先天畸形,分期手术是一个重要特点,负责治疗的医生应事先制订详细周密的治疗方案,以免延误治疗时机,并应该向家属做充分交代,使其对此有相应的心理准备及经济储备。

5. 骨性手术应避免损伤骨骺,如确认选择的手术对骨骺将会有严重损伤,可将相关手术推迟到骨骺发育完成后实施。

6. 如条件或病情允许,整个手术治疗过程应在学龄前完成,以免患儿入学后的心理负担及功能上的不适应。

7. 对某些不适宜马上手术或非手术期的病例,应尽可能使用矫形支具或正规的矫形器,控制畸形的进一步发展,使患儿在最大限度上发挥其手功能,不但可以在一定程度上保持其生活质量,同时也有利于患儿培养相对正常的生活习惯,也可以为下一步手术治疗创造一定的软组织条件。对某些畸形,矫形支具的合理利用可免除某些手术治疗的过程。

8. 手术后也应提供相应的矫形支具及康复治疗,进一步维持手术效果。

9. 非手术期间(甚至从新生儿开始)对患儿进行系统、持续、合理、正规的康复及功能训练。

10. 手部手术前,需全面了解患儿是否有其他部位或器官的严重畸形,特别是可能危及生命的重要脏器的畸形,如有必要应于手部手术前先给予相应治疗,或与有关治疗人员协同制订一个完整合理的系统治疗方案。我们积极提倡与相关专业进行合作,制订完整的治疗方案,条件和病情允许时,不同专业之间可同时进行手术治疗,可以大大缩短治疗疗程,节约治疗成本。

11. 除非有特殊需要,某些手部先天畸形可能终生不需要手术治疗,如先天性桡腕关节融合、腕骨间融合等。某些年龄较大,治疗前手部具有一定功能,而估计手术后又很难取得功能及外观显著改善者,也可以不选择手术治疗,如先天性桡骨缺如。

12. 条件允许时,可采用一些新型的医疗技术或手段治疗手部畸形,如微型外固定架或延长器、特型软组织扩张器等。

13. 功能重建手术设计时,还应考虑患儿将来对某些现代生活方式的适应及患者是否有特殊的生活要求,如术后患手是否有利于操作电脑、是否适合弹奏乐器等。

14. 对于年龄较小的患儿,应慎重选择显微外科手术。

15. 国外对手部先天畸形治疗的手术时机选择比较积极,但我们认为,应综合考虑后来决定,一般认为 1 岁是一个适合国情的年龄界限。

二、多指畸形的手术治疗

【概述】 先天性多指畸形的发病率是手和上肢先天畸形中最高的,为肢芽胚基分化早期受到某种或多种致病因素作用引起,常有遗传倾向。可合并其他手部先天畸形或综合征,部分患者可双侧发病。按多指发生的部位,多指畸形分为桡侧多指、尺侧多指及中央多指,桡侧多指最为多见。根据多指所含组织结构的情况,又有下列三种类型:Ⅰ型:多余指仅由皮肤软组织组成,类似一"肉赘",不含肌腱及骨组织,仅以一个狭细的皮蒂与正常手指相连。Ⅱ型:多余指包含指骨、指甲及肌腱等组织,但发育很不完全,外形及功能上也有相当的缺陷。Ⅲ型:具有相对完整的类似正常手指的结构,如指骨、指甲、肌腱及神经血管束等,也具有相对好的外形及功能。根据拇指成分分裂和重复发生的解剖位置及治疗的难易程度,桡侧多指畸形分为 5 型:Ⅰ型:远节指骨型;Ⅱ型:近节指骨型;Ⅲ型:掌骨型;Ⅳ型:三节指骨型;Ⅴ型:漂浮拇指型。Wassel 将桡侧多指分为 7 型:Ⅰ型:远节指骨远端分叉,近端骨骺与正常的近节指骨相关节;Ⅱ型:远节指骨完全分开,各自的骨骺与正常的近节指骨相关节;Ⅲ型:远节指骨完全分开,近节指骨远端分叉,并与正常的掌骨相关节;Ⅳ型:远节及近节指骨均完全分开,两节近节指骨各自拥有独立的骨骺,并与正常的掌骨相关节,掌骨有时略有增宽;Ⅴ型:掌骨远端分叉,每一个掌骨头分别与相应的已完整分开的远、近节指骨相关节；Ⅵ型：两个独立的拇指形成；Ⅶ型：三节指骨型拇指或具备三节指骨型拇指的某些成分同时伴随一个正常的拇指。桡侧多指畸形通常又称为复拇指或双拇指畸形。多数情况下，桡侧多指畸形中的两个拇指在大小和外形上均不一致，将形态接近正常者称为"主拇指"，另外一个称为"次拇指"。有时两个拇指也可在形态上一致或十分接近，将其称为"镜影拇指"。尺侧多指少见，多数都像漂浮拇指多指一样，由细小的皮肤软组织蒂与正常手指相连，蒂内可含有微细的血管神经束；有时也有骨关节、肌腱等结构存在，几乎像一个完全的手指形成。中央多指极为少见，一般分为三型。Ⅰ型：中央指仅由多余软组织形成，没有骨骼等组织；Ⅱ型：多指部分与邻近手指重叠挤压在一起；Ⅲ型：多指部分具有像正常手指一样的骨关节、肌腱、血管神经等组织。

本章节仅介绍临床多见的桡侧多指畸形的手术治疗。

【手术目的及手术时机】　手术主要是为了恢复和重建拇指的功能及外形，同时控制畸形拇指对手指正常或相对正常部分发育的影响，减轻患者的心理障碍。一般可根据多指发生的病理解剖情况、患者年龄、合并其他先天畸形等来选择合适的手术方式及手术时机。漂浮拇指多指或部分单纯性多指可在新生儿期行手术治疗。如多生手指的骨关节、肌腱、血管神经束与正常手指联系复杂，手术较为复杂，可适当推迟手术时间。如果麻醉条件及经治医生手术技术均允许，尽量不要将手术推迟太晚，以免日后畸形越来越重，使手术更加复杂化，同时患者和家属也承受较大的心理负担，一般可在2岁左右完成手术治疗。分期手术治疗者，整个手术治疗过程应在学龄前完成。有可能损伤骨骺的骨关节手术，可以等到骨骺发育停止或接近停止或患儿成年后施行。

（一）末节指骨不完全分裂拇指多指

【操作步骤】　见图21-9-1。

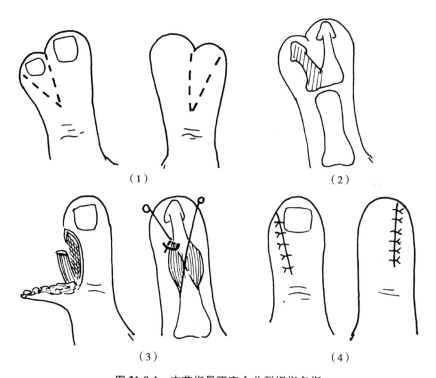

图21-9-1　末节指骨不完全分裂拇指多指
(1)畸形及切口；(2)多余指骨截除范围；(3)保留侧副韧带并予以固定
缝合，如关节不稳定，可用克氏针固定；(4)缝合伤口

1. 切口。手术应将发育不良的拇指（次要拇指）完全切除，在将要切除的次要拇指掌背侧各作一 V 形切口，切除范围包括次要拇指指甲及掌侧部分指腹，保留其桡侧适当量的皮肤，使其形成的 U 形皮瓣足以覆盖次要拇指切除后主要拇指桡侧残留的皮肤软组织缺损。

2. 切开皮肤、皮下组织，分离并找到次要拇指指间关节桡侧关节囊韧带，从其指骨基底将关节囊韧带远端从指骨基底上游离并保留。完整显露次要拇指指骨及其与主拇指指骨相融合部分,以微型骨刀将相连之指骨基底凿开,将设计切除的次要拇指全部切除。

3. 在主要拇指远节指骨基底桡侧以较粗的克氏针转孔,用细钢丝或可吸收缝线呈8字形穿过关节囊韧带,再穿过主要拇指远节指骨基底骨孔,然后予以固定或缝合。行拇指指间关节侧方应力试验,以检验缝合之侧副韧带是否松弛,如发现有松弛可进行适当紧缩,也可用细克氏针固定指间关节,维持关节稳定。

4. 修整已预留的U形皮瓣上多余的脂肪组织,然后覆盖主要拇指桡侧的软组织缺损,缝合伤口。

5. 伤口内可放置橡皮引流条,无菌敷料包扎伤口。

【术中注意事项】 预留桡侧U形皮瓣时,应事先估量好其大小,以免皮瓣太小,造成覆盖不足或皮瓣缝合张力过大。凿除次要拇指指骨时,注意用力不要太粗暴,否则将造成主要拇指远节指骨关节软骨或骨骺的不必要损伤。如果主要和次要拇指均有各自的屈伸指肌腱,可以将次要拇指一侧去除或将其移位到主要拇指一侧,加强保留的主拇指的肌腱功能。

【术后处理】 术后48小时拆除引流条,2周拆除缝线。功能位石膏托外固定3~4周,同时拔除克氏针,以拇指指托继续固定2~3周,开始功能锻炼。

（二）末节指骨不全分裂,末节多指部分与正常部分相等

【操作步骤】 见图21-9-2。

1. 切口。一般采用V形切口,V形切口两臂各沿两个发育相等的拇指纵轴由指端向近端延续,直到两臂相交于指间关节附近,其指甲各保留一半。掌背侧切口形状一样。

2. 首先将设计范围内的指甲及皮肤软组织沿设计切口行楔形切开,相应的关节囊、屈伸肌腱均需部分切除,注意留下足够的关节囊、肌腱组织,待修复。

3. 以微型骨刀切除设计范围内的指骨,骨切除范围包括两指骨的中央相融合部分,将截骨断面以微型骨挫将残留骨突起磨平,用无菌生理盐水清洗伤口,以免残留骨屑遗留在关节间隙。

4. 以细克氏针在保留的末节两侧指骨钻孔,将保留的两部分指骨合拢在一起,确认位置可以接受后,以克氏针和细钢丝或可吸收缝线固定(如有条件可拍摄X线片确认指骨对位的位置),并修复相关的关节囊、肌腱和甲床,甲床可使用5-0或7-0无创缝合线缝合修复。如原甲板已去除或无法使用,可采用甲板替代物(如医用硅橡胶材料)固定甲床。

5. 缝合皮肤伤口。

【术中注意事项】 截除指骨时应尽量使用微型器械,保护将要保留的关节软骨。指骨截除后,保留的两块指骨对合要精确,如有条件可在术中拍摄X线片予以确认,否则将引起指骨畸形愈合或延迟愈合,甚至不愈合,导致新的拇指畸形。

【术后处理】 术后2周拆除缝线。石膏托外固定,直到4~6周骨折愈合。随之可进行康复功能锻炼。

（三）末节指骨完全分裂型拇指多指

【操作步骤】 见图21-9-3。

1. 切口。在桡侧发育不良之次要拇指与主拇指相连的指根部行掌背侧梭形切口,掌侧应预留相对大些的皮瓣,以备覆盖次要拇指切除后主拇指桡背侧残留的皮肤软组织缺损。

2. 切开皮肤、皮下组织,探查相关的血管、神经、肌腱的分布情况,并做相应的保留和处理。如果存在两套血管、神经或肌腱组织,则需小心保留主拇指一侧的;如果主拇指一侧的相关组织缺如或发育不良,则需将次要拇指一侧的移位于主拇指。

3. 在背侧切口内,如主拇指伸指肌腱正常,将次要拇指的伸指肌腱切断;否则应行肌腱移位,重建伸拇功能。保留完好的关节侧副韧带及关节囊瓣以备修复。切开关节囊后,显露次要拇指关节指间关节,以骨刀凿除近节指骨桡侧远端膨隆多余之骨组织。

4. 在掌侧切口内,结扎切断和处理走向次要拇指的血管神经束,如主拇指屈指肌腱正常,次要拇指屈指肌腱予以切断;否则应行肌腱移位,重建屈拇功能。切开掌侧关节囊,从指间关节水平将次要拇指

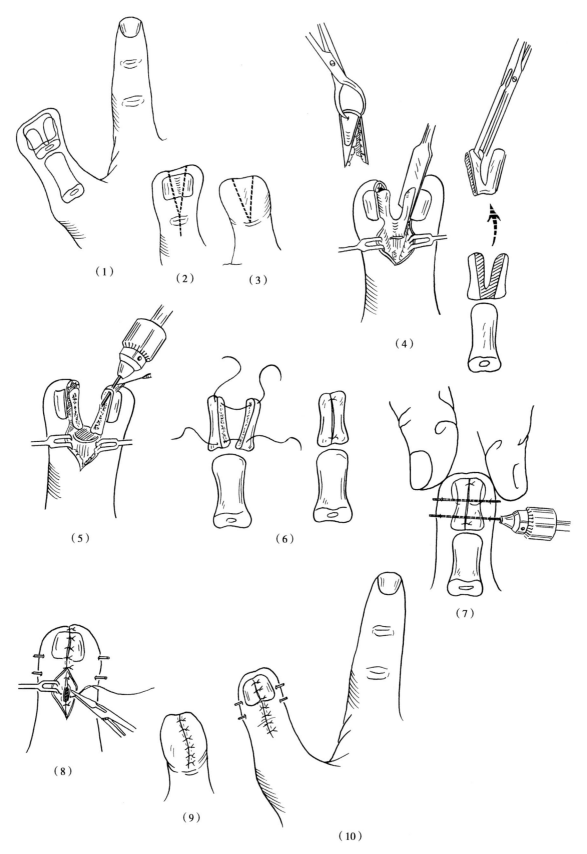

图 21-9-2　拇指末节不完全重复畸形的矫形术

（1）拇指末节不完全重复畸形；（2）、（3）切口；（4）将拇指末节重复指骨作楔形切除；（5）于残留末节两侧的指骨钻孔；（6）、（7）将残留末节两侧的指骨捏拢缝扎及用克氏针固定；（8）缝合指背筋膜及关节囊；（9）、（10）缝合皮肤和指甲

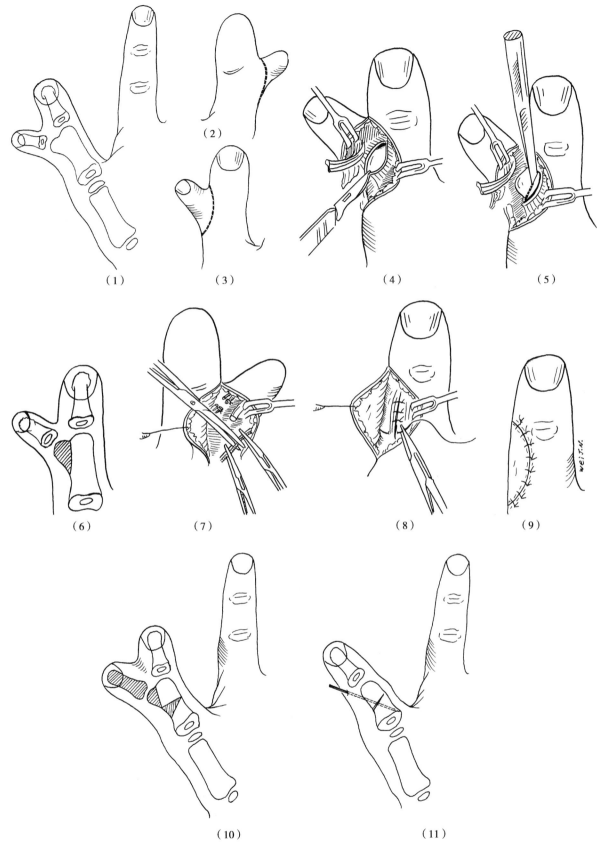

（1）　　　　　　　（2）　　　　　　　　（3）　　　　　　　　　（4）　　　　　　　　　（5）

（6）　　　　　　　　（7）　　　　　　　　　（8）　　　　　　　　（9）

（10）　　　　　　　　　　　　　（11）

图 21-9-3　拇指末节重复桡侧发育小的多生指切除术

（1）拇指末节重复、桡侧发育小的多生指畸形；（2）、（3）切口；（4）、（5）、（6）切除发育小的多生指，切开关节囊，凿除近节指骨桡侧膨隆骨质；（7）切断结扎多生手指的指动脉；（8）、（9）缝合关节囊及皮肤；（10）、（11）如主要拇指有尺侧偏斜畸形、切除多生手指后,可于近节指骨作楔形截骨矫正畸形

完整切除。

5. 如设计保留的主要拇指有侧偏畸形,近节指骨远端需行相应的楔形截骨,截骨后以克氏针固定。如有条件可拍摄 X 线片确认截骨位置良好。

6. 修复关节囊及韧带,通过侧方应力试验确认关节稳定,否则需行韧带紧缩。

7. 修整预留的指掌侧皮瓣,止血、缝合皮肤。伤口内可放置橡皮引流条。

【术中注意事项】 截骨过程中,应注意保护关节软骨,切勿损伤。

【术后处理】 石膏托外固定,直到 4~6 周骨折愈合。随之可进行康复功能锻炼。

（四）近节指骨不完全分裂型拇指多指

【操作步骤】 见图 21-9-4。

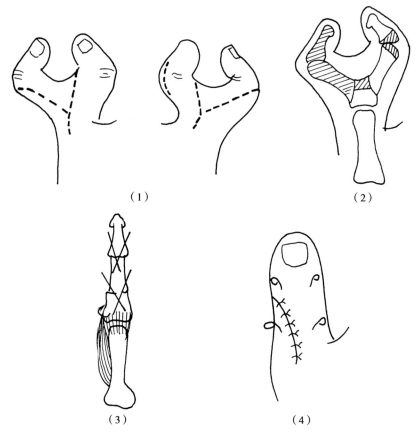

（1）

（2）

（3）

（4）

图 21-9-4 近节指骨不完全分裂型拇指多指
（1）畸形外形及切口;（2）截骨范围;（3）克氏针固
定指骨及融合的关节;（4）缝合伤口

1. 切口。在主拇指与将要切除的发育不良的次要拇指之间行 V 形切口,切口设计时,应在将被切除的次要拇指桡侧保留一舌形皮瓣,其大小应足以覆盖次要拇指切除后主拇指残留的皮肤软组织缺损。

2. 沿设计好的切口切开皮肤及皮下组织后,在次要拇指掀起已设计好的舌形皮瓣。在次要拇指掌指关节桡侧,显露拇短展肌止点的腱性部分及关节囊和侧副韧带,并从尽可能远的部位将其游离并切断,保留之以备重建所用。

3. 切断次要拇指与主拇指所有的软组织联系(包括拇长伸、屈指肌腱及指血管神经束),结扎指动脉。

4. 暴露掌指关节,显露主拇指及将要截除的次要拇指的近节指骨近端及主、次要拇指近节指骨相融合部分,分别在两近节指骨的基底行截骨,将其截断。与掌骨关节面相关节的指骨部分(即指骨融合部分)保留好,保留的指骨部分的大小应与掌骨或掌指关节大小相匹配。如果保留的近端指骨较长,可以将其适当截短一部分,直到主拇指近节指骨基底截骨面能够合适的与其对合复位。

5. 主拇指指间关节尺侧行侧方正中切口,切开指间关节关节囊及韧带,逐层进入并显露远侧指间关节,以微型电锯或骨凿行关节截骨,直到其侧偏畸形得以矫正,并将关节融合于功能位。将主拇指近节指骨保留部分移向保留的近节指骨部分,并对合复位,以克氏针固定截骨部位及融合之指间关节。如有条件可拍摄 X 线片,确认截骨面复位和关节融合位置是否满意。

6. 缝合和修复掌指关节侧副韧带,测试韧带张力,如松弛可适当进行紧缩。以粗丝线缝合或细钢丝固定拇短展肌腱性止点于近节指骨基底。

7. 如主拇指的屈伸指肌腱或指神经有畸形或缺损,可行相应的重建和修复,如肌腱、神经移位或移植,或肌腱止点重建。

8. 以预先设计的掌侧皮瓣覆盖主拇指桡背侧残留的皮肤软组织缺损,缝合皮肤伤口。伤口内可放置橡皮引流条。

【术中注意事项】 截骨时应注意保护关节软骨。重建缝合侧副韧带和拇短展肌时,张力尽可能大一些,以免术后掌指关节不稳定或拇指外展力弱。如果合并拇指蹼挛缩,可根据挛缩的程度,一并行指蹼松解或植皮术,或先预构腹部皮管,二期用皮管重建拇指蹼。术中应根据屈伸拇指肌腱的分布和畸变情况,进行相应的修复和重建。

【术后处理】 术后48小时拆除引流条,2周拆线。拇指外展对掌位石膏托外固定,直到截骨愈合,拔除克氏针。随之可进行康复功能锻炼。

（五）第 1 掌骨不完全分裂型拇指多指

【操作步骤】 见图21-9-5。

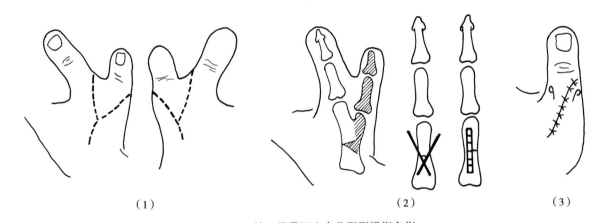

（1）　　　　　　　　　　　　　　　　　　　　（2）　　　　　　（3）

图 21-9-5　第一掌骨不完全分裂型拇指多指
（1）畸形外形及切口;（2）截骨范围及截骨后掌骨内固定;（3）缝合伤口

1. 切口。在主拇指和次要拇指之间设计 V 形切口,掌背侧切口形状一致,次要拇指桡侧预留一舌形皮瓣。从切口两臂交汇点还可适当向近端延长切口。

2. 切开皮肤、皮下组织,显露次要拇指的指屈、伸肌腱、血管神经束及鱼际肌腱性止点。同时掀起次要拇指桡侧的舌形皮瓣,以备用来覆盖次要拇指切除后主拇指桡侧残留的皮肤软组织缺损。

3. 切断已显露好的次要拇指屈伸指肌腱及血管神经束,结扎指固有动脉,指固有神经残端回缩在正常组织内。在鱼际肌腱性止点处将其切断,保留备用。

4. 完全显露主、次要拇指在掌骨的相连部分,用微型骨凿将次要拇指掌骨从主拇指掌骨上截断,切断次要拇指与主拇指所有相连接的软组织,次要拇指得以完全切除。根据主拇指掌骨尺侧偏斜的程度,在主拇指掌骨畸形最明显处行楔形截骨,彻底纠正掌骨尺偏畸形。截骨后,以克氏针交叉固定或用微型接骨板螺丝钉固定。

5. 保留的大鱼肌腱性止点缝合在主拇指掌指关节桡侧关节囊远侧。

6. 以预留的次要拇指桡侧舌形皮瓣覆盖主拇指桡侧的皮肤软组织缺损,缝合伤口。伤口内可放置橡皮引流条。

【术中注意事项】 如术中发现主要的肌腱结构位于次要拇指,则需进行主拇指肌腱的重建,可采用肌腱移位或肌腱移植等方法。主拇指应根据具体情况保留相应的血管神经结构,以免造成术后功能障碍。掌指关节关节囊如有松弛,可以进行适当的紧缩,或用一枚克氏针固定3周左右。截骨范围应比照术前X线片来确定,术中应通过透视或X线片来确认截骨的程度和复位情况。

【术后处理】 术后48小时拆除引流条,2周拆除缝线。拇指U形石膏托固定4~6周,直到截骨部位愈合。

三、并指畸形的治疗

【概述】 并指畸形是手部常见的先天性畸形之一。胚胎早期,特别是胚胎3~12周时,受某种因素影响导致胎儿手指分化障碍,形成并指畸形。以中环指并指最为多见,其他依次为环小指、示中指、拇示指。除皮肤短缺外,尚可合并骨关节畸形,如骨性融合、骨发育不良、异常骨桥、手指关节融合或僵直;畸形严重者也引起继发性骨关节畸形、神经血管及肌腱肌肉组织畸形。还可合并其他的手畸形,如多指、裂手、缩窄带等,设计治疗方案时应统筹考虑。部分患者为双侧发病,也可有家族遗传性,多为常染色体显性遗传,其余为常染色体隐性遗传或性染色体遗传。通常将其分为两大类:软组织并指(相连手指仅由皮肤软组织相连接)和骨性并指(除皮肤相连接外相连手指尚有骨性连接存在)。合并其他手畸形或除皮肤相连接外尚有多种组织相连(如肌腱、神经、血管等)时则为复合性并指。根据并指连接程度的不同,又分为不完全性并指(相邻两指皮肤连接较正常指蹼长,但未达手指全长)和完全性并指(相邻两指皮肤连接达手指全长)。也可为多个手指并指,甚至手指全部相连。

【手术目的及手术时机】 手术以改善和控制畸形、尽早恢复手功能为主。多数人认为,手术可以在5~6岁进行。目前,越来越趋向早期开始手术治疗,国外甚至有人主张在出生后6个月内即进行手术,这样可将骨发育受影响的程度减少到最小,同时也可尽早地恢复手功能。作者认为,伴有指骨融合、手指生长严重不对称或有旋转及成角畸形、手指关节活动严重障碍、拇示指并指的先天性并指畸形可优先考虑手术,手术时机也可以适当提前。多指并指畸形者需分期手术治疗,手术时间也可适当提前,以便整个手术过程能在学龄前完成,同时也可在最大的程度上避免继发的手指畸形。合并其他手的畸形者,应从整体治疗角度综合考虑和制订手术方案及选择手术时机。

(一) 皮肤并指畸形的分指

【操作步骤】 见图21-9-6。

1. 切口。切口设计为锯齿形,并指相连的皮肤掌背侧锯齿形切口方向应相反。并连手指基底常设计掌背侧三角形皮瓣、矩形皮瓣或双叶皮瓣,用来重建指蹼。

2. 按切口设计,切开皮肤及皮下组织,掀起掌背侧所有三角形皮瓣,将皮下脂肪保留在皮瓣上,从手指远端将手指相连的其他软组织完全分开,直至手指指蹼,此时已达神经血管分叉,应注意保护。分开手指时还应仔细分离组织,特别注意在切开掌侧组织时需辨认并保护指神经血管束,并确认有无神经、血管组织畸形。

3. 如指蹼不够深度,可以切断掌骨头间横韧带,以加深指蹼。用手指基底部形成的掌背侧三角形皮瓣、矩形或双叶皮瓣重建指蹼。

4. 放松止血带,彻底止血。

5. 将手指上的各个三角形皮瓣充分掀起,交错覆盖手指及指蹼创面,皮瓣应尽可能覆盖手指关节部位。

6. 缝合伤口,残留在手指的皮肤软组织缺损用全厚或厚断层皮片移植覆盖,皮片加压打包。

【术后处理及手术注意事项】 见末节骨性连接的并指分指术。

(二) 末节骨性连接的并指分指

【操作步骤】 见图21-9-7。

1. 切口,并连手指末节背侧指甲交界处切口为纵形,掌侧指腹部应设计预留一皮瓣,蒂保留在该皮

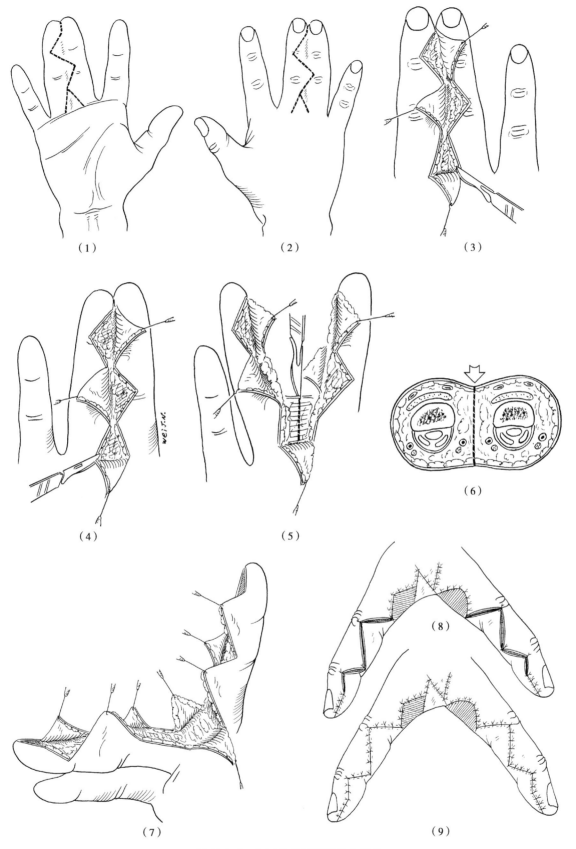

（1）　　　　　　　　　　（2）　　　　　　　　　　（3）

（4）　　　　　　　　　　（5）　　　　　　　　　　（6）

（7）　　　　　　　　　　（8）　　　　　　　　　　（9）

图 21-9-6　先天性并指畸形的分指术
（1）、（2）切口设计,用两个三角形皮瓣形成指蹼;（3）、（4）并指间作锯齿形切口,并指基底部背侧及掌侧分离掀起两个三角形皮瓣;（5）、（6）分指时应将并连的手指完全分离至指蹼处;（7）并指分离后,将手指上的三角形皮瓣及指蹼处的三角形皮瓣掀起,交错覆盖手指及指蹼创面;（8）、（9）缝合伤口,遗留创面用厚断层皮片移植覆盖

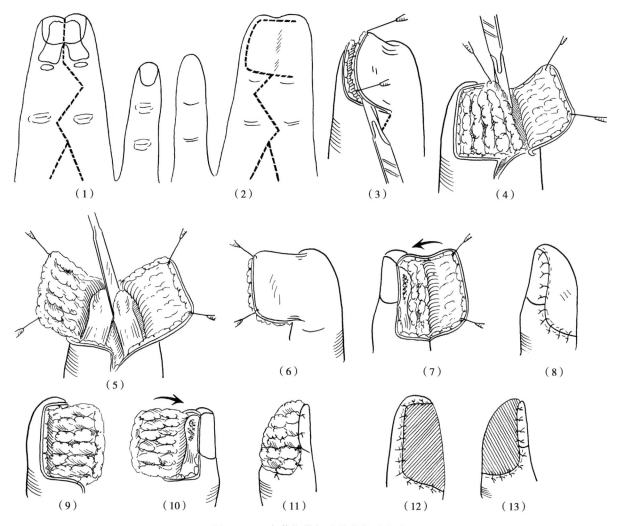

图 21-9-7 末节指骨相连的并指分指术

(1)、(2)切口设计;(3)、(4)于指腹部形成一个皮瓣和一个皮下组织瓣;(5)凿断末节指骨连接部;
(6)、(7)、(8)用皮瓣覆盖一个手指骨质外露的创面;(9)~(13)用皮下组织瓣覆盖另一个手指有骨质外露的创面,然后在皮下组织瓣上施行游离植皮

瓣将要覆盖手指的一侧;远节手指近侧的切口与皮肤并指相似,为锯齿形切口。指蹼部掌背侧各设计一个三角形皮瓣,用来重建指蹼。

2. 沿设计的切口,从手指基底开始切开皮肤、皮下组织,掀起除末节外所有已形成的皮瓣。末节背侧将指甲锐性切开,并显露指骨骨性连接处;掌侧指腹沿设计切口先掀起并形成一个皮瓣,然后在其深面再掀起一个皮下筋膜组织瓣,蒂保留在另一手指,同时显露掌侧指骨融合处。

3. 完全显露指骨骨性连接处,以骨凿将其凿开,使其完全分离。按切口设计,进一步掀起并指掌背侧及指蹼处所有三角形皮瓣,并指得以完全分离开。修整截骨断面,使之光滑没有骨突。

4. 在末节,分别以已形成的皮下筋膜组织瓣及指腹皮瓣覆盖各个手指末节指骨的裸露面。在手指其他部分及指蹼,用已形成的三角形皮瓣,交错覆盖手指及指蹼创面。残留的皮肤软组织缺损及末节皮下筋膜组织瓣上面以中厚或厚断层皮片游离移植,皮片加压打包。无菌敷料包扎伤口。

5. 指蹼的重建与(一)相同。

【术中注意事项】

1. 如术中发现指血管神经束在指蹼处的分叉较远,可结扎一侧的动脉,指神经可在显微镜下向近端适当劈开至合适位置。

2. 切开皮肤形成之三角形皮瓣厚度应掌握好,缝合时张力也应适中,皮瓣太薄或缝合张力太大容易引起皮瓣血液供应障碍,或压迫指动脉导致手指坏死,或术后过量瘢痕形成。

3. 对于畸形严重或多指并指者,术前应充分考虑血管、神经的变异,分指时注意保存血液供应;根据手指功能的重要程度,将神经保留在合适的手指或指侧。

4. 对于拇示指并指者,分指前可先行腹部皮管成形术,分指后用预构的皮管重建拇指指蹼,可以获得良好的外形及功能。

5. 重建的指蹼其深度及宽度应稍大于正常者,重建的指蹼过小,术后将引起指蹼挛缩,手指功能受影响,甚至需再次手术分指。

6. 指蹼间隙应使用松软的敷料充填,以防止指蹼皮瓣受压引起血液循环障碍或缺血坏死。

7. 在末节皮下筋膜组织瓣上植皮加压打包时,压力不要太大,否则会引起筋膜组织瓣和皮片坏死。

8. 多个手指并指时,一般应行多次手术分指,以免引起手指分离后血液循环障碍,甚至手指坏死。

【术后处理】 术后以功能位石膏托固定 2 周,然后拆除缝线。如皮瓣或手指血液循环差,可抬高患肢或适量应用扩张血管药物。拆除外固定后,可进行康复治疗。如手指有挛缩或侧偏畸形发生,可使用矫形器或支具进行纠正,严重者需再次手术。

四、先天性拇指发育不良

【概述】 先天性拇指发育不良的确切发病原因不是十分清楚,可能是发育过程中肢芽形成或发育障碍引起,具有遗传性。可伴有其他手指畸形或其他器官的发育不良。目前采用 Blauth(1967)分类:Ⅰ型:拇指较对侧细小,可合并鱼际肌轻度发育不良,拇指功能无损伤或基本正常。Ⅱ型:拇指较小,虽然骨发育也较小,但骨关节的关系基本正常,主要病理改变有:①拇指蹼挛缩、狭窄,引起拇指功能障碍;②鱼际发育不良较重;③掌指关节尺侧-侧副韧带松弛,导致关节不稳定;④血管、神经有时也有发育异常。Ⅲ型:除Ⅱ型表现外,掌骨及第一腕掌关节发育不良,鱼际肌缺如,外在肌也有异常,关节不稳定更加明显。Manske 等(1992)又将此型分为两个亚型。ⅢA:广泛的内外在肌缺如,而腕掌关节完整。ⅢB:广泛的内外在肌缺如,腕掌关节发育不良。Ⅳ型:即漂浮拇指或赘生拇指,发育不良的拇指仅靠带有细小血管神经蒂的软组织与手掌或示指桡侧相连系。Ⅴ型:拇指所有结构完全缺如,肌肉、肌腱及血管、神经的变异较大。

【手术目的及手术时机】 手术主要以改善功能为主,辅以改善外形。主要的外科治疗手段有拇指再造和各种拇指功能重建手术。示指拇化手术可在 3 ~ 4 岁进行,但有人认为此类手术可开始于 1 岁,国外也有在出生后数月即实施手术者。其他拇指再造的方法尚有足趾游离移植等。关于拇指再造术,鉴于患儿血管、神经及其他组织结构发育不成熟,手术难度及风险较大,如失败可能导致严重后果;因此,我们不建议过早实施此类手术。各种功能重建手术方案可根据具体病情(如畸形严重程度、骨骼发育成熟情况、全身状况、年龄等)、手术者手术操作技术掌握情况等灵活制订。单纯软组织手术(如拇指蹼松解开大、拇指外展对掌功能重建、侧副韧带重建等)可以在较早时候完成,有可能伤及骨骺的骨性手术可推迟至 10 岁或更晚。

各种拇指重建手术的详细操作及相关问题见有关章节。

五、先天性桡骨缺如

【概述】 由于手及上肢桡侧部分发育的形成障碍造成桡侧缺如或发育不良而形成一系列的畸形,对此有多种称谓,如桡侧纵列缺如、桡侧发育不良、桡侧球棒手等。主要表现为桡骨、桡侧腕骨、拇指缺如或程度不一的发育不良,其相应的肌肉(腱)、血管、神经、皮肤等组织也有不同程度的缺如和发育不良。大多数情况下,还合并手的其他畸形或肩、肘畸形,其他器官或系统的先天异常有心血管系统缺陷、消化系统缺陷及造血系统功能障碍等也常有发生。

根据桡骨缺如或发育不良的程度将其分为 4 型。Ⅰ型:桡骨远端短缩。桡骨远端骨骺存在,但发育的较短,桡骨近端发育尚正常。桡骨整个长度较尺骨短,但解剖形状尚正常。拇指或桡侧腕骨常出现发育不良。腕关节虽有轻度偏斜,但尚稳定,功能受影响不大。Ⅱ型:桡骨发育不良。桡骨远、近端骨骺存在,但均有缺陷,桡骨短、小;尺骨开始变短粗,桡侧腕骨和拇指发育不良,尺骨向桡侧弯曲。腕关节桡侧偏斜较大,关节不稳定明显。Ⅲ型:桡骨部分缺如。多发生在桡骨远端或中段1/3,近端1/3也可发生;尺骨进一步变粗、变短,并向桡侧弯曲。桡侧的腕骨、掌骨及指骨常出现缺如。腕关节不稳定更加严重。Ⅳ型:桡骨完全缺如。最为严重和常见的类型。此时,前臂软组织严重畸形和挛缩,拇指和桡侧腕骨发育不良也更加严重,手完全失去桡侧的支持,并向桡侧严重弯曲。舟骨、大多角骨、第1掌骨、拇指指骨可出现轴列缺如,或出现漂浮状拇指。肱骨也可出现发育不全。

【手术目的及手术时机】 手术目的是矫正畸形,改善患手及整个上肢的功能,可能的情况下改善部分外观。鉴于畸形的病理解剖机制复杂,治疗应充分考虑桡侧发育不良及软组织畸变的程度、功能损害程度及年龄等情况。正规的治疗应该是一个系统性的治疗过程,从出生一发现畸形即应开始治疗和矫正,非手术方法和手术治疗应合理的配合进行。支具或矫形器在非手术期、手术期及手术后均为重要的治疗手段,如利用合理可大大提高手术治疗效果。外科手术适应于严重的腕关节桡偏畸形或不稳定、手部明显偏移或位置不正、拇指缺如或严重发育不良及不能用支具或矫形器矫正的软组织畸形。Ⅰ型桡偏畸形较轻,可用支具或矫形器,如拇指发育不良可采用手术治疗,重建拇指的功能。严重的Ⅰ型和轻度Ⅱ型可采用桡骨延长术延长桡骨,以加强腕关节的支持,控制腕关节的进一步桡偏畸形。较为严重的Ⅱ型、Ⅲ型、Ⅳ型可采用尺骨中央化或尺骨桡侧化。同时,还应根据软组织畸形的情况,选择相应的软组织矫形或重建术。

对于一个先天性桡骨缺如的患者,治疗应该从出生后即开始,特别是非手术治疗,如应用支具或矫形器,可控制和延缓软组织畸形的发展,同时为手术治疗提供有利的条件。国外有人认为开始手术治疗的理想时机在出生后6个月到1年,也有人主张外科手术从2~3岁开始,早期可通过手术松解软组织,如肌肉、肌腱及韧带。对于拇指发育不良者,如需行示指拇化术,应选择在4~5岁时,且最好先纠正桡骨畸形。腕关节稳定手术或桡骨延长术、尺骨中央化术等骨性手术可在稍晚时候进行。但由于具体条件所限,多数患者并不可能从一出生即能得到正规系统的治疗,就诊时年龄、畸形严重程度及合并其他畸形的情况已非常复杂,应根据具体情况灵活制订相关的治疗方案。对于年龄已大,患手又保留有一定功能且能满足日常生活者,可以不行手术治疗。

【尺骨中央化手术】

【操作步骤】 见图21-9-8。

1. 切口。根据腕尺背侧皮肤软组织多出的程度,设计相应大小的横楔形切口,并将多余的皮肤部分予以切除。腕关节及前臂远端桡背侧行Z字形切口,切口尺侧臂向尺侧及近端延续至尺骨干中下段。当腕桡侧偏斜畸形不严重或桡侧皮肤较为富足时,也可采用腕背侧至前臂远端的S形纵切口,该切口一般不必将尺侧多余的皮肤切除。无论采用哪一种切口,均应首先找到并分离出腕及前臂背侧的主要静脉及尺神经背侧支,用牵引条将其牵开保护。

2. 切开皮肤及皮下组织后,牵拉并保护有关血管及神经,在腕背尺侧切开腕背侧筋膜及肌腱鞘管壁,显露尺侧腕伸肌腱,将其向远近端游离、牵拉向尺侧,并显露尺骨远端及腕背关节囊尺侧。切开关节囊,将尺骨远端分离开。

3. 从小指伸指肌腱尺侧开始,尽量将手指伸指肌腱连同其腱鞘从其深面游离,使其成为一个整体,将其向牵拉桡侧。此时,整个背侧腕关节囊可较完整地显露。

4. 从尺侧横形切开腕关节背侧关节囊剩余部分及相关韧带,显露尺骨小头及腕骨。牵拉开尺骨远端,显露腕掌侧关节囊,并适当剥离松解。牵拉开腕关节囊瓣,进一步充分显露位于尺骨远端及其桡侧的腕骨。

5. 试行将腕骨复位于尺骨远端上,如复位困难,可将桡侧紧张的肌肉或肌腱切断或延长,如桡侧腕屈肌及肱桡肌等,同时将桡侧紧张的筋膜和纤维索条予以切除或松解。

6. 根据尺骨远端膨大的具体情况,可适当对其进行修整,切除尺骨远端关节软骨面和尺骨茎突。以头骨和月骨为中心,凿除部分腕骨,将腕骨修整形成一个与尺骨远端大小相匹配的骨穴。将尺骨远端移入腕骨骨穴,用克氏针1枚或2枚从第2掌骨近端或第2、3掌骨逆行固定掌骨、腕骨及尺骨远端,此

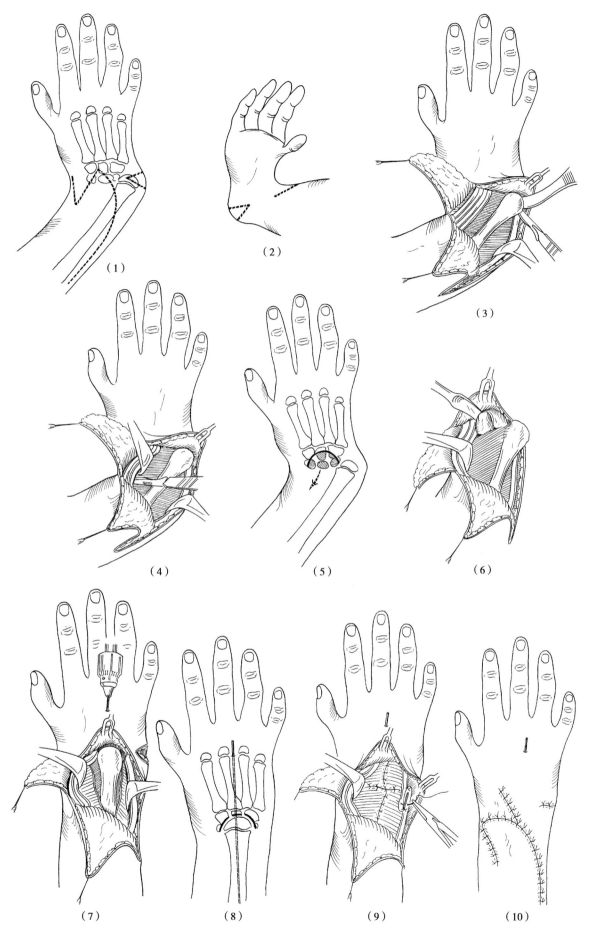

（1）

（2）

（3）

（4）

（5）

（6）

（7）

（8）

（9）

（10）

1149

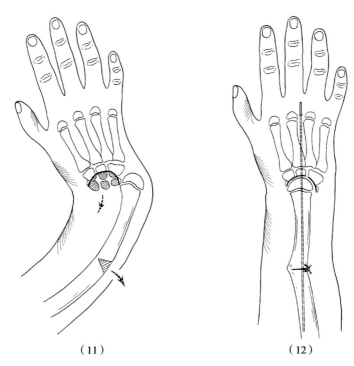

（11）　　　　　　　　　　　　（12）

图 21-9-8　先天性桡骨缺损桡侧球棒手的矫形术

（1）、（2）切口；（3）显露和分离尺骨远端及尺侧腕伸肌腱；（4）在小指伸肌腱尺侧开始，向桡侧将所有伸肌腱从其深面作整块游离，并向桡侧牵开；（5）、（6）切除尺骨远端软骨面和尺骨茎突，用半圆凿将腕骨修整成一个适合放入尺骨远端的半圆形的穴；（7）、（8）将尺骨远端放入腕骨半圆形的穴内，用克氏针自第 3 掌骨向近端、经腕骨及尺骨远端中央穿入尺骨；（9）缝合关节囊，将松弛的尺侧腕伸肌腱作紧缩重叠缝合；（10）缝合伤口；（11）、（12）如球棒手的尺骨过度弯曲，可于尺骨干中 1/3 或中下 1/3 作楔形截骨矫正

时腕关节应固定在轻度尺偏和轻度伸直位。如骨穴仍不能容纳尺骨小头，则需进一步修整和去除更多的腕骨，直到骨穴能合适地容纳尺骨小头为止。

7. 以可吸收缝线缝合腕背侧关节囊，调整尺侧腕伸肌腱张力，作相应的紧缩缝合。如尺侧腕屈肌腱松弛，可一并予以紧缩缝合。

8. 如尺骨弯曲严重，延长切口后，分离并找出尺骨干，切开、剥离骨膜，在尺骨干中下段行楔形截骨，截骨后可用接骨板螺丝钉或克氏针固定，拍摄 X 线片确认截骨面复位满意。

9. 以无菌生理盐水冲洗伤口，彻底止血，逐层缝合伤口。伤口可放置负压引流装置或橡皮引流条。

【术后处理】　术后用长臂石膏托固定前臂于功能位，48～72 小时后拔除引流条或拆除引流装置。6～8 周骨愈合形成后，拆除石膏托及克氏针，然后继续以短臂石膏托固定腕关节 4～6 周，同时进行手指的功能锻炼。停止石膏外固定后，用支具夹板或矫形器维持腕关节的固定 2～3 年，甚至到骨发育成熟，此阶段可每日取下外固定数次，进行腕关节功能锻炼。

【术中注意事项】　显露尺骨远端时应尽量保留尺骨远端掌侧和尺侧的软组织联系，尽量不做环行剥离，以免伤及尺骨远端骨骺血运供应。仔细辨认尺骨远端骨骺，并予以保护，勿将其误认为腕骨间隙造成损伤，引起尺骨发育障碍或畸形。腕和前臂背侧的静脉应格外保护，如损伤将引起术后肢体血液循环障碍及肿胀。游离和移动伸指总肌腱时，需将其作为一个整体，以避免和减轻肌腱粘连。尺骨远端放入腕骨骨穴内、内固定完成及尺骨截骨固定后，如有条件尽量拍摄 X 线片，确认其位置合适。松解和剥离掌侧腕关节囊时，注意不要过度靠近腕掌侧，以免损伤正中神经及尺神经、尺动脉。尺侧腕屈、伸肌腱也可以在各自的止点处切断，调整张力合适后将其重新固定在第 5 掌骨基底。

六、分裂手畸形

【概述】　分裂手畸形又称为裂手、裂掌或龙虾爪形手畸形。分裂手畸形是一种由于肢体形成障碍而形成的中央纵列缺如。一般双侧发病多见,双足也可同时受累及,具有遗传因素,常合并其他严重手畸形。典型分裂手的特点(Barsky)是手中央部分缺如,其边缘部分手指相对正常。非典型裂手表现为手中央部分发育不良和边缘部分组织的退化。Blauth 将分裂手分为两型:中央型:以第Ⅲ列骨发育障碍为主的近中央轴线缺陷,分裂向近端延伸达掌骨和腕骨,手掌部可见一深的纵行裂,将手掌分为两部分。中央偏桡侧型:主要累及第一列或第二列手指的骨性结构,手裂 V 型缺如的顶点斜向第 1 掌骨,第 2 和第 3 掌骨远端常有一横行的异常骨。患手虽畸形严重,但往往具有一定的功能。Manske 及 Halikis 根据外科手术的需要将中央裂手畸形分为 5 型,Ⅰ型:正常指蹼型-拇指指蹼没有狭窄。Ⅱ型:指蹼狭窄型分为ⅡA:轻度指蹼狭窄型-拇指蹼轻度狭窄;ⅡB:严重指蹼狭窄型-拇指蹼严重狭窄。Ⅲ型:并指型指蹼-拇示指轴列并指,拇指蹼消失。Ⅳ型:指蹼合并型-示指轴列发育受抑制,拇指蹼与手裂部分合并。V型:指蹼缺如型-拇指发育受抑制,尺侧列仍存在,拇指蹼缺如。

【手术目的及手术时机】 手术以合并手指的分裂部分、改善功能为主,同时在一定程度上改善外形。一般可在学龄前完成治疗,但如果技术条件允许,适当提早手术可预防和减轻畸形对手其他部分发育的影响,特别是合并其他畸形时。对于某些外观虽较差,但功能尚好者,可以不进行手术治疗,除非患者有强烈的美观要求。

(一) Ⅲ型分裂手的手术治疗

【操作步骤】 见图 21-9-9。

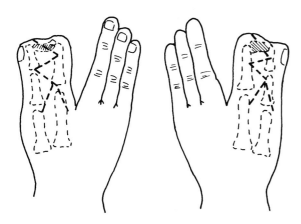

图 21-9-9 Ⅲ型分裂手的手术治疗
(畸形与手术切口)

1. 畸形及切口。因拇示指轴列呈完全性并指,因此切口设计与并指畸形相似。

2. 按所画切口分别在手指掌背侧切开皮肤及皮下组织,并掀起已形成的三角形皮瓣,手指基底部掌背侧三角形皮瓣用来重建虎口。

3. 将拇示指之间的连接组织联系切断后,将发育异常之示指中节以远部分截除,横行指骨与拇指指骨相融合处以骨刀切除,进一步将拇内收肌切断,直至拇指外展达到最大。

4. 以 1.2~1.5mm 克氏针一枚横行贯穿第 1、2 掌骨颈,将拇指固定于充分外展对掌位。如拇指掌指关节和指间关节有侧方不稳定,可分别用 1.0mm 克氏针纵形贯穿固定关节,然后将侧副韧带修复加固。

5. 缝合掀起的皮瓣,拇指蹼以掀起之三角形皮瓣交叉重建。拇、示指残留皮肤缺损以中厚或厚断层皮片移植覆盖,皮片加压打包。

【术后处理】 拇指外展对掌位石膏托外固定 3 周左右,去除外固定时可同时拔除克氏针。之后,可继续佩戴拇指外展支具维持拇指外展位置数月。

【术中注意事项】 术中仔细分离血管神经束,以免损伤。拇指蹼开大应充分,否则术后将形成拇指蹼挛缩,影响手功能的恢复,或增加再次手术的可能。如果局部三角形皮瓣无法重建拇指蹼,可以同时采用腹部皮管移植术来重建。如果有必要,术后 3~6 个月,可进一步处理示中指之间的分裂畸形,方法见Ⅰ型裂手畸形的手术治疗。

(二) Ⅱ型裂手的手术治疗

【操作步骤】 见图 21-9-10。

1. 图 2-9-10(1)示典型的中央型裂手,拇指蹼狭窄。

2. 按设计好的切口,逐层切开皮肤及皮下组织,先将示、环指指蹼皮瓣由背侧向掌侧掀起,皮瓣蒂保留在手掌部;背侧掀起皮瓣时尽量保留示指的静脉回流系统,过多损伤极易导致术后严重的静脉回流障碍;掌侧也应仔细分离拇、示指之间的指血管神经束,并使其显露清楚。适度松解拇指蹼挛缩的皮肤

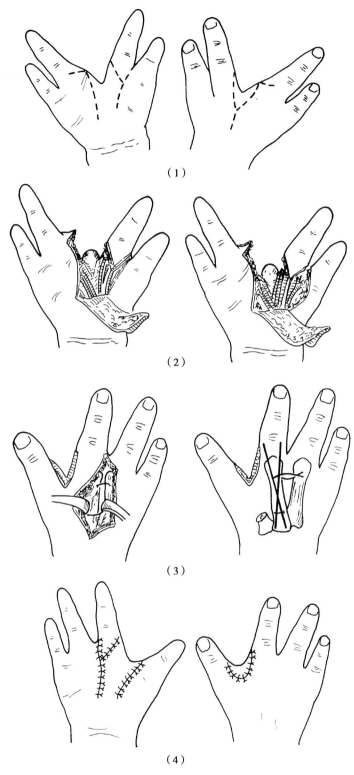

（1）

（2）

（3）

（4）

图 21-9-10 Ⅱ型分裂手的手术治疗

（1）畸形外形及切口；（2）掀起示、环指指蹼间皮瓣，结扎并切断指动脉拇指尺侧分支；（3）截骨后用克氏针固定，第二、四掌骨颈以钢丝或粗丝线固定；（4）缝合伤口软组织,如发现通向拇指的尺侧指固有动脉影响示指的移位,先用显微血管夹夹闭之,如拇指血液循环不受影响,可将其切断结扎。同时将第3掌骨头及其远端显露。

3. 牵拉开并保护好掌、背侧的血管神经束。测量好第2、3掌骨的截骨位置,第2掌骨截骨位置一般位于掌骨基底,第3掌骨截骨位置则根据第2掌骨截骨后剩余长度来决定。切开并剥离各掌骨骨膜,根据预先估计,显露各掌骨截骨位置,以骨刀或微型电锯完成截骨。第3掌骨截骨后,其远端部分完全游离,予以去除。第2掌骨截骨后,其远端移向尺侧的第3掌骨截骨近端。此时,应充分估量示指移位后其肌腱和神经血管束的紧张程度,如紧张度过大可再适当短缩部分第2掌骨。

4. 确认第2掌骨截骨远端及第3掌骨截骨近端对位满意,以克氏针2枚交叉固定截骨面。有条件者可通过术中拍摄X线片来证实截骨的复位位置满意。确认各手指解剖排列正常后,以细克氏针分别在第2及第4掌骨颈转骨孔,以细钢丝或粗尼龙线穿过骨孔,固定第2和第4掌骨头,并确认固定牢固。

5. 彻底松解拇指蹼,将已掀起的示、环指指蹼皮瓣移向拇指蹼,覆盖其残留的缺损。如需要可以用克氏针一枚固定第1、2掌骨于拇指外展对掌位,以维持拇指位置,以防拇指蹼术后挛缩复发。

6. 缝合伤口,如伤口无法直接缝合,可采用中厚游离皮片移植覆盖相关区域的皮肤软组织缺损。

【术后处理】　术后2周拆除缝线。功能位石膏托外固定,直到截骨端骨愈合,拔除克氏针,有条件者可行康复治疗。

【术中注意事项】　示、环指指蹼皮瓣掀起时应注意皮瓣长宽比例。如拇指蹼挛缩严重,术中可用一枚克氏针将第1、3掌骨颈固定,维持拇指于外展对掌位,2~3周后予以拔除。

（三）Ⅰ型裂手的手术治疗

【操作步骤】　见图21-9-11。

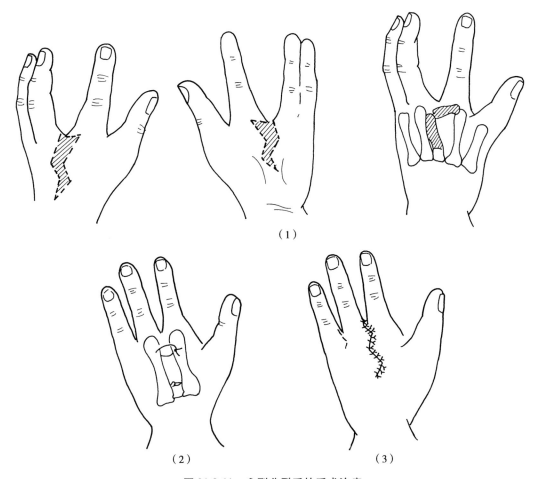

（1）

（2）　　　　　　　　　　　（3）

图 21-9-11　Ⅰ型分裂手的手术治疗
（1）畸形表现及切口;（2）固定第二和第四掌骨颈;（3）缝合伤口

1. 畸形表现及切口。与Ⅱ型裂手的区别在于拇指蹼无狭窄,切口设计为掌背侧双排锯齿状。

2. 沿设计好的切口,切开皮肤及皮下组织,将图 21-9-11 中所示投影部分的多余皮肤予以切除。在局部切口内小心分离,找出与第 3 掌骨及横行骨相关的屈、伸指肌腱,将其与示指正常肌腱分离开,在手掌和手背部分别将异常的肌腱切除。剥离出发育不良的第 3 掌骨和横形的异常指骨,将其截除,掌骨截骨平面位于第 3 掌骨基底。横形骨切除后在第 2 掌指关节尺侧可能残留关节囊缺损或原来即有关节囊缺陷,可以用横行骨切除后局部残留的骨膜关节囊组织瓣予以覆盖,用可吸收缝线缝合。

3. 在第 2 和第 4 掌骨颈以克氏针钻孔,用细钢丝或粗丝线穿过骨孔,固定第 2 和第 4 掌骨,同时两骨之间的掌骨头间横韧带也需行紧缩缝合。

4. 放松止血带,止血彻底,缝合伤口。

5. 伤口内可放置橡皮引流条。

【术后处理】　石膏托外固定患手于功能位,2～3 周后可拆除外固定。

【术中注意事项】　术中应注意保护手指血管神经束,用钢丝或粗丝线固定第 2、4 掌骨颈要牢固。

七、先天性巨指（肢）畸形

【概述】　先天性巨指(肢)畸形的发病原因有多种学说,Brooks 等认为与全身神经纤维瘤病有关;而 Inglis 提出神经分布、血流分布和激素调节异常等学说,如胚胎发育过程中,局部生长抑制因子对生长激素的控制失调,导致局部生长过度。总的来讲,先天性巨指畸形目前尚无明确的病因学解释。

从临床角度,将先天性巨肢(指)畸形分为真性巨肢(指)和继发性巨肢(指)畸形。前者根据巨指(肢)生长速度的不同分为稳定型和进行型。稳定型于出生时或生后不久出现,但其后的生长速度与身体其他部位成比例;进行型较稳定型多见,不一定在出生时发生,一般于 2 岁左右肢体增大的速度加快,但与正常部分不成比例。继发性巨肢(指)畸形是由于某些全身或局部的疾病引起,如神经纤维瘤病、淋巴管瘤和血管瘤等疾病。

先天性巨指(肢)畸形主要表现为手指和(或)肢体的所有结构或部分结构发生肥大,引起手指,甚至手和整个上肢的粗大,下肢及足趾也可受侵犯。正中神经支配区域的桡侧手指受累及的较多见,依次为示指、中指及拇指,环、小指较为少见,可波及掌骨、腕骨和部分前臂,甚至整个上肢。由于腕管内正中神经受压,可引起腕管综合征的表现。本畸形严重影响手和肢体的功能及美观,同时也会给患者和家属造成极大的心理压力。

【手术目的及手术时机】　目前还没有相应的治疗方法能治愈本病,手术仅可在一定程度上改善患手(肢)功能及美观,同时缓解患者及家属的部分心理压力。除非为了美观原因,稳定型巨指可以不进行手术治疗。而进行型巨指需手术治疗,手术可选择在 1～2 岁进行。如畸形巨大,严重影响功能和美观者,手术时机可适当提前。患者往往需多次手术治疗,方可获得一定的功能和外形改善。对于功能极差且外形又不佳者,有时只能采取截肢或截指手术。

手术方式可根据不同的临床表现来选择,如软组织过度生长,可行皮肤软组织切除修整、粗大弯曲的指神经切除和游离神经移植术;骨骼生长过度者,可行骨骺阻滞或骨组织截骨切除术,以阻止手指纵向生长,但不能控制横向生长和软组织的过度生长;手指偏斜畸形者,可行截骨术,除改善畸形外尚可短缩部分骨组织;合并腕管综合征者,行腕管切开减压术;截肢(指)术仅适用于畸形特别严重且功能严重障碍或肥大手指过于巨大同时对其他手指功能也造成严重影响者。根据临床情况的不同,上述术式可以以不同的组合同时进行。对于就治时畸形或功能障碍已相当严重者,可适时根据病情及家属的要求或对治疗方案的接受程度来设计手术。

（一）皮肤软组织及指神经切除,游离腓肠神经移植术

【操作步骤】　见图 21-9-12。

1. 切口及畸形表现。在肥大手指一侧行双排锯齿形切口,切口远端可包括部分指端组织甚至部分指甲,根据病变范围也可适当向手掌延长切口。

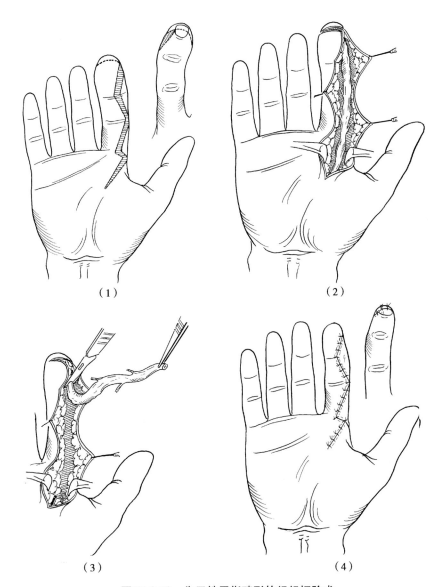

（1）　　　　　　　　　　　　　　　　　（2）

（3）　　　　　　　　　　　　　　　　　（4）

图 21-9-12　先天性巨指畸形软组织切除术
（1）切口；（2）、（3）切除多余皮肤、皮下脂肪及肥大的指神经；（4）缝合伤口

    2. 切开皮肤及皮下组织，分离并显露肥大的指神经，指动脉予以分离，并尽量予以保留。

    3. 切除多余皮肤、皮下增生脂肪组织及肥大的指神经，近端神经应在正常部位切除，最好能保留末节手指部分正常指神经或部分神经纤维（其他肥大的指神经予以切除），以备于移植神经缝接所用。也可切除大部分指神经纤维束，保留少量神经纤维组织的连续性，此时也可不进行神经移植。

    4. 如需要可同时将末节指骨远端部分及部分指甲截除（甲床修复缝合时需使用 7-0 无创缝合线）。

    5. 对侧小腿取相应长度的腓肠神经或桡神经感觉支分支。

    6. 用于移植的腓肠神经或桡神经桥接指神经缺损，以 9-0 无创缝合线行神经外膜端-端缝合。

    7. 放松止血带，彻底止血，缝合伤口。伤口内可放置多枚橡皮引流条。

    8. 无菌敷料包扎伤口。

    【术后处理】　术后 48～72 小时拆除引流条。屈腕屈指位石膏托固定 3 周，术后 2 周拆除缝线。外固定拆除后，应配合康复功能锻炼，以恢复手指功能。

    【术中注意事项】　术中皮肤软组织切除范围应设计合适，切除过多将造成皮瓣缝合后张力过大；皮下脂肪切除或修整不能过度，以免破坏其血液循环。为避免手指缺血坏死，有时手术应分期进行，间隔 3～6 个月。小儿神经组织细小，缝合神经时尽量使用放大镜或显微镜。

（二）骨骺阻滞术

【操作步骤】　见图 21-9-13。

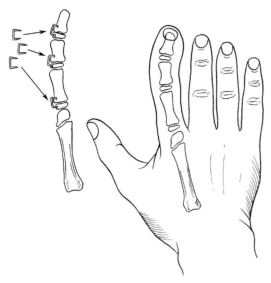

图 21-9-13　先天性巨指畸形阻止
骨骺发育的内固定术

1. 切口选择在手指生长过度一侧。如皮肤软组织肥大较轻,可行侧方正中切口;如肥大较为严重,可行双排锯齿状切口,先将过剩之皮肤软组织切除。

2. 切开或切除皮肤、皮下组织后,显露并确定将要阻滞的骨骺部位。

3. 可用高速电钻在骨骺骺板钻孔或骨凿凿除部分骺板或 U 形金属钉固定指骨骨骺和指骨干骺端一侧等方法实施骺阻滞。

4. 如关节侧方不稳定发生,可以用克氏针固定关节,同时修复和缝合或紧缩关节侧副韧带。

5. 放松止血带,彻底止血,缝合伤口。

【术后处理】　可用石膏托固定 3 周左右,术后 2 周拆除缝线。患指可佩戴矫形支具或夹板,维持数月。

【术中注意事项】　注意不要过多剥离或损伤关节周围的侧副韧带,否则将引起关节不稳定。

（三）侧偏畸形截骨矫正术

【操作步骤】　见图 21-9-14。

1. 切口。设计切口应同时考虑软组织切除的便利,多选择手指侧方正中切口;如需要切除部分皮肤软组织,也可行双排锯齿状切口。如截骨范围较大,其主切口可设计为手指背侧弧形切口。

2. 切开皮肤、皮下组织,如有必要先将多余的皮肤和增生的皮下组织切除。适当分离屈、伸指肌腱,切开并剥离骨膜组织,显露截骨部位,截骨范围及截骨角度可根据侧偏畸形的具体情况设计和决定,如需要同时可行骨骺切除,截骨可用咬骨钳、骨刀或电动微型锯完成。

3. 截骨完成后,将截骨两断面复位。

4. 截骨面复位完成后以克氏针固定。如有条件可在术中拍摄 X 线片,确认截骨及其复位满意。

5. 放松止血带,彻底止血,缝合切口。切口内可放置橡皮引流条。

【术后处理】　石膏托外固定维持截骨位置,X 线显示骨愈合后拔除克氏针。

【术中注意事项】　手术分离过程中,注意保护肌腱组织,创伤过大会造成术后严重粘连。术前设计截骨角度应合理,以免畸形矫正不全或过度。

（四）巨指截指,示指残端拇化拇指再造术

【操作步骤】

一期截除巨指:

1. 切口。拇指截除水平一般位于掌指关节,示指截除水平位于近节手指中远端。拇指残端皮瓣预留在桡尺侧,示指残端皮瓣预留在掌背侧。

2. 沿设计的切口,切开皮肤及皮下组织,分别显露屈伸指肌腱、指血管神经束及示指近节指骨和拇指掌指关节。

3. 切断屈伸指肌腱、指血管神经束,将手指动、静脉断端结扎,使神经残断回缩至伤口近端正常组织内。在设计好的平面截断指骨,并将手指完全截除,或从掌指关节离断拇指。修整手指残端掌背侧或桡尺侧皮瓣,如手指残端皮瓣脂肪组织过多,可适当进行去除,用骨锉将指骨或掌骨(软骨面应先予以去除)残端磨平滑。

4. 放松止血带,彻底止血,缝合手指残端皮瓣。伤口内可置橡皮引流条。

【术后处理】　伤口加压包扎,术后 48 小时拔除引流条,两周拆除缝线。可配合康复治疗,以保持

1156

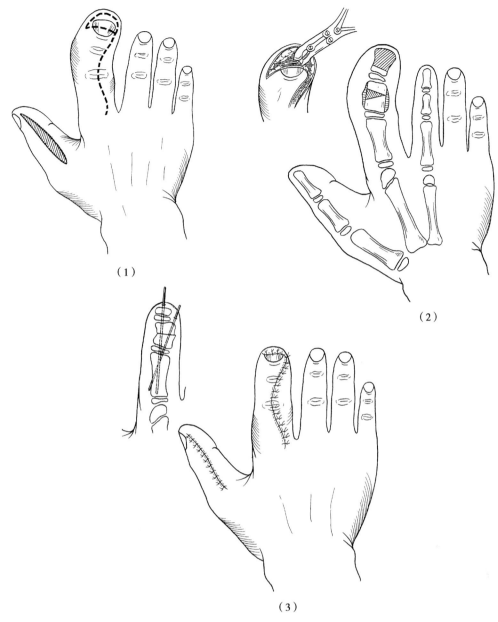

（1）

（2）

（3）

图 21-9-14　先天性巨指畸形截骨矫形术
（1）切口：拇指软组织切除切口，示指软组织切除、短缩末节及中节指骨截骨矫形切口；
（2）截骨位置；（3）截骨后用克氏针内固定和缝合伤口

残留关节的运动功能。

　　【术中注意事项】　截除手指时，应完整保留拇指蹼，以便为二期示指残端拇化再造拇指创造良好条件。二期示指残端拇化拇指再造术见第 21 章第六节。

八、先天性缩窄带综合征

　　【概述】　先天性缩窄带综合征发生在胚胎后期，严重者可表现为宫内截肢或截指，较轻者则表现为肢体或手指软组织的挛缩性缩窄带。有多种称谓，如先天性环状沟、先天性束带综合征、绞扼轮综合征等。可出现在前臂或手指或两者兼有，也可见于足踝及足趾。同一手可有多个手指受累及，或同一手指或肢体可有多个缩窄带，也可以是双侧肢体受累及，拇指受累及的几率较小。其环状缩窄带有深有浅，但多数波及皮肤、皮下组织及深部筋膜，严重者甚至可波及骨膜及骨组织。缩窄带常环绕整个手指，部分较轻者也可仅波及手指的背侧面。缩窄带绞窄严重者引起手指血液循环障碍及淋巴回流障碍。常伴有并指、短指、手指发育不良或指端缺如等畸形。缩窄带两端常伴有多余的软组织脂肪垫,缩窄带远端手指常常发育不良,手指末节似圆锥形,指甲外形较差或指甲缺如。畸形手指关节也可受累及,引起关节活动障碍。临床上所见者,多数不仅外形较差,同时功能也严重障碍。

【手术目的及手术时机】　手术以改善畸形和手的功能为目的,同时控制患指或患肢因缩窄带挛缩引起的发育障碍。畸形严重影响手部功能、外形及发育者,可在出生后 3～6 个月内进行手术。畸形较轻者可在 2 岁左右进行手术。手指或肢体有血液循环障碍者应尽早进行手术治疗。由于手术常需要分期进行,设计手术时应考虑到整个手术过程应在学龄前完成。

【操作步骤】

1. 畸形外形及切口。以缩窄带为横轴,作多 Z 形切口。较深的缩窄带,可先切除缩窄带皮肤及皮下其他的不正常缩窄组织,切口两边可进行适当松解,并适当切除多余的脂肪组织,再行 Z 形切开(图 21-9-15)。

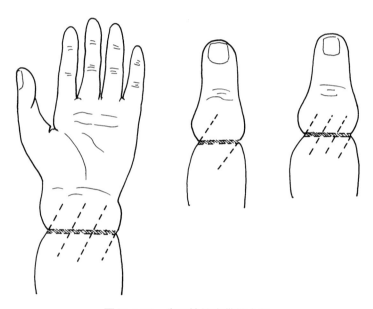

图 21-9-15　先天性缩窄带综合征

2. 切口完成后,在筋膜组织深层掀起各三角形皮瓣,适当切除部分多余的软组织或修整皮瓣上多余的脂肪组织。

3. 放松止血带(如需修整皮瓣多余脂肪组织或软组织,应先将止血带松开,在直视皮瓣血液循环下进行修整,以免修整过度引起皮瓣坏死),彻底止血。

4. 将掀起之三角形皮瓣分别进行交叉旋转互换,缝合伤口。

5. 因患儿手指细小,有时多 Z 形切口所形成的皮瓣窄小,血液循环较差,可在术前设计单 Z 形切口,上述缺点即可避免。

【术后处理】　伤口用疏松外敷料包扎,切勿包扎太紧,以免造成皮瓣受压,影响其血液循环。术后可用功能位石膏托外固定 1～2 周,抬高患肢 3～5 天,2 周拆除缝线。

【术中注意事项】　全环状缩窄带应分期手术,先处理一侧缩窄带,否则可能造成手指血液循环障碍;两次手术间隔 3～6 个月。皮瓣或多余脂肪软组织修整前最好先放松止血带,在直视皮瓣血液循环下完成皮瓣的修整,避免皮瓣修整过多。另外缝合皮瓣时应在无张力下进行,否则将造成皮瓣血液循环障碍,严重者引起皮瓣坏死。处理掌侧缩窄带时,因手指血管神经细小,为防止损伤,可使用手术显微镜或手术放大镜进行操作。前臂缩窄带切除时,局部的前臂深筋膜应切除彻底,否则不能完全解除其对血管神经和肌肉组织的压迫。

九、先天性拇指扳机指

【概述】　先天性拇指扳机指多发生于拇指掌指关节籽骨水平,拇长屈肌腱鞘管起始部(A1 滑车)

管壁增厚、狭窄,拇长屈肌腱局部梭形肿大形成一个"硬结",当拇指屈伸活动时,"硬结"被阻挡在鞘管入口外,或"硬结"被卡在鞘管入口处滑车近端,不能通过鞘管狭窄处,导致肌腱在鞘管内滑动受限,引起相应的症状和体征。单侧发病多见,双侧者也时有发生。往往在出生后数周或数月,家长偶尔发现患儿一侧或双侧拇指指间关节交锁于屈曲位,主动伸直障碍,用力伸直或被动伸直拇指指间关节时,会发生卡嗒音或可感觉到弹响感。严重者可引起拇指指间关节的固定屈曲畸形,时间较长时,可引起相应的其他畸形,如皮肤关节囊挛缩、末节尺偏畸形、骨关节发育畸形等。有时,如肌腱"硬结"卡在 A1 滑车近端,引起拇指指间关节交锁于伸直位,导致指间关节主动屈曲障碍。掌指关节掌侧可触及拇长屈肌腱上有质地较硬的"硬结",可随拇指指间关节屈伸活动向远或近侧移动。可有家族遗传史。

【手术目的及手术时机】 手术的主要目的是改善手指运动功能,控制畸形带来进一步的功能损害及发育障碍。因其有自愈的可能,2 岁以内可行非手术治疗,也有学者主张手术可在 1 岁左右实施。如保守治疗效果不佳或出现持续的拇指指间关节固定畸形或拇指功能严重障碍时,则应随时进行手术治疗(在麻醉水平允许的情况下),以免引起拇指的继发畸形和更加严重的功能障碍。

【操作步骤】 见图 21-9-16。

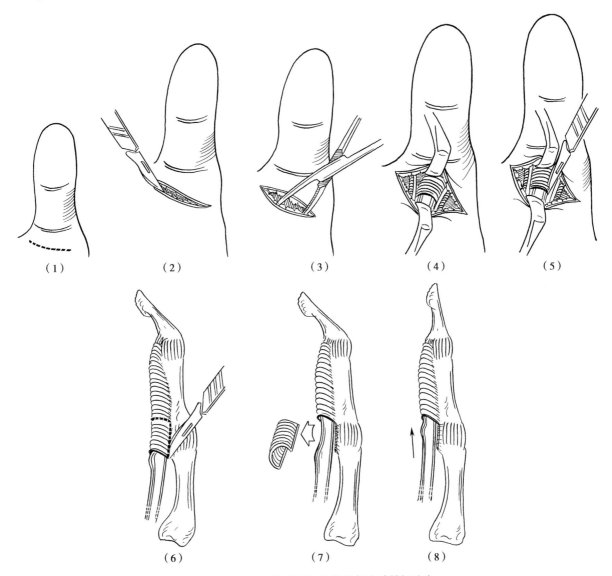

（1）　　　　　（2）　　　　　（3）　　　　　（4）　　　　　（5）

（6）　　　　　（7）　　　　　（8）

图 21-9-16　先天性拇指扳机指的部分腱鞘切除术
(1)切口;(2)、(3)切开皮肤后用止血钳钝性分离皮下组织;(4)充分显露屈肌腱鞘 A₁ 滑车及拇长屈肌腱在 A₁ 滑车入口的硬结;(5)在 A₁ 滑车的侧方纵切开屈肌腱鞘;(6)、(7)将狭窄的 A₁ 滑车腱鞘切除;(8)伸直拇指末节、拇长屈肌腱上的硬结完全暴露于腱鞘外皮下

1. 切口。拇指掌指横纹近端作与其平行的皮肤横向切口,长约1cm。

2. 切开皮肤及皮下组织后,行钝性分离,寻找拇长屈肌腱鞘管起始部A1滑车及拇长屈肌腱。

3. 保护并用微型牵开器牵拉开手指两侧的指固有血管神经束,充分显露拇长屈肌腱鞘管入口处A1滑车及其近端拇长屈肌腱上的"硬结"。

4. 用手术刀片从A1滑车侧方纵行切开鞘管壁增厚狭窄部分,并予以切除或用手术剪刀剪除增厚和狭窄鞘管壁组织,并将切除部位近端与鞘管壁相延续且包绕肌腱的韧性纤维组织一并予以切除或松解。

5. 被动屈伸拇指指间关节,如鞘管壁切除合适,拇长屈肌腱上的"硬结"将不再受到鞘管壁阻挡,肌腱可向远端和近端自由滑动,肌腱上的"硬结"此时暴露于鞘管外的皮下。

6. 有时由于长期局部按摩和注射封闭药物等原因引起肌腱与鞘管壁或周围其他组织粘连,也可一并进行松解,以解除肌腱与其周围组织的粘连。

7. 松解完成后,向远端牵拉拇长屈肌腱拇指指间关节屈曲度与被动屈曲度一致,向近端牵拉可感觉到肌腹良好的弹性或收缩。

8. 彻底止血,缝合伤口。伤口内可放置橡皮引流条。

【术中注意事项】　滑车切除应充分,以免肌腱滑动仍受影响。因患儿血管神经束细小,显露过程中应注意保护,最好先将指神经血管束暴露充分,然后在直视血管神经束下进行操作。切勿作纵行皮肤切口,否则将由于瘢痕挛缩引起关节屈曲挛缩;切口也不应作在掌指横纹,掌指横纹解剖结构特殊应予以保护。肌腱上的"硬结"不必修整或去除,以防引起术后严重的肌腱反应性水肿、肌腱粘连或肌腱断裂。不提倡用皮下切断鞘管壁的方法治疗本病,这种方法极易损伤血管神经束和拇长屈肌腱。

【术后处理】　无菌敷料包扎伤口,术后24~48小时开始拇指屈伸活动,以防肌腱粘连形成。术后2周拆线。患儿疼痛耐受性差,功能锻炼应在家长的密切配合下进行,否则将影响手术效果;功能锻炼的强度应根据患儿的耐受能力、伤口情况而定。

（田　文）

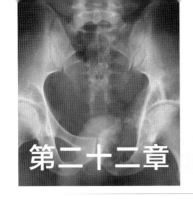

第二十二章　断肢、断指再植术

第一节　概　　述

　　1963年1月,陈中伟和钱允庆等通力合作,在上海市第六人民医院进行了我国第一例断手再植手术,取得完满成功,开创了我国四肢显微外科的新纪元。随后针对在断肢和断指再植的临床实践中所发现的问题,进行了卓有成效的研究及探索。目前,断肢再植已经成为一项成熟的技术,在40多年的实践中有了很大发展,表现在:①手术设备和器械的改善,显微外科技术的广泛普及,现已成为外科医生比较普遍掌握的基本技术。许多基层医院都能进行断肢(指)再植,西藏高原也有断肢再植成功的报道。②断肢再植手术指征扩大,幼儿的断肢、儿童的断指、手指末节离断的再植,多段断肢和断指的再植,十指离断十指再植的报道均在文献中屡屡出现,显示出我国极高的技术水平。③移位再植的应用,使肢体功能的重建成为可能。对双小腿在不同平面离断的患者,倘若离断平面较低一侧的肢体不适合再植时,可以将离断平面较高的一侧的脚进行移位再植,既可重建下肢的负重功能,又可适当保留肢体的长度。对双前臂不同平面离断的患者,当一侧前臂毁损而手部相对完整,另一侧前臂相对完整而手部毁损时,将相对完整的断手移位再植到另一侧相对完整的前臂,尽管外形一反常态,但能重建部分手功能。离断手指移位再植已司空见惯。有人在特殊条件下把小腿远段连同足踝一起旋转180°,移位再植到大腿残端,用踝关节替代膝关节,通过肢体旋转成形术达到保留肢体并重建部分功能的目的。④断肢再植技术用于肢体恶性肿瘤的保肢治疗,如上臂低度恶性肿瘤患者,上臂肿瘤段截除之后,将其前臂和手再植到躯干,使手和前臂保留了接近正常的功能。

　　断肢再植在我国已经成为规范和成熟的技术,成活率已超过90%。今后的研究方向是如何提高和改善再植肢体和手指的功能,并对无法再植的断肢患者寻找重建功能的有效方法。

第二节　断　肢　再　植

　　按照肢体离断的程度分为完全性断肢和不完全性断肢。前者肢体因切割、绞榨、碾砸等而完全离断,与肢体近端没有任何组织相连;后者肢体大部离断,但相连的组织不足肢体周径的1/3,而且主要血管断裂、内膜挫伤或血栓形成,不吻合血管则肢体不能成活。

一、手术指征

　　断肢再植的影响因素很多,准确规定再植的指征比较困难,应根据病例的具体情况,因时因地因人而异。原则是利用一切有利因素,积极创造条件,使可以再植的离断肢体都能得到再植,并恢复有用的功能。

(一)患者的全身情况

　　断肢再植应首先考虑到伤者的生命安全。肢体高位离断可能合并创伤性休克和重要脏器的损伤。

任何情况下都必须先抢救危及生命的并发症,只有在伤者身体和精神完全能够耐受的情况下才能进行断肢再植。如果患者的全身情况危急,而断肢再植手术又势在必行,可将离断的肢体在无菌条件下干燥冷藏,以待时机成熟实施再植。

(二) 离断的平面

由于截肢后安装假肢对肢体功能的代偿程度的不同,上肢离断再植的指征远高于下肢。同一肢体离断的平面不同,再植的指征也有差异。一般地说,离断的平面越高,再植肢体功能恢复越差,再植的指征就越弱。从Ⅲ区至Ⅴ区任何平面的断手,再植都可望恢复相当的功能,其预后优于任何一种假肢。离断平面超过前臂中段,虽然也有再植的指征,但应谨慎从事。离断平面超过肘关节时,并发症的风险上升,而功能恢复的可能性下降。因为离断的平面高,离断肢体富含肌肉组织,断肢血运一旦恢复,积聚在断肢肌肉组织内的代谢毒素可能大量集中地进入机体,引起致命的并发症,如果预计到有这种可能,就不应当冒险行断肢再植;如果断肢已经再植,则应严密观察患者的全身情况,一旦确认有中毒症状,即应果断截除再植的肢体,以保全患者的生命。特别是下肢,腿部肌肉较丰富,耐受缺血的能力较差,加上没有足够的感觉恢复,足部软组织有坏死的危险。对膝关节以下的小腿离断伤,再植之前更要权衡利弊,和伤者及其家属共同讨论,决定取舍。因为膝关节健在,安装假肢后,步态接近正常,小腿的功能得到相当大的代偿,再植的必要性就值得探讨。但在儿童,任何平面的肢体离断都不应当放弃再植的尝试。儿童断肢再植的成活率虽然较低,但成活后功能恢复较好,即便是足踝或小腿的再植,一般都能得到满意的结果。

(三) 离断肢体的状况

离断的肢体必须具备相对的完整性才有可能再植。如锐器离断伤,组织损伤只限于断面,远段肢体完整性很好,再植的指征强。如撕脱伤,断面参差不齐,其组织有不同程度的损伤,再植条件侧较差;如离断的远端肢体还有严重的挤压伤,组织内血管床广泛破损,则不宜再植。撕脱性损伤所造成的断肢,再植的指征取决于能否有效地重建功能(图 22-2-1)。

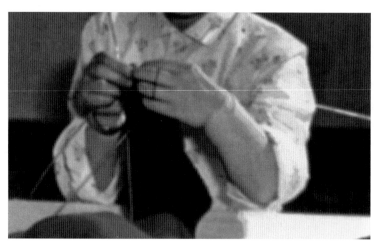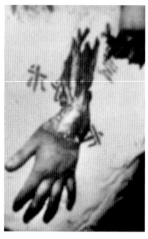

图 22-2-1　撕脱性前臂完全离断再植

离断肢体的处置方式也影响再植的指征,正确的保存方法是将其干燥冷藏。将离断的肢体浸泡在各种高渗、低渗,甚至凝固性消毒剂溶液里,液体进入断肢的血管和组织内,引起血管内膜的损伤和组织细胞的变性,文献上有再植成功的报道,但成活率大受影响。因此,长时间浸泡在不等渗溶液里的断肢不宜再植。

(四) 近端肢体的状况

近端肢体的状况是否适合于再植,主要有三个方面:一是有没有适合用于和离断肢体吻合的血管。二是主要神经干的近端是否存在和能否用于修复。如果神经干近端挫灭或严重损伤,神经不能修复,它所支配的肌肉的功能就无望重建,离断的肢体将失去再植的意义。三是局部软组织及骨骼损伤和缺损的情况,这在下肢离断伤中显得更为重要。因为下肢缩短过多,两下肢不等长超过一定限度,再植的指征就会丧失。一般认为,成人下肢缩短超过10cm,两侧肢体的不等长无法通过骨盆倾斜,脊柱侧弯和鞋底垫高等加以代偿纠正,再植没有意义。但在儿童,由于骨骺尚未闭合,即使再植时肢体缩短较多,仍可望通过患侧骨骺延长,健侧骨骺阻滞来减少肢体长度差异的程度,改善再植后肢体的行走功能。

（五）断肢缺血的时间

离断肢体的组织在缺血情况下进行无氧代谢,会产生毒素,再植后一旦血液循环重建,这些毒素将进入体循环,引发危害机体的不良作用。另一方面,缺血超过一定时限,组织细胞变性坏死,即使血液循环重建,肢体也不会复活。一般地说,常温下肢体缺血超过6小时,组织将发生不可逆的变性坏死,不适宜再植。肢体所含对缺血十分敏感的肌肉组织越多,缺血时限就越短。不过,在干燥冷藏的情况下,断肢组织代谢的速度减慢,肢体缺血的时限可以延长。尽管在笔者工作的医院,临床上再植成活的断肢,缺血时间最长达36小时(图22-2-2)。

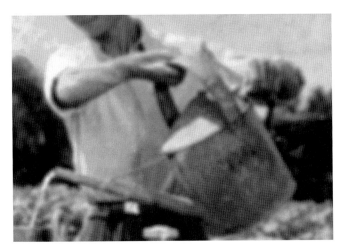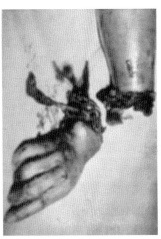

图 22-2-2　缺血时间 36 小时的前臂完全离断再植

该病例为前臂完全离断,在寒冷的冬季,尽管离断肢体在室温下保存,仍恰似存放在4℃的冰箱内冷藏。可见,不能机械地确定断肢再植的缺血时限。尽管如此,断肢缺血时间越长,再植成活率越低。因此,一旦有再植指征,应争分夺秒尽早施行再植。

（六）预期的功能效果

断肢再植的根本目的是重建肢体的功能,如果再植的肢体仅仅成活而没有功能,再植手术就谈不上成功。在考虑断肢再植手术的适应证时,必须对再植肢体能否重获有用的功能进行评估。如果再植肢体的功能无望重建,再植的指征就值得怀疑。如上肢带撕脱性离断伤往往伴有臂丛神经的根性损伤,再植时无法修复神经,再植肢体即使成活,也不可能恢复有用的活动功能,这样的断肢不宜再植。下肢离断,如果胫后神经无望修复,足底没有保护性感觉,再植将毫无意义。

（七）设备和技术条件

断肢再植是一个高难度的精细手术,首先必须满足手术要求的设备和器械,即手术显微镜和显微外科器械。其次要有相当的医疗条件,能确保其能耐受长时间的手术,使断肢再植能安全顺利地进行,包括必须具备输血的条件,以便补充伤者的血容量。最重要的是经治的医生必须能胜任断肢再植手术。在技术力量不足的情况下,应当或者在保证安全的前提下,把伤者及时转送到附近有条件的医院,让断肢及时得到再植;或者对离断肢体在术前保存数日,创造条件作延迟断肢再植手术。当然这种延迟只能是不得已而为之,不能作为常规措施来实行,而且即使需要延迟,时间也应当越短越好。众所周知,肢体缺血时间的长短与断肢再植的成活率息息相关。只有及早施行断肢再植,尽快重建离断肢体的血液循环,缩短肢体缺血时间,才能使再植肢体成活,为重建肢体的功能提供充实的物质基础。

二、术前准备

术前必须对患者头、胸、腹部的情况仔细检查并对损伤的范围和程度作出正确的评估,同时采取对应的处理措施确保伤者的生命安全,包括维持气道通畅,局部加压包扎控制创面出血,输血输液补充血容量,纠正和治疗可能存在的创伤性、出血性休克。适当的时候完成 X 线检查,拍照记录。如果有危及生命的情况需要处理,一时不能进行断肢再植时,要对离断的肢体作妥善处理:即用含抗生素的生理盐水冲净伤肢,擦干后用无菌敷料包裹,放进密封的消毒塑料袋,置于 4℃ 冰箱内冷藏。在不完全离断的病例,有少许皮肤软组织相连,远侧肢体的干燥冷藏有困难,需要作适当处理。如果残存的皮肤软组织内没有知名的血管和神经,而断肢再植手术预计要延迟比较长时间,可以切断皮肤软组织,将远端肢体清洁后干燥冷藏。断肢再植手术前,经治医生应当把伤情,准备采取的手术措施,术中、中后可能发生的问题,以及预期的效果向患者及其家属说明,求得理解、认同和配合。术前还应适当应用镇痛剂、抗生素和破伤风抗毒素。

三、手术方法

断肢再植手术由清创、骨支架重建、修复肌腱和神经、吻合血管和关闭创面等几个步骤组成。不过,根据各个病例具体情况的不同以及手术医生的经验与习惯的差异,手术步骤的先后顺序可以因人而异。为了叙述方便,本书仍按常用的操作顺序介绍断肢再植的手术步骤。

(一) 清创

清创的目的是清除异物,切除被污染和失去活力的组织,为创口的愈合创造条件。清创前,用大量生理盐水冲洗创口,尽可能清除污染创面的异物。注意保护神经、血管等重要结构,避免进一步损伤。不能让带刺激性的液体进入血管的管腔,以免损伤血管内膜。为缩短肢体缺血的时间,最好对肢体的远、近两端同时进行清创,互相通报肢体相关组织的损伤程度和重要结构的确认情况,以便统筹考虑再植手术的设计和程序。如近端神经损伤无法修复,远端肢体上它所支配的肌肉应予切除。如发现神经缺损而又必须修复者,应考虑更多地缩短骨骼,以便在再植时能在无张力的情况下直接缝合神经。血管的暴露、分离和清创最好在手术显微镜下进行,以减少损伤。彻底切除管壁挫伤的血管,直到血管壁正常为止,即使造成缺损也在所不惜。软组织的清创必须力求彻底,特别是断面上活力可疑的组织应毫不犹豫地加以切除。因为再植肢体的成活固然很大程度上依赖血管吻合和血运重建的质量,但断肢创口的愈合却依赖断面上对合的组织的活力。如果断面组织的清创不彻底,再植平面上软组织术后可能发生坏死,轻则招致感染,延长病程,即使创口最后愈合,形成的环形瘢痕也会阻碍远段肢体的静脉回流,影响再植肢体的功能恢复;重则累及吻合的血管,引起栓塞或感染破溃,导致再植手术的彻底失败。

(二) 重建骨支架

牢固的骨固定对骨支架的重建极具重要性,不仅有益于愈合,还可避免因断端活动而影响血管、神经和其他结构的修复。由于骨骼本身的损伤,加之其他组织缺损修复的需要,再植时需不同程度地缩短骨骼。过去强调根据血管吻合的需要来决定骨骼缩短的程度,目的是力求再植肢体的成活;现在主张根据神经和肌肉的缺损程度适当缩短骨骼,追求的是再植肢体的术后功能恢复。血管缺损可以通过自体静脉移植来克服;神经和肌肉能否得到满意的修复,却直接影响着再植肢体的功能,缺损时又缺乏有效的替代物,只能通过缩短骨骼来达到修复神经和肌肉缺损的目的。

骨支架重建的固定,大多选择内固定,方法以简便牢靠为原则。如果骨干需要缩短,可以将断端修成对应的阶梯状,对合精确时用 1~2 枚螺钉贯穿固定,即能有效控制旋转和成角,达到的牢固的固定,操作简便、省时(图 22-2-3)。

接骨板螺丝钉固定需要比较广泛的剥离骨膜,操作费时多,技术要求高,很多情况下不如应用髓内钉简单、省时,却又不乏稳定性(图 22-2-4)。

单侧外固定支架也有操作简便的优点,又能为术后断肢创口的换药和护理提供方便,根据医生的习惯和技术熟悉程度,在大肢体离断再植时也可选用,还可在成活后改作内固定。

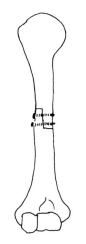

图 22-2-3　肱骨阶梯状短缩螺钉固定

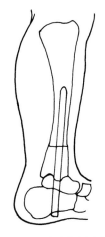

图 22-2-4　髓内钉固定胫骨

（三）修复肌腱和肌肉

肌肉、肌腱的修复能为再植肢体的活动功能提供动力，而且肌肉多位于骨骼周围，修复的肌肉可以覆盖骨折部位，填充清创后遗留的无效腔，其血供丰富有利于骨折的愈合。根据支配神经的状况和功能重建的要求，决定需要修复的肌肉与肌腱的数量和顺序。上臂离断再植时，修复肱二头肌和肱三头肌。前臂离断再植时，伸腕和屈腕的肌肉必须修复，如果离断平面接近腕关节，笔者主张行腕关节融合，而不必修复腕部伸肌和屈肌，既简化手术，在前臂其他肌肉损伤时还可以用其近端的肌腹重建手指的活动功能。一般来说，控制拇指伸屈活动的肌肉和指总伸肌必须修复，而控制手指屈曲的深、浅两组肌肉中，只需修复一组，分别将各屈指浅肌的肌腹与屈指深肌的肌腱对应交叉缝合。这样，利用各屈指浅肌肌腹有独立收缩的能力，而屈指深肌腱能带动远侧和近侧指间关节的特点，达到修复较少肌肉和肌腱又能满足功能重建要求的目的。可简化手术操作、缩短手术时间，还能减少术后肌腱粘连，改善手指的活动功能。不需要缝合的肌肉可以切除，以减少筋膜间室内的组织容量，为术后肌肉肿胀提供缓解张力的空间，减轻再植肢体的术后肿胀。肌肉和肌腱缝合时，应让缝合的部位在不同的平面，以减少术后发生粘连的机会。肌肉与肌肉缝合时，不同的肌层要对齐，先缝合肌间隔或骨间膜。缺血时间长的病例，做预防性深筋膜切开，以免缺血的肌肉在血运重建后发生再灌注损伤，肌纤维水肿，引发骨筋膜间室综合征，危及再植肢体的存活。肌腱肌肉缝合的方法和张力的调节，与常规技术相同。

（四）修复神经

神经的修复是再植肢体功能恢复的基础。如神经两端的断面清晰，可一期修复。撕裂伤或爆炸伤引起的断肢，神经往往严重挫伤，清创时难以确定神经的活力和切除的范围，则不宜一期修复神经，可以在神经端做好标记，适当拉紧后缝在周围软组织上，防止术后回缩，为二期修复提供方便。神经缝合时注意准确对位，避免张力缝合。神经束膜缝合固然能提高神经束对合的准确度，但费时颇多，而且效果并不明显。一般主张行外膜缝合修复神经。神经张力过高时，不应勉强缝合，可以通过神经改道，游离远、近两端，以及屈曲关节来减少神经缝合的张力，必要时作神经移植，但在断肢再植时较少使用，因为神经缺损多能通过骨骼缩短来克服（图 22-2-5）。

（五）重建血运

血管吻合的质量是再植肢体能否成活的关键。血管吻合之前，再次检查伤者的血压及循环血量，通过输血、输液纠正血容量不足。血管吻合前半小时开

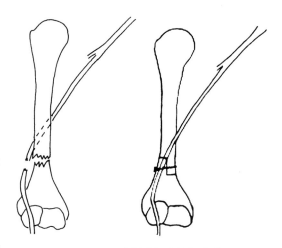

图 22-2-5　肱骨缩短桡神经改道

始静脉滴注 5% 低分子右旋糖酐,以降低血液黏稠度,增加血流速度,防止吻合的血管形成血栓。吻合血管之前,第一要确认血管清创的彻底性。健康血管的标志是,断端血管壁光整,内膜没有淤血和分离。第二要解除可能存在的血管痉挛。方法有局部温盐水湿敷,血管周围滴注 6.25% 硫酸镁溶液或 2% 利多卡因,用 1.25mg/ml 肝素生理盐水对血管作节段性液压扩张等。放松阻断血管的微血管夹后,近端动脉有搏动性喷血是动脉血管痉挛解除的客观标志。第三要确认血管长度是否足够。将准备吻合的血管试行对合,若张力过高、长度不足,改用静脉移植来修复动脉的缺损。除非因肢体缺血时间长,为及早恢复断肢的血液循环而要求先吻合动脉之外,一般先吻合静脉,后吻合动脉,这样可以在无血的环境里吻合血管,方便操作,又减少失血量。动静脉血管吻合的数目与比例,主要考虑建立动脉供血与静脉回流之间的平衡。断肢再植时,一般只要吻合 1~2 条动脉就能满足再植肢体的供血要求,而静脉应比动脉多吻合 1~2 条。血管吻合时两端血管要平整对合,轻度外翻以保证两端血管的内膜紧密接触,保持光滑完整(图 22-2-6)。

　　只要不漏血,应尽量减少缝合针数。除用无损伤缝针间断吻合血管之外,临床上还有套接、粘合等方法,根据医生的习惯和熟练程度而选用。血管吻合完成后,常规检查血管的通畅性和肢体循环重建的效果,做勒血试验(图 22-2-7)。

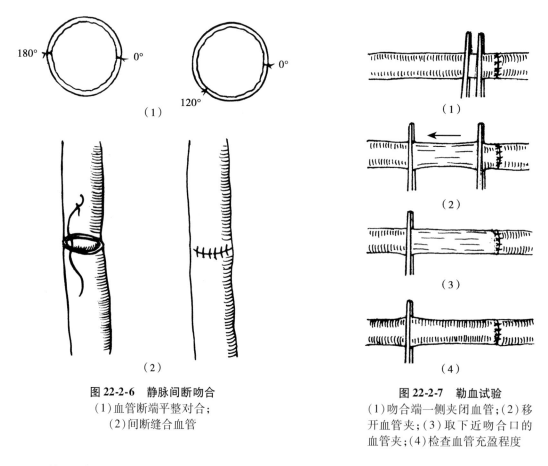

图 22-2-6　静脉间断吻合
(1)血管断端平整对合;
(2)间断缝合血管

图 22-2-7　勒血试验
(1)吻合端一侧夹闭血管;(2)移开血管夹;(3)取下近吻合口的血管夹;(4)检查血管充盈程度

　　再植肢体血液循环恢复的征象为:吻合口远侧的动脉可以看到和摸到搏动;吻合的静脉充盈,不断有血液回流;断肢近侧创面组织有渗血;再植肢体皮肤红润,温度逐渐回升。

（六）关闭创面

　　应尽可能一期闭合创面,以减少体液丧失,防止感染,缩短病程。关闭创面之前,要仔细止血,在渗血较多的部位,应放置引流,以免形成血肿压迫吻合的血管。创面多能通过皮肤直接缝合而关闭。断肢再植时,应避免在断面留下环形皮肤缝合线,否则创面愈合后,瘢痕挛缩会形成环形缩窄,影响再植肢体的静脉回流。可在断面皮肤上作多个 Z 字皮肤整形,缝合后切口呈锯齿状(图 22-2-8)。

　　如有皮肤缺损,或肢体肿胀皮肤不能直接缝合时,则植皮覆盖。如有血管、神经或骨骼外露,可用局

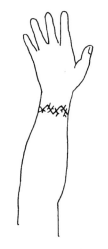

图 22-2-8 皮肤切口
Z 字整形后缝合

部转移皮瓣覆盖,而在皮瓣供区植皮。如需行游离皮瓣移植覆盖创面,多主张延迟 3~5 天,待确定再植肢体有望成活后实施。手术结束,用无菌敷料覆盖创面,包扎时应无压力,并让肢端裸露,以便观察再植肢体的血液循环状况。

四、术后处理

断肢再植应进行监护,观察患者的全身情况和再植肢体的局部情况。前者主要是测量血压、心率和呼吸,特别注意是否存在低血容量休克、肾衰竭、脂肪栓塞的征象,一经发现,应及时处理。后者主要观察再植肢体的肤色、肿胀程度、毛细血管充盈时间,皮肤温度的动态变化。再植肢体血液循环正常的表现为皮肤红润,指(趾)端饱满有弹性,毛细血管充盈时间正常(2 秒左右),皮肤温度与健侧相似或略高。其中任何一项的改变,都提示再植肢体可能存在循环障碍。皮温突然下降超过 2℃ 往往提示血管危象的存在,必须紧急查明原因,及时处理。动脉血管危象表现为肢端肤色变苍白,质地不饱满,毛细充盈时间延长或没有充盈,皮肤温度下降。静脉回流障碍的表现为肢端肤色偏紫,指(趾)腹发胀,毛细血管充盈时间缩短(晚期充盈消失),皮肤温度下降。血管危象的原因可以是血管痉挛,也可以是血管栓塞,两者可以互为因果,往往难以准确区分。一旦发现血管危象,应先分析可能引起血管痉挛的因素,如疼痛和寒冷的刺激,伤者情绪焦虑、紧张和激动,以及血容量不足,局部敷料压迫等外在因素,采取镇痛、安定药物,输液输血补足血容量,更换敷料等措施进行对症处理,同时严密观察。如果再植肢体血液循环无好转,应立即手术探查,确定血管危象的真正原因,作出对应的处理,重新恢复再植肢体的血液循环。且各种治疗措施应争分夺秒,抓紧实施。

术后常规用药,除用广谱抗生素预防感染之外,还需要给解痉、抗凝药物,包括静脉滴注低分子右旋糖酐,500ml,每天 2 次,用 7~10 天;肌内注射苄唑啉,25mg,每天 3 次;口服阿司匹林,15mg,每天 3 次。

缺血时间比较长的断肢,重建血运后再植肢体肿胀明显,皮肤温度低,末梢循环差者,可行高压氧治疗。方法是在 2~3 个大气压的高压氧舱中,让患者用面罩吸纯氧 20 分钟,停 10 分钟,再吸 20 分钟,每天治疗 1~2 次,连续 7 天为一个疗程。高压氧治疗的同时,可以静脉注射人体白蛋白、能量合剂和低分子右旋糖酐,效果更好。

术后 48 小时以内拔除引流条,在渗出比较多的病例,及时更换敷料;患肢适当抬高以促进静脉回流,减少肢体肿胀。患肢及早开始被动活动,有助于防止关节粘连,促进活动功能的恢复;一旦修复的肌腱允许,可以进行主动功能训练。创口愈合良好者,术后 2 周拆线。外固定去除的时间取决于骨骼固定的方式和骨折愈合情况,由于神经缝合后再生的速度慢,神经修复所需要的时间长,再植肢体在术后很长一段时间内缺乏保护性感觉,术后康复锻炼和治疗时要注意保护,避免皮肤烫伤和其他意外损伤。

第三节 断肢再植的特殊问题

一、移位再植

同时存在多处肢体离断,而肢体局部条件不允许做原位再植时,可行断肢移位再植。如双侧小腿在不同平面完全离断,断端组织挫伤广泛,如果两侧肢体都做原位再植,必须大大缩短肢体,再植即使成功,伤者将成侏儒。如果将一侧离断平面较高的小腿的远端移位再植到对侧离断平面较低的小腿的近端,就可能恢复小腿原有的长度,而在另一侧小腿作残端修整,装上不带膝关节的假肢,伤者康复后将恢复负重和行走功能。

断肢移位再植和原位断肢再植在技术上是一致的,所不同的是肢体远近两侧各种组织,包括神经、肌腱、血管和骨骼的排列不对应,骨骼、血管和肌腱形成内外侧交叉。例如小腿移位再植,将右侧小腿远端移植到左侧小腿近端时,位于右小腿前外侧的胫前肌群将位于左小腿的前内侧,需要交叉越过胫骨前方,才能与左侧胫前肌群对合,彼此缝合在一起,完成肌肉和肌腱的修复。其他相应的肌群如腓骨长短肌及胫后肌群存在同样的情况,只有小腿三头肌仍然居于小腿后侧,能够对应缝合。神经的情况特殊一些,因为小腿再植修复的胫后(或者和胫前)神经是混合神经,所含的运动和感觉纤维在不同的平面所处的相对位置是不同的,移位再植时胫后神经远近两端神经纤维的对合就不仅是像肌肉肌腱那样只是个内外侧交叉,可能还需要作不同程度的旋转。好在下肢的主要功能是负重,对脚的内在肌活动功能的要求远不及对足底皮肤感觉功能的要求高。下肢移位再植成功后,遗留的功能问题不多,只需定做矫形鞋即可。有报告双侧前臂完全离断,右侧在上1/3离断,近端挫伤严重,丧失再植条件,而右前臂远端和手却相对完整;左前臂在下1/3离断,左手挫灭,没有再植指征。将右手于左前臂进行移位再植。在修复拇指的肌腱时会遇到困难,在修复正中神经和尺神经时会碰到更多的困难。而再植成功之后,功能恢复时伤员需要有一个适应和再训练的过程,因为右手安到左前臂之后,新的"左手"的拇指排列在内侧,没有眼睛直视的配合,伤者要指挥和应用这只新手进行有效的活动,没有相当长时间的训练是不可能的。文献上也有人报告,利用废弃的小腿中段,移位再植,桥接前臂和手。

二、断肢复合组织移植

下肢再植时对肢体长度的要求较高,两侧肢体的长度不等会影响功能。在这种情况下,就要考虑能否充分利用断肢的组织,用于近端肢体的修复和重建,最大限度地保留和重建残肢的功能。在小腿外伤性截肢病例,如无再植指征,则应尽量保留残存的膝关节,想方设法让患者能有效地应用伤肢带动膝关节以下的假肢,最大限度地代偿下肢负重和行走功能。如果膝关节的结构和功能健全,而残留的胫骨过短,还是不能安装不带膝关节的假肢。在这种情况下,可将离断的肢体解剖游离成带神经血管蒂的复合组织,移植到近端肢体上,既增加胫骨长度,同时提供软组织覆盖皮肤创面,其小腿截肢残端可足以佩戴膝关节以下假肢。如图22-3-1(1)所示,左小腿外伤性截肢,勉强进行再植势必须要进一步缩短骨骼,技术上虽然可行,因缩短过多,再植肢体即便成活,患者也不能正常行走。只能做残端修整,但是胫骨近端遗留部分不足4cm长,即便得以保留,也不适于安装没有膝关节的假肢。且清创后大腿皮肤回缩到膝关节上方,无法覆盖胫骨,要做到一期关闭创面就只好做大腿截肢。但离断的小腿和足部组织结构比较完整,如用于移植,不仅能够覆盖创面,保留膝关节,还可以增加残留小腿的长度,从而有可能佩戴和控制没有膝关节的假肢。于是将远侧肢体解剖成以胫后神经血管束为蒂、包含小腿及足部皮肤、胫骨下段及跟骨的复合组织块,移植到肢体近侧残端(图22-3-1(2))。利用跟骨、胫骨远段和胫骨近段组成骨支架(图22-3-1(3))。用远侧肢体的皮肤软组织包裹胫骨覆盖创面,缝合胫后神经,吻合胫后动脉和静脉,完成伤肢的修复和重建(图22-3-1(4))。结果如图22-3-1(5)所示,膝关节伸屈活动正常,残肢的长度足以安装适合膝关节下截肢的假肢。

三、肢体旋转成形术

1927年Borggreve在治疗一个膝关节结核后关节强直肢体短缩的患者时,把患肢的脚旋转180°,用踝关节替代膝关节,第一次提出了旋转成形术的概念。10年之后,Van Nes用同样的方法治疗一个先天性股骨畸形的患儿。1974年Salzer又把旋转成形术应用于股骨远端恶性肿瘤的保肢治疗。文献中还有人报告在治疗髋关节恶性肿瘤时,将下肢旋转180°,用膝关节替代髋关节。这样,旋转成形术成为治疗下肢恶性肿瘤保留肢体部分功能的有效方法。手术技术的要点是,除了未被病变累及的主要神经干之外,将病变肢体整体切除,再把远端的正常肢体旋转180°后再植到肢体近端,吻合血管重建血液循环,修复控制关节活动的必要装置,将保持完整的神经盘曲在软组织中。创口愈合后,装上特制的假肢,达到最大限度地保留患肢功能。

旋转成形术也用于下肢节段性毁损的急诊治疗,把截肢和断肢再植两项技术巧妙结合起来,实现重建伤残肢体功能的目的。笔者曾为一例下肢节段性毁灭性损伤的患儿,将相对完整的小腿下段及足部旋转180°,移位再植到大腿残端,重建动力结构,用踝关节替代膝关节,保留并恢复下肢的部分功能,取得良好效果。

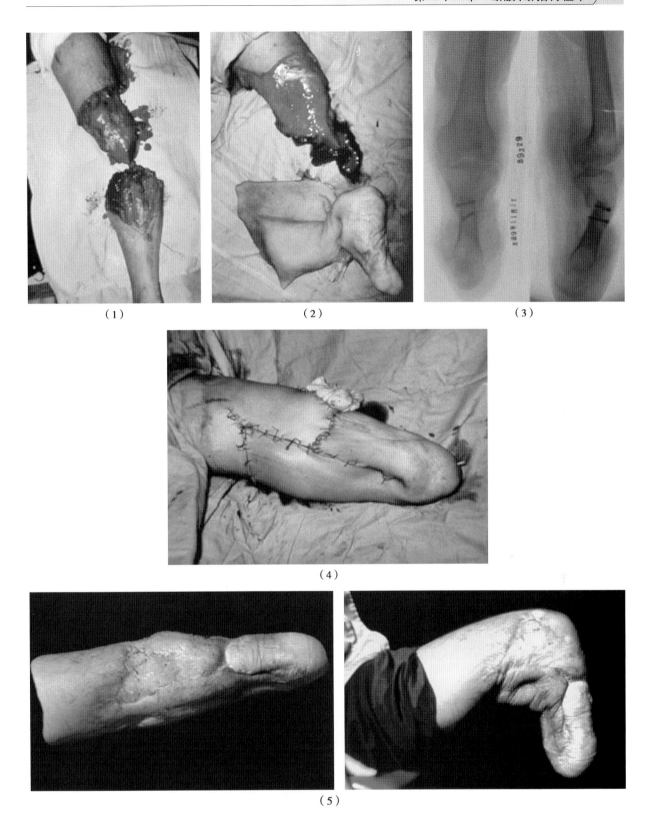

（1）　　　　　　　　　　　　　（2）　　　　　　　　　　　　　（3）

（4）

（5）

图 22-3-1　离断小腿复合组织游离移植重建膝关节功能
（1）清创后;（2）重建前;（3）术后 X 线片;（4）术后外观;（5）重建后膝关节功能

　　患儿,女,7 岁,右下肢被卡车车轮碾压,自大腿中段至踝关节上 3cm 大面积软组织挫伤,皮肤缺损,股骨髁、胫骨平台骨骺及胫骨干粉碎性骨折,骨外露,创面严重污染（图 22-3-2（1））。患足皮温低,但足趾充盈及感觉仍存在。在硬膜外麻醉下行清创术,切除股骨近侧至胫骨远侧骨折面之间的所有挫伤组织,仅保留解剖连续性完好的胫后血管神经束,以及足踝外来肌的腱性部分。放松止血带,足部皮肤苍

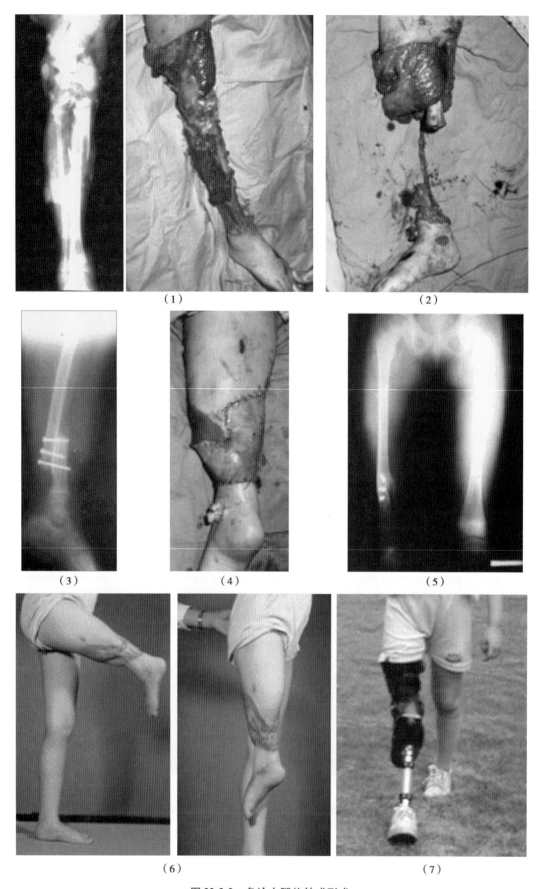

（1）　　　　　　　　　　　　　　（2）

（3）　　　　　　（4）　　　　　　（5）

（6）　　　　　　　　　　　　　　（7）

图 22-3-2　急诊小腿旋转成形术

（1）术前;（2）术中;（3）术后 X 线片;（4）术毕;（5）术后 5 个月 X 线片;（6）术后"膝关节"伸屈功能;（7）佩戴特制假肢

白,提示供血不足,遂用肝素盐水对胫后动脉进行液压扩张。但胫后动脉中段约 4cm 长的血管扩张不良,患足血液循环仍无改观,只得将该段血管切除,然后两端重新吻合。患足的血液循环即见改善,趾腹充盈良好(图 22-3-2(2))。剥离股骨后侧及胫骨后侧骨膜,长约 4cm,将皮质刮毛糙再修平。将远侧肢体旋转 180°,胫骨后侧及股骨远段后侧的骨面紧密接触,调整长度,使踝关节平面略低于对侧膝关节,用三枚螺钉贯穿胫骨和股骨固定(图 22-3-2(3))。置踝关节于完全跖屈位,将跟腱与股直肌的深面缝合,趾长伸肌腱与半膜肌、半腱肌的深面缝合,胫前肌腱与股二头肌的深面缝合;将胫后血管束柔和盘曲,并用软组织覆盖。将小腿脱套的皮肤制成全厚皮片覆盖大腿残余创面(图 22-3-2(4)),均匀加压包扎。用石膏托固定"膝"关节于伸直位。术后按显微外科常规治疗。术后 2 个月 X 线片示胫骨和股骨接合部有骨痂形成,拆除石膏,开始主动功能锻炼。术后 5 个月 X 线片示胫骨和股骨已骨性愈合(图 22-3-2(5))。膝关节伸屈活动范围 60°(图 22-3-2(6)),足趾活动和感觉正常。

膝、踝关节同属屈戍关节,功能相似,但伸屈活动范围相反。再植时将远端肢体旋转 180°,利用踝关节替代膝关节。踝关节原来范围比较大的背伸活动变成膝关节所需要的屈曲活动,而原来有限的踝关节跖屈则成为同样范围的膝关节伸直,有利于恢复患肢功能。患儿经过一段时间的康复,配上合适的假肢,可以负重,并获得较好的步态(图 22-3-2(7))。本例胫神经完好,术后足底即有接近正常的感觉,对假肢安装和恢复功能有着重要作用。

第四节 断 指 再 植

一、手术指征

断指再植的适应证,依次为拇指离断、多指离断、断掌和单个手指末节离断。断指也像断肢一样,确定再植指征时必须统筹考虑患指断端和患者全身的状况。即便有一个明确的适应证,如拇指离断,是否选择再植还取决于组织损伤的程度。皮肤完全脱套的断手指一般不考虑再植,患者因全身多发损伤或疾患不能耐受麻醉和手术,断指再植给生命带来的风险超过断指给肢体造成功能丧失的程度,亦应放弃再植。考虑断手指再植的指征时,功能占相当大的权重。拇指几乎占手的功能的一半,拇指离断时应当尽可能再植,只要能够存活,即便运动和感觉均较差,也能为患手提供对掌所需要的支柱,功能的恢复依然会令患者满意。其次是示指和中指,相比之下,环指和小指的功能显得不怎么重要,是否再植要视伤者的年龄、职业和意愿而定。一般来说,多指离断的再植指征比单个手指离断强,儿童断指再植的指征比成人强。就单个手指离断而言,末节离断的再植指征比中节、近节平面离断强,因为末节断指再植需要融合远侧指间关节,不涉及肌腱和关节活动能力的重建,只要成活就有十分满意的功能恢复。而对中节或近节断指,再植手指的功能取决于肌腱修复的完满程度。如果活动功能恢复不满意,再植的手指关节僵硬,对整个手的功能只有妨碍而无帮助。从这个意义上说,单个手指多段离断时是否应当再植值得斟酌。

二、术前处置

断指患者如需转送到有条件的医院,应在相对无菌的条件下轻柔地将离断的手指洗干净,用透气良好的湿纱布包裹,放在贮藏容器中,周围放些冰块降温冷藏(图 22-4-1)。把断手指泡在冷的生理盐水里也许不会有害,但是如果持续时间较长,组织会被泡得很软。不能用干冰做冷藏,因为它会冻伤断手指。由于手指不含肌肉组织,断手指对缺氧的耐受性高,缺血时限较长。一般认为,手指热缺血时限可达 8 小时,有文献记载,断指缺血 96 小时后再植获得成活。

术前准备包括保暖、静脉输液以维持血容量和血压稳定;X 线摄片以发现可能存在的骨片缺失,供选择骨骼固定方式时参考;预防性应用

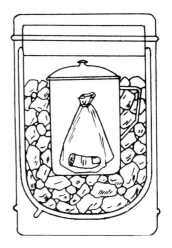

图 22-4-1 断指的保藏

抗生素和破伤风抗毒素。术前还应向患者及其家属通报病情。让他们对断指再植以及可能相关的返修措施、静脉移植、神经移植、植皮、植骨以及游离皮瓣覆盖等手术;预期的效果和可能发生的并发症,包括手术失败的可能;以及手术后功能康复锻炼等事项都有充分的知晓和理解,保证断指再植手术和术后康复计划能顺利进行,以求成功。

三、再植手术

(一) 清创

血管的清创对断指再植的成活至关重要,应在手术放大镜或显微镜下解剖和游离断手指远近两端的血管,切除管壁已经损伤的血管,即使造成缺损也宁愿移植静脉来桥接。如果手指表面的皮肤沿血管行径有瘀斑,提示这个区域的血管束承受过严重的撕脱应力,这些血管吻合后再通的希望不大,不能姑息保留。动脉、静脉和神经游离后分别标记,以供识别,以免回缩在软组织内难以找寻。无活力的组织和碎屑应彻底清除,肌腱的清创按常规,骨端应当像处理开放性骨折一样,用刮匙清创。最后用抗生素生理盐水溶液灌洗残端,对创面做抑菌处理。手指撕脱离断者,部分肌腹可能在腕管处撕脱,应打开腕管探查,切开腕横韧带,去除失去活力的肌肉组织,有可能需行前臂深筋膜切开,以防可能发生的骨筋膜室综合征。

(二) 重建骨支架

重建骨支架的固定方法有多种,就手指而言,最简单的往往是最好的。最常使用的是交叉克氏针固定(图 22-4-2)。接骨板螺丝钉能够提供良好的固定,术后可以较早开始功能锻炼,有利于功能的恢复。但耗时多,且需剥离软组织,只在近节指骨、掌骨中段水平再植时适当选用。接骨板骨支架重建后应将骨膜修复,特别是背侧部分,以减少骨与伸肌腱的粘连。

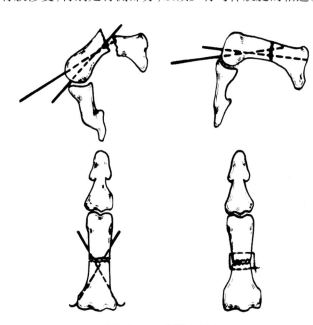

图 22-4-2 断指内固定

(三) 修复肌腱神经

肌腱断端的修整不宜过多,离断平面在 Ⅱ 区,如肌腱的断面不整齐,可用 Bunnel 拉出缝合法只缝合深肌腱。以达到坚强牢固、断面平整为好。

如缺血时间很短,可以先缝合神经再吻合血管;否则应当先吻合血管再缝合神经。指神经是感觉神经,修复时仅缝合外膜即可,但应无张力。神经缺损最好通过神经移植来修复,如对再植的成活没有把握,神经移植可以留到二期进行。移植神经可取自其他损伤严重不能再植的手指,也可取自前臂内侧皮神经或腓肠神经。

(四) 吻合血管

只要可能,作者主张对近段动脉用肝素生理盐水做液压扩张,解除因解剖游离而造成的血管痉挛。血管多能直接端-端吻合,有缺损者行静脉移植。移植静脉可取自前臂远端掌侧或足背。如果再植部位皮肤缺损,神经血管修复后缺乏皮肤覆盖,覆盖移植静脉的皮肤可随静脉一道切取,作为一个低流量的静脉皮瓣,同时修复血管和皮肤的缺损(图 22-4-3)。

动脉吻合后,手指应很快变红,但经过冷藏或缺血时间较长者,可能要过 10 ~ 15 分钟才会变红。观察手指的充盈情况,如果充盈不佳,提示动脉供血不良,需重新吻合动脉或吻合第二条动脉。每个手指吻合两条动脉会提高再植的存活率,但是,只要质量可靠血流通畅,可只吻合一条动脉。手指暖热后,静脉会有明显的活动性出血,选择其中出血较多的两条静脉进行吻合。静脉选择的余地大,很少需要移植。如断指的背侧皮肤缺损,这需要静脉皮瓣游离移植或有长静脉蒂的邻指皮瓣转移(图22-4-4)。静脉吻合后,仔细结扎或用双极电凝处理其他出血点。如无出血的静脉,而发现回流的活动性出血来自于对侧的动脉,可将该动脉与近端静脉吻合,建立血液回流通道。

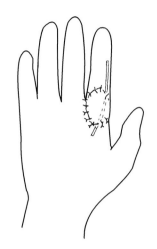

图 22-4-3 静脉皮瓣游离移植修复
掌侧皮肤和动脉缺损

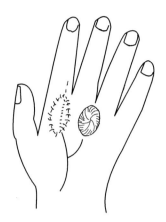

图 22-4-4 静脉皮瓣带蒂转移
修复指背皮肤和静脉缺损

(五) 关闭创面

缝合皮肤完全关闭创面,尽可能少缝几针,特别注意避免压迫静脉。如有张力,可用小块无网眼的中厚皮片覆盖。辅料避免环状包扎,并露出指端,便于术后观察血液循环。

多个手指离断,如不是所有断指都能再植,则需行移位再植。应从手的整体功能出发,首先应使功能比较重要的手指得到再植。如拇指和其他手指均完全离断,拇指远端损伤严重不能再植,应将其他离断的手指移位再植到拇指。断指移位再植需要处理的组织与原位再植相差无几,再植成活后功能锻炼也无多大差异。

四、术后处理

患者应在显微外科术后病房严密观察,室温保持在25℃左右,局部利用烤灯保暖。有条件时使用止痛泵,经静脉持续给予布比卡因,维持5天,不仅可以解除疼痛,还可起到化学性交感神经切除术的效果。常规静脉输注5%低分子右旋糖酐500ml,每日2次,共7~10天。肌内注射解痉药,如苄唑啉25mg,每日2次。适当应用抗凝剂,例如口服阿司匹林,325mg/d,直至术后3周。观察的内容与断肢再植术后相同,主要是动态记录再植手指的血液循环状态。常用半导体仪器测量皮肤的温度,强调定点、定时、定测量方式,确保数值的可靠性。一般而言,血管再通良好的手指温度应高于31℃。虽然足够的灌注量有时也会有低温表现,但动脉灌注不足肯定会导致再植手指的温度迅速降低。还可以用安置在手指末端的脉冲血氧定量计评估手指血液循环状况,通过血氧数值的显示来反映手指灌注量的变化。另外还可用激光多普勒流量计进行测量和观察。

五、血管危象的处理

重要的是及时发现血管危象,针对可能发生的原因,采取对应的非手术措施:输液输血纠正血容量不足、松开敷料解除包扎带来的压迫、臂丛神经阻滞解除血管痉挛。一旦无效,应毫不犹豫地进行手术探查。清除血栓、解除痉挛、重新吻合血管,包括必要的静脉移植,是唯一有效的治疗方法。手术探查的成功率为9%~89%,除了处理的及时性和技术因素之外,与手指遭受的原发及手术继发损伤有关。当然,如果手指原来受过严重的撕脱或挤压伤,或者围术期出现全身并发症,手术探查和保指的努力就值得怀疑了。

静脉回流不足又缺乏可以吻合的静脉时,如在手指末节断指,可以拔除指甲,或在吻合动脉的对侧,于手指的侧方纵行切开皮肤,将蘸有肝素溶液的小拭子间断地放置在甲床或切口上,促其出血,作为对静脉回流的一种代偿,减轻组织的张力,以维持动脉的血流。国外主张使用医用水蛭,为静脉回流障碍的再植肢体形成让离断肢体存活的足够回流。常需治疗2~3天,但也有人提出有必要延长到5~6天。水蛭治疗的主要并发症是失血,还有感染的危险,通过输血和应用第三代头孢类抗生素可以治疗和预防。

六、并发症

断指再植的并发症一般不严重,往往是患者本身潜在的疾患所致。术中、术后应用抗凝剂可能引起出血,如果发生严重出血,就要权衡再植的价值和输血的不良反应之间的得失,并同患者讨论是否继续治疗。术后感染并不常见,且通常与受伤时污染的程度及手术时清创是否彻底密切相关。但感染能直接引发血栓形成,导致再植的手指坏死。对于感染,预防是最好的治疗,措施包括彻底清创,用有正常血供的组织覆盖创面。

再植手指成活后的问题主要是活动受限和功能不佳。骨不连少见,关节失神经支配可能发生神经性关节炎,但也不常见。若有感染或软组织缺损,再植手指可能发生部分坏死,只能予以截除。感觉和运动功能不佳时需要二次手术,包括神经松解或神经移植、肌腱松解或肌腱移植。

第五节　断指再植的特殊问题

一、小儿断指再植

小儿的手指在解剖、生理及病理变化上都与成人有不同之处,加上儿童年幼,对治疗的依从性较差,因此小儿断指再植的难度陡然增加。不过,儿童各种组织的再生能力旺盛,创伤愈合的速度比成人快,且可塑性强,小儿断指再植一旦存活,功能恢复也较成人好。因此,只要可能又可行,小儿断指都应当竭尽全力创造条件实施断指再植。

小儿断指再植手术的顺序及方法均与成人相似,术者可以根据自身的习惯进行选择。只是儿童个体小,手指的血管、神经等结构比较纤细,清创时应小心辨认,避免损伤。一般建议在显微镜下进行手指断面的清创,对于重点结构的解剖最好在放大20倍以上的手术显微镜下操作,以最大限度地保留健康组织。

小儿骨骼正处于生长时期,骨骺尚未闭合,是手指生长的主要部位,再植手术重建骨支架时应尽量避免刺激和损伤骨骺。固定指骨骨干建议选用0.8mm克氏针行髓内固定,末节指骨甚至可以用0.6mm或0.7mm的注射针头进行固定。必须短缩骨骼者,应尽量缩短远离骨骺的骨骼。再植平面处于关节的病例,除非关节严重损伤,尽量不作关节融合。遇皮肤软组织缺损的病例,只要可能,宁愿转移皮瓣进行修复,也不要轻易缩短骨骼。缝合手指的伸、屈肌腱应做到"无创"操作技术,切忌钳夹肌腱。缝合屈肌腱采用 Bunnel 或改良 Kessler 缝合法,指伸肌腱可采用8字缝合法。

小儿手指血管尽管细小薄嫩,容易发生痉挛,但只要精心操作,血管吻合不仅可行,而且能够取得较高的通畅率,确保断指再植的成活和成功。图22-5-1展示的就是在笔者工作的医院完成的1例3岁女孩右手2~4指完全离断的断指再植。患儿伤后4小时来诊,右手示指和环指自甲根平面离断,中指在中节指骨远侧平面离断;断指完整,断面整齐,仅断手指的背侧部分皮肤有挫伤(图22-5-1(1))。再植时没有缩短骨骼,中指用0.8克氏针由远及近贯穿固定中节指骨及近侧指间关节,示指、环指用0.6mm注射器针头纵向贯穿固定末节指骨及远端指间关节;8字缝合修复中指伸指肌腱、Kessler 缝合法吻合中指指深屈肌腱;食中环指各吻合一根指动脉,均吻合指掌侧静脉;手术历时4.5小时,术后经过顺利,指端肤色红润,毛细血管充盈试验正常,完全成活。术后1年随访,再植手指外观接近正常,患手功能恢复良好(图22-5-1(2)(3))。

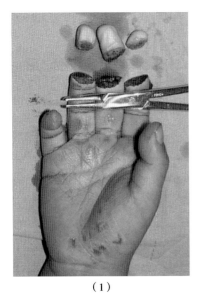
（1）

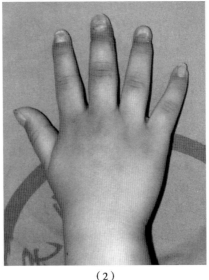
（2）

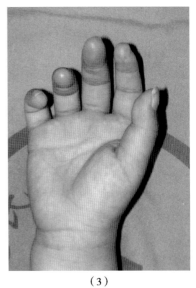
（3）

图 22-5-1 小儿右手 2~4 指完全离断再植。术前大体照片（1），术后 1 年随访时右手背（2）和掌面（3）观

二、末节和指尖断指再植

手指末节和指尖断肢再植的特殊性在于其解剖结构上位于手指的末端，动脉静脉血管不仅周径小吻合技术要求高；而且分布位置特别，手术中不容易找到。由此产生一些技术上的难点，需要认真应对。不过，再植手术不涉及肌腱，再植成活就意味着成功是其优点。因此，只要可能和可行，离断的末节和指尖都值得再植。

解剖上，手指两侧的指固有动脉在指甲半月线平面彼此吻合形成动脉弓，而后向远端发出 5 个分支。指尖的背侧为甲床和指甲，静脉主要在掌侧，位于手指两侧的静脉比较粗，小指桡侧和其他手指尺侧的静脉比对侧粗一点，而位于指尖掌侧的静脉呈网状结构。依此，Yamano 将手指末节分为三个区域：Ⅰ区为指动脉弓以远的部位；Ⅱ区为指动脉弓至远侧（拇指为指间关节）指间关节处；Ⅲ区为远侧指间关节（拇指为指间关节）至中节指骨远侧 1/3。田万成又将 Yamano Ⅰ区损伤分为三种类型：Ⅰ型为甲弧至半月线处离断，指动脉断裂，在指腹侧可找到供吻合的静脉；Ⅱ型为指甲中段以远离断，指动脉终末支均受损，掌侧难以找到可供吻合的静脉；Ⅲ型为混合型，系指尖各种斜形离断，部分指动脉终末支受损，掌侧可找到供吻合的静脉。指尖的神经与指固有动脉相伴，在动脉弓处从位于动脉的前内侧移行至其前外侧，呈树枝状向远侧延伸。

手指末节和指尖断指再植时，清创除了仔细之外，要减少对健康组织的切除，因为远侧肢体的体积不大。骨骼原则上不要缩短，皮肤边缘的切除要节制。肢体两端动静脉的寻找有赖于对局部解剖的熟悉程度和经验多寡。根据笔者的经验，末节断端掌侧可供吻合的静脉血管在时钟 3~5 点和 7~9 点的区域出现的比例较高。手术中应优先在该区域寻找，以缩短时间和避免不必要的血管损伤。寻找静脉血管的技巧有：①直视下在真皮下层深面潜行分离并寻找；②根据横断面出血点，纵形切开真皮层寻找；③还找不到者，别盲目分离以免损伤静脉，可先吻合动脉，通血后再根据出血点寻找适合吻合的静脉。

手指末节和指尖再植手术的顺序依手术者的偏好和习惯不同而异。笔者建议，首先缝合掌侧皮肤，接着吻合静脉、动脉，缝合神经，然后固定指骨（如果需要的话），最后缝合关闭背侧创口。静脉要尽可能多地吻合，因为足够的静脉回流往往是再植手术成功的关键。若遇无静脉可以吻合的病例，亦可采用指端切口滴血、拔甲放血等措施解决静脉回流，但存在出血量控制困难，再植成功率低，远期指尖切口瘢痕，指腹萎缩等缺点，只有不得已而为之。

指骨多采用细的克氏针，甚至可以使用注射针头固定。

三、多指多段断指再植

单指多段或多指多段离断较为少见，其成功再植无疑是对医生的技术、毅力和奉献精神的考验。因为手术时需要处理多个平面、不同组织结构的清创和修复，需要吻合多条血管或 1 条血管需要吻合多处，而每一个吻合口都必须通畅无误。加上损伤的情况比一般断指患者的复杂，甚至合并有其他损伤，因此病例的选择应当严格，要根据患者年龄、伤情及手指再植后的长度与功能预后进行全面考虑。再植的指征包括伤者全身情况允许；断指缺血时间不长而且结构相对完整；离断的节段清创后的长度超过1cm，血运重建、肌腱骨骼修复后能为远侧节段的再植提供条件。

为缩短断指缺血的时间，最好由多组医生对各个手指节段同时进行清创和再植准备。各组医生对手术过程中发现的动脉、静脉和指神经的位置和状况要及时通报，并做好标记，便于主要手术者对最终的再植手术做到心中有数，合理安排。

再植的手术顺序应自远而近，先完成远端节段的再植。那样的话，所有结构的处置都可以在离体的状态下进行和完成，一则可以由多组医生同时进行，二则在手术显微镜下可以自由调整断指的位置，便于操作以提高处理的质量。

至于再植手术的具体操作，与普通断手指的再植无异，不需要赘述。

四、旋转撕脱性断指再植

旋转撕脱性断指，顾名思义系手指遭受旋转牵拉的暴力导致手指离断，其平面可以位于指间关节或掌指关节。旋转撕脱性断指多见于拇指，而且其再植的意义最大（图 22-5-2），其次为示、中、环指。由于手指各组织的强度和韧性不同，在相同暴力下各组织损伤后离断的平面不一样：皮肤具有韧性，常在手指离断平面或其附近环形撕断，当暴力较大时也可形成大块手背皮肤撕脱或手指脱套；静脉离断平面多在皮肤断面附近；动脉及神经有一定的弹性，常从近端抽出，长度不等，神经抽出的长度往往比动脉的长；肌腱坚韧而结实，能抵抗较大拉力而不致断裂，因此常常从肌腱和肌腹结合处抽出。有鉴于此，旋转撕脱性断指可能存在血管、神经、肌腱，甚至皮肤的缺损或缺失，需要在再植时设法克服，造成其断指再植手术的困难和特殊性。

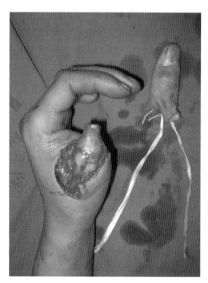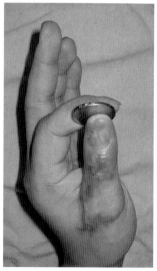

图 22-5-2　左拇指撕脱离断再植。左手术前（左）和
再植术后 3 个月随访时（右）的照片

由于这类断指在再植时可能需要从正常的部位转移或移植血管、神经、肌腱，甚至皮瓣，因此，手术指征必须严格。一般认为，只有在远端手指结构完整，没有遭受严重挤压伤的情况下才有再植的指征。

清创可以按常规进行,除了确定肌腱、神经撕脱的平面和部位之外,必须仔细评估血管损伤的情况,务必在手术显微镜下对断指远端的血管进行清创,遵循"宁多勿少"的原则,彻底切除可疑的损伤血管,直到正常血管为止,因为它事关能否有效重建血液循环,怎么强调都不过分!再植手术的顺序及方法与一般性断指再植的相似,重要的是选用合适的手段重建动力机制、神经支配和血液循环,需要具体情况具体分析、因地制宜个体化解决。动力结构的重建一般需要转移或移植肌腱。在选择转移的肌腱时应考虑对供指的功能影响、肌腱转位后肌力降低以及转位的力线、动力方向等。拇指撕脱性离断者,再植时可以转移示指固有伸肌腱和环指指浅屈肌腱,分别与拇长伸肌腱和拇长屈肌腱的远端缝合。其他手指撕脱离断再植时可以转移邻指的指屈浅肌腱重建屈指功能,转移示指或小指的固有伸肌腱重建伸指功能。指神经缺损者,可以利用一侧的指神经移植修复另一侧的指神经,或者采用异体神经移植进行修复。对于血管缺损,笔者主张通过静脉移植、血管转位、血管交叉吻合等方法进行血管修复。静脉移植多无困难,利用邻近手指的固有动脉转位重建再植手指的血液循环时,必须行手指 Allen 试验,确保血管转位后供指有足够的血液供应,否则宁愿采用静脉移植的方法加以解决。皮肤软组织缺损者,可以通过局部皮瓣带蒂转移或游离移植覆盖创面,其间还可以利用皮瓣所包含的静脉进行血管移植解决断指再植血液循环重建的问题。

（曾炳芳　罗永湘）

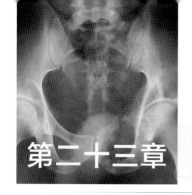

第二十三章　四肢血管损伤的手术治疗

第一节　概　　述

四肢血管损伤并非罕见,可伴发于骨折、关节脱位、肢体严重挤压伤。如未及时发现和处理,轻者造成肢体部分或完全坏死,重者甚至导致死亡。每一个骨科医生都必须具备识别和处理血管损伤的技能。

四肢血管损伤最常见于枪弹伤,有资料显示,枪伤占所有下肢血管损伤的54.5%～75.5%;在平时,刀刺伤则是其主要原因。据资料分析,肢体钝性损伤,如骨折、脱位、挫伤、挤压和牵拉伤所引起的血管损伤只占5%～30%,年轻患者长干骨骨折合并血管损伤的更少见。据报道,股骨骨折合并股动脉损伤的发病率为0.4%～1.9%;胫骨骨折发生腘部和小腿血管损伤也只有1.5%～2.8%;而胫骨开放性骨折合并动脉损伤的比例则大约为10%。腘动脉紧贴着膝关节的后方通过,当膝关节脱位时,腘动脉容易损伤,但需要手术处理的病例仅占16%～19%,因为腘动脉的损伤可能只是内膜损伤,结果造成血管狭窄而不是闭塞,可以采用非手术疗法。医源性血管损伤是可以预防和避免的,如髋关节置换术中的髂动脉损伤,小腿外固定支架手术中的胫前血管损伤。严重的四肢血管损伤往往有明显的临床症状和体征,可以很快被发现;而有些损伤开始时可能是轻微或隐匿性的,不容易被发现,随着时间的推移逐渐表现出伤害的迹象,尤其应予以注意;还有一些血管损伤会呈现一个慢性过程,如假性动脉瘤和动静脉瘘,可能在伤后数月才引起患者和医生的注意。

血管损伤的类型,与创伤的原因有关。开放性损伤多引起四肢血管破裂或断裂;闭合性损伤可引起血管栓塞或痉挛;闭合性骨折和爆炸震动伤也可引起血管损伤,造成内出血,应予足够重视。血管断裂分为完全断裂和不完全断裂。血管完全断裂者多有出血,严重时伴有休克。血管完全断裂后,在管壁平滑肌和弹力组织的作用下能够收缩并回缩,在断口形成血栓,使出血减少或停止。而钝性损伤造成血管完全断裂时,可在局部形成大血肿,没有外出血,容易漏诊。血管部分断裂或管壁缺损的裂口可以是纵形、横形或斜形,由于动脉收缩使裂口扩大,出血往往比完全断裂的还严重。有时即使暂时停止,也有再度出血的危险。少数动脉部分断裂后,如果伤道小而曲折,附近有较厚的软组织,血流不出去,在局部形成血肿,与动脉管腔相通,4～6周后血肿机化形成外壁,内面衬着由动脉内膜延伸来的内皮细胞,形成假性动脉瘤。如果伴行的动、静脉同时部分受伤,管腔直接交通,结果动脉血大部分不经过毛细血管床而直接流入静脉,形成动静脉瘘。血管挫伤时,其外膜解剖连续性还存在,但内膜和中膜断裂分离,管壁组织内有出血。动脉挫伤后不但可发生血管痉挛,形成血栓,管内血流减少或阻断,还可在管壁薄弱处形成创伤性动脉瘤。血管损伤还可表现为血管痉挛,主要是创伤造成动脉外膜中交感神经过度兴奋,引起动脉壁平滑肌持续收缩,血管变细呈条索状,血管内血液减少甚至完全阻塞。动脉痉挛多发生在受刺激部位,也可波及该动脉的全程及其分支,静脉痉挛一般无严重后果。

四肢血管损伤常累及邻近的神经、肌腱及骨骼;动脉损伤时,静脉可能也不会幸免。因此,处理四肢血管损伤时,要动、静脉兼顾,及时、妥善地处理其他合并的损伤,尽量避免死亡,降低截肢率,提高肢体功能恢复率。随着诊疗技术的提高,只要及时发现、准确处置,四肢血管损伤不仅可防可治,而且能够治好。

第二节　诊　　断

四肢血管损伤的诊断依赖于外伤史、症状、体征、医学检查和手术探查,应做到及时发现、准确诊断,避免漏诊,早期处理。了解创伤的性质、部位、暴力的方向和能量,熟悉四肢血管的解剖,掌握血管与骨关节的关系,有助于诊断及判断其严重程度。邻近大血管的锐器伤,要密切观察远端肢体的血液循环状况,及时发现病情变化,作出准确的诊断。

一、临床表现

(一) 出血

出血是肢体主要血管损伤最常见的症状,开放性损伤动脉出血呈鲜红色,多为喷射性或搏动性,如损伤的血管位置较深,可有大量鲜红血液从创口涌出。闭合性损伤造成主要动脉破裂时,局部迅速形成血肿肿胀明显,可有广泛皮下淤血,有时形成张力性或搏动性大血肿。出血量大时可出现低血压并导致休克。

(二) 肢体循环障碍

损伤部位远侧肢体的循环障碍是其主要动脉完全断裂或阻塞的重要体征,表现为肢体远端无脉、苍白、感觉异常、疼痛、麻痹及肢端变冷。血管钝性损伤或者裂口比较小时,只在损伤部位摸到一个没有搏动的小血肿或邻近损伤动脉的神经支配区的功能障碍,肢端仍可摸到动脉搏动,这种病例远端的肢体还有血流灌注,大多数可能不需要手术。

二、体格检查

应注意观察患肢的被动体位、关节或长干骨的畸形、患肢末端肤色、毛细血管充盈时间,并进行运动和感觉功能检查。下肢要特别注意评估膝关节的活动功能,检查关节韧带的松弛度,以发现已经自行整复的膝关节脱位,因为膝关节脱位易造成腘动脉损伤。肢体有邻近大血管的穿透伤而没有血管损伤症状的患者,或合并骨折脱位,尤其是膝关节脱位者,通过系统连续的体格检查能准确反映血管损伤的发展情况。

三、多普勒超声检查

如果脱位的关节已复位,或畸形肢体的轴线排列已得到恢复,肢体远端的循环情况仍难以确定,应进行多普勒血流超声检查,并与健肢的动脉收缩压进行比较,计算出动脉血压指数(arterial pressure index,API),即患肢和健侧多普勒收缩压之比。API 低于 0.90 时,预测血管损伤的敏感度有 95%、特异性有 97.5%、准确率有 97%。多普勒或彩色多普勒超声是无创性检查,广泛应用于急、慢性血管阻塞的术前诊断,其准确率可达 96% ~ 100%。

四、血管造影

膝关节复位后发现足背动脉搏动仍减弱或消失,多普勒超声动脉收缩压指数小于 0.90,应立即行动脉造影检查。儿童外周血管系统的检查很困难,如果骨折部位远侧肢体的动脉搏动未能触诊,亦应行血管造影检查。经皮穿刺血管造影是一项普遍应用的创伤性检查技术,现在多采用数字减影(DSA)技术,因为它便捷、快速、经济,准确率与常规血管造影术相似。静脉造影做得很少,近年来,有人用彩色多普勒诊断技术对肢体贯通伤的周围静脉损伤进行评估。

五、手术探查

动脉血流不通、肢体循环明显障碍,或者肢体有大量外出血时,应当立即手术。对肢体贯通伤形成的巨大血肿,即使动脉造影正常也要手术探查;但对小的、不扩张的血肿,仅需观察。虽然手术探查也可能没有阳性发现,但是如果不及时手术探查而造成漏诊或延误处理,有可能造成肢体坏死甚至丧失生命。在急性肢体缺血情况下,应极积极予以处理。

第三节　手　术　技　术

血管损伤的治疗包括现场急救、保守治疗和手术治疗。现场急救主要是通过手指压迫、敷料加压包扎或在损伤肢体近侧上气性止血带来控制出血,以及对骨折或脱位的肢体实施牵引、复位和夹板固定,解除血管压迫或扭曲,改善远侧肢体的血流灌注,便于患者的安全转送。非手术治疗可用于动脉造影检查显示肢体多根主要血管中只有一根阻塞,远侧肢体的存活不受威胁的病例。有人报告,对那些有临床症状,而血管造影检查证实系非阻塞性动脉损伤(例如痉挛、内膜扑动、内膜下或壁内血肿)的病例,87%～95%经非手术疗法可以治愈。但治疗期间仍应密切观察,以发现可能发生的变化,采取相应的处理措施,包括手术治疗。如一例上臂外侧被剪刀刺伤,就诊时仅少量出血,清创缝合后局部日渐肿胀,最后形成一个搏动性血肿,手术探查发现肱动脉的外侧裂口长达近1cm,直接缝合修复裂口而治愈。

一、动脉修复术

【适应证】　当动脉不完全断裂,而管壁没有明显缺损时,可行动脉修补。

【麻醉与体位】　上肢手术多用臂丛阻滞麻醉、下肢采用连续硬膜外阻滞麻醉,必要时采用全身麻醉。根据不同的部位选择不同的体位。

【操作步骤】

1. 如有可能应尽量上止血带。

2. 根据损伤的部位选择手术切口的位置、径路和长度,以能够充分暴露需要修复的血管为原则。常用的上肢切口有:①锁骨上切口,用于显露锁骨上动脉的第二、三部分,切不切除锁骨都可以;②锁骨下切口,适用于腋动脉第一或第二部分损伤;③延伸至上臂内侧的锁骨下切口,适用于腋动脉第三部分或肱动脉近端的修复;④上臂内侧切口,位于肱二、三头肌之间,适用于肱动脉主干损伤;⑤自内而外横跨肘前皱襞的S形切口,适用于显露肱动脉远段及延续为尺桡动脉的分叉处。尺、桡动脉损伤常直接在损伤部位做纵形切口。下肢常用的手术切口有:①腹股沟纵形切口,适用于暴露股动脉近端或股深动脉;②大腿前内侧切口,用于暴露股动脉干;③腘窝内侧切口,利于暴露腘动脉全长血管。处理胫前动脉损伤的切口选在小腿前侧,而处理胫后动脉的切口则选在小腿内侧,有时需切断腓肠肌肌纤维,腓动脉的暴露通过外侧切口,其充分暴露可能需要切除一部分腓骨。

3. 如果无法使用止血带,暴露破裂血管时遇到猛烈出血,切莫盲目用血管钳夹,宜用手指或纱布球压住裂口控制出血,再在裂口远近两侧分别安放血管夹。适当剥离裂口周围的动脉外膜,清除两端管腔内的凝血块和异物,用肝素生理盐水冲洗干净,用7-0～9-0无损伤缝线做连续或间断缝合(图23-3-1)。

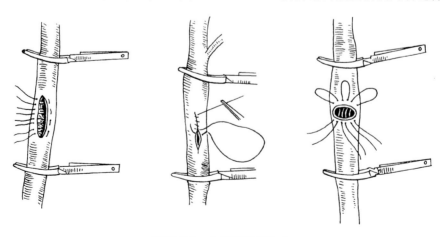

图23-3-1　血管侧壁修补术

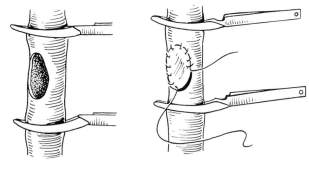

图 23-3-2　血管补片修补术

如果血管损伤时管壁缺损,或者血管破裂,但在清创时将挫伤的管壁切除,造成缺损时,需要取一段大隐静脉,纵行剖开,修成与缺损管壁大小相当、形状相似的补片,置于缺损处,间断吻合,修复血管的缺损(图 23-3-2)。修复前,务必对受伤的血管进行彻底的清创,直到血管内膜光滑、完整、没有剥离为止。用于修补的静脉移植物上应当没有静脉瓣,以免影响血管修复后的通畅性。

二、血管吻合术

【适应证】　血管完全断裂,或者血管钝性损伤,内膜破坏血管栓塞,切除损伤的血管段后,没有造成明显血管节段性缺损,可行血管端-端整吻合。

【麻醉与体位】　上肢手术多用臂丛阻滞麻醉、下肢采用连续硬膜外阻滞麻醉,必要时采用全身麻醉。根据不同的部位选择不同的体位。

【操作步骤】

1. 切口,根据不同部位采用适当的切口。

2. 充分显露需要修复的损伤血管,清除血管周围组织内集聚的血块和陈旧性积血,以及血管断口内的凝血块。钝性创伤所造成的血管断裂,暴力往往比较大,受损的绝对不会仅局限于断口的管壁,清创时要注意将受损的外周血管切除。在血管钝性损伤,内膜破坏,导致血管完全栓塞的病例,切断血管后,首先仔细彻底从两端管腔内取出栓子;用肝素生理盐水冲洗干净后,认真检查内膜。凡是内膜有淤血、不光整或剥离的血管,均应切除。清创结束后,分别在血管两端管腔内各注入 15 ~ 20ml 肝素(50U/ml),再用血管夹夹住,有助于防止血管吻合时发生栓塞。

3. 若无张力,用 7-0 ~ 9-0 无损伤缝线做连续或间断端-端缝合血管即可。如血管缺损不到 2 ~ 3cm,张力较大,可将两端血管分别向远近两侧游离,增加血管的移动性。务必使血管两端端-端吻合时没有张力。如果血管在张力下勉强端-端吻合,吻合口将呈沙漏状,术后容易在吻合部位形成血栓,应予避免。在生长期儿童,应作间断端-端吻合,而在成年人,端-端吻合直径 4 ~ 5mm 的血管时也可以行连续缝合。在一些特殊部位,例如邻近锁骨的腋动脉或膝关节后方的腘动脉,暴露比较困难,可以先吻合血管的后侧 1/3,端-端间断吻合,缝线暂不打结,完成后一起打结,有助于保证后侧管壁的精确对合,防止动脉血流恢复后渗漏。后侧 1/3 缝好后,拉紧两侧缝线,对合剩余动脉的两端,即可顺利地完成整条血管的吻合。直径较大的血管连续缝合时,打结之前最后几针要松一点,以便于血流再通时血管能够充盈。

4. 缝合完毕,先松近端的血管夹,待充盈后再夹住,然后去除远端血管夹,来自远端血管的血流将缝线下残存的空气清除,将缝线的两头拉紧结扎。第一个结打好后才可以松掉近端血管夹。如有漏血,可加缝几针,也可以暂时应用局部止血剂。

有的时候,同侧肢体有两根动脉同时断裂,而断裂平面高低不一样,清创后遗留血管缺损,通过直接吻合同时修复两根血管是不可能的,在这种情况下,可以进行交叉吻合,修复其中的一根血管:将断裂平面低的血管的近端与断裂平面高的血管直接端-端吻合(图 23-3-3)。

5. 血管吻合完成后,手术野仔细止血,应用健康组织,最好是邻近的肌肉覆盖血管,不使外露,以防感染和被瘢痕包埋。

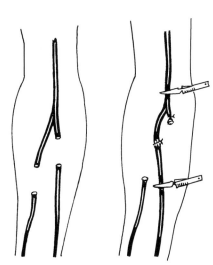

图 23-3-3　尺桡动脉交叉吻合术

三、血管移植术

【适应证】 血管缺损较多,两端游离后也不能使血管的两端无张力对合,需行血管移植。

【麻醉与体位】 上肢手术多用臂丛阻滞麻醉、下肢采用连续硬膜外阻滞麻醉,必要时采用全身麻醉。根据不同的部位选择不同的体位。

【操作步骤】

1. 切口,根据不同部位采用适当的切口。

2. 充分显露需要修复的损伤血管,选择适当的移植材料。目前有自体静脉和人造血管两种。自体静脉移植可选用健侧下肢的大隐静脉,具有取材方便,是血管移植的首选材料。人造血管可以用涤纶、膨体聚四氟乙烯(polytetrafluoroethylene,PTFE)制成,价格昂贵,手术效果也比自体静脉逊色。有研究表明,PTFE 管移植早期的并发症和感染率虽与自体大隐静脉移植相同,但远期血管的通畅率要差一些。实验研究还发现,在 PTFE 缝合处,新生的血管内膜增生,提示用 PTFE 人造血管的患者,术后在监护病房就应当开始每 12 小时 1 次经直肠给予阿司匹林;术后头 3 个月每天每 12 小时 1 次口服阿司匹林。因此双侧下肢均受伤,无静脉可用于移植,或可用的静脉太细小与受损血管不相适应,或患者伤势严重不允许做自体静脉移植时,才使用 PTFE 作为血管移植的替代物。

大隐静脉的管壁厚,有一定韧性,是修复四肢主要动脉缺损最理想的材料,大隐静脉全长的任何部位都可以用于移植。一般地说,如果损伤缺损的动脉的管径较小(4~5mm),可以自内踝处切取大隐静脉,如果要修复的动脉或静脉的管径比较大,则以从大腿近端切取大隐静脉为好:修复股、腘、肱动脉时切取卵圆窝以下的大隐静脉;修复尺、桡、胫前、胫后动脉时,可取踝关节以上的大隐静脉。移植大隐静脉的长度应比动脉实际缺损的长度多 1/4~1/3,过短或过长都不合适。为保证血管移植后能保持通畅,游离切取大隐静脉时,解剖操作要轻柔细心,仔细结扎分支,以免血运恢复时漏血;去除血管两端的外膜,以便于吻合为度。如果大隐静脉曾经用于静脉输液,管壁可能因发生炎性改变而变厚,使管腔狭窄,就不适合用作移植材料,应改用头静脉。

3. 取下的静脉用肝素生理盐水冲洗,驱除积血和凝血块,必要时还应作节段性液压扩张,以解除游离刺激所造成的痉挛,但张力不宜过大,以免扩张过度,人为加大其与修复血管外径的差异。用于修复动脉缺损时,将静脉段上下倒置,置于动脉两端之间。先与动脉远端做端-端吻合,再与动脉近端吻合。如果动静脉血管的外径相当,可以直接做端-端吻合;如果其外径存在差异,则在吻合前先将外径小的血管断口剪成斜面,再对端吻合。

在一些血管损伤广泛的特定病例,为控制大出血需要将血管结扎,修复时就无法像往常一样将移植静脉嵌在缺损血管的两端之间,分别与修复的血管做端-侧吻合。如果缺损血管的两端相距很远,血管外径与移植静脉的差距又很大;或者损伤的血管有一端发生栓塞又难于游离和切除,都需要用这种方法来修复血管的缺损(图 23-3-4)。

有的时候,例如在肘前、腹股沟或膝下部位软组织广泛损伤合并肱动脉、股动脉、腘动脉或胫腓血管损伤,伤口彻底清创不可避免地造成软组织和血管的缺损。由于缺乏软组织覆盖,不能将用于修复血管缺损的移植静脉安置在原来的解剖径路上。这种情况下,只能沿着伤口的边缘,将移植的静脉安置在正常组织的深面,可以根据具体情况选择端-端或端-侧吻合。

4. 如果移植的静脉太细,无法修复直径粗大的动脉,可以将两段大隐静脉并在一起,扩大管腔,再与缺损血管的两端吻合,重新建立血流通道(图 23-3-5)。

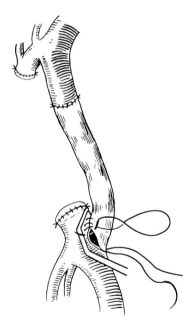

图 23-3-4 静脉移植桥式端侧吻合术

5. 血管在分叉处损伤,治疗上又需要同时修复远侧两根动脉,也可以取两段静脉,一端并在一起,形成较大的管腔,与动脉主干吻合;另一端分别与两根分支动脉吻合(图23-3-6)。

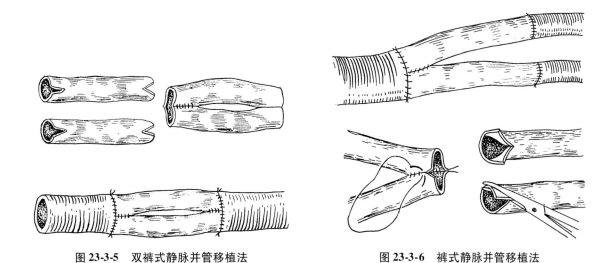

图23-3-5　双裤式静脉并管移植法　　　　　图23-3-6　裤式静脉并管移植法

四、血管结扎术

【适应证】　四肢主要血管损伤,只要有可能都应当争取修复血管,主要动脉结扎后的截肢率很高,即使不发生坏死,肢体也常因缺血而造成不同程度的残疾。因此,四肢动脉结扎术的指征只局限于:大腿股深动脉远段损伤;肘关节或膝关节以下损伤,至少有一根其他知名动脉是通畅的、能保证手或脚有接近正常的血液供应。如有多处重要脏器伤,病情危重,不能耐受血管修复术,只能结扎血管。如果缺乏修复血管的条件,在保证生命安全的前提下,迅速转送到有条件的医院进行处理。

【麻醉与体位】　上肢手术多用臂丛阻滞麻醉、下肢采用连续硬膜外阻滞麻醉,必要时采用全身麻醉。根据不同的部位选择不同的体位。

【操作步骤】　血管多采用双重结扎:远端结扎后再在其近侧缝扎一道,以免结扎线滑脱。不全断裂的动脉结扎后应予切断,以免引发远侧及周围血管的反射性痉挛,影响肢体的血液循环。另外,不宜在有感染的伤口内结扎血管,应在其近侧正常组织处结扎血管,防止感染使结扎的血管破溃,引起大出血。

五、静脉损伤

肢体大静脉,如股静脉和腘静脉,损伤后阻塞或结扎对股动脉的血流及小腿的存活影响极大,有条件时都应当考虑修复。但如患者病情不稳定,或存在影响生命的并发症,而且随全麻时间的延长而加重,则应行静脉结扎术。静脉不全破裂时,修补血管壁是最常用的修复技术,有时也需要用补片修补,切除后端-端吻合或行血管移植。损伤静脉段切除后,要结扎侧支静脉,游离两端血管,在无张力下端-端吻合。血管移植最好取健侧大隐静脉,但在腹股沟处切取的大隐静脉的粗细也不能与下肢的股静脉、腘静脉及上肢的锁骨下静脉相匹配,只能通过螺旋静脉移植和镶嵌静脉移植来克服。前者是将取下的大隐静脉全长剖开,绕在一根与要修复的静脉粗细相当的管子上,呈螺旋状排列,缝合相应的边缘,造出一根具备所需大管腔的移植静脉,由于其通畅率仅50%,应谨慎选用。后者是将两段大隐静脉全长剖开,将两侧边缘缝合在一起,造出一根大直径的移植静脉。这两种方法都很耗时,只有在某些特殊的情况下,例如腘静脉结扎后可能导致远端肢体坏死时才考虑应用。

第四节 术 后 处 理

四肢血管损伤修复后的处理与断肢再植术后的处理相同,应观察并注意全身和伤口局部情况以及患肢远端循环状况的变化,发现异常及时处理,才能保命又保肢。

一、护理

患肢用石膏于关节的屈曲位固定 4~5 周。目的是使修复的血管处于松弛的位置,防止肢体不适当的活动导致吻合的血管撕裂,造成严重后果。根据创口愈合的情况逐渐伸直固定的关节,以免缝线崩开造成出血和发生动脉瘤等并发症。术后肢体宜放置在与心脏相同的平面,不可过高或过低,以免肢体供血不足或静脉回流不畅。静脉结扎的病例,患肢应抬高并用弹性绑带包扎。

二、药物治疗

药物治疗的目的是预防和控制感染,维持吻合血管的通畅,以及减少肢体术后的肿胀。如果血管直接修复或行端-端吻合,抗生素连续使用 24 小时。如果使用血管替代物,抗生素可连续应用 72 小时。如果伤口污染或术后发生感染,应根据术中清创时所作的组织培养和术后创口渗出物细菌培养的结果,选用敏感的抗生素。血管修复后抗凝药物的使用与断肢再植术后相同,一般只在术中进行血管吻合操作时局部使用抗凝剂,防止吻合后发生凝血块。术后不主张全身使用抗凝剂,唯恐增加出血危险。

三、观察与监测

通过定时触摸或用便携式多普勒仪监测肢体远端动脉搏动,通过经皮氧分压的监测了解患肢血液循环重建的情况。像断肢再植术后一样,观察、测量和记录肢端皮肤的颜色、毛细血管充盈时间,争取在第一时间内发现可能发生的血管危象,当机立断作出反应,采取包括手术探查在内的措施,积极对症处理。

四、创面的处理

及时更换辅料,保持创口洁净,注意防治感染。发现伤口渗出增多,怀疑有发生感染的可能,即应充分引流,并对渗出物做细菌培养和药物敏感试验,全身和局部使用有效抗菌药物。在感染病例,要特别注意术后出血,因为局部软组织感染坏死,有可能累及修复的血管,万一破溃,可能引发大出血。

五、并发症的处理

(一) 早期动脉阻塞

多见于受伤后就医晚、诊断延误、手术技术失误,以及静脉回流障碍的病例,表现为远端肢体动脉搏动消失。处理方法为手术探查,取出血栓,重新吻合血管。如果手术探查没有发现动脉吻合口有异常,即应检查患者血液有没有高凝状态。

(二) 诊断延误的病例

偶尔有患者因创伤性假性动脉瘤或动静脉瘘而来就诊,是动脉损伤没有及时诊断的结果。可在 DSA 监视下放置血管内支架,进行介入治疗,当然也可以开放手术治疗。

(三) 软组织感染

软组织感染坏死如果发生在血管修复的部位,可能使修复的血管暴露,是一个非常严重的并发症。如果动脉吻合口有渗漏或破裂,则需重新手术。将暴露的血管切除,移植大隐静脉重建血液循环。将移植的静脉放在健康软组织内,保证血管吻合口有正常组织覆盖。应用显微外科技术进行局部肌瓣或肌皮瓣转移,或游离肌皮瓣移植,覆盖移植的血管和创面,是有效的治疗方法。

（四）骨筋膜室综合征

四肢血管损伤后,肢体缺血使肌肉组织的毛细血管通透性增加,骨筋膜室内的组织压力骤然增加,出现骨筋膜室综合征。若不予处理,轻则引发肌肉缺血性挛缩,导致肢体功能障碍,重则引起肢体坏死,甚至发生急性肾衰竭、中毒性休克,威胁患者生命。一经发现,即应完全切开深筋膜,彻底减压,一般不缝合切开的皮肤,用两层含抗生素盐水的纱布覆盖膨出的肌肉,外加凡士林纱布和无菌敷料松松包扎;同时给予消肿药物,待肿胀消退后,或直接缝合,或植皮关闭创面。

（曾炳芳　罗永湘）

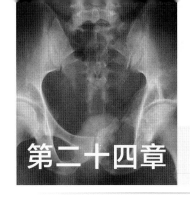

第二十四章　周围神经损伤

第一节　概　　述

一、周围神经损伤的分类

（一）神经失用（即 Seddon 第一度或 Sunderland 第一度）

神经失用即神经轴突和鞘膜完整，但功能丧失，表现为运动瘫痪和感觉减退而电生理反应正常，常为神经短暂缺血、振荡或冲击所引起，大多在 3 周内可以恢复。

（二）轴突断裂（即 Seddon 第二度或 Sunderland 第二、三度）

轴突断裂，但鞘膜完整，表现为神经完全性损伤。有变性改变，可自行恢复，多发生于挤压伤或较轻的牵拉伤，或止血带损伤，多在数月内逐渐恢复。但如神经持续受压或缺血，则轴突与髓鞘发生变性，从而使神经传导功能中断，也可造成完全性损伤甚至永久性瘫痪，应及时手术，解除神经压迫。

（三）神经断裂（即 Seddon 第三度或 Sunderland 第四、五度）

神经发生完全或不完全断裂，多见于开放伤。完全断裂者，临床表现为运动和感觉功能完全丧失并伴有营养性改变。不完全断裂者，多表现为不完全瘫痪，由于未断裂部位也受到振荡、挫伤或牵拉，故伤后数周至数月内可出现完全瘫痪，以后部分恢复。如为横断损伤，须及时吻合神经断端。

（四）神经根性撕脱伤

四肢周围神经在其根部，如臂丛和腰骶丛脊髓部位的丝状结构处断裂，称根性撕脱伤或节前损伤，无法进行直接修复，应进行神经移位术。

二、影响神经修复效果的因素

1. 神经损伤的性质与程度　损伤性质严重，伤情复杂是影响修复效果的重要因素。一般认为致伤暴力越强伤情越复杂，修复的效果越差。如交通事故、房屋倒塌，或重物打击致肢体神经受到严重的牵拉、挤压、扭转或撕裂。只有在单纯切割伤，神经缺损小，伤口清洁没有感染和皮肤缺损的条件下的神经损伤，可望有优良的效果。

2. 神经损伤的水平　越是接近神经根部的神经损伤，神经功能恢复越差。尤其是远端运动与感觉的恢复更差。因为越接近神经根部的神经损伤，容易引起神经细胞坏死，而且近端神经干内的神经束大都是运动与感觉神经混合成束，容易相互错长，无法恢复良好功能。同时离远端的靶器官很远，神经生长缓慢，需要较长时间方能长到肢体远端，此时肌肉和感觉末梢萎缩程度严重，难以恢复满意功能。如臂丛神经损伤远比上肢其他神经损伤的效果差。

3. 年龄　年龄确实是影响神经生长质量的一个因素。儿童处于生长期，新陈代谢旺盛，各类组织的生长均较快，同时儿童肢体短得多，神经生长的距离也短些，到达靶器官的路程短，时间也快些；老人细胞与组织的生长代谢缓慢，代偿适应能力较弱，局部血管硬化，肢体固定后萎缩程度更重等，都可能是年龄不同对神经损伤修复有不同效果的原因。但儿童神经细胞的定向生长功能较成人差，易发生神经纤维错位生长的现象,临床发生两组拮抗肌同步兴奋的情况,这是儿童神经再生的不利因素。

4. 损伤与修复相隔时间的长短 神经损伤后应力争早期修复,既争取时间,又可减少靶器官的萎缩程度,可以获得优良效果。如在急诊处理肢体开放损伤时,应一期修复神经。在闭合性神经损伤早期,未能确定为完全神经断裂,可作短期观察,3个月仍未恢复再手术也是允许的。由于神经损伤后发生变性与再生变化,其再生能力在伤后3~6个月内最旺盛,故临床又把此时期称为神经修复的"黄金时期"。故早期手术可提高疗效。

5. 神经缺损的长度和缝合时的张力 周围神经在肢体有一定松弛度。一般来说,缺损较短时,在适当游离其神经两端后,可以缝合起来,不产生张力。但超过此长度,虽能勉强缝合,就显得有张力,伸屈邻近关节时尤为明显,会影响局部血运,影响日后功能恢复。实验证明,正中神经在伸屈关节前后,其长度相差4.5%,大约有2~3cm,相当于该神经直径的4倍的长度。这是生理性伸张度,对神经无损害。若超过直径4倍的缺损,勉强缝合,其张力急剧上升,血流减慢,延长达神经直径的6倍,神经愈合很差。故缺损超过直径4倍时,应作神经移植。当然,神经再生通过两个缝合口要比通过一个缝合口难得多,时间花得多,但总比通过一个有张力的缝合口相对容易得多,因为有张力的缝合口不仅易撕脱开来,更易产生更多瘢痕组织,妨碍再生轴突的通过。神经移植物的长短,又会直接影响疗效。移植神经越长,疗效越差,因此缺损较长时或在移植床为瘢痕组织时,宜采用带血管的神经移植为妥。

6. 手术中常见的失误 如神经损伤被遗漏而错过手术时;错将神经断端与肌腱或纤维索条对接或将不同的功能束接错了;姑息地没有彻底切除神经瘤及瘢痕组织;缺损大亦勉强缝合;缺乏显微操作技术,使用粗针粗线缝合;没有提供良好的神经再生条件,包括张力下缝合,缺乏良好的软组织床包绕神经;术后没有妥善和足够时间的固定,伤口出现并发症如伤口裂开、感染、坏死等;术后不注意神经康复治疗等都可造成神经损伤修复后效果不良的结局。

第二节 手术治疗的原则与方法

一、治疗方法的选择

(一) 保守疗法的适应证

1. 闭合性损伤,如挤压、牵引、止血带和石膏压迫等,神经仍能保持其连续性者,一般属于第1及2度损伤,大多可以自行恢复功能。一般骨折脱位合并神经损伤,发生完全断裂伤较少,大都可以经保守治疗而愈合。

2. 临床表现为部分而不是完全性的功能丧失者。

3. 在观察期间,损伤的神经有逐步恢复表现者。一般可观察3个月,要定期进行动态观察及肌电检测,了解神经变性与再生状况。

(二) 手术探查、修复的适应证

1. 开放性损伤,如切割伤、弹道伤、手术损伤、骨折端挫压和刺伤或严重牵拉伤,估计神经已断裂,不可能自行恢复者,应及早行神经探查术。对于严重污染的开放性损伤或火器伤,应待伤口愈合后1~2个月进行神经修复。

2. 闭合性损伤经2~3个月的观察仍未见恢复功能。一般按每天生长1mm的尺度来计算神经应生长到的部位。

3. 经保守治疗观察神经在恢复中,但停留在一定部位后,不再好转,若持续2~3个月,其主要功能尚未恢复,亦可及早作探查手术。

4. 神经损伤的平面较高,伤情亦严重如臂丛神经损伤、坐骨神经高位损伤,可以考虑提早探查时间,以免因观察时间过长而延误手术时机。因高位神经损伤后,神经细胞容易坏死,且再生到达靶器官亦需较长时间,修复太晚,势必影响其效果。

5. 神经修复的病例,到预定生长的时间还未恢复,或对神经移植的病例,神经生长停留在第2个缝合口,长期不长入远端,临床上 Tinel 征持续停留在该吻合口处,可考虑及早作神经探查手术。

二、手术时间的选择

根据手术时间的不同,神经探查手术可分三种:

1. 一期修复手术　一期修复手术是指在受伤后几小时内立即进行神经修复手术。一般将神经两断端进行缝合术。若选择恰当,手术正确,其效果很好。因外伤后几小时内,还未有明显的损伤性炎症和水肿发生,组织界限清楚,手术比较容易进行。但神经损伤范围有时难以完全准确地识别,尤其在开放性损伤,有时还需扩大创口,方能暴露清楚,但易加重损伤和污染,容易发生感染,故必须审慎行事。一般在断肢断指再植手术时,神经修复宜一期进行。

2. 延迟一期修复手术　在受伤后 1～3 周内,伤口已愈合的条件下,及早进行神经修复手术,既可避免伤口感染的危险,又可以在炎症水肿基本消退,粘连又不重,健康和损坏的神经束分界较明显,清创及切除瘢痕组织都比较清楚,同样可取得良好效果。

3. 二期修复手术　神经损伤后 1～2 个月方才进行修复手术称之为二期手术。多数是因伤口污染严重,愈合较慢,或保守观察一段时间后决定手术均属此类。此时伤口感染机会较少,炎症水肿已消退。若有组织缺损,瘢痕广泛,估计修复神经后,缺乏良好的软组织床保护神经者,宜先作皮瓣手术,或与神经修复同时进行。若同时有肌腱断裂、骨折、脱位还未处理者,宜优先考虑作好骨关节的支架手术后,再作神经修复手术。肌腱缝合术与神经修复手术可同时进行。二期手术往往要处理两断端的神经瘤并彻底切除,在正常的神经部分进行缝合,若缺损过多,应作神经移植术。

4. 晚期修复手术　伤后半年后修复,通常是因患者自身的延误,或因判断失误,此期神经靶器官萎缩明显,术后疗效往往不佳。伤后 2 年以上者常考虑进行功能重建术。

三、手术操作原则

1. 对神经损伤的患者必须认真详细地进行运动、感觉和自主神经系统的检查,术前术后都要定期进行,并作好记录,以便动态观察其变化,准确地评价其神经功能恢复情况,作出相应的处理。运动评价标准有肌力和肌肉萎缩的测定;感觉系统评价标准有触、痛、温和两点辨别觉的测定;自主神经系统评价标准有汗腺功能检查和肢体末梢营养改变等。

2. 争取时间,尽早手术治疗。只要有手术适应证就应该积极地争取一期手术。直接缝合两神经断端是最基本的方法。若有神经缺损不能直接缝合时应作神经移植术。若神经近端毁损无法缝合可作神经移位术。若神经远端毁损无法缝合可作神经植入术。若有神经内、外纤维化,有瘢痕压迫者,可作神经松解术包括神经内、外松解术。

3. 采用无损伤技术。要求在无血的手术野中清楚地进行手术。手术野要保持湿润,经常用生理盐水浸润。在夹持神经操作时,只许夹神经外膜或神经束膜,不准夹持整根神经或神经束,使用显微放大镜或手术显微镜,显微外科器械和显微外科缝合针线,以提高手术准确度,减少手术中的损伤和术后的瘢痕形成。缝合针线应尽量选细号显微缝合线如 9-0 或 10-0 单股尼龙线。作束膜缝合最好用 11-0 显微缝合线。

4. 从比较正常的部位开始游离有瘢痕的神经。必须从病灶两侧的健康组织开始显露神经,再沿神经纵轴逐步向病灶分离,这样才比较容易识别正常或比较正常的神经与瘢痕。手术时应注意,神经束膜是保护神经纤维处于稳定的内环境的重要屏障,不应随便切开或切除。

5. 神经瘤的切除要彻底。必须将神经瘤彻底切除,达到正常神经组织处,即断面可见神经束呈颗粒状突起,束间组织松软,有血管分布和渗血,束与束之间有一定的松动余地,这样作神经缝合,神经再生和功能恢复才有保证。

6. 缝合断面的束型与功能配对。束型与功能的配对,吻合口处断端神经束在大小、形态上力求一致,对形态大小不一致的两断面,应鉴别其功能进行配对。

鉴别神经功能束的方法为:①Sunderland 神经束图定性法:钟世镇对四肢周围神经束进行自然束组

解剖,给神经束定性提供了可靠的解剖学依据。②神经束电刺激法:此法首先由 Hakstian(1968)提出。我国朱家恺 1976 年介绍了一种自行设计的神经刺激器。此法对病程长、神经变性严重者效果较差。③神经束松解分辨法:上海医科大学华山医院自 1977 年利用神经束松解分辨法逆行解剖肌皮神经束,直达臂丛神经上干与膈神经缝接,取得满意疗效。④组织染色法:应用神经束乙酰胆碱脂酶染色法来区分运动与感觉束,但费时长,实用价值不大。目前国内临床很少开展此项工作。⑤神经束外形定位法:根据神经束外形、大小、部位,在神经断端间进行配对缝合。此法对神经近端损伤因混合束较多时较实用,也是目前最常用的方法,但可靠性较上述方法略差。

根据现有条件笔者提出如下原则进行神经束的定性:①在神经干近端因大多为混合束,应采用神经束外形定位法。②在神经干中段采用电刺激法为妥。③在神经干远端可采用束图定位法及松解定位法。

近年来对神经断端"再生室"的形态与组化研究表明,神经在断伤后其远端能释放出促进神经生长的诸多因子,这些因子逆行运输到神经元不仅能促进近端神经的生长,而且能使神经断端间有选择性生长作用,即近端运动纤维在远端的趋化因子作用下只能进入远端的运动纤维内,而不可能进入感觉纤维内。根据趋化因子学说,神经断端间不需要鉴别束的特性,只要在断端缝接时留有一定的间隙,允许各自趋化作用而生长。目前临床上应用的静脉桥接在神经断端的方法,即是依据此原理,关键是断端间多少间隙是最佳距离,目前尚无定论,但一般而言应小于 5mm 为妥。

7. 两神经断端应在无张力下缝合。神经瘤切除后,两断端间存在一定缺损,若缺损不长,稍加游离两断端或稍屈曲邻近关节、截断某些次要分支、神经改道、甚至缩短骨端等方法,可以在无张力下缝合神经。若缺损较大,即神经缺损是神经直径的 4 倍以上时,勉强缝合,缝合口有较大张力,会引起局部缺血,妨碍愈合,应作神经移植。

8. 神经组织必须安置在血运丰富的组织床上。神经组织尤其是移植的神经要靠从接触神经的四周的组织床长入的新生血管来提供营养,一般要在移植后 3～5 天方能完成,植入的神经才不致坏死、纤维化。若周围组织是缺血的瘢痕、骨骼等组织,无法向移植物提供营养,移植物就会变为瘢痕组织,无法恢复。故凡是皮肤瘢痕严重,要先行皮瓣移植,紧贴骨面者应设法改道或转移一些有血供的软组织围绕神经,以保证移植物的血运恢复。

9. 术后积极进行康复治疗。术后患者的肢体要固定约 3～6 周。固定期间便应开始功能练习,拆除固定后,更要积极进行运动、感觉的康复锻炼,可使神经恢复加快。术后积极被动活动各失神经支配的肌肉和关节,也是防止肌肉萎缩、关节僵硬的重要措施。

10. 长期药物治疗

(1) 常用的神经营养药物:除维生素 B_1、维生素 B_6 及维生素 B_{12} 外,甲钴胺是含有甲基的维生素 B_{12},为脂溶性,穿透细胞膜能力更强,因此有较好的促进神经再生的作用。地巴唑是周围神经的微血管扩张剂,有改善周围神经微循环的作用。活血化瘀类及丹参类中药制剂等,也有促进神经再生的作用。这类药物必须长期服用,直至神经功能恢复。

(2) 神经生长因子的评价:各类神经生长因子在神经生长发育中的作用,已在大量动物实验中得到证实。但其作用机制仍不清楚,特别是临床应用至今尚未见大量、长期、双盲对照的病例报告,故至今不能证实临床应用的价值。

四、神经修复方法

1. 神经松解减压术

(1) 手术指征:①临床检查神经损伤呈部分性,神经功能部分存在或以受压为主因的神经损害;②在肌电检查中以神经传导速度减慢为主要表现;③手术时发现神经连续性存在,无明显神经瘤;④术中刺激神经病变的近端,远端肌肉有收缩反应。

(2) 神经外松解减压术:此术是将神经干从周围的瘢痕或骨痂中游离出来,并将附着于神经表面的瘢痕组织予以清除,直至健康的组织。手术时,应从受伤部位两端的正常神经部分向受伤部位解剖和游离,然后在手术显微镜放大下用锐利的手术剪,剪去所有的瘢痕。手术时沿神经纵轴方向进行,紧靠神经表面解剖,用锐利的尖头刀纵形切开神经外膜,直至神经束外露为止。注意勿损伤神经表面的营养血管和神经纤维。在神经周围软组织中的瘢痕亦予以切除,以使松解后的神经位于健康的软组织中。

(3) 神经内松解减压术:此术在手术显微镜或手术放大镜下进行,用锐器切除神经束之间的瘢痕组织。先纵形切开外膜,从受伤部位两端的正常神经部分向受伤部分解剖和游离每条神经束,并清除束面的瘢痕。此术极为细致,万勿操之过急。若发现神经束有神经瘤、纤维化或伤断时,需作神经束膜缝接或束间神经移植。

2. 神经缝合术

(1) 手术指征:①临床检查神经损伤呈完全性,神经支配的主要功能丧失;②肌电检查显示神经传导速度完全消失;③术中发现神经连续性中断或虽存在但病变部呈神经瘤样改变;④术中电刺激病变近端的神经,远端无任何反应;⑤病变神经切除后两断端可在无张力条件下缝合,或神经缺损是神经干直径的4倍以内。

(2) 神经外膜缝合术:显微外科技术虽已问世多年,此法仍被经常采用,这与此法操作简单、不用特殊设备和效果尚好有关,至今不失为缝合神经的重要方法之一。主要适用于急诊神经修复和神经断面以束为主的神经修复。其步骤和方法如下:①解剖和游离伤断的神经,从两侧的正常组织中开始,直至断端游离为止。②在神经瘤近端的神经干内注入1%～2%普鲁卡因1～3ml。③用保安刀片整切神经断端或切除神经瘤,直至断面出现正常神经束为止(图24-2-1(1))。正常的神经束在肉眼下呈明亮而突出的灰白乳头状,密布在神经断面,束间为较致密的结缔组织;神经外膜可前后移动。在手术显微镜下,正常的神经束呈淡黄色,神经束膜清楚可见,束间为疏松的结缔组织,其内可见有出血的微细血管。神经束容易被拉出。④神经断面的出血点在手术显微镜下用10-11"0"尼龙线结扎,或用微型电凝器凝固止血。⑤在神经断端两侧各缝一针牵引固定线,以使神经两端对接准确,避免扭曲(图24-2-1(2))。为了做到这点,可根据神经外形及其分支、神经表面上的营养血管,以及神经断面上神经束的分布和粗细作标志进行相配缝合。⑥在两牵引固定线之间,间断缝合神经外膜(图24-2-1(3)(4)),避免

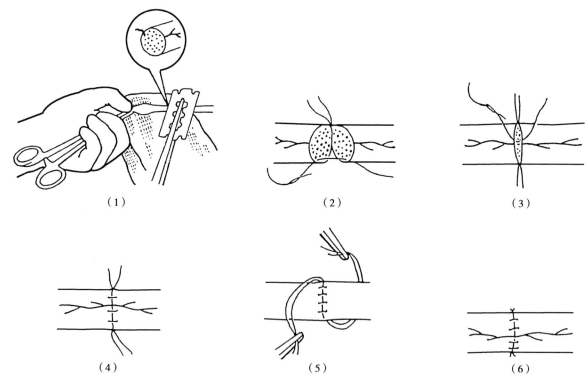

(1)　　　　　　　　　　(2)　　　　　　　　　　(3)

(4)　　　　　　　　　　(5)　　　　　　　　　　(6)

图 24-2-1　神经外膜缝合术
(1)切除神经瘤;(2)准确对接;(3)间断缝合;(4)前侧缝合完毕;(5)缝合后侧;(6)完成缝合

缝神经纤维,使神经束不外露,外膜不内翻。对外膜不作连续缝合,因易使断端间积血形成血肿,机化后阻碍再生的神经纤维通过吻合口;或因缩窄压迫 Schwann 细胞管阻碍再生的神经纤维在管内前进。术后神经断端立即水肿,连续环行缝接外膜后,使肿胀膨大受限,进而使其中的神经纤维受损害。⑦前侧缝合完成后,对调牵引固定线,将神经翻转 180°,依上法缝合后侧(图 24-2-1(5))。⑧如在伤断的神经周围有动脉损伤,如腕部尺神经损伤伴尺动脉损伤时应争取同时缝接动脉,以保证局部血液供应。⑨将缝合后的神经置于健康组织之中,最好是放在肌肉表面,避免使其处于瘢痕中或骨骼表面。

神经外膜缝合的主要缺点是难以准确地对接相应的神经束,在各束断端之间会发生分离、错位、扭曲、叉开,或有个别神经束从缝合口穿到外膜外(图 24-2-2),以及结缔组织或血液进入吻接处的间隙,致神经再生不满意。

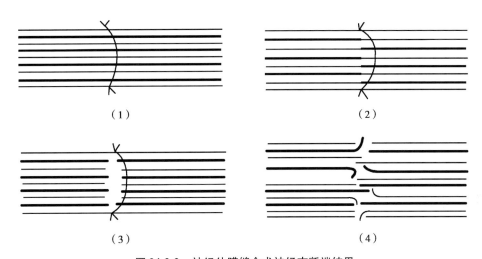

图 24-2-2　神经外膜缝合术神经束断端结果
(1)正常;(2)感觉与运动神经错位;(3)分离;(4)突出、叉开、扭曲

(3) 神经束膜缝合术:主要适合用于神经移位或神经移植时的神经缝合或神经断面以结缔组织为主的神经修复。此法均应在手术显微镜或手术放大镜下缝合。

神经束膜缝合术的具体操作又分为两种,即神经外膜束膜联合缝合术和神经束膜缝合术。

神经外膜束膜联合缝合术:①游离伤断的神经断端,切除神经瘤,直至断端的神经束正常为止。②在手术显微镜下检查神经束的状态和分布。③用电刺激仪刺激各神经或束组,分辨运动和感觉神经纤维;在远侧断端刺激神经束时,若出现肌肉收缩为运动神经,否则为感觉神经;在近侧断端刺激神经束时,若患者感觉疼痛为感觉神经,否则为运动神经。④将两断端的神经束或束组进行组合与搭配,以备缝合。为了组合与搭配的准确,需考虑下述几点:神经干的外形与分支方向;神经表面的营养血管分布;参考神经束在正常神经干内于不同水平部位的分布图。在基本上符合上述条件下,将两个断面上的运动与感觉神经束作相应的组合与搭配。⑤在神经断端相对侧各缝一针牵引固定线(7-0 尼龙线),以使两断端对接准确,避免扭曲。首针先缝靠近外膜最粗、最大的神经束或束组,穿过外膜后再穿过束膜,勿穿过神经纤维。将此两膜缝合在一起,以免神经缩回。缝接束组可只缝其周围的束组织。并非必须穿过束膜。⑥在两牵引固定线之间,分别缝接靠近外膜的神经束或束组(图 24-2-3(1))。⑦前侧缝合完成后,对调牵引固定线,将神经翻转 180°,同法缝合后侧的各神经束膜(图 24-2-3(2)),小的和深部的神经束可不必缝合。⑧检查有无露出外膜的神经束,或内翻的外膜。⑨其余同神经外膜缝合法。

神经束膜缝合术:①从正常组织内开始,沿神经纵轴向病变部位解剖伤断的神经,使两断端游离。②在神经瘤近侧纵行切开神经外膜,并环行将其切除,以显露神经束或束组。③在手术显微镜或手术放大镜下,自正常部分的神经束或束组间隙开始向断端游离粗大的神经束或束组,其余不游离。注意勿损伤这些神经束。当神经束或束组游离至外形不正常时,即在神经瘤近端的正常部分用锐利的剪刀分别剪断各神经束或束组。④遇血管出血时,需在镜下用 11-0 尼龙线结扎,或用微型电凝器止血。⑤在手

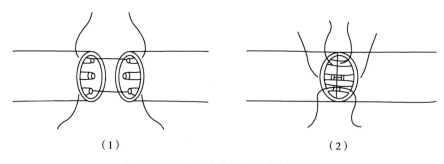

图 24-2-3　神经束膜与外膜联合缝合术
(1)缝合近外膜的神经束膜;(2)缝合后侧神经束膜

术显微镜下仔细检查神经束的状态和分布。⑥用电刺激仪刺激各神经束和束组,分辨运动和感觉神经纤维(图 24-2-4(1))。分辨方法详见神经外膜与束膜联合缝合法。⑦将两断端的神经束或束组进行组合与搭配,以备缝合。具体方法详见神经外膜与束膜联合缝合法。⑧在神经断端两侧各缝一针牵引固定线(7-0 尼龙线)。进针部位在距断端 1.0~1.5cm 处,针穿过外膜后抽出。⑨用 9~11-0 无损伤尼龙线分别缝合各神经束膜或束组(图 24-2-4(2)),针勿穿过神经纤维。束组可缝接其周围的软组织。先缝位于中心的神经束,继之向周边一一缝合。每根神经束一般缝 1~4 针。手术显微镜一般放大 6 倍,若神经束直径小于 1mm 时,可放大 10~30 倍。⑩前侧的神经束膜缝合完成后,对调牵引固定线,将神经翻转 180°,同上法缝合后侧的各神经束膜或束组。检查各神经束或束组对接满意后,用 7~8-0 尼龙线间断法缝合外膜数针。

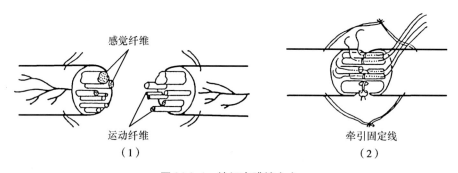

图 24-2-4　神经束膜缝合术
(1)分辨运动和感觉神经纤维;(2)神经束膜缝合

　　神经束膜缝合的步骤也可以是先将神经两断端后面的外膜作数针间断缝合,然后将缝线提起,两神经断面将清楚地显露,即可由深而浅分层缝合各神经束或束组。

　　神经束膜缝合法的主要优点是精确地缝合相应的神经束。由于其精确性高,密接性好,在很大程度上可以防止结缔组织从周围侵入或血液侵入吻合间隙,有利于再生的神经纤维生长。特别是近来对周围神经干的显微解剖研究取得了进展,对神经束或束组的定向及对接提供了颇有价值的基础知识。缺点是技术难度较大,手术较费时、费事。为此,近来不少学者应用粘合剂以代替缝线,或采用能被吸收的合成缝线,并已取得可喜的结果。

　　3. 神经移植术

　　(1)手术指征:①神经损伤呈完全性,临床肌电表现及术中发现均呈完全性神经损伤表现;②神经病变切除后神经缺损是神经干直径的 4 倍及以上。

　　(2)游离神经束间移植术:移植技术与神经束膜缝合术类同,不同者分述如下:①如果神经已断裂,按上述的神经束膜缝合术作准备。②如果受伤的神经未断,其间有神经瘤,或是修复失败的神经,则需先从两侧的正常组织内开始,沿神经纵轴向病变处解剖,以使这段神经游离,然后纵向切开神经外膜,并向两侧翻开,于正常神经束部位沿束组或束间隙向远端解剖和游离这些神经束,切除已纤维化的或有神经瘤的神经束或束组段,最后将翻开的外膜切除,仅留后面的一片,以防残端缩回。③用电刺激仪刺激神经束或束组的断端,以分辨运动和感觉纤维,然后进行组合与搭配,以备缝合。④根据需要,取适当长度的移植神经,并将其分成若干段,每段比缺失段略长。注意勿使结缔组织突出于断端,以免阻碍神经再生。⑤将移植的神经分别置于相应的神经束组或神经束之间,然后在手术显微镜或手术放大镜下,用9-11-0尼龙线进行束膜缝合。每根移植的神经缝3～4针。移植材料的来源:效果较好者是腓肠神经、前臂内侧皮神经、隐神经、股外侧皮神经和桡神经浅支。较粗的神经干,因游离移植后中心部分神经组织血供不足而致神经纤维坏死,影响神经再生,故不宜选用。

(3) 吻合血管的神经移植术:神经干的长段缺损,不带血管的神经移植其效果常令人失望。失败的主要原因是神经移植段的缺血性坏死。尤其当神经移植段处于血供差的受纳床时,其缺血性坏死更为明显。对此,1976年Taylor将一患者的左前臂长24cm的桡神经浅支及其伴行桡动、静脉主干移植于右前臂,同时缝接了神经和血管,以代替22cm缺损的正中神经,术后恢复了部分感觉功能,为解决神经干的长段缺损和瘢痕受纳床的神经移植,提供了有效的处理方法。但Taylor的方法有供区有限、要牺牲肢体主要血管和技术操作复杂等缺点,使其应用受到限制。1980年顾玉东采用的带小隐静脉的腓肠神经移植治疗上肢重要神经和动脉均有大段缺损的病例获得成功。经过大量动物的对照性实验证实:静脉蒂动脉化的神经再生和功能效果与Taylor法一致,且显著优于不带血管法,为长段神经缺损提供了临床实用效果肯定的新方法。

手术指征:①神经缺损在10cm以上;②神经受纳床为瘢痕组织;③同时伴有肢体主要血管损伤。

受区准备:受区暴露及游离神经缺损两断端,按常规处理两断端,并将肢体邻近损伤神经的主要动脉暴露,以便接纳小隐静脉两断端。

带小隐静脉腓肠神经的切取:供区选用腓肠神经及伴行的小隐静脉。沿腓肠神经行径全长切开皮肤,注意保护腓肠神经与小隐静脉之间的脂肪血管联系;按神经及血管缺损的长度多取1～2cm的小隐静脉与腓肠神经(图24-2-5(1)～(3)),取下的神经血管蒂作普鲁卡因普通肝素溶液及2%利多卡因溶液灌洗。

神经移植:将神经血管蒂倒置于受区神经缺损处,先缝血管,即小隐静脉近端作端-端(主要肢体动脉同时断伤时)或端-侧(肢体血管完整时)吻合、再缝神经,均作束膜法缝合(图24-2-5(4)～(6))。其他带血管的神经移植有腓肠神经、腓浅神经、腓深神经,但均因血管口径过细或需牺牲主要血管而限制其在临床的应用。

(4) 神经带蒂移植术:神经带蒂移植是将一根已断伤而又无法缝接的较次要的神经干近侧段分期地与另一断伤的重要神经缝接,以修复它的缺失段。如正中神经与尺神经同时断伤而又有大段的缺失,用尺神经的近侧段修复正中神经的缺失。手术分两次进行:①将受、供两神经的近侧断端按前述的显微神经外科技术处理后,在手术显微镜或手术放大镜下,用神经束膜缝合法作对端缝合。然后从缝合处起,按所需移植的长度再加3cm切断供神经。切断方法是,在镜下纵行切开神经外膜2～3cm向两侧翻开,沿膜下游离神经干,并将其切除1cm,所遗空隙用附近的软组织填充,以防近端的神经纤维再长入远端。注意勿损伤位于外膜中的营养血管。这样,供神经中的移植段便发生Waller变性,受区神经中的神经纤维便长入其内。②待受区神经中的再生纤维通过吻合口长至供区神经的切断部位时,一般在第1次手术后4～6周,此时可将供区神经完全切断,并将其游离转下,与受区神经的远断端缝接。在镜下采用神经束膜缝合术。

4. 神经干支劈开术 将神经自损伤部位向远、近两端作长距离解剖游离,以增加神经的延伸性,从而克服伤断神经的某些缺失。若近段神经干中途有分支发出,后者将限制其延伸性。此时,可在手术显微镜或手术放大镜下,在支干之间纵向切开外膜,将支内的神经束与神经干劈开,再用剪刀渐次向近端分离所需要的一段。这样可减少分支的牵制作用。

本术常用于下述情况:①神经血管蒂皮瓣移位时;②神经束定性时沿肌支或皮支的解剖;③神经部分损伤时。

5. 神经移位术 在断肢再植或多根神经损伤时,发生不可修复的臂丛根性撕脱伤,或神经损伤修

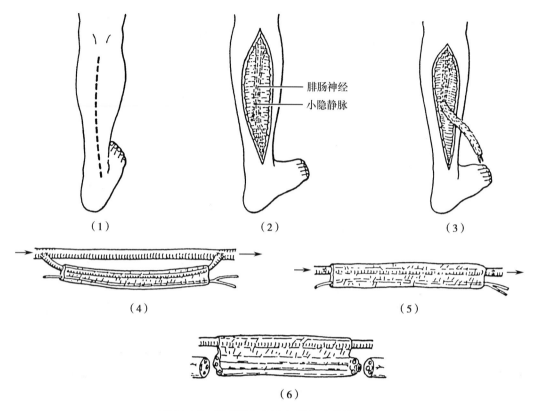

图 24-2-5 腓肠神经切取与神经移植缝合术
(1)切口;(2)切开皮肤显露腓肠神经与小隐静脉;(3)游离腓肠神经与小隐静脉;
(4)小隐静脉端侧吻合;(5)小隐静脉端端吻合;(6)缝接神经

复后功能未恢复者,可利用功能次要的神经进行移位,以修复功能重要的神经,重建肢体的主要功能。如断肢再植时,不能同时修复上肢 3 根主要神经,则应根据神经断伤的程度、平面作神经交叉缝合。对臂丛神经根性撕脱伤,常选用膈神经、肋间神经、副神经移位于肌皮神经,恢复屈肘功能;将肋间神经外侧皮支移位于正中神经,恢复手部感觉。对正中神经无法修复或修复后未恢复功能的病例,将桡神经浅支或尺神经手背支移位于正中神经腕掌部感觉支或神经束,以恢复受区的重要感觉。神经移位术中一般采用神经束膜缝合法。

五、手术前准备

(一) 皮肤准备

上肢前臂以上的神经手术,应包括肩、腋和整个上肢;下肢踝部以上的神经手术,应包括臀部、腹股沟部和整个下肢。

在皮肤消毒前,应用甲紫液画出切口线,用碘酊加以固定。消毒皮肤范围应包括整个肢体。覆盖无菌巾时,要将整个肢体显露出手术野,以便术中作电刺激时观察所支配肌肉的收缩变化,但消毒后可套以袜套或贴上无菌保护膜。

(二) 麻醉

上肢可用持续臂丛阻滞或持续颈部硬膜外插管麻醉,亦可采用全身麻醉,下肢可用持续硬膜外阻滞或蛛网膜下腔阻滞,亦可用全身麻醉。由于神经手术在术中往往需用电刺激方法鉴定神经束的连续性,需要患者在有知觉和清醒的状态下进行,故在采用持续插管麻醉时,分次给药宜先用短效麻醉药进行手术,待电刺激方法用完后,才用长效的麻醉药。

(三) 手术体位

周围神经手术体位要满足下列要求,即整个肢体要很好地显露,以便延长切口,活动各关节,观察术中电刺激时肌肉收缩情况。桡神经和腓总神经绕着肢体下行,术中往往要改变体位。术后往往要用石膏将肢体固定于特殊体位。故手术体位要充分灵活才能达到目的。

主要神经手术的基本体位如下:

1. 臂丛神经损伤,切口在锁骨上、下方。其体位是仰卧位,头颈转向对侧并向后仰,颈根部垫小枕,使肩部亦后伸,上肢放在躯干旁边或外展放在小台上。

2. 上肢神经损伤,切口在上臂内侧、后侧、前臂掌侧或背侧,肘部背侧,故体位要随手术要求而改变。一般上肢放外展位,安放在小台上,可满足各部位的显露要求。对于肘管及桡神经上臂段手术可改将上肢放在胸前,稍稍将体位或手术床倾斜向对侧,便可得到良好的显露。

3. 下肢神经损伤时,可用俯卧位显露坐骨神经、腘部和小腿后方的胫后神经。用侧卧位显露腓总神经,用仰卧位显露股神经。

（四）止血带的使用

周围神经手术宜在无血手术野中进行,故常规使用止血带,最好采用气囊止血带。不宜用橡皮管止血带,很难控制其压力,易引起神经压迫伤。上肢气囊止血带压力应在 20 ~ 23kPa（相当于 250 ~ 300mmHg）,每加压 1 ~ 2 小时放松压力 10 分钟,最长可加压 2 次为限,若手术再需加压止血,就要加压两次后,放松 20 分钟,然后再加压 1 小时为妥。大腿安放气囊止血带压力为 30 ~ 46kPa（相当于 400 ~ 600mmHg）,规定止血时间与上肢相同。为了节省上止血带时间,一般在神经断端未分出前使用止血带,一旦神经两断端分出后,便可停用止血带。

六、神经显露的手术切口及步骤

（一）副神经

【解剖及变异】　副神经（accessory nerve）是第十一对脑神经,左右各一根。在中枢源于延髓及脊髓,延髓根神经核源于迷走神经运动背侧核及疑核,脊髓根神经核源于上 5 个颈节灰质前柱,从脊髓侧面发出沿其表面上行,经枕大孔入颅内,与延髓根相结合,形成副神经。副神经由颈静脉孔穿出颅腔后,分为内外两支。内支为延髓根的纤维,加入迷走神经。外支是脊髓根的纤维,经过颈内静脉的前侧及二腹肌后腹的后面,在胸锁乳突肌中上 1/3 交界处穿入,再从此肌后缘中点穿出,进入颈后三角区。这一带有一些淋巴及颈横动脉的分支通过,亦有枕小神经和耳大神经从胸锁乳突肌中点后缘穿出,向前上方,支配枕后、耳后方的皮肤感觉,还有从颈 3 ~ 4 神经根发出的前支亦由此引出,与副神经会合,向后下斜行到斜方肌的前缘,支配斜方肌。一般来说,斜方肌的上 1/3 肌纤维大部分是由副神经支配,而下 2/3 肌纤维大部分是颈 3 ~ 4 神经根前支支配。在胸锁乳突肌中点稍下部,还有颈横神经向前下及后下方皮下下行,支配颈皮肤感觉。由于颈后三角区内神经血管丰富,淋巴结较多,临床上此处的淋巴结肿大,要作活检才能确定诊断时,手术要特别小心,容易在止血和分离淋巴结包膜时,碰到神经,造成神经损伤,特别是副神经损伤后,引起斜方肌瘫痪(图 24-2-6)。

颈后三角区的神经较多,有时会有变异。识别副神经的标志是在胸锁乳突肌中点后缘肌肉内穿出,向后下方走向斜方肌的最高一根神经,就是副神经。

【手术步骤】　患者仰卧位,垫高颈根部,头略后仰并转向对侧,肩部下垂。于下颌角水平,胸锁乳突肌前缘开始,以该肌中点后缘为中心,作一斜向后下方的斜形切口,止于斜方肌前锁骨上 5cm 处。

切开皮肤及颈阔肌后,显露胸锁乳突肌后缘中点。即可见在胸锁乳突肌中点发出的向后上方行走的枕小神经,

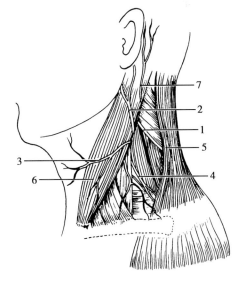

图 24-2-6　颈后三角副神经解剖
1. 副神经;2. 耳大神经;3. 颈前皮神经;
4. 臂丛神经;5. 斜方肌;6. 胸锁乳突肌;
7. 枕小神经

向前上方行走的耳大神经,向后下方行走的副神经,及向前、后下方走向皮下的颈前皮神经。用电刺激见斜方肌收缩,可鉴定是否为副神经,翻开胸锁乳突肌深面可见此神经是从此肌肉内穿出,可证明是副神经,若神经已断,则神经的近侧断端可从它由胸锁乳突肌穿出来识别,远端可从它进入斜方肌内来识别。若副神经未断,只被瘢痕绞窄或线结扎着,可作松解手术。若副神经已断,可作对端缝合术。若其间有缺损,可将头倾向患侧,一般可以进行缝合。若仍有距离,可从旁取一段耳大神经进行移植,亦可取腓肠神经进行移植。术后应将头固定在偏向患侧的体位,4 周后可解除固定。

(二) 桡神经

【解剖及变异】 桡神经(radial nerve)起源于臂丛后束,是臂丛分出的最粗的神经,由第 5 ~ 8 颈神经根和第 1 胸神经根的部分纤维组成。和后束一样,桡神经位于腋动脉后方,紧贴腋窝后壁,即肩胛下肌表面下行。腋神经与桡神经同起自后束,并行到肩胛下肌缘时,腋神经与旋肱后动脉一同穿出腋窝,而桡神经仍在腋窝下行至背阔肌和大圆肌前方,到大圆肌下缘后,桡神经与肱深动脉伴行。经过肱三头肌长头的外侧面,继续在肱三头肌长头和内侧头之间向外下方,穿出腋窝到达上臂的后面。在进入肱骨上中 1/3 交界处继续绕到肱骨的桡神经沟上。这里桡神经与肱骨之间仅有一层很薄的肱三头肌内侧头的肌肉组织,而桡神经主干的表面被肱三头肌外侧头覆盖着。桡神经沿着肱骨桡神经沟绕过肱骨,约在肱骨中下 1/3 交界处穿过外侧肌间隔,到上臂前方。

桡神经在腋窝处穿出到后面时,便发出肱三头肌长头的肌支,少数人发出外侧头和内侧头的肌支,但大多数人的外侧头和内侧头的肌支发自神经穿入桡神经沟前。故肱骨干骨折引起桡神经损伤时,肱三头肌功能不会受损害。若肱三头肌肌力为 0 级时,桡神经损伤平面应在腋窝内,除非是神经主干与肌支同时在穿出腋窝时受伤。近段的桡神经伤主要是肱骨干骨折引起,这与桡神经在肱骨桡神经沟经过时接近肱骨易受伤有关。由于在沟内神经与骨之间还有一层薄的肱三头肌内侧头的肌肉相隔,故一般闭合性骨折,骨折端移位不大,桡神经虽受伤失去功能,但其连续性尚好,仍可先采取非手术疗法。观察 3 个月后肱桡肌是否恢复和 Tinel 征是否前移,并用电生理检查确定桡神经是否恢复,如不恢复才考虑探查手术。至于开放骨折合并桡神经损害可在早期清创术时同时探查神经(图 24-2-7)。

桡神经在肱骨中下 1/3 交界处穿过外侧肌间隔时,位于肱桡肌、桡侧腕长伸肌与肱肌、肱三头肌之间,到达肘关节上下方外侧,分出肌支至肱桡肌、桡侧腕长伸肌及肱肌。还有一感觉支进入肘关节前方。所以在肘关节水平的桡神经损伤,还保存屈肘和伸腕功能。

桡神经在相当于肱骨外髁水平分为深支和浅支。浅支在肘关节前外方,是单纯感觉支,位于桡侧腕长伸肌之前,经肱桡肌的深面下降入前臂,直到桡骨茎突以上约 5cm 处,穿出深筋膜,转向前臂桡侧下行到鼻咽壶,分成拇、示、中指指背神经(图 24-2-8)。

桡神经深支是运动支,支配前臂背侧伸肌群。在肱骨外上髁处分出与肘关节囊相贴,向外后方下行,经过桡骨颈前外侧,进入旋后肌肌腹前,分出桡侧腕短伸肌肌支及支配旋后肌的肌支。所以桡骨头脱位时,容易伤及桡神经深支,患者没有垂腕症状,只有伸指障碍。桡神经穿入旋后肌时呈直角方向,而且肌的表面有一层纤维组织,环绕其入口,形成一个纤维弓称为 Frohse 弓,此弓可以成为压迫深支的结构,临床上出现垂指症状,手术必须彻底切断 Frohse 弓及部分旋后肌,方能解除症状(图 24-2-9)。

桡神经深支穿出旋后肌后,位于指总伸肌的深面,拇长展肌、拇短伸肌及拇长伸肌的浅面,同时分出肌支支配这些伸指肌和尺侧腕伸肌。其主干在拇短伸肌之下缘进入拇长伸肌深面,到达腕背部,有感觉支进入腕关节(图 24-2-10)。

【手术步骤】 探查腋窝部的桡神经取平卧位,锁骨下切口。探查上臂段的桡神经,患者要取侧卧位,患侧在上,上臂后侧切口。探查肘部及前臂部的桡神经,患者要在仰卧体位,患肢外展伸直,放在手术台上,肘外侧切口,前臂掌外侧和背侧切口。

锁骨下切口从锁骨中外 1/3 交界处开始,向外下方沿三角肌与胸大肌交界处下行至腋窝前臂,然后弯向上臂内侧伸屈肌之间的肌间隔为止。切开皮肤、皮下组织及筋膜,在三角肌与胸大肌之间分开,碰到头静脉可牵向内侧。分离胸大肌在肱骨附着点的近侧 1cm 处,切断胸大肌腱,翻向内侧。再显露喙突,切断附于喙突上的胸小肌肌腱并缝一针做牵引之用。切开深筋膜便可显露出臂丛神经。将表面的

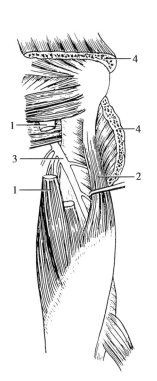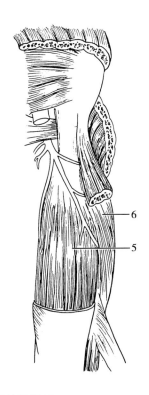

图 24-2-7　上臂桡神经解剖

1. 肱三头肌长头(已切断);2. 肱三头肌外侧头(已拉开);
3. 桡神经;4. 三角肌(已切断);5. 切去长头后显示肱三头肌
内侧头;6. 切去部分外侧头显示肱肌

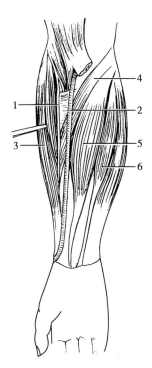

图 24-2-8　前臂桡神经浅支解剖

1. 桡神经浅支;2. 桡动脉;3. 肱桡
肌(已勾开);4. 旋前圆肌;5. 桡侧
腕屈肌;6. 掌长肌

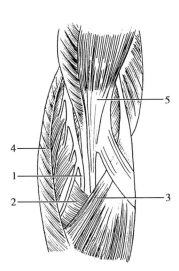

**图 24-2-9　旋后肌 Frohse 弓与
桡神经深支的关系**

1. 桡神经深支;2. Frohse 弓(旋
后肌);3. 旋前圆肌;4. 肱桡肌;
5. 肱二头肌

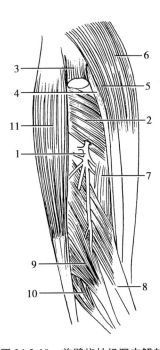

图 24-2-10　前臂桡神经深支解剖

1. 桡神经深支;2. 旋后肌;3. 指总伸
肌(已切断);4. 桡侧腕短伸肌;5. 桡
侧腕长伸肌;6. 肱桡肌;7. 拇长展
肌;8. 拇长伸肌;9. 拇短伸肌;10. 示
指固有伸肌;11. 尺侧腕伸肌

正中神经连同腋静脉拉向内侧,于深面便可显露出腋神经、桡神经及后束(图24-2-11)。

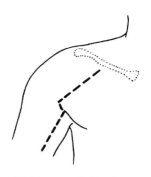

图 24-2-11 锁骨下切口显露桡神经腋窝段

上臂后侧切口可显露桡神经上臂段。切口从三角肌后下缘的远1/3开始,向外下伸延,沿三角肌后下缘,经过肱三头肌长头,绕到三角肌附着肱骨干结节之下方,再转到前方肱桡肌表面。必要时还可沿肱桡肌与桡侧腕长伸肌的表面通过肘关节。切开皮肤、筋膜,将肱三头肌长头牵向后侧,于长头与外侧头之间,即可显露出上段桡神经。此处神经与肱深动脉伴行,然后在切口的远侧段切开皮肤、深筋膜,在肱三头肌外侧头的外缘切开,找出肱肌与肱桡肌的分界处,将其分开,将肱桡肌牵向后侧,在深面找出桡神经。注意这里有前臂外侧皮神经通过,前者位置在肱桡肌深面,而后者位于皮下,直径比桡神经细。当上段和下段桡神经游离出后,可以上下会师,显露中段桡神经。此段神经位于肱三头肌内侧头所覆盖的桡神经沟内,尽量避免内侧头完全切开,可以从其上下段切口显露出来(图24-2-12)。

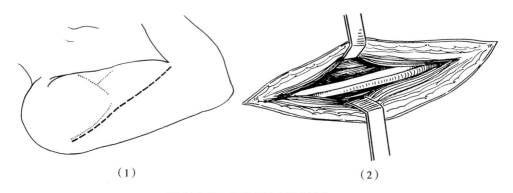

（1） （2）

图 24-2-12 显露桡神经肱骨段切口
(1)切口;(2)在三角肌、肱三头肌外侧头与肱三头肌长头之间,
可见桡神经与伴行的肱深动脉

肘外侧切口可显露肘部桡神经段。切口沿肱桡肌内缘开始,直到肘关节前屈横纹,可绕过外侧作弧形切口。切开皮肤后,沿肱桡肌前缘切开深筋膜,近侧沿肱桡肌与肱肌间进入深面即可显露桡神经;远侧沿肱桡肌与肱二头肌肌腱和旋前圆肌之间分开,即可见桡神经。桡神经在此分出几根肌支,支配肱桡肌、桡侧腕长伸肌,主干在肘关节上分为深、浅二支。深支越过肘关节走向深层,进入旋后肌内,而浅支在肱桡肌深面下行,位置比较浅(图24-2-13)。

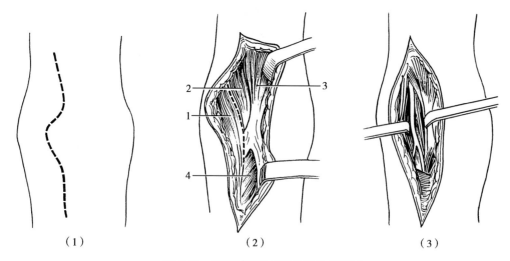

（1） （2） （3）

图 24-2-13 显露肘部桡神经的肘外侧切口
(1)切口;(2)在肱桡肌 1. 与肱肌;2. 之间切开;3. 为肱二头肌;
4. 为旋前圆肌;(3)桡神经及其分支

前臂掌外侧切口可显露桡神经浅支。切口可沿肱桡肌前缘切开皮肤后,在肱桡肌的尺侧缘切开筋膜,翻开肱桡肌,于该肌的深面找到桡神经浅支(图24-2-14)。

前臂背侧切口可显露桡神经深支。在指总伸肌与桡侧腕短伸肌之间作前臂背侧切口,切开皮肤后,就在这两块肌肉之间隙分开,即可见到深面有旋后肌下缘及从此肌穿出的桡神经深支及其分出的肌支(图24-2-15)。此切口常可跟肘外侧切口同时应用,在肘部找出桡神经分出深、浅支和深支进入旋后肌的部位进行手术,又可在前臂背侧切口作深支之手术。

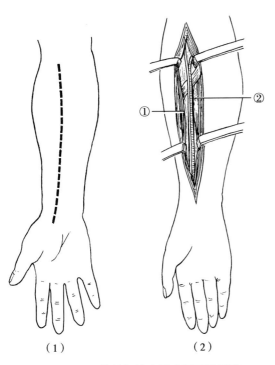

图24-2-14　桡神经浅支手术切口及显露
(1)手术切口;(2)分开肱桡肌①及桡侧腕屈肌②之间可见桡神经及桡动脉

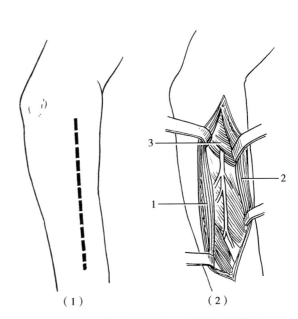

图24-2-15　前臂背外侧切口显露桡神经深支
(1)切口;(2)分开指总伸肌　1. 与桡侧腕短伸肌;2. 的肌间隙便能显露桡神经深支,从旋后肌;3. 穿出后的一段神经

(三)　正中神经

【解剖及变异】　臂丛的五条神经根 $C_{5\sim8}$、T_1 都分出神经纤维到正中神经(median nerve),先分别合成上、中、下干,再分别分出三个前股,然后合成外侧束和内侧束,再分出正中神经内侧头和外侧头,在腋部胸小肌的外缘合成正中神经,也可在上臂近侧 1/3 处才汇合。合成正中神经后就与肱动脉伴行,沿着上臂内侧肌间隔而下。在上臂上部正中神经位于肱动脉外侧,到中部转向动脉内侧。在肱肌浅面时,神经转到肘前方,越过关节时,位于肱二头肌腱之内侧,位置比较表浅。但越过肘关节后,即潜入肱二头肌腱膜的深面,穿入旋前圆肌的浅、深头之间。继续下行又进入指浅屈肌的起点即腱弓的深面到指浅屈肌和指深屈肌之间,发出骨间前神经,向深面下行于指深屈肌和拇长屈肌之间,止于旋前方肌。在前臂下 1/3 处,指屈肌转为肌腱部分,使正中神经的位置相对地逐渐变得表浅,在掌长肌和桡侧腕屈肌之间的深处,然后通过腕横韧带下进入手掌中,再分为鱼际肌支及蚓状肌支,分别支配拇短展肌、拇对掌肌、拇短屈肌浅头,第1、2蚓状肌,其终末支为感觉支分别支配拇、示、中指两侧皮肤和环指桡侧皮肤感觉(图24-2-16)。

正中神经在上臂段没有分支。在肘部开始才发出支配前臂屈肌肌支,包括旋前圆肌、指浅屈肌、指深屈肌、拇长屈肌、桡侧腕屈肌、掌长肌和旋前方肌。在腕部和手部支配上述的内在肌。

正中神经的变异比较多,常与骨和肌肉变异有关。在肱骨远端内侧出现一个骨性突起,称为髁上骨刺,尸解出现率为3%,骨刺的尖部有一异常的韧带组织,连到肱骨内髁上。当肱动脉在高位分出桡、尺动脉时,正中神经与尺动脉有时会穿到髁上骨刺的后方,穿过骨刺的韧带才进入肘关节前方(图24-2-17)。

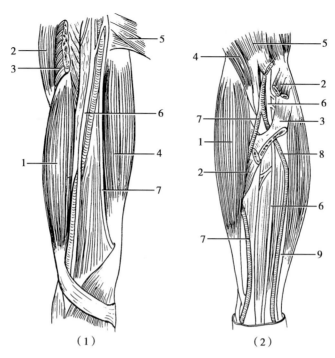

（1）　　　　　　　　　　（2）

图 24-2-16　正中神经解剖

（1）正中神经上臂段：1. 肱二头肌；2. 三角肌；3. 胸大肌（已切断）；4. 肱三头肌；5. 背阔肌；6. 正中神经与肱动脉；7. 尺神经；

（2）正中神经前臂段：1. 肱桡肌；2. 旋前圆肌（已切断）；3. 指浅屈肌（已切断）；4. 肱肌；5. 肱二头肌（筋膜已切除）；6. 正中神经；7. 桡动脉；8. 尺动脉；9. 尺神经

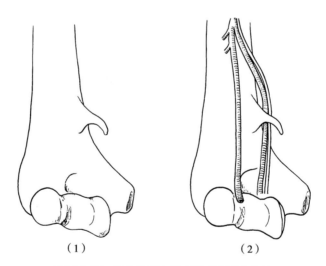

（1）　　　　　　　　　　（2）

图 24-2-17　肱骨的髁上骨刺及其韧带与正中
神经和尺动脉的关系

（1）肱骨的髁上骨刺；（2）肱骨的髁上骨刺及其韧带将
正中神经及尺动脉推向其后方绕过

　　其次是正中神经在肘及前臂上 1/3 段，穿过旋前圆肌两个头及指浅屈肌的腱弓，都可因为肌肉异常的起点和变异加上劳损、外伤等因素引起正中神经嵌压症状，常需手术切除压迫因素松解神经，方能缓解症状。此外，应注意正中神经到尺神经的吻合支的解剖变异，其临床意义是肘部尺神经损害时，手全部内在肌仍有功能或肘部正中神经损害却出现手内在肌功能丧失。

　　【手术步骤】　病者仰卧位，上臂外展伸直于手术台上，切口从胸大肌肌腱处开始，沿腋前臂和臂内侧肌间隔下延，紧贴肱二头肌的内侧缘，于上臂下段转到肘关节前方，顺着肘前横纹向外侧，于肘窝正中转向前臂中线。作弧形伸展至腕部(图 24-2-18)。

　　沿上臂内侧肌间隔切开表面皮肤及皮下组织和筋膜,以肱动脉为重要标志,于肱动脉的外侧,可找到正中神经。其内侧皮下贵要静脉穿过筋膜进入肱静脉。到上臂下 1/3 段肱动脉移到正中神经的尺侧,沿着肱二头肌内侧缘转到肘前方(图 24-2-19)。

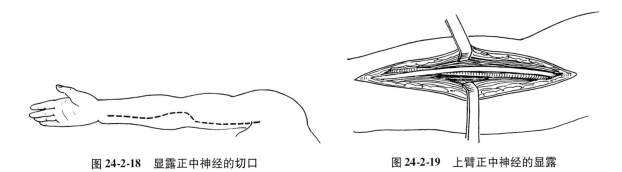

图 24-2-18　显露正中神经的切口　　　　　　图 24-2-19　上臂正中神经的显露

　　切开肘部皮肤及皮下组织时,注意保存好肘前正中静脉和两侧的前臂内、外侧皮神经,可将静脉牵向切口一侧,然后切开筋膜,进入肱二头肌腱的尺侧,即可显露出正中神经和肱动、静脉(图 24-2-20)。

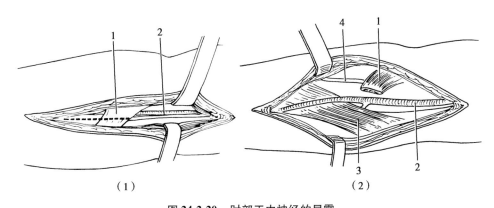

（1）　　　　　　　　　　　　（2）

图 24-2-20　肘部正中神经的显露

（1）1. 在虚线切开肱二头肌腱膜;2. 可显露出其深面的正中神经及肱动脉;（2）3. 正中神经从旋前圆肌两个头之间穿过进入前臂;4. 为前臂外侧皮神经

　　若要探查旋前圆肌综合征的患者,可继续在肘三角区内,找出正中神经进入旋前圆肌两头之间的部位,可见神经分出两支肌支支配旋前圆肌,然后分支到指浅屈肌。这些分支都是从正中神经的尺侧发出,而神经的桡侧没有肌支发出。故在分离解剖神经时,应沿正中神经桡侧较为安全。在旋前圆肌综合征手术探查时,应 Z 形切断旋前圆肌的浅头,深入显露指浅屈肌的腱弓,观察有无被嵌压的现象,予以彻底松解,切开腱弓,对神经外膜增厚者宜同时作神经松解术。

　　若要显露前臂下段的正中神经,可在桡侧腕屈肌的尺侧,掌长肌的桡侧缘的深面解剖,便可见正中神经。牵起神经,向远、近二端略为解剖,切开部分指浅屈肌的肌纤维即可显露出较长一段前臂下段的正中神经(图 24-2-21)。

　　在腕管综合征需要探查正中神经时,可在掌根部腕横纹中间作纵切口,刚好在大、小鱼际肌群之间。切开皮肤及皮下组织,显露腕横韧带,可在略偏尺侧切开腕横韧带,有时神经紧贴于腕横韧带之下手术时要小心。注意腕横韧带要彻底松解,尤需注意其远侧部分,勿损伤鱼际肌支,见到正中神经

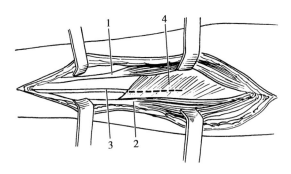

图 24-2-21　前臂掌侧正中神经下段的显露

在 1. 桡侧腕屈肌与 2. 掌长肌之间的虚线切开
即可显露;3. 正中神经及 4. 深筋膜

后,可根据神经受压和纤维化情况,考虑有无必要作神经外或内松解术(图24-2-22)。

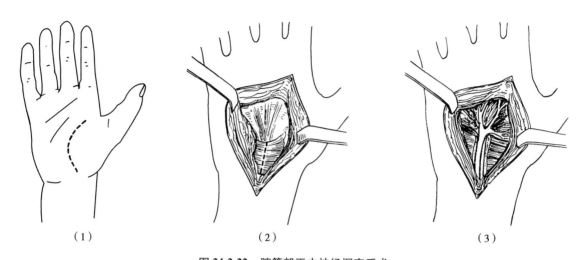

（1） （2） （3）

图24-2-22 腕管部正中神经探查手术
（1）切口；（2）显露掌筋膜及腕横韧带；（3）切开腕横韧带即可露出正中神经

（四）尺神经

【解剖及变异】 尺神经(ulnar nerve)主要由第8颈神经根和第1胸神经根合成下干后发出的前股单独形成的内侧束的神经纤维组成。尺神经的起点位于胸小肌外缘的水平,在腋动脉的内侧,下行于上臂内侧肌间隔内,亦位于肱动脉内侧。到上臂中部即穿出内侧肌间隔,转向后方,穿出肱三头肌内侧头下行,到肱骨内髁的尺神经沟,直行越过肘关节后方。尺神经在上臂段除在肱骨内上髁近侧2cm处分出肘关节支外,别无分支。与尺侧副动脉伴行,带血管的尺神经移植就是利用尺侧副动脉供血进行移植,尺神经可以单独靠这根血管供血,使尺神经干从腋部到腕部水平之间长达40cm的一段神经都有足够血供,是目前作臂丛神经修复手术时应用的一个神经移植的重要供区(图24-2-23)。

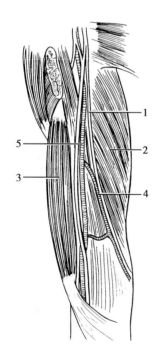

图24-2-23 上臂段尺神经解剖
1. 尺神经；2. 肱三头肌；3. 肱二头肌；4. 尺侧上副动脉；5. 肱动脉

尺神经从到达肱骨内上髁部开始,穿过肱三头肌内侧头的筋膜,进入尺神经沟,越过肘关节,下行到前臂背侧和尺侧,穿过指浅屈肌的前面和尺侧腕屈肌的两个头之间,进入前臂。在这一段行程中,尺神经经过一系列筋膜和骨骼构成的通道,又要适应肘关节伸屈活动时时紧时松的压力,加上正常肘关节有10~15°的外翻携带角的影响,尺神经往往在这段行程中受嵌压,这段解剖部位被称为肘管。患肘管嵌压征需要手术时必须将整个肘管充分打开,松解全段尺神经,并将神经移位到肘前肌肉比较丰富的组织床内,方能彻底解除压迫。早期症状轻微者,可单纯切开肘管处筋膜组织即可(图24-2-24)。

尺神经在肱骨内上髁下3cm处,进入尺侧腕屈肌之前分出2~3支尺侧腕屈肌肌支。进入尺侧腕屈肌的两个头之间后,又分出指深屈肌肌支1~2支。尺神经与尺动、静脉一起沿尺侧腕屈肌的深面下行到前臂下段。在腕部近侧约5cm处,尺神经分出背侧皮神经,穿过尺侧腕屈肌腱后方的筋膜,到达前臂下段尺侧皮下,转向腕部背侧,下行支配手背尺侧、小指背面和环指背面尺侧一半的皮肤感觉。尺神经主干仍在尺侧腕屈肌腱深面桡侧下行,紧贴手腕豌豆骨的桡侧进入腕横韧带表面和掌短肌深面,在钩骨钩的尺侧进入手掌。尺神经经过腕部时,亦有不少筋膜、韧带保护,加上腕关节经常作伸屈、外展、内收活动,尺神经亦要适应这种时紧时松的应力,比较容易受

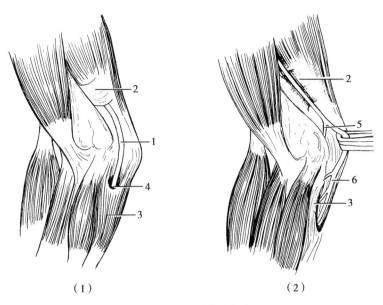

（1）　　　　　　　　　　　（2）

图 24-2-24　肘管的解剖

（1）1. 尺神经从 2. 肱三头肌内侧头筋膜穿出,进入肘关节后的尺神经
沟,又从 3. 尺侧腕屈肌两头 4. 之间,穿入前臂;（2）牵起尺神经,可见
5. 关节支,切开 2. 肱三头肌内侧头及 3. 尺侧腕屈肌两头间的筋膜可见
6. 尺侧腕屈肌肌支

到嵌压。这个部位称为 Guyon 管,此段尺神经受嵌压称为 Guyon 管综合征,手术时要将整个 Guyon 管的压迫因素切除,方能彻底减压和松解神经症状。

在 Guyon 管里,尺神经分为深、浅两支,深支与尺动脉的深支伴行,经过小指展肌和小指短屈肌之间,贯穿小指对掌肌,沿途发出肌支支配这三块小鱼际肌后,再转向钩骨钩突的尺侧进入掌深部,在指深屈肌深面伸向桡侧,分出肌支沿途支配第 3、4 蚓状肌和全部骨间肌,最后到达拇收肌和拇短屈肌深头（图 24-2-25）。

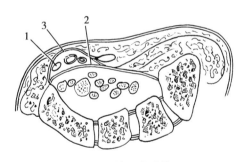

**图 24-2-25　尺神经在腕管 Guyon
管内的解剖**

1. 尺神经及 2. 尺动、静脉在腕横韧带之浅面经过,其顶部 3. 为腕掌侧韧带,是尺侧腕屈肌附在豌豆骨后的延伸部分

在前臂和腕部的尺神经往往产生变异,除在正中神经一节中引述来自正中神经的 Martin-Gruber 吻合支外,也有从尺神经到正中神经的 Riche-Cannieu 交通支,使低位的尺神经损伤时,不产生爪形手畸形。尺神经与正中神经在手部感觉支分布的范围和所发出的肌支都会异常支配,使神经损伤后感觉麻痹区域可缩到一个小指范围或扩大到中指范围,爪状手畸形也可从小、环指扩大到中指或缩小到只有小指或全无爪状手畸形。这些异常分布比较常见,诊断时要注意。

【手术步骤】　上臂段尺神经探查,取仰卧位,患肢外展伸直,轻度外旋。切口从腋前襞开始,沿肱二头肌内侧缘向下延长到肘部。切开皮肤、皮下组织和筋膜,在肱动脉后方可找到尺神经（图 24-2-26）。

肘部尺神经手术,切口以尺神经沟为中心,向上延伸到上臂内侧肌间隔中点,向下延伸到尺侧腕屈肌表面。切开皮肤、皮下组织和浅筋膜,即可见尺神经位于尺神经沟内。注意与尺神经平行分出的肘关节支及尺侧腕屈肌肌支,予以保留。切口近侧可见尺神经穿出肱三头肌内侧头之肌肉,注意对尺神经有无嵌压现象。切口远侧可见尺神经穿入尺侧腕屈肌的两个头之间,注意有无嵌压现象,应予一一松解。若尺神经外膜增厚亦应予以切除松解（图 24-2-27）。若要作神经皮下前移手术,可充分游离切口内侧皮瓣,显露肱骨内上髁前方屈肌群的筋膜,作一 2.5m×1.5cm 大小的蒂向肱骨内上髁的筋膜瓣,然后将尺

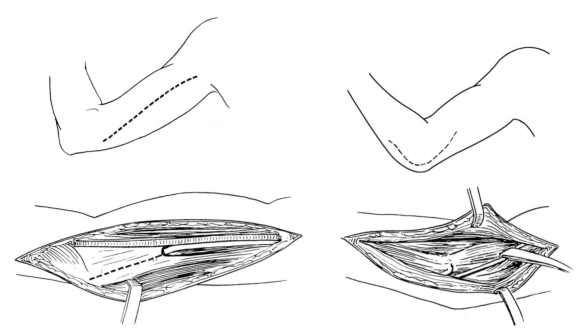

图 24-2-26　上臂段尺神经切口及显露
尺神经于肱动脉后方,在上臂中段转入肱三头肌内侧头筋膜内,
伸延至肘关节后的尺神经沟,在虚线上切开,即可显露出尺神经

图 24-2-27　肘部尺神经切口及显露

神经移于其中,再将筋膜瓣盖好尺神经后,将其游离缘与底部肌肉固定,保持尺神经在前移位置,皮下组织有病变者,应作神经的肌下前移。

【前臂尺神经探查】　上方切口可沿尺侧腕屈肌尺侧缘切开,但到前臂下 1/3 要转到尺侧腕屈肌的桡侧缘切开。切开皮肤、皮下脂肪及深筋膜后,上段要分离尺侧腕屈肌尺侧缘处便能找到尺神经与伴行的尺动静脉。若要向远侧方解剖,可见尺侧腕屈肌越来越盖着尺神经,在前臂下 1/3 段宜改在尺侧腕屈肌的桡侧显露较为方便(图 24-2-28)。在离豌豆骨近侧 5cm 附近,尺神经向后分出背侧皮支,穿过尺侧

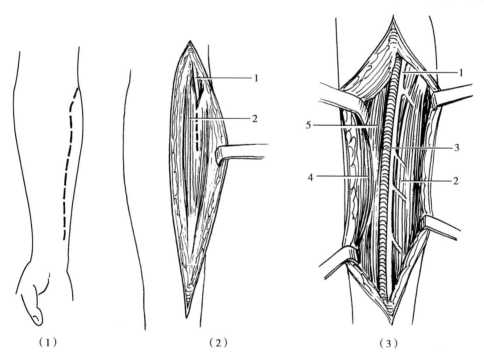

(1)　　　　　　　　　　(2)　　　　　　　　　　(3)

图 24-2-28　前臂尺神经切口及显露
(1)切口;(2)上段尺神经 1. 在尺侧腕屈肌 2. 尺侧;(3)下段尺神经 1. 在尺侧腕屈肌
2. 桡侧,经过指浅屈肌的尺侧 4. 其深面为指深屈肌 5,3. 为尺动脉

腕屈肌尺侧筋膜转向前臂背面下行入手背部,手术时应注意保护。

在腕掌部探查尺神经切口要沿尺侧腕屈肌附着的豌豆骨桡侧开始,向近侧沿尺侧腕屈肌桡侧切开3~5cm,向远侧沿腕掌侧横纹转向桡侧横行切开,到横纹中点再转向手掌小鱼际肌群的桡侧缘切开到钩骨钩突远侧2~3cm为止。手术应在前臂远段开始,因此处尺神经位置较浅易找出,腕掌部的尺神经埋在较厚的筋膜、韧带或小鱼际肌肉内,且与尺动脉伴行,分支又较多,应小心解剖。切开前臂远段部分的切口,于尺侧腕屈肌桡侧缘下方,很容易找到尺神经及尺动、静脉,牵起神经,注意其背侧皮支有时分出比较低,应予保护好。向远侧方切开豌豆骨桡侧的筋膜便可将尺神经显露出来,其深面就是腕横韧带。再往远侧方切开尺神经表面的掌短肌纤维,可见尺神经支配小鱼际的肌支和主干分为深支和浅支,浅支沿掌筋膜深面向前进入掌深部,成为掌侧指总神经。深支绕到钩骨钩之尺侧,往掌深部穿入指深屈肌的深面,将指深屈肌牵向桡侧,便可游离出尺神经深支,注意勿损伤从深支分出的蚓状肌肌支和骨间肌肌支,在 Guyon 管综合征探查手术时,必须整个管全程都要充分显露,切除嵌压的因素,松解神经方能奏效(图24-2-29)。

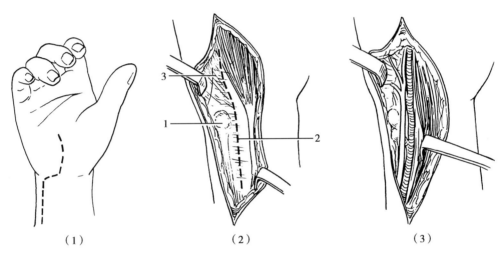

图 24-2-29　腕掌部尺神经的切口与显露

(1)切口;(2)在 1. 豌豆骨与尺侧腕屈肌的桡侧方切开 2. 腕掌侧韧带(虚线)即能显露尺神经。在 3. 钩突桡侧切开掌筋膜即能显露尺神经远侧部分;(3)尺神经及尺动脉已显露出来

(五) 肌皮神经

【解剖及变异】　肌皮神经(musculocutaneous nerve)是由臂丛神经的第5、6颈神经根合成的上干与第7颈神经根单独形成的中干,分别发出的前股组成外侧束后分出的主干称之。其起点位于胸小肌的下缘,穿入喙肱肌后,再在肱二头肌与肱肌之间下行,沿途发出肌支支配这三块肌肉。最后穿过肱二头肌深面,从其外侧穿出深筋膜,经肘部到前臂外侧皮下,成为前臂外侧皮神经,分布于前臂桡侧皮肤。

【手术步骤】　探查肌皮神经时,采仰卧位,患肢外展伸直。切口从肩胛骨喙突下2cm开始,经胸大肌外缘,斜向腋前臂,转到上臂内侧肌间隔。切开皮肤、皮下组织,然后切开上臂上段内侧肌间隔后,在腋部可显露深面的筋膜,将胸大肌下缘向上牵开和切开此筋膜后,可见喙肱肌,于喙肱肌下缘即可见肌皮神经穿过喙肱肌,并发出支配喙肱肌的肌支,沿肌皮神经主干向近侧解剖可达外侧束与正中神经外侧头汇合处,向远侧分离可进入肱二头肌和肱肌之间。在分离过程中,要小心保护发出的肌支(图24-2-30)。穿过肱二头肌深面,在其外侧穿出便是前臂外侧皮神经,发出皮神经后即延伸为肱肌肌支。

(六) 坐骨神经

【解剖及变异】　坐骨神经(Sciatic nerve)由腰骶丛神经(L_4至S_3神经根)组成,是人体最粗的一根神经,实际上是由两根神经组成,即胫后与腓总神经,包在一个共同的结缔组织鞘内,两根神经之间并无相互交通的纤维,有10%~15%在起始部便分成两根神经,两根神经常在梨状肌下缘穿出臀部,而位于后外侧的腓总神经有时却穿过梨状肌(11.7%)或在梨状肌上缘(3.3%)穿出。少数两根神经都在梨状

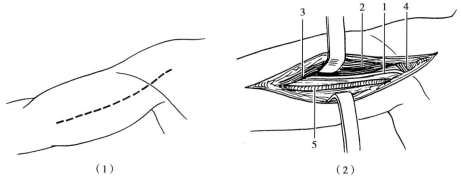

（1）　　　　　　　　　　　　　　　　（2）

图 24-2-30　肌皮神经的切口及显露
（1）切口；（2）1. 肌皮神经；从 2. 喙肱肌内侧穿过，进入 3. 肱二头肌去，其内侧
为 5. 肱动脉，有时可高位于 4. 胸大肌深面进入喙肱肌

肌内穿出（0.8%）。与坐骨神经同时穿出梨状肌下缘的还有股后皮神经，支配大腿后方皮肤感觉，故一般坐骨神经损伤而没有伤及股后皮神经时，患者大腿后方仍有感觉功能，除非损伤部位在骶丛神经，才会两根神经同时丧失功能。这对鉴别损伤平面在骨盆内或外有一定参考价值。坐骨神经穿出梨状肌下缘后，一直下行，其深面为上孖肌、闭孔内肌、下孖肌和股方肌。经过坐骨结节和股骨大转子的中点，在大腿后面的中线下行。在臀部的神经被臀大肌所覆盖，位置比较深，从此处发出髋关节感觉支，股二头肌肌支、半腱肌和半膜肌肌支，除股二头肌短头的肌支来自腓总神经外，其余都来自胫神经。坐骨神经通过臀大肌下缘后，进入股二头肌长头深面和转到其内侧，又为半膜肌所覆盖，以后下行于股二头肌、半腱肌、半膜肌之间，直达腘窝部，初时位于腘动、静脉的外侧，以后转到其后面（图 24-2-31）。

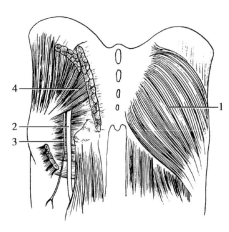

图 24-2-31　坐骨神经的解剖
1. 臀大肌；2. 坐骨神经与；3. 股后侧皮
神经一起穿出骨盆；4. 梨状肌

【手术步骤】　坐骨神经探查时，患者采俯卧位，采用髋关节后侧弧形切口。始于髂后上棘的下外方约 5cm，与臀大肌纤维方向平行向外向下，直至股骨大转子的后上角，然后沿股骨大转子后缘向下延伸 5cm。到臀皱褶下转向内侧，而后沿大腿后侧中点下行到需要的长度。沿切口方向先切开皮肤、皮下组织和深筋膜，顺切口方向分开臀大肌纤维，直分至髂胫束的后部。将臀大肌在髂胫束上的附着处，顺着切口的方向切开 5cm，将分开的臀大肌向上、下牵开，即可露出坐骨神经及梨状肌（图 24-2-32）。

（七）胫神经

【解剖及变异】　胫神经（tibial nerve）由第 4、5 腰神经根和第 1、2、3 骶神经根的前支合成，与腓总神经同在一鞘膜内穿出臀部，称为坐骨神经。一般是在梨状肌下缘穿出臀部占 84.2%，其余在梨状肌中间穿出，亦有只是其中一根神经分支从梨状肌上或中间穿出。胫神经位于坐骨神经的内前侧，在坐骨结节水平便发出腘绳肌的肌支。在大腿的下 1/3 处与腓总神经分开后，位于股二头肌和半腱、半膜肌之间，直线下行，与腘动、静脉伴行，通过腘窝中部，进入小腿后面，初时位于腘血管的浅面，下行于腘肌浅面以及腓肠肌两头之间，动脉分出胫前动脉后成为胫后动脉，与胫神经伴行，穿过比目鱼肌腱弓的深面，在此肌深面和胫后肌浅面之间继续下行，发出肌支支配小腿后方的屈肌群。在小腿上部位位置较深，到下 1/3 部就比较浅，位于胫后动脉后方，在屈肌支持带覆盖下，进入跗管，再分为足底内、外侧神经。

胫神经在腘窝处还分出膝关节感觉支，在小腿上 1/3 还分出内侧腓肠神经于小腿中、下 1/3 处穿出筋膜，与来自腓总神经分出的交通支合成腓肠神经支配小腿外侧、后侧以及外踝外侧的皮肤感觉。在小腿中段，胫后神经依次分出胫后肌、趾长屈肌和𧿹长屈肌的肌支。在踝部分出跟内侧支到足跟内侧皮肤（图 24-2-33）。

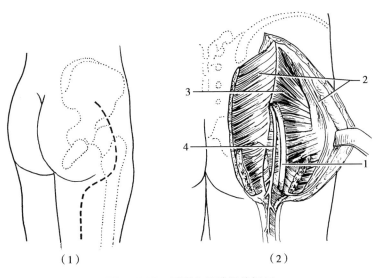

（1）　　　　　　　　　　　　（2）

图 24-2-32　显露坐骨神经的切口

（1）切口；（2）1. 坐骨神经在切开；2. 臀大肌后即可显露出来，通常在
3. 梨状肌下缘穿出，有时可在梨状肌中间或上缘穿出；4. 股后侧皮神经
是与坐骨神经一同穿出骨盆

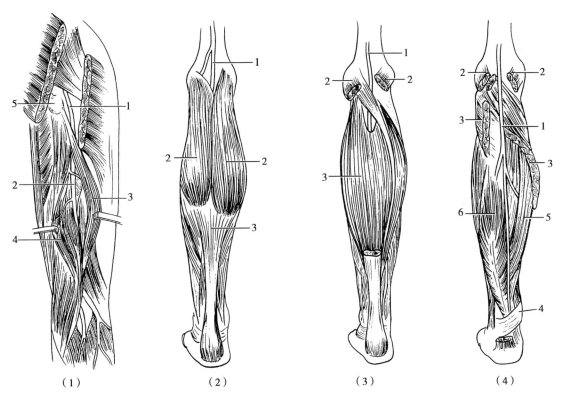

（1）　　　　　（2）　　　　　（3）　　　　　（4）

图 24-2-33　胫神经的解剖

（1）2. 胫神经在大腿段属 1. 坐骨神经一部分，位于其前内侧，有分支分出支配 3. 股二头肌长头 4. 半腱肌半
膜肌，三块肌都起于 5. 坐骨结节；（2）小腿段 1. 胫神经在 2. 腓肠肌与 3. 比目鱼肌和深层屈趾肌之间下行；
（3）切去腓肠肌后可见胫神经仍在蹠肌和比目鱼肌深面；（4）切去比目鱼肌后才显出 1. 胫神经，在 5. 趾长屈
肌与 6. 蹞长屈肌之间下行。最后转入内踝的蹠管，通入足底，蹠管表面有 4. 屈肌支持带

　　蹠管是被屈肌支持带覆盖的跟骨与内踝之间的纤维骨性隧道，通过隧道的组织从前到后排列有
胫后肌腱、趾长屈肌腱、胫后动脉及两根伴行静脉、胫后神经及其分支和蹞长屈肌腱。蹠管内的胫后
神经可因损伤、炎症、腱鞘囊肿等原因引起神经压迫症状，尤其是胫后神经分为足底内、外侧神经的
分叉位于屈肌支持带的远侧时，两根神经分入两个管道，更易引起神经压迫，需要手术切开减压，方

能解除症状。

【手术步骤】　在腘窝部探查胫神经,可采用膝关节后侧切口,切口上部沿半腱肌向下至腘部横纹时,转向外侧到股二头肌腱后再转向远方。切开皮肤、皮下脂肪和筋膜之后,在腘窝中央可见到胫神经通过(图 24-2-34)。下行后胫神经便穿入比目鱼肌的腱弓。

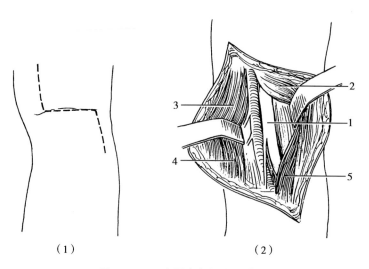

（1）　　　　　　　　　　　（2）

图 24-2-34　在腘窝部探查胫神经
（1）切口;（2）1. 胫神经探查可从 2. 股二头肌与 3. 半腱肌
之间进入,再下行时胫神经在 4、5. 腓肠肌两侧头之间

　　探查小腿段胫神经可采小腿后侧切口,从腘窝横纹中点下开始,纵行经两腓肠肌内、外侧头之间切开肌膜,即可显露出胫神经以及胫神经穿入比目鱼肌腱弓的部位,必要时可切开比目鱼肌腱弓,也可稍向远端显露。腘动、静脉位于神经深面,从神经发出的肌支应小心保护。由于胫神经进入比目鱼肌腱弓的深面后,慢慢转向小腿内侧,故显露小腿中段及下段胫神经要采取小腿内侧切口。即从小腿内侧中部腓肠肌内侧缘开始,在跟腱和内踝中点的连线上。切开皮肤、皮下组织后,切开比目鱼肌在胫骨内缘的附着点,在比目鱼肌深面与趾长屈肌之间,可显露出胫后动脉及胫后神经。此处从胫后神经分出较多肌支,应小心保护,到达小腿下 1/3 后,胫神经不分出肌支(图 24-2-35)。

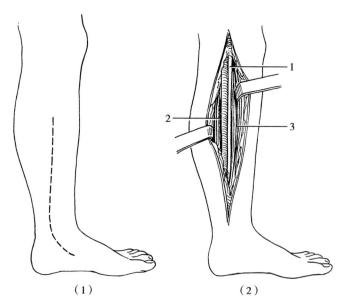

（1）　　　　　　　　　　　（2）

图 24-2-35　探查小腿中、下段胫神经
（1）切口;（2）1. 胫神经在 2. 比目鱼肌和 3. 趾长屈肌之间下行

（八）腓总神经

【解剖及变异】 腓总神经(common peroneal nerve)由第4、5腰神经根和第1、2骶神经根的后支合成。与胫神经在同一结缔组织鞘内下行,在梨状肌下缘穿出臀部,在未与胫神经分开前统称为坐骨神经。在大腿后方只发出肌支支配股二头肌短头,与胫神经分开后斜向外侧,位于股二头肌深面的内侧,到达腘窝后位于股二头肌腱之内侧,腓肠肌外侧头的浅面,斜向外下方,分出腓肠神经外侧皮支与胫神经分出的腓肠内侧皮支合成腓肠神经,穿出深筋膜,支配小腿后侧皮肤感觉。主干下行绕过腓骨小头下的颈部在腓骨长肌的肌腹内,转向外侧。此处腓总神经位置表浅,其深面有腓骨,容易受压损伤。在腓骨头前方分成腓深、浅神经,穿入小腿前侧肌膜腔内下行。

腓深神经在腓骨长肌和趾长伸肌的深面,沿骨间膜前方与位于内侧的腓动脉伴随下行。在小腿上中段位于胫前肌和蹞长伸肌下行。到达小腿下1/3处,则位于趾长伸肌内侧和蹞长伸肌外侧。沿途发出肌支支配胫前肌、蹞长伸肌、趾长伸肌和第3腓骨肌。

腓浅神经绕过腓骨颈部后,进入腓骨长、短肌与趾长伸肌之间下行,并支配此两肌,再由小腿下1/3处穿出小腿深筋膜,分布于足部外侧皮肤(图24-2-36)。

【手术步骤】 探查腓总神经时,患者采取半侧俯卧位,患肢在上,在腘窝和腓骨小头附近,作膝部后外侧切口。切口由大腿中下后侧中线开始,向下外方沿股二头肌内侧切开,在腘横纹处稍作弧形横行,然后到达股二头肌腱内侧下行,斜向腓骨小头下,绕过腓骨颈到达小腿前方(图24-2-37)。

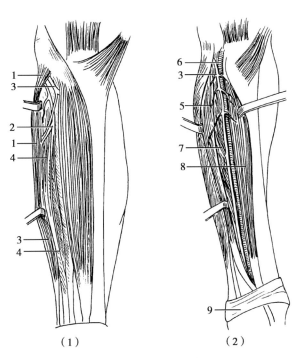

（1）　　　　　　　　（2）

图 24-2-36　腓总神经的解剖

（1）腓总神经从腘窝伸向腓侧,绕过腓骨颈部,转到小腿前外侧,穿过1.腓骨长肌分为2.腓浅神经与3.腓深神经。腓浅神经支配腓骨长肌及4.腓骨短肌;(2)腓深神经穿过腓骨长肌和5.趾长伸肌沿骨间膜前方与6.胫前动脉下行,到7.蹞长伸肌与8.胫前肌之间,穿过踝关节前方的9.伸肌支持带进入足背

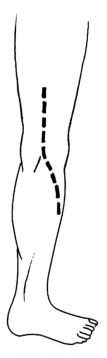

图 24-2-37　探查腓总神经切口

切开大腿皮肤、皮下组织及筋膜,于股二头肌内侧可找到坐骨神经或已分开的腓总神经,向远侧解剖,沿股二头肌肌腱而下,可到腘窝部,再斜向外下方到腓骨小头,可见分成腓深和腓浅神经。这部位的腓总神经最易受伤和受压,要予以彻底松解。作此处的神经缝合手术时,注意腓总神经的纤维从腘窝部绕过腓骨颈到达小腿前的过程,位置改变较大,原来在后内侧面的神经束转到小腿前时,转到前外侧,分出腓浅神经,而原来在后面的神经束却转到前中部,成为腓深神经。防止错位,影响疗效。

（九）股神经

【解剖及变异】 股神经(femoral nerve)由腰丛的第2、3、4腰神经根的后支组成,从腰大肌外缘突出,向下斜行髂筋膜之后,在腰大肌与髂肌之间,到达股筋膜鞘,通过腹股沟的中点下方、腰大肌和股血管内侧进入大腿。穿过腹股沟韧带后3~4cm即分成前、后股。前股立即分一肌支,经过股动脉后方进入耻骨肌和髋关节前方。再下行分出肌支到缝匠肌和大腿前面支配皮肤感觉。后股继续下行,沿途分出肌支支配股直肌、股外侧肌、股内侧肌及中间肌,亦有到髋关节的感觉支,向下延伸为隐神经,与股动脉并行进入内收肌管,与此管的下端穿出内侧筋膜,在膝部位于缝匠肌之后,与大隐静脉伴行,沿途支配小腿内前方皮肤感觉,直达内踝部。

【手术步骤】 探查股神经的切口时,患者取仰卧位,切口可从髂前上棘内上方3~4cm处开始,向内下方作一与腹股沟韧带相平行的切口,到达腹股沟中点,转向纵行方向下行,越过腹股沟韧带延长5cm,沿切口切开皮肤、皮下组织及浅筋膜,上段切口切开腹外斜肌筋膜、腹内斜肌及腹横肌,牵开两侧肌肉,将腹膜向上推开,显露腹膜后的腰大肌,在此肌之外缘,股动脉鞘的外侧切开髂筋膜,即能显露出股神经,向下解剖,可Z形切断腹股沟韧带显露更多股神经大腿段(图24-2-38)。

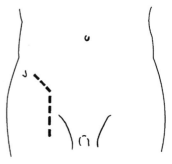

图 24-2-38 探查股神经的切口

（十）闭孔神经

【解剖及变异】 闭孔神经(obturator nerve)是由腰丛神经的第2~4腰神经根的前支组成,位于腰大肌后侧,经腰大肌内侧穿出,沿骨盆壁侧前行于蜂窝组织中,与闭孔动脉伴行。穿过闭孔到闭孔膜前面,此处立即分出髋关节支,以后分成前、后两支。前支位于短收肌前面,发出长收肌及股薄肌的肌支,有时分支到耻骨肌。后支经短收肌后侧下行,发出短收肌及大收肌的肌支(图24-2-39)

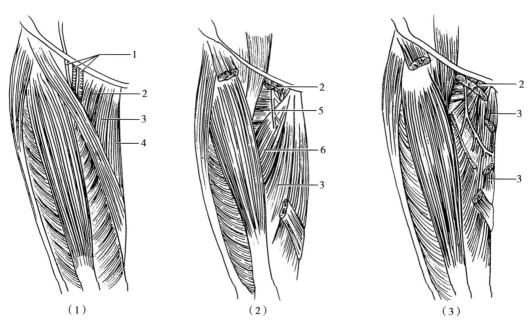

（1）　　　　　　　（2）　　　　　　　（3）

图 24-2-39 股神经及闭孔神经的解剖

（1）腹股沟部解剖:1. 股神经股动、静脉;2. 耻骨肌;3. 内收长肌;4. 股薄肌;（2）切断2. 耻骨肌后可见从闭孔穿出的5. 闭孔神经位于闭孔外肌的浅面,分成前后两支,分别下行于6. 内收短肌的浅和深面;（3）再切去6. 内收短肌及3. 内收长肌后,可见闭孔神经后支,位于内收大肌浅面

【手术步骤】 探查闭孔神经,患者可采仰卧位,在耻骨上作切口或在股部前侧作切口。耻骨上切口可在耻骨结节上一横指处作一6~7cm横切口。切开皮肤、皮下组织及深筋膜后,切开腹直肌前鞘,

将腹直肌向内侧牵开,沿骨盆壁向下剥离,并将腹膜向上推开。用手指在耻骨后面可摸到闭孔,向外侧贴骨盆壁摸到闭孔神经,即可充分显露。应小心保护与神经并行的闭孔动脉,以免损伤。闭孔神经亦可在骨盆外,股部前侧切口显露,在内收肌的外侧缘与股动脉内侧缘中间处作一斜向下方的切口,长约7~8cm。切开皮肤、皮下组织及筋膜后,找出长收肌与耻骨之间隙,沿长收肌的内侧缘向近侧解剖,并将长收肌牵向外侧,即可见闭孔神经从闭孔穿出(图24-2-40)。

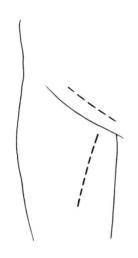

图 24-2-40 闭孔神经探查切口
耻骨上入路及股部前侧直切口

第三节 臂丛神经损伤的手术治疗

【适应证】

1. 臂丛神经切割伤、枪弹伤、手术伤及药物性损伤,应早期探查,手术修复。

2. 臂丛神经牵拉伤、对撞伤明确为节前损伤者应及早手术;节后损伤者可先经保守治疗3个月,功能无明显恢复者进行手术探查。

3. 产伤。出生后3个月至半年无明显功能恢复者,可进行手术探查。

【麻醉】 全身麻醉。

【体位】 仰卧,头斜向健侧,患侧肩部抬高,患肢外展或置于胸腹部。皮肤消毒范围以患侧颈、肩、胸部为主,包括整个上肢。

【操作步骤】

1. 切口 颈、锁、胸、臂皮肤切口(图24-3-1)从胸锁乳突肌后缘中点开始,沿该肌后缘向下,再沿锁骨上缘横行向外达锁骨中点。过锁骨中点后,沿胸大肌与三角肌间隙下行,过腋前争皱襞后横行向内,至臂内侧后再沿肱二头肌内侧沟向下。根据损伤部位,在此皮肤切口设计线上选定所需切口段。

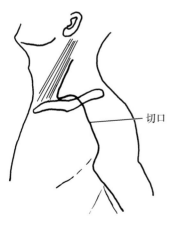

图 24-3-1 臂丛神经切口

2. 探查臂丛神经根和神经干 探查干部或颈$_{7,8}$胸$_1$根部,可选用锁骨上横切口,切开皮肤及颈阔肌,即遇颈外静脉,可将其切断或牵开。在术野下方(锁骨上方)可找到肩胛舌骨肌,将其牵开或切断,肌肉断端各缝一牵引线,有利于切口暴露,并防肌肉缩回再缝接时不易找到。再沿皮肤切口方向用电刀剖开软组织和脂肪层。在这些软组织中有颈横动、静脉,需作细致分离,达足够长度后结扎加缝扎处理。

臂丛神经根和神经干位于上述软组织和脂肪层的深部,此时可先找到前斜角肌,并将其向内上牵开或切断,臂丛神经根即能全部充分显露,膈神经在前斜角肌表面,由外上向内下经过,在切断前斜角肌前应先将其保护,沿各神经根向远端解剖,即能找到各神经干。锁骨下动脉在术野下内方,常被下干遮盖。

3. 探查臂丛神经束部和上肢神经的起端 这部分神经位于锁骨

下窝和腋窝内,欲将其暴露,需将胸大肌和胸小肌切断或牵开。应采用胸、臂皮肤切口,其长度上至锁骨中点、下至臂上端。切开皮肤及皮下组织,沿胸大肌外侧缘向外解剖分离覆于其上的脂肪组织,即可在胸大肌与三角肌分界线找到而不损伤于其间的头静脉。将头静脉和三角肌之间的分支结扎后,头静脉和胸大肌一起牵向内侧,再沿胸大肌下缘横行剪开腋筋膜,用手指沿胸大肌深面进行分离。此时术野深部所见即为锁胸筋膜和胸小肌以及覆盖于臂丛神经表面的脂肪层。需要时可将胸小肌切断,则臂丛神经的束支部、上肢神经的近端以及锁骨下、腋部的血管均充分显露。

4. 探查臂丛神经支部　这部分臂丛神经主要位于锁骨后面。可采用锁、胸皮肤切口。其长度以锁骨为中心,上下各长约7cm。切开皮肤及皮下组织,沿锁骨方向两侧分离。将锁骨周围软组织分离后,沿锁骨切开骨膜,作骨膜下分离。用线锯将锁骨锯断或截除一段。切断骨膜和锁骨下肌,此时可遇到一小静脉和小动脉,需先将其切断和结扎。在锁骨内侧断段的下方有锁骨下动脉和静脉,将动脉向内牵开,可见臂丛神经的下干。这些组织必须严防损伤。锁骨锯断或截除后,臂丛神经的支部即能充分显露,此时可沿臂丛神经向下解剖,或沿臂丛神经束向上解剖。锯断的锁骨需用钢丝固定,截除的锁骨是否复回无重要意义,一般不予复回。

5. 节后损伤的处理　神经处理方法与其他神经相同。即作粘连分离术、神经修补术或神经移植术。

6. 节前损伤的处理　术前诊断或术时发现臂丛神经自椎间孔内撕脱者,可选用下述方法进行治疗。

Ⅰ. 膈神经移位术

【适应证】

1. 臂丛神经(颈$_{5,6}$)根性撕脱损伤(节前损伤)病程在两年以内无法进行神经移植或修补者。

2. 肱二头肌萎缩十分严重,临床检查时尚可扪及萎缩肌腹者。

3. 膈神经功能健全者(术前可胸透观察膈肌活动情况及膈神经肌电检查,术时观察膈神经无瘢痕粘连及神经变性,并可用神经刺激器观察膈肌活动情况)。

【操作步骤】　在锁骨上切口内于前斜角肌表面分离出膈神经,在胸廓入口附近直视下切断膈神经(切断前应先用普鲁卡因作神经内封闭)(图24-3-2)。

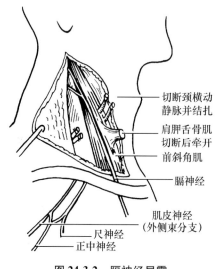

图中标注:
切断颈横动静脉并结扎
肩胛舌骨肌切断后牵开
前斜角肌
膈神经
肌皮神经(外侧束分支)
尺神经
正中神经

图 24-3-2　膈神经显露

在锁骨下切口内分离出肌皮神经的残端以便与膈神经吻合。对肌皮神经残端有如下要求:①残端待缝接处应有正常的神经束断面,切忌在瘢痕断面进行神经吻合。②肌皮神经残端段有足够的长度以便能直接与膈神经作缝合,否则应进行神经移植。为了达到这两点要求,要妥善寻找肌皮神经断端,其方法为:在锁骨上切口内,自臂丛神经团缩在锁骨上窝的神经瘤中,细致解剖寻找上干的前支,一般由颈$_6$神经根参加到上干前支的神经束为肌皮神经的主要神经束。若锁骨上切口神经瘤巨大或位置较深,解剖有困难时,则可作锁骨下切口,自肌皮神经发出处逆行向上,从外侧束内进行束间分离,游离出肌皮神经,直达神经瘤处。③神经缝接。将膈神经与肌皮神经断端移位于锁骨上软组织内进行束膜缝合,缝接要无张力,否则应作神经移植。在手术显微镜下应用8-0至9-0尼龙单丝线进行吻合。④术后固定。神经缝合时无明显张力者,术后患肢作内收及屈肘贴胸位固定即可。若神经张力较大,则术后患肢除作内收及屈肘贴胸固定外,尚应将头部作前屈及斜向患侧的带头石膏或支架固定。固定时间为6周。若作神经移植,头的位置可中立,固定时间为3周。

Ⅱ. 肋间神经移位术

【适应证】

1. 臂丛神经根性撕脱损伤(节前损伤)病程在两年以内无法进行神经修补或移植者。

2. 被移位的神经所支配肌萎缩程度不十分严重,临床检查尚可扪及到肌腹者。

3. 膈神经有变性,不能作膈神经移位者。

【操作步骤】

1. 于颈、肩、胸、臂切口内暴露出受区神经的远断端,一般选用肌皮神经、腋神经、正中神经内侧头。

2. 于腋下腋中线处切开皮肤、皮下深筋膜及前锯肌,显露肋骨及肋间隙。切口长度随切取肋间神经数量而定。

3. 在肋间肌的浅表可识别肋间神经外侧皮支,沿外侧皮支向后游离到肋缘下,并继续劈开肋间肌游离皮支直到皮支与肋间神经主干汇合处,再沿肋间神经向胸骨方向游离。

4. 游离长度根据腋窝部被移接的神经缝合所需而定。一般肋间神经运动纤维越近胸骨越少,将肋间神经游离到腋前线切断较好。根据需要,可游离第 2、3、4、5、6 共 5 根肋间神经(图 24-3-3)。

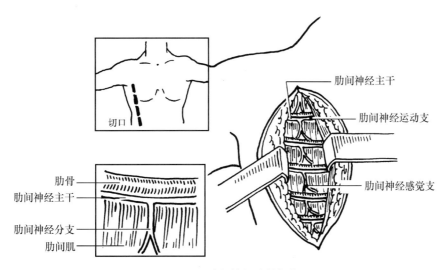

图 24-3-3 肋间神经移位解剖

5. 将游离好的肋间神经在近端作普鲁卡因(1%)封闭后,根据所需长度切断,送到腋部。

6. 9-0 到 11-0 尼龙单丝,在手术显微镜下作肋间神经与相应受区神经的束膜缝合术。

7. 肋间神经的皮支,一般移位于正中神经外侧头,以期恢复正中神经支配区感觉。

8. 肋间神经主干移位于肌皮神经,以期恢复屈肘功能。

9. 可将肋间神经主干移位于正中神经、桡神经或尺神经,以期恢复相应功能。

10. 因肋间神经纤细,多为单束,因而多利用肋间神经 3~5 束移位于单根神经干,否则疗效几无。

Ⅲ. 副神经移位术

【适应证】

1. 臂丛神经根性撕脱伤病程在两年以内者。

2. 受区神经所支配的肌肉肌萎缩不严重者。

3. 副神经无损伤征象,临床检查斜方肌无明显萎缩,耸肩活动受限不严重,术时电刺激神经有斜方肌收缩活动者。

【操作步骤】

1. 前路副神经移位术 在锁骨上切口内可用 2 种方法找到副神经:①在胸锁乳突肌中点后缘处先找到耳大与枕小皮神经,在其上方 1~2cm 肌肉后缘深层即可找到副神经近端,沿其主干向远端游离达锁骨上进入斜方肌肌腹处切断备用;②在斜方肌锁骨止点处上方 2cm 处肌肉深层,用电刺激寻找有斜方肌收缩刺激点处细致分离,即可找到副神经进入肌腹段。其神经移位方式及缝合方法同肋间神经(图 24-3-4)。

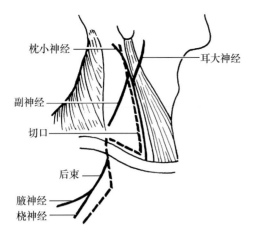

图 24-3-4 副神经移位切口

2. 后路副神经移位至肩甲上神经手术 患者俯卧或侧卧位,患侧向上。平行肩甲冈上缘1cm作横向切口。显露切断并向上牵开斜方肌在肩甲冈上的止点部分,显露位于冈上窝的冈上肌,将其向下牵开找到肩甲冈上缘,沿上缘向外寻找肩甲上切迹,在其中找到肩甲上神经,并尽量向近端游离后切断备用。在神经切断前应常规进行药物封闭,以减少神经元创伤。继之在肩胛冈与肩胛骨内缘交点附近,于斜方肌深面筋膜下,寻找副神经降支,尽量向远端游离切断,最后将副神经的近端与肩甲上神经远端行端-端缝合。

IV. 颈丛运动支移位术

【应用解剖】 颈$_{1-4}$神经根前支组成神经祥,由其浅层发出分支为感觉支(枕小支、耳大支、颈前支、锁骨上支),由其深层发出分支多为运动支,其中最粗大的分支即为膈神经,行走在前斜角肌表面。颈丛运动支主要有4支,第1支为斜角肌及颈前肌支,行走于前中斜角肌间隙内;第2支为斜方肌支,行走于中后斜角肌间隙内;第3支为提肩胛肌支,行走于后斜角肌与提肩胛肌间隙内;第4支为胸锁乳突肌支,常与耳大、枕小皮神经伴行(图 24-3-5)。

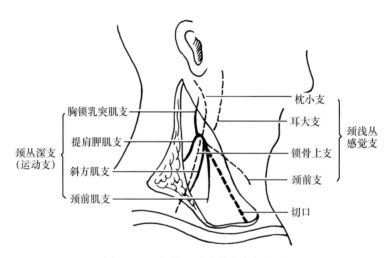

图 24-3-5 颈丛运动支的解剖与显露

【手术指征】 ①臂丛神经根性撕脱伤,病程在2年以内;②受区神经支配的肌肉萎缩不严重;③颈丛运动支无损伤征象,术时探查颈丛运动支用电刺激均有支配肌肉的收缩反应。

【操作步骤】

1. 在胸锁乳突肌中点后缘先找到颈浅支,识别感觉支,牵开后在其深层斜角肌表面及前、中、后斜角肌间隙内即可找到运动支。

2. 用电刺激作鉴定,一般可找到2~3支。颈丛运动支游离长度为2~3cm,常需作神经移植,与相应受区神经缝接。

3. 神经移位方式与副神经相同,在臂丛颈$_{5,6}$根性撕脱伤时常与腋神经或肩胛上神经缝接。

V. 健侧颈$_7$神经移位术

1986年8月笔者为一位全臂丛根性撕脱伤患者同侧可供移位的神经(膈、颈丛、副、肋间神经)同时发生损伤无法利用时用了健侧颈$_7$神经移位的新手术,为严重的臂丛根性撕脱伤的治疗提供了新途径,经3年以上66例随访,证实供区上肢无功能影响,并为患侧臂丛神经的修复提供了丰富的神经纤维,手术疗效满意。

【应用解剖】 许多学者对臂丛颈神经根的神经纤维数量进行了研究,见表24-3-1。

表 24-3-1 臂丛神经根的神经纤维含量

根	根的纤维含量	根	根的纤维含量
C_5	7000 ~ 33 000	C_8	14 000 ~ 41 000
C_6	12 000 ~ 39 000	T_1	10 000 ~ 35 000
C_7	16 000 ~ 40 000		

由于颈$_7$神经根在臂丛中位置居中并独立形成中干,上肢 5 根主要神经中无单一由颈$_7$形成,故切断颈$_7$神经根或中干将不影响上肢功能。

【适应证】

1. 臂丛根性撕脱伤患者,患侧颈部、胸部外伤严重,膈神经、副神经、颈丛运动支及肋间神经无法利用者。

2. 臂丛根性撕脱伤患者,已进行多组神经移位(膈、副、肋间、颈丛神经运动支),术后经两年以上随访无任何功能恢复者。

3. 臂丛根性撕脱伤患者在进行患侧的多组神经移位同时,加做患侧尺神经带蒂与健侧颈$_7$的神经缝接,一旦上述多组神经移位,任何一组失败则可利用已有神经再生的尺神经进行重新移位,重建患肢功能。

4. 作为多组神经移位的一部分,重建正中神经的功能。

【操作步骤】

1. 取健侧颈$_7$神经根 切取方法:作健侧颈部锁骨上臂丛探查切口(自胸锁乳突肌中点起沿其后缘达锁骨上一横指,平行锁骨达中点),在切口中保留颈外静脉 1.5 ~ 2.5mm 的小分支以备用,充分游离颈横动静脉以备用,充分暴露臂丛神经根。

2. 切取部位 根据尺神经的粗细,选择三种方式:①颈$_7$神经根合成总干部切断;②于中干发出后股部切断;③于中干发出前股部切断。

3. 健侧神经根移位后桥接 将健侧神经根桥接到患侧臂丛处的方法有四种:

(1) 在健侧神经根与患侧受区神经间作游离腓肠神经移植。

$$健侧颈_7 \xrightarrow{腓肠神经20cm} 患侧受区神经$$

(2) 健侧神经根与患侧受区神经间作带小隐静脉动脉化游离腓肠神经移植。

$$健侧颈_7 \xrightarrow[颈横动脉(供区)→小隐静脉→肩峰动脉(受区)]{腓肠神经25cm} 患侧受区神经$$

(3) 将患侧尺神经自腕部平面切断(包括主干及手背支连同尺动脉及伴行静脉一起游离,在肘部切断尺动静脉近端并结扎继续向腋部游离尺神经,直达尺侧上副动脉进入尺神经主干的远端处,一般在腋下 5 ~ 7cm。带尺动静脉的尺神经远端,通过胸前皮下隧道到达健侧颈部切口,尺神经与颈$_7$神经断端吻合,尺动脉与颈横动脉吻合,尺静脉与颈横静脉或颈外静脉分支吻合。

$$健侧颈_7 \xrightarrow{颈横动脉与颈外静脉小分支} 患侧尺神经伴行尺动脉与静脉$$

(4) 本法与(3)相似,只是不带尺动静脉。尺神经长段移位后的血供主要依靠尺侧上副动脉。

$$健侧颈_7 \longrightarrow 患侧尺神经(带尺侧上副血管蒂)$$

4. 尺神经第二期移位方法 健侧颈$_7$神经与患侧尺神经吻合后,健侧再生神经沿患侧尺神经向患侧方向生长,待临床与肌电证实神经再生达到患侧腋部则应考虑第二期移位。神经再生的判断方法:①沿尺神经移位进行 Tinel 叩击。②在尺神经行经中作 SEP 测定。一般第二期手术在第一期手术后

8～12 个月进行，与神经生长速度每天 1mm 一致。第 2 期尺神经移位的部位：

$$C_7 \xrightarrow{\text{第一期}} \text{尺神经} \xrightarrow{\text{第二期}} \text{桡神经}$$

$$C_7 \xrightarrow{\text{第一期}} \text{尺神经} \xrightarrow{\text{第二期}} \text{肌皮神经}$$

$$C_7 \xrightarrow{\text{第一期}} \text{尺神经} \xrightarrow{\text{第二期}} \text{正中神经}$$

$$C_7 \xrightarrow{\text{第一期}} \text{尺神经} \xrightarrow{\text{第二期}} \text{胸背神经}$$

$$C_7 \xrightarrow{\text{第一期}} \text{尺神经} \xrightarrow{\text{第二期}} \text{腋神经}$$

疗效评价：自 1986 年 8 月至 1992 年 8 月我院已施行健侧颈$_7$神经移位治疗臂丛根性撕脱伤 70 例，无 1 例健侧肢体功能产生影响（仅术后 1～4 周内 1～3 指麻木，肱三头肌及背阔肌肌力减退，但均在术后 1 个月后恢复正常）。

5. 神经移位方式

（1）臂丛神经颈$_{5,6,7}$根性撕脱伤时移位方式为：膈神经接肌皮神经；副神经接肩胛上神经；颈丛神经接桡神经。

（2）臂丛神经颈$_8$、胸$_1$根性撕脱时移位方式为：膈神经接胸背神经；肋间神经接正中神经内侧头；颈丛运动支加副神经接正中神经外侧头。

（3）全臂丛根性撕脱伤时移位方式为：膈神经接肌皮神经；颈丛运动支接腋神经；副神经接肩胛上神经；肋间神经接桡神经；健侧颈$_7$接尺神经第 II 期移位到正中神经。

【臂丛手术治疗的评价】　1996 年至 2006 年间华山医院手外科共进行健侧颈$_7$移位治疗全臂丛根性撕脱伤 96 例。其中 22 例经 4～10 年随访，平均 6.3 年，结果移位至肌皮神经优良率达 75%，移位至正中神经，屈腕屈指功能优良率达 66%，感觉功能优良率达 54%。

Ⅵ. 同侧颈$_7$神经移位术

近年来，随着对颈$_7$神经根断面的解剖、组织化学研究的深入，使颈$_7$神经根移位也有不断的进步。1996 年起，复旦大学附属华山医院手外科应用患侧颈$_7$神经根移位也获得成功，为臂丛神经根性撕脱伤的修复又提供了一种新方法。

【手术指征】

1. 单纯臂丛神经上干（颈$_{5,6}$）神经根性撕脱伤，膈神经无法利用或婴幼儿肺功能发育不全。

2. 单纯臂丛神经下干（颈$_8$胸$_1$）神经根性撕脱伤，膈神经无法利用或利用有顾虑者。

3. 臂丛神经颈$_7$神经根健全者或功能已基本恢复者。

【手术方法】　全麻下，按臂丛神经锁骨上探查体位与切口，暴露臂丛神经上干，证实为神经根性撕脱伤后，在斜角肌间隙中找到正常或质地健康的颈$_7$神经根，并以电刺激证实为颈$_7$神经根（患肢有肩内收、伸肘、伸腕功能）。

【切取部位】

1. 颈$_7$神经根干部切断　当上干或下干根性撕脱伤，在锁骨上切口内能分离出完整的上干或下干时，可作中干至上干或下干的移位术。

2. 颈$_7$神经根后股切断　当上干根性撕脱伤，在锁骨上切口内能完整地分离出上干前股，副神经可利用移位于肩胛上神经，颈丛神经肌支可利用移位于腋神经时，将患侧颈$_7$神经后股移位于上干前股或当中干有部分损伤时，可利用未损伤后股进行移位。

3. 颈$_7$神经根前股切断　当下干根性撕脱伤，在锁骨与切口内能完整分离出下干，当中干部分损伤时，可利用未损伤前股或后股进行移位。

【缝接方法】

1. 先用 2% 利多卡因在拟行颈$_7$神经根切断部位的近端作封闭。

2. 将颈$_7$神经根主干或前后股的近侧断端在无张力情况下与上干或下干的断面作鞘束联合缝合。

3. 分离干束及缝合操作均应在 4～10 倍放大下进行。

【术后处理】

1. 伤口内置负压引流，48 小时后拔除。

2. 术后头胸固定在神经松弛位，固定时间 4～6 周。

3. 解除固定后，肢体进行功能训练。

4. 每 1～3 个月进行肌电生理检测，了解神经再生情况。

5. 长期服用神经营养药物，直至神经再生完成。

【手术疗效】 1996 年 3 月至 1999 年 3 月共进行 10 例，其中获得 2 年以上随访 6 例中，移位至上干前股 4 例，肱二头肌肌力恢复为 4 级者 3 例，3 级者 1 例。2 例移位至上干后股，三角肌肌力恢复 3 级者 1 例，2 级者 1 例。移位后，原颈₇神经支配的背阔肌、肱三头肌、伸腕肌及伸指总肌肌力，在术后 1～2 周内肌力均降低 1 级，即由原 5 级降低为 4 级，原 4 级降为 3 级，但 2～4 周后均恢复至原水平。

【讨论】

1. 单纯上干根性撕脱，如何选择移位神经？就理论而言，对膈神经健全者，应选用膈神经移位于肌皮神经或上干前股外侧束（肌皮神经肌束）为最佳搭配。一旦膈神经同时损伤，则选用患侧颈₇神经移位较为简便与理想。若膈神经与患侧颈₇神经均有损伤，则应利用肋间神经移位重建屈肘功能。

2. 颈₇神经移位后对肢体有何影响？就理论而言，健侧颈₇神经移位后，由于上或下干的代偿，是不会产生任何运动与感觉的功能障碍，即使有也是暂时的，一般在 2～4 周内消失。

Ⅶ. 尺、正中神经部分神经束移位肌皮神经肌支术

1994 年法国的 Oberlin 等报道利用患侧尺神经 10% 的神经束移接于肌皮神经的肱二头肌支的手术方法，治疗臂丛神经上干根性撕脱伤 4 例。术后经 2 年随访，4 例肱二头肌肌力均恢复至 3～4 级，供区尺神经支配区无明显感觉和运动障碍。

1996 年后，复旦大学附属华山医院相继应用尺神经及正中神经部分神经束移位于肌皮神经肌支，也取得较为满意的效果。

【手术指征】

1. 臂丛神经上（中）干根性撕脱伤，屈肘功能丧失者。

2. 膈神经功能同时丧失，无法利用者或婴儿无法同时利用膈神经移位者。

3. 臂丛神经下干正常，尺神经支配肌群肌力在 4 级以上者。

【手术方法】

1. 全麻或颈部高位硬膜外阻滞麻醉。

2. 体位：平卧，患肢外展位。

3. 切口：上臂上段内侧正中切口。

4. 显露：①在内侧肌间沟内先显露肱二头肌；②在肱二头肌长头与短头两个肌腹间找到肌皮神经主干；③沿主干向近段或远侧游离，找到进入肌腹的肌支；④在内侧肌间沟内，肱动脉的内侧，相当于肌皮神经、肱二头肌支主干水平处找到尺神经主干或正中神经主干；⑤神经主干处部位神经束的分离；⑥在正中或尺神经主干内分离出相应 2～3 根神经束约占主干 1/6 周径后，以电刺激测定远端主要为腕屈肌或指屈肌的功能，而非手内肌的功能；⑦用 2% 利多卡因在拟切断神经束的近段、神经外膜下作封闭后，以锐利的保安刀片切断移位的神经束；⑧在 4～10 倍手术放大或显微镜下用 8-0 尼龙单线将尺神经或正中神经的部分神经束与肱二头肌肌支主干作鞘束联合缝合，缝合后神经吻合处无张力并置于健康组织内；⑨闭合切口，患肢肩内收、肘关节屈曲位。

【术后处理】

1. 患肢固定 3 周（无张力）或 6 周（有张力）。

2. 长期应用神经营养药物。

3. 去固定后肢体进行功能锻炼、理疗及体疗。

4. 定期（1～3 个月）进行肌电图检测及功能随访。

【手术疗效】　复旦大学附属华山医院自 1996 年 7 ~ 12 月,利用尺神经部分神经束移位于肱二头肌肌支 6 例,其中 4 例获得近期随访。临床在 6 个月后均能获得肌力在 3 级以上,最快 1 例在术后 3 个月即有肌力 2 级,6 个月后达 3 级,9 个月后达 4 级。术后原尺神经支配区感觉与运动功能均无明显影响。

【讨论】

1. 切取多少神经束为理想。要求最多的神经束切取后,最少的功能影响。Oberlin 提出 10% ,我们的实践证明 1/6 束组切取是安全的。

2. 正中与尺神经主干的选择。尺、正中神经供区神经的选择,从理论上说正中神经由颈$_{5,6,7,8}$胸$_1$神经根组成,而尺神经仅由颈$_{7,8}$胸$_1$神经根组成。当臂丛神经上干损伤时,正中神经的外侧根多半伴有损伤。因此,正中神经的部分束组中有可能为已损伤的束组,移位后会影响效果。故临床上应首选尺神经部分束组移位较合理,一旦尺神经有损伤表现而正中神经尚健全时,才考虑应用正中神经部分束组移位。

Ⅷ. 肌皮神经肱肌肌支移位术

臂丛下干或颈$_8$胸$_1$的根性撕脱伤的治疗是临床难题,治疗方法不多,疗效也不满意,关键问题是各类移位神经离效应器太远,神经再生的速度跟不上肌肉萎缩的速度,因此缩短神经再生的距离便成为解决难题的方向,为此我们设计了利用与正中神经相邻的肌皮神经肱肌支进行移位,取得了初步效果。

【手术指征】

1. 臂丛下干或 C_8 及 T_1 根性撕脱伤。

2. 臂丛上中干健全者。

3. 前臂屈肌群萎缩不严重。

【手术方法】

1. 全麻或颈部高位硬膜外阻滞麻醉。

2. 体位:平卧患肢外展位。

3. 切口:上臂中段内侧正中切口。

4. 显露:①在内侧肌间沟内显露肱二头肌。②在肱二头肌长头与短头肌腹间显露肌皮神经。③在肌皮神经发出前臂外侧皮神经后其延伸部分即为肱肌肌支。④肱肌肌支大多为单支型,主干长约 5 ~ 9cm,再分数细支进入肌腹;少数为双支或多支型。⑤在肱肌肌支平面,显露沟内的正中神经主干,并游离主干后侧 1/3 束组。⑥进行术中肌电检测,包括刺激肱肌肌支,有复合动作电位,刺激正中神经前 1/3 束组有明显 SEP 波形,后 1/3 束组 SEP 波形不明显,证实为屈指运动束组。⑦用 2% 利多卡因封闭肱肌肌支主干后在进入肌腹处切断,移位于正中神经后 1/3 束组,在显微镜下,以 11-0 尼龙单线作束膜缝合 3 ~ 5 针。

【术后处理】

1. 患肢屈肘位石膏托固定 6 周。

2. 长期应用神经营养药物。

3. 去固定后进行理疗及康复治疗。

4. 定期进行肌电图检测及功能随访。

【手术疗效】　复旦大学附属华山医院已应用肌皮神经肱肌肌支移位于正中神经主干后 1/3 束组 5 例,取得初步疗效,术后原正中神经功能未受影响。

Ⅸ. 旋后肌支移位后骨间神经术

【手术指征】　臂丛下干根型撕脱伤,臂丛上干功能正常者。后骨间神经完全性损伤,而肌腹萎缩不严重者。

【手术方法】

1. 患者平卧,患肢外展置于手术台上。

2. 于前臂上段腕短伸肌与指总伸肌之间作 10cm 纵形切口(图 24-3-6(1))。

3. 切开皮肤、深筋膜后在腕短伸肌与指总伸肌之间显露深层的旋后肌(图24-3-6(2)),在其上缘识别后骨间神经主干及旋后肌肌支(图24-3-6(3))。将旋后肌支尽量向远端游离直至进入肌腹处切断。在切断神经相应平面处切断后骨间神经主干,将旋后肌肌支与后骨间神经主干远端行端-端缝合。

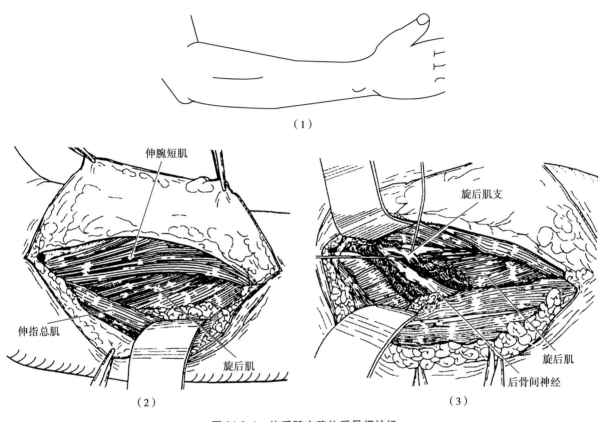

（1）

伸腕短肌

伸指总肌

旋后肌

（2）

旋后肌支

旋后肌

后骨间神经

（3）

图 24-3-6　旋后肌支移位后骨间神经
(1)手术切口;(2)深部肌群;(3)神经解剖

【术后处理】　术后将肘关节屈曲位、前臂旋后位用石膏固定4~6周。

第四节　分娩性臂丛神经损伤的治疗

分娩性臂丛神经损伤(即产瘫)是由于胎儿在分娩过程中因各种原因致头肩产生分离作用而引起的臂丛神经牵拉性损伤。英、美文献报道发病率约为 0.01% ~0.2%,我国尚无确切的统计调查资料。

一、临床分型

1. 神经损伤的分型　传统的 Erb-Duchenne(上干型)和 Klumpke(下干型),由 Tassin(1984)根据产瘫病理解剖特点的四型分类取代。

第一型:颈$_{5,6}$神经损伤。表现为典型的 Erb 麻痹:肩外展、肘屈曲不能。通常第一个月内开始恢复,4~6个月可完全恢复。病理上多为 Sunderland 神经损伤Ⅰ~Ⅱ型(轴索传导中断或轴索断裂)。

第二型:颈$_{5,6,7}$神经损伤。表现为肩外展、屈肘、伸腕不能。大多数病例从 6 周以后开始恢复,但至6~8个月时可遗留肩关节的内收内旋畸形,6 岁时有肱骨短缩 2~3cm。病理上神经多为 Sunderland Ⅱ~Ⅲ(Ⅲ型:神经纤维断裂,颈$_7$神经为Ⅱ~Ⅲ型)。

第三型:颈$_{5,6,7,8}$胸$_1$损伤。表现为全上肢瘫痪,但 Horner 征(-)。此型常留有肩关节内收内旋挛缩畸形及肘关节 30°的屈曲畸形。颈$_{5,6}$神经常为断裂（Sunderland Ⅲ型），但颈$_{8}$胸$_1$累及较轻（Sunderland Ⅰ～Ⅱ型），因此手功能在 1 岁以后仍可逐渐恢复正常。

第四型：颈$_{5,6,7,8}$胸$_1$损伤伴 Horner 征（+）。此型颈$_{5,6,7}$常为断裂，颈$_8$神经常为撕脱，而胸$_1$可为不全损伤，也可存在撕脱与断裂的各种组合。（备注：Tassin 分型中把颈$_7$神经作为伸腕动作的代表神经根，但实际上颈$_{5,6,7,8}$同时损伤时才会出现伸腕不能。）

我们建议产瘫的分型为第一型：颈$_{5,6}$神经根损伤（同 Tassin 一型）临床表现为典型的 Erb 麻痹，肩外展与屈肘不能。第二型：颈$_{5,6,7}$神经根损伤。临床表现为肩外展与屈肘不能，背阔肌与伸肘无力。第三型：颈$_{5,6,7,8}$神经根损伤。临床表现为肩外展与屈肘不能，伸腕不能。第四型：颈$_{5,6,7,8}$胸$_1$神经根损伤。临床表现为全上肢瘫痪、Horner 征（-）。第五型：颈$_{5,6,7,8}$胸$_1$神经根损伤伴 Horner 征（+）。

2. 肩外展功能受限的病理分型　在产瘫中肌皮神经的恢复比较容易，而肩外展的恢复十分困难，这是因为肩外展功能除神经支配肌肉的动力因素外，尚受肩关节四周肌肉、骨关节等因素的影响。根据近年来临床研究，建议分为三型。

（1）动力型肩外展受限：其病理基础主要是三角肌、冈上下肌麻痹。临床表现：三角肌、冈上下肌萎缩明显，肌力差。作肩外展被动活动时无受阻因素，如肩胛下肌无挛缩，肩部 X 线片无异常发现，肩内收肌群无肥厚及同步电兴奋现象。治疗方案：对这类患儿的治疗重点是恢复臂丛上干（肩胛上神经及腋神经）的功能，以神经手术为主。无法进行神经手术时（如病程过长或肌肉呈不可逆萎缩等），应考虑作肌肉移位重建肩外展肌群的动力功能。

（2）阻力型肩外展受限：这类型患儿肩外展动力肌群的功能已恢复或未受损害，但由于存在肩外展的阻力因素，使肩外展功能无法实现，占全部病例的 60%。

在阻力因素中最常见的病理基础是肩内收肌群与肩外展肌群的同步电兴奋现象。故对肩外展受限的产瘫患儿应仔细检查背阔肌、大圆肌的功能状态，并进行肌电图检测。对这类病例应切断背阔肌及大圆肌止点，消除同步兴奋现象，若三角肌、冈上肌肌力不足尚可将切断的肌肉进行移位。

肩胛下肌的挛缩也是造成肩外展受限的常见原因之一。临床表现主要为肩外旋功能主、被动均明显受限。肩部骨关节异常也是一个不可忽视的阻力因素，应常规进行肩部 X 线片检查，注意有无肩关节脱位及喙突过长现象。肩胛下肌剥离，骨关节手术是主要治疗手段。

（3）混合型肩外展受限：这一类型患儿的肩外展受限不仅有动力因素，而且还有阻力因素。对这类患儿的治疗，应以恢复肩外展动力为主要目标，肩外展肌群的动力恢复得越早、越充分，其继发性阻力因素的干扰就越少。一旦发现有阻力因素存在，应立即纠正，这样也利于动力肌群的恢复。只有全面地考虑肩外展活动时动力因素与阻力因素的相互作用，才能有肩外展功能的全面恢复。

继发性畸形：由于产瘫的病理机制与成人臂丛损伤不同，患儿常会出现肩关节内收内旋挛缩畸形，严重影响肩关节的功能。其产生的机制可能在于肩关节内收内旋的肩胛下肌、大圆肌及背阔肌同时接受上干及下干的神经支配，而产瘫的特点是下干损伤轻于上干，故上述三块肌肉的恢复总是先于外展外旋肌（三角肌、冈上肌、冈下肌）的恢复，这种肌力恢复的不平衡是引起肩关节内收内旋畸形的主要原因。临床上，肩胛下肌挛缩导致肩关节内旋为主的畸形，可进一步发展成肩关节向后半脱位乃至全脱位。患肢呈"索小费"动作，中立位被动外旋肩关节受限（<40°），盂肱角（Gleno-humeral angle）变小（正常为 140°～150°）；大圆肌、背阔肌挛缩导致肩关节内收为主的畸形。检查时将患肢被动外展上举，可发现肩关节下部有牵制感伴盂肱角的明显缩小（甚至只有 30°）。术前肩关节标准正位 X 线片及腋窝轴位可明确有无脱位及肩峰、喙突过长、关节盂变浅、畸形等肩关节的继发性病变。肘关节由于肱二头肌与肱三头肌的肌力恢复不平衡，可产生屈曲畸形，桡骨头可有脱位。前臂旋前畸形较常见，少数也可发生旋后畸形。腕关节可呈屈曲及尺偏畸形。手明显小于正常，虎口挛缩。

二、治疗

1. 保守治疗　从产瘫诊断后即教会父母作患肢的肩关节中立位被动外旋及上举，每天 3 次，每次 30 分钟，可预防或减轻肩关节的内收内旋挛缩畸形。上肢的其他关节也应每天全范围主被动活动，不使其僵硬。电刺激及神经营养药物（维生素 B_1、维生素 B_6、地巴唑等）有促进神经再生的作用，可酌情使用。定期进行肌电检查，不仅有利于对自行恢复的监测，而且也有利于神经再生。

2. 手术治疗

（1）臂丛神经探查手术

1）手术指征：出生后 3 个月，患儿肩肘关节功能无任何改善，肌电显示有明显的失神经电位，运动单位明显减少；或临床上有明显的 Horner 征，肌电图提示有节前损伤（SEP 消失 SNAP 保存），均有神经探查的指征。

2）手术方法：①手术采用气管内麻醉；②体位：患儿肩部抬高，头偏向患侧。③手术步骤：锁骨上横切口 4cm，分离脂肪组织后切断肩胛舌骨肌，结扎颈横动静脉，即可找到位于前中斜角肌之间的臂丛神经根。在锁骨水平可发现神经瘤位于颈$_{5,6}$ 及上干的前后股之间。切断前斜角肌，探查颈$_{7,8}$胸$_1$根部，若下干神经根损害明显，则向下延长切口，锯断锁骨，此时可充分暴露颈$_8$胸$_1$下干及臂丛全部结构。暴露并保护锁骨下动脉后尽可能向近端探查神经根。术中感觉神经诱发电位检查（SEP）可判断神经瘤近端残留神经根的功能状况以决定是否可用于神经移植修复。对于产伤性神经瘤，过去因其有电传导的特性而多采用神经松解术，但临床实践已证明其疗效很不确定。目前已倾向于采取积极的治疗方案，即在下述情况下应作神经瘤切除，神经移植修复：①临床肌萎缩明显，肌力在 2 级以内者；②神经传导速度严重受限，为正常 1/4 以内者；③术中神经瘤明确，超过直径的 2 倍者；④术中电生理检测与术前检测基本一致。

3）手术方案：颈$_{5,6}$断裂：颈$_5$神经移植到上干后股，颈$_6$神经移植到上干前股，副神经移位于肩胛上神经；颈$_{5,6}$断裂、颈$_7$撕脱、颈$_5$移植到后束，颈$_6$移植到外侧束，副神经移位于肩胛上神经；颈$_{5,6,7}$断裂、颈$_8$、胸$_1$撕脱：颈$_5$移植到后束，颈$_6$移植到外侧束，颈$_7$移植到下干，副神经移位于肩胛上神经。移植神经可取臂内侧皮神经、前臂内侧皮神经、腓肠神经及桡神经浅支。通常每一根神经根需 3 股。若全臂丛神经根均为撕脱性损伤，则行丛外神经移位，可作膈神经移位于肌皮神经，副神经移位于肩胛上神经及对侧颈$_7$神经移位于尺神经（患侧）（第一期），之后再移位于正中神经或桡神经（第二期）。手术后作头肩胸上肢石膏固定 6 周，开始康复训练。

对于 1 岁以上（不超过 5 岁）的患儿，或术中对残存的神经根无法判断其质量可靠时，由于神经瘤切除，神经移植修复不能保证确切效果，可行多组神经移位术以恢复肩肘功能。

4）小儿神经移位术的特点：膈神经移位与肋间神经移位是治疗臂丛根性撕脱伤的有效手术方法，在成人臂丛根性撕脱伤患者，我们采用多组神经进行患肢功能重建，大量长期病例随访已证实这两种移位方法同时进行不仅是有效的，而且是安全的，无一例在术后发生呼吸功能障碍。但在小儿患者应慎重对待，这是因为小儿胸廓短、桶状、肋骨呈平位，膈肌也较成人相对为高，胸腔小，肺相对小，若同时切断一侧的膈神经、肋间神经，不仅患侧膈肌麻痹，肋间肌也麻痹，加之胸部广泛创伤引起的疼痛都会限制胸廓活动，导致呼吸困难。同时小儿下呼吸道短，口径小，黏液腺发育不全，纤毛运动差，加之全麻插管后气道充血、水肿均会进一步加剧呼吸困难，使痰不易咳出，而并发肺炎甚至心衰。本组 1 例 5 岁女孩，此两种神经同时移位，术后第 1 天就出现气急、鼻煽、唇绀，有明显三凹征，呼吸困难，经积极治疗 1 周后才逐步脱险。因而在 10 岁以内不能选用膈神经与肋间神经同时移位的手术方案。即使单根膈神经或肋间神经移位也应特别慎重。采取如下措施将避免术后呼吸困难的发生：①选用气管内插管麻醉时，应选择最细软质插管，插管技术应熟练，力争一次无创伤性完成，最大限度减少喉头及声带的损伤，以免术后喉头水肿，加重呼吸困难；②结束手术时及术后 3 天内应积极应用激素（一般用地塞米松 5mg 静脉内推注，每天 1～2 次），防止喉头水肿；③术后应用雾化吸入，每日 2～3 次；④头胸石膏固定不应太紧，以利患儿咳痰；⑤大剂量应用抗生素防治肺部感染；⑥出现因喉头水肿致呼吸困难者，经上述保守疗法同时应考虑气管切开。

（2）肩部软组织松解术

1）肩胛下肌起点剥离术：6 个月以上的患儿，有明显的肩关节内旋挛缩畸形，经四周正规体疗后，肩外展功能无明显改善，肩关节被动外旋明显受限（<40°），盂肱角变小（正常为 140°～150°），则应施行

本手术。采用静脉麻醉,仰卧,患肩部抬高,上肢被动外展180°。操作步骤:于腋下沿肩胛骨腋缘作6cm切口,分离皮下组织,保护胸背神经血管蒂,牵开外侧的背阔肌、大圆肌及内侧的前锯肌,于肩胛骨的腋缘进入,可见肩胛下肌有一定程度的纤维化,将肩胛下肌起点分离,电凝后切断,使其向上退缩,特别注意松解上内侧的挛缩肌纤维,术中若能被动外旋肩关节达90°表示松解完全。手术后石膏固定患肢于肩中立位外旋90°、屈肘90°6周,拆石膏功能锻炼。

2)肩关节前路松解术:若肩胛下肌剥离术后内旋挛缩复发,有肩关节的向后半脱位或全脱位,或者伴有喙突过长以及肩关节被动外旋仅达中立位者,均应采用前路松解术。采用气管内麻醉,仰卧,患肩部位抬高。手术步骤:于锁骨下三角肌、胸大肌间隙作纵形切口6cm,保护头静脉,在剥离喙肱肌肱二头肌短头的共同肌腱后将喙突咬除1~3cm,于喙肱肌与肱二头肌起点深面找到肩胛下肌的止点,作Z字形切断(切断肩胛下肌止点时注意保护其下方的腋神经),必要时松解挛缩的关节囊,使肩关节能被动外旋90°,若有后脱位,则在畸形纠正后有肱骨头的明显复位感。自身编结缝合肩胛下肌肌腱,使其延长2~3cm。将喙肱肌、肱二头肌短头起点缝回喙突原处,关闭切口。术后处理同肩胛下肌起点剥离术。

3)肩外展功能重建术:2岁以后,患儿肩外展外旋障碍,可考虑行肩外展功能重建术。采用气管内麻醉,侧卧位。切口与肩胛腋缘平行,沿肩关节后缘向上,分离粘连束带,将背阔肌充分游离于大圆肌及肩胛下肌后将止点切断,若大圆肌挛缩明显或有同步收缩,也予以切断。于三角肌中部纵行劈开,找到冈上下肌骨止点,将背阔肌的止点通过肌下隧道于暴露的肩袖止点。张力调整在外展120°,充分外旋。若术前肩外展小于90°,则背阔肌移位常常达不到理想效果,需加作斜方肌移位。该手术方法基本同成人,但小儿的斜方肌经充分游离后往往可直接缝到肱二头肌长头沟的后唇骨面上。手术后石膏固定于外展120°,充分外旋,6周后逐渐开始功能锻炼。当背阔肌无法移位重建外展功能时,可考虑用胸大肌、肱二头肌、肱三头肌及大圆肌移位。

4)其他功能重建术:可行背阔肌起点移位重建屈肘功能或胸大肌、胸小肌移位,加强屈肘功能;大圆肌或背阔肌移位代偿肩外旋。肱骨中段内旋截骨矫形改善肩内旋功能;桡骨中段截骨矫形纠正固定旋后畸形及利用背阔肌、胸大肌代偿各种肌腱移位术,伸腕伸指伸拇功能及重建手内肌功能,这类手术原则和方法与成人基本相同,只是儿童代偿能力与适应性更强。

5)手术疗效评定标准:2006年至2008年间华山医院手外科进行8例同侧颈$_7$移位治疗臂丛上干根性撕脱伤,术后经5年以上随访,肩肘功能恢复优良率达100%。

三、产瘫的诊治程序与原则

时至今日产瘫已从少见病变,变为常见疾患并发展成手外科领域里的疑难病,如何诊治成为大家关心的课题。为此,我们提出在产瘫治疗全过程中,应根据不同时期重点判断有关问题,选择合适的治疗方案,才能取得较为满意的效果。

1. 出生后1~3个月

(1)一般情况:刚出生的婴儿,通常先进行保守观察。

(2)重点判断的问题:臂丛神经损伤的性质,有无早期手术指征。

(3)判断方法:①患肢功能障碍的程度与范围,程度越重,范围越广,病变性质越严重;②Horner征:提示颈$_8$胸$_1$神经根性撕脱。

肌电检查:SNAP存在,SEP消失,提示节前损伤。

动态观察:无任何进展为严重损伤。

(4)治疗原则:对严重损伤、节前撕脱伤,应考虑早期手术。

2. 出生后4~6个月

(1)一般情况:经3个月以上保守治疗后,肢体功能有部分恢复。

(2)重点判断的问题:病变恢复的程度,有无手术指征。

(3)判断方法:①肢体功能恢复的程度与速度,程度越大,速度越快,恢复越好;②肌电检查恢复的程度与速度；③肢体功能恢复时间表：

屈肘	3~6 个月
肩外展	4~9 个月
腕关节伸屈	6~12 个月
手指活动	9~18 个月

24 个月未恢复的功能将不能再恢复。

（4）治疗原则：肢体功能有恢复应继续保守治疗，按时间表功能未恢复者应手术探查。

3. 出生后 7~12 个月

（1）一般情况：在此时期肩、肘关节应恢复，腕关节也应有活动，保守治疗后，临床达不到上述标准，故往往积极手术探查。

（2）重点判断的问题：术时连续性神经瘤如何处理。

（3）判断方法：①临床肢体功能情况：各关节主要功能存在，肌力在 2 级以上，则表示神经连续性是有效的，有传导性。肢体主要功能丧失，肌力为 0~1 级，则表示神经连续性是无效的。②肌电检查情况：各神经支配肌有诱发活动电位，存在运动与感觉的传导速度，提示神经有传导性；各神经支配肌无诱发活动电位，无运动与感觉的传导速度，提示神经无传导性；术中神经瘤近远端作顺向或逆向电生理检测，对比差距>50% 者，神经瘤传导性差。

（4）治疗原则：有传导性神经瘤，应作神经松解减压术；无传导性神经瘤，应做切除、神经移植术。传导性差，应综合各种情况选择手术。

4. 出生后 12~24 个月

（1）一般情况：此时期肢体主要功能若尚未恢复，应考虑手术治疗。

（2）重点判断的问题：手术方法的选择——神经手术？功能重建术？

（3）判断方法：①临床检查：功能障碍的肌肉萎缩程度为（++）、（+）者应考虑神经手术；肌萎严重达（+++）以上者，应考虑功能重建术。②肌电检查：功能障碍的肌肉呈静息波，无任何诱发活动电位者，说明肌肉已纤维化。

（4）治疗原则：肌萎呈不可逆或纤维化者，以功能重建为主；肌萎尚可逆者，仍可考虑神经修复术。

5. 出生后 24 个月后

（1）一般情况：此时期肢体主要功能仍存在障碍，一般神经手术已无效。临床应考虑如何选择合适手术方法，改善功能。

（2）重点判断的问题：明确各关节功能障碍的主要病理变化。

（3）判断方法及处理原则

1）肩关节外展功能障碍：①动力型：三角肌与冈上肌未恢复。选择邻近肌力佳的肌肉进行移位，一般以斜方肌为主。②阻力型：背阔肌与大圆肌有同步兴奋现象；肩胛下肌挛缩；肩关节病变，去除阻力因素，改善外展功能。③混合型：既有动力因素又有阻力因素。加强动力，去除阻力。

2）肩外旋功能障碍：肩胛下肌挛缩；肩关节脱位，作肩胛下肌剥离，肩关节复位。

3）肘关节伸直受限：①动力型：肱三头肌功能未恢复，选择邻近肌力佳的肌肉进行移位，一般以胸小肌为主。②阻力型：肱二头肌肱肌挛缩；桡骨头前脱位，肌腱延长，桡骨头切除。③混合型：动力与阻力同时存在，动力与阻力同时手术。

4）腕关节背伸障碍伴尺偏：①动力型：腕伸肌功能未恢复，选择肌力佳的肌肉进行移位。②阻力型：尺侧腕伸有掌侧移位，屈腕指肌力过强，肌腱移位纠正尺偏。③混合型：动力与阻力同时进行调整手术。

结束语：

1. 产瘫既有复杂的病理变化，从神经振荡到根性撕脱；又有复杂的病理过程，从功能完全恢复到各类继发性畸形的产生。只有正确判断每一患儿不同时期的病理状态，才能选择正确的治疗方法。

2. 全面、细致、动态地观察病情的发展，既以一般规律为指导，又注意特殊现象的存在，才能正确地认识疾病发生与发展的本质,为正确的诊治建立基础。

(顾玉东)

第五节　周围神经卡压综合征

一、胸廓出口综合征

【适应证】

1. 手及前臂内侧感觉异常伴手内在肌或前臂屈肌或肩部肌力下降或萎缩者。

2. 颈肩部不适、疼痛、手麻痛严重影响工作,影响休息者。

3. 颈肩不适、手麻同时存在颈$_7$横突过长、颈肋及其他骨性异常或血管异常者。

4. 颈肩部不适、手麻痛虽无影像学异常,经反复非手术治疗好转但很快又复发,患者有强烈要求手术的愿望。

5. 电生理检查提示颈神经根部分损伤,前臂内侧皮神经传导速度减慢者。

【禁忌证】

1. 严重心血管疾病、血液系统疾病、糖尿病、肺功能不良、肝肾功能障碍暂不宜手术。

2. 皮肤有炎症或感染,待炎症充分控制后手术,患者对手术不理解,亦暂不应手术。

【手术设计】

1. 前、中、小斜角肌切断术　适用于无骨性压迫因素的全部胸廓出口综合征患者,将前、中、小斜角肌切断后,使臂丛神经下方、上方及两侧的压迫全部减弱,甚至消除。因此,各型胸廓出口综合征患者均可用这一手术方法,该法也是治疗胸廓出口综合征最常用的手术方法。

2. 颈肋切除术　如颈椎 X 线片上有颈肋者,常常可见前、中、小斜角肌的止点或有部分止点附着其上,应将前、中、小斜角肌切断后,切除颈肋。

3. 第 7 颈椎横突切除术　如 X 线片见第 7 颈椎横突长于第 1 胸椎横突,应将其切除部分。如术中未发现臂丛神经被过长的 C$_7$ 横突直接顶压时,或 C$_7$ 横突并不太长,仅较 T$_1$ 横突长 1~2mm 时可不予切除之。

4. 第 1 肋切除术　因经颈部切除第 1 肋前,均应先切断前、中斜角肌的止点,然后在骨膜下切除第 1 肋。因此对无明显骨性压迫及无明显斜角肌异常和无异常束带压迫臂丛神经者可采用此法。Roos 很早就开始经腋路切除第 1 肋治疗胸廓出口综合征,至今仍在临床上一直选用。这是因为切除了第 1 肋,前、中、小斜角肌均失去了止点,自下而上的对臂丛神经压迫完全解除,效果较好。经颈部横切口,亦可切除第 1 肋,但颈部可能留下瘢痕。

【麻醉】　根据患者全身情况及要求,可选择全身麻醉、颈丛神经阻滞麻醉或局部麻醉。

【体位】　平卧,肩下垫枕,头偏向非手术侧,使颈根部不要凹陷。经锁骨上行前、中、小斜角肌切断术,经锁骨上行颈肋及第 7 颈椎过长横突切除术以及经锁骨上下联合切口进路行第 1 肋切除术皆采取该体位。经腋路行第 1 肋骨切除术采用侧卧位,患侧向上,肩背部用软枕垫高,使躯干与手术台成 90° 角。患侧上肢应全部消毒,便于术中活动患肢,了解肢体在不同体位与骨残端的位置关系。

【操作步骤】

(一) 经锁骨上切口

1. 切口:颈横纹切口。从颈根部胸锁乳突肌后缘向前 1cm,距锁骨上缘 1cm 沿颈横纹向后作 7~8cm 长的颈根部外侧切口。

2. 切开皮肤、皮下组织后,用电刀逐层下切,小心止血,直至颈阔肌深层的疏松结缔组织。

3. 深部解剖:沿胸锁乳突肌表面及颈阔肌深层的疏松结缔组织逐渐向头部分离,应达胸锁乳突肌后缘中点,此处可见贴胸锁乳突肌后缘转向该肌前向上和横行走向的耳大神经和面前神经。再向锁骨分离至锁骨上缘。

4. 沿胸锁乳突肌后缘,纵行切开颈部脂肪垫。切断结扎肩胛舌骨肌,留长线将之牵出切口外,以利暴露深部组织。切断结扎并缝扎颈横动、静脉,暴露前、中斜角肌和臂丛。

5. 如系上干型胸廓出口综合征,仅需切断 $C_{5,6}$ 神经根近椎间孔两旁的前中斜角肌的腱性起始纤维,彻底松解 $C_{5,6}$ 至臂丛神经上干周围的纤维组织及腱性组织(图24-5-1)。

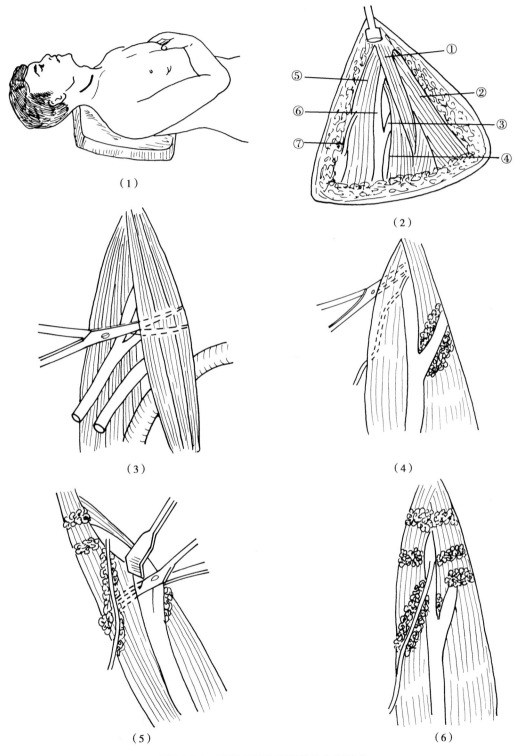

图 24-5-1　臂丛上干胸廓出口综合征手术

(1)体位与切口;(2)颈部切口,暴露前、中斜角肌:①前斜角肌;②胸锁乳突肌;③C_6 神经根;④膈神经;⑤中斜角肌;⑥C_6 神经根;⑦肩胛背神经;(3)切断前斜角肌,保护好锁骨下动脉;(4)切断中斜角肌在 C_6 神经根旁的起始;(5)切断肩胛背神经浅层的中斜角肌及 C_5 神经根旁的中斜角肌起始;(6)C_5、C_6 神经根及肩胛背神经均获松解

6. 如系下干型胸廓出口综合征,则应在锁骨下动脉水平完全切断前斜角肌,在 C₇ 和 C₈ 之间,或在下干下方暴露小斜角肌,完全切断小斜角肌,再小心分离切断 Sibson 筋膜,并剥离锁骨下动脉的外膜 2cm 左右(图 24-5-2)。

如系全臂丛神经受压型胸廓出口综合征,则手术包括上述两部分。如系颈肋,在完全切断附着在颈肋上的前、中、小斜角肌止点后,保护好臂丛神经,游离颈肋,将之完全切除,然后再切断附着在第 1 肋上的前中小斜角肌止点。

7. 如系切除第 1 肋,在完全切断附着到第 1 肋上的前、中、小斜角肌后,将臂丛神经向前牵拉,切开第 1 肋骨膜,用骨膜剥离器小心游离第 1 肋,用枪状咬骨钳于第 1 肋颈部咬断第 1 肋,于第 1 前肋处再咬断第 1 肋,将大部分第 1 肋切除。切除大部分第 1 肋以后,全方位活动手术侧肩关节以观察活动时臂

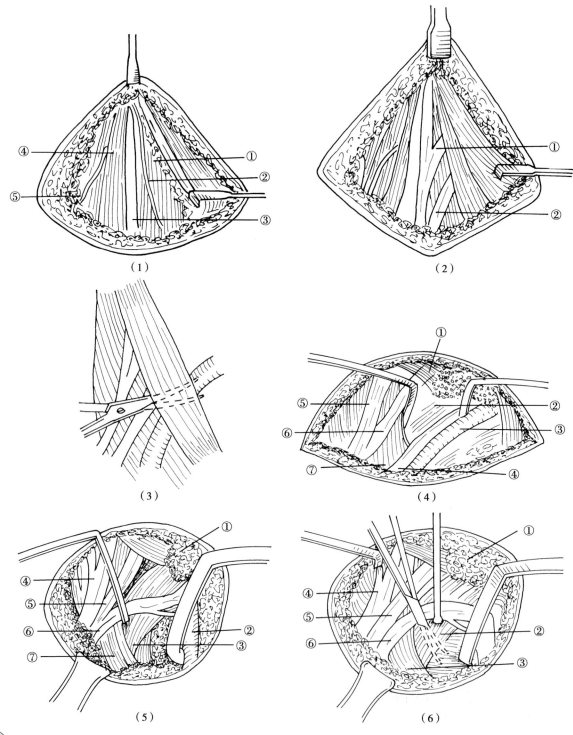

（1）　　　　　　　　　　　　（2）

（3）　　　　　　　　　　　　（4）

（5）　　　　　　　　　　　　（6）

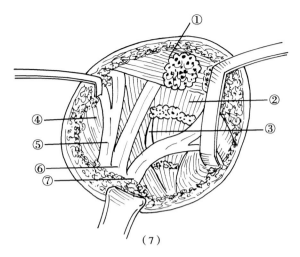

（7）

图 24-5-2　臂丛下干型胸廓出口综合征的手术方法

（1）颈部横切口 7～8cm 长，暴露前中斜角肌，即可见到 C_5 神经根和上干：①前斜角肌；②膈神经；③C_5；④中斜角肌；⑤肩胛背神经；（2）在上干内侧稍作分离，即可见到 C_6 和 C_7 神经根：①C_6；②C_7；（3）切断前斜角肌，如锁骨下动脉抬高，则就在锁骨下动脉浅层切断；（4）尽可能近止点切断前斜角肌，此时容易解剖出 C_7 神经根，并可见到锁骨下动脉和干：①前斜角肌；②小斜角肌；③锁骨下动脉；④下干；⑤上干；⑥中干；⑦中斜角肌；（5）将下干向上牵拉，锁骨下动脉向下牵拉，可见到小斜角肌的前缘为腱性组织，十分坚挺，如肋骨，稍向上分离就可见其后侧的肌肉组织：①切断的前斜角肌；②锁骨下动脉；③小斜角肌；④上干；⑤中干；⑥下干；⑦中斜角肌；（6）切断小斜角肌：①前斜角肌；②小斜角肌；③中斜角肌；④上干；⑤中干；⑥下干；（7）切断小斜角肌后下干完全松解：①前斜角肌；②切断的小斜角肌；③第 1 肋骨；④中斜角肌；⑤上干；⑥中干；⑦下干

丛神经与两骨断端有无任何接触。

（二）经腋部横切口切断前、中、小斜角肌和第 1 肋（图 24-5-3）

1. 体位：取侧卧位，上肢处于近完全上举位。

2. 切口：作腋部横切口约 10～12cm，切口前端超过胸大肌外侧缘，切口后端超过背阔肌前缘各 1～2cm。

3. 横行切开腋部深筋膜，小心暴露腋、动静脉及臂丛神经。逐层切开臂丛神经血管下方的脂肪组织，必要时结扎切断胸壁外侧动静脉，直至第 1 肋。

4. 用直角钳伸入前斜角肌深层，用电刀或双极电凝将之切断，再用相同方法切断中斜角肌和小斜角肌。如需切除第 1 肋，则要保护好臂丛神经、血管，用电刀切开第 1 肋骨膜，小心用骨膜剥离器游离第 1 肋，将之作大部分切除。

【注意事项】

1. 严格把握手术适应证。

2. 注意保护臂丛神经根干部、膈神经、锁骨下动静脉、胸导管和淋巴管及胸膜顶等重要组织。一旦发现有上述组织损伤，应及时修复。

3. 手术过程中应仔细止血，仔细结扎较大的血管和淋巴管，以免术后产生血肿、淋巴肿或乳糜漏。

4. 术后密切观察伤口情况有无太多渗血或肿胀，注意检查手术侧上肢的活动和感觉。

二、肩胛背神经卡压综合征

【手术指征】

1. 颈肩背部疼痛与酸胀，严重影响睡眠和工作，非手术治疗症状无明显改善者。

2. 颈肩背疼痛酸胀合并同侧胸廓出口综合征需手术者。

【禁忌证】　同胸廓出口综合征。

【麻醉】　根据患者全身情况及要求，可选择全麻、静脉麻醉或颈丛神经阻滞麻醉。

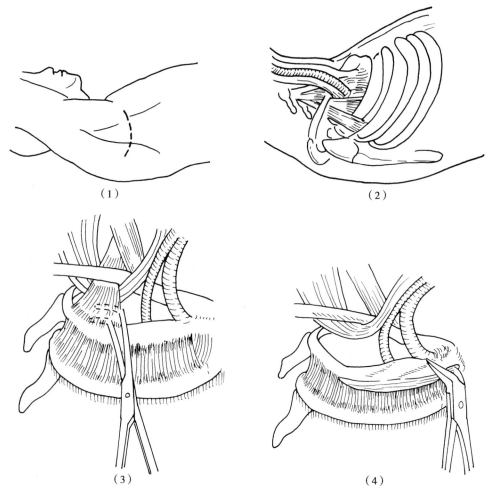

（1）　　　　　　　　　　　　　　　　　　　（2）

（3）　　　　　　　　　　　　　　　　　　　（4）

图 24-5-3　经腋部横切口切断前、中、小斜角肌和第 1 肋骨
（1）腋部切口；（2）暴露前、中、小斜角肌止点及第 1 肋骨；（3）切断前、
中、小斜角肌；（4）骨膜下切断第 1 肋骨

【体位】　患者平卧，肩部垫枕，头转向健侧。

【操作步骤】　（图 24-5-4）

1. 切口：颈横纹切口。从颈根部胸锁乳突肌后缘向前 1cm，距锁骨上缘 1cm 沿颈横纹向后作 7～8cm 切口或于麻醉前让患者坐正体位，抬头挺胸戴上项链，于胸锁乳突肌后缘向前 1cm，沿项链走向作 7～8cm 的颈外侧切口。

2. 切开皮肤、皮下组织后，用电刀逐层下切，小心止血，直至颈阔肌深层。

3. 深部解剖：沿胸锁乳突肌表面和颈阔肌深层逐渐向头部分离，应达胸锁乳突肌后缘中点，此处可见紧贴胸锁乳突肌后缘转向该肌前面向上和横行走向的耳大神经和面前神经。向锁骨分离至锁骨上缘。沿胸锁乳突肌后缘，纵行切开颈部脂肪垫。切断结扎肩胛舌骨肌，留长线将之牵出切口外，以利暴露深部组织。切断结扎并缝扎颈横动、静脉，暴露前、中斜角肌和臂丛。沿中斜角肌表面向外后侧分离，可见一根直径约 1.2mm 的神经从中斜角肌中穿出，该神经即肩胛背神经。

4. 神经松解：沿肩胛背神经浅面向头部分离，用电刀切断该神经浅面的中斜角肌，逐渐向上，直至 C_5 神经根表面，将横跨在该神经表面和深层的纤维组织和腱性组织均予切断。切断 $C_{4,5}$ 椎间孔处 C_5 神经根旁的纤维组织。如患者合并有胸廓出口综合征，则在尽可能低的位置切断前斜角肌和中斜角肌，并切断斜跨在臂丛下干下方的小斜角肌。

5. 于 C_5 神经、C_8 和 T_1 神经根部外膜下及切断的肌肉断端注入曲安奈德 5ml 或倍他米松 1ml 左右。用 3-0 线缝合颈部脂肪垫，缝合肩胛舌骨肌、颈阔肌。用可吸收的 5-0 线作颈部切口的皮内缝合，伤口

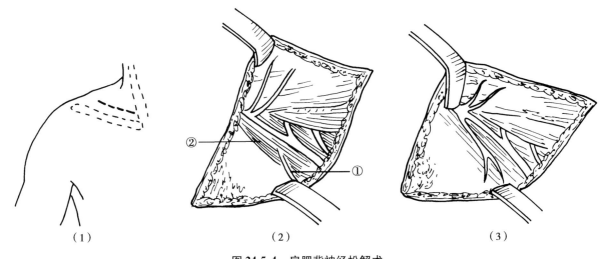

（1）　　　　　　　　　　（2）　　　　　　　　　　（3）

图 24-5-4　肩胛背神经松解术
（1）切口；（2）肩胛背神经穿经中斜角肌：①肩胛背神经；②中斜角肌；
（3）肩胛背神经、胸长神经和肩胛肌

内置橡皮引流管 1 根。

【并发症】

1. 乳糜漏　左侧颈部手术可能损伤胸导管及胸导管的主要分支所致。颈部伤口处压迫 3 ~ 7 天常可自愈。如流量大，每日引流量大于 500ml，可考虑作胸导管结扎术，或胸导管与颈外静脉吻合术。要注意右侧颈部手术有时亦可能发生乳糜漏。笔者曾遇 1 例，后经伤口压迫治愈。

2. 伤口血肿　颈部组织松软，伤口出血可向锁骨下渗透。如伤口处已隆起，出血量可达 300 ~ 500ml。大量的伤口内出血如不及时给予清除，血肿在以后的吸收机化过程中可产生对臂丛神经压迫。因此，一旦怀疑血肿形成，应及早探查，清除血肿后再次止血。

3. 气胸　在切断小斜角肌和胸膜顶部的 Sibson 筋膜时，不小心可能会损伤胸膜顶部，造成气胸。绝大多数情况属血管钳撑破胸膜，肺尖无损伤，可请麻醉师使患者肺充分扩张后作胸膜修补，再用颈部脂肪垫填塞。术后应作胸部 X 线随访。如肺仍有压缩并大于 70% 时，应作抽气术，必要时作胸腔闭合引流。

4. 臂丛损伤　切口较小，为了充分暴露，拉钩时用力过大，致臂丛神经上干损伤。术后出现肩外展、屈肘功能受影响，一般观察 2 ~ 3 个月可恢复。观察期间给患者服神经营养药物，加维生素 B_1、维生素 B_6 及神经营养药物等。

【术后处理】

1. 术后伤口置沙袋压迫 48 小时，沙袋重量为 1.0 ~ 1.5kg。

2. 每日静脉滴注或肌内注射地塞米松 10mg，共用 5 ~ 7 天。

3. 术后第 3 天逐渐活动同侧肩关节，外展 90°、上举。

【注意事项】

1. 颈部血管、淋巴管丰富，术中要仔细止血，特别要注意伤口内有无无色透明液体，此为淋巴液，应预防术后伤口血肿、淋巴漏和乳糜漏。

2. 颈丛皮支在颈部呈扇形分布，以胸锁乳突肌后缘中点处水平为中心点，向颈根部的前、中、后至肩后外侧扇形分布。注意保护这些颈丛分支，尽可能不要切断任何一根，以免引起术后颈部及上胸部感觉改变。

3. 分离追踪肩胛背神经时，用双极电凝止血，应避免损伤该神经。切断的肌肉创面亦应反复用双极电凝止血，反复检查。

4. 颈部各层组织的缝合应用 3-0 丝线，或更小号的尼龙线，以减少颈部的异物反应。

5. 术中一旦出现较大的血管出血，不要乱钳夹，要用纱布压迫，用吸引器不断吸走出血，待看清楚出血点再作电凝或结扎。

三、肩胛上神经卡压综合征

【适应证】

1. 该病一旦诊断确切,有冈上、下肌肉萎缩,且全身情况许可,即应手术治疗。

2. 颈背部不适、疼痛、肩外展特别是开始30°外展、外旋无力,非手术治疗无效,电生理有异常发现,虽无冈上下肌萎缩亦可手术。

【禁忌证】 同胸廓出口综合征。

【麻醉】 采用全身麻醉为佳。

【体位】 前入路手术时,患者平卧,患侧肩下垫枕,头转向对侧;后入路手术时,患者俯卧位或侧卧位。

【操作步骤】

(一) 前入路(图24-5-5)

1. 作颈根部横切口(同胸廓出口综合征颈部暴露)。

2. 在臂丛神经上干外侧找到肩胛上神经,沿肩胛上神经向肩胛上横韧带方向追踪。

3. 在直视下保护肩胛上动、静脉,切断肩胛上横韧带,探查C5神经、臂丛上干起始部直至切迹处的肩胛上神经。行神经松解减压。

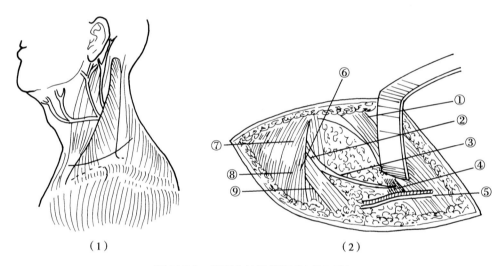

(1)　　　　　　　　　　　(2)

图24-5-5　肩胛上神经松解术(前入路)
(1)作颈部横切口,内侧到胸锁乳突肌胸骨头,外侧超过斜方肌前缘3cm,切口长12~14cm;
(2)沿上干发出之肩胛上神经追踪解剖直至肩胛切迹,切断肩胛上横韧带,小心保护肩胛上动静脉;①斜方肌;②上干;③肩胛上神经;④肩胛上横韧带;⑤肩胛上动静脉;⑥前斜角肌;⑦胸锁乳突肌;⑧膈神经;⑨中斜角肌

(二) 后进路(图24-5-6)

患者取俯卧,患侧肩下垂,头偏向非手术侧。肩胛冈上缘切口7~8cm。①切开皮肤、皮下组织后沿肩胛冈上缘用电刀切开斜方肌在肩胛冈上的止点部约10cm;②将斜方肌向头部方向牵拉,将冈上肌向臀部方向牵拉,此时可用手指扣及到肩胛切迹及肩胛上横韧带;③稍作肩胛上横韧带浅层的软组织分离,即可见到肩胛上动、静脉,将其拉向外侧,小心保护之;④继续分离肩胛上横韧带浅层的软组织,用弯头血管钳紧贴韧带下方轻轻深入,可小心在血管钳上方用电刀切断肩胛上横韧带;⑤切断肩胛上横韧带即可见到肩胛上神经,沿肩胛上神经行径分离,用尖头刀小心切开暴露段的肩胛上神经外膜;⑥在肩胛上神经还完整的外膜下及周围组织内注入复方倍他米松7mg,或曲安奈德40mg与2%利多卡因3ml的混合液;⑦伤口应置皮条引流,或负压引流管。

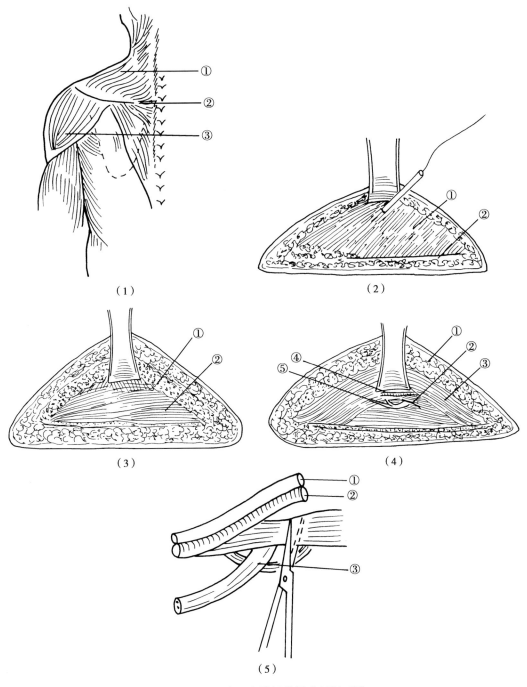

图 24-5-6　肩胛上神经松解术（后入路）

（1）作肩胛冈上缘切口约 12cm 长：①斜方肌；②肩胛冈；③三角肌；（2）切断斜方肌在肩胛冈上的止点：①斜方肌；②肩胛冈；（3）向上拉起斜方肌暴露冈上肌：①斜方肌；②冈上肌；（4）沿冈上肌深层分离，可见肩胛切迹及肩胛上横韧带、肩胛上动静脉：①斜方肌；②肩胛上横韧带；③冈上肌；④肩胛上动脉；⑤肩胛上神经；（5）小心切断肩胛上横韧带，仔细分离，保护肩胛上动静脉：①肩胛上静脉；②肩胛上动脉；③肩胛上神经

【并发症】

1. 神经损伤　前进路存在臂丛神经损伤的可能,应小心分离,小心解剖;后进路易损伤肩胛上神经,切断肩胛上横韧带时一定要暴露清楚。

2. 血管损伤　颈肩部血管的压力大,术后出血可形成较大的血肿,并可能影响呼吸,也可能造成术后疼痛,影响臂丛神经功能,一旦发生立即清除血肿,彻底止血。

【注意事项】　肩胛上神经经过肩胛切迹处是一骨纤维管道,一旦发生卡压非手术治疗常常很难治愈,故一旦诊断明确,有冈上、下肌肉萎缩,且全身情况许可,即应考虑手术治疗。

四、腋神经卡压-四边孔综合征

【适应证】

1. 原则上一旦确诊,即应考虑手术治疗。

2. 如有三角肌萎缩,电生理提示三角肌有失神经支配应及早手术。

3. 虽然没有三角肌肌萎,电生理腋神经有早期损伤表现,经系统非手术治疗包括四边孔封闭、神经营养药物及电刺激治疗无效,肩部疼痛不适,肩外展肌力改善不明显可考虑手术治疗。

【麻醉】　应首选全身麻醉或强化局麻。

【操作步骤】　后进路(图24-5-7),侧卧,患侧上肢在上方。以四边孔为中心的S切口。切开皮肤、皮下组织及肩后深筋膜即可见到三角肌后缘,将三角肌后缘向肩峰方向牵拉即可暴露四边孔,并可见到腋神经。切断小圆肌,切断部分三头肌长头,沿腋神经向深层解剖,切断四边孔内围绕腋神经的纤维组织直至手指能无阻力地通过四边孔。如腋神经质地变硬,应作神经外膜作松解术。在腋神经外膜还完整的下方及周围组织内注入复方倍他米松7mg,或曲安奈德40mg与2%利多卡因3ml的混合液。伤口应置皮条引流或负压引流管。

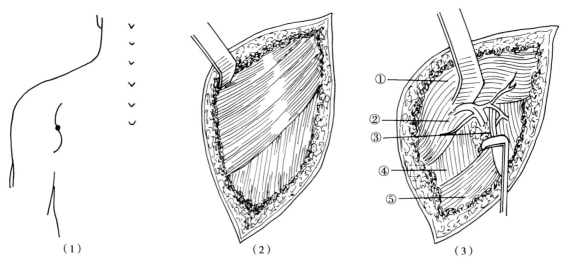

（1）　　　　　　（2）　　　　　　（3）

图25-5-7　腋神经后路减压

(1)以四边孔为中心,作S形切口;(2)暴露三角肌后缘;(3)将三角肌后缘拉向外侧,切开肩外深筋膜,即可暴露四边孔及腋神经:①三角肌;②腋神经;③小圆肌;④大圆肌;⑤肱三头肌长头

【并发症】

1. 腋神经损伤　术中在四边孔中使用电刀或电凝不当或分离组织时钳夹止血可能损伤腋神经,应予以预防。

2. 血肿　四边孔内旋肱后动脉直接从腋动脉发出,压力高,损伤其分支可明显喷血。应严密止血,否则易发生血肿。

【注意事项】

1. 手术切口之下所见为三角肌后部,切开深筋膜后向内侧分离可见为三角肌后缘。

2. 分离大、小圆肌之间的脂肪、纤维组织时,切勿损伤腋神经及其伴行静脉。

五、旋前圆肌综合征

【适应证】

1. 对症状较重、保守治疗无效、特殊试验阳性的患者应考虑行手术治疗。

2. 肌电图检查提示正中神经损伤并能定位在旋前圆肌段者可考虑行手术治疗。

3. B 超发现正中神经有损伤,如神经瘤形成,压迹明显,部分神经束中断。

【麻醉】　臂丛神经阻滞麻醉或全身麻醉。

【操作步骤】　(图 24-5-8)

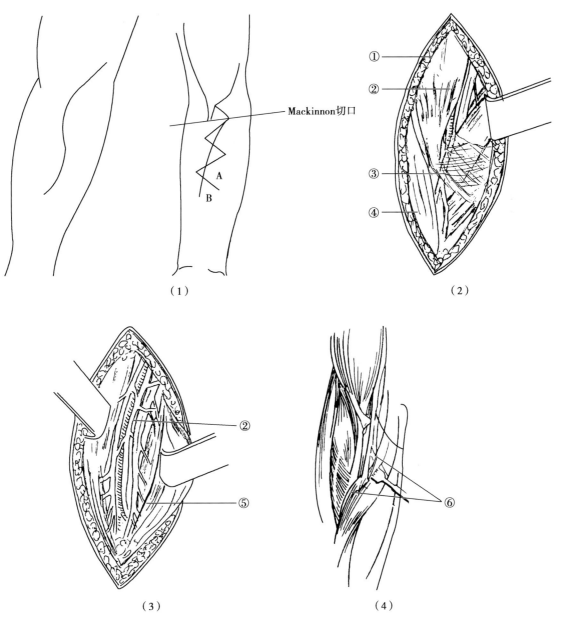

（1）　　　　　　　　　　　（2）

（3）　　　　　　　　　　　（4）

图 24-5-8　旋前圆肌综合征手术

(1)手术切口,作弧行切口或 Mackinnon 切口;(2)切开皮肤皮下脂脂肪及深筋膜后切开肱二头肌扩张部沿肱二头肌内侧分离找到正中神经、肱动静脉鞘,暴露正中神经;(3)在旋前圆肌上下沿正中神经向远段分离,注意保护正中神经的运动支(4);正中神经穿经旋前圆肌两个头,切断任何可能卡压正中神经的腱性纤维及腱弓,如旋前圆肌两个头内的腱性组织,屈指浅肌两个头之间的腱弓　①肱二头肌;②正中神经;③肱二头肌扩张部;④肱桡肌;⑤旋前圆肌;⑥旋前圆肌二个起始

1. 体位 仰卧位,患肢伸开平放于侧方手术台上,驱血后空气止血带充气。

2. 切口 可选择 S 形或多个 Z 形,以便向上臂、前臂中段延伸。如考虑有 Struthers 韧带存在,切口可高于肘横纹上 5cm,以便处理该韧带。或另作上臂内侧切口,将长切口分为两较短的切口。

3. 暴露正中神经 在肱二头肌腱内侧神经血管鞘内找到正中神经,在分离正中神经及旋前圆肌的过程中,应该注意保护前臂外侧皮神经,该神经位于肘横纹远端 1.5~2cm,与头静脉伴行。当切口偏于内侧时,还应注意保护前臂内侧皮神经。

4. Struthers 韧带的处理 探查发现该韧带,可将其切断,解除对正中神经与肱动脉的压迫。但韧带附着的髁上骨刺可以处理也可不处理。

5. 肱二头肌腱膜的处理 沿上臂筋膜进入肱二头肌的内侧,沿正中神经行径将腱膜切断。同时检查有无肱骨内上髁炎,如有也应予以切除部分。

6. 旋前圆肌的处理 首先探查肱骨头是否是高位起点(即起点高于内上髁),如高则将该起点切断,并沿正中神经的外侧向下(正中神经于肘部的肌支均从内侧发出,向后、背侧发出)探查。至旋前圆肌的尺骨头,如该头的肌肉与肱骨头汇合形成腱弓卡压正中神经,则术中将其切断将卡压正中神经的可能腱弓解除。

7. 屈指浅肌的处理 旋前圆肌探查后,将其向外侧牵开,暴露出屈指浅肌。探查是否存在腱弓卡压正中神经,如存在予以切除,将正中神经卡压的另一腱弓也予以解除。只有探查到屈指浅肌的部位,旋前圆肌综合征的正中神经探查才可认为完成。

8. 正中神经的处理 正中神经受压部位以远神经纤维性变或变硬,近端则多有神经瘤形成。可用显微外科技术切开外膜松解。如有肌肉萎缩或感觉持续性障碍的患者,考虑行神经束膜间松解。

9. 其他 对其他不明病因引起的旋前圆肌综合征,仔细探查暴露的正中神经,可借助术中电生理、B 超来寻找病因,必要时延长切口,进一步再对卡压神经进行松解。

10. 在外膜还完整的下方及周围组织内注入复方倍他米松 7mg,或曲安奈德 40mg 与 2% 利多卡因 3ml 的混合液。

11. 伤口应置皮条引流或负压引流管。

【术后处理】 用吊带或夹板将患肢于肘关节屈曲 90°,前臂中立位固定 1 周左右。术后 2 天做手指伸屈训练。术后 3 周可进行抗阻力训练。

【注意事项】 如屈拇长肌和示指指深屈肌功能于术后 6 个月以上无明显恢复,电生理检查亦无明显好转迹象,可考虑行功能重建手术。常用肱桡肌移位修复示指指深屈肌,掌长肌修复拇长屈肌。

六、骨间前神经卡压综合征

【适应证】

1. 拇长屈肌、示指指深屈肌无力或不能,forment 征阳性。

2. 电生理提示上述两肌存在失神经支配。

3. B 超提示骨间前神经可能存在压迹。

4. 非手术治疗 1~2 个月无好转趋势者。

【麻醉】 应首选臂丛神经阻滞麻醉或全身麻醉。

【操作步骤】 (图 24-5-9)

1. 体位:平卧位,患肢外展位。

2. 切口:以前臂腹侧中线中、上 1/3 为中点,作直线或 S 形切口约 10~12cm。

3. 切开皮肤、皮下组织、前臂深筋膜及肱二头肌腱膜,即显露肱动脉及内侧的正中神经。

4. 暴露旋前圆肌将其向桡侧牵开,在正中神经桡侧分离,暴露出指浅屈肌。自指浅屈肌桡侧牵开肌肉,暴露前骨间神经。探查是否存在腱弓卡压正中神经。有时前骨间神经在正中神经较高处发出,单独行走 6~7cm 后又与正中神经主干一起经指浅屈肌两个头之间的纤维组织下方,此处常常可能是卡压前骨间神经的部位。术中还需探查有无变异的肌肉、血管和腱性组织横跨前骨间神经,切断或切除

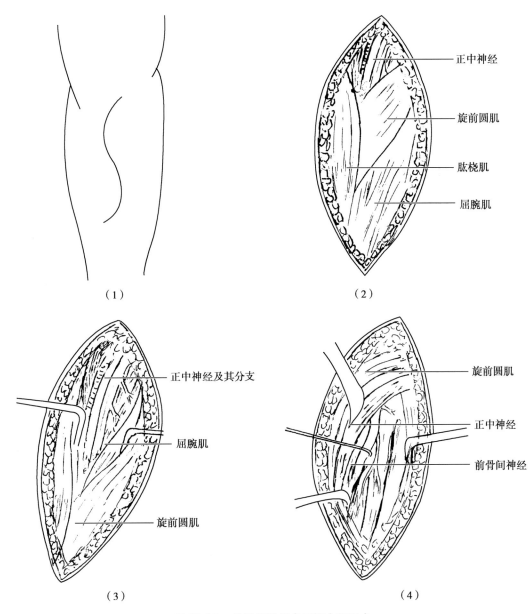

（1）　　　　　　　　　　　　　　　　　　　（2）

（3）　　　　　　　　　　　　　　　　　　　（4）

图 24-5-9　前骨间神经卡压综合征手术

（1）切口；（2）暴露旋前圆肌近段正中神经；（3）将旋前圆肌向远段拉开,向远段深层分离暴露正中神经
发向指浅屈肌的分支；（4）将旋前圆肌向近段牵拉可见前骨间神经切断清除任何可能卡压正中神经和
前骨间神经的因素

发现的任何可能压迫正中神经及前骨间神经的组织,解除神经卡压。

5. 在放大镜或手术显微镜下松解前骨间神经及正中神经。

6. 在神经外膜还完整的下方及周围组织内注入复方倍他米松 7mg,或曲安奈德 40mg 与 2% 利多卡因 3ml 的混合液。

7. 伤口应置皮条引流或负压引流管。

8. 术后用石膏托固定患肢于屈肘 135°,前臂于正中位 3~5 天,以利止血。

七、腕管综合征

【适应证】

1. 当行保守治疗不能缓解或症状加重至出现鱼际肌萎缩时需手术治疗。

2. 鱼际肌萎(++)以上,感觉消失者或肌电图示潜伏期消失者。

3. 病程在两年以上者,经 2~3 次保守治疗无效或保守治疗 3 个月不能缓解正中神经的卡压的临床症状。

4. 腕至手指的感觉神经传导速度>4.0ms。

【麻醉】 全身麻醉,臂丛神经阻滞麻醉、局部麻醉均可,应根据病情选择。

【操作步骤】 （图 24-5-10）

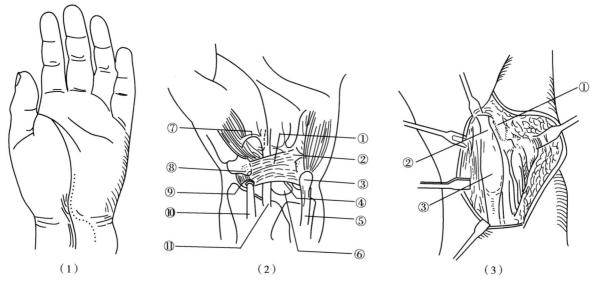

（1）　　　　　　　（2）　　　　　　　（3）

图 24-5-10 腕管综合征手术图示

（1）腕管综合征典型切口;（2）正中神经松解的术中所见:①腕横韧带;②钩骨钩;③豌豆骨;④掌侧腕韧带;⑤尺侧腕屈肌;⑥月骨;⑦正中神经返支;⑧大多角骨;⑨舟骨结节;⑩桡侧腕屈肌腱;（3）被压神经的外观:①切开腕横韧带;②受压部;③神经增粗

1. 体位:平卧位,患肢外展、患肢驱血后空气止血带充气。

2. 切口:①平行鱼际纹的斜切口,于鱼际尺侧 6mm 处行平行于鱼际纹的切口,近端至腕关节处行 Z 形切口过腕关节;②腕部短横切口,约 2cm 左右;③其他切口:平行于鱼际纹至腕横纹及掌心两个小切口等。

手术切口设计多种多样,均必须注意避免损伤掌皮支、鱼际返支、掌浅弓及尺动脉、尺神经。手术时采用哪种切口,主要是根据术者的习惯来决定。

3. 切开皮肤、皮下脂肪至掌筋膜浅层,沿掌筋膜腱性纤维排列方向将其切开。

4. 此时可见到腕横韧带,将之完全切断,并包括与腕横韧带相连的掌侧支持带亦需切开 2~3cm,正中神经紧贴腕横韧带深层,有时还可能与韧带有粘连,切开时应小心保护神经。

5. 如正中神经质地变硬或存在明显压迹,应在放大镜下作切开神经外膜的神经松解术。

6. 在外膜没切开的正中神经后方外膜下方及周围的滑膜组织内注入复方倍他米松 7mg,或曲安奈德 40mg 与 2% 利多卡因 3ml 的混合液。

7. 如腕管内滑膜组织过于丰富,或滑膜内有纤维化的组织,应将之切除部分或大部分。

8. 细心止血后,缝合伤口,伤口应置皮条引流。

【术后处理】 术后于腕关节功能位用石膏托或夹板固定 2 周。鼓励将患肢上举,手指进行屈伸活动。

【注意事项】

1. 注意正中神经鱼际返支和掌皮支的变异,术中仔细辨认,避免损伤。

2. 伴有慢性滑膜炎滑膜明显增厚、类风湿关节炎或结核性腱滑膜炎者,应行滑膜切除。

八、肘管综合征

【适应证】

1. 环指尺侧、小指麻痛,感觉异常,肌电图提示尺神经肘段感觉传导速度减慢。

2. 手内在肌肌萎,常见为第一背侧骨间肌、小鱼际肌肌萎。肌电图提示尺神经肘段运动传导速度减慢。

3. 无电生理检查依据时,可根据环、小指麻痛,感觉异常,手内在肌肌萎及肘后尺神经沟 Tinel 征阳性等症状和体征决定是否应手术。

【麻醉】　可选全身麻醉或臂丛神经阻滞麻醉,应行经腋路麻醉。

【操作步骤】

1. 体位:仰卧位,患肢外展,患肢驱血后空气止血带充气。

2. 切口:肱骨内上髁向前 1cm 作 12 ~ 15cm 长的纵向切口。

3. 切开皮肤、皮下组织,小心保护切口下方的前臂外侧皮神经,该神经行至肘部时与贵要静脉伴行。

4. 于肘关节近端内侧肌间隔后侧小心分离找到尺神经。

5. 沿尺神经浅层逐渐向远段分离,切开尺神经浅层的纤维结缔组织,切开弓状韧带。然后,向下切开深筋膜,顺肌纤维方向切开前臂屈肌群,再紧贴尺神经表面完全切开尺神经浅层的纤维结缔组织。

6. 将肱骨内上髁远端 5 ~ 6cm 尺神经干的分支逐一向近端行干支分离直至尺神经主干能够在肘关节伸直位向前移位 2cm 以上。

7. 将呈瘤样变的尺神经段,或神经干变硬的尺神经段作切开外膜的神经松解术。在膜还完整的下方及周围组织内注入复方倍他米松 7mg,或曲安奈德 40mg 与 2% 利多卡因 3ml 的混合液。

8. 游离肱骨内髁以远的深筋膜,将尺神经移位至肘前,并将筋膜近端与前臂近端肌群中的纤维腱性组织缝合,预防尺神经滑回原位。尺神经可作皮下前置,(图 24-5-11)、肌内前置(图 24-5-12)及肌下前置(图 24-5-13)。

9. 伤口内置橡皮条引流,或负压引流管。

【术后处理】　术后于屈肘 135°、前臂旋后、腕关节中立位用石膏托或夹板固定 3 周,拆除固定后进行功能锻炼。

【注意事项】

1. 游离深筋膜时并带部分肌肉前置尺神经,又称之为肌内前置,完全或大部分分离屈肌群,前置尺

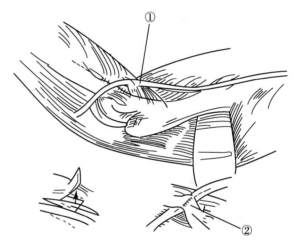

图 24-5-11　尺神经皮下前置术
①前置的尺神经;②用于固定的筋膜瓣

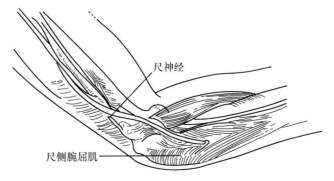

图 24-5-12　尺神经肌内前置术

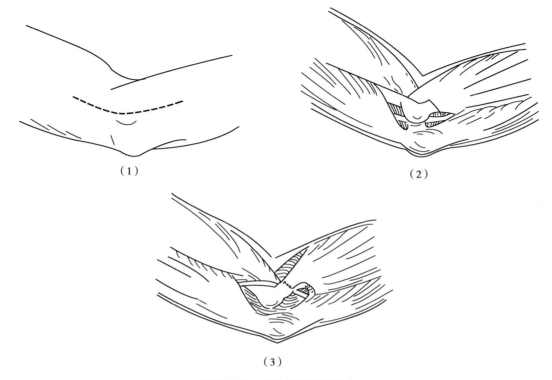

（1）

（2）

（3）

图24-5-13 尺神经肌下前置术
（1）肘内侧的手术切口；（2）将旋前圆肌和屈肌群Z形切断；
（3）尺神经前置后将屈肌群断端在延长位缝合

神经,称肌下前置。如前置尺神经于皮下,称皮下前置,还有筋膜下前置等。各种前置方法均各有其优缺点。

2. 不管采用哪种方法前置尺神经,均应使尺神经处于宽松状态,不可存在压迫、挤压或顶压的情况。

3. 对有神经瘤形成和发硬的神经段应切开外膜松解减压术。

4. 发病时间短、年轻,术中见尺神经病变不显著,亦可不必作尺神经前置。

5. 肘部尺神经卡压随着肘关节的伸屈活动而不断受到牵拉摩擦常常可能逐渐加重,亦可能突然加重1~2天内出现爪形手,所以一旦确诊为肘管综合征,应动员患者手术,如暂时不能手术者,应给患者屈肘135°支具固定,睡觉时带上,限制肘关节活动。

九、腕尺管综合征

【适应证】
1. 环指尺侧及小指针刺痛觉改变,手内在肌存在萎缩。

2. 电生理提示尺神经腕到小指的感觉潜伏期延长,到第一背侧骨间肌的运动潜伏期延长,手内在肌出现正尖波或纤颤电位。

【麻醉】 可选择臂丛神经阻滞麻醉、强化局麻、全身麻醉。

【操作步骤】 （图24-5-14）
1. 体位:仰卧位,患肢外展,患肢驱血后空气止血带充气。

2. 切口:作手掌根部尺侧弧形切口,约4~5cm长,近端沿尺侧腕屈肌腱桡侧向前臂延长1.5cm。

3. 切开皮肤、皮下组织,掌短肌及前臂尺侧深筋膜,暴露尺侧腕屈肌腱并在其下显露尺神经。

4. 沿尺神经浅层向远端分离解剖,切开腕掌侧韧带,即打开Guyon管。切断结扎尺、动静脉发向尺侧跨越尺神经的分支,继续向远段分离,充分暴露尺神经浅支。

5. 再回到近侧沿尺神经深支游离解剖,切断深支浅层的小鱼际肌、小指短屈肌起始部的腱性纤维

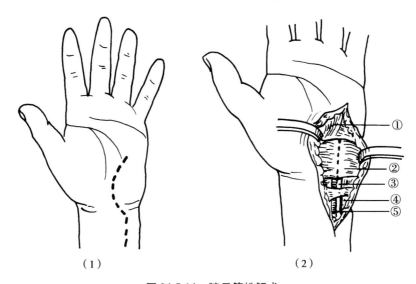

图 24-5-14 腕尺管松解术
(1)切口;(2)显露尺神经:①掌腱膜;②掌短肌;③尺神经;
④尺侧腕屈肌;⑤尺动脉

及远端的小指对掌肌腱弓,充分暴露腕部尺神经深支段。

6. 如尺神经质地变硬,应作神经外膜松解术。在外膜还完整的下方及周围组织内注入复方倍他米松 7mg,或曲安奈德 40mg 与 2% 利多卡因 2ml 的混合液。

7. 伤口应置橡皮条引流。

【术后处理】 单纯腕尺管松解术后可不用外固定。

【注意事项】 一般情况下,切开 Guyon 管并行神经外膜松解即可。

十、上臂桡神经卡压综合征

【适应证】

1. 腕下垂、指下垂、拇下垂,即不能伸腕、伸指和伸拇。

2. 患肢上臂桡神经沟处可扪及肿大、压之麻痛的桡神经者。

3. 电生理提示伸腕、伸指和伸拇肌有正尖波、纤颤电位,甚至不能测及诱发电位者。

4. B 超可显示上臂桡神经增粗,并可显示桡神经上有压迹,甚至有两个或两个以上的压迹者。

【麻醉】 臂丛神经阻滞麻醉,全身麻醉。

【操作步骤】 (图 24-5-15)

1. 体位:仰卧位,患肢外展,患肢驱血后空气止血带充气。

2. 切口:沿桡神经行径作上臂外侧切口,约长 12～15cm。

3. 切开皮肤、皮下组织及上臂深筋膜,沿肱桡肌与肱肌间隙找到桡神经,向近段游离。

4. 切断肱三头肌外侧头的腱性组织,小心保护桡神经发出的分支,清除桡神经周围的脂肪组织,常常可见到桡神经上的压迹。

5. 如神经质地变硬,应作神经外膜松解术。如压迹深,几乎呈膜状,应切除压迹段神经作神经的端-端缝接;如存在多个压迹,切除压迹段神经,屈曲肘关节 90°亦不能作神经端-端无张力缝接时,应作神经移植。移植段神经可取桡神经浅支或腓肠神经。

6. 在外膜还完整的下方及周围组织内注入复方倍他米松 7mg,或曲安奈德 40mg 与 2% 利多卡因 3ml 的混合液。

7. 伤口应置皮条引流,或负压引流管。

【注意事项】

1. 术中如见不到术前判断的压迹,在手术显微镜下切开神经外膜常常可见到神经上的压迹,并可

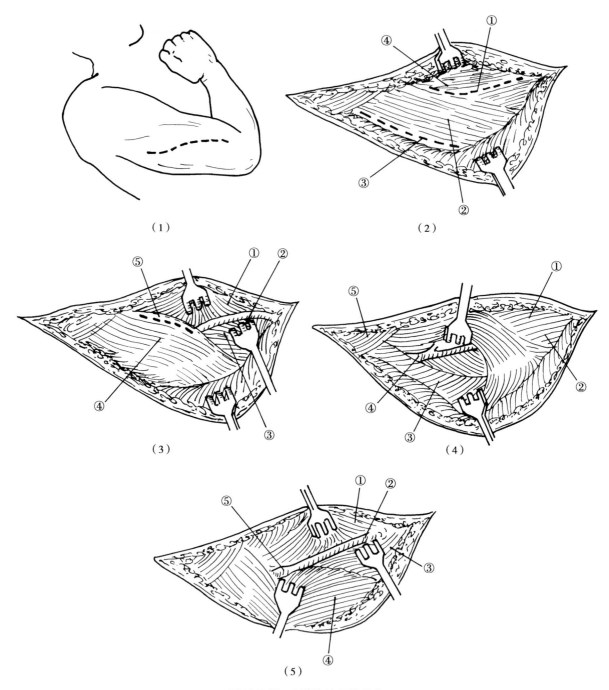

（1）　　　　　　　　　　　　　　　　　（2）

（3）　　　　　　　　　　　　　　　　　（4）

（5）

图 24-5-15　上臂桡神经松解术

（1）暴露上臂桡神经的切口；（2）沿肱桡肌和肱肌间隙暴露桡神经：①③切口；②肱三头肌外侧头；④肱肌；（3）沿肱桡肌和肱肌间隙暴露桡神经：①肱肌；②桡神经；③肱桡肌；④肱三头肌外侧头；⑤切口；（4）沿肱三头肌外侧头处暴露桡神经：①肱肌；②肱桡肌；③肱三头肌长头；④桡神经；⑤三角肌；（5）常见的上臂桡神经卡压处：①肱肌；②桡神经；③肱桡肌；④肱三头肌外侧头；⑤肱骨

见到压迫的严重程度。

2. 目前临床上发现桡神经卡压常常可能存在 2 个甚或 2 过以上的卡压部位,应较大范围详细探查桡神经,最好的方法是作术前桡神经的 B 超检查确定神经卡压的部位、数量,以此决定切口的部位、长度及手术方法。

十一、桡管综合征

【适应证】

1. 反复肘外侧疼痛、不适经多次保守治疗无效者。

2. 肘外侧及前臂桡侧无感觉障碍或仅有轻度减退。

3. 排除了颈椎病、胸廓出口综合征、上臂桡神经卡压引起的临床症状者。

【麻醉】　臂丛神经阻滞麻醉,全身麻醉。

【操作步骤】

1. 体位:仰卧位,患肢外展,患肢驱血后空气止血带充气。

2. 切口:肘外侧切口,肱骨外上髁前方约 1.5cm,切口近端在肱骨外上髁上方约 7~8cm,切口长约 14~16cm。

3. 切开皮肤、皮下组织及前臂与上臂的深筋膜。沿肱桡肌与肱肌间隙找到桡神经,向远段游离,将肱桡肌拉向桡侧找到骨间后神经,保护切口中可能遇到的由桡神经发出的前臂外侧皮神经。

4. 切断横跨在桡神经浅层的横行和斜行纤维组织,切断桡侧腕短伸肌起始部镰状的腱性组织,再切断旋后肌起始部的弓形腱性组织(即 Frohse 弓)和横跨在桡神经表面的血管及纤维组织。

5. 如桡神经质地变硬,应作神经外膜松解术。

6. 在外膜还完整的下方及周围组织内注入复方倍他米松 7mg,或曲安奈德 40mg 与 2% 利多卡因 3ml 的混合液。

7. 伤口应置皮条引流,或负压引流管。

【注意事项】　桡管综合征的诊断非常重要,常常要通过排除法得到正确的诊断,必须排除是不是同时存在颈椎病、胸廓出口综合征、上臂桡神经卡压症、后骨间神经卡压症、顽固性网球肘等。建议作上臂及前臂桡神经超声检查以明确肘外侧疼痛是否与桡神经有关,肱桡关节是否有病变。

十二、骨间后神经卡压综合征（旋后肌综合征）

【适应证】

1. 无明显诱因,或于近期"感冒"后伸拇、伸指无力至逐渐不能。

2. 肘外侧、桡骨头下有压痛,无手背桡侧、拇指背侧感觉障碍;伸腕时腕关节桡偏。

3. 电生理提示伸指、伸拇肌有失神经支配电位、纤颤波、正尖波,骨间后神经传导速度减慢。超声检查可见肘段骨间背神经有压迹、神经水肿。

【麻醉】　臂丛神经阻滞麻醉,全身麻醉。

【操作步骤】　(图 24-5-16)

1. 体位:仰卧位,患肢外展,患肢驱血后空气止血带充气。

2. 切口:肘外侧切口,肱骨外上髁前方约 1.5cm,切口近端在肱骨外上髁上方约 2~3cm,切口长约 10~12cm。

3. 切开皮肤、皮下组织及前臂与上臂的深筋膜。沿肱桡肌与肱肌间隙找到桡神经,向远段游离,在经肱桡肌与桡侧腕长伸肌间隙找到骨间后神经,或从肱桡肌内缘分离找到骨间后神经,保护切口中可能遇到的由桡神经发出的前臂外侧皮神经。

4. 切断横跨在桡神经浅层的血管及横行和斜行纤维组织,暴露切断桡侧腕短伸肌起始部镰状的腱性组织,再暴露切断旋后肌起始部的弓形腱性组织(即 Frohse 弓),应完全切开骨间后神经浅层的旋后肌,充分暴露骨间背神经。

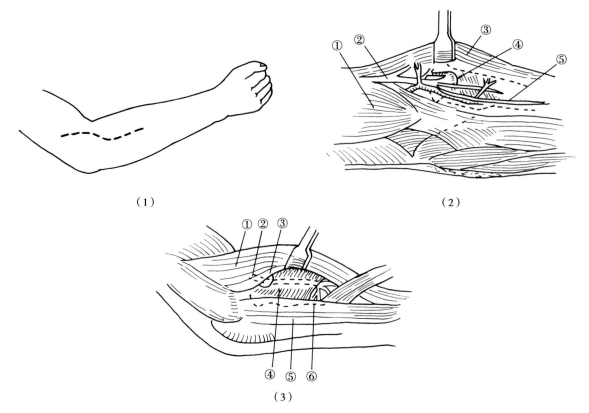

（1）　　　　　　　　　　　　　　　（2）

（3）

图 24-5-16　骨间后神经松解术

（1）切口；（2）显露旋后肌入口：①肱二头肌；②桡神经；③肱桡肌；④Frohse 弓；⑤感觉支；（3）显露
旋后肌出口：①肱桡肌；②桡侧腕长伸肌；③桡侧腕短伸肌；④旋后肌；⑤小指伸肌；⑥指总伸肌

5. 在手术显微镜下切开神经外膜，松解变硬的骨间背神经。

6. 在外膜还完整的下方及周围组织内注入复方倍他米松 7mg，或曲安奈德 40mg 与 2% 利多卡因 3ml 的混合液。

7. 伤口应置皮条引流，或负压引流管。

【注意事项】　术前超声检查很重要，可明确卡压部位、是不是还存在另一个甚至多个卡压。

十三、前臂桡神经浅支卡压综合征

【适应证】

1. 手背桡侧及拇指背侧麻痛。

2. 前臂桡侧中远段叩击 Tinel 征阳性。

3. 前臂旋前、屈腕、握拳手背桡侧麻痛加剧。

4. 电生理检查提示桡神经浅支传导速度减慢，B 超提示桡神经浅支在前臂段有压迹。

【麻醉】　臂丛神经阻滞麻醉，强化局麻或全身麻醉。

【操作步骤】　（图 24-5-17）

1. 体位：仰卧位，患肢外展。

2. 切口：以前臂桡侧中远段叩击到 Tinel 征最明显点为中心作纵向切口或 S 形切口约 3 ~ 4cm。

3. 患肢驱血后充气止血带充气。切开皮肤、皮下组织及深筋膜，常常就能够透过筋膜层隐见桡神经浅支。

4. 在肱桡肌和桡侧腕长伸肌肌腱与肌腹交界处之间隙小心分离，即可在两肌腱间或肱桡肌深层找到桡神经浅支。

5. 如扪及桡神经浅支质地变硬，应作神经外膜松解术。

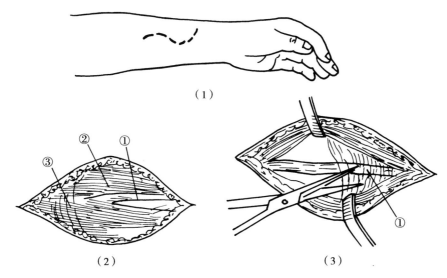

图 24-5-17 桡神经浅支松解术
(1)切口;(2)显露桡神经浅支:①桡神经浅支;②桡侧腕长伸肌;
③肱桡肌;(3)松解神经:①桡神经浅支

6. 被动伸屈腕关节,观察肱桡肌、桡侧腕长伸肌与桡神经浅支的解剖关系,两肌的腱性部分有没有直接压迫神经或肌腱与神经有摩擦,如存在这两种情况应将腱性组织切除部分直至各方向活动腕关节,肌腱与神经无直接接触。

7. 在神经外膜还完整处用 4 号注射针穿刺至外膜下方注入复方倍他米松 3.5mg,或曲安奈德 20mg 与 2% 利多卡因 1.5ml 的混合液少许,使暴露的神经段外膜下均有药液,剩余部分注入神经周围软组织内。

8. 伤口应置橡皮条引流。

【注意事项】 麻醉前必须叩击确定 Tinel 征最明显处,予以标记,作为手术切口的中心。桡神经浅支即位于皮下,切开皮下组织时应注意避免损伤。

十四、梨状肌综合征

【适应证】

1. 臀中部疼痛,并向股外侧、股后侧、小腿外侧放射,小腿部肌力减退。

2. 臀中部有明显压痛,并向下肢放射。

3. 髋关节抗阻力外旋,臀部疼痛加重,并可诱发同侧下肢麻痛(梨状肌试验)。

4. 电生理提示小腿部肌肉有纤颤电位、正尖波;B 超提示梨状肌水肿,其下方坐骨神经干水肿或变细,神经束形态变模糊。

【麻醉】 应首选全身麻醉。连续硬膜外麻醉、腰麻。

【操作步骤】 (图 24-5-18)

1. 体位:侧卧位,患肢在上,屈髋屈膝或俯卧位。

2. 切口:在大转子至尾骨连线作斜行切口,相当于梨状机体表投影中线,作纵形或弧形切口。

3. 切开皮肤、皮下组织及臀筋膜,沿臀大肌纤维走行方向钝性分离并牵开臀大肌,暴露臀大肌下的脂肪,在深筋膜浅层分离。

4. 可见到坐骨神经干及位于臀中肌下缘被牵拉紧张的梨状肌。

5. 神经及周围组织的粘连,在梨状肌近止点部位将其切断。

6. 坐骨结节这段坐骨神经干用手指叩诊,如有质地变硬段,该段神经应作神经外膜松解术。

7. 外膜及周围组织内注入复方倍他米松 7mg,或曲安奈德 40mg 与 2% 利多卡因 4ml 的混合液。

8. 放置引流条或负压引流管。

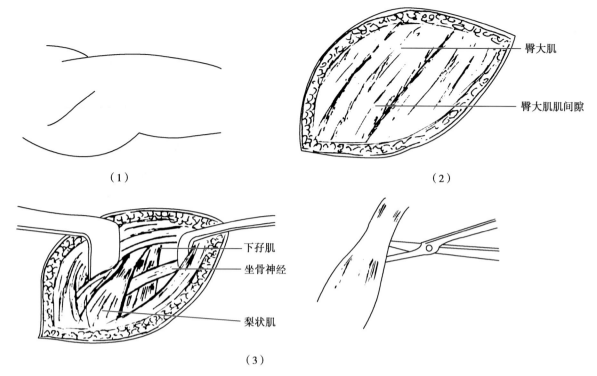

图 24-5-18　梨状肌综合征手术

（1）侧卧位，作尾骨至大转子的斜行切口，约 12～15cm 长；（2）切开皮肤及皮下组织，直至臀大肌膜表面向周围
分离；（3）在坐骨神经浅层切断梨状肌，即可见到坐骨神经以及上下孖肌

【注意事项】　术中应注意勿损伤臀下和臀上动脉，以免因断离后缩入盆腔内而导致大出血，危及生命。勿伤及坐骨神经及其滋养血管。切开神经外膜松解神经时，尽可能不要损伤行走于神经表面的神经营养血管。伤口下最好置负压引流。24 小时引流量小于 20ml 时拔管。

十五、股外侧皮神经卡压综合征

【适应证】

1. 股前外侧麻痛，有明显针刺痛觉减退或丧失区。

2. 麻痛影响睡眠，影响行走。

【麻醉】　全身麻醉，连续硬膜外麻醉，局部阻滞麻醉。

【操作步骤】　（图 24-5-19）

1. 体位：平卧位。

2. 切口：以髂前上棘下方约 2～4cm 处 Tinel 征阳性点为中心作 7～8cm 长的纵行或 S 形切口。

3. 切开皮肤、皮下组织至深筋膜浅层。沿深筋膜浅层小心向两旁分离，可见一皮神经从深筋膜穿出，即为股外侧皮神经。

4. 将神经穿出的深筋膜孔上下均切开约 3～4cm，两边各剪除 0.5～1.0cm 筋膜，确保股外侧皮神经术后不再受压。

5. 沿股外侧皮神经向深层游离，切断所见的腱性纤维组织。在手术显微镜或放大镜下观察股外侧皮神经，对有卡压切迹处或神经变硬处切开神经外膜行松解术。

6. 在外膜下方及周围组织内注入复方倍他米松 7mg，或曲安奈德 40mg 与 2% 利多卡因的混合液少许。

7. 伤口应置皮条引流。

【注意事项】　术中应注意在深筋膜浅层分离时避免损伤股外侧皮神经。

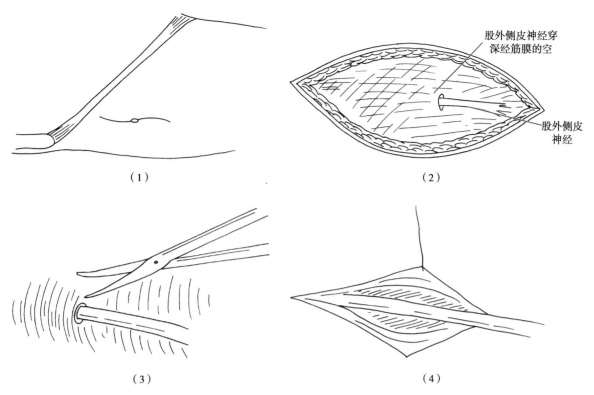

图 24-5-19　股前外侧皮神经卡压综合征手术

（1）切口于髂前上棘下方，以 Tinel 征最明显点为中心作 7～8cm 长之切口；（2）在深筋膜浅层钝性分离可发现股前外侧皮神经从深筋膜深层穿出；（3）将股前外侧皮神经穿经的深筋膜孔用剪刀剪开；（4）将股前外侧皮神经旁的深筋膜切除 2～3mm，并对卡压段神经作神经松解术

十六、腓总神经卡压综合征

【适应证】

1. 小腿前外侧、足背麻痛影响休息。

2. 踝关节背伸无力，甚至不能，行走时易绊倒，或高抬膝部。

3. 电生理提示腓总神经腓骨小头段传导速度明显减慢，胫前肌群有纤颤电位或正尖波。

【麻醉】　全身麻醉，连续硬膜外麻醉或腰麻。

【操作步骤】

1. 体位：侧卧位，患肢在上，两腿间垫枕。

2. 切口：作腓骨小头后缘弧形切口，起于腘窝，至腓骨小头前下方约 3～4cm。

3. 驱血后，大腿根部空气止血带充气，切开皮肤、皮下组织，在小腿外侧深筋膜浅层向切口两侧分离。

4. 沿神经行径小心切开紧贴腓总神经的深筋膜，即可见腓总神经。

5. 沿腓总神经表面向远端分离，切开深筋膜，沿腓骨长肌两起始头的肌纤维切开分离，直至见腓总神经向深层行走至小腿前方肌肉深层。

6. 仔细观察腓总神经表面，如有充血段，或有压迹，或扪之有质地变硬的神经段，应对该神经段作神经外膜松解术。压迹深的部位如见不到神经束的连续性，应切除压迹段作神经端-端缝接术。如有张力应作神经移植术，尽可能取附近同时被卡压而损伤的皮神经作为移植神经。

7. 在外膜还完整的下方及周围组织内注入复方倍他米松 7mg，或曲安奈德 40mg 与 2% 利多卡因 3ml 的混合液。如作神经缝接亦可在缝接处近远段注入该液，以利神经再生。

8. 伤口应置皮条引流，或负压引流管。

【注意事项】　术后用石膏托固定膝关节 5～7 天，以利伤口愈合。

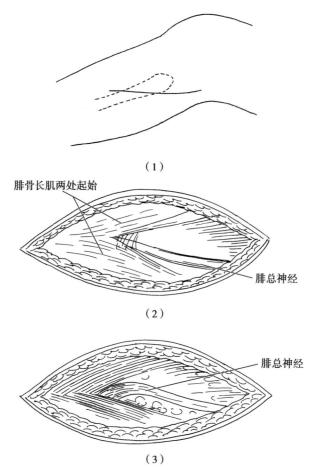

图 24-5-20 腓总神经卡压综合征手术

（1）以腓骨小头后缘为中心做10～12cm长之弧行切口；（2）切开深筋膜即可见到腓总神经进入腓骨长肌两个头之间，切口两头之间的致密的纤维组织，继续追踪腓总神经；（3）追踪腓总神经直至神经进入正常的肌肉内

十七、跗管综合征

【适应证】

1. 保守治疗无效者，可考虑行手术治疗。

2. 手术治疗的最佳指征为跗管内或其周围发现相关占位性病变的患者。

【麻醉】 局部浸润麻醉。

【操作步骤】

1. 体位：仰卧位，患肢止血带。

2. 切口：自屈肌支持带近侧经内踝与跟骨间弯向足底部。注意勿损伤隐神经终末支。在跗管上方显露胫后神经及胫后动脉。

3. 小心切开屈肌支持带，即可见胫后动、静脉，显露深层的胫后神经。

4. 游离胫后神经，解除所有可能压迫胫后神经的因素，如肿瘤、纤维组织、异常的血管等。如神经有增粗、变硬等应行神经松解术。

5. 彻底止血后，直接缝合皮肤。

【术后处理】 术后应用石膏托固定7～14天，患肢不负重。2周后开始功能锻炼，逐步恢复负重行走。

（陈德松）

第六节 周围神经不可逆性损伤的功能重建术

一、肩外展功能重建

（一）斜方肌移位术

Hoffa（1901）提出用斜方肌移位代替瘫痪的三角肌，Mayer（1927）用阔筋膜延长斜方肌，将筋膜远端缝合固定于三角肌止点处，重建肩外展功能。Bateman（1954）将斜方肌止点连同肩峰于肩外展90°位，以2～3枚螺钉固定于肱骨大结节，此方法沿用至今，对重建肩外展功能起到积极作用。

【适应证】 三角肌瘫痪，斜方肌肌力Ⅳ级以上，肩关节被动活动正常，无骨关节炎改变。

【麻醉】 高位硬脊膜外阻滞麻醉或全身麻醉。

【体位】 俯卧位，患侧肩部垫高30°，或采用侧卧位，患肩在上方，使上肢外展超过60°。

【操作步骤】

1. 切口：自喙突起绕经肩峰至肩胛冈作一长约16～18cm U形切口，再由肩峰向下作一约10cm的纵向切口，两者相连使其切口成Y形。

2. 切开皮肤及皮下组织，分离并掀起皮瓣，充分显露斜方肌止点部分、三角肌及其止点。

3. 肌瓣切取：暴露斜方肌外侧1/3，将其止点连同肩峰端骨块一并切取，并向近端充分游离肌束，注意保护其深面的副神经及颈横动、静脉。

4. 垂直切开三角肌，翻开三角肌显露肱骨上端。在肱骨大结节附近用骨凿凿一粗糙面，将患肢外展90°位，将带有斜方肌止点的肩峰截骨片用2～3枚螺钉固定在肱骨上端的骨粗糙面上（图24-6-1），使斜方肌覆盖肩部。

5. 彻底止血，逐层缝合皮肤。

【术后处理】 用肩外展架将患肢固定于肩外展110°、前屈30°位，4～6周后开始练习肌肉收缩活动。8～10周后将肩外展角度降至90°，开始在医生指导下作主动肩外展运动，每两周将肩外展固定角度减少20°～30°，直至去除外展架，不可一次使肩下垂至0°。

【注意事项】

1. 保护血管神经蒂。支配斜方肌的副神经入肌点位于肌肉止点附近，游离肌肉时应注意加以保护。

2. 切取斜方肌止点附着的肩峰时，应注意对喙锁韧带的保护，以防止术后引起锁骨的上抬不稳。

3. 本手术操作较简单，移位的肌肉收缩力较大，临床适用范围广，对于较严重的臂丛神经损伤患者，斜方肌可能是用于肩关节外展功能重建唯一的动力肌。但由于肌肉长度有限，斜方肌仅能固定于肱骨近端，力臂较短，使手术效果受到一定的限制。

（二）三角肌后部前移术

三角肌后部前移术由Harman（1947）首先描述。

【适应证】 三角肌后部尚保留良好肌力，上臂外展功能丧失，肩关节半脱位或前脱位者。

【麻醉和体位】 同斜方肌移位术。

【操作步骤】

1. 切口：自肩胛冈中点，经肩峰下向前至锁骨中外1/2交点，作一长约18cm的U形切口；自肩峰向下作一10cm纵形切口，两者相连形成Y形切口。

2. 切开皮肤及皮下组织，将形成的三块皮瓣予以翻开，仔细进行止血（图24-6-2）。

3. 显露并游离三角肌后部起点。从肩胛冈下缘剥离后部三角肌，以瘫痪肌纤维为界纵形切开该肌的前缘，注意保护由深至浅进入三角肌中心的腋神经和血管。牵拉游离的肌腱，在其深面向下分离，至肌纤维长度的1/2和后缘的全部。

4. 于锁骨外1/2的下缘，将骨膜横形切开，并向上分离约0.5～1.0cm。将后部三角肌向前平移至

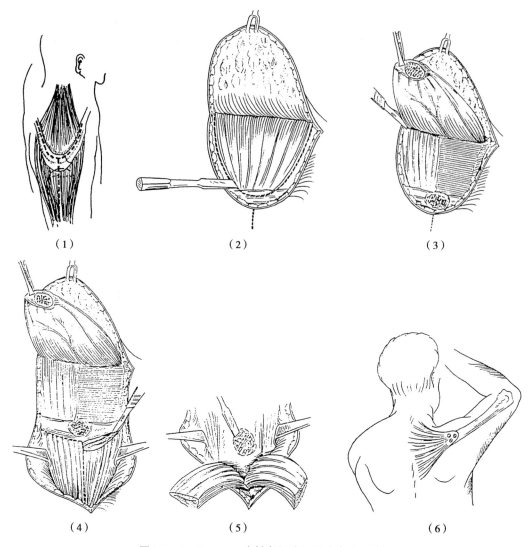

（1） （2） （3）

（4） （5） （6）

图 24-6-1 Bateman 法斜方肌移位重建肩外展功能
（1）切口；（2）游离斜方肌，将其在肩峰、肩胛冈止点作截骨；（3）游离并掀起斜方肌；（4）劈开三角肌、游离三角肌；（5）在肱骨大结节附近凿一骨粗糙面；（6）将肩外展 90°，用 2～3 枚螺丝钉将斜方肌远端的截骨片牢固地固定于肱骨大结节上

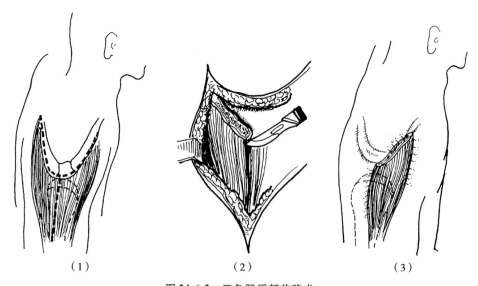

（1） （2） （3）

图 24-6-2 三角肌后部前移术
（1）切口；（2）游离后部三角肌；（3）前移后

锁骨外 1/2，于上臂外展 90°、前屈 45°位，将三角肌肌起与已分离的锁骨骨膜重叠缝合。

5. 彻底止血后分层缝合切口。放置引流条。

【术后处理】 用外展架置患肢于肩外展 90°、前屈 45°位，6～8 周后开始轻度肩关节活动，外展架维持肩外展位，于 3 个月内逐渐放下患肢，积极进行功能锻炼。

（三）胸大肌移位代三角肌术

胸大肌移位术由 Hass、Hileisiand（1906）和 Ansalt（1927）提出。Schottstaedt 等对胸大肌移位重建肩外展功能进行了改进，将胸大肌的肌起缝到颅骨枕后和颈项韧带处，代替三角肌中、前部。近年来，利用显微解剖技术改良胸大肌移位方法，疗效有所提高。

Ⅰ．**Schottstaedt 胸大肌移位术**（图 24-6-3）

【适应证】 三角肌瘫痪，小圆肌、冈上肌、冈下肌、菱形肌肌力正常，胸大肌肌力Ⅳ级以上，肩关节被动活动正常，无骨关节炎改变。

【麻醉和体位】 全身麻醉。侧卧位，上臂外展 90°、前屈 30°；仰卧位时患肩垫高 30°。

【操作步骤】

1. 切口：①从腋窝绕胸大肌外侧缘作弧形切口至乳线；②自颈项部至肩峰作一弧形切口。

2. 从切口①中，显露并游离胸大肌胸肋部。即通过胸部的切口，从胸大肌外侧缘将其从胸壁上掀起，切断其在胸骨旁及腹上壁的整个肌肉起始部，于切口上部，胸大肌的胸肋部和锁骨部之间分离，将其胸肋部完全游离下来。

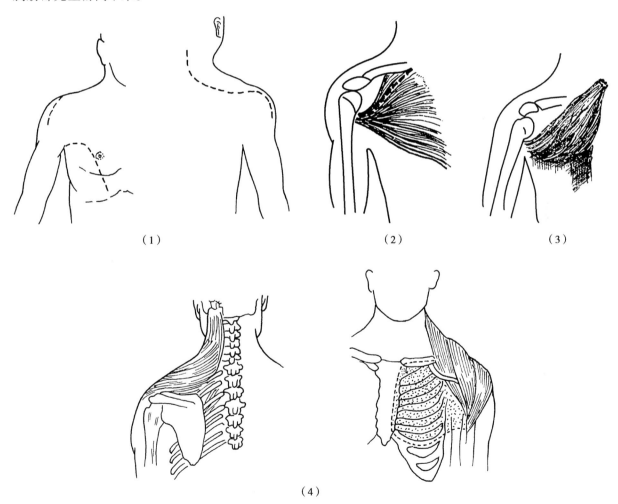

（1）   （2）   （3）

（4）

图 24-6-3 Schottstaedt 胸大肌移位术
（1）切口；（2）肌分离线；（3）保护肌深层血管神经；（4）将胸大肌的胸肋部肌起，
越过肩胛骨与颈椎棘突及枕骨部肌腱缝合

3. 将胸大肌胸肋部的肌起越过肩胛骨,与颈椎棘突及枕骨部的韧带缝合;胸大肌的下侧缘尽量向上、向后与肩甲冈、肩峰和锁骨周围的软组织、筋膜、骨膜缝合,外侧缘尽量靠近三角肌的中线。使移位的胸大肌保持一定的张力。

4. 彻底止血,逐层缝合切口,放置引流条。

【术后处理】 用外展架于肩外展 90°、前屈 30°将患肢固定。4~5 周后,开始主动肩外展功能锻炼,6~7 周后拆除外展架固定。

Ⅱ. 胸大肌翻转移位术(图 24-6-4)

【适应证】 同 Schottstaedt 胸大肌移位术。

【麻醉和体位】 同 Schottstaedt 胸大肌移位术。

【操作步骤】

1. 手术切口:肩部 T 形切口、胸部锁骨下作 5cm 与锁骨平行的切口。

2. T 形切口内分离显露三角肌的起止点,胸部切口内分离显露胸大肌锁骨部的起始部,将其游离切断。仔细分离显露胸大肌中部的胸外侧神经及伴行血管,游离神经血管蒂 5cm 以上。

3. 将胸大肌翻转 180°,胸大肌胸骨起始部外翻至肩峰的后外侧缘与骨膜相缝合,胸大肌的锁骨起始部翻转后原位缝合。

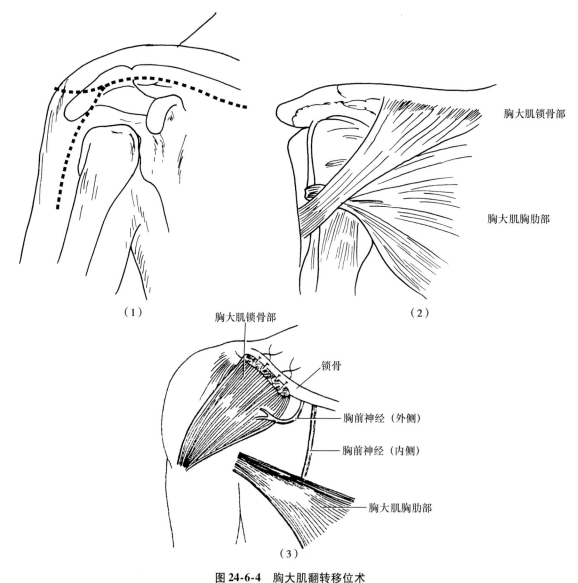

（1）

（2）

（3）

图 24-6-4 胸大肌翻转移位术
（1）手术切口;（2）胸大肌分为锁骨部和胸肋部;（3）胸大肌神经支配

4. 于肩外展90°、前屈30°位，将胸大肌锁骨部原止点与三角肌止点编织缝合，此时神经血管蒂位于肌肉表面，应注意避免牵拉扭转。

5. 彻底止血，逐层缝合切口，内置引流。

【术后处理】 同 Schottstaedt 胸大肌移位术。

【注意事项】

1. 手术适应证的选择：术前检查胸大肌的肌力应在Ⅳ级以上，方可选用。

2. 保护血管神经蒂：在游离肌肉时应注意保护支配胸大肌的胸前内、外侧神经及营养血管，尤其在胸大肌翻转移位术时应避免牵拉损伤和扭转。

3. 动力肌过于松弛，是影响胸大肌移位术疗效的重要原因。将部分胸大肌肌起缝合固定在颈项韧带上，有助于解决这一不足。

（四）背阔肌移位代三角肌术

利用背阔肌移位治疗三角肌麻痹早有报道，如 Ansalt（1927）、Halmon（1950），将其用于改善肩关节外旋功能为主。随着显微解剖技术的发展，可将带蒂的背阔肌完全移位于三角肌部位重建肩外展功能。

背阔肌为全身最大的扁肌，呈三角形，外侧厚，内侧薄。背内侧中线有纵长的筋膜。胸背神经下行5~8cm进肌腹支配该肌。胸背动静脉与神经走向大致伴行，血管和神经蒂较长。该肌起始于胸$_{6~10}$棘突、腰背筋膜和髂嵴内1/3，止于肱骨小结节。肌长约30~35cm。可用于肩外展、屈肘、伸肘、屈指及伸指等功能重建。

【适应证】 三角肌瘫痪，肘、腕主要功能尚好，背阔肌肌力Ⅳ级以上，肩关节被动活动正常，无骨关节炎改变。儿童不宜应用本手术。

【麻醉和体位】 全身麻醉。侧卧位，患侧向上并将肩外展90°。

【操作步骤】

1. 切口：背侧自腋窝后缘，经肩胛骨下角，至距棘突线5cm向下再纵形切开22cm至腰$_2$水平。游离背阔肌外侧缘，在肌肉深面靠近外侧缘处分离并显露神经血管蒂，并尽量将其向上充分游离，直至其在腋部的起点处。并分别将肌肉起点与止点予以切断（图24-6-5）。

2. 经肩胛冈、肩峰和锁骨外1/2作U形切口，从肩峰向上臂作纵形切口，使其构成Y形切口。显露三角肌，于三角肌起点下方至肌腱与肌腹交界处将整块麻痹的三角肌完全切除。

3. 于大圆肌肌深面作一个制订最佳的隧道，将游离的背阔肌经其隧道，从腋窝移位至三角肌表面。背阔肌起点与肩胛冈、肩峰、锁骨外端的骨膜缝合，肩外展90°位，将背阔肌的腱性部分止点与三角肌止点处的骨膜及腱性组织作编织缝合，保持肌肉有足够的张力。检查胸背神经和胸背血管，防止扭转和牵拉（图24-6-5）。

4. 彻底止血后，置橡皮管引流，分层缝合切口。

【术后处理】 用预制的外展架，将患肩于肩外展90°、前屈30°位固定6~8周，4周时开始在外展架上行肩外展、前屈功能锻炼。

【注意事项】

1. 保护胸背神经和胸背动、静脉，是维持该肌血液供应和良好动力的重要环节，尤其是在游离背阔肌和将其经隧道移位于肩部切口时，应注意加以保护。

2. 背阔肌的肌腹长而宽，术中注意在适当位置、适宜张力下缝合背阔肌的起点和止点，以保障术后该肌有足够的肌力和功能。

3. 术后应用外展架固定并在专科医生指导下进行康复功能锻炼，是保证术后疗效的不可缺少的重要环节，务求循序渐进，切不可急于求成。

（五）胸锁乳突肌代三角肌术

胸锁乳突肌分为锁骨头与胸骨头，分别起于锁骨内侧段及胸骨柄，止于乳突，主要受副神经支配。此肌主要维持头的正常端正姿势，一侧收缩时，可使头向对侧旋转；两侧同时收缩时，可使头颈前屈。若胸锁乳突肌被切断时，其他颈肌可以代偿其作用，头颈功能不致受到明显影响。

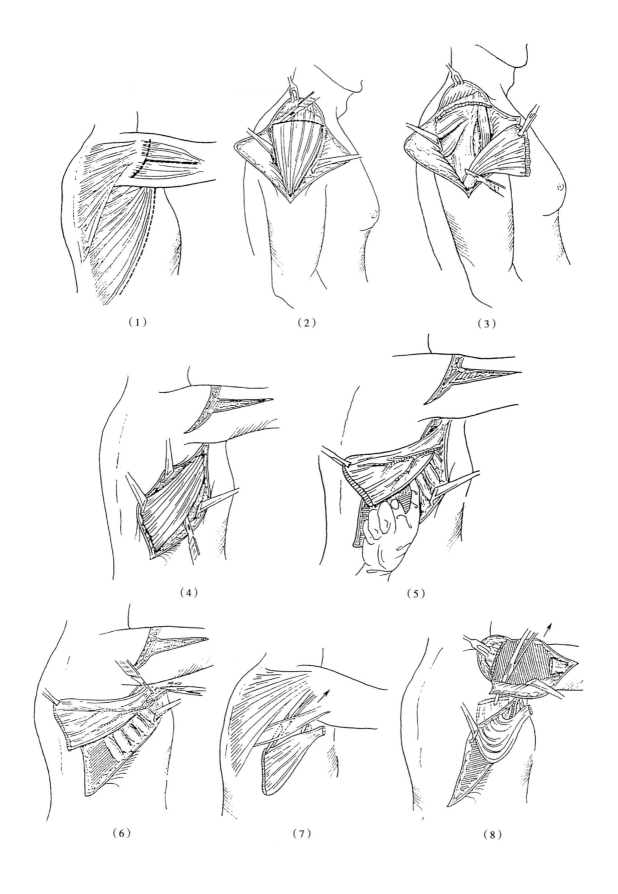

（1）

（2）

（3）

（4）

（5）

（6）

（7）

（8）

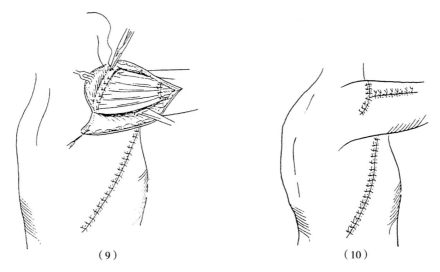

（9）　　　　　　　　　　　　　　　　　　（10）

图 24-6-5　背阔肌移位肩外展功能重建术

（1）切口;（2）、（3）于三角肌起点稍下方至腱腹交界处,将整块麻痹肌肉切除;（4）于腋后方沿背阔肌前缘作弧形切口显露背阔肌;（5）将背阔肌分离,显露支配该肌肉的胸背动、静脉及神经,根据术前测量要求切取与三角肌面积形状相仿的背阔肌;（6）分离并用橡皮片保护牵开血管神经蒂,于背阔肌止点处切断该肌肌腱;（7）、（8）于肩部及胸背切口间,经大圆肌深面用大血管钳作宽松的隧道,经此隧道将背阔肌从胸背部拉至肩部切口内;（9）将背阔肌平放于三角肌的位置上,在肩外展 90°位缝合背阔肌的远、近端;（10）缝合切口

对于三角肌麻痹,若胸大肌、背阔肌、斜方肌等同时瘫痪,无法作为移位肌时,可考虑用胸锁乳突肌移位,作为动力肌,来重建三角肌功能。

【**适应证**】　三角肌与冈上肌瘫痪,肩外展功能障碍,肩关节基本稳定,胸锁乳突肌功能良好者。

【**麻醉和体位**】　全身麻醉。仰卧位,患肩垫高 30°,上臂外展 90°。

【**操作步骤**】

1. 切口:在胸锁乳突肌中段和锁骨起始部分别作两个横 3～5cm 的切口。注意保护副神经皮支和进入胸锁乳突肌的肌支,避免将其损伤。游离该肌腱及其筋膜至肌腹,切断该肌的锁骨头和胸骨头,经皮下隧道将其于远端的切口内牵出。

2. 从肩峰起向下作纵切口长约 10cm,显露三角肌,在肱骨三角肌粗隆部或稍上方垂直切开并翻开三角肌显露肱骨上端。

3. 自肩部切口向颈上切口插入弯止血钳并扩大皮下隧道,将已游离的胸锁乳突肌通过由肩部切口引出,于肩外展 90°位,调整张力,用骨刀在肱骨上端切开一个斜的缝隙,牵引缝在胸锁乳突肌起腱两角的缝线,将起腱嵌入骨缝隙内。于肩外展 90°位,调整张力,拧入螺丝钉压紧嵌入骨缝隙内的肌腱,保持适当肌张力(图 24-6-6)。

4. 彻底止血后,置橡皮管引流,分层缝合切口。

【**术后处理**】　用外展架将患肩于肩外展 90°、前屈 30°位固定,6～8 周后在外展架上开始功能锻炼,10～12 周去除外展架。

【**注意事项**】

1. 游离胸锁乳突肌肌腹时应注意保护副神经皮支、肌支。

2. 由于胸锁乳突肌固定于肱骨三角肌粗隆部长度不足,因此,固定点宜选在三角肌粗隆之上 3～5cm 处,在上臂外展 90°位,动力肌无明显张力为佳。若上臂外展超过 90°位固定胸锁乳突肌,术后即使进行较长时间的功能训练,患肢亦无法自然下垂。而移位的胸锁乳突肌由于超长度牵伸和长时间紧张牵拉,可导致其血供障碍、肌纤维断裂及肌胶原纤维失去弹性,而呈肌纤维化改变,难以得到满意疗效。故适当将止点上移,即使减少了力臂,仍不失为一种有效的补偿办法。

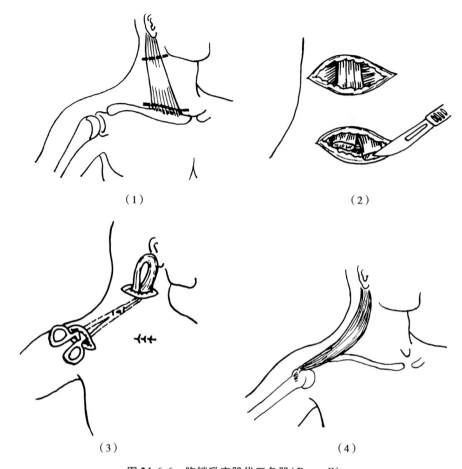

（1）　　　　　　　　　　　　　（2）

（3）　　　　　　　　　　　　　（4）

图 24-6-6　胸锁乳突肌代三角肌（Bunnell）
（1）切口；（2）切断起腱；（3）肩切口引过动力肌；（4）固定于肱骨

二、屈肘功能重建

（一）Steindler 屈肌总腱上移术

Steindler 屈肌总腱上移术（Steindler operation），即将屈肌群（旋前圆肌、桡侧腕屈肌、掌长肌、指浅屈肌及尺侧腕屈肌）的共同起点从肱骨内上髁向上移位，将其固定在上臂内侧肌间隔上。自 Steindler 于1939 年提出以来，此手术方法一直沿用至今。Mayerhe 和 Green（1954）对此方法作了改进，将屈肌群起点连同肱骨内上髁的一骨块一起切下，将其向上移位 5cm，固定于肱骨下端稍偏外侧，使固定处更牢固，屈肘功能恢复更好。

【适应证】
1. 肱二头肌及肱肌瘫痪，肘关节被动活动功能正常。
2. 前臂屈肌群的肌力在Ⅳ级以上，伸肘、伸腕、伸指功能正常。
3. 患侧无可利用的背阔肌、胸大肌、尺侧屈腕肌移位重建屈肘功能。

【麻醉和体位】　臂丛神经阻滞麻醉或全身麻醉。仰卧位，患肢外展置于手术台旁的手术桌上。
【操作步骤】
1. 切口：于肘关节内侧，以肱骨内上髁为中心，作 S 形切口约 12~16cm。
2. 切开皮肤及皮下组织，将尺神经从尺神经沟内游离出来，并用橡皮条向内牵开，加以保护。
3. 从两侧游离前臂屈肌群，内侧在旋前圆肌内缘，外侧在尺侧腕屈肌外缘。
4. 将旋前圆肌和屈肌总腱连同部分肱骨内上髁一并凿下，并向远端适当游离部分肌束。
5. 在原起点近端 5cm 偏外侧的肱骨骨干上，用骨凿凿取同样大小的骨块，形成一个骨窝。于屈肘90°、屈腕 60°位，将带肌蒂的骨块向近端移位，用螺钉将填入骨窝内的肱骨内上髁骨块固定。亦可将屈肌总腱起点从内上髁上切下,然后用粗丝线缝合于肱二头肌与肱肌之肌间隔或骨膜上,亦可将肱骨下段外侧钻孔以钢丝固定(图24-6-7)。

6. 彻底止血,逐层缝合切口。

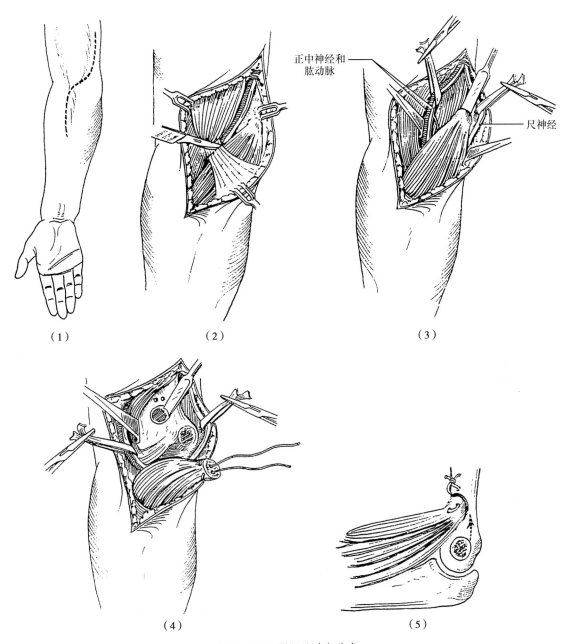

（1）　　　　　　　　　　（2）　　　　　　　　　　（3）

正中神经和
肱动脉

尺神经

（4）　　　　　　　　　　（5）

图 24-6-7　屈肌总腱上移术

（1）切口；（2）切开肱二头肌腱膜；（3）将屈肌群起点连同一小块骨骼从肱骨外上髁处凿出；（4）游离屈肌群,于肱骨下端掌侧凿一个与外上髁骨块相同的骨孔；（5）将屈肌群起点的骨块上移,用钢丝固定于肱骨下端掌侧的骨孔内

【术后处理】　石膏托固定患肢于屈肘90°、屈腕60°位,4～5周后开始腕部、手指的功能锻炼,8周后拆除外固定石膏,开始在保护下进行肘关节的屈伸功能锻炼。

【注意事项】

1. 术中注意保护尺神经、正中神经和肱动脉,若术中屈肌起点移位时尺神经肌支张力较高,可将尺神经前置。

2. 若患者屈肘功能障碍同时伴有旋后功能障碍,则可将带肌束的骨块向肱骨外上髁移位,既可改善屈肘功能,也能改善前臂旋后功能。

（二） 胸大肌代肱二头肌术

Clark(1946)报告胸大肌移位代肱二头肌屈肘功能重建术,是将胸大肌的胸肋部肌束起端游离,卷曲成管,经上臂皮下隧道移位,与肱二头肌止点缝合,即单极移位术。Carroll(1979)在此基础上改进为双极移位,疗效更佳。

胸大肌分为三个部分:锁骨部、胸肋部及外侧部。锁骨部胸大肌起于胸骨柄及锁骨内侧 1/2,由臂丛外侧束的胸外侧神经和上 4 个肋间隙的胸肋节段神经支配,营养血管源于胸肩峰动脉上支。胸肋部胸大肌起自胸骨外侧及上 6 个肋软骨前方,外侧部起于下位肋软骨、腹直肌上部前鞘,两肌腹从起点向外上方融为一体,以共同的腱性部分止于肱骨大结节嵴,神经支配为臂丛内侧束的胸内侧神经和胸外侧神经,主要血供来源于胸肩峰血管下支。根据此解剖特点,胸大肌移位重建屈肘功能时可单独使用锁骨部肌束或胸肋部肌束。

【适应证】

1. 胸大肌肌力在Ⅳ级以上。

2. 肩关节稳定性好。

3. 肘关节被动活动正常。

4. 肱二头肌和肱肌瘫痪或缺损。

5. 年轻女性慎用。

【麻醉和体位】 全身麻醉。仰卧位,患侧肩胛部垫高。

【操作步骤】

Ⅰ. 胸大肌胸肋部肌束移位重建屈肘功能(图 24-6-8)

【操作步骤】

1. 切口:切口有三个:①从锁骨下外侧 1/3 沿胸大肌三角骨间沟作弧形切口;②从上述切口上段经乳头外侧直至腹直肌前鞘作弧形切口;③肘前及上臂内侧上段作弧形切口。

2. 切取肌瓣:在胸部切口内,向两侧游离皮瓣,充分显露胸大肌胸肋部。在胸大肌外侧部游离胸大肌肌腹下缘,沿此肌腹向下、内游离,将其下方起点连同一部分腹直肌前鞘一起切下。分离胸大肌下 1/3 部时,应注意勿损伤胸前神经及伴行血管。

3. 切断胸大肌胸肋部在肱骨上的止点,于胸大肌胸肋部与锁骨部之间充分游离肌束,此时应注意保护神经血管束,直至肌肉完全游离仅有神经血管束相连。将游离的胸大肌肌束向内卷曲成管状缝合,使神经血管束包裹在肌管内。

4. 肌瓣移位:将胸大肌止点腱性部分与喙突部肌腱及骨膜缝合固定。在肩前部、上臂及肘部切口内深筋膜下,钝性分离出一宽敞的皮下隧道,将胸大肌起点由肩部切口引入,由肘部切口引出。注意避免神经血管蒂扭转和牵拉。

5. 在肘部切口内,于肘关节屈曲 110°位,并使前臂充分旋后,拉紧移位肌,将胸大肌起点处的腹直肌前鞘部分与肱二头肌腱编织缝合。

6. 彻底止血,逐层缝合切口,必要时放置引流。

【术后处理】 石膏托将患肢于屈肘 110°位固定,并将上肢悬吊于胸前。6 周后,改为三角巾继续悬吊。逐渐放松悬吊,并开始主动屈肘锻炼,不作伸肘活动。8 周时可逐渐开始肘关节伸屈功能锻炼。

Ⅱ. 胸大肌锁骨部肌束移位重建屈肘功能(图 24-6-9)

【操作步骤】

1. 切口:①由胸骨柄起沿锁骨下平行于锁骨作切口,直至肩前方,在此切口内游离解剖胸大肌锁骨部的肌腹;②在肘前作第二切口,游离解剖出肱二头肌肌腱。

2. 肌瓣切取:在锁骨下切口内充分显露胸大肌锁骨部的肌腹,仔细辨认胸大肌锁骨部与胸肋部肌束之间的间隙,用手指稍加分离,即可使二者分开。从骨膜下剥离锁骨部肌腹起点,完全游离近端肌腹,在喙突内侧注意分离显露该肌的神经血管束,加以保护。再向远端继续解剖游离,至该肌的止点并切

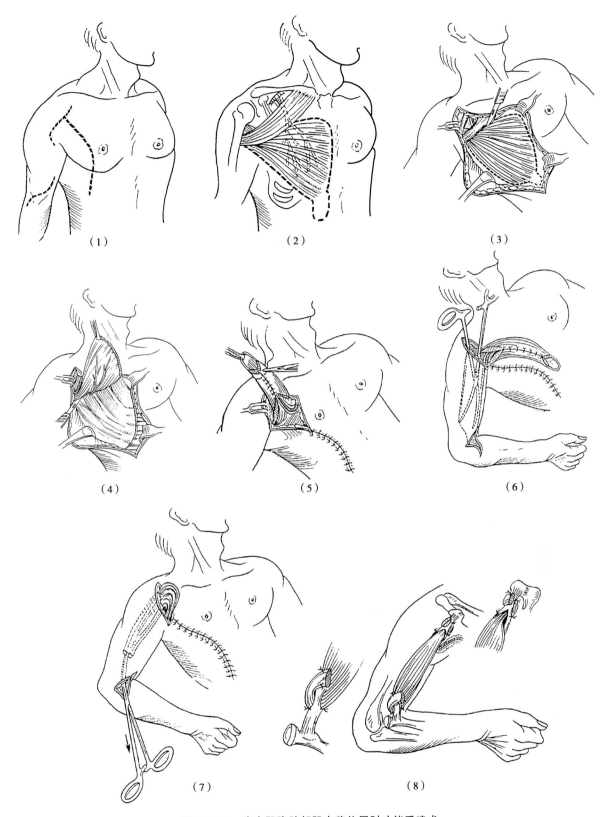

图 24-6-8　胸大肌胸肋部肌束移位屈肘功能重建术

(1)切口;(2)、(3)自胸大肌胸肋部起点连同一片腹直肌鞘切开肌肉,并于胸大肌胸肋部与锁骨部的肌沟内显露血管神经蒂;(4)将胸大肌的胸肋部游离至腋前;(5)将胸大肌卷成筒状并作间断缝合;(6)于胸大肌三角肌间沟与肘部切口间作皮下隧道;(7)将筒状的胸大肌自胸大肌三角肌间沟经皮下隧道拉至肘部切口内;(8)胸大肌远端腹直肌鞘与肱二头肌腱在肘部缝合,将肘关节被动屈曲、抽紧胸大肌后,将其止点肌腱与肱二头肌短头缝合

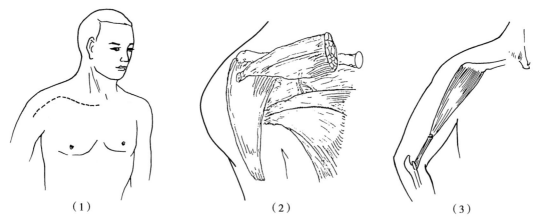

图 24-6-9 胸大肌锁骨部肌束移位屈肘功能重建术
（1）手术切口；（2）游离胸大肌锁骨部肌束；（3）肌瓣移位缝合

断。此时，锁骨部肌束已完全游离，仅有神经血管束相连。

3. 在肘前方的切口内，充分显露肱二头肌远段及其止点，以便于与移位的肌肉缝合。

4. 肌瓣移位：在肩部前方与肘部前方的切口间作宽松的皮下隧道，将完全游离的锁骨部肌束尽可能地向外侧平行移位。将其起点连同骨膜与锁骨外侧 1/3 的骨膜、喙突及肩峰前方缝合，重建起点。其腱性止点则穿过皮下隧道，由肘前方切口引出，注意避免神经血管蒂扭转、过度牵拉。

5. 在屈肘 110°、肩关节内收位，将锁骨部肌束止点腱性部分与肱二头肌肌腱作编织缝合。彻底止血，缝合切口。

【术后处理】 同胸大肌胸肋部肌束移位术。

【注意事项】

1. 术中应注意勿使神经血管蒂扭转、过度牵拉。

2. 皮下隧道应足够宽松，以便于肌肉滑动。若皮下不能容纳肌腹，则可设计胸大肌肌皮瓣。

3. 术后应在专业医生指导下逐渐开始功能锻炼，切不可急于求成。

（三）背阔肌移位代肱二头肌术（图 24-6-10）

背阔肌移位重建屈肘功能由 Schottstaedt（1955）和 Hovnanian（1956）提出。背阔肌为全身最大的扁肌，呈直角三角形，以腱膜起自下 6 个胸椎棘突、全部腰椎及骶骨的棘突、髂嵴外侧唇后 1/3 及下 3~4 个肋骨外面。肌纤维方向向外上方，以扁腱止于肱骨小结节嵴。由于背阔肌肌力强大，血管神经蒂长而粗大、恒定、易于显露，切口较隐蔽，故为屈肘功能重建中首选的移位肌。其血液供应主要来自肩胛下动脉，神经支配来自胸背神经，上臂外展时即可见血管神经在胸侧壁与肱骨之间的中点，距该肌下缘约 1.5cm 处进入该肌，此点近肩胛骨下角之外侧，较为固定。

【适应证】

1. 背阔肌肌力在 IV 级以上。

2. 肩关节稳定性好。

3. 肘关节被动活动正常。

4. 肱二头肌和肱肌瘫痪或缺损。

5. 儿童不宜应用。

【麻醉和体位】 全身麻醉。侧卧位，患侧向上。

【操作步骤】

1. 切口：①沿背阔肌外侧缘作弧形切口直至腰骶部；②在肩前方作 S 形切口显露喙突；③在腋部作 S 形切口显露神经血管蒂；④在上臂下段及肘前作 S 形切口显露肱二头肌止点。

2. 肌瓣切取：在①③切口内游离并切断背阔肌的起点，分离显露神经血管蒂，确认神经血管束进入肌内后，向近端游离背阔肌。在切口②内显露喙突及肱骨小结节嵴，游离背阔肌止点并切断。形成仅有

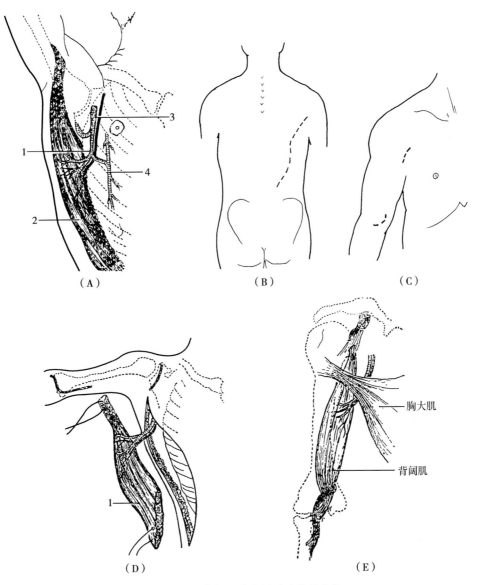

图 24-6-10　背阔肌移位屈肘功能重建术

（A）胸背动静脉与神经的解剖：1. 胸背动脉与神经；2. 背阔肌；3. 肩胛下动脉；4. 胸外侧动脉；（B）背部切口；（C）上肢切口；（D）背阔肌，起点与止点已切断，保留其血管神经蒂：1. 背阔肌；（E）被转移的背阔肌经过胸大肌肌腱之下，注意背阔肌两端的固定方法

神经血管蒂相连的肌瓣，将肌瓣向内卷曲缝合成管状。

3. 通过切口①-③及④-③间作宽松的皮下隧道，注意勿损伤腋动脉及主要神经。

4. 将背阔肌的肌止点牢固缝合固定在喙突上，将肌起点通过皮下隧道，由肘前方切口引出，于肘关节屈曲 110°位将其与肱二头肌止点腱性部分组织缝合。缝合时应注意保持移位肌一定的张力，勿使神经血管蒂扭曲、牵拉过度和受压。

5. 彻底止血，缝合各切口。

【术后处理】　术后用石膏托固定肘关节屈曲 110°位，6~8 周后拆除石膏，在保护下逐渐开始肘关节屈伸活动功能锻炼。

【注意事项】

1. 术中应注意神经血管蒂勿扭转和过度牵拉。

2. 皮下隧道应足够宽松，以便于肌肉滑动。若皮下不能容纳肌腹，则可设计背阔肌肌皮瓣。

3. 重新建立移位肌的起、止点时，应保持背阔肌处于较大的张力。

4. 术后应在专业医生指导下逐渐开始功能锻炼,切不可急于求成。

(四) 胸锁乳突肌移位代肱二头肌术

【适应证】 胸锁乳突肌为圆肌,肌腹较短小,肌力不大,经阔筋膜条延长需跨越肩关节,因此用胸锁乳突肌移位代肱二头肌,重建屈肘功能时肌力较小,疗效欠佳,只在无其他有效动力肌供移位的情况下才采用此术。

【麻醉和体位】 全身麻醉,仰卧位,患肢外展置手术台旁的手术桌上。

【操作步骤】

1. 切口:①在颈部胸锁关节上方沿锁骨作横形切口,切口长约6cm,显露胸骨头与锁骨头;②肘前内侧作L形切口,分离显露肱二头肌腱;③大腿外侧作一直切口,显露阔筋膜。

2. 在颈部切口内,于其起点处切断胸锁乳突肌的胸骨头与锁骨头,并向上游离该肌至其上1/3处。注意保护进入该肌腹的副神经。

3. 在大腿外侧切取长约40cm的阔筋膜,缝制成宽约1cm的阔筋膜条。将阔筋膜条的一端与胸锁乳突肌起点牢固编织缝合。

4. 从颈部切口至肘部切口作一皮下隧道,将阔筋膜条的另一端穿过皮下隧道引至肘部,于肘关节屈曲110°位,与肱二头肌腱性部分编织缝合。或直接在桡骨粗隆处钻一骨孔,用钢丝将阔筋膜条固定到骨孔中,以保持一定张力(图24-6-11)。彻底止血,缝合切口。

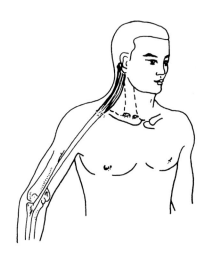

图 24-6-11 胸锁乳突肌移位代肱二头肌

【术后处理】 术后用石膏托固定肘关节屈曲110°位,6~8周后拆除石膏,在保护下逐渐开始肘关节屈伸功能锻炼。

【注意事项】 胸锁乳突肌经阔筋膜条延长移位重建屈肘功能,由于皮下明显的弓弦,影响外观和肌力发挥,顾玉东等(1994)提出改良方法,即以锁骨为滑车,可使弓弦有一定程度减轻,同时可增加肌力。

(五) 尺侧屈腕肌移位代肱二头肌术

Ahmed(1975)报道1例用尺侧屈腕肌移位重建屈肘功能。杨志明等(1987)在50例尸体解剖的基础上,改良了这一手术,并报告了一组病例的临床效果。

尺侧屈腕肌为一长而扁平的半羽状肌,以两个头分别起于肱骨内上髁、前臂筋膜、尺骨鹰嘴及尺骨背侧缘的上2/3,止于豆状骨。动脉来源于尺动脉,呈节段性分布,有3~10支,解剖发现,只要保留位于前臂近侧1/3段内的第1~3支动脉,即可保证全肌的血液循环。神经支配来自尺神经,有1~3支肌支,均在前臂近侧1/3段内进入肌内。所以,利用尺侧屈腕肌移位重建屈肘功能时,仅以该肌的远侧2/3向上臂倒转移位,起点不变,其旋转轴点应在前臂近、中1/3交界处,即以肱骨内上髁与钩骨钩连线的上、中1/3交界处。

【适应证】

1. 肱二头肌和肱肌瘫痪或缺损。

2. 肘关节被动活动正常。

3. 肱三头肌肌力Ⅳ级以上。

4. 胸大肌、背阔肌肌力不足,不能用来重建屈肘功能时;或虽肌力正常,但需用于重建肩外展功能或其他用途时。

5. 屈指、屈腕肌肌力正常。

【麻醉和体位】 臂丛神经阻滞麻醉或全身麻醉。仰卧位,患肢外展置手术台旁的手术桌上。

【操作步骤】

1. 切口:①前臂肱骨内上髁至钩骨钩连线的远侧2/3段作直切口;②肘前方S形切口;③上臂外侧三角肌止点处作纵形切口。

2. 肌瓣切取:在前臂切口内,于其远端切断尺侧屈腕肌止点,将其牵起。向近端充分显露尺侧屈腕肌,并游离至该肌近、中 1/3 交界处。此时可见来自其深面的尺动脉的一条较大的动脉分支至尺侧屈腕肌,以此为标志表明该肌的游离已足够。这条血管为尺侧屈腕肌主要血液供应来源,应特别注意保护。

3. 于前臂切口与肘部切口、肘部切口与上臂外侧切口之间形成一宽敞的皮下隧道。

4. 移位与固定:将充分游离的尺侧屈腕肌远侧 2/3 段经皮下隧道,通过肘部切口,引至上臂外侧切口内,在肘关节屈曲 110°位,将其与三角肌止点肌腱作扣式缝合。彻底止血,缝合切口(图 24-6-12)。

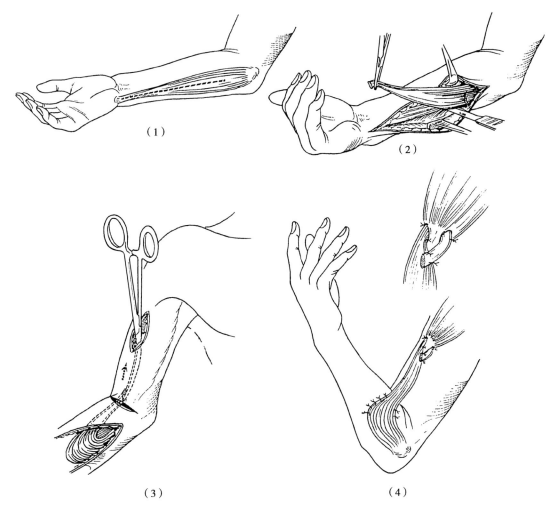

(1)　　　　　　　　　　　(2)

(3)　　　　　　　　　　　(4)

图 24-6-12　尺侧腕屈肌移位屈肘功能重建术
(1)切口;(2)逆行分离尺侧腕屈肌腱及肌腹至前臂近中 1/3 交界处;(3)将尺侧腕屈肌腱通过皮下隧道逆行拉至三角肌止点处;(4)将尺侧腕屈肌腱抽紧,在屈肘 80°位与三角肌止点缝合

【术后处理】　术后用石膏托固定肘关节屈曲 110°位,6～8 周后拆除石膏,在保护下逐渐开始肘关节屈伸功能锻炼。

【注意事项】

1. 尺动脉、尺神经进入该肌的位置位于近侧 1/3 段内,游离肌瓣时应加以保护。

2. 调整好移位的尺侧屈腕肌肌张力,是获得较好手术效果的重要环节。应以肘关节屈曲 110°位,拉直移位肌,将其固定于三角肌止点。

3. 本手术优点:

(1) 手术操作简单、创伤小。

(2) 解剖恒定,变异少。

（3）不牺牲尺动脉主干,不影响手部血液循环。

（4）术后不影响腕部及手指的功能。

4. 缺点:

（1）肌腹较小,肌肉的收缩力及滑动幅度不如胸大肌及背阔肌。

（2）前臂手术切口可能遗留瘢痕,影响外观。

三、伸肘功能重建

背阔肌移位代肱三头肌术

背阔肌移位伸肘功能重建术系利用带血管神经蒂的背阔肌肌瓣作动力肌,替代肱三头肌的伸肘功能。

【适应证】　背阔肌肌力Ⅳ级以上,而肱三头肌瘫痪。

【麻醉和体位】　全身麻醉。俯卧位或侧卧位患侧向上。

【操作步骤】

1. 切口:A. 沿背阔肌外侧缘从腋窝至骶尾部作弧形切口,显露背阔肌。B. 沿肱三头肌下半部与尺骨鹰嘴外侧作纵形切口。C. 于肩峰后缘作S形切口。

2. 于切口A内充分显露背阔肌,将其从外侧向内侧掀起,充分游离并切断其起点,向腋部游离并保护其胸背神经和血管,切断其止点,仅保留血管神经蒂相连。

3. 于切口B内将肱三头肌下半部和尺骨鹰嘴从皮下分离出来,于切口A-B之间作皮下隧道,将背阔肌的起点引入隧道,使其覆盖在肱三头肌下段和尺骨鹰嘴上,并与它们缝合在一起。

4. 将背阔肌止点穿经皮下隧道引至肩峰处切口C内,于伸肘位,将其缝合到肩峰和邻近组织上,并保持移位肌一定张力(图24-6-13)。

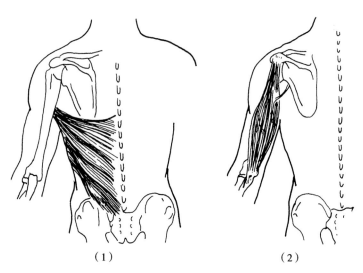

（1）　　　　　　　　　　　（2）

图 24-6-13　背阔肌移位代肱三头肌
(1)背阔肌移位前;(2)背阔肌移至肘后代肱三头肌

5. 彻底止血,缝合各切口,必要时放置引流条。

【术后处理】　上肢伸肘位石膏托固定,4周后去石膏,逐渐进行功能锻炼。

四、伸腕伸指功能重建

伸腕、伸指功能重建主要是指桡神经不可逆性损伤时的功能重建。桡神经支配肌肉的关键功能是伸腕,只有腕关节保持在伸展位,手的握力才能得到充分的发挥。伸拇和伸指,特别是掌指关节,也是在桡神经麻痹需要重建的功能。而前臂旋后功能只是减弱,而不是完全丧失,因为肱二头肌有部分前臂旋后功能。因此,旋后功能不需要重建。

伸腕、伸指功能重建的常用方法是屈肌腱移位。在单纯性桡神经麻痹,前臂掌侧浅层屈肌群是伸腕、伸指功能重建肌移位最常用的肌肉。主要包括旋前圆肌、桡侧腕屈肌、掌长肌和尺侧腕屈肌(图24-6-14)。这些肌肉的肌力可以通过检查予以确定。在手握拳时,于抗阻力下用力屈腕,可以通过触摸腕掌侧的屈肌腱,了解桡侧腕屈肌、掌长肌和尺侧腕屈肌的肌力。在抗阻力的情况下,前臂用力旋前,用来检查旋前圆肌的肌力(图24-6-15)。

肌腱移位重建伸腕、伸指功能的时机选择存在不同的看法。一般认为,桡神经损伤修复后功能恢复较好,除桡神经严重毁损无法修复外,均应先行神经修复,待神经功能不能恢复后再行肌腱移位手术。亦有人认为,由于肌腱移位重建伸腕、伸指功能效果较好,只要正中神经和尺神经功能

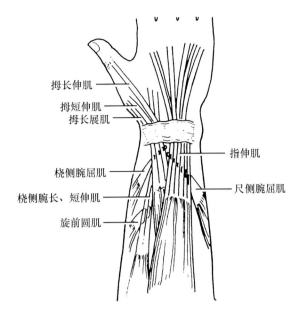

图 24-6-14　桡神经麻痹屈肌腱移位伸腕、伸指功能重建术

正常,为了缩短患者手部功能障碍的时间,尽早的恢复手的功能和恢复工作,可根据患者的情况和要求,考虑在桡神经损伤后,不行神经修复,而直接行肌移位术。目前仍以前一种意见为主。

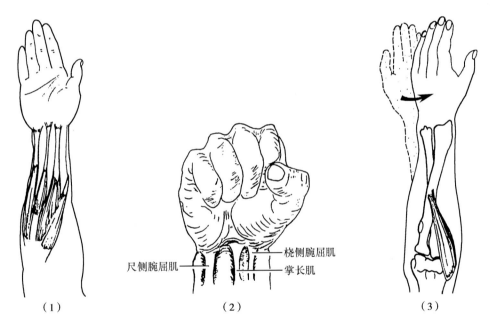

图 24-6-15　前臂浅屈肌群及腕屈肌、旋前圆肌检查法
(1)前臂浅层屈肌群;(2)屈腕肌检查法;(3)检查旋前圆肌

肌腱移位重建伸腕、伸指功能,一般情况下,术后功能恢复良好,其关键是手术中张力调节适当。术后常出现屈腕功能不同程度的受限,需在手术前向患者予以适当地交代。

(一) 旋前圆肌代桡侧腕伸肌

【适应证】　肱骨中、下段及其以上部位的高位桡神经损伤,神经无法修复或神经修复后功能未恢复,而正中神经和尺神经功能正常者。

【应用解剖】　旋前圆肌起点分为深、浅两头,浅头起自肱骨内上髁和前臂筋膜,深头起自尺骨冠突,二头合并后斜向外下方,止于桡骨外侧面中部。桡动脉在其近端发出分支供给旋前圆肌,正中神经

在穿行旋前圆肌时发出分支支配该肌。

【麻醉和体位】　臂丛神经阻滞麻醉或全身麻醉。仰卧位,上肢外展置于手术台旁的手术桌上。

【操作步骤】

1. 切口:前臂桡侧中段偏掌面作一纵形切口,长约 5 ~ 6cm。

2. 游离旋前圆肌:切开皮肤及皮下组织,切开深筋膜,将肱桡肌牵向内侧,在肱桡肌与桡侧腕长、短伸肌的间隙内,可见旋前圆肌在桡骨上的止点。切开旋前圆肌止点附近的骨膜,将其止点连同骨膜一起从桡骨上剥离下来,并用止血钳牵起。沿旋前圆肌纤维的走向,于其两侧斜向内上方向近端加以游离,使之能自由活动即可。

3. 肌肉移位及止点重建:在前臂切口的桡背侧找到并游离出桡侧腕长伸肌和桡侧腕短伸肌,将已游离的旋前圆肌在肱桡肌深面,与桡侧腕短伸肌或与桡侧腕长、短伸肌的肌腱部分,在腕关节被动充分伸展位加以编织缝合(图 24-6-16)。

4. 彻底止血,缝合手术切口。

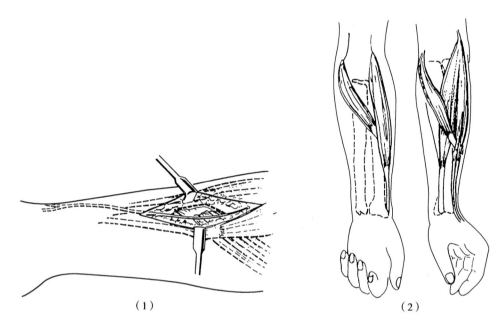

图 24-6-16　旋前圆肌移位重建伸腕功能
(1)游离旋前圆肌;(2)旋前圆肌与桡侧腕长、短伸肌缝合

【术后处理】　用石膏托将患肢于腕关节充分伸展位固定 3 ~ 4 周,拆除石膏托后进行腕关节屈伸活动功能锻炼。一般情况下,拆除石膏托后,腕关节的屈伸活动明显受限,应逐渐加强功能锻炼的强度,并辅以物理治疗。腕关节的活动度会逐渐增大,但腕关节活动度一般难以达到正常范围。

【注意事项】

1. 旋前圆肌以其较宽的腱膜附着于桡骨中部外侧面,无肌腱组织可用于缝合。因此,手术中需将旋前圆肌的止点连同附着处的骨膜一起从桡骨上剥离下来,以便用其相连的骨膜组织与伸腕肌腱缝合。

2. 旋前圆肌肌腹与周围组织较为固定,应在其止点处剥离后,将其向近端适当加以游离,以便肌腹易于在移位时有一定的活动度。

3. 旋前圆肌腱可仅与桡侧腕短伸肌腱,亦可与桡侧腕长、短伸肌腱缝合固定。缝合时应保持较大的张力,在腕关节充分伸展位予以缝合。即使术后腕关节屈曲可能有部分受限,也比张力太小,术后腕关节伸展功能不足为好。

【手术的优缺点】　旋前圆肌代桡侧伸腕肌手术方法简单,不影响前臂旋前功能,不仅能使腕关节达到功能位而使手指充分发挥其肌力,而且保持了腕关节一定范围的活动度,比腕关节融合术后功能要好。其主要缺点是术后有一定程度的腕关节屈曲功能受限。

（二）尺侧腕屈肌代指总伸肌

【适应证】

1. 前臂近端桡神经深支损伤，伸指和伸拇功能丧失。而肱桡肌、桡侧腕伸肌肌力正常，腕关节活动功能良好。损伤的神经难以修复，或修复后神经功能未恢复或恢复不全者。

2. 前臂近端伸肌严重损伤或缺损，伸指功能丧失者。

3. 正中神经和尺神经支配的腕屈肌功能正常。

【应用解剖】　尺侧腕屈肌起自肱骨内上髁、尺骨鹰嘴和尺骨后缘，呈半羽状，其肌腹位置较低，以一短而粗的肌腱止于豌豆骨。尺动脉发出的分支呈节段性供给该肌，尺神经在前臂近端、肘下方发出分支支配尺侧腕屈肌。

【麻醉和体位】　臂丛神经阻滞麻醉或全身麻醉。仰卧位，上肢外展置于手术台旁的手术桌上。

【操作步骤】

1. 切口：①前臂远端掌面尺侧 L 形切口；②前臂远端背侧正中弧形或纵形切口。

2. 切开前臂远端掌面尺侧切口的皮肤、皮下组织，显露尺侧腕屈肌腱，于近止点处将其切断。然后将其向近端游离，由于尺侧腕屈肌肌腹位置较低，分离时应注意保持肌腹与肌腱的完整性。而且尺动脉与尺神经直接位于尺侧腕屈肌的桡侧和深面，应注意加以保护。

3. 切开前臂远端背侧正中切口的皮肤、皮下组织，显露指总伸肌腱，将其适当予以游离。

4. 于前臂尺侧掌面的切口与前臂背侧切口间经尺骨尺侧形成皮下隧道，将已切断的尺侧腕屈肌通过皮下隧道，经尺骨尺侧缘引入前臂背侧切口内。缝合前臂尺侧掌面的切口。

5. 在腕关节伸展位，2~5 指掌指关节伸直位，将尺侧腕屈肌腱与指总伸肌肌腱行编织缝合固定（图24-6-17）。

6. 彻底止血，缝合手术切口。

【术后处理】　用石膏托将患肢于腕关节伸展位和掌指关节伸直位固定 3~4 周。拆除石膏托时拆除缝线，开始进行腕关节和掌指关节屈伸功能锻炼。逐渐加大功能锻炼的强度。一般需 3~6 个月的功能锻炼，腕关节和掌指关节的活动才能达到较好的程度。

【注意事项】

1. 尺神经和尺动脉与尺侧腕屈肌紧邻，切断尺侧腕屈肌远端和游离尺侧腕屈肌时，切勿损伤尺动脉和尺神经。

2. 前臂掌侧与背侧切口之间形成的皮下隧道应宽松，并且注意其方向，以保持尺侧腕屈肌从掌侧转移至背侧时，在皮下隧道内能自由活动，且尽可能保持肌肉收缩的直线方向。

3. 注意尺侧腕屈肌与指总伸肌缝合时的张力调节。虽然没有调节张力的客观指标，一般应在腕关节充分伸展位和掌指关节伸直位时将其予以缝合固定。

（三）桡侧腕屈肌代拇长伸肌及拇长展肌

【适应证】

1. 桡神经损伤的拇指伸展障碍，除了拇长、短伸肌伸展拇指指间关节和掌指关节外，拇长展肌麻痹引起的第 1 掌骨的伸展受限也严重影响拇指的功能。而拇长伸肌腱通过掌指关节的背面，同时具有伸掌指关节的功能，基本上可以替代拇短伸肌的功能。因此，伸拇功能的重建主要为拇长伸肌和拇长展肌。

2. 正中神经和尺神经正常。

【应用解剖】　桡侧腕屈肌起自肱骨内上髁和前臂筋膜，肌腱穿过屈肌支持带外侧部，止于第 2 掌骨底掌面。桡动脉于其近段发出分支供给血供，正中神经于前臂近端发出分支支配该肌。

【麻醉和体位】　臂丛神经阻滞麻醉或全身麻醉。仰卧位，上肢外展置于手术台旁的手术桌上。

【操作步骤】

1. 切口：于腕横纹偏桡侧作一小横切口；前臂远端背侧作纵形切口；前臂掌侧近端桡侧作纵形切口。

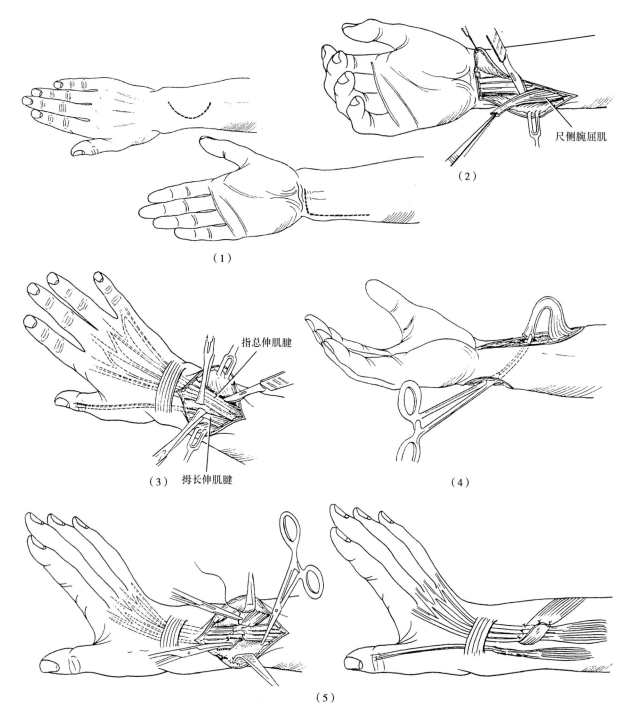

（1）

（2）

尺侧腕屈肌

（3）

指总伸肌腱

拇长伸肌腱

（4）

（5）

图 24-6-17 尺侧腕屈肌移位伸指功能重建术
（1）切口；（2）游离尺侧腕屈肌；（3）于背侧切口显露伸指总肌腱；（4）将尺侧腕屈肌腱从尺侧的皮下隧道
拉至背侧切口内；（5）将尺侧腕屈肌腱穿入指总伸肌腱内及固有伸肌腱内，调整肌腱张力后牢固缝合

2. 在腕部切口中，分离并于近止点处切断桡侧腕屈肌腱，并向近端游离，自前臂近端桡侧的切口中将其抽出。

3. 在前臂远端背侧切口中，于其桡侧找到拇长伸肌腱和拇长展肌肌腱，用橡皮带牵拉标记。

4. 于前臂掌侧近端桡侧的切口与前臂背侧切口间通过桡侧形成一皮下隧道。将前臂掌侧切口中已游离的桡侧腕屈肌的远端通过皮下隧道经桡骨桡侧缘引至前臂背侧切口。

5. 在腕关节伸展位，拇指掌指关节和指间关节伸直位，拇指外展位，将桡侧腕屈肌远端与拇长伸肌腱和拇长展肌肌腱缝合固定（图24-6-18）。

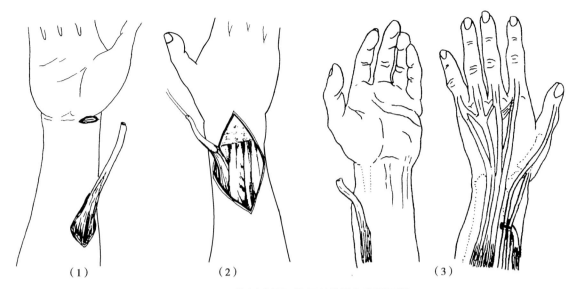

（1）　　　　　　　　　（2）　　　　　　　　　　（3）

图 24-6-18　桡侧腕屈肌代拇长伸肌与拇长展肌
（1）游离桡侧腕屈肌;（2）桡侧腕屈肌经桡侧皮下隧道引入背侧切口;
（3）桡侧腕屈肌与拇长展肌和拇长伸肌缝合

6. 彻底止血,缝合手术切口。

【术后处理】　将患肢于腕关节伸展位,拇指伸直和外展位用石膏托固定 3～4 周,拆除缝线和石膏托后开始进行拇指伸屈功能锻炼,并辅以物理治疗。

【注意事项】

1. 前臂远端桡侧腕屈肌与正中神经关系密切,切断和分离桡侧腕屈肌时,应注意勿损伤正中神经。

2. 桡侧腕屈肌应适当向近端游离,既不能游离过多,又能使移位后肌肉的收缩方向尽量呈直线方向。

3. 皮下隧道应宽敞,以便使移位的肌肉在其内能自由活动。

五、屈腕屈指功能重建

肘关节以上的高位正中神经损伤,由于桡侧腕屈肌、掌长肌、示指、中指指深屈肌、指浅屈肌和拇长屈肌麻痹,而出现屈腕特别是桡侧屈腕力丧失,拇、示指指间关节屈曲功能障碍。中指由于尺神经支配的部分代偿作用,屈曲功能呈部分受限。肘关节以上的高位正中神经和尺神经同时损伤,除以上肌肉麻痹所致的功能障碍外,还有环、小指指深屈肌和尺侧腕屈肌麻痹,表现为屈腕功能、2～5 指屈指功能和屈拇功能全部丧失。正中神经和尺神经高位损伤,均伴有手内在肌麻痹导致的拇指对掌功能障碍和爪形手畸形,其功能重建将在后两节中描述。

【适应证】　腕关节活动功能中,伸腕功能比屈腕功能更为重要,只有在腕关节稳定于伸展位,手部的功能才能最大限度地发挥。因此,屈腕功能的减弱或丧失显得并不十分重要,而且屈指肌均有屈腕功能,临床上并没有必要重建屈腕功能。在高位正中神经或高位正中、尺神经同时损伤时,屈腕、屈指功能重建,实际上主要是屈拇和屈指功能重建。

【麻醉和体位】　臂丛神经阻滞麻醉或全身麻醉。仰卧位,上肢外展置于手术台旁的手术桌上。

【操作步骤】　屈拇、屈指功能重建的主要方法是利用桡神经支配的伸肌,而且主要是屈指肌的协同肌——伸腕肌移位,在其基本原则相同的情况下,移位肌的选择可有不同方案,供临床医生使用时参考。

（一）高位正中神经损伤——拇、示、中指屈曲功能重建

肱桡肌代拇长屈肌,环、小指指深屈肌腱与食、中指指深屈肌腱缝合固定代替其功能(或桡侧腕长伸肌代示指指深屈肌)。

1. 切口:于桡骨茎突作纵形切口,分离切断止于其上的肱桡肌,并将其向近端游离。在前臂中段桡侧的切口中将其抽出。

2. 前臂远端掌侧正中纵形切口,分离出拇长屈肌和 2～5 指指深屈肌。并于此切口与前臂中段桡侧切口间形成皮下遂道,将已游离的肱桡肌引入此切口内。

3. 于前臂背侧远端切口内,将肱桡肌与拇长屈肌腱远端在腕关节功能位,拇指对掌位、掌指关节轻度屈曲和指间关节屈曲位缝合。

4. 于 2～5 指处于休息位将示、中指指深屈肌腱与环、小指指深屈肌腱缝合固定在一起(图 24-6-19)。

5. 彻底止血,缝合手术切口。

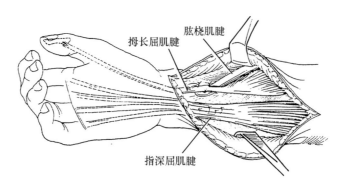

图 24-6-19 肱桡肌代拇长屈肌,环、小指指深屈肌代示、中指指深屈肌
用肱桡肌腱移位修复拇长屈肌功能,将示指和中指的指深屈肌腱与环指、小指的指深屈肌腱作侧侧缝合,修复示指和中指指深屈肌的功能

(二) 高位正中神经与尺神经损伤——屈拇、2～5 指屈指功能重建

桡侧腕长伸肌代拇长屈肌,尺侧腕伸肌代 2～5 指指深屈肌(或肱桡肌代拇长屈肌,桡侧腕长伸肌代 2～5 指指深屈肌)。

1. 切口:分别于桡侧腕伸肌和尺侧腕伸肌止点处作一小横切口,于近止点处将其切断,并分别于前臂背面尺、桡各作一纵形切口,将已切断的尺侧腕伸肌和桡侧腕伸肌从切口中抽出。

2. 前臂远端掌侧正中切口,游离拇长屈肌和 2～5 指指深屈肌。经尺、桡两侧的皮下隧道,分别将已游离的尺侧腕伸肌和桡侧腕长伸肌引入其切口内。

3. 于腕关节功能位,拇指和 2～5 指处于休息位,分别将桡侧腕长伸肌腱与拇长屈肌腱,尺侧腕伸肌腱与 2～5 指指深屈肌腱予以缝合(图 24-6-20)。

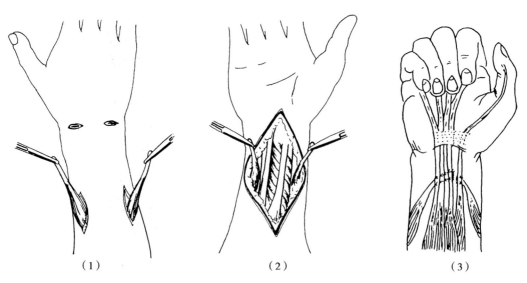

(1) (2) (3)

图 24-6-20 尺侧腕伸肌、桡侧腕长伸肌移位重建屈指功能
(1)游离尺侧腕伸肌和桡侧腕长伸肌;(2)从掌侧分别引入尺侧和桡侧腕伸肌腱;(3)重建屈拇屈指功能

4. 彻底止血,缝合手术切口。

【术后处理】 用前臂背侧石膏托将患肢腕关节于轻度屈曲位,拇指和手指于屈曲位固定3~4周,拆除缝线和石膏托后开始进行腕关节和手指的屈伸活动功能锻炼,并辅以物理治疗。

【注意事项】

1. 所采用的动力肌于其止点切断后,均应向近端适当游离,至其能在转位后,肌肉的方向尽量呈直线为止,但不宜向近端游离过多。

2. 两切口间的皮下隧道的方向应以其移位肌的最佳位置为准,且应宽敞而不影响移位肌的活动。

3. 缝合固定时应注意其张力的调节,以利术后能获得良好的功能。

六、手内部肌功能重建术

手内部肌瘫痪后,屈曲掌指关节、伸指间关节的力量减弱,造成掌指关节过伸、指间关节屈曲的爪形手畸形,对手部的功能影响较大。因此,在手部骨关节功能正常时,应考虑手内部肌功能重建。

(一) 指浅屈肌移位重建骨间肌术

【适应证】

1. 尺神经深支损伤、骨间肌和第3、4蚓状肌瘫痪,环、小指爪形畸形。

2. 腕部尺神经、正中神经损伤,骨间肌、蚓状肌全部瘫痪,致2~5指均呈爪形畸形。

【麻醉和体位】 臂丛神经阻滞麻醉或全身麻醉。仰卧位,上肢外展置于手术台旁的手术桌上。

【操作步骤】 指浅屈肌具有屈曲近指间关节的功能,其功能可由指深屈肌所代替,因此,常利用中指和环指的指浅屈肌重建手内部肌功能。以2~5指爪形畸形为例。

1. 切口:在远侧掌横纹处设计与掌横纹平行的切口向桡侧延伸至第二掌指关节处。分别在2~5指桡侧设计一纵向切口。

2. 在手掌部横切口内切开皮肤、皮下组织后,横行切断掌腱膜,显露中指和环指的屈肌腱。在腱鞘起始部纵行切开腱鞘少许,以便能切除足够长度的指浅屈肌腱。

3. 将指浅屈肌提起向近端牵拉,屈曲近侧指间关节,于指浅屈肌腱近端切断中指和环指的指浅屈肌腱,每条指浅屈肌劈成两半。

4. 在2~5指桡侧-侧正中切口内,显露伸肌腱的侧腱束,再将劈开的4条指浅屈肌腱条经蚓状肌管引至第2~5指的侧正中切口内。

5. 在2~5指掌指关节屈曲90°,指间关节伸直,腕关节功能位,将腱条缝于侧腱束上。必要时以克氏针将掌指关节、指间关节临时固定于上述位置(图24-6-21)。

【术后处理】 用石膏托将患手于腕关节功能位、掌指关节屈曲、指间关节伸直位固定,4~5周后去除石膏托,开始功能训练。采用克氏针固定的患者在去除石膏的同时应拔除克氏针,功能训练应循序渐进。

【注意事项】

1. 在横行切断掌腱膜时注意不损伤其深面的指血管神经束。

2. 注意调整指浅屈肌移位后的张力,张力太大,会造成掌指关节伸展、指间关节屈曲困难,张力太小,会影响手术效果。

(二) 桡侧腕长伸肌移位重建骨间肌术

桡侧腕长伸肌与手内部肌具有协同作用。因而,桡侧腕长伸肌也常被选为动力肌重建手内部肌功能,尤其是正中神经或尺神经高位损伤或屈肌损伤无屈曲功能时。除了重建屈指、屈拇、对掌等功能外,桡侧腕长伸肌也可用于重建手内部肌功能,能获得良好效果。

【适应证】 正中神经、尺神经损伤,手内部肌瘫痪,爪形手畸形。

【麻醉和体位】 臂丛神经阻滞麻醉或全身麻醉。仰卧位,上肢外展置于手术台旁的手术桌上。

【操作步骤】

1. 切口:在腕背桡侧设计一L形或纵向切口。在2~5指近节桡侧正中各设计一纵切口。在足背

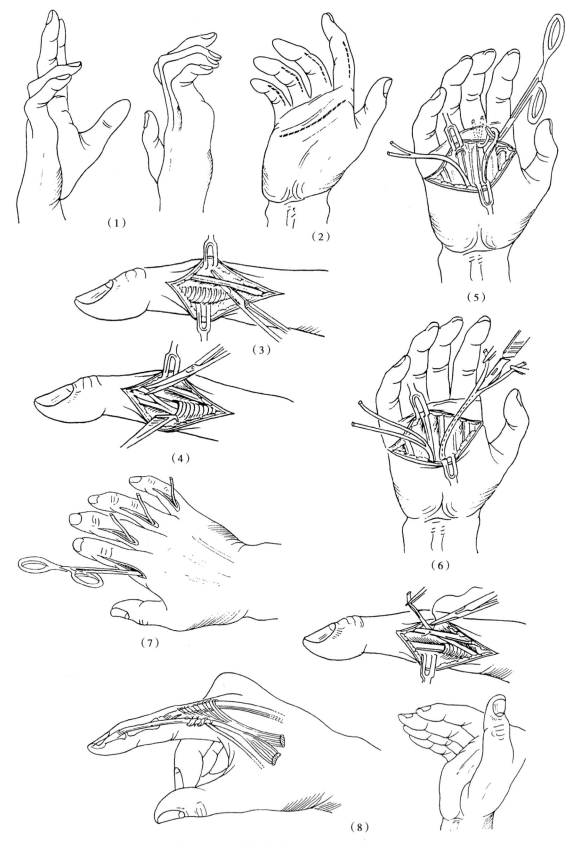

（1）　　　　　　　　　　　（2）

（3）

（4）

（5）

（6）

（7）

（8）

图 24-6-21　指浅屈肌腱移位重建骨间肌功能术

（1）爪形手畸形；（2）切口；（3）于指桡侧显露伸指腱帽及侧腱束；（4）于鞘管内切断中、环指指浅屈肌腱；（5）将指浅屈肌腱在掌部切口内抽出；（6）将环指和中指的指浅屈肌腱各劈裂成 2 束；（7）将各腱束经蚓状肌管从手指桡侧的切口抽出；（8）将移位腱束在掌指关节屈曲 80°～90°，近、远侧指间关节完全伸直位下，缠绕在伸指腱帽及侧腱束上抽紧缝合

设计S形切口,切取趾长伸肌腱供移植用。

2. 切开皮肤、皮下组织,在腕背切口内,显露桡侧腕长伸肌,近止点处切断桡侧腕长伸肌腱。

3. 在足部S形切口内,切开皮肤、皮下组织,显露第2~5趾趾长伸肌腱,在跖趾关节附近切断趾长伸肌腱,远侧断端与趾短伸肌腱缝合。趾长伸肌腱向近侧游离,切取长20cm左右备用。4条趾长伸肌腱与桡侧腕长伸肌缝接后,分别经第2、3、4、5掌骨桡侧,穿掌骨间隙经蚓状肌管至各手指近节桡侧正中切口内,并与侧腱束缝合。

4. 指间关节伸直,掌指关节屈曲90°位以克氏针固定(图24-6-22)。彻底止血,缝合手术切口。

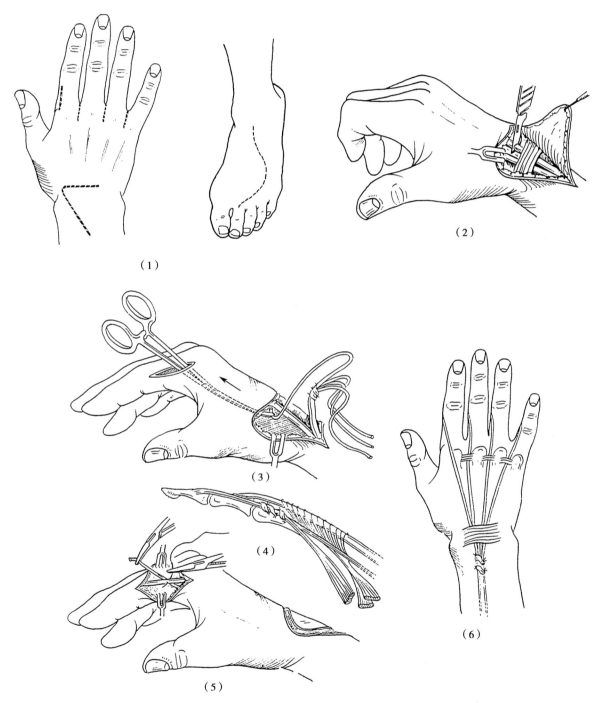

（1）　　　　　　　　　　（2）

（3）

（4）

（5）　　　　　　　　　　（6）

图 24-6-22　桡侧腕长伸肌移位术

（1）手术切口;（2）于止点处切断桡侧腕长伸肌腱;（3）~（6）将4条移植肌腱束,分别经掌骨头间掌深横韧带掌侧,
拉至手指桡侧切口,在掌指关节屈曲80°~90°、近远侧指间关节完全伸直位下,将腱束缝于伸指腱帽和侧腱束上

【术后处理】　石膏托将患肢于腕关节功能位、掌指关节屈曲、指间关节伸直位固定,4~5周后去除石膏托,拔除克氏针,改用指间关节伸直位夹板(铝板)固定,并开始进行掌指关节和腕关节的屈伸训练,再经1~2周后可完全拆除外固定,行掌指关节和指间关节的屈伸运动训练。

【注意事项】

1. 桡侧腕伸肌有两条,即桡侧腕长伸肌和桡侧腕短伸肌,两者均可被单独选为手内部肌功能重建的动力肌,但是不能两条肌腱同时被切断,以免影响桡侧伸腕的力量。

2. 桡侧腕长伸肌移位后的缝合张力应适当,过大会造成掌指关节屈曲,太小则疗效差。

（三）掌板固定术

掌板固定术又称为掌指关节关节囊紧缩术,其原理是通过掌指关节的掌板及关节囊紧缩,加大掌指关节掌侧关节囊的张力,使掌指关节不能过伸,从而发挥伸肌腱帽伸指间关节的作用,以达到矫正爪形手畸形的目的。

【应用解剖】　第2~5指掌指关节由掌骨头与近节指骨基底部构成。掌骨头远端关节面为球形,与近节指骨基底部构成球凹关节,关节囊薄而松弛,关节的四周有韧带增强,位于侧面的侧副韧带呈条索状,此韧带在关节伸展位时松弛,掌指关节可作内收外展运动,当掌指关节屈曲时,由于掌骨头前面的关节不呈球形,同时侧副韧带紧张,掌指关节只能作屈伸运动。位于掌指关节前方的韧带称为掌侧韧带,其内含有纤维软骨板,亦称掌板。远侧附于近节指骨基底部,厚而坚韧,近侧薄而松弛,呈膜状附于掌骨颈,两侧与侧副韧带相连。掌板的掌侧有一纵行浅沟,可容屈肌腱通过,形成腱鞘基底部的一部分。

掌指关节囊的血供分别来自指总动脉、指固有动脉和掌心动脉的关节支。

【适应证】　尺神经深支损伤、骨间肌和第3、4蚓状肌麻痹或尺神经、正中神经损伤,手内部肌均麻痹。

【麻醉和体位】　臂丛神经阻滞麻醉或全身麻醉。仰卧位,上肢外展置于手术台旁的手术桌上。

【操作步骤】

1. 切口:沿远侧掌横纹设计一横切口,若第2~5指均为爪形畸形需要矫正时,其切口可向桡侧延伸至示指的掌指关节处。

2. 切开皮肤、皮下组织,并横行切断掌腱膜,钝性分离显露屈肌腱鞘起始部。纵行切开屈肌腱鞘1cm左右,显露指屈肌腱。

3. 牵开指屈肌腱后,可见腱鞘的后壁,即掌板所在处。在掌骨头颈处,由近向远将掌板及关节囊作一舌状瓣并掀起。

4. 于掌骨颈处,将掌骨凿一粗糙面,并经掌侧向背侧钻两个小骨孔。以钢丝纽扣抽出法固定掌板于掌骨头粗糙面处,钢丝两端经骨孔至手背处加压固定,使掌指关节屈曲25°左右的位置,并以克氏针固定(图24-6-23)。

5. 彻底止血,放回屈指肌腱,逐层缝合切口。

【术后处理】　术后以石膏托将患肢腕关节于功能位、掌指关节半屈曲位、指间关节伸直位固定。6周后去除石膏托,拔除钢丝及克氏针,开始行功能训练。

【注意事项】

1. 在手掌横切口内,注意保护指血管神经束,防止损伤。

2. 掌板的切开与钢丝缝合应轻柔,不得撕破,否则将会影响效果。

3. 凿开掌骨粗糙面时,避免造成掌骨骨折。

（四）指浅屈肌滑车悬吊术

指浅屈肌腱滑车悬吊术是借助改变指浅屈肌腱的止点,将其移至掌指关节近侧,从而减弱屈指间关节的力量,增强屈掌指关节的力量,达到矫正掌指关节过伸、指间关节屈曲的爪形手畸形。

【适应证】

1. 尺神经深支损伤,骨间肌和第3、4蚓状肌麻痹,或尺神经、正中神经均损伤,手内部肌均麻痹。

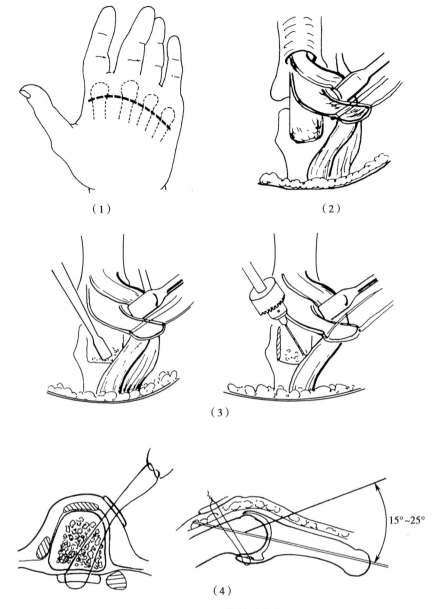

（1）　　　　　　　　　　　　　　（2）

（3）

（4）

图 24-6-23　掌板固定术

（1）切口示意图；（2）由近向远将掌板及关节囊做一舌状瓣并掀起；（3）将掌骨凿-粗糙面，并经掌侧向背侧钻孔；（4）钢丝加压固定掌板，以克氏针固定掌指关节屈曲 25°左右的位置

2. 指浅屈肌肌力正常。

【麻醉和体位】　臂丛神经阻滞麻醉或全身麻醉。仰卧位,上肢外展置于手术台旁的手术桌上。

【操作步骤】

1. 切口:在手掌部远侧设计横向切口,若为单纯低位尺神经损伤时,切口可位于小指远侧掌横纹以远1cm,与远侧掌横纹平行。如果同时伴有正中神经损伤,切口应向桡侧延伸至示指掌指关节的远端。

2. 切开皮肤、皮下组织,并横行切断掌腱膜。在掌腱膜的深面钝性分离,分别显露第2~5指的指屈肌腱腱鞘,在距腱鞘入口1cm左右处切开腱鞘,显露屈指肌腱,找到并牵出指浅屈肌腱。在近侧指间关节屈曲位,尽量靠近远侧切断指浅屈肌腱。

3. 将指浅屈肌腱的近侧断端于腱鞘的表面向近侧翻转,在掌指关节屈曲20°~30°位,将断端与腱鞘及指浅屈肌腱缝合(图24-6-24)。

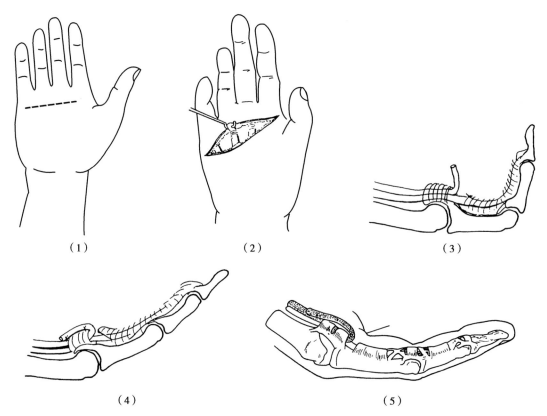

（1）　　　　　　　　　（2）　　　　　　　　　（3）

（4）　　　　　　　　　　　　　（5）

图 24-6-24　指浅屈肌腱滑车悬吊术
（1）切口示意图；（2）牵出指浅屈肌腱；（3）切断指浅屈肌腱；（4）指浅屈肌腱
断端翻转缝合于腱鞘及指浅屈肌腱；（5）掌指关节屈曲 20°～30°位缝合

4. 彻底止血,放回屈指肌腱,逐层缝合切口。

【术后处理】　术后于腕关节和掌指关节轻度屈曲位石膏托固定,4～5 周后去除石膏,开始行主动功能训练。

【注意事项】

1. 切开腱鞘时,一定要保留近侧 1cm 左右的完整腱鞘,否则,不能获得屈掌指关节的效果。

2. 注意指深、浅屈肌腱的区分,不能将指深屈肌腱切断,否则,会影响远侧指间关节的屈曲。

七、拇指对掌功能重建术

（一）小指展肌移位术

【应用解剖】　小指展肌位于小鱼际肌浅层尺侧,起于豆状骨的远侧部分和腕横韧带,斜向远端行走,在第 5 掌指关节处形成两个止点,其近侧止点止于小指近节指骨基底部尺侧,位于浅层的远侧止点止于小指的伸肌腱扩展部,除屈掌指关节、伸指间关节作用外,还能使小指外展和对掌。尺动、静脉穿过腕尺管后,发出肌支至小指展肌,于小指展肌的近侧部分进入。尺神经深支发出小指展肌肌支与动脉伴行,由小指展肌的近侧部分进入。

【适应证】

1. 低位正中神经损伤,或正中神经鱼际支损伤不能修复或者修复后功能无恢复,拇指不能对掌。

2. 鱼际肌损伤后缺损。

3. 先天性发育障碍,鱼际肌缺如。

【麻醉和体位】　臂丛神经阻滞麻醉或全身麻醉。仰卧位,上肢外展置于手术台旁的手术桌上。

【操作步骤】

1. 切口:手部设计两个切口。在小鱼际部弧形切口,近端起自豆状骨近侧,远端到达第 5 掌指关的尺侧缘,并向小指近节侧方延伸。在拇指掌指关节桡背侧作一弧形切口。

2. 在小鱼际切口内,切开皮肤、皮下组织至掌筋膜的深面,并向两侧游离,显露全部小指展肌。

3. 于小指掌指关节和伸肌腱扩展部切断小指展肌的两个止点,可以稍稍多切取一些扩展部腱膜,增加腱性部分的长度,有利于缝合。

4. 提起肌腱,将小指展肌向近侧游离,避免损伤进入小指展肌的神经血管束。在豆状骨切断其起点,小指展肌翻转后经鱼际部皮下隧道将小指展肌止点引至拇指掌指关节切口内。

5. 分别将小指展肌的两个止点缝于拇短展肌止腱和拇指伸肌腱扩展部,在拇指对掌位调整好张力,将起点缝于腕横韧带上,使拇指处于对掌位。缝合手部皮肤切口(图24-6-25)。

【术后处理】 将患肢于轻度屈腕、拇指对掌位用石膏托固定。4周后去除石膏,开始进行对掌运动

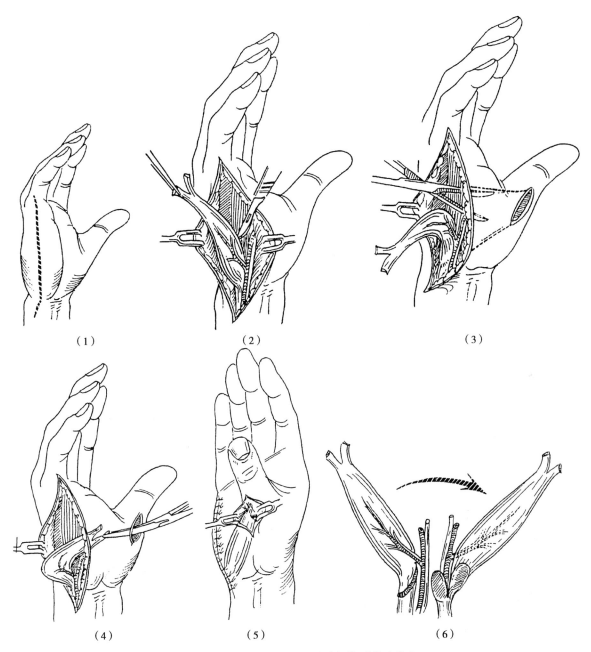

（1） （2） （3）

（4） （5） （6）

图 24-6-25 小指展肌移位重建拇指对掌功能术

（1）切口；（2）分离小指展肌；（3）自小鱼际切口向拇指掌指关节桡侧切口作皮下隧道；（4）、（5）将小指展肌作180°翻转,自小鱼际部经皮下隧道拉至拇指掌指关节桡侧切口；（6）在拇指对掌位下,将小指展肌腱两个止点分别缝于拇短展肌腱及伸腱扩张部上

功能锻炼。防止转位后的小指展肌隆起处受压和碰撞,以免发生小指展肌损伤。

【注意事项】

1. 小指展肌移位后所行走的路线尽量与拇短展肌方向一致,以保证充分发挥对掌功能。

2. 在分离小指展肌时,应注意避免损伤支配该肌的尺神经和尺动、静脉分支,防止肌肉出现缺血性坏死或失神经麻痹,影响手术效果。

（二）掌长肌移位术

掌长肌是3条屈腕肌中力量最小的1条,掌长肌移位后对腕屈曲功能无明显影响。掌长肌与拇短展肌互为协同肌,因此,利用掌长肌移位重建拇指对掌功能是一种较常用的手术方法。

【应用解剖】 掌长肌起自肱骨内上髁屈肌总起点处和前臂肌间隔。肌腹较小,自前臂中段以下移行成腱性结构,腱细长,远端止于腕横韧带,并延续成掌腱膜。掌长肌由肱动脉和尺、桡动脉的肌支所营养。由正中神经支配。

【适应证】

1. 低位正中神经损伤或正中神经鱼际支损伤不能修复,或者修复后对掌功能恢复不满意。

2. 鱼际肌损伤后缺损。

3. 先天性发育障碍,鱼际肌缺如。

【麻醉和体位】 臂丛神经阻滞麻醉或全身麻醉。仰卧位,上肢外展置于手术台旁的手术桌上。

【操作步骤】

1. 切口:由第2、3掌骨头间向近端沿鱼际纹设计S形切口,近侧至腕横纹。在拇指掌指关节桡背侧设计S形切口。

2. 沿手掌部S形切口,切开皮肤至掌腱膜的浅层,向两侧分离皮瓣,显露出掌腱膜的桡侧半,近端至腕横韧带,在掌浅横韧带处横行切断掌腱膜,然后向近端游离至腕横韧带的近侧将两腱条卷缝在一起。

3. 向远端牵拉可以感觉到掌长肌腹的收缩。经皮下隧道将掌腱膜条引至拇指掌指关节切口内。在拇指对掌位将掌腱膜腱条缝于拇短展肌止点和伸肌扩张部(图24-6-26)。

【术后处理】 将患肢于轻度屈腕、拇指对掌位石膏托固定,4周后去除外固定行功能训练。

【注意事项】

1. 游离掌腱膜条时,注意保护手掌皮肤的完整,避免造成皮肤缺血坏死,并注意保护掌腱膜深面的血管神经束。

2. 缝合的掌腱膜止点不能过度偏向掌指关节掌侧和过于靠近远端,否则会造成拇指掌指关节的屈曲。止点过近和偏向背侧会造成拇指掌指关节过伸。

（三）尺侧腕屈肌移位术

【适应证】

1. 正中神经损伤,鱼际肌功能不能恢复,拇指无对掌功能。

2. 鱼际肌损伤无功能。

3. 先天性发育障碍,鱼际肌缺如。

【麻醉和体位】 臂丛神经阻滞麻醉或全身麻醉。仰卧位,上肢外展置于手术台旁的手术桌上。

【操作步骤】

1. 切口:在前臂腕上沿尺侧腕屈肌方向设计短直线切口,长约5~6cm。在拇指掌指关节桡背侧,以掌指关节为中心设计S形切口。

2. 在前臂腕上切口内,显露尺侧腕屈肌腱,向远端游离至豆状骨止点处,将其切断备用。在拇指掌指关节处切口内显露拇指伸肌扩展部和拇短展肌止点。

3. 沿拇短展肌行走方向作一皮下隧道,与两切口相通。取掌长肌肌腱10cm左右,一端与尺侧腕屈肌腱缝接,另一端经皮下隧道引至拇指切口处。在拇指对掌位,张力调整恰当后,与拇短展肌止点或掌

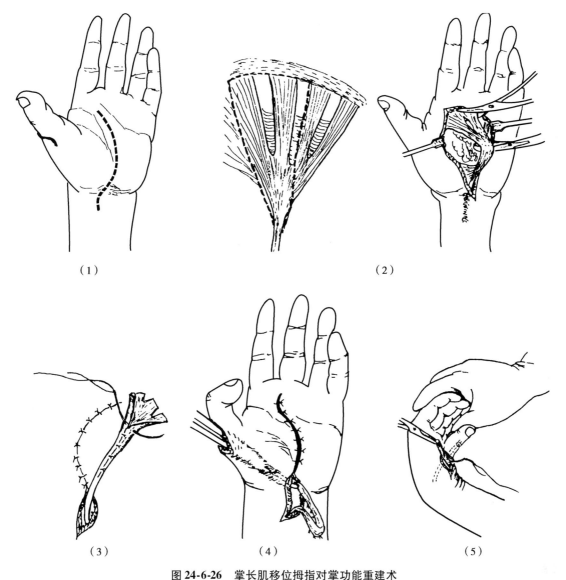

（1）　　　　　　　　　　　　（2）

（3）　　　　　（4）　　　　　（5）

图 24-6-26　掌长肌移位拇指对掌功能重建术
（1）切口示意图;（2）显露并切取掌腱膜桡侧半部分;（3）缝卷掌腱膜;
（4）将掌腱膜条引至拇指掌指关节切口内;（5）重建掌腱膜止点

指关节桡侧关节囊缝合,远端再缝于伸肌扩张部(图 24-6-27)。

【**术后处理**】　术后将患肢于轻度屈腕和拇指对掌位石膏托固定,4 周后拆除外固定开始功能锻炼。

【**注意事项**】

1. 游离尺侧腕屈肌腱时防止损伤与其紧邻的尺神经和尺动脉。

2. 尺侧腕屈肌腱不能过多的向近端游离,否则对掌的力线就会改变,影响手术效果。

3. 皮下隧道不能太宽,尤其是腕尺侧处,否则就需要重建滑车。

（四）拇长展肌移位术

拇指对掌功能重建可以根据患者的条件选择,任何一条较好的肌肉都可以作为动力肌用来恢复其功能。拇长展肌也是常用动力肌之一。

【**应用解剖**】　拇长展肌位于旋后肌深面,起自前臂中下段尺、桡骨和骨间膜,前臂远端移行成腱性结构,与拇短伸肌腱一起斜行跨过桡侧腕伸肌,经腕背支持带所构成的桡侧第 1 个鞘管,止于第 1 掌骨基底部的桡背侧。其作用是牵拉第 1 掌骨斜向桡背侧,稳定第 1 掌骨基底,便于拇指充分外展。拇长展肌的血供来自骨间背侧动脉及其伴行静脉。拇长展肌由桡神经支配。桡神经深支穿旋后肌后,发出分支至包括拇长展肌在内的前臂伸肌群。

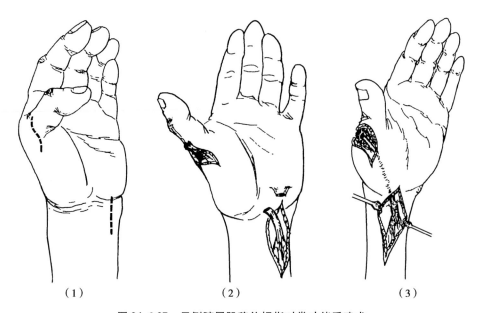

图 24-6-27 尺侧腕屈肌移位拇指对掌功能重建术
(1)切口示意图;(2)显露拇短展肌止点和伸肌扩张部,切断尺侧腕屈肌止点;
(3)移植掌长肌腱延长尺侧腕屈肌,并重建止点

【适应证】

1. 正中神经损伤,拇指对掌功能不能恢复者。

2. 鱼际肌损伤后缺损。

3. 先天性发育障碍,鱼际肌缺如。

【麻醉和体位】 臂丛神经阻滞麻醉或全身麻醉。仰卧位,上肢外展置于手术台旁的手术桌上。

【操作步骤】

1. 切口:第 1 掌指关节桡背侧设计 S 形切口。腕横韧带近侧沿掌长肌设计纵向切口长约 5 ~ 6cm。在腕背近端桡侧设计一纵向切口;第一掌骨基底部桡背侧设计一小横切口。

2. 在桡背侧切口内,显露拇长展肌,并将肌腱游离,于第 1 掌骨基底部横切口内找到并切断拇长展肌止点,从腕背纵切口内将其抽出。

3. 在前臂远端纵切口内,显露并游离掌长肌腱。在距腕横韧带约 4cm 左右处切断掌长肌腱,远侧部分制成一腱环。近侧部分取长 10cm 左右备用。

4. 在第 1 掌指关节切口内,显露掌指关节囊和伸肌扩张部。拇长展肌从背侧切口经皮下隧道和桡侧腕屈肌深面引至掌侧切口内,与掌长肌腱缝接,将掌长肌腱的另一端穿过腱环,经鱼际部皮下隧道引至掌指关节切口内。

5. 于轻度屈腕、拇指对掌位,调整好张力与掌指关节桡侧关节囊和伸肌扩张部缝合(图 24-6-28)。

【术后处理】 将患肢于轻度屈腕、拇指对掌位石膏托固定,4 周后拆除石膏开始功能训练。

(五) 环指指浅屈肌移位术

【适应证】

1. 正中神经损伤,拇指对掌功能不能恢复者。鱼际肌损伤后缺损或先天性缺如。

2. 屈指肌腱肌力正常。

【麻醉和体位】 臂丛神经阻滞麻醉或全身麻醉。仰卧位,上肢外展置于手术台旁的手术桌上。

【操作步骤】

1. 于环指近节指骨尺侧作一约 2cm 的切口,在保护神经血管束的情况下,切断环指指浅屈肌腱的两侧头。

2. 于前臂远端掌侧作一弧形切口,显露环指指浅屈肌腱,并将其从腕部抽出,予以保护备用。

3. 显露尺侧腕屈肌腱,于其远端分离切取一肌腱条,将其缝合形成一滑车。

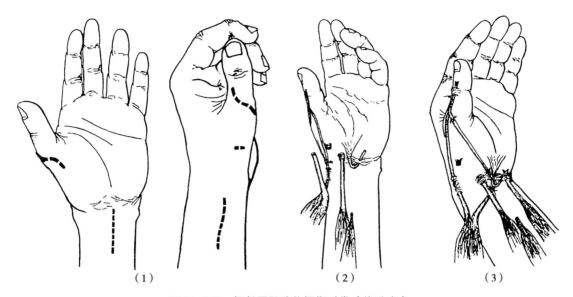

图 24-6-28　拇长展肌移位拇指对掌功能重建术
（1）切口示意图；（2）切断拇长展肌，由近端抽出；（3）移植掌长肌
延长拇长展肌，穿过腱环重建止点

4. 于拇指的桡背侧作 S 形切口，显露拇短展肌附着部。

5. 将环指指浅屈肌腱绕过滑车，通过皮下隧道。于拇指对掌位与拇短展肌附着部编织缝合（图 24-6-29）。止血后缝合切口。

【术后处理】　将患肢于轻度屈腕、拇指对掌位石膏托固定，4 周后拆除石膏开始功能训练。

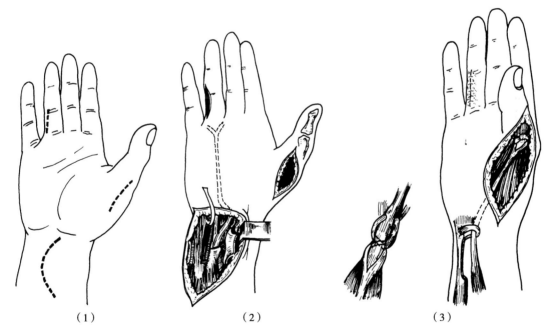

图 24-6-29　无名指指浅屈肌转移重建拇指对掌功能
（1）切口；（2）用尺侧腕屈肌做腱纽切取无名指指浅屈肌腱；（3）将无名指指浅屈肌腱穿过腱纽与拇短展肌缝合

（康皓　洪光祥）

第六篇 脊柱外科

主编 邱贵兴

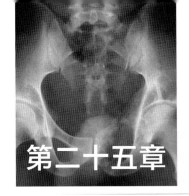

第二十五章　枕颈部疾患

第一节　枕颈部畸形

按区域的不同,颈部畸形可分为枕颈部畸形和下颈椎畸形。本节介绍枕颈部畸形。

一、枕颈部畸形

枕颈部(指枕骨大孔、寰椎、枢椎)的畸形可因先天性或发育异常及后天疾患所引起。

先天性骨与关节异常比较常见的为:颅底凹陷、寰椎枕化(即先天寰枕融合)、齿突发育不良、Klippel-Feil 综合征、Chiari 畸形、Down 综合征等。在早期常常没有临床主诉,随着年龄的增长或轻微创伤而逐渐或突然发生寰枢关节脱位,导致神经受压、椎-基底动脉供血不足和上颈椎后凸畸形。这些常常需要外科治疗。

一些后天性疾病也可以导致寰枢关节脱位或颅底凹陷。例如累及上颈椎的类风湿病,由于关节与骨结构破损引起寰枢侧块关节塌陷,齿突上移。创伤引起的寰椎骨折、横韧带损伤、齿突骨折等,也可能产生寰枢关节不稳或脱位。寰枢椎的结核或肿瘤等骨关节疾病可以导致骨关节结构破损并出现病理性寰枢关节脱位。

综上所述,引起枕颈部畸形的原因不外先天性、发育性或后天性疾病或创伤。尽管外观上可见枕颈后凸畸形、斜颈等,但引起临床问题的病损主要为寰枢关节不稳定或脱位,颅底凹陷与上颈椎后凸畸形。引起畸形的原因不同,其治疗方法也有所不同,然而其外科治疗的原则,即复位、减压、矫形与重建稳定却是相同的。本节以外科治疗为线索,概括介绍枕颈部畸形的治疗。

二、寰枢关节脱位的分类

从外科治疗的角度,寰枢关节脱位可以分为可复性与难复性两类,据此制订不同的治疗方式。前者包括寰枢关节不稳定(指由动力位 X 线片可以判断寰枢关节获得复位)以及经颅骨牵引可复位的一类病例;后者指经过颅骨牵引等措施不能复位的病例。

可复性寰枢关节脱位一般可采取复位、寰枢关节融合或枕颈融合。复位后多数病例的脊髓压迫可以得到解除,尤其腹侧。少数合并寰椎枕化或颅底凹陷的病例,在复位后枕大孔后缘仍存在脊髓背侧受压者,可能还需要枕大孔周围切骨减压。但是切骨减压的范围不宜过宽过大,否则会影响植骨融合。

难复性寰枢关节脱位。一般病史长久,寰枢关节关节前面的关节囊、韧带、肌肉等挛缩,甚至侧块关节变形,颅骨牵引亦不能复位。外科治疗有两种方法:一是前路减压(多数作者主张经口咽前路减压;晚近亦有经鼻腔内镜减压的报道),或在必要时附加后路减压,枕颈融合术;二是经口前路松解,牵引复位,施行寰枢关节融合或枕颈融合术。

三、常用手术方法

（一）牵引复位，头环背心外固定，寰枢椎后弓表面颗粒状植骨融合术

1. 适应证　可复性脱位，寰枢椎后弓完整，尤其适合儿童患者。

2. 手术步骤　术前枕颌带或头环牵引复位，复位后安装头环背心固定，以维持寰枢关节解剖复位。在外固定下，气管插管全身麻醉，或局部浸润麻醉。俯卧位，枕颈区后入路（参见第九章第一、二节）。显露 $C_1 \sim C_2$ 后弓的后侧表面，并用气动或电动磨钻将该表面磨粗糙。自髂后上棘下方背侧取髂骨松质骨 20～30g，修剪成颗粒，移植于 $C_1 \sim C_2$ 后弓的表面。置负压引流管关闭切口。

3. 手术操作要点　术中植骨前需经 C 形臂机透视，以确定寰枢关节处于复位状态。显露时枕骨不需要骨膜下剥离，植骨只限寰枢椎后弓区以免发生颈枕融合。

4. 术后处理　继续头环背心外固定。术后 24 小时拔除引流，并可以离床活动。定期随诊，以观察和解决头环背心松动、压疮。儿童手术后 8～12 周，成人 12 周左右拍上颈椎 X 线片和重建 CT，如果已形成骨性融合可拆除头环背心，改颈围领制动 3～4 周。

5. 优缺点　本方法利用术前复位，外固定，避免了术中复位与内固定。因此，操作简单，安全，损伤小，出血少。颗粒状表面植骨接触面大利于愈合。骨性融合率 93.4%。然而，头环背心外固定持续 2～3 个月，患者感觉不方便，并且容易松动，需及时调整（图 25-1-1～图 25-1-3）。

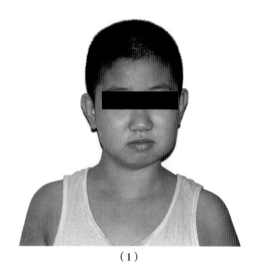
（1）

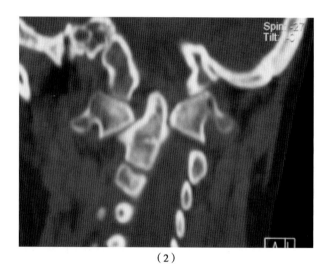
（2）

图 25-1-1　12 岁男孩，寰枢关节旋转固定性脱位
（1）术前外观；（2）术前重建 CT

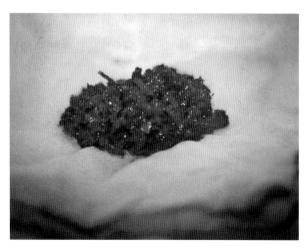

图 25-1-2　髂后上棘下方取松质骨，修整为颗粒植骨

（二）寰枢椎后弓钢丝固定，后弓间植骨融合术（Brooks-Genkins 手术）

1. 适应证　可复性寰枢关节脱位，但是寰枢椎后弓完整。

2. 手术步骤　颅骨牵引，气管内插管全身麻醉。俯卧位，颅骨牵引下头颈屈曲置头架之上。颈枕区后入路（参见第九章第二节），显露 C_1 和 C_2 后弓。分别游离 C_1 与 C_2 两侧椎弓的上、下边缘与深面，形成钢丝通道。将钛缆（或者适当长度的双股 30 号钢丝），由 C_2 椎弓下缘或 C_1 椎弓上缘已剥离形成的通道口进入，经过硬膜外腔，绕过 C_1 和 C_2 椎弓（图 25-1-4）。在髂后上棘的

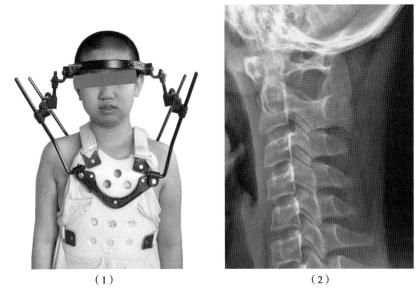

（1）　　　　　　　　　　　　　（2）

图 25-1-3　牵引复位后,行头环背心外固定、寰枢椎后弓表面颗粒状植骨融合术
（1）术后外固定;（2）术后 10 周侧位 X 线片显示骨性连接

外下部,取髂骨。将取下的骨块,修正为适当大小的楔形。分别镶嵌在 $C_1 \sim C_2$ 两侧的椎弓之间。在寰枢关节复位的情况下,分别在植骨块的背侧拧两侧的钛缆或钢丝（见图 25-1-4）。冲洗伤口,逐层缝合,关闭伤口。

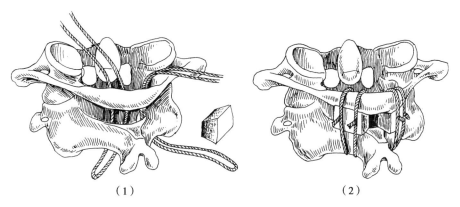

（1）　　　　　　　　　　　　　（2）

图 25-1-4　Brooks 手术丝线引导在寰、枢后弓深面穿钢丝（1）与术后观（2）

手术操作要点:显露 C_1 后弓时,在 C_1 后结节两侧分别在 1.5～2.0cm 以内,过宽时需注意避免损伤椎动脉。穿钛缆或钢丝时小心操作（见图 25-1-4）,可使用动脉瘤针与丝线作引导。锁紧钛缆或拧紧钢丝时应先确定寰枢关节已获得复位。

3. 术后处理　头颈胸石膏或头环背心外固定 2～3 个月。

4. 优缺点　Brooks 手术是 Gallie 手术的一种改进,提高了融合率,但操作较复杂,脊髓损伤的危险较高。固定强度虽然比 Gallie 技术有所提高,但其抗滑移与抗旋转的强度仍较差,所以术后仍需外固定。目前此种术式已经不常用,可以作为一种备用术式。

（三）　后路经寰枢侧块关节固定融合手术（Magerl 手术）

1. 适应证　各种原因引起的可复性脱位,或难复性脱位经口前路松解、牵引可获得复位的病例（经口前路松解术本节后文介绍）,并且 C_1 与 C_2 侧块完整。

2. 手术步骤　气管插管全身麻醉后,在颅骨牵引下,置俯卧位,将头颅置于头架上。Mayfield 头架固定头颅,使颈椎处于后凸状态,便于安置螺钉。自枕骨粗隆至 C_5 棘突后正中切口,切开皮下与项韧带,将枕下小肌群由中线分开,骨膜下剥离显露 C_1、C_2、C_3 椎板与 $C_1 \sim C_2$,$C_2 \sim C_3$ 两侧侧块关节。切断 C_2 椎板与侧块交界处上、下缘之黄韧带,可发现该交界线为椎管之外侧壁,也是 C_2 峡部的内侧边界。在该边界向外 2mm 与 C_2 侧块下缘之上 3mm 处为螺钉进针点(图 25-1-5-(1))。也可以将 C_2 神经根及血管丛挑起,显露出枢椎椎弓峡部的上面及枢椎上关节面后缘,将 C_2 下关节突与椎板交界部的下缘作为穿刺点。

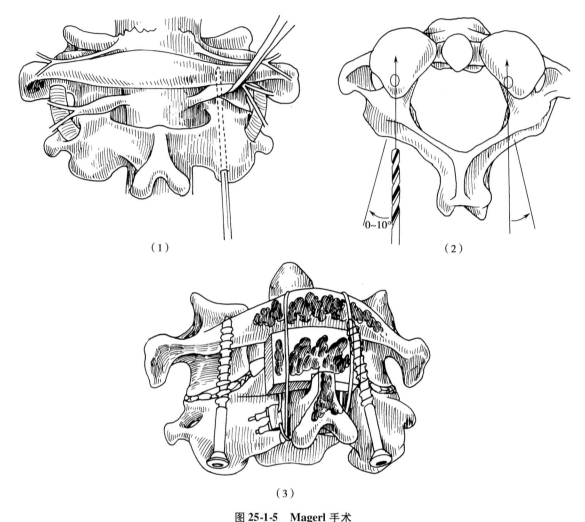

（1）

（2）

（3）

图 25-1-5 Magerl 手术
(1)、(2)中螺丝的进钉方向;(3)寰枢椎后弓间植骨与固定

    确定进针点之后,可用巾钳夹住 C_2 棘突向前轻轻推压(指寰椎前移位的病例),或向后轻拉 C_1 后弓,以获得复位。寰椎后移位则采用相反方向复位。X 线透视证实复位满意。

    在维持复位的情况下,用 2.5mm 直径骨钻在进针点钻孔。钻孔向头,略向前倾,并严格沿矢状面方向,应经过 C_2 峡部、椎弓根,进入 C_2 侧块。侧位应尽量压低手锥的手柄,使锥尖由枢椎上关节面的后 1/3 部穿出。并经 C_1 侧块后半部向头,指向 C_1 前结节(侧方投影)达到 C_1 侧块上关节面皮质骨下。钻孔的过程应在正、侧面 X 线透视的监测下进行。双侧钻孔。确定无误后,用 3.5mm 丝锥攻丝。根据测定孔道长度选用 3.5mm 螺钉拧入。

    左、右各安置一枚螺钉固定之后,在寰枢椎后弓之间植入骨块,并用钢索或钢丝将植骨块与 $C_1 \sim C_2$ 后弓固定(图 25-1-5)。或者将 C_1、C_2 后弓后表面去皮质骨化,然后用颗粒状松质骨,或火柴棒状骨做表面植骨。前者因钢丝与植骨块固定增加了寰枢椎间整体固定强度,融合率很高,但操作繁琐,有时增加了操作困难。后者大大简化了操作步骤,虽然固定强度有一定程度的减少,但螺钉固定强度是可以满足骨融合的要求,其融合率并未降低。

3. 手术中操作要点与可能发生的问题

（1）为确保钉道的位置与方向正确,钻孔的过程应在正位与侧位的 X 线透视监视之下进行,尤其遇阻力时应做透视检查。钻入偏外可能伤及椎动脉,偏内可进入椎管,所以必须在矢状方向,不可向内或外偏斜。钻入 $C_1 \sim C_2$ 侧块之间时,可打开 $C_1 \sim C_2$ 侧块后侧关节囊,观察钻头的位置与方向。在钻头由 C_2 侧块进入 C_1 侧块时 $C_1 \sim C_2$ 应处于复位状态。

（2）为保证钻孔在冠状面上向前倾斜,钻的尾端与操作把手必须尽量压低、贴近下颈椎的后侧面。因此,有时需在切口下方另做一小切口。钻头从该切口穿入,达 C_2 侧块后面的进针点,为此需要一工作套管从另外的切口插入,以保护钻头不被软组织缠绕(图 25-1-6)。此处的操作要点是使锥尖由枢椎上关节面的后 1/3 部穿出,以保证螺钉进入寰椎侧块时把持足够的骨质。

（3）如果进针点选择不当,或进针方向过浅,螺钉可能固定不牢。

（4）术前必须确定 C_1、C_2 侧块无解剖缺陷。术中发现缺陷时,或钉道错误时,应及时改用其他固定方法。

（5）术中如损伤椎动脉,应适当显露椎动脉,结扎并改变另外的固定方法。如钻孔出血为静脉出血,拧入螺钉后可止血。如出现脑脊液漏,则应修补。

4. 术后处理

（1）清醒后拔除气管插管,注意观察咽喉是否有水肿。

（2）该术式坚强,术后可不用外固定。若顾虑螺钉位置不佳或固定不牢,采取外固定的时间不宜过长,以免发生寰枕关节或 $C_2 \sim C_3$ 关节的融合(颗粒状植骨时)。

5. 优缺点　Magerl 手术置钉需要下颈椎保持后凸状态,故不适合下颈椎过度前凸或鹅颈畸形的患者。术中一旦完成穿刺,寰枢关节对位关系即固定于此,试图调整钉道是极为困难的。

（四）后路寰椎侧块螺钉结合枢椎椎弓根螺钉固定术

1. 适应证　C_1 与 C_2 侧块完整的可复性脱位,或难复性脱位经口松解与牵引后获得复位的。

2. 手术步骤　麻醉、体位和显露途径同上。要求充分显露 $C_1 \sim C_2$ 两侧-侧块关节的背侧面。

（1）寰椎侧块螺钉的植入:显露 C_1 后弓与 C_1 侧块背面的连接处。在该处用磨钻磨去少许皮质骨,即进针点,用手锥由此刺入,沿 C_1 侧块长轴轻轻刺入侧块,深度 $26 \sim 30mm$。然后用丝锥攻丝。选择适当长度的螺钉拧入。

（2）C_2 椎弓根螺钉的植入:显露 C_2 峡部的上面与内侧面(椎管外侧壁),在 C_2 下关节突根部中点为穿刺点(图 25-1-7)。攻丝后植入螺钉。X 线透视观察螺钉位置与方向。选择适宜长度钛板,并根据螺钉、寰枢关节的位置适当预弯。与螺钉连接,并分别用螺帽将钉板固定。透视确认寰枢关节获得解剖复位。若未达解剖复位,则可以将钛板取下调整,直至解剖复位。

在髂后上棘的下方取髂骨松质骨。磨钻将寰枢椎后弓的后表面去皮质骨。做后弓后表面植骨。置负压引流管。关闭伤口。

3. 操作要点与可能发生的问题

（1）术前必须确认 C_1 与 C_2 侧块形态与骨结构正常,至少钉道周围的骨结构是以承受固定所需的强度。术前行重建 CT,了解椎动脉与 C_2 椎弓根的关系。C_2 椎弓根骨结构畸形以及"椎动脉高跨"者(指椎动脉在 C_2 椎弓根下方走行时,椎动脉的球顶部向上侵占骨质,造成 C_2 椎弓根骨质菲薄)不宜选择 C_2 椎弓根固定。

（2）显露 C_1 后弓与侧块时,以及 C_2 椎弓根穿刺过程中注意保护椎动脉。

（3）切开寰枢关节后侧关节囊与韧带,C_2 椎板上缘至黄韧带可以看到侧块关节与椎管外侧壁。此处要认真确定 C_2 峡部、椎弓根与椎管、关节面的关系。

（4）显露侧块关节时勿伤 C_2 神经。

（5）锁紧钛板螺钉之前须经 X 线透视,确认寰枢关节处于复位状态。

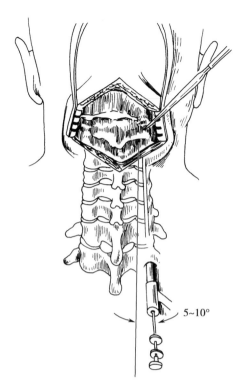

图 25-1-6 经皮下隧道 Magerl
置钉示意图

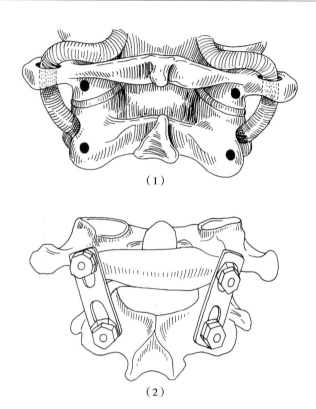

图 25-1-7 寰椎侧块螺钉结合枢椎椎弓根螺钉固定术
(1)C_1 侧块、C_2 椎弓根进钉点;(2)螺钉接骨板后面观

4. 术后处理 术后可早期离床活动,不需要外固定(图 25-1-8、图 25-1-9)。

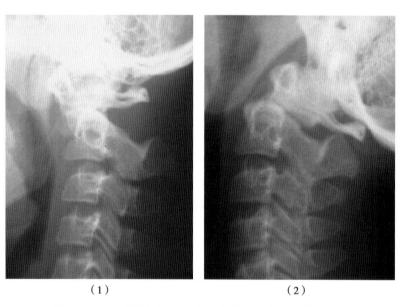

图 25-1-8 齿突不连患者,术前 X 线片显示寰枢关节不稳定
(1)屈曲位寰椎前移位;(2)仰伸位寰椎后移位

（五）C_2 椎弓根螺钉、枕颈接骨板固定术

枕颈固定与融合术较多采用后路方法。后路枕颈固定方法有多种。由于脊柱固定技术的进步,当前较多地采用接骨板内固定。它不仅适用于枕寰枢区域的稳定重建,也适用于枕颈与下椎的稳定重建。下面介绍 C_2 椎弓根螺钉、枕颈接骨板固定术。

1. 适应证 合并先天性寰枕融合的寰枢关节脱位;寰枢关节脱位经口前路减压,或前、后路减压术

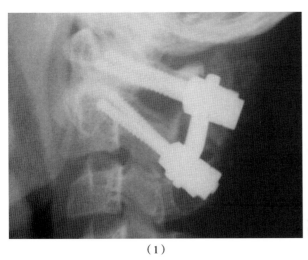 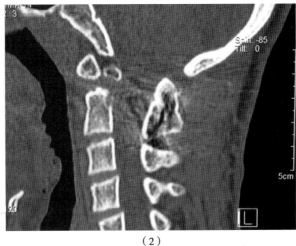

（1）　　　　　　　　　　　　　　　　　　　　　（2）

图 25-1-9　齿突不连、寰枢关节不稳定

（1）寰椎侧块螺钉结合枢椎椎弓根螺钉固定术后侧位 X 线片；（2）术后 3 个月 CT 显示后弓植骨已经融合

之后；因肿瘤、创伤、结核或类风湿病 C_1 与 C_2 骨结构破损严重，寰枢固定不能施行，或不能满足重建稳定的要求时。

2. **手术步骤**　全麻后置于俯卧位，在颅骨牵引下将头颅置于头架上。在此过程中应保护头颈的稳定并始终维持颅骨牵引以免脊髓损伤。

后正中切口，显露枕骨后侧面与枕大孔后缘、C_1 与 C_2 椎弓，两侧达侧块关节外侧边缘（参见第九章第二节）。

在 C_2 下关节突根部中点进针，安置 C_2 椎弓根螺钉。侧位 X 线透视，确定螺钉位置与复位情况。用弧形接骨板预弯，使接骨板屈度和板面与枕骨面良好贴合。将接骨板与 C_2 椎弓根螺钉连接，不要锁紧螺母。使接骨板头端第一孔在枕骨嵴与上项线连接处并在该处钻孔，拧入螺钉固定。依次固定接骨板之第二、三孔。透视确认寰枢关节解剖复位，然后拧紧 C_2 椎弓根螺钉的螺母（图 25-1-10、图 25-1-11）。

固定完成后，冲洗伤口。将枕骨后侧面与 C_2 椎板棘突去皮质骨，做表面颗粒状植骨。放置引流，关闭伤口。

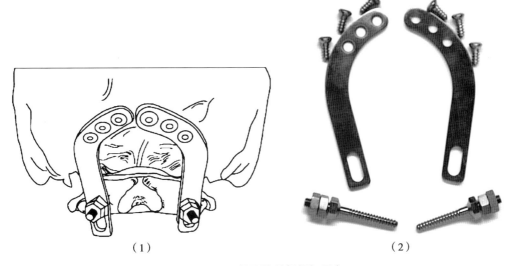

（1）　　　　　　　　　　　　　　　　　　　　　（2）

图 25-1-10　枕颈接骨板螺钉固定

（1）经 C_2 椎弓根螺钉与枕骨螺钉固定弧形接骨板置入后，后面观；（2）置入前的接骨板与螺钉

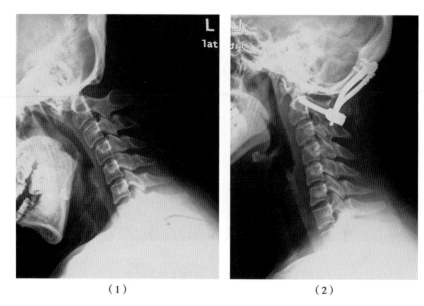

（1）　　　　　　　　　　　　　（2）

图 25-1-11　枕颈接骨板固定前（1）、术后（2）侧位 X 线片

3. 操作要点与可能发生的问题

（1）枕骨由枕外粗隆向下为枕骨嵴,向两侧横向有最上项线、上项与下项线,均为向内突起的骨嵴,骨质较厚。枕骨翼大部分骨质较薄。接骨板在枕骨需有三孔螺钉固定。钉孔在较厚的部位不要求穿透内面皮质,在较薄的部位不要进钉过深。

（2）弧形接骨板与 C_2 椎弓根螺钉固定系统,借助接骨板屈度在固定接骨板的枕骨端时有一定向后牵拉的复位作用。

（3）预弯接骨板应耐心细致,务必使枕骨段接骨板与枕骨表面良好贴合。

4. 术后处理　围领制动 3 周,尽早离床活动。

（六）借助枢椎椎板螺钉的寰枢椎固定术

1. 适应证　①枢椎水平椎动脉走行位置偏内,侧位见"椎动脉高跨"（定义见上文）,椎动脉位于螺钉的行程中;②C_2 椎弓根骨结构畸形,如 $C_{2,3}$ 先天融合等;③Magerl 术或 C_2 椎弓根螺钉植入手术失败时的补救手术。

2. 手术操作步骤　体位、显露与寰椎侧块螺钉的植入方式同（四）。在枢椎棘突与椎板延续处,用高速磨钻将进钉点的骨皮质磨出一个孔洞,用 2.0 直径的手锥在椎板的髓腔内钻入,锥尖尽量贴近浅层皮质。用小球头探子试探,如果孔道的底部是实的,说明未穿破深层骨皮质,钉道可用。将直径 3.5 或 4mm、长度 24~28mm 的多轴螺钉拧入。在对侧以同样的方式安置枢椎椎板螺钉,注意避开先植入的螺钉。连接寰枢椎螺钉并锁紧。寰椎后弓与枢椎棘突小心去皮质骨,做表面颗粒状植骨。放置引流,关闭伤口（图 25-1-12）。

3. 手术操作要点

（1）由于寰、枢椎的螺钉方向差别很大,所以只能使用多轴螺钉、钛棒固定。

（2）在枢椎的表面处理植骨床时,避免过多去皮质,以防螺钉松动。

4. 术后处理　颈围领固定 4~6 周。多轴螺钉的把持力有限,必要时加用头环背心外固定。

5. 优缺点　该术式在骨畸形、椎动脉高跨或椎弓根螺钉植入失败等特殊情况下可以作为备用术式。缺点是椎板螺钉的把持力有限,无法利用其复位,或术后需要加用头环背心。另外,椎板螺钉的尾部连接切迹较高,会遮盖部分植骨床。

（七）经口颅椎区腹侧减压术

口腔径路有两种:一种是比较简单的,只在咽后壁切开用自动拉钩将软腭与舌拉开的方法;另一种较复杂,包括经舌与下颌骨切开,经腭切除,或经上颌骨途径。后者损伤大,并发症多,适用于病变广泛

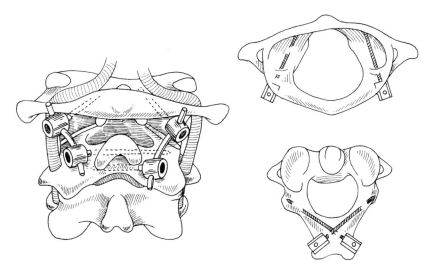

图 25-1-12　借助枢椎椎板螺钉的寰枢椎固定术(分别为后、上面观)

的病例。本节介绍简单的经口减压术。

1. 适应证　脑干和高位脊髓腹侧的病理性压迫均可以采用此种减压方法。常见为难复性寰枢关节脱位、颅底凹陷症。颅椎区畸形或陈旧性 C_2 齿突骨折等可能出现这种情况。其次 C_1 或 C_2 或斜坡部位肿瘤、结核、类风湿病等也会出现该部位腹侧压迫。

2. 手术操作步骤

(1) 术前口咽腔准备:先行口腔洁净术,清除牙垢。每日用抗菌溶液含漱数次。咽拭子培养无致病菌生长。

(2) 麻醉:经鼻导管插管,或气管切开插管全身麻醉。有时因手术操作所致舌与咽喉部水肿严重,术后经鼻气管插管拔除时间需根据消肿情况而定。

(3) 体位:仰卧位,头颈略后伸。头部固定于头架上,或用头环背心(术中可拆除前方的两根立柱)。头颅的固定很重要,尤其寰枢关节不稳定的病例。

(4) 口腔、咽腔与鼻腔充分冲洗与消毒之后,安装自动拉钩,显露咽后壁(图 25-1-13)。

(5) 示指触摸 C_1 前结节。自 C_1 前结节上方起,沿中线切开黏膜与咽缩肌,达 C_3 椎体上部。用双极电凝仔细止血。将咽缩肌向两侧分别拉开,可见颈长肌与前纵韧带。切断 C_1 前结节附着的颈长肌。自前结节向侧方将 C_1 前弓做骨膜下剥离,达两侧-侧块内缘。尽可能用骨膜下剥离的方法显露 C_2 椎体前的骨面。

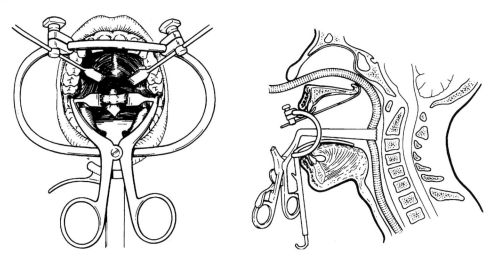

图 25-1-13　经口齿状突切除减压的显露

（6）用电动或气动磨钻，切除 C_1 前弓、齿突等骨性致压物。然后，分离与清除致压的 C_1 横韧带、翼状韧带与瘢痕组织，充分显露腹侧硬膜，至硬膜囊完全膨起。

（7）冲洗伤口，检查有无硬膜破损与脑脊液外流。然后，分层间断缝合咽缩肌、黏膜。经鼻放置鼻饲胃管。根据需要尚可经鼻放置导尿管，以便于术后吸除伤口处口腔分泌液，与间断注入抗生素溶液。

（8）清醒后可拔除气管插管。如果咽部或舌部水肿严重，可延缓拔管。

术中、术后继续给予抗生素（经口手术为Ⅱ类切口，建议应用广谱抗生素并联用甲硝唑）。静脉应用地塞米松 20mg/d，术后持续 3～5 天。

术后第 2 天，鼻饲维持营养。根据伤口愈合情况决定胃管拔除时间，一般 5～7 天。

术后应继续颅骨牵引，或头环背心固定。多数病例需同期或二期枕颈融合术。

3. 手术要点与可能发生的问题

（1）术前应仔细检查患者，估计开口所能达到的最大限度。难复性寰枢关节脱位可能伴严重的后凸畸形，不仅张口受限，病灶显露也很差。

（2）预防伤口感染至关重要。术前严格进行口腔准备，术中操作轻柔，避免软组织挫灭性损伤，术中、术后给予预防性抗生素都是重要措施。

（3）蛛网膜下腔感染是严重的并发症，术中一旦发现硬膜破损，或做了硬膜内操作，应仔细缝合或用筋膜片修补。术后一旦出现脑脊液漏，可根据具体情况做手术修补，或腰椎蛛网膜下腔置管引流，并给予抗生素，预防蛛网膜下腔感染。

（4）术后伤口裂开是常见的并发症。术中减轻软组织挫伤，咽缩肌与黏膜分层间断缝合紧密很重要。术后口腔护理与鼻饲都是重要的预防措施。

（八）经口松解复位治疗难复性寰枢关节脱位

1. 适应证难复性寰枢关节脱位。

2. 麻醉、手术体位与显露途径（参见第九章第一节）。

3. 手术操作

（1）在麻醉、颅骨牵引与体位摆放完成之后，用开口拉钩将口张开。采用碘伏溶液充分清洗与消毒口腔、咽腔与鼻腔。在上、下两排牙齿或齿龈（牙齿缺如时）放置纱布垫。最大限度地牵开上、下颌，然后用舌拉钩从舌根部将舌向下拉开。用带曲度的拉钩将腭垂与软腭向上拉开，此时可充分显露咽后壁。如果鼻咽后壁显露不满意，或者需要充分显露侧块关节，增加纵切口长度，必要时可切开软腭，并以自动拉钩将软腭向两侧拉开。

（2）在咽后壁纵行切开黏膜与咽缩肌。在该肌深面向两侧钝性剥离，显露 C_1 前结节前弓，以及 C_1 两侧块的前下面。切断或部分切除附着于 C_1 前结节颈长肌，并沿 C_1 前弓的前下缘向两侧松解，可达 C_1 侧块前下缘，或切开寰枢侧块关节之前侧关节囊、松解关节内瘢痕与粘连。术中维持颅骨牵引（北京大学第三医院逾 500 例松解术的经验显示，1/6 体重的牵引是安全的）。经过上述松解后透视，大部分病例可以获得复位。若复位不足，则可以切除寰椎前弓的下缘，切断齿突翼状韧带与齿突尖韧带作进一步松解，以求解剖复位。当侧位 X 线透视显示脱位已获得完全纠正时，充分止血（用双极电凝），冲洗伤口，关闭伤口。

（3）松解、牵引复位之后，行一期后路寰枢关节固定融合手术。方法见上文。

4. 手术要点与可能发生的并发症

（1）严重的 C_1 前脱位，其侧块下缘过度增生，虽然松解软组织也不能复位。此时可切除 C_1 侧块前下缘部分骨质，完全松解侧块关节以利复位，但应小心椎动脉因 C_1 旋转而变位，容易受损。

（2）松解复位时应避免用力过大、过猛，以避免脊髓损伤。

（3）松解复位后，务必在牵引下由仰卧改为俯卧位，以免此过程中加重脊髓损伤。

（4）术后处理：加强口咽腔护理，禁食 5～7 天，鼻饲维持营养。术中、术后继续给予抗生素（经口手术为Ⅱ类切口，建议应用广谱抗生素并联用甲硝唑）。静脉应用地塞米松 20mg/d，术后持续 3～5 天。

（5）说明：经口减压、枕颈融合是治疗难复性寰枢脱位、颅底凹陷症的传统方法。据报道该方法对脊髓功能改善有较好效果,但不能矫正上颈椎后凸畸形,手术并发症较多,硬膜破损容易发生蛛网膜下腔感染。经口松解牵引复位术,操作简单安全,并可以矫正后凸畸形。然而松解复位后,C_1仍然存在前脱位的势能,需要一期采用坚强的内固定方法(图 25-1-14)。

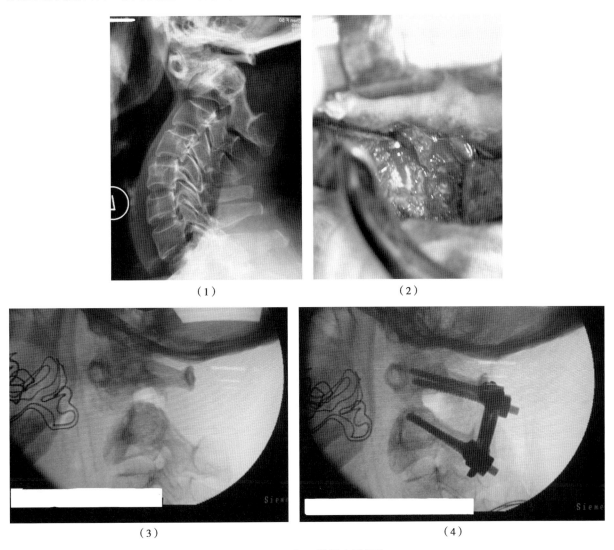

（1）　　　　　　　　　　　　　　　　　（2）

（3）　　　　　　　　　　　　　　　　　（4）

图 25-1-14　经口松解牵引复位
(1)寰枢关节难复性脱位(寰椎前移位);(2)寰枢之间经口软组织松解,图片显示刮匙钩住枢椎体;
(3)牵引下 C_1 与颅骨向上、后移位;(4)结合钉板固定达到解剖复位

（刘忠军）

第二节　颈椎病及颈椎间盘突出症

一、常用的手术方式

（一）颈前路椎间盘切除融合术

【适应证】

1. 脊髓型或神经根型颈椎病诊断明确,经规范保守治疗无效,症状和体征无缓解。

2. 脊髓型或神经根型颈椎病,临床上症状和体征进行性加重,或在短期内急性加重。

3. 颈椎病基础上受轻微外伤或无明显诱因,导致四肢瘫痪或严重神经功能障碍。

4. 脊髓和神经根受压的混合性颈椎病,症状严重,影响生活和工作者。

5. 颈椎椎间盘突出合并明显脊髓压迫症状者。

【禁忌证】

1. 全身情况差,或合并有重要脏器疾患,或精神病病史,不能承受麻醉或手术创伤。

2. 颈椎病病程长,出现肌肉萎缩、关节僵硬,出现脊髓实质损害严重,术后难以获得神经功能恢复。

3. 有肢体疼痛,感觉、运动功能障碍表现,影像学有颈椎退变表现,但两者不相吻合,不能确诊颈椎病的患者不宜手术治疗。

【术前准备】

1. 器械准备　脊柱外科专用器械。必备器械包括:枪钳,特别是薄型枪钳(前端厚度 1~2mm)、髓核钳、长柄刮匙、Caspar 撑开器等(图 25-2-1~图 25-2-4)。

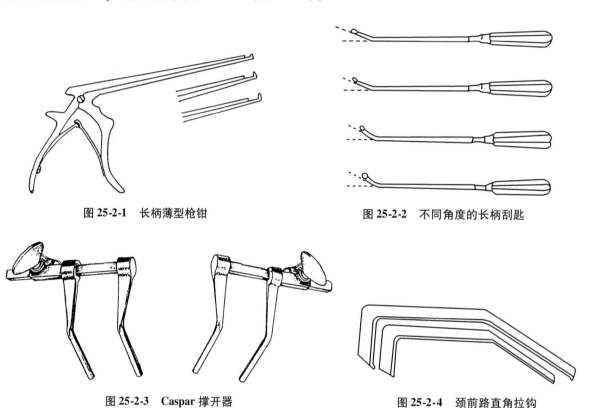

图 25-2-1　长柄薄型枪钳　　　　　图 25-2-2　不同角度的长柄刮匙

图 25-2-3　Caspar 撑开器　　　　　图 25-2-4　颈前路直角拉钩

2. 患者准备　气管推移训练。颈椎前方入路术中需将内脏鞘(气管、食管、甲状腺等)牵向操作对侧。这种牵拉易引起患者术后咽部异物感、干咳,甚至喉痉挛。因而术前应进行气管推移训练,以帮助患者适应术中情况、减少术后并发症。国内多采用颈部右侧前方入路,故训练向左侧牵拉气管。术前指导患者本人平卧后,以左手四指于甲状软骨右侧插入颈部内脏鞘和血管神经鞘之间,持续向左侧牵拉,逐步加大牵拉程度。或患者平卧,患者家属坐在患者左侧,同法进行牵拉。

开始时每次持续 10~20 分钟,此后逐渐增加至 30~40 分钟,而且必须将气管牵过中线。训练 3~5 天后,多数患者能适应。

3. 卧床排尿、便训练　随着颈椎手术技术的发展,患者多在术后当天或隔天即可下床活动。对于手术范围大,术后需卧床多日的患者,术前应训练以便适应卧床排尿、排便。

【麻醉】　通常选择气管内插管静吸复合麻醉,便于术中监测,保障手术安全,且患者不残留不良回忆。特别是对某些病情严重、呼吸困难的患者,静吸复合麻醉更为安全。既往也使用可选择神经浅丛麻醉,经 2% 利多卡因和 0.3% 可卡因等量混合液 10~15ml,或 2% 利多卡因及 0.5% 的布比卡因等量混合液 10~15ml。

【体位】　患者仰卧于手术床上,双肩垫以软枕,头自然向后仰伸,颈后部放置一包以海绵的木质枕头或沙袋,后枕部垫以软头圈,头两侧各放置小沙袋,主要为防止术中颈部旋转。

【手术步骤】

1. 切口 可选择横切口或斜切口。横切口符合颈部皮纹走向,瘢痕小不易挛缩,更为美观;缺点是纵向显露范围有限。有经验的医生通过广泛皮下游离,横切也可显露3~4个节段,但经验不足的医生对于3~4节段的手术,最好斜切口(图25-2-5、图25-2-6)。

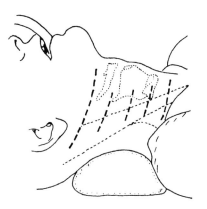

图25-2-5 颈椎前外侧横向切口

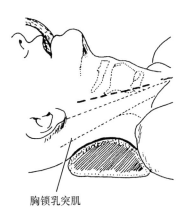

胸锁乳突肌

图25-2-6 颈前路入路斜形切口,位于胸锁乳突肌内缘并与之平行

2. 椎体和椎间盘前部分的暴露(图25-2-7)

(1) 切开皮肤、皮下组织,并切断颈阔肌,止血。

(2) 颈阔肌深面剥离松解:颈阔肌切开后其深层作钝性和锐性分离,上下各2~3cm,扩大纵向游离范围。

(3) 血管鞘与内脏鞘的分离:确定两者间隙,用长齿镊提起邻近肌肉,剪开血管鞘与内脏鞘之间的疏松结缔组织(图25-2-8、图25-2-9)。于内脏鞘外侧可见肩胛舌骨肌,可从其肌内侧直接暴露,也可从其外侧进入(图25-2-10~12)。分离后以示指沿组织间隙,向深部及头尾端钝性分离,直到触及椎体和椎间盘前部。如显露过程中发现甲状腺上动脉,应注意误损伤喉上神经。如未见到,也不必探查和游离,以避免损伤。

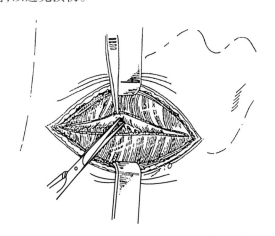

图25-2-7 切断颈阔肌,沿其深面做潜行分离

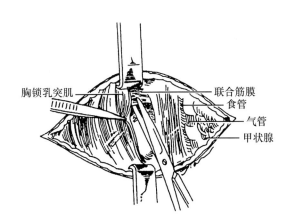

胸锁乳突肌
联合筋膜
食管
气管
甲状腺

图25-2-8 剪开胸锁乳突肌与颈内脏鞘联合筋膜

(4) 椎前筋膜的切开和松解:拉钩牵开内脏鞘与血管鞘,进入椎体前间隙。椎体及椎间盘前方有数层疏松膜状结缔组织,称为椎前筋膜。以长齿镊提起椎前筋膜,逐层剪开(图25-2-13)。

3. 定位 根据切口位置、环状软骨等解剖标志以及椎体前方骨赘等特征,初步确定病变节段。以椎体钉拧入拟切除间盘相邻椎节作为透视标志。既往有以针头刺入椎间盘作为透视标志的方法,因为针刺可诱发椎间盘退变,如误入正常椎间盘可导致医源性损伤,故不推荐采用。术中C形臂机透视机定位(图25-2-14)。

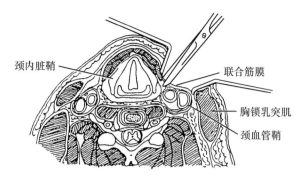

图 25-2-9　剪开联合筋膜的横断层面

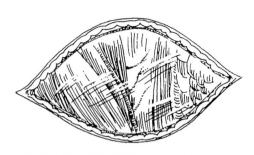

图 25-2-10　显露肩胛舌骨肌和胸骨舌骨肌

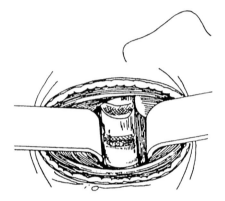

图 25-2-11　剪开椎前筋膜即见椎体

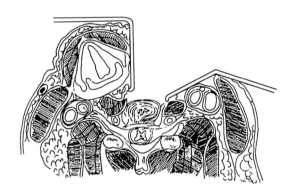

图 25-2-12　牵开颈内脏鞘,显露椎体前路和椎间盘前部(横断面)

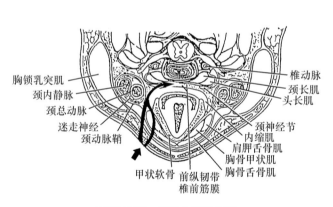

图 25-2-13　颈前入路示意图

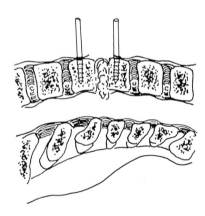

图 25-2-14　相邻节段安装撑开器螺钉

4. 撑开椎体　目前多应用 Caspar 撑开器。于拟摘除节段椎间盘的上下位椎体中央分别拧入撑开器配套的椎体钉,在椎体钉上套入撑开器,向上下两端撑开(图 25-2-14)。撑开椎体有利于恢复椎间隙高度,扩大椎间孔缓解神经根受压,减轻椎管后方的黄韧带褶皱缓解脊髓压迫,并在行椎间盘切除时有利于操作。

5. 摘除髓核　用长柄尖刀切开前纵韧带及前部纤维环,深度以 2~4mm 为宜。为避免损伤椎动脉,两侧切除范围应以 luska 关节为界。髓核钳通过纤维环切口伸入椎间隙,由浅入深,从一侧到另一侧分次摘除髓核(图 25-2-15、图 25-2-16)。用力要缓慢,钳口不宜张太大。若椎间隙狭窄,髓核钳不易伸入,可用椎体撑开器适当扩张椎间隙,或嘱台下助手牵引患者枕颌部。要严格掌握髓核钳进入椎间隙的深度,髓核钳伸入椎间隙的深度一般控制在 20~22mm 之间。过浅无法完全去除髓核,过深容易损伤脊髓。为防止髓核钳深入过深,造成脊髓损伤,可在髓核钳的头端套一皮套作为深度标志。接近椎体后缘时根据医生习惯改用枪钳或刮匙,小心摘除后部椎间盘组织。后纵韧带骨化、肥厚或髓核已脱出至椎管的情况下,应以枪钳逐步摘除后纵韧带,彻底摘除残余髓核。用神经剥离器探查椎体后方,至椎体后缘与硬膜外间隙通畅,无残余致压物,可确定减压已彻底。遇到椎体后方有骨赘或游离髓核脱出至椎体后方时,可由椎间隙以枪钳潜行切除椎体后方骨质,以彻底减压。

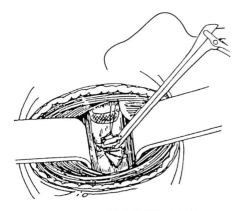

图 25-2-15　用髓核钳取出髓核

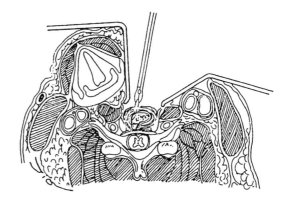

图 25-2-16　髓核摘除的横断面

6. 重建颈椎稳定性　植骨融合或植入人工椎间盘。

(1) 融合方法一:自体骨块结构性植骨。

取骨移植物:椎间隙植骨融合可采用三面皮质髂骨块或腓骨骨环,以髂骨块应用较多,仅介绍髂骨取骨方法。因国内多采用颈椎右侧切口,因而髂骨取骨常在左侧髂骨,有利于手术铺巾、人员站位和操作。在距离髂前上棘上方 2~3cm 处,于髂嵴处用骨凿切取一小植骨块,厚度与椎间隙高度一致,修整规则。

植骨:采用环形刮匙将椎间隙上下方的终板彻底刮除,露出松质骨面。将植骨块的松质骨面分别朝向上、下方,用锤骨器击入椎间隙,松开椎体撑开器,使植骨块嵌插紧密(图 25-2-17、图 25-2-18)。

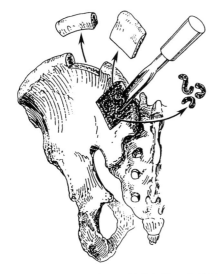

图 25-2-17　于左髂嵴处用骨凿切取一小植骨块

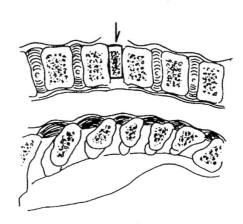

图 25-2-18　椎间隙植骨

(2) 融合方法二:椎间隙植入物+自体碎骨或骨替代材料。

颈椎椎间隙植入物包括金属 cage,聚醚醚酮 cage、Zero-P 等,后文详述。植入物同样强调去除上下终板、型号与椎间隙正常大小吻合;否则会导致局部受力异常,造成不融合或植入物脱出。

(3) 人工椎间盘置换:详见"颈椎重建技术"内容。

7. 固定　对未行或不计划进行后路固定的患者,有条件应辅以颈椎前路接骨板固定,以提高融合率、缩短术后外固定时间。用一短接骨板固定椎体,使颈椎前柱取得即刻稳定效果。

8. 缝合切口 用生理盐水反复冲洗创口,彻底止血,放置引流管或引流条一根,逐层缝合关闭切口。

【术中注意要点】

1. 显露过程必须注意解剖层次,准确辨认,是防止血管神经及内脏器官损伤的关键。

2. 准确定位是在充分显露的基础上进行。定位的方法很多,而术中拍摄颈椎侧位片、由 C_2 向下方计数最为可靠。

3. 强调使用椎体撑开器,恢复椎间隙正常高度。

4. 切除椎间盘时应逐步进行,动作粗暴易加重脊髓损伤。

5. 操作全程注意止血。颈前路手术术野小、操作精细,少量出血就会影响视野、降低操作准确性。止血不彻底还易导致术后颈部血肿、窒息。

【主要并发症】

1. 血管神经损伤,其后果十分严重,主要原因是对手术入路解剖不熟悉或操作粗暴。正确操作基础上这种并发症极少发生。

2. 脊髓和神经损伤,主要系在操作过程中技术错误所致。摘除椎间盘全过程应小心谨慎,避免向椎管内用力,特别在椎体后方进行操作时,要特别注意轻柔操作。

3. 植骨块滑脱,多由于移植骨块过小、嵌入不紧或术后颈椎活动过多引起。

4. 颈部血肿窒息是术后最危险的并发症。术后要特别护理,观察呼吸是否通畅,呼吸频率是否过慢。颈部血肿的首发症状多为颈部肿胀、皮肤张力高、肤色青紫,因多数血肿逐渐形成,血氧监测一开始仅表现为轻度降低,患者无显著症状;因此有条件应行血氧监测,如有异常及时检查创口。一旦确诊迅速拆除缝线、开放伤口、引流血肿,解除呼吸阻塞。

【术后处理】

1. 术后视引流量适时拔除引流条或引流球。通常 24~48 小时内引流量会逐步减少到 20ml/d。如引流量持续较多,应考虑止血不彻底、切口感染等可能;术中如对硬膜骚扰过多,可应用地塞米松每天 20mg,呋塞米每天 20mg,5~6 天即停。

2. 视患者手术范围、年龄、体质及术中情况;颈托维持固定 4~8 周。

(二) 颈前路椎体次全切除减压融合术

【适应证和禁忌证】

1. 颈椎病、颈椎间盘突出、后纵韧带骨化症等导致脊髓前方受压,压迫物位于椎体后方,不切除椎体无法彻底减压者。

2. 多节段脊髓受压范围广泛者,行椎体次全切除术可简化手术操作,降低手术风险。

【术前准备、麻醉与体位】 同颈椎间盘前路手术。

【手术步骤】

1. 切口和显露 同颈椎间盘前路摘除术。

2. 撑开椎体 于拟切除节段的上下位两个椎体中央分别拧入撑开器配套的椎体钉,套入撑开器,向上下两端撑开(图 25-2-19、图 25-2-20)。

3. 减压 确定病变椎体的上下方椎间盘,用尖刀切开纤维环,髓核钳取出椎间盘组织。用三关节尖嘴咬骨钳咬除椎体的前皮质骨和大部分松质骨(图 25-2-21)。接近椎体后缘时暂停;先用刮匙将椎间盘和终板全部刮除,用神经剥离器分离出椎体后缘与后纵韧带间的间隙,伸入薄型枪钳逐步将椎体后缘皮质骨咬除(图 25-2-22);此时形成一个长方形的减压槽,可见后纵韧带膨起。小心地用薄型枪钳或刮匙将减压底边扩大(图 25-2-23),将致压物彻底切除。如后纵韧带有瘢痕形成、

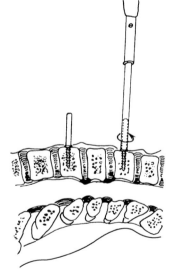

图 25-2-19 跨节段在椎体上安装撑开器螺钉

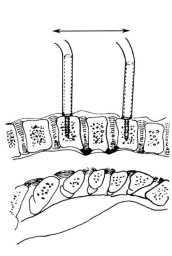

图 25-2-20　向两端撑开椎体

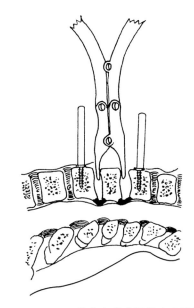

图 25-2-21　三关节尖嘴咬骨钳咬除椎体

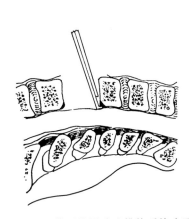

图 25-2-22　薄型枪钳咬除椎体后缘皮质骨

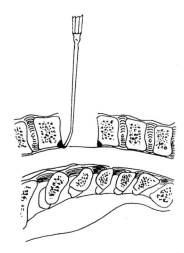

图 25-2-23　刮匙扩大减压槽底边

髓核突破后纵韧带脱入椎管,可在直视下用神经剥离器钩住后纵韧带,用尖刀将后纵韧带切除(图 25-2-24),也可用枪钳逐步咬除,完成减压。

4. 植骨　依据相邻正常节段椎间隙高度、调整椎体撑开器撑开的高度,使手术节段高度恢复正常。于髂嵴处凿取三面皮质骨植骨块,修整后击入减压槽,松开椎体撑开器,使植骨块嵌紧,完成植骨(图 25-2-25)。或采用钛网、人工椎体等植入物,填充已切除的椎体碎骨后植入。并以前路接骨板固定。

5. 固定和缝合切口　同颈椎间盘前路摘除术。

【术中注意要点】

1. 椎体后方减压时,切除骨赘、摘除游离髓核等操作要十分仔细,防止损伤硬膜和脊髓。

2. 遇到后纵韧带与硬脊膜粘连、硬膜囊骨化粘连等情况,应将其周围剥离,使之呈游离状态。能够取出的骨化物可以取出,但绝不可用器械牵拉,避免造成不可挽回的脊髓损伤。

【主要并发症】　基本同颈椎间盘前路摘除术。但由于椎体切除对颈椎原有力学结构破坏较大,术后植骨不融合风险增加,因而要强调植骨操作的规范合理,强调前路接骨板使用。袁文等设计了一种保留椎体后壁的椎体次全切除术,术中保留部分椎体后方皮质骨。该术式保留了椎体皮质骨,提高了术后颈椎稳定性;手术视野好;保留的椎体后壁可避免术中器械误入椎管,降低了手术风险;还增加了植骨床面积,促进了融合。减压范围介于椎间盘切除术和椎体次全切除术之间,可根据减压需要,灵活选择

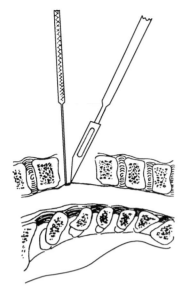

图 25-2-24　用尖刀切除后纵韧带

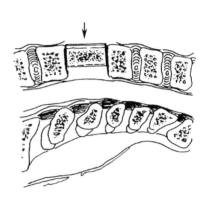

图 25-2-25　椎体次全切除后植骨

（图 25-2-26 ~ 图 25-2-27）。

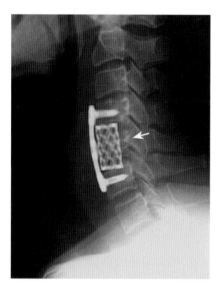

图 25-2-26　保留椎体后壁的椎体次全切除术后颈椎侧位片,可见保留的椎体后壁和钛网紧密接触,可发挥植骨床作用

有病变则选严重侧。

2. 显露、定位　同颈前路常规手术,备血。

3. 颈长肌的处理　颈长肌附着于颈椎椎体外侧缘及横突前方的纵行肌群系颈长肌,两侧对称。在病变节段,先用手指在颈长肌外侧触及横突前结节,并以此为分界标志,用小的骨膜剥离器自内向外将颈长肌从横突前和椎体旁剥离(图 25-2-28)。在颈长肌下方伸入一弯血管钳,将颈长肌贯穿结扎后切断,缝线暂不剪断,作牵引之用(图 25-2-29)。将切断之颈长肌再向上下作少许分离即可显露椎间盘上下各一横突,病变侧的钩椎关节也同时被显露(图 25-2-30)。

4. 常规切除拟手术节段椎间盘或椎体。

5. 钩椎关节切除及椎间孔切开　将钩椎关节外侧的纤维组织仔细剥离,并以骨膜剥离器放置外侧加以保护。用尖嘴咬骨钳逐步咬除钩椎关节前部残留部分,即椎间孔前壁及内侧壁,可使用小型刮匙刮

【术后处理】　同颈椎间盘前路摘除术。

（三）颈椎前路钩椎关节切除减压及椎体间融合术

【适应证】　绝大多数颈椎病、颈椎间盘突出症需前路手术治疗者,均可通过椎间盘切除或椎体切除来完成减压。个别病例,如观察到神经根在椎间孔处、椎动脉在横突孔处有明确受压(如骨赘增生、游离髓核等),且有相应临床症状,可行钩椎关节切除、颈椎侧前方减压并辅以椎间融合。但需注意,椎间高度丢失引起的椎间孔狭窄、神经根卡压,通过椎间盘或椎体切除、恢复椎间高度即可解除,不需要进行钩椎关节切除减压。

此外,本术式还可用于肿瘤、感染等疾患的侧方病灶切除。

【禁忌证】

1. 诊断不明确,症状和体征模糊或诊断依据不足者。

2. 病变节段不明确者。

【术前准备、麻醉与体位】　同颈前路椎间盘切除术。

【手术步骤】

1. 切口　切口,同椎间盘切除术。选择病变侧,如两侧均

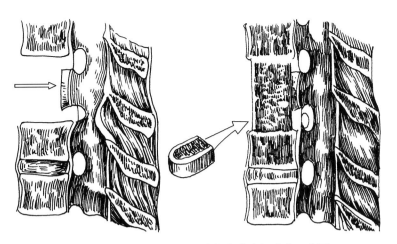

图 25-2-27 保留椎体后壁的椎体次全切除术示意图

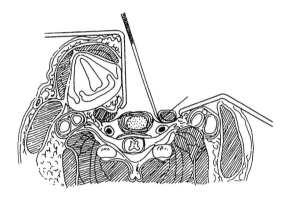

图 25-2-28 从横突前和椎体旁剥离颈长肌

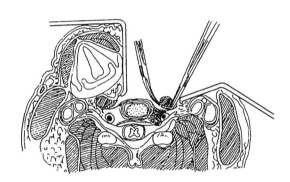

图 25-2-29 颈长肌下方伸入一弯血管钳，游离颈长肌并贯穿粗丝线

除或薄型枪钳(图 25-2-31 ~ 图 25-2-33)。

6. 椎体间融合同椎间盘切除或椎体次全切除术。

7. 缝合切口 冲洗术区，置管引流一根，逐层关闭切口。

【术中注意要点】

1. 截断颈长肌时必须将其仔细分离后结扎，该肌供血丰富、易出血。也可分次用小圆针缝扎，再加

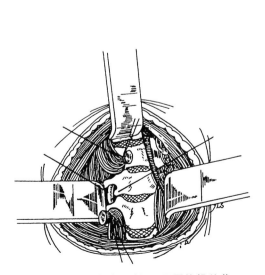

图 25-2-30 切断颈长肌，显露钩椎关节

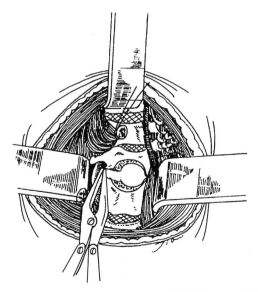

图 25-2-31 尖嘴咬骨钳咬除钩椎关节前部(正面观)

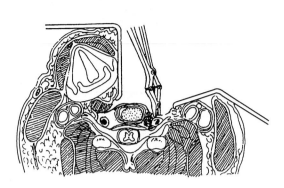

图 25-2-32　尖嘴咬骨钳咬除钩椎关节前部(横断面观)

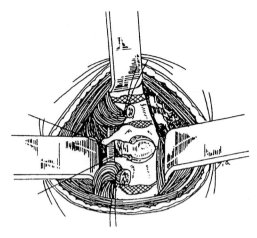

图 25-2-33　钩椎关节前部咬除后

以切断,以减少出血。

2. 椎间孔切开时尤其注意保护术野的清晰,切勿盲目使用器械操作。该部有根动、静脉及其分支,由于病变粘连,稍有不慎会引起大出血。一旦发生,保持镇静,一面快速输血,一面用吸收性明胶海绵压迫止血。

3. 椎间孔扩大后应仔细观察,在钩椎关节外部有无残余骨赘,如发现再以刮匙小心刮除干净。

【主要并发症】　大出血是最严重的并发症。在咬除钩椎关节和椎间孔切开时,因牵引或粘连易造成根动、静脉破裂出血。出血量大,速度快,如不采取措施,很快发生出血性休克。局部钳夹止血则因该部位狭窄不易成功,可用吸收性明胶海绵填充压迫止血。椎动脉较粗,搏动明显,术中意外损伤可能性小;多因视野不清、暴力操作撕裂。椎动脉破裂出血将危及生命,缺乏经验的医生完成本手术前,应联系血管外科医生,准备椎动脉破裂抢救性修补手术。

【术后处理】　同椎间盘切除术。

（四）颈后路椎管成形术

颈后路椎管成形术有单开门及双开门两种术式,具体手术方法很多。目前单开门配合使用成形接骨板是公认的操作简便、效果好的术式。在此重点介绍单开门椎管成形术方法,简单介绍双开门术式要点。

【适应证】

1. 发育、退变、韧带骨化等原因导致的原发或继发性多节段(3 个或 3 个以上)椎管狭窄。

2. 椎管前方压迫严重,前路手术风险大时,可先行后路手术增加椎管容积降低手术风险。

【禁忌证】　手术节段存在显著不稳者,不宜施行后路减压。

【术前准备、麻醉与体位】　后路手术患者长时间取俯卧位。为减少患者术后不适感,同时评价患者心肺功能是否适合长时间俯卧,应进行俯卧位训练。棉被折叠后置于床上,患者胸口贴棉被俯卧,上肢置于前方,上肢、头下垫枕头。一般患者经3～5天训练后可俯卧2小时左右无不适感,如患者难以适应,则应进一步评价是否适合后路手术。

术前备皮应包括剃头。女性患者有美观要求者,可仅剃后脑部头发。术前器械准备需备梳式拉钩(图 25-2-34)。最好备微型电钻或气钻以便完成椎板开槽。如缺乏这些设备,可选择小型枪钳和三关节尖嘴咬骨钳。

通常采用经鼻气管插管全麻;也可用 0.5% 普鲁卡因局部浸润麻醉。取俯卧位,头部应有可靠支持,可采用专用手术床、马蹄形头架或石膏床等(图 25-2-35),面部外露,使颈部略作屈曲位。

【手术步骤】

1. 切口　根据手术节段,做适当长度后正中纵切口。C_2 ～ C_7 椎管成形术一般自发际上 1.0cm 至 C_7 棘突(图 25-2-36)。

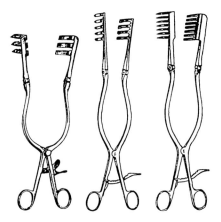

图 25-2-34　颈椎后路梳式拉钩

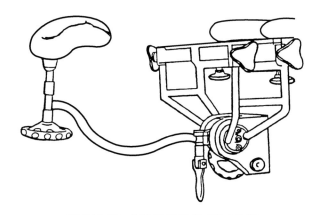

图 25-2-35　颈椎后路手术可调式头架

2. 椎板显露　切开皮肤、皮下组织直达项韧带表面。根据医生个人习惯,可选择切开项韧带或紧贴项韧带一侧切开到达棘突,切开项韧带出血较少。根据解剖标志或透视进一步确定椎节,用骨膜剥离器沿棘突、椎板表面自内向外骨膜下剥离肌肉,用纱条填充止血,逐步显露拟手术节段双侧椎板和关节突。以自动拉钩撑开固定(图 25-2-37 ~ 图 25-2-40)。

3. 确定椎板切开侧及铰链侧　剪除所有拟手术节段棘突,也可不做切除。

4. 铰链侧椎板的准备　应用电钻将椎板外侧缘皮质骨磨除,仅留松质骨和内层皮质。如无上述设备,可用尖嘴三关节咬骨钳,将关节突内侧缘的椎板上下缘,均匀用力,使外层皮质骨咬除,形成槽状。

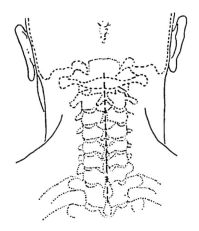

图 25-2-36　颈椎后路正中纵向切口

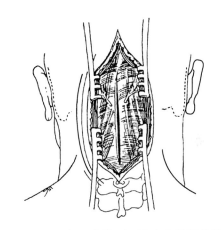

图 25-2-37　切开皮肤、皮下组织和颈深筋膜

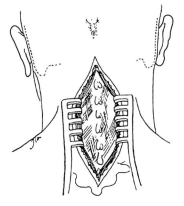

图 25-2-38　显露出棘突和颈后肌

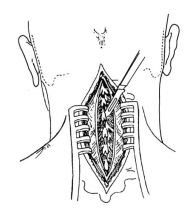

图 25-2-39　沿棘突一侧做骨膜下剥离

5. 开门侧椎板的操作　用电钻或气钻,或薄形椎板咬骨钳,沿椎板的关节突内侧缘,由切口一端开始,逐步将所有手术节段椎板全层完全切断,显露硬膜囊(图25-2-41)。

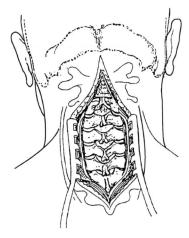

图25-2-40　显露一侧椎板和关节突
关节,然后同法显露另一侧

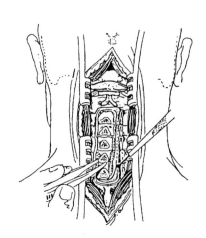

图25-2-41　将另一侧
椎板完全离断

6. 扩大椎管　椎板一侧已完全游离,另一侧有部分皮质骨相连。切断拟手术节段各个黄韧带,使每节椎板独立。将椎板扳向铰链侧,使铰链侧内层椎板皮质骨造成折断,但仍有部分皮质连续,使椎板形成开门状态(图25-2-42、图25-2-43)。椎板切开间隙扩张越大,椎管矢状径增加越大,如每增加1mm,则直径增大0.5mm。一般扩大6~8mm已足够。

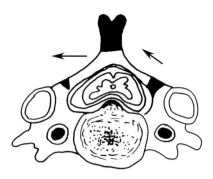

图25-2-42　黑色标志部分示单开门
成形术截骨部位

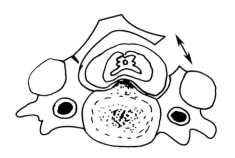

图25-2-43　自椎板断处将椎板
推向对侧,使椎管扩大

7. 椎板开门固定　"开门"后椎板有"再关门"的趋势。需要辅助其他手段将椎板保持于"开门"状态,如在"开门"前先在棘突基底部打孔以便能贯穿钢丝或粗丝线,将棘突缝合到对侧肌层上;在铰链侧进行植骨,使椎板和铰链侧关节突融合;也可在开门侧的椎板内侧与关节突内侧断面之间旋转肌肉组织或植骨固定(图25-2-44)。目前广泛采用后路成形接骨板固定,使用便捷、效果确定。具体使用方法详见"重建技术"部分。

8. 切口的缝合　缝合肌层、皮下和皮肤,切口放置负压引流或半管引流。后路手术位置深在、肌肉层渗血渗液多,可根据术中情况放置多根引流。

【术中注意要点】

1. 颈部的自然曲度造成后路手术时 C₃ ~ C₅ 节段深

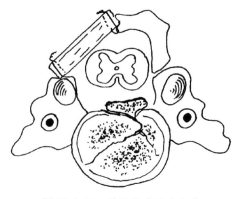

图25-2-44　单开门成形术完成

在;因而体位应保持颈部适度屈曲,以利于显露;但不可为显露方便过度屈曲,以免加重脊髓、神经根压迫其至造成人为损伤。

2. 椎板铰链侧宜先行操作,一旦内外皮质全断裂时,可另选对侧作铰链侧。气钻或电钻钻外板时,必须准确在关节内侧的椎板上进行。过于靠外将损伤关节突并导致神经根损伤,过于靠内侧,则椎板外侧残留过多,影响减压效果。椎板外层皮质骨一旦钻透,即显出松质骨,出血量明显增多,可停止继续往深部操作。

3. 开门侧椎板切割时,不宜过深,防止深及椎管内,损伤脊髓和神经根。

4. 椎板开门不可过大或过小。过小起不到减压作用,过大则容易造成铰链侧椎板完全性骨折,使开门和开门后固定困难,甚至造成医源性脊髓压迫。

【主要并发症】

1. 脊髓损伤主要由于术中操作不当所致,尤其是椎管狭窄严重者。选择合适的器械和熟练掌握手术技巧很重要。

2. 手术切口积液及感染。后路肌肉丰富,术后渗血渗液多。即使术中注意止血有时也难免出现积液。引流应合理放置,不留死角,术后可适当延长引流时间。因后路均为软组织,积液、血肿有较大延展空间,很少造成脊髓、神经压迫;但同时导致积液难以发现。

切口长期、大量积液极易出现切口愈合不良及感染。出现此类情况应延长抗生素使用时间、适当抽吸或开放引流。迟发性脑脊液漏造成的切口积液感染性较小。对于切口积液应以预防和早期发现处理为主。

3. 再关门。术中固定不牢固,会使得已经开门的椎板恢复原位。后路成形接骨板固定后再关门比例极低。

4. 椎板游离。由于铰链侧椎板切开过深,或在开门过程中完全骨折,使整个椎板呈游离状态,两侧截骨处均不能紧密接触,不能骨性愈合,反而成为脊髓的骨性致压物。

【术后处理】

1. 术后以颈托固定 2 ~ 8 周,引流量小于 100ml/d 后可考虑拔除引流。

2. 术中如对脊髓有刺激或扰动,宜常规应用脱水剂和激素。常规使用预防剂量抗生素以预防感染。

双开门椎管成形术

双开门成形术是将两侧椎板均作为铰链,自棘突中央及椎板处切开并翻向两侧分离为开门减压。由于操作较单开门手术操作复杂、难度大,疗效无显著优势,目前临床应用较少。

【适应证、术前准备、麻醉与体位】 与单开门相同。

【手术步骤】

1. 切口及显露同前。

2. 椎板和关节突显露后,用自动拉钩将椎旁肌牵开固定。将拟行开门的椎节棘突切除或仅切除末端分叉部。切除棘间韧带,达棘突基底部。自远侧椎节棘突基底分离黄韧带使之与椎板下缘分离。用电钻或气钻伸入棘突正中将其劈开。若无电钻,可采用薄型枪钳,伸入棘突下方正中,逐步咬开,并用同法依次将各椎节棘突正中切开。

3. 椎板铰链的制备 选择两侧椎板外侧缘与关节突关节内侧之交界处切开椎板的外层皮质骨,保留内层皮质(图 25-2-45)。

4. 扩大椎管 使用扩张器将劈开的棘突基底和椎板分别向两侧分开,造成椎板两侧铰链侧内层皮质骨的不全骨折,椎板即向两侧分开,呈双侧开门状。

5. 植骨固定 取自体髂骨(或利用剪下的棘突)经修整成约 1.0cm 长的骨块,并在其中央打孔,穿入钢丝或 10 号粗丝线,将骨块放入已分离的棘突间,将钢丝或丝线自分离的棘突孔道穿过,结扎固定(图 25-2-46)。

6. 缝合切口 检查植骨牢固后,用冰盐水冲洗术野,消除残留的骨碎片和血块,在助手的保护下,

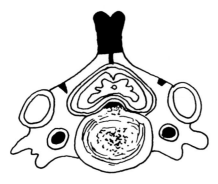

图 25-2-45　双开门铰链制作

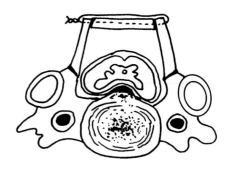

图 25-2-46　铰链向两侧分开呈双开门状

撤掉自动拉钩,使颈后肌群复位。缝合肌膜、项韧带、皮下和皮肤。

【术中注意要点】

1. 棘突中线切开时,要求准确居中,不管采用何种器械,不应造成该部椎板骨折。为防止损伤硬膜,黄韧带应先作剥离。

2. 椎板分离时,用力均匀缓慢,既要分开椎板,又不能造成完全骨折,切不可一侧用力过大,使得一侧椎板骨折游离。一旦造成椎板完全骨折,应将另一侧作妥善的固定或一并切除。

3. 移植骨块与棘突切开面必须是松质骨接触,固定牢固以防滑动。

4. 必须选择合适的器械,以利术中操作。

【主要并发症】

1. 椎板骨折　多因在切割两侧椎板时过深或在分离两侧椎板时用力不均匀,导致一侧椎板骨折。因此在作铰链时应避免损伤内层皮质骨。

2. 脊髓损伤　相对于单开门术式,双开门在劈开棘突基底部、撑开椎板时操作困难大,更易造成脊髓损伤。因而在此仅作一介绍,目前临床中推荐单开门椎管成形术。

【术后处理】　同单开门术式。

（五）颈后路半椎板切除术

【适应证】　同椎管成形术。

【禁忌证】　手术节段存在不稳者,应配合使用内固定。显著不稳者,不宜施行后路减压。

【术前准备、麻醉与体位】　同椎管成形术

【手术步骤】

1. 切口　同椎管成形术。

2. 显露　同椎管成形术。

3. 半椎板切除　根据病情确定切除范围。内侧自棘突基底部,外侧达关节突关节内侧(图 25-2-47)。通常自远侧开始逐次向近侧进行。以锐性神经剥离子分离上位椎板下缘与黄韧带的附着点。采用薄型枪钳将椎板切除。受压的脊髓一经获得减压,硬膜囊迅速向减压区膨胀。此时残留椎板如有锐利边缘可能刺穿硬膜囊,也会妨碍硬膜的膨胀。在使用枪钳逐步切除椎板,应注意消灭锐利边缘,或以神经剥离子轻推硬膜囊,避免减压过程中损伤硬膜囊。

4. 扩大减压　采用扁形薄口枪钳逐次将棘突基底部骨质、关节突内侧修理成斜坡状(图 25-2-48),以利于硬膜囊进一步膨胀。由于关节突关节靠近椎弓、椎间孔,怒张血管较多,易撕裂出血,在切除时需仔细分离,将关节突内侧部分切除,脊髓即向减压侧浮动(图 25-2-49)。

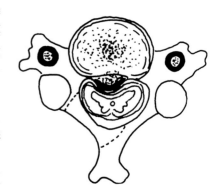

图 25-2-47　半椎板切除减压范围

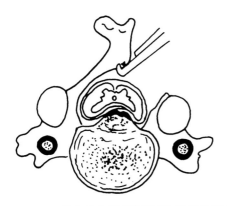

图 25-2-48　棘突基底部残留骨质和黄韧带切除

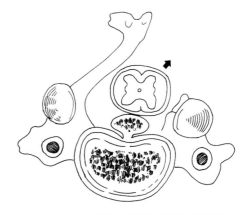

图 25-2-49　减压后硬膜和脊髓向后浮动

【术中注意要点】

1. 椎板显露必须清楚,范围足够大。止血彻底,保持手术野清楚。

2. 椎板咬除时,防止撕拉,以避免椎板和黄韧带因与硬膜粘连而遭撕裂。

3. 后纵韧带骨化症,骨化物大时其基底部可以范围可包括椎板外侧。切除局部椎板时会发现局部空间狭小、器械难以伸入椎板下方,硬膜囊表面压力大,遇到此类情况,应先将上下方椎板咬除,待其范围明确后,以神经剥离子谨慎剥离粘连,再以薄型枪钳一点点咬除,不可操之过急。

4. 如遇出血,可将小块吸收性明胶海绵折成条状填入出血处,出血即可停止。

【主要并发症】

1. 脊髓损伤是主要并发症。其原因有三:①操作粗糙或手术器械不适合。特别是枪钳如不是薄型枪钳,每次伸入椎板下方都可能是一次压迫。②椎板和黄韧带粘连,未作分离或分离不充分,在咬除椎板时将硬膜撕裂。③骨化物或突出物与椎板接近或连结,其间无孔隙,在咬除椎板时易造成脊髓或神经损伤。

2. 脑脊液漏　术中未发现硬膜撕裂或已发现但太小而未作修补,以及肌层缝合不严密,术后因硬膜膨胀造成脑脊液漏,经局部压迫常可终止。术中发现脑脊液漏可用吸收性明胶海绵覆盖也有效。

【术后处理】　同椎管成形术。

（六）颈后路全椎板切除术

颈椎全椎板切除术是切除包括棘突在内整个椎板。全椎板切除术对颈椎稳定性破坏较大,术后轴性痛和后凸畸形是其常见并发症。配合内固定及融合,可显著减少后凸畸形;并可在一定程度上减少轴性痛的发生。在后路单开门成形接骨板广泛应用前,由于椎管成形术"再关门"比例高,全椎板切除+内固定融合应用十分广泛。但随着近年成形接骨板的广泛应用,全椎板切除术的应用在逐步减少。

【适应证】　同椎管成形术。

【禁忌证】　同半椎板切除术。

【术前准备】　同椎管成形术。

【手术步骤】

1. 切口　同半椎板切除术。

2. 椎板显露　同半椎板切除术。

3. 椎板切除　将棘突、椎板和关节突关节表面残存肌纤维等切除干净。根据确定减压范围,切除拟减压椎节的棘突（图 25-2-50）。以枪钳或神经剥离子,将最尾端椎板下方的黄韧带分离,然后沿关节突内侧,应用薄型枪

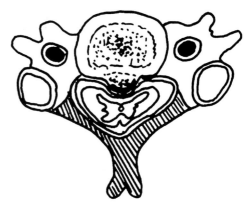

图 25-2-50　全椎板切除减压范围

钳逐步向上咬断整个椎板根部。双侧椎板根部均切断后,该节椎板仅以上方黄韧带与相邻椎板连接。此时可切断黄韧带,摘除该节椎板;同法逐步切除每节椎板。也可以 Koch 钳夹持游离椎板后提起,枪钳逐步咬断其上位椎板两侧,最后将所有拟切除椎板整块提起摘除。后一种方法操作方便,不需要多次分离椎板与其上方黄韧带。但对助手和术者配合要求高,助手配合欠佳可能造成游离椎板掉下,砸在硬膜囊上,造成脊髓损伤。医生可根据自身情况,选择切除方法。

椎板切除或提起后,硬膜囊会立即向后侧膨胀。减压过程中应注意修整关节突内侧残存骨质,使之减压的边缘光滑平整,避免残留锐利尖端刺穿硬膜囊(图 25-2-51、图 25-2-52)。

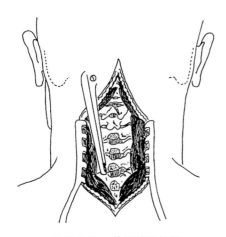

图 25-2-51 枪钳咬除椎板

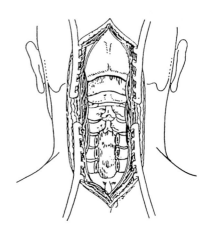

图 25-2-52 全椎板切除减压术完成

【术中注意要点】 同半椎板切除术。

二、常用颈椎植入物操作技术

(一) 颈椎前路接骨板内固定系统

颈前路接骨板内固定系统,由接骨板、椎体螺钉及两者之间的锁定系统组成。根据接骨板、螺钉锁定后,相互之间的位置、角度是否可变,有固定(rigid)、半固定(semi-rigid)、动态(dynamic)等多种设计,以半固定设计目前应用最多(图 25-2-53)。

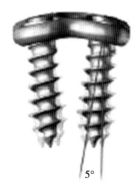

图 25-2-53 半固定
设计接骨板

螺钉在钉孔内角度在一定范围内可变,图示螺钉有 5°可变角度。不同产品可变角度不一样,但一般不超过 15°。

在前路接骨板发明前,颈椎前路减压(椎间盘或椎体切除减压)融合术由于植骨界面缺乏牢固的稳定性,即使术后长时间佩戴颈托,甚致使用 Halo 架固定,植骨不良或不融合、骨块滑脱、骨块塌陷、畸形愈合等并发症屡见不鲜。前路接骨板可以有效提高局部稳定性、减少植骨界面微动,预防植骨块的滑脱、促进融合。无接骨板固定情况下,文献中植骨融合率低者不到 50%,高者也仅在 70%~80%。前路锁定接骨板出现后,植骨融合率提升到 90% 以上,近年来 100% 融合的病例报道也屡见不鲜。因而,前路锁定接骨板的发明是颈椎前路手术得以广泛开展的重要基础。

前路接骨板商品众多,设计特点各异,但操作基本相同。临床医生在选择前路接骨板时应注意以下几个问题:①大小合适。接骨板上下缘均不应超过固定椎体的边缘、不应延伸到未手术节段椎间盘。②接骨板切迹。颈椎节段越高,椎前间隙越小。固定节段到 C$_2$ 或 C$_3$ 的,应考虑到接骨板切迹,尽可能选用小切迹接骨板。下面以 DepuySpine 的 Slim-loc 接骨板为例(图 25-2-54、图 25-2-55),介绍前路接骨板的操作技术。

【前路接骨板系统的构成】

1. 接骨板:长度 22~111mm,不需要区分头尾端,所有的螺孔均轻度内聚。

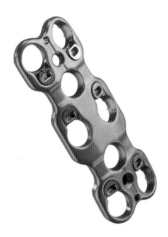

图 25-2-54　Slim-loc 接骨板侧视图
接骨板本身有弧度,可适应颈椎生理曲度

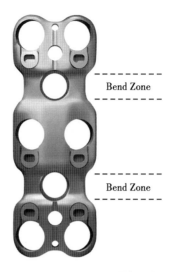

图 25-2-55　Slim-loc 接骨板正视图
标记处为可弯折部位

2. 螺钉:螺钉长度 12 ~ 26mm,以不同颜色直观区分;直径 4.5 或 4.8mm,以着色部位区分。

3. 配有持板器、临时固定钉及相应持钉器、开口器、两种攻丝导向器、不同长度钻头一套、可调丝锥、螺钉改锥等。

【适应证、禁忌证、术前准备、麻醉和体位】　同颈椎前路手术。

【手术步骤】

1. 切口、椎体和椎间盘前部的显露、术中定位、减压和植骨　见椎间盘切除术及椎体次全切除术。

2. 选择接骨板　选择合适长度的接骨板,接骨板两端不应超出所固定椎节。接骨板一旦进入相邻正常椎间盘区域,会导致以下问题:椎间活动可能影响到接骨板系统,引起构件的疲劳、松动;螺钉固定位置不理想,容易使螺钉穿透椎体终板;接骨板影响椎间活动,加速邻近椎间盘退变,甚至自发融合。

3. 预弯接骨板　选好接骨板后,根据颈椎表面的弧度适当预弯接骨板。Slim-loc 接骨板有前凸弧度,目前市售多数接骨板本身有一定弧度以适应正常解剖结构;手术医生应根据患者情况,决定是否进一步弯板。需注意一般不允许在钉孔部位进行弯板,否则易折断;不应多次或反方向弯板(图 25-2-54、图 25-2-55)。

4. 安置接骨板　以持板器夹持接骨板,以双侧颈长肌为参照,将接骨板置于颈椎正前方;头尾的钉孔位于椎体高度的中部;接骨板头尾端不进入相邻椎间隙区域。接骨板位置调整满意后,以临时固定钉固定(图 25-2-56)。

5. 开口　开口器开口(图 25-2-57)。开口时注意规避椎间撑开器椎体钉的钉孔。

6. 钻孔　连接导向器。普通导向器紧密贴合接骨板后,旋转尾端固定;枪钳式导向器捏紧把手固定(图 25-2-58、图 25-2-59)。以合适长度钻头沿导向器进行攻丝(图 25-2-60)。

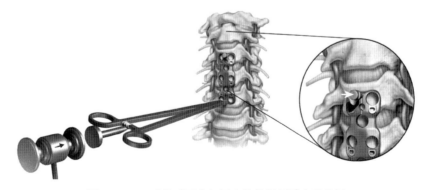

图 25-2-56　以临时固定钉固定接骨板于满意的位置

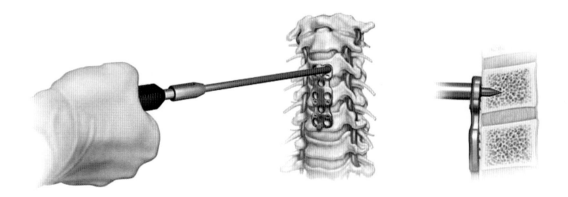

图 25-2-57 开口器开口

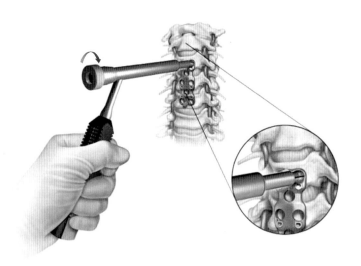

图 25-2-58 旋转普通导向器尾端,使之固定于接骨板上

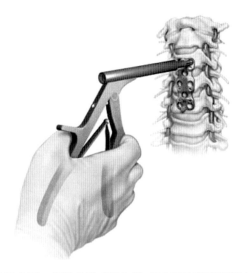

图 25-2-59 捏紧枪钳式导向器,使之固定于接骨板上

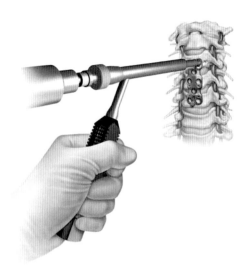

图 25-2-60 选择合适长度钻头,攻丝

7. 固定螺钉 螺钉改锥将螺钉旋入钉道(图25-2-61),确保螺帽与接骨板平齐。同法拧入所有螺钉。头尾4个钉孔应全部置钉。长节段接骨板中间的钉孔如果下方椎体已切除或者正好位于椎间隙位置,不应再置钉;如有椎体结构可供置钉,可增加数颗螺钉提高稳定性。置钉过程根据需要及时透视,确认螺钉位置。

若出现螺钉滑丝,可用碎骨来填入钻孔中,再旋入螺钉;仍无法旋紧时可考虑更换为同直径、深螺纹的螺钉,或大直径螺钉。上述方法均无效时,调整接骨板位置,重新开孔。

8. 锁钉 待所有螺钉均已拧紧,旋转凸轮装置,锁定螺钉(图25-2-62、图25-2-63)。接骨板固定后摄颈椎正、侧位片以确认接骨板螺钉的位置是否正确。

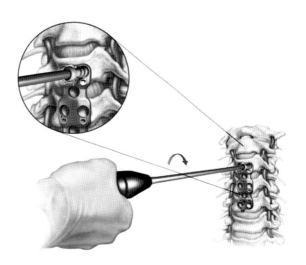

图 25-2-61 沿攻丝好的钉道拧入螺钉

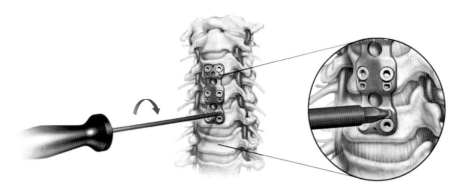

图 25-2-62 以专用工具旋转锁定凸轮装置

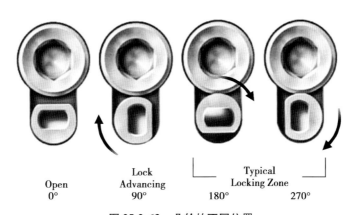

图 25-2-63 凸轮的不同位置
左侧第一个为原始位置,右侧三个位置均可锁定螺钉。旋转超过270°后,则失去锁定效果

9. 关闭切口 冲洗术野,放置引流条,逐层缝合关闭切口。

【主要并发症】 术后并发症主要为螺钉松动、接骨板滑脱等,发生率均较低。也可能出现不同程度的吞咽困难,与术中对软组织的牵拉和接骨板的植入有关,一般经保守治疗可缓解。

【术后处理】 见椎间盘切除术、椎体次全切除术。

(二)椎间植入物

椎间植入物,英文统称为"cage",多由钛合金或聚醚醚酮两类材料制成,为中空结构,内部可填充碎骨或骨替代物。椎间植入物主要是为了避免自体取骨造成的疼痛、感染等并发症,减少患者疼痛。结构性植骨融合的三种方法(自体髂骨块或胫骨块;异体骨和植入物填充自体碎骨)中,植入物填充自体碎骨优势明显是目前主要的结构性植骨方法。椎间植入物填充碎骨具有支撑、恢复椎间高度、骨生长融合的功能,可以满足颈椎序列重建的需要。多数椎体间植入物,特别是椎体切除后采用的钛网自身稳定性较差,需要前路接骨板辅助提高术后即刻稳定性、保证植骨融合率。

中文文献中对椎体间植入物有多种称谓,其中较常用的包括 cage、椎间融合器、钛网、MESH 等。需要特别说明的是,中文文献中所说 cage、椎间融合器多指专门为椎间盘切除后单个椎间隙重建设计的植入物;钛网、MESH 则指椎体切除后较长节段的重建网笼状植入物。亦有医生将钛网裁剪得很小,用于单间隙重建,但没有 cage 使用方便。下文中分别介绍 cage 和钛网的操作技术。

【Cage】 现以 AO 的颈前路椎间融合器(SynCage C)为例,介绍椎间植入物的手术操作。

1. 适应证 配合椎间盘切除术使用。

2. 禁忌证 严重的骨质疏松、不稳定。

3. 术前准备、麻醉与体位 同颈椎前路手术。

4. 手术步骤 手术显露、减压见椎间盘切除术。

(1) 撑开椎间隙:调整 Caspar 撑开器,适度撑开椎间隙,恢复正常椎间高度,也便于植入 SynCage C 的操作(图 25-2-64)。

(2) 处理终板:用环形刮匙去除软骨终板,显露骨性终板,轻度搔刮至骨性终板表面有新鲜渗血形成理想植骨床;避免刮除过多影响稳定。

(3) 选择 SynCage C 的形状和大小:根据术前测量的椎间盘的高度和术中所见终板的形态,选择合适型号的试模(图 25-2-65)。轻敲将试模送入椎间隙,阻力过大或过小均说明型号不合适。

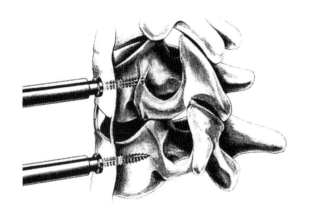 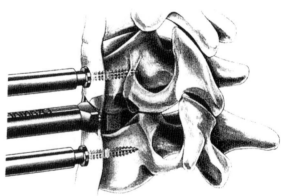

图 25-2-64 清除髓核,撑开病变节段   图 25-2-65 选择合适高度试验用模块

(4) 填充自体骨:根据合适的试验用模块的大小选择相应大小的 SynCage C(图 25-2-66)。将骨组织或骨替代物,通过配套器械或徒手装入 SynCage C 上的圆孔中,反复填充、压实至完全填满(图 25-2-67)。

(5) 植入 SynCage C:用夹持器将 SynCage C 小心插入椎间隙,轻轻敲击夹持器尾端,使 SynCage C 完全进入椎间隙(图 25-2-68)。SynCage C 置入后的最佳位置:冠状面时 SynCage C 与椎体的中线对齐,矢状面时 SynCage C 前缘在椎体内侧约 2mm。术中可用 C 形臂机进行检查。

(6) 需要时可再辅以前路接骨板固定。

(7) 关闭切口:冲洗术野,放置引流条,逐层缝合关闭切口。

5. 注意事项 椎间融合器或 cage 填充用碎骨块可采用骨赘切除、椎体后方扩大减压产生的碎骨,也可采用骨替代材料及异体骨,也可自体取骨。但目前一般不推荐髂骨取骨,因为骨量需求小,增加患者痛苦。钛网或 MESH 因配合椎体次全切除术使用,椎体切除时产生的自体碎骨足够。

6. 术后处理 同前。

7. 主要并发症 术后并发症主要为椎间融合器移位、沉降、滑脱等,发生率均较低。有聚醚醚酮类

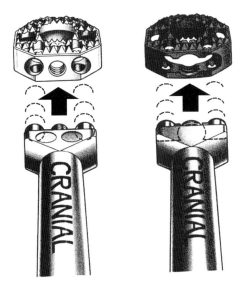

图 25-2-66　选择合适大小的 SynCage C,以专用
夹持器夹持以便进行骨填充、植入等后继操作

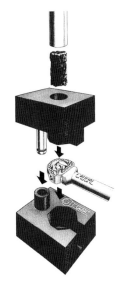

图 25-2-67　充填并压实碎骨
或骨替代物

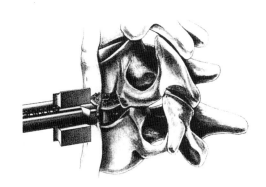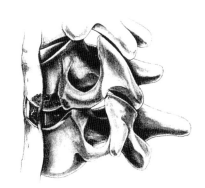

图 25-2-68　置入合适大小的 SynCage C

椎间植入物破碎的个案报道,临床极少见。

【钛网】

1. 适应证　配合椎体次全切除术使用;也可用于椎间盘切除后重建。

2. 禁忌证　严重的骨质疏松、不稳定。

3. 术前准备、麻醉、手术体位　同颈椎前路手术。

4. 手术步骤　手术显露、减压见椎体次全切除术。适当撑开椎间隙,测量椎间高度。剪取合适长度钛网,以切除椎体的碎骨、去软骨后填充、压实;安装上下盖。处理终板后以专用夹持器或血管钳插入椎间隙,轻敲至钛网完全进入椎间隙。

5. 注意事项　椎间融合器或 cage 填充用碎骨块可采用骨赘切除、椎体后方扩大减压产生的碎骨,也可采用骨替代材料及异体骨,也可自体取骨。但目前一般不推荐髂骨取骨,因为骨量需求小,增加患者痛苦。钛网或 MESH 因配合椎体次全切除术使用,椎体切除时产生的自体碎骨足够。

6. 术后处理　同前。

7. 主要并发症　术后并发症主要为椎间融合器移位、沉降、滑脱等,发生率均较低。有聚醚醚酮类椎间植入物破碎的个案报道,临床极少见。

【Zero-P】　Zero-P 是一种特殊的椎间融合器,兼具椎间融合器和前路接骨板功能(图 25-2-69)。多数椎间植入物需配合前路接骨板使用,而食管紧邻椎体前方,前路接骨板可能与食管发生摩擦,造成患者吞咽困难或咽部不适。减少接骨板厚度可减轻此类并发症,但会降低接骨板强度、增加断板风险。为解决上述问题,一种新型的"零切迹"颈椎椎间融合器在 2008 年研制成功并进入临床使用。

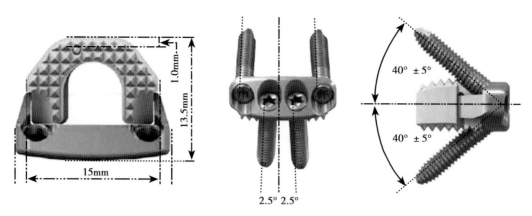

图 25-2-69　Zero-P 俯视、正视、侧视图

Zero-P 是以经典的 SynCage C 椎间融合器为基础进行改良的,由聚醚醚酮椎间融合器和 4 枚螺钉组成。现介绍 Zero-P 椎间融合术的手术操作。

【适应证】　配合椎间盘切除术使用。

【禁忌证】　严重的骨质疏松、不稳定。

【术前准备、麻醉与体位】　同颈椎前路手术。

【手术步骤】　显露、减压、撑开、试模、填充碎骨同椎间融合器。植入 Zero-P 后,沿夹持器上预置的钉道攻丝并拧入合适长度螺钉各 1 枚,透视确认内固定位置良好后锁紧各螺钉(图 25-2-70 ~ 图 25-2-72)。常规关闭切口。

【主要并发症】　Zero-P 颈椎椎间融合器置入治疗颈椎病的应用时间较短,目前临床资料显示其近期效果良好,内固定相关并发症少,术后吞咽困难发生率较低。远期并发症还需要进一步观察。

【术后处理】　同前。

(三) 颈椎人工椎间盘

【适应证】　配合颈前路椎间盘切除术使用。

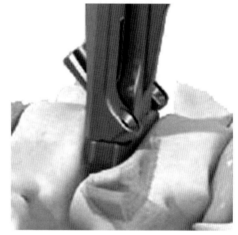

图 25-2-70　夹持合适大小 Zero-P,植入椎间隙;夹持器同时也是置钉导向器

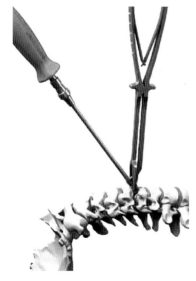

图 25-2-71　沿导向器攻丝

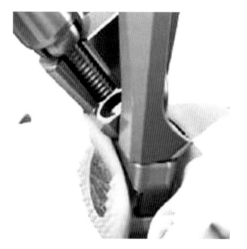

图 25-2-72　拧入螺钉

【禁忌证】

1. 手术节段不稳。

2. 手术节段已自发融合。

3. 存在严重的骨质疏松或者代谢性骨病、转移瘤、感染等。

【术前准备】 基本同颈前路椎间盘切除融合术。

根据需要选择合适的人工椎间盘假体,常见的假体有 Prestige、Bryan、Kineflex-C、Discover 人工椎间盘等。术前可根据 CT 横断面及厂商提供的模板测量以初步确定人工椎间盘型号。

【麻醉与体位】 同颈椎间盘前路手术。

【手术步骤】 以 DepuySpine 的 Discover 人工椎间盘为例说明。

1. 切口及显露 多采用常规颈前路横切口。

2. 标记中线 透视确认椎体中线、标记。使用双头导槽植入椎体钉,保证撑开器椎体钉定位置于中线上(图 25-2-73)。

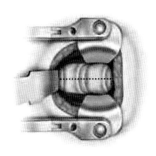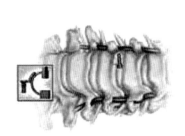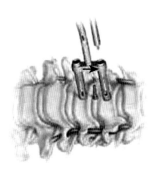

图 25-2-73 透视辅助下确认椎体中线并进行标记,并确保椎体钉均位于中线上

3. 撑开、髓核摘除、椎间隙减压(见图 25-2-5 ~ 图 25-2-18) 同颈椎间盘切除术。可切除或保留后纵韧带。椎体后方潜行减压范围不可过大。彻底去除上下软骨终板、保留骨性终板。

4. 人工椎间盘植入 通过试模确定人工椎间盘的型号,放置人工椎间盘并通过术中透视来确定假体和椎体中线保持一致,并确保椎体和人工椎间盘接触良好(图 25-2-74)。

5. 缝合切口。

【术中注意要点】

1. 人工椎间盘只是一种新的植入物,而非一种新的术式,且其适应证较椎间盘切除减压、融合术窄。完成该手术时,应务必做好椎间盘切除减压,以改善临床症状;切忌只注重新技术应用,而忽视基本大原则。

2. 假体选择应务必合适。由于会担心假体偏大侵入椎管造成神经症状甚至脊髓损伤,医生常选择偏小的假体。但陈华江等研究发现,假体偏小是发生异位骨化、自发融合的重要原因。

3. 正常椎间隙侧视是近长方形的不规则结构,而假体侧视多为长方形、前上方略带弧形以便适应生理弧度。处理上下终板时,应根据假体形状,适当修整。过度修整破坏骨性终板或者修整不足造成假体与椎间隙不匹配都是不可取的。

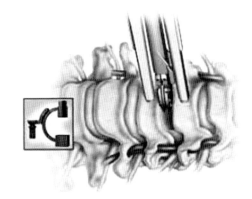

图 25-2-74 植入人工椎间盘,确保型号合适、接触良好

4. 多余骨赘必须被去除干净,以避免术后产生假体错位和颈椎后凸畸形。

【主要并发症】

1. 假体相关并发症 假体松动、移位或下沉。

2. 异位骨化、自发融合 目前发现可能与假体型号不理想有关,其次可能是术中对肌肉和周围软组织牵拉损伤及打磨过程中骨微粒在伤口残留有关。

3. 置换节段后凸畸形。

【术后处理】 同椎间盘切除融合手术。术后颈围制动时间可缩短至 1~2 周,甚至不用。

(四) 颈椎后路侧块螺钉钉棒系统

侧块螺钉发明之初,螺钉间采用接骨板连接,存在一定的弊端。如接骨板上预先所钻的孔并不总是与侧块成一线,从而影响了螺钉的植入;另外,由于接骨板上的进钉点固定,而侧块之间的距离大小存在人体差异,导致进钉点有时在侧块之间。这类情况造成螺钉植入时常不满意,所以经常发生螺钉扭出、断裂等情况。而且螺钉接骨板系统不易延伸至枕骨或胸椎。因而,多轴螺钉和钉棒固定系统的出现后,迅速取代了侧块螺钉+接骨板的系统。钉棒系统可延伸至枕及胸锁交界处,有效适应不同大小、形态的侧块,且具有更好的生物机械稳定性。国内常见的侧块螺钉系统包括 Synthes 的 Cervifix、Sofamor-Danek 的 Axis 等。

【适应证】 退变、外伤、手术减压等多种原因造成的颈椎不稳,适于 C_1、$C_3 \sim C_7$ 节段。

【禁忌证】

1. 多个侧块破坏无法置入螺钉。

2. 手术节段前柱损伤、破坏丧失支撑作用,前、后纵韧带或椎间盘破坏、损伤导致的椎体前结构失稳,不可单独采用后路固定融合;应配合前路支撑和(或)融合,必要时还应配合前路固定。

【术前准备】 备齐器械。预估螺钉角度、深度,患者体型特殊时应特别注意准备特殊型号螺钉。

【手术步骤】

1. 麻醉、体位及切口、显露同前。

2. 钻克氏针 先在拟固定节段最下一个椎体的关节突钻入克氏针,入点位于关节突中点的内侧和头侧各 2~3mm 或内侧和头侧 1/3 处,克氏针头向前外侧倾斜 25°,并平行于关节突关节面(可用神经剥离子插入小关节内以确定倾斜的平面),再在拟固定节段最上一个椎体的关节突钻入克氏针(图 25-2-75、图 25-2-76)。

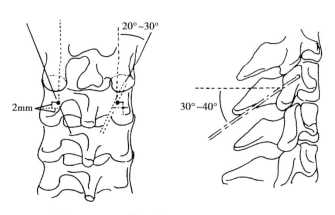
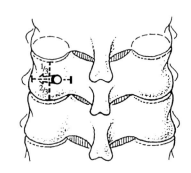

图 25-2-75　颈椎侧块螺钉进钉点及进钉方向　　　　图 25-2-76　颈椎侧块螺钉进钉点

3. 置入头、尾端螺钉 分别取出克氏针,用 2.5mm 钻头沿克氏针方向钻孔,测深器测量钻孔的深度,用 3.5mm 丝锥对近端 2/3 长度攻丝(图 25-2-78、图 25-2-79),拧入皮质骨螺钉 (图 25-2-80)。固定范围超过一个运动节段时,两端的螺钉暂不完全拧入,便于装棒时调整透视确定所有检查螺钉的方向和位置。

4. 装棒 根据试模剪下合适长度的固定棒,并根据试模弯棒。调整侧块螺钉高度,以便于装棒。将弯好的固定棒植入螺钉卡槽,锁紧(图 25-2-81)。

5. 置入中间节段螺钉 参考 Cervifix 棒的位置,选择进钉点和进钉方向,在中间节段侧块上钻孔、攻丝,置入螺钉。

6. 植骨 椎板后结构保留的,可将椎板表面凿成粗糙面,行松质骨植骨;棘突结构保留的,可在上

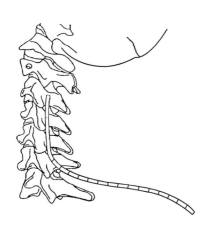

图 25-2-77　用试模折出颈椎弧度

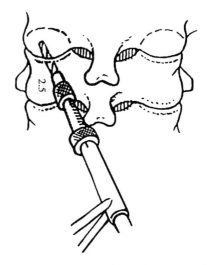

图 25-2-78　用 2.5mm 钻头沿克氏针方向钻孔

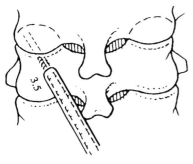

图 25-2-79　用 3.5mm 丝锥对
近端 2/3 长度攻丝

下棘突间行髂骨块植骨;椎板切除后,可在钉棒系统外侧行后外侧松质骨植骨。

7. 关闭切口　常规逐层关闭切口。

【术中注意要点】　熟悉解剖,严格掌握置钉方向、深度,避免损伤椎动脉、神经根、小关节关节面等。不熟悉此类内固定的医生,应严格遵守本部分步骤,先弯棒、组装钉棒,放入术野比对进钉点位置进行置钉;否则多个螺钉植入时,可能出现螺钉不在一条线上,无法装棒的情况。有经验的医生直接置钉时,也应注意保持多根螺钉在一条直线上。

切忌弯棒,以免人为造成颈椎正常曲度丢失。术中需复位可根据复位要求弯棒。但须注意侧块螺钉仅固定于颈椎后结构,复

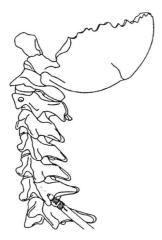

图 25-2-80　在拟固定节段头、
尾端-侧块上置入螺钉

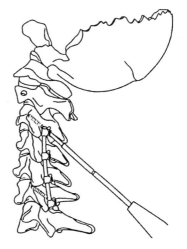

图 25-2-81　放好 Cervifix 棒,以便参考棒
的位置选择中间各节段侧块螺钉进钉点

位能力有限,进行撑开、加压、提拉等操作都要轻柔,不可像胸腰椎椎弓根螺钉那样操作,否则会造成螺钉移位、断裂甚至骨折、脊髓神经损伤。

如可疑螺钉损伤椎动脉,切勿马上退出螺钉。应保留螺钉在原位,进一步评估。如确有损伤准备修补,应完成相关显露、阻断血管后再轻柔、缓慢退出螺钉。野蛮退钉会进一步撕裂血管壁,造成大量出

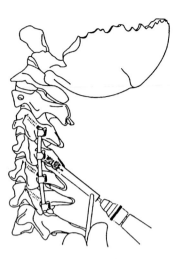

图 25-2-82 在中间节段侧块上
钻孔、攻丝,置入螺钉

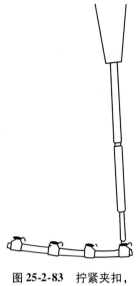

图 25-2-83 拧紧夹扣,
将棒与螺钉固定

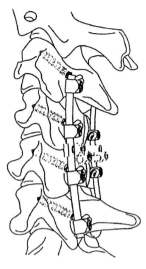

图 25-2-84 双侧 Cervifix
棒固定完成

血,导致无法进行其他操作。

【术后处理】 颈托保护 4~8 周。

（五）颈椎椎弓根螺钉钉棒系统

椎弓根螺钉钉棒系统与侧块螺钉钉棒系统设计基本相同,唯一的区别在于螺钉植入的位置。椎弓根螺钉贯穿椎体前后结构,较侧块螺钉更为稳定,具有更好的复位功能。下颈椎所有节段均可行椎弓根螺钉固定;C_2 没有侧块结构,常规椎弓根固定;C_1 亦有"椎弓根"螺钉置钉法。颈椎椎弓根螺钉的适应证和侧块螺钉一样,但由于颈椎椎弓根细小、变异较大且周围均为重要结构,手术风险大,而侧块螺钉可满足颈椎固定需要,因而临床应用中以侧块螺钉为主,而椎弓根螺钉应用很少。近年文献报道中,椎弓根螺钉的应用研究多为中日韩医生实施,而欧美国家较少。

颈椎椎弓根螺钉的力学性能在所有颈椎内固定中是最强的。Kotani 评价了 7 种颈椎内固定,发现对于颈椎单节段后柱不稳,所有后路内固定均可达到完整颈椎的稳定性,但对于二节段三柱不稳,一般内固定的旋转稳定性不足,椎弓根螺钉则有明显的优越性。由于颈椎椎弓根的解剖不同于腰椎,因此置钉方法也不尽相同。Abumi 报道入钉点为关节突背面中线外缘与上关节面下缘交点处,用磨钻钻至可直视椎弓根,使用神经牵开器探到椎弓根的内壁,术中透视证实,依术前 CT 测量内倾 30°~40°、平行椎体上终板将螺钉置入椎体 2/3 处,术中不用钻头,以防损伤周围结构。Jeanneret 报道入钉点在上关节面下缘 3mm 的中点处,内倾 45°、瞄向椎体上 1/3 进钉。椎弓根螺钉应用的最大限制不在于操作难度,而是颈椎椎弓根变异很大,使得其置钉风险大大高于侧块螺钉。在使用椎弓根螺钉时,应摄 CT 片,结合矢状面、水平面逐个判断椎弓根直径、角度是否适合置钉;还应行椎动脉造影,警惕椎动脉在椎弓根处蜿蜒回环,使得局部椎间孔、椎弓根变形。Abumi 本人建议采用导航技术降低风险,亦有学者建议切除部分椎板,在直视下操作。颈椎椎弓根螺钉不宜常规应用,用于颈椎严重骨性创伤或毁损及其他内固定无法使用时,可考虑椎弓根螺钉固定。

（六）颈后路微型接骨板

以 DepuySpine 的 ARCH 接骨板为例。

【适应证】 配合单开门椎板成形术使用。

【微型接骨板系统的构成】

植入物:预弯微型接骨板(2mm 厚,27~35mm 内 5 种长度型号,单折、双折两种形态)(图 25-2-85),可调节接骨板(2mm 厚,长度可剪裁,需自行折弯)(图 25-2-86),自攻、自钻、抢救螺钉(4~12mm 长度)。

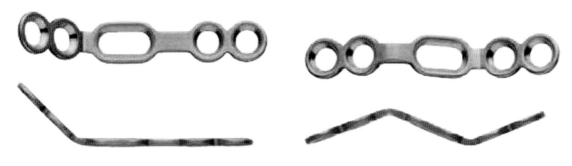

Single bend　　　　　　　　　　　　　　Double bend

图 25-2-85　两种不同形态的 ARCH 接骨板

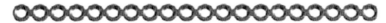

**图 25-2-86　可自行剪裁、满足不同长度
需要的可调节微型接骨板**

　　配套器械:刮匙,椎板撑开器,试模,接骨板夹持器,折弯/断板器,接骨板试模,开口器,钻头及相应手柄,螺丝刀及相应手柄,植骨块夹持器。

　　【术前准备】　备齐器械。预估接骨板、螺钉尺寸,患者体型特殊时应特别注意准备特殊型号植入物。

　　【手术步骤】

　　1. 体位、切口、显露、减压　见单开门椎板成形术。

　　2. 试模　椎板"单开门"后,将接骨板试模塞入椎板开口处,可恰好置入的试模型号就是合适的接骨板型号(图 25-2-87)。

　　3. 预弯　微型接骨板本身有弯折。医生可根据需要,进一步折弯。

　　4. 固定　首先固定最靠近缺口的两枚螺钉,先固定侧块上一枚螺钉,然后是椎板上的(图 25-2-88)。开口器开口后拧入螺钉。然后植入其他螺钉。自攻或自钻螺钉拧入后钉道松动时,可考虑更换为抢救螺钉。

　　5. 同法完成其他节段接骨板固定。

　　6. 常规关闭切口。

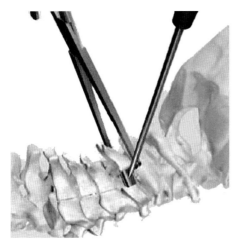

**图 25-2-87　将试模塞入缺口,
选择合适的接骨板型号**

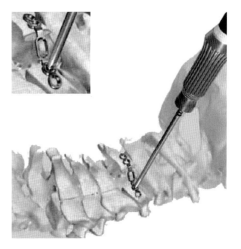

**图 25-2-88　首先拧入最靠近
缺口、侧块上的一枚螺钉**

三、手术疗效及其影响因素

颈椎病及颈椎间盘突出症手术的疗效是由多方面因素决定的,无论是前路、后路或侧前方手术,其目的是减压和稳定。因此,手术时机的选择是疗效好坏的首要问题。在受压的神经血管组织未发生不可逆性损害之前手术,有可能获得良好结果,反之即使减压再彻底也无济于事。除手术操作的准确性以外,下述因素必须高度注意:

1. 诊断是否正确 颈椎病常易与颈椎肿瘤、先天畸形或脊髓空洞症等混淆,此外还有侧索硬化症等,若按颈椎病治疗,疗效必然很差。

2. 手术部位 手术部位应选择与神经症状相应的节段,切除影像上对应的致压物。颈椎退变是一种正常的老化现象,单纯影像上有椎间盘突出、骨质增生并不一定需要手术减压处理。手术部位必须是与临床症状相对应的"责任病灶"。

3. 进路选择 颈椎退变性疾病致压物绝大多数来自脊髓前方(突出椎间盘、骨赘、韧带骨化),前方手术可以直接去除致压物,更为理想。脊髓后方致压物多为黄韧带褶皱、肥厚,而颈椎黄韧带骨化极少见,仍推荐前方入路。因为:①颈椎退变性疾病罕见单纯后方压迫,多为脊髓前后均受压。此时选择前方入路,可以恢复椎间高度、绷紧黄韧带而减轻后方压迫,同时还可恢复椎间孔容积、减轻神经根受压,以及恢复颈椎正常生理曲度。而后路手术除椎弓根螺钉外,不具有恢复椎间高度、生理曲度的功能。②即使为单纯脊髓后方压迫,也多于椎间高度减少引起,前路同样可解决根本问题。

病灶范围广泛(3 个节段以上)、发育性椎管狭窄、前路手术风险大时应选择后路手术。

4. 病程长短 神经组织受压后缺血时间过久会产生变性,甚至不可逆性改变,故一旦确诊且有手术指征时,不宜过久地行保守治疗,尽早手术是关键。

(袁文　张颖　石长贵)

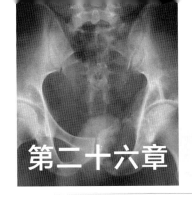

第二十六章　胸椎疾患

由于胸廓的保护,胸椎退变性疾患远不像颈椎及腰椎那样突出。但是由于胸椎管较为细窄,胸脊髓的血液供给较为薄弱,脊髓更容易受到外周因素的影响而导致损害,且临床表现多样复杂,容易误诊或漏诊,手术治疗有一定难度和风险。胸椎黄韧带骨化(OLF)是导致胸椎管狭窄症的主要原因,此外还有椎间盘突出、后纵韧带骨化(OPLL)等。认识胸椎退变性疾病的特点,掌握手术适应证及正确的手术入路和操作方法对于获得良好的结果至关重要。本章将重点介绍胸椎 OLF 症及椎间盘突出症外科治疗的相关问题。

第一节　胸椎间盘突出症

一、椎间盘突出症的概况

胸椎间盘突出症(thoracic disc herniation,TDH)在临床上较为少见,表现缺乏特异性,容易发生延误诊断或漏诊。近年来,随着对本病认识的不断深入及影像学诊断技术的不断发展,尤其是磁共振成像(MRI)检查应用的日益广泛,非常有助于本病的早期诊断。

【历史】　1838 年首次报道了导致脊髓损害的 TDH,并于 1922 年首次对本病进行了外科手术治疗。

【发病率】　受多方面因素的影响和限制,目前 TDH 的真实发病率尚不清楚。尸检研究及脊髓造影计算机断层扫描(CTM)提示无症状的 TDH 占 11%。有报道怀疑为胸椎或椎管内肿瘤的 48 例患者中,14.5% 的患者实为 TDH。具有椎间盘突出引起的明确神经损害体征的患者,其发病率为每年百万分之一。临床实践中,治疗 TDH 所实施的胸椎间盘切除术约占所有椎间盘切除手术的 0.2% ~2%。

【病因】　尽管对于创伤是否真正参与了 TDH 的发病尚存在争议,但报道认为 50% 的 TDH 与创伤密切相关。创伤因素包括脊柱的旋转扭曲或搬重物时受到的损伤。休门病(Scheuermannn 病)中所见椎间盘突出常有钙化,多见于年轻患者;而对于年长患者,TDH 多合并有胸椎椎体后缘骨赘及小关节增生或黄韧带肥厚等脊柱退行性变因素;此外,研究表明胸腰段椎间盘突出相应及邻近节段的脊柱后凸角度显著大于正常人群,这可能导致局部应力增加,加速椎间盘的损伤。

【发病机制】　TDH 所致临床症状和体征的发病机制可为血供因素、机械因素或两者兼而有之。胸段脊髓(特别是 T_4 ~ T_9 节段)血供薄弱、代偿功能差,尤其是腹侧受压后易发生神经损害而产生症状。

【分型】　TDH 的分型取决于突出的节段和部位,分型有助于手术术式的选择和确定。根据突出的部位可分为:中央型、旁中央型、外侧型和硬膜内型。中央型突出以脊髓损害症状为主,而外侧型突出多表现为根性刺激症状,硬膜内型突出罕见。中央型和旁中央型突出约占整个 TDH 的 70%。突出的节段最常见于 T_{11} ~ T_{12},占 26%;75% 的 TDH 发生在 T_8 ~ T_{12} 之间,即以下胸椎的发生率最高。此可能与该处作为胸腰段结合部,椎间盘承受应力较大而容易遭受损伤有关。

【自然病史】　尽管典型的 TDH 病程应为由早期的疼痛、感觉障碍向着肌力减退及脊髓损害渐进性发展,但其临床实践中的表现是多种多样的。对于年轻患者,急性创伤性 TDH 导致的胸痛可较快地发展为脊髓病;而对于中年患者,其退变性 TDH 引发的脊髓症状则进展相对缓慢。无脊髓损害表现的患者,可采用非手术治疗或改变生活方式进行治疗;约80%的患者可恢复至其原有的活动水平。对于顽固性疼痛且有下肢症状的患者,多采用手术治疗。通常情况下,就病情发展而言,双侧较单侧症状者发展迅速。

二、胸椎间盘突出症的临床表现

1. 发病年龄 80%患者的发病年龄在40~70岁之间,男女性别比例为1.5∶1。

2. 症状

(1)疼痛:为常见的首发症状。其特点可为持续性、间歇性、钝性、锐性或放射性。根据突出的部位和节段不同,疼痛可呈轴性、单侧或双侧分布。少部分患者主诉为一侧下肢疼痛,易与腰椎间盘突出症相混淆;沿胸壁的放射性疼痛亦为常见的主诉。咳嗽、打喷嚏或活动增加均可加剧疼痛症状,而休息后上述症状可减轻。有时也会发生不典型的放射性疼痛症状,如 T_{11} ~ T_{12} 的 TDH 可表现为腹股沟及睾丸疼痛,易与髋部和肾疾患相混淆。发生在中胸段的 TDH 可表现为胸痛和腹痛。而颈痛、上肢痛及 Horner 综合征并非都由颈椎病所致,也应考虑到 T_1 ~ T_2 椎间盘突出症造成的可能。

(2)感觉障碍:感觉改变,尤其是麻木,是仅次于疼痛的常见症状。也可表现为感觉异常及感觉迟钝。在没有疼痛症状的情况下,这些感觉障碍表现也许就是诊断 TDH 的唯一线索。

(3)肌力减退和括约肌功能障碍:部分患者早期仅表现为脊髓源性间歇性跛行,下肢无力、僵硬发沉感,可有或无疼痛、麻木,休息片刻症状减轻。有报道患者就诊时,30%患者主诉有膀胱功能障碍(其中18%同时伴有大小便功能障碍),60%患者主诉有运动和感觉障碍。

3. 体征 发病早期往往缺乏阳性体征,可仅表现为轻微的皮肤感觉障碍。随着病情的发展,一旦出现脊髓压迫症状,则可表现为典型的上运动神经元损害表现,即肌力减退、肌张力增高或肌肉痉挛、反射亢进,下肢病理征阳性、异常步态等以及针刺痛觉或触觉减退。当病变位于 T_{11} ~ T_{12} ~ L_1 时可以出现广泛肌肉萎缩、肌腱反射亢进或减弱、病理征阳性或阴性等上运动神经元及下运动神经元混合性损害的症状和体征。当旁中央型突出较大时还可导致脊髓半切综合征(Brown-Sequard 综合征)的出现。

4. 影像学表现 X 线片若显示有椎体后缘离断、显著骨赘、椎间盘钙化或脊柱后凸或 Scheuermannn 病样改变,对诊断本病有提示意义。相对于颈椎和腰椎间盘突出症而言,TDH 伴钙化的几率要多一些,是其影像学的一个特点。胸脊髓造影的准确性要比 X 线片高得多,但其敏感性仍较低,不足70%。CTM 则可准确地显示脊髓受压程度和椎间盘突出的类型,钙化的椎间盘亦可得到清楚的显示。CTM 的敏感性及特异性可与 MRI 相媲美,但其缺点在于有创性,尤其是需要医生划定较为明确的检查部位、进行多节段的横断扫描,否则容易漏检。MRI 检查的优势在于该检查本身无创,其矢状面和横断面图像可更加精确地评价突出的椎间盘及对脊髓压迫的程度;有助于发现脊柱较大范围内多发的椎间盘突出;有助于与其他一些神经源性肿瘤相鉴别。

三、胸椎间盘突出症的诊断和鉴别诊断

1. 诊断 仔细询问病史及物理检查最为重要,一旦确定有胸脊髓损害的症状或体征即应考虑到本病的可能,通过进行胸椎 X 线片、MRI 或 CTM 检查,多可得出诊断。

2. 鉴别诊断 由于本病在临床上较为少见,且其临床表现复杂多样和缺乏特异性,故容易发生延误诊断或漏诊。当确定患者下肢有上运动神经元损害时要除外有无颈椎病可能;当下肢症状显著重于上肢时,除了考虑有颈脊髓损害,同时要考虑胸脊髓压迫的可能;当患者表现为广泛下运动神经元或混合性神经损害时,要考虑胸腰段脊髓压迫;当表现有脊髓损害但是并无显著压迫时,要除外脊髓血管畸形或脊髓自身其他疾病,包括肌萎缩侧索硬化、脊髓多发性硬化、横贯性脊髓炎、脊髓肿瘤及动静脉畸形等。患者就诊时主诉较为杂乱且缺乏特异性,故应系统地从脊柱源性和非脊柱源性疾患的角度进行全面的评估。而易与本病症状相混淆的非脊柱源性疾患包括有胆囊炎、动脉瘤、腹膜后肿瘤以及其他一些

腹腔内和胸腔内疾病。

四、胸椎间盘突出症的治疗

（一）非手术治疗

对于无锥体束体征和无严重神经损害的患者,可以采用非手术治疗。具体措施包括卧床休息、减少脊柱的轴向载荷、限制脊柱的反复屈伸活动、佩戴胸腰骶支具等。同时配合应用非甾体抗炎药物控制疼痛症状。其他治疗还包括姿势训练、背肌功能练习和宣教工作等。

（二）手术治疗

本病的手术治疗指征包括以脊髓损害为主要临床表现者或早期症状较轻但经系统非手术治疗无效者。鉴于胸段脊髓特有的解剖学特点,该节段的手术风险较大。因此选择最佳的手术途径,尽可能地减少对脊髓和神经根造成的牵拉刺激,显得格外重要。具体而言,手术途径的选择主要取决于以下几个方面内容:椎间盘突出的节段、突出的病理类型、与脊髓的相对关系以及术者对该手术途径的熟悉程度等（表 26-1-1）。总的来说,手术途径可分为前路和后路两大类。前路包括侧前方经胸腔途径、经胸腔镜途径以及经胸骨途径或经内侧锁骨切除途径;后路包括侧后方经胸膜外途径、经肋横突关节切除途径和后正中经椎板途径及经椎弓根途径。

表 26-1-1　TDH 不同情况下的术式选择

节段	椎间盘突出类型	术式选择
软性椎间盘（soft discs）		
$T_1 \sim T_4$	中央型、旁中央型	经胸骨途径
	中央型、旁中央型	经内侧锁骨切除途径
	旁中央型、外侧型	经肋横突关节切除途径
$T_4 \sim T_{12}$	中央型、旁中央型、外侧型	经胸腔途径
	中央型、旁中央型、外侧型	经胸腔镜途径
	旁中央型、外侧型	经侧后方胸膜外途径
	中央型、旁中央型、外侧型	经肋横突关节切除途径
	外侧型	经椎弓根途径
钙化椎间盘（calcified discs）		
$T_1 \sim T_4$	中央型、旁中央型	经胸骨途径
	中央型、旁中央型	经内侧锁骨切除途径
	外侧型	经肋横突关节切除途径
$T_4 \sim T_{12}$	中央型、旁中央型、外侧型	经胸腔途径
	外侧型	经侧后方胸膜外途径
	外侧型、旁中央型	经肋横突关节切除途径

1. 经胸腔径路（transthoracic approaches）　该手术入路包括经胸膜（transpleural）和经胸膜外（retropleural）两种方式。两种术式大体相同,但是前者在术野开阔清晰、操作方便、对脊髓无牵拉、相对安全等方面更具优点,而后者较前者创伤干扰小且术后不需要放置胸腔闭式引流管。两者均为目前临床上最常被采用的术式（图 26-1-2）。

【适应证】　广泛地适用于 $T_4 \sim T_{12}$ 的 TDH,尤其是在切除中央型椎间盘突出及伴有钙化、骨化时,优点更为突出。

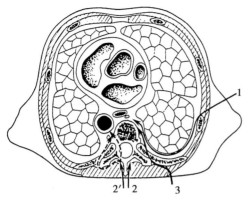

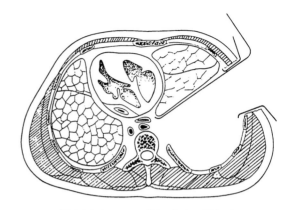

图 26-1-1 TDH 的手术显露径路
1. 侧前方经胸腔入路;2. 后方经椎板入路;2′. 扩大的后方经椎板入路;3. 侧后方经肋骨横突入路

图 26-1-2 TDH 的经胸腔显露径路

【麻醉】 气管内双腔插管全身麻醉。

【体位】 患者取侧卧位。对于中、下段胸椎,为避免对下腔静脉和肝脏的干扰,建议从左侧切口进入;而对于上胸椎,可从右侧切口进入,以避开对心脏及颈部、锁骨下血管的影响。

【操作步骤】

(1)切口:通常沿比拟切除椎间盘高两个节段的肋骨做切口进入。

(2)显露:常规胸椎和胸腰段的显露途径,请见第九章的第四节和第五节。

(3)特殊要点:本手术过程中应注意以下几个特殊方面:

1)手术定位:能否确定正确的手术节段至关重要,直接影响到手术的成败。确定方法包括参照所切除的肋骨和对应的椎节来确定正确的手术节段;还可进行术中透视或拍片,根据 $L_5 \sim S_1$、T_{12} 或 $C_1 \sim C_2$ 影像标志来进行手术定位。通常情况下,需将上述方法结合起来进行推断;有时尚需根据局部的解剖学特点,如某一椎节的特殊形态、骨赘大小或局部曲度情况等,结合术中所见进行多次反复推断。尤其在存在有移行椎的情况下,更应提高警惕。

2)节段血管的处理:于胸椎椎体侧方,颜色发白的隆起处为椎间盘,凹陷处为椎体,可见节段血管从椎体中部横行经过。用长柄15号圆刀纵向切开覆盖于其上的壁层胸膜,以小"花生米"样纱布球将其向两侧推开。用直角血管钳分离结扎切断节断血管,或直接以尖镊夹持电灼处理亦可。

3)切除椎间盘组织:先切除椎间盘大部,然后使用长柄窄骨刀楔形切除相邻的椎体后角,即上位椎体的后下缘和下位椎体的后上缘(图26-1-3),深达椎管对侧壁,然后逐层由前向后切削至接近椎体后缘。用神经剥离子探及椎体后壁及椎间盘后缘,以指导用骨刀切骨的方向和进刀深度。于椎间盘纤维环在椎体上、下附着点以远切断椎体后壁,用窄骨刀或配合应用长柄刮匙,将部分椎体后壁连同椎间盘组织由后向前撬拨切除或刮除,用刮匙刮除残存椎管内的椎间盘或骨赘,直至胸脊髓前部硬脊膜囊完全清晰地显露出来。也可以先咬除椎弓根,显露出硬脊膜囊和椎体后壁,再用刮匙由后向前逐步将椎间盘刮除。

4)植骨融合和内固定:椎间盘切除和胸脊髓减压后,是否需要同时进行椎间植骨融合和内固定,对此问题目前尚存在有争议。考虑到有利于早期进行康复功能锻炼、提高植骨融合率及避免椎间隙狭窄带来的远期问题,建议同时行椎间融合和内骨定。

(4)切口闭合及引流:经胸膜途径或经胸膜外途径但胸膜已破者,均须放置胸腔闭式引流。

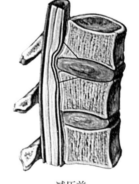 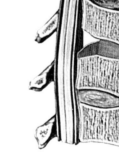

减压前　　　　　减压后

图 26-1-3 TDH 的减压范围示意图

常规方法逐层缝合伤口。

【术后处理】 预防应用抗生素 3~5 天;密切观察胸腔引流量和性状,若 24 小时内引流总量少于 60ml 时,拍摄胸片核实无误后可去除胸腔闭式引流管。术后 7 天复查胸椎 X 线片了解椎间植骨和内固定情况,并开始下床活动。

【并发症及处理】

(1) 术中出血:若为节段血管出血,需立即重新予以结扎或电灼止血。若为椎管内静脉丛出血,可填以吸收性明胶海绵压迫止血。如果是骨壁渗血,则可用骨蜡涂抹进行止血。

(2) 术中硬脊膜破裂脑脊液漏:若裂口较小,可填以吸收性明胶海绵;破损若较大,则应尽可能地进行缝合修补(6-0 尼龙缝线)。有时需扩大骨性结构的切除,以便有必备的空间进行破损硬脊膜的缝合修补。

(3) 术中脊髓或神经根损伤:术中仔细辨认、松解神经粘连以减少神经损伤的发生。一旦发生,可予以脱水、激素和神经营养药物等。术后积极进行有关康复功能练习。

(4) 肺部并发症:诸如术后气胸、胸腔积液或乳糜胸等,可行相应的处理。

2. 经胸腔镜径路(transthoracoscopic approach) 有关胸腔镜技术的详细内容,参见第三十五章第八节,此处不再重复叙述。该术式是近年来兴起的 TDH 微创治疗的一项新技术,适用于 T$_4$~T$_{12}$ 的软性间盘突出。此方法具有术野清晰、创伤小、并发症少及术后恢复快等优点,但是对技术要求苛刻,故一定要积累了较丰富的腔镜下操作的经验方可应用。

3. 胸骨或内侧锁骨切除径路(transsternal/medial clavisectomy) 适用于其他术式难以显露的 T$_1$~T$_4$ 的 TDH。

4. 经肋横突关节切除径路(costotransversectomy) 该术式为侧后方经胸膜外的一种显露方法。

【适应证】 可广泛地适用于 T$_1$~T$_{12}$ 的外侧型 TDH。但对于中央型和旁中央型的 TDH 来说,由于术野和视野角度的限制,若要彻底切除椎间盘则很难避免对脊髓造成牵拉和干扰,即存在损伤神经的风险,故建议不选用此入路。

【麻醉】 气管内插管全身麻醉。

【体位】 患者取侧卧位,患侧朝上,对侧胸部垫枕。

【操作步骤】

(1) 切口:根据 TDH 的突出节段不同,所取皮肤切口略有变化。通常为脊后正中线旁开 2~3cm 的纵切口;若突出节段在 T$_7$ 以上,其切口远端应拐向肩胛骨的下缘顶点并向前上(图 26-1-4)。

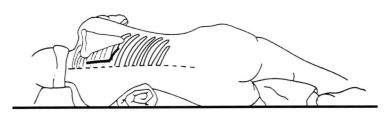

图 26-1-4 TDH 的经肋骨横突关节切除径路

(2) 显露:使用电刀切开上方的斜方肌和菱形肌,切开下方的斜方肌外侧缘及背阔肌内侧缘,此时便可见到清晰的肋骨。将椎旁肌牵向背侧进而显露肋横突关节和横突。切开肋骨骨膜,并沿其走向行骨膜下剥离接近肋横突关节处。切断肋横突间的前、后韧带,然后将该段肋骨和横突分别予以切除。上述操作始终在胸膜外进行。通常需在椎体水平结扎肋间血管,并可借助肋间神经的走行来确定椎间孔的位置。撑开器撑开肋骨,用"花生米"或骨膜剥离器将胸膜壁层及椎前筋膜推开,使用拉钩将胸膜和肺牵向前侧,显露出椎体的侧方。将椎旁肌向背侧进一步剥开,显露出同侧的椎板。将同一侧椎板、关节突切除后,即可显露出突向外侧或极外侧的椎间盘,小心剥离硬脊膜与突出椎间盘之间的粘连,切除突出的椎间盘组织。冲洗伤口后,用吸收性明胶海绵覆盖硬脊膜囊。

（3）切口闭合及引流：留置伤口负压引流管，常规方法逐层关闭伤口。

（4）经椎板切除或经椎弓根切除（laminectomy/transpedicular approaches）：作为脊柱外科领域非常经典的一种术式，其具体方法参见第九章第六节。遗憾的是，若试图从后方行胸椎间盘的切除，则术中势必借助对脊髓的牵拉才能实施椎间盘的切除，此操作常常造成脊髓损害的进一步加重。以此术式来治疗 TDH，术后患者的神经损害加重比例高达 50% 以上。目前认为选择该术式治疗 TDH 具有高度的危险性，临床上已渐被淘汰，故不主张在治疗中继续采用此术式。

（陈仲强）

第二节　胸椎管狭窄症

一、胸椎管狭窄症的概况

胸椎管狭窄症（thoracic stenosis）系指由于发育或退变因素引起胸椎管矢状径或椎管横截面容积变小，导致脊髓或神经根受压，并出现相应的症状和体征。本病多发生于 50 岁以上的中老年患者，以下胸椎为主，其次为上胸椎。

【病因和病理】　导致胸椎管狭窄的主要因素有黄韧带骨化（OLF）、椎体后缘骨赘、椎板增厚、关节突增生肥大、后纵韧带骨化（OPLL）、发育性椎管狭窄等。其中约 80% 与 OLF 相关。在氟骨症、强直性脊柱炎、Scheuermann 病、骨软骨发育不良、Paget 病等疾病中经常可见有 OLF。有学者认为主要是由于局部应力损伤所致的退变性改变，但大多数病例缺少足够的证据支持。

【发病率】　缺少相关统计资料。有学者报告 OLF 以东方人种多见；放射学统计，男性 6.2%，女性 4.8%，50 岁以上发病率较高，并随年龄呈增长趋势；解剖学统计，发生率更高达 83%，但是最终造成脊髓压迫的仅为少数。Sato 等报道在 226 万人口中，7 年内仅有 52 人因胸椎黄韧带骨化致脊髓压迫而行手术治疗。

二、胸椎管狭窄症的临床特点及诊断

各种病因导致的胸椎管狭窄都是以压迫脊髓或神经根为主要特征。但是，由于胸脊柱节段长，脊髓腰膨大损害表现复杂多样，胸椎管狭窄可以同时发生在多个部位，OPLL 可以广泛存在于颈椎、胸椎甚至腰椎，导致了临床表现复杂多样，给诊断带来困难。

【临床表现】　逐渐出现的双下肢麻木无力，行走困难及大小便功能障碍是本病的主要临床症状。可有胸背部疼痛、踩棉花感及胸腹部束带感，也可出现胸神经根受损的症状，表现为胸背部烧灼样或刺激症状，向前及外侧沿肋间神经放射，咳嗽时加重，易误诊为心脏病。少数患者可出现假性腰椎根性综合征，表现为腰腿疼痛，疼痛常为双侧，可放射至臀部及下肢，易误诊为腰椎管狭窄症。早期可以仅表现为以下肢无力、发僵为特征的间歇性跛行，应注意与颈椎病鉴别。

大多数胸椎管狭窄症表现为上运动神经元损害的体征，查体可发现受损部位以下皮肤感觉减退或消失，双下肢肌力不同程度地减弱，肌张力增高，膝、跟腱反射亢进，腹壁反射及提睾反射减弱或消失，病理征阳性，可有髌阵挛或踝阵挛。病变位于下胸椎的患者，由于脊髓腰膨大或圆锥受到压迫，可以表现为广泛下运动神经元性损害，如膝、跟腱反射减弱，肌肉萎缩，肌张力低下，此时很容易误诊为中央型腰椎间盘突出或脊髓自身的疾患。还有少数患者可同时存在上、下运动神经元同时受损的体征。

【诊断与鉴别诊断】　了解本症临床特点，仔细询问病史及全面、细致的神经系统检查是正确诊断的关键。在确立了脊髓损害的可能部位后，通过影像学检查多可作出正确诊断。

X 线检查作为初步筛查可以发现脊柱的退行性改变，包括部分椎体后缘骨赘、增生的关节突、骨化的黄韧带及后纵韧带等，并可排除脊柱肿瘤等其他病变。MRI 可清楚地显示压迫脊髓的病因、脊髓受压的程度及脊髓损害情况。由于可以较大范围显示脊柱和脊髓的情况，MRI 是目前确定诊断及鉴别诊断最有价值而快捷的方法。但是 MRI 对于骨性结构的显示尚有不足之处，因此，对确定有胸椎管狭窄症

拟行手术治疗、需要进一步了解椎管狭窄的更详细情况时,可在 MRI 检查的基础上,对压迫部位再加做 CT 平扫。如因受条件限制,也可先行脊髓造影,根据造影所见再确定 CT 检查的部位。

　　临床上经常发生胸椎管狭窄症与颈椎病、颈椎 OPLL、腰椎管狭窄症等并存的情况。由于颈椎病或颈椎 OPLL 压迫脊髓常表现位上肢轻、下肢重的症状特点,很容易掩盖症状轻微的胸椎管狭窄症而使其漏诊。在临床上,如果患者下肢上运动神经元损害的表现显著重于上肢,或合并有 DISH、氟骨症、下颈椎 OPLL 等情况时,或颈椎减压术后症状缓解不理想的患者,要检查有无胸椎管狭窄症的存在;如果患者表现为较广泛的下运动神经元损害者或上、下运动神经元混合性损害,要检查有无胸腰段椎管狭窄的问题。

三、胸椎管狭窄症的治疗

　　胸椎管狭窄症以压迫神经根为主时,主要表现为胸背部疼痛,非手术治疗即可。胸椎管狭窄症以压迫脊髓的症状和体征为主时,保守治疗一般无效,多数患者病情渐进性加重,临床研究表明,对病史长、症状重患者手术疗效明显下降。因此,一旦确立诊断,应积极行手术治疗。

　　【术式选择】　胸椎管狭窄症对于来自后方的压迫,如 OLF、椎板与关节突的肥厚增生等,选择经后方的椎管后壁或增生的椎板关节突切除;对来自前方的压迫,如 OPLL、椎体骨赘等,文献报道的手术方式较多,意见不统一。一般来讲,可以参照胸椎间盘突出症一节中表 26-1-1 中所提出的办法处理。但是对于长度小于 2 节椎体的 OPLL、位于中央或旁中央的较大的椎体后缘骨赘原则上应该采用经胸腔或胸膜外进行侧前方减压,同时行椎间植骨融合及固定。对于前后方都有压迫者,特别是位于相同节段的压迫或相邻节段的压迫,原则上应该先进行后方减压,再进行前方减压,依患者情况可以行一期手术或二期手术。对于长节段 OPLL,由于手术所具有的风险及多节段椎体切除后重建稳定的困难,目前还是主张后路减压。由于胸椎结构的特点,椎管后壁切除后一般不需要固定;但是如果合并有较明显的脊柱后凸畸形,矫正畸形将有利于脊髓的减压效果,此时可辅助内固定矫形;经侧前方减压一般要切除较多椎体,应在减压后同时进行植骨融合及内固定。对于同时合并脊髓型颈椎病或颈椎 OPLL 的患者,如颈、胸压迫均较重,应先行颈椎减压,二期行胸椎管减压。但如胸椎的压迫位于上胸椎,或虽位于下胸椎但狭窄范围不大,患者一般情况也较好者,也可与颈椎管扩大成形术同期进行胸椎管后壁切除术。如果下肢症状重而上肢症状轻微,则先行胸椎管减压术。合并腰椎间盘突出症或腰椎管狭窄症时,只要没有严重的神经根或马尾神经损害,原则上应先行胸椎的手术。

　　(一) 胸椎管后壁切除减压术

　　【适应证】　适用于胸椎 OLF、较长节段和较宽的 OPLL 以及其他主要来自后方压迫的胸椎管狭窄症患者。

　　胸椎椎管后壁由椎板、椎间关节内侧 1/2、椎板间及小关节前方的黄韧带构成。由于对脊髓后方压迫最严重的部位一般来自关节突前方的骨化韧带,因而从后路减压时必须将椎板、双侧椎间关节内侧 1/2 及骨化的韧带一同切除,实为椎管后壁切除(图 26-2-1)。

　　【麻醉与体位】　一般采用全麻,俯卧位,胸部及双侧髂嵴部垫软枕以免腹部受压。

　　【操作步骤】

　　1. 切口　脊柱后正中入路,锐性分离双侧椎旁肌,显露手术节段的棘突、椎板及关节突至横突根部,上下均多显露一节椎板以便于操作。

　　2. 定位　于拟行减压节段用金属物作标记,拍片或透视做术前定位。或利用第十二肋骨、第一肋骨及椎体退变的特殊醒目的标致等定位。

　　3. "揭盖"式椎管后壁切除减压　咬除棘突,切除上下端的椎板间黄韧带。先用咬骨钳沿双侧关节突内外缘的中线,由下向上咬出一条骨槽,然后改用高速磨钻逐层磨透椎板全层、关节突及骨化的黄韧带,直致硬脊膜侧壁外露。用巾钳夹住下端椎节的棘突,轻轻向后提拉,切断最下端的椎板间黄韧带,用神经剥离子分开骨化韧带与硬脊膜间的粘连,边轻柔提拉,边剥离 OLF 与硬脊膜间的粘连,最后切断最上端的椎板间黄韧带,将椎板连同内侧半关节突及骨化的韧带整体切除(图 26-2-2)。用枪式椎板咬骨

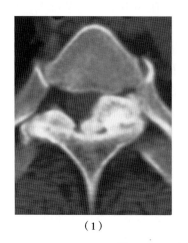
（1）

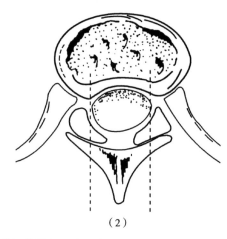
（2）

图 26-2-1 胸椎黄韧带骨化及减压范围

（1）左侧胸椎关节突内外中线 1/2 相当于脊髓的侧缘，右侧可见胸椎黄韧带及右侧胸椎关节囊骨化，胸椎黄韧带骨化好发于胸椎关节囊、韧带；（2）对于胸椎黄韧带骨化压迫脊髓的横向减压范围应当包括椎板及关节突内侧 1/2

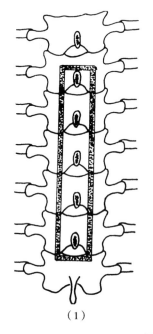
（1）

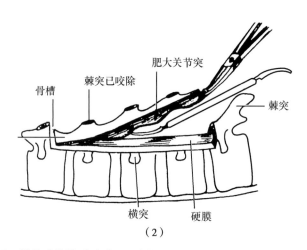

骨槽　棘突已咬除　肥大关节突　棘突

横突　硬膜

（2）

图 26-2-2 揭盖式椎管后壁减压示意图

（1）后面观；（2）侧面观

钳切除残存的向内压迫脊髓侧方的关节突及骨化黄韧带。

对于少数患者，由于严重骨化的黄韧带与原椎板一起形成"双层椎板"样结构，或关节囊部韧带严重骨化挤入椎管内，或长节段连续韧带骨化，有时难以做到整体经典的"揭盖式"椎板切除。此时可以用分节段"揭盖"的方法切除椎管后壁，然后用枪式椎板咬骨钳、刮匙切除残存的关节突及骨化的黄韧带，直至减压彻底。

冲洗伤口，于硬脊膜外放置吸收性明胶海绵或皮下脂肪薄片，放置负压引流管，分层关闭切口。

【术后处理】　术后常规使用预防剂量抗生素。术后引流 48～72 小时，如 24 小时内引流量少于 60ml 可拔除引流管，否则应延长置管时间。拔除引流管后即可下地活动。

【其他应注意的问题】

1. 减压的范围要充分　胸椎 OLF 的切除要达到上下两端对硬脊膜无明显压迫，宽度要达到硬膜囊的两侧缘,即一般要切除椎板及关节突内侧1/2。胸椎OPLL采用椎管后壁切除减压时,上下减压范围应超过OPLL上下两端各一个椎节。

2. 传统的用咬骨钳"蚕蚀"法咬除椎板的术式不适用于胸椎管狭窄症的后路减压手术。术中极易损伤脊髓,应禁用。

3. 术中应用高速磨钻,避免任何震动或粗暴操作,"揭盖"式椎管后壁切除,注意力高度集中,耐心操作,对于避免手术并发症至关重要。

4. 胸椎OLF范围一般较广,手术创伤较大,术中应注意仔细止血。

5. 硬脊膜损伤和脑脊液漏的处理。OLF所致胸椎管狭窄,骨化的韧带与硬脊膜间往往形成紧密粘连,有时甚至硬脊膜也出现骨化。因此,术中切除骨化黄韧带时极易损伤硬脊膜,有时需将骨化的硬脊膜切除才能充分减压,很难完全避免术中或术后脑脊液漏。有报告对OLF施行椎管后壁切除减压术,硬脊膜损伤的发生率为29.13%,而术后脑脊液漏的发生率也高达21.36%。对术中发现的硬脊膜损伤或脑脊液漏者,积极设法缝合或修补,可减少术后脑脊液漏的发生。对于硬脊膜缺损较大术中无法修补者,防止术后脑脊液漏的重点应放在术毕对切口各层的严密缝合上,尽量减少硬脊膜外无效腔。对于术后脑脊液漏的处理可以采用体位治疗,即拔出引流管后,取持续俯卧位5~7天,绝大多数可以解决此问题。对极少数仍有脑脊液漏或有明显脑脊液囊肿形成者或已影响伤口愈合者,可考虑手术治疗。沿原切口进入,清理伤口创面,尽可能修补硬脊膜漏口。对修补困难者,用吸收性明胶海绵覆盖漏口。放置引流管或行硬脊膜外腔对口冲洗引流,紧密缝合肌肉层以缩小硬脊膜外空腔。术后持续俯卧位,缓慢持续冲洗引流5天,停止冲洗后再引流2天后拔管,即可以解决脑脊液漏的问题。

(二) 经胸腔途径胸椎椎体次全切除、椎间植骨融合术

【适应证】　局灶性或短节段的OPLL、椎体后缘骨赘压迫脊髓需要切除减压者。

【麻醉与体位】　经气管双腔插管全麻。取90°侧卧位,手术侧在上,将该侧上肢前屈上举90°平放于托板上。手术对侧胸壁腋部下方垫枕,使腋动脉、腋静脉及臂丛神经免受压迫。分别用挡板加棉垫固定于髂前上棘及骶尾部以维持体位。两腿膝部之间垫软枕,上侧下肢呈屈曲状。

【操作步骤】　切口、显露途径、定位方法、节段血管处理参见第九章的第四节和第五节及本章第一节。拟行T_{10}以下椎体切除并内固定者,可根据需要行经胸腹联合切口,切开膈肌。

1. 显露椎体　推开胸膜壁层,电凝烧结椎体节段血管,剥离椎前筋膜至椎体前缘,并填塞纱条止血同时将椎前大血管推开以保护。根据需要显露出拟切除的椎体数及相邻椎间盘。

2. OPLL或较大骨赘切除(图26-2-3)　透视或术中拍片确定节段无误后,先分别切除与OPLL或较大骨赘相对应的椎体上、下的椎间盘。自椎体前中1/3交界处,用骨刀由浅入深切出一骨槽,深度超过椎管对侧壁。然后沿骨槽向后逐层切削椎体至接近椎体后壁。用神经剥离子探及椎体后壁,或咬除椎弓根显露出椎体后壁。在OPLL或骨赘的上下缘用骨刀切断椎体后壁,小心剥离OPLL或骨赘与硬脊膜间的粘连,用小号刮匙或窄骨刀将OPLL或骨赘连同椎间盘由后向前撬拨刮除。直至椎管前壁完全敞开,显露硬脊膜。为减小震动,进行这一步骤时也可先用高速磨钻逐层向后磨除至椎体后部仅留一薄层皮质,然后用刮匙刮除OPLL或骨赘。

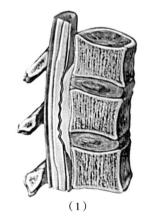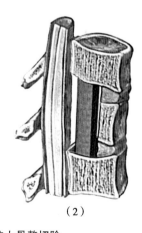

（1）　　　　　　　（2）

图26-2-3　较大骨赘切除
(1)OPLL切除术前;(2)OPLL切除术,椎间植骨术后

3. 椎体间植骨　修整切下的肋骨,或另行切口取髂骨,行椎体间植骨。为提高融合率并及早康复锻炼,建议同时行侧前方内固定。

4. 关闭伤口　冲洗伤口及胸腔,缝合椎前筋膜,放置胸腔闭式引流。用关胸器关闭胸腔,缝合壁层

胸膜,分层关闭伤口。

【术后处理】 术后常规使用预防剂量抗生素。闭式胸腔引流管持续引流 48~72 小时,如 24 小时内引流量少于 60ml,且拍片证实无肺不张及胸腔积液后则可拔除。采用了内固定者,拔除引流管后即可下地活动。

【其他应注意的问题】

1. 骨化的后纵韧带质地硬如象牙,因此不能用骨刀直接切除骨化块,否则可能因振动过大引起脊髓损伤;用高速磨钻直接磨除骨化块也是十分困难的。正确的方法是在骨化块的两端切断椎体后壁,或咬除椎弓根显露出椎体后缘,然后由后向前刮除骨赘或骨化的韧带。

2. 骨化的后纵韧带常与硬膜粘连甚紧,切除过程中易导致硬膜撕裂及脑脊液漏,并且难于修补。此时可采用吸收性明胶海绵或切取一条肌肉组织剪成肉泥状,覆盖于硬膜漏口或缺损处,缝合椎前筋膜,分层严密关闭伤口。术后采用伤口侧在上的侧卧或仰卧位。如术后 48 小时引流量仍较多,且引流液清淡,则可减小负压或常压引流,3~5 天后拔除引流管。也可在拔除前夹闭引流管 1~2 天,观其反应再予以拔除。拔除引流管后,如胸腔内仍有较多脑脊液存留,可在超声引导下穿刺抽出。经过上述方法处理,一般都能解决问题。

（陈仲强）

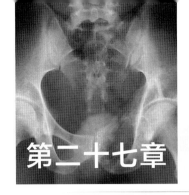

第二十七章　腰椎疾患

第一节　腰椎间盘突出症

一、概述

腰椎间盘突出症是指腰椎间盘发生退行性变以后,在外力作用下,纤维环部分或全部破裂,单独或连同髓核、软骨终板向外突出,刺激或压迫窦椎神经和神经根引起的以腰腿痛为主要症状的一种病变(图27-1-1)。腰椎间盘突出症是骨科的常见病和多发病,是引起腰腿痛的最常见原因。统计表明,瑞典人腰痛的发病率在轻体力劳动者占53%,重体力劳动者中占64%;患腰痛者35%发展为腰椎间盘突出症。1934年,Mixter和Barr首先发现腰椎间盘向椎管内突出是产生坐骨神经痛的原因之一。现已认识到大多数腰痛合并坐骨神经痛是腰椎间盘突出症引起的。本病多见于青壮年,患者痛苦大,有马尾神经损害者可有大小便功能障碍,严重者可致截瘫,对患者的生活、工作和劳动均有很大影响。多数可根据详细病史、临床检查和腰椎X线片作出明确诊断,有时尚需借助CT、MRI及椎管造影等才能作出诊断。治疗应根据不同病例分别选用非手术疗法或手术疗法。

【解剖】

1. 椎间盘的结构　脊柱的功能单位是运动节段,由上下两个椎骨和其间的软组织构成。运动节段包括前部相邻的椎体、椎间盘和前、后纵韧带及后部的椎弓、椎间关节、横突、椎板、棘突和后部韧带。

脊柱的椎骨有32块,因寰枢椎之间和骶椎、尾椎间无椎间盘,故椎间盘只有23个。椎间盘的厚度以腰部最厚,约9mm。椎间盘的总厚度占脊柱全长的1/5～1/4,其形状与脊柱的生理弯曲相适应,对脊柱具有连接、稳定、增加活动及缓冲振荡的弹性垫作用。

椎间盘由纤维环、髓核和软骨终板三部分构成。

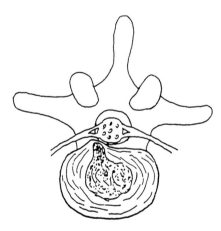

图27-1-1　腰椎间盘突出症示意图

(1)纤维环:纤维环分为外、中、内三层。外层由胶原纤维带组成;内层由纤维软骨带组成。细胞排列与分层的纤维环方向一致。各层之间有粘合样物质,使彼此之间牢固地结合在一起,而不呈互相交叉穿插。外层纤维环的细胞呈梭形,类似成纤维细胞;内层细胞呈圆形,类似软骨细胞。纤维环前侧和两侧较厚,几乎等于后侧部分的两倍。后侧部分最薄,但一般亦有12层纤维。外层纤维在两个椎体骺环之间,内层纤维在两个椎体软骨终板之间。外、中层纤维环通过Sharpey纤维连于骺环。纤维环后侧部分多为内层纤维,附着于软骨终板上。最内层纤维进入髓核内并与细胞间质相连。因此在最内层纤维与髓核之间无明显界限。纤维环前侧部分由前纵韧带加强,纤维环后侧部分较薄,纤维排列不规则和无序,但也得到后纵韧带的加强。纤维环的纤维带在两个椎体之间互相呈螺旋状排列,层与层之间的交叉角达60°甚至直角。

通常当承受应力时,交叉角将发生改变。纤维环的相邻纤维层的交叉排列,可能与髓核对其所施加内部压力有关,短纤维较长纤维更易遭受巨大压力,不利于两骨间的运动,可引起放射状撕裂。纤维环连接相邻椎体,使脊柱在运动时作为一个整体,纤维环甚为牢固,紧密附着于软骨终板上,保持脊柱的稳定性。脊柱外伤时,必须有巨大力量,使纤维环广泛撕裂,才能引起整体间脱位。纤维环特殊排列方向,使相邻整体可以有轻度活动,但运动到一定限度时,纤维环紧张,又起节制的作用,限制旋转运动。

(2) 髓核:髓核是由氨基多糖、矿盐、水和细胞等组成的异质性结构。髓核位于椎间盘中心区。髓核包含大量的外纤维空间,其中含有大量的能够保持水分的氨基多糖。依据不同年龄,水分的含量可占髓核总量的70%~90%。正常人的高度一日之间有变化,这与椎间盘内水分的改变有关。髓核的细胞通常分为两型,即脊索细胞和软骨细胞。在胚胎26~28周出现软骨样细胞。脊索细胞在成人消失。在生长发育过程中,髓核位置有变化。椎体后面的发育较前面为快,因此至成人时,髓核位于椎间盘偏后。髓核占椎间盘横断面积的50%~60%。髓核具有可塑性,虽然不能被压缩,但在压力下变为扁平,加于其上的力可以平均向纤维环及椎体软骨终板各个方向传布。在相邻脊椎骨间的运动中,髓核具有支点作用,如同滚珠,随脊椎屈伸向后或向前移动。

(3) 软骨终板:每一椎体的上下面均有一薄层透明软骨,构成椎间盘的软骨终板。它外周大约1mm厚,越到中心越薄。软骨终板含有高浓度的水和蛋白多糖,它是一黏弹物质。正常软骨终板主要有三个功能:①保护椎体使之不易压缩性;②限制纤维环和髓核在它们的解剖界限内;③作为半透膜,依靠渗透作用促进纤维环、髓核和椎体之间的液体交换和作为椎间盘营养物质的通路。Nachemson 等用放射性物质进行了渗透性研究,结果发现仅仅软骨终板中心部分具有渗透作用,它允许营养物质在软骨下空隙和椎间盘中心区进行交换。在7岁之前,软骨终板有血管和淋巴管分布,7岁以后消失。软骨终板的纤维与纤维环的纤维在边缘部相融。软骨终板与椎体相连的表面,骨小梁间隔部位的骨髓直接与终板接触。软骨终板在中心部位穿透骨性终板,它仅靠一薄层钙盐与终板下骨形成松弛的连接。Inoue 用扫描电镜观察了腰椎间盘胶原网架,判定终板的纤维丝网和包绕髓核的纤维环纤维丝网紧密相接。软骨终板是由密集的水平排列的胶原网构成,在软骨终板软骨下板层胶原之间没有相互连接,纤维环内1/3 斜行排列的纤丝板层与终板相互连接,外2/3 则与椎体形成紧密的锚靠。Harada 等分析软骨终板与椎体之间的连接是不牢固的,但纤维环与终板连接则是紧密的。所以当椎间盘突出时,软骨终板易与从椎体撕脱的纤维环一起形成突出物。

2. 腰椎间盘的神经支配

(1) 窦椎神经:窦椎神经或称脊膜返支。1850 年德国解剖学者 Luschka 第一次用大体解剖的方法描述了窦椎神经的起始、行程和分布情况:它从脊神经节的稍外侧腰神经的前面发出,向内侧行2~3mm 后,接受交感神经交通支发出的一支,两根合成直径为0.5~1.0mm 的单一窦椎神经,经椎间孔入椎管分成多支。这一经典记载,仍为许多学者所承认。后来,也有学者提出不同的描述,有的认为组成窦椎神经是两个根,且两个根都是发自脊神经或交感神经。窦椎神经进入椎管后,神经纤维不仅上下节段相互重叠,而且与对侧的窦椎神经纤维相互吻合。也就是说,一个椎间盘的神经支配,除了本节段神经支配外,还受对侧及上下节段的共同支配,因此椎间盘的疼痛是弥漫性的。

(2) 交感神经:19 世纪40 年代以前认为腰椎间盘是不含神经终末纤维的。1840 年 Roof 等人通过实验证实在后部纤维环的表面有许多无髓鞘神经纤维,在后纵韧带也有少量相似的神经纤维,这些神经纤维来源于窦椎神经。Bogduk 等对纤维环的后外侧、外侧部作了神经支配的定位研究,结果发现纤维环侧后方由窦椎神经的分支支配,前方和侧方由脊神经前根及交感干发出的分支支配。后来又通过银染技术发现,不仅在纤维环表面、外层发现了神经末梢,在纤维环的外1/3 处也有神经末梢的存在,有的平行于胶原纤维,有的走向与胶原纤维垂直。在纤维环胶原纤维之间既发现了单根的游离神经末梢,也发现了呈球形、复合体状的神经末梢,但在纤维环的深层和髓核内没有发现神经纤维。目前比较一致的观点认为,在纤维环外层存在游离神经末梢且与传导疼痛刺激有关。

自主神经与腰痛的关系日益引人注目。Ahmed 等通过研究鼠腰椎间盘神经分布发现,腰椎间盘纤维环外周存在神经肽 Y 和血管活性肠肽。神经肽 Y 具有血管活性能力,存在于交感神经系统内。血管活性肠肽存在于交感神经和后根脊神经内,具有血管扩张作用。总之,这两种肽主要由自主神经纤维及其末梢分泌,表明腰椎间盘的外层有自主神经分布。最新的实验与临床研究发现,腰痛主要由交感神经传入,且 L_2 神经根是腰痛的主要传入通路。对 L_2 神经根进行封闭后,腰痛消失。

3. 腰椎间盘与神经根的关系　腰骶神经根从硬脊膜囊的前外侧穿出,在椎管内斜向外下走行,后经椎间孔出椎管。L_3 及 L_4 神经根皆自相应的椎体上 1/3 或中 1/3 水平出硬脊膜囊,紧贴椎弓根入椎间孔,在椎管内走行过程中不与同序数椎间盘相接触。L_5 神经根自 $L_{4,5}$ 椎间盘水平或其上缘出硬脊膜囊,向外下走行越过 L_5 椎体后上部绕椎弓根入 L_5S_1 椎间孔。S_1 神经根发自 L_5S_1 椎间盘的上缘或 L_5 椎体下 1/3 水平,向下外走行越过 L_5S_1 椎间盘的外 1/3,绕 S_1 椎弓根入椎间孔。

腰椎间盘突出以 $L_{4,5}$ 和 L_5S_1 椎间盘突出的发病率最高,且突出部位多在椎间盘的后外侧,椎间盘的突出物主要压迫在此处和即将穿出硬脊膜囊的下一节段的神经根。如突出物较大或突出偏内时,也可压迫硬脊膜囊内的再下一条神经根。

上述腰椎间盘与神经根的关系及腰椎间盘突出压迫相应的神经根,一般情况下,$L_{3,4}$ 椎间盘突出压迫 L_4 神经根;$L_{4,5}$ 椎间盘突出压迫 L_5 神经根;L_5S_1 椎间盘突出压迫 S_1 神经根。但如腰椎间盘突出部位在后侧中央(即中央型突出),或椎间盘纤维环完全破裂,髓核碎片脱入椎管(即游离型突出),可使神经根和马尾神经广泛受压。

【病理生理学】

1. 腰椎间盘突出的发生机制　椎间盘向后突出可分为三种基本类型。突出型,其纤维环异常突出,但结构完整,纤维环周边和椎体边缘保持连续。脱出型,组织暴露于硬膜外腔,但结构仍连续。第三种类型是椎间盘分离,在硬膜外腔形成游离物,结构不再连续。关于椎间盘突出的发生机制分歧很大,对于突出物的组织起源也缺乏一致的认识。有报告认为突出物主要是髓核物质;有报告认为主要是纤维环成分;也有认为以软骨终板为主;更有人认为是新合成的纤维软骨组织。这些研究结果有时是互相矛盾的。近来随着对椎间盘疾病的深入研究,新的研究结果动摇了许多传统观点,使我们能从组织学、生物化学等角度对这一临床常见疾病有了更深刻的认识。

(1) 纤维环型椎间盘突出的发生机制:关于突出椎间盘物质的组成已争论了半个世纪。Mixter 等研究了手术切除的突出椎间盘碎片,发现 11 个碎片中 4 个由纤维环组成,2 个由髓核组成,5 个由髓核和纤维环组成。Deucher 等研究了 100 例突出椎间盘物质,没有 1 例不含纤维环成分,髓核和纤维环以各种不同比例组成,因这两种结构成分的分界并不明确,有时很难区分。Saunder 等报告,在大多数病例,突出椎间盘是髓核和纤维环的混合物。Peacock 检查了手术切除的 20～40 岁之间患者的突出椎间盘,发现碎片中包含髓核和纤维环,偶尔有软骨板和骨碎片。他指出,随着椎间盘逐渐转变纤维软骨,在年龄较大的患者,髓核的真正突出是很少见的。Taylor 等指出,虽然"髓核突出"一词已应用了很长时间,且在许多情况下是正确的,但它并不占突出椎间盘病例中的很大比例。Yasuma 等研究表明,完全脱出的游离物,其组织几乎完全由纤维环组成。这对经典的观点认为椎间盘突出是髓核脱出所引起的提出怀疑。

髓核的退行性变最早发生在 20 岁之前,而纤维环退变的首先变化是出现裂隙,这出现在 40 岁之后。纤维环破裂和放射状裂隙的形成分别来自于机械撕裂和退行性变。Adams 等指出,低负荷活动作用于脊柱,可以导致纤维环慢性机械疲劳,而慢性进展则产生椎间盘突出。Vernon-Robrets 等提示纤维环放射状裂隙可能来自于剪力作用的结果,而不是本身的退变。Osti 等实验研究表明,纤维环边缘损伤可以启动放射状撕裂的形成。损伤的纤维环是很难愈合的,有时甚至会在裂口处长出一层内皮而形成管腔,从而成为髓核突出的通道。另外,纤维环的损伤往往是引发椎间盘退变的启动因素。Kaapa 等的实验研究发现,外层纤维环损伤后,在裂口处长满肉芽组织,而整个椎间盘组织的生化组成发生明显变化。这与退变椎间盘的生化特性是一致的。笔者分析,当纤维环发生撕裂后,血管肉芽组织试图去愈合裂口,同时血管肉芽组织带来一些与椎间盘退变有关的生化因子如基质降解酶和生长因子等,这导致椎间盘的进展性退变。当纤维环发生损伤性破裂后,在压力下充盈的髓核发生脱出,这可以解释一些青年人的椎间盘突出。临床上症状性椎间盘膨出的平均年龄超过 40 岁,此时,髓核已失去高度充盈性,这强烈表明在中年以后的脱出是与年龄相关的椎间盘退变有关。当大的外部力量作用于已经发生退变的椎间盘后,一些退变的髓核可以通过纤维环的裂隙突出。Moore 等研究提示成年人腰椎间盘突出是由于退行性变化所致。髓核脱水和碎裂导致纤维环裂隙形成,这些裂隙是髓核物突出的通道。他们认为髓核是突出椎间盘的主要物质。当有纤维环成分存在时,是来自于纤维环的过渡区,在髓核退变后,它已成为分离物。软骨终板在很多摘除物被发现,但所占比例有限,它黏附到髓核物上,这与椎间盘的病理表现一致。椎间盘退变后,可见髓核裂隙通过中央软骨板和沿着软骨-骨交界处延伸。虽然在一些突出的碎片中可见部分纤维软骨化生,但它不是发生在退变髓核中的一个常见特点。这样,他们不同意Lipson 认为的突出物是新合成的纤维软骨的观点。如上所述,可以很好地解释髓核型椎间盘突出的发生机制,但不能解释完全脱出或游离物型突出的椎间盘分离碎片几乎完全由纤维环组成的突出。

Yasuma 等对大样本尸检椎间盘进行了组织病理学研究,他们发现随着年龄增加,纤维环黏液瘤变性增加,内层纤维束排列方向反转。对手术摘除的脱出椎间盘分离物研究发现,大多数纤维环样本都有黏液瘤变性。Yasuma 等进一步对 60 岁以上老年人手术摘除的突出椎间盘组织进行了研究,并与 60 岁以下年轻组进行了比较,结果发现所有脱出椎间盘样本都出现黏液瘤变性。纤维环的黏液瘤变性经常见于 20 岁以后的个体。纤维环的黏液瘤变性伴随囊肿形成,见于 70% ~ 100% 的完全脱出或游离物椎间盘中。酸性黏多糖具有 alcian blue 染色阳性的性质,在正常椎间盘中随着年龄增大而减少,它偶尔不规则或部分集中分布于纤维环中。Yasuma 等认为黏液瘤变性是椎间盘突出物的组织学特征,纤维环纤维反转方向正是以变性的黏液瘤为中心。当黏液瘤变性引起纤维环纤维肿胀时,直接的力量引起纤维束分离;同时髓核由于退变、脱水、坏死,出现裂隙,内部压力减小。这样较大的力量作用于这样的纤维环,它的外层纤维可以被撕裂开,一部分纤维环组织可以形成突出物。这种纤维环单独突出,与髓核没有任何直接关系。这样的突出明显由于退变所引起,它可解释一些突出物主要由纤维环组成的机制。

(2) 软骨终板型椎间盘突出的发生机制:Eckert 等检查了 182 例手术切除的腰椎间盘,60% 样本包含软骨终板碎片。Taniguchi 研究了 66 个手术切除的腰椎间盘突出症样本,27 例(41%)含有软骨终板,甚至见于青年人中。Brock 等报告,在脱出型椎间盘突出样本中,44% 主要由软骨终板组成。Kokubun 等研究了手术切除的 21 例颈椎间盘突出样本,发现 21 个样本中都有软骨终板碎片。因为颈椎有 Luschka 关节保护,所以颈椎间盘承受压力相对腰椎间盘小,退变较晚。在颈椎间盘突出过程中,损伤因素较退变因素为小。笔者分析,软骨终板型椎间盘突出是由于椎间盘随着退变在水平和垂直方向出现裂隙以及软骨终板与椎体分离的结果。

Harada 等用组织学方法研究了 60 岁以上老年人突出腰椎间盘的碎片,并与 60 岁以下年轻组进行比较,发现 60 ~ 69 岁患者的 70% 、70 岁以上患者的 80% 椎间盘碎片由纤维环和软骨终板组织构成。这种类型的突出是 30 岁以上人群中最常见的突出类型。笔者断定,这种突出是由于软骨终板先从椎体上分离,然后与纤维环一起形成突出物。Tanaka 等对老年椎间盘尸体标本研究发现,在严重退变的椎间盘,软骨终板大都有破裂,一半以上的老年椎间盘中,终板从椎体分离。在终板与椎体的分离间隙中充满肉芽组织,且伴有新血管的形成。一些碎片终板与椎体先分离的情况下,然后从椎体上撕脱,伴随锚靠的纤维环脱出。这种形成的脱出在老年人更为常见。

Ishikawa 等研究指出,软骨终板的退变在椎间盘突出的发展过程中起重要作用。Hashimoto 指出,椎间盘退变的首先变化发生在软骨终板。最近,Nerlich 等研究发现,人类在 2 岁时椎间盘软骨终板就已开始退变,而髓核的退变在 10 岁以后。椎间盘退变的首先组织学改变是软骨终板的钙化。Higuchi 等对不同年龄的小鼠椎间盘组织学研究后发现,小鼠终板外区深层的钙化发生于出生后 1 周,这可导致髓核和终板表层软骨营养物质和水分的弥散发生困难。而髓核的退变发生于出生后的 8 周,这明显迟于软骨终板的钙化。椎间盘的退变导致椎体间连接的失稳,在椎体承受负荷时,椎间盘内压力明显增加。椎间盘内增加的压应力可引起软骨终板的破裂,椎间盘物质通过裂口脱入椎体,此即 Schmorl 结节。终板的破裂可发生在任何部位,它从椎体分离妨碍了椎间盘营养的供应,更加快了椎间盘退变和突出的发展。

Saunders 等报告软骨终板的纤维与纤维环的纤维在终板边缘部位相互融合。软骨终板与椎体连接的表面,骨小梁间隔部位的骨髓直接与终板接触。Coventry 等发现软骨终板在中心部位穿透骨性终板,它仅靠一薄层钙盐与终板下骨形成松弛的连接。Inoue 用扫描电镜观察了腰椎间盘胶原网架,判定终板的纤维丝网和包绕髓核的纤维环纤维丝网紧密相接。软骨终板是由密集的水平排列的胶原网构成,在软骨终板和软骨下骨板胶原之间没有相互连接,纤维环内 1/3 斜行排列的纤丝板层与终板相互连接,外 2/3 则与椎体形成紧密的锚靠。软骨终板与椎体之间缺乏相互连接,椎间盘生物力学上对抗水平剪力作用减弱,可使软骨终板与椎体分离,与锚靠的纤维环一起突出。Yasuma 等报告纤维环内层纤维束排列反向,向内凸起,这样,外部直接力量更强地作用于外纤维环,导致纤维环破裂突出。Tanaka 等发现,椎间盘退变越严重,软骨终板与椎体的分离程度越大。他们断定,在老年软骨终板与椎体的分离或前分离阶段的存在,是软骨终板与锚靠的纤维环一起突出的先决条件。相反,如果椎间盘退变不严重,这种类型的突出在青年患者没有强大的外部力量是不会发生的。在老年人,已经撕裂或正要撕裂的碎片可以在很小的轴向压力下引起严重退变椎间盘的突出。

(3) 椎间盘突出是由于纤维软骨的化生增殖:椎间盘退变的动物模型已经显示椎间盘组织形态学改变是由于纤维环纤维软骨增生的结果。基于动物模型结果,Lipson 对 21 个手术切除的腰椎间盘突出组织进行了组织学和生物化学研究。组织学研究证明突出椎间盘周边组织有密集的成纤维细胞分布,内部组织细胞很少,且呈组织退变状态,未发现髓核组织。生化结果表明纤维环组织胶原羟脯氨酸交叉连接数量明显多于突出组织,说明纤维环是更成熟组织,而突出组织是较新组织。据此,笔者断定纤维环成纤维细胞化生增殖的纤维软骨组织是突出椎间盘组织的起源,而不是传统认为的是预先存在的椎间盘组织的突出。

已有一些研究支持 Lipson 的观点。Miyamoto 等实验研究显示纤维环细胞的增殖是椎间盘退变的早期组织学特点。Nagano 等的研究也发现椎间盘退变和软骨增殖之间的关系。随着椎间盘退变,纤维环成纤维细胞化生为软骨细胞,软骨细胞增殖和围绕这些细胞的细胞外基质合成增加可能是椎间盘突出的原因,因为除了突出部位,椎间盘结构并没有很严重的扭曲。

2. 腰椎间盘突出产生腰腿痛的机制 腰椎间盘突出后引起腰腿痛的机制尚不完全清楚,传统的观点认为突出的椎间盘对神经根的机械压迫是引起腰腿痛的原因。随着基础医学与临床医学研究的深入,新的研究成果动摇了许多传统的观点。对腰椎间盘突出引起腰腿痛目前比较一致的看法有两种机制,即椎间盘的机械压迫和继发性的炎症反应。

(1) 机械压迫反应:一般认为,神经根受到突出椎间盘的急性机械压迫不会导致腰腿痛症状的出现。神经根受到压迫后的功能改变可能表现为两种不同形式:①神经根功能降低,可有感觉障碍及肌力降低,反射减弱等;②神经组织过敏,即神经组织容易被进一步的一般性的机械性脉冲刺激所激动,从而神经根可产生异位的脉冲,这可能与疼痛相关。

此两种功能性的改变可同时发生。机械压迫引起神经根反应异常的机制可能有两个:一是神经根传导特性的损害;二是神经根营养的障碍。

(2) 炎症反应:腰椎间盘突出经常伴随炎症反应,突出的椎间盘作为生物化学和免疫学刺激物,可能是引起患者临床表现的原因。神经生理学的研究表明,椎间盘对机械刺激不敏感。Yamashita 等认为,椎间盘可能含有"静止伤害感受器",在正常情况下不易被激发兴奋,但在组织损伤或炎症时易被致痛物质所激发,这些致痛化学物质可能来源于突出的椎间盘组织。

最近的一系列研究表明,正常腰椎间盘髓核可引起组织炎症反应。McCarron 等将狗的自体髓核匀浆,通过导管注入腰硬膜外腔,结果引起附近组织明显的炎症反应,包括硬膜及硬膜外脂肪的水肿,纤维蛋白沉积,明显的多形核细胞浸润和少量的组织细胞、淋巴细胞、浆细胞浸润等。因此,作笔分析自体髓核物质对硬膜囊和神经根有化学性致炎作用。当致炎物质释放刺激神经根,但无椎间盘压迫神经根时,就会出现虽然影像学检查和手术探查阴性,却有神经根放射痛的情况。另外笔者还发现,椎间盘造影术显示出髓核组织由纤维环漏出的诊断意义。一组腰椎间盘造影病例显示,如果椎间盘造影只显示退行性变,而无造影剂的漏出,患者多数无放射痛;相反,如果造影显示正常的椎间盘结构但有造影剂漏出,则患者多有疼痛。因此提出,神经根性疼痛是由经纤维环破裂处漏出的髓核物质刺激硬膜囊和神经根袖所引起的,这些漏出物质中所含的内源性化学炎症介质,不但可以引起炎症,还可致痛。Olmarker 等将猪的自体髓核放在骶尾椎硬膜囊上,引起明显的马尾神经根炎,神经传导速度减慢,神经纤维变性。将髓核组织放在皮下,发现髓核组织具有吸引白细胞和引起血管通透性升高的作用。这说明髓核具有致炎能力。最近,Olmarker 等将动物自体髓核经-20℃冷冻 24 小时后再观察其对马尾神经的损害作用,结果作用明显降低,这可能是冷冻后髓核中的活细胞死亡之故。这些研究提示,由突出椎间盘组织诱导产生的炎症反应可能在腰椎间盘突出产生腰腿痛的过程中起主要作用。

【临床表现和检查】

1. 症状

(1) 腰背痛:腰椎间盘突出的患者,绝大部分有腰背痛。腰背痛可出现在腿痛之前,亦可在腿痛同时或之后出现。发生腰背痛的原因是椎间盘突出刺激了外层纤维环及后纵韧带中的窦椎神经纤维。由于韧带、肌腱、骨膜和关节周围的组织均属于中胚叶结构组织,对疼痛极为敏感。但这类疼痛感觉的部位较深,定位不准确,一般为钝痛、刺痛或放射痛。临床所见腰背痛分为两类:一类是腰背部广泛的钝痛,起病缓慢,活动和较长时间单一姿势后加重,休息或卧床后疼痛可减轻,此类患者纤维环多尚完整。另一类腰背痛发病急骤、严重,腰背部肌肉痉挛,腰部各种活动均受限制,一般持续时间较长,3～4 周开始缓解,此类患者多为突然发生纤维环全部或大部破裂及髓核突出。

(2) 坐骨神经痛:由于 95% 左右的椎间盘突出发生在 $L_{4,5}$ 及 L_5S_1 椎间隙,故多伴有坐骨神经痛。坐骨神经痛多为逐渐发生,疼痛多为放射性,由臀部、大腿后外侧、小腿外侧至跟部或足背。有的患者为了减轻疼痛,松弛坐骨神经,行走时取前倾位,卧床时取弯腰侧卧屈髋屈膝位,严重的患者仅能取膝胸位姿势睡觉。坐骨神经痛在某种姿势下,因活动或腹压增加而加重或出现触电般的放射痛。在高位椎间盘突出时,可压迫相应的上腰段神经根而出现大腿前内侧或腹股沟部疼痛。中央型腰椎间盘突出症常压迫突出平面以下的马尾神经。表现为双侧坐骨神经痛,会阴部麻木,排尿、排便障碍。女性患者可有假性尿失禁,男性患者出现阳痿。

2. 体征

(1) 脊柱姿势改变及压痛点:腰椎间盘突出症由于突出的椎间盘刺激或压迫神经根而引起疼痛,为了使突出的椎间盘张力减小,椎间隙的后方变宽,因而出现腰椎生理前突变浅,在严重患者,腰椎生理前突可完全消失,甚至出现腰后凸。除了脊柱生理性前突改变外,脊柱还出现侧凸,如果突出物在神经根的内侧,则凸向健侧,相反,如果突出物在神经根的外侧,则凸向患侧。总之,脊柱侧凸是保护性的,使神经根离开突出物而减轻神经根受压的程度(图 27-1-2、图 27-1-3)。

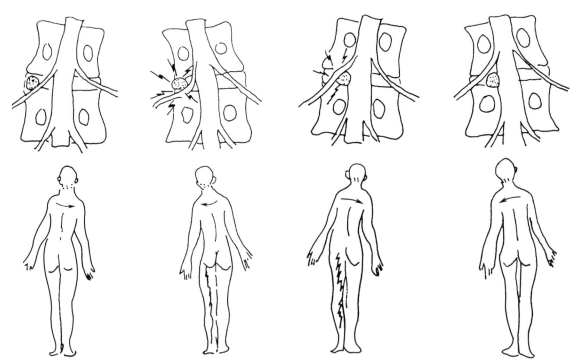

图 27-1-2　突出椎间盘位于脊神经根外侧时,可向健侧弯腰,而向患侧时则疼痛　　图 27-1-3　突出的椎间盘位于神经根内侧时,则弯腰可向患侧,而向健侧时则疼痛

在腰椎间盘突出时,腰部各方向活动度都会不同程度地受到影响,一般突出于神经根内侧者向健侧侧屈活动较少,而突出于神经根外侧者向患侧侧屈活动较少。脊柱前屈后伸活动受限,但后伸受限较甚,且疼痛更明显。而绝大部分其他病因引起的腰腿痛患者,脊柱屈曲明显受限,且疼痛较重,而后伸一般影响减小,疼痛较轻微。

腰椎间盘突出症的压痛点多在有病变间隙的棘突旁,此压痛并向同侧臀部及下肢坐骨神经分布区放射。这是因为在深压时,刺激背部的背根神经纤维,或压力经椎板之间传导到神经根,使原来敏感性已增高的神经根产生感应痛。这种棘突旁放射性压痛点,在 $L_{4,5}$ 椎间盘突出时常较明显,而在部分 L_5S_1 椎间盘突出患者却不明显。部分患者可仅有腰痛和压痛,而无放射痛;有的甚至局部无明显压痛。

(2) 神经根功能改变:早期为痛觉过敏,稍后痛觉减退,严重者患肢萎缩,受累神经根支配的肌肉肌力下降,膝或踝反射改变。有时休息后神经功能改变不明显,为了临床定位可嘱患者加大活动后再行下肢神经检查。现将临床常见的腰椎间盘突出的临床表现列于表 27-1-1。

表 27-1-1　腰椎间盘突出的临床表现

突出部位	$L_{3,4}$	$L_{4,5}$	L_5S_1
受累神经	L_4 神经根	L_5 神经根	S_1 神经根
疼痛部位	骶髂部、髋部、大腿前外侧、小腿前侧	骶髂部、髋部、大腿和小腿后外侧	骶髂部、髋部、大腿、小腿及足外侧
麻木部位	小腿前内侧	小腿或足背内侧,包括趾	大腿及足外侧,包括外侧三个足趾
肌力改变	伸膝无力	趾背伸无力	偶有足跖屈及屈无力
反射改变	膝反射减弱或消失	无改变	踝反射减弱或消失

(3) 其他

1) 直腿抬高试验:正常人在仰卧位、下肢膝关节伸直时,被动抬高下肢的活动度数为 60°~120°,当抬到最大限度时仅有腘部不适感。检查时患者仰卧,检查者一手握住患者踝部,另一手置于大腿前方使膝关节保持于伸直位,抬高患肢到一定角度,患肢感到下肢坐骨神经分布区疼痛并有阻力时为阳性。腰椎间盘突出症的患肢,绝大多数都出现直腿抬高试验阳性,故这一方法对诊断本病是一重要依据。如抬腿仅引起腰痛和腘部疼痛不适,皆不能算是阳性。如仅有大腿后方疼痛只能算做阴性和可疑。

2) 直腿抬高加强试验(Bragard 征):患肢仰卧,患肢膝关节伸直,渐渐抬高到一定程度时即出现坐骨神经分布区的放射性痛,然后将患肢抬高程度以降低少许使放射性痛消失,再将患肢踝关节背屈,如又引起坐骨神经分布区放射性痛为阳性。此试验又可进一步肯定下肢抬高试验阳性是由坐骨神经受牵拉所致,并排除关节或肌肉等其他因素引起。

3) 屈颈试验(Linder 征):患者取坐或半坐位,双下肢伸直,向前屈颈而引起患肢放射性疼痛即为阳性。这是因为屈颈时,从上方牵扯硬脊膜和脊髓而刺激了神经根。

4) 股神经牵拉试验:患者俯卧位,髋、膝关节伸直,将下肢抬起使髋关节处于过伸位,出现大腿前方痛为阳性。此试验可使股神经张力增高,从而刺激被突出椎间盘所压迫的神经根。临床上,$L_{2,3}$ 和 $L_{3,4}$ 椎间盘突出时多为阳性。

3. 检查

(1) X 线片:腰椎间盘突出症患者,腰椎平片检查可有脊柱侧凸、腰前凸变平直、椎间隙左右不等或前窄后宽及椎间隙变窄等。除了作为诊断腰椎间盘突出症的参考外,也可排除腰椎化脓性炎症、结核及肿瘤等,因此在诊断腰椎间盘突出症中,是不可缺少的检查手段(图 27-1-4)。

(2) 脊髓造影:经过临床及 X 线检查,仍不能肯定诊断时可适当地选用此检查。由于不管选用油溶性或水溶性碘剂,都有一定的副作用,应用此种检查时应注意并发症的防治。脊髓造影对于极外侧型

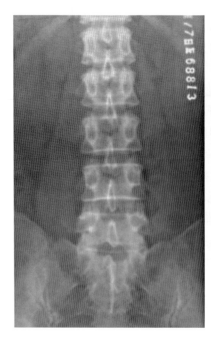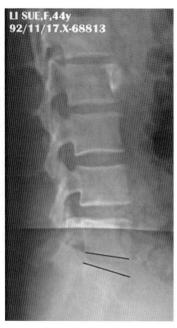

图 27-1-4　L_5、S_1 椎间盘突出患者 X 线正侧位片,未见明显异常

甚至个别外侧型椎间盘突出不能显示,其诊断率为 70% ~80%,故脊髓造影显示正常者仍不能排除椎间盘突出的可能(图 27-1-5)。

（3）CT 扫描:近年来,随着 CT 技术的发展使影像质量不断提高,开辟了脊柱疾患检查的一个新的领域。尤其是高分辨力 CT 的临床应用,解决了不少脊柱疾患的诊断难题。由于 CT 扫描检查对患者照射剂量小,属于无创性诊断手段,其诊断准确率高于脊髓造影,可达 90% 以上。目前,CT 扫描已成为诊断腰椎间盘突出症的首选检查方法。CT 扫描腰椎间盘突出有 4 种表现:椎管内出现突出的椎间盘块,它的 CT 值低于骨但高于硬脊膜;椎管和硬脊膜之间的脂肪层消失,这是最早发生的现象;神经根被挤压移位;硬脊膜受压变形(图 27-1-6)。

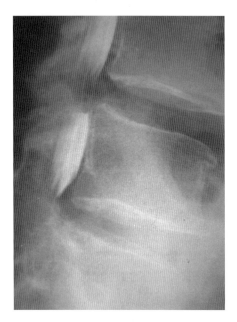

图 27-1-5　脊髓造影示 $L_{4,5}$ 和
L_5、S_1 间隙椎间盘突出

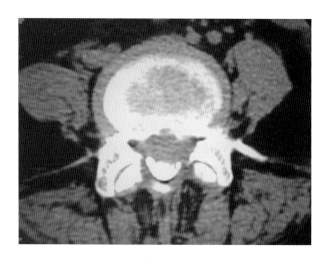

图 27-1-6　脊髓造影后的 CT 示
$L_{4,5}$ 椎间盘巨大突出

（4）肌电图检查：肌电图检查可记录神经肌肉的生物电活动，借以判定神经肌肉所处的功能状态，从而有助于对神经肌肉疾患的诊断。对神经根压迫的诊断，肌电图有独特的价值。通过测定不同节段神经根所支配肌肉肌电图，根据异常肌电位分布的范围，判定受损的神经根，再由神经根和椎间孔的关系，可推断神经受压的部位。椎间盘突出节段和肌电图所检查各肌肉影响腘部的关系为：

$L_{4,5}$椎间盘突出主要累及腓骨长肌和胫前肌。

L_5S_1椎间盘突出主要累及腓肠肌内侧头和外侧头。

$L_{3,4}$椎间盘突出累及的肌肉较多，股四头肌等可出现异常肌电位。

（5）MRI检查：MRI检查具有无辐射损伤可直接进行多种断面成像，不用造影剂即能清楚地区别各种不同组织的解剖形态，尤其是能早期提供组织的生理、生化改变。在MRI上可直接显示腰椎间盘变性程度和椎间盘突出的部位、类型以及硬脊膜和神经根受压状况。腰椎间盘变性者，可见其信号强度降低，椎间隙变窄以及在信号降低的椎间盘内成像信号更低的裂隙。这与髓核脱水和纤维环存在不同程度断裂有关。腰椎间盘膨出者，可见椎间盘呈对称性向四周膨隆，超过椎体边缘。腰椎间盘突出者，可见纤维环破裂，后纵韧带断裂，髓核脱出，压迫硬膜或神经根。游离型椎间盘突出者，可见突出物与母核分离，位于后纵韧带的前方和后方，或穿破后纵韧带进入硬膜外间隙，有的甚至穿破硬膜进入蛛网膜下腔内（图27-1-7）。

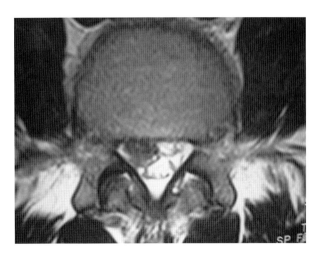

图27-1-7 MRI示$L_{4,5}$椎间盘向右侧突出

【诊断】 腰椎间盘突出症的诊断主要依靠病史、体格检查及X线检查等综合分析作出，对少部分症状不典型疑难患者可应用一些特殊检查，以协助诊断和定位。由于脊髓造影有一定的并发症，CT扫描、MRI检查价格较贵，故考虑特殊检查时，应了解进行此种检查的必要性及可能性。

根据病史、体格检查及X线检查，不仅要作出腰椎间盘突出症的诊断，而且尽量根据腰部的压痛点部位，下肢神经功能检查作出定位诊断。如进行了其他特殊检查，则应该分析特殊检查结果与临床定位是否相符。如不相符，应探讨是否存在引起临床症状的病理改变在特殊检查中未能显示，或特殊检查显示的病变并未引起神经根的压迫或激惹，因为目前任何一种方法都不是完全可靠。因此临床医生不能忽视病史及体格检查的重要性，千万不要依赖一些特殊检查。

【鉴别诊断】 腰椎间盘突出症是腰腿痛的最常见的原因。由于本病可仅有腰痛或腿痛及腰腿痛并存的特点，而表现为腰腿痛的疾患很多，因此，腰椎间盘突出症的鉴别诊断范围相当大。临床上，应特别注意与下列疾患相鉴别：

1. 腰椎管狭窄症 腰椎间盘突出症往往与腰椎管狭窄症同时存在，其发生率可高达40%以上。间歇性跛行是腰椎管狭窄症最突出的症状，而坐骨神经一般不受累，患肢感觉、运动和反射往往无异常改变。根据临床表现，必要时行CT检查或脊髓造影常可作出明确的诊断。

2. 腰椎结核 腰椎结核一般只有腰痛，很少有根性痛，但在骨质破坏、椎体压缩塌陷、寒性脓肿等压迫时，可发生类似椎间盘突出的临床表现。患者往往有较明显的全身症状，如低热、盗汗、消瘦、血沉增快等。X线片可见骨质破坏、椎间隙变窄、腰大肌脓肿等改变。

3. 腰椎管内肿瘤 腰椎管内肿瘤可刺激和压迫神经根，引起与腰椎间盘突出症相似的根性痛；也可以压迫马尾神经，引起和中央型椎间盘突出相似的马尾综合征。临床上，腰椎管内肿瘤具有如下几个特点：腰痛呈持续性，夜间尤甚，往往需用镇痛剂后方能入睡；脊髓造影可见蛛网膜下腔存在占位性病变；MRI检查可证实椎管内肿瘤存在。

4. 腰部急性扭伤 一般病例容易鉴别，但对伴有反射性坐骨神经痛者易混淆。腰部急性扭伤具有如下特点:有明确的外伤史;腰部肌肉附着点有明显压痛;局部肌肉封闭后,腰痛缓解,下肢痛消失;直腿抬高试验阴性。

5. 慢性腰部劳损 腰部慢性劳损多继发于急性腰扭伤后未完全恢复或虽无明显急性扭伤,但因工作姿势不良,长期处于某一特定姿势,过度劳累等引起慢性劳损性腰痛。患者劳累后感腰部钝痛或酸痛,可牵涉臀部或大腿后方,不能胜任弯腰工作。卧床后症状减轻,但不能完全缓解,查体见腰部肌肉附着点有压痛,一般腰部活动不受限,直腿抬高试验阴性。

二、腰椎间盘突出症的治疗

腰椎间盘突出症的治疗分为非手术治疗和手术治疗,绝大多数腰椎间盘突出症能经非手术治疗使症状消失。

(一) 非手术治疗及微创手术治疗

非手术治疗是腰椎间盘突出症的首选方法,其适应证包括:

1. 初次发病,病程短的患者。

2. 病程虽长,但症状及体征减轻的患者。

3. 经特殊检查发现突出较小的患者。

4. 由于全身性疾患或局部皮肤疾病,不能施行手术者。

5. 不同意手术的患者。

非手术治疗方法包括如下几种:

1. 卧床休息 临床实践证明,大多数腰椎间盘突出症患者卧床休息可使疼痛症状明显缓解或逐步消失。腰椎间盘压力在坐位时最高,站位居中,平卧位最低。在卧位状态下可去除体重对椎间盘的压力。制动可以解除肌肉收缩力与椎间各韧带紧张力对椎间盘所造成的挤压,处于休息状态利于椎间盘的营养,使损伤纤维环得以修复,突出髓核回纳,椎间盘高度得到一定程度的恢复;利于椎间盘周围静脉回流,去除水肿,加速炎症消退;避免走路或运动时腰骶神经在椎管内反复移动所造成的神经根磨损。因此可以说卧床休息是非手术疗法的基础。

患者必须卧床休息直到症状明显缓解。但有些患者虽经卧床休息数周后或更长时间症状得不到改善,其原因是并未完全卧床休息,还像正常人一样从事家务劳动或工作,或症状稍减轻便恢复工作,从而使症状时轻时重,迁延发作。卧床休息是指患者需整天躺在床上,有的医生让患者吃饭、洗漱以及大小便均在床上,特别是行腰椎手法治疗之后。在最初绝对卧床休息几天,这样做是必要的。

2. 牵引疗法 牵引的方法有多种,有手法牵引、骨盆牵引、机械牵引等。牵引时患者可取卧位(仰卧或俯卧)、坐位或站位。牵引疗法的机制有如下几个方面:

(1) 减轻椎间盘压力,促使突出椎间盘不同程度地回纳。

(2) 促进炎症消退。牵引时可使患者脊柱得到制动,减少运动刺激,有利于充血水肿的消退和吸收。

(3) 解除肌肉痉挛。疼痛使腰背部肌肉痉挛,腰椎活动受限,间歇使用牵引可解除肌肉痉挛,使紧张的肌肉得到舒张和放松,促使腰椎正常活动的恢复。

3. 推拿疗法 推拿即按摩,是祖国医学的组成部分。中医推拿在其漫长而曲折的发展过程中,逐渐形成了许多各具特色的学术流派与分支。近百年来,特别是新中国建立以来,中医推拿得到了很大的发展。推拿治疗颈椎病、腰椎间盘突出症取得良好疗效。由于具有方法简单、舒适有效、并发症少等优点,已被作为治疗腰椎间盘突出症的综合疗法之一。推拿治疗腰腿痛的作用机制包括如下几个方面:

(1) 促进病变部位毛细血管扩张,血流量增加,新陈代谢加快,有利于组织的恢复。

(2) 促使淋巴回流加速,加强水肿吸收,对渗出起到治疗作用。

(3) 镇痛作用。研究证明,推拿可促使体内镇痛物质内啡肽含量的增加,致痛物质单胺类减少。恢复细胞膜巯基及钾离子通道结构稳定性,从而使疼痛症状缓解。推拿还可对神经系统产生抑制调节作用,起到镇痛效应。

（4）推拿按摩牵引,可能使部分突出椎间盘尤其以髓核突出为主者部分回纳,至于完全复位尚缺乏客观依据。

（5）调整突出腰椎间盘与神经根的位置关系。

（6）松解神经根粘连,促进神经根周围炎症的消退。

推拿时手法宜轻柔用力均匀,避免粗暴。临床上时有报道,一些患者推拿后症状加重,不得不行手术治疗。有的推拿后出现神经损伤,如马尾综合征等,应用时需慎重。

4. 硬膜外类固醇注射疗法　硬膜外腔是位于椎管内的一个潜在间隙,其中充满疏松的结缔组织,有动脉、静脉、淋巴管以及脊神经从此通过。在硬脊膜及神经根鞘膜的表面,后纵韧带及黄韧带的内面有丰富的神经纤维及其末梢分布。这些纤维都属于细纤维,主要来自于脊神经的窦椎支。椎间盘纤维环及髓核突出后,在其周围产生炎症反应,吸引大量的巨噬细胞和释放大量的致炎物质。这些致炎物质作用于窦椎神经和神经根从而产生腰痛和腿痛。硬膜外类固醇注射的机制有如下几个方面:

（1）抑制炎症反应。

（2）阻止疼痛刺激的传导,中断疼痛恶性刺激的循环。

（3）改善局部微循环,使炎症因子从局部被带走。

5. 髓核化学溶解法　1964年,Smith首先报告用木瓜凝乳蛋白酶注入椎间盘内,以溶解病变的髓核组织来治疗腰椎间盘突出症。20世纪70年代此法风行一时,但到80年代却落入低谷。由于其操作复杂,疗效不如手术,并发症较多,甚至有的患者用药后死亡,目前已很少应用。国内主要应用胶原酶,且以椎间盘外注射为主。椎间盘外硬膜外间隙较大,胶原水解膨胀时疼痛较轻。但胶原酶对正常纤维环有无损伤作用则无相应的严谨试验观察。其次,椎间盘外注射止痛的机制尚不明确,是否有抗炎作用有待研究。

6. 经皮腰椎间盘切除术　经皮腰椎间盘切除术是近二十几年发展起来的一项新技术。1975年,Hijikata率先采用此方法治疗腰椎间盘突出症获得成功。目前已有许多国家推广使用此技术治疗腰椎间盘突出症,文献报道其成功率在70%～94%之间。我国近几年也开始应用这项技术,治疗结果的优良率在80%～97%之间。国内外临床应用结果表明,经皮腰椎间盘切除术与传统的手术相比较,具有创伤小、恢复快、不干扰椎管内结构、不影响脊柱稳定性、并发症低、操作简单、疗效满意等优点。经皮腰椎间盘切除术对破裂型和游离型疗效较差,也不应广泛应用于单纯纤维环膨出者。

7. 经皮激光腰椎间盘切除术（percutaneous laser disc decompression,PLDD）　PLDD的操作与经皮椎间盘切除术相似,它是利用激光产生的热能使椎间盘组织气化,干燥脱水,减轻髓核组织对神经根产生的张力和压力,缓解神经根性症状。它并不是机械性切除腰椎间盘组织。1992年Choy等首次报告该技术应用于腰椎间盘突出症并取得78%的良好效果。但随后大多数作者的研究结果表明,疗效明显低于化学溶解疗法。该技术同样为非直视下手术,且设备昂贵,其安全性、有效性和价效比还需进一步观察。

8. 内镜下腰椎间盘切除术（microendoscopic discectomy,MED）　内镜技术应用于脊柱外科使得经皮腰椎间盘切除术避免了盲目性,可以在影像系统监视下进行精确定位、适量切除和有效减压。因入路不同分为三种类型:

（1）后外侧经椎间孔入路椎间盘镜:可工作区间包括椎间孔外,经椎间孔到达椎管内,因此通过此入路可处理极外侧型、椎间孔内和旁中央型椎间盘突出。

（2）前路腹腔镜:适用于椎间盘突出且不伴有腰椎管狭窄者,其优点是无椎管内操作,术后残留腰痛减少,而且从前向后可达椎管,还可以同时行椎间融合术。但对游离型突出无效。

（3）后路椎间盘镜:即标准椎板间椎间盘手术入路,适用于单节段旁中央突出、脱出及椎管内游离型椎间盘突出等。还可同时进行侧隐窝扩大等椎管减压术。由于成像系统的良好监控,创伤小、对脊柱稳定性影响小、恢复快,近期优良率高。但因显露局限、技术难度大、手术难以彻底,远期疗效还有待观察。

（二）常规腰椎间盘突出症的手术治疗

大多数腰椎间盘突出症患者通过非手术疗法可取得良好效果,需手术治疗的只是一小部分,占

10%～15%。对于这部分患者,及时恰当的手术治疗,能迅速解除其痛苦,恢复劳动力,远期效果良好。但如处理不当,也可发生严重并发症。手术的原则是,严格无菌操作,用最小的创伤,达到足够的暴露,保留可保留的骨和软组织结构,仔细妥善地去除病变,术后早日下床活动,以增进饮食,利于身体健康。对椎间盘突出症以及同时合并腰椎管狭窄症者,大多可以单侧暴露,可作半椎板或开窗切除。要防止遗漏椎间盘突出以及椎管狭窄减压不充分。

1. 手术适应证

(1) 症状重,影响生活和工作,经非手术治疗3～6个月无效,或症状严重,不能接受牵引、推拿等非手术治疗者。

(2) 有广泛肌肉瘫痪、感觉减退以及马尾神经损害者(如鞍区感觉减退及大小便功能障碍等),有完全或部分瘫痪者。这类患者多属中央型突出,或系纤维环破裂髓核脱入椎管,形成对马尾神经广泛压迫,应尽早手术。

(3) 伴有严重间歇性跛行,多同时有腰椎管狭窄症,或X线片及CT显示椎管狭窄症,非手术不能奏效,均宜及早手术治疗。

(4) 急性腰椎间盘突出症,根性疼痛剧烈无法缓解且持续性加重者。

2. 手术禁忌证

(1) 腰椎间盘突出症合并重要脏器疾患,不能承受手术者。

(2) 腰椎间盘突出症初次发作,症状轻微,经非手术治疗可获缓解;对其工作和生活影响并不明显者。

(3) 腰椎间盘突出症诊断并不明确,影像学也未见有椎间盘突出的特征性表现者。

3. 术前准备

(1) 全面体检,明确诊断及患者全身状态:除物理检查与X线片外,酌情选择其他的特殊检查。在目前情况下,一般均选择CT或MRI检查,以防误诊或漏诊。有时尚需应用脊髓造影检查。其他检查包括心、肝、肾、肺功能的各种化验和仪器检查,以早期发现重要脏器疾病,并应注意患者有无出血性倾向和各种药物的过敏史等。

(2) 向患者交代病情:由于术中与术后均需患者密切配合,因此应向其交代手术的大致程序,并提出相应要求与术前、术中、术后注意事项。但注意避免增加患者精神负担。

(3) 手术方案设计:应根据诊断及具体病情,由主治医生负责设计手术方案及具体操作程序。包括特种器械的准备、术前用药、麻醉选择、术中可能发生的意外及其处理对策、术后对护理的特殊要求及抢救药品的准备等均应充分考虑,并落实到具体执行者。

(4) 体位训练:如术中取俯卧位,术前应俯卧训练数日,并练习训练床上大小便。

4. 麻醉和体位 依手术者的经验与习惯,可以全麻或应用硬膜外麻醉、腰麻、局部浸润麻醉等。手术多取俯卧位或侧位,如取俯卧位,应以气垫或软枕等垫于胸腹部,避免受压。

5. 手术操作

(1) 切口:正中或微偏向患侧的纵向切口,一般应包括临床诊断病变椎间隙上下各一腰椎棘突。

(2) 暴露椎板:切开皮肤及皮下组织后,单侧病变行单侧椎板暴露,中央型或双侧椎间盘突出行全椎板暴露。沿患侧棘突切开韧带及肌腱。切开时刀锋应紧贴骨面。用骨膜剥离器将患侧肌肉从棘突和椎板上作骨膜下剥离,一直分离到关节突外侧。经填塞止血后放入椎板牵开器,即可清楚地暴露手术野。

(3) 椎间盘暴露:先探查最可疑的腰椎间盘。一般L_5S_1椎板间隙较宽,不必咬除椎板骨质。以长柄小刮匙或薄而窄的骨膜剥离器分离黄韧带上下缘附着点。黄韧带附着于下位椎板后缘,较易分离;黄韧带上缘附着于上位椎板中分前面,分离时较困难,分离时小刮匙或薄骨膜剥离器紧贴椎板前内向上分离。用血管钳夹住黄韧带下缘稍向后牵引,于直视下紧靠外侧纵行切开黄韧带,用神经拉钩将黄韧带牵向内,即可暴露硬脊膜及外侧的神经根。如黄韧带增生肥厚影响暴露时可切除黄韧带。以神经剥离器从"窗"孔的外侧从上往下向内分离神经根,尽量勿损伤较大的血管,如遇出血,可用棉片压迫血管的上下端。以神经牵开器将神经根拉向内侧,即可见到突起的白色椎间盘。突出明显的椎间盘常将神经根压扁并向后顶起,往往与神经根有粘连。有的椎间盘突出处纤维环已破裂,将神经根粘连分离后,髓核自行脱出;少数髓核组织游离于后纵韧带下,要注意探查。如椎间盘不突起,可作椎间盘穿刺并注入生理盐水,若仅能容纳0.5ml以内,则此椎间盘无病变,应注意检查神经根管有无狭窄,并探查另一间隙。$L_{4,5}$椎间隙较小,常需切除L_4椎板下缘一部分骨质,才能按上法牵开黄韧带。有时因合并严重退行性变,黄韧带和椎板异常肥厚,关节突肥大,需行黄韧带和单侧椎板切除;有时尚需切除关节突的前内侧部分始能暴露侧方神经根。骨窗的扩大重点在外侧,突出的椎间盘常在关节突之前,因此骨窗向外扩大不够常会找不到突出的椎间盘,或切除椎间盘时将过度牵拉神经根,导致神经根牵拉性损伤。为避免神经根及椎前静脉损伤,手术应在直视下进行。为保护手术野的清晰,常用带有侧孔的吸引器去吸渗血,并用带有肾上腺素生理盐水棉片填塞(图27-1-8~图27-1-12)。

　　(4) 髓核摘除:用神经牵开器或神经剥离器将神经根或硬膜囊轻轻牵向内侧,即可暴露突出的椎间盘。纤维环完整者,用尖刀切开突出的纤维环,用髓核钳取出髓核,尽可能将椎间盘内碎片都取出。如椎间盘突出位于神经根内侧,尤其在较大的突出,神经根牵向内侧较困难,不必勉强将神经根牵向内

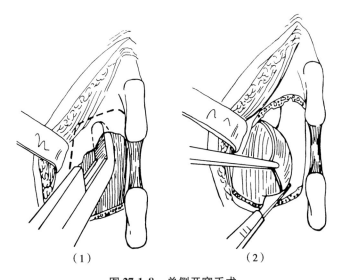

图 27-1-8　单侧开窗手术
(1)椎板咬骨钳切除部分上下椎板;(2)切除椎板间黄韧带

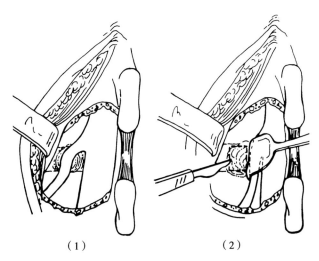

图 27-1-9　切除黄韧带后
(1)暴露硬膜囊和被压迫的神经根;(2)牵开神经根和
硬膜囊后,显露突出的椎间盘

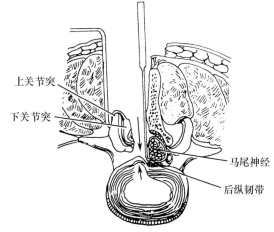

**图 27-1-10　椎板间开窗显露突出
椎间盘的横断面示意图**

1343

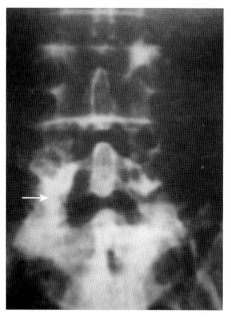

图 27-1-11　X 线片示 L_5S_1 右侧椎板部分切除

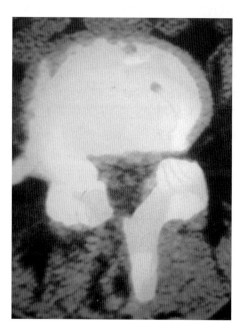

图 27-1-12　CT 示右侧椎板开窗

侧,可就地进行摘除。应用髓核钳时,必须将此器械插入椎间盘内以后再张口夹取,以免损伤神经根。若在术前定位部位未发现突出时,必须找出相应神经根并追溯到椎间孔部,观察有无神经根嵌压、神经纤维瘤或极外侧型椎间盘突出。如临床表现及特殊检查定位清楚,手术发现又相吻合者,可不必再探查另一间隙,否则应扩大探查范围。

（5）闭合伤口:分层缝合。术后常规放引流 24 ~ 48 小时。

6. 术后处理

（1）术后患者腰部围一小中单,在搬动和翻身时,医护人员应扶持中单,保持腰部稳定,减轻损伤和疼痛。

（2）术后 24 小时内严密观察双下肢及会阴部神经功能的恢复情况。如有神经受压症状并进行性加重,应立即手术探查,以防因神经受压过久出现不可逆性瘫痪。这种情况多因椎管内止血不完善,伤口缝合过紧、出血引流不畅以致神经受积血压迫所致。有时因椎管狭窄未完全解除,手术水肿炎症反应,可导致神经瘫痪甚至截瘫。

（3）术后 24 ~ 48 小时拔除引流管。

（4）术后常有小便困难,必要时扶持患者下床小便,尽量不作导尿。如 3 日内无大便腹胀者,可服用通便药物。

（5）术后 24 小时,开始作下肢抬高练习,1 周后作腰背肌训练。术后 10 ~ 14 天拆线,卧床至少 3 天。以后可离床适当活动,3 个月后恢复正常活动。

（三）重建技术

腰椎融合术后相邻椎间盘退变加速、融合节段假关节形成等导致的术后顽固性腰腿痛已经引起人们的关注。旨在重建椎间盘生理功能的异体椎间盘移植、人工椎间盘置换、人工髓核技术的尝试以及基因治疗策略用于延缓或逆转椎间盘退变的试验研究是人们关注的新课题。

异体椎间盘移植目前因其易于早期退变、移位等问题尚难以临床应用。人工髓核假体(prosthetic disc nucleus,PDN)置换适用于少数纤维环相当完整、椎间隙高度大于 5mm 的腰椎间盘突出和椎间盘源性下腰痛患者,近期疗效(2 ~ 4 年)包括症状缓解、椎间隙高度恢复等较满意。其主要问题是假体移位和术后腰腿痛残留,材料的研发和制作工艺有待进一步深入。人工全椎间盘置换(artificial disc replace- ment,ADR)目前可以考虑的适应证主要是腰椎间盘源性下腰痛、腰椎间盘切除术后失败综合征,而一般腰椎间盘突出应被视为禁忌证,因为大多数腰椎间盘突出症经常规减压和(或)融合术后长期疗效良好。任何一项技术适应证的选择是首要问题,因为如果适用于这种技术的情况极少或者有其他更安全、简单、有效的方法可使用,那么这种技术广泛应用就值得怀疑。国内有作者将此技术主要应用于腰椎间盘突出症,甚至应用于 18 岁的腰椎间盘突出症患者,我们认为这明显不妥。由于人体椎间盘结构和功能的复杂性,生物材料、制作工艺以及假体界面固定技术等均难以达到对其期望寿命的要求,而且潜在的并发症和昂贵价格问题也显而易见。

(四) 腰椎间盘突出症手术的内固定指征

腰椎间盘突出症行椎间盘切除术时是否需行内固定,在脊柱外科领域有很大的争议。显然,椎间盘髓核突出是引起腿痛的唯一或主要原因,经椎板间开窗减压切除突出椎间盘后可获得很好的疗效。然而,当髓核突出伴有超过 6 个月或更长时间的腰痛时,并认为基于椎间盘退变是节段不稳的原因或因不稳造成椎间盘退变时,应考虑行融合手术(图 27-1-13)。在复发性腰椎间盘突出,二次手术时可考虑行融合手术,因为复发说明不稳,而且显露这个节段时需作更大的暴露可导致不稳。

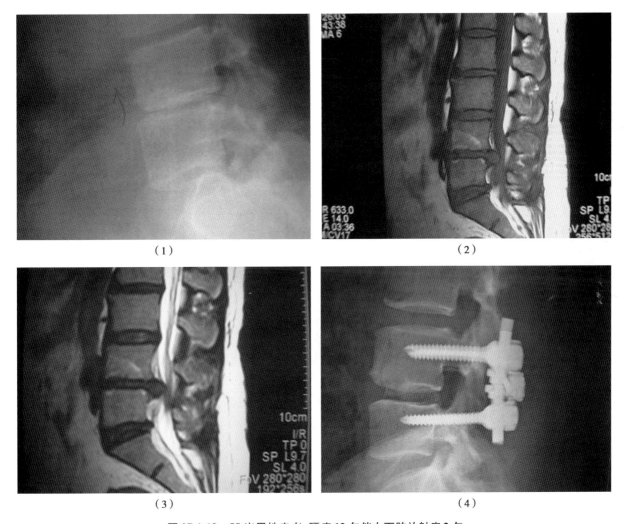

(1)　　　　　　　　　　　(2)

(3)　　　　　　　　　　　(4)

图 27-1-13　55 岁男性患者,腰痛 12 年伴右下肢放射痛 2 年
(1)动力位 X 线片示 $L_{4,5}$ 不稳;(2)MRI T_1 加权示 $L_{4,5}$ 椎间盘突出;(3)T_2 加权示 $L_{4,5}$ 椎间盘突出;
(4)行 $L_{4,5}$ PLIF 手术,术后腰腿痛症状完全消失

(侯树勋)

第二节 腰椎管狭窄症

一、腰椎管狭窄症的基本概念

（一）腰椎椎管狭窄症定义

先天性发育性腰椎椎管狭窄症源于先天椎管发育不全、以致椎管本身或根管矢状径狭窄而致使脊神经根或马尾神经遭受刺激或压迫，并出现一系列临床症状者。因后天伤病而引起的椎管狭窄属于继发性（或获得性）椎管狭窄。

在临床上，腰椎椎管狭窄症是导致腰痛或腰腿痛最为常见的疾病之一，是一种慢性、进行性硬膜囊及马尾神经受累疾病，是由椎管或根管狭窄引起其中内容物受压而出现相应的神经功能障碍。

（二）腰椎椎管狭窄症简介

椎管狭窄症（vertebral canal stenosis），从总体概念上来讲，是指因组成椎管的骨性或纤维性组织异常，引起椎管有效容量减少，以致位于管道中的神经组织受压或刺激而产生功能障碍及一系列症状。

追溯历史，早于 1802 年 Portal 就发现当脊柱弯曲时可压迫椎管内结构。1900 年 Fraenke 报道胸椎椎板肥厚压迫脊髓的病例。1910 年 Sumito 曾报道因软骨发育不全发生的椎管狭窄。1911 年 Bailey 提出退变增生所产生的椎管狭窄。1937 年 Parker 报道黄韧带肥厚产生的椎管狭窄。但真正把腰椎椎管狭窄症作为一种独立疾病被阐述是 1954 年由 Verbiest 对椎管狭窄症做了较为系统的介绍之后。Shatzker 等认为椎管狭窄是由于椎管结构异常所致的局限性椎管狭小。1955 年 Shlesinger 第一次提出骨性侧隐窝的概念，并指出在腰骶水平椎间孔的内侧存在骨性侧隐窝。而 Kinkaldy-Willis 等则认为椎管狭窄是骨性腰椎椎管的前后径和横径较正常狭窄或伴有椎管横断面的形态异常。

Verliest 提出的"发育性椎管狭窄症"，强调狭窄发生在椎管的骨性结构，发育不良为造成椎管狭窄的原因，并提出 X 线片测量椎管矢径小于 10mm 的属于绝对狭窄，10～12mm 为相对狭窄。后来许多作者研究认为：单纯先天的椎管狭小一般是不产生脊髓及脊神经根病变的，只有在此基础上再附加其他病变方才发病。根据多年的研究，我们发现椎管狭窄除椎体后方的中央管矢状径外，两侧的根管如果从正常之 5mm 减少至 3mm 以下，同样引起根性症状，甚至更为明显。但个体差异相距甚大，正常椎管者如遇到硬膜囊过大者，同样可以出现椎管狭窄症状，笔者曾施术多例。好在当前 MRI 及 CT 扫描已广泛用于临床，从而对本病的诊断变得更加容易。

（三）腰椎椎管狭窄症分类

在临床上，一般将腰椎椎管狭窄症分为以下两大类：

1. 先天发育性椎管狭窄症　本型又可称为原发性腰椎椎管狭窄症，在临床上又可分为以下两种类型：

（1）特发性腰椎椎管狭窄症：本型较为多见，且有地区性与家族性特点。发育性狭窄从病理解剖观察，其主要特点是：

1）椎管矢径狭小，尤以中部。

2）多节椎管发病，一般在 2 节以上。

3）椎板头侧缘矢径 A 与椎板尾侧缘矢径 B 的比值（ratio of the sagittal diameters，RMD）即 A/B = BMD 正常在 1 以下，如大于或等于 1，则为发育性狭窄。

单纯发育性狭窄者在腰椎管狭窄症所有病例中占 1%～2%，说明发育性狭窄症并非多见，因此，对于任何原因的狭窄，首先应考虑是否继发性狭窄症。

（2）软骨发育不全性（achondroplasia）腰椎椎管狭窄症：临床上少见，其为本病诸多症状中的一种表现。

2. 后天获得性椎管狭窄症

（1）退变性腰椎椎管狭窄症：是最常见的一种，约占腰椎管狭窄症的 60%。椎间关节退变起源椎间盘膨出、椎间隙狭窄、椎体后缘增生、黄韧带肥厚、小关节增生肥大、椎间节段性失稳、水平位移等均可造成椎管内马尾神经受压。椎间盘突出症是最常见的退变性脊椎病,因此与退变性狭窄常有交叉,造成诊断上的混乱,并直接影响治疗方法的选择等。因此,以何者为主应加以区别。在临床上本型又可分为以下三种类型:

1)　中心型:病变主要位于椎管,临床上较为多见。

2)　周围型:其病理改变位于根管;可一侧性,或双侧性,以后者为多见。

3)　退变性脊椎滑脱:因椎节松动,以致引起腰段或腰骶段以纤维性管道狭窄为主、骨性管道狭窄为次的椎管狭窄,并引起马尾或根性症状。

（2）创伤性腰椎椎管狭窄症:指因腰椎骨与关节外伤本身,以及其后的骨痂生成、骨折片移位及增生性反应等,均可引起椎管狭窄。此型临床上亦较为多见,应注意及早予以判定,并选择相应的治疗措施。

（3）医源性腰椎椎管狭窄症:指因腰骶部各种手术,包括椎板切除术或脊椎融合术或内固定及髓核溶解术等均有可能因骨质增生或骨痂形成而引起椎管和(或)根管狭窄。

（4）混合型腰椎椎管狭窄症:指多种因素共存者,大多是以轻度先天发育性为主,伴有退变性及椎间盘突出等任何两种以上混合并存者。

（5）其他腰椎椎管狭窄症:指上述几种原因外的各种病因,例如氟骨症、畸形性骨炎及特发性脊柱侧凸等均可引起椎管狭窄。

（四）腰椎椎管狭窄症病理解剖特点

1. 概述　从病理解剖角度来看,凡是腰椎椎管、神经根管或椎间孔的骨性与纤维性结构出现增生、肥厚、内陷及其他占位性改变,均可引起管腔狭窄而对马尾或神经根造成刺激或压迫而出现各种症状。此类病例,统称为腰椎椎管狭窄症。

2. 原发性腰椎椎管狭窄　主要是由于椎节在生长过程中因发育不良所造成的,其中包括椎弓根变短、两侧椎弓根横径间距较近、两侧椎弓与棘突相交的夹角狭小、发育性椎板肥厚、椎体后缘或小关节的骨质肥大或变异等均属于此范畴。

3. 继发性椎管狭窄

（1）主要病理解剖特点:继发性椎管狭窄症是指后天因素所造成的,其中包括黄韧带的肥厚(亦可为先天性,但少见)与松弛、椎间关节的松动与脱位、椎间盘的突出与脱出、小关节突及椎体后缘的骨质增生等均属后天因素,其大多见于成年之后。医源性椎管狭窄症是由于医疗后所产生者,其原因有腰椎髓核摘除术后并行自体植骨、椎弓骨折行异体植骨、棘间韧带切除行椎体融合术、压缩性骨折后行脊椎融合术等。这些患者都可能在植骨融合过程中,由于骨质的过度反应而逐渐出现腰腿痛,并伴有马尾性间隙跛行。因退变性所致的骨性狭窄在临床上相当多见,尤其是我国进入老年社会后;其病理改变主要有椎体后上缘骨质增生,此时,增生的骨质可以从前方向后突入侧隐窝;关节突的增生与肥大亦可使侧隐窝狭窄;此外,椎间盘及椎体退变引起椎节滑脱,亦归属退变性。软组织改变引起狭窄主要指椎间盘退变性纤维环膨出、突出与脱出、黄韧带肥厚、后方小关节囊的松动与内陷等。这些因素均可使黄韧带和椎间隙过度狭窄而挤压神经根。

（2）侧隐窝多呈狭窄性改变:侧隐窝(lateral recess),实质上是椎管向两侧延伸之间隙处,大多存在于三叶草形椎管两侧边缘处。侧隐窝有上、下两段之分:

1)　上部:为骨关节组织,其构成:前方为椎间盘纤维环及椎骨后上缘,后方为上关节突冠状部、关节囊、黄韧带及下关节突前缘,外为椎间管(孔)狭窄的下部,内则向硬膜囊,呈开放状。

2)　下部:为骨性结构,其构成:前为椎体后面,后为椎板峡部,外侧为椎弓根,内为硬膜囊,外下为椎间管(孔)内口,为一略呈三角形的扁间隙(图27-2-1)。

侧隐窝前后径在3mm及以下者为狭窄,5mm以上为正常。

除前述解剖因素外,骨化的后纵韧带向侧方的隐窝延伸亦可造成神经根压迫。侧隐窝空间的大小与椎管的发育形态有密切的关系。圆形、椭圆形及三角形椎管者,因其侧隐窝浅,不易发生狭窄。而三

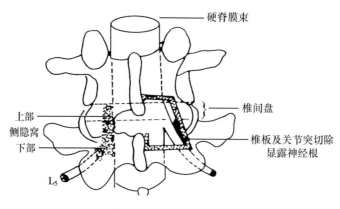

图 27-2-1 侧隐窝示意图

叶草形椎管状态下的侧隐窝大多较深,前后径小,从发育上就存在狭窄的因素。因此,侧隐窝狭窄症都发生在下位腰椎,以 $L_{4、5}$ 及 S_5S_1 的三叶草形椎管的病例发生率最高,达 95% 以上。

（3）其他病理解剖特点

1）硬膜外改变:腰椎椎管狭窄症病例手术后病理切片常可发现有黄韧带肥厚或钙化,硬膜外脂肪变性或纤维化,硬膜外亦可出现纤维束带形成及粘连等病理改变。

2）椎板增厚:凡椎板厚度超过 8mm,黄韧带厚度超过 5mm 者,可视为增厚。

3）椎间盘病理解剖改变:腰椎椎间盘的病理改变可分为三种形态:椎间盘膨出（bulging）、椎间盘突出（protrusion,herniation）与椎间盘脱出（prolapse）。实质上,其是三个不同的病理过程。椎间盘的膨出一般有两个因素:一是间盘退行性变而发生脱水和纤维性变,失去固有的弹性而向周围膨出;二是退变的间盘纤维发生放射性裂隙,但此时髓核仍在纤维环内。椎间盘突出是外层纤维环断裂后髓核经断裂部外逸,并将后纵韧带与骨膜撕裂,通过后纵韧带形成对硬膜囊压迫的"疝"样突起,并压迫硬膜囊。而脱出,则是在前者基础上,髓核穿过后纵韧带上的裂隙进入椎管,并对硬膜囊直接形成局限性的致压物而压迫神经组织;个别情况下,髓核可穿过硬膜而进入椎管内。临床观察发现,膨出的椎间盘大多数是腰椎管狭窄症的组成部分。

（五）腰椎椎管狭窄症临床症状及其病理生理学基础

在腰椎椎管狭窄的病理解剖基础上,本病同时具有其独特的病理生理特点,并构成本病发病机制区别于其他伤患的自身规律。在临床上主要表现为以下三大临床特点,现将其症状及病理生理学基础一并阐述。

1. 间歇性跛行

（1）临床表现:即当患者步行数百公尺（严重病例仅数十步）后,出现一侧或双侧腰酸、腿痛、下肢麻木、无力,以至跛行。但当稍许蹲下或坐下休息数分钟,又可继续步行;因有间歇期,故名间歇性跛行。

（2）病理生理学基础:上述临床症状的出现,主要是由于下肢肌肉的收缩使椎管内相应脊节的神经根部血管丛生理性充血,继而静脉淤血,使此处微循环受阻而出现缺血性神经根炎。当稍许蹲下或坐、卧后,由于消除了肌肉活动的刺激来源,淤血的血管丛恢复常态,从而也使椎管恢复了正常的宽度,因此症状也随之减轻或消失。

2. 主诉与客观检查的矛盾

（1）临床表现:在本病的各期,均有许多主诉,尤其是当患者长距离步行或处于各种增加椎管内压的被迫体位时,主诉更多,甚至可有典型的坐骨神经放射性疼痛表现,但在就诊检查时多无阳性所见,直腿抬高试验常为阴性。

（2）病理生理学基础:此主要是由于临诊前的短暂休息及恢复前屈体位而使椎管内容积增加,内压也随之恢复到原来的状态,同时根管内静脉丛淤血的迅速恢复亦有助于消除症状。这种主诉与体检的不统一性,易误为"夸大主诉"或"诈病"。但在本病后期,由于各种附加因素,如合并椎间盘脱出、骨质增生和椎管内粘连等,可构成椎管内的持续性占位病变而有阳性体征出现;但有动力性加剧这一特征。

3. 腰部后伸受限及疼痛

(1) 临床表现:指腰椎向后仰伸时患者诉说局部疼痛,并可放射至双侧或单侧下肢;但只要改变体位,包括将身体前屈或蹲下,或是开步行走,或骑车上路,症状则立即消失。此种现象亦可称之"姿势性跛行"。

(2) 病理生理学基础:此组症状的发生主要是由于管腔内有效间隙减少或消失之故。因为当腰椎由中立位改变到后伸位时,除使椎管后方的小关节囊及黄韧带挤向椎管和神经根管外,椎管长度亦缩短2.2mm,椎间孔亦相应变狭,椎间盘突向椎管,神经根横断面亦随之增粗,以致管腔内压急骤增高。因此患者后伸必然受限,并由此而出现各种症状。但将腰部恢复至伸直位或略向前屈,则由于椎管又恢复到原来的宽度,症状也立即消除或缓解。因此这类患者虽不能挺胸站立,却可以弯腰步行,能骑车(即体位型者)。但如同时合并腰椎椎间盘脱出症时,则腰部不能继续前屈甚至微屈也出现腰痛与坐骨神经痛症状。

除上述三大临床表现外,在临床上亦可出现其他症状,主要有:

1. 腰部症状　表现为腰痛、无力、易疲劳等一般性腰部症状,此主要是由于椎管内窦-椎神经受刺激之故;但屈颈试验呈阴性,此不同于腰椎间盘突出症。

2. 下肢根性症状　多为双侧性,可与腰椎间盘突出症时相似,但其以步行时为甚,休息后即缓解或消失,因此直腿抬高试验多为阴性。此组症状亦因椎管和(或)根管狭窄之故。

3. 反射异常　跟腱反射易受影响而出现减弱,此主要是由于腰椎部位愈低则椎管愈狭窄之故,因此 L_5S_1 段易被波及而影响跟腱反射;而膝腱反射大多正常。

(六) 马尾及脊神经根局部的病理解剖与病理生理特点

腰脊神经根遭受挤压为椎管狭窄症的主要病理特征,形成此种状态有多种方式,归纳下来,基本上不外乎以下4种形式:

1. 关节下受压　神经根的走向是由上内向下外方走行,当其绕过椎弓根穿出椎间孔之前,它沿上关节突的内侧缘通过,此时,如果上关节突肥大,则可使神经在关节突和椎体后缘之间受压,此在临床上并非少见(图27-2-2)。

2. 椎弓根处扭曲受压　当椎间盘严重变性时,间隙也相应变窄,以致两椎体靠近。与上椎体下降的同时,其椎弓根处的神经根亦可能被挤压于广泛膨出的间盘和其上方的椎弓之间的沟槽道内,并出现扭曲(图27-2-3)。

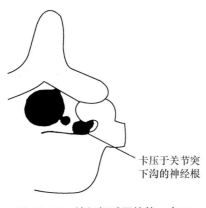

卡压于关节突
下沟的神经根

图 27-2-2　神经根受压的第一卡口
在关节突下沟内

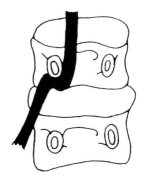

图 27-2-3　神经根受压的第二卡口
在椎弓根下发生扭曲

3. 椎间孔内嵌夹　当神经根穿越椎间孔时,它接近下椎体的上关节突内侧;由于椎节的狭窄使椎间孔重叠,以致神经根恰好被上关节突所挤压。

4. 中央管内受挤压 这是椎节退变的后果。此组病理改变包括椎间隙狭窄、纤维环弥漫性膨出、黄韧带皱褶、椎板向后重叠等而使椎管变窄;在此种继发性改变状态下,由于椎间关节的骨质增生向中线侵占,以致使椎管更加狭小。狭窄的椎管可压迫马尾神经产生马尾性间歇性跛行,其可分为姿势型和缺血型两种。

(1) 姿势型跛行:即在站立和伸腰时都可使症状加重。Breig 曾在尸体上观察到伸腰时腰椎椎管可缩短 2.2mm,此时神经组织相应缩短变粗,但椎管壁的黄韧带则松弛前凸,椎间盘膨隆后凸,椎管造影剂在后伸位不易通过,改为向前弯腰位,则可解除。

(2) 缺血型跛行:是下肢运动时支配下肢的相应的神经缺血引起神经功能障碍行走无力,出现跛行,稍停后可改善。此型发病与腰椎伸直无关,改变体位将不受影响,但与血内氧张力有明确关系。因为在肌肉活动时,相关节段的脊髓血供增加,相应神经根在传导冲动时需氧量亦大为增加。马尾神经的血供都来自前后根动脉,这些动脉都是末梢动脉,不与其他动脉发生侧支联系。当有腰椎椎管狭窄时,这些根动脉大多受到部分梗阻或压迫,使其在活动时不能扩张,从而引起马尾神经的血供不足而发生症状;停止活动后,症状即可改善。

(七) 腰椎椎管狭窄症的临床表现

1. 发病特点 发育性腰椎椎管狭窄症虽多属胎生性,但真正发病年龄大多在中年以后。而主要因退变所致者年龄要大于前者 10 ~ 15 岁,因此,多见于老年患者。本病男性多于女性,可能与男性劳动强度和腰部负荷较大有关。初次发病常在不知不觉中逐渐出现症状。

2. 主要症状 如前所述,本病主要症状为腰骶部疼痛及间歇性跛行。腰骶部疼痛常涉及两侧,站立、行走时加重,卧床、坐位时减轻。主诉腿痛者比椎间盘突出症者明显为少。症状产生原因除椎管狭窄外,大多合并椎间盘膨出或侧隐窝狭窄所致。

70% ~ 80% 患者有马尾神经性间歇性跛行,其特点是安静时无症状,短距离行走即出现腿痛、无力及麻木,站立或蹲坐少许时间症状又消失。病变严重者,挺胸、伸腰、站立亦可出现症状。马尾神经性间歇性跛行与闭塞性脉管炎的血管性间歇性跛行不同处是后者下肢发凉,足背动脉搏动消失,而感觉、反射障碍较轻,且冷水诱发试验阳性(无必要者不需测试)。椎间盘突出症的根性痛及间歇性跛行平时有腿痛,且大多为单侧性。

尽管患者主诉较多,但在早期安静时体检常无发现,腰椎后伸诱发疼痛较前屈多,直腿抬高试验在单纯性椎管狭窄者可为阴性,但在继发性椎管狭窄症者阳性率可高达 80% 以上。步行时小腿无力,并有麻木感。原发性者多无肌萎缩征,但继发性病例,尤其是腰椎间盘突出症者最为明显。

归纳以上症状,即前述的间歇性跛性,主诉多阳性体征少及伸腰受限等临床特征。

3. 侧隐窝型(根管)狭窄症的临床表现 与椎管狭窄症者相似,侧隐窝狭窄之病例亦多发生于中年以上,男多于女。其症状亦随年龄增长,退变加剧而加重。男性之所以多见,主要是因为男性侧隐窝狭而深,神经周围保留间隙小,增生较重而易出现症状。

患者多有较久的腰腿痛史。腿痛常较椎管狭窄及腰椎间盘突出症者为重,亦可因劳累、外伤而发病或加重病情,神经根麻痛大多沿 L_5 或 S_1 神经根走行放射,神经根性间歇性跛行较前者更为明显,甚至行走数百步至数十步即可发病,蹲位或停止步行则缓解。

检查时大多数病例无阳性体征,少数有脊柱生理弯曲消失或侧凸,但不如前者及椎间盘突出症者重,脊柱后伸可诱发或加重肢体麻木,但如神经根已麻痹者可无。感觉障碍有无及其程度视狭窄轻重而不同,重者可出现受损神经支配区感觉、运动障碍,反射减弱或消失。

(八) 腰椎椎管狭窄症的诊断

1. 椎管狭窄症的诊断 本病诊断主要根据前述的三大临床特点,尤应注意长期的腰骶部痛、两侧性腿不适、马尾神经性间歇性跛行、静止时体检多无阳性发现等为本病特征。凡中年以上患者具有以上特征者,均应疑及本症而需作进一步检查,包括:

(1) X 线片:在发育性或混合性椎管狭窄者,主要表现为椎管矢状径小,椎板、关节突及椎弓根异常肥厚,两侧小关节移向中线,椎板间隙窄;退变者有明显的骨增生。

在侧位片上可测量椎管矢状径(图 27-2-4),14mm 以下者示椎管狭窄,14~16mm 者为相对狭窄,在附加因素下可出现症状。也可用椎管与椎体的比值来判定是否狭窄。

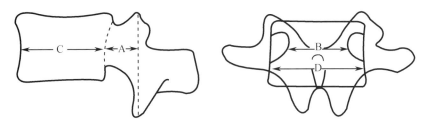

图 27-2-4　椎管及椎体测量
A. 椎管矢径;B. 椎管横径;C. 椎体矢径;D. 椎体横径

(2) CT、CTM 及 MRI 检查:CT 扫描可显示椎管及根管断面形态,但不易了解狭窄全貌;CTM 除了解骨性结构外,尚可明确硬膜囊受压情况,目前应用较多。此外,MRI 更可显示腰椎椎管的全貌,目前大多数骨科医生已将其作为常规进行检查。

(3) 椎管造影:常在 L$_{2,3}$椎间隙穿刺注药造影,此时可出现尖形中断、梳状中断及蜂腰状改变;基本上可了解狭窄全貌。本检查属有创式。

2. 侧隐窝狭窄症的诊断　凡具有腰痛、腿痛、间歇性跛行及伴有根性症状者,均应疑有侧隐窝狭窄症,并作进一步检查;但在临床上多与前者并发。

(1) X 线片:于 X 线片上可有椎板间隙狭窄,小关节增生,椎弓根上切迹矢状径变短,大多小于5mm;在 3mm 以下者,即属侧隐窝狭窄症。此外,上关节突冠状部内缘内聚,亦提示可能有侧隐窝狭窄性改变。

(2) CT、CTM 及 MRI 检查:CT 扫描能显示椎管的断面形状,因而能诊断有无侧隐窝狭窄及有无神经根受压;CTM 显示得更为清楚。MRI 可显示三维影像,可同时确定椎间盘退变的程度、有无突出(或脱出)及其与硬膜囊、与脊神经根之间的关系等。

(3) 椎管造影:用非离子型碘造影剂 omnipaque 或 isovist 造影,可见神经根显影中断,示有侧隐窝狭窄或神经根受压征,但此种检查不易与椎间盘突出症所致的压迫相区别。

(九) 腰椎椎管狭窄症的鉴别诊断

本病主要与下列疾病鉴别:

1. 腰椎间盘突出症　为最易混淆的疾患。其鉴别要点主要依据:

(1) 单纯椎间盘突出时一般不具有三大症状。

(2) 根性症状十分剧烈,且出现相应的体征改变。

(3) 屈颈试验及直腿抬高试验多阳性,而椎管狭窄症时则阴性。

(4) 其他,必要时可行磁共振成像或脊髓造影等检查。但应注意:二者常可伴发。

2. 坐骨神经盆腔出口狭窄症　本病的特点是:

(1) 腰部多无症状,腰椎后伸范围正常。

(2) 压痛点主要位于环跳穴处。

(3) 有典型的坐骨神经干性受累症状。

(4) 如与腰椎椎管狭窄症伴发,则出现该病的三大症状等。

3. 马尾部肿瘤　早期难以鉴别,中、后期主要表现为:

(1) 以持续性双下肢及膀胱直肠症状为特点。

(2) 疼痛呈持续性加剧,尤以夜间为甚,非用强效止痛剂不可入眠。

(3) 腰穿多显示蛛网膜下腔梗阻、蛋白定量升高及潘氏试验阳性等。

(4) 其他,困难者可借助于其他特殊检测手段,MRI 检查有确诊价值。

4. 腰段继发性粘连性蛛网膜炎　本病与腰椎椎管狭窄症具有一定的因果关系。椎管,尤其是根管长期受压可继发本病,并多从根袖处开始,逐渐发展至全蛛网膜下腔。因此,对一个长期患腰椎椎管狭窄症的病例,如拟手术,则不需要一定在术前与本病进行鉴别,可在术中根据硬膜囊状态决定是否行蛛网膜下腔探查术。

5. 其他 此外,本病尚应与下腰椎不稳症、增生性脊柱炎、腰椎其他先天性畸形、腰椎感染性及慢性腰肌劳损等疾患进行鉴别。

二、腰椎管狭窄症的治疗

本病轻型及早期病例以非手术疗法为主,无效者则需行手术扩大椎管。

(一)腰椎椎管狭窄症的非手术疗法

1. 传统的非手术疗法 主要强调:

(1)腹肌锻炼:以增加脊柱的稳定性。

(2)腰部保护:包括腰围外用,避免外伤及剧烈运动等。

(3)对症处理:理疗、药物外敷等。

2. 药物疗法 目前尚无特效药物,以活血化瘀及神经营养药等为主,可酌情选用。

(二)腰椎椎管狭窄症的手术疗法

【手术病例选择】

1. 非手术疗法无效者 此组病例大多系继发性腰椎椎管狭窄症者。

2. 经常发作者 凡发作频繁、已影响工作及日常生活的病例。

3. 根性症状较明显者 宜及早施术,以免继发蛛网膜粘连。

【临床上较为常用的术式及其选择】

1. 因黄韧带肥厚所致者 仅行黄韧带切除术即可。

2. 一般骨性椎管狭窄者 对症状严重者,应行椎管扩大减压术。

3. 侧隐窝狭窄者 在确认受压神经根后,取扩大开窗或半椎板入路,凿去小关节突内半,再沿神经根向下切除相邻椎板上缘,以扩大神经根管,直到神经根充分松解为准。术中不宜挤压神经根。

4. 单纯小关节变异、肥大者 应将向椎管内突出的骨质切除,术式与前者相似。

5. 合并椎间盘突(脱)出症者 应于术中一并摘除。

6. 术中发现硬膜囊增厚、纤维变、搏动消失,甚至变形者 可将硬膜切开,在蛛网膜外观察。如有粘连物或蛛网膜本身已肥厚时,则应将蛛网膜切开探查,并行松解术。

7. 伴有椎节不稳定者 可行椎弓根钉固定术或椎体间融合术(目前多选用Cage),或是二者并用。一般病例于术后2~3周下地活动;对内固定确实者,多在术后1~2天下床行走。

【术式介绍】

1. 手术适应证

(1)发育性腰椎椎管狭窄症:诊断明确,经非手术疗法治疗无效者。

(2)继发性腰椎椎管狭窄症:在处理原发病的同时,将椎管扩大减压。

(3)其他:合并腰椎间盘脱出症的腰椎椎管狭窄症者及腰椎椎管内肿瘤等,可同时施术。

2. 麻醉及体位 全麻及局麻为多用,或其他麻醉,俯卧位较方便,亦有习惯侧卧位者。

3. 术式

(1)切口:一般位于$L_1 \sim S_1$段,因此切口范围多取该段正中纵形切口。

(2)暴露椎板:按常规。

(3)暴露椎管及后路减压:与前述基本相似,但椎管狭窄症(发育性)者,其椎管不同于一般椎管,易出现某些情况,因此在操作时应注意以下特点:

1)黄韧带:多较厚(严重者其垂直厚度可在0.6~0.8cm以上)及内陷,且其内壁多与硬膜囊相贴在一起,或有粘连。因此在切开及切除时应小心,切勿过深而伤及硬膜囊或马尾神经。

2)椎板:不仅椎板较厚(多超过4mm),且两侧椎板之间所构成的夹角较小。因此不仅放置椎板咬骨钳困难,且咬切时甚易滑动、变位而不易切除。因此,宜采用头部较狭的长柄咬骨钳,在操作时尽量与椎板保持垂直状。对操作十分困难者,亦可选用长柄尖头四关节鹰咀咬骨钳呈纵向切开椎板。

3）小关节：多呈增生或畸形状，因此使管径呈现明显的节段性狭窄（或节段性加剧）。对突至椎管内的小关节部分应将其切除，其余部分则应尽量保留，即在扩大椎管的同时，尽力保持腰椎诸结构的完整性。

4）椎管：严重发育性狭窄者管径仅为正常人的 1/2 或 2/5，不仅硬膜外脂肪消失，且硬膜囊可被束成细条状，并于小关节处形成蜂腰状外观。为此，作者主张采取椎管扩大压术。不仅椎管应充分减压，且注意根管亦获得减压。

5）椎管的减压范围一般以 $L_4 \sim L_5$ 及 $L_5 \sim S_1$ 为多见。减压后硬膜囊仍未出现搏动，或是细导尿管无法再向深部插入达 5cm 者，表明椎管减压范围不足，应根据是否有临床症状而决定需否再扩大减压范围。切记：以临床为主。

6）硬膜囊：易与周围组织形成粘连，如需牵拉时，应先行分离松解。如伴有蛛网膜下腔粘连时，则需行松解术。

7）椎管前壁：可能有隆突物，应酌情进行切除。对椎管十分狭小者，操作非常困难，术前及术中必须充分认识，切忌造成脊神经根或马尾的误伤。

（4）椎节固定：对以下情况可采用内固定：①腰椎不稳定；②腰椎滑脱；③腰椎侧凸；④预计减压范围较大时。目前多选用椎弓根钉技术。

（5）闭合切口：施术完毕，用冰盐水反复冲洗术野，清除异物，而后依序缝合诸层。

【术后处理】　术毕冲洗创口，彻底止血，裸露的硬膜囊及神经根可取薄片脂肪覆盖，并置负压引流管，以减少粘连。在恢复期中，除一般注意事项外，应加强腰背肌及腹肌锻炼，并防止外伤。

【注意事项】

1. 避免在椎板切除处行植骨融合术　植骨块应置于椎弓根钉外侧；切忌将骨块（片）置于与椎管相近的椎板上，因其可引起继发性椎管狭窄症，其后果较原发性者更为复杂，应避免。

2. 对多节段严重型狭窄者　有人试将几节椎板自狭窄部整块切下，将内板切除后再盖上。从理论上讲，此既可扩大椎管完成减压，又可保留椎板及保护硬膜囊，并可减少瘢痕压迫。但此种手术技术要求较高，需临床实践经验丰富者，否则反而形成压迫。

3. 原发性椎管狭窄症者　其椎板厚度可达 1cm 或更多，硬膜囊与椎板间无保留间隙，甚至有粘连，切除不易；此时不允许将椎板咬骨钳插至椎板下方，可用鹰嘴咬骨钳呈水平位切除椎板骨质。在操作时务必小心，手术应尽力保护硬膜囊及神经不受损伤。

【严重型腰椎椎管狭窄症处理】　此种严重型病例，大多是在先天发育型椎管狭窄的基础上，加上后天诸多诱发因素使椎管狭窄程度加剧，尤其是多次手术者，如果减压不彻底，可因术后创伤反应加剧病情不得不继续治疗，包括再次手术。但此种病例必须全面认识清楚，尤其是对病理解剖状态要认真分析，并找出造成目前状态的主要因素。笔者曾遇到多例此类患者，其中 1 例已施术 5 次，且为体态较胖、施术难度极大的男性患者，经过术前的充分准备，在全身麻醉下施术 8 小时，仅切除椎管及手术入路途径中的瘢痕组织即达 500 余克，并施以皮瓣转移等，终于获得满意的恢复，从术前长期卧床，到术后步行来院（术后随访）（图 27-2-5）。

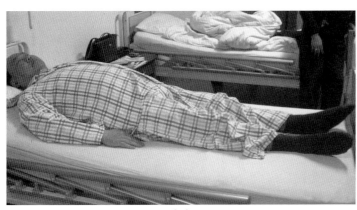
（1）

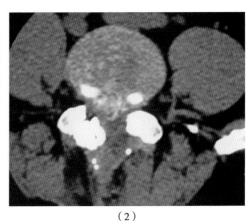
（2）

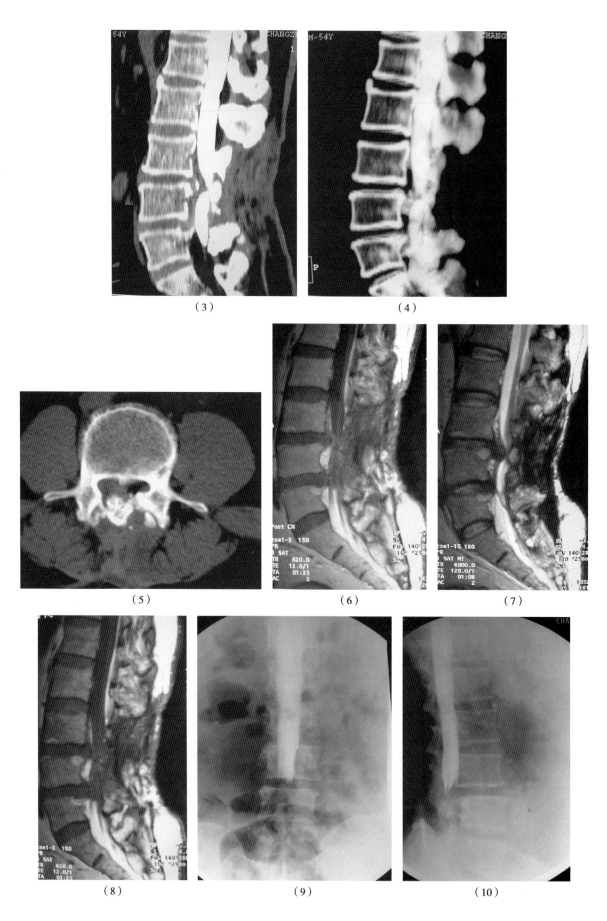

（3）　　　　　　　　　（4）

（5）　　　　　　　　（6）　　　　　　　　（7）

（8）　　　　　　　　（9）　　　　　　　　（10）

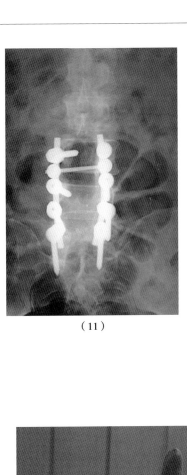

（11）

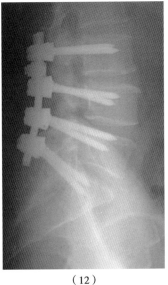

（12）

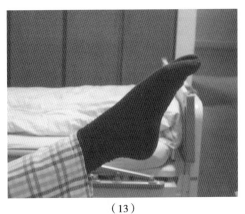

（13）

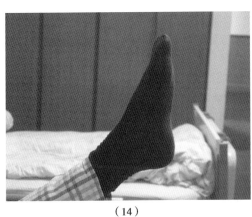

（14）

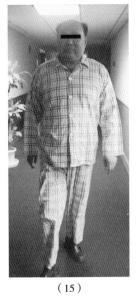

（15）

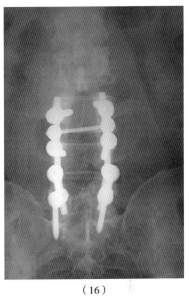

（16）

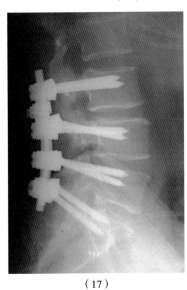

（17）

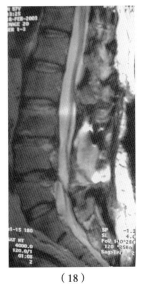

（18）

图27-2-5　患者男性,54岁,因双下肢感觉、运动功能障碍已行5次腰椎后路手术,症状缓解不满意

（1）此次术前双足下垂,CT、CTM、MRI及腰椎椎管造影均显示严重椎管狭窄伴硬膜囊致压征。来院时呈卧床状态,双足下垂;（2）~（10）为影像学检查所见。于2002年底行第6次手术,术中广泛椎管减压,切除瘢痕组织达540g之多;（11）、（12）恢复椎管形态及硬膜囊搏动后施以椎弓根螺钉内固定及腰骶部皮瓣转移术;（13）、（14）术后患者足部活动逐渐恢复;（15）3个月后随访,步行来院;（16）、（17）影像学检查显示内固定良好;（18）椎管减压满意,腰骶部硬膜囊形态已恢复

（赵定麟）

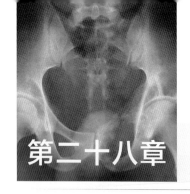

第二十八章　脊柱融合与功能重建

第一节　脊柱植骨术的基本原则

一、植骨的目的与要求

植骨的目的为在脊柱手术中通过应用自体或异体及骨替代物填补、桥接缺损,通过类似于骨折愈合的生理过程促进脊柱融合。理想的材料应具备骨生成、骨诱导和骨传导特性。骨生成指它们包含有成骨细胞,能够直接成骨;骨诱导指能够诱导未分化干细胞或骨原细胞分化成成骨细胞的细胞因子;骨传导是指能够提供一个支架结构供骨细胞黏附和生长。

二、取骨区的选择

自体骨常选择取自患者髂嵴,具体部位取决于手术体位如前面或后面。根据手术的类型及需要还可以选择其他部位如手术部位的椎体、棘突、椎板、肋骨,必要时从胫骨或腓骨处取骨。

三、取骨方法（取自体髂骨的手术技术）

切开取骨区皮肤及皮下,显露髂嵴,根据所需植骨块大小进行规划,用骨凿凿取相应大小骨块。建议应用双层刀片摆锯进行取骨,可以预先设置取骨的深度。亦可用环钻取出塞子形状的骨块。在此基础上可以用刮勺刮取适量松质骨碎片。取完后用适量骨蜡抹涂创面,止血海绵填充缺损部位,根据手术大小决定是否放置引流防止血肿形成。

四、同种异体或人工骨应用

骨替代物能够取代自体骨实现骨缺损填充、桥接和融合,且供给量较大,并可避免取骨部位并发症的产生。目前也得到了较多的应用。但骨替代物往往无法同时具备骨诱导、骨传导和骨生成的特质。

同种异体骨是将同种供体骨组织移植至受体,它具有骨传导能力,根据要求备有多种形状和尺寸,供给基本不受限制,可避免取骨部位的并发症,但它由于制作过程中进行了化学加工故不具备成骨能力,骨诱导能力弱,且有传播传染病的风险。

其他人工骨替代材料包括脱钙骨基质(demineralized bone matrix,DBM)和骨形态发生蛋白(BMP)及羟基磷灰石$[Ca_{10}(PO_4)_6(OH)_2]$、磷酸三钙$[Ca_3(PO_4)_2]$等。

DBM是具有骨诱导能力的脱钙同种异体骨。DBM利用酸性溶液提取同种异体骨,使同种异体骨的矿物质成分丢失,但保留了包括生长因子在内的胶原及非胶原蛋白。DBM作为自体骨替代物,其作用效果与其含有BMP的剂量及BMP各亚型的比例密切相关。它具有骨诱导能力,可促进骨形成,但结构完整性差,单独BMP无骨传导性。

羟基磷灰石$[Ca_{10}(PO_4)_6(OH)_2]$、磷酸三钙$[Ca_3(PO_4)_2]$这些替代物主要作为骨缺损的填充物,具有骨传导能力,持久稳定,供给不受限制,但无骨诱导能力及生成能力。

第二节　经椎弓根脊柱内固定术

自 1959 年 Boucher 采用长螺钉经椎板、椎弓根达椎体固定腰骶关节取得成功以来,经椎弓根脊柱内固定术已经在世界范围内广泛地应用。以椎弓根内固定术为基础的各种内固定器也发展了起来。目前,有"接骨板与螺钉系统",如 Steffee 系统、Roy-camille 系统等,以及"杆与螺钉"系统,如 CD、CDH、TSRH、Isola、USS、Moss Miami 等系统。椎弓根螺钉可以固定到脊柱的前中后三柱,固定了椎间盘和两侧关节突关节三个活动部分。椎弓根内固定技术的优点是通过椎弓根将螺钉拧入椎体中,从而起到锚固作用。这种锚固强度足以保证通过短节段内固定装置上的椎弓根钉与纵向连接棒(板)之间的撑开、加压等作用力,提供三维矫正和坚强的内固定,恢复脊柱的正常排列,同时最大限度地保留了脊柱的活动节段,这是其他任何非椎弓根内固定技术所不能达到的。这些内固定方法广泛地应用于治疗脊柱畸形、肿瘤、炎症、创伤、退行性腰椎病变等各种脊柱疾患,取得了较理想的疗效。目前,经椎弓根内固定术已是脊柱外科常用的经后路固定脊柱的手术方法。

经椎弓根内固定手术的关键是掌握好进针点及进针角度,准确地将螺钉经椎弓根拧入椎体。由于脊柱的解剖复杂,错误的进针可导致严重的并发症,如椎弓根皮质破裂或穿透、脊髓及神经根损伤、深部感染、大血管损伤、硬膜撕裂及脑脊液漏等。为避免并发症,骨科医生必须对椎弓根的应用解剖学充分了解。

一、胸椎椎弓根钉技术

由于胸椎解剖的特点,在胸椎植入椎弓根螺钉的安全性仍是引起争论和关注的问题,其关键在于安全性。尤其是合并脊柱的畸形,胸椎的椎弓根形状与大小、椎体的旋转以及脊髓的位移均有病理变化,胸椎弓根螺钉的误植有可能造成严重的脊髓损伤。

(一) 胸椎椎弓根的解剖学参数及相关数据(表 28-2-1)

表 28-2-1　胸椎椎弓根的解剖学参数(mm)

	Zindrick		Panjabi		Ebraheim	
	高度	宽度	高度	宽度	高度	宽度
T_1	9.9±2.0	7.9±1.4	9.6±0.5	8.5±0.5	8.2±0.8	9.6±1.2
T_2	12.0±1.2	7.0±1.8	11.4±0.4	8.2±1.1	9.7±0.9	6.4±0.7
T_3	12.4±1.3	5.6±1.4	11.9±0.3	6.8±0.7	10.0±1.1	4.7±0.9
T_4	12.1±1.0	4.7±1.3	12.1±0.5	6.3±0.6	10.4±0.7	3.7±0.8
T_5	11.9±1.4	4.5±0.9	11.3±0.5	6.0±0.5	10.4±0.8	4.3±0.8
T_6	12.2±1.0	5.2±1.0	11.8±0.5	6.0±0.9	9.4±1.1	3.8±0.8
T_7	12.1±1.0	5.3±1.0	12.0±0.3	5.9±0.7	10.4±0.8	4.6±0.7
T_8	12.8±1.2	5.9±1.6	12.5±0.5	6.7±0.5	11.2±0.7	4.8±0.5
T_9	13.8±1.3	6.1±1.5	13.9±0.7	7.7±0.6	12.8±1.0	5.4±0.9
T_{10}	15.2±1.0	6.3±1.7	14.9±0.4	9.0±0.8	14.0±1.0	5.8±0.7
T_{11}	17.4±2.5	7.8±2.0	17.4±0.4	9.8±0.6	16.1±0.8	8.6±0.6
T_{12}	15.8±2.4	7.1±2.3	16.7±0.8	8.7±0.8	15.2±0.9	8.7±0.7

椎弓根投影在椎体上部,高度比宽度大。椎弓根的内侧壁最厚。椎弓根轴的投影点位于关节面外缘内侧、横突中线的上方。一般来说,从 T_1 到 T_{12} 椎弓根内倾程度递减。胸椎的关节面与颈椎和腰椎明显不同,它的方向更偏于冠状位。这一点在胸椎屈曲时起到了重要的固定作用。由于胸椎椎弓根的直径明显小于腰椎,横突变异较大,胸椎椎弓根螺钉植入后,穿透皮质或皮质破裂的发生率较高, T_{10} 以上更严重,对脊髓造成损伤的潜在可能性明显增高。这除与所使用的螺钉直径有关外,与进钉点和方向不当也有关系。

(二) 胸椎椎弓根螺钉进钉点的定位

胸椎椎弓根螺钉进钉的技术标准尚未确定,有几种方法比较常用:

1. Margel 和 Roy-Camille 提倡以横突中点水平线与上关节突外缘垂线的交点为进钉点。

2. Ebraheim 提出 $T_1 \sim T_2$ 椎弓根中心位于上关节突外缘内 $7 \sim 8mm$,横突中心上 $3 \sim 4mm$,$T_3 \sim T_{12}$ 位于上关节突外缘内 $4 \sim 5mm$,横突中心上 $5 \sim 8mm$。

3. 自下关节突中点外侧 3mm 画一垂线,自横突基底部上方 1/3 处画一水平线,两线的交点即为进钉点。

尽管横突在腰椎椎弓根定位中是可靠的外标记,但这种关系在胸椎变化较大,仅有中等程度的可靠性。因此,切除部分椎板,直视下植入椎弓根螺钉也不失为一种安全的选择。

(三) 胸椎椎弓根螺钉的进钉角度与深度

从 T_1 到 T_{12} 椎弓根内倾角度递减。上胸椎椎弓根螺钉应与矢状面呈 $10° \sim 20°$ 的内倾夹角,中下段胸椎的椎弓根钉应与矢状面呈 $0° \sim 10°$ 的内倾夹角。而 Ebraheim 提出 T_1、T_2 椎弓根螺钉应与矢状面呈 $30° \sim 40°$ 的内倾夹角,$T_3 \sim T_{11}$ 呈 $20° \sim 25°$,T_{12} 呈 $10°$。水平面上应与上下终板平行。

胸椎椎弓根从起点沿轴线到达椎体前缘的距离为 $40 \sim 42mm$,螺钉一般选择 $35 \sim 40mm$ 长度。术中应行侧位 X 线检查,螺钉深度不超过椎体前后径的 80% 为宜。

(四) 胸椎椎弓根螺钉的直径选择

一般选用的螺钉直径: $T_1 \sim T_5$ 需 $3.5 \sim 4.0mm$,$T_6 \sim T_{10}$ 需 $4.0 \sim 5.0mm$,$T_{11,12}$ 需 $5.5 \sim 6.5mm$。

(五) 胸椎弓根螺钉技术注意事项

在临床应用胸椎弓根螺钉技术应注意:

1. 术前周密的检查和计划,包括术前行胸椎椎弓根的 CT 扫描,以获得相关数据,指导术中螺钉的选择、植入方向及深度等。

2. 选用适当大小的螺钉,术中避免使用动力性器械置入螺钉,对于周围结构不清者,必要时可部分椎板切除,于直视下置钉。

3. 植入螺钉后进行旋转撑开矫正操作时,要用力均匀,分段施加矫正力,避免椎弓根骨折及螺钉拔出。只要按照上述三点去做,就能较好地保证椎弓根螺钉植入的安全。

二、腰椎椎弓根钉技术

(一) 腰椎椎弓根螺钉的解剖学参数及相关数据(表 28-2-2)

表 28-2-2　腰椎椎弓根的解剖学参数(mm)

	Zindrick		Panjabi		Ebraheim	
	高度	宽度	高度	宽度	高度	宽度
L_1	15.4±2.8	8.7±2.3	15.9±0.8	8.6±0.9	14.1±1.3	7.5±1.5
L_2	15.0±1.5	8.9±2.2	15.0±0.5	8.3±0.7	14.0±1.2	8.2±1.3
L_3	14.9±2.4	10.3±2.6	14.4±0.6	10.2±0.6	13.9±1.4	9.8±1.1
L_4	14.8±2.1	12.9±2.1	15.5±0.6	14.1±0.4	12.8±1.7	12.7±1.9
L_5	14.0±2.3	18.0±4.1	19.6±0.8	18.6±1.0	11.4±1.4	18.0±2.4

准确测定椎弓根宽度可决定螺钉的直径,使之不但具有最大的抗疲劳能力,而且可完全包容于椎弓根的骨性界限内,建议用最大直径的椎弓根螺钉固定,因为螺钉的张力和它的直径平方成正比,扭力和直径的立方成正比。

椎弓根宽度自 $L_1 \sim L_5$ 逐渐增加,但高度却因人而异。

自脊柱后方经椎弓根到椎体前缘的距离一般为 $43 \sim 45mm$,因此,沿椎体矢状轴钻入螺钉的长度腰椎 45mm 是适宜的。若向前内倾斜 $10° \sim 15°$ 钻入,则螺钉的深度可增加 5mm。

椎弓根的内倾角由 $L_1 \sim L_5$ 递增。通常从胸椎向腰椎方向移动椎弓根的倾斜度会逐渐增加,范围从 $0° \sim 10°$,最大角度约 27°,位于 L_5 椎体水平。

(二) 腰椎椎弓根螺钉进钉点的定位

经椎弓根内固定手术成败的关键是螺钉能否准确地经椎弓根到达椎体。因此从后路正确地找到椎弓根标志,进以确定螺钉的入点及进针方向极为重要。

目前文献中报道了以下几种定位方法:

1. Roy-Camille 提出以下述两条线的交点为进针点:垂直线为关节突关节的延长线,水平线为横突中轴线(图 28-2-1(1))。

2. Magerl 采用的进钉标志为沿固定椎体上关节突外缘的垂线与横突中轴线交点(图 28-2-1(2))。

3. Krag 对 Magerl 方法进行了改进,进钉点较 Magerl 方法更靠外,其水平线为横突上 2/3 与下 1/3 的交界线(图 28-2-1(3))。

4. AO 推荐的腰椎椎弓根定位点为上关节突外缘的切线与横突中轴线的交点,该交点位于上关节突与横突基底之间的交角处(图 28-2-1(4))。

5. Weinstein 建议定位点应避免损伤关节突关节,以免影响非固定阶段的运动,他推荐的进钉点为上关节突的外下角,称其为"上关节突的项部"(图 28-2-1(5))。

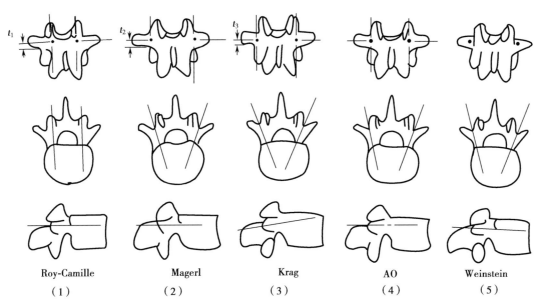

图 28-2-1　腰椎椎弓根定位点及方向

6. 单云官的"十字定位法", $L_1 \sim L_4$ 在上关节突的乳突后缘中点画垂直线,在横突的副突上方画水平线,两线的交点为进钉点; L_5 的进钉点则在上关节突的乳突和横突副突之间最深处的中点。

7. 郑祖根等提出腰椎定位点为横突中轴线与上下关节面纵向连线的交点。

8. 陈耀然则提出, $L_1 \sim L_3$ 椎弓根进钉点以相应椎骨上关节突外下缘交点之下外 1mm 处为进钉标志,并推荐在 $T_9 \sim T_{12}$ 使用长 4cm 的螺钉,腰椎使用 4.5cm 长的螺钉,对于进针角度则强调呈矢状位拧入,与 Roy-Camille 所述一致。

9. 人字嵴顶点法,以上关节突基底、横突及椎板外侧缘的交汇点为进钉点,此交汇点类似于人字顶部,故称之为"人字嵴"(图28-2-2)。以人字嵴顶点为进钉点。

无论采用何种定位方法,术中均用C形臂机检查椎弓根螺钉位置是否正确。

(三) 腰椎椎弓根路的进钉角度与深度

椎弓根螺钉进针方向及深度对于正确地拧入螺钉至关重要。由于各家选择的进钉点不同,所以进钉角度及深度也不相同。Roy-Camille建议螺钉与椎体上下终板平行拧入椎弓根,螺钉不向内侧成角,与矢状面平行,即"直线朝前"法(straight-ahead)。螺钉进入50%~60%的椎体前后径的深度;Magerl提出螺钉与椎体终板平行,螺钉与矢状面呈15°的夹角,向内倾斜经椎弓根进钉至椎体前皮质下;Krag则提出方向朝内上,上界以不穿破上终板为限;AO推荐在胸腰联合部,螺钉应向中线倾斜5°,L_2~L_5则倾斜10°~15°;单云官提出进钉向内侧倾斜2°~5°(L_1~L_4);L_5则向内倾斜15°,进钉深度为40~50mm。从以上资料可以看出,不管哪一种定位方法,均以横突和关节突为定位标志,大多数以横突中轴线与关节突垂线的交点作为定位点。当横突变异、畸形、骨折或缺如时会造成定位标志丧失。关节突关节增生、内聚或关节突骨折、畸形也会使纵线标志难以确认,这种情况下会造成定位困难、椎弓根螺钉进钉困难、失败,甚至引起各种各样的并发症。

通常情况下,在L_1~L_3,椎弓根螺钉应与矢状面呈5°~10°的内倾夹角;在L_4~L_5,椎弓根螺钉应与矢状面呈10°~15°的内倾夹角。在L_1~L_4,椎弓根螺钉应与水平面平行,即垂直脊柱重心线方向;由于L_5椎体本身是倾斜的,进入方向应向下与水平面呈10°夹角。腰椎椎弓根螺钉的进钉深度一般情况下为40~45mm,侧位X线检查,定位针深度不超过椎体前后径的80%为宜(图28-2-3)。

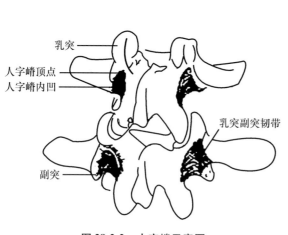

图28-2-2 人字嵴示意图

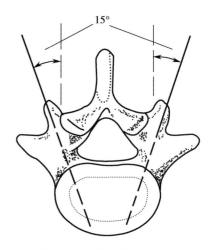

图28-2-3 椎弓根螺钉方向

(四) 腰椎椎弓根螺钉的直径选择

最常选用的螺钉直径为6.5mm。如果有条件,应根据测量相应椎弓根CT横断面的最窄直径,所选择的椎弓根螺钉应小于此直径。

三、骶椎椎弓根钉技术

(一) 骶椎椎弓根的相关数据

骶骨椎弓根和骶骨翼处的骨量较少,因为骶骨为片状骨,骶骨椎弓根螺钉可以从标准的前内侧方向拧入骶骨体或骨岬部,或者从前外方进入骶骨翼。对于任何外侧骶骨螺钉的放置,最重要的是注意防止发生医源性损伤神经血管结构。S_1椎弓根高度平均值:左侧2.26cm±0.27cm,应用的螺钉直径达0.7cm,螺钉亦不宜穿出椎弓根上、下缘。骶骨前方的神经血管和脏器解剖的特点决定S_1螺钉放置时可能的最大危险性是损伤腰骶神经干、髂内静脉和骶髂关节,S_1螺钉放置的区域以前内侧最为安全。除非特殊情况,一般不进行S_2节段的固定。

（二）骶椎椎弓根螺钉进钉点的定位

对于 S_1 由于解剖上的变异，螺钉可以从不同的点、不同的方向进入，主要决定于器械和骨骼的质量。在骶椎上不同的位置骨密度有着较大的差异，软骨下骨最硬，而骶骨侧块相当疏松，有时甚至是空的。

目前，文献中有诸多后路确定骶骨螺钉进钉点的方法。Edwards 以 L_5S_1 关节突关节的下缘作为进钉点；Guger 将 S_1 上关节突的外下缘作为进钉点；Louis 则以 L_5S_1 关节和 S_1 后孔的外缘作为进针点；Stefee 提出进钉点在 S_1 上关节突的下缘。国内有作者提出 S_1，冠状位关节进钉点为 S_1 上关节突下缘水平线与上关节突外侧缘的交点，而斜位和矢状位进钉点为关节面下缘水平线与关节外侧缘外 $1\sim3mm$ 的垂线交点作为进钉点（图 28-2-4）。亦有作者应用"5 点和 7 点"法（图 28-2-5），S_1 上关节突恒定存在，将其关节面视为表盘，分为 12 点，7 点作为左侧 S_1 进针点，5 点作为右侧 S_1 进针点。

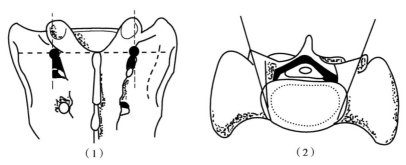

（1）　　　　　　　　　　　　　　（2）

图 28-2-4　骶骨椎弓根螺钉定位点及角度
（1）骶骨椎弓根螺钉定位点；（2）骶骨椎弓根螺钉角度

（三）骶椎椎弓根螺钉的进钉角度与深度

由于进钉点的选择不同，造成进钉的角度、深度也不相同。Edwards 提出进钉要水平面上指向 L_5 棘突的方向，而在矢状面没有提及角度；Guyer 则提出向内侧成 $25°$；Louis 则提出向外侧呈 $35°\sim45°$，钉端指向骶髂关节；Stefee 提出在横断面和矢状面的角度均为 $0°$。

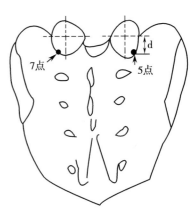

图 28-2-5　骶椎椎弓根螺钉方向
（"5 点和 7 点"法）

"5 点"和"7 点"进钉方法提出钉尾与正中矢状面呈 $0°$ 或向内侧偏斜 $10°$ 时，即内偏角度在 $0°\sim10°$ 之间，在矢状面上与骶骨上面平行，这种进钉方法，骶骨螺钉既可以与上位螺钉方向保持一致，又可以使钉尾在适当位置。横断面及 X 线片可以看出，此种进钉不进入骶管，也可以避开髂后上棘的阻挡，符合生物力学要求。

骶骨螺钉钉尾与上位的 $L_{4,5}$ 螺钉的方向相差甚远，上下位螺钉顺应性差，导致接骨板的安放特别困难，有时甚至失败。同样钉端在矢状面上过于向尾侧倾斜则出现骶骨钉尾与上位 L_5 螺钉钉尾相距太近甚至接触，导致安放接骨板困难，但如果在矢状面上螺钉向头侧倾斜，除螺钉有可能进入 L_5S_1 椎间盘外，还不符合生物力学要求，因为这样的置钉位置使骶骨钉处于一种剪切应力状态，所以选择进钉角度时既要考虑到暴露方便，螺钉植入方便，骶骨进钉不进入骶管，不损伤骶前结构及生物力学要求外，还要兼顾到与上位螺钉钉尾方向保持一致，并尽可能在一条直线上，以便安放接骨板或棍等连续系统。

文献中骶骨螺钉进钉点及角度不同，所推荐的深度亦不相同。龙源深和黄宗文认为 $40\sim45mm$ 较为合适；杨凯提出进钉深度为 $51.8mm\pm3.0mm$；严军提出 $0°$ 时为 $4.2\sim5.6cm$，向内倾斜 $10°$ 时为 $5.0\sim7.3cm$；XU 提出螺钉长度不应超过 $40mm$。由于种族、性别、年龄、个体差异等因素，使这些数据均有不同程度的偏差。应根据 CT 片所测数据决定进钉深度，此深度是自 5 点 7 点至前侧骶骨骨皮质的长度，当进钉 $0°\sim10°$ 内偏时，深度 $30\sim40mm$ 即可。故建议对拟行骶骨螺钉内固定的病例，可加扫相当于 5

点 7 点水平与骶骨上面平行的横断面图像,以便选择适当长度的螺钉并模拟进钉角度。

一般情况下,植入角度为内倾 25°或者在骶骨翼外侧成角 35°。俯卧位时向头侧偏斜 25°～30°,瞄向骶骨岬,进入软骨下骨。一般情况下为 30～35mm 深度。

(四) 骶椎椎弓根螺钉的直径选择

最常选用的螺钉直径为 6.5～7.0mm。

四、椎弓根螺钉植入手术操作步骤

椎弓根内固定系统现有几种椎弓根内固定系统,椎弓根螺钉直径为 4.5～7.0mm。椎弓根螺钉长度多变,多种多样,大部分由 30mm 开始,每 5mm 递增。故术前应根据病情及各系统的特点来选择何种椎弓根系统。

(一) 手术操作步骤

1. 确认进钉点(见本节)。

2. 预备螺钉钉道

(1) 去除骨皮质:使用磨钻、咬骨钳或直接用开路锥穿透进钉点处皮质。

(2) 钻孔:用有刻度椎弓根钻子按上述标准角度和深度逐渐钻入椎弓根及椎体的松质骨中(图 28-2-6)。在钻入进程中,医生应有明显的穿过松质骨的手感。如果手感受阻,则应考虑进钉点和进钉角度是否正确;如果在插入过程中连续感觉受阻或感觉骨密度发生明显变化,则应使用 X 线来确定钻子是否穿破椎弓根外壁。

(3) 探查钉道:钝头探针通过椎弓根钉道进入椎体,探针在探查钉道周围骨壁时应有明显的松质骨感,骨壁应保持完整。如果在探查过程中感觉受阻或骨壁连续性发生变化,则应考虑进钉点角度是否合适,应使用 X 线来确定探针是否在椎弓根内。

(4) 定位:在完成的钻孔内放入金属定位针,在 C 形臂机定位,根据 X 线图像作相应的调整,直至满意为止。

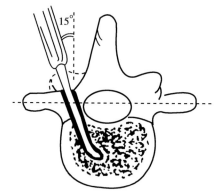

图 28-2-6 按预定角度及方向逐渐进入椎体

3. 螺钉的植入 根据螺钉孔的分布情况和术中矫形的需要来选择合适的螺钉。使用螺钉起子将合适的螺钉旋入已经准备好的螺钉钉道,注意螺钉应完全植入,螺钉必须进入椎体 50%～80%,并且与终板平行(矢状角为 0°)(图 28-2-7)。

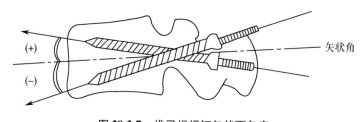

图 28-2-7 椎弓根螺钉矢状面角度

(二) 临床经验与注意事项

1. 工具不能穿破椎弓根外壁,否则会损伤邻近的神经和血管。

2. 进钉的角度应随着椎弓角度的变化而变化,螺钉的植入以远离非融合的关节面为好。

3. 除非需要提供特别强大的附着力,否则应避免穿透椎体前面的皮质骨。

4. 应避免钻孔次数过多,以免钉道直径变化大,大于螺钉的直径,使骨对螺钉的把持力下降。如果螺钉钉道直径变大,螺钉松动时,应取出螺钉,更换直径大一号的螺钉或向钉道内植入松质骨,以提高螺钉的把持力。

5. 对于椎弓根较窄、骨质较硬的病例,为了防止椎弓根爆裂和方便螺钉的旋入,需要预先攻丝。

6. 术中透视能准确定位椎体及椎间隙并准确地植入螺钉,防止拧入椎间隙。

五、椎弓根螺钉相关并发症与处理

椎弓根的形态多变,再加上一些病理因素,故出现的并发症也有多种。

(一)骨质疏松

骨质疏松可使固定强度减小,螺钉容易松动,这种情况下放置螺钉时就需先椎体内、椎弓根内放置骨水泥。Zindrick 研究证明,非加压放置椎弓根内骨水泥可以恢复螺钉的固定强度,而加压放置骨水泥有可能使骨水泥挤出骨质、椎弓根甚至椎体前方,有损伤毗邻结构的可能。逸出的骨水泥可穿入椎弓根的血管孔和关节突关节下骨质的滋养孔,也可以经疏松的骨质进入椎管和椎间孔。故应用骨水泥虽可以恢复固定强度,但应慎重。在椎弓根钻孔和放钉时应仔细,以免破坏椎弓根的完整,避免多次多方向穿刺打孔。如需用骨水泥,应检查椎管和椎间孔以防止骨水泥在此遗留。如在骶骨应用骨水泥,则先用植骨块修补前侧骨皮质破损处,然后再用骨水泥和螺钉。

(二)放置螺钉的技术问题

包括置入螺钉过浅、过深、选择直径太大、置入角度不正确等情况。Roy-Camille 和 Saillant 注意到56 个患者共 375 枚螺钉中有 10%的螺钉穿出椎弓根的骨皮质,这些均减少了固定效果。Krag 注意到螺钉穿出至椎弓根外并不都引起神经损伤。放置过浅使固定强度不够,穿入椎体深度的 80%可使固定强度增加 20%~30%。将椎弓根螺钉进入前皮质但不穿透可增加 16%的固定强度。然而 Roy-Camille 和 Edwards 建议不要太靠前,应避免进入前侧皮质,除非在必须增加固定强度或在骶骨固定时。Krag 等发现,在各种螺钉,较深的植入可以增加钉与骨的交界面,他建议术前用 CT 扫描观察椎体的形态,计算椎弓根定位点及自后向前的长度,直接用 X 线片测定方法测量前皮质与椎弓根钉夹角的关系。然而,Whitecloud 指出,侧位片对于评价螺钉是否穿透椎体前侧骨皮质是不准确的。在水平面上,椎弓根螺钉与矢状面角增加,故单纯的 X 线侧位片并不能反映椎弓根螺钉是否穿出骨皮质,只有 50%在侧位片上观测到穿透,所剩下的 50%并不能观察到。在 L_4 和 L_5 只有 80%在侧位片上观察到已穿透骨皮质。在正侧位骶骨椎弓根螺钉的位置也有同样的问题。Steinman 则建议用骨盆入口位相来确定螺钉尖在骶骨的真实位置。

(三)损伤关节突关节和骶髂关节

在腰椎椎弓根与关节突关节紧密相邻,故椎弓根螺钉有时损伤关节突关节。这对于融合固定节段来说无足轻重,但对于紧邻的上方或下方非固定节段,有可能引起力学问题,在螺钉过粗时更易出现这种情况,故术中仔细解剖辨认上关节突,准确放置螺钉,由上外向内侧倾斜成角拧入螺钉也可最大限度地避免关节突关节损伤。在骶骨,螺钉放置过分靠外会穿透骶髂关节,Louis 报告了 4 例。这会引起术后疼痛并有可能导致术后迟发性关节融合,故必要时应去掉螺钉。

(四)神经损伤,硬膜撕裂

Saillant 报道 10%的椎弓根螺钉在椎弓根外,但只有 2 例有硬膜撕裂,而且均无神经症状。Olerud 报道 18 例去掉螺钉的病例中有 1 例出现了脑脊液漏。脑脊液漏则应手术治疗。机械性神经损伤可以由钻头、刮匙或螺钉位置不正引起。这样术后可能由于螺钉穿出椎弓根继发神经根刺激症。Roy-Camille 报告 2 例术后神经损害,均给予治疗,但全部完全恢复。Louis 报道 401 患者中 6 例术后出现了单神经根损害,去掉螺钉后恢复。Olerud 报道了 2 例神经损伤。

Zucherman 报道了 8 例经各种椎弓根螺钉内固定术后 1~2 个月出现了神经症状,推测可能由于螺钉偏离中心所致。螺钉在骶中线或骶骨岬穿出可引起骶前丛损伤,或腰骶丛损伤,这些结构位于骶骨翼和骶髂关节的下部。因为穿透骶骨皮质对于固定强度是重要的,故穿透深度应严格控制,不超过 2~3mm 为宜。

(五)血管损伤

螺钉穿透椎体或骶骨前皮质可引起前方结构的损伤。在 L_4 和 L_5 以上最易损伤腹主动脉,但很少发生这种并发症。在 L_5 水平髂总血管比 L_4 水平位置偏外。故许多人认为放置骶骨钉时应平行于骶髂关节,此时钉尖可能位于髂总血管分叉的部位。故一般情况不应穿透骨皮质,如在骨质疏松、椎弓根缺陷、严重滑脱时,为增加固定强度,有必要穿透骨皮质时,应术中应用钻孔器及 X 线监测,以减少血管损伤的可能。有关骶骨椎弓根螺钉固定的观点尚有争议,Roy-Camille 建议不要穿透骨皮质,而 Edwards 则认为穿透骨皮质是必要的。因此仔细选择方向很重要,理想的固定应是穿透骨皮质但不穿破骨膜。螺钉尖穿透 1~2mm 是安全有效的。

(六) 术后硬脊膜外血肿

由于术中增加剥离和暴露,术后硬膜外血肿是一种潜在并发症。Peek 等报告 1 例术后硬脊膜外血肿麻痹。术中仔细止血,放置引流,可以防止其发生。术后加强管理是非常必要的。如疑似此并发症,则术后早期做 CT、脊髓造影检查,一旦确诊,则应手术减压、引流。

(七) 矫正过度

尤其在退行性脊柱侧凸的病例,矫正过度可能是一个潜在问题,会引起不同程度的神经损害,从单神经损害直至截瘫。可利用诱发电位来监测。在许多脊柱滑脱的病例,利用椎弓根螺钉系统是有效的,但有纤维组织和椎间盘压迫硬膜囊内神经根的可能,故在复位前椎管应充分地减压。

(八) 矫正丧失和稳定丧失

固定不好的可引起矫正和稳定丧失,有许多因素引起这种丧失,如骨质疏松、椎弓根螺钉放置不正确。Roy-Camille 报道 84 例腰椎骨折,52% 发生了轻度矫正丧失,平均丧失 3°,可能由于钉板界面磨损松动,植骨融合不良所致。

(九) 假关节

腰骶固定可引起遮挡效应,因此增加假关节的发生率。Roy-Camille 报告无假关节发生。Louis 报告融合率为 97.4%。Steffee 报告 120 例中 5 例发生了假关节,其中 2 例合并了感染。如出现假关节,治疗应改用加压系统而不是牵引系统。

(十) 其他

感染、螺钉断裂、固定物隆起顶压皮肤,造成平卧困难或不适等。造成感染的因素较为复杂,如过分暴露剥离、内固定物过多、术中应用增强荧光屏等,因此强调手术室无菌是很重要的。Zucherman 报道 77 例患者中 4 例感染。一旦感染应重新进入手术室清创,并尽可能保留内固定物,创口消毒引流,二期缝合创口,酌情延长使用有效的抗生素时间。手术中建议带双层手套,并防器械扎破手套引起感染。

(邱贵兴　赵宇)

第三节　髂骨钉技术

脊柱—骨盆重建技术在脊柱外科应用广泛。随着 Galveston 系统的问世,髂骨固定给骶骨肿瘤切除后重建、脊柱畸形矫正、腰$_5$/骶$_1$ 重度椎体滑脱的复位、腰骶部复杂骨折脱位复位固定的治疗提供了新思路和理念。由于腰骶部剪切力大、骶骨螺钉不够坚强的生物力学环境使联合髂骨固定成为一种实用性选择。髂骨钉固定与传统 GalVeston 系统的连接棒固定相比,因其操作简易,固定牢靠,成为近年进行脊柱—骨盆间稳定重建的优先选择。目前,在腰—髂固定中选择自髂后上棘至髂前下棘连线作为髂骨钉进钉通道已成为共识。

【适应证】　后路非颈椎内固定:包括胸腰段的椎间盘退变性疾病(由病史和 X 线片研究确定的由椎间盘退变引起的椎间盘源性背疼),脊椎滑脱症,损伤,骨折,椎管狭窄,脊柱畸形(侧凸、后凸或前凸),脊柱肿瘤,假关节和前次融合失败。

【体位】　患者俯卧(图 28-3-1)。小心地垫起骨突起部位。为了减小静脉压,腹部不应受压。

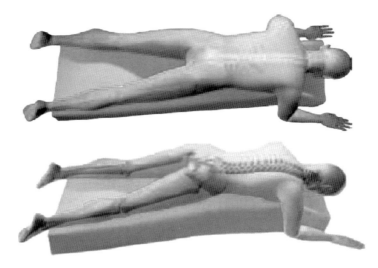

图 28-3-1　髂骨钉手术体位

【操作步骤】　首先暴露出腰椎(图 28-3-2)。若要开始骨盆髂骨钉植入手术,应在后髂嵴上方单独切开筋膜切口,以便植入髂骨螺钉(图 28-3-3)。

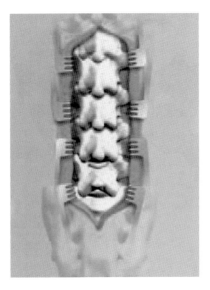

图 28-3-2　暴露出腰椎

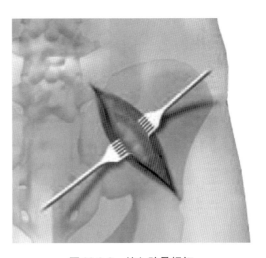

图 28-3-3　植入髂骨螺钉

　　暴露髂后上棘和外侧骨板后,植入骨盆髂骨螺钉。

　　最佳进钉点(图 28-3-4)为髂后上棘高于脊柱 1～2cm 的位置(PSIS,图 28-3-4 和图 28-3-5)在这个位置,髂后上棘面较为平坦宽阔,用咬骨钳咬出髂骨钉头露出位置(图 28-3-6),确保钉头不高于髂后上棘,防止突出的假体在这个区域造成问题。用匙型探子探进 1～2cm 的深度以准备钉道,之后使用直探子继续深入钉道,每隔几厘米就用球形探子检查钉道的完整性。当钉道的轨迹及深度确定后,使用 XIA 深度测量仪测量钉道深度(图 28-3-7)。

　　准备好骨盆通道并测定适当的螺钉长度和直径后,准备植入螺钉。

　　通常在大多数患者身上使用 80mm 长 6.5～8.5mm 直径的螺钉。

　　髂骨钉的连接可选择弯棒与髂骨钉连接:腰骶凸侧 S₁ 处的棒可以直接弯棒后与髂骨钉连接(图 28-3-8),或通过使用偏置连接器,连接髂骨钉和棒(图 28-3-9)。

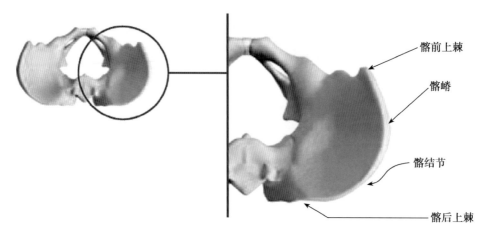

髂前上棘

髂嵴

髂结节

髂后上棘

图 28-3-4　最佳进钉点为髂后上棘高于脊柱 1～2cm 的位置

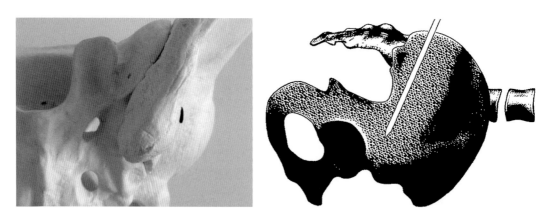

图 28-3-5　最佳进钉点

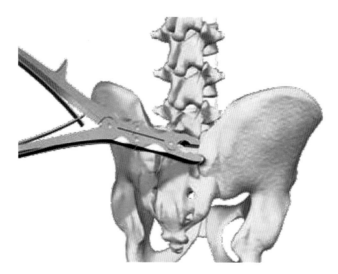

图 28-3-6　用咬骨钳咬出髂骨钉头露出位置

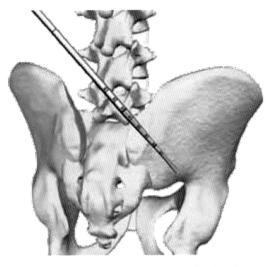

图 28-3-7 使用深度测量仪测量钉道深度

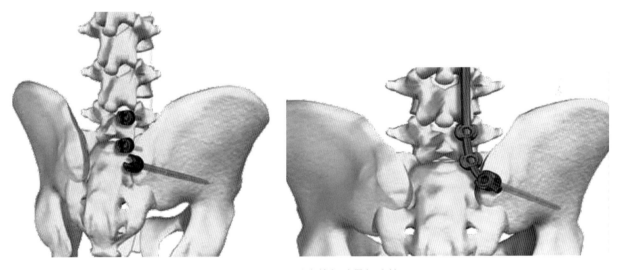

图 28-3-8 通过弯棒与髂骨钉连接

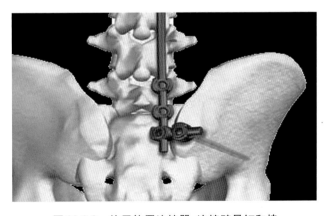

图 28-3-9 使用偏置连接器,连接髂骨钉和棒

第四节 腰椎融合术

一、后路融合

（一）Hibbs 脊柱融合术

早在 1911 年 Hibbs 和 Albee 分别创立了两种脊柱后结构融合术。Hibbs 法更符合临床实际需要,而 Albee 法较少被应用。Hibbs 法主要融合病变节段的椎板和关节突关节(图 28-4-1)。经过 80 多年的演变,Hibbs 植骨法已经有了许多改良,并在植骨融合的同时联用各种不同内固定方法用于治疗各种腰椎疾患。近 20 年来,腰椎融合术有了很大发展,广泛应用于脊柱畸形、损伤和退行性疾患以及腰椎骨肿瘤等,植骨的来源更加丰富,其治疗效果也大为提高。

【适应证】

1. 脊柱结核病灶清除后,病变节段的脊柱表现不稳,或某些不需要作病灶清除术者可直接应用植骨融合术。

2. 脊柱骨折脱位不稳定,或经过非手术治疗后仍有临床不稳,经常疼痛而影响生活和劳动者。

3. 腰椎畸形,经器械矫正之后,为保持其骨性稳定,常在内固定时同时施行植骨融合术,如脊柱侧凸手术。

4. 其他原因,如腰椎退变或发育不良导致的腰椎不稳定,在内固定的同时可行植骨融合。

【麻醉】 气管插管,全身麻醉或连续硬膜外麻醉。

【体位】 俯卧位,腹部悬空。

【操作步骤】

1. 切口 以病变部位棘突为中心,作后正中切口。其长度依手术需要而定。

2. 显露 后正中切口,沿棘突切开皮肤、皮下组织,切开腰背筋

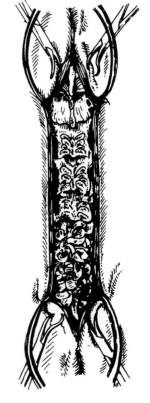

图 28-4-1 Hibbs 脊柱融合术

膜。用椎板剥离器从棘突的一侧骨膜下分离竖脊肌,显露椎板的背面。用纱布压迫止血。全长切开棘间韧带,使上下棘突间显露。向两侧剥离显露椎板和黄韧带的凹陷部及外侧的小关节突。用刮匙刮除位于凹陷内的脂肪垫,彻底清除棘突上的韧带组织。

3. 植骨 取下棘突,纵横劈开。此后用解剖刀将小关节突的关节囊切除。显露上、下关节突,保留椎板间的黄韧带以保护其下的硬膜。找出上、下关节突的关节间隙,用骨凿凿除下关节突,刮去关节软骨,再从所取下的棘突松质骨片中取一块填于关节突间隙。然后用弯凿将棘突根部,椎板及关节突的骨皮质部被凿起,翻向一侧并相互重叠,达到原位植骨作用。取自体髂骨骨条置于椎板间、棘突间和关节突间。植骨必须保证骨量充足,以利于脊柱融合的成功。缝合棘上韧带、皮下组织及皮肤。

（二）改良 Hibbs 融合术

按上述同样顺序显露棘突、椎板及关节突。用咬骨钳咬除一薄层骨皮质,显露松质骨。将下关节突凿除再咬除关节软骨。斜形咬除棘突,做成植骨床。将棘突和自体髂骨做成骨条置于椎板和关节突间。

【术后处理】 伤口闭式引流 24 ~ 36 小时。术后卧于石膏床上或硬板床上 2 ~ 3 个月,经摄片证实植骨融合后,方可在腰围或支架保护下离床活动。术后经负重训练,腰部仍有疼痛,则应观察侧位伸屈动力性摄片,确定是否有假关节形成,如发现有可疑植骨延迟愈合,则再卧床 1 ~ 2 个月。依据融合部位、患者年龄和有无内固定,决定下床活动时间。

（三）H 形植骨融合术

1931 年 Gibson 为了使脊柱植骨获得较坚固的融合，发明了 H 形胫骨块植骨融合术，术中将胫骨块做成 H 形置于融合区的上、下棘突间，同时植骨区域的棘突予以切除。此后植骨块改用 H 形髂骨块，并加髂骨条加强融合（图 28-4-2）。目前，国内也有采用 H 形同种异体骨进行腰椎融合的报道。

【适应证】

1. 下腰椎退变性不稳，腰椎椎管狭窄症减压后可同时应用该手术方式。

2. 腰椎结核病灶清除术后，病变节段不稳或腰椎结核病变相对稳定不需施行病灶清除术者，可直接采用植骨术。

3. 腰椎椎间盘手术后失败，合并下腰椎不稳，在再次手术时，常需作本手术以获得稳定。

4. 其他原因导致的腰椎失稳，需后路融合腰椎者。

【麻醉】 硬膜外麻醉或气管插管全麻。

【操作步骤】 取俯卧位，作腰背部正中切口，分离椎板两侧竖脊肌，显露椎板和关节突，保留棘突。用咬骨钳将椎板和关节突的骨皮质咬除，凿成粗糙面，深达松质骨，准备好植骨床。如果在植骨之前需作椎板部分切除减压或椎管扩大术，则应将病变节段的相邻棘突作部分切除，再作植骨床准备。

取髂骨作植骨，按腰椎融合或腰骶融合的需要，将骨块做成 H 形。骨块上、下两端的骨槽，应与棘突紧密嵌合。其大小根据术前判断确定，通常为 5cm×（2～3）cm 的全厚髂骨块。将髂骨块自松质骨中央劈开，选择一片厚度和大小适中的作为 H 形植骨块，在嵌入棘突基底部移植骨块的上下方，各咬出一豁口使之呈 H 形。若需融合三个节段，骨块中央需开一骨孔，使其容纳相应的棘突（图 28-4-3）。

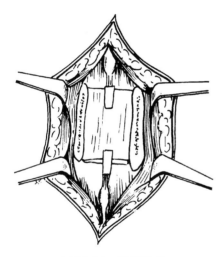

图 28-4-2 H 形植骨

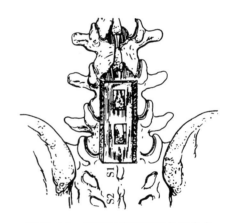

图 28-4-3 多节段的 H 形植骨融合术

将手术台上、下两端降低，使腰椎屈曲后凸，加大棘突间距离。将髂骨块的骨槽在较紧的情况下，嵌入植骨区的棘突间隙，使植骨块与棘突紧密嵌合，将 H 形移植骨块的松质骨面朝下，然后将手术台恢复原位。植骨块与棘突接触更加紧密。取髂骨松质骨条，填塞于周围骨空隙处，以促进愈合。如果骶骨的棘突发育不良，将此骨块的下端紧贴于骶骨背面。骶椎裂时，将植骨块的下端腹面修成两条凸起，在 S_1 关节突处凿一横沟，将植骨块的下端置入其内。

（四）修补假关节的手术

脊柱融合术后假关节形成的发病率为 15.1%～20%，与融合的部位和范围有关。腰椎间不融合率为 12.1%，腰骶不融合率 5%～35%，$L_{4,5}$ 和 S_1 不融合率为 15.8%～17.4%。若融合范围扩展到 L_1 或 L_2，则将有 1/3 的患者出现一处或多处假关节形成。脊柱融合处假关节形成的患者，仅半数患者有疼痛症状。对于疼痛较轻或没有症状者，不需要再次手术治疗修补假关节。

脊柱融合后假关节形成的征象为：①融合区域有明显的压痛；②畸形继续进展；③X 线脊柱屈曲和伸直位摄片时，发现有异常裂隙；④手术探查时，发现植骨块有异常活动。但是假关节形成的诊断，只有在手术探查时才能真正确定。

【麻醉】 局部浸润麻醉、硬膜外阻滞麻醉或全麻。

【操作步骤】 通过原切口,骨膜下显露原植骨融合部位。假关节形成部位缺损处有致密纤维结缔组织,对于骨不愈合的裂隙较窄者有时不易发现,这种裂隙可在冠状面亦可在矢状面,裂隙面通常不规则。在邻近假关节区域,彻底清除纤维结缔组织。在假关节部位用钝性器械推压原植骨区域,可发现假关节形成部位的上、下两端有活动。当植骨融合部呈横形断裂时,常延伸到外侧关节突部位。仔细显露关节突,切除所有纤维瘢痕组织及残余关节软骨,直至露出新鲜出血的骨质,对骨缺损较大者,切除其深部纤维结缔组织时需注意保护硬膜。显露整个缺损缘,若骨裂隙小,而活动亦不明显,要有限地切除间隙中的软组织,避免失去原有的稳定性。在裂隙两侧做 6mm 宽和 6mm 长的粗糙面,向骨缺损的上、下两端扩大。将骨缺损周围的原植骨区做成鱼鳞状的粗糙面。将从髂骨所取的骨条紧密地填塞于外侧关节突、假关节骨缺损区域以及原先所做的纵形的骨槽内,然后将小的松质骨骨条填塞于上述植骨的周围。

【术后处理】 术后卧床或卧石膏床。8~12 周后摄片复查,若仍未融合则需继续固定 4 周。融合后可在胸背支具保护下活动。术后半年摄腰椎屈、伸功能位 X 线片,证实融合情况。

(五) 横突间融合术

横突间融合主要用于腰椎和腰骶椎的融合,属于腰椎的后外侧融合,适用于行腰椎椎板减压后、腰椎融合失败后、椎弓根钉手术并腰椎滑脱复位融合术等,横突间融合术是一种良好的脊柱融合方法。

【适应证】

1. 下腰椎不稳,腰椎退行性变滑脱或峡部不连所致的滑脱。

2. 腰椎因其椎板已作广泛切除,出现临床不稳或潜在不稳。

3. 腰椎植骨融合术后发生植骨不连,或假关节形成者,其中对于修复不连有困难者可施行横突间植骨术。

【麻醉】 硬膜外阻滞或全身麻醉。

【操作步骤】 患者取俯卧位,先做一侧切口,沿竖脊肌外缘做纵向切口,上自需要融合的腰椎上 5cm、向下弧形、向内至髂嵴的后角,切开腰背筋膜,在竖脊肌和腹横筋膜之间进行分离、解剖。在此间隙深面即可扪及横突尖部。剥离肌肉直到髂骨的止点,通过骨膜下分离,继续显露髂嵴的后面达骶髂关节平面,然后凿除髂嵴骨皮质,在此处取足够的松质骨以备植骨用。将竖脊肌向中线牵开,将附着于横突上的肌肉和韧带剥离干净。切除腰椎小关节囊,显露关节突。用骨刀凿除关节突关节软骨面,向下修整植骨床包括关节突、椎弓峡部和横突基底部。用骨刀将关节突、骶骨后面凿成骨瓣,向远近两端掀起做成骨粗糙面。在髂嵴处纵行取两块骨片。然后按前述方法,做另一切口显露对侧的横突及关节突后做好植骨床。将所取的两骨片分别置于横突与关节突的植骨床。如果从一侧髂骨所取骨量不足,则取对侧髂骨。取髂骨的松质骨条填塞于横突间植骨的周围,增加植骨量以促进植骨愈合。然后将牵开的竖脊肌恢复原位,覆盖植骨区域。缝合深筋膜及皮下组织和皮肤(图 28-4-4)。

临床实际应用时常在椎板切除、神经根减压和椎弓根钉内固定后进行横突间融合术,因此也可以取后正中切口。

【术后处理】 术后卧石膏床,8~12 周后去除石膏床。若手术并行内固定者,则卧床 3~4 天后在腰背支架保护下下床活动。术后定期摄片,包括正位、侧位和前后位直到证实植骨融合满意。

(六) 腰椎椎弓峡部植骨术

椎弓峡部裂是造成腰椎滑脱最常见原因之一。峡部是指腰椎上关节突和下关节突之间最狭窄的部分。峡部植骨即指在峡部缺如部或峡部表面植入移植物,使该部获得骨性融合,增强该部强度以达到腰椎稳定的目的。

【适应证】

1. 腰椎椎弓峡部裂,椎体无滑脱,或滑脱在 I 度之内。

2. 腰椎椎弓峡部退行性变细长,合并下腰椎不稳。

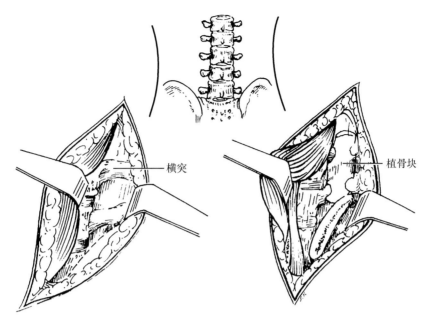

图 28-4-4　横突间植骨融合术

【操作步骤】

1. 切口　患者取俯卧位,以病变节段为中心,做棘突连线的正中切口,包括上下正常各一腰椎节段。

2. 峡部的显露　显露棘突、椎板和关节突关节。自动牵开器撑开创口。将关节突关节囊及其表面韧带切开,包括椎板间黄韧带外侧部纤维组织一并切除,上位椎节的下关节突即充分显露。用骨凿将下关节突下端截除 1～1.5cm。关节面和下位腰椎的上关节突即可显示出来,其峡部在上关节突的下方,如有崩裂则可清楚显露。如峡部两端有吸收或椎体有滑脱时,其裂隙距离较大。

3. 植骨床的准备　将显露的峡部崩裂及两断端纤维组织切除,用小型骨凿将两断端的纤维结缔组织切除,显露新骨面,上关节突的后外侧也应凿成粗糙骨面。

4. 植骨　将所取自体髂骨块切除一侧皮质骨,修剪成 T 形骨块。将移植骨块凸部嵌入峡部骨缺损区,两臂分别置于上下关节面骨面上(图 28-4-5)。将余下碎骨片置于骨块的上、下方。

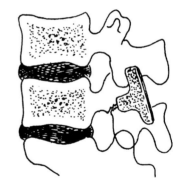

图 28-4-5　腰椎椎弓峡部植骨术

【手术要点】

1. 显露峡部时,必须选择在椎板外侧缘并准确确定关节突关节,切除关节囊及其附属韧带。切除上位腰椎的下关节突之后,方可显露出椎弓峡部。有时,由于椎体前滑脱,致峡部崩裂,其近端也随之前移,故部位很深,显露较困难。

2. 峡部断端的切除不宜太多,只要将硬化端切除显露出新骨面即可。尤其断端的近侧端,尽可能将其瘢痕切净,凿成粗糙面,对于植骨融合十分重要。

（七）后路椎体间植骨融合术

【适应证】　主要适用于椎体、椎间隙的病变且有脊柱不稳定或潜在不稳定者。

【麻醉】　硬脊膜外腔麻醉或气管插管全麻。

【体位】　俯卧位,胸及两侧髂嵴垫起,避免腹部受压。

【操作步骤】

1. 切口　沿棘突做后正中切口,上、下各超过病变部位一个棘突,若取髂骨作移植骨,可再沿髂骨翼做皮肤切口。

2. 显露椎体间隙　常规显露棘突、椎板及关节突，咬去上一个棘突的下部，充分显露黄韧带，骨膜剥离器将黄韧带自椎板上剥离。切除黄韧带，咬去部分椎板上、下缘，侧方达上、下小关节的内侧部分。椎体撑开器撑开椎间隙，显露出椎弓根的内侧缘。神经拉钩牵开神经根，切开后纵韧带，用髓核钳及刮匙切除椎间盘的纤维环及髓核组织，小心勿穿破前方纤维环（图 28-4-6、图 28-4-7）。

3. 椎间植骨　先凿去椎体上、下缘软骨终板，根据 CT 扫描测量出的椎体前后径，决定凿进入椎体前部的深度，通常下凿深度为 2 ~ 3cm。自髂骨取大小合适的骨块，植入椎间隙，骨皮质朝后，松质骨接触椎体（图 28-4-8、图 28-4-9）。

4. 关闭切口　确认神经根及硬脊膜囊不受移植骨块压迫后，松开神经拉钩和椎体牵开器，逐层缝合切口，可放置负压引流。

【术后处理】　如行内固定，则卧床休息 1 周左右，配戴支具，直到 X 线检查椎体间确实融合为止。

（八）后路 Cage 植入的腰椎融合术

Cage 即椎间融合器（图 28-4-10），是一种外观似短粗螺钉样或长方形的内固定物，实质上是一个空心的、周边可让骨痂或侧支血管穿过的笼状结构物，此植入物不仅可用于后路，亦可用于前路手术。BAK Cage 是最早的螺纹 Cage 的代表，由 Bagby 1979 年首先用于马颈椎病变，1988 年 Kuslich 作了改进而用于人的腰椎，成为目前著名的 BAK。此后不久，各种材料、形状的 Cage 相继于临床报道。目前应用较多的为 AO/ASIF 的 SynCage（图 28-4-11）。正常腰椎椎间关节所承受的压力和应力均低于 90.72kg（200 磅）。此套装置在负载 90.72kg（200 磅）、每只 45.36kg（100 磅）状态下，曾经千万次测试，未见受损或变形。椎间融合器主要具有以下两大功能：①固定作用：通过 Cage 周边的螺纹将上下椎体牢固地固定在同一静止状态，称为界面固定作用；②植骨融合：术中可在融合器的内芯处充填松质骨条，通过壳壁上的空隙与上下椎体面上的骨面相接触，有利于成骨细胞的长入，最后形成骨性融合。

【适应证】

1. 1 或 2 个节段退变性椎间盘疾病，在椎板切除、关节突切除、椎间孔扩大成形后需椎间融合者。

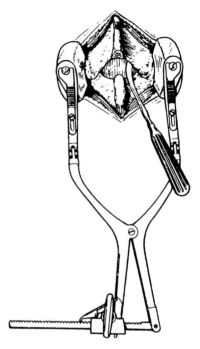

图 28-4-6　骨膜剥离器将黄韧带自椎板上剥离

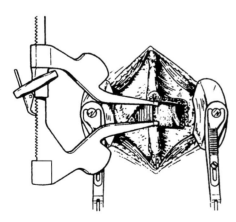

图 28-4-7　椎体撑开器撑开椎间隙，显露出椎弓根的内侧缘

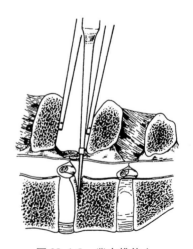

图 28-4-8　凿去椎体上、下缘软骨终板

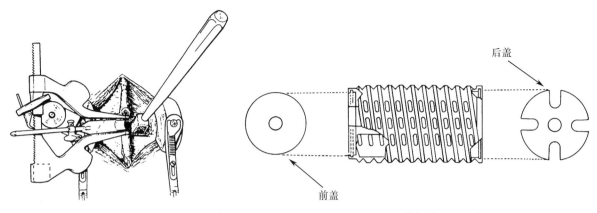

图 28-4-9　取大小合适的骨块置入椎间隙　　　图 28-4-10　椎间融合器示意图

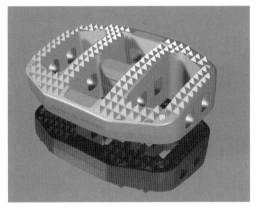
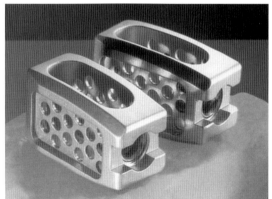

图 28-4-11　AO/ASIF 的 SynCage

2. 慢性下腰痛影响日常活动,病程超过 6 个月。

3. 腰椎间盘手术失败,椎间盘突出复发,椎间盘术后腰椎失稳需再次手术补救者。

4. 腰椎假关节。

5. Ⅲ度腰椎滑脱。

6. Ⅱ度以上腰椎滑脱,在应用其他内固定系统复位、固定腰椎以后,可用 Cage 进行椎间融合。

【禁忌证】

1. 严重骨质疏松。

2. 施术椎节有病变者,例如椎间隙感染、椎体终板硬化等。

3. 合并脊柱侧凸等先天或后天畸形。

【麻醉】　以全麻为宜,亦可选用局部麻醉或硬膜外麻醉。

【体位】　取俯卧位,酌情选用弓形架。

【操作步骤】

1. 切口　后路正中纵形切口,长度 12~16cm。

2. 显露病变椎间隙　依序切开各层后,分离双侧竖脊肌,暴露棘突两侧椎板及椎板间隙,切开棘上及棘间韧带,咬骨钳咬除部分棘突后再切除黄韧带即可显露硬膜囊。病变间隙上位腰椎椎板下缘 1/3 切除,侧隐窝减压,显露并牵开硬膜囊及神经根(图 28-4-12)。

3. Cage 植入技术　用解剖刀在后纵韧带和椎间盘的纤维环上左、右对称各开一矩形切口,用咬骨钳或刮匙进一步修整椎间盘切口。用抓取钳将短撑开器插入椎间盘,神经根拉钩和神经剥离器将硬脊膜囊和神经根牵开并加以保护;然后,将撑开器沿扁平方向插入椎间盘的矩形切口内,将撑开器旋转 90°,撑开椎间隙,恢复椎间盘的高度,再将撑开器完全插入椎间盘内并暂时保留。为使椎间盘两边平行撑开,按照插入短撑开器相同的方法在对侧的另一椎间盘切口内插入长撑开器。确认神经根保护完好

1373

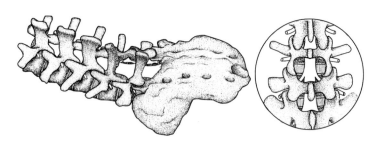

图 28-4-12 病变间隙上位腰椎椎板下缘 1/3 切除,显露病变

后,将保护套筒套入长撑开器,并且将保护套筒上的刀刃插入椎间盘,用提取器把长撑开器取出来,这样就可以确定 Cage 的植入路径并保护了周围的神经组织。在保护套筒理插入铰刀并绞孔至设定位置。用预先取下的髂骨或手术过程中切除的松质骨将 Cage 填满,并用冲击头压紧。将 Cage 插入保护套筒并往下旋至设定位置,回旋调整抓取器至其手柄与脊柱垂直,最后取出抓取钳和保护套筒。按照以上同样顺序,在对侧打入一枚同样大小的 Cage(图 28-4-13 ~ 图 28-4-15)。

手术可在 C 形臂机透视下进行,亦可术中摄片观察。术中摄片时如发现定向杆角度偏斜(上或下),说明一侧骨质切除较少,应再切除相应骨质以保证后续操作程序的准确性。

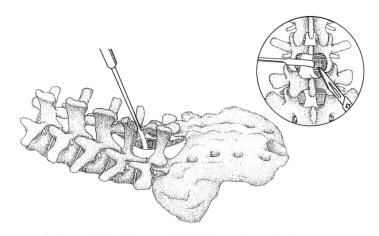

图 28-4-13 在后纵韧带和椎间盘的纤维环上左、右对称各开一矩形切口

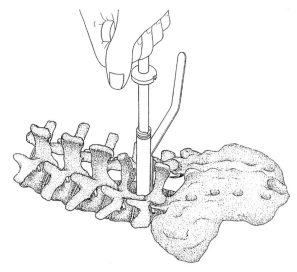

图 28-4-14 将撑开器沿扁平方向
插入椎间盘的矩形切口内

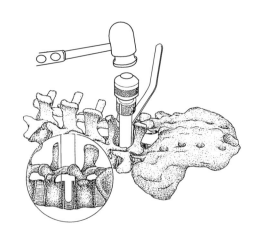

图 28-4-15 将保护套筒上的
刀刃插入椎间盘

二、腰椎前路植骨融合术

腰椎前路植骨融合即椎体间融合术,以椎体间融合作为稳定腰椎功能。前路植骨融合可采用经腹膜外途径,也可以经腹腔途径。本节介绍经腹膜外途径的腰椎前路植骨融合术。

【适应证】

1. 峡部因素引起的下腰椎不稳或腰椎滑脱。

2. 椎体不稳定引起的腰痛和坐骨神经痛。

3. 椎体结核的手术病灶清除较彻底,可在原病变节段施行植骨融合。

4. 经多次手术失败,临床表现为下腰椎不稳,可施行前路融合术。

5. 某些须经前路施行椎间盘髓核摘除术者,可同时进行前路融合术。

6. 腰椎后路融合失败者。

【术前准备】　除一般手术前准备外,还必须进行与腹部手术相同的肠道准备。手术前一天晚上禁食,手术当天早晨清洁灌肠。

【操作步骤】

1. 体位、切口　取仰卧位,左侧腰部和臀部垫高,以增加腰椎前凸。做左下腹部斜行切口或旁正中切口。

2. 显露病变椎体和椎间盘　显露腹膜后,用大纱垫包绕术者手指,自外向内作钝性分离,将腹膜推向中线并逐渐显露腹后壁。辨认髂部血管、输尿管。将输尿管和动脉、腹膜一并牵向对侧。腹主动脉分叉处位于 L_5 的上 1/2。疏松组织也宜轻轻分离,连同腹膜牵向右侧。骶中动静脉恰在腹主动脉分叉的下方,游离后结扎,椎体和椎间盘可显露清楚。在进行此操作时,务必轻柔,以保护交感神经纤维免遭损伤。显露椎体、椎间盘后,C 形臂机定位需融合的椎间隙。

3. 植骨床的准备　如采用椎体侧方植骨,则在切开纤维环后,用髓核钳先将椎间隙髓核咬除,斜向对侧以 2cm 为限;如合并椎间盘突出,则由浅及深逐渐将髓核取出。当髓核钳深入至纤维环后方时有阻力,不可强行伸入。用骨凿将软骨板及其附着的部分椎体终板切除,以椎体凿凿除终板后有血液渗出为宜。另一侧终板可保留,以维持植骨后的稳定。采用刮匙将所行植骨范围内的残余髓核和软骨刮净。

4. 移植骨的切取和修整　植骨骨床准备后,即可取自体髂骨。由于体位呈仰卧,取髂骨较为方便。可在腹部切口下方将皮肤牵开,稍加分离即显露髂嵴,如腹部切口距髂嵴较远,则可另取切口。常取全厚髂骨 3~6cm。将取下的移植骨块修整。骨块应较移植骨床稍大 2~3mm。

5. 植骨　植骨方法有多种,最常用的方法是大块移植骨块嵌插法。将所行融合的椎间下位椎体上挖深达 2.0cm,将移植骨块下方插入挖空的椎体内,上端嵌入上位椎体骨槽内(图 28-4-16)。

【手术要点】

1. 显露椎体和椎间盘时,操作必须轻柔,尤其在分离椎前疏松结缔组织时,不可用力撕拉。为避免损伤交感神经纤维,可采用椎体侧方显露,自侧方再向前剥离。

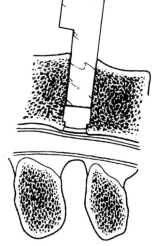

图 28-4-16　腰椎前路
植骨融合术

2. 显露和定位一定要准确无误,如腰和骶椎水平,可借助髂总动脉分叉的解剖标志。如在 L_5/S_1 间隙时,可用手指触及 L_5 与骶椎成角处加以判断。现在多采用术中 C 形臂机拍摄侧位片加以明确。

3. 移植骨块与骨床紧嵌,不可松动。移植骨松动是骨块脱落和不融合的重要原因。

三、前路 cage 植入的腰椎融合术

【麻醉】　多选用硬膜外持续麻醉或全身麻醉。

【体位】 仰卧位,腰部略垫高。

【操作步骤】

1. 切口 ①前正中旁切口:主要用于体形较瘦者。按常规消毒、铺单后,沿腹直肌鞘外缘(为避开下腹部大血管,多自左侧进入,但病变在右侧者仍以右侧进入为妥)切开皮肤、皮下,并用治疗巾缝合保护术野后,沿腹直肌鞘外侧缘内侧0.5~1.0cm处先纵形切开腹直肌前鞘,之后将腹直肌推向内侧,暴露腹直肌后鞘(其下方甚薄,在分离时应注意),并将其纵形切开即达腹膜外;②前正中切口:即沿中线切开,暴露腹膜外间隙,较前者少用;③斜形切口:同腰椎前路植骨融合术的切口,系常规之下腹部麦氏手术切口,视施术椎间隙位置高低不同而选择切口偏向上方或下方(图28-4-17)。

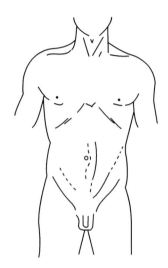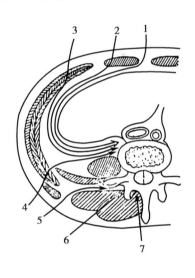

图 28-4-17 前路腰椎融合术的切口及显露

(1)~(7)为各种手术入路

2. 显露 切开皮肤和皮下组织,并用治疗巾缝合保护切口,剪开腹外斜肌鞘膜及分离肌纤维后,用血管钳头部穿过手术野中部的腹内斜肌及腹横肌将肌肉向两侧分开达腹膜外方。当可伸入手指时,术者一手持刀柄,一手用手指(示指和中指)将腹内斜肌及腹横肌深部两块肌肉向患者头侧分离,术者与助手各持一中弯血管钳在距裂口1.5cm处将该组肌肉对称钳夹、切断并结扎缝合。如此反复多次达切口长度。之后用手指将腹膜及内脏推向右侧。

下腰椎的定位一般多无困难,为避免错误,术中尚应在C形臂机透视下定位。

左侧-侧方入路无误伤对性功能起主导作用的骶中神经的机会。如果其腰动脉或静脉支妨碍手术操作时,则需在充分暴露的情况下,用长直角钳子将该血管游离后,作双重结扎。之后用包以棉垫的大S形拉钩,将椎体前方的大血管轻轻牵向对侧,并充分显露椎体侧方(图28-4-18)。

术中应注意骶前静脉丛。当其远端受压后,由于静脉丛腔内空虚而塌陷呈闭合状,其外观与一般腹膜后组织很难区分,因此容易在分离时将其撕破或切开(误认为前纵韧带等)而引起大出血。只要高度重视,一般均可避免,万一发生,采用吸收性明胶海绵压迫即可达止血目的。

3. 摘除髓核 对同时伴有髓核脱出者,应在置入cage前将病变的髓核摘除。①切开前纵韧带:以

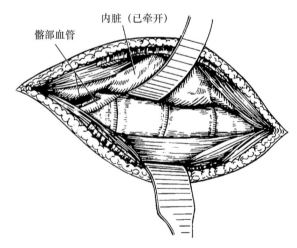

图 28-4-18 将椎体前方的大血管轻轻牵向对侧,充分显露椎体侧方

病节椎间隙左侧为中点(相当椎体侧方中部),用长柄尖刀将前纵韧带作十字形切开,长度约 2cm×2cm,并将其向四周剥离以显露出纤维环外层的纤维。②切开纤维环:用尖刀将纤维环软骨作十字形切开,深度为 5~7mm。亦可将前纵韧带和纤维环作工字形切开,深度同前,以便于缝合。③摘除髓核(图 28-4-19):多在牵引下操作。先用小号带刻度髓核钳按预定深度沿椎间隙边向深部插入并取出髓核组织。与此同时,突出至椎管内的髓核已呈碎裂状,可反复多次,并更换中、大号髓核钳尽可能彻底地将其摘除。操作时应自中部逐渐伸向深部。④冰盐水局部冲洗:确认髓核摘除完毕后,用 5℃冰盐水反复冲洗椎间隙,以清除椎间隙内细小碎块。

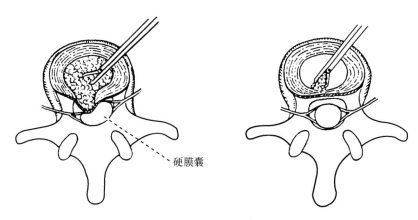

硬膜囊

图 28-4-19 用髓核钳取出髓核组织

4. 植入 cage 取外径为 11mm 或 13mm 的环锯(前者与小号 cage 相配合,后者用于中号或大号 Cage),沿原切口、于前纵韧带下方钻入椎节中部切取椎间隙组织及上下椎板和部分松质骨(图 28-4-20)。而后将取出的组织进行观察,并将骨组织留作植骨用。

选用与植入物大小相当的螺纹模具沿环锯钻孔方向均匀用力向深部钻入,上下椎节两侧呈对称状。

取方形的椎间融合器或取圆形 cage,植入骨条,按后路 cage 手术同样的方法将骨条植入 cage 空芯内。

将相应型号的 cage 套至装入器上,按顺时针方向钻至深部,并使其恰巧卧于椎体中部,并注意上下、左右及前后方向的对称(图 28-4-21)。

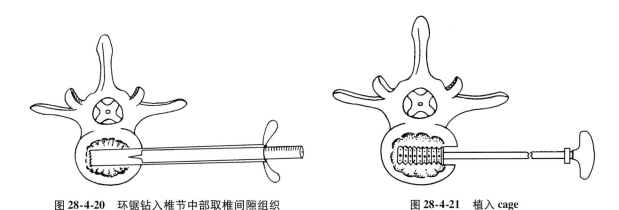

图 28-4-20 环锯钻入椎节中部取椎间隙组织

图 28-4-21 植入 cage

5. 缝合切开前纵韧带 留置吸收性明胶海绵,将切开的前纵韧带以粗丝线缝合。

【术后处理】 除按后路施术的要求定期观察外,应按下腹部手术术后处理,3~4 天后带腰部支具起床活动。

四、腰骶前路植骨融合术

【适应证】

1. 腰椎滑脱在Ⅲ度以内。

2. 腰椎滑脱不稳定引起腰痛而无神经根症状者。

3. 后路融合失败者。

【麻醉】 硬脊膜外阻滞或全麻。

【体位】 仰卧,头低足高位,腰背部用手术台上腰桥抬高,两侧髋、膝关节屈曲30°。

【操作步骤】 术前保留导尿管使膀胱在空虚状态,有利于手术暴露。

1. 切口 经腹正中线左腹直肌旁腹膜外入路。

2. 显露后腹膜腰骶区 切开皮肤、皮下脂肪组织,按切口切开白线或左腹直肌前鞘,将腹直肌牵向中线,显露后鞘。于后鞘弓状缘下向上切开腹直肌后鞘,显露腹膜,术者用示指包一层纱布,从腹外侧壁和腰大肌间钝性分离腹膜至下腰椎。辨认左侧输尿管勿误伤,自髂总血管分叉间进入腰骶区,触诊可确定骶骨岬。在正中偏左切开后腹膜,左侧可见骶前神经丛及交感神经链。

3. 显露腰骶椎间关节 骶中血管结扎切断,禁忌用电灼以防损伤神经。把左髂总血管牵向左,暴露腰骶椎间隙(图28-4-22)。游离左髂总血管,暴露L₄间隙。切开前纵韧带,包括一薄层纤维环,形成基底在左侧的韧带瓣,并用丝线缝合固定数针,牵开前纵韧带,或做上行切开,暴露出腰骶椎间关节。

4. 切除椎间隙间盘组织 用薄骨刀从椎体软骨板分离椎间盘和纤维环,用垂体钳和刮匙摘除髓核,彻底切除椎间组织达后纵韧带。

5. 椎体间开骨槽 在L₅下缘用骨刀和特殊角骨刀,凿成宽22mm深13mm骨槽,S₁上缘凿成宽22mm深20mm骨槽,S₁前壁必须保留。

6. 切取植骨块 由原切口向外方沿浅筋膜分离到前髂峰,取一块(38~44)mm×22mm×13mm骨块,止血,缝合前髂峰伤口(图28-4-23)。

7. 植入植骨块 腰背部腰桥逐步抬高,用骨撬使L₅~S₁椎间间隙增大,植骨块的一端插入骶骨槽内,用锤叩击至植骨块近端达L₅骨槽水平,将骨撬拔除使植骨块近端进入L₅骨槽中(图28-4-24),椎间隙再以碎骨填塞植骨(图28-4-25)。

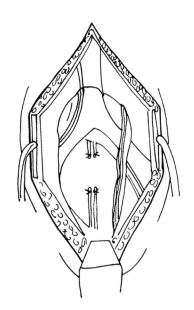

图28-4-22 骶中血管结扎切断,
暴露腰骶椎间隙

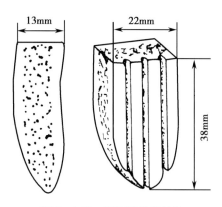

图28-4-23 切取髂骨植骨块

8. 闭合 将椎间前韧带瓣缝合,可防止植骨块移动,并可控制松质骨出血。术终在后腹膜间隙中注入0.25%普鲁卡因80~120ml,可防止术后腹胀。

【注意事项】

1. 要防止髂总血管损伤,特别是髂总静脉管壁薄,移动性小,更应注意。

2. 输尿管应予以显露,防止输尿管损伤。

3. L₅S₁前路手术,特别要防止交感神经链和骶丛神经损伤,以防并发阳痿和射精功能减退。

【术后处理】 若腹胀严重,可用胃管作胃肠减压。如无内固定,卧床3~4周后,在高位石膏围腰固定下起床,石膏固定3~4个月。

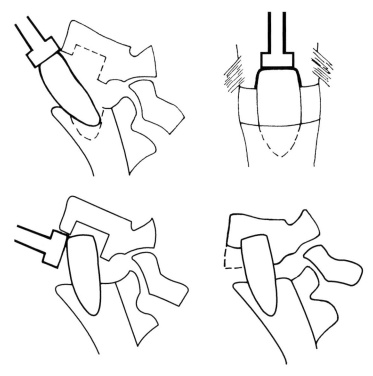

图 28-4-24　植骨块植入 $L_5 \sim S_1$ 椎体间骨槽

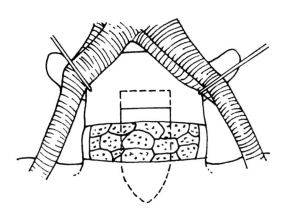

图 28-4-25　椎间隙碎骨填塞植骨

第五节　腰椎功能重建

腰椎功能单位包括椎间盘、关节突关节和上下两椎体,对维持腰椎正常功能有重要意义。椎间盘切除术和脊柱融合术破坏了脊柱的正常力学特性,限制其节段运动,使邻近节段的应力增加,加速邻近节段椎间盘的退变,常有腰痛残留,症状易复发,再手术率较高。随着人工髋、膝关节的成功,众多学者把目光集中于腰椎椎间关节成形术,包括人工腰椎间盘置换术(artificial disc replacement,ADR)、人工腰椎髓核置换术(prosthetic disc nucleus,PDN)和后关节成形术(facet joint arthroplasty)。它们的设计理念是在解决椎间盘源性腰腿痛的同时,试图减免传统椎间盘髓核摘除或椎间融合所致的腰椎活动度丧失和邻近椎间盘的应力增加,使腰椎功能得到长期保持。经过 40 余年的发展,其中的 ADR 与 PDN 已经发展到临床应用阶段,而后关节成形术起步较晚,仍处于实验阶段。

人工腰椎间盘置换术和人工腰椎髓核置换术的区别主要在于二者对纤维环和终板的依赖程度不同,后者需要完整的纤维环和终板以防止假体脱位或下沉。另外,两者所用的假体也不同,前者多为多部件组合假体,依靠特殊的固定装置固定于椎间隙;后者多为单部件假体,无固定装置。全椎间盘假体分三种类型:金属材料(Kostuik 假体等)、非金属材料(聚氨基甲酸乙酯假体、3-DF 假体等)、金属材料与非金属材料结合体(SB Charité 假体、Prodisc 假体、Acroflex 假体等)。髓核假体分为体外成形假体和体内成形假体两类,前者包括最早的金属球、橡胶和 PDN,后者有金属弹簧和酯类聚合物凝胶。目前使用较多技术且较为成熟的有 SB Charité Ⅲ 假体、Prodisc 假体和 PDN 假体(图 28-5-1)。

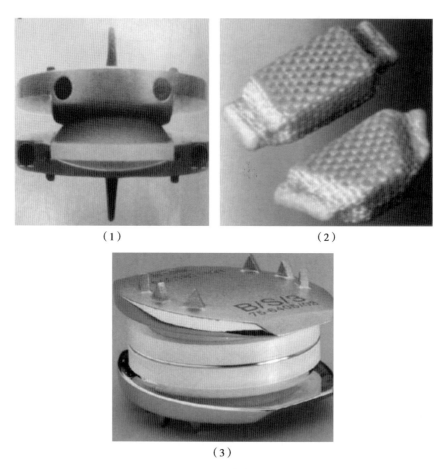

（1）　　　　　　　　　　　　　　　（2）

（3）

图 28-5-1　三种常用假体
（1）Prodisc 假体；（2）SB Charité Ⅲ 假体；（3）不同形状的 PDN 假体

　　生物力学研究结果表明,椎间盘假体和髓核假体可以满足腰椎的各方向运动并具有一定的椎间盘黏弹特性,植入后椎间隙高度增加,腰椎活动稳定性增加,术后邻近节段的应力比椎间盘切除术和脊柱融合明显降低。国内外学者的临床试验报告显示,此两种方法对腰椎间盘退变性疾病的疗效良好。

　　非融合性内固定即动力性内固定,由 Mulholland 在 20 世纪 80 年代首先提出,也可称为软固定或灵活固定,是改变腰椎运动节段的活动范围及负荷而不进行融合的一种固定方式,通过把后方结构置于张力位产生局部的前凸,这样使前柱负荷转移至后柱,将运动节段的活动限制在正常或接近正常范围内,避免异常载荷的产生,从而解除疼痛。非融合性内固定系统被赋予了双重设想,首先,通过更多地恢复被治疗节段的生物力学特性,不仅可以缓解或预防与不稳定有关的下腰痛症状,而且还能改变该节段椎间盘退变的速度,甚至使轻度退变的椎间盘获得修复;其次,如果该系统能够保留更多的运动功能,那么,相邻节段的退变过程将会进展得更慢。目前后路非融合内固定技术包括:经椎弓根固定的动力稳定系统;经椎弓根固定的半坚固系统;棘突间撑开系统。

一、人工腰椎髓核置换术

　　【适应证】　年满 18 岁,$L_2 \sim S_1$ 单节段椎间盘退行性病变,且以盘源性腰腿痛为主要症状,经过 6个月以上保守治疗不能缓解,影像学特别是椎间盘造影证实与椎间盘源性异常的症状和体征一致的患者都适合人工髓核置换。

【禁忌证】

1. 有严重症状的椎管、椎间孔或侧隐窝狭窄。

2. 腰椎滑脱超过Ⅱ度或峡部不连。

3. 关节突关节有退行性变或骨折。

4. 严重骨质疏松或骨软化、Schmorl 结节形成。

5. 纤维环不完整及多节段退行性病变。

6. 手术部位或附近肿瘤、感染、畸形等。

7. 肥胖患者体重指数大于 30 或病变位于 L_5/S_1 而体重大于 90kg。

【术前准备】 术前准备因手术入路不同而不同,但必需的准备包括:

1. 在 MRI T_2 加权像上测量髓核的横径和矢状径,椎间隙前、中、后高度以便术中选择合适的假体及其数量(图 28-5-2、图 28-5-3)。

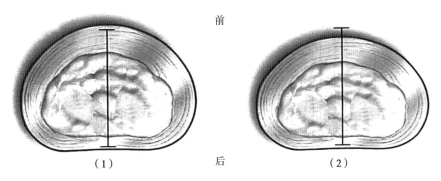

前

（1） 后 （2）

图 28-5-2 **Raymedica MRI 测量板测量椎间盘的前后径**
（1）椎间盘超出测量板,适合放置双枚假体;（2）椎间盘小于测量板,适合单枚假体

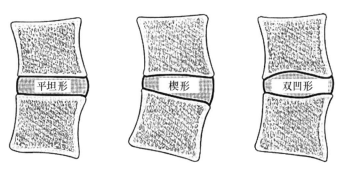

平坦形　楔形　双凹形

图 28-5-3 **根据椎间盘形状选择假体形状,平坦形椎间隙选用矩形假体,**
楔形椎间隙选用楔形假体,双凹形椎间隙选用椭圆形假体

2. 备皮,留置导尿管。

3. 禁食,如果经腹膜入路,尚需肠道准备。

【麻醉】 气管内插管麻醉或持续硬膜外麻醉,以前者为佳。

【操作步骤】 人工髓核置换有后侧、外侧、前侧以及腹腔镜侧方 4 种入路,所经解剖结构和技术不同,原理相似,常采用后入路,故以此为例介绍。

1. 体位 患者麻醉后取俯卧位(图 28-5-4)。

2. 切口 手术显露操作过程与常规后路椎板开窗、髓核摘除术相同。去除椎板骨组织,建立一个至少达 12mm 宽的工作通道,通路切口尽可能与软骨终板平行,避免损伤关节突关节面。将硬膜推向内侧。

3. 髓核摘除 当神经根被椎间盘突出物压迫时,仔细解除压迫。用尖刀尽可能小地横行切开纤维环,用纤维环撑开器扩大纤维环切口,髓核钳彻底摘除退变髓核组织,不能采用刮除术,避免破坏软骨终

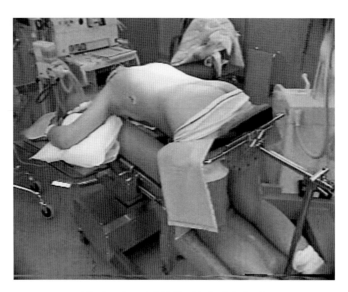

图 28-5-4　手术体位,俯卧,腹部悬空

板。用探钩检查髓核是否完全摘除,术中椎间盘造影很重要,其可以了解全部髓核组织是否完全切除、软骨终板是否完整和纤维环是否破坏(图 28-5-5、图 28-5-6)。

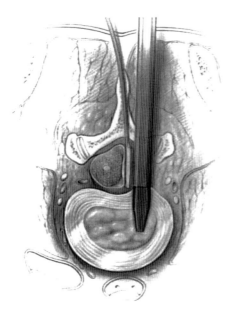

图 28-5-5　纤维环扩大器在扩大纤维环切口,注意不可插入过深,不能超过其前端黑线

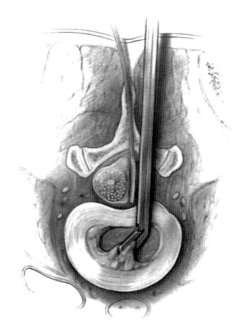

图 28-5-6　用髓核钳摘除髓核,不能用刮匙以免伤及软骨终板,髓核必须清除完全

4. 假体植入　髓核去除后,将椎板撑开器(lamina spreader)置于椎板边缘,轻柔用力可帮助撑开椎间盘并保持纤维环的张力。从小号假体试模开始试模,以轻轻掌击可将试模推进椎间隙内为准,不能暴力强行打入。根据术中试模型号和术前测量确定假体规格和形状(图 28-5-7)。一般而言,如果髓核腔前宽后窄时选楔形假体,髓核腔上下平行时选用矩形假体。将植入引导器根据 MRI 图像中纤维环的形状预弯,经椎间盘侧部切口进入纤维环内侧面,顺纤维环前进。

顶端到达对侧纤维环前部。辨认假体的方向,厚的一侧应置于椎间隙前方。在假体一端的翼上穿一足够强韧的缝线,另一端以 Allis 钳夹持,掌击夹持钳将假体送入椎间隙内约 2/3,同时助手提拉缝线以调整假体位置,使之由前后位转变为横向位(图 28-5-8)。再用圆头推进器及弯头定位器将假体调整至合适位置,并用探钩检查假体位置。植入单枚假体时,理想位置是正位时假体标记物三点成一横线位于椎间隙中央,左右对称,侧位时假体位于椎间隙前、中 1/3 部,左右标记物互相重叠成一点状(图 28-5-9、图 28-5-10)。植入双个 PDN 时,前部 PDN 植入后,松开椎板撑开器,有利于前部 PDN 的定位。用 Raymedica 带足的推进器(Raymedica footed impactor),轻压前部 PDN,使之位于髓核腔前方的深部。再次使用椎板撑开器以便于后部 PDN 插入。植入引导器插入髓核腔并紧靠前部 PDN 的后缘。用 Allis 钳夹住 PDN 外衣插入髓核腔,插入过程中注意缝线不要与前部 PDN 缠绕。使用推进器把后部 PDN 推入正确位置,同时注意推进器不要损伤缝线(图 28-5-11)。若 PDN 位置欠佳需要取出调整,应用 PDN 取出器(Raymedica grasper)。PDN 取出器在不得不取出 PDN 时使用,由于其特殊的齿形设计,有可能损伤 PDN 外衣,因此只用于 PDN 的取出。步骤如下:①进入髓核腔;②用取出器嘴钳住 PDN 外衣的边;③取出器嘴闭合和退出,在退出中,保持取出器和 PDN 于一条直线上;④注意:使用中避免旋转用力,以免损坏取出器嘴尖的齿。C 形臂机确认假体位置,探钩压住假体,抽出缝线,注入冰冻生理盐水,充分水化假体。纤维环切口可不必缝合。留置引流管,闭合手术切口。

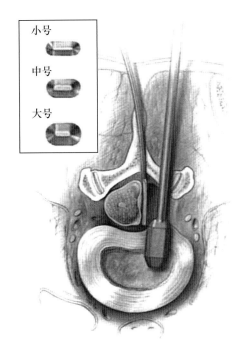

图 28-5-7　通过纤维环切口进行试模,小图示大、中、小号试模的前端横截面

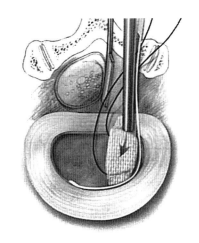

图 28-5-8　放入预弯的植入引导器,用假体推进器将假体顺引导器植入椎间隙,同时提拉假体前端缝线,使假体转变为横位

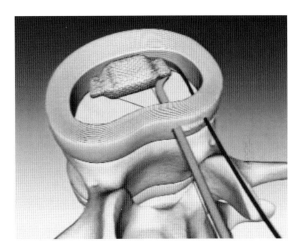

图 28-5-9　边提拉假体前端缝线边用推进器调整假体。首枚假体已经植入到髓核腔前部

【术后护理】　术后常规预防性应用抗生素 2～3 天。卧床 5～7 天,使髓核假体充分水化,个别患者会出现腰痛复发,多为髓核水化膨胀刺激所致,口服非甾体类药物数天即可。腰椎的体位限制因手术入路而异,前路手术患者应避免过度后伸,后路手术患者应避免过度前屈,以免影响纤维环愈合。24～48 小时拔除引流管,7～10 天切口拆线。3 个月内避免坐车或骑摩托车,在 6 周内,如果需要驾驶或静坐,时间应不超过 45 分钟。45 分钟之后,至少要站起休息 5 分钟。

【并发症的防治】　除了常规椎间盘髓核摘除术的并发症外,人工髓核置换术的主要并发症为假体移位,包括盘内移位和盘外移位,常发生于术后 6 个月内。假体过小、位置偏后、髓核清除不彻底致使假体摆放不良均可引起假体移位,故手术时注意避免此类失误,严格按照手术步骤操作。只要不引起症状,轻微盘内移位是可以接受的,可不予处理,但需严密随访观察。但若假体移位引起明显症状时只能

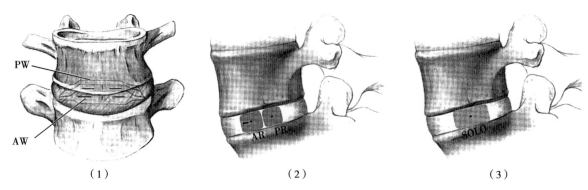

（1）　　　　　　　　　　（2）　　　　　　　　　　（3）

图 28-5-10　PDN 假体正常位置示意图

（1）为正位片正常假体位置;（2）为侧位片双枚 PDN 正常假体位置;（3）为侧位片
单枚 PDN 正常假体位置(图中 P＝后,A＝前,W＝楔形,R＝矩形)

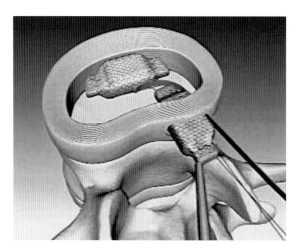

图 28-5-11　用植入引导器压住第 1 枚假体,将第 2 枚
假体推入髓核腔后部,并使 2 枚假体平行

再手术,取出假体或更换合适的假体。

二、人工腰椎间盘置换术

【适应证】

1. 腰椎间盘退变性疾病及其所致的椎间盘源性腰痛,保守治疗 6 个月以上无效。

2. 严重的腰椎间盘突出症。指临床症状严重,以腰痛为主或腰腿痛并重而有影像学上椎间隙明显狭窄的腰椎间盘突出症。

3. 脊柱融合术后所致的邻近节段退变性不稳。

4. 椎间盘髓核摘除术后复发。

5. 椎间盘髓核摘除术后所致的节段性腰椎不稳。

【禁忌证】

1. 手术节段的脊柱畸形。

2. 60 岁以上并有中度以上骨质疏松症者或代谢性骨病者。

3. 腰椎感染性病变,肿瘤。

4. Ⅱ度以上的腰椎滑脱症。

5. 多节段骨性腰椎椎管狭窄症。

6. 手术瘢痕粘连引起的腰痛。

7. 全身情况或精神心理状态不适合手术者。

8. 对内固定敏感或过敏者。

【术前准备】

1. 腰椎正侧位照片及功能位照片。

2. CT 或 MRI 明确诊断。

3. 多节段病变时必须行椎间盘造影以确定引起症状的腰椎节段。

4. 照片测量病变椎间隙高度并与正常的上一个椎间隙高度比较。

5. 备合适的椎间盘假体。

6. 绝经妇女术前测量骨密度是必要的。

7. 备皮，术前夜禁食，术前清洁灌肠，留置导尿管，备血。

8. 患者的精神心理准备。

【麻醉】

1. 气管内麻醉或持续硬膜外麻醉。

2. 作好心电等监护，保证手术顺利进行，有条件可行诱发电位监测。

【操作步骤】

1. 手术床的放置应该允许术中从冠状面及矢状面进行影像学检查。患者平卧。可以分开患者大腿的手术台有助于轴向位置正确地放置假体。不能分开大腿的可以以双腿并拢平卧（图 28-5-12）。医生站于患者入路的一侧。建议 L_5/S_1 节段选择右侧入路，L_5/S_1 以上节段选择左侧入路。

2. 标记入路　用一根细金属棒平行放置在病变在椎间盘节段侧方，侧位透视后做切口标记，标记的延长线对应着皮肤切口的中点（图 28-5-13）。单节段手术切口要 5~8cm 的切口。L_5/S_1 节段常使用正中入路（多从右侧），L_2/L_3、L_3/L_4、L_4/L_5 节段可采用正中入路或者腹直肌旁入路（多从左侧）（图 28-5-14）。

3. 切开皮肤、皮下组织、腹直肌前鞘，游离腹直肌并向外侧牵开，显露腹直肌后鞘，在其外缘内侧 1cm 处纵行切开后鞘，切勿损伤深面的腹膜。经腹膜外间隙钝性向外向后分离至腹膜返折处，将腹内脏器和输尿管连同腹膜推向内侧，显露至腰椎前。既往有腹部手术史的患者，这一步骤较为困难，可以选经腹膜入路或右侧腹膜外入路。

4. 手术间隙显露　腰椎前有下腔静脉和腹主动脉，血管分叉处阻挡于 $L_{4,5}$ 间隙之前，因此该间隙显露

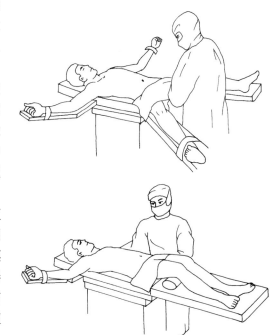

图 28-5-12　人工椎间盘手术体位

最为困难，需小心将左侧髂总动静脉的细小分支结扎切断，并结扎腰横动静脉，将之向中线分离。L_5S_1 位于血管分叉下方，摸到骶岬，确认骶正中动静脉后结扎即可显露。$L_{3,4}$ 和 $L_{2,3}$ 间隙的显露较为简单，只需分离和结扎节段性腰动静脉，向右轻轻牵开腹主动脉即可。腰椎前面的软组织宜用小纱球尽可能向两侧剥离，$L_{3,4}$ 和 $L_{4,5}$ 水平尚需显露腰大肌内侧的脊柱侧方。牵开血管后，用四把 Hohmann 牵开器在距离椎间隙 1cm 处插入上下椎体侧前方，暴露术野，注意避免操作器械挤压血管以免产生深静脉血栓。分离软组织时，男性患者禁用烧灼术以免影响术后性功能。

5. 在正位 X 线下定位椎体中线　用临时固定针固定在椎间盘中间的位置，透视后做标记（图 28-5-15）。

6. 清除椎间盘　必须将病变组织清除干净以减少炎性免疫刺激，并可减少植入假体时将残余椎间盘组织向后推入椎管造成椎管狭窄或神经压迫的机会。正中垂直切开并向邻近椎体边缘上下水平切开

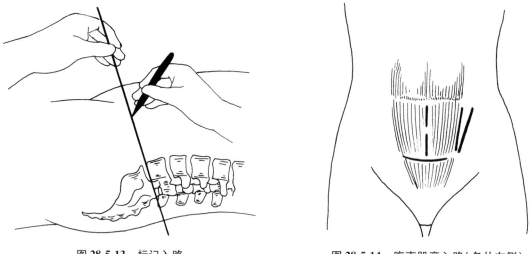

图 28-5-13 标记入路　　　　　　　　图 28-5-14 腹直肌旁入路(多从左侧)

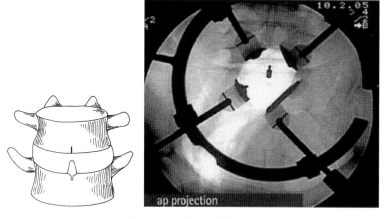

图 28-5-15 标记椎体中线

椎间盘和前纵韧带,切口呈 H 形,向两侧牵开纤维环舌瓣,调整手术床腰桥,使腰椎过伸以扩大椎间隙。用刮匙、咬骨钳和圆头锉完全切除退变的前方椎间盘组织直到软骨下骨,用椎间撑开器撑开椎间隙,再切除后方的椎间盘组织。如果后纵韧带已破裂,需注意摘除突破后纵韧带压迫硬脊膜或神经根的椎间盘组织。用刮匙、咬骨钳和圆头锉修整椎间关节面至软骨下骨出血,使终板平行,减少假体倾斜,但不可破坏骨性终板以免造成术后假体下沉。

平行撑开椎间隙,通过 X 线用试模测量高度并确认型号(图 28-5-16(1))。植入物要尽可能覆盖终板(图 28-5-16(2))。过小的植入物会增加终板沉降的危险。内衬过大会导致过度撑开,影响小关节、

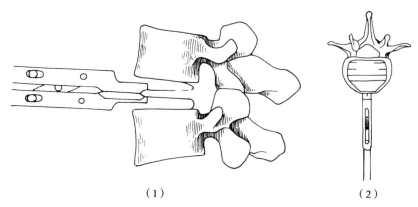

（1）　　　　　　　　　　　　　　　（2）

图 28-5-16 植入物要尽可能覆盖终板

硬膜或神经根,内衬过小可能意味着植入物在退变的间盘内放置松动,不能获得充分的稳定性。

7. 植入内置物(图 28-5-17),在植入过程中不断检查中线的位置,植入器上的标志必须与椎体上的中线标志一致。在 X 线监视下用锤子将植入物尽可能深地植入椎间,使植入物的后缘靠近椎体后缘前方(28-5-18)。

我们的手术体会:

1. ADR 采用的是左前方入路,手术的所有操作都在腹膜外腔进行,容易撕裂腹膜,在腹直肌后鞘剥离腹膜时,可以先从腹横筋膜的弓状线向下向后分离推开腹膜,然后向左向内剥离后鞘与腹膜。如此解剖结构清晰,容易剥离。本组早期手术经验不足,常造成腹膜撕裂,后期技术改进,再未发生此类并发症。

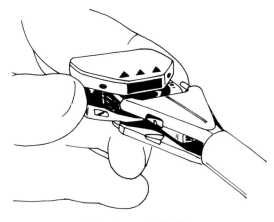

图 28-5-17　安装假体

2. 在直视下切除椎间盘,撑开椎间隙时要边切边缓慢撑开,避免因急躁造成椎骨骨折。椎间盘的切除到软骨终板为止,保护好骨性终板。一般情况下后纵韧带不需要切开,必要时可以切开,特别是椎间盘髓核向后脱出时,切开后纵韧带可将脱出的髓核取走,而且后纵韧带的切除对中柱的稳定影响并不大。

3. 选择大小合适的金属盖板,在椎体前后留空 2mm 的基础上,原则上选用大号的假体。因其接触面积大,同等压力下的压强较小,可防止塌陷下沉。

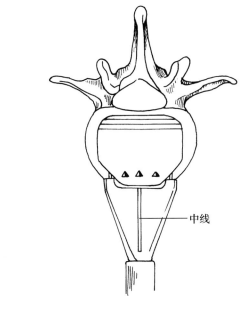

中线

4. 椎间隙撑开的高度,原则上要撑开到正常高度,撑开不足易引起假体脱位,过高将会影响后柱小关节及其韧带的力学稳定,并限制节段活动度,且多节段撑开时会造成神经根牵拉。对术前椎间隙已变窄者,可以参考邻近间隙的高度。如 $L_{4,5}$ 一般比 $L_{3,4}$ 高 2mm,据此决定撑开高度。我们发现,$L_{4,5}$ 和 L_5S_1 间隙合适的撑开高度分别为 8 ~ 10mm 和 6 ~ 8mm。有时两节段撑开十分困难,不必勉强,避免造成终板骨折,可在退变较轻的间隙作髓核置换,退变较重的间隙作全椎间盘置换。

5. L_5 的腰椎静脉常从 L_5 两侧经过,多变异,管径较粗,影响术野,操作中易损伤引起出血,可以结扎后切断。

6. 整个手术过程需要数次调整患者体位。首先是在剥离椎前腹膜时,取过伸位可以使腹膜与椎体贴近,容易剥离暴露,且对下腹腔神经丛损伤较小;分离椎前大血管时最好改为半屈曲体位,使血管张力降低,不易撕裂。由于解剖的特异性,在将假体打入 L_5S_1 时,宜先取后伸位,打入 1/2 时,宜改为前屈位,可减少盖板对骨性终板的损伤。植入假体盖板时避免暴力冲击,不能塞入假体盖板时应注意患者体位和椎间隙撑开是否足够。

7. 术中定位。通常用 C 形臂机定位,首先是病变间隙的定位,然后是假体的中心定位。后者难度较大,金属标记物的放置可有助于确定假体位置,尽量将假体安放于理想位置,但不宜反复拆装假体,由此可加重硬

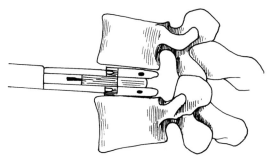

图 28-5-18　植入假体

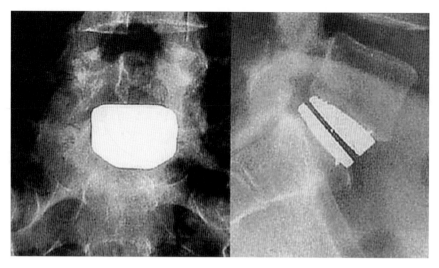

图 28-5-19　人工腰椎间盘植入后 X 线片

终板的损害,易造成术后假体下沉,稍许位置偏差是可以接受的,不必追求 X 线完美而不顾手术远期效果(图 28-5-19)。

【术后护理】　手术完毕后,将患者搬运至病房过程中要注意避免腰部过度后伸,以防滑动核向前脱位。预防性应用抗生素 3～4 天。24～48 小时拔除引流管即可戴腰围下地行走。术后 7～10 天切口拆线,鼓励早期活动,但 3 个月内避免过度前屈后伸运动,避免重体力劳动以利纤维环愈合。

【并发症的防治】　术中可能发生的主要并发症为:①髂动静脉损伤。由于血管较大,只要暴露清楚,一般不易损伤,一旦损伤则需马上修补。②交感神经干及盆腔神经丛损伤。可能引起男性勃起功能障碍和相应症状。由于男性性功能障碍原因很复杂,有器质性的因素,也有精神上的因素。腰椎前路手术引起男性性功能障碍虽有报道,但确切机制未明,可能与腹膜损伤有关,因为腰丛与腹膜关系紧密。所以手术中应尽量保护相应的神经组织,避免使用单极电刀。

文献报道的主要术后并发症为假体脱出和金属盖板陷入椎体。Buttner-Janz 报道第一、二代假体术后前脱位发生率为 22%,盖板陷进椎体发生率为 32%;第三代假体术后脱位发生率为 9%,盖板陷进椎体为 3%。如出现上述并发症,处理方法为:①多数原因为假体选择不当,金属盖板太小,或聚乙烯滑动核太薄,这时只需更换大 1 号的金属盖板及厚一点的聚乙烯滑动核则可。②如为严重骨质疏松所致的盖板陷进椎体,估计更换假体也不能取得满意效果者,可行前路椎体间植骨融合术。严格掌握手术适应证,精巧的操作,选择合适的假体,植入的位置正确,将影响最终疗效。

三、后柱动力性功能固定

椎体椎弓根弹性固定

1. Dynesys 技术　1994 年,Zimmer 公司(瑞士)推出的 Dynesys 系统是由钛合金椎弓根螺钉、聚碳酸酯聚氨酯(PCU)构成的弹性间隔器和多聚酯纤维(PET)绳构成的张力带共同组成的固定系统(图 28-5-20)。通过椎弓根钉连接产生的动态推拉关系,维持固定节段的稳定,整套装置的内在稳定性可对抗折弯力和剪切力,在各个平面控制异常活动,同时保留一定的活动度(图 28-5-21)。

【适应证】

(1) 椎间盘突出和由此引发的活动性增加或减少、功能性不稳。

(2) 腰椎管狭窄或轻度退行性腰椎滑脱导致的神经源性疼痛或腰背痛。

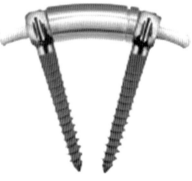

图 28-5-20　Dynesys 系统

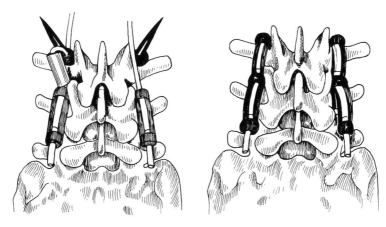

图 28-5-21 Dynesys 系统安装示意图

（3）单节段或多节段椎间盘退变导致的腰背痛。

【禁忌证】

（1）脊柱侧凸 >10°。

（2）Ⅱ°以上滑脱及椎弓根峡部裂。

（3）肥胖。

（4）以往已行融合的节段。

（5）其他：椎间盘间隙狭窄、骨质疏松症。

【临床结果】 Schnake 等在一组 26 例患者因椎管狭窄和退行性脊柱滑脱使用 Dynesys 系统动态稳定装置治疗后的 2 年随访中发现明显的疼痛缓解，62.5% 的患者恢复了以前的工作。Bordes-Monmeneu 等在另一组 94 例退行性椎间盘疾病和腰椎管狭窄的患者身上使用同样的装置，发现良好的恢复工作率（82%）和 Oswestry 功能评分明显改善，96.8% 的患者腿痛缓解，70% 的患者腰痛消失。Putzier 等在对一组 84 例患者进行联合 Dynesys 系统动态稳定的髓核摘除术与单纯行髓核摘除术的术后平均随访 34 个月的比较研究中发现，Dynesys 系统装置稳定后能保护相邻节段。两组的中期临床结果相似，然而在长期随访中观察到联合 Dynesys 系统动态稳定组的患者满意度明显高于单纯行髓核摘除术组，仅在单纯行髓核摘除术组观察到节段逐步退变的标志。同时 Putzier 等强调动态稳定的适应证的重要意义，指出该装置能防止脊柱进一步退变，但不适用于显著的畸形，如脊柱滑脱以及需广泛减压的病例。Stoll 等随访 73 例有脊柱不稳接收 Dynesys 固定的患者，平均随访 38.1 个月，结果显示与内固定相关的并发症 9 例，2 例为螺钉位置不佳，另外 7 例有螺钉松动。260 枚螺钉有 10 枚松动，总发生率 24%，多发生于近端或远端。

目前 Dynesys 存在的问题有：脊柱的活动范围控制在什么范围较为合适；弹性垫管承载多大的负荷为宜；圆柱形弹性管增加装置的刚性，预防邻近节段退变的作用尚不确定。因而需要进一步研究及更长的随访结果加以评定。

2. Flex 系统（Flex dynamic stabilization system） 镍钛合金弹簧棒稳定系统是韩国人于 2004 年设计发明，由 1 对镍钛合金弹簧棒和椎弓根螺钉组成。早期随访结果显示可以达到与传统融合固定相同的临床效果，且内固定失败率较低，可以保持术后腰椎的矢状位力线，减少应力遮挡等并发症的发生。但长期随访结果仍有待进一步观察。

3. IsobarTLL 技术 Isobar 非融合内固定系统为半刚性椎弓根螺钉固定系统（图 28-5-22）。由 Albert1993 年首先报道，它将普通的刚性棒更换为动态棒，动态棒包含 1 个受控微动关节，具有 ±0.2mm 的纵向位移和 ±2° 的伸屈及侧屈（多向）三维活动度，起到振荡吸收器的作用，从而达到动态固定的目的（图 28-5-23）。

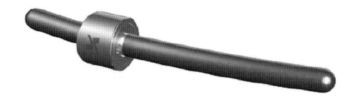

图 28-5-22　Isobar 非融合内固定系统

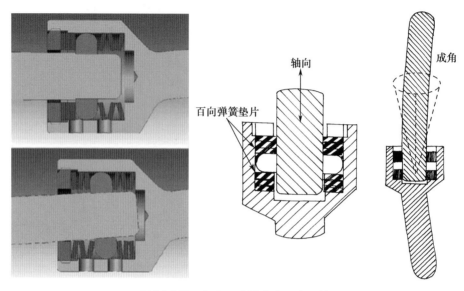

图 28-5-23　Isobar 非融合内固定系统原理

【适应证】

（1）单节段非融合动态固定,维持椎间隙高度并保留一定的活动度。如单个椎间不稳、单个腰椎间盘突出无明显小关节退变的病例。

（2）单节段融合动态固定,微动刺激植骨生长,加速椎间融合。

（3）对刚性固定融合节段的相邻病理性椎间盘进行动态固定,以防止该椎间盘退变的进一步发展。

【禁忌证】

（1）伴有椎管狭窄需要广泛减压的患者,由于后方稳定结构破坏,必然导致内固定系统承受应力增加,提高了内固定物松动、失效的风险。

（2）已有明显椎间不稳的患者,Ⅲ、Ⅳ退变性腰椎滑脱。

（3）由于 Isobar 非融合内固定系统是一种基于椎弓根螺钉的内固定系统,因而骨质疏松患者禁用。

（4）脊柱侧凸。

（5）脊柱骨折。

虽然近期疗效满意,但由于 Isobar 非融合内固定系统长期处于应力作用之下,随着时间延长,极有可能出现内固定物松动,甚至疲劳断裂等,因此远期疗效仍有待临床观察。另外,其费用偏高,相对于单纯髓核摘除术,创伤也较大,是其不足之处。

四、棘突间固定技术

棘突间植入固定装置,可增加棘突间距离,恢复椎间隙高度,降低手术节段椎间盘的负荷,改善邻近椎间盘的负荷传导;通过固定节段的后凸,使部分黄韧带撑开,使其突入到椎管内的部分回纳,并限制或阻止脊柱后伸,扩大神经根出口面积,从而可以治疗因椎间盘突出症、腰椎管狭窄症、椎间盘源性腰痛、腰椎不稳等造成的下腰痛。通过控制异常运动以及生理负荷的传导,以期达到缓解腰痛,同时预防邻近节段退变的效果。

目前文献中报道的棘突间动力性固定装置主要有 Minns 系统、ExtenSure 系统、Wallis 系统、X-stop 系统、DIAM 系统和 Coflex 系统。采用的材料尽管各不相同,有硅胶、钛、聚醚醚酮(PEEK)、同种异体骨等,但基本原理均为在棘突间植入固定装置,改善负荷的传导。

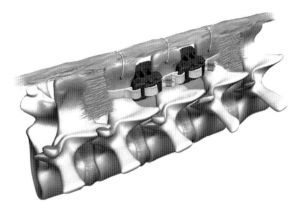

图 28-5-24　Wallis 系统

1. Wallis 技术　Wallis 系统由 Senegas 等设计,为其第二代产品(图 28-5-24)。第一代产品由置于棘突间的钛块及绑定于上下棘突上的涤纶带组成,最初应用于 300 多例患者,取得了初步的临床效果。随后,他们改进了该系统,用聚醚醚酮(PEEK)代替钛块,正式命名为 Wallis 系统。PEEK 对棘突进行撑开使脊柱保持一定的前屈,涤纶带又反过来限制过度前屈。PEEK 并非可压缩性材料,但相比钛块具有更多的弹性,可以与棘突更好地结合。

【适应证】

(1) 对大块突出的椎间盘行切除术后,椎间盘组织明显缺失。

(2) 复发性椎间盘突出的二次椎间盘切除。

(3) 腰$_5$椎体发生骶化,对移行椎间盘的切除。

(4) 融合术后发生邻近椎间盘的突出需要切除时。

(5) 单纯 Modic I 改变导致的下腰痛。

【禁忌证】

(1) Pfirmaan MRI V 度腰椎退变。

(2) 腰椎滑脱。

(3) 骨质疏松症。

(4) 非特异性腰痛。

(5) Modic2 型和 Modic3 型腰椎退变。

【临床效果】　在国外已经有 20 多年的临床应用历史,Senegas 等进行了多次的随访观察。早年,作者进行了一项非随机前瞻性对照试验,在 1988—1993 年之间,选取了 80 例均需要行椎间盘突出症翻修手术的患者,行 Wallis 植入术,分为 A、B 两组,各 40 例。A 组仅行椎间盘切除术,B 组行椎间盘切除术联合 Wallis 植入术,随访结果:A、B 两组术后 VSA 评分改善率分别为 52% 和 74%。A 组术前和术后 Oswestry 功能评分分别为(54.7±16)和(22±11),B 组分别为(58.2±22)和(16.4±10)。后来,作者又随访了 1987—1995 年间行单纯 Wallis 植入术的 241 名患者,单节段及多节段植入均有应用。在长达 14 年的随访中,以"任何后续的腰椎手术"或"移除 Wallis 系统"为终结点,Wallis 系统生存率分别为(75.9%±8.3%)和(81.3%±6.8%);系统 10 年内的翻修率为 17.2%;单节段和多节段临床应用的效果无显著性差异。

2. X-STOP 系统　X-STOP 系统是由美国弗朗西斯医疗技术公司于 2001 年开发的专用于治疗腰椎管狭窄的一种动力性稳定装置(图 28-5-25、图 28-5-26)。它由由椭圆形衬垫(中轴)、组织扩张器以及两侧的挡翼组成,在患者局麻、处于轻度屈曲的侧卧位下将 X-STOP 系统叩系统置于狭窄节段的棘突之间,它使狭窄节段处于轻度屈曲的状态并限制伸直,附加在间隔物上的两个侧翼可防止内固定向侧方或前方移动。由于腰椎管和椎间孔在伸直位变得狭窄而在屈曲位扩大,所以置入后能减轻腰椎管狭窄的症状。

【适应证】　①伴轻、中度神经性间歇性跛行的腰椎管狭窄症(LSS);②患者年龄在 50 岁以上;③不超过两个节段以上的腰椎管狭窄;其中关键的入选标准是:患者的症状可在腰椎屈曲时缓解。这种现象的病理基础是腰椎屈曲使增生肥厚的黄韧带(主要致病因素之一)伸展并使椎间孔撑开。

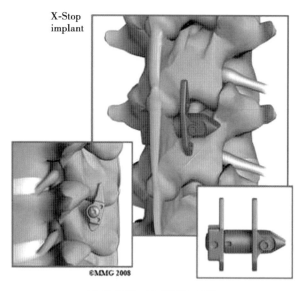

图 28-5-25 X-STOP 系统

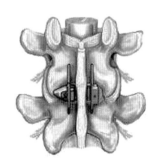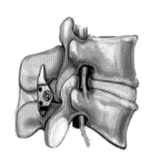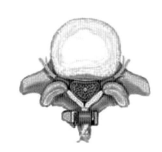

图 28-5-26 X-STOP 系统

【禁忌证】 ①马尾综合征;②严重腰椎滑脱、侧凸畸形(Cobb 角>25°);③严重骨质疏松。

【临床效果】 Lee 等报道了应用 X-STOP 系统治疗 10 例老龄腰椎管狭窄患者的结果,通过最少 9 个月的随访,临床评价采用 SSS(Swiss Spinal Stenosis)问卷调查,结果为 70% 的患者满意其临床效果。 Zucherman 等报道了一项多中心、前瞻性随机对照临床试验应用 X-STOP 系统治疗伴中度神经性间歇性 跛行的退变型腰椎管狭窄患者的临床结果,X-STOP 组共 100 例,关键入选标准是:年龄≥50 岁;小腿、 臀部或腹股沟区疼痛,伴或不伴腰痛,临床症状在腰椎屈曲时可缓解;步行距离≥50 步。对照组共 91 例,采用保守治疗。X-STOP 组术中没有相关并发症,术后并发症包括:棘突骨折 1 例、内固定脱出 1 例 和内固定移位 1 例。在随访 2 年时的临床评价主要采用 Zurich 跛行问卷(ZCQ)评分系统,其中症状严 重程度评分在 X-STOP 组改善了 45.4%,对照组只有 7.4%;躯体功能评分在 X-STOP 组改善了 44.3%, 对照组只有 0.4%;X-STOP 组的临床满意率为 73.1%,对照组只有 35.9%。Anderson 等报道一项随机 对照试验治疗伴有神经性间歇性跛行的退变型腰椎滑脱和椎管狭窄的结果,患者分两组,一组接受 X- STOP 内固定手术治疗(ISP 组),另一组(对照组)采取保守治疗(包括硬膜外注射)。在 2 年随访时,ISP 组的 Zurich 跛行问卷(ZCQ)评分、患者的满意率和 SF-36 评分均明显优于保守组;ISP 组总的临床成功 率为 69.2%,而对照组只有 9.1%;ISP 组的滑脱程度没有明显改变。Bilolikar 在 08 年 1 月举行的 APSAS 会议上报道了 41 例使用 X-STOP 系统 2 年随访结果。所有患者诊断均为腰椎管狭窄症,手术前 后使用 Zurich 问卷、VAS 评分、ODI 评分以及 SF-36 进行评价。24 个月随访结果显示,Zurich 问卷中的 症状严重程度、生理功能、满意度三个方面分别有 77%、62%、71%的改善;VAS 评分由术前 5.3 下降至 4.1;ODI 评分平均由 43%降至 31%;平均住院 1.6 天;无重大手术并发症出现。

3. Cofelx 系统 Cofelx 系统因其侧位呈 U 形曾命名为 U 形棘突间植入器。由 Samani 在 1994 年设 计,全部为钛合金构成,从侧面观系统呈 U 形,U 形主结构具有屈伸双向活动性,上下端有两个"夹状"

固定翼结构可夹紧固定上、下棘突。可以单节段或多节段应用,和 Wallis 系统相似,术中必须移除棘上和棘间韧带,选择合适型号的 Coflex,在棘突间存在一定压缩张力的同时置入,以对抗上下棘突间的压迫,从而尽可能维持内固定物的位置。Coflex 的主要特点:扩大椎管容量,降低关节突关节载荷,减少下腰痛;植入后可维持脊柱原有的活动性,同时能弥补因减压造成的稳定性下降,达到腰椎的动态稳定;安全的微创性,可单独或联合减压术使用。

【适应证】 ①退行性腰椎管狭窄症;②椎间关节突关节病。次要适应证:①预防性治疗,与椎间融合术联用,预防邻近节段退变;②伴后柱不稳的椎间盘突出症。

【临床结果】 国内邱志杰等报道了 11 例应用 Coflex 治疗 $L_{4,5}$ 单节段腰椎管狭窄症伴轻度不稳的患者,6 个月内的短期随访表明,Coflex 改善了病变及邻近节段活动度、VSA 评分、JOA 评分,短期临床效果满意,在稳定病变节段同时能减轻邻近节段应力防止其退变。北美刚刚开始临床试验。欧洲有报道称临床应用结果较好。Samani 报道了 106 例患者,采用 Coflex 治疗椎管狭窄、脊柱侧凸、脊柱不稳、椎间盘突出等,一些患者还联合应用了椎弓根螺钉融合术,74% 的患者获得满意的疗效,翻修率 10%。目前正期待更多更正式的文献报道。

腰椎棘突间动力性固定技术旨在治疗腰椎退行性疾病,同时改善传统融合手术带来的诸多问题,虽然临床应用还很有限,但其中一些已经取得了比较满意的治疗效果。我们应该正确认识和使用脊柱内固定技术,面对动力性固定必须考虑的问题是:①脊柱运动要控制在多大的范围内;②系统要分担多大的负荷,才能有效减少椎间盘的负荷;③融合术的植入物一般会在若干时间内取出,而动力性固定装置却可能要伴随患者一生,因此在固定节段持续运动的情况下,如何避免长期的植入物疲劳失效是一个严峻的课题。相信随着动力性固定理念及技术的进一步发展,配合适应证的合理选择,动力性固定技术必然会成为腰痛治疗的趋势之一,值得我们继续关注。

第六节　微创腰椎融合术

一、腹腔镜下经腹前路椎间盘融合术

1933 年,Burns 等首次报道了腰椎椎体间融合术治疗腰椎滑脱。但传统前路手术存在切口较大、出血多、对腹腔脏器和大血管影响较大的缺点。随着腔镜技术的发展和应用,这项技术被应用到了前路腰椎椎体间融合术。1991 年,Obenchain 等报道了第一例腹腔镜下腰椎间盘切除术;1995 年,Mathews 和 Zucherman 采用腹腔镜技术尽享了前路腰椎体间融合术;McAfee 等应用内镜的腹膜后入路进行了前路腰椎融合器的放置;1997 年,Mayer 等利用侧方小切口进行了前路腰椎椎体间融合术。

【适应证】 后路融合失败;退变性病变、盘源性腰痛、节段性不稳等适合前路腰椎融合的情况。

【禁忌证】 绝对禁忌证:妊娠、血管结构变异;严重心肺疾病等。相对禁忌证:既往有腹部手术史、过度肥胖者、病程较长有神经功能损害者以及其他不能耐受手术者。

【术前准备】 术前需确定血管与受累椎间盘的位置关系,评估血管间的间隙能否通过器械进行操作。若间隙及血管分叉的角度过小,腹主动脉的分叉点及下腔静脉的汇合点过低,此时行腹腔镜下经腹前路椎间融合术较困难,可考虑行经腹膜后腹腔镜手术。术前使用抗生素预防感染;防止下肢深静脉血栓形成;术前晚及术晨清洁灌肠。

【操作步骤】

1. 腹腔镜下经腹前路 $L_5 \sim S_1$ 椎间融合术

(1) 全麻后患者仰卧于手术台上。

(2) 常规建立 4 个通道:第一个通道位于脐下一横指,为腹腔镜入口通道;第二、三个切口为操作分离孔,位于两侧髂前上棘内上二三横指处,可用于吸引器或牵开器入口;第四个切口为耻骨上入口,为手术操作孔(图 28-6-1)。

(3) 建立气腹:从第一个切口注入 CO_2,形成气腹,充盈满意后将患者摆成倾斜的 Trende-

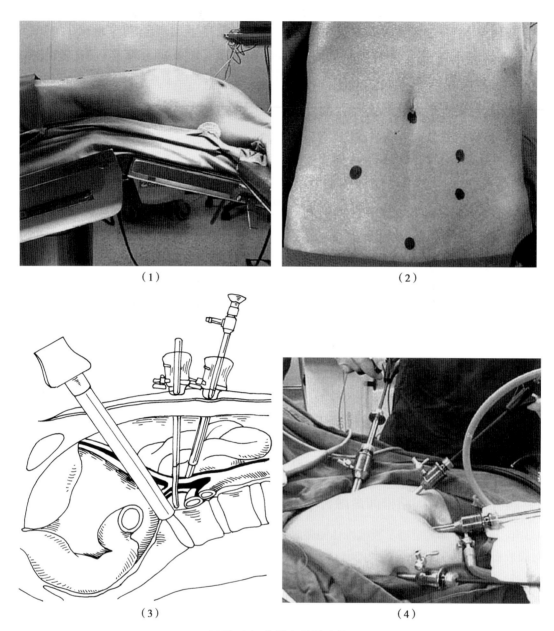

（1）　　　　　　　　　　　　　　　　　　（2）

（3）　　　　　　　　　　　　　　　　　　（4）

图 28-6-1　气腹经腹腔途径

（1）Trendelenburg 体位；（2）腹部操作、光源及吸引切口标志；
（3）腹腔镜操作示意图；（4）腹腔镜操作图

lenburg位。

（4）完成通道后牵开肠道，找到骶骨岬，在血管分叉之间进行操作（图 28-6-2）。在 C 形臂机透视下将椎间盘定位针平行于终板插入椎间盘。将有套管的环钻或扩张器沿定位导针插入，轻轻敲击使扩张器嵌入大约 0.5mm，用刮勺及髓核钳等切除椎间盘，刮除软骨终板，准备植骨床，椎间隙用自体髂骨或椎间融合器行椎体间植骨融合。C 形臂机透视确认融合器位置良好。

（5）大量抗生素溶液冲洗术野，复位脏器，逐渐消除气腹，检查有无活动性出血点，充分止血。后腹膜需予以缝合，缝合筋膜层。逐层缝合切口。

2. 腹腔镜下经腹前路（$L_3 \sim L_4$）/（$L_4 \sim L_5$）椎间融合术

（1）全麻，仰卧 Trendelenburg 体位。

（2）常规使用 4 个通道：第一个套管通常选在脐下；第二个通道位于左侧中腹部，分别为内镜通道和工作套管通道；再做两个 5mm 通道，其中一个位于左侧肋缘下，另一个位于左侧下腹部。

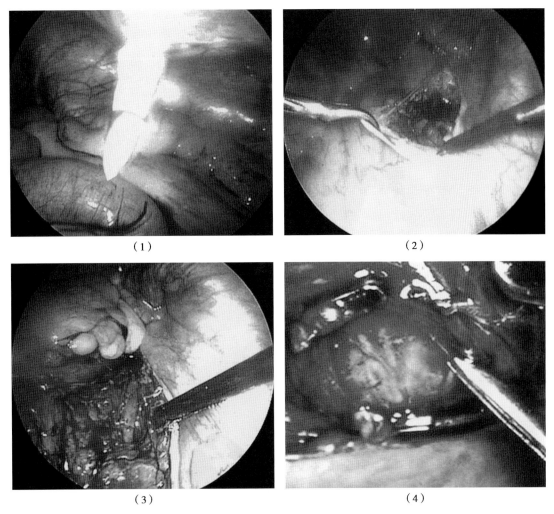

图 28-6-2 气腹经腹腔入路暴露 L_5/S_1 椎间盘手术操作
(1)在腹腔镜引导下置入操作套管;(2)切开后腹膜;(3)显露骶正中血管;
(4)结扎骶正中血管,暴露 L_5/S_1 椎间盘

(3)牵开肠管,暴露主动脉外侧缘,透视确定手术节段,在主动脉左侧纵行切开后腹膜进入腹膜后间隙(图 28-6-3)。

(4)在 C 形臂机透视下将椎间盘定位针平行于终板插入椎间盘。将有套管的环钻或扩张器沿定位导针插入,轻轻敲击使扩张器嵌入大约 0.5mm,用刮勺及髓核钳等切除椎间盘,刮除软骨终板,准备植骨床,椎间隙用自体髂骨或椎间融合器行椎体间植骨融合。C 形臂机透视确认融合器位置良好。

(5)大量抗生素溶液冲洗术野,复位脏器,逐渐消除气腹,检查有无活动性出血点,充分止血。后腹膜需予以缝合,缝合筋膜层。逐层缝合切口。

【并发症】 血管损伤:骶中动脉或髂静脉破裂导致大出血;残余椎间盘突入椎管;性功能障碍;椎间隙感染;腹腔感染、肠绞痛、肠梗阻、输尿管肠管损伤,腰大肌血肿、股神经麻木等。

二、腹腔镜下经腹膜后前路椎间融合术

【适应证】 1~2 度腰椎滑脱、有症状的腰椎间盘退变性疾病伴有椎间孔狭窄及机械性腰背痛经 1 年以上正规非手术治疗无效者。

【禁忌证】 既往有前路或后路椎间融合手术史,3 度以上重度滑脱、肥胖者、严重的心血管疾病、肿瘤、活动性感染、既往有开腹手术史。

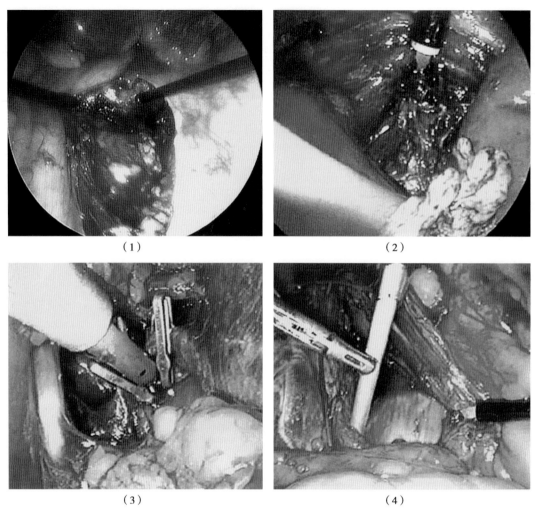

（1）　　　　　　　　　　　　（2）

（3）　　　　　　　　　　　　（4）

图 28-6-3　气腹经腹腔入路暴露 $L_{4\sim5}$ 椎间盘手术操作
（1）牵开后腹膜；（2）分离牵开髂动、静脉；（3）结扎腹腔静脉的分支；
（4）显露 $L_4 \sim L_5$ 椎间盘

【操作步骤】

1. 患者仰卧，左侧肋腹部下垫一个沙袋。

2. 在左侧肋腹部，髂嵴和胸肋缘之间做一长约 15mm 纵切口，依次分开腹外斜肌、腹内斜肌、腹横肌，到达腹膜外脂肪层（图 28-6-4）。

3. 通过切口插入套管到达肾旁脂肪间隙，套管附带有一个分离球囊，球囊扩张后将腹膜及脏器推向对侧。通过套管置入腹腔镜，直达腹膜外空间的顶部。

4. 取出腹腔镜，收缩球囊，放入一个长的扇形牵开器，将分离后的腹膜顶部吊起，维持腹膜外空间的位置。在第一个切口同样的水平中线旁开 2cm 处做一个旁正中切口，在靠近第一个球囊的位置放置第二个球囊牵开器。取出第一个球囊。

5. 在腹腔镜的监视下，松解腹主动脉、下腔静脉及髂动脉、髂静脉等，显露腰椎，结扎并切断腰椎节段血管（图 28-6-5）。

6. 透视下确定融合节段，在腹腔镜的监视下行椎间盘切除，并行前路椎体间融合。

【并发症】　血管相关并发症；腹膜损伤、腹腔脏器损伤；泌尿生殖相关并发症；周围神经并发症；腰大肌损伤和腰骶神经丛损伤导致下肢无力。

【临床疗效】　Zdeblick 和 Mahvi 1993 年完成首例腹腔镜前路 BAK 腰椎融合手术。随后，Zucherman 等 1995 年报道了 17 例腹腔镜前路 BAK 腰椎融合术。初步研究结果表明：腹腔镜腰椎前路

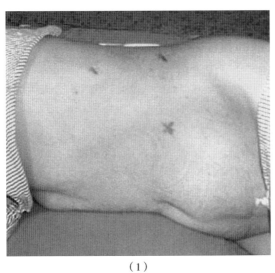
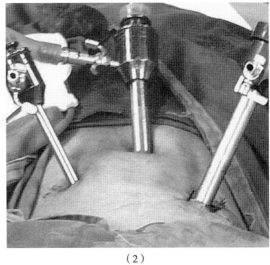

（1）　　　　　　　　　　　　　　　（2）

图 28-6-4　气腹经腹膜后手术通道
（1）气腹经腹膜后途径示意图；（2）气腹经腹膜后途径操作图

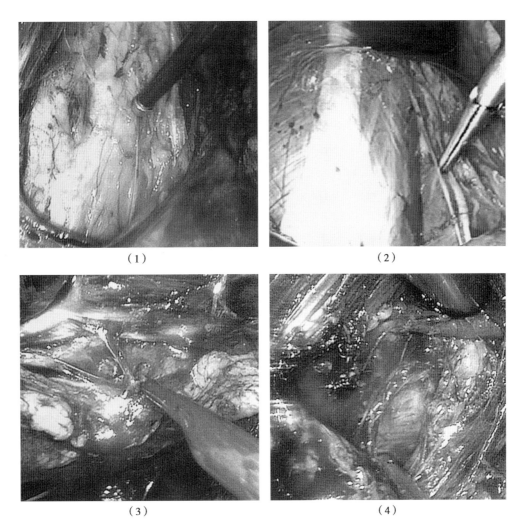

（1）　　　　　　　　　　　　　　　（2）

（3）　　　　　　　　　　　　　　　（4）

图 28-6-5　气腹经腹膜后手术操作
（1）腰大肌表面分离；（2）暴露腰大肌内缘神经丛和输尿管；
（3）处理节段血管；（4）显露 $L_4 \sim L_5$ 椎间盘

手术对腹腔内容物干扰少,创伤小,是一个有效而可行的腰椎微创技术。

三、外侧路腰椎微创融合术

1998 年 Mcafee 等报道了内镜下经腹膜后入路从外侧置入椎间融合器的技术。此入路通过腹膜后腰大肌的前方,术中需将腰大肌向后牵拉。2001 年由 Pimenta 首先展示了直接外侧腰椎椎间融合术(direct lateral interbody fusion,DLIF),此技术是经外侧穿过腹膜后间隙和腰大肌到达腰椎后进行操作的一种新的微创腰椎间融合技术。2004 年 Darren 等再次报道了该技术,2006 年 Burak 进一步完善并报道了这一技术。

【适应证】 椎间盘源性腰痛、椎间盘退变性疾病、节段性脊柱不稳、椎间隙感、退变性脊柱侧凸、假关节形成。适用于 $L_1 \sim L_5$ 的椎间融合术,但不能达到 L_5/S_1 节段间隙。

【禁忌证】 严重椎管狭窄、旋转性脊柱侧凸、中重度脊柱滑脱。

【操作步骤】

1. 麻醉后患者置于可透 X 线手术床上,右侧卧位,调整腰桥,将患者体位向对侧伸展以增加髂嵴与胸廓之间的距离,并且保持身体侧面与手术床垂直(图 28-6-6)。

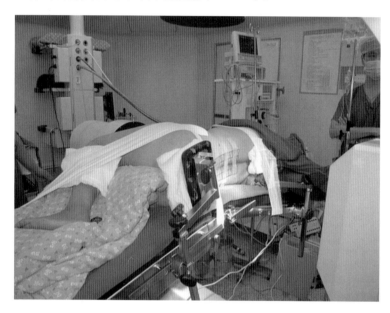

图 28-6-6 DLIF 手术体位

2. 消毒后在患者矢状位透视下确定需融合的椎间隙水平,在垂直对应该间隙的皮肤做好第一个标志后,在该节段对应的竖脊肌与腹斜肌之间做第二个标志。

3. 于第一个标志处做 3cm 的皮肤切口为手术工作通道。在第二个标志处做一个 2cm 纵切口,在此切口深入示指钝性分离肌纤维至腹膜后间隙,向前推开腹膜,向下触碰并确认腰大肌,之后手指向上摸向第一个切口,引导导针从侧面垂直穿过腹膜后间隙至腰大肌(对于操作熟练者,切口二可不用)。使导针置于腰大肌表面正对手术间隙处,通过正侧位 X 线透视确定位置无误(图 28-6-7)。

4. 在神经肌电监测下将导针穿过腰大肌到达欲手术之节段,导针进入的位置在目标椎间隙正中或稍偏前处,透视确定无误后插入逐级增大的扩张器和撑开器,建立工作通道(图 28-6-8 ~ 图 28-6-11)。

5. 直视下切除椎间盘,准备植骨床后置入合适的融合器。再次复查 X 线透视(图 28-6-12 ~ 图 28-6-15)。

6. 充分冲洗后关闭伤口,放置引流。完成手术。

【并发症】 神经损伤,生殖股神经损伤致术后腹股沟和大腿前方感觉异常或疼痛。周围血管、输尿管损伤;导针突入腹腔损伤腹腔脏器。

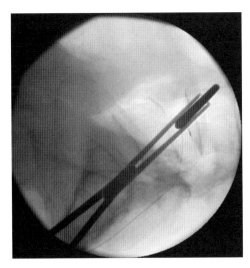

图 28-6-7　侧位透视下见引导
导针定位准确

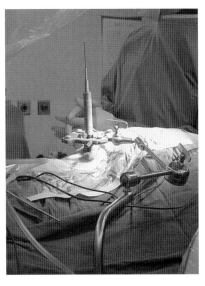

图 28-6-8　定位后,置入导针、逐级扩张器
及撑开器,连接自由臂,固定通道

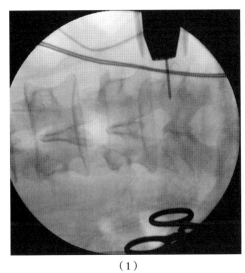

（1）

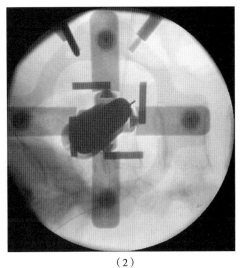

（2）

图 28-6-9　透视工作通道
（1）正位;（2）侧位

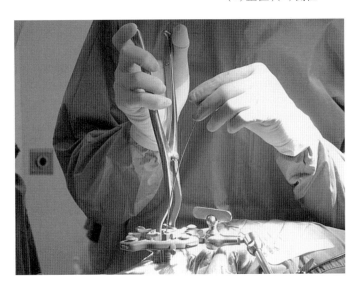

图 28-6-10　撑开器撑开工作通道

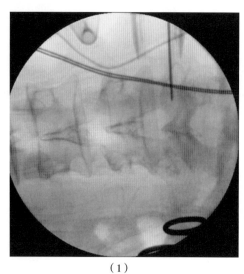 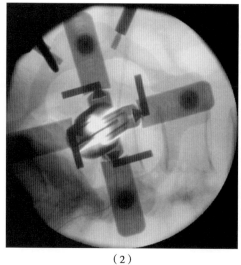

（1）　　　　　　　　　（2）

图 28-6-11　透视扩张后工作通道
（1）正位；（2）侧位

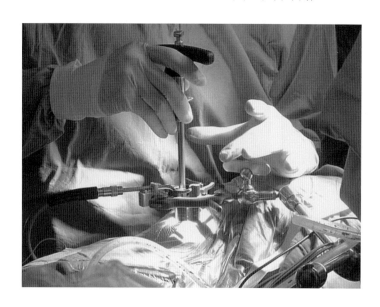

图 28-6-12　直视下进行椎间盘
切除、植骨融合操作

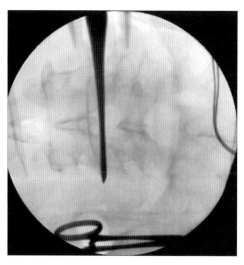

图 28-6-13　透视下椎间盘处理

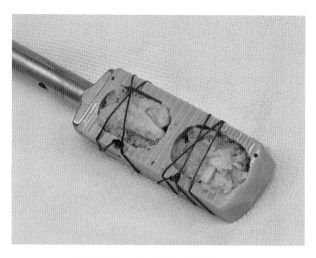

图 28-6-14　已添加异体骨的 cage

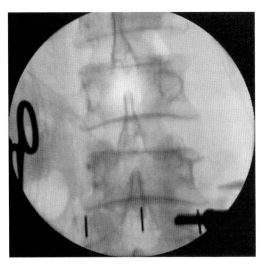

图 28-6-15　透视植入 cage 后正位

【临床疗效】 外侧腰椎间融合损伤创伤小,患者术后疼痛减少,住院时间缩短,能更快地恢复日常活动。操作方向位于脊柱的侧方,损伤椎管内神经的风险较小。不破坏腰椎前后纵韧带,对稳定性影响较小。但 12 肋的下缘及髂嵴的上缘常限制了 L_1/L_2 及 L_5/S_1 椎间盘的暴露。分开腰大肌时肌电监测很重要。单纯融合仍存在争议,常需辅助后路内固定。

中山大学附属第三医院 24 例经验显示,近期随访融合率为 87.5%,2 例 L_4/L_5 间隙 XLIF 术后即出现大腿麻木、屈髋乏力,未经特殊处理,2 周后症状消失。1 例返院行二次手术,对手术节段行椎间盘镜下神经根直接减压;1 例腰椎结核病例术后感染病灶控制不理想,返院经原侧方切口行脓肿清除术。

四、轴向腰椎椎间融合术

2004 年美国 Andrew Cragg 等人介绍了轴向腰椎椎间融合术,它通过或骶骨前间隙通过特制的器械进行操作,完成椎间盘切除、植骨、撑开、椎间融合。经皮到达 S_1 前下方,穿过 S_1 椎体达 L_5/S_1 椎间盘,进一步到达 L_5 椎体。

【适应证】 与传统的椎体间融合相似,已应用于退变性腰椎间盘病、Ⅰ～Ⅱ度腰椎滑脱症、腰椎融合术后形成假关节者。

【禁忌证】 存在凝血障碍性疾病、肠道疾病(如克罗恩病、溃疡性结肠炎)、妊娠、严重脊柱侧凸、骶骨发育不全、Ⅲ～Ⅳ度腰椎滑脱症、肿瘤、创伤等情况时不适合。

【操作步骤】

1. 患者麻醉好后俯卧于透 X 线手术床上,肛门口用敷料填塞,消毒铺巾(图 28-6-16)。C 形臂机放在患者骶尾部,以提供全程即时的正侧位影像。

2. 在左侧或右侧尾骨旁切迹的尾端 2cm 处做 1.5cm 长的切口,切开皮肤和深层筋膜,手指钝性分离,确保筋膜层适当显露(图 28-6-17)。

3. 组装导针导向器和管芯,插入切口,沿骶骨腹侧中线缓慢向前移动,在此过程中用 C 形臂机透视保证导针始终位于中线,逐渐将导针送至 S_1/S_2 连接处的腹侧皮质(图 28-6-18)。

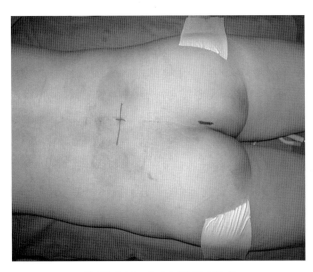

图 28-6-16　AxiaLIF 手术体位

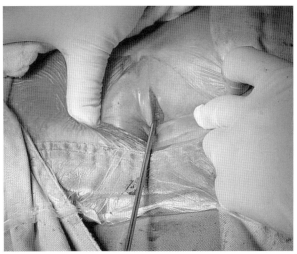

图 28-6-17　手术切口

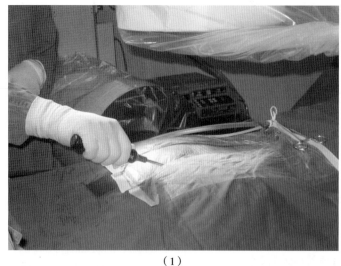

（1）

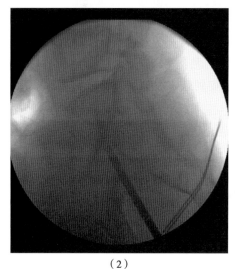

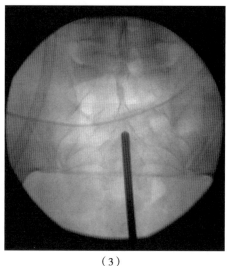

（2） （3）

图 28-6-18　在 C 形臂机下置入导针导向器
（1）置入导针导向器；（2）、（3）进针轨道的正确入针点，X 线透视下可见
侧位剥离器头端位于 $S_1 \sim S_2$ 连接处的前方，正位于骶骨中线上

4. 利用透视的正侧位影像设计融合器的轨迹，保证融合器将贯穿 S_1、L_5/S_1 椎间盘中前部再到达 L_5 椎体前部。

5. 获得理想的轨迹线后，将导向器中钝头导针换成锐头导针，再次透视确定导针方向符合之前理想的轨迹线，用滑动锤将导针打入 S_1，沿轨迹线进入 L_5/S_1 椎间盘（图 28-6-19）。

6. 依次使用 6mm、8mm、10mm 的斜面扩张器扩大通道，置入 10mm 扩张器时在其外面连接工作套筒，将其与扩张器一起打入骶骨后取出扩张器，建立工作通道（图 28-6-20）。在此操作过程中反复 C 形臂机透视确认位置无误。

7. 经工作通道用 9mm 螺纹钻头依次钻穿 S_1 及 L_5/S_1 椎间盘至 L_5 下终板形成一骨性隧道（图 28-6-21）。

8. 用特制切割环切除中央大部分椎间盘，刮除软骨终板至骨面轻微渗血，组织抓取器收集椎间盘碎片（图 28-6-22、图 28-6-23）。

9. 用漏斗形套筒子 L_5/S_1 椎间隙植骨（图 28-6-24）。再用 7.5mm 直径的钻头在透视下穿过 L_5/S_1 间隙进入 L_5 椎体直达上终板下缘，距上终板距离不宜超过 1cm，撤出钻头（图 28-6-25）。

10. 再次置入导针，撤出套管，根据术前及术中测量选择合适型号轴向融合器。换上专用导向器，

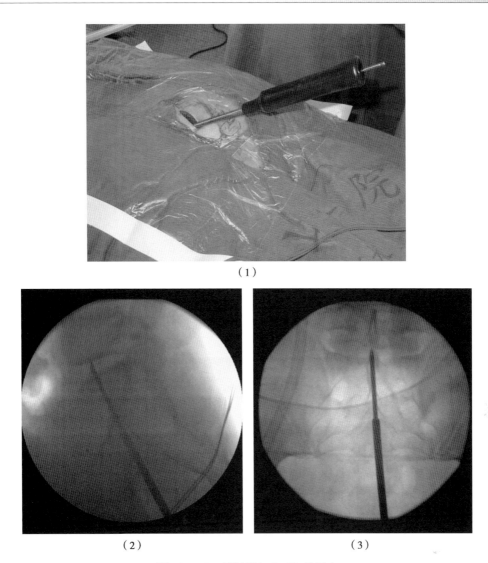

图 28-6-19　导针进入 L_5/S_1 椎间盘

（1）置入导针；（2）、（3）正侧位像示导针穿出骶骨上位终板，穿过腰$_5$骶$_1$
椎间隙，至腰$_5$椎体中央部下位终板

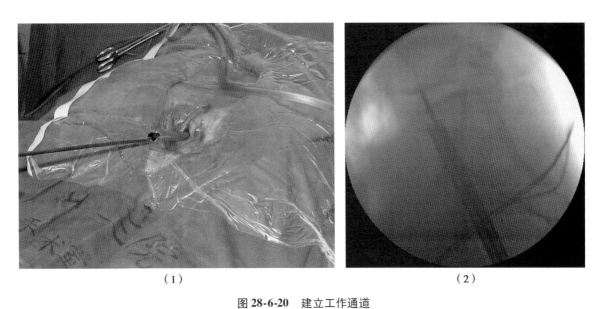

图 28-6-20　建立工作通道

（1）连接延长导针，系列扩张管依次扩张，插入扩张器套管，建立骶前间隙工作通道；（2）侧位像示置入工作通道

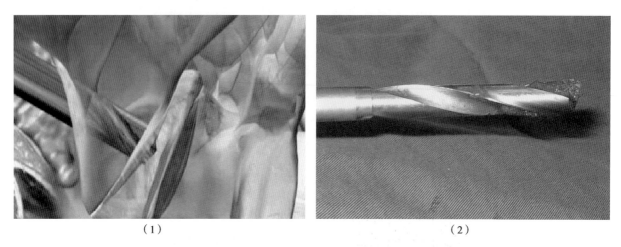

（1） （2）

图 28-6-21 形成骨性隧道
（1）9mm 螺纹骨钻置入骶骨工作通道示意图；（2）保留骨钻螺纹间的骨质，作为自体骨移植备用

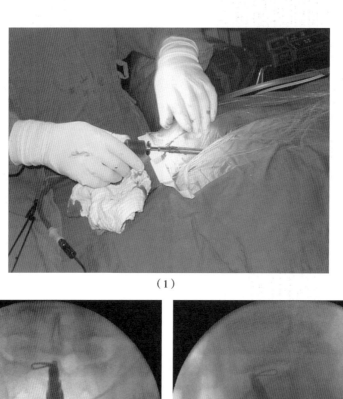

（1）

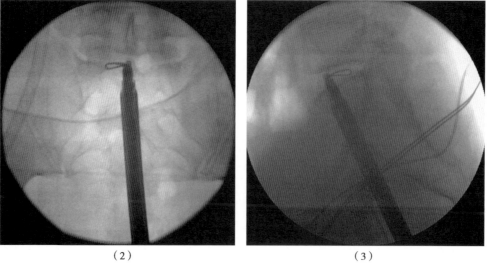

（2） （3）

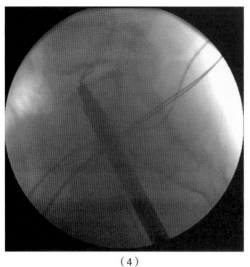
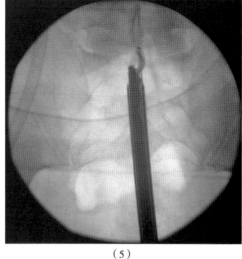

（4）　　　　　　　　　　　　　　　（5）

图 28-6-22　显示手术进程
（1）置入特制切割环进入 L$_5$ ~ S$_1$ 椎间隙；（2）、（3）正侧位显示弹出刮刀，
刮除上终板及髓核；（4）、（5）正侧位显示刮刀刮除下终板及髓核

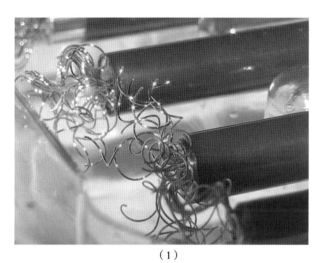
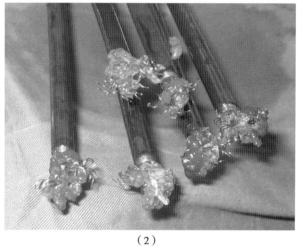

（1）　　　　　　　　　　　　　　　（2）

图 28-6-23　取已刮削下的髓核及软骨终板
（1）组织抓取器端部为不锈钢钢丝，呈放射状；（2）扭绞抓取已被刮刀刮削下的髓核及软骨终板

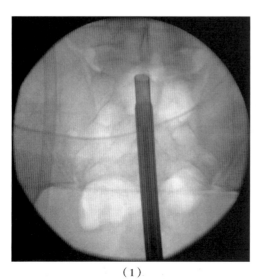
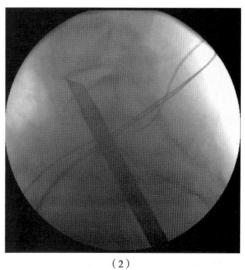

（1）　　　　　　　　　　　　　　　（2）

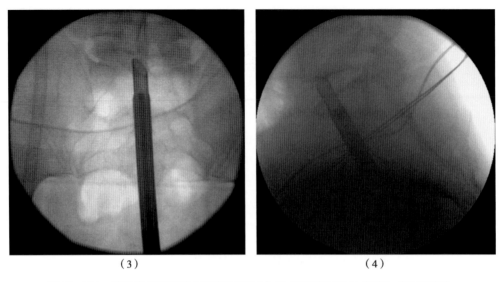

(3) (4)

图 28-6-24 植骨器斜面在椎间隙转向不同方向,即可将骨粒均匀植入椎间隙(1)、
(2)正侧位示向椎间隙后方植骨;(3)、(4)正侧位示向椎间隙侧方植骨

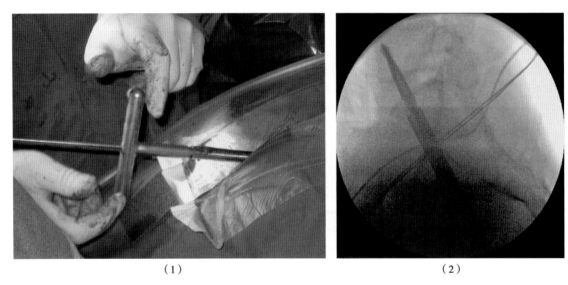

(1) (2)

图 28-6-25 骨钻钻入椎体
(1)7.5mm 骨钻钻入 L_5 椎体约 2/3 高度;(2)透视下侧位像

将轴向融合器顺导针慢慢拧入,融合器 L_5 椎体部分直径 11mm,骶骨部分 14mm,中间部分位于 L_5/S_1 椎间盘,透视下将融合器拧入至适合位置,可以观察到椎间隙高度有撑开。取出导针(图 28-6-26)。

11. 用特制植骨器将植骨材料从融合器尾端植入 L_5/S_1 椎间隙,取出植骨器后用螺纹栓闭锁融合器尾端。

12. 退出导向器,关闭切口(图 28-6-27)。

【并发症】 由于 AxiaLIF 技术入路的特点,至今临床上尚罕见神经损伤的报道。其主要并发症为感染(深部或者皮下)、空气栓塞、直肠损伤、椎体间假关节形成、假体松动下沉错位、盆腔血肿、骶骨骨折等。

【临床疗效】 近年来,有关 AxiaLIF 技术疗效的报道逐渐增多,通过骶前间隙轴向进行椎间盘切除及椎体间植骨融合是安全可行的,具有手术时间短、出血少、并发症少等特点。AxiaLIF 系统可单独使用,亦可联合其他微创或开放手术方式使用,可为患者提供一种新的可供选择的手术方式。

Aryan 等报道 35 例行 AxiaLIF 治疗退行性椎间盘疾病引起的腰痛、成年人退行性侧凸、退行性腰椎滑脱的患者,结果显示术后 12 个月 AxiaLIF 辅以椎弓根钉棒固定组融合率为 100%,单纯 AxiaLIF 固定组为融合率为 80%,平均为 91%。35 例术后 12 个月 Oswestry 功能障碍指数(ODI)由术前 42 降至 22。

Zeilstra 对 90 例为椎间盘源性腰痛患者采用 AxiaLIF 技术,认为 AxiaLIF 作为一种微创手术方式避

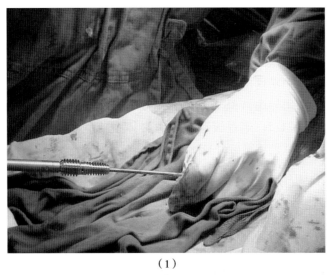

（1）

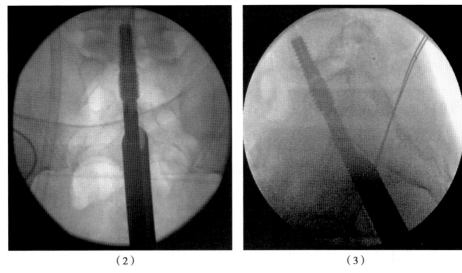

（2）　　　　　　　　　　　　　　　　（3）

图 28-6-26　插入融合器

（1）沿导针插入轴向融合器；（2）、（3）正侧位示轴向融合器位置良好

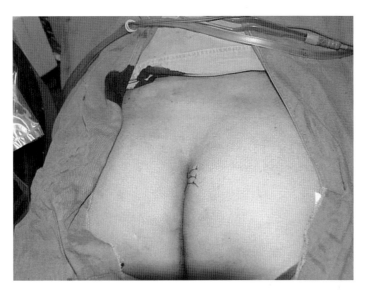

图 28-6-27　术后切口外观

开了许多当前融合技术的缺点。针对腰骶节段的椎间盘病变患者,单独应用单节段 AxiaLIF 是安全、可行、有效的。对于 L_5/S_1 椎间隙高于 4mm 者建议辅以关节突螺钉固定,并且单纯 AxiaLIF 不适用于腰椎滑脱及峡部裂患者。

中山大学附属第三医院于 2007 年 9 月至 2008 年 6 月期间采用单纯 AxiaLIF 治疗 L_5/S_1 失稳症 12 例,平均手术时间 50 分钟;术中平均出血 70ml。术中未出现骶前血管、神经及直肠损伤等与手术操作相关的并发症,所有患者均获得随访,VAS 评分从术前 6.7 分降至术后 6 个月 2.1 分,患者 ODI 指数从术前 61.2 分降至术后 6 个月 21.5。笔者认为,东方人种体型较小,单纯应用 AxiaLIF 治疗 L_5/S_1 失稳症是一种安全、近期疗效良好的微创腰椎融合技术。

五、经皮椎弓根钉内固定

【适应证】 腰椎退行性疾病(椎间盘源性腰痛,腰椎管狭窄症,Ⅰ、Ⅱ腰椎滑脱症)后路固定,可配合椎间盘镜下减压融合。胸腰椎骨折后路固定,可体位复位或不需要减压复位的骨折。

常与其他腰椎椎间融合技术(ALIF、XLIF、TLIF、AxiaLIF 等)结合,辅以经皮椎弓根钉内固定。

【禁忌证】 严重心肺疾病的老年患者,严重的骨质疏松患者,明显的胸椎或胸腰椎脊柱侧凸患者,胸腰椎骨折脊髓压迫需减压的患者,椎弓根发育不良患者,术前定位不明确的患者,其他如峡部裂、椎体滑脱 2 度及以上、二次手术局部粘连严重者。

【手术方法】 以较常用的经皮椎弓根螺钉系统 Viper 系统的操作要点进行介绍,以 L_4 单节段腰椎滑脱症为例。

1. 麻醉与体位 采用气管插管全身静脉复合麻醉。患者俯卧位,胸部、双侧髂嵴双膝垫软垫,腹部悬空,防止受压。

2. 术前定位 根据体表标记或透视确认手术区域准确,术野无杂物遮挡术中透视。透视标准正位(棘突位于双侧椎弓根间的正中线上)确认两椎体双侧椎弓根"卵圆形"轮廓影像,并于体表皮肤标记,以其椎弓根影外缘连线与其横突中线连线的交汇点作为椎弓根钉的入针点,常规消毒、铺手术巾(图 28-6-28)。

3. 椎弓根穿刺 用粗细两种针头在 X 线机透视下定位融合椎的椎弓根中心点(图 28-6-29),以椎弓根中心旁开 2cm 处做 3 处长 1.5cm 横向切口,1 处置 METRx 内镜切口长约 2.5cm,切开皮肤及深筋膜。穿刺针置于椎弓根的外缘(左侧为 9 点钟位,右侧为 3 点钟位)透视下缓慢拧入穿刺针致椎弓根中心,注意调整头倾角以保证穿刺针与椎体上下终板平行;同时注意调整内聚角度,当侧位像显示穿刺针尖位于椎体后缘时,正位像显示针尖未超过椎弓根内缘,表明穿刺成功。拔出穿刺针内芯,将导针插入穿刺针至椎体内 3.5~4.0cm,去除穿刺针,条纱塞入切口内,防止切口渗血。固定导针尾端,避免影响

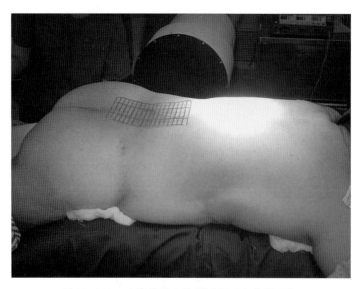

图 28-6-28 应用体外定位器透视下定位椎弓根

手术操作。可同侧穿刺针同时穿刺椎弓根,然后透视下调整;可减少透视时间(图 28-6-30);亦可逐一穿刺椎弓根(图 28-6-31)。

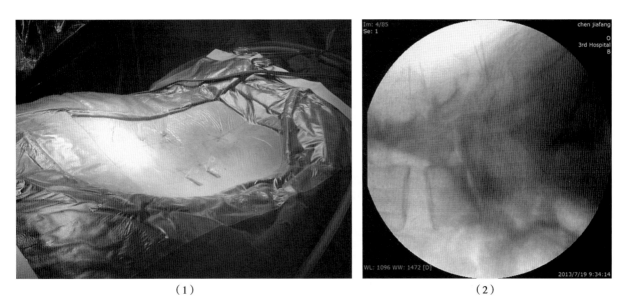

(1)　　　　　　　　　　　　　　　　　(2)

图 28-6-29　针头穿刺透视下定位椎弓根
(1)为针头穿刺标记的椎弓根;(2)透视下腰椎侧位像,显示 L₄ 椎体滑脱,及定位针头的位置

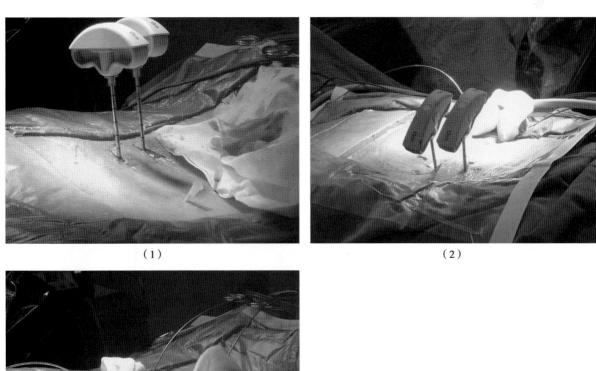

(1)　　　　　　　　　　　　　　　(2)

图 28-6-30　同侧同时进行椎弓根穿刺
(1)左侧穿刺针同时穿刺椎弓根;(2)右侧同时穿刺椎弓根,左侧置入导针;(3)穿刺完成后双侧置入导针

(3)

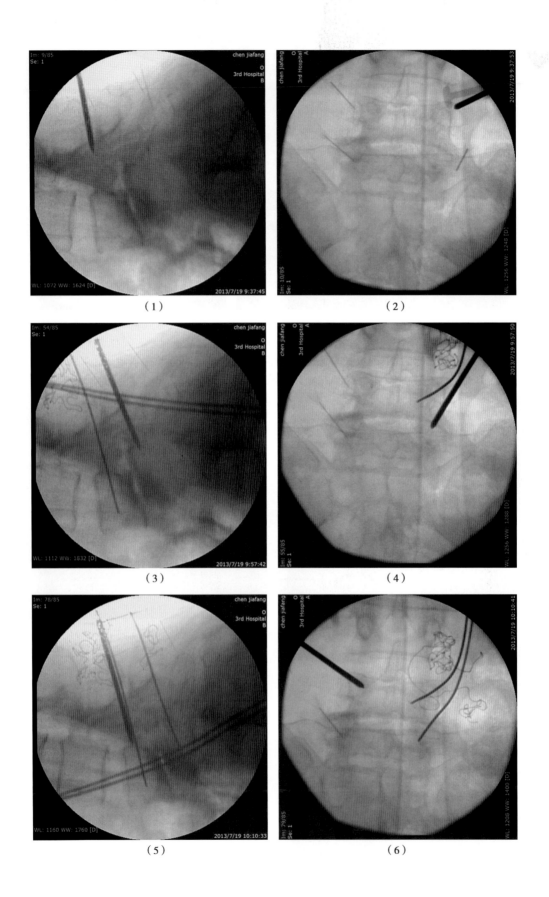

（1）

（2）

（3）

（4）

（5）

（6）

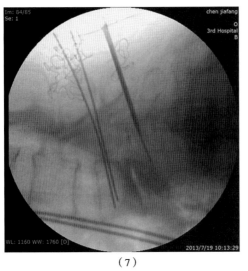
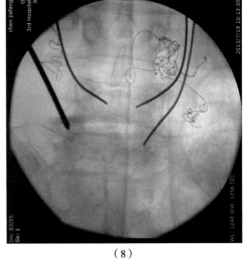

（7）　　　　　　　　　　　　　　　　（8）

图 28-6-31　透视下逐一穿刺椎弓根
（1）、（2）右侧腰 4 椎弓根穿刺腰椎正侧位；（3）、（4）右侧腰 5 椎弓根穿刺腰椎正侧位；
（5）、（6）左侧腰 4 椎弓根穿刺腰椎正侧位；（7）、（8）左侧腰 5 椎弓根穿刺腰椎正侧位

4. 建立工作通道　通过置 METRx 内镜的切口，以病椎节段下关节突及椎板下缘交点为定位点置入穿刺导针，依次递增插入椎间盘镜扩张管进行肌肉软组织扩张（图 28-6-32），最后置入直径 20mm 工作套管，建立工作通道，通道建立后的显示范围是减压侧 $L_4 \sim L_5$ 关节突关节，连接自由臂固定装置（图 28-6-33）。于椎间盘镜下行减压植骨融合操作。

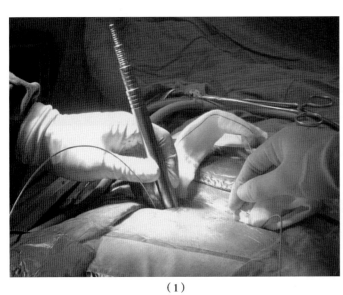
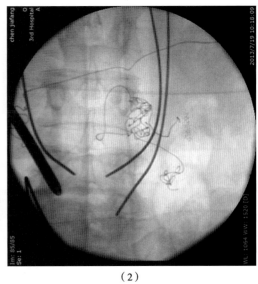

（1）　　　　　　　　　　　　　　　　（2）

图 28-6-32　扩张管进行肌肉软组织扩张
（1）为扩张管置于关节突与椎板交界处逐级扩张；（2）透视下腰椎正位像

5. 置入椎弓根螺钉、加压固定　去除 METRx 内镜系统。扩张管通过椎弓根导针依次置入递增扩张软组织，留置外层扩张管。沿导针应用中空自钻丝攻进行攻丝，移除丝攻和扩张器，注意保留导针勿脱出。将螺钉与螺钉延长器组配，沿导针将直径 6mm 万向椎弓根螺钉拧入椎弓根及椎体内，透视下进行确认后移除导针（图 28-6-34）。注意避免过度旋入螺钉以致钉尾紧贴骨皮质。同法置入其余 3 枚螺钉。X 线再次透视确认螺钉位置良好。此时螺钉延长器应可自由活动，确认螺钉尾端位于同一水平。沿螺钉延长器插入量棒器，测量所需连接棒长度。将持棒器与合适长度连接棒连接，锁棒器锁紧螺棒。对齐螺钉延长器开口，持棒器伸入闭口延长器槽口，将棒下滑至钉尾部旋转 90°，插入同侧螺钉钉尾内。

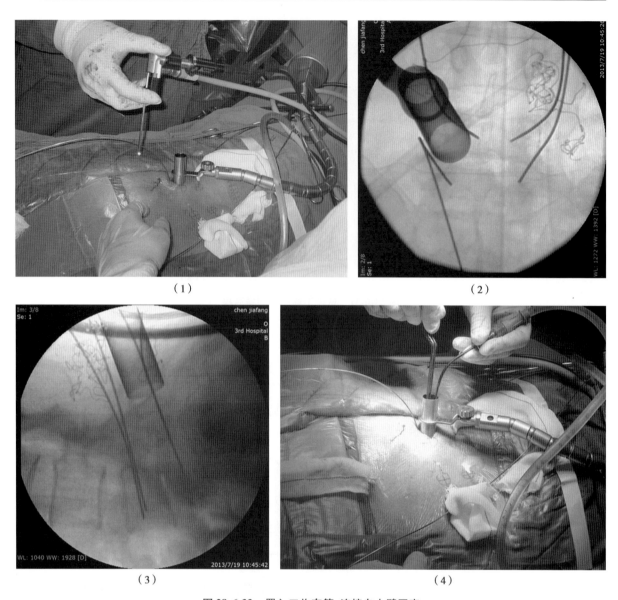

（1）   （2）

（3）   （4）

图 28-6-33　置入工作套管,连接自由臂固定

（1）固定工作套管;（2）、（3）透视下正侧位像示工作通道位置良好;（4）镜下操作

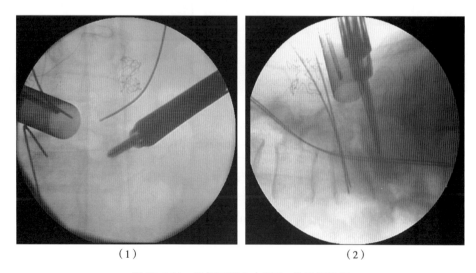

（1）   （2）

图 28-6-34　透视下置入右侧 L_5 椎弓根螺钉

（1）、（2）正侧位透视显示椎弓根螺钉位置良好

X线透视确认置棒无误,锁紧一端螺帽。移除持棒器,拧入螺帽,将手柄置于加压器上方进行加压,锁固螺帽。同法进行对侧置钉操作(图28-6-35)。

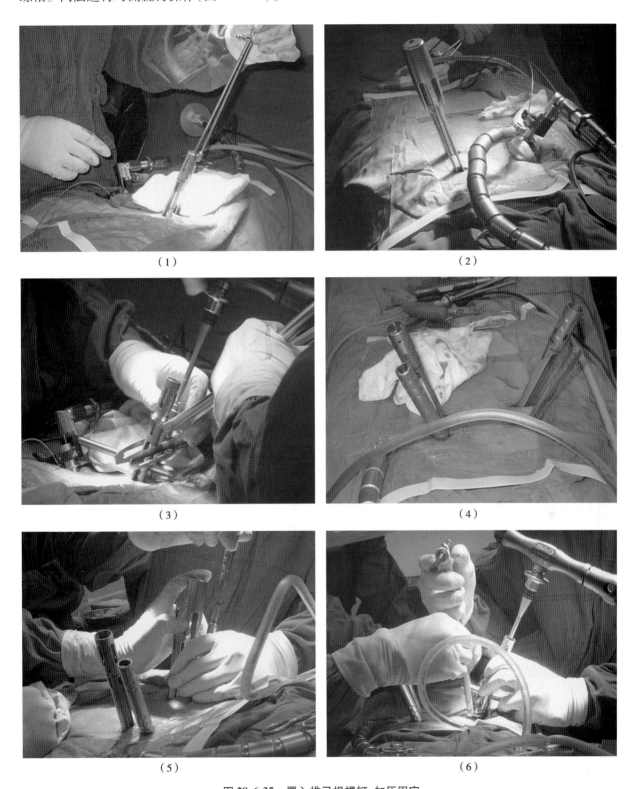

(1)　　　　　　　　　　(2)

(3)　　　　　　　　　　(4)

(5)　　　　　　　　　　(6)

图28-6-35　置入椎弓根螺钉、加压固定
(1)量棒器测量螺棒长度;(2)置入减压对侧螺棒;(3)利用螺钉套筒进行加压;(4)置入减压侧螺钉;
(5)置入减压侧螺棒;(6)拧入螺帽固定

6. 缝合切口与引流 置引流胶管于减压处,缝合筋膜、皮肤切口,术毕(图28-6-36)。

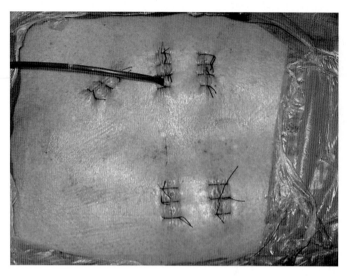

图28-6-36 术后切口可见4个1.5~2.0cm的切口
和一斜行取骨切口,引流管置于减压切口

多节段经皮椎弓根螺钉系统手术操作步骤,以腰$_1$、腰$_2$椎体骨折为例。

1. 患者采用全身麻醉,体位复位后,取俯卧位。

2. 于X线透视下,用体表定位器标记伤椎及上、下临椎椎弓根中心点的体表投影。常规消毒铺巾(图28-6-37)。

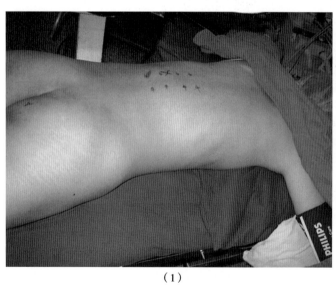
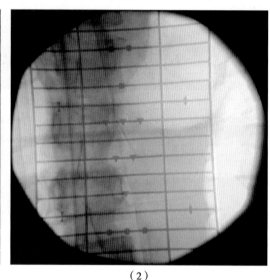

(1) (2)

图28-6-37 定位器标记椎体
(1)透视下定位伤椎及上下临椎并标记;(2)透视下正位像

3. 应用粗、细两种针头进行椎弓根定位(图28-6-38)。根据定位情况进行调整做单侧4处长1.5cm横向切口,切开皮肤及深筋膜。采用VIPER1系统Jamshidi穿刺针置于椎弓根的外缘(3点或9点时钟位)透视下缓慢拧入穿刺针致椎弓根中心,移除穿刺针内芯,将螺纹导针插入穿刺针至椎体内(图28-6-39、图28-6-40)。

4. 移除穿刺针,沿导丝插入扩展管逐级扩张,留置7mm扩展管为保护套管。

5. 经导丝插入空心钻头在椎弓根进针点皮质骨扩口,中空自钻丝攻进行攻丝,移除丝攻和扩张器。

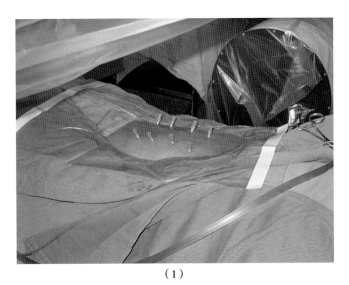

（1）

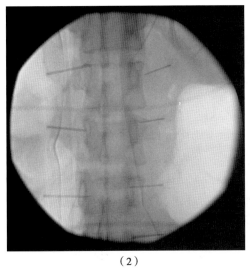

（2）

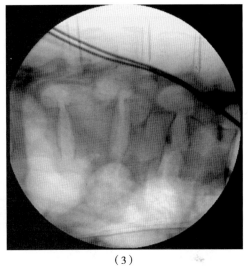

（3）

图 28-6-38　用针头定位椎弓根

（1）针头定位椎弓根；（2）、（3）正侧位透视

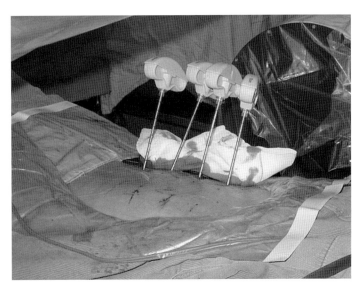

图 28-6-39　穿刺针穿刺同侧椎弓根

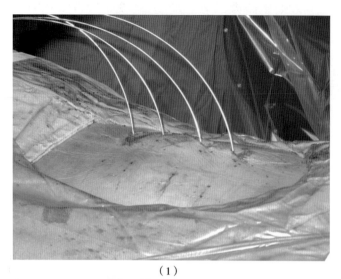

（1）

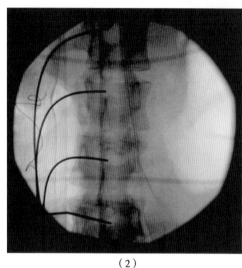

（2）

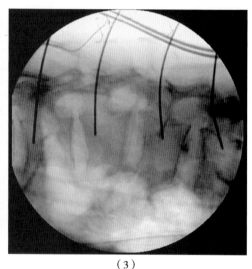

（3）

图 28-6-40　穿刺针至椎体内
（1）沿穿刺针置入导针;（2）、（3）正侧位透视下显示导针置入位置正确

6. 将螺钉与螺钉延长器组配,将闭口螺钉组配沿尾侧导针置入直径 6mm 万向椎弓根螺钉,移除导针。注意避免过度旋入螺钉以致钉尾紧贴骨皮质。同法用开口螺钉组配置入其余 3 枚螺钉,其中伤椎螺钉长度较临椎短 0.5～1.0cm。X 线透视确认螺钉位置良好、螺钉尾端位于同一水平(图 28-6-41)。

7. 选择合适长度的固定棒经皮下穿入钉尾,X 线透视确认置棒无误,锁紧一伤椎螺帽。移除持棒器,拧入另一伤椎及临椎螺帽(图 28-6-42)。

8. 于开口螺钉延长器套上套筒,将手柄置于螺钉延长器之间,手柄起到支点左右,并置于加压器下方,加压器置于螺钉延长器外侧。于两伤椎之间、伤椎与临椎延长器之间加压分别进行撑开复位,锁固伤椎及临椎螺帽(图 28-6-43)。

9. 同法进行对侧操作(图 28-6-44)。

10. 去除螺钉延长器,缝合筋膜及皮肤(图 28-6-45)。

【并发症】　脊髓和硬膜囊损伤,神经根损伤,导针损伤内脏或大血管,内固定物折断。

【临床疗效】　中山大学附属第三医院对 23 例无神经症状的单节段胸腰椎爆裂性骨折患者分别采用 Viper 微创经皮和开放手术经伤椎固定方式进行对比研究显示,与传统开放手术相比,微创经皮椎弓根螺钉内固定术具有创伤小、出血少、恢复快、住院时间短等特点,后凸矫正效果满意,可获得良好的近期临床效果。

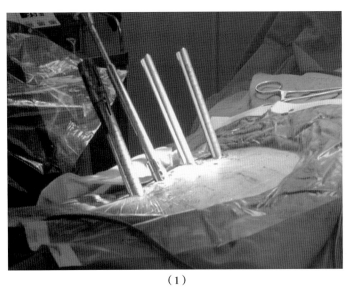
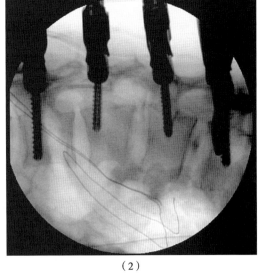

（1）　　　　　　　　　　　　　　　　　　（2）

图 28-6-41　置入螺钉
（1）置入螺钉与螺钉延长器组配；（2）侧位像示伤椎螺钉较临椎螺钉短 1cm

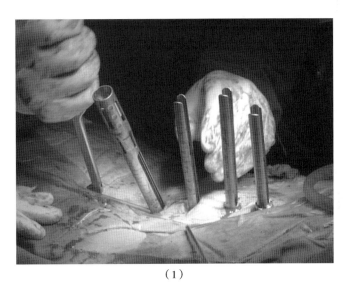

（1）

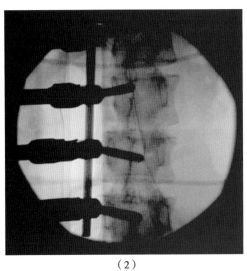
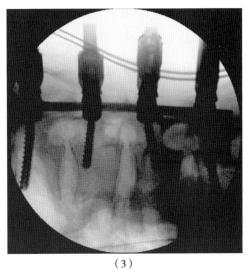

（2）　　　　　　　　　　　　　　　　　（3）

图 28-6-42　锁紧螺帽
（1）经皮置入螺棒；（2）、（3）正侧位透视下见螺棒置入位置良好

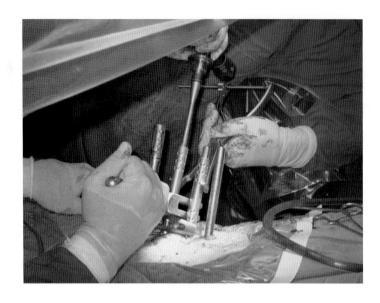

图 28-6-43 逐一进行撑开复位
并锁固螺帽

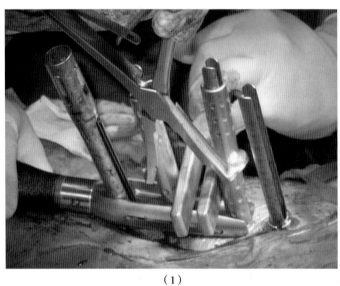

（1）

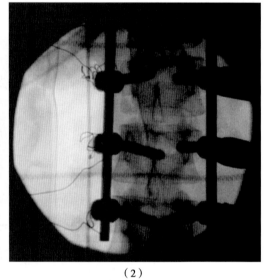

（2）

图 28-6-44 进行对侧操作

（1）对侧置入螺钉撑开复位；（2）透视下显示椎弓根螺钉位置良好

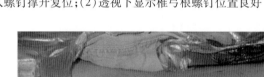

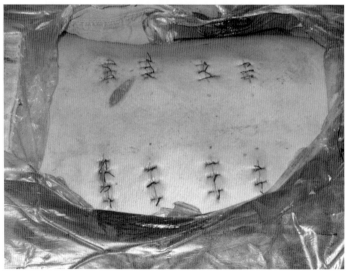

图 28-6-45 术后皮肤切口

六、微创经椎间孔腰椎椎间融合术

【适应证】 各种原因引起的腰椎不稳,1、2度腰椎滑脱,椎间盘源性下腰痛,术后复发的椎间盘突出症二次手术者。

【禁忌证】 3个或以上节段椎间盘病变,椎间孔内出现联合神经根,严重骨质疏松患者,双侧硬脊膜周围纤维化。

【手术方法】 以20mm固定通道METRx椎间盘镜下治疗 L_4 椎体滑脱症为例进行介绍。

1. 麻醉后俯卧于透X线手术床上。C形臂机透视确定手术节段。按经皮椎弓根内固定方法经皮植入椎弓根导针。

2. 建立工作通道。通过置METRx内镜的切口,以病椎节段下关节突及椎板下缘交点为定位点置入穿刺导针,依次递增插入椎间盘镜扩张管进行肌肉软组织扩张,最后置入直径20mm工作套管,建立工作通道,通道建立后的显示范围是减压侧 L_4/L_5 关节突关节,连接自由臂固定装置(图28-6-46)。

3. 切除关节突关节。可通过器械按压 L_4 下关节突,镜下确定关节突关节间隙,应用镜下骨刀将 L_4 下关节突切除,应用髓核钳将切除骨块摘除,显露 L_5 上关节突关节面及黄韧带外侧缘。椎板咬骨钳将增生的 L_5 上关节突及 L_4 椎板部分咬除,以提供足够的手术空间进行椎间隙处理及椎间植骨(图28-6-47)。

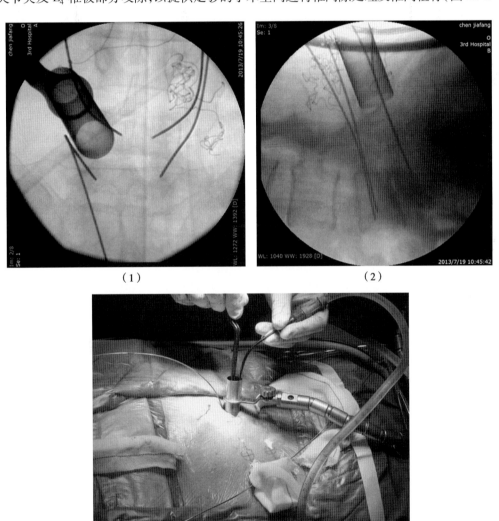

(1) (2)

(3)

图28-6-46 置入工作套管,连接自由臂固定
(1)、(2)透视下正侧位像示工作通道位置良好;(3)镜下操作

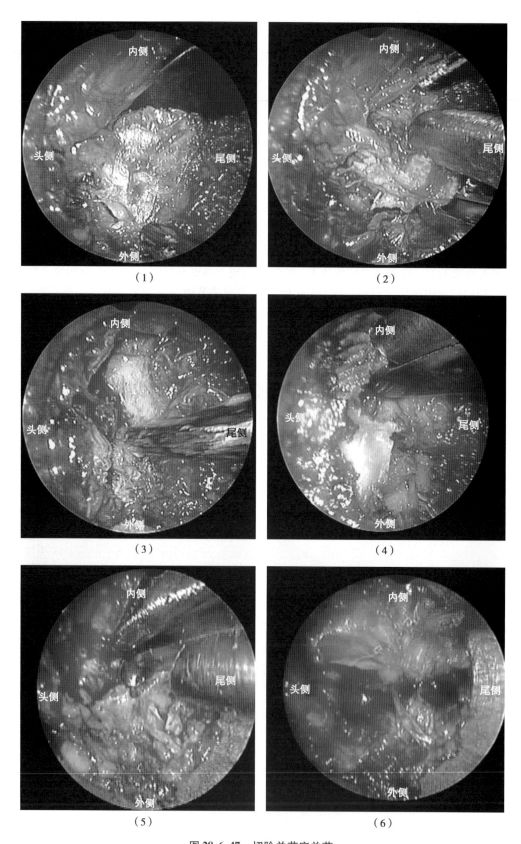

图 28-6-47　切除关节突关节

（1）骨刀切除 L_4 下关节突；（2）髓核钳摘除下关节突；（3）显露 L_5 上关节突及黄韧带；（4）枪状
咬骨钳咬除部分 L_4 椎板；（5）咬除 L_5 部分上关节突；（6）显露足够操作空间

4. 神经根减压、椎间隙处理。直角神经剥离器分离黄韧带与硬膜囊,避免二者粘连,椎板咬骨钳咬除黄韧带,如硬膜外静脉丛出血可通过双极电凝止血(为了减少硬膜外静脉丛出血,通常在骨性减压比较彻底的情况下再切除黄韧带进入椎管),此时镜下可显露硬膜、侧方的神经根及椎间盘。神经探子探查神经根管,判断神经根是否受压,如受压则行神经根管减压。以神经拉钩小心牵开神经根及硬膜,显露 L_4/L_5 椎间盘,镜下尖刀切除纤维环,髓核钳咬除椎间盘,置入铰刀充分清除椎间盘组织,应用直或弯刮匙刮除上下软骨终板至软骨下骨(图 28-6-48)。

5. 椎间植骨融合。处理好终板后,试模测试椎间隙高度及深度决定置入 cage 型号。生理盐水冲洗椎间隙,将已取的自体髂骨松质骨或混合应用 BMP 植入椎间隙前方,斜向内侧置入椎间隙已填塞松质骨 cage 1 枚(图 28-6-49)。

6. 对侧椎管减压。完成一侧减压、椎间植骨融合后,再次探查神经根管,确定神经根松弛无受压。如患者为双侧下肢症状,需行对侧椎管减压。

7. 经皮置入椎弓根钉棒、加压固定。去除 METRx 内镜系统,按照经皮椎弓根钉内固定技术置入钉棒。

8. 缝合切口与引流。置引流胶管于减压处,缝合筋膜、皮肤切口,术毕。

【并发症】 血管损伤与出血,神经根与马尾损伤,脑脊液漏,椎弓根钉位置不良或松动,伤口感染。

【临床疗效】 Isaacs 等率先报道了 20 例应用内镜(METRx)进行经椎间孔入路椎间盘摘除、椎间植骨融合、经皮螺钉内固定技术(MIS-TLIF)治疗腰椎滑脱及机械性腰痛患者,获得了与开放手术相当的疗

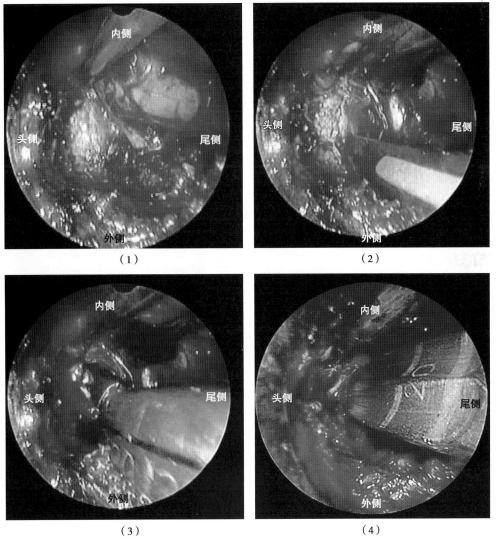

（1）　　　　　　　　　　　　　　（2）

（3）　　　　　　　　　　　　　　（4）

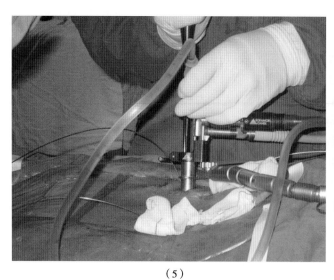
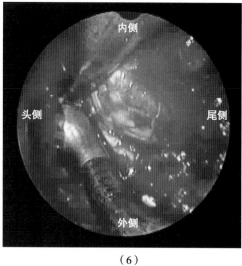

（5）　　　　　　　　　　　　　　（6）

图 28-6-48　神经根减压，处理椎间隙

（1）牵拉硬膜囊及神经根后，显露椎间盘；（2）神经拉钩保护硬膜囊及神经根，尖刀切除纤维环；
（3）髓核钳摘除髓核；（4）铰刀处理椎间隙；（5）、（6）刮匙刮除上下软骨终板

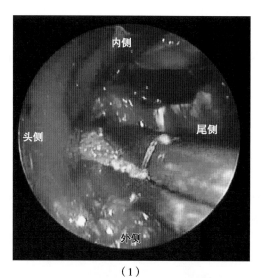

（1）

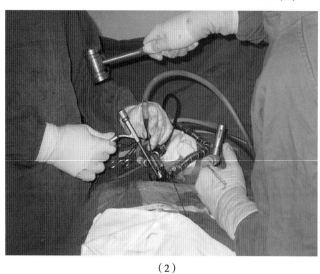
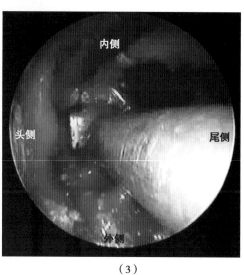

（2）　　　　　　　　　　　　　　（3）

图 28-6-49　椎间植骨融合

（1）将自体松质骨植入椎间隙内；（2）、（3）斜行置入一枚 cage

效,但其住院时间、失血量、术后镇痛药使用明显低于开放手术。

中山大学附属第三医院利用椎间盘镜辅助经皮微创椎间孔入路腰椎椎体间融合术(MIS-TLIF)治疗单节段腰椎滑脱症等腰椎退行性疾病32例,平均随访9个月,微创组术中出血量、伤口引流量、住院天数、术后应用镇痛药剂量均明显低于开放组;微创组术中射线暴露时间及剂量高于开放组;微创组术后疼痛 VAS 评分及 ODI 功能指数较开放组明显降低。进一步随访(平均随访18个月)结果显示,根据改良 MacNab 标准,微创组临床疗效优良率为90.6%。

(刘尚礼)

第七节　腰椎峡部裂及腰椎滑脱症的手术治疗

腰椎峡部裂(spondylolysis)及腰椎滑脱症(spondylolisthesis)引起临床症状的机制比较复杂,包括峡部裂椎弓的异常活动、滑脱节段序列错位、小关节退变、节段性不稳、峡部裂处纤维软骨组织压迫神经根或合并椎管狭窄及椎间盘突出等。首先大多主张非手术治疗,仅少数的患者疼痛或进行性椎体滑脱才需手术治疗。过去手术方法只不过是对滑脱的椎体进行原位融合,如椎间植骨融合术或后外侧横突间植骨术,但这些方法不能恢复矢状面上的生理曲度,重建三柱结构的连续性,不能恢复椎间隙高度及椎管、椎间孔的关系,且融合率低,仍有滑脱倾向。近年来,随着脊柱生物力学研究的迅速深入,新型脊柱内固定器的发展和广泛应用,对滑脱节段获得复位的必要性和可能性有了新的认识,大多主张行后路经椎弓根螺钉技术内定器,椎板切除或扩大开窗神经根减压加后外侧横突间植骨或椎间植骨。后路腰椎椎间植骨融合术(posterior lumbar interbody fusion,PLIF)已有数十年历史,但由于植入骨的塌陷、移位、假关节形成和供骨区的一些并发症,手术效果并不理想。20世纪80年代中期椎间融合器(cage、TFC、BAK)开始应用于临床,生物力学优点在于沿受力轴承受压力,并接近旋转中心,融合后能重建前柱并恢复其80%的承载能力。但在现实中手术技术困难和出现的并发症已制约了这种方法的广泛应用。为了减少并发症提高疗效,更符合生物力学受力特点,各种改良的椎间融合器被引入并得以推广。椎间融合器可恢复椎间高度,扩大椎间孔及椎管,使神经功能得以恢复,改善了腰骶部外观,缩短了康复时间,且有效地提高了融合率。对年龄小于30岁有持续性腰痛、无下肢根痛症状、病程较长、峡部裂或轻度滑脱者,非手术治疗无效,许多学者主张峡部缺损处直接修整、植骨加内固定术,以期达到骨性愈合,恢复椎弓的连续性,避免多节段固定,并可获得满意的疗效。

一、峡部缺损修整植骨内固定术

【适应证】　峡部裂或Ⅰ度滑脱(位移<10mm),疼痛症状持续,影响日常生活,年龄在30岁左右,邻近椎间盘无明显退变或儿童期,经非手术治疗半年以上无效者。

【禁忌证】

1. 多节段峡部裂或滑脱>Ⅰ度者。

2. 年龄在40岁以上或合并椎间盘突出、退变或椎管狭窄者。

【麻醉】　持续硬脊膜外阻滞或全身麻醉。

【体位】　同上述俯卧位。

【操作步骤】

1. 切口　以病椎棘突为中心后正中直切口。

2. 显露峡部缺损处　按上述后暴露方法切开皮肤、皮下脂肪结缔组织,保留棘上、棘间韧带,显露椎板、关节突及横突,牵开两侧竖脊肌。根据病椎后弓的异常活动可确定峡部缺损部位。用尖嘴双关节咬骨钳咬除缺损处的纤维结缔组织,用骨刀或微型磨钻凿去或磨去缺损两端的硬化骨使骨端粗糙或有少许渗血。

3. 内固定方法

(1) 经峡部缺损螺钉固定术:在病椎椎板下缘距棘突外0.8~1.0cm处,咬去少许骨皮质,钻入粗为2mm直径克氏针至椎板的两层皮质间,与矢状面呈30°角向前、上、外方向钻经缺损间隙达椎弓根后部,直视下可见克氏针通过峡部缺损处,拔除克氏针,再换用粗为3mm直径钻头顺原克氏针通道钻入扩大后,选用合适长度的加压螺钉钻入(可采用35~45mm长、螺纹外径为4.5mm的松质骨加压螺钉)。螺纹部分应完全通过缺损间隙,以便旋紧螺钉时使缺损间隙轴向加压(图28-7-1)。

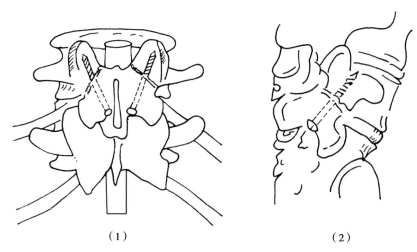

(1)　　　　　　　　　　　　　　　　(2)

图28-7-1 经峡部缺损螺钉固定术
(1)正位;(2)斜位

(2) 单节椎经横突钢丝固定术:从髂骨后段取带有皮质骨的松质骨块两块,约1.5cm×1.0cm×0.6cm大小,用少许松质骨填塞缺损处,峡部上方上关节突及下方椎板处凿成粗糙骨面,将上述植骨块的松质骨面覆盖其上,用1.0mm直径钢丝通过小直角钳引导,分别绕过病椎的两侧横突根部,在病椎棘突下缘根部,双股相互拧紧使峡部裂的前、后单元合拢,并恰好压紧植骨块(图28-7-2)。

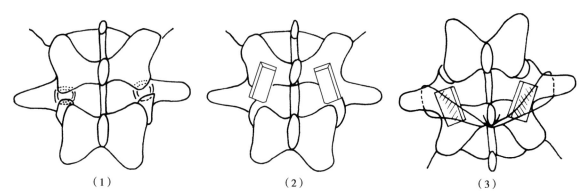

(1)　　　　　　　　　(2)　　　　　　　　　(3)

图28-7-2 节段性经横突钢丝固定术
(1)峡部修整;(2)髂骨块植骨;(3)钢丝固定压紧植骨块

以上两种内固定方法可结合在一起应用(图28-7-3)。

(3) 单节椎椎弓根螺钉棘突钢丝固定术:先于病椎椎弓根左右各置入1枚椎弓根螺钉。其他手术顺序与单节椎经横突钢丝固定术相似,不同之处,前者将钢丝分别绕过病椎两侧横突根部,本法分别绕过病椎的两侧椎弓根螺钉的螺帽,在病椎棘突下缘根部,双股相互拧紧,使峡部裂的前、后单元合拢,并压紧植骨块。

(4) 钩螺钉固定术:钩螺钉器械包括类Harrington钩,为了适应椎弓厚度,钩刃弧度较Harrington钩小(图28-7-4),称其为椎板特殊钩。钩刃内面制成粗糙面防止在椎弓上滑移,钩宽度6~8mm大小不等,钩上方呈开口式。螺钉末端截面呈三角形,以利扳手控制螺钉钻入,尖端进入上关节突为外径4mm的松质骨加压螺钉。螺钉长45~55mm不等。螺钉杆安置于椎板钩的开口槽中,末端用弹簧圈和两枚螺帽加压固定(图28-7-5)。

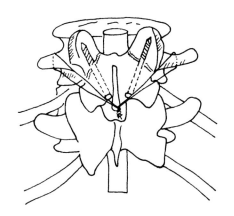

图28-7-3　螺钉钢丝结合固定法

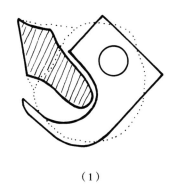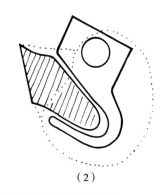

（1）　　　　　　　　　　　（2）

图28-7-4　L$_5$ Harrington钩与椎板特殊钩的比较

（1）Harrington钩；（2）椎板特殊钩

以L$_4$峡部裂为例，切除两侧L$_{4,5}$之间的黄韧带，L$_4$椎板下缘咬去少许皮质成一切迹，或仅咬去少许黄韧带以便纳入特殊椎板钩。用直径2.5mm钻头在病椎上关节突基底部钻孔，钻入1枚松质骨加压螺钉，经上关节突基底直至椎弓根部。螺钉钻入时必须与椎板额状面呈40°，并与中线呈外偏20°（图28-7-6）。

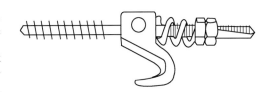

图28-7-5　钩螺钉器械

安置椎板钩，并将开口槽嵌入螺钉杆内，尾侧再用弹簧圈及两枚螺帽固定。

同样方法安置另一侧钩螺钉装置。自后髂骨嵴取下松质骨填塞峡部裂缺损处，再旋紧螺母加压。峡部裂周围关节突、椎板及横突也凿成粗糙面进行丰富植骨。过长的螺钉尾部予以截除。

注意事项：经峡部缺损的螺钉固定术或钩螺钉固定术两种方法，均要防止螺钉过长或方向偏离，损伤或压迫刺激神经根，术后会出现根痛症状，应加注意。

术后处理：术后3小时内取平卧位，以利压迫止血。术后2周腰部支具固定4个月，以后改为软围腰固定，继续2个月。

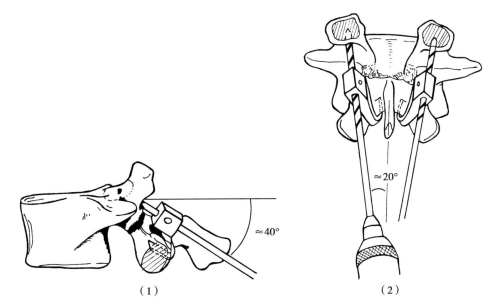

（1）　　　　　　　　　　　　　　　　　（2）

图28-7-6　螺钉经椎板特殊钩的钩槽植入上关节突基底的方向

（1）侧位观螺钉与椎板额状面呈40°角；（2）螺钉与中线向外偏20°角

疗效介绍:本法不影响腰骶部正常运动生理,手术创伤小且内固定简单,术后一般70% ~80%的患者腰痛症状缓解,植骨愈合率亦较高。

(5) 单节椎复位固定系统(图28-7-7):操作步骤如下。

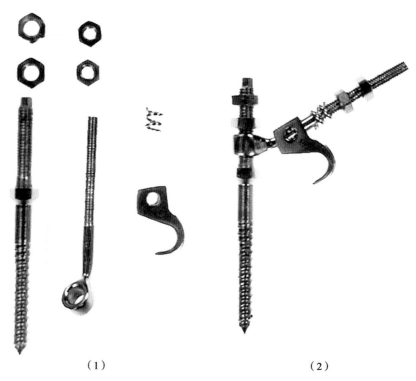

(1) (2)

图28-7-7　单节椎复位固定系统
(1)装配零件;(2)组装后情况

1) 切口:以病椎棘突为中心后正中切口。

2) 暴露椎板、关节突及横突,保留棘上韧带,棘突旁切开腰背筋膜抵骨膜作骨膜下剥离。

3) 确定病椎后弓的异常活动,切除缺损处充填的纤维软骨组织,切除峡部两断端的硬化骨直至少许渗血。

4) 病椎上植入左右各1枚椎弓根螺钉,并经X线侧位证实位置良好。

5) 病椎椎板下缘用小刮匙剥离黄韧带少许,便于椎板钩纳入。将峡部、关节突及横突凿成粗糙面植骨床。

6) 自后髂嵴取带有外板骨的松质骨约1.8mm×1.0mm×0.6mm 大小两块,用咬骨钳将骨块松质骨面修整成T形,突出部松质骨嵌入峡部缺损处,皮质骨面在上。

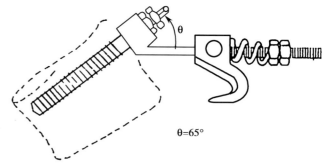

图28-7-8　钩杆与椎弓根螺钉植入后关系示意图

7) 套筒螺杆尾端插入椎板钩,头端套入提拉复位椎弓根螺钉。先旋紧螺杆尾端螺母,对缺损植骨处进行加压,后逐渐旋紧椎弓根螺钉螺母(图28-7-8),峡部周围再加松质骨植骨。浮动椎板可获立即稳定。

术后处理:术后24 ~48 小时拔除负压引流管,支具固定3 ~4 个月。

二、椎弓根螺钉棒系统固定术

【适应证】

1. 腰椎滑脱伴腰痛病史在半年以上,经非手术治疗无效者。

2. 有下肢神经根受损症状及体征者。

3. 有腰椎管狭窄症状或伴有腰椎间盘突出症者。

4. 腰椎滑脱虽然小于Ⅱ度,但有明显节段性不稳定者,或滑脱有进行性加重者。

【禁忌证】

1. 年龄在 75 岁以上,有腰椎滑脱但临床症状甚轻者。

2. 骨质疏松患者。

3. 病程很长,有"骨桥"形成,已达自身稳定者。

【麻醉】 全身麻醉或持续硬脊膜外阻滞。

【体位】 俯卧位,两侧髂前上棘处垫高,与腰椎及腰骶椎后侧手术途径相同。

【操作步骤】

1. 切口 后正中 $L_3 \sim S_2$ 切口为 $10 \sim 12cm$,为了在同一切口取髂骨植骨,切口可适当延长。

2. 显露椎板、关节突及横突 与腰骶椎后侧全椎板显露方法相同。

3. 确定病椎、椎弓根定位及钻入螺钉(以 L_5 为例) 用 Kocher 钳夹住病椎棘突上、下活动,可见两侧峡部处有异常活动,椎板浮动,就可确定病椎节段。

椎弓根螺钉的定位和植入:

(1) L_5 椎弓根置钉:用开路锥对准椎弓根的进针点,如果螺钉采用向中线倾斜方法植入,可以在准备螺钉孔道时使用小刮匙紧贴椎弓根的外表面皮质来定位和导向。进针点处再换椎弓根锥,与矢状面呈 15°,必须与终板平行,或在椎弓根的下部进针,进针方向向头部倾斜(图 28-7-9)。钻入 3cm 深度,换 1.5cm 直径克氏针平

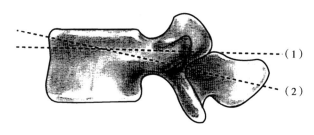

图 28-7-9 椎弓根螺钉定位
(1)矢状面上,进针角度与终板平行;(2)进针点位于椎弓根稍下部,方向向头部倾斜

头凭手感插入椎弓根、椎体,直抵椎体前皮质,探孔道四壁,以确保未穿破皮质,测其深度,选择合适长度的提拉复位螺钉备用,待 X 线电视监视下定位满意后,再置入螺钉(图 28-7-10)。

(2) S_1 椎弓根置钉:进针点位于上关节的下方并稍微向外、向下,进针方向向内侧倾斜 25°~30°,进入骶骨终板,或钻入前方皮质 $1 \sim 2mm$ 处,不但增加置入螺钉牢固,并可避免 S_1 上的螺钉与 L_5 上的螺钉交叉间距太近(图 28-7-11)。

4. 全椎板切除减压及复位固定 滑脱患者有神经根受压者均需进行病椎峡部处纤维结缔组织或松动的椎板切除,扩大侧隐窝及神经根管。Ⅰ~Ⅱ度滑脱可依靠病椎螺钉上螺母提拉复位;Ⅲ~Ⅳ度滑脱需切除关节突、椎间盘,通过杠杆作用,用小 Cobb 骨膜剥离器插入椎间隙撬起移位的 L_5 椎体,松动软组织以利达到撬拨复位(图 28-7-12)。Tenor 椎弓根钉棒提拉系统复位:①弯棒,在头端使用闭口夹头,先拧紧尾端螺帽固定;固定时用手抬高棒头端,使棒与螺钉底部预留足够间距。②在头端拧入螺帽,行提拉复位。③至螺帽拧紧时,滑脱即可复位。如复位不够可重复上述步骤,头端抬高更多距离或弯棒。④松开闭口夹头螺塞,可行后方撑开或压缩(图 28-7-13)。

5. 植骨 由原切口下段向一侧皮下脂肪结缔组织及浅筋膜下分离显露后髂骨嵴,切开骨膜进行髂骨外板剥离,用半椎板拉钩牵开暴露后,取后髂骨外板及松质骨。一般可行后外侧骶骨翼侧块,横突间植骨。

6. 经后路椎体间融合术(PLIF) 以 Telamon 为例的椎间融合器同时附

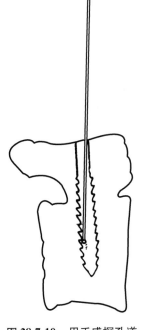

图 28-7-10 用手感探孔道四个壁,确保未穿破皮质

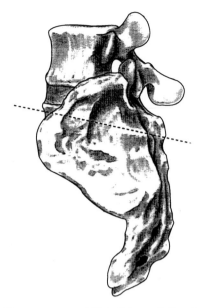

图 28-7-11 S₁ 进针点稍向下,在椎弓根
的下部,进针方向向头部倾斜 25°~30°,
抵入骶骨终板下

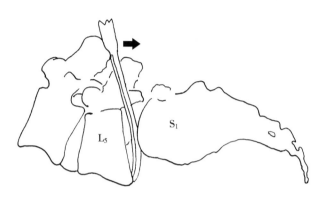

图 28-7-12 Cobb 骨膜剥离器插入
椎间松动软组织

加后路椎弓根螺钉内固定。

(1) 如需滑脱复位,则必须先行椎弓根置入,然后全椎板切除,下关节突切除,扩大侧隐窝及神经根管,予以彻底减压(图 28-7-14)。

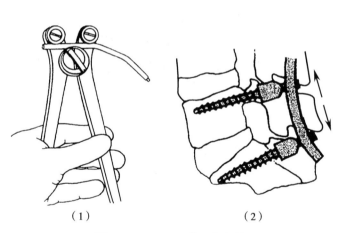

（1）　　　　　　　（2）

图 28-7-13 Tenor 椎弓根钉棒
(1)弯棒;(2)后方撑开或压缩

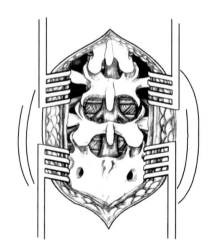

图 28-7-14 暴露相关节段,切除椎
板和内侧小关节突,以充分暴露硬脊
膜神经根和侧部纤维环

(2) 交替将硬膜囊和相应神经根向中间牵开以显露双侧椎间盘,硬膜外静脉丛双极电凝止血。分别在后纵韧带和椎间盘的纤维环上左右各作矩形切开,用髓核钳钳出椎间盘软组织(图 28-7-15)。

(3) 采用特殊的撑开器,由小到大交替撑开狭窄的椎间隙,按扁平面与终板平行的方向插入,旋转90°,以撑置入空间。当椎间隙达到一定高度(通常为 11~12mm)后,彻底切除变性椎间盘组织(图28-3-16)。

(4) 一侧保留撑开器,在对侧用侧面刮匙切除软组织和上下椎体的软骨板。用圆形刮刀清理剩余软组织和终板软骨,直至上、下终板上的软组织均刮干净并表面渗血(图 28-7-17)。

(5) 在确认硬膜囊和神经根保护下,撑开器在 X 线侧位片上与椎间隙平行。在一侧维持撑开器撑

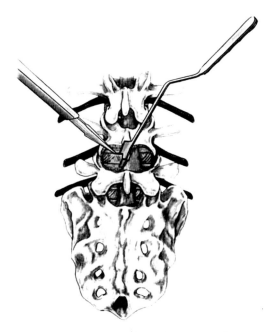

图 28-7-15　牵开硬膜囊、神经根,矩形切开
纤维环,常规用髓核钳夹出椎间盘组织

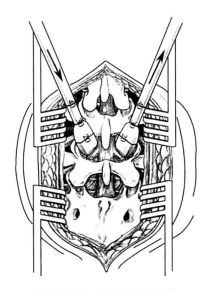

图 28-7-16　撑开器插入维持
椎间隙高度

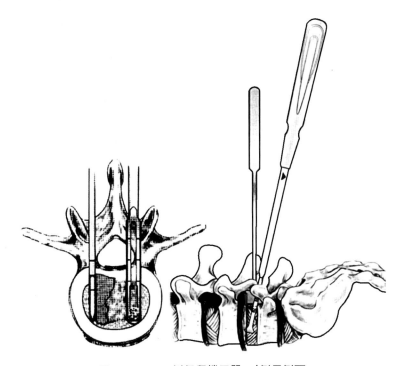

图 28-7-17　一侧保留撑开器,对侧用侧面、
圆形清理剩余的软组织及终板上的软骨

开状况下,在对侧插入 1 枚已充填碎骨屑的插入型融合器,拔除另侧撑开器,在该侧间隙内填入一些松质骨后,再置入与对侧等大的融合器(图 28-7-18)。

(6) C 形臂机检查观察滑脱复位情况,大多撑开器在撑开过程中即刻可达到复位作用,少数未获满意复位的病例则通过上述的 Tenor 钉棒复合系统进行提拉钉复位加压固定(图 28-7-19)。

【注意事项】

1. 滑脱患者椎弓根定位比较困难,因滑脱棘突椎板游离,其下关节突下移,上关节突也发育不良,峡部缺损,椎体及横突前移。

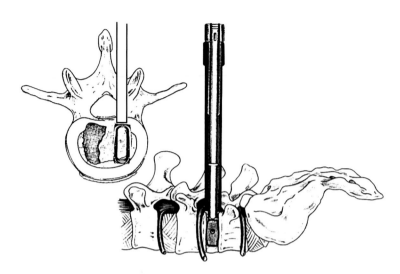

图 28-7-18 将填满植骨块的融合器插入椎间

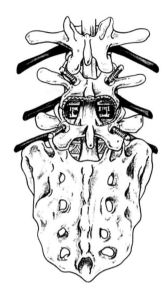

图 28-7-19 安装后路椎弓根螺钉内固定可对融合器适当加压

腰骶椎夹角加大而深,关节突及关节突间部均增生改变,使解剖关系紊乱。因此,定位要根据横突、关节突、峡部及骨嵴诸多相邻关系而确定,并必须在 C 形臂机监测下或 X 线摄片确认。

2. 由于腰椎前凸的原因,为了使矢状角(SSA)能达到 0°,倾斜角度要适当,过大或过小均不能使 SSA 达到 0°。由于个体差异,术中应根据患者的侧位 X 线像来决定螺钉倾斜的角度,以防损伤神经根或螺钉植入椎间隙。

3. 螺钉深度可根据术中克氏针引导抵至椎体前皮质骨直接测定的深度为准。S_1 螺钉不宜穿透前方皮质太多,以防损伤直肠,但如能穿透骶椎前皮质骨 1~2mm,将会增加螺钉抗拔出力。

4. 椎间隙中度狭窄,cage 插入最稳定,充分发挥张力带作用,无狭窄者 cage 插入不稳。高度狭窄者为非适应证。

5. 全椎板切除时,下关节突必须切除,使置入 Cage 有足够的空间,以防硬膜囊神经根过度牵拉。

【术后处理】 术后 24~48 小时拔除负压引流管,2~3 天后在支具保护下起床活动,持续 3 个月。

【疗效介绍】 Tenor 内固定对轻度滑脱患者能达到完全或部分复位,有椎管狭窄及神经根性症状者可同时行椎板切除侧隐窝及神经根减压,术后症状均有明显改善。本法较单纯植骨融合术假关节发生率为低,能有效地提高植骨融合率。由于复位后恢复了正常解剖关系,重新建立并维持脊柱的三柱结构,恢复了腰骶部生物力学功能,从而提高了疗效。而同时应用椎体间融合器后路椎弓根钉系统固定能使病椎获得更佳的稳定性。

(唐天驷)

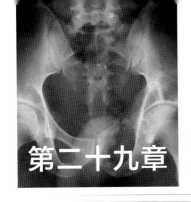

第二十九章　脊柱后凸畸形

第一节　概　　述

严重的脊柱后凸畸形是由于脊柱的平衡已被破坏,畸形不断进展,造成恶性循环,严重威胁到患者的健康。研究和实践均证明非手术治疗不能缓解症状,因此对于严重的脊柱后凸畸形必须予以手术治疗,以恢复其脊柱的平衡,改善外观畸形,解除神经压迫,增强心肺功能。

对于严重的脊柱后凸畸形,常需要采用截骨术进行矫形。自1945年Smith-Petersen等报道脊椎截骨术以来,国内外有许多文献报道了不同后路截骨方式应用于临床,大致可分为Smith-Petersen截骨术(Smith-Petersen osteotomy,SPO)、经椎弓根截骨术(pedicle subtraction osteotomy,PSO)和全脊椎截骨术(vertebral column resection,VCR)三种类型。每种术式各有其优缺点及适用范围。

对胸腰椎严重后凸畸形的治疗,术前应制订完善的手术计划。首先评估患者的手术耐受性和营养状况,必要时行肺功能锻炼和营养支持。然后进行详尽的影像学评估,如常规行全脊柱站立位正、侧位和左右侧屈位X线片检查,以了解畸形的角度、柔韧度和躯干失衡情况,初步确定截骨的节段、范围。对于代偿型矢状面失衡的重度脊柱畸形,在胸段可以行VCR或SPO,在腰段则可采用PSO。对于失代偿型矢状面失衡,在胸段可行VCR或PSO,腰段应行PSO。行螺旋CT扫描全脊柱并测量椎弓根有关数据,以利于矫形时椎弓根螺钉的正确置入;CT三维重建有助于了解畸形脊柱的解剖结构,对于先天性脊柱侧后凸畸形患者尤其重要。

术中手术时应充分暴露,通过麻醉控制低血压、骨膜下剥离,以及良好的止血,保持术野清晰。根据畸形情况选择合适的截骨方式和固定点,并且保持足够的固定点以提供充分牢靠的固定强度。VCR手术截骨前必须采取临时固定,避免截骨后脊柱错动损伤脊髓。矫正时通过交替调整矫形棒的弯度来获得逐渐矫正,同时密切动态观察脊髓的搏动情况。由于重度僵硬性脊柱侧凸畸形顶椎区域以外的脊柱也十分僵硬,矫正时应避免过度追求矫正程度,以免矫正过度使脊柱近端或远端无法代偿而出现术后躯干失代偿。

第二节　强直性脊柱炎的脊柱截骨术

虽然强直性脊柱炎的药物治疗已经有了很大的发展,但仍有部分患者在晚期会产生严重的脊柱畸形。对于合并后凸畸形的强直性脊柱炎患者,手术矫形的目的通常为:①使患者能直立,双眼平视前方;②截除后凸造成的胸腹腔压迫,改善呼吸、循环和消化系统的功能;③矫正患者的体形,解除心理压力。

一、Smith-Petersen后方截骨术

Smith-Petersen于1945年首次将SPO应用于强直性脊柱炎患者,随后SPO广泛用于强直性脊柱炎和医源性脊柱矢状面失衡。其技术核心是脊柱附件截骨,脊柱的中柱即椎体的后皮质及后纵韧带充当

楔形闭合的铰链,因此当楔形闭合矫形时,脊柱的前柱延长,椎间盘及纤维环的前半部分张开,前纵韧带及其前方的主血管受到牵拉,对于僵硬的脊柱后凸畸形患者,邻近血管硬化与粘连会进一步增加 SPO 截骨技术的危险,易引起致命的脊柱前方主血管的牵拉撕裂伤,且术后椎间隙张开,从而导致脊柱不稳、滑脱甚至神经损伤。对于僵硬的后凸畸形,前方坚硬的骨桥在矫形时前方常难以张开。由于前柱的延长,前方的神经组织及胃肠结构都将受到影响,引起肠梗阻及肠系膜上动脉综合征。SPO 截骨技术具有高并发症发生率。

早期报道 SPO 截骨技术死亡率为 4% ~ 10% ,神经损伤发生率为 30% 。因此,SPO 只适用于较平滑的长节段脊柱畸形,如 Schumann 病,或用于轻度矢状面失衡(<2.5 ~ 5cm)胸段的后凸。但不适用于胸腰段或腰段的僵硬后凸畸形和失代偿型矢状面失衡的后凸畸形。

【适应证】

1. 固定的后凸畸形引起患者腰背部疼痛。

2. 后凸畸形引起患者下肢的神经症状。

3. 后凸畸形造成患者不能直视前方。

4. 后凸畸形造成腹部脏器和肺功能受损。

【禁忌证】

1. 患者不能耐受手术。

2. 畸形较轻。

3. 腹主动脉钙化。

4. 严重的骨质疏松为相对禁忌证。

【注意事项】

1. 有髋关节强直的患者,应该先考虑关节置换术。

2. 截骨时应该评估患者脊柱的整个角度,特别是当患者合并颈椎强直时,应使患者术后行走时能够看到脚下 3m 范围,坐下时能看到桌面上的东西。应避免过度矫形引起仰天畸形,给患者的日常生活带来不便。

3. 截骨平面最理想的是在 L_2 以下,因为此处椎管宽,马尾神经不易损伤。

4. 多平面截骨比一个平面截骨安全,如进行一个平面截骨,截骨角度最好不要超过 50°。

5. 截骨的前方无前纵韧带骨化及主动脉钙化。

【术前计划】

1. 患者除了胸段和腰段脊柱的后凸畸形外,有时还合并颈椎的后凸。术前可以通过观察患者在站立位、坐位和仰卧位下的畸形表现,判断后凸畸形的位置。如果患者坐位时畸形明显减轻,说明后凸畸形主要位于胸腰段脊柱。如果患者在坐位仍然呈现明显的后凸畸形,则应重视颈椎后凸在整个脊柱后凸畸形中的作用。在仰卧位时,患者的大腿应该能够贴于床面,如果不能应考虑髋关节屈曲畸形对后凸畸形的影响。对于同时存在腰段、胸段和颈段后凸畸形的患者,有时需要分期行腰椎和颈椎的后凸矫形。

2. 可以通过测量下颏-眉弓连线同垂直线所成的角度来判断术中所需的矫形度数。测量时患者需要髋关节和膝关节伸直,颈部位于中立位或固定畸形的位置(图 29-2-1)。

3. 截骨通常选择在 L_3 ~ L_4 间隙进行,因为此截骨部位位于脊髓圆锥的下方,并且椎管的容积十分宽,前方又为主动脉分叉水平或分叉水平之下。根据所测得的角度在腰椎侧位片上以 L_3 ~ L_4 椎间盘后缘为顶点画线,可以粗略地估计出术中所需切除的后方骨量(图 29-2-2)。一般后方椎板间隙每切除 1mm,截骨矫形增加 1°。如果 L_2 ~ L_3 间隙前方的椎间盘高度较高,也可以在 L_2 ~ L_3 间隙进行截骨。

4. 另外,根据所测量的角度截骨矫形后,重力线应该位于截骨的后方,因为这样术后重力就可以维持并增加矫形效果,并促进局部的植骨融合,减少内固定的失败。

5. 截骨上方的固定位点应该越过患者整个脊柱后凸的顶点,以免术后发生上方邻近固定节段的后凸。

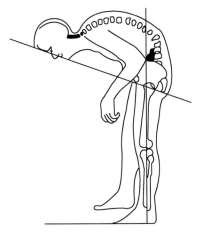

图 29-2-1　下颏-眉弓角的测量方法

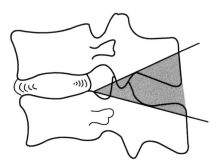

图 29-2-2　根据所测得的角度,在腰椎侧位片上以 $L_{3,4}$ 椎间盘后缘为顶点画线,粗略地估计出术中所需切除的后方骨量

【体位与麻醉】　俯卧位,全麻下手术。气管插管最好在患者清醒状态下通过纤维支气管镜进行。

【手术入路】　后正中切口。由于后方的解剖结构常不清楚,在行截骨手术之前,为了明确 $L_{3,4}$ 的截骨部位需要拍片证实。

【手术步骤】　以 $L_{3,4}$ 间隙截骨为例说明。

确定截骨部位后,在 L_1、L_2、L_4 和 L_5 置入椎弓根螺钉。

椎弓根螺钉置入成功后,开始截骨。由于患者的棘间韧带经常已经发生骨化,所以截骨时需要将棘突之间修成 V 形。在画好 V 形的截骨部位,用咬骨钳咬除棘上、棘间韧带,咬开黄韧带,自中线以神经剥离子伸入硬膜外间隙,推开硬膜,用 Kerrison 钳咬除椎板。自中线的骨窗斜向外上方的两侧椎间孔,继续咬除椎板及骨性愈合的小关节(图 29-2-3)。根据术前下颏-眉弓角决定上下椎板切除的骨量。完全切断双侧后方的骨性结构,显露 $L_{3,4}$ 间隙上下的 L_3 和 L_4 椎弓根,形成以 $L_{3,4}$ 椎间盘为顶点的三角形截骨块。

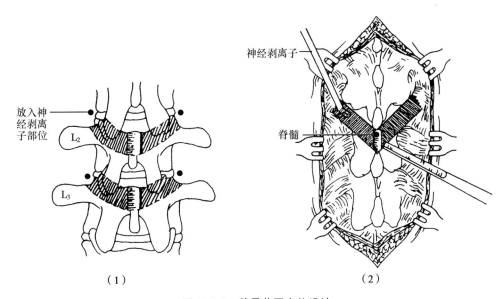

放入神经剥离子部位

L_2

L_3

神经剥离子

脊髓

（1）　　　　　　　　　　　　　　　　　　（2）

图 29-2-3　截骨范围定位设计

由于长期的炎症,患者的硬膜有时变薄变脆,硬膜外脂肪消失,硬膜与黄韧带粘连,极易被撕破。所以截骨时要仔细分离粘连,一旦破损,争取缝合硬膜,或用肌瓣或脂肪块、吸收性明胶海绵覆盖,防止形成脑脊液瘘。打开椎管时,使用神经剥离子仔细地将硬膜与骨板分离,并注意以棉片保护。

在闭合截骨断面进行矫形时,可以切除部分 $L_{3,5}$ 的椎板,这样可以在闭合截骨部位时避免引起马尾神经压迫。同样,为了避免引起截骨节段神经根压迫,可以切除部分 L_4 椎弓根上缘和 L_3 椎弓根下缘。

截骨完成后,将手术台的尾端抬高,使患者的髋关节和大腿处于过伸位,这样就可以进行矫形。通过手力下压 $L_{3,4}$ 椎间部位,可以使其前方作为支点而断裂。经常可以听到和触摸到脊柱的断裂,并注意使两侧的骨面相接触(图 29-2-4)。最好在膝关节屈曲的姿势下维持髋关节过伸位,这样可以避免对坐骨神经的过度牵拉。取合适长度的固定棒并根据脊柱的曲度进行塑形,将其与椎弓根螺钉相连并固定牢固。

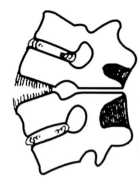

图 29-2-4 截骨部位闭合后脊柱的状态

矫形完成后,行唤醒试验,如果双下肢活动良好,则行固定节段的后方或后外侧植骨融合。

【并发症】

1. 大血管损伤,特别是腹主动脉撕裂将引起严重后果。

2. 当脊柱矫形伸直时,肠系膜上动脉将压迫十二指肠的第三部分,可引起机械性梗阻,造成胃扩张。

二、多段后路截骨术

由于经典的 Smith-Petersen 后方截骨术为一处截骨,截骨往往较为宽大,将影响脊柱的稳定性。另外,在一处矫正畸形,对脊髓的血运也容易产生损害。因此,有人主张将截骨部位由一处改为多处,每一处截骨的宽度都狭窄一些,做 3~5 处,每处宽度约 1.5cm。

【手术步骤】

1. 截骨 在后凸畸形的部位做 3~5 个截骨,截骨一般是呈横线,通过双侧小关节突、椎板,宽度为 1~1.5cm。如果截骨为 4 个部位,总截骨宽度为 5cm 以上;如果每个截骨节段能矫正 10°~15°,总矫正度可达 50°~75°。

2. 内固定 在每一截骨部位可置入椎弓根螺钉,一般 3 个截骨线应当用 4 对钉子。

3. 加压矫形 每个截骨上下方的螺钉加压矫形,使截骨线闭合消失。如果每个截骨线可以矫正 15°,3 个截骨线就能矫正 45°。

【优缺点】

优点:截骨通过多个平面进行,减少了单个节段截骨造成的前方组织过度牵张。

缺点:①虽然行多个平面的截骨,但是畸形的矫正主要通过单一平面完成;②截骨平面增多,增加了神经损伤的风险;③截骨平面增多,增加了假关节的发生率。

三、后路楔形椎体截骨术

经椎弓根截骨术是经脊柱三柱的截骨技术,1985 年 Thomasen 首次报道后,目前已衍生多种基于该技术的改进技术,如蛋壳技术。其原理是在棘突、椎板 V 形截骨的基础上,通过椎弓根对椎体进行 V 形截骨,使得脊柱三柱呈 V 形塌陷,以前纵韧带为铰链闭合成角从而获得矫形。这种截骨术避免了 Smith-Petersen 截骨术因前柱张开导致的前纵韧带伤及血管撕裂,每节段 SPO 截骨能获得 30°~35° 的矫形,对中重度矢状面失衡(>2.5~5cm)的脊柱后凸有良好的矫形效果。但该手术技术要求较高,术中出血较多,并有可能因为硬膜皱缩或闭合造成脊髓或神经根损伤。

这种截骨方法不是通过棘突、椎板和小关节进行,而是通过棘突、椎板、椎弓根直到椎体前方的前纵韧带。其以椎体前方的前纵韧带为截骨的顶点,通过棘突、椎板、椎弓根以及椎体楔形截骨。由于本法通过降低椎体后部高度的方法矫正后凸,前方的间隙并不张开,高度并不增加。

【适应证】 同 Smith-Petersen 后方截骨术。当患者合并前方主动脉钙化或前纵韧带骨化时,应采用本方法。

【体位】 俯卧位,腹部悬空。

【切口】　一般于 L_2 以下截骨。切口以截骨部位为中心,做后正中切口。

【手术步骤】

1. 固定　以截骨的椎体为中心,上下各行 2 对椎弓根螺钉内固定。

2. 显露　从后方显露截骨的椎体,双侧需要显露出横突。然后切除拟截骨椎体的棘突、椎板及横突(图 29-2-5)。先保留双侧的椎弓根。沿两侧椎弓根外侧,骨膜下显露截骨椎体的前方。

3. 截骨　按照术前计划行三角形的截骨。三角形的顶点位于椎体的前缘。截骨分两个平面进行。一个在椎弓根的上方,斜向下前方,一个在椎弓根的下方,斜向上前方,两者相遇在椎体的前缘(图 29-2-6)。

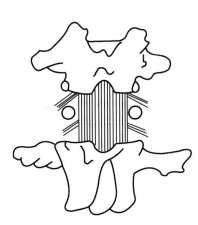

图 29-2-5　切除截骨椎体的棘突、椎板及横突

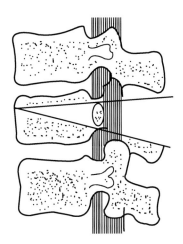

图 29-2-6　截骨时,按照术前设计的三角形进行

4. 矫形　截骨完成后,抬高手术床的头尾,使患者的脊柱呈过伸位,截骨的上下截骨面靠拢,呈一横线。椎体的上、下面靠近。也可以同时通过截骨上下方固定椎弓根螺钉间加压完成矫形。

另外,截骨也可以通过双侧椎弓根刮除椎体前方的松质骨,在椎体内造成一个三角形的椎体空隙,即通过椎体松质骨刮除术进行截骨,即所谓的 Thomasen 截骨术(图 29-2-7)。完成截骨后可以通过将内部呈三角形的椎体压缩矫形。

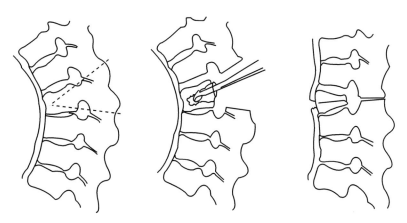

图 29-2-7　椎体松质骨挖出截骨术(Thomasen 截骨术)

第三节　顶椎截骨或椎体切除在脊柱畸形矫形中的应用

对于严重僵硬的脊柱畸形,常规的前路、后路或前后路联合手术难以取得良好的矫形效果,并且存在矫形丢失、假关节形成和神经损伤等并发症。而顶椎截骨或椎体切除矫形是在脊柱短缩的情况下进行矫形,矫形的同时并不延长椎管。VCR 技术早期用于脊柱肿瘤切除,1987 年 Bradford 采用前后路联

合的方式进行全脊椎截骨术矫正严重僵硬的脊柱侧凸,先由前方经胸或经胸腹联合入路,于侧凸顶椎处骨膜下剥离,咬骨钳直视下咬除前方椎体至后纵韧带,然后回填自体碎骨,利用掀开的骨膜瓣覆盖;一期或者二期后路切除剩余的后路结构,后路器械矫形实现脊柱畸形的矫正。前后路手术用时长、出血多、手术损伤大,相对应的各种并发症的发生几率大。2002 年 Suk 报道了单纯后路全椎体切除(posterior vertebral column resection,PVCR)的手术方式,首先去除后路结构,通过向两侧咬除肋横突关节和部分肋骨近端,由两侧进行骨膜下剥离,显露前方椎体并将其全部咬除,再通过器械加压实现脊柱短缩矫形。VCR 主要应用于各种原因引起的严重脊柱畸形及严重的脊柱稳定性破坏,该技术将病变椎体及上下终板椎间盘一起切除,造成脊柱前、中、后三柱的整体性破坏,允许压缩,而不是简单的楔形闭合,并可进行脊柱的整体平移,使脊柱中轴短缩,避免前柱延长。

一、前后路联合椎体切除

【适应证】　脊柱畸形严重并且僵硬,常规的前后路手术难以恢复脊柱的矢状面和冠状面平衡。

【手术步骤】

1. 前路手术

(1) 凸侧开胸或胸腹联合切口,显露侧凸的顶椎。椎体切除的范围根据畸形的严重程度决定,但是一般切除顶椎区域附近的 2～3 个椎体已经足够。对于成角畸形,切除顶椎椎体已经足够,而对于严重的、长的侧凸,则需要切除 2～3 个顶椎椎体。

(2) 结扎拟切除椎体的节段血管,沿椎体的骨膜下剥离(图 29-3-1)。切除相应节段的椎间盘,显露后方的后纵韧带,根据计划切除相应的 1～3 个椎体(图 29-3-2)。凸侧的椎弓根可以大部分切除,而凹侧的椎弓根则在不损伤硬膜的情况下尽量切除,残留的部分凹侧椎弓根留待后路手术时切除(图 29-3-3)。椎体切除完成后,以吸收性明胶海绵保护硬膜,将切除的松质骨及碎粒状肋骨松散地铺在硬膜前方,缝合椎体的骨膜和胸膜保护前方的植骨(图 29-3-4)。

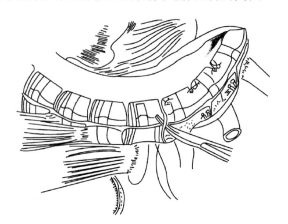

图 29-3-1　结扎切除椎体的节段血管,
沿椎体的骨膜下剥离

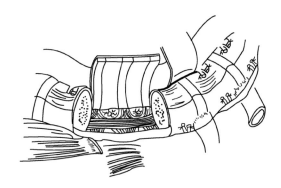

图 29-3-2　切除相应节段的椎间盘,显露后方的
后纵韧带,根据计划切除相应的 1～3 个椎体

(3) 缝合胸膜,逐层关闭切口(图 29-3-5)。

2. 后路手术

(1) 如果前路手术的创伤不大或出血少于 1000ml,可以一期行后路手术,否则可以择期行后路手术。

(2) 常规的后方显露,在切除后方残留的椎体附件之前,可对顶椎上下方的脊柱节段进行固定。固定物可以采用椎弓根内固定系统、椎弓根钩与横突钩合抱等。在完成固定后进行后方附件的切除,可以更好地控制矫形以及减少神经损伤的可能。

(3) 定位后,对前方椎体切除后残留的后方棘突、椎板及椎弓根依次切除。对于凸侧顶椎附近的肋骨可以同时切除,在行胸廓成形术的同时也可以增加植骨骨量。

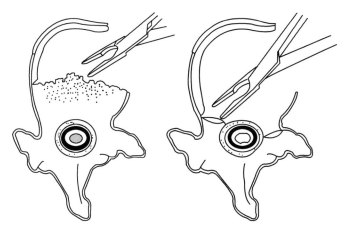

图 29-3-3 凸侧的椎弓根可以大部分切除,而凹侧的椎弓根则在不损伤硬膜的情况下尽量切除

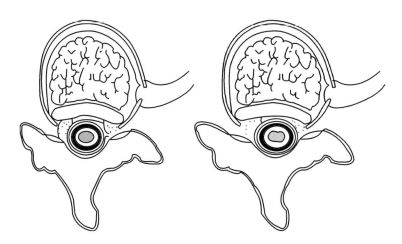

图 29-3-4 缝合椎体的骨膜保护前方的植骨

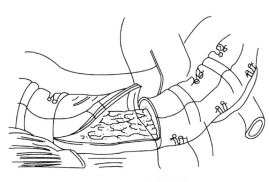

图 29-3-5 缝合胸膜

（4）后方的矫形一般先通过凸侧棒进行,这样可以同时矫正侧凸及后凸畸形,在矫形的同时可以适当短缩脊柱,避免脊髓受到牵张。矫形的过程中应当注意硬膜的搏动,避免其消失。在矫形时,可以通过脊髓监护的信号改变来控制矫形的程度。如果需要的力量较大,这往往是顶椎凹侧的肋骨造成,可以通过凹侧肋骨松解或切除来增加矫形效果。

（5）矫形满意或脊椎获得了比较满意的平衡之后,行后方 Moe 植骨融合。由于矫形是通过脊柱的短缩完成,在完成矫形后后方切除椎板间的空隙往往不会太大。以吸收性明胶海绵保护硬膜后,以长条状的植骨条铺于椎板间隙之上,避免植骨块进入椎管。

（6）矫形过程中,应注意切除脊椎的上下边缘不要对硬膜形成锐性压迫,也不要影响硬膜的搏动。如果切除脊椎的上下缘可能对硬膜形成压迫,应及时切除减压。手术并不要求完全矫形,而是使脊柱在冠状面和矢状面上获得平衡。

【术后处理】 如果术中固定牢固满意,术后 3~4 天可以配戴支具下地行走。

【并发症】

1. 硬膜撕裂、脑脊液瘘。术中如果发生硬膜损伤,应尽量修补。

2. 暂时性或永久性的神经损伤。强调直视下手术,避免操作失误以及截骨上下节段的移位引起脊髓损伤。

3. 融合失败。应注意融合节段的植骨及去皮质化、大量的植骨等。

4. 术中脊椎脱位。后路手术切除顶椎残余的附件结构前,应先行凹侧的临时固定,以免完全截骨后引起的截骨上下节段的脱位。

二、后路全椎体切除

一期后路全椎体切除(posterior vertebral column resection,PVCR)技术的全脊椎截骨,使得整个脊柱的三维移动及三维矫形不但成为可能而且可以控制,该技术有以下几方面的优点:①其矫形不受椎间盘及前纵韧带骨化或钙化的影响;②它不会显著增加脊柱前柱的高度,从而不会对脊柱前方重要的神经血管及胃肠结构造成牵拉;③神经组织显露充分从而避免损伤,神经组织减压充分;④其骨质融合面是绕神经组织的环形骨质融合,且大部分是松质骨面接触,故融合率及融合质量高;⑤全脊椎截骨矫形能力,一般来说,单一节段脊椎截骨的矫正度可达到40°~50°,加上相邻上下各2~3个脊椎节段的矫正度数,总矫正度可超过60°。有报道称双节段截骨矫形最高可矫正后凸100°以上。由于一期后路 VCR 技术需对包绕神经组织的骨质进行环形截骨,故其潜在神经并发症增高,截骨过程中暂时性脊柱不稳可进一步增加这种潜在神经并发症。相关文献报道神经并发症发生率为5%~15%,感染发生率为7%~18%,内固定失败为6%~13%,肺部并发症为3%~15%,而且术中出血几率大。

【适应证】　脊柱畸形严重并且僵硬,常规的前后路手术难以恢复脊柱的矢状面和冠状面平衡。

【手术步骤】

全脊椎截骨:麻醉成功后,患者取俯卧位。

采用脊柱后正中切口,骨膜下剥离常规显露融合节段内的脊柱后方骨性结构。

术中定位截骨节段,在融合节段内椎体两侧分别置入椎弓根螺钉。

透视下定位截骨节段,先用咬骨钳咬除截骨椎体的棘突、棘间韧带、上下关节突关节,显露硬脊膜。再用小骨刀或者磨钻沿骨膜下切除一侧椎体、上下椎间盘和相邻椎体终板,防止椎体切除过程中出现脊髓、神经损伤,压迫止血后放置临时固定金属棒,保证脊柱侧稳定性。

同样方法行对侧截骨,彻底切除全椎体。用模棒测量融合节段侧长度和弧度,并依照模棒对连接棒进行预折弯。将预折弯后的连接棒安置在一侧,在螺钉的尾端安装螺帽、固定连接棒,保护裸露的脊髓,并保持脊髓的长度不变(图 29-3-6(1)~(6))。

双侧钉棒联合阶梯紧凑闭合,脊髓逐步短缩:全脊椎截骨成功后,顶椎全椎体切除截骨区空虚,脊髓失去骨性保护,极易出现损伤;同时可能出现截骨平面远端椎体脱位,以及前方血管损伤等严重并发症。用模棒测量融合节段侧长度和另一侧弧度,并依照模棒测量的弧度对连接棒进行预折弯。取下一侧的临时固定棒,将预折弯后的连接棒安置在一侧,在螺钉的尾端安装螺帽,固定连接棒,保护裸露的脊髓,并保持脊髓的长度不变。

行矫形时,去除临时固定棒,用两把大力钳分别固定于矫形棒的靠近截骨端的两侧,锁定钉尾帽,对矫形棒进行原位矫形,直视下可见后凸畸形改善明显。用模棒测量融合节段侧长度和凸侧弧度,并依照模棒测量的弧度对连接棒进行预折弯。上凸侧连接棒,分别用两把持棍钳持住截骨远近端,松开远近端的螺帽,使截骨远近端螺钉在连接棒上缓缓滑动,直视下缓缓加压复位,可见后凸畸形逐步矫正,矫形棒的预弯程度逐渐减小,后凸畸形矫正明显。直视下可见被骨性结构压迫变细的硬膜逐渐变短、增粗,硬膜表面恢复搏动。锁紧钉帽的尾端,直视下见后凸畸形得以矫正。直视下行截骨平面上下椎体的椎板进行减压,用神经剥离子探查硬膜囊和神经根无明显受压。探查手术创口内无明显活动性出血。手术过程中采用术中唤醒试验和体感诱发电位监测脊髓神经功能变化。术中唤醒试验能够明确脊髓受损情况,使医生能够根据患者脊髓对手术牵拉的耐受程度进行矫形,有效避免了术中神经损伤的发生。

后路钉棒固定-适度矫形+前方钛网支撑:待矫形满意后采用适合长度固定棒先在一侧固定。经另一侧截骨断端测量前柱缺损的长度后剪取合适长度的钛网,在钛网内放置足量自体骨碎骨块植骨,将脊髓前

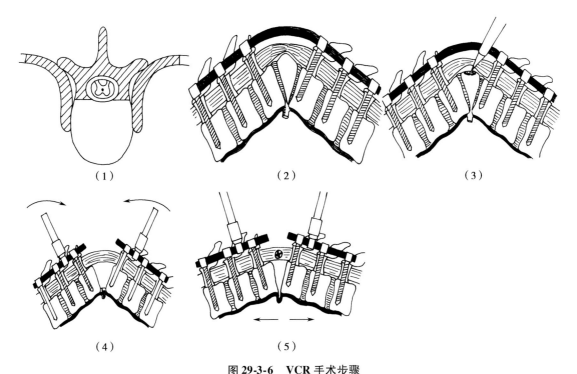

图 29-3-6 VCR 手术步骤

（1）切除核突、肋骨头；（2）临时内固定放置；（3）切除椎体及上、下椎间盘；（4）加压；（5）固定

方椎体切除后的空虚用自体骨+异体骨填充的钛笼支撑放置脊柱前方进行支撑植骨。透视下见钛网大小合适，位置满意，对截骨端进行适当加压，保障钛网的稳定。选择合适长度的凸侧固定棒进行固定。

（叶启彬 王以朋 赵宇）

三、结核性后凸的矫治

脊柱结核最常伴发的畸形是后凸，但伴发侧凸畸形者少见，且多不严重。根据后凸发生的时间一般分为新鲜的脊柱结核后凸畸形和陈旧性脊柱结核后凸畸形。产生后凸畸形的机制是：①病变椎体和椎间盘严重破坏后因承重受压而塌陷，相邻椎体前缘相互凑近或消失，受累椎间隙变窄或消失；②椎体的次发骨化中心破坏，椎体的纵向生长受损；③发生后凸后躯干重心前移，椎体前缘的压力加大，病灶附近健康椎体继发楔形变，可使后凸畸形增加。脊柱后凸畸形的大小取决于椎体破坏的程度和破坏节段多少。胸椎原有生理性后凸，后凸角为 20°~40°，再加上病理性后凸，使外观后凸畸形更明显。脊柱后凸畸形不但直接影响脊柱功能，而且严重的后凸呈锐角屈曲畸形，使椎体后缘形成骨嵴可压迫脊髓，引起晚发性截瘫；脊柱后凸使胸骨向前突出，肋骨挤压在一起，躯干缩短，发育迟缓，呈鸡胸畸形，影响心肺功能。胸椎结核伴发截瘫，对于严重后凸畸形，以往常放弃手术治疗，这会严重影响患者的生活质量。随着抗结核综合治疗措施的进展以及脊柱外科手术技术的提高，对脊柱结核性后凸采取手术治疗，可减少脊髓的压迫，使截瘫得以恢复或改善，明显提高患者的生活质量。

由于脊柱解剖关系及病理变化复杂，脊柱后凸畸形的矫正有一定的难度和危险性，应根据病变的特点，采用不同的矫正方法。结核性脊柱后凸畸形的患者，必须在抗结核治疗、病灶稳定后，方能考虑进行手术治疗。对于脊柱结核后凸畸形的手术有脊柱融合术和截骨矫形术。脊柱融合术只能保障脊柱稳定性，防止后凸进行性加重，而不能矫正后凸畸形及病灶造成的脊髓压迫。为了预防晚发性截瘫的发生，预防胸廓畸形，避免影响肺功能，改善人体外观美，保持脊柱功能，恢复工作能力，常需手术矫正后凸畸形。脊柱结核性后凸畸形，在矫正畸形的同时，还需要充分的环脊髓减压，使脊髓功能得到更好的改善。

（一）前路结核病灶清除、植骨融合术

【适应证】 适用于下胸椎和腰椎的骨病变活动型结核合并较重后凸畸形、椎体破坏或消失不超过

3节、一般情况尚好的青壮年。在前路病灶清除或脊髓减压术的同时施行后凸矫正。椎体病变活动型结核合并后凸畸形,病灶尚未获得骨性愈合的病例,手术的主要目的是清除病灶,稳定脊柱,促进病灶骨性愈合。病灶清除不彻底,残留病灶及无效腔是复发的祸根,但胸椎结核病灶内的死骨与脓肿不可能完全彻底清除,其所以能达到治愈标准是由于死骨被正常组织包围,脓腔钙化。在术中应尽可能彻底清除死骨及消灭无效腔,若残留超过了患者本身抵抗力以及抗结核药物所能控制或消灭的范围时,病灶不愈合导致复发。另外,椎体结核病灶的清除、椎管减压、神经根管扩大、切除后凸骨嵴及骨质破坏了脊柱的稳定性,影响病椎之间骨性融合,应及时行植骨融合,维护脊柱稳定性,根据稳定性的差异,术后应有一定时间的局部制动,穿硬质支具背心,并加强护理,增加抵抗力,避免强烈运动及过早的负重,均有利于防止病变的复发。

对于后凸畸形的处理:①在颈椎和上胸椎,可以采用头颅环-骨盆牵引作部分矫正,然后作前路病灶清除及前路支撑性植骨;②在下胸椎和腰椎、由于塌陷的椎体之间较易分开,可以在前路病灶清除或脊髓减压的同时矫正部分畸形。一般能获得 30°～40° 的矫正度,如 60°～70° 后凸可矫正到 20°～30°,80°～90° 可矫正到 40°～50°。但椎体间必须有内固定器支撑和植骨,因为没有内固定器的支撑,矫形后脊柱的反弹压力很大,单纯植骨块会被压入椎体或吸收,导致畸形复原。但任何材料的内固定器又只能起暂时的支撑和保护植骨块的作用,不能永久地代替椎体,因此植骨很有必要;而且植骨块必须与上下椎体骨质紧密接合,以确保植骨融合。

【手术技术】

1. 切骨　用骨刀将病灶上位椎体的下缘与下位椎体上缘的前方 3/4 切除,并切除软骨板至露出正常骨质,尽量使截骨面(在矫正后凸畸形之后)与纵向压力相垂直。在椎体后方,保留正常椎体的后壁,以免损伤脊髓。前方残余病椎椎体可适当切除,用盐水冲洗术区,干纱布填塞止血。有时需分离到前纵韧带的前面,切断前纵韧带,以利矫形。

2. 矫形与固定　取出填塞的纱布,将椎体撑开器妥善置入上、下正常椎体间,把持稳妥,缓慢加压撑开,不应过急,以免压碎椎体。撑开到欲矫正的度数时,将撑开器维持在矫正位置,取相应的内固定系统固定。

3. 植骨　取出撑开器,在上、下位正常椎体的侧方凿成相对的骨槽,按纵轴方向嵌入全厚髂骨,植骨块与椎体前方或外侧间隙中填入骨碎片。

【术后处理】　与病灶清除术相同。

(二) 前后路联合后凸畸形矫正术

晚期椎体结核、病灶已获得骨性愈合的病例,由于畸形严重,为时已久,脊柱僵硬,其后凸的骨嵴常压迫脊髓,引起晚发性截瘫。手术治疗的目的是解除截瘫,稳定脊柱和防止病变复发,矫正畸形已经不是治疗的主要目标。手术包括彻底的前方减压,去除压迫脊髓的骨嵴或椎体的后上角,然后在前方作支撑植骨。矫正畸形的手术十分危险,容易损伤脊髓或干扰脊髓的血液循环而导致截瘫或加重截瘫。

【适应证】　仅适用于腰椎、骨病变静止型椎体结核合并严重后凸畸形,椎体破坏或消失超过两个节段,椎体间尚未骨性愈合,一般情况较好的青壮年患者。胸腰段严重后凸畸形合并截瘫者,也可在脊髓减压的同时矫正部分畸形。

【麻醉】　全麻。

【体位】　前路手术取侧卧位,后路手术取俯卧位,一般分期进行前、后路手术较为安全,间隔 10～14 天。对前路手术顺利者,可同日一期进行后路手术。

【手术方法】

1. 前路手术　胸腰段前入路和病变部位的显露与该段病灶清除脊髓减压术相同。腰段严重后凸畸形者,肋弓与髂嵴接触,剑突接近耻骨联合,显露时应加以注意。推开腹膜及腹内器官暴露腰大肌和椎体前方。触到病椎凹陷处,在病椎侧方结扎节段血管,经节段血管深面分离至前纵韧带的前面,并将腹主动脉和下腔静脉推向前方。再从病椎侧方纵行切开软组织和骨膜,于骨膜下向前、后方剥离,使病椎椎体侧方完全显露出来。以神经根为向导,去除椎间孔周围的软组织,先咬除后凸顶椎的上位或下位的两个椎弓根,打开椎管侧壁,直视硬膜受压情况。再咬除后凸顶椎的椎弓根,切除椎体后方的骨嵴。骨嵴切除后,再将病变椎体间的纤维连结切除,松解,切断前纵韧带及其下瘢痕组织,使病区前方能张开。止血后逐层缝合切口。

2. 后路手术　后入路显露棘突、椎板及关节突,一般显露病椎上位与下位各 2～3 个正常椎板。然后根据需要矫正的度数,切除 1～2 个后凸椎骨的棘突、椎板、关节突和椎弓根,显露硬膜。此时,前方已松解,后方椎弓已切除,需特别注意维持脊柱的稳定性。根据具体情况选用适当的内固定方法。

【术后处理】

1. 卧硬板床,可以轻轻轴线翻身,防止骨突部受压。禁食 2 天。

2. 观察血压、脉搏、呼吸与伤口出血情况,注意输血输液,补足血容量,使血压稳定在正常范围。

3. 严密观察双下肢的感觉、运动及反射。

4. 应用有效抗生素抗感染治疗。

5. 继续抗结核药物治疗。

6. 术后 3～4 个月复查 X 线片。

【并发症】

1. 休克　手术较大,手术时间较长,出血量较多,若补血不及时,可引起失血性休克。因此,手术中必须注意预防休克的发生。一旦发生休克,应及时给予积极的处理。

2. 脊髓神经损伤　在前方椎体已松解,后方椎弓已切除时,脊柱极不稳定,容易发生脱位,可能造成截瘫。术中须特别注意维持脊柱的稳定性,预防脊柱脱位。截骨区的椎弓根或关节突切除不够,后凸矫正后可能发生神经根受压,下肢感觉减退,肌力减弱。因此,截骨区的椎弓根和关节突切除必须足够。

椎体活动型结核合并严重后凸畸形者,也可先经前侧或前外侧入路进行彻底的病灶清除、植骨。2～3 周后,后路选用相应的内固定。

(三) 脊柱截骨后凸矫形

结核晚发截瘫严重后凸畸形可通过楔形截骨矫正脊柱后凸,手术本身并非病因治疗,术前应治疗原发病,待病情稳定、畸形固定后,再行手术治疗。手术对机体创伤较大,适应证要严格掌握。脊柱结核患者往往全身状态不佳,多有贫血、心肺功能不良,要充分作好术前准备。术前适量输血,调整心肺功能,以保证手术顺利进行。手术治疗的目的是矫正畸形,而不是阻止其病程发展,因此手术最好在病变停止活动后进行;对于病情处于活动期患者,应先行对症治疗,血沉降至 30mm/h 以下时再考虑手术。

手术适应证:脊柱后凸大于 55°,年龄最好在 50 岁以下,对个别身体健康、体质较好者年龄可放宽至 60 岁,肺活量最好在 1200～2000cm³ 以上。心肺肝肾功能正常,能够耐受手术。

手术时需根据脊柱后凸的严重程度选择、设计截骨平面及截骨椎体的数量。既往都主张不论畸形位于何处,截骨平面最好位于 L_2 以下,因为此处椎管宽大,且椎管内为马尾神经,不易出现脊髓及神经的损伤;再者,由于胸肋关节僵硬,胸段的截骨,受到胸廓的限制,畸形难以矫正。在 L_2、L_3 处的代偿性截骨,可使患者获得直立。近年来有学者主张在后凸的弧顶截骨,实践证明,弧顶截骨有时难以使患者直立,而且胸段的截骨,危险性大。目前一般认为上胸段的畸形,以腰段的代偿性截骨来改善外形较好。畸形主要位于胸腰段、腰段者,应在弧顶截骨。弧顶截骨可直接矫正驼背畸形,术后体态恢复正常。而代偿性截骨,术后患者虽可直立,但仍存有驼背。至于椎体的截骨段数,有学者主张多段截骨,认为其应力分散,不易发生大血管的撕裂,安全、矫正效果好。通常一处楔形截骨可矫正后凸约 30°,后凸 60° 以下者,可作一处截骨;60°～80° 者,可作二处截骨;80° 以上者可作三处截骨,但多段截骨费时,术中出血多,危险性大,矫形效果也多主要集中于一处,因而目前多数学者仍选择一处截骨的方法。对于后凸畸形严重患者(如后凸角度>80°),为了确保手术的安全性,避免创伤过大,一些学者认为应通过两次手术来完成矫正过程。对于颈椎同时存在后凸强直的驼背畸形者,腰部截骨时应仔细计划其矫正量,保证矫正术后患者能看到脚下 3m 以内范围,否则走路时由于不能低头看路,容易绊倒;而且应保证坐下后能看到座位前桌面上的东西,可进行读书写字和正常进食。

在全麻下手术更为安全,患者术中无疼痛和恐惧感,并能保持呼吸道通畅,充分给氧,颈部前屈强直、插管困难者,可用纤维喉镜引导插管,无条件的单位可行气管切开插管。术中为了及时了解脊髓神经的功能状况,术中的唤醒试验非常重要,对于有条件的单位,可采用术中脊髓诱发电位监护,从而使手术过程更为安全。

矫正后凸截骨的方法有 Smith-Petersen 截骨术(Smith-Petersen osteotomy,SPO)、经椎弓根截骨术(pedicle subtraction osteotomy,PSO)和全脊椎截骨术(vertebral column resection,VCR)三种类型。具体采用何种截骨方法应根据术者的经验及技术条件选用。目前常用椎弓根螺钉内固定系统加压固定以促进后凸的矫正和防止矫正的丢失,手术应尽量恢复身体的轴线。对于后凸畸形未能完全矫正的患者,由于身体明显前倾,超出侧方中轴线,使棘突后缘存在牵张力,在重力作用下,矫正截面间会出现分离,若没有坚强可靠的内固定,畸形可迅速加重。经椎弓根内固定技术的应用,可通过椎体三柱达到对脊柱的三维固定,既可防止截骨平面张开,又可防止截骨平面的滑脱与旋转,是较为确实的固定方法,对提高脊柱截骨的疗效具有重要的帮助,但部分骨质疏松患者,椎弓根内固定的牢固性仍存在问题。

术后应注意围术期的护理,患者术后应取平卧位,过多的侧卧及身体的屈曲,不利于截骨平面的骨性愈合,应定时按摩骶尾部,预防压疮的发生;并嘱患者及家属密切配合治疗,必要时给予非甾体类消炎镇痛药,以缓解平卧时脊柱的疼痛和不适。为保证内外固定的可靠性,预防截骨矫正术后矫正度的丢失,传统的方法为术后石膏背心固定,石膏固定的时间不少于 6 个月,在拆除石膏后,改用支具固定,直至病情稳定。近年来随着坚强内固定的应用,已基本废弃了石膏背心,但术后仍然需要穿戴支具保护直至截骨部位愈合为止;截骨愈合后患者要坚持挺胸行走,否则远期可能出现后凸畸形的再发。

(王以朋　赵宇)

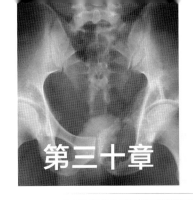

第三十章 脊柱侧凸畸形

第一节 脊柱侧凸的分类

一、定义

脊柱侧凸是指脊柱的一个或数个节段向侧方弯曲伴有椎体旋转的三维脊柱畸形。国际脊柱侧凸研究学会(Scoliosis Research Society,SRS)对脊柱侧凸定义如下:脊柱偏离中线,应用 Cobb 法测量站立正位 X 线像的脊柱侧方弯曲,如角度大于 10°则定义为脊柱侧凸。

二、分类

按病因学分类,脊柱侧凸分为结构性脊柱侧凸和非结构性脊柱侧凸。

(一) 非结构性脊柱侧凸

非结构性脊柱侧凸在侧方弯曲像或牵引像上可以被矫正。非结构性侧凸的脊柱及其支持组织无内在的固有的改变,弯曲像表现对称,累及的椎体未固定在旋转位。包括姿势不正、癔症性、神经根刺激等,如髓核突出或肿瘤刺激神经根引起的侧凸。还有双下肢不等长、髋关节挛缩以及某些炎症引起的侧凸。病因治疗后,脊柱侧凸即能消除。

(二) 结构性脊柱侧凸

结构性脊柱侧凸是指伴有旋转的结构固定的侧方弯曲,即患者不能通过平卧或侧方弯曲自行矫正侧凸,或虽矫正但无法维持,X 像可见累及的椎体固定于旋转位,或两侧凸曲的 X 像表现不对称。

1. 特发性脊柱侧凸　原因不明的脊柱侧凸,最常见,占总数的75%～80%。根据其发病年龄又分婴儿型(0～3 岁)、少儿型(4～10 岁)及青少年型(10 岁后)。

2. 先天性脊柱侧凸　根据脊柱发育障碍分三种类型:①椎体形成障碍,有半椎体和楔形椎;②椎体分节障碍,有单侧未分节形成骨桥和双侧未分节(阻滞椎)两种;③混合型。

3. 神经肌肉型脊柱侧凸　SRS 将神经肌肉型侧凸按以下分类(表30-1-1):

4. 神经纤维瘤病合并脊柱侧凸　有高度遗传性,约占总数的2%。特点是皮肤有 6 个以上咖啡斑,有的有局限性像皮病性神经瘤。其特点是畸形持续进展,甚至术后仍可进展;假关节发生率高,往往需要多次植骨融合,治疗困难。

5. 间充质病变合并脊柱侧凸　Marfan 综合征及 Ehlers-Danlos 综合征均属于间充质病变。Marfan 综合征的患者中,有40%～75%的患者合并脊柱侧凸。特点是侧凸严重,常有疼痛、功能障碍,临床表现为瘦长体型、细长指(趾)、漏斗胸、鸡胸、高腭弓、韧带松弛、扁平足及主动脉瓣、二尖瓣关闭不全等。Ehlers-Danlos 综合征特征为皮肤、关节松弛,皮肤易擦伤、淤血和不易愈合,关节活动度大,可过伸。

6. 骨软骨营养不良合并脊柱侧凸　包括弯曲变形的侏儒症、黏多糖蓄积病、脊柱骨髓发育不良等。

表 30-1-1 神经肌肉型脊柱侧凸的病因

神经源性疾病	肌源性疾病
上神经元病变	多发性关节挛缩（arthrogryposis）
大脑瘫（cerebral palsy）	肌营养不良（muscular dystrophy）
脊髓小脑变性	Duchenne 肌营养不良
Friedreich 共济失调	Limb-girdle 肌营养不良
Charcot-Marie-Tooth 病	面-肩胛-肱骨营养不良
Roussy-Levy 病	纤维比例失调（fiber-type disproportion）
脊髓空洞症（syringomyelia）	先天性肌张力低下（congenital hypotonia）
脊髓肿瘤（spinal cord tumor）	肌萎缩性肌强直病（myotonia dystrophica）
脊髓外伤（spinal cord trauma）	
下神经元病变	
脊髓灰质炎（poliomyelitis）	
其他病毒性脊髓炎	
创伤	
脊髓性肌萎缩	
Werdnig-Hoffmann 病	
Kugelberg-Welander 病	
Riley-Day 综合征	

7. 代谢性障碍合并脊柱侧凸 如佝偻病、成骨不全、高胱氨酸尿症等。

8. 脊柱外组织挛缩导致脊柱侧凸，如脓胸或烧伤后等。

9. 其他 ①创伤，如骨折、椎板切除术后，胸廓成形术，放射治疗后引起脊柱侧凸；②脊柱滑脱、先天性腰骶关节畸形等；③风湿病、骨感染、肿瘤等。

（邱贵兴）

第二节 术 前 准 备

脊柱侧凸患者的术前准备除了需要完成常规骨科手术的术前准备外，如完成手术前的各项检查、备血、检查手术器械以及按术中唤醒试验要求教会患者依医嘱活动手足等，还需要强调以下几个方面。

一、术前评估

术前评估主要包括以下三个方面：

（一）严重程度评估

对于侧凸的严重程度，可以通过体格检查和影像学检查确定。

1. 体格检查 前屈试验：患者面向检查者，双手掌合齐下垂向前弯腰，检查者从水平位观察其背部是否对称，若一侧隆起说明肋骨及椎体有旋转畸形（图 30-2-1）。

检查者从患者的背侧观察其腰部是否对称，腰部是否存在旋转畸形，同时，注意两肩是否等高，并在颈 7 棘突置铅垂线，测量臀部裂缝至垂线的距离，以表明畸形程度（图 30-2-2）。

2. 站立位脊柱全长正侧位片 站立位脊柱全长正侧位片是最基本的 X 线检查，通过测量弯曲度和旋转度可以确定侧凸的严重程度。

（1）弯曲度测量：①Cobb 法：最常用，头侧端椎上缘的垂线与尾侧端椎下缘垂线的交角即为 Cobb 角（图 30-2-3）；②Ferguson 法：很少用，用于测量轻度脊柱侧凸（<50°），为上、下端椎的中心与顶椎中心连线的交角（图 30-2-4）。

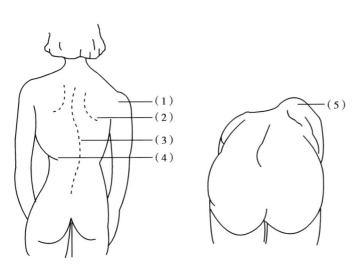

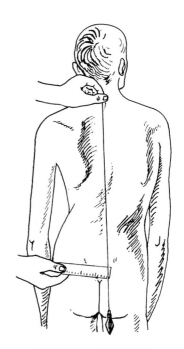

图 30-2-1　侧凸患者前屈时剃刀背加重脊柱侧凸体征
(1)一侧肩低;(2)凸侧肩胛突出;(3)脊柱侧凸,棘突
偏离中线;(4)凹侧腰部皮褶;(5)剃刀背征阳性

图 30-2-2　铅垂线试法

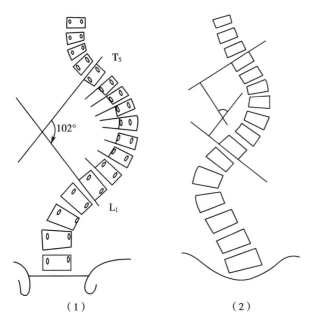

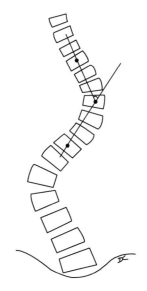

图 30-2-3　弯曲度的测量
(1)T_5为上端椎,T_9为顶椎,L_1为下端椎;(2)示两线
在片上不相交,则测量其两垂直线的夹角

图 30-2-4　Ferguson 测量法,先
定出顶椎和上、下端椎各椎体的
中心点,测量其连线的夹角

(2) 椎体旋转度的测量:通常我们采用 Nash-Moe 法(图 30-2-5),根据正位 X 线片上椎弓根的位置,将其分为 5 度。

0 度:椎弓根对称。

Ⅰ度:凸侧椎弓根移向中线,但未超过第一格,凹侧椎弓根变小。

Ⅱ度:凸侧椎弓根已移至第 2 格,凹侧椎弓根消失或大部分消失。

Ⅲ度:凸侧椎弓根移至中央,凹侧椎弓根消失。

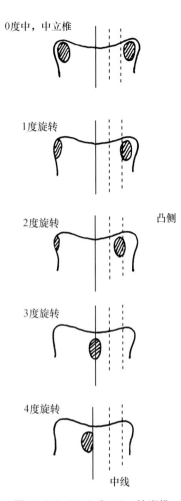

0度中，中立椎

1度旋转

2度旋转　　凸侧

3度旋转

4度旋转

中线

图 30-2-5　Nash 和 Moe 的脊椎旋转度观察法

着重观察正位 X 线片上顶椎凸侧椎弓根在椎体影像上的位置。先画出椎体中线，并可将椎体凸侧半再作三等分，无旋转时椎弓根位于外 1/3，旋转度的判断详见正文

Ⅳ度：凸侧椎弓根越过中线，靠近凹侧。

（二）成熟度评估

成熟度的评价在脊柱侧凸的治疗中尤为重要。必须根据生理年龄、实际年龄及骨龄来全面评估。主要包括以下几个方面：

1. 第二性征　男童的声音改变，女孩的月经初潮，乳房及阴毛的发育等。

2. 骨龄

（1）手腕部骨龄：20 岁以下患者可以摄手腕部 X 线片，根据 Greulich 和 Pyle 的标准测定骨龄。

（2）髂骨骨骺移动（excursion of iliac apophyses）或称 Risser 征：Risser 将髂嵴分为 4 等份，髂骨骨骺骨化由髂前上棘向髂后上棘移动，骨骺移动 25% 为Ⅰ度，50% 为Ⅱ度，75% 为Ⅲ度，移动到髂后上棘为Ⅳ度，骨骺与髂骨融合为Ⅴ度。Risser 征Ⅳ度和Ⅴ度代表骨发育成熟（图 30-2-6）。

（3）椎体骺环：椎体骺环在脊柱侧位 X 线片上观察最清楚，骨骺环与椎体融合，说明椎体停止生长，它为骨成熟的重要体征。

（三）肺功能评估

在询问病史时，应注意患者在行走及爬楼等运动时是否有气喘等症状。肺功能检查包括 4 组：静止肺容量；动态肺容量；肺泡通气量；放射性氙的研究。脊柱侧凸的患者常规使用前三种试验。静止肺活量包括肺总量、肺活量和残气量。肺活量用预测正常值的百分比来表示：80% ～100% 为肺活量正常，60% ～80% 为轻度限制，40% ～60% 为中度限制，低于 40% 为严重限制。动态肺活量中最重要的是第 1 秒肺活量（FEV1），将其与总的肺活量比较，正常值为 80%。脊柱侧凸患者的肺总量和肺活量减少，而残气量都正常。肺活量的减少与侧凸的严重程度相关。

（四）神经系统评估

神经系统查体是必不可少的，应仔细进行神经系统检查（尤其是双下肢），以确认神经系统是否存在损害。对于每一名患者都应考虑到其存在中枢神经系统疾患的可能性。有些患者可能只是表现为轻微的体征，例如腹壁反射不对称、轻微阵挛等。但是这些体征提示应详细检查神经系统，建议行 MRI 或 CTM 检查。脊髓空洞症多为胸椎左侧凸，因此建议对所有左侧凸的脊柱侧凸患者行 MRI 或 CTM 检查。

1. 特殊影像学检查

（1）脊髓造影：脊柱侧凸不仅要了解脊柱或椎骨畸形，同时要了解椎管内有无并存的畸形。对先

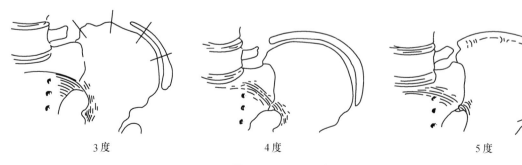

3 度　　　　　　　　　4 度　　　　　　　　　5 度

图 30-2-6　Risser 征

天性脊柱侧凸患者,脊髓造影几乎已作为常规检查,其目的是了解与骨性畸形同时存在的神经系统畸形。

（2）CT:CT扫描在脊椎、脊髓、神经根病变的诊断上具有明显的优越性,尤其对普通X线显示不清的部位(枕颈、颈胸段等)更为突出。它能清晰地显示椎骨、椎管内、椎旁组织的细微结构。特别是作脊髓造影CT扫描(CTM),可以更好地了解椎管内的情况以及骨与脊髓、神经的关系,为手术治疗提供必要的客观资料。

（3）MRI:MRI是一种无损伤性多平面成像检查,对椎管内病变分辨力强,不仅能确定病变部位和范围,并能对病变性质如压迫、血肿和脊髓水肿变性等方面有较好的分辨力,但尚不能代替CT或脊髓造影。

2. 电生理检查　电生理检查对了解脊柱侧凸患者有无并存的神经、肌肉系统障碍有着重要意义。

（1）肌电图检查:肌电图可以了解运动单元的状态,评定及判断神经肌肉功能。

（2）神经传导速度测定:神经传导速度可分为运动传导速度与感觉传导速度。运动传导速度测定是利用电流刺激,记录肌肉电位,计算兴奋沿运动神经传导的速度。即:运动神经传导速度(m/s)=两点间距(mm)/两点潜伏时差(ms)。感觉神经传导速度测定是以一点顺向刺激手指或足趾,在近体端记录激发电位,也可逆向刺激神经干,在指或趾端记录激发电位,计算方法同上。传导速度测定影响因素较多,如为单侧病变,以健侧对照为宜。

（3）诱发电位检查:体感诱发电位(SEP)对判断脊髓神经损伤程度,估计预后或观察治疗效果有一定的实用价值。近年来,在脊柱外科手术中采用直接将刺激和记录电极放置在蛛网膜下腔或硬膜外记录脊髓诱发电位(SCEP),对脊髓进行节段性监测,其波形稳定清晰,不受麻醉及药物影响,为脊柱外科较好的监测手段。

（五）术前侧凸柔韧性和矫正程度预测

在手术前可以采用下列方法确定其柔韧性并预测矫形程度。

1. 仰卧位左右弯曲像　弯曲像需要患者的主动配合,其影响因素较多,患者的年龄、文化程度等都可能影响其检查的效果,尤其对于存在有精神疾患或神经肌肉系统疾患的患者,其可信度不高。弯曲像适用于:①评价侧凸的柔韧性和椎间隙的活动度;②确定远端融合椎。

2. 牵引像　牵引像有两种:仰卧位牵引像和枕颌带悬吊像。牵引像适用于神经肌肉功能有损害的患者,用于评价该类患者的侧凸柔韧性。

在检查前,应仔细检查每一个患者是否合并有颈椎疾患。

3. 支点弯曲像　支点弯曲像(fulcrum bending radiograph)的特点是易于操作,弯曲力量为被动力量,重复性好。它能真实反映胸段侧凸的僵硬程度,预测侧凸的矫正度数;也可以用于确定某些病例是否需要前路松解术;fulcrum像对僵硬的侧凸患者更为有效。

二、术前设计

对于每一个脊柱侧凸的患者都必须在术前仔细设计手术方案。首先需要确定关键椎体,如稳定椎、侧凸顶点、上下端椎、上下中间椎,测量侧凸顶点偏距、侧凸旋转度和Cobb角,确立骶骨中心垂线(CSVL)。其次,根据上述指标评估侧凸柔韧度,以确定侧凸类型、手术入路和融合范围。

端椎(EV):脊柱侧凸的弯曲中向凹侧倾斜最大的椎体。

顶点(AV):侧凸弧内偏离中垂线最远的椎体或椎间隙。

中间椎(IV):顶椎与端椎之间的椎体,一般为顶点上方或下方第1或第2椎体。

中立椎(neutral vertebrae):是全脊柱站立正位像上无旋转且保持中立的椎体。

稳定椎(stable vertebrae):是骨盆水平后被骶骨中心垂线(CSVL)通过并平分的距头侧最近的椎体。如果某一椎间隙被平分,则其尾侧的下一个椎体可作为稳定椎。

顶椎偏距:侧凸顶椎至 C_7 铅锤线(胸弯)或至骶骨中心垂线(CSVL)(腰弯或胸腰弯)的垂直距离。

摄片后标记稳定椎、顶点、端椎、中间椎、顶点偏距、骶骨中心垂线(CSVL)等(图 30-2-7)。

以单个弯曲的固定方式为例,我们介绍如何在关键椎体选择钩的类型(图 30-2-8)。

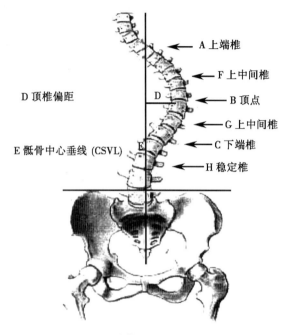

图 30-2-7 脊柱侧凸 X 线评估指标

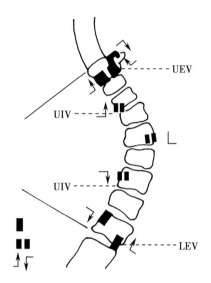

图 30-2-8 关键椎体与钩型选择

(邱贵兴)

第三节 特发性脊柱侧凸的分型

疾病分型、分期以及分级的目的是准确分析疾病和预测疾病的自然病程和治疗结果等。对于特发性脊柱侧凸而言,分型的意义更为重要。首先分型可以作为一种教学工具;其次,在学术交流中,学者们可以用它比较同一种类型的侧凸的不同治疗方法;最后,分型是为了手术治疗包括手术入路以及融合范围的选择。

1905 年 Schulthess 首次提出了特发性脊柱侧凸的临床分型,分别为:①颈胸弯;②胸弯;③胸腰弯;④腰弯;⑤双主弯。随后,James 及 Moe 等人将这一分型扩展到 5~9 型。Travaglini 对多主弯进行了分类,发现最多者可以有五主弯,其中三主弯占总数的 3.8%,四主弯占 0.8%,五主弯仅占 0.04%。Winter 和 Lonstein 将特发性脊柱侧凸分为 7 型:①单主胸弯;②单胸腰弯;③单腰弯;④双胸弯;⑤胸弯和腰弯;⑥胸弯和胸腰弯;⑦多弯包括 3 个或以上的弯曲,同时发现不存在颈胸弯。以上分型仅根据侧凸的形态来划分,并未与手术治疗的选择相结合起来。

Harrington 认为,如果端椎在稳定区内,融合范围应从上端椎上一椎体至下端椎下两个椎体,他提出"稳定区"(stable zone)概念,将其定义为垂直于骶骨并通过两侧 L_5S_1 关节的两条平行线内的区域,他认为这一概念对于建立稳定而平衡的脊柱非常重要。Moe 则强调准确测量弯曲度数、分析椎体旋转程度以及预测侧凸柔韧度等,并在上述基础上选择融合范围,从上中立椎至下中立椎。

1983 年 King 等回顾分析了 405 例特发性胸椎侧凸患者,并依据其部位、顶椎、侧凸严重程度、柔韧度和代偿弯曲等将特发性脊柱侧凸(idiopathic scoliosis,IS)归纳为 5 类。这一分类标准一度成为特发性脊柱侧凸治疗与研究的"金标准"。在此,简单介绍其原文中所提及的分型以及融合原则。

（一）King 分型

Ⅰ型:胸弯和腰弯都越过中线的 S 形侧凸;站立位像上,腰弯大于胸弯;柔韧度指数为负数(若站立位像上胸弯大于腰弯,但侧方弯曲像上胸弯更柔软,也是Ⅰ型)。

Ⅱ型:胸弯和腰弯都越过中线的 S 形侧凸;胸弯大于腰弯;柔韧度指数大于 $0°$。

Ⅲ型:为胸弯,其代偿腰弯不越过中线。

Ⅳ型:为长胸弯,L_5 被骶骨中心垂线平分,但 L_4 倾斜入长胸弯之中。

Ⅴ型:双胸弯;T_1 倾向上胸弯凹侧;在侧屈像,上胸弯为结构性弯曲。

（二）King 分型融合原则

Ⅰ型:融合胸弯和腰弯,但不能低于 L_4。

Ⅱ型:选择性融合至稳定椎和中立椎。如果中立椎和稳定椎不在同一椎体,则融合至稳定椎。

Ⅲ型:融合至稳定椎。

Ⅳ型:融合至稳定椎。

Ⅴ型:融合两个胸弯,下融合椎应为稳定椎。

（三）King 分型存在的问题

CD 内固定系统的问世使 King 分型理论面临新的挑战。使用 CD 手段,依据 King 分型进行脊柱侧凸矫形,不断有术后失代偿现象发生,其中,Ⅱ型侧凸的矫形最易出现这类问题。

这是由于 King 分型存在一定的局限性:

1. King 分型仅在冠状面上分析脊柱侧凸,这种基于正位像的侧凸分型,不能准确地预测侧凸发展趋势及其对治疗的反应。

2. 该分型是基于应用 Harrington 系统治疗侧凸的经验并不适用于 CD 系统及其衍生出的节段性脊柱内固定系统。

3. King 分型是对胸弯的分型,并未包括单腰弯、单胸腰弯、双主弯以及三主弯。

4. King 分型的可信度和可重复性较差,不利于比较性研究。

基于上述原因,Lenke 等(2001)、邱贵兴等(2005)分别提出各自的特发性脊柱侧凸分型系统。

Lenke 等以脊柱冠状面、矢状面、轴位三维因素为基础提出了 Lenke 分型系统。根据冠状面结构性弯的位置进行分型。根据腰弯顶椎与骶骨中线的关系,对腰弯进行修订。最后,又增加了对胸弯矢状面畸形的修订。将侧凸类型、腰弯修订和胸弯矢状位修订三者结合起来,对一个具体侧凸类型进行分析,可以清楚显示胸椎矢状位轮廓。

邱贵兴等(2002)根据北京协和医院 20 余年治疗 1245 例 IS 病例的随访分析,提出了 IS 新的分型方法——PUMC(协和)分型系统,该分型系统严格按照 SRS 关于侧凸和侧凸顶点的定义所制定,根据侧凸顶点的多少将侧凸分为三个主型,1 个顶点为Ⅰ型,2 个顶点为Ⅱ型,3 个顶点为Ⅲ型,每型中再根据 IS 冠状面、矢状面和轴状面三维畸形特点分为不同的亚型,共计 13 个亚型(表 30-3-1)。PUMC(协和)分型将侧凸的三维畸形特点充分融合于分类中,符合临床上 IS 的特点,而且便于记忆,是一种较全面的分型方法。

表 30-3-1　PUMC 分型

型别	顶点数	亚型	特　点
Ⅰ 单弯	1	Ⅰa	胸弯,顶点位于 $T_2 \sim T_{11,12}$ 椎间盘
		Ⅰb	胸腰段弯,顶点位于 $T_{12} \sim L_1$ 椎间盘
		Ⅰc	腰弯,顶点位于 $L_{1,2} \sim L_{4,5}$ 椎间盘

续表

型别	顶点数	亚型	特　　　点
Ⅱ 双弯	2	Ⅱa	双胸弯
		Ⅱb	胸弯+胸腰弯或腰弯,胸弯>胸腰弯、腰弯10°以上 Ⅱb1 符合以下条件: ①无胸腰段或腰段后凸 ②胸腰段/腰段 Cobb 角≤45° ③胸腰段/腰段旋转度<Ⅱ度 ④胸腰段/腰段柔韧性≥70% Ⅱb2 胸腰段或腰段有后凸;若无后凸,但下述三条中有一条者,亦为Ⅱb2。 ①胸腰弯/腰弯额状面 Cobb 角>45° ②胸腰弯/腰弯旋转度≥Ⅱ度 ③胸腰弯/腰弯柔韧性<70%
		Ⅱc	胸弯≈胸腰弯/腰弯,即二者 Cobb 角差小于10° Ⅱc1　胸弯柔韧性>胸腰弯/腰弯柔韧性;胸弯凸侧 Bending 相≤25° Ⅱc2　胸弯柔韧性>胸腰弯/腰弯柔韧性;胸弯凸侧 Bending 相>25° Ⅱc3　胸弯柔韧性<胸腰弯/腰弯柔韧性
		Ⅱd	胸弯<胸腰弯/腰弯10°以上 Ⅱd1　胸弯凸侧 Bending 相≤25° Ⅱd2　胸弯凸侧 Bending 相>25°
Ⅲ 三弯	3	Ⅲa	远端弯符合Ⅱb1 条件
		Ⅲb	远端弯符合Ⅱb2 条件

第四节　特发性脊柱侧凸的治疗原则

根据特发性脊柱侧凸的发病年龄分为婴儿型、少儿型和青少年型,不同类型的手术治疗的原则也不尽相同,以下分别介绍。

一、婴儿型及少儿型脊柱侧凸的手术选择

支具治疗的指征为:首诊时侧凸 Cobb 角大于25°或观察期间侧凸进展明显。如果支具治疗时,侧凸进展迅速,应详细进行神经系统检查及 MRI 检查以确定是否存在颅脑或椎管内病变。侧凸如超过50°,应手术治疗。少儿型侧凸中的25%~65%及全部的进展型婴儿型侧凸均需要手术治疗。

手术方法的选择主要依据脊柱侧凸患者侧凸加重时的年龄,即脊柱的生长潜能。年龄小的患者如果单纯行脊柱后路融合,其前方脊柱仍然继续生长,导致前方椎体高度增加,并导致融合区椎体旋转畸形加重,产生曲轴现象(crankshaft phenomenon)。我们将在下文探讨年龄小的脊柱侧凸患者的手术治疗及如何避免出现上述问题。

(一) 不需要融合的脊柱内固定

1. 术前管理

(1) 手术适应证:根据不同内固定系统,其适应证也不尽相同,非融合脊柱侧凸矫形手术主要包括:①生长棒固定系统(growing rod),适用于较严重的幼儿侧凸;②椎体 U 形钉固定系统(vertebral stapling),通常用于年龄略大的儿童,U 形钉放置于侧凸的凸侧以阻滞凸侧的生长,从而在保留生长潜力的前提下逐步矫正侧凸;③垂直可延长钛肋骨(vertical expandable prosthetic titanium rib,VEPTR),该系统主要用于胸壁先天畸形所导致的侧凸,放置于胸段侧凸的凹侧矫正畸形。

年龄小于 8 岁的脊柱侧凸患者可以考虑采用不植骨融合的脊柱内固定,这一方法仅适用于小部分侧凸畸形患儿,因此在选择适应证上一定严格把握其指征,具体如下:①脊柱具有明显的纵向生长潜能;②侧凸进展迅速,并大于 50°;③脊柱畸形相对柔软或者前路松解可以使之柔软。

（2）手术禁忌证:一般情况差,有明显贫血或低蛋白血症,心、肺、肝、肾等重要器官有严重疾病,不能耐受手术者。

（3）术前准备

1）积极完善相关检查,需要全脊柱正侧位,左右 Bending 位,CT+三维重建,肺功能,MRI。

2）对肺功能不好的患者宜先纠正肺功能。

3）对于重度脊柱侧凸的患者可进行术前牵引。

【手术要点】　患者采用气管插管全身麻醉方式,俯卧于软垫上。分别以上固定椎及下固定椎为中心取脊柱后正中切口,常规显露上、下固定椎的棘突、椎板、关节突及横突。于上固定椎单侧或双侧各放置 2 枚儿童型横突钩或椎弓根螺钉形成"合抱";于下固定椎单侧或双侧各放置 2 枚儿童型椎板钩或椎弓根螺钉钩形成"合抱";经皮将一根预弯的金属棒插入筋膜下,使其连接上固定椎的金属钩（钉）;以另一根预弯的金属棒连接下固定椎的金属钩（钉）;以生长阀或多米诺连接器连接同侧的 2 根金属棒;适度撑开;锁紧螺母;在侧凸上、下端椎置钩处植骨融合;冲洗,留置切口引流,逐层关闭切口（图 30-4-1）。

术后 24 ~ 48 小时拔切口引流;手术后全日配戴支具保护。初次手术后所有患者均配戴支具 8 ~ 10 周。定期接受复查,通常为 3 ~ 6 个月。每 6 ~ 12 个月调节金属棒长度,如需要,应更换新棒。

【其他方法】　Luque 和 Cardosa 报道了另一种不需要融合的后路脊柱固定。他们主要应用 Luque 棒和椎板下钢丝固定,这种技术的优点在于:不需要调节内固定长度,脊柱生长时,伴随脊柱长度的增加,椎板下钢丝可以沿 Luque棒滑动;固定稳定,一般不需要要外固定。其缺点为:脊柱广泛剥离易导致自发性融合,增加了翻修术的难度。

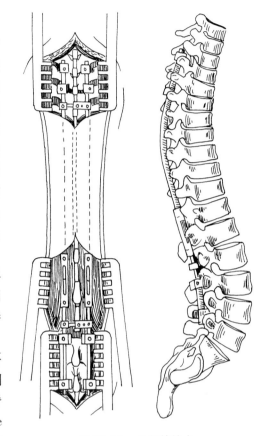

图 30-4-1　生长棒技术

（二）脊柱内固定及植骨融合

为防止曲轴现象,有学者建议在婴儿和儿童患者不宜单纯行后路脊柱融合,而必须同时行前路骨骺阻滞以避免曲轴现象的发生。

如何选择前路脊柱生长阻滞的时机和适应证尚无定论。Mardjetako 等推荐脊柱前路手术的指征为:①年龄小于 10 岁;②Y 形软骨未闭;③Risser 征为 0。

二、青少年型脊柱侧凸的治疗原则

第三代脊柱侧凸矫形系统(如 CD、USS、TSRH 等)的相继出现,并未改变脊柱侧凸的治疗目的:①矫正畸形;②获得稳定;③维持平衡;④尽可能减少融合范围。

青少年型脊柱侧凸的治疗原则为观察、支具和手术。具体治疗原则如下:侧凸 Cobb 角<20°,应严密观察;如每年进展>5°并且 Cobb 角>20°,应行支具治疗;Cobb 角在 20° ~ 40°之间的脊柱侧凸,应行支具治疗;如每年进展>5°且>40°,应行手术治疗。

青少年特发性脊柱侧凸的手术治疗主要包括:手术入路选择;内植物的选择;融合范围的选择;植骨方法的选择。

（一）手术入路

根据手术入路,脊柱侧凸矫形手术分为:前路矫形融合;后路矫形融合;前后路联合矫形融合。

1. 前路脊柱融合术　特发性脊柱侧凸前路矫形主要适用于单纯的胸腰段或腰段侧凸,有作者对胸弯也行前路矫形融合术。

（1）手术方法:前侧入路,根据需融合的部位可选择开胸、胸腹联合切口、腹膜后切口等。通常由侧凸凸侧进入。

（2）优点:节段融合短,去旋转能力强,脊柱缩短可减少神经系统并发症,矢状面矫形能力强,并且术中出血少,创伤小。

（3）缺点:暴露困难,对技术要求高,固定到 L$_5$ 以远由于髂骨阻挡存在困难。

2. 后路脊柱矫形融合术

（1）优点:是脊柱外科医生熟悉的入路,有多种内植物可供选择。

（2）缺点:节段固定长,去旋转能力差,肌肉剥离广泛,出血多,创伤大,撑开操作增加了神经系统损伤的危险。

3. 前后路联合手术　以下情况,需要前后路联合手术:

（1）僵硬的侧凸:在凸侧弯曲相上,侧凸大于 60°,可先行前路松解术。

（2）骨骺生长潜能大的患者:年龄小于 10 岁、Y 形软骨未闭、Risser 征为 0 者,需先行前路骨骺阻滞术,以防曲轴现象。

（3）双弯:为减少融合节段,多保留远端运动节段,可先行前路融合远端弯。

（二）内植物的选择

1. 前路矫形固定器械　1969 年 Dwyer 设计了前路矫正脊柱侧凸的手术装置,使用椎体螺钉和钢缆进行矫形。但由于钢缆无法维持矢状面弯曲,矫正侧凸时容易造成腰后凸畸形;另外,钢缆的弹性大造成假关节的发生率高。

1970 年 Zielke 改良了此手术,将钢缆改为螺纹棍固定。其优点是:通过腹侧去旋转操作(ventral derotational system, VDS)矫正旋转畸形,同时重建矢状面弯曲。Zielke 系统克服了 Dwyer 系统的缺点,但由于使用直径较细(2.5mm)的螺纹棍,所以术后断棍的发生率较高。在改为直径较粗(3.5mm)的棍后,断棍并发症发生率明显降低。第三代三维矫形内固定系统均使用粗棒或双棒,使得矫形力或矫形维持力明显增高,并降低了内植物失败率和假关节发生率。如 Isola、Moss Miami、TSRH 及 CDH 均有前路矫形系统,双棒系统有 KAAS 等。

2. 后路矫形固定器械　Harrington 从 1947 年开始试图寻找一种既能提供内在稳定又能起到矫形作用的方法治疗脊柱侧凸,并研制了 Harrington 系统,应用它治疗了大量的继发于脊髓灰质炎脊柱侧凸患者。1962 年,他进一步证实随着手术技术的提高和内固定器械的改良,手术效果得到改善。Harrington 系统的最重要的进步在于它增加了脊柱融合率。1962 年以后最有意义的改良是改变了下撑开钩位置,将其从邻近关节突移到椎板下,这样减少了脱钩。在此后 20 年间,Harrington 系统的使用一直没有明显的变化。由于 Harrington 系统在脊柱侧凸矫形的历史中的功绩,将它称为"第一代脊柱内固定系统"。

虽然 Harrington 技术是侧凸手术治疗乃至脊柱外科史上的一大革命,然而它也存在一些不容忽视的问题,如内固定物失败率(脱钩、断棒)高、撑开操作易造成平背畸形以及术后需要配戴石膏和支具等。

1973 年,Luque 采用椎板下钢丝增加 Harrington 棒的稳定性,即所称的第二代脊柱内固定系统。它将矫形力分散到多个椎体,使内固定更加稳定。手术后患者一般可以不用石膏外固定。后来,Luque 发现并不需要金属钩来固定,因此他发明了 L 形的光滑的 Luque 棍系统,用椎板下钢丝在每个节段上固定 L 形棒。Luque 系统最初用来治疗神经肌肉性侧凸,而后广泛地用于治疗特发性侧凸。

椎板下穿钢丝技术要求较高,而且容易发生一些神经系统的并发症,甚至有发生瘫痪的报道。Drummond 于 1984 年发明了 Wisconsin 系统。这一系统联合使用 Harrington 棒、Luque 棒和通过棘突行节段钢丝固定。Wisconsin 系统用钢丝固定至棘突,比椎板下穿钢丝容易得多,而且更安全,但是其稳定性和脊柱畸形的矫形远远不如椎板下穿钢丝的 Luque 技术,且这一系统的旋转控制差,术后仍需要外固定。

随着生物力学研究的深入,对脊柱侧凸的认识也逐步加深。脊柱侧凸是一种立体的三维畸形,前两代矫形系统最多只能达到"二维矫形"。为此,法国 Cotrel 和 Dubousset 于 1984 年研制了多钩双棒系统,它既能加压,又能撑开,还可去旋转,并且可以附加横向连接系统增强稳定性。这一设计既提供了节段性固定,又能达到"三维矫形"。CD 系统的出现使侧凸的矫形进入了"三维矫形"的新时代,人们将它及其衍生出的内固定系统,如 CDH、TSRH、Isola、Moss Miami、USS 等,称为"第三代脊柱内固定系统"。

(三) 植骨融合方法选择

脊柱后融合方法很多,它们的基本要点是用髂骨、棘突骨、同种异体骨或人工骨作小关节内外的融合。Goldstein 手术的主要特点是在横突周围作仔细解剖,除了小关节外,还作横突间植骨。Moe 手术是改良的侧方小关节内融合。这些手术方法虽然有所差异,但目的都是为了获得骨融合。骨融合的关键是必须仔细清除骨组织上所有软组织碎屑,完全地去皮质,破坏小关节,并作大量的植骨。

(四) 融合范围选择

融合范围选择非常重要:太短将导致侧凸弧延长,太长则影响脊柱活动度。近年来,学者们更加强调腰椎活动度以及生活质量等,因而在选择融合范围上,提倡选择性融合。

1. 前路矫形固定融合范围选择　胸段侧凸的融合范围是端椎至端椎。对胸腰弯和腰弯,如果侧凸 Cobb 角>60°,则应遵循 Zielke 原则,即应行端椎至端椎的融合;如侧凸 Cobb 角≤60°,则应行短节段融合,即 Hall 原则。因此,应根据脊柱站立位相和左右 Bending 相决定融合范围。

(1) 站立位相:若侧凸顶点为椎体,侧凸 Cobb 角≤50°时,融合顶椎上下各一个椎体;侧凸 Cobb 角>50°时,融合上下各两个椎体;若侧凸顶椎为椎间盘,融合上下各两个椎体。

(2) Bending 相:弯向凸侧时,端椎处第一个张开的椎间盘不需融合,以便使上下节段对过度矫正进行代偿;弯向凹侧时,远端椎体应当与骶椎平行。

当二者不一致时,选择最长节段进行固定融合。

2. 后路固定融合范围选择　目前对后路融合范围的选择仍存在争议,但多数学者认为,后路下融合椎应选择在稳定椎或其上一椎体,上融合椎通常为上端椎的上一个椎体。

(邱贵兴)

第五节　后路脊柱侧凸矫正术

由于 CD 系统本身存在设计上的缺陷,所以在 CD 系统的基础上,学者们相继研制了 TSRH、Isola、Moss Miami、USS 以及 CDH 等改良系统,这些系统具有以下特征:负载强度高、钛合金钩、钉、钢丝及钛缆联合应用;允许撑开和加压;可以广泛应用于前路和后路。也有学者称它们为"第四代矫形内固定系统",目前上述系统已成为当前国内外运用最广泛治疗脊柱侧凸的内固定物。我们在第 2 版中已经介绍了 CD 技术,虽然第四代矫形内固定系统在设计上弥补了 CD 系统的缺陷,但是其三维矫形原理并未发生质的变化。手术医生应该熟悉每种系统的特点和器械最新使用手册。虽然目前椎弓根螺钉技术的推广,椎弓根钩、椎板钩、横突钩等应用越来越少,但是其技术要领也应了解,因此在本节中仍然以 TSRH 系统为例介绍特发性脊柱侧凸后路矫形,只是在临床过程中,可以将钩换成椎弓根螺钉即可。

一、TSRH 系统特点

TSRH 是 Texas Scottish Rite Hospital 的简称,它是由 Johnston、Ashman 等设计研制的通用型脊柱内固定系统,它可适用颈椎、胸椎、腰椎、骶椎及骶-骨盆连接部位的任何脊柱疾患。TSRH 用于脊柱侧凸的矫形,其原则、术前计划、操作步骤及术后处理均类似于 CD 手术,但由于 TSRH 在设计上有其特有的特点,方便了术中操作与矫形,固定效果可靠。

(一) 横向连接器

TSRH 的横向连接装置是用螺母连接器将两根棒连接固定,应用的是三点固定理论,固定效果好。螺母的锁定是从上方进行,术中操作方便,同时连接器有不同长度,可根据术中需要任意选择连接器(图 30-5-1)。最近,TSRH 又设计出低切迹的横向连接装置,安装更为方便。

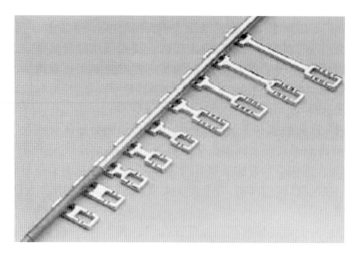

图 30-5-1　横向连接器

（二）眼螺栓

TSRH 系统中,眼螺栓(eyebolt)的设计独具匠心,是 TSRH 系统中最核心部分(图 30-5-2),可以很方便将棒与钩或螺钉作连接固定。在实际操作时,只要适当调整螺母的松紧度,即可对放入钩或螺钉内的棒进行撑开、加压或旋转,而不再需要其他钩栓、螺帽或 C 环等装置,并且可维持轴向或去旋转矫形力量。眼螺栓的机械稳定性是可调的,螺母有不同的规格,可适用于不同直径的 TSRH 棒。任何 TSRH 钩、螺钉或横向连接均可通过不同的眼螺栓与不同直径的棒作连接固定。钩与棒的连接方式是开放式的,并可根据术中情况调整棒与钩的连接部位,即可将棒放入钩体的内侧或外侧。

另外,眼螺栓的设计类型还包括适应不同角度的椎弓根螺钉的可调螺母及在顶部锁定的螺母(图 30-5-3)。可调螺母的一面带有放射状排列的螺纹,以使其与相对应的螺钉头部的螺纹相匹配,当螺母锁定时,两部分的螺纹即嵌合在一起,保证螺钉与不同方向或不同角度的棒相连接。从螺母的上方用 T 形扳手锁定螺母比从侧方锁定更容易操作。

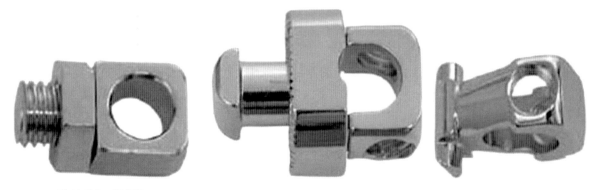

图 30-5-2　眼螺栓　　　　　　　　　　　　　图 30-5-3　眼螺栓

（三）钩

TSRH 钩也不同于 CD 钩,其设计初衷是缘于在旋转矫形过程中,提供更大稳定性及适应椎弓根的解剖形态,而不至于损伤脊髓、神经。每种钩均有大型、小型和儿童型三种,无论采用侧方锁紧或顶端锁紧,所有钩均可放在棒的任意一侧。

1. 椎弓根钩　TSRH 椎弓根钩的钩叉增宽并加深(图 30-5-4)以便卡住胸椎的椎弓根,钩体增厚,呈一斜面,以适应胸椎椎板的下缘,所有这些改变都是为了提高钩的稳定性。

2. 椎板钩　TSRH 椎板钩(图 30-5-5)有几种类型,是为了适应实际存在的椎板解剖变异。圆弧形的椎板钩常用于腰椎或下位胸椎的椎板下缘,同时也可用作横突钩,对于腰前凸较大患者,还可用升高

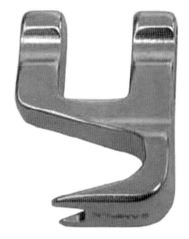
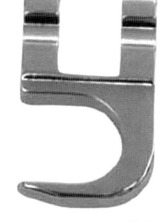

图 30-5-4 椎弓根钩　　　　　　　　　　　图 30-5-5 椎板钩

连接背的(类似门柱)椎板钩。还有钩脚较窄的椎板钩,这样便于将两个钩放在同一水平的椎板下,而不至于引起椎管狭窄。

3. 横突钩(图 30-5-6)

(四) 椎弓根螺钉

椎弓根螺钉可提供经后路椎弓根固定而获得良好的固定方法。

椎弓根螺钉有不同的直径和不同的长度。螺钉头部设计成固定方向型和万向型,可与不同方向的棒连接。螺钉的颈部至尖部呈圆锥形,螺纹的大小也呈梯度变化,越靠近尖部越粗,这样可获得螺钉与骨最大的接触力,避免产生应力集中。螺钉头部与可调螺母连接部的螺纹相互呈6°角方向排列,以便与螺母作连接固定(图 30-5-7)。

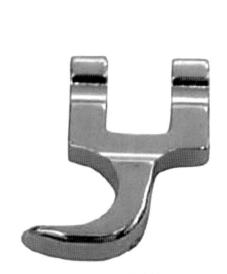
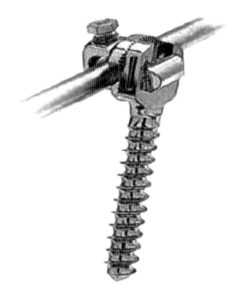

图 30-5-6 横突钩　　　　　　　　　　图 30-5-7 TSRH 椎弓根螺钉

(五) 棒

目前有两种不同直径的金属棒,以 TSRH 棒为例,有直径为 5.5mm 的棒和直径为 6.35mm 的棒,这些棒的强度不同,以便于根据实际需要,容易将棒的外形进行改变,达到最大矫形能力。直径 6.35mm 的棒适用于青春期特发性侧凸患者的矫形,它可提供中等的强度,以便在去旋转过程中,将侧凸变成后凸,维持棒的外形。直径 5.5mm 的棒常用于小儿。一般认为,第二根棒并不产生另外的矫形作用,而是在各钩之间提供纵向连接作用,并通过横向连接板与第一根棒作连接固定,使之成为一完整的矫形、固定系统。

所有 TSRH 棒表面均打磨处理,以增加其疲劳寿命,棒的一端呈六边形,这样便于在术中用旋转扳手作去旋转。需要指出,通常在术中需将棒预弯成生理弧度,这样可减低其疲劳寿命。

近年来,用钛合金材料代替不锈钢内置物,使用钛合金材料的优点是术后患者可作 MRI 检查,增加疲劳寿命。

二、后路侧凸矫形的关键技术

(一) 椎弓根钩的置入

椎弓根钩一般以向上的方向从 $T_1 \sim T_{10}$ 置入。因为 T_{10} 以下关节突的形态逐渐变为矢状位,所以椎弓根钩通常不能用于 T_{10} 以下。

手术步骤:可以通过二次截骨完成,纵形截骨线位于椎板与下关节突的交界处,并平行于该椎体的棘突轴线。横向截骨线沿横突下缘 4mm。用骨凿沿上述两条线去除下关节突的一部分,露出上关节突的白色关节面,用刮匙刮除上关节突的关节软骨后,将分叉的椎弓根钩探子置入关节突间隙,确定椎弓根的位置,然后以持钩钳夹持椎弓根钩,先以 60° 插入,然后以椎弓根钩推进器将椎弓根钩小心打入关节突间隙,最终使其牢固地骑跨于椎弓根上。操作时应避免上关节突骨折进入椎管内,或不小心进入下关节突夹层内(图 30-5-8)。

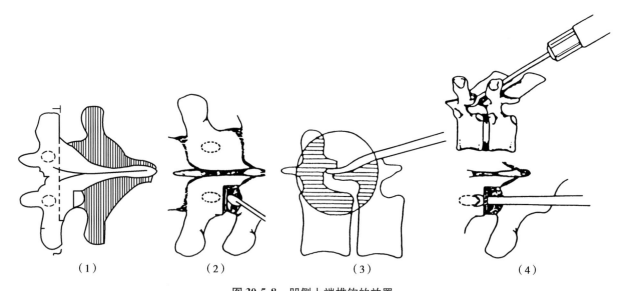

图 30-5-8　凹侧上端椎钩的放置
(1)截骨示意;(2)用刮匙刮除软骨面;(3)、(4)椎弓根钩探确定椎弓根位置

(二) 横突钩的置入

横突钩是椎弓根-横突环抱系统的一部分,多数侧凸手术将其置于凸侧的上端,对于较僵硬的侧凸,如果需要加强凹侧固定力量,也可在凹侧使用椎弓根-横突环抱。

手术步骤:先充分暴露横突区,用横突剥离器剥离横突深面的肋横突韧带,剥离时小心不要将剥离器插入横突内,因为横突本身很脆弱,易骨折。将横突钩置于横突的上缘。最好在同一节段或间隔 1 个节段组合使用横突钩和椎弓根钩,形成椎弓根-横突环抱系统。

(三) 椎板钩的置入

椎板钩的安置可根据所需力的方向沿椎板的上、下边缘安放椎板钩,在 $T_1 \sim T_{10}$ 区域中应尽量采用椎弓根钩替代下椎板钩。仔细选择合适的椎板钩,避免对脊髓发生挤压。黄韧带直接起于下一节段椎板的上缘,而止于上一节段椎板下方的深面。要置入上椎板钩,则需用 Kerrison 咬钳和刮匙去除黄韧带。腰椎区域椎板间一般有足够的空间允许安放椎板钩,而不用去除部分骨。但在胸椎区,必须首先去除上个椎体的棘突。椎管打开后,通过切除上个椎体下关节突的内侧部分而向外侧扩大,这样就有足够的空间来置入胸椎板钩。在胸腰段,钩子通常作加压使用,因此应选用最小的钩子避免钩子进入椎管内太深。术中可以使用椎板撑开器将该间隙的上下棘突向上下方向撑开,可以使手术操作更容易(图30-5-9)。

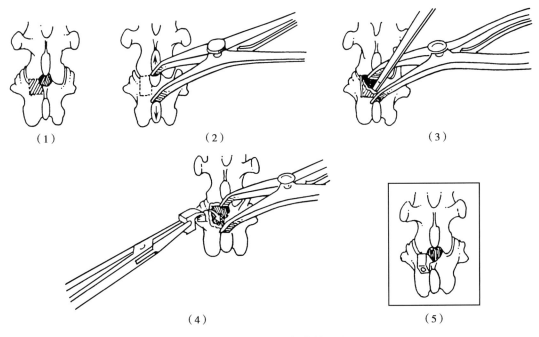

（1）　　　　　　　　　（2）　　　　　　　　　（3）

（4）　　　　　　　　　　　（5）

图 30-5-9　放置椎板钩的程序
（1）切除黄韧带,并显示切骨范围;（2）使用椎板撑开器;（3）用椎板咬骨钳切骨;
（4）用持钩钳夹住椎板钩;（5）已放置好椎板钩

椎板下置入椎板钩时应非常小心,必要时去除部分椎板的下缘,这样钩子可以非常合适地安放于椎板上。依照椎板下缘特殊的角度安置椎板下钩是安放的关键。注意保留下关节突的外侧壁,避免钩子向外侧脱出。置入最下端的椎板钩时,应保留棘间韧带和关节囊以防棒的远端后凸的发生,该节段融合时不要包括关节囊。

（四）脊柱后路钢丝的放置

脊柱后路钢丝是一种公认且广泛应用的技术。常见两种类型的钢丝:棘突和椎板下钢丝。棘突钢丝包括 Winsconsin 钢丝等,通过在棘突的两侧收紧钢丝而将内固定棒固定于任一节段。椎板下钢丝可用于脊柱的任何节段和任意一侧。因其不能提供轴向的稳定,一般不将椎板下钢丝用于固定节段上端和下端椎体的固定。将椎板下钢丝和钛缆应用于顶椎附近有助于将椎体推向预弯棒的平移。对于越是僵硬的侧凸,该方法越有效。

显露脊柱后,用小的咬骨钳逐渐将黄韧带咬薄,直到中线,胸椎棘突向下倾斜,必须在显露黄韧带之

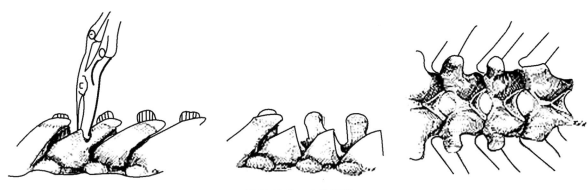

图 30-5-10　去除棘突

前去除棘突（图30-5-10），一旦看到中线分裂处，用剥离子剥开黄韧带的深面（图30-5-11）。用Kerrison咬钳咬除剩余的黄韧带（图30-5-12）。注意不要损伤硬膜或硬膜外血管。因为半圆形钢丝穿过的深度最浅，应将钢丝弯成半圆形，弯的最大直径仅比椎板略大即可，在半圆形的交界处返折弯曲成90°（图30-5-13）。永远要将钢丝从中线位置通过，不要偏向侧方，穿钢丝前，去除棘突（图30-5-14）。穿钢丝时千万要小心，动作要轻柔。钢丝自椎板下端通过，上端取出。

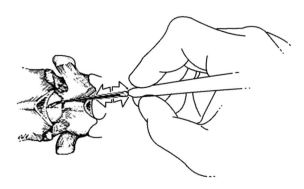

图30-5-11 剥开黄韧带

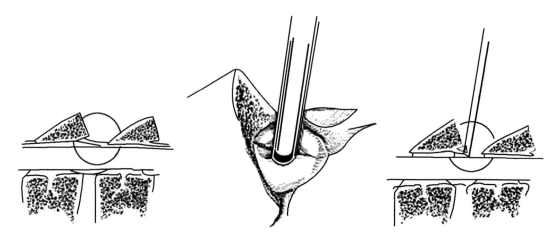

图30-5-12 咬除剩余黄韧带

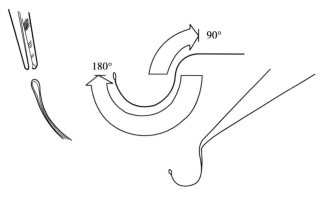

图30-5-13 预弯钢丝

穿钢丝分4个步骤（图30-5-15）：①导入；②推进；③绕入；④拔出。应尽量使钢丝贴于椎板下表面以减少对脊髓的压迫。沿椎板下向前推进钢丝5~6mm，环绕椎板的速度太快会引起钢丝的尖部碰及椎弓的下方，钢丝容易过深地推入椎管，通过椎板后可见到钢丝弯曲的头部，可用小的针持夹住头端或神经钩钩住头端向外拔到足够空间后，再用针持夹住头端。钢丝应该从椎板上方拔出，而不应在椎板下方向上推送。上下等长后，如果是双股钢丝可将头端断开，分别置于椎板的左右两侧。将钢丝在棘突两侧拧于椎板上，防止钢丝误入椎管内。

（五）椎板下钛缆的放置

钢丝因常有断裂和偏移等严重的并发症，逐渐有被钛缆所替代的趋势。由于钛缆的柔韧性好，这就防止了上棒和拧紧钢丝时可能对脊髓的重复损伤。虽然钛缆较传统的不锈钢丝在生物力学方面更为坚强，但价格很昂贵。

去除棘突和韧带后，将单股钛缆导引头弯成C形，通过椎板下，抓住导引头将其拔出，使钛缆椎板上下等长。切断导引头的尖，分成双股钛缆。将钛缆的断开的头穿过下方的环来套住椎板（图30-5-16）。然后置预弯后的棒于钛缆的环内，置一临时夹钳于钛缆上，准备好并插入钛缆紧张器，用钛缆张紧器拉紧钛缆后，锁住临时夹钳，所有的钛缆全部拉紧并临时锁住后，将钛缆用夹钳完全夹紧（图30-5-17）。

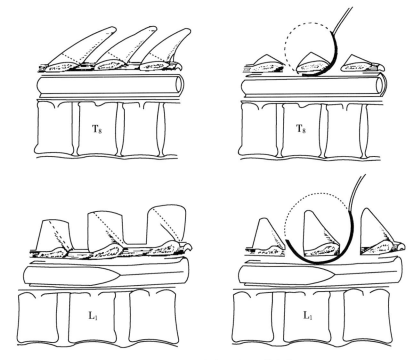

图 30-5-14　穿椎板下钢丝前准备

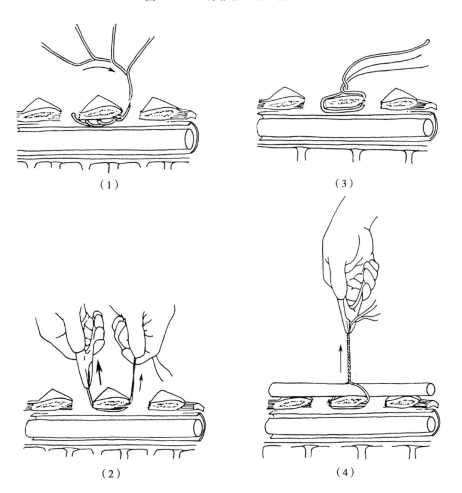

图 30-5-15　放置椎板下钢丝的步骤

（1）应用旋转动作,使钢丝头端紧贴椎板深面穿过;（2）用双手提拉钢丝头尾两端,将钢丝逐渐由椎板上缘拉出;
（3）及时将钢丝头尾两端在椎板背面交叉并合;（4）放置 Luque 棒后,顺时钟方向拧紧钢丝

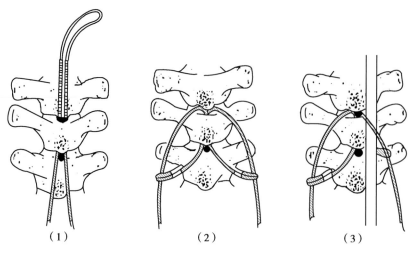

（1） （2） （3）

图 30-5-16 椎板下钛缆穿入方法

（1）～（3）为穿入方法

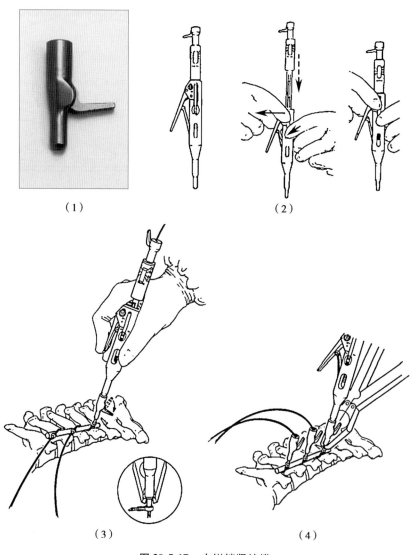

（1） （2）

（3） （4）

图 30-5-17 夹钳锁紧钛缆

（1）夹钳；（2）夹钳使用方法；（3）、（4）夹钳锁紧钛缆

（六）椎弓根螺钉

目前,各种直径与长度的螺钉正广泛用于脊柱后路侧凸矫形手术中。椎弓根螺钉可以更好地提高和维持冠状面和矢状面的矫形,可以允许下位内固定椎体平移至中线和恢复成水平位置。椎弓根螺钉治疗腰弯的一个重要概念是尽可能过矫。Barr 等发现因为椎弓根螺钉的外置和凹侧的撑开可很大程度上矫正端椎冠状位的倾斜,帮助形成腰弯的过矫。理论上,过矫可以减少融合的节段数目(图 30-5-18)。

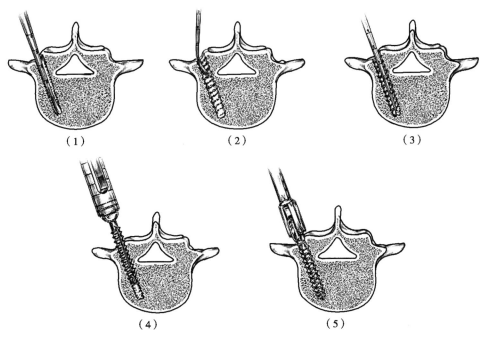

图 30-5-18　椎弓根螺钉置入
（1）~（5）为置入步骤

确定椎弓根和放置椎弓根螺钉的方法有很多种(参见第二十八章第五节),但基本步骤包括:清除软组织,去除关节突基部和横突中点相交点表面的皮质骨,显露椎弓根的松质骨,探查椎弓根,探查或 X 线检查证实椎弓根的四壁完整,椎弓根攻丝,拧入螺钉。

三、后路侧凸矫形固定融合

融合的近端和远端平面确定后,就应确定放置钩的方式。要确定正确钩的安放方式,必须确定将要作用于脊柱力的类型和该力对矢状面的影响。其基本原则如下:①撑开力(背离侧凸顶点的力)减小前凸或有助于增加后凸;②压缩力(朝向侧凸顶点)减小后凸或增加前凸;③要形成后凸就应先从凹侧开始;④要形成前凸就应先从凸侧开始,并且力必须朝向侧凸的顶点;⑤在胸腰椎交界处,不应该使用撑开力,并且弯棒时,腰前凸应该从 T_{12} ~ L_1 间隙开始。

胸段特发性脊柱侧凸融合范围的选择存在争议。下面以单胸弯为例。

脊柱侧凸为三维平面的复杂畸形,现代脊柱侧凸治疗目的是三维畸形矫正。20 世纪 80 年代,Cotrel 和 Dubousset 等提出三维矫正理论,将病理弯曲转变为生理弯曲的理论已被广泛接受。手术矫形主要采用钩-棒和钉-棒两种系统。钉-棒系统的优点为:椎弓根螺钉贯穿脊柱三柱,所承受的力直接作用于脊柱三柱,可更有效地实现脊柱畸形的三维矫正;椎弓根螺钉不占用椎管空间;固定坚强不易移位,钉-棒连接方法简单,操作过程中比较安全;脊髓损伤、骨折几率小;部件移位率小。采用椎弓根螺钉系统矫正脊柱侧凸,有作用力强、牢固可靠,而且同时具有对脊柱的去旋转、节段撑开、节段加压和水平矫正等功能,能更有效地发挥三维矫正作用。因此,目前多采用椎弓根螺钉-棒系统系统治疗脊柱侧凸。虽然 TSRH 系统已接近淘汰,但去旋转矫形的原理未变,因此本文仍以 TSRH 为例,目的在于阐述金属钩的放置位置,在临床应用时,万变不离其宗,只要把椎弓根螺钉替换金属钩即可。

【麻醉】 通常采用气管内插管全身麻醉。

【体位】 通常采用卧位,使患者卧于脊柱外科手术架上或 U 形垫上。4 个支持垫分别对准左右肩前胸部及髋前部。腹部悬空,以利腹部静脉回流,减少术中出血。肘关节屈曲,双手向前放在头的两侧。双下肢髋膝微屈曲,小腿置于床面(图 30-5-19)。

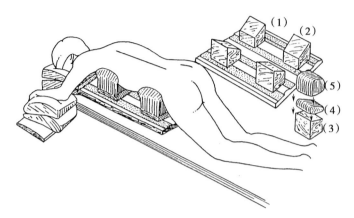

图 30-5-19　TSRH 手术,体位与切口
(1)木制框架上附贴条。(2)支持垫,垫下亦有贴条,便于按个体需要移动位置。支持垫的构成,为木块(3)之上衬以泡沫海绵(4),外包绒布(5)

【手术步骤】

1. 切口与显露 见脊柱后路手术途径一节。

2. 定位 后路侧凸矫形手术中,通常以 T_{12} 肋骨和 L_1 横突的形态定位,如果切口偏下,则利用 L_5S_1 椎间隙可以活动而 $S_1 \sim S_2$ 之间无活动的特点定位。定位不清时,应采用 C 形臂机进行术中定位。

3. 椎弓根螺钉的放置 按术前设计,在拟拧入椎弓根螺钉的部位进行良好显露,选择入钉点,以尖锥打孔,椎弓根开路器钻孔,以探针探测孔道的四壁是否为骨性,然后插入定位针,采用 C 形臂机进行术中定位,观察定位针插入的椎体是否与术前设计一致以及定位针的方向是否正确、长短是否合适等。根据定位针选择适合长度及直径的椎弓根螺钉,攻丝后,拧入椎弓根螺钉。再次以 C 形臂机进行术中观察,确认椎弓根螺钉的位置与长度是否正确。

4. 置钩按术前设计,分别在关键椎体(如上、下端椎,上下中间椎)放置相应的钩,相关技术见本节的关键技术(图 30-5-20)。

(1)凹侧置钩:在凹侧上端椎上放置一个向上的椎弓根钩,在下端椎上放置一个朝下的椎板钩(或采用椎弓根螺钉替代),在上中间椎体上安放一个向上的椎弓根钩,在下中间椎上安放向下的椎板钩。

(2)凸侧置钩:先在凸侧上融合椎放置横突钩,然后在同一椎体放置椎弓根钩与其形成合抱,放置顶椎椎弓根钩,在下固定椎放置椎板钩,或以椎弓根螺钉替代。

5. 凹侧置入第一根棒 取适合长度的金属棒,按手术中侧凸形状预弯,以眼螺栓连接钩、钉,临时固定钩、钉(图 30-5-21)。

6. 旋转棒矫正侧凸 检查各钩、钉是否在位,以持钩钳夹持钩、钉以保护其在转棒过程中的位置,然后逐渐将棒旋转 90°,临时锁紧眼螺栓螺母(图 30-5-22)。

7. 撑开或加压第一根棒上的钩、钉 用持棒钳夹持棒,逐次按术前设计行撑开或加压以达到矫形目的。在矫形过程中应注意钩钉位置,并且以轻柔的力量矫形,避免应用暴力。

8. 预弯并置入第二根棒 以眼螺栓将凸侧钩、钉和棒相连接,临时固定。

9. 撑开或加压第二根棒上的钩 用持棒钳夹持棒,逐次按术前设计撑开或加压持棒钳与钩、钉之间,达到矫形目的(图 30-5-23)。

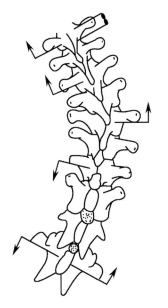

图 30-5-20 置钩的术前设计

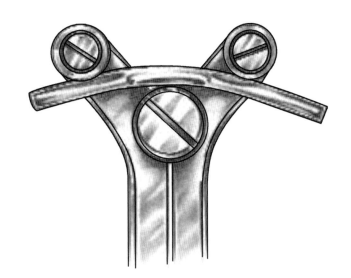

图 30-5-21 预弯金属棒

矫正后情况
冠状面 矢状面

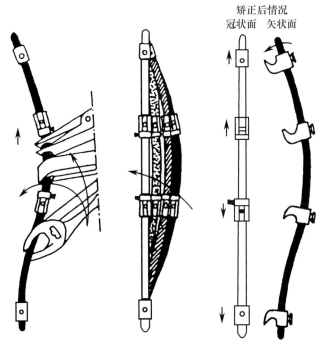

横切面图示脊椎旋转的矫正

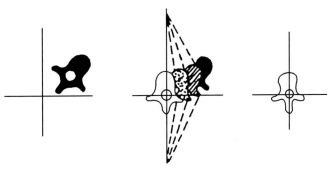

图 30-5-22 三维矫形原理:去旋转

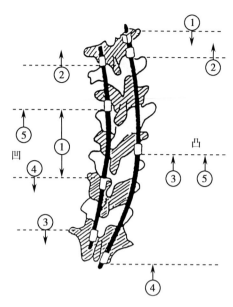

图 30-5-23　三维矫形原理：矫形次序
①～⑤代表撑开和加压次序

10. 横向连接器的放置　测量紧靠上、下固定钩或钉的两根棒之间的距离,选取适合型号的横向连接器或连接接骨板,安装后锁紧螺母。

11. 唤醒试验　为了防止脊柱畸形过度矫正而引起脊髓损伤,需在术中进行脊髓功能监测。若无条件进行脊髓监测,可行术中唤醒试验。唤醒试验仍然是简单而可靠的方法,但要求麻醉师密切配合,仔细控制麻醉深度。当矫形完成后,开始作唤醒试验。先让患者做握拳和伸指的动作,若患者可按指令完成,说明麻醉已清醒,此时让患者活动脚趾和踝关节。若患者可以按医嘱主动屈伸手指,但不能活动脚与踝,应警惕矫形过大,最好立即松开螺母,较少矫正度。观察半小时左右,再次作唤醒试验,如不改善,则需完全去除内固定器械,按脊髓损伤治疗。

12. 最终锁紧螺母　唤醒试验证实双下肢活动正常,无脊髓损伤后,以测力扳手最终锁紧各个螺母。

13. 植骨融合　将椎板去皮质以及小关节去除关节软骨,取自体髂骨或同种异体骨置入骨床中。

14. 放置切口引流,关闭伤口。

【术后处理】　术后 24～72 小时拔引流管,第三、四天下地活动,通常配戴支具。1 周左右拍站立位全脊柱正侧位相。

（邱贵兴）

第六节　前路矫正术

一、前路脊柱松解手术

【适应证】　对于侧凸凸侧弯曲像上 Cobb 角 60° 以上的僵硬型侧凸。

【麻醉】　气管内插管全身麻醉。

【体位】　患者取侧卧位,侧凸凸侧在上。

【手术步骤】

1. 切口　见脊柱前路手术途径一节。手术途径根据侧凸融合范围而决定,如 T_{11} 以上选择经开胸入路;如需暴露 T_{11}～T_{12} 以下则选择胸腹联合切口;如 T_{12} 以下选择经胸膜外腹膜后入路;如 L_1 以下选择腹膜后入路。按层次暴露凸侧椎体的侧前方。

2. 显露　显露隆起弯曲的脊柱,颜色发白的隆起处即为椎间盘部位,凹陷处为椎体,节段血管从椎体中间横过。切开壁层胸膜或椎前筋膜显露椎体的节段血管,目前通常不结扎此血管,以免影响脊髓血供。

3. 摘除拟松解区域的椎间盘,包括纤维环、髓核以及上下终板,暴露出间隙上下骨质。

4. 应用 Harrington 撑开器检测松解是否完全（图 30-6-1）。

5. 融合范围内植骨,将肋骨剪成碎米状进行椎体间植骨。

6. 缝合胸壁层和腰大肌层。

7. 留胸腔闭式引流、关胸。

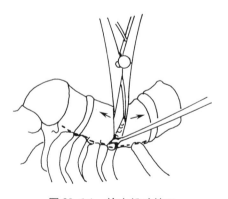

图 30-6-1　检查松动情况

【术后处理】 术后处理同一般开胸手术。

二、Isola 前路脊柱侧凸矫形

Zielke 和 Cotrel-Dubousset 首先提出去旋转概念:通过前路或后路器械对脊椎去旋转,改善额状面的畸形和恢复原有的生理曲线,即在脊柱的背侧或腹侧应用去旋转力矩,使来自去旋转力矩的力在去旋转的同时达到矫正侧凸的目的。

前路手术治疗侧凸,第一,在侧凸的中心内对侧方移位和旋转椎体以最大距离施加矫正力提供了力学的优势。第二,通过去旋转操作可以阻止医源性后凸畸形的发生。第三,前路矫正侧凸通过短缩而不是延长脊柱,从而减少了手术中牵引性脊髓损伤,椎体间的融合避免了后期曲轴现象的发生,亦减少了术后内植物的突出;术中可于同一切口内完成胸廓成形来改善术后的剃刀背畸形。此外,前路手术可保留更多的运动节段,减少了融合远端退变的危险。骨盆上更多活动节段存在,使远期下腰痛的发生明显减少。

尽管前路手术具有一定的优越性,但亦存在一定的缺点。对于侧凸 Cobb 角 60°以上的僵硬型侧凸(反向弯曲 X 线片侧凸矫正<50% 或<30°),单纯的前路融合固定效果不佳,通常需采用前路松解、后路融合固定的方法,而且对高位胸弯的前路手术操作困难。因而术前应全面了解青少年型脊柱侧凸(AIS)畸形的部位和主侧凸及代偿弯的柔韧性,选择适当的患者,才能获得良好的疗效,并且应根据个人的技术熟练程度和单位的具体条件选择适当的治疗方法,否则可能带来灾难性的后果。

【适应证】

1. 胸腰段及腰段 AIS。

2. 主胸弯可自然矫正 35% ~40% 。

【融合范围选择】一般认为,腰椎及胸腰段 AIS 前路融合固定的范围为上端椎至下端椎。但为保留更多的运动节段,有学者对腰椎及胸腰段 AIS 采用过矫结构性侧凸、短节段固定的方法,为达到术后理想的躯干平衡并保留更多的运动节段,术前应根据站立位及反向弯曲 X 线片来确定融合的范围,其标准为站立位 X 线片若顶点为椎体,则融合顶椎及其上下各一椎体;若为椎间盘间隙则融合椎间盘上下各二椎体;凸侧反向弯曲 X 线片顶椎上下椎间隙开始张开的椎体不应融合;凹侧反向弯曲 X 线片融合远端的椎体同骨盆平行为选择性融合的次要标准。

【器械】 前路 Isola 系统的内固定部件包括螺钉、棒以及垫片等。

【麻醉】 通常采用全身气管内插管麻醉。

【体位】 通常采用侧卧位,凸侧在上,凹侧在下。

【操作步骤】

1. 切口与显露(见脊柱前路手术径路一节)手术途径根据侧凸融合范围而决定,如 T_{11} 以上选择经开胸入路,如须暴露 T_{11} ~ T_{12} 以下则选择胸腹联合切口,如 T_{12} 以下选择经胸膜外腹膜后入路,如 L_1 以下选择腹膜后入路。按层次暴露凸侧椎体的侧前方。

2. 切开椎前筋膜显露并结扎所固定椎体的节段血管。

3. 骨膜下剥离显露固定椎体,直至椎体对侧。

4. 摘除拟融合固定区的椎间盘,包括纤维环、髓核以及上下终板,暴露出间隙上下骨质(见前路脊柱松解术)。

5. 与 Zielke 与 Dwyer 技术不同,Isola 螺钉的植入位置应在同一直线上,以确保内固定节段的椎体螺钉从头端至尾端成一直线,这一点非常重要(图 30-6-2)。由于 Isola 金属棍足够坚硬,是通过金属棍的塑形来矫正旋转畸形,所以不可能也无必要通过调整 Isola 螺钉位置来重建腰前凸或去旋转。

(1) 在固定节段远端的椎体中央,距椎体后缘 8mm 处(胸腰段)或椎体后缘 4mm(胸段)选择进钉点。

(2) 向前 10°打孔。

(3) 螺钉测深计测量椎体深度,选择适合长度的螺钉以达到椎体的双皮质固定,放置螺钉垫片,并拧入相应长度的椎体钉,螺钉最好过侧皮质 1 ~2mm。前路矫形固定具有张力带作用,沿脊柱纵轴产生很大的力,所以推荐 Isola 的垫片作为螺钉的"锚"。

(4) 同理在近端椎体相应部位拧入 6. 25mm 的螺钉,具体长度术中测定(图 30-6-2)。

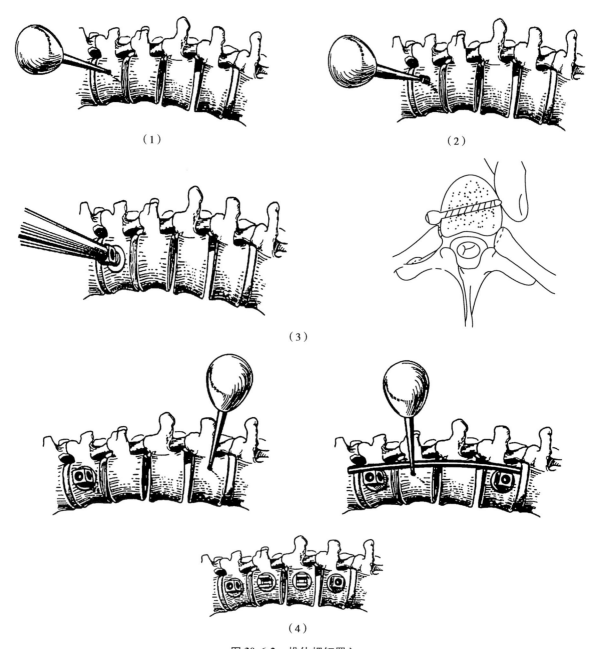

（1）

（2）

（3）

（4）

图 30-6-2 椎体螺钉置入
（1）钻孔;（2）攻丝;（3）拧入螺钉;（4）按上述方法拧入其他螺钉

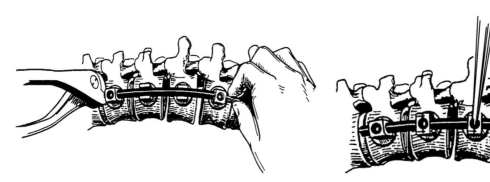

图 30-6-3 连接金属棒　　　　　　图 30-6-4 临时锁紧螺母

6. 预弯 Isola 棍成固定范围生理弯曲,连接螺钉和 Isola 棍(图 30-6-3)。

7. 临时锁紧螺母(图 30-6-4)。

8. 旋转棍 90°,矫正旋转畸形,重建腰前凸(图 30-6-5)。

9. 融合范围内植骨,将肋骨剪成条块状进行椎体间植骨(图 30-6-6)。

10. 加压钳逐次加压,矫正冠状面畸形,最终锁紧眼螺栓(图 30-6-7)。

11. 缝合胸壁层和腰大肌层。

12. 缝合膈肌,留胸腔闭式引流,关胸。

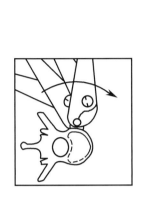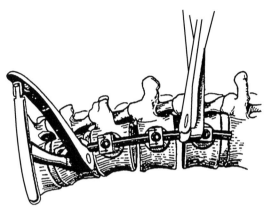

图 30-6-5 去旋转

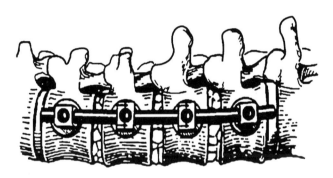

图 30-6-6 椎体间植骨

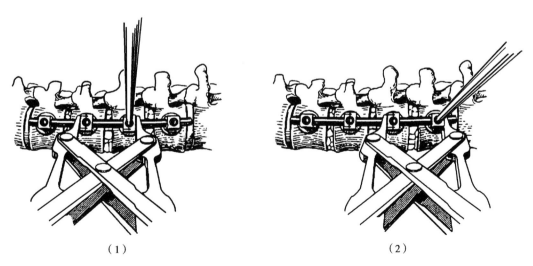

（1）　　　　　　　　　　　　　　　　　（2）

图 30-6-7 逐次加压,矫正畸形,锁紧螺栓

（邱贵兴　赵宇）

第七节 先天性脊柱侧凸

先天性脊柱侧凸分为形成障碍、分节障碍及混合型(图30-7-1),侧凸常伴有矢状面上的畸形,即为侧前凸与侧后凸畸形。虽然理论上讲,某种畸形常常对应一定的预后,但是这仅仅从多数患者总结出来的一般规律,也就是说仍存在特殊情况。因而,分析侧凸应首先从其总的特征考虑,然后再看它产生什么问题,以及是否进展。

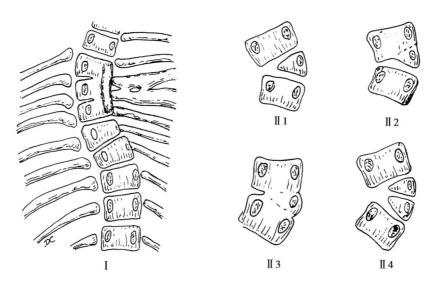

图30-7-1 先天性脊柱侧凸
Ⅰ. 分节缺陷:单侧先天性骨桥;Ⅱ. 形成缺陷:半脊椎。Ⅱ1. 完全分节的半脊椎;
Ⅱ2. 半分节的半脊椎;Ⅱ3. 完全未分节的半脊椎;Ⅱ4. 一侧两个半脊椎

一、自然史

了解先天脊柱畸形的自然史,有助于选择正确的治疗方法和判断预后情况。畸形进展速度取决于畸形类型和受累脊柱长度。单侧未分节骨桥伴单(多)发凸侧半椎体的胸弯预后最差。McMaster复习59例患者发现胸腰段侧凸预后最差。两岁以前Cobb角已大于50°的患者预后最差。以下依次为单侧未分节骨桥、双凸侧半椎体、单个凸侧半椎体,而阻滞椎(即双侧分节障碍)预后最佳。某些畸形(例如单侧骨桥)一定会进展。因此,此类患者不要等其发展,应早期融合。单侧骨桥使弯曲凹侧生长受限,如果凸侧继续生长,产生严重畸形,此时,单纯的融合术合内固定矫形难于矫正僵硬的畸形,常常需采用截骨等方法,手术难度和危险性增加。因此,治疗上应以预防畸形进展为原则。

半椎体可以是单发的或多发的,也可以是平衡的或不平衡的。此外,根据半椎体与邻近椎体关系,分为嵌合型、非嵌合型。嵌合型半椎体像楔子一样被塞入两个椎体间,并不改变脊柱轮廓。半椎体与邻近椎体的关系很重要(完全分节型、半分节型、不分节型),因为这可以判定侧凸凸侧的生长潜能。对称的半椎体通常不会进展,一般不需治疗。单发半椎体,是最常见的畸形,存在进展与不进展两种可能,临床上很难预测其预后。患者应密切随访,一旦畸形发生,则行融合。在腰骶段的半椎体由于其下方无代偿节段,通常会产生明显失代偿,这些患者可能出现严重躯干倾斜,这种倾斜最终将导致产生难以矫正的畸形;另一种易出现失代偿的椎体畸形在颈胸段,由于颈椎平衡颈胸段侧凸的能力有限,因而患者易出现头倾斜。

二、手术治疗

严重或进展性先天性脊椎侧凸通常需手术治疗,有多种手术方式可以选择。手术方法选择必须根据患者的具体情况来量体裁衣,主要应考虑患者年龄、畸形的种类(侧凸、后凸、前凸或联合畸形)、畸形的位置、弯曲类型、畸形自然史以及是否合并其他系统先天性畸形。对于进展性弯曲,特别是如果支具治疗无效,应该行手术治疗,例如,如果患儿3岁时Cobb角25°,在6岁时发展至35°,应行手术治疗。

先天性脊柱侧凸的手术方法主要有以下几种:凸侧生长阻滞(前路单侧骺板阻滞;后路单侧小关节融合);后路脊柱融合;前后路联合脊柱融合;半椎体切除(前后路联合半椎体切除;后路经椎弓根半椎体切除)。

(一) 凸侧生长阻滞

凸侧生长阻滞并不是一种新手术,早在1922年Maclennan就首先报道,随后陆续有报道。它通过前后路凸侧融合(前路单侧骺板融合;后路单侧小关节融合)限制凸侧过度生长,允许凹侧生长从而达到部分矫正畸形的目的。

【适应证】 已确诊先天性脊柱发育畸形是脊柱侧凸的病因,并具备以下条件者,为手术适应证。

1. 根据逐次检查记录,确定侧凸有进行性加重。

2. 侧凸Cobb角<60°。

3. 侧凸累及范围不超过6节。

4. 年龄不超过5岁。

【禁忌证】 侧凸合并存在后凸畸形。

【手术方法】 一般是在一次手术中完成前路与后路手术。若前路手术不顺利或失血过多,亦可待1~2周后行二期后路手术。

1. 体位 侧卧位,凸侧在上。以甲紫按所设计的切口画线标记,然后消毒铺巾。

2. 切口 胸段侧凸常采用脊柱凸侧的旁正中切口,将切口牵向外可以作肋骨横突切除术,将切口牵向中线可以剥离出凸侧的椎板。若拟采用经胸膜外途径或经胸途径,则需设计两个切口,一为沿肋骨作前路手术,一为后正中切口。

胸腰段脊柱侧凸均需作两个切口。顺第12肋下缘的斜切口经腹膜外到达腰椎侧方。另作后中线切口显露凸侧椎板。若定位有困难,常需在手术台旁照片或透视定位。

3. 前路手术 侧凸在胸段者,从竖脊肌外缘深入,显露拟行前路融合的节段相对应的肋骨与横突。进一步操作可采用下列方法之一:①正对半椎体,切除相应横突及肋骨后部10cm(含肋骨头),切开肋骨膜,经胸膜外途径分离到达椎旁;②作3个平面的肋骨横突切除,即切除相应横突和肋骨后段4~5cm,亦包括肋骨头的切除。切断中位的肋间神经,即可到达椎旁侧方。

侧凸在腰椎,经腹膜后到达椎旁,然后将腰大肌牵向外侧显露出腰椎侧面。下一步是切断并结扎节段血管,然后纵行切开椎体侧壁骨膜,在骨膜下向前、后方剥离。显露半椎体及上下各一正常椎的椎体侧壁,先天性骨桥者,则需显露相应节段的椎体凸侧面。切除拟融合节段之间的椎间盘。先切开椎间盘的上下缘,用咬骨钳清除部分纤维环,再用Cobb剥离器从相邻椎体的上下面分离上下软骨板,并用咬骨钳夹出软骨板。要求做到凸侧2/3或略多于1/2的椎间盘完全切除,并显露出椎体终板的松质骨面。在椎体侧壁上用咬骨钳做成纵行骨沟,将切下的松质骨块填入椎间隙内。把做入路切除的肋骨剪成细长条形,填入已在各椎体骨膜盖回原位。放置引流管后逐层缝合切口。

4. 后路单侧关节突关节融合 只剥离凸侧棘突与椎板,切除相应关节囊。去除椎板与横突背面的骨皮质,作小关节突的关节面切除。然后如常法大量植骨。

【术后处理】 术后24~48小时拔引流。术后石膏固定于双下肢伸直位。患儿术后制动3~4个月后去除石膏,然后支具固定12~18个月。

(二) 后路脊柱融合

后融合目的不是矫正弯曲,而是稳定弯曲,阻止其进一步发展。通常情况下,先天性弯曲较僵硬,除非行广泛前后路松解,否则难于矫形。融合必须包括整个弯曲,但必须扩展至骶骨中心垂线(CSVL)。

该手术的优点是简单安全。缺点是手术后晚期发生弯曲加重,或出现前凸畸形,或胸椎生理后凸消失。

【适应证】　单纯后路脊柱融合的区域主要为颈胸段侧凸,其适应证为对支具治疗无效或畸形进展的合并头倾斜的颈胸段侧凸。对于年龄较小儿童,后路颈胸段融合术后应用带枕垫的支具固定,固定至头倾斜矫正为止;而较大年龄儿童或青少年,头倾斜畸形通常较僵硬,融合术后需应用 Halo 牵引矫正头倾斜畸形,固定时间通常为 4 个月。

【手术方法】　大体同成年人的脊柱融合术,以下只强调注意事项。

1. 显露　将棘突尖上的软骨帽与棘上韧带一并从其中线切开,用 Cobb 骨膜剥离器向双侧推动软骨帽就可到达棘突旁的骨膜下,显露出光滑的棘突侧壁;继之作棘突与椎板的骨膜下剥离,直到显露出双侧横突。

2. 定位　必须融合主要侧凸的全长。因此仍需作术中照片定位,确定准备融合的节段。

3. 去皮质骨　在儿童期用咬骨钳就可以做到椎板和横突的去皮质骨。用尖嘴咬骨钳就可以做到儿童关节突的部分切除。准备好植骨床。

4. 植骨　若自体骨不足,可补充一些同种异体松质骨,保证充足的植骨量。

5. 内固定作为后融合的辅助方法,用于获得或维持矫形。由于先天性脊柱侧凸常常伴有椎管内病变,因此术前必须除外脊髓纵裂、椎管内肿瘤等。手术器械的选择应依据儿童特点、畸形以及手术医生的经验来决定。

6. 留置切口引流,逐层缝合伤口。

（三）前后路联合脊柱融合

先天性脊柱侧凸治疗中,前后路联合融合应用已日益增多,主要应用于预后不良的胸段、胸腰段、腰段弯曲(例如,凸侧生长潜能好)多节段椎间盘摘除前路阻滞,可以降低曲轴现象,增加矫正率。前后路联合融合还可以降低假关节发生率。手术适应证的选择主要依据:①畸形的大小、柔韧度;②脊柱是否失代偿或头倾斜;③儿童的年龄。

（四）前后路半椎体切除

前后路半椎体切除实际上是前路和后路的楔形截骨,此方法主要用于其他方法无法获得代偿的成角的侧凸。通常应用于腰骶段半椎体,因为此区半椎体以下无椎体代偿,除了楔形切除半椎体之外没有其他办法能平衡脊柱。最佳手术时机应选择在 5 岁以前,此时继发弯曲尚未形成结构性弯曲。半椎体和邻近间盘切除的手术入路为前后路切除半椎体和椎弓根,融合邻近椎体,依据患者年龄和椎体的大小,选择内固定,通常切除段的凸侧用钩/椎弓根螺钉加压,当不能行内固定,可应用石膏维持矫形。此手术较凸侧骨骺阻滞术复杂一些,主要用于侧方半椎体畸形患者。

【适应证】

1. 腰骶段的半椎体　由于通常伴有侧向的代偿不全,即脊柱重力线显著的向凸侧偏移,其他方法不能矫正此种畸形。

2. 腰骶段的半椎体表现为短而锐的侧凸,弯曲明显成失代偿,且半椎体确为畸形的顶点。

【术前计划】　对于任何脊柱畸形的患者,都要常规采集病史和进行物理检查。仔细检查脊柱处是否存在毛斑、皮肤变色、骶部凹陷或者瘘道是非常重要的,还应当注意是否存在骨盆倾斜、双下肢不等长、躯干失代偿或者神经功能异常。

对所有患者,常规拍摄从枕骨到骶骨的前后位和侧位全长 X 线片。侧屈 X 线片有助于明确先天性畸形上下节段代偿性弯曲的柔韧性。椎弓根之间的距离增宽常常能够提示脊髓内在的异常,如脊髓纵裂。不必常规进行脊髓造影或 CT 扫描,但是,如果患者神经功能异常,要进行手术治疗,或者普通 X 线片显示椎弓间距离增宽,就要进行颈椎、胸椎和腰椎的 MRI 检查。为排除椎管内的异常,如脊髓拴系(tethered cord)、MRI 检查是非常重要的,其在先天性侧凸中的发生率为 10% ~ 50%。在畸形部位,进行冠状面 MRI 检查,也能够详细地了解椎体分节的准确情况,明确对侧是否存在骨桥。

最后,任何先天性脊柱畸形的患者,都可能存在生殖泌尿系统或心血管系统异常,应当进行心脏彩超或者肾盂造影检查,以除外生殖泌尿系统和心血管系统疾病。

【手术方法】　通常将手术分前、后路两期进行。亦可同日一期完成。

1. 显露部分的操作同前。

2. 前路半椎体的切除　半椎体切除开始时,首先切除半椎体上下的椎间盘。用手术刀将椎间盘连同前纵韧带一同切开(图 30-7-2),然后,用刮匙和咬骨钳去除椎间盘。椎间盘切除时,要仔细从凸侧向凹侧进行,去除纤维环和髓核,向后到达后纵韧带。在凹侧最好保留 0.5 ~ 1.0cm 宽的纤维环,以作为系链,防止在下一步进行矫形时椎体发生移位。椎间盘完全切除到达后纵韧带后,使用咬骨钳和刮匙切除半椎体(图 30-7-3),切除的骨作为后阶段椎间植骨的材料。

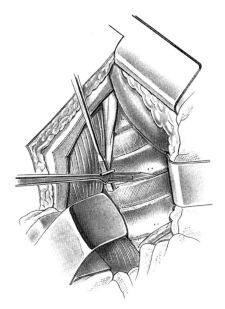

图 30-7-2　使用手术刀锐性
切开最上方的椎间盘

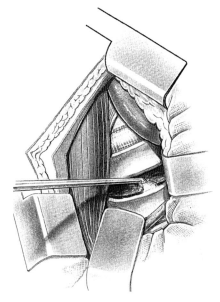

图 30-7-3　使用刮匙和咬骨钳去除最上方的椎间
盘,注意可以看到下方的椎间盘与之相交

如果半椎体发生在胸椎,要切除与之形成关节的肋骨头,便于进行椎间盘的显露、切除和最后切除半椎体后闭合间隙。必须强调,切除椎间盘时向后方一定要到达后纵韧带,完全切除后方的椎间盘。由于外层的纤维已纤维化和软骨化,特别是在后外方,如果没有完全切除软骨边缘,在矫正畸形的过程中,可能会向后方退让,导致神经结构受压。要将半椎体上下节段椎体的骨面修平,当半椎体切除后,在进行后路矫形时,椎体间能够完全闭合(图 30-7-4)。术中如果撕裂了后纵韧带而出现大量硬膜外出血时,使用胶原蛋白海绵可以充分止血。去除上下椎体的软骨面也是非常重要的,以保证顺利融合。用磨钻去除部分椎弓根(图 30-7-5)。用吸收性明胶海绵轻轻覆盖在后纵韧带上。半椎体切除后遗留的椎体间空隙,用切除椎体的碎块骨部分填充,填充骨块不能过紧,否则会妨碍畸形矫正,疏松地填充碎骨块有利于骨融合(图 30-7-6)。

如果畸形比较僵硬,通过椎体的切除也不可能获得完全解剖性的矫正,在半椎体切除后,在其上下节段的椎间内进行脊柱松解术,期望获得更完全的矫正。在这种情况下,用手术刀和咬骨钳切除上方节段凸侧的一半椎间盘,切除范围前后方向从前纵韧带到后纵韧带,上下方向各显露出骨性终板。将切除半椎体的剩余碎骨块疏松填充在缺损内。在切除的半椎体上下节段进行这种方式的半骨骺融合,最终获得融合后,能够产生系链效果,随着继续生长,畸形将能够进一步得到矫正。

常规方法闭合胸腔。如果只是腹膜外入路,不必放置引流管。

3. 后路半椎体附件的切除　在同一麻醉下,将患者翻过身,进行后路手术。将胸部和双侧髂嵴充分垫起,保证腹部有足够的空间,防止增加静脉压。

再次消毒、铺巾后,在半椎体部位做正中线切口,骨膜下显露后,拍摄 X 线片明确节段(图 30-7-7)。

明确节段后,充分显露。使用各种咬骨钳和刮匙切除半椎体的椎板,切除前路手术剩余的大部分椎弓根,最大限度地去除脊椎后方结构。如果前路手术时,椎弓根的切除没有到达与神经平齐,则后路手术去除椎弓根就会有困难。完全切除椎板、关节突和横突后,使用磨钻将上下各一个节段的椎板完全去

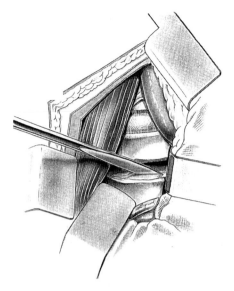

图 30-7-4　切除半椎体以后,用弯骨刀将上下椎体的鼓面修平,使之成一个三角形缺损,可以平整地闭合

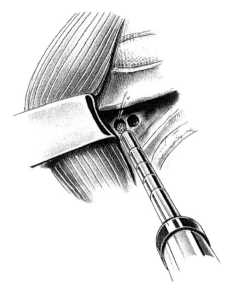

图 30-7-5　修平以后的切除区域形成一个等边三角形,一侧的纤维环已经完全切除,使用磨钻去除部分椎弓根

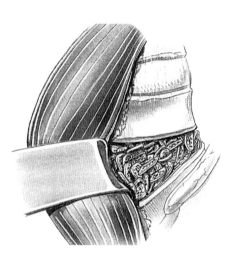

图 30-7-6　缺损内疏松植骨,防止切除的碎骨块移位

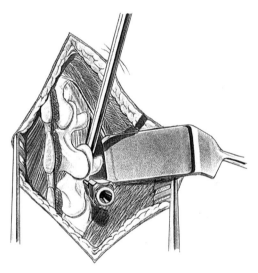

图 30-7-7　从后方显露半椎体,在椎弓根插入金属标记物,摄 X 线片明确节段

皮质化,进行植骨融合(图 30-7-8)。如果前路进行了半骨骺融合术,就要在切除节段上下各扩大一个以上的节段,在凸侧进行植骨融合。如果前路手术是通过胸腔切开进行显露,就有足够的肋骨用于植骨融合;如果只是进行了腹膜外入路,如腰椎半椎体,就要取髂骨植骨,或者使用骨库骨。

4. 内固定　采用多钩棒系统,凸侧加压,凹侧撑开。亦可以采用椎弓根螺钉固定。在选择椎弓根螺钉应注意直径勿大于固定椎体的实际椎弓根直径。

5. 石膏固定　如果患者骨龄未成熟,骨质不足以固定内置物,可以闭合伤口,覆盖敷料。维持麻醉,从踝关节到上胸部进行人字形石膏固定。固定时,向凸侧弯曲,以获得最大限度的矫正,可以轻度地矫枉过正。在麻醉下拍摄 X 线片,保证楔形缺损已经闭合,冠状面内的畸形得到了充分矫正。进行石膏固定时,要保证脊柱不产生后凸畸形。在石膏干燥过程中,在畸形顶点的后方保持压力可以避免后凸畸形。

如果感觉矫形不满意,可以将石膏切割成楔形,再次进行矫正。注意石膏内要充分加垫,特别是在髂嵴和畸形的部位,防止压力过大压伤皮肤,产生溃疡。

术中行唤醒试验,保证神经功能正常。手术过程最好采用体感诱发电位进行脊髓监护。

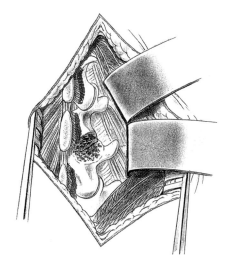

图 30-7-8 将半椎体椎板和剩余椎弓根切除,闭合伤口前疏松放置骨块进行植骨融合

【术后处理】 术后 48~72 小时内拔除胸腔引流管。

如果患者采用内固定,术后 3~5 天就可以立刻配戴支具。术后患者的活动程度直接与内固定的稳定程度有关,因为随着生长,被切除半椎体的上下节段弯曲仍可能进展。要在骨骼成熟的过程中,继续复诊。如果半椎体切除后,代偿性侧凸进一步加重,就可能需要再次手术治疗。

如果未采用内固定,术后立即包扎矫形石膏,患者卧床 3~4 个月,在这一阶段,只允许在轮椅上半斜卧位休息。术后 6~8 周拍摄 X 线片。术后 4 个月时复诊,去掉石膏,拍摄 X 线片明确骨融合的状态,制作支具,仅配戴背心支具即可,不必包括下肢,配戴 2~4 个月。如果坚固融合后,可以逐渐进行活动。术后 8 个月内,患者要避免激烈的活动。

【并发症】

1. 矫形丢失 由于半椎体切除不充分,或者矫正后角度重新丢失,可以发生矫正不完全。由此,随着生长,畸形可能逐渐加重。因此,必须进行随访,及时发现问题。一旦发生上述情况,就需要进一步手术治疗,扩大融合范围和使用器械固定。

2. 假关节形成 半椎体切除术后可能会出现假关节,特别是没有使用器械固定的病例。但是,通过石膏确切的固定、限制活动和持续制动至坚固融合,就可以减少这种并发症。

3. 脊髓损伤 这些患者常常存在多发先天性解剖异常,特别是伴发内在的脊髓病变,因此脊髓损伤的危险较大。采用 MRI 检查可以排除脊髓病变,如果存在脊髓病变,要确定在半椎体切除前是否需要治疗脊髓的病变。

(五) 经椎弓根半椎体切除术

经椎弓根半椎体切除术,或者称为蛋壳技术(egg-shell procedure),是一项手术操作方法,能够使有经验的脊柱外科医生从后路对脊柱的前柱进行手术操作。1949 年 Michelle 和 Krudger 最早使用这项技术进行椎体活检和椎体引流。目前,常采用这项技术进行椎体切除和畸形的矫正。该方法以椎弓根作为导向,到达脊柱的前柱,完成手术操作。用"蛋壳"这个词来形容椎体的松质骨被完全去除后椎体的外观,只剩下一薄层皮质骨外壳,与空蛋壳相似。这项操作技术通常不作为一个单独的手术使用,而是作为手术目的的一个组成部分(例如,当进行僵硬的脊柱后凸畸形矫正时,采用蛋壳技术进行截骨)。此手术有一定难度,技术不熟练者,需特别慎重。因此,脊柱外科医生必须了解病变部位的正常解剖关系,以及术前要对局部的病理解剖关系进行全面的认识。

【适应证】 半椎体切除术在胸腰段、腰椎和腰骶段是最佳的选择。

【术前计划】 在进行蛋壳技术操作以前,必须对 X 线片进行全面的评估,也包括脊髓造影、增强 CT 扫描、MRI 扫描、断层检查以及病变部位的三维 CT 重建。进行全面的神经系统物理检查,如果步态或大小便功能出现异常,要进一步进行更广泛的神经系统检查,如肌电图或膀胱内压图检查。

【麻醉和体位】 根据患者的全身状况和手术大小来选择麻醉方法,大多选择气管内插管全麻。麻醉师维持患者适当的低血压状态(平均动脉压为 70~80mmHg),可以有效地控制出血。如果术中需要脊髓监护,对麻醉药的选择也有一定的要求。

对于进行截骨操作,对体位的要求更为严格,如果进行后伸截骨,患者必须固定在手术台上,当后伸脊柱施加压力闭合截骨间隙时,脊柱还必须能够后伸活动。

【手术要点】

1. 手术为后方入路,显露的范围依据手术目的来决定。术野以操作的椎弓根为中心。

2. 明确椎弓根的位置。可以通过前后位及侧位 X 线检查加以确定。一般情况下椎弓根位于横突中分线、上关节突的最下面以及狭部外缘线三者之间的交点上。在腰椎,椎弓根较大,呈圆柱形;在胸椎,椎弓根变得较小,呈椭圆形。

3. 确定椎弓根的位置后,用咬骨钳、刮匙、骨刀或高速磨钻去除表面的皮质骨。去除皮质骨后就显露了血运丰富的椎弓根松质骨。使用小的刮匙作为初始的刮骨器械,插入椎弓根。然后逐渐使用大号刮匙刮除椎弓根内所有的松质骨,就剩下了一个通向椎体的皮质骨管道。如出血,可以使用骨蜡或吸收性明胶海绵,塞入椎弓根内,通过压迫止血。

4. 刮匙插入松质骨内与遇到椎体皮质骨边缘时有明显不同的感觉。在椎体内刮骨后,通过椎弓根将骨碎块去除,扩大椎弓根与椎体交界处的窗口(图 30-7-9),也能够从侧方大约 45°角向中央方向进行刮骨操作,直接在椎管前方刮除松质骨。

5. 手术时,术者用刮匙刮下松质骨,可以既快又简捷地从椎体内去除松质骨,直到去除期望数量的骨组织。

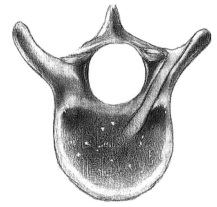

图 30-7-9　使用刮匙去除松质骨的路径

6. 在胸椎,最难去除松质骨的部位是椎管正前方的椎体中央部分,因为椎弓根位于椎体上 1/3 到椎体上 1/2 的位置。为了去除椎管正前方的骨块,可以小心地折断椎弓根的外侧壁,就能够更倾斜地操作器械,直接使用大号刮匙刮除椎管正前方的松质骨块。继续操作使"蛋壳"进一步扩大,刮除松质骨,只留下皮质骨壳。使用吸引器在椎体内进行持续吸引,拍摄 X 线片,可以获得"椎体空气造影"的效果,并由此可以判断去除骨量的多少。然后通过椎弓根填塞止血,准备进行器械矫形、固定。

7. 手术进行到此阶段,脊柱的后方结构完整存在,还保留着椎弓根的内侧壁,这些结构保护着椎管内的神经结构,只要保留这些结构的完整,就可以避免一些不良因素对脊髓和神经根的影响,例如吸引及器械操作时的机械损伤和压迫。刚开始采用这种技术的医生总是希望看到这些神经结构,以便"不损伤这些结构",但往往事与愿违,事实上,神经显露后恰恰容易造成机械性损伤。此时,一旦去除椎弓根的内侧壁,硬膜将向外侧膨胀,有可能会阻断通向椎体的路径。下一步是折断椎弓根的外侧壁,并使骨折线延续到椎体的外侧壁,就如同割断玻璃以前先划出刻痕一样。

8. 处理脊柱后方结构。切除棘突,再切除椎板和关节突。通过椎板切除和椎间孔切开,就显露了后方的硬膜囊,并获得了广泛的减压。

9. 使用髓核咬钳、长柄剥离子、咬骨钳和 Kerrison 咬骨钳,小心仔细地剥落,去除椎弓根的内侧壁。然后,使用长柄剥离子通过硬膜囊的腹侧,将剩余的椎体后壁压进空虚的椎体内。

同时,也完成了楔形截骨。这个楔形后方的高度是上下关节突之间的距离,前方的高度是剩余的椎体前壁的高度。术前通过 X 线测量后方关节突之间的距离和前方椎体剩余的高度,就可以估计可能会取得的矫正度数,完成截骨节段上下固定点的处理。这种截骨短缩了椎管,从而保护神经结构,防止拉长。

10. 在胸椎截骨时,常常需要切除肋骨的内侧段和肋骨头。如果必要,在截骨闭合前,在椎体内植入松质骨,进行椎体间融合。在截骨闭合时,要仔细地观察神经结构的情况,防止前方植入的松质骨后退进入椎管。上方椎板的下缘和下方椎板的上缘可能需要进行潜行刮除部分骨质,防止闭合时突出的骨缘压迫脊髓。

11. 最后,进行后侧或后外侧脊柱融合,将自体骨放置在去皮质化后的脊椎后方结构上面。注意去皮质化时,不要削弱承力部分的后方结构(例如已经放置钩的椎板)。

12. 正确安放所有内置物,矫形并固定。

13. 放置引流,闭合切口。

【术后处理】　术后引流量 24 小时少于 50ml 时,拔出引流。

依据病变的复杂程度,进行不同的常规术后处理。对于椎体切除或截骨的患者,术后卧床,直到患者能够适合配戴特制的胸-腰-骶支具。配戴支具后患者可以行走。全日配戴支具(除卧床时)3 个月,再经过 6~12 周完全放弃支具。

根据具体患者的特殊需要,分别确定复诊时间。对每一个复诊的患者,拍摄前后位和侧位X线片。

【并发症】 如果术后出现深部感染,可采取冲洗、清创、引流、闭合伤口等方法治疗,并选用恰当的抗生素治疗,必要时需要去除突出的内置物。内置物失败和假关节形成,需要进行修复,可能仍然需要采取内置物固定。

(邱贵兴)

第八节 神经肌肉型脊柱侧凸

一、概论

根据SRS分类,神经肌肉型脊柱侧凸分为神经源性和肌源性两大类。这两大类疾病中最具代表性的疾病分别为大脑瘫(cerebral palsy)和Duchenne肌营养不良,以下就这两种疾病分别进行讨论。

(一) 神经源性脊柱侧凸:大脑瘫

大脑瘫主要是指产前、围生期和产后的致病因素所导致的颅内病变产生的一组症状与体征。大脑瘫多具有以下特点:①非进行性;②肌张力增高;③肌肉随意运动障碍;④智力低下;⑤多有癫痫。

1. 大脑瘫分类 国外报道,大脑瘫的发生率为每1000名新生儿中有1~5名发病。大脑瘫可根据运动或部位分类。肌肉运动分类:①痉挛性;②弛缓性;③运动障碍(如手足活动症和共济失调症)。部位分类包括偏瘫(hemiplegia)、双瘫(diplegia)、四肢瘫(quadriplegia)、截瘫(total body involvement)。

多数脊柱侧凸的患者在出现神经系统症状后才就诊,并且大脑瘫患者中脊柱畸形严重程度与神经系统症状明显相关。合并大脑瘫的脊柱畸形可以分为姿势性和结构性弯曲。单纯的后凸畸形仅见于坐姿丧失平衡的患者。过度前凸较少见,但可以发生于严重背伸肌痉挛,侧凸是大脑瘫中最常见的脊柱畸形。

2. 手术治疗

(1) 手术指征:神经源性的脊柱侧凸Cobb角大于50°需要手术治疗。

(2) 手术分型:Lonstein和Akbarnia根据侧凸类型将神经源性脊柱侧凸分为两类:

A型为单弯或双弯曲,有些类似特发性脊柱侧凸,这些患者骨盆呈水平状态,这种类型的患者通常可以走动。

B型多为伴有骨盆倾斜的长胸腰弯或腰弯,患者多不能行走,骨盆抬高侧通常是侧凸的凹侧。B型又分为2个亚型:

B1型侧凸扩展至骶骨,组成侧凸尾侧部分。

B2型腰骶段短节段弯曲,骶椎不是胸腰弯或腰弯的组成部分。

(3) 融合范围选择:选择融合水平的原则是宜长不宜短;A型融合水平的选择原则同特发性脊柱侧凸,可以行走的患者,应避免融合至骨盆;B型和不能行走的A型患者,融合应延长到骶椎甚至骨盆。

融合到骨盆有助于在稳定的基础上建立平衡的脊柱,如果融合失败,可以出现进展性腰骶段畸形。头部和胸廓必须从矢状面和冠状面维持骨盆平衡,并且尽量达到正常的胸后凸和腰前凸。上融合椎应选择在T_2或T_3,这样可以避免融合至胸后凸顶椎上,减少术后胸后凸加重。

是否行前路脊柱融合,主要根据术前的Bending像或牵引像确定的侧凸柔韧度和骨骼成熟度来决定。

若在牵引像上,脊柱仍不能在骨盆上平衡,此时需前后路联合脊柱融合;如在牵引像上脊柱虽然未达到平衡,但是骨盆倾斜小于10°,则可以接受。

(4) 前后路联合融合指征:以下几种情况需要前后路联合融合:①腰弯较大;②骨盆倾斜持续存在;③牵引相上脊柱不能保持平衡;④脊柱仍有较大的生长能力。

目前,学者们对采用同日一期手术(a same-day surgery,或single stage surgery)还是二期手术(a staged surgery)尚无定论。Ferguson等报道同日一期进行前后路联合手术有以下优点:节省手术和麻醉时间;失血量下降,并且输血量减少;改善营养状况;缩短住院时间;增强脊柱矫形效果;提高植骨融合率等。一般情况下,前路脊柱融合手术不必附加内固定。手术的次序应以前路手术为先。如果采取胸腹联合切口,尽可能不要进入胸腔,因为它引起肺部并发症。

当融合至骶骨时,需植自体骨骨条,但是这些患者的骨质量通常较差,髂骨翼较小,仅能提供少量自体骨,所以需要补充采用同种异体骨。

文献报道,已有为数不少的棒系统应用于神经肌肉型脊柱侧凸的手术治疗。多数作者采用直径较粗的金属棒(如5mm、6.4mm),并且联合采用钢丝或钢缆。一些作者采用Galveston手术治疗神经肌肉型脊柱侧凸。

(二) 肌源性脊柱侧凸:Duchenne 肌营养不良

1. 概述　Duchenne 肌营养不良是性连锁隐性遗传疾病,其特征为抗肌萎缩蛋白的缺失。这种疾病的早期主要累及骨骼肌和心肌,是一种最常见的儿童神经肌肉性疾病,其发病率约为(19~95)/100万人。疾病特点为:①进展性;②易在青少年末期或成人初期死于心肺并发症。在治疗方面,对于这些儿童,应尽可能采用多种方法维持其直立行走状态,尽力延缓轮椅的使用。

如果儿童一旦形成"轮椅依赖"生活,那么脊柱侧凸将进一步加重。通常情况下,一旦患者丧失行走能力,侧凸将迅速进展。患者失去行走能力越早,则后凸进展的危险性越大,患者的寿命也越可能缩短。Duchenne 肌营养不良患者中,进展性侧凸的发生率约95%。轮椅依赖的儿童每年以大约10°的速度进展。

肌营养不良患者一方面由于侧凸畸形,常产生进展性限制性肺疾病;另一方面,肋间内肌和肋间外肌的无力也加重了这种限制性肺疾病。其主要表现为肺的功能肺活量进行性减少。一般情况下,患者每增长1岁或胸弯增加10°,功能肺活量大约下降4%。Duchenne 肌营养不良患者在14岁以前,功能肺活量通常小于50%,所以应早期行手术治疗。功能肺活量大于预期值的30%,患者一般可以耐受手术;如小于预期值的20%,则为禁忌手术。

2. 治疗　肌源性脊柱侧凸治疗中,支具治疗有助于提高患者坐立能力,但对于预防侧凸畸形进展无效,并不能替代手术治疗。

根据肌营养不良性脊柱畸形的特点,Cobb角>25°即具备手术指征。手术的主要目的:改善坐立能力;缓解疾病;提高生活质量。

二、Galveston 技术

1977年,Galveston技术的问世解决了神经肌肉型脊柱侧凸手术治疗的问题。虽然随着新的系统研制,其应用逐渐减少,但仍是治疗神经肌肉型脊柱侧凸的经典手术。

【器械】　Galveston技术的器械与材料大致同Luque技术,取直径0.5~0.6cm、长60cm金属棍两根,各种直径型号(0.8mm、1.0mm或1.2mm)的Luque钢丝,Luque弯棍器,拧钢丝大力钳等(图30-8-1)。

【术前准备】　手术前需做好如下准备:

1. 仔细分析坐位和卧位侧凸像的脊椎和骨盆X线片,坐位像用于评价骨盆的倾斜度,卧位弯曲像用于评价骨盆倾斜的僵硬程度。

2. 分析神经肌肉性脊柱侧凸是否伴有其他神经系统疾病。

3. 保证术后髋关节有充分的活动范围可以坐起。

4. 营养状况必须可耐受手术,如果存在营养不良,应在术前纠治。患者血清白蛋白水平应>3.5mg/dl,淋巴细胞计数应>1500个/mm³,以保证患者具备足够的抵抗力和伤口愈合能力。如果不能达到上述指标,术前可以采取胃肠道营养。

5. 如果其他系统器官存在疾病时,控制稳定后,不影响手术。

6. 必须告知患者其病情。

【适应证】

1. 大脑瘫性脊柱侧凸　B型和不能行走的A型患者,融合应扩展至骶椎。融合到骨盆有助于在稳定的基础上建立平衡的脊柱。

2. Duchenne 肌营养不良性脊柱侧凸　Broom等推荐融合至骨盆的适应证:

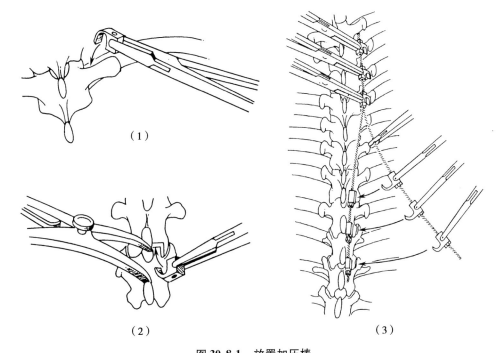

图 30-8-1 放置加压棒

(1)剥离横突,试放横突钩;(2)切平椎板下缘,试放椎板钩;(3)加压棒和钩的放置次序

(1) 躯干失代偿,即 C_7 铅垂线位于骶髂关节外侧。

(2) 固定的骨盆倾斜,即 L_5 椎体不能与髂嵴最高点连线保持水平,或 L_5 椎体与髂嵴最高点连线所成的夹角>15°。Mubarak 等则认为,骨盆倾斜>10°应固定融合至骶骨。

(3) 骶骨也成为侧凸的一部分。

【麻醉与体位】 同其他后路脊柱侧凸矫正术。

【手术步骤】

1. 切口 作背部后正中切口(T_2~S_2 棘突)。

2. 显露 骨膜下剥离椎旁肌肉直至两侧横突基底,显露 T_2~S_2 棘突椎板。骨膜下剥离臀肌显露髂嵴后部 1/3 及髂骨外板,直至术者的手指能触及坐骨切迹的边缘,清楚解剖髂骨后嵴。在竖脊肌下面,S_1~S_2 棘突间中点相对应的髂骨后嵴上、近骶髂关节处打孔,先取一根骨圆针沿坐骨切迹上方 1.5cm 处插入髂骨内、外板之间,钻入 6~10cm(根据患者体型大小)。注意勿进入骶髂关节间隙,不要穿透髋臼顶部(图 30-8-2)。

3. 弯棍 测量几个距离:钻入口至 S_1 棘突距离(骶段),一般为 1.5~2.0cm,插入髂骨内长度(髂段),一般 7cm 左右(6~10cm,不能<6cm);然后取两根长 60cm,直径 0.5~0.6cm 的金属棍,按上述测量距离弯棍,而且髂段与骶段夹角是 45°~65°(在矢状面上),腰骶段夹角为 90°(在额状面上);再将胸腰段棍在矢状面上预弯好与胸段后凸、腰段前凸相一致的弧度,在额状面上还需预弯预计矫形后残留的侧凸畸形程度相一致的弧度,以防止过度矫正(图 30-8-3、图 30-8-4)。

4. 放置 Luque 钢丝(参见第三十章第五节) 切除 T_2~S_1 之间所有棘突间韧带、黄韧带,直至显露硬膜外脂肪,作小关节融合;然后于 T_2~L_5 间每个棘突椎板下,穿过双股钢丝备用(一般腰段钢丝,直径为 1.2mm,下胸段 1.0mm,上胸段 0.8mm)。

5. 矫形 先插好预弯好的金属棍的髂段,在助手手法矫正骨盆倾斜的情况下,将胸段、腰段棍放好。此段下端应尽量与两侧髂骨后嵴的连线垂直,以矫正骨盆倾斜畸形(图 30-8-5)。先在骨盆与胸椎之间撑开,然后再用穿好的钢丝固定金属棍于 $L_{4,5}$ 与 $T_{2,3}$ 椎板上,然后拧紧顶点上的钢丝,再依次拧紧其相邻钢丝。这样逐次重复以上步骤,利用弯好金属棍弧度及横向钢丝拉力,逐渐将凹侧主侧凸拉向金属棒,矫正脊柱的侧凸或前凸畸形,重建脊柱的生理弧度(图 30-8-6)。凸侧的固定可以在提高冠状面或

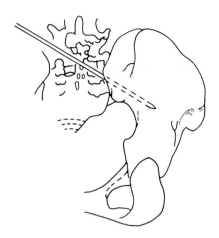

图 30-8-2 于髂后嵴处钻入骨

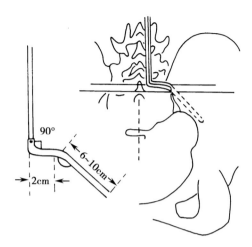

图 30-8-3 弯棍角度与各段长度示意图

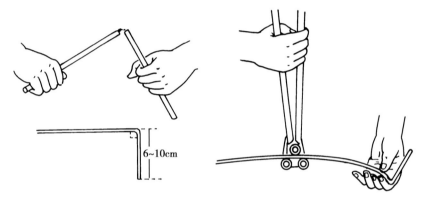

图 30-8-4 预弯 Galveston 棍法

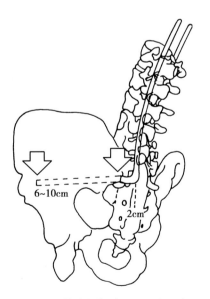

图 30-8-5 将金属棍放入及固定示意图

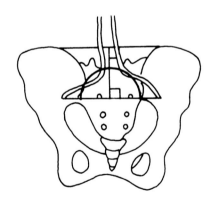

图 30-8-6 矫正骨盆倾斜

矢状面矫形效果的同时,增加固定力点。横向连接装置可以使内固定更加稳定。

6. 植骨 冲洗切口后,取髂骨或采用其他植骨材料植骨。

7. 关闭切口 放置引流管 1 根,逐层关闭切口。

【术后处理】 同其他后路脊柱侧凸矫正术。

三、髂骨螺钉在 Galveston 技术的应用

在应用 Galveston 技术时,可以采用 Isola 系统中的髂骨螺钉和 S₁ 螺钉或髂骨棒。

【器械】

1. 髂骨螺钉 有两种规格:①直径 6.25mm,长度 60mm;②直径 7.0mm,长度 80mm。

2. 髂骨棒。

3. 眼棒 棒一端有眼孔,可提供连接到髂骨螺钉和椎弓根螺钉,所占体积较小。直径分为 4.76mm 和 6.35mm 两种,长度 46cm,可裁剪成所需长度。

4. 操作器械 主要指所必需的特殊器械,包括髂骨探针、髂骨丝锥等。

【技术要点】 髂骨螺钉需测量以下两个指标:①髂骨螺钉与正中矢状面的夹角;②冠状面上,髂骨螺钉进钉点与脊柱纵向长棒之间的距离。

S1 螺钉的固定可以提供强大的力量,植入深度应刚好穿透骶骨前方皮质。

如使用髂骨棒,应测量:①棒植入髂骨的深度;②髂骨固定处与正中矢状面的夹角;③冠状面上,髂骨进棒点与脊柱纵向长棒之间的距离。

在上述原理基础上,既可以采用 Luque 钢丝技术,也可以采用其他钩-螺钉或混合固定技术。

(邱贵兴)

第九节 严重脊柱侧凸畸形的治疗

严重脊柱侧凸是由多种疾病引起的脊柱在三维空间上发生发展的严重畸形,脊柱僵硬且度数大,其主要特征包括躯干失衡、头部偏离骨盆中央、双肩不等高、躯干倾斜塌陷等;严重脊柱侧凸常伴有心肺功能减退或下肢神经损害,甚至出现肺动脉高压和呼吸衰竭。此外,患者全身状况一般较差,可有营养不良和慢性呼吸衰竭等临床表现。

虽然后路三维矫正技术的创立使脊柱侧凸的矫正效果发生了革命性的改善,但严重复杂脊柱侧凸由于以上的病理特点,外科治疗仍然十分困难,存在手术难度大、矫正率低、神经并发症高、矫正度易丢失、远期假关节发生率高及平衡失代偿等问题。

严重脊柱侧凸脊的患者,除外观畸形严重、躯干倾斜塌陷外,还常伴有额状面和矢状面的失衡,因此重建躯干平衡应作为严重侧凸矫治的主要目的之一。手术策略主要有一期前后路联合矫形、一期前路松解头盆牵引二期后路矫形、单纯后路矫形等方法。一期前后路联合手术存在创伤大、神经并发症高等诸多缺点,且技术条件要求较高。因此,目前多主张采用分期手术,因为一定的前路松解、截骨、缩短脊柱后进行适当牵引可明显改善后路矫正效果,降低手术并发症,重建和保护躯干平衡。

一、术前准备

严重脊柱侧凸患者不管其年龄大小,都可能存在不同程度的肺功能障碍,严重的肺功能障碍有时可能成为脊柱侧凸矫形手术的制约因素,必要的术前呼吸功能训练不仅可以减少术后肺部并发症,同时可以大大增强患者对手术的耐受性和安全性。

1. 肺扩张训练 让患者练习深呼吸,最大限度地吹气球等。患者吸气时,医生双手置于距离患者胸壁 1cm 处,要求患者作最大努力吸气扩胸去触及医生双手。

2. 肺呼气训练 患者呼气时,医生用双手挤压患者胸廓和腹部(可抬高膈肌)以帮助最大限度地呼出残气。另外,游泳也有助于肺呼气功能的改善。

3. 体能训练 跑步及其他康复措施可提高肺的换气功能。

4. 呼吸机辅助呼吸 对于有慢性呼吸衰竭的严重脊柱侧凸患者,可进行清醒状态下的呼吸机辅助呼吸,采用呼气末正压通气(PEEP)和持续气道正压通气(CPAP)。PEEP能使呼气末期呼吸道保持一定正压,避免肺泡的早期闭合,使得一部分因为肺不张等原因失去通气功能的肺泡扩张,从而在短期内改善肺的通气和换气功能,提高患者对麻醉的耐受性。行短期的呼吸机被动呼吸训练后,若患者的肺功能储备达到正常预计值的35%左右,即可行脊柱矫形手术。

二、严重脊柱侧凸的前期准备性手术

(一) 前路松解术

通过脊柱前入路切除椎间盘、前纵韧带等组织可以松解和缩短脊柱、改善后路矫形术效果及降低神经并发症。

【手术方法】 全身麻醉,患者取侧凸向上的侧卧位,手术台在脊柱侧凸顶点处呈20°~30°凸起;胸弯采用经胸入路,胸腰弯采用经胸膜外或经胸膜外腹膜后入路,腰弯可采用经第11肋或第12肋骨床的腹膜后入路。在距离椎间孔1cm以上的椎体上结扎并切断节段血管(图30-9-1),在腰椎沿腰大肌前缘剥离,勿损伤腰丛。根据二期后路手术固定的范围,尽可能切除固定区内所有的椎间盘或至少顶椎周围的5~7个椎间盘及其终板软骨,仅留下凹侧部分纤维环作为张力带。椎间盘的切除,应包括后面的纤维环,应达到后纵韧带以确保获得侧凸畸形的充分松解(图30-9-2、图30-9-3)。

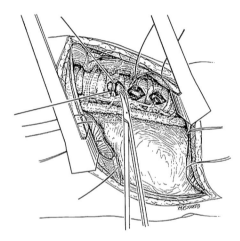

图30-9-1 结扎节段血管

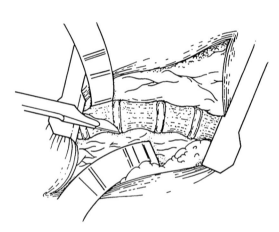

图30-9-2 切除纤维环

【术后处理】 术后行Halo股骨(或骨盆)牵引2~3周,牵引重量应逐渐增加,并密切观察是否有脑神经损害,同时观察上下肢运动感觉,如出现下肢麻木等神经症状,应立即减轻牵引重量。如剃刀背畸形明显,注意预防剃刀背畸形处受压产生压疮。

(二) 胸腔镜下脊柱侧凸前方松解术

严重脊柱侧凸的前路松解术,传统的方法是采用开胸手术松解。经胸前路松解存在一些术后并发症,如切口的感染、肌肉功能的受损、伤口瘢痕的疼痛等。随着微创外科技术的提高和光学影像技术的发展,电视胸腔镜下的微创技术已在胸椎侧凸畸形前路技术中广泛采用,胸腔镜下前路脊柱松解与开胸松解相比具有一定的优点。由于胸腔镜下脊柱前路松解术仅采用数个胸壁锁孔,术后疼痛明显减轻,减少了切口感染的机会和手术后的瘢痕形成。其次,由于采用微创技术的有限入路,避免了背阔肌、前锯肌及肋间肌的切断,

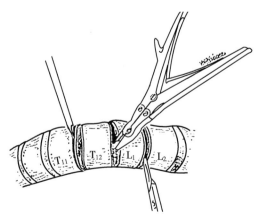

图30-9-3 切除髓核

极大地降低了对这些肌肉的功能影响。此外,传统的开胸松解时,由于暴露的限制,松解最上最下椎间隙时,常存在一定的困难,而在胸腔镜下仅需增加一个胸壁锁孔,采用30°或45°镜头,即可充分暴露出需松解的最上或最下间隙。使用带角度的髓核钳即可操作切除椎间组织。

电视胸腔镜下行脊柱侧凸的前路松解,需要采用双腔管插管,术中采用单肺通气,因而对麻醉的要求较高。在操作技术上必须进行一定的训练以达到手眼一致,同时要求操作者必须对胸腔内解剖知识非常熟悉,这些均需要通过系统的训练而达到要求。

【手术方法】

1. 麻醉　采用双腔管气管内插管的全身麻醉。术中采用选择性单肺通气,手术侧肺叶压缩塌陷。手术体位是凸侧在上的侧卧位,上肢尽量头向屈曲,便于上胸椎的镜下操作;肾区位于手术床腰桥部位,术中可适当升高腰桥,使人体屈曲,便于下胸椎的操作。

2. 手术步骤　首先在腋中线或腋后线上第6肋或第7肋间隙作第一个入口插入胸腔镜的镜头(图30-9-4)。由于卧位时,膈肌常升至第8肋或第9肋水平的高度,所以第一个入口不宜过低以免损伤膈肌。在作入口时应尽量靠近肋骨上缘,以免损伤肋间神经血管束。插入镜头前,可用手指探入分离,以防胸膜粘连而损伤肺。同时切口应尽量电凝止血,以免血液流入影响镜头的清晰。当可视镜头插入胸腔后,即可见萎缩的肺,根据需要松解的节段水平,再在腋前或腋中线作3~4个操作入口。作入口时,可在镜头下直视入口的操作,并插入套筒,因此操作是安全的。

电视镜头插入后,由于凸侧肺已塌陷萎缩,在电视画面上可清晰地显示出脊柱和肋骨,切开壁层胸膜后,在视野中可辨别出凸起的椎间盘组织、凹陷的椎体及覆盖于椎体的血管。为了纠正严重的脊柱侧凸,必须切除多个水平的椎间盘组织,前路的松解常需切除5~7个椎间盘组织。

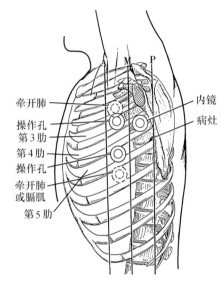

图30-9-4　胸腔镜的操作入口

壁层胸膜切开后,钝性分离牵开壁层胸膜,节段血管电凝后切断(图30-9-5),完全暴露脊柱,认清椎间隙,以电刀切开纤维环,用髓核钳、刮匙等去除椎间盘组织及上下终板(图30-9-6)。切除椎间组织后,取髂骨或肋骨植入椎间隙,手术完成后通过最下面的入口放置胸腔引流管。前路松解手术完成后,行颅骨及双侧股骨髁上牵引。

（三）前路支撑性融合术

对于伴严重交界性后凸畸形的胸腰椎双主弯,由于后路内固定和融合块在生物力学上位于负重轴的张力侧,术后远期易发生矫形丢失、内固定断裂或移位、假关节或融合块折断等。为减少此类并发症,

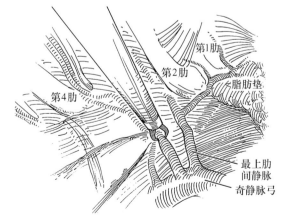

图30-9-5　电凝节段血管

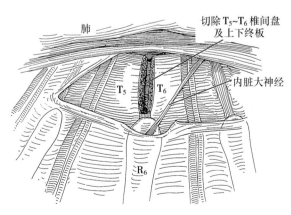

图30-9-6　切除椎间盘及上下终板

可在负重轴腹侧进行支撑性融合。

【手术方法】

1. 根据所需支撑长度取自体胫骨内侧皮质长形骨条(宽1.0cm,长1.5~2.5cm),取骨条时保持胫骨嵴的完整性。

2. 患者侧卧位,取脊柱侧凸的凹侧入路,如支撑融合区在 $T_4 \sim L_1$,行常规经胸入路,如融合区在 $T_{11} \sim L_5$,行胸膜外腹膜后入路,如融合区在 $T_8 \sim L_4$,则行经胸腹膜后入路。

3. 骨膜下暴露融合区的全部椎体,对呈严重角状后凸的脊柱,对后凸窝内的椎体不一定完全暴露至椎体骨膜下,以免过多损伤节段性血管。切除椎间盘后(图30-9-7),对上下支撑椎体进行开槽。

4. 从后方对后凸顶椎加压,使前方椎间隙张开,把适当长度的胫骨条嵌插植入。根据嵌入后胫骨条的稳定性,可对植骨条进行一端或两端的螺钉固定,最后在后凸窝内植入多余胫骨条和肋骨(图30-9-8),并尽可能多地使植入骨块与椎体接触。

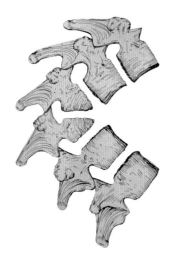

图30-9-7 后凸型脊柱侧凸在切除椎间盘后,前方出现巨大缺损

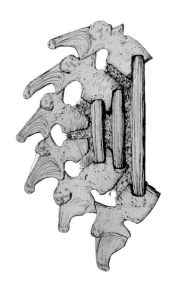

图30-9-8 后凸窝内植入胫骨条和肋骨

三、严重脊柱侧凸的后路矫正原则及方法

(一) 融合水平选择

严格按三维矫正理论进行融合水平的选择,特别是下融合椎,它应符合:①在凹侧-侧屈 X 线片上位于稳定区,并达到自动去旋转;②该椎远端的椎间隙能在左右侧屈动态 X 线片上自由张开和闭合;③该椎远端脊柱矢状面形态良好,特别是无交界性后凸畸形。按此标准选择的下融合椎在大多数情况下平均要比按哈氏稳定椎概念选出的下融合椎高。三维矫正技术比哈氏术节约融合节段的原理是通过棒的去旋转或横向平移能把原来并不处于稳定区内理想位置的脊椎拉回(在胸段)或推向(在腰椎)稳定区。

(二) 矫正方法

不管后路去旋转技术还是水平横移技术矫正脊柱侧凸,都要求脊柱柔软、后凸畸形不严重、脊椎无明显结构性畸形,所以文献中报道能使用标准去旋转技术矫正的适应证大多是青少年特发性脊柱侧凸。对于严重或复杂畸形(如合并严重后凸畸形)和僵硬脊柱,无法通过对单一预弯棒的旋转而矫正侧凸,一方面技术上不可能达到对预弯棒行90°旋转,强行旋转可导致脱钩和脊椎后份骨折,甚至强大的扭转力可诱发神经并发症。另一方面,术中额状面上的侧凸角度并非是矢状面上所希望的曲度。

对于此类患者,我们采用多棒分段三维矫形技术治疗严重复杂的脊柱侧凸,其基本原理之一就是把严重的侧凸分解成两个部分,即僵硬的顶椎区和上下相对柔软的终椎区,然后进行分段纠正,或对僵硬的双大弯先对胸弯纠正,再向下延长纠正腰弯,这样可达到:①由于在顶椎区和终椎区分别施加矫正力可使侧凸获得最大的矫正;②脊柱不在短时间内受到侧凸大幅度矫正造成的牵拉力;③在获最大矫正时,保持或重建脊柱平衡。由于难于对顶椎区的预弯棒行90°的去旋转,部分旋转后的脊柱在额状面上常处于失衡状态,此时通过同侧长棒的附加矫正或对短棒本身的延长可重建脊柱平衡,预防术后失偿。多棒分段三维矫形技术的具体适应证为:严重前凸型胸弯、King V 型、伴胸腰交界性后凸的严重脊柱侧凸、伴严重躯干倾斜的严重脊柱侧凸及胸腰双主弯等。

手术尽可能在大脑皮质体感诱发电位监护下手术。在按三维矫正理论定出的顶椎、上下终椎、中间椎和中性椎等"战略性脊椎"上置钩或钉。对前凸型胸椎侧凸(图 30-9-9(1)),先从凹侧开始矫正,可先在凹侧顶椎区置一短棒,并对其进行最大限度的去旋转(图 30-9-9(2)),后在同侧置预弯长棒(图 30-9-9(3)),可附加一 DDT 把短棒向长棒横向牵拉以使顶椎区移向中线(图 30-9-9(4)),对侧置稳定棒(图 30-9-9(5))。

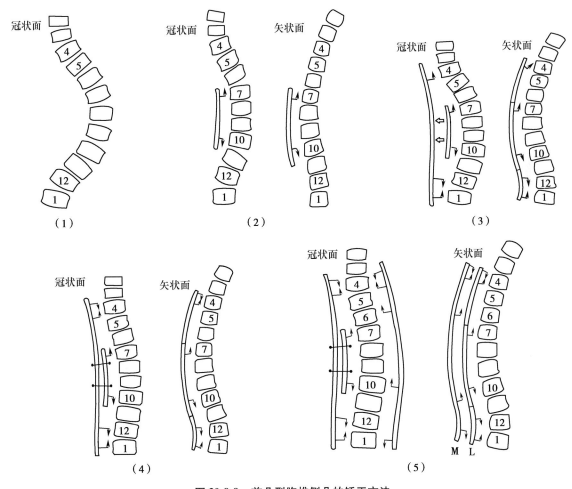

图 30-9-9 前凸型胸椎侧凸的矫正方法
(1) ~(5)为矫正步骤(箭头方向代表矫形力的方向)

对 King V 型严重脊柱侧凸(图 30-9-10(1)),可先对下胸弯(凹侧)置长棒矫正(图 30-9-10(2)),然后对上胸弯(凸侧)用短棒向上延长矫正,并附加一多米诺连接杆将短棒和长棒相连(图 30-9-10(3)),最后在对侧放置"稳定棒"(图 30-9-10(4))。

对伴胸腰交界性后凸的严重脊柱侧凸也可采用多棒分段的矫正方法(图 30-9-11(1)),即先对胸弯的凹侧用长棒矫正(图 30-9-11(2)),对胸腰段的后凸区暂不矫正,然后在对侧置入稳定棒(图 30-9-11(3)),最后对胸腰段后凸区使用压缩力以在纠正此区侧凸畸形的同时纠正胸腰段后凸畸形,即使用短棒延长(图 30-9-11(4))。

对于胸腰椎双主弯,可先对胸弯(凹侧)和腰弯(凸侧)用短棒分别矫正,然后用连接杆将两短棒连

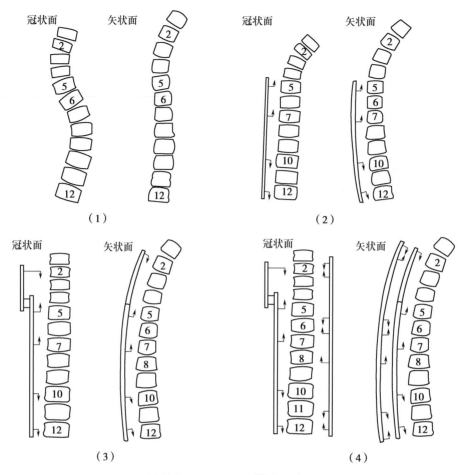

图30-9-10 King V型的矫正方法
（1）～（4）为矫正步骤

接固定。也可对较僵硬的胸弯用短棒矫正,再在对侧使用一长棒矫正腰弯的同时固定胸弯凸侧,最后把胸弯凹侧的短棒用连接杆向远端腰弯延长矫正固定。

使用本技术时除了对于钩(钉)型和融合水平的选择必须严格按照三维矫形理论外,术前对内固定的钩(钉)型、连接区域、融合水平选择、纠正顺序的设计也是手术成功的关键。对多棒连接的区域和矫正顺序的选择变化较多,有时可有多种选择,原则上仍然是在获得最大Cobb角纠正的同时必须考虑不破坏或重建脊柱在矢状面和额状面上的平衡。多棒分段矫形技术的创立,不仅使严重复杂脊柱侧凸的外科矫正成为可能,而且获得了较好的效果。文献报道大于90°的脊柱侧凸,矫正率仍达58%。以往有些患者虽然Cobb角很大,如胸腰双主弯患者,但双肩基本水平,$C_7 \sim S_1$线仍位于骨盆中央,双眼视线水平,传统矫形技术不但没有满意矫正Cobb角,反而导致躯干倾斜、双肩不等高等(平衡失偿)。多棒分段矫正技术对躯干平衡的重建十分引人注目,文献报道一组72例大于90°的脊柱侧凸中,52例术前$C_7 \sim S_1$线有$2 \sim 10$cm侧移(即躯干侧移),其中47例(90%)术后完全纠正(<1.0cm),双肩水平的重建率达80%。这主要通过术中监测$C_7 \sim S_1$线与双髂嵴连线的垂直性,随时使用节段性压缩(撑)开力进行调整,在保证重建平衡的前提下达到最大纠正。

（三）凸侧胸廓成形术

凸侧胸廓成形术能大大改善剃刀背畸形的外观,增加体型美的效果。对于剃刀背畸形严重或外观明显、脊柱的矫正尚不能同时改善此种畸形的患者可行该手术。手术在后路矫形时在同一切口内同时完成,在竖脊肌外缘纵形切开肋骨表面覆盖的斜方肌、背阔肌和菱形肌。将肌肉拉向外侧,暴露最为明显的肋骨,纵形切开肋骨骨膜,用骨膜剥离器骨膜下暴露$5 \sim 6$根肋骨。在肋横关节外侧首先剪断肋骨,

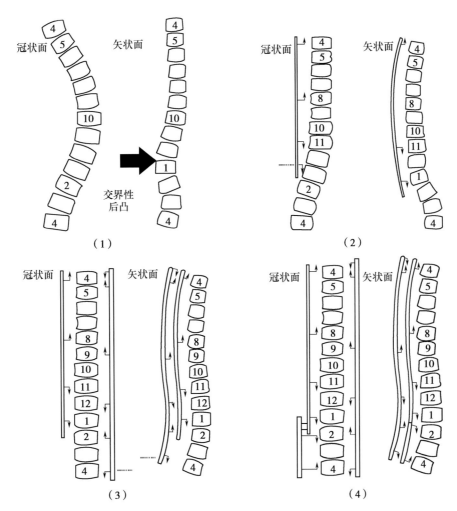

图30-9-11　伴胸腰交界性后凸的严重脊柱侧凸的矫正方法
（1）～（4）为矫正步骤

用 Kocher 钳将断端提起,将肋骨剪断 7～9cm。术中注意保护胸膜,如有破裂可进行修补,破口过大,应做胸腔引流。

（四）凹侧胸廓抬高术

在各型脊柱侧凸引起的畸形中,背部的肋骨凸起或凹陷一般是患者所关注的主要问题,对于僵硬的脊柱侧凸畸形,即使采用当前最先进的器械内固定技术,也不能使躯干达到良好的矫形,加上胸廓本身的畸形,因此矫形术后常仍可留下较明显的剃刀背畸形。基于外观和心理方面的需要,除可使用上述凸侧胸廓成形术外,还可通过抬高凹陷的肋骨达到改善外形的目的。凹侧胸廓抬高成形术所需进行的肋骨截骨既能使僵硬脊柱的柔韧度得到一定的增加,又能使胸廓凹陷畸形在冠状面上的矫正获得改善。

手术方法为经正中线切口进入凹侧肋骨部,牵开椎旁肌至凹侧横突尖部,在横突侧方沿肋骨切开骨膜 1.5cm,骨膜剥离器保护胸膜,在距横突约 1cm 处剪断肋骨,再用 Kocker 钳提起肋骨外侧段,使其向后重叠于内侧段上。修整断端的锯齿状面,吸收性明胶海绵置于肋骨与胸膜之间,保护胸膜和止血。在顶椎凹侧区行3～5 根肋骨的截骨术,置后路矫形棒于肋骨下胸膜外以保证被截肋骨的抬高(图30-9-12),完成器械内固定和脊柱融合。本手术不但

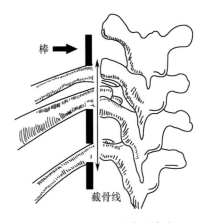

图30-9-12　凹侧胸廓抬高术

能改善患者的外形,也可提高患者的胸腔容量,必要时可与凸侧胸廓成形术联合使用,但此手术不能单独用于脊柱侧凸的矫正,只能与其他脊柱侧凸内固定矫形技术同时使用。

四、严重后凸型脊柱侧凸的手术治疗

(一) 后凸型脊柱侧凸的生物力学特征

后凸型脊柱侧凸中的后凸畸形可分为角状后凸和规则性后凸。前者主要发生于先天性脊柱侧凸和神经纤维瘤病性脊柱侧凸,后凸畸形进展快,临床可能存在潜在不稳定或严重不稳定,并可发生角状后凸处的旋转半脱位,导致不全性瘫痪,使前路手术存在极大的脊髓损伤危险。后者则主要见于神经肌源性或特发性脊柱侧凸,一般没有不稳定的临床特征,也不容易发生旋转半脱位,后凸畸形的进展较慢,也不易出现神经损害并发症。但不管是角状后凸还是规则性后凸,远期均可能发生脊髓的慢性牵拉性损害。此类患者单一后路内固定融合术后的纠正丢失发生率和纠正丢失百分率均明显高于非后凸型脊柱侧凸,其主要的生物力学原因为脊柱前方出现空隙,脊柱前柱失去支撑功能而发生进行性的躯干塌陷。对于这种患者进行凸侧前入路的融合,并不能恢复前柱的支撑功能。因而理想的、符合生物力学原理的方法是行前方的支撑性融合,并且必须使用真正具有支撑功能的胫骨干皮质或腓骨,而非肋骨或髂骨,否则后路融合和(或)内固定仍可出现疲劳骨折和发生躯干塌陷。

(二) 前方支撑融合时的入路选择

脊柱侧凸的前方凸侧入路为一普遍采用的标准化入路。此入路易于暴露和解剖。但对于一个后凸型脊柱侧凸,在行椎体间融合或脊柱松解时,前入路的选择不再单纯是个脊柱暴露的问题,必须根据生物力学要求选择手术入路(凸侧还是凹侧)。对于严重后凸型脊柱侧凸,远期发生神经损害或术后纠正丢失是公认的并发症,原因为后凸畸形呈进行性加重导致躯干塌陷,因而有效的预防措施是脊柱侧凸的凹侧支撑性融合,而非传统的凸侧脊柱融合。

(三) 后凸型脊柱侧凸的支撑区域选择

根据后凸顶椎与侧凸顶椎的关系,后凸型脊柱侧凸又可分为真性后凸型脊柱侧凸,即后凸顶椎与侧凸顶椎的位置一致或接近。另一种为旋转反向性后凸型脊柱侧凸,其后凸顶椎与侧凸顶椎不一致,其后凸的顶椎位于上下两个侧凸的交界区,发生原因为上下两个侧凸在交界处发生方向相反的旋转,即交界性后凸畸形。一般来说,真性后凸型脊柱侧凸可发生于神经肌源性脊柱侧凸、神经纤维瘤病性脊柱侧凸等,影像学特点为顶椎高度旋转和椎体连续向外侧塌陷;而交界性后凸畸形可发生在任何原因的胸腰双主弯,如先天性脊柱侧凸和特发性脊柱侧凸。对于前者的支撑融合,其支撑的区域主要是脊柱的侧凸区,较短;而对于后者,其支撑的区域就必须包含胸腰双主弯的交界区,即胸腰段脊柱,因而支撑区常跨越上下两个弯曲,较长。有时对腰弯有明显塌陷倾向,而胸弯不严重时,则必须在腰弯的凹陷中行支撑融合,这可达到最有效的支撑和恢复负重线,并预防上方胸弯的塌陷下沉。

(四) 后凸型脊柱侧凸的手术原则

根据后凸和侧凸的柔软性选择手术方法。脊柱相对柔软的患者,可以先行后路矫形,以便二期前路手术时,可使侧凸的脊柱处于最大的矫形状态下行前路支撑,前方的支撑可达到即刻稳定。其缺点是由于脊柱没有充分松解,侧凸和后凸纠正受到一定限制。而对于僵硬性脊柱侧凸,由于直接后路矫形的效果差,可以先行前路支撑性融合,椎间盘切除将有助于脊柱松解,使二期后路矫形的效果进一步提高,其缺点是前方支撑融合的胫骨条可能在后路矫形中发生松动或移位,而失去前方支撑的即刻稳定。对于已出现有脊髓损害的患者,其脊柱已处于不稳状态,特别是存在有旋转半脱位时,直接的一期前路或后路手术都可能加重原有的神经损害,这种神经损害的发病机制并不是脊髓受到机械的压迫,而主要是后凸畸形对脊髓的牵拉或旋转半脱位时的椎管扭曲变形,因而可以先行牵引,以恢复椎管的连续性,部分患者可出现明显的神经功能改善,此时在牵引状态下后路手术,其安全性可以增加,并获得较满意的侧凸和后凸纠正,二期的前路凹侧支撑性融合也可以获得即刻稳定。

(五) 临床结果

目前国内外对严重后凸型脊柱侧凸的前方凹侧入路支撑性融合的报道较少,邱勇总结了32例,其

中后凸畸形位于侧凸区 20 例,位于胸腰双弯交界处 12 例。术前后凸畸形 Cobb 角 60°～104°(平均78°),术后 30°～104°(平均 50°),纠正率为 35.9%,术前脊柱侧凸 Cobb 角 56°～130°(平均 82°),术后为 20°～120°(平均 40°),纠正率为 51.2%。全组无死亡,无感染,无神经并发症。后路手术中硬脊膜破裂 2 例,胸膜破裂 2 例(胸廓成形时),后份骨折 4 例,前路手术术后渗出性胸膜炎 2 例。随访 3 个月至 4 年,平均 17 个月。1 年以上随访 22 例,假关节 1 例,后期脱钩 1 例。后凸纠正和侧凸纠正均无明显纠正丢失。1 例术后 5 个月在外伤后发生胫骨取骨处胫骨骨折,3 例不全瘫患者术后 2 例有一级 Frankel分级神经功能改善。前路凹侧支撑性融合对后凸型脊柱侧凸具有支撑效果好、假关节发生率低和远期预防躯干塌陷的效果。虽然凹侧前入路对椎间盘的切除比凸侧入路要困难得多,但其矫形效果并不低于凸侧入路的椎间盘切除。该手术的主要问题是入路复杂,由于手术野深凹,对脊柱的暴露时间长,有时解剖分离极为困难。另外,支撑的胫骨条也可能使膈肌的缝合发生困难或术后出现膈肌刺激症状。

五、矫正严重侧凸时的主要并发症及预防

(一) 神经并发症

脊柱侧凸矫治的潜在神经并发症是手术的主要障碍之一,对其发生率的报道不一。Harrington 或 Harri-Luque 等技术的神经并发症率为 0.6%～17.3%,虽然大部分为暂时的或轻微的神经损害,但严重的或永久性的损害有报道达 5.3%。

对于严重僵硬的脊柱侧凸,手术矫形和在顶椎区放置植入物有很大的危险性,术中可能会发生脊髓的损伤。一旦发生术中神经并发症,治疗应当及时而恰当。当术中不管是通过唤醒试验还是脊髓电生理监护发现有神经功能损害时,应立即暂停手术,检查是否有过度纠正或植入物侵入椎管压迫脊髓,如神经功能仍不恢复,应立刻去除植入物,终止矫形,仅进行原位植骨融合。

手术后数小时到术后两周出现的神经并发症称为迟发性神经并发症,发生原因有脊髓组织充血水肿、硬膜外血肿的形成、伤口深部的感染、手术后早期的内固定移位,一般应立即再次手术,取出内固定,并进行神经损害平面处的椎板切除减压。不要盲目等待,如果能在早期取出内固定,一般都有一定的神经功能恢复。

手术后 2～3 周软组织愈合后出现的神经功能损害称为远期神经并发症。常见的原因有手术后的纠正丢失和融合不佳,假关节形成导致脊髓的机械性受压,脊柱矫形后的软组织和椎间隙等深部组织迟发性感染,硬膜和蛛网膜纤维瘢痕的形成,假性脊髓脊膜膨出(脑脊液漏),医源性的失稳或术后失代偿导致后突、侧凸、过度前突加重等,临床应根据原因进行相应处理。

自从后路三维矫形技术创立以来,神经并发症的发生率已经降低,严重神经损害的发生率<1%。神经并发症主要与以下情况有关:①术前诊断出非特发性脊柱侧凸:伴有脊髓发育性畸形的脊柱侧凸其神经并发症可能性较大,如 Chiari 畸形、脊髓空洞症等,这类脊柱侧凸临床上易与特发性脊柱侧凸混淆。如遇胸椎左侧凸或后凸型或神经系统检查有异常发现,要高度怀疑非特发性脊柱侧凸。②在同一区域尽可能少使用撑开力,特别是在胸椎。③在 T_1～T_{10} 区,头向钩尽可能使用椎弓钩而不用椎板钩,尾向钩在置入有困难时,可使用横突钩代替,其矫正效果和固定强度不受很大影响。④对严重复杂脊柱侧凸弯,尽可能使用多棒分段矫正技术,把严重侧凸分解成僵硬的顶椎区和上下相对柔软的终椎区,然后进行分段纠正。⑤适当的前路松解如 Halo 牵引有助于降低神经并发症。⑥术中使用大脑皮质体感诱发电位监护脊髓的神经电生理功能。

(二) 呼吸功能障碍

严重脊柱后凸矫形术后呼吸功能异常并非少见,文献报道脊柱矫形手术尤其是前路开胸手术后患者普遍存在呼吸功能的受损。Lonstein 报道前路矫形手术呼吸系统并发症有 11%,主要有肺炎、肺不张、气胸、胸膜炎等。脊柱畸形患者术后容易出现呼吸功能障碍的患者主要有肌萎缩、脊旁肌肉萎缩、脑瘫、先天性脊柱畸形以及在儿童时期发病的特发性脊柱侧凸。完备的术前肺功能评估、主动和被动呼吸功能训练、术中避免胸膜和肺的损伤加上术后密切观察可以适当减少术后呼吸衰竭的发生。

（三）假关节

脊柱矫形后假关节的发生与患者自身骨融合的能力、植骨床的制备、融合骨的质量、植骨融合部位的应力分布、内固定的坚强程度以及手术后早期患者的制动情况有关。假关节通常发生的部位在胸腰段、下腰椎或两个弯曲的交界处。文献报道了1887例行CD内固定矫形手术的患者术后假关节的发生率为2.54%。假关节的判断比较困难，主要通过临床患者的疼痛、畸形的加重甚至植入物的断裂来间接反映。单纯的平片很难诊断。假关节发生后如果没有症状，也没有出现纠正丢失，躯干的平衡良好可以不必手术治疗；如果出现断棒、纠正丢失等严重并发症，需要再次手术进行假关节修补，重新植骨融合。

（四）纠正丢失

术后早期可能有轻度纠正丢失，主要发生于在钩-脊椎界面。而远期的纠正丢失通常是由植入物并发症或假关节所致，根据临床后果决定是否再手术。

（五）肠系膜上动脉综合征

肠系膜上动脉综合征(superior mesenteric artery syndrome,SMAS)少见，但为严重并发症，延误诊断可危及患者生命。脊柱矫形术后发生SMAS主要报道于20世纪70~80年代，发生率达2%~9%，原因可能为当时的脊柱矫形手术主要为使用大撑开力的哈氏技术，术后还需配戴躯干石膏。90年代后，三维矫形技术广泛使用，并使脊柱侧凸的纠正率大大提高，但SMAS的报道反而锐减，可能原因为三维矫形术主要使用去旋转力和平移力纠正脊柱侧凸，术后不再需要躯干石膏。回顾近15年中英文文献，仅见3篇脊柱去旋转三维矫形术(TSRH)后发生SMAS的报道。临床表现为恶心、腹胀、上腹疼痛及间歇性呕吐，系肠系膜上动脉压迫十二指肠，发生梗阻。处理：禁食补液，胃肠减压，改变体位，严重者需行手术探查，松解Treitz韧带或行胃空肠吻合术。

（六）平衡失偿

脊柱矫形后的失代偿主要包括矢状面和冠状面的躯干平衡较术前有恶化、原继发弯曲加重或变为结构性、融合区的远端倾斜进入侧凸区、固定区的上方或下方出现新的交界性后凸或侧凸及平背综合征、曲轴效应等。术后失代偿的发生率文献报道不一，最高可达14.59%，术后失代偿的常见原因包括：

1. 矢状面　融合终椎选择错误以及矫形时没有恢复正常脊柱矢状面的排列，术后可在融合区的上方和下方出现畸形加重；内固定恢复腰椎矢状面前凸不足或胸椎过分前凸会导致固定区的上方有前倾的倾向；术前忽略交界性后凸畸形，融合的下终椎正好落在后凸的顶椎区或它的上方，术后早期即可出现交界性后凸。

棒的预弯错误、各钩型设计错误，尤其是纠正力的方向错误也可导致矢状面失平衡。各种内固定矫形手术后出现的平背综合征，就是由于忽略了正常腰椎矢状面的前凸而出现术后腰椎的前凸消失甚至后凸畸形。

术后的失代偿可通过下列方式得到挽救：①由于融合节段选择错误导致的需要适当向上向下扩大延长融合区；②部分或完全去除原有内固定，进行前方和（或）后方截骨矫形恢复脊柱平衡，甚至进行脊柱外的截骨，如双侧髋臼上方截骨术恢复矢状面平衡。

2. 冠状面　冠状面失代偿最常见的原因是内固定融合节段的选择错误，可能出现在两种相反的情况之下，第一是融合时没有将结构性弯曲全部融合，忽略了远端的腰弯或近端高位胸弯，经常容易犯的错误是只融合固定了双主弯中的一个弯曲以及忽略了双胸弯中的上位结构性弯曲；第二是融合节段过长，进入了非结构性的代偿区域。

躯干的不平衡或倾斜，最明显的例子是在胸腰双主弯的患者只纠正了一个弯曲。虽然手术早期纠正很好，但由于另一弯不能代偿，手术对"主弯"的纠正，术后即可出现冠状面的失平衡。另一可能的情况是对King Ⅱ型胸弯患者在进行胸弯选择性矫正融合时，胸弯的过度纠正超过了腰椎的代偿能力，远期即可出现与术前相反方向的躯干倾斜。

术后双肩不等高加重也是一常见的冠状面失代偿，主要发生在King Ⅴ型的脊柱侧凸患者，术前对僵硬的上胸段弯曲认识不足，没有进行纠正固定，而又对下胸段的侧凸进行过度纠正。

在某些脊柱侧凸的患者如下方固定在 L_3，由于在去旋转恢复腰椎前凸时可在 $L_3 \sim L_4$ 产生扭转力，$L_3 \sim L_4$ 椎间盘会发生楔形变，甚至侧方偏移，最终出现骨盆倾斜。

3. 水平面　对生长尚未成熟的脊柱行单一的后路融合手术导致术后曲轴效应，脊柱前方的持续生长加上后方的牢固融合导致脊椎在水平面上发生旋转偏移，这是一典型的水平面失代偿的表现，如脊柱前柱结构还存在生长潜能，可进行前路的椎体骨骺阻滞，否则即需要前后路环形截骨术。

为了有效预防术后失代偿，术前应充分对脊柱三维畸形和平衡进行评估，不能忽略脊柱矢状面的重要性，明确交界区的概念，重视骨盆在躯干和脊柱平衡中的作用。手术时间和脊柱的生长潜能是需要考虑的第四维因素。融合水平的选择应遵循其基本原则：所有矢状面上的畸形节段必须包括在融合区内，特别是胸腰段交界性后凸畸形；融合远端的椎间隙必须具有良好的活动自由度，即在左右侧屈位 X 线片上能在凹侧和凸侧自由开放或关闭；融合远端末椎在向凹侧-侧屈位 X 线片上显示自动去旋转，特别是在不成熟的脊柱；在侧屈位 X 线片上，骶骨中央线通过融合远端末椎，该末椎位于稳定区内；融合固定的上下端在矢状面和额状面上都不能终止于侧凸的顶椎区；如 T_1 在额状面上倾斜>5°，注意可能存在的左侧高位侧凸，如 $T_2 \sim T_5$ 在侧屈位 X 线片上示结构性，该区必须包括在融合区内。

（邱　勇）

第七篇

骨肿瘤与软组织肿瘤

主编 郭 卫 徐万鹏

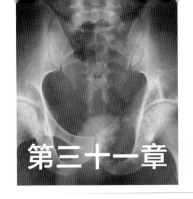

第三十一章　概述

第一节　骨肿瘤的分类与发病

在人类的各种肿瘤中,骨的原发肿瘤相对少见,据美国大宗病例(SEER)报道,骨肿瘤只占全部肿瘤的2%。其发病率只是软组织肿瘤的1/10。在欧洲和北美,恶性骨肿瘤的发病率为每年0.8人/10万人口。阿根廷、巴西、以色列发病率相对高一些。其中常见者有:骨肉瘤占35%,软骨肉瘤占25%,尤文肉瘤占16%。相对少见的有:脊索瘤8%,恶性纤维组织细胞瘤5%。骨的纤维肉瘤更少见。

恶性骨肿瘤有两个典型的发病高峰年龄,10~20岁和60岁以上。前者发病人数多,后者少,两个年龄段发生的恶性骨肿瘤的危险性相似。软组织肉瘤的发病率随年龄的增长而逐渐增加。骨肉瘤主要发生于小于20岁,其中80%病变发生在肢体长骨,少数在颅面骨、脊柱、骨盆等其他骨。后者发病率随年龄增长而增加,在大于50岁的患者中,肢体骨肉瘤只占50%,约占青年患者发病的1/3。颅面、骨盆的骨肉瘤各占20%。软骨肉瘤的发病率随年龄的增加而增加,大于50%发生在肢体长骨,其次为骨盆、肋骨和胸骨。尤文肉瘤发病年龄与骨肉瘤相似,都是10~20岁,20岁以后发病率大大降低,但各个年龄段都有发病,发病部位是长骨骨干,不在干骺端,而尤文肉瘤好发于白种人。

有证据表明,一些肺肿瘤疾患和良性肿瘤,成为恶性肿瘤的来源,反复观察临床与病理的关系,有可能发现这种早期病变,连续对比影像学检查亦容易发现这种关系。有早期病变危险的疾患有:Ollier病、马方综合征、多发性骨软骨瘤、Paget病和某些良性骨肿瘤。

第二节　骨肿瘤临床症状和实验室检查

疼痛是恶性骨肿瘤的重要症状,疾病开始时为间歇性,后来发展为持续性,夜间明显。晚期疼痛加重影响工作、休息和睡眠,需服用强镇痛剂。良性肿瘤病程缓慢,疼痛不重或没有疼痛。骨样骨瘤的疼痛可以用阿司匹林缓解,这个特点有诊断意义。发生在脊柱的肿瘤可以引起放射性疼痛,依部位的不同可有颈肩痛、肋间神经痛和腰腿痛,也可以引起脊髓压迫症状及截瘫。

逐渐长大的包块是诊断骨肿瘤的依据。良性包块生长缓慢,常不易被发现,偶然被查出却说不出开始的时间,肿大的包块对周围影响不大,很少有关节活动的障碍。恶性骨肿瘤生长迅速,病史短,增大的肿瘤可有皮温增高和静脉曲张,位于长骨骨端、干骺端者可有关节肿胀和活动受限。位于盆腔的肿瘤可引起机械梗阻,有便秘与排尿困难。位于长管状骨骨骺内的成软骨细胞瘤可以引起关节肿胀、积液,血沉及血象的改变,需与急、慢性关节炎鉴别。位于扁平骨的尤文肉瘤可有红、肿、热、痛、发热、血象增高,临床上很像急性血源性化脓性骨髓炎。

轻微外伤引起病理骨折常是良性骨肿瘤的首发症状,也是恶性骨肿瘤、骨转移瘤的常见并发症,和单纯外伤骨折一样具有肿胀、疼痛、畸形和异常活动。

恶性肿瘤的晚期可有贫血、消瘦、食欲缺乏、体重下降、体温升高等。远处转移多数为血行转移,偶见淋巴结转移。

除畸形性骨炎多为男性,纤维异样增殖症女性较多外,性别对原发骨肿瘤的诊断意义不大。年龄对骨肿瘤的诊断极其重要,不同年龄组可有不同的肿瘤发生。如 5 岁以前恶性肿瘤常常是神经母细胞瘤的转移,5～15 岁可为骨肉瘤或尤文肉瘤,40 岁以上则可能是转移瘤或骨髓瘤。

实验室检查时对骨肿瘤采用辅助诊断方法,大多数骨肿瘤的化验检查都是正常的。碱性磷酸酶升高可帮助诊断成骨肉瘤和切除后的肿瘤复发。血沉快,血中、尿中球蛋白增高可提示骨髓瘤的存在,但必须有骨髓穿刺检查才能明确诊断。高钙血症可以是西方人骨转移瘤的致死原因,但中国人骨转移癌的血钙增高者不多。各系统癌症的实验室阳性结果,对骨转移癌寻找原发灶有帮助。如血清酸性磷酸酶增高对前列腺癌骨转移有意义。

第三节　影像学检查

一、X 线检查

影像学检查中 X 线片最为重要,它可提示肿瘤的良恶性,甚至作出较明确的诊断,如干骺端纤维缺损、纤维异样增殖症、骨软骨瘤、内生软骨瘤、单纯性骨囊肿、椎体血管瘤。X 线片通常要有正位和侧位。阅读分析时应注意以下几点:

1. 不同的骨肿瘤好发于不同的骨的不同部位。骨髓瘤、骨转移癌好发于躯干骨。软骨肉瘤、尤文肉瘤好发于骨盆和肩胛骨。血管瘤好发于椎体。成骨细胞瘤、骨样骨瘤则好发于脊柱的附件。对于一个长管状骨,骨骺线是否存在,病变是在骨骺端、干骺端,还是在骨干,对骨肿瘤的诊断有意义。例如一个溶骨性病变位于骨端,成软骨细胞瘤多在骨骺线闭合之前发生,骨巨细胞瘤多在骨骺线闭合之后发生。位于干骺端的肿瘤很多,中心位者多为孤立性骨囊肿(如肱骨上端),偏心位者有软骨黏液样纤维瘤。位于皮质或皮质外者如骨旁骨肉瘤(股骨后下方),内生软骨瘤则多发生于手足短管状骨。

2. 良性骨肿瘤具有界限清楚,密度均匀的特点,有比较明确的轮廓。肿瘤向外生长缓慢,可以有皮质膨胀变薄,病灶周围可有硬化反应骨,破坏呈单房或多房,内有点状、环状、片状钙化影,通常无骨膜反应,无软组织阴影。

3. 恶性骨肿瘤生长迅速,阴影多不规则,密度不均,界限不清,无明显轮廓,骨小梁破坏阴影呈虫蚀样、筛孔样和穿凿样,也可有环状、片状钙化。骨皮质破坏不规则,无膨胀,肿瘤向外生长骨膜被掀起,掀起的骨膜下血肿骨化形成袖口样被称为 Codman 三角。也可以在瘤体及其软组织阴影中形成放射状或葱皮样阴影,也被称为骨膜反应。软组织阴影、骨膜反应是恶性骨肿瘤的表现。

4. 怀疑恶性骨肿瘤时应照胸片,观察有无肺转移。如系骨转移瘤应进一步检查明确单发与多发,并做寻找原发灶的检查。X 线片阴影不肯定或不典型,不能诊断时,应定期随诊多次检查对比,或做其他检查,如 CT、MRI 等。

5. 多发病变可见于软骨瘤、骨软骨瘤、组织细胞增殖症、转移瘤、骨肉瘤病、转移性尤文肉瘤等。

二、CT、MRI 检查

CT、MRI 检查可以为骨肿瘤的存在提供依据,可帮助做肿瘤性质的诊断,也可描述肿瘤的范围,血运丰富与否,与邻近组织器官的关系,从而帮助制订手术方案和手术切除范围。

三、血管造影检查

DSA 检查可以显示肿瘤的血液供应,如肿瘤的主干血管、新生的肿瘤性血管,以利选择性血管栓塞和注入化疗药物,术前化疗前后对比 DSA 检查,新生肿瘤性血管是否减少与消失,可证明化疗的效果。肿瘤的染色,新生血管的多少与形状,血运丰富程度,可以侧面了解肿瘤的侵袭性,对肿瘤的诊断有帮助。

四、骨扫描检查

骨扫描可以先于其他影像学检查几周或几个月,提示骨转移癌发生的可能性。由于假阳性很高,不能单独作为诊断依据,必须有 X 线片或 CT 等证实。骨扫描可以早期发现可疑的骨转移灶,告诉医生注意,从而不易漏诊;也可帮助了解异体骨、灭活骨的骨愈合,显示它们的成活情况。常用的核素有锝、镓。

五、超声波检查

超声波检查可以对软组织肿瘤和破出骨外的肿瘤情况作出描述,对骨转移癌寻找原发灶有很大帮助。

第四节 活体组织检查

一、术前活检的重要性

术前组织学诊断的确立有以下意义:可以指导临床,制订医疗方案,早日实施综合治疗,为手术做准备。对化疗敏感的患者,术后即使是标本全部坏死,也可以作为科研病例进行正常评估疗效。如果穿刺活检成功,可免除某些部位切开活检的大手术,如脊椎骨盆肿瘤、内科疾病的骨髓瘤。

二、活检方法

针吸活检是用较粗的穿刺针进入病变抽吸取材,用于细胞丰富的骨髓瘤和转移癌。

取芯活检是用套管针深入肿瘤取材,用于坚实性肿瘤,含纤维、骨和软骨的肿瘤。以上两者,称为闭合活检。有创伤小、出血少,安全快速,很少污染正常组织,切口极少感染的优点。但有组织块小,诊断困难,技术难度大和穿不到病变出现阴性结果的缺点。

切开活检多在穿刺活检失败后采用,通过手术切开进入病灶,直视下切取肿瘤组织,切取标本应做冷冻病理检查,证明取到肿瘤组织,所取标本量应满足现代病理学的各种检查。

切除活检适用于瘤体较小,外科切除后送标本做病理检查,手术应做广泛性完整切除,切勿囊内剥出,因为术后标本报告为恶性者并不少见。

三、活检要点

1. 术者应由有经验的医生担任,熟悉患者病情,对病变部位、穿刺点、切开入路有充分思考。

2. 患者全身情况好,能耐受穿刺或切开手术,活检处皮肤正常,化验检查正常,特别是血小板和凝血机制正常。无出血疾患病史,两周内无长期服用阿司匹林和类固醇抗炎药物史,患者及家属同意手术。

3. 穿刺点或切口应沿肢体纵轴,与以后根治性手术切口相符,并在第二次手术时被切除。

4. 切开活检应锐性切开,直达肿瘤,尽量减少对正常组织的污染。避开常规入路,避开大的神经血管,骨开窗要小,为小圆形的开窗不易出现病理骨折。避开血块、坏死组织和正常组织,切取肿瘤组织标本,充分止血,填塞开窗处,逐层缝合,加压包扎。

四、特殊部位活检穿刺技术

脊柱、骨盆、肩胛骨的病变因解剖复杂,病变深在,穿刺点的选择及切开入路均有一定难度。需在 CT 引导(或拍片定位)进行。探针和穿刺针标有刻度,前者长后者短,探针套入穿刺针内。长 12～18cm。

1. $C_1 \sim C_3$ 椎体活检,通过咽后壁穿刺或切开活检。在口外取甲状腺上方穿刺。侧方穿刺因有血管鞘,应为禁忌。

2. $C_4 \sim T_1$椎体穿刺,从侧方进入。患者仰卧,头转向穿刺的对侧,先拍片定位或有 CT 引导。在胸锁乳突肌后缘的穿刺水平小切口,进针朝向椎体中部的前方,避开椎动脉,颈 AV 鞘,避开椎体横突,当探针进入约 3.5cm 感觉抵达椎体时,应再次确定穿刺位置,正确时进入病变吸取组织。

3. $T_2 \sim T_9$椎体穿刺,全麻插管,俯卧位,通常从右侧进针,除非病变在左侧,在脊柱后正中右侧旁 4~5cm 取切口,穿刺针由外上向内下呈 35°角,在肋骨上缘切线位进针,避开血管和硬膜囊,进 6~7cm 时,针尖应抵达椎弓根基底部的椎体,拍片定位正确时,即可进入病变,抽取肿瘤组织。

4. $T_{10} \sim T_{12}$及腰椎穿刺,局麻或全麻,俯卧位。选病变明显一侧进入,椎体棘突中线外 6~7cm 处为穿刺点,尖刀做小切口,穿刺针沿 145°向内沿 CT 引导的方向进针,避开硬膜囊,也不偏离椎体,探针进入 6~7cm 时穿刺针可达椎体水平,送穿刺针进入椎体,抽出探针,负压吸引肿瘤组织,穿刺的深度不可超过 9cm。

5. 骨盆、肩胛骨病变的穿刺根据临床和影像学照片确定穿刺点,必要时在 CT 引导下进行。

第五节　肌肉骨骼肿瘤的外科分期

一、外科分期

外科分期系统包括:肿瘤病理分级 G(grade)、解剖定位 T(site)和有无转移 M(metastasis)表示(表 31-5-1)。

表 31-5-1　肌肉骨骼系统良、恶性肿瘤的外科分期

肿瘤分期	肿瘤组织学分级(G)	部位(T)	转移(M)
良性肿瘤			
1	G_0	T_0	M_0
2	G_0	T_0	M_0
3	G_0	$T_{1\sim2}$	$M_{0\sim1}$
恶性肿瘤			
I A	G_1	T_1	M_0
I B	G_1	T_2	M_0
II A	G_2	T_1	M_0
II B	G_2	T_2	M_0
III A	$G_{1\sim2}$	T_1	M_1
III B	$G_{1\sim2}$	T_2	M_1

肿瘤病理分级反映肿瘤的生物学行为和侵袭性程度。分为 G_0 为良性,G_1 为低度恶性,G_2 为高度恶性。解剖定位是指病变是否限制在自然屏障内。分为 T_0 示囊内,T_1 示囊外间室内,T_2 示囊外间室外。有无局部和远处转移,用 M 表示。M_0 为无转移,M_1 为有转移。

良性肿瘤外科分期用阿拉伯数字 1、2、3 表示。1 期为静止性病变;病理分级为良性(G_0),位于囊内(T_0),没有转移(M_0)。2 期为活动性病变,病理分级为 G_0,位于囊内(T_0),没有转移(M_0)。3 期为侵袭性病变,病理分级为良性 G_0,超出囊外 T_1,有时扩展到间室外(T_2),一般无转移(M_0),偶尔可发生转移(M_1)。

恶性肿瘤外科分期用罗马数字 I、II、III 表示。每一期又分 A(间室内),B(间室外),以区分位于自然屏障的内与外。ⅠA 期病变是低度恶性（G_1），间室内（T_1）和无转移（M_0）。ⅠB 期病变仍是低度恶性（G_1），间室外（T_2），无转移（M_0）。ⅡA 期指病变是高度恶性（G_2），位于间室内（T_1）。ⅡB 期病变是高度恶性（G_2），位于间室外（T_2），但均无转移（M_0）。Ⅲ期是指发生了局部或远处转移（M_1），绝大多数高度恶性肿瘤（G_2），也有低度恶性肿瘤（G_1）发生转移，A 和 B 的含义是区分间室内及外（T_1 或 T_2）。恶性病变约 30% 属Ⅰ期，60% 属Ⅱ期，10% 属Ⅲ期。Ⅰ期病变间室内占 67%，间室外占 33%。Ⅱ期病变间室外占 90%，间室内占 10%。

二、手术切除边界的选择

进行外科分期的目的是为了更好地选择手术方式，即选择适当的手术边界进行性肿瘤局部切除或截肢，其边界分为：①囊内切除：于肿瘤内去除肿瘤，边缘遗有肉眼和镜下可见的肿瘤组织，同时污染周围正常组织；②边缘切除（临界切除）：经过反应区做囊外完整切除，可遗留卫星灶和跳跃病灶，主要发生在 G_1 和 G_2 的病变；③广泛切除：经反应区外 2cm 以上，在病变假包囊、反应区和反应区外的正常组织中游离，完整切除肿瘤，可能遗留 G_2 的跳跃灶；④根治性切除：在自然屏障之外，把病变及其所在的间室切除（表 31-5-2、图 31-5-1）。

表 31-5-2　手术边界

类型	切割面	镜下所见达到要求	手术方法	
			肢体挽救手术	截肢
囊内切除	在病灶内	肿瘤限于边缘	囊内刮除	囊内截肢
边缘切除	在反应区、囊外	反应组织±微卫星肿瘤	边缘整块切除	边缘截肢
广泛切除	超越反应区，经正常组织	正常组织±"跳跃病灶"	广泛整块切除	广泛经骨截肢
根治切除	正常组织、间室外	正常组织	根治整块切除	根治解脱术

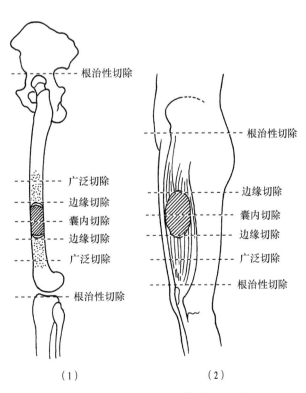

（1）　　　　　　　　　　　　（2）

图 31-5-1　手术切除边界的选择示意图
（1）骨肿瘤；（2）软组织肿瘤

第六节 骨骼肌肉肿瘤外科治疗后功能评定

骨骼肌肉肿瘤外科治疗包括截肢、假肢装置,保肢的肿瘤截除和功能重建。

（一）六项功能评定标准

1. 主动活动。

2. 疼痛。

3. 稳定性及有无畸形。

4. 力量。

5. 情绪和活动能力。

6. 并发症。

（二）六个解剖部位评分

1. 足、踝、小腿下段。

2. 小腿上段、膝、股骨下段。

3. 股骨上段、髋、骨盆。

4. 手、腕、前臂下段。

5. 前臂上段、肘、上臂下段。

6. 上臂上段、肩、肩胛骨。

（三）四个评分等级

1. 优(E)六项因素中五项必须是优,其他一项可以为良、可或差。

2. 良(G)五项因素必须是良或更高,其余一项可以为可或差。

3. 可(F)五项必须是可或更高,其余一项可以为差。

4. 差(P)两项或更多必须是差。

（四）功能评定内容

1. 主动活动

（1）融合的关节活动度是0。

（2）踝、膝、肘关节的活动是在单一平面。

（3）腕、肩、髋关节的活动是多平面的,进行综合评分(腕功能评定应包括前臂旋前及旋后)。

2. 疼痛

（1）优:无痛,不用止痛药。

（2）良:轻度或间歇痛,不影响活动生活,只服用水杨酸制剂或类似的药品。

（3）可:中度痛,不持续,痛时影响工作,有时服用麻醉剂。

（4）差:强烈,持续,限制活动并需服用麻醉剂。

3. 稳定/畸形 二者相互依存,所以作为一项因素考虑,并与对侧对比。例如正常膝有5°外翻,手术有20°外翻,则结果是15°外翻畸形,评分为可。犹如膝有10°外翻不稳定,伸直缺10°,按照有关附表所列标准应为良/可,分项评分。每一解剖部位都有标准:

（1）踝稳定指内外翻时韧带的稳定,而畸形则指内外翻和(或)垂足畸形。

（2）膝稳定指内外翻时侧副韧带的完整性,十字韧带稳定一般不算在内,除非要用支具或拐。

（3）髋稳定指外展肌的稳定,用 Trendlenburg 征来衡量。畸形指屈肌或内收肌挛缩和(或)肢体短缩。

（4）腕稳定指有无桡侧或尺侧不稳定。畸形指桡偏/尺偏及屈/伸挛缩。

（5）肘稳定指侧副韧带在内外翻时的完整性,畸形指内外翻成角和屈曲挛缩;肩不稳指半脱位或全脱位,如切除后未作置换,则作为脱位。

（6）肩畸形指内旋位,内收位挛缩;测量旋转挛缩以旋转中立位为标准,内收挛缩则以被动外展受限度数为标准。

有假肢的患者,稳定性畸形应在配戴假肢时测定。稳定/畸形因素的评定,应按二者中的低分评,如稳定/畸形为优良,此项的综合评分为良。

4. 力量

(1) 踝只测背伸力量。

(2) 膝只要测伸的力量,测时患者在坐位,保持伸膝。

(3) 髋以侧卧时测外展力,仰卧位时测屈曲力,以两者中的高分评定。

(4) 腕力以掌屈或背伸力评定,测掌屈力前臂完全旋后,测背伸力时前臂完全旋前。

(5) 肘力在全屈或屈90°时测定,前臂保持完全旋后,用二者中的低分评定。

(6) 肩力在外展或前屈时测定,患者采立位或坐位,用二者中的高分评定。

力量用对抗重力法测定(不用举起重物的活动),使关节固定、带假肢的患者也能测定比较。

5. 接受情绪/活动能力(emotional acceptance/functional ability) 患者对治疗的接受程度,接受情绪/活动能力两项分别评定,但采用二者中的高分作为综合结果。前一项由患者评,后一项由医生评估。

(1) 接受情绪(结果写在斜线号之前)

优——对结果热情接受,再遇同一病情,立即接受同样治疗。

良——喜欢治疗结果,再遇同一病情,经考虑后可选同样治疗。

可——接受治疗结果,如有改进的疗法,将不选此治疗。

差——不喜欢治疗结果,如有更好方法,将不选用它。

(2) 活动能力

优——患者生活、职业不受限。

良——生活职业略受限或不严重。

可——生活职业相当受限或部分的残疾。

差——生活受到重要影响,不能恢复原工作。

6. 并发症

优——无重要并发症,未延长住院或康复时间。

良——有轻的并发症,延长住院或康复,但疗效良好。

可——有大的并发症,改变了预期结果或需附加手术,以完成治疗。

差——有妨碍康复的并发症,需或不需进一步外科治疗和(或)采用另一种外科治疗。

局部复发看作并发症,根据上述标准评分,远隔转移则不作为并发症,并发症要在相应的栏下注明,如感染、骨不连接、假体松动、局部复发等,如有一种以上的并发症,要逐一评分,以其最低分作为综合结果。

第七节 良恶性骨肿瘤及瘤样病变的临床诊治要点

本节仅对常见原发骨肿瘤的临床与影像学特点按良恶性,依发病率为序,介绍如下。

一、良性骨肿瘤及瘤样病变

(一) 骨软骨瘤和骨软骨瘤病

骨软骨瘤(osteochondroma)最多见,占良性骨肿瘤的40%~50%,占所有骨肿瘤的12%~25%。通常在青少年发现,主要症状是无痛性肿块。分单发与多发,多发者称骨软骨瘤病。可有肢体畸形、矮小和家族遗传史。X线特点是长骨干骺端从皮质突向软组织的骨性突起,有蒂状或宽广的骨基底。受累骨与骨软骨瘤的皮质骨相连续,病变松质骨与骨干髓腔相通。肿瘤表面为不显影的软骨帽。由透明软骨构成,其排列与骺板相同,软骨帽可钙化,表面由薄层纤维膜覆盖,此膜称为软骨外膜与相邻骨膜相连,骨软骨瘤可压迫邻近的神经、血管。瘤骨可发生骨折、表面滑囊发炎,肿瘤可恶变。预后较好,切除能治愈。外科切除应包括突出的骨、软骨帽和软骨外膜。软骨外膜的切除很重要，否则容易复发。对于彻底切除后复发和多次复发者，应警惕恶变的可能。

（二）骨巨细胞瘤

骨巨细胞瘤（giant cell tumor of bone，GCT）是良性、局部侵袭性肿瘤，由成片的卵圆形单核瘤细胞均匀分布于大的巨细胞样成骨细胞之间组成，占所有骨肿瘤的20%。好发年龄20～40岁。多见于股骨下端、胫骨上端、肱骨上端、桡骨远端。受累局部疼痛、肿胀、皮肤充血、静脉曲张，有压痛。早期关节活动不受限，X线片显示溶骨性破坏位于长骨骨端偏心位，一侧皮质膨胀变薄，无骨膜反应，可有软组织阴影。病灶周围骨质清晰，多数无硬化反应骨，有时为筛孔样。多房肥皂泡样改变少见。骨巨细胞瘤生长活跃，侵袭性强，囊内刮除容易复发。2%巨细胞瘤患者可发生远处转移，传统的病理分级已不能反映良恶性。骨巨细胞瘤多数是良性的，彻底的囊内切除应是首选的手术方法，骨水泥填充可获得临界切除的效果，复发率可降至10%～15%。骨巨细胞瘤恶变，骨端广泛破坏时，关节面有病理骨折时，应采用瘤段截除和关节功能重建。

（三）纤维异样增殖症

纤维异样增殖症（fibrous dysplasia）是一种良性髓内纤维-骨质病变，可能累及一个或多个骨骼。儿童期发病，分单发、多发和Albright（多发合并内分泌紊乱）综合征。畸形、肿块和病理骨折为常见临床症状。X线片特点：多发于长骨干骺端和骨干，中心或偏心位，受累骨膨胀，皮质变薄，髓腔变大呈磨砂玻璃样，常有畸形，无骨膜反应。治疗困难，单发者可行刮除植骨术，复发者不多；多发无症状者不必治疗，如有骨折、严重畸形者可手术治疗。放疗无效，易引起恶变。

（四）软骨瘤、骨膜软骨瘤和内生软骨瘤

软骨瘤（chondroma）较多见，分单发中心型、多发中心型、边缘型和多发软骨瘤病4型。10～40岁为好发年龄，手短管状骨多见。无痛、包块和畸形为主要临床表现。X线片显示：指骨、掌骨骨干中心位或边缘皮质骨内溶骨性破坏，皮质膨胀变薄，周围少量反应骨，溶骨区有钙化点。位于手部的肿瘤可行刮除植骨，效果好，极少复发。近躯干者如髂骨，容易复发与恶变，应行截除术。边缘型者应包括纤维膜和病变周围硬化骨一并切除，手术不彻底时可复发。

多发内生软骨瘤合并畸形称多发软骨瘤病或Ollier病。Oiller病合并血管瘤病称Maffucci综合征。多发者治疗困难。

（五）孤立性骨囊肿

孤立性骨囊肿（solitary bone cyst）较多见，好发于儿童，肱骨与股骨上端多见。无痛，常因病理骨折被发现。X线特点：溶骨性破坏位于干骺端中心位，皮质膨胀变薄，病变呈单房或多房，周围有薄的硬化反应骨，无骨膜反应。根据年龄和是否活动选择治疗方法。年幼活动型（4～8岁）患者手术治疗容易复发，可注射类固醇，定期观察以求自愈。若有病理骨折应制动观察，病变可自愈。骨折愈合而病变未愈者可重复保守治疗。病变静止型（8～13岁后）的患者可刮除植骨。

（六）动脉瘤样骨囊肿

动脉瘤样骨囊肿（aneurysmal bone cyst）是一个骨的良性囊性病灶，充满血液的空腔被结缔组织隔分开，其隔含有成纤维细胞，破骨细胞型巨细胞和反应性编织骨。动脉瘤样骨囊肿可能是原发的也可能是继发于其他良恶性骨肿瘤。较少见，10～30岁最多，半数在肢体长骨，多见于下肢长骨干骺端；躯干骨中，多见于脊椎附件。肿胀、疼痛和关节活动受限为主要临床表现。X线特点为长骨干骺端偏心位溶骨性破坏，皮质膨胀变薄，无骨膜反应，少数病例可侵及骨端。脊椎附件病变溶骨性破坏明显膨胀。囊内切除容易复发，为10%～20%，复发者可行临界切除大块植骨或功能重建术。脊椎附件病变可行局部切除，术后放疗或单纯进行放疗。

（七）非骨化性纤维瘤

非骨化性纤维瘤（non-ossifying fibroma）（良性纤维组织细胞瘤）少见，10岁以下儿童最多，病变位于长骨干骺端。病变可随发育向骨干移行。临床上可有疼痛。X线特点：长骨干骺端椭圆形骨质缺损，小者几毫米，大者几厘米，周围有致密骨质包绕呈花边状，病变大者可有皮质膨胀变薄，无骨膜反应。病变

小者可不治自愈,应随诊观察。大者可手术刮除植骨,极少复发与恶变。

纤维性皮质缺损(fibrous cortical defect)是指上述自然变小自愈消失的病变,属发育障碍,临床上无症状,儿童比较多见。

目前许多学者把发生在成人的非骨化性纤维瘤称为良性纤维组织细胞瘤。因为二者有相同的病理组织相,但也有不同,前者位于干骺端,偏心位,而后者病变也可出现在骨干,扁平骨如髂骨。病灶为溶骨性破坏,界限清楚,最初在中心位,肿瘤长大可侵蚀到皮质内面。良性纤维组织细胞瘤囊内切除复发率较高。彻底切除肿瘤,用电烧和药物杀灭残留肿瘤组织,反复冲洗后,植骨可降低复发率。放疗、化疗无效。

(八) 骨化性纤维瘤

骨化性纤维瘤(ossifying fibroma)(骨纤维发育不良)在病例形态学上与纤维异样增殖症相似,但其临床表现和X线片特点都有区别。骨化性纤维瘤好发于下颌骨,成人多见,边界清楚,刮除术后很少复发。长骨的骨化性纤维瘤常侵犯幼儿或儿童的胫骨、腓骨或二者同时受累,局部肿胀,有或无疼痛,可与先天性胫骨假关节同时存在。X线片显示长骨骨干或干骺端皮质内溶骨性病变,皮质膨胀,尤其是胫骨可弯曲变形,溶骨单房或多房,呈毛玻璃样、空泡样,周围有明显的反应骨。儿童生长发育期手术切除容易复发可采用保守治疗,使用支具防止畸形,手术越晚做越好。发育停止后(15～16岁)再行病变切除则不易复发。儿童生长期如要手术,为防止复发则应广泛切除,包括病变、骨膜和反应骨外的正常骨,放疗、化疗无效。

(九) 骨样骨瘤

骨样骨瘤(osteoid osteoma)少见,儿童青少年发病,男>女,瘤体很小<2.0cm,下肢长骨干皮质内和脊椎附件最多见。疼痛明显,服用水杨酸钠和非甾体抗炎药可缓解。X线片显示为长骨干皮质内小的透亮区为瘤巢,常被周围广泛的梭形硬化骨所包绕、重叠而不易发现,难以诊断。CT检查容易发现瘤巢。手术治疗的关键是切除瘤巢,硬化反应骨不必切除。预后非常好,复发罕见。

(十) 软骨母细胞瘤

软骨细胞瘤也称成软骨细胞瘤(chondroblastoma)少见,占所有骨肿瘤的1%。好发于10～20岁的长骨骨骺端。疼痛,受累关节有肿胀,积液和活动受限。少数患者有低烧,局部红、肿、热和附属淋巴结肿大,白细胞增高、血沉加快。X线片显示长骨骺线未闭锁,骺端内有圆形、椭圆形溶骨区,内有钙化影,病变周围有薄的反应骨。手术治疗为囊内刮除植骨,80%～90%病例可以治愈,病变广泛者可行临界切除。放疗可促进恶变。

(十一) 软骨黏液样纤维瘤

软骨黏液样纤维瘤(chondromyxoid fibroma)少见,占骨肿瘤的<1%,占良性骨肿瘤>2%,好发于10～30岁的长骨干骺端。临床表现为疼痛和肿胀。X线片显示长骨干骺端偏心位溶骨性破坏,边缘有明显的骨质硬化,骨皮质膨胀变薄呈蚌壳形或蛋杯样,手术为囊内刮除植骨填充。侵袭性病变或复发者可行临界或广泛切除和功能修复术。

(十二) 成骨细胞瘤

成骨细胞瘤(osteoblastoma)少见,占全部骨肿瘤的1%,10～30岁多见,好发于脊椎附件,下肢管状骨上段,临床表现为局部肿胀与疼痛。位于脊柱者有侧凸和放射性疼痛。X线片特点是脊柱附件或长骨上端溶骨性破坏,界限清楚,边缘有反应骨,溶骨区内可有钙化、骨化。生长活跃的成骨细胞瘤,皮质破坏并有软组织肿块阴影,有时相似于恶性肿瘤。成骨细胞瘤有较大的侵袭性,其生物行为不能预测,反复发作可恶变。行彻底刮除术,为防止复发,亦可行广泛切除病灶,同时重建功能。

(十三) 成纤维性纤维瘤

成纤维性纤维瘤(desmoplastic fibroma of bone)又名韧带样纤维瘤(desmoid fibroma)罕见,好发于青少年,临床上有疼痛、肿块和病理骨折。有中心型和边缘型(又称骨膜硬纤维瘤),前者为长骨干骺端中心位,后者在股骨内髁的后内侧。X线片显示溶骨区位于干骺端偏干侧,边缘有硬化,皮质膨胀变薄,溶骨区内有树枝样间隔和模糊影;或为广泛不规则溶骨取代骨端和骨干,正常骨阴影消失,无骨膜反应。边缘型引起局限性骨皮质压迹。硬纤维瘤侵袭性强,囊内刮除容易复发,复发率为72%,也可行广泛截除与功能重建术。

二、常见恶性骨肿瘤

（一）成骨肉瘤

传统型骨肉瘤（osteosarcoma）是原发于骨髓的高度恶性肿瘤,其病理学特点是肿瘤细胞产生骨样基质,即使是数量很少。按细胞形态又分为:成骨性骨肉瘤、成软骨性骨肉瘤、成纤维性骨肉瘤、皮质内骨肉瘤。

传统性骨肉瘤最常见,发病率为 4～5 人/100 万人,最好发于 10～20 岁,约 60% 的患者<25 岁,30% >40 岁,男∶女3∶2(<20 岁)。好发于长骨干骺端和骨端,尤以股骨下端、胫骨上端、肱骨上端与腓骨上端为最多。病史几周或几个月,疼痛明显逐渐加重。局部肿胀,晚期肿胀明显,血运丰富、皮温增高发红、水肿、静脉曲张,区域淋巴结反应性肿大,血中碱性磷酸酶可以增高。X 线片显示病变成骨性、溶骨性或二者的混合型破坏,界限不清,一侧皮质破坏明显,肿瘤进入软组织形成软组织阴影和 Codman 三角、日照样骨膜反应。活检以针吸为好,也可切开活检。诊断明确后开始进行新辅助化疗。根据临床、X 线检查进行术前评估与选择适宜手术。通过外科和化疗的综合治疗,生存率可达 60%～80%,>80% 的病例,可保肢治疗。单纯外科治疗,生存率有限,对于晚期患者,不能进行化疗者,截肢术是解除病痛和延长生存期的最好治疗方法。

骨肉瘤亚型按部位前 4 个为中心型骨肉瘤,后 3 个为皮质旁骨肉瘤。

1. 毛细血管扩张型骨肉瘤　恶性成骨性肿瘤,病变内被血液填充,有分隔的大空腔。罕见,占骨肉瘤的 4%,好发年龄 10～20 岁;好发部位:长骨干骺端、股骨远端、胫骨近端、肱骨上端、股骨上端。容易骨折约占 1/4,1/3 的患者 AKP 增高。X 线:干骺端大范围的溶骨性改变,无反应骨,皮质膨胀。可见 Codman 三角,葱皮样骨膜反应。对化疗非常敏感,预后同典型骨肉瘤。

2. 小细胞型骨肉瘤　罕见,占全部骨肉瘤的 1.5%,好发于 10～20 岁。好发部位:长骨干骺端,偶见多发病变。疼痛和肿胀为主要症状。X 线表现皮质骨侵袭性溶骨和成骨性破坏,在髓内和软组织中可见矿化为特异表现。预后比经典骨肉瘤差。

3. 低度恶性中心性骨肉瘤　罕见,占全部骨肉瘤的 1%～2%,好发于 10～30 岁。好发于:长骨骨端、股骨下端和胫骨上端。发病缓慢,疼痛和肿胀可持续几个月甚至几年。X 线表现多种多样,干骺端偏干的病变,界限较清晰,骨小梁硬化密度不均,高密度的矿化区可见云雾状和绒毛状的矿化。皮质破坏时有或无软组织肿胀。治疗应进行彻底的切除肿瘤和功能重建,否则将有很高的复发率,复发灶可恶变和发生转移,危及生命。

4. 继发性骨肉瘤　主要是继发于 Paget 病和放射线照射后。

（1）Paget 骨肉瘤:Paget 病中 0.7%～0.95% 发生恶变,多数为骨肉瘤。约占骨肉瘤的 20%。疼痛,肿胀,病理骨折,AKP 升高为主要表现,多数发生在长骨,溶骨性破坏,预后差,5 年生存率 11%。

（2）放射后骨肉瘤:被放射治疗后的正常骨,良性肿瘤,非成骨恶性肿瘤所发生的骨肉瘤,其特点在照射野内,放射剂量>55Gy,潜伏期长(最短 2 年,平均 11 年)。疼痛与肿胀为主要表现,影像学为受累骨高密度硬化或溶骨性破坏和软组织包块,约 50% 的患者伴有放射性骨炎。5 年生存率,在肢体 68.2%,中轴骨 27.3%。

5. 骨旁骨肉瘤　发生于骨表面的低度恶性骨肉瘤,少见,占骨肉瘤 4%,青年(20～30 岁)发病,多发于股骨远端,疼痛肿胀,屈膝受限,为主要表现。平片为与皮质骨相连高密度广基底包块环绕骨,肿瘤与基底骨之间有放射线透亮区。预后较好,5 年生存率 91%。不彻底切除容易复发,复发者恶性度增高,预后同典型骨肉瘤。

6. 骨膜骨肉瘤　来源于骨表面,中度恶性,为软骨性骨肉瘤。发病率占骨肉瘤不足 2%,占骨旁骨肉瘤的 1/3,多发生在 10～30 岁和股骨骨干或干骺端,无痛性包块和肢体肿胀、疼痛为主要临床表现,病史长达 6 个月以上。肿痛位于骨表面,边界清晰,质不均,基底密度高且有垂直骨针和 Codman 三角。预后稍好,边缘切除极易复发,转移率 15%。

7. 高度恶性表面骨肉瘤　发病率占骨肉瘤不足 1%。好发年龄 10～20 岁,好发于股骨、肱骨、胫骨。局部疼痛和包块为主要症状,骨表面部分矿化,皮质受侵,肿瘤包块侵犯软组织,界限清晰。预后同传统骨肉瘤,决定于对化疗的反应。

(二) 软骨肉瘤

原发性软骨肉瘤(chondrosarcoma)起源于以前正常的骨骼。比较常见,占恶性骨肿瘤的20%,仅次于骨髓瘤、骨肉瘤,居第三位。占所有软骨肉瘤的90%。好发于成人和老年人,50～80岁为发病高峰,男>女。好发部位包括骨盆、股骨上端、肱骨上端、股骨远端和肋骨。前三位占3/4,手足脊椎极少受累。疼痛与肿胀为主要症状,病程缓慢。边缘型以硬性肿块为主,疼痛轻微。X线片显示中心型为长骨干骺端偏干,广泛溶骨,边界不清,皮质变厚,轻度肿胀或穿过皮质形成软组织阴影,溶骨区有致密影和点状、环状、片状钙化。边缘型皮质破坏,边界不清,外围有软组织肿块和钙化。

治疗以手术为主,完整的广泛切除肿瘤效果较好。骨盆和下肢肿瘤切除后可行保肢术。肿瘤巨大,不能保肢者可行截肢术。肩胛骨与肱骨上端肿瘤可行局部切除与重建术。不宜放疗,化疗效果不肯定。5年治愈率53%～89%。预后与病理分级有关。

近年来有许多新的分型出现,简介如下:

1. 骨膜软骨肉瘤 发生在骨表面的恶性透明软骨肿瘤。极罕见。好发于长骨干骺端(股骨远端)。疼痛,有或无肿胀为主要症状。侵犯部位贴附于骨皮质,侵犯皮质,边界不清,瘤体较大>5cm,放射性透光,有钙化。

2. 继发性软骨瘤 继发于骨软骨瘤、内生软骨瘤的软骨肉瘤。单发骨软骨瘤恶变率为2%,骨软骨瘤病为5%～25%,Ollier病和Maffucci综合征25%～30%。好发于骨盆、肩胛骨。患者病情突然变化,疼痛出现,肿块变大。X线片骨软骨瘤有不规则钙化,软骨帽增厚。软骨瘤出现骨破坏,向软组织侵犯。骨软骨瘤恶变预后好,软骨瘤恶变预后同传统软骨肉瘤。

3. 去分化软骨肉瘤 特殊类型软骨肉瘤:病例可见分化良好的低度恶性软骨肉瘤和高度恶性非软骨肉瘤,两种成分同时存在,组织学上界限分明。占全部软骨肉瘤的10%,好发年龄为50～60岁。骨盆、股骨、肱骨好发。疼痛、肿胀、病理骨折为临床症状。X线表现受累骨溶骨破坏,边界不清,向骨外蔓延。预后不良,死亡率高,2年内发生转移。

4. 间充质软骨肉瘤 罕见恶性肿瘤,有未分化的小圆细胞和分化良好的透明软骨岛组成的双形性表现为特征。占所有软骨肉瘤的3%～10%,发病高峰年龄10～40岁,常发生在颅面骨、肋骨、髂骨、脊柱,1/5～1/3为骨外软骨肉瘤。疼痛持续时间常超过1年。X线为溶骨、虫蚀状破坏、界限不清等。有的边界清楚,有硬化边缘,骨膨胀并向外蔓延。预后为高恶肿瘤,局部复发倾向较强。

5. 透明细胞软骨肉瘤 罕见,低恶软骨肉瘤,好发于长骨骨骺,组织学上以肥大透明细胞和透明软骨为特点。占软骨肉瘤2%,高发年龄25～50岁,多数骨都能被侵犯,2/3在股骨头和肱骨头。

疼痛病史长,55%超过1年,偶有AKP升高。X线表现长骨骺端溶骨病变,边界清楚,偶有硬化缘,有的病灶内有点状致密影,完整切除可治愈,边缘切除和刮除极易复发,偶见转移,死亡率10%～15%。

(三) 纤维肉瘤

纤维肉瘤(fibrosarcoma)比较少见,占恶性骨肿瘤的5%。发病年龄10～70岁,青壮年居多,好发于长管状骨干骺端,尤以股骨下段为多,也可发生在扁平骨,分中心型和边缘型。继发者为良性骨肿瘤恶变,或放疗后恶变。临床症状为局部疼痛和肿块。X线片显示长骨干骺端偏干溶骨性虫蚀样破坏,边界不清,发展快者皮质变薄无膨胀。溶骨区边缘反应骨增生,有软组织肿块阴影,无骨膜反应。治疗以手术为主,化疗与放疗效果不肯定。对高度恶性肿瘤可行截肢或保肢术;对低度恶性肿瘤可行广泛性截除和功能重建术,组织学分级是主要的预后因素,有人报道低度恶性者10年存活率为83%,高度恶性者10年存活率34%。

(四) 恶性纤维组织细胞瘤

恶性纤维组织细胞瘤(malignant fibrous histiocytoma,MFH)在2013版WHO分类中被划归为未分化多形性肉瘤,少见,占恶性骨肿瘤的2%～3%。中老年人居多。好发于下肢长管状骨的干骺端与骨盆。局部疼痛和明显肿块为临床主要症状。X线片显示广泛的溶骨性破坏,虫蚀样,可有皮质缺损和软组织肿块阴影。广泛性局部切除并行功能重建是主要治疗方法,破坏严重者行截肢术。化疗有效,方案同骨肉瘤。术前大剂量化疗对全身的亚临床转移灶有重要治疗作用。术后根据标本坏死情况制订术后化疗方案。放疗对残留肿瘤组织和外科难以切除部位的肿瘤是有效的。5 年生存率为 33% ~51%。

(五) 骨巨细胞瘤恶变

是指原发恶性骨巨细胞瘤或继发于原有骨巨细胞瘤部位发生的高度恶性肉瘤,骨巨细胞瘤病恶变多数是继发的,原发者只占 1%,男>女,年龄>10 岁。

恶性骨巨细胞瘤(giant cell sarcoma)治疗上应行广泛性切除和功能重建术或截肢术。

(六) 尤文肉瘤/原始神经外胚瘤

包含尤文肉瘤(ES)和原始神经外胚瘤(PNET),它们同是小圆细胞肉瘤,都来源于不同分化阶段的神经外胚层,但在光镜、免疫组织化学和电镜下,原始神经外胚瘤有而尤文肉瘤缺乏神经外胚层分化的证据。尤文肉瘤/PNET,占恶性骨肿瘤的 6% ~8%,10 ~20 岁为高峰年龄。好发于长骨干或干骺端,骨盆、肋骨多见,临床症状明显,局部肿胀疼痛,皮肤发红,皮温升高,可以有高热、白细胞升高、血沉快、贫血,与急性血源性化脓性骨髓炎不易区别。X 线片显示肿瘤在干骺端的偏心位和骨干的中心位呈溶骨性虫蚀样破坏,范围广泛。骨膜反应呈放射状或葱皮样,有软组织肿块阴影。可有病理骨折。本病对化疗敏感,进行全身化疗可预防局部复发与转移。肿瘤对放疗极敏感,总量为 5000cGy,放疗后复发率为 15% ~20%,但有纤维化关节挛缩的并发症。外科治疗以肿瘤广泛截除与关节功能重建或截肢为主。国外报道生存率为 41% ~75%。

(七) 骨原发恶性淋巴瘤

骨原发恶性淋巴瘤(primary malignant lymphoma of bone)由恶性淋巴细胞组成并在骨骼内形成膨胀性病灶的肿瘤,又称网织细胞肉瘤,骨原发性非霍奇金淋巴瘤,霍奇金淋巴瘤。比较少见,占恶性骨肿瘤的 3%,多数患者为中老年,好发于股骨、脊椎,骨盆也不少见。疼痛、肿块为主要症状,约 20% 有病理骨折。X 线片显示长骨骨干、干骺端偏干广泛性溶骨呈筛孔状、融冰样。皮质无膨胀,被侵蚀穿破向外有软组织肿块阴影,可有病理骨折。放疗可控制肿瘤,如病变为原发无转移,放疗是首选治疗方法,放疗后要随诊。如出现全身受侵应进行化疗。外科治疗用于病理骨折。5 年存活率 40% ~50%,但 5 年后仍可复发与转移。

(八) 脊索瘤

脊索瘤(chordoma)较少见,占所有恶性骨肿瘤的 4%。40 ~60 岁多发。好发于骶骨、蝶骨和上颈椎。骶骨最多。肿瘤生长缓慢,疼痛、肿块为主要症状。骶骨受累常有慢性腰腿疼,大小便机械梗阻和肛门指诊触及肿物。蝶骨与颈椎受累则有疼痛和神经压迫症状。X 线片显示骶骨中心位溶骨性破坏,溶骨区内残存模糊骨阴影。肿瘤膨胀变大,有软组织肿块阴影。手术切除肿瘤是主要治疗方法,不保留骶神经,患者可获痊愈。复发率为 20% ~30%。低度恶性、肺转移率低于 10%,偶见淋巴结转移。

(九) 骨髓瘤

骨髓瘤(myeloma)多见,约占恶性骨肿瘤的半数,大部分患者内科就诊,骨科就诊者也不少。40 ~70 岁最多发,多发病变经常累及脊柱、肋骨、颅骨、髂骨和股骨。骨科症状主要表现有明显的疼痛,骨与软组织包块,脊髓和马尾神经受压。化验室检查浆细胞增高,球蛋白增高,A/G 倒置,尿中 Bence-Jones 蛋白阳性,骨髓穿刺可见浆细胞,血和尿的蛋白电泳发现异常球蛋白。X 线片表现:溶骨性破坏,颅骨为数毫米至数厘米直径大小的穿凿样破坏。骨盆广泛的骨质疏松和斑点状破坏,肋骨膨胀为囊状,脊柱骨质萎缩、破坏,有的椎体呈楔形,长骨溶骨破坏合并病理骨折。多发者内科化疗,单发者以放疗为主,仅病理骨折、单发灶和脊柱病变有神经压迫症状时需外科治疗。单发骨髓瘤的诊断应取慎重态度。它必须具备:①病理检查已证实;②反复检查其他各骨未发现病变;③骨髓穿刺阴性;④化验检查 Bence-Jones 蛋白阴性;⑤经多年观察仍保持单一病灶。

多发性骨髓瘤一般是不能治愈的,平均生存 3 年,10% 的患者生存 10 年。

(徐万鹏)

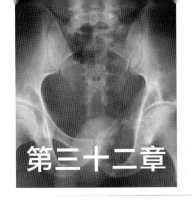

第三十二章　原发骨肿瘤的外科治疗

第一节　良性骨肿瘤的外科治疗

　　世界卫生组织（WHO）2013年发布了新的骨肿瘤分类，将骨肿瘤分为良性、中间性和恶性。其中良性和中间性基本代表了原来的良性骨肿瘤，表32-1-1列出了26种良性原发骨肿瘤及类肿瘤疾患的名称。这些骨的良性疾患发生率各不相同，自然病程及侵袭程度各不相同，某些疾病患者一般无症状，常为因其他疾病就诊而偶然发现，不需要手术治疗，而某些则因为疼痛、肿胀而就医。Enneking的外科分期系统充分表明了这些病变的生物学行为，1期病变可以观察，而2、3期的肿瘤则需要进行比较积极的治疗（表32-1-2）。良性骨肿瘤的外科治疗目的应是去除病变、恢复骨强度、最大限度保留正常肢体功能。对于发生于儿童的单纯性骨囊肿和动脉瘤样骨囊肿，因其在儿童期刮除植骨手术治疗后极易复发，又可造成骨骺的损伤而致肢体畸形，因此，90%的此类患者现在已不再行刮除植骨治疗，而采用病变局部泼尼松注射的方法，结果令人满意。良性骨肿瘤的外科治疗主要为肿瘤切除术及病灶刮除术。

表 32-1-1　世界卫生组织原发良性骨肿瘤分类

1. 骨形成肿瘤	B. 纤维组织细胞瘤
A. 骨瘤	C. 脂肪瘤
B. 骨样骨瘤	D. 神经瘤
C. 骨母细胞瘤	E. 神经纤维瘤
2. 软骨形成肿瘤	6. 类肿瘤疾患
A. 软骨瘤	A. 单发性骨囊肿
B. 骨软骨瘤	B. 动脉瘤样骨囊肿
C. 软骨母细胞瘤	C. 干骺端皮质缺损
D. 软骨黏液样纤维瘤	D. 嗜酸性肉芽肿
3. 骨巨细胞瘤	E. 纤维结构不良
4. 良性血管肿瘤	F. 骨纤维结构不良
A. 血管瘤	G. 骨化性肌炎
B. 淋巴管瘤	H. 甲状旁腺亢进性棕色瘤
C. 血管球瘤	I. 骨内上皮样囊肿
5. 其他良性结缔组织肿瘤	J. 巨细胞修复性肉芽肿
A. 硬纤维瘤	

表 32-1-2　良性骨肿瘤及类肿瘤疾患的治疗

1 期	2 期	3 期
观察	扩大刮除术	扩大刮除术
简单刮除术		切除-刮除术
		边缘或广泛切除

一、良性骨肿瘤的切除术

对良性骨肿瘤采用切除术的目的在于要达到边缘以上的外科边界或切除不影响肢体功能的骨骼或病变。主要适应证为:骨软骨瘤、骨膜软骨瘤等1、2期肿瘤;髂骨翼、腓骨近端或肋骨等部位的膨胀性2、3期病变;刮除后难以重建的3期巨大病变;2、3期肿瘤刮除术后复发并伴骨缺损的病变。

(一) 骨软骨瘤的切除术

1. 适应证

(1) 患者有疼痛,受累关节活动障碍,影响正常生活与工作者。

(2) 单发或有碍美观者。

(3) 由于骨软骨瘤的存在与生长影响邻骨与关节发生畸形者。

(4) 临床触及肿块较大而X线片骨性隆起不大,证明不显影的软骨帽大且厚;提示病变活跃;或肿瘤由不痛变成疼痛明显,肿块突然增大有恶变可能者,或生长在骨盆易发生恶变的肿瘤。

(5) 肿瘤骨骨折,肿瘤表面滑囊反复发炎者。

(6) 肿瘤位于椎管或大的血管与神经干附近可能压迫脊髓或神经血管者应及早手术。

2. 手术要点

(1) 切口多样可根据肿瘤的单发与多发、宽基底与蒂状基底等设计,尽量采用或接近典型切口。

(2) 从肌间隙进入,在软骨外膜与骨膜之外游离肿瘤达受累骨基底。

(3) 于肿瘤的根部,切开骨膜,切除肿瘤骨质、软骨帽及软骨外膜(图32-1-1)。后者切除要彻底,否则容易复发。少年患者注意勿损伤骨骺。

(4) 放负压引流管,逐层缝合,加压包扎。

(5) 术后患肢抬高。

(二) 肱骨上端后侧骨软骨瘤切除术

【麻醉】 全身麻醉或臂丛及颈丛阻滞。

【体位】 俯卧,患侧肩用5cm厚的长方垫垫起,上肢轻度外展伸直于手术台旁。

【操作步骤】

1. 切口 自肩胛冈下沿三角肌后下缘行至上臂后侧,以肿瘤突起处为中心,切开皮肤、皮下组织和筋膜。自瘤体或肱骨干后中线沿肱三头肌纤维方向分开。

2. 显露肿瘤 自肩关节外上方牵开三角肌后缘,探得三角肌前侧(深面)与冈下肌和小圆肌的间隙,逐渐沿三角肌纤维向其远端分开,即可触及瘤体。在此步骤中操作须轻巧仔细,且须清楚地显露出来自"四边孔"的腋神经和旋肱后动脉,并特别注意不可用力牵拉三角肌的前侧肌瓣,

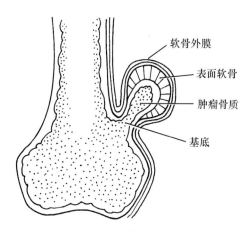

图32-1-1 骨软骨瘤剖面图

(图中标注:软骨外膜、表面软骨、肿瘤骨质、基底)

防止过分牵拉自三角肌下面绕向肱骨颈前侧的腋神经前支,否则可造成三角肌瘫痪(图32-1-2)。

3. 切除肿瘤 如肿瘤基底所在的部位较高,则在其近肱骨止点处Z形切断大圆肌。若肿瘤基部位于肱骨外科颈之下,则纵形切开肱三头肌上部纤维。将切开的肌纤维向肱骨前、内侧分开后,沿肿瘤根部环形切开肱骨骨膜。用骨凿自肿瘤根部外围的正常骨切除整个肿瘤(图32-1-3)。

4. 缝合 冲洗伤口。止血。如骨面有活跃出血点,则用骨蜡或吸收性明胶海绵止血。缝合大圆肌的两断端后,分层缝合切口,加压包扎。

(三) 股骨下端骨软骨瘤切除术

【麻醉】 蛛网膜下腔阻滞。

【体位】 仰卧位,患侧下肢伸直。骨软骨瘤位于股骨下端内侧者,下肢伸直外旋;位于前外侧者(少见),下肢伸直轻度内旋,并屈曲膝关节。

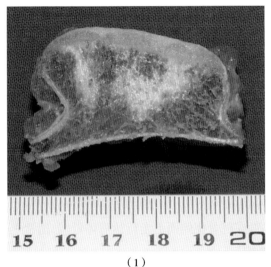
（1）

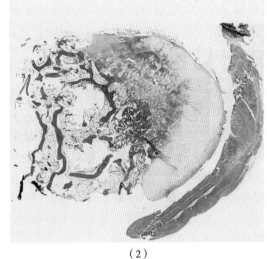
（2）

图 32-1-2　骨软骨瘤标本剖面图
（1）切除的骨软骨瘤剖面；（2）组织学上骨软骨瘤病变分为三层：软骨外的纤维膜、软骨和骨，软骨帽外
组织为切除的骨软骨瘤表面的滑囊

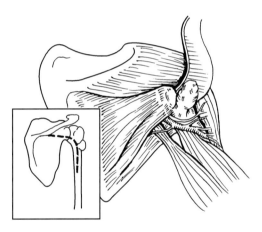

图 32-1-3　肱骨上端后侧软骨瘤局切术

【操作步骤】

1. 切口　以瘤体为中心，沿患肢纵轴切开皮肤、皮下组织和深筋膜。纵行分开覆盖瘤体的肌肉，并分别牵向前、后两侧，显露出包盖瘤体的滑囊和较大面积的骨膜。

2. 切除肿瘤　在距瘤体根部约 1cm 处环形切开骨膜。用骨凿自瘤体根部的股骨的正常皮质骨处，连同覆在上面的骨膜和滑囊、软骨帽，切除整个骨软骨瘤。

3. 缝合　冲洗伤口，止血，分层缝合切口，加压包扎。

（四）胫骨上端骨软骨瘤切除术

如为多发性的胫骨内侧骨软骨瘤，应在胫骨上端外侧垫妥厚棉垫保护，以免压迫腓总神经。在进行胫骨上端外侧骨软骨瘤切除术时，为预防损伤腓总神经，应先予以显露和保护。麻醉和体位以及切除骨软骨瘤的方式、方法，与股骨内侧骨软骨瘤切除术基本相同。

（五）股骨上端骨软骨瘤切除术

股骨大、小转子部都可发生骨软骨瘤，但发生在股骨小转子者较多，且易出现疼痛等症状。对发生于股骨大转子的骨软骨瘤，自髋外侧手术途径切除，容易进行。但位于股骨小转子或其附近的骨软骨瘤，因其位置较深，且与股神经和动、静脉的关系较密切，故显露和切除该肿瘤时须谨慎。现将股骨小转子部向前生长的骨软骨瘤切除术叙述如下。

【麻醉】　蛛网膜下腔阻滞。

【体位】　仰卧，患侧髋外旋，下肢伸直。

【操作步骤】

1. 切口　自髂前上棘内下侧沿腹股沟韧带方向切至其中点，而后转向大腿前内侧，并沿缝匠肌方向切开 6～8cm，沿切口方向切开皮下组织和深筋膜。

2. 显露肿瘤　沿缝匠肌近端内侧斜向股三角顶切开筋膜，并将其内侧瓣翻向内侧，以显露股神经和股动、静脉。自缝匠肌内侧上部和股神经之间，沿髂腰肌下行方向即可触及骨软骨瘤和股骨小转子。

将缝匠肌牵向外侧后,轻轻将股神经和股动静脉牵向内侧。如肿瘤较大或向前内侧生长,为保护股神经和股动静脉,可用薄而长的橡皮片将股神经和股动静脉牵向内侧。如此,即可显露髂腰肌腱膜和包盖在肿瘤头部的包膜。在用牵拉缝线或有齿血管钳夹住髂腰肌肌腱下端防止其向近端收缩的情况下,在其外侧作大部分切开或切断。

3. 切除肿瘤　在肿瘤基底环形切开该处的股骨骨膜,并向其外围剥离 1~2cm,用弯骨凿距肿瘤基底 1~2cm 处环形凿开股骨皮质骨,逐渐自股骨小转子处凿断取出肿瘤。

4. 缝合切口　用生理盐水冲洗伤口,彻底止血。分层缝合切口,加压包扎。

（六）桡骨远端骨巨细胞瘤局部切除自体腓骨上段移植术

【麻醉】　臂丛阻滞和蛛网膜下腔阻滞,或全身麻醉。

【体位】　仰卧,患肢外展置于手术台旁小桌上,上臂上气囊止血带。

【操作步骤】

1. 切口　于腕桡侧第 1 掌骨基底开始经桡骨茎突,在桡骨桡侧面上走行达瘤体近端,通常 8~10cm（也可用桡背侧 S 形切口）。

2. 显露肿瘤　沿肱桡肌腱的尺侧纵形分离,于肿瘤的屈侧、背侧做广泛与临界锐性分离,屈侧注意勿损伤桡动脉和桡神经感觉支,分别将桡侧腕屈肌和拇长屈肌和桡动脉拉向屈侧尺侧,游离背侧时,于桡骨远端背侧锐性切下腕背侧腱鞘,将肱桡肌、桡神经感觉支和背侧伸肌腱拉向背侧。根据情况保留或切除旋前方肌。

3. 切除肿瘤　距瘤体近端 1~2cm 处环形切开桡骨骨膜于截骨线近端做中立位标记后用线锯或电锯锯断桡骨,牵拉瘤体近端在内侧切断骨间膜达腕部。切开腕关节囊,尽量多的保留桡骨茎突与下尺桡关节的韧带组织。

4. 腓骨上段移植　肿瘤离体后,充分止血,取对侧自体腓骨上段,因膨大的上端形状近似桡骨远端有掌倾和尺偏的外形,切取与瘤骨等长的一段,根据手术设汁,两骨端做成梯形,呈 Z 字形紧密相连,用两枚螺丝钉内固定,或两横断面端-端接触,用加压接骨板螺丝钉内固定,无论哪种截骨都应注意防止旋转畸形,于中立位固定。在切取腓骨上端时,在最高顶点与其相对应斜坡的另一侧,应尽力保留韧带组织,以备与腕关节相应处的韧带组织缝合,以增加腕部的稳定性。再造的桡骨茎突应高于尺骨腕关节面 1~1.5cm 以恢复桡骨的尺侧倾斜。

5. 缝合切口及术后处理　逐层缝合,加压包扎,前臂石膏托固定 3 周,拆线后改为掌腕前臂管型石膏固定于功能位,3 个月后去石膏拍片复查,如无愈合应继续石膏固定,通常需 6 个月才能愈合（图 32-1-4）。

（七）桡骨远端骨巨细胞瘤局部切除自体大块髂骨移植腕关节融合术

【麻醉】　臂丛阻滞和蛛网膜下腔阻滞,或全身麻醉。

【体位】　仰卧,患肢外展置于手术台旁小桌上,上臂上气囊止血带。

【操作步骤】

1. 手术切口　起自第 3 掌骨头背侧、向近端纵行至预计截骨水平的前臂背侧,通常为 15~20cm。

2. 显露肿瘤　逐层切开皮肤、皮下组织及深筋膜,梭形切除穿刺活检道并保留与肿瘤瘤段于一体,分离拇长展肌、拇短伸肌肌腱、桡侧腕长、短伸肌并牵向桡侧,拇长伸肌和各指长伸肌腱牵向尺侧,即可显露桡骨下段,保留桡骨浅面疏松结缔组织和骨膜与肿瘤瘤段于一体。

3. 切除肿瘤　距瘤体近端 1~2cm 处环形切开桡骨

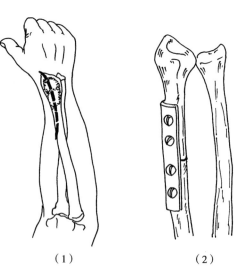

（1）　　　　（2）

图 32-1-4　桡骨远端骨巨细胞瘤局部切除,自体腓骨上端移植术

骨膜于截骨线近端做中立位标记后用线锯或电锯锯断桡骨,提起桡骨下段,由于软组织肿块突向掌侧,故保留旋前方肌与肿瘤瘤段于一体,于桡骨尺侧切开骨间膜、桡侧注意保护好掌面的桡血管神经束,充分向远侧游离至腕关节囊,切开腕关节囊及附着于桡骨远端的各韧带,即可切除整个桡骨下段肿瘤瘤段。

4. 自体大块髂骨移植腕关节融合　另铺手术器械台行对侧髂骨取骨,取髂嵴下段切口,逐层切开皮肤、皮下组织及深筋膜,向两侧推开肌肉后,切取比肿瘤瘤段长约1cm的髂骨骨块。打磨近排腕骨关节面,修剪髂骨骨块并与近排腕骨适配后,将髂骨骨块植于桡骨断端及近排腕骨间,以腕关节加压锁定重建接骨板、螺钉固定桡骨残端、髂骨骨块、近排腕骨和第3掌骨于一体,腕关节固定于稍背伸位。髂骨骨块与桡骨断端和近排腕骨的接触端分别以自体松质骨植骨。

5. 缝合切口及术后处理　逐层缝合,加压包扎,腕关节则应以掌侧前臂带腕关节石膏托或支具固定并保护6～8周,如骨端未愈合则应继续佩戴保护直至骨愈合,术后即可开始进行手功能的锻炼,术后4周起可酌情练习前臂旋转功能(图32-1-5)。

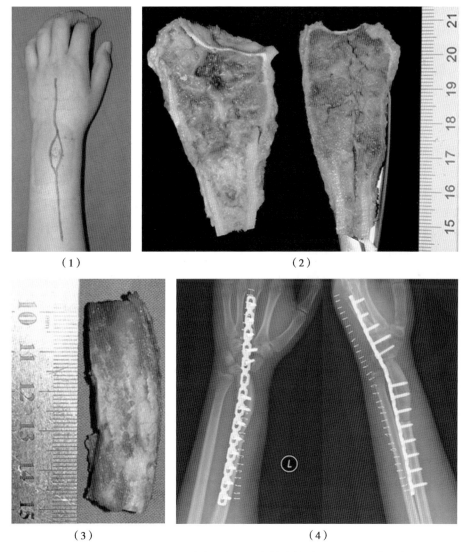

（1）　　　　　　　　　　　（2）

（3）　　　　　　　　　（4）

图32-1-5　桡骨远端骨巨细胞瘤局部切除自体大块髂骨移植腕关节融合术
（1）手术切口设计;（2）切除肿瘤标本;（3）髂骨取骨骨块;（4）术后 X 线片

二、良性骨肿瘤的刮除术

病灶刮除术是治疗良性骨肿瘤的主要方法。手术的主要步骤是通过打开的骨窗应用刮匙去除肿瘤组织,然后再利用自体骨、异体骨、人工骨、骨水泥或其他材料填充骨腔。传统的刮除术治疗1期的良性骨肿瘤可得到很好的效果,但利用此方法治疗2、3期肿瘤,则局部复发率非常高,疗效不佳。这是由于传统的刮除植骨术存在两个问题。其一,肿瘤去除是进入病灶完成的,刮除后的空腔壁遗有肿瘤组织,手术的不彻底性使部分患者术后出现局部复发,依病种和肿瘤生物学特性不同而复发率高达20%～50%;其二,许多病变刮除后骨壳不坚固,植骨后要有长时间的外固定,去固定后关节功能锻炼不好者将遗有功能障碍。在近20年来,随着对肿瘤生物学行为的认识及外科器械、填充材料的发展,刮除植骨的治疗方法有了质的改变。目前最常用的是扩大刮除术,即除了使用常规的刮匙刮除肿瘤外,还使用高速磨钻和冲洗枪,最大限度地降低复发率。

对于刮除后的空腔,可以采用植骨,也可以采用骨水泥填充。一般认为,植骨的优势是生物重建,但是植骨后骨愈合的时间比较长,早期的骨吸收可以使骨的强度下降,出现手术部位负重后骨折的风险,骨愈合后的骨吸收可以误诊为肿瘤复发。骨水泥的优势包括:抗压应力强度在骨水泥聚合后即刻形成,局部强度大,允许早期负重,由于骨水泥与宿主骨界面对比强烈,任何宿主骨的溶骨改变容易发现,便于观察复发;局部的热效应可能起到杀伤残余肿瘤细胞的作用进而减低局部复发。因此,适应证选择上是如果空腔很小,植骨后强度满意,可优先选择植骨。但是,大部分骨巨细胞瘤扩大刮除后空腔较大,骨强度下降明显,仅植骨则需要大量骨,强度很低易发生术区骨折,应尽量选择骨水泥填充。在临床上,比较常采取的办法是骨水泥填充大部分缺损,但在关节面邻近部位进行软骨下骨植骨,可以起到既保证局部强度又促进邻关节部位生物愈合,达到减少邻近骨关节发生退变的作用。

(一) 刮除术种类

1. 适用于1期肿瘤,通过足够大的骨窗应用刮匙及高速磨钻去除病变组织。

2. 适用于2、3期肿瘤,通过足够大的骨窗应用刮匙及高速磨钻去除病变组织,并同时采用物理的(液氮等)及(或)化学的(苯酚等)处理刮除后瘤床,达到扩大外科边界的目的。

3. 适用于3期肿瘤。肿瘤的大部分采取边缘或广泛切除,内侧部分或靠近关节部分采用扩大刮除术去除肿瘤。骨缺损的重建同切除术后。

(二) 刮除术步骤(图32-1-6、图32-1-7)

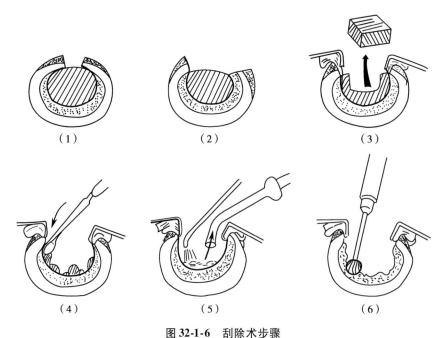

(1) (2) (3)

(4) (5) (6)

图32-1-6　刮除术步骤
(1)骨窗不够大;(2)合适的骨窗;(3)去除大部分病变;(4)刮匙刮除;(5)冲洗;
(6)高速磨钻打磨

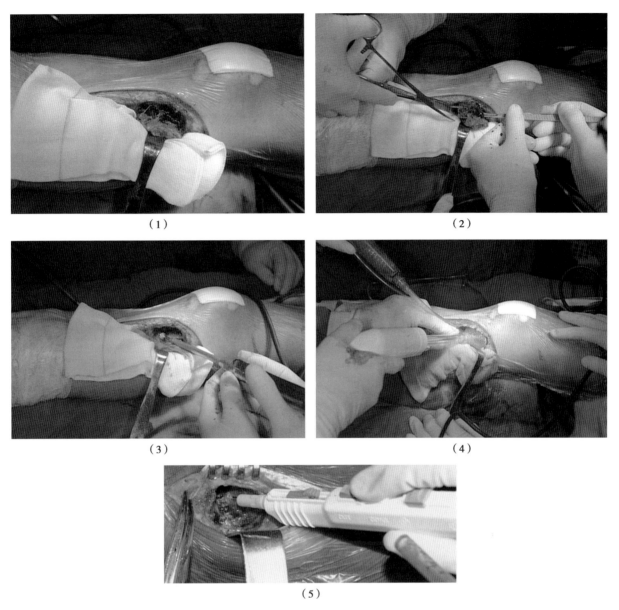

图 32-1-7 扩大刮除术的步骤

(1)蒸馏水纱布保护周围软组织后,充分开窗;(2)用肿瘤刮匙刮除肿瘤;(3)使用高速磨钻去除残留骨嵴并打磨各方向瘤壁约1cm;(4)使用脉冲式高压水枪对瘤壁及术野进行冲洗;(5)使用氩气刀烧灼刮除后的瘤壁

1. 于刮除术的骨窗要稍大于病变范围,利于在直视下去除肿瘤。

2. 应用刮匙刮除肿瘤组织至正常骨,再采用高速磨钻打磨周围骨。高速磨钻是刮除术的重要组成部分,软骨下骨及皮质骨要打磨到正常颜色,松质骨要打磨 1～2cm。

3. 用温热盐水反复冲洗,于骨壳内涂抹化学药物进一步杀灭残存肿瘤细胞如氯化银或3%～5%苯酚或95%酒精纱布浸敷骨腔内 10 分钟以上。也可应用液氮进行冷冻治疗,但这会加大术后骨折的危险。

4. 填充骨缺损,可应用自体骨、异体松质骨、人工骨、骨水泥或几种材料联合使用。

5. 病变在横径上大于1/2,在长轴上大于6cm者建议行内固定。这样可以便于患者早期功能恢复及防止术后骨折的出现。

6. 开骨窗部位的骨皮质应该进行重建,这样不但可以加强骨的强度,还为病变愈合后取出内固定做好了准备。

（三）手部刮除术的入路

掌指骨为软骨瘤好发部位,手术采用臂丛阻滞或指根局部浸润麻醉,仰卧位,患肢置于手术台旁的小桌上。上气囊止血带或指根止血带。掌骨取背侧切口,指骨为侧方切口。锐性切开骨膜下剥离,开窗,彻底刮除肿瘤。植自体骨,缝合伤口。

（四）桡骨远端刮除术的入路

桡骨远端需刮除治疗的病变主要是骨巨细胞瘤,多采取前外侧入路。直切口位于前臂远端前外侧的肱桡肌的尺侧。切开皮肤及皮下组织后,打开深筋膜,将肱桡肌拉向外侧,桡侧屈腕肌及桡动脉拉向内侧,切开旋前方肌和近侧的屈指浅肌附丽点,暴露桡骨远端。此切口向远端可暴露到桡骨茎突和桡腕关节,向近侧可一直延伸到桡骨中段(图32-1-8)。

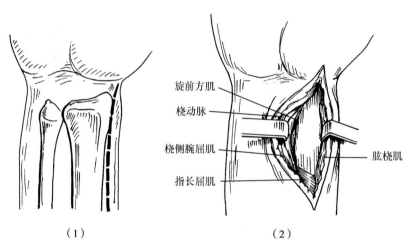

（1）　　　　　　　　　　　　（2）

图32-1-8　桡骨远端入路
(1)切口;(2)显露

（五）肱骨近端刮除术的入路

肱骨近端要经过三角肌-胸大肌间沟暴露。切口起自喙突,沿三角肌前缘向下止于三角肌止点。切开皮肤及皮下组织,打开深筋膜,显露头静脉并将其拉向内侧,肱骨上1/3可以容易的显露出来。骨窗位置应位于二头肌沟板的外侧,轻度内旋肱骨就可完全直视肱骨头及肱骨近段髓腔。根据病变大小,向内可完全或部分切断胸大肌止点,向下可完全或部分切断三角肌止点,但要保持三角肌止点与肱肌起点的连续性(图32-1-9、图32-1-10)。

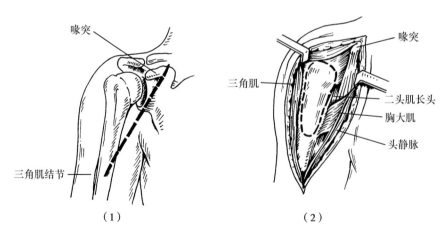

（1）　　　　　　　　　　　　（2）

图32-1-9　肱骨近端入路
(1)切口;(2)显露

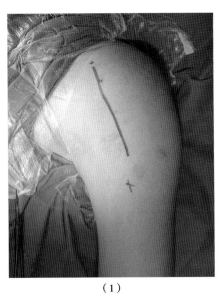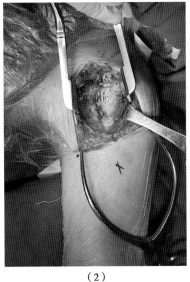

（1）　　　　　　　　　　（2）

图 32-1-10　肱骨近端刮除术入路
（1）切口；（2）显露

（六）股骨远端刮除术的入路

在青少年中，股骨下端常见软骨母细胞瘤，其是一侵袭性肿瘤，可造成严重的症状及膝关节功能障碍，需要进行积极的外科治疗。刮除术的关键为在彻底去除肿瘤的同时，不要伤及骨骺板，以免造成因一侧骺早闭而只出现膝关节内翻或外翻畸形。手术入路视肿瘤的偏心性采用股骨下端内侧或外侧的横切口，切口在关节水平上 1cm 并平行关节间隙。切开皮肤及皮下组织，分别向远近端拉开切口，用细针头探清关节间隙，在关节囊止点与骨骺板之间开一骨窗暴露病变。在操作时注意不要损伤关节软骨及交叉韧带的附丽点。

根据病变的位置，股骨下端刮除术可采取内侧或外侧入路。内侧切口起大腿内侧正中，直向下经过关节水平，止于胫骨内侧。切开皮肤及皮下组织，打开深筋膜，自骨内侧肌后缘暴露股骨下段内侧。如果需要进一步暴露，可切断长收肌在股骨上的止点，但要注意保护内收肌管，以免损伤股动、静脉。尽可能保护内侧副韧带的起点（图 32-1-11）。

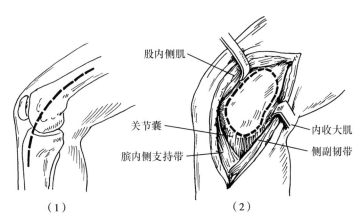

（1）　　　　　　　　　　（2）

图 32-1-11　股骨远端内侧入路
（1）切口；（2）显露

外侧切口起自大腿外侧正中，直向下经过关节水平，止于胫骨结节外侧。切开皮肤及皮下组织，切开阔筋膜至 Gerdy 结节，暴露股外侧肌。在股外侧肌后缘暴露股骨下段外侧，尽量不在 Gerdy 结节处切断阔筋膜，这将有利于术后膝关节的外侧稳定（图 32-1-12、图 32-1-13）。

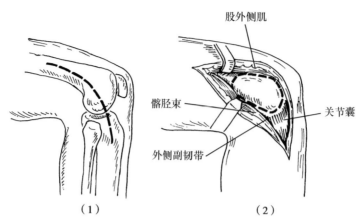

图 32-1-12　股骨远端外侧入路
(1)切口;(2)显露

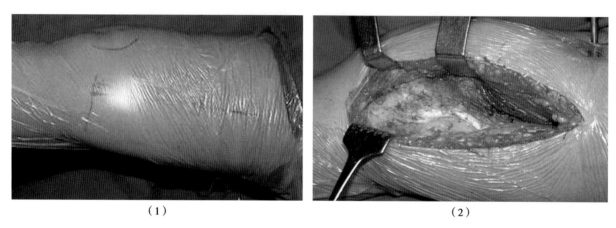

图 32-1-13　股骨远端外侧入路
(1)切口;(2)向前牵开股外侧肌显露股骨

（七）胫骨近端刮除术的入路

治疗青少年胫骨上端软骨母细胞瘤刮除术的关键为在彻底去除肿瘤的同时,不要伤及骨骺板,以免造成因一侧骺早闭而只出现膝关节内翻或外翻畸形。手术入路视肿瘤的偏心性采用胫骨上端内侧或外侧的横切口,切口在关节水平下1cm并平行胫骨上缘。切开皮肤及皮下组织,分别向远近端拉开切口,用细针头探清关节间隙,在关节囊止点与骨骺板之间开一骨窗暴露肿瘤。

在成年人中,根据病变的位置,胫骨上端刮除术可采取内侧或外侧入路。内侧切口起自胫骨前脊,向近端到关节水平弯向后内侧。沿胫骨前脊及内侧平台切开深筋膜,如需要也应切开鹅足及内侧副韧带止点(图 32-1-14)。外侧切口也起自胫骨前嵴,向近端到关节水平弯向后外侧。沿胫骨前脊及外侧平台切开深筋膜,切断颈前肌与胫骨上的起点并将其拉向后侧,剥离骨膜,暴露胫骨外侧(图 32-1-15、图 32-1-16)。

（八）股骨近端刮除术的入路

股骨上端的周围软组织及肌肉较厚,骨形态不规整,任何入路都很难通过骨窗直视病变。对于股骨颈的骨样骨瘤,可视其位置采用前侧的 Smith-Peterson 入路或后侧的 Moore 入路。治疗股骨头的软骨母细胞瘤,最好采用前侧 Smith-Peterson 入路,脱位髋关节,在圆韧带止点处开窗,暴露病变。不建议在股骨颈开窗显露股骨头病变,因为此方法不仅不能很好地显露股骨头病变,而且进一步降低了股骨颈的强度,增加了术后出现股骨颈骨折的危险性。

股骨转子部及股骨颈髓内病变的暴露可选用外侧入路。切口位于大腿外侧,起自股骨大转子,根据病变大小向远端延伸。切开皮肤及皮下组织,打开阔筋膜,部分切断股外侧肌止点,自骨外侧肌后缘游

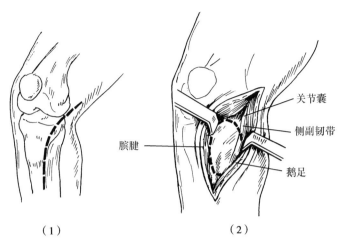

图 32-1-14　胫骨近端内侧入路
（1）切口；（2）显露

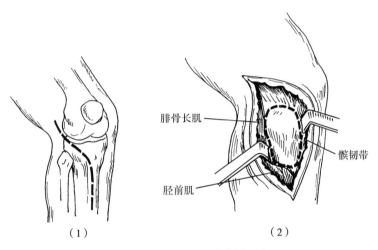

图 32-1-15　胫骨近端外侧入路
（1）切口；（2）显露

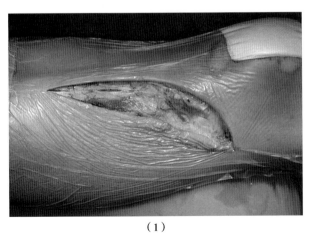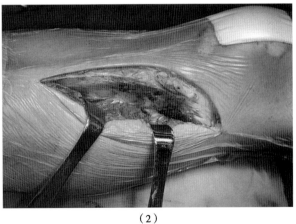

图 32-1-16　胫骨近端外侧入路
（1）切口始于膝关节外侧间隙下 1cm，向前弧形切口至胫骨嵴外缘；（2）钝性剥离胫前肌，显露胫骨近端外侧
皮质，确定胫骨前外侧开窗位置

离并将其拉向前内侧,暴露股骨上端外侧(图
32-1-17)。也可以通过纵行劈开股外侧肌显露
股骨近端外侧,但这样造成的软组织损伤较
大,术中出血较多。根据病变范围在外侧开
窗,基本可以直视病变。

如果肿瘤位于股骨近端后侧,可以选择后
外侧入路。切口位于髋关节后外侧,切开深筋
膜,显露大粗隆、股外侧肌及臀大肌止点。切
断部分股外侧肌起点及臀大肌止点,向前后侧
牵开,显露股骨上段粗隆部。在靠近外旋肌止
点处切断该肌群翻向内侧显露粗隆后侧皮质,
根据病变范围开骨窗(图32-1-18)。

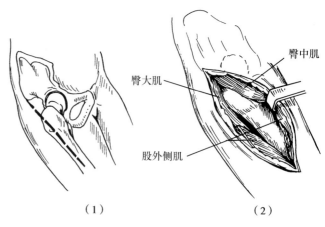

（1）　　　　　　　　（2）

图 32-1-17　股骨近端外侧入路
(1)切口;(2)显露

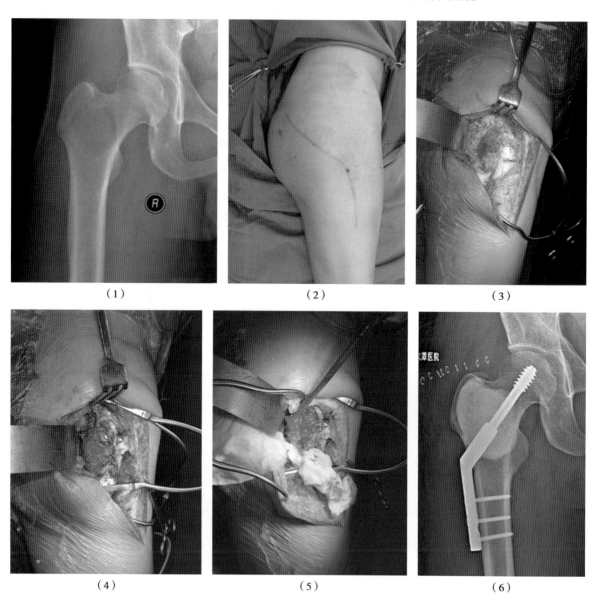

（1）　　　　　（2）　　　　　（3）

（4）　　　　　（5）　　　　　（6）

图 32-1-18　股骨近端外侧入路
(1)术前 X 线片;(2)切口;(3)显露大粗隆、股外侧肌及臀大肌止点;(4)切断部分股外侧肌起点及臀大肌止点,
向前后侧牵开,显露股骨上段粗隆部;(5)在靠近外旋肌止点处切断该肌群翻向内侧显露粗隆后侧皮质,根据病
变范围开骨窗;(6)术后 X 线片

（九）股骨近端内翻畸形截骨矫形术

骨纤维结构不良（fibrous dysplasia，FD）常合并髋内翻畸形，颈干角常小于110°。髋关节内翻畸形使股骨头负重面位置异常，可能造成软骨损伤，髋关节疼痛。还可以提早髋关节骨关节炎的发生。还可能造成肢体短缩，引起跛行。大粗隆上移使臀中肌张力不足，出现臀肌步态，并影响髋关节运动范围。

为了纠正髋内翻畸形，可以通过截骨方式使颈干角恢复到正常。并使用骨水泥及DHS维持复位。对于骨纤维结构不良患者骨质强度差，单纯使用DHS更容易出现以上问题。因此我们在手术时去除部分股骨颈部位肿瘤，并用骨水泥填充，这样可以将头钉和侧方的套筒接骨板固定在一起，避免头钉退出；增大内固定与骨质接触面积，减少主钉切出股骨头的发生几率，避免并发症发生。骨纤维结构不良患者骨质强度差，为减少固定于股骨干接骨板的松动我们一般采用6孔或以上的接骨板固定（图32-1-19）。

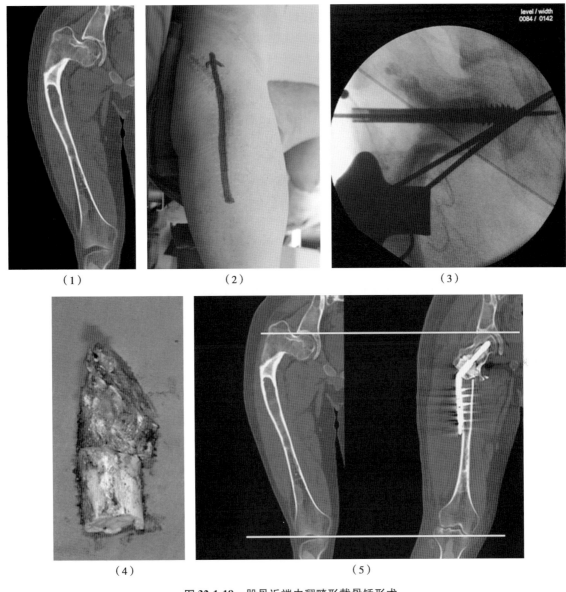

（1）　　　　　　　　　　（2）　　　　　　　　　　（3）

（4）　　　　　　　　　　（5）

图32-1-19　股骨近端内翻畸形截骨矫形术
（1）术前X线片；（2）切口；（3）透视下置入头钉，并用骨水泥固定；（4）截除骨块；（5）术后X线片

（牛晓辉）

第二节　恶性骨肿瘤的保肢治疗

外科手术的关键是完整切除肿瘤,按最佳外科边界切除肿瘤。按 Enneking 外科分期做根治性切除的病例很难保留一个有功能的肢体。由于化疗可以缩小肿瘤的外科边界,临床证明在此基础上对肿瘤实施广泛切除,也可达到局部根治的目的。广泛切除范围应包括肿瘤的实体、包膜、反应区及其周围正常组织,也就是在正常组织中完整切除肿瘤。依照国外发病率,按我国有 13 亿人口计算,我国每年新发生的原发恶性骨肿瘤约 13 000 人,其中包括不足 2000 人的骨肉瘤,加之骨转移癌和软组织恶性肿瘤,有 60 万~70 万骨与软组织恶性肿瘤需要接受治疗。恶性骨科肿瘤保肢治疗是个技术难度很高的学科,应当在有经验的专科医院早期诊断,及时手术并辅以各种综合治疗。诊治人员应当具有:①较好的骨科基础,掌握较新的肿瘤学理论和技术;②熟悉骨与软组织肿瘤的临床、影像学、病理学特点,有一定诊断水平;③懂得骨科肿瘤的生物学特性、外科分期,掌握完整切除肿瘤、采用各种方法进行重建的保肢技术;④能较恰当的运用化疗、放疗和生物治疗,这样才能使患者获得较好的治疗效果。

一、保肢手术的适应证和禁忌证

1. 保肢术必须辅以正规系统的化疗。凡对化疗敏感的骨与软组织肿瘤,在外科治疗的前后都应该进行系统的化疗。否则必将导致术后的局部复发和保肢术的失败,反复复发将降低最终生存率。不能化疗或化疗不正规的保肢不如做截肢。

2. 肿瘤能被完整切除和进行功能重建。恶性骨肿瘤中 ⅠA、ⅠB、ⅡA 期肿瘤和对化疗敏感的 ⅡB 期肿瘤,病灶周围大的神经血管未受累(被推移的除外),肿瘤能在安全边界被完整切除。通过重建和软组织修复能恢复关节稳定性和使关节有一定的功能。

3. 保肢术的局部复发率不应超过截肢术的局部复发率 5%~10%。保肢重建的肢体功能应比义肢好。

4. 儿童恶性骨肿瘤的保肢方法多样,为解决儿童患者发育成熟后出现的双下肢不等长的问题,除截肢、旋转成形术外,出现了肿瘤切除后用可调式假肢进行重建和保留骨骺的手术。

5. 并发病理骨折和肺转移的患者也可以做保肢术。化疗前或化疗中出现的病理骨折和肺转移的患者可先行全身化疗,根据肿瘤对化疗的反应,肺转移灶的情况,先后做肺内病灶切除和保肢术或截肢术。

保肢手术的相对禁忌证包括:①就医晚,瘤体大,分化差,对化疗不敏感;②反复复发,多次手术或经放疗,软组织条件不好、瘢痕化;③肿瘤周围主要神经,血管受到侵犯;④足踝恶性肿瘤难以实施广泛切除。上述情况截肢比保肢效果好。

二、保肢手术的重建方法

(一) 人工假体置换术

使用人工假体代替肿瘤被截除后的骨缺损,早在 1940 年 Moore 和 Boblman 用人工股骨头治疗股骨上端骨巨细胞瘤成功。20 世纪 50 年代,用塑料假体和金属假体治疗更多肿瘤,后来的假体在材料和模式上不断变化改进。从 60 年代开始,原武汉同济医科大学开始使用塑料关节,以后在北京、上海、天津应用金属关节都取得成功。80 年代广为应用,并在化疗配合下,用于骨肉瘤的保留肢体的修复重建上。

目前常用假体由钛合金或钴铬钼合金制成,常用假体有:肱骨上段、全肱骨与人工肘关节、股骨上段、股骨下段与人工膝关节、胫骨上段的人工膝关节和全股骨人工膝关节。另外应用人工假体与异体股骨上端复合物来修复股骨上端的骨缺损,既能修复骨缺损,又能重建髋关节主要肌肉的附着点,从而获得良好的髋关节功能。另外采用可延长性和调节性假体,按不同年龄和短缩的需要装入骨缺损段,在适当时间,做一小手术,用螺旋和伸长方法延长假体,从而解决生长期儿童使用假体带来的肢体不等长。全股骨和人工膝关节的假体,挽救了一些全股骨广泛破坏全切除后的股骨缺损。

（二）瘤骨骨壳灭活再植术

该技术在特定的历史时期挽救了很多患者的肢体,但现在已不常用。该技术是将截下的标本去除肿瘤组织,残存骨壳需有一定坚固性,经过灭活处理原位再植,恢复骨与关节的连续性。灭活方法很多,包括将瘤段骨壳置于高温水煮、浸入液氮反复升降温度和大剂量 X 线照射等方法灭活,经观察上述方法在伤口愈合、切口感染、骨折愈合、再植骨骨折等方面显示缺点。而采用 95% 酒精浸泡瘤骨骨壳灭活,同时使用骨水泥填充加固,原位回植,再用髓内钉或加压接骨板螺丝钉内固定,取得良好的结果(图32-2-1),具有伤口愈合好、感染率低、骨愈合好的优点。多数患者膝关节屈曲功能达到或超过 90°。1986 年以前的 237 例肢体成骨肉瘤中有 119 例接受了该种保肢治疗方式,其 5 年生存率达 42.9%(图32-2-2)。

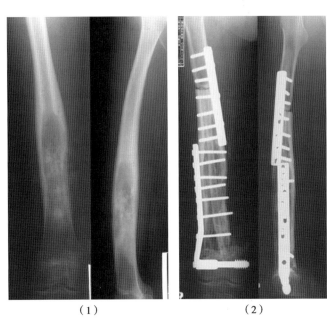

（1）　　　　　　　　　（2）

图 32-2-1　灭活再植术
（1）右股骨干骨肉瘤,术前 X 线片;（2）灭活再植术后 2 年

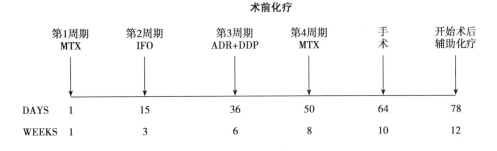

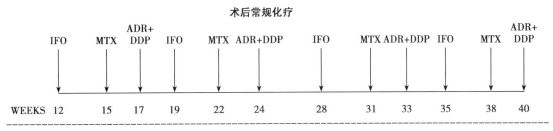

图 32-2-2　化疗参考方案

（三）异体骨半关节置换术

取骨库深低温冻存的无菌同种同侧同名异体骨,快速复温后,做细菌培养,去除髓腔内容物和不必要的软组织,置于抗生素盐水中,截取与瘤骨段等长或略短(0.5cm)的一段,移植到切除肿瘤的部位,用接骨板螺丝钉或髓内钉内固定。骨免疫学表明,新鲜异体骨移植造成强大的致敏感性,而冷冻可降低这种性能,干冻可明显下降致免疫性。试验证明冷冻骨比干冻骨有更好的生物力学功能,在挤压的情况下,冷冻和干冻均有可取的生物力学性能。异体骨与宿主骨愈合通常在 4 ~ 6 个月即可有坚固外骨痂,少数可半年以上,不愈合者少见。瘤骨灭活再植、异体骨半关节置换的并发症相似,包括感染、骨折、迟缓愈合与不愈合、迟发窦道等(图 32-2-3)。

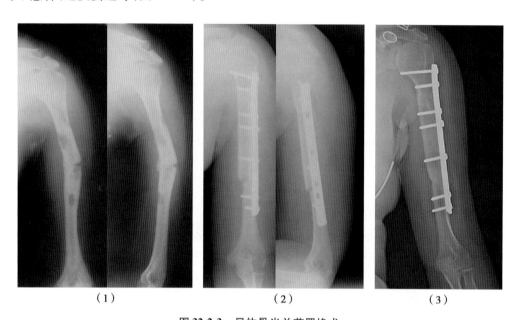

（1）　　　　　　　　　　（2）　　　　　　　　　　（3）

图 32-2-3　异体骨半关节置换术
（1）左肱骨骨肉瘤,术前 X 线片;（2）异体骨半关节置换术后 X 线片;（3）术后 6 年 X 线片

（四）关节融合术

关节融合术(arthrodesis)是肢体恶性骨肿瘤切除后为保留肢体进行重建的一种方法,主要用于股骨上端、股骨下端或胫骨上端的肿瘤切除后的关节融合,适用于健壮青年肿瘤切除后、维持关节稳定和运动的肌肉连同肿瘤也被切除、重建功能已不适合者。

（牛晓辉）

第三节　上肢恶性肿瘤的外科治疗

一、腕部肿瘤的手术治疗

腕部恶性肿瘤指腕骨以外的尺桡骨远端病变。尺骨病变只做单纯切除,桡骨病变切除后可行腕关节功能重建术或行腕关节融合术。

（一）桡骨远端恶性肿瘤局部切除自体上段腓骨移植术

【体位】　仰卧,患肢外展置于手术台旁小桌上,上臂上气囊止血带。

【麻醉】　臂丛阻滞和蛛网膜下腔阻滞,或全身麻醉。

【操作步骤】

1. 桡骨远端 I A 和 I B 肿瘤,及对化疗敏感的 II A、II B 肿瘤可以考虑行此手术。

2. 于腕背第 2、3 掌骨基底开始经桡骨茎突,前臂桡侧上行达瘤体近端,注意保护桡神经感觉支。沿肱桡肌腱的尺侧纵行分离,于肿瘤的屈侧、背侧做锐性分离,屈侧注意勿损伤桡动脉,分别将桡侧腕屈肌和拇长屈肌和桡动脉拉向屈侧尺侧,游离背侧时,于桡骨远端背侧锐性切下腕背侧腱鞘,游离肱桡肌,背侧伸肌腱并拉向背侧。酌情保留或切除旋前方肌。

3. 距瘤体近端 3～5cm 处环形切开桡骨骨膜,于截骨线近端做中立位标记,截断桡骨,牵拉瘤体近端在尺侧切断骨间膜达腕部。切开腕关节囊,尽量多的保留桡骨茎突与下尺桡关节的韧带组织。

4. 肿瘤离体后,充分止血,取对侧自体腓骨上段,因膨大的上端形似桡骨远端有掌倾和尺偏的外形,切取与瘤骨等长的一段,与桡骨残端紧密对接,用接骨板螺丝钉内固定,应注意防止旋转畸形,于中立位固定。在腓骨上端顶点与其斜坡的另一侧,尽力保留韧带组织,以备与腕关节相应处的韧带组织缝合,以增加腕部的稳定性。再造的桡骨茎突应高于尺骨腕关节面 1～1.5cm 以恢复桡骨的尺侧倾斜。

5. 逐层缝合,加压包扎,前臂石膏托固定 2～3 周,拆线后改为掌腕前臂管型石膏固定,定期拍片复查,直至骨愈合(图 32-3-1)。

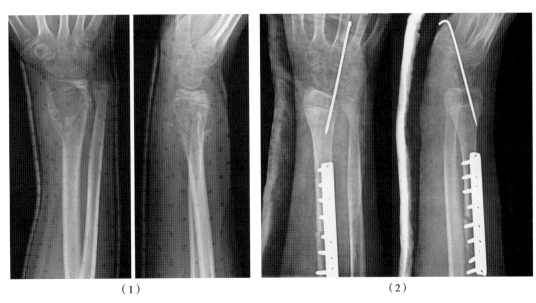

（1）　　　　　　　　　　　　　　　　　（2）

图 32-3-1　桡骨远端肿瘤局部切除自体上段腓骨移植术
(1)桡骨远端骨肉瘤;(2)术后 X 线片

（二）桡骨远端恶性肿瘤切除腕关节融合术

【体位】　仰卧,患肢外展置于手术台旁小桌上,上臂上气囊止血带。

【麻醉】　臂丛阻滞和蛛网膜下腔阻滞,或全身麻醉。

【操作步骤】

1. 桡骨远端骨原发恶性肿瘤(ⅠA 和ⅠB 肿瘤,及对化疗敏感的ⅡA、ⅡB 肿瘤)、部分转移性肿瘤、侵及或包绕桡骨远端的软组织肉瘤,未侵犯重要神经血管,适用于此手术。桡骨远端低度恶性肿瘤保肢手术,因软组织条件不好,或因重建关节长期处于畸形位,可改作腕关节融合术。

2. 手术切口起自第 3 掌骨头背侧、向近端纵行至预计截骨水平的前臂背侧,通常为 15～20cm。逐层切开皮肤、皮下组织及深筋膜,梭形切除穿刺活检道并保留与肿瘤瘤段于一体,分离拇长展肌、拇短伸肌肌腱、桡侧腕长、短伸肌并牵向桡侧,拇长伸肌和各指长伸肌腱牵向尺侧,即可显露桡骨下段,保留桡骨浅面疏松结缔组织和骨膜与肿瘤瘤段于一体。

3. 距瘤体近端 1～2cm 处环形切开桡骨骨膜于截骨线近端做中立位标记后用线锯或电锯锯断桡骨,提起桡骨下段,由于软组织肿块突向掌侧,故保留旋前方肌与肿瘤瘤段于一体,于桡骨尺侧切开骨间膜、桡侧注意保护好掌面的桡血管神经束,充分向远侧游离至腕关节囊,切开腕关节囊及附着于桡骨远端的各韧带,即可切除整个桡骨下段肿瘤瘤段。

4. 另铺手术器械台行对侧髂骨取骨,取髂嵴下段切口,逐层切开皮肤、皮下组织及深筋膜,向两侧推开肌肉后,切取比肿瘤瘤段长约 1cm 的髂骨骨块。打磨近排腕骨关节面,修剪髂骨骨块并与近排腕骨适配后,将髂骨骨块植于桡骨断端及近排腕骨间,以腕关节加压锁定重建接骨板、螺钉固定桡骨残端、髂骨骨块、近排腕骨和第3掌骨于一体,腕关节固定于稍背伸位。髂骨骨块与桡骨断端和近排腕骨的接触端分别以自体松质骨植骨。

5.逐层缝合,加压包扎,腕关节则应以掌侧前臂带腕关节石膏托或支具固定并保护6～8周,如骨端未愈合则应继续佩戴保护直至骨愈合,术后即可开始进行手功能的锻炼,术后4周起可酌情练习前臂旋转功能(图32-3-2)。

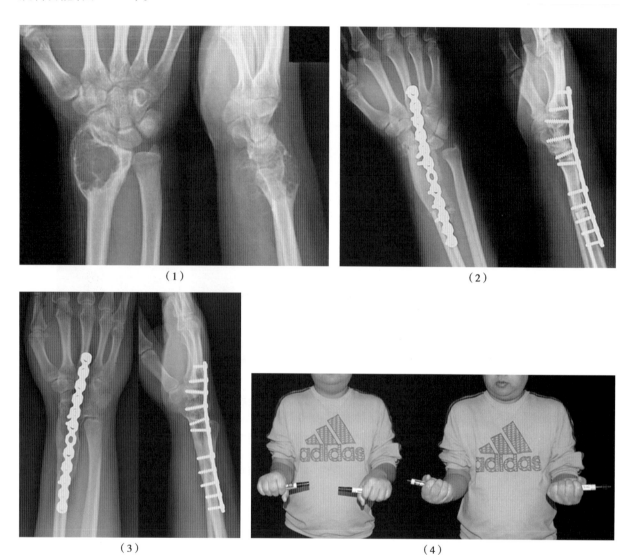

（1）　　　　　　　　　　　　　　　　（2）

（3）　　　　　　　　　　　　　　　　（4）

图32-3-2　桡骨远端肿瘤切除腕关节融合术
（1）桡骨远端软骨肉瘤;（2）术后X线片;（3）术后90个月X线片;（4）术后前臂旋转功能良好

二、肘关节周围肿瘤的手术治疗

肘部恶性肿瘤极少见,其解剖特点又较为复杂,保肢手术难以进行肿瘤的广泛切除。内外髁的小型转移灶通过侧方入路切刮肿瘤,骨水泥填充治疗。桡骨头肿瘤可在肘关节内切除不重建。桡骨粗隆肿瘤,采用肘关节后外侧切口,经肘肌和尺侧伸腕肌内侧与尺骨之间进入切除,二头肌止点应尽量与周围软组织缝合,重建屈肘功能。尺骨近端、肱骨远端的ⅠA、ⅠB肿瘤和对化疗敏感的ⅡA或ⅡB肿瘤与单发的转移瘤可选择肘后入路局部切除,采用异体骨移植融合肘关节,或用人工肘关节重建功能。尺骨近端肿瘤切除以后,可以把肱骨远端滑车做适当切除,将人工肘关节假体嵌在内外髁之间进行重建。由于伸肘功能重建困难,肘关节的活动可借助前臂重力被动伸直和强有力的肱二头肌屈肘来补偿,也可行肘关节功能位融合术。

（一）尺骨近端恶性肿瘤切除与重建

【体位】　仰卧位,患肢置于消毒桌上,或侧卧位,患肢置于躯干侧部,上臂上气囊止血带或消毒止血带。

【麻醉】　臂丛神经阻滞或全麻。

【操作步骤】

1. 切口起自上臂下段肘后正中,向下向内绕过肱骨内髁达尺骨沿纵轴直到病变远侧3~5cm。切开皮肤、皮下组织,显露肱三头肌腱膜,显露尺神经沟,游离尺神经予以保护,掀起三头肌腱膜瓣及尺骨周边软组织使之有连续性,游离尺骨病变,依肿瘤性质决定截骨部位,切除尺骨近端。

2. 尺骨肿瘤切除后肱骨下端能明显显露,在滑车中部内外髁之间用电锯截骨。截骨块中点在肱骨髓腔中心延线上,骨块大小同人工肘关节,截骨到肱骨鹰嘴窝上部(小心勿造成骨折)。截骨块去除后,用电钻将肱骨下端髓腔打通。

3. 将人工肘关节安装,将嵌入肱骨内外髁之间,上端有髓针插入肱骨下段髓腔,下段尺骨假体应与尺骨缺损等长,髓针粗细要有强度且能插入扩大了的尺骨髓腔内,髓针通常带有螺纹旋入尺骨髓腔(图32-3-3)。也可应用自体带血管蒂腓骨和人工肘关节复合物进行重建。(图32-3-4)

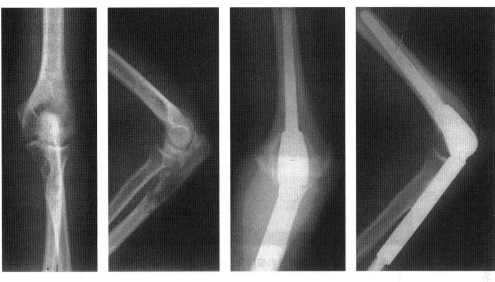

图32-3-3　尺骨近端滑膜肉瘤切除,人工肘关节重建

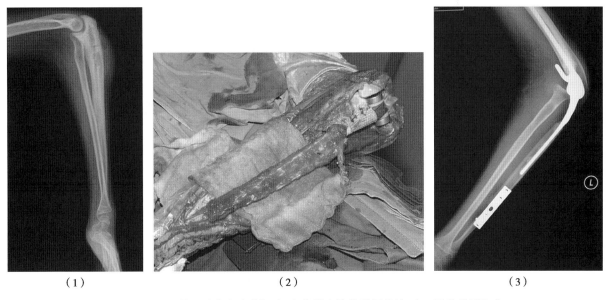

（1）　　　　　　　　　　　（2）　　　　　　　　　　　（3）

图32-3-4　尺骨近端尤文肉瘤切除、自体带血管蒂腓骨移植,人工肘关节置换术
（1）术前X线片;（2）术中像;（3）术后X线片

4. 安装好人工肘关节后,屈肘位缝合三头肌腱膜瓣,尽力修复肘后关节囊及尺骨假体周围软组织。逐层缝合伤口,加压包扎,屈肘90°位固定4周。

(二) 肱骨远端恶性骨肿瘤切除与重建

【体位】　仰卧位,上臂上气囊止血带或消毒止血带。

【麻醉】　全麻。

【操作步骤】

1. 切口起自上臂后正中病变上3～5cm,向下向内绕过肱骨内髁达尺骨,沿尺骨嵴纵行向下止于冠状突以远水平。

2. 切开皮肤、皮下组织,向两侧剥离皮瓣显露三头肌及肘后部。在肘后内侧游离尺神经,予以保护。

3. 于肱三头肌后方做舌形腱膜瓣,向下翻起到尺骨鹰嘴保持两者的连续性。纵形劈开腱膜瓣深方的三头肌,在肿瘤外正常组织中,游离肱骨下段、内髁、外髁(注意勿损伤桡神经深支)。尺骨鹰嘴脱位后,切开屈侧关节囊,进入肘前软组织时应小心勿损伤正中神经、肱动脉。游离中下1/3肱骨交界处,应注意保护桡神经。在截骨线上方做中立位标记。依术前计划截骨,肿瘤离体。

4. 充分止血后安装人工肘关节。肱骨下端假体应略短于肿瘤长度。两端髓针长度适宜,粗细适合肱骨与尺骨髓腔。切除部分鹰嘴,在滑车切迹做骨槽,在冠突关节面向尺骨干髓腔钻孔(此时必须在C形臂机下定位,确保在尺骨髓腔内,未穿出骨外),扩大尺骨髓腔,插入人工肘关节尺骨端,扩大肱骨髓腔插入肱骨假体,注意避免旋转畸形,安装人工肘关节后,检查肘部屈伸、前臂旋转无障碍。

5. 屈肘位缝合三头肌腱膜瓣,修复肘部软组织和后侧关节囊。

6. 逐层缝合伤口,包扎,屈肘90°固定3～4周,开始练习关节活动(图32-3-5)。

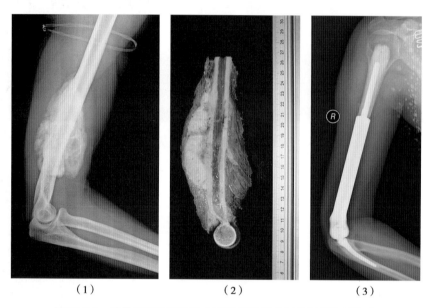

（1）　　　　　　　　（2）　　　　　　　　（3）

图 32-3-5　肱骨远端肿瘤切除人工肱骨远端及肘特制假体置换术
(1)肱骨远端皮质旁骨肉瘤;(2)手术切除标本;(3)术后X线片

三、肩胛带切除术

(一) 外科分型

Malawer 等提出肩胛带切除的手术分类,依据肩胛带肿瘤的外科分期以及手术与功能解剖确定切除范围,分成6种手术类型,即Ⅰ型:经关节的肱骨近端切除;Ⅱ型:肩胛骨部分切除;Ⅲ型:经关节的全肩胛骨切除;Ⅳ型:关节外的肩胛骨和肱骨头切除;Ⅴ型:关节外的肱骨近端和关节盂切除;Ⅵ型:关节外的肱骨与全肩胛骨切除。另外还根据是否切除肩外展肌群,每种手术类型又可分为A、B两型。除Ⅳ～Ⅵ

型肩胛带切除后肩部畸形较重外，Ⅰ～Ⅲ型肩部畸形较轻，且有部分肩部功能。

（二）肱骨近端及全肱骨肿瘤的切除和重建

1. 肱骨近端恶性肿瘤局部切除与重建（图32-3-6）

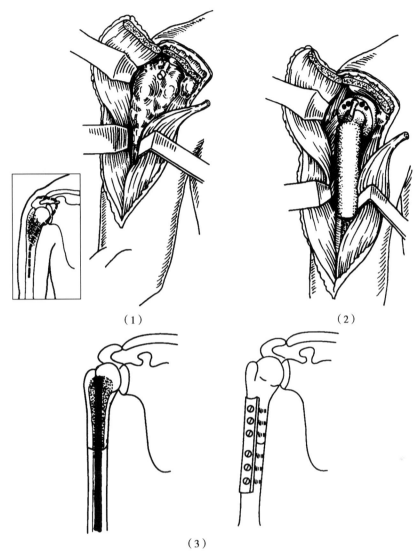

（1）　　　　　　　　　　　　　　　（2）

（3）

图32-3-6　肱骨上段恶性肿瘤广泛切除及重建
（1）切口及显露肿瘤；（2）人工假体置换；（3）灭活再植和异体骨移植术

【适应证】　肱骨近端低度恶性骨肿瘤（ⅠA/B），对化疗敏感的高度恶性（ⅡA/B）肿瘤。

【体位】　仰卧位，患侧肩部垫高。

【麻醉】　臂丛及颈丛阻滞，或全身麻醉。

【操作步骤】

（1）切口：Henry切口起自肩峰外下缘，沿锁骨下1cm向内至锁骨中外1/3喙突下方折向外下，沿三角肌与胸大肌间沟下行，根据肿瘤性质保留或切除三角肌，向外侧翻起肌皮瓣（图32-3-7）。

（2）于肿瘤外正常组织切断胸大肌，在游离肿瘤时，肱肌、喙肱肌、肱二头肌可能受累被部分或全部切除。并向内侧牵拉填塞纱布止血，同时保护推移至内侧的神经血管束。在外侧后侧游离肱三头肌，距肿瘤3～5cm截骨，根据肿瘤的破坏程度切断关节囊、肩胛盂（图32-3-8）。

（3）肿瘤离体后充分止血并用人工肱骨头重建肩关节。重建后的肩关节有完好的外形，部分外展功能和上举上臂明显受限。三角肌受累被切除时肩关节功能可能完全丧失。

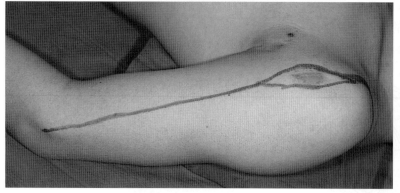
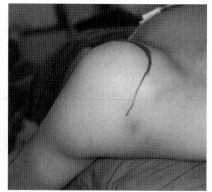

图 32-3-7 肱骨近端肿瘤切除切口

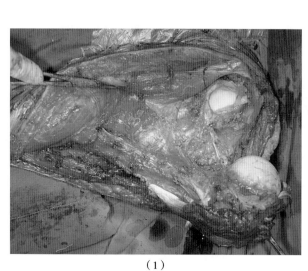
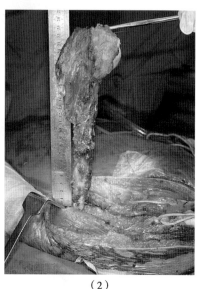

（1） （2）

图 32-3-8 肱骨近端肿瘤切除术
（1）显露肿瘤瘤段；（2）测量截骨平面

【重建方法】

（1）肱骨近端人工假体置换术（endoprosthesis implantation）：假体有两种，一是单纯肱骨头，二是肱骨头附有人工肩胛盂，多为钛合金制成。假体的选择除注意比瘤骨略短外，更要注意髓内钉插入部分的粗细及长短。手术中先把假体下端髓针插入肱骨残端，再将人工肩胛盂钢针插入肩胛盂中。前者术后应严格外固定，后者可早期活动不易脱位。很少发生假体折断、感染。长时间随诊患者可有假体松动下沉，肩关节半脱位（图 32-3-9）。

（2）灭活再植术（resection and cauterization and replantation）：切下的标本，去除肿瘤组织，残余骨壳尚有一定的坚固性，将其放入 95% 酒精中灭活 30 分钟，空腔内填入骨水泥加固，用髓内钉或接骨板螺丝钉内固定。为防止肩关节脱位，术后外固定约 6 周。2~3 个月后骨愈合。

（3）异体骨半关节移植术（osteoarticular allograft transplantation）：取骨库超低温冻存的同种同侧异体肱骨上端，快速复温后，截取比瘤骨段略短（1~2cm）的一段，用接骨板螺丝钉或用髓内钉内固定，术后也要严格外固定 6 周。骨折愈合时间同灭活再植骨（图 32-3-10）。

灭活再植术和异体骨移植术的并发症相似，包括骨不愈合、再植骨或异体骨骨折和感染。

偶尔也有利用骨水泥即刻做成临时假体进行置换，骨水泥中还可加入抗肿瘤药物如多柔比星（每10g 骨水泥加入多柔比星 5~10mg）。使用自体腓骨上端游离移植重建肱骨上端的手术，由于上述方法的普遍应用而被代替，也因骨愈合慢和容易骨折而很少使用了。

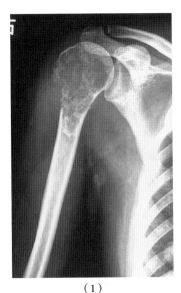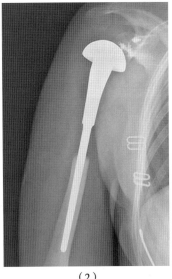

（1）　　　　　　　　　　　（2）

图 32-3-9　肱骨近端人工假体置换术
（1）肱骨近端骨肉瘤；（2）人工假体置换手术后 X 线片，锚钉稳定肩关节

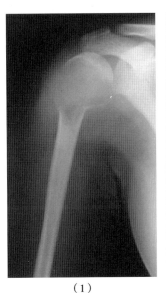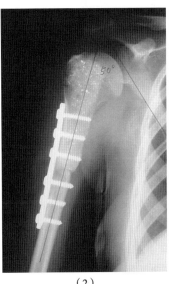

（1）　　　　　　　　　　　（2）

图 32-3-10　异体骨半关节移植术
（1）肱骨近端恶性骨巨细胞瘤；（2）异体骨半关节移植后 3 年

2. 全肱骨肿瘤切除人工全肱骨假体置换术

【适应证】　肱骨干破坏广泛的ⅠA/B 肿瘤、对化疗敏感的ⅡA/B 肿瘤。

【体位】　仰卧位,患侧肩部垫高。

【麻醉】　全身麻醉。

【操作步骤】

（1）切口:采用上臂 Henry 切口和肘后切口游离整个肱骨,Henry 切口从肩峰至喙突,沿三角肌前缘至三角肌粗隆再至肘关节。

（2）翻起三角肌肌皮瓣,切断胸大肌在肱骨的止点,在肿瘤外正常组织分离肱二头肌、肱肌、喙肱肌和三头肌,肱骨下 1/3 段注意勿伤桡神经。肘后切口先找到尺神经予以保护,翻三头肌腱膜瓣到尺骨鹰嘴,在内侧髁分离肱桡肌、前臂屈肌,外侧髁分离前臂伸肌,注意勿伤桡神经深支,肘关节脱位,游离肘前软组织时小心勿伤正中神经和肱动脉。

（3）肿瘤离体后充分止血,安装人工全肱骨。假体分左右,略短于肱骨全长。利用残余关节囊肌腱修补肩关节,稳定人工肱骨头。人工肘关节尺骨髓针注意勿进入尺骨干外。

（4）逐层缝合,放引流管,屈肘位缝合肘部软组织,包扎后将上臂严格固定在胸壁旁6周(图32-3-11)。

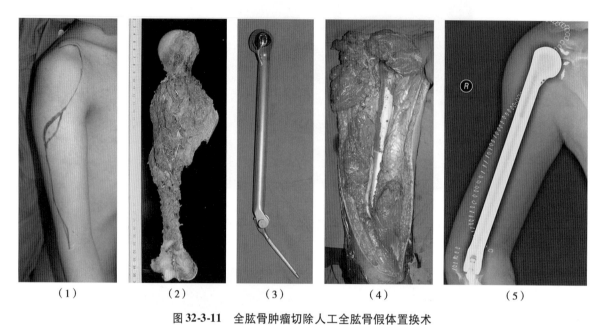

| （1） | （2） | （3） | （4） | （5） |

图32-3-11 全肱骨肿瘤切除人工全肱骨假体置换术
（1）切口;（2）切除的肱骨;（3）定制的人工全肱骨假体;（4）术中置入关节,准备把三角肌、胸大肌等肌肉进行重建;（5）术后X线片

（三）肩胛骨肿瘤的切除

【适应证】 累及肩胛骨上区的恶性肿瘤(ⅠA/B)如骨巨细胞瘤,对化疗敏感的高度恶性肿瘤(ⅡA/B)如尤文肉瘤、成骨肉瘤以及其他高度恶性肿瘤如软骨肉瘤或转移,肩关节周围软组织恶性肿瘤,神经血管束和胸壁要完全正常。

【体位】 侧卧位,上肢置于台上以术中移动。

【操作步骤】

1. 切口:起自肩胛骨下角,沿肩胛骨内缘上行,经肩胛冈肩峰跨肩锁关节,沿锁骨外端达喙突止;或起自肩峰外上方,到肩胛下角内下的脊柱旁。

2. 肿瘤切除:掀起内侧和外侧皮瓣,将肩胛冈上斜方肌止点切断,斜方肌回缩至最内侧显露出冈上肌,三角肌在肩胛冈上的止点也可看到。在这个部位,肩胛骨内缘的菱形肌,下方的背阔肌,外侧的大、小圆肌和冈下肌均显露清楚。切断背阔肌在肩胛尖端的止点,将背阔肌向下牵拉,显露肩胛下角并提起,切断止于肩胛骨内缘的肩胛提肌、肩胛舌骨肌和菱形肌。旋转肩胛下角,上肢外展,向内牵拉肩胛骨,显露腋窝内容,钝性分离血管神经。外侧的肌肉首先切断大、小圆肌以及肱三头肌的长头,然后再自肩胛骨切断冈上肌、冈下肌以及前锯肌。在术者手指保护下切断肩胛下肌,腋神经在下界时应该保护,直视下横断肩锁韧带,注意保护腋血管。

3. 重建:用钻头在锁骨断端打孔,用不可吸收缝合线将肱骨侧上方关节囊缝合于此,三角肌和斜方肌以及大、小圆肌、背阔肌相缝合形成稳定的肩关节。

4. 关闭伤口,负压吸引保留3~5天(图32-3-12)。

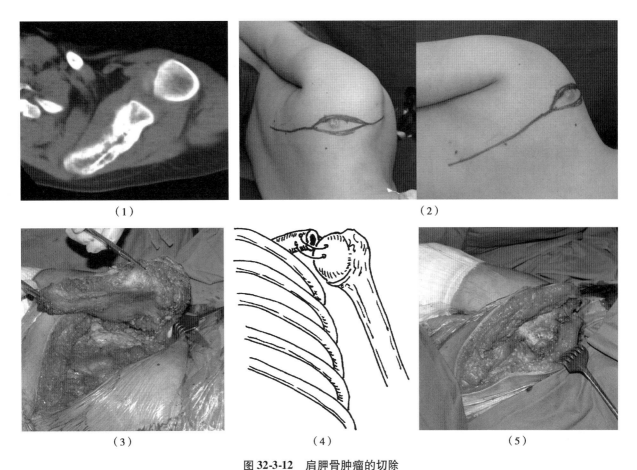

图 32-3-12　肩胛骨肿瘤的切除
(1)肩胛骨尤文肉瘤;(2)切口;(3)切除肩胛骨;(4)肱骨头悬吊于锁骨残端示意图;(5)三角肌和斜方肌以及
大小圆肌、背阔肌相缝合

（牛晓辉）

第四节　下肢恶性骨肿瘤的外科治疗

本节主要介绍下肢恶性骨肿瘤的切除及重建方法,其中有关截肢和肿瘤型人工关节假体置换仅作简单描述,具体内容详见相关章节。本节中所涉及的肿瘤分期均采用 Enneking 提出的外科分期系统。ⅠA、ⅠB 期肿瘤可行边缘切除或在没有辅助治疗的情况下行广泛切除,Ⅱ期肿瘤则行广泛或根治性切除,常需使用辅助化疗或放疗。

一、股骨近端恶性肿瘤的外科治疗

股骨近端是骨原发恶性肿瘤的好发部位。股骨近端被肌肉包绕:股中间肌起自粗隆间线前面,覆盖整个股骨的前面,股外侧肌起自粗隆嵴,覆盖股骨外侧面,股内侧肌起自小粗隆下,覆盖股骨的内侧面,向后达股骨粗线,向远侧达收肌结节,内收肌群止于股骨粗线。除非肿瘤体积特别巨大,这些肌肉可以保护坐骨神经和股神经血管束免受侵犯,使得保肢治疗获得足够的外科边界。即使切除大量肌肉,重建术通常较髋关节离断具有更好的功能。如果髋关节未被病变累及,可经髋关节将股骨近端切除。

（一）股骨近端切除术

1. 关节内切除　切除股骨近端最常使用外侧入路,也可采用向远端延长的髋关节后外侧入路(图32-4-1)。患者取侧卧位,但能够分别向前、后倾斜 15°~20°。取外侧切口,起自大粗隆以近 4~6cm 至预计截骨部位以远 4~6cm 处。切开皮肤、皮下组织、阔筋膜,并向两侧牵开。梭形切除活检通路上的皮肤、皮下组织、阔筋膜及可能污染的肌肉。股外侧肌近侧部一般随肿瘤切除。将阔筋膜在距其股骨后

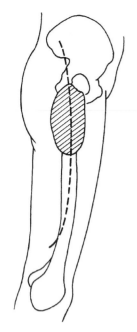

图 32-4-1　股骨近端关节
内切除手术切口示意图

侧附丽 1～2cm 处切断,进入大腿后侧间室。将臀大肌自其股骨止点处切断,并保护后侧的坐骨神经。切断臀中肌、臀小肌、梨状肌和外旋肌群在大粗隆附近的止点。显露并环形切开关节囊,注意尽量保留关节囊以备重建。在将髋关节脱位之前,先于预计部位用电锯或线锯截断股骨,将股外侧肌于截骨水平切断。刮取远端髓腔内组织送冷冻病理检查确定髓内边界。将股骨近端提起,内外旋股骨近端并将髋关节脱位,有利于看清股骨内侧结构,便于操作。如果肿瘤的软组织肿块较大,最好解剖出股浅动静脉,并加以保护。切断附着于股骨内侧面的内收肌群及髂腰肌。始终保留部分正常肌肉包裹肿瘤,必要时可以被切断股深动脉以保证足够的外科边界。股骨内侧软组织切断后,股骨近端即被切除。

　　2. 关节外切除　若起自股骨近端的肿瘤侵入髋关节或累及髋臼,则应行关节外切除,即连同髋关节一同切除(图 32-4-2)。肿瘤侵入髋关节有两种情况:一是仅很少的肿瘤侵入关节或疑似侵入,此时仅需切除关节囊和一薄层髋臼骨,只要不进入关节即为关节外切除。肿瘤切除后仍可保持骨盆的连续性,对关节的重建仅比关节内切除稍微困难。另一种情况是髋关节被肿瘤严重污染,此时要切除整个髋臼及其周围的软组织(即切除部分骨盆)。肿瘤切除后的重建较为复杂困难。

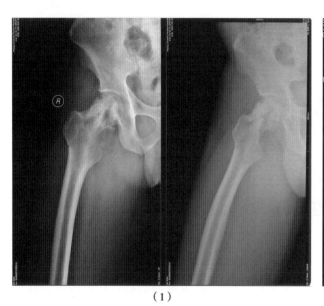

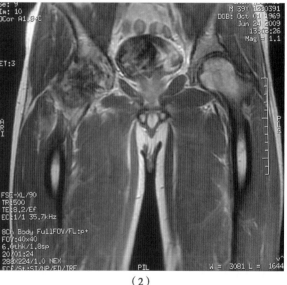

（1）

（2）

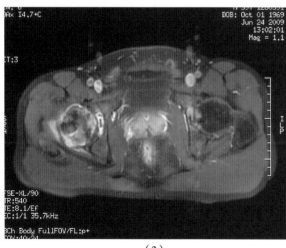

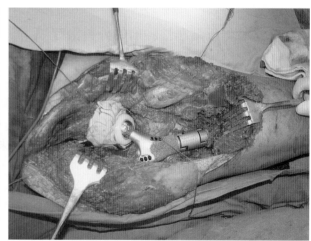

（3）

（4）

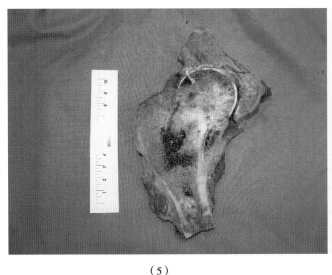

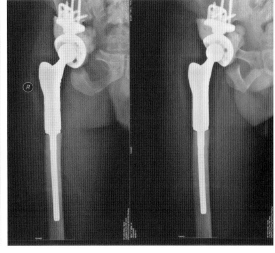

（5）　　　　　　　　　　　　　　（6）

图 32-4-2　右股骨上端骨肉瘤,行关节外切除重建

（1）术前 X 线片,显示右股骨上端破坏;（2）、（3）术前 MRI 冠状位及轴位像提示股骨上端病变累及髋臼;（4）术中像显示肿瘤切除后采用人工假体重建;（5）标本像显示整块切除股骨上段及髋臼;（6）术后 X 线片显示组配式半骨盆假体及股骨上段假体重建

股骨部分手术步骤类似于股骨近端的关节内切除。患者取侧卧位,可前后活动。手术切口的选择取决于切除的范围:若仅切除关节囊和部分髋臼,则采用外侧直切口,向近侧延伸至髂嵴。若需切除髋关节周围大量组织及整个髋臼,则应使用切除骨盆的切口（图 32-4-3）。切口起自髂后上棘,沿髂嵴至髂前上棘,然后向后弯到股骨近端,若股骨截骨长度超过 10cm 则切口可继续沿大腿外侧向远端延伸。具体切除的方式依据肿瘤范围的具体情况而定,但在切除肿瘤的过程中,肿瘤应当始终被正常组织包裹。骨盆部位的截骨可经坐骨大切迹。在髋关节的前方,可以用截骨刀或线锯行耻骨上支和坐骨截骨。若肿瘤蔓延至髋关节内侧,则整个耻、坐骨应随肿瘤一同切除（操作具体步骤请参见骨盆肿瘤切除相关章节）。

（二）股骨近端肿瘤切除后的重建

股骨近端切除后的骨缺损重建可以采用人工关节假体、异体骨移植、异体骨或灭活肿瘤骨-人工假体复合物、髋关节融合等方法。

1. 股骨近端假体置换　股骨近端肿瘤切除后,如髋臼完好,应尽量采用双动半髋关节置换,避免肿瘤污染骨盆。软组织重建需将臀中肌残端固定于假体粗隆部位,并与残留的股外侧肌缝合,重建外展结构。其具体内容见肿瘤型人工关节假体章节。

2. 异体骨关节移植　在骨肿瘤切除后的缺损重建中可以使用同种异体骨段或关节。随着人工关节近几年的发展,能够提供较好的术后功能和满意的远期随访结果,现在股骨上段进行带关节异体骨重建的情况逐渐减少。但股骨上段带关节异体骨重建仍然有前者无法取代的优点:它可以提供更为持久的生物重建,为再次手术提供充足的骨量,可以直接将肌肉组织附着于移植骨上重建肌腱韧带止点,而这在金属人工假体是不可能

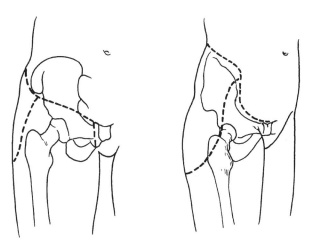

图 32-4-3　骨盆肿瘤切口示意图。此切口适用于任何骨盆肿瘤的切除,可根据显露的需要选取此切口的一部分,股骨近端的关节外切除也需使用此切口

达到的。由于部位特殊,在股骨近端部位采用异体骨关节移植有较高的并发症发生率。Jofe 等报道长期随访 15 例采用异体骨关节移植重建股骨近端缺损病例,3 例骨折,3 例感染,2 例不愈合,1 例髋关节不稳定。Roque 等报道 MGH 治疗的 150 例股骨近端异体骨移植患者中,46 例采用异体骨关节移植的成功率最低(65%)。

术前应根据患者的影像资料(X 线片、CT)测量股骨头的大小,配合手术计划确定理想异体骨的尺寸。

术中一般在切除肿瘤的同时进行异体骨准备,对异体骨复温后试行复位,确定股骨头大小是否合适,若植入髋臼后有吸力,则认为大小合适,可作为异体骨关节使用,若无吸力或股骨头太大而无法置入,则应行异体骨-人工假体复合物移植。去除异体骨上不必要的软组织,保留外展肌腱和关节囊,尽量去除髓腔内容物。将异体骨截成与截除骨段相同的长度。用动力加压接骨板或锁定接骨板将异体骨与自体骨固定。复位之后,将异体关节囊与残存的自体关节囊缝合,在下肢维持外展 30°位状态下,将外展肌与异体外展肌腱缝合。若髂腰肌仍有足够长度,则重建其附丽。

【术后处理】　类似全髋置换,一般限制活动 6 周以保护软组织,肌肉力量锻炼至少在术后 8 周以后开始。在骨愈合之前应一直使用双拐及以足尖负重,避免完全负重行走。若术后 12 个月仍未愈合则称骨不愈合,应再次切开行自体骨移植。

3. 异体骨或灭活肿瘤骨-人工假体复合物　采用该种重建方式的优点在于,在获得人工关节良好的近期功能同时,保留了较多骨量,便于周围软组织附着,特别是外展肌功能的重建。Farid 等比较股骨近端假体及异体骨-人工假体复合物重建效果,两种方法早期并发症均较低,功能类似,10 年假体存活率均达到 86%,后者最常见的并发症是不愈合(10%),但髋外展肌力明显高于单纯假体置换患者。

可使用普通人工假体或长柄翻修假体,而不一定使用定制型或组配型人工假体。使用普通假体时,如假体柄长度不足以穿过截骨线形成牢固髓内固定,则应用接骨板螺钉辅助固定。如采用长柄假体,则可以获得髓内固定的效果。应将臀中肌等髋部外展肌缝合固定至异体骨或灭活骨大粗隆部位。术后应使用外展支具 6~12 周保护重建的外展肌。

4. 髋关节融合术　不论是经髋关节还是关节外切除股骨近端之后,髋关节融合术都不失为一种很好的重建方法。融合术的优点是:一旦融合成功,患者可终生受益,可获得比其他重建方法更强的活动能力。其缺点是髋关节无活动度,肢体融合位置摆放困难,融合需要较长的时间。

正确的髋关节融合位置非常重要,髋关节融合术后下腰痛及同侧膝关节早期出现退行性改变往往与髋关节融合位置不佳有关。理想的融合位置应为:屈曲 20°~30°,旋转中立位或外旋 10°,内收外展中立位,患肢较健侧短缩 1cm。融合材料取决于骨缺损的大小:若缺损<6~8cm,则可用髂骨嵴、自体腓骨、异体骨;若缺损>6~8cm,则用异体骨。融合方法取决于股骨近端的切除方式:经髋关节切除者,打磨髋臼至出血,去除异体骨股骨头的软骨面。异体骨与骨盆之间用多枚螺钉固定,异体骨与自体骨之间可用接骨板固定。股骨近端关节外切除后的融合见骨盆肿瘤相关章节。

【术后康复】　最好应用髋人字石膏。若不能耐受则可用保护整个患肢的支具,从腰直至足部。支具一直用到有牢固的骨愈合为止。在骨愈合之前,可以扶双拐,足尖负重行走。积极进行同侧膝关节活动度的锻炼。

5. 股骨近端切除后的软组织重建　髋关节附近恶性肿瘤切除后的软组织重建包括:①重建关节囊,增加关节的稳定性;②重建外展结构,即增加关节稳定性,同时也可改善步态;③重建软组织覆盖。若出现伤口皮瓣坏死,则有必要行肌瓣转移术。

(1) 关节囊的重建:经髋关节切除股骨近端后重建关节囊对于关节的稳定性非常重要。若髋关节周围肌肉大部分保留,则保留残留肌肉正常的张力即可使关节有足够的稳定。若髋关节周围肌肉大部分被切除,则关节囊的重建十分重要。可用残存的关节囊、髂腰肌和外旋肌重建,也可用外科补片(Dacron 带)进一步加强。若重建后关节仍不稳定,则术后患肢应制动,建议使用支具或髋人字石膏

6周。

（2）外展结构的重建：外展结构的重建对于发挥髋关节功能非常重要。当外展肌部分切除后不能重新固定回原位时，应在髋关节外展至少15°的位置上，将外展肌固定于假体、异体骨（灭活骨）以及阔筋膜张肌的深面。

（3）局部带蒂肌瓣转移：股骨近端肿瘤切除后有两种情况需要进行肌瓣转移：①皮肤或深部组织坏死；②闭合伤口时皮肤过紧，预防性应用。可用的带蒂肌瓣有：缝匠肌、股薄肌、股直肌、腹直肌、股外侧肌。若局部带蒂肌瓣不足时，可用背阔肌等游离肌瓣。

二、膝关节周围恶性肿瘤的手术治疗

膝关节由于周围腱性附丽较多，重要的神经血管束并不紧邻，此部位的肿瘤除非体积很大，很少累及关节、腘血管和坐骨神经。因此多数患者可以进行保肢治疗，但应注意肿瘤有时可经侧副韧带和交叉韧带侵入膝关节。

（一）股骨远端肿瘤切除术

股骨远端是原发恶性肿瘤最常见的部位。对没有关节内侵犯的股骨远端的肿瘤，可经膝关节安全的切除，称为股骨远端关节内切除术。手术入路常用内侧或外侧入路。活检切口和周围软组织必须一起随肿瘤切除。

【操作步骤】　切开皮肤之后，尽可能厚的掀起皮瓣。前部的软组织切除在股直肌深部进行，股直肌一般能够保留。首先打开膝关节，检查关节液及关节内部，如正常，则继续按计划行关节内切除；若关节液为血性则应考虑行关节外切除。进一步屈膝，掀起内外侧皮瓣，显露整个股骨远端和需要切除的软组织。在切除软组织时，应始终保留一部分正常软组织包裹股骨。将内外侧肌间隔从股骨止点处切断，进入后间室，找到半腱肌，将其向后牵开。屈膝90°，解剖出腓肠肌内侧头，将其切断，保留止点于股骨髁。找到腘动静脉，并向近端游离至收肌管。将大收肌切断，其止点保留于股骨上，将大收肌自收肌管游离，从而可将股动静脉游离，至少到预计截骨水平以近。于切口外侧，可保留股二头肌的长头，但短头一般随肿瘤一起切除。在短头的后内侧可找到腓肠肌的外侧头并将其切断。此时，腘动静脉、坐骨神经和腘绳肌均从股骨远端分离。切断膝关节韧带，于半月板近侧切断内外侧副韧带，于中间切断前后交叉韧带，后方切断后关节囊，此时股骨远端可与胫骨近端分离。提起股骨，在肿瘤周围正常组织内向上分离至截骨平面（图32-4-4）。在截骨之前，先于预计截骨平面以近做标记，用于维持重建时正确的旋转角度（股骨粗线有时并不准确）。截骨之后，取股骨近端髓腔内容物送冰冻活检，确认安全外科边界后进行重建。

（二）胫骨近端肿瘤切除术

胫骨近端是原发恶性肿瘤的第二常见部位。通常认为由于该部位骨表面软组织较薄，肿瘤容易得到早期发现处理，因此治疗效果好于骨盆、股骨等部位肿瘤，患者的总体生存率较高。尽管重建面临软组织覆盖不足，髌韧带伸膝装置修复等问题，但随着保肢治疗逐渐开展，研究结果显示其功能重建效果良好。文献报道52例胫骨近端肿瘤患者采用异体骨关节移植重建，异体骨5年及10年生存率为65%，MSTS功能评分26分；另一项研究对52例患者采用骨水泥型人工关节假体置换，5年及10年假体生存率分别为94%和86%，平均功能评分82%。

需要注意的是，胫骨近端解剖结构较四肢其他部位复杂，切除术前应仔细分析影像学检查结果，明确肿瘤与胫神经、腓总神经、腘动脉、胫前动脉、胫后动脉的关系以及判断肿瘤是否侵入关节。当肿瘤体积较大累及上胫腓关节及腓骨上段时，需要处理胫前、后血管神经及腓总神经，使肿瘤切除范围受到限制，可能导致局部复发、神经损伤、感染、患肢功能障碍等并发症。Donati等治疗62例胫骨近端肿瘤，14例（22.5%）出现术后早期并发症，其中7例为暂时性腓总神经麻痹，6例伤口裂开，1例关节僵硬。Biau等的26例胫骨近端肿瘤保肢治疗中，术后并发症发生率为35%，主要因胫前血管、腓总神经及胫后神经切除导致了2例胫前肌坏死、5例腓总神经麻痹、1例胫神经麻痹、2例伤口问题。

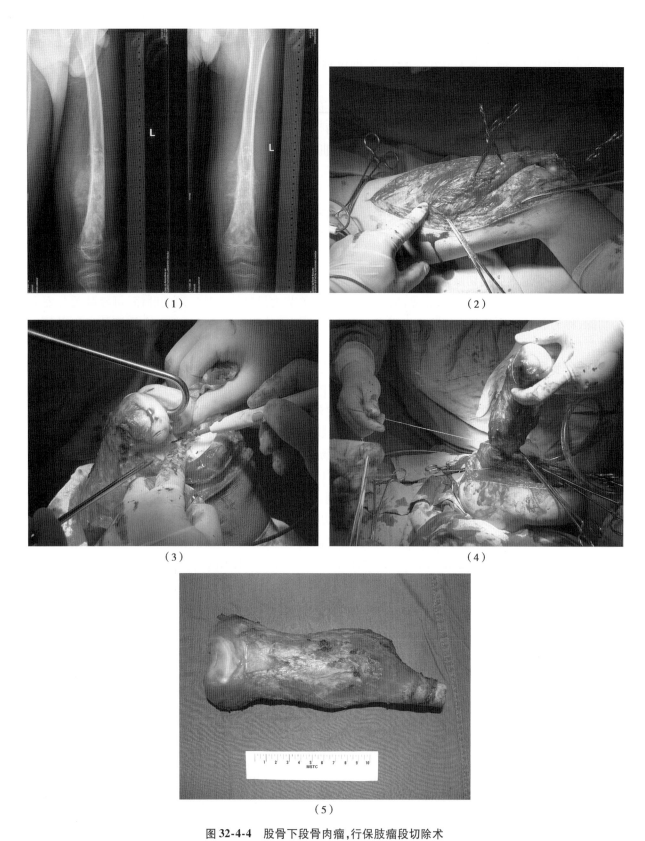

（1）

（2）

（3）

（4）

（5）

图32-4-4　股骨下段骨肉瘤,行保肢瘤段切除术

（1）术前 X 线片;（2）术中像显示采用内侧入路;（3）术中像显示切断膝交叉韧带及后关节囊;（4）术中像显示游离整个瘤段,准备截骨;（5）标本像显示完整切除肿瘤

【操作步骤】　胫骨近端切除选用前内侧纵向切口,起自髌骨上极稍近处,梭形切除活检切口,距离活检切口两侧各1cm。向远端延长至必要的水平(图32-4-5)。手术开始即先做一小切口,打开关节,检查关节液和关节,若关节液正常、关节内无肿瘤侵犯,则可安全的行关节内切除,若关节液不正常、关节内见到肿瘤,则闭合关节囊,改行关节外切除或膝上截肢术。将切开关节的小切口延长至所需长度,梭形切除活检切口。向内外侧尽可能厚的掀起皮瓣,最好切到覆盖胫骨的筋膜层。将关节囊自髌骨上极沿髌骨和髌韧带内侧打开,切除髌下脂肪垫,将半月板保留在胫骨侧。切断髌韧带在胫骨结节处的止点,在切断前,测量并记录韧带的长度,以便在重建髌韧带时能恢复期原来的长度。屈膝,切断内侧副韧带和鹅足的止点,将止点保留于胫骨上。在外侧,将前间室肌肉的起点随胫骨一起切除。根据肿瘤软组织侵犯范围决定是否保留腓骨近端。若腓骨可被保留,则同时可保留外侧副韧带。若肿瘤向外侧蔓延到上胫腓关节或紧邻腓骨近端,则应将腓骨连同胫骨一同切除。在切除腓骨之前,应先将腓总神经自腓骨游离,只要腓总神经的深支和浅支得以保留,术后功能即基本正常。将腓总神经游离后,即可行腓骨近端截骨。进一步屈膝,在胫骨内侧的后缘,纵行劈开覆盖腓肠肌和比目鱼肌的筋膜。在膝关节水平,腓肠肌与其深层的腘肌分开。将腘肌保留于胫骨上。将比目鱼肌自其起点处游离。自膝关节水平一直到预计胫骨截骨线以远始终注意保护胫神经和胫后血管,若胫前动脉与肿瘤关系密切,可以在其发自胫后动脉的起点处将其结扎。切断残留的内外侧副韧带(若需切断外侧副韧带时)和腘肌腱,向前提拉胫骨,切断前后交叉韧带及后侧关节囊。根据术前确定的肿瘤范围在预计截骨处截断胫骨。截骨后,刮取远侧断端髓腔内组织,送冷冻病理,确定切除边界是否足够。此时胫骨近端靠前间室组织及骨间膜与肢体相连。切断这些组织即可将肿瘤取出。确定外科边界、测量切除的胫骨近端长度,进行重建。由于胫骨前方软组织薄弱,容易造成伤口不愈合和感染,因此多数情况下需要切取腓肠肌内侧头行肌瓣转移覆盖软组织缺损,切断的髌韧带止点也可与转位的肌瓣缝合,加强伸膝结构的强度(图32-4-6)。

（三）膝关节外切除

膝关节周围恶性肿瘤很少直接侵犯关节,因此多数可采用经关节切除。膝关节的污染多由于不正确的活检、肿瘤沿交叉韧带蔓延、病理骨折或偶尔肿瘤直接侵犯所造成。当肿瘤累及或污染膝关节时,就应当切除整个膝关节。

20世纪70年代,Enneking等最先开展了膝关节外切除及关节融合重建,但是由于功能受限,患者多希望保留能够活动的关节。现在通常有两种方式进行膝关节外切除。一种是保留伸膝机构的有限膝关节外切除,其功能较好,但在某些病例难以获得广泛的外科边界。另一种方法是切除股四头肌、髌韧带止点的完整膝关节外切除,这就要求进行腓肠肌转移或异体骨肌腱移植来重建伸膝机构,但通常会造成一定程度的伸膝限制(图32-4-7)。

【适应证】　不正确的活检;以往手术污染;肿瘤沿交叉韧带蔓延;关节内的病理骨折或关节受污染;肿瘤直接侵犯关节。

【操作步骤】　患者仰卧位,根据肿瘤位置及医生的意愿选择膝关节前内侧或前外侧纵向切口,将活检切口梭形切除保留于肿瘤表面,以便一同切除。如选择外侧入路,劈开阔筋膜至Gerdy结节,向后侧牵开显露后间室,保留股二头肌,游离腘血管、腓总神经、胫神经,用橡胶带标记,切断腓肠肌内外侧头在股骨的止点。在前侧,自髌韧带表面分离深筋膜,将皮瓣掀起。

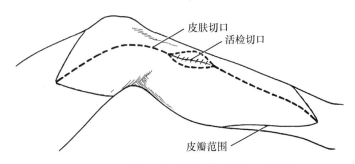

图32-4-5　胫骨近端肿瘤切除手术切口示意图

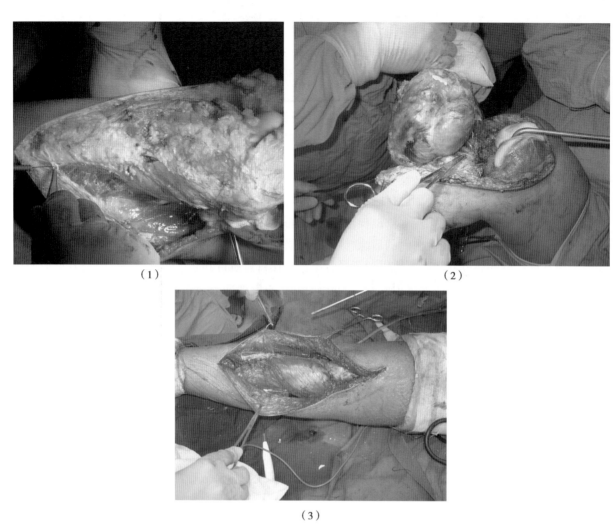

（1）   （2）

（3）

图 32-4-6 胫骨上段肿瘤切除术

（1）取前内侧切口，向两侧游离掀起皮瓣；（2）切开膝关节，游离显露胫后血管神经束后准备切除肿瘤；（3）肿瘤切除后采用腓肠肌内侧头肌瓣进行软组织重建

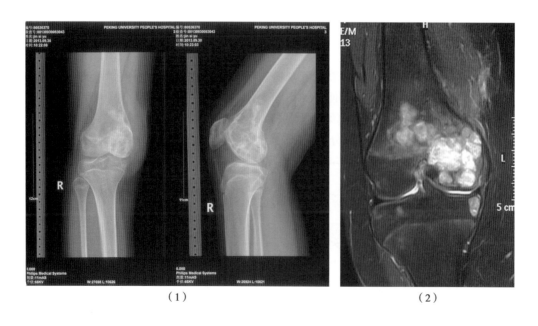

（1）   （2）

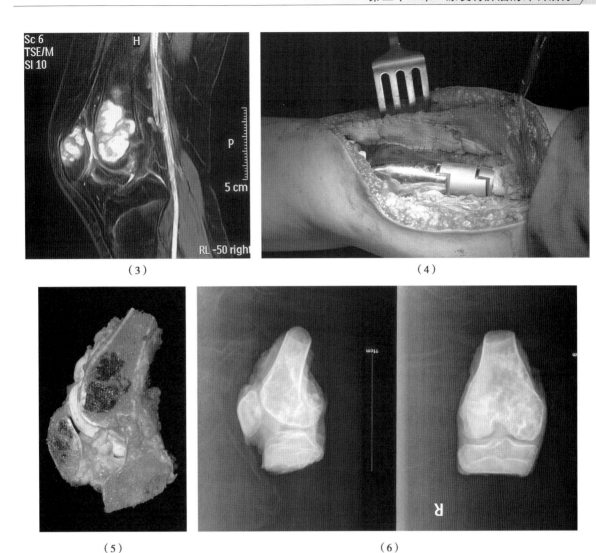

图 32-4-7　膝关节血管肉瘤,行膝关节外切除术

(1)术前 X 线片,显示股骨下端及髌骨破坏;(2)、(3)MRI 冠状位及矢状位图,显示肿瘤破坏股骨远端、胫骨近端及髌骨;(4)术中像,显示肿瘤切除后假体置换及人工韧带重建伸膝装置;(5)、(6)术后标本 X 线片及大体像,显示膝关节外肿瘤切除

1. 保留伸膝机构的有限膝关节外切除　以股骨下端肿瘤关节外切除为例。根据术前 MRI 显示的肿瘤范围,尽量保留部分主要的伸膝机构肌腱。切开髌前滑囊,游离髌韧带,将髌上囊及位于关节内外的 Hoffa 脂肪垫保留于欲切除的标本表面。根据肿瘤侵犯范围切除股外侧肌,在各个方向上游离股骨远端。在 X 线透视引导下,于冠状面,自外向内在髌骨钻入 2 根克氏针,以便引导摆锯对髌骨进行冠状位截骨。截骨这一操作与常规膝关节置换相关步骤相似,保留约 15mm 厚的髌骨。向外翻转伸膝机构。在术前计划的股骨部位截骨,将瘤段提起,分离股骨及膝关节后方结构。分离胫骨周围结构,在胫骨平台以远 12mm 处截骨,既保持切除关节的完整性,又保留了胫骨结节处髌韧带的止点。将瘤段提起分离周围组织后完整切除。而后按常规方法。进行肿瘤型关节假体置换,包括对髌骨的表面置换。

【术后处理】　与一般肿瘤型膝关节假体置换相同。

2. 切除股四头肌、髌韧带止点的完整膝关节外切除

【操作步骤】　完整膝关节外切除时,在肌肉肌腱交界处切断股内外侧肌,在髌上囊近侧至少 2cm 处切断股四头肌腱,以避免进入膝关节。整个髌上囊、及其表面覆盖的股四头肌腱、前侧关节囊、髌骨、髌骨支持带都随肿瘤一起切除。自胫骨近端剥离小腿前侧间室的肌肉,游离保护腓总神经,根据肿瘤位置决定是否切开上胫腓关节或将腓骨上端随胫骨一起切除。自胫骨切断腘绳肌止点,将内外侧副韧带、整个伸膝结构与肿瘤一同切除。游离腓肠肌内外侧头,于股骨止点处切断,并与后关节囊分离。自胫骨

切断半腱半膜肌止点。在后侧游离腘血管,结扎切断至膝关节的分支,将腘肌保留于膝关节一同切除。在计划截骨部位截断股骨及胫骨。当胫骨未被肿瘤侵犯时,通常在胫骨结节以下截骨。重建可以采用带髌韧带(髌骨)的异体骨-人工假体复合物。在膝关节伸直位将异体股四头肌腱与自体肌腱残端缝合,注意保持一定肌肉张力及髌骨的正确位置。用腓肠肌内外侧头肌瓣转移覆盖创面。

【术后处理】　术后石膏固定膝关节4~5周,患者可扶双拐下地无负重活动。拆除石膏后,患者开始被动及主动关节活动锻炼。另4周时间内,患者佩戴膝关节伸直支具,在双拐保护下进行部分负重活动。术后3个月,根据患者情况开始全负重活动。

(四) 腓骨近端切除术

发生于腓骨的原发及继发恶性骨肿瘤很少见,以成骨肉瘤、尤文肉瘤、骨巨细胞瘤为主,好发于腓骨上段。腓骨骨皮质薄,并有许多肌肉附着,肿瘤在早期即可突破骨皮质,形成软组织肿块。高度恶性肿瘤也易侵犯上胫腓关节囊。腓总神经走行于股二头肌下缘,绕过腓骨头,在此部位极易被肿瘤侵犯。

Malawer将腓骨近端肿瘤的切除分为两型。Ⅰ型切除用于恶性度较低的肿瘤,切除范围包括腓骨近端肿瘤、周围薄层的肌肉,以及2~3cm的正常骨干,可以保留腓总神经或其运动支,偶尔需要牺牲胫前动脉,对上胫腓关节进行关节内切除,仅需重建腓侧副韧带。Ⅱ型用于体积较大的高度恶性肿瘤,切除范围包括腓骨近端肿瘤及较长的正常骨干、前侧及外侧肌间隔、腓总神经、胫前动脉,对上胫腓关节进行关节外切除,甚至包括部分胫骨外侧皮质。不仅对腓侧副韧带进行重建,还需要进行腓肠肌外侧头肌瓣转移覆盖胫骨及软组织缺损。研究表明Ⅰ型切除后膝关节稳定性优于Ⅱ型切除。

【操作步骤】　患者取健侧卧位,消毒整个下肢。切口起自大腿后侧腘横纹中点以近8cm处,轻度弧形弯向前侧,继续向远端延伸越过腓骨至预计截骨线以远5cm处。梭形切除活检切口。掀起大的外侧皮瓣至后正中线,掀起较小的内侧皮瓣显露胫骨嵴。当切断前间室和外侧间室的肌肉时,腓总神经的分支都将无法保留。因此在股二头肌腱水平显露腓总神经并切断。将腓肠肌外侧头以及比目鱼肌自腓骨附近拉开,找到腘血管及其分叉部位。必要时可以将腓肠肌外侧头在股骨上的起点切断。将腘动脉自肿瘤后面拉开。切断前间室和外侧间室肌肉的起点,另在腱腹交界处将这些肌肉切断,切开骨间膜。在距止点2.5cm处切断腓侧副韧带和股二头肌腱。经胫骨切除上胫腓关节。在后侧需要切断腘肌。若造成膝关节后侧关节囊的缺损,则予以修复。将股二头肌腱和腓侧副韧带重新附着于胫骨外侧髁。将腓肠肌外侧头肌瓣向前旋转,覆盖腘血管、胫后血管以及胫骨。注意保护供应腓肠肌外侧头的外侧腓肠动脉。冲洗后放置引流管。

【术后处理】　长腿石膏后托制动,保持屈膝30°,利于后侧关节囊的愈合。制动2~4周,之后可以扶拐逐渐开始负重。需要使用踝-足支具。

(五) 膝关节的重建

1. 人工假体置换内容具体见相关章节。

2. 异体骨/肿瘤灭活骨　股骨远端或胫骨近端切除后的骨缺损可以用异体骨或肿瘤灭活骨重建。使用有两种方式:异体骨/灭活骨关节和异体骨/灭活骨-人工假体复合物。

(1) 异体骨/灭活骨关节:异体骨大小与被切除的骨应尽可能大小匹配,若不能完全相同,最好相差在1~2mm以内,宁可稍小(图32-4-8)。

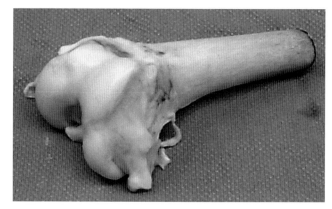

图32-4-8　股骨远端异体骨关节

【操作步骤】　处理异体骨,去除关节囊和韧带以外的所有软组织及骨髓。将异体骨关节横行截骨,使之与被截除的瘤骨长度相同。修整异体骨和自体截骨端,使二者有最佳的接触。选用6~8孔接骨板将异体骨关节与自体骨固定,接骨线每侧应固定6~8层皮质,操作时必须注意旋转角度和前弓。为了方便关节囊和韧带的重建,可先将接骨板与异体骨固定,而在自体骨上先只钻一个孔,待关节囊和韧带修复之后,再将接骨板固定于自体股骨上。如使用肿瘤灭活骨,则需要将切除的瘤骨在其他无菌台上进行灭活处理后,按以下步骤再植(图32-4-9)。

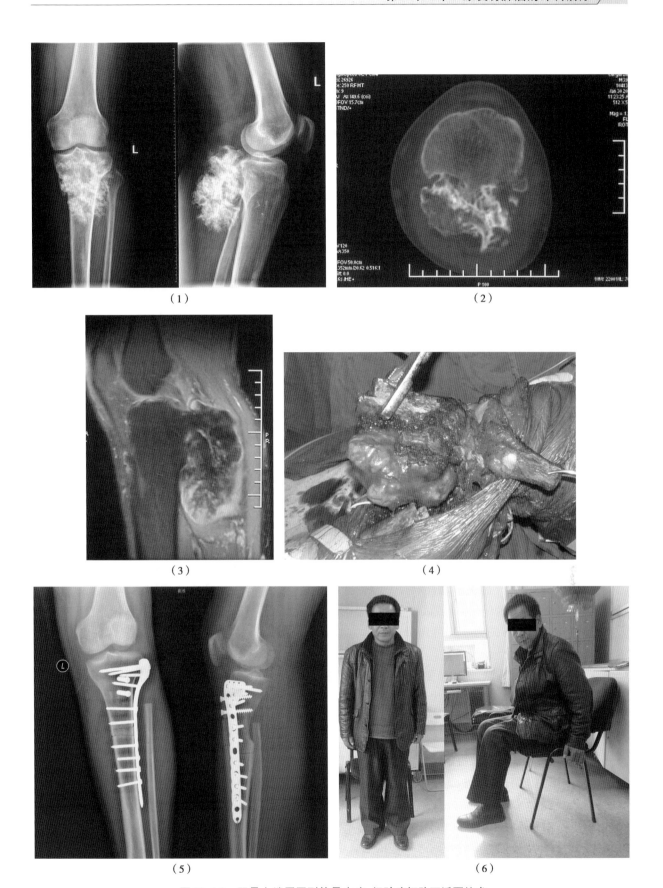

图 32-4-9 胫骨上端周围型软骨肉瘤,行肿瘤切除灭活再植术

(1)~(3)术前 X 线片、CT 及 MRI,显示肿瘤位于胫骨上端后侧;(4)术中像,显示完整切除肿瘤;(5)术后 X 线片,显示瘤段灭活再植;(6)术后功能像

膝关节囊和韧带的重建：

1）先修复后侧关节囊,用 0 号不可吸收线将异体骨的后关节囊与残留于股骨或胫骨近端的后关节囊间断缝合。不宜过紧,修复后关节应能够完全伸直或在屈曲 5° 以内。

2）后交叉韧带随后关节囊一起修复。

3）后关节囊修复完成后,开始修复前交叉韧带。并不期望前后交叉韧带修复之后能发挥正常的功能,但可增加关节的稳定性。在屈膝 30°～45° 的情况下,修复后的前交叉韧带应处于尽可能紧张的状态。

4）在屈膝 30°～45° 的情况下修复内外侧副韧带,在修复韧带时应确保韧带对线良好。否则重建后股骨远端可能会相对于胫骨近端出现旋转。完成接骨板固定。冲洗伤口,留置 2 个引流管。检查伸膝装置,确保髌骨位置正常。髌骨应位于中央才能使伸膝结构发挥最佳功能。闭合伤口。

【术后处理】　应用长腿石膏管型,屈膝 30° 固定 8 周,注意避免胫骨向后脱位并保持膝关节的生理性外翻。固定期间患者可足尖负重行走并进行股四头肌和腘绳肌锻炼。去除石膏后开始关节的主动活动范围锻炼。若有膝关节不稳定或者很虚弱,则建议使用长腿支具保护数月。异体骨或灭活骨的 X 线愈合一般需要 6～12 个月,在此之前患肢应避免完全负重。若 12 个月后仍不愈合,则为不愈合,应考虑行自体骨植骨。

（2）异体骨/肿瘤灭活骨-人工假体复合物

【适应证】

1）膝关节周围几乎所有的韧带均被切除。

2）胫骨近端也随股骨远端一起切除,但保留了伸膝装置。在这两种情况下,单独应用异体骨关节不能重建关节的稳定性,而联合应用限制型人工假体(常选用后方稳定型)则可获得稳定。

【操作步骤】　在将异体骨植入体内之前,将全膝假体安装到异体骨,二者之间用骨水泥固定,而后按常规方法将假体置入。如有可能,应将髌韧带及其他肌腱止点固定于异体骨相应位置,以改善关节功能。

【术后处理】　术后处理取决于是否有韧带的重建,如果进行了韧带重建,则术后处理同异体骨关节移植。若选用了完全稳定的铰链式膝关节,且不需要髌韧带止点的重建,则通常术后不必制动,可尽早开始活动锻炼。完全负重需要待骨愈合以后。

3. 膝关节融合术　膝关节融合术曾是股骨远端和胫骨近端肿瘤切除后最常用的重建方法。虽然目前多采用关节成形术(异体骨或人工假体),但膝关节融合后可获耐久而有功能的肢体,最适合年轻人及体力劳动者,仍不失为一种可选择的重建方法。特别适用于关节外切除或伸膝装置被切除后的重建。

相对于其他重建方法,膝关节融合也有其特殊问题:患者无正常的坐姿,因而在公共场所或交通工具的使用上出现困难。另外还可出现其他关节疼痛,包括同侧髋关节和下腰痛。为了减少上述困难,膝关节理想的融合位置是:胫骨外翻 5°,膝关节屈曲 10°～15°,旋转中立位或外旋 5°,融合后的肢体应较健侧短 1～2cm。

具体融合技术的选择取决于医生的喜好、骨和软组织切除的多少、是否可得到自体骨或异体骨等。内固定可选用髓内钉或接骨板螺钉。

【操作步骤】　肿瘤切除后,测量股骨和胫骨的骨缺损长度。准备移植用的自体腓骨、半侧股骨或胫骨,也可采用异体骨段。用软钻行股骨和胫骨的扩髓,将髓内针逆行打入股骨髓腔,自臀部皮肤穿出,注意使髓内针弧度方向与股骨相同。将移植骨块填充固定于缺损部位后,将髓内针顺行打入胫骨髓腔固定。如果保留了髌骨及股四头肌,去除髌骨关节面软骨,用加压螺钉将其与植骨块固定。放置引流,逐层缝合伤口。

【术后处理】　术后应辅助长腿石膏或支具外固定,可扶拐非负重下行走。X 线检查骨愈合后,在支具保护下逐渐负重行走活动。

三、胫腓骨下端恶性肿瘤的手术治疗

（一）胫骨下端肿瘤切除术

胫骨远端的恶性肿瘤相对少见，由于切除后的重建方法有限，效果不肯定，而行膝下截肢，术后佩戴假肢几乎总能获得令人满意的功能。因此在考虑手术方式时，应在保肢和截肢之间做仔细的权衡。胫骨远端切除后可以用自体骨或异体骨进行踝关节融合，也可以行异体骨关节移植、肿瘤骨灭活再植等。Balsamo 报道了 29 例胫骨远端肿瘤切除后异体骨关节移植，其中 12 例获得完整评估，并发症包括 3 例不愈合、2 例骨折、2 例关节退变、2 例延迟愈合，术后 MSTS 功能评分 67.3%。在行切除术时，可以使用前侧纵向切口，或使用平行的内外侧双切口。

（二）腓骨下端肿瘤切除术

腓骨远端 1/3 切除后可以不重建，不造成明显的功能障碍和外翻畸形。但也有人认为由于肿瘤切除后外踝遭到破坏，需要重建踝关节。Carrell 设计了一种腓骨远端 1/3 切除后重建踝穴的方法（图 32-4-10）。

【操作步骤】　采用小腿外侧纵向切口切除腓骨远端 1/3。腓骨远侧 1/3 切除后，于小腿外侧近端另做切口，将腓骨近端周围的软组织游离，切取等长的腓骨近端。将股二头肌止点与阔筋膜及周围软组织缝合。将切取的腓骨近端翻转替代腓骨远端。将胫腓骨相接触处磨成粗糙面，将腓骨小头置于距骨外侧，形成新的外踝。用一根螺钉将腓骨与胫骨固定。若需切除整个腓骨干，可以用对侧腓骨近端来重建外踝。在儿童患者中，应仔细保留腓骨近端骨骺。将翻转的腓骨干插入胫骨远侧骨骺以近部位，调整腓骨位置，使腓骨头骨骺与邻近结构的关系回复到原腓骨远端骺板与邻近结构的关系。移位后的骨骺可能不再生长。

四、下肢骨干恶性肿瘤的手术治疗

骨干部肿瘤指肿瘤未累及骨端，手术切除时并不需要切除关节面。骨干部肿瘤切除后的功能优于切除关节面者。好发于骨干部的肿瘤包括：成釉细胞瘤、尤文肉瘤、软骨肉瘤、经典骨肉瘤、骨旁骨肉瘤、转移瘤、淋巴瘤等。成釉细胞瘤好发于胫骨。

大部分的股骨干被股中间肌的起点所覆盖。这些肌肉起到将肿瘤与神经血管束分隔开的屏障作用。在切除骨干部的肿瘤时，上述肌肉的起点应随肿瘤一起切除（除非肿瘤没有穿透骨膜）。切除肌肉的起点很少带来明显的功能障碍。

（一）骨干恶性肿瘤切除术

1. 股骨干肿瘤切除术　此部位的肿瘤切除后不影响髋关节和膝关节，且有足够的肌肉覆盖肢体并提供动力。当近侧截骨平面在小粗隆以远时，进行适当的骨干重建可以提供最可靠的优良行走功能，并替代关节置换。而在小粗隆近侧截骨，由于缺乏近端骨的固定和超常的机械应力，常导致骨不愈合。取外侧切口，同时切除活检通道。切口起自大粗隆向远侧延伸至腓骨头，向上可至髂前上棘，应根据肿瘤部位选择必要的长度。沿切口切开阔肌膜。若肿瘤突出于骨外，形成软组织肿块，则股中间肌应随肿瘤一起切除。通常可沿股外侧肌和股中间肌间隙切开，从而保留大部分的股外侧肌。在前侧，切除平面位于股中间肌和股直肌之间。在后侧，切断股外侧肌和外侧肌间隔在股骨粗线上的起点。切断之后即进入后侧间室。将坐骨神经、腘绳肌（除股二头肌短头外）从股骨分离。如果病变位于股骨干偏远侧，则股二头肌短头应随肿瘤切除，但长头通常可以保留。如果肿瘤有较大的内侧软组织包块，必要时另加一个内侧切口，有助于将缝匠肌和股动静脉解剖出来加以保护。根据术前 MRI 确定肿瘤在骨干远近端的范围，决定截骨的部位。在截骨之前应在截骨线上下做标记，以保证重建时恢复远近端正常的旋转关系。截骨之后，切断内侧的软组织取出肿瘤，确定远近端髓腔内组织外科边界足够后，即可开始重建。

2. 胫骨干肿瘤切除术　取前内侧切口。若有较大的前侧软组织肿块或由于活检所污染，可切除部分皮肤和皮下组织，向两侧掀起皮瓣。在距胫骨后内侧缘至少 1cm 处纵行切开覆盖腓肠肌和比目鱼肌的筋膜。将比目鱼肌的起点自胫骨后侧游离，保留部分正常肌肉于胫骨上。此时可进入小腿后侧肌肉

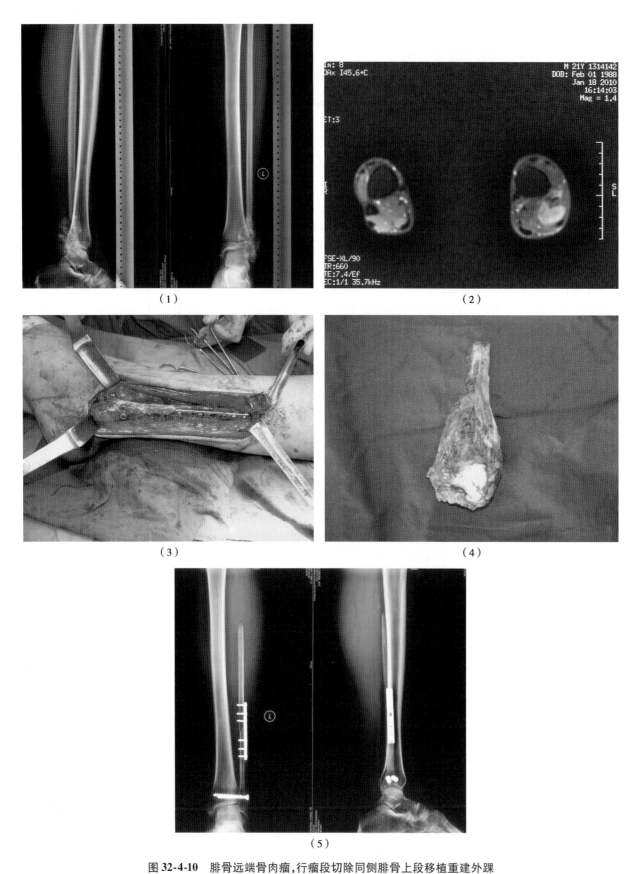

（1）　　　　　　　　　　　　　　　　（2）

（3）　　　　　　　　　　　　　　　　（4）

（5）

图32-4-10　腓骨远端骨肉瘤,行瘤段切除同侧腓骨上段移植重建外踝
（1）、（2）术前X线片及MRI显示腓骨远端破坏;（3）术中像显示肿瘤切除后自体近侧腓骨移植固定重建外踝;
（4）标本大体像显示完整切除肿瘤;（5）术后X线片显示外踝重建效果

的深浅两层之间,并可显露胫后动脉、静脉和胫神经。在近端,将腓肠肌内侧头向后侧牵开,为方便显露,必要时可将鹅足腱切断。有时为了更好地显露腘窝血管,可将腓肠肌内侧头自其股骨起点处完全切断,但通常无此必要。应小心保护供应腓肠肌的腓肠动脉。胫前动脉于腘肌下缘自腘动脉发出进入前间室。在术中应找到此分叉部位。将比目鱼肌的起点完全游离之后,则可显露出胫骨后侧面及其表面覆盖的肌肉。在胫骨外侧保留一部分正常肌肉包裹胫骨。若胫前动静脉未被肿瘤累及,则可予以保留。从前方显露骨间膜。根据术前 MRI 所确定的肿瘤范围决定截骨部位。截断胫骨后,可以更加方便的切断余下的软组织。切除肿瘤,确定外科边界后,即可开始进行重建。

3. 腓骨干肿瘤切除术　取外侧纵切口,切开皮肤、皮下组织及深筋膜,沿肌间隔找到腓骨肌与比目鱼肌之间的间隙,切断比目鱼肌在腓骨上的起点,与腓肠肌外侧头一起向内侧牵开,显露腓骨后嵴。根据肿瘤的恶性程度及范围,决定是否保留拇长屈肌和腓骨肌。对于 3 期或 I 期肿瘤未破坏骨皮质者,可以保留腓骨周围肌肉。但对于 II 期肿瘤则需要将周围肌肉切除。在预计截骨水平截骨。腓动脉在腓骨后面走行,注意尽量不要损伤。腓骨中段切除后不需要进行重建。确定外科边界后即可关闭伤口。

(二) 骨干肿瘤切除后的重建方法

1. 自体骨　自体骨移植理论上是骨段切除后维持骨连续性的最理想方法,它避免了排斥反应,移植骨愈合后会逐渐增生,可以提供稳定长期的支持。可用带血管蒂或不带血管蒂的自体骨重建骨干缺损。最常用的皮质骨植骨材料为腓骨。缺损<8cm 者,可用不带血管蒂的自体骨重建,而缺损>8cm 者,最好采用带血管蒂的自体骨移植,否则容易发生疲劳骨折。若用于重建下肢骨干,则建议使用两段腓骨并辅助内固定。然而在实际中,自体骨由于移植骨量有限和取骨部位并发症的影响,应用受到一定限制。骨干部位非血管化自体腓骨移植的效果与异体骨段移植类似。Enneking 等观察仅 32% 的移植骨出现了增生(58% 无变化,9% 萎缩),而 Zwierzchowski 等报道 14 例年龄小于 19 岁的病例,自体腓骨移植均出现了增生和再塑形。这说明自体腓骨移植随着年龄不同,有不同的生长能力,这种方法较适合于儿童患者。

随着显微外科技术的发展,吻合带血管的游离自体骨段移植成为可能。成功的移植骨再血管化,使移植骨不会经过爬行替代的过程,因此不会出现非血管自体骨移植或异体骨移植存在的骨强度降低阶段。当在成年患者使用血管化的自体腓骨移植重建股骨骨干缺损时,移植骨出现增生的比例高于非血管化腓骨。这些血管化的腓骨在局部放疗后或感染等较差的局部环境下仍能愈合。多数报道认为血管化的腓骨移植后愈合时间在 3~8 个月,多数在 6 个月以内。这项技术需要较高的显微外科水平,报道的手术平均时间在 12.4~7.5 小时之间。因为这些移植骨在愈合能力和抗感染能力较强,所以可以用于大剂量放疗或移植物假体感染等情况。在重建胫骨骨干缺损时,也有采用 Ilizarov 架进行同侧腓骨内移的报道,在 7 例胫骨缺损患者中,全部病例获得了良好的关节功能与肢体负重,以及移植骨的增生。

2. 异体骨段或肿瘤灭活骨　骨干异体骨移植的功能较好,优良率达 89%。其优点包括来源广泛、可选择性强、避免自体取骨并发症,可以与自体腓骨移植联合,属于生物重建,一旦愈合则持久可靠。缺点包括感染、骨折、不愈合及传播疾病的风险。也可以采用肿瘤骨灭活再植(图 32-4-11),但应注意因灭活不彻底导致肿瘤复发的可能。与应用异体骨关节移植或关节融合一样其并发症发生率在 40% 左右。影像上可见的骨愈合时间为 20~182 周,平均 77 周,44 周时骨痂形成最多。骨折通常发生于术后第 3 年末。虽然有部分病例出现骨折和不愈合,但其比率仍低于自体非血管化腓骨移植。

下肢骨干异体骨重建可采用动力加压接骨板(DCP)或锁定接骨板。每一接骨部位两侧均应固定 6~8 层皮质。最好应用能够保护异体骨全长的长接骨板。异体骨表面的接骨板,其螺钉孔不必全部置入螺钉。若一块接骨板不能跨越两处接骨部位,也可使用两块接骨板。接骨板最好在异体骨的中部能够重叠。也可选择髓内钉固定。由于异体骨与自体骨的愈合与普通骨折有所不同,周期性加压好像并不刺激异体骨与自体骨之间的愈合。因此,采用髓内钉固定一旦发生愈合困难,很难通过对髓内钉的调整来促进愈合。一般来讲,若发生愈合延迟或松动,需要将髓内钉取出更换为加压接骨板以获得牢靠固定。

3. 人工假体置换　金属假体可以用于骨干缺损的重建。根据术前 MRI 及 X 线片来进行手术计划。

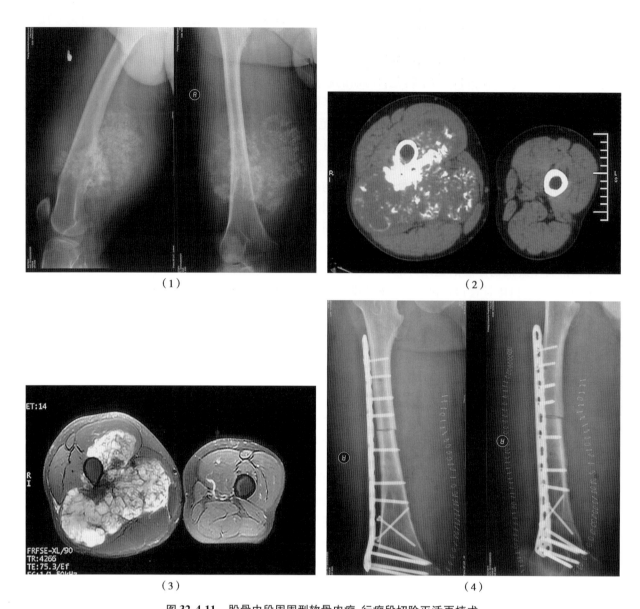

（1）　　　　　　　　　　　　　（2）

（3）　　　　　　　　　　　　　（4）

图 32-4-11　股骨中段周围型软骨肉瘤，行瘤段切除灭活再植术

（1）术前 X 线片显示肿瘤累及股骨中段；（2）、（3）术前 CT 及 MRI 显示肿瘤位于股骨干周围；（4）术后 X 线片显示骨干灭活后再植内固定

确定骨的两端分别与远近侧截骨线的距离、截骨长度、髓腔的宽度、股骨前弓的角度。根据这些参数定制假体或选择组配式假体。这种假体有两个柄可以插入近端及远端的髓腔，这些柄可以是骨水泥型的也可以是非骨水泥型的。假体可以有多孔表面覆盖，并进行自体骨移植形成骨桥。这种重建方法需要确实的髓腔内固定，只能适用于骨干中部的病灶，股骨上 1/5 的骨干应完好。Heck 等报道应用钛纤维-金属骨干假体，在 13 例患者中大部分有骨桥形成，术后功能 12 例良好；但也有 2 例发生柄折断，3 例纤维-金属表面分离，假体松动 1 例。由于并发症较多，骨干假体多用于转移癌患者，在原发恶性肿瘤患者使用应慎重。

【操作步骤】

（1）肿瘤切除并确定外科边界，将截骨两段进行扩髓，冲洗，擦干髓腔。

（2）假体的两部分以 Morse 锥度连接，在假体连接之前，用骨水泥分别固定远近侧假体柄。将假体两部分连接，加压使之对合紧密。用截骨时所做的标记来确定旋转对线。

（3）常规缝合伤口。

五、足部恶性肿瘤的手术治疗

足部的原发恶性肿瘤和继发肿瘤都很罕见。足部的良性骨和软组织肿瘤相对多见,其发生率约为恶性肿瘤的 5 倍以上。跗骨的皮质薄并且有很多血管穿入骨内。因此发生于中足和后足的 3 期、Ⅰ 期以及所有的 Ⅱ 期肿瘤极易穿透皮质,在早期即成为间室外肿瘤。跖骨的骨干部对抗肿瘤的能力稍强,但其近侧干骺部则易被肿瘤侵入。每一个跖骨及包绕跖骨的内在肌肉可以作为一个解剖间室,向远侧包括其对应的足趾。足部特别是足底的正常感觉对于发挥足的正常功能和足部皮肤的完整性至关重要。虽然感觉丧失并不意味着截肢,但在计划手术时一定要考虑对足部感觉的影响。足部的血供来自胫前和胫后动脉,在大多数患者中,如果胫后动脉状态良好,则丧失足背动脉不会造成严重后果。足部皮肤的血供几乎没有重叠供应区,因此手术时应小心分离并慎行皮瓣转移。

(一) 趾骨肿瘤

趾骨的 3 期和 Ⅰ 期肿瘤术后易于复发,因而最宜行广泛切除。为达到广泛切除边界,通常需要行截趾术。对于罕见的 Ⅱ A 期趾骨病变,也可行截趾术。但对于 Ⅱ B 期肿瘤,则至少应行列切除术,将患趾及相对应的跖骨一同切除。如果肿瘤位于趾骨近节,则肿瘤可能侵及邻近的跖骨。骨扫描和 MRI 有助于判断邻近跖骨是否受累,切除范围则做相应的调整。

(二) 跖骨肿瘤

大多数 3 期和骨间的 Ⅰ A 期肿瘤可行广泛切除,而不必行列切除术。但是,对于外侧的 4 个跖骨,跖骨切除术后的功能障碍和植骨术后的恢复时间都超过列切除。因此,一般对于第 2 ~ 5 跖骨的肿瘤,若需行跖骨切除,则通常建议行完整列切除术。如果肿瘤位于第 1 跖骨,则情况相反。只有当切除后的缺损不能被重建时才考虑行列切除术。因为此列的保留有利于发挥足的后蹬功能。

跖骨的 Ⅱ 期肿瘤很少见仅局限于间室内。骨扫描和 MRI 有助于发现邻近列是否受到累及。对于 Ⅱ B 期肿瘤要达到充分的外科边界,通常要切除邻近的列。位于第 1 列和第 5 列的肿瘤,肿瘤切除后尚可保留 3 个连续的列,并可以保留较多的功能。而发生于第 2、3、4 列的肿瘤,常需要切除 3 列,仅有 2 列得以保留(外侧 2 列,内侧 2 列或内外各 1 列)。若第 1、2 列得以保留,则通过穿着特制的鞋子,患者仍可行走。如果足的外侧 2 列得以保留,则由于丧失了足的内侧柱和后蹬功能,足的功能明显障碍。佩戴踝-足支具有助于增加稳定性。截除中间的 3 列,仅保留第 1 和第 5 列,也同样需要佩戴足-踝支具。上述几种情况中,肿瘤切除后的软组织覆盖是个难题。每逢这种情况,手术医生应在多列切除和跖跗关节截肢术之间权衡。

如果 Ⅱ B 期肿瘤想跖侧蔓延到跖骨固有肌肉层以浅或向背侧蔓延到跖骨以近,则不适合行列切除术,而应行 Chopart 截肢术。

(三) 跗骨肿瘤

跗骨区的恶性肿瘤(Ⅰ、Ⅱ期)通常在切除后没有足够的骨进行重建。如果肿瘤局限于跗骨内,可以达到无瘤的切除边界并且有足够的跖侧皮瓣覆盖创面,则可行 Chopart 截肢术。如果肿瘤位于舟骨或骰骨,则 Chopart 截肢不能达到满意的外科边界。在这种情况下,应考虑行 Syme 或 Pirogoff 截肢。

距骨的 3 期肿瘤可以尝试使用彻底的刮除术,但如同其他跗骨一样,一旦出现复发而要达到肿瘤的局部控制就必须行截肢术。因此,对于距骨 3 期肿瘤也可以用治疗 Ⅰ A 期肿瘤相同的方法,即行距骨切除术。对于 Ⅰ B 期和 Ⅱ A、Ⅱ B 期肿瘤,除非辅助治疗效果很好,否则应行距下截肢术。

跟骨是足部最重要的骨,若失去了跟骨和足跟致密的皮肤垫,患者寸步难行。因此对于必须切除跟骨或足跟部皮肤垫的患者,最好行截肢术。跟骨的 1、2 期肿瘤可经外侧入路行刮除术。3 期肿瘤可先尝试行彻底的刮除术,使患者有保留患足的机会。若一旦出现复发,则最好行长残端的膝下截肢术,而不要反复刮除。跟骨的恶性肿瘤应行膝下截肢术。

距骨切除术:皮肤切口的位置常取决于活检切口,一般选择用内侧纵向切口(位于胫前肌腱和伸踇长肌腱之间),起自小腿远端,经过踝关节达中足跗骨水平。距骨上无肌腱附丽,因此只需切断关节囊和韧带。显露距舟关节切开整个关节囊。将胫前肌腱牵向内侧,切断三角韧带的深层(即胫距前及胫距后韧带）。由于在术后不需要三角韧带的浅层（即胫跟韧带）发挥作用，因此该部也可以切断。在足的外侧，将伸拇长肌腱、趾长伸肌腱和足背动脉掀开，显露距跟关节的外侧韧带并切断之。切断距腓前侧韧带，将足强力跖屈，切断残存的韧带和关节囊结构即可取出距骨。

距骨切除后不进行重建，而将胫骨远端与跟骨相关节，对于成人而言这不是一个好的方法。通常建议将跟骨与胫骨融合。有的医生为了恢复肢体的长度和后足的高度，在胫骨与跟骨之间植骨，但增加了牢固融合的难度，所以多数医生只将胫骨与跟骨融合。去除胫骨远端和跟骨的关节软骨，用接骨板将胫骨远端和跟骨进行固定。

（汤小东）

第五节　骨盆肿瘤的外科治疗

骨盆肿瘤比较常见，占原发骨肿瘤的 3% ~4% 。软骨系统肿瘤最多，造血系统肿瘤和骨转移瘤，都因骨盆松质骨为终生红骨髓而多发，居第二位。据黄承达国内 40 多家医院 38 959 例原发骨肿瘤与瘤样病变的报告，软骨系统肿瘤 617 例，占 44.58% ；造血系统肿瘤和骨转移瘤 502 例，占 36.27% ；良恶性骨巨细胞瘤 130 例，约占 10% 。上述一、二位发病情况与 Enneking 的论著完全一致。

一、诊治要点

（一）骨盆环的解剖特点

骨盆环由两个髋骨和骶骨组成，前方有耻骨联合，后方有两个骶髂关节与骶骨相连。骨盆环的骨小梁按压应力和张应力分布。两个髋臼把骨盆环分成前后两个弓，后弓由上部骶骨、骶髂关节和部分髂骨构成，是直立位和坐位的负重部分，比较坚固。前弓由髂坐骨至耻骨的部分组成，有连接两侧后弓的作用。骨盆弓分承重弓和联结弓两种。承重弓即股骶弓和坐骶弓，前者起自髋臼，上行经髂骨至骶骨，站立时承受体重，后者起于坐骨结节经坐骨支和髂骨后部至骶骨，坐位时承受体重。联结弓在骨盆前面，借耻骨体及其水平分支与股骶弓相连，或借耻、坐骨的下支与坐骶弓相连。联结弓加强和稳定了承重弓。

当骨盆环遭到肿瘤性破坏，其承受应力能力将明显改变。若后弓破坏，站立时承受髋臼和骨盆侧壁的相互挤压力量将大大减弱，若前弓破坏，耻骨支撑承重弓的作用也明显变小。当患者坐、站、走及运动时将产生不适和疼痛或轻微活动引起病理骨折。结合肿瘤的良恶性、生物学行为，破坏的部位与范围而出现各种症状。

骨盆良性肿瘤症状轻微，偶尔摸到硬性肿块或病理骨折时才发现。恶性肿瘤常潜在发展、从第一次出现症状到诊断明确有时要很长时间。髂部肿物可引起下腹不适或疼痛，病变位于髋臼可有关节痛和活动受限等退行性关节炎的表现，位于闭孔环的病变可有大腿内侧不适与疼痛，位于髂骨后侧可有臀部和腰部的疼痛。高度恶性肿瘤刺激坐骨神经或股神经，可引起剧烈疼痛，难以忍受，或处于强迫体位，彻夜不眠，必须服用强镇痛剂。

骨盆是骨盆肌肉及下肢一些肌肉的起止点，其部分肌肉与骨盆呈非腱性连接，彼此有丰富的血管相通而缺乏屏障。因此骨内恶性肿瘤容易破出骨进入软组织，软组织肿瘤也无阻挡能很快侵蚀骨骼。肿瘤性包块的发现对诊断非常重要，早期不易触及，可疑的部位应与健侧对比进行仔细检查。当临床上发现包块时，肿瘤早已有长时间的生长，晚期肿瘤生长变大形成包块，可以充满盆腔并向内向上扩展超过脐水平和腹中线，把膀胱和直肠推向健侧，向后生长的包块侵犯臀肌，使臀部皮肤发红发亮，闭孔环的肿物，侵犯闭孔肌肉和内收肌，肿块可以深入到大腿内侧后侧，肛门指诊可以触及包块并有压痛。盆腔内的恶性肿瘤可以沿坐骨神经束向盆腔外臀肌深层发展，或经腹股沟韧带深方向大腿前内侧蔓延。同样盆腔外的肿物也可以向盆腔内发展。

骨盆肿瘤发生病理骨折与脱位后，疼痛症状更加严重，患者很难选择合适体位使疼痛减轻；无论是下肢还是躯干的活动都能牵扯骨盆引起疼痛。因此及时予以治疗非常重要。

（二）骨盆肿瘤的影像学表现及病理活检

骨盆原发肿瘤的 X 线片表现多种多样。

最好发的骨软骨瘤表现为突出骨外的无疼痛性肿块和形成钙化的软骨帽,在 X 线片上常与骨盆重叠,难与其他软骨肿瘤区别,需经临床反复检查才能认出或通过 CT 确诊。骨盆软骨系统肿瘤,除骨软骨瘤外主要是软骨瘤和软骨肉瘤,后者有分化较好和高度恶性之别,骨盆内生软骨瘤容易复发与恶变,也应按分化好的软骨肉瘤处理,因此把高度恶性软骨肉瘤区分出来具有重要意义。

骨盆软骨肿瘤的 X 线片显示为边缘不规则的透亮区,其中有点状、环形和成片钙化与骨化斑点,有时大量棉絮状钙化及骨化斑点遮盖骨质破坏区,形成致密阴影,可随肿瘤生长扩大,穿破皮质进入软组织。高度恶性软骨肉瘤发展很快,为纯溶骨性破坏,不规则透亮区中没有钙化和骨化,骨皮质可以膨胀变薄,或穿破皮质进入软组织,也无钙化和骨化,因此钙化和骨化可以判断其生长速度和恶性程度。

骨髓瘤的 X 线片特点与骨转移瘤有相似之处,周边的骨质疏松与老年性骨萎缩难以区别。多发的溶骨区呈虫蚀样、颗粒样、穿凿样或片状破坏。模糊的边缘无反应骨,可有软组织阴影。

恶性淋巴瘤的 X 线破坏影呈溶骨、成骨或二者混合的皂泡样改变,可有软组织阴影。偶尔可见残留骨质位于溶骨区内呈融冰样。

尤文肉瘤的大片状溶骨,其破坏阴影也是虫蚀样、斑点状,软组织阴影较为明显。

骨盆的良性囊性破坏,如骨囊肿、动脉瘤样骨囊肿、海绵状血管瘤,均为膨胀性缓慢生长,透亮区边界清楚,均匀一致,呈单房、多房或皂泡样。

单发或多发的纤维异样增殖症溶骨性破坏呈毛玻璃样。

X 线断层片可准确提示破坏区及其周围微小反应带;可见到病变在骨内的蔓延及骨盆周围病变的范围;可先于平片发现软骨钙化区。

ECT 可以标记病变边界,指出在骨内软组织内隐性蔓延情况,由于病灶、反应区和正常骨的代谢不同,浓聚反应也不同,从而提示反应区。

DSA 检查非常有意义,可先于临床勾画出骨与软组织肿瘤的范围,发现进入邻近软组织的灶性小病变;能区分看起来是良性,实为恶性的病变,指出血管丰富区,活检时可予以避开;显示大血管与肿瘤的关系,相邻的情况和被侵犯的程度以指导手术。为减少术中出血术前可行栓塞治疗。

CT 检查非常重要,从横断面了解肿瘤的扩展、骨侵及软组织或软组织侵袭骨质的情况,为外科切除选择合理边界。

为了明确诊断,制订治疗方案,术前病理活检非常重要。针吸或用套管针取材活检大大优越于切开活检。前者方法简便易行,大部分患者能明确诊断。穿刺活检失败时可选用切开活检,术前要备血,术中应注意:①切口应和以后正式治疗的切口一致;②切开活检容易污染伤口,种植,继发血肿可把肿瘤带入手术达不到的组织,因此应尽力减少血肿;③勿把反应区和肿瘤中坏死区的组织当成肿瘤取出,因此应做冷冻切片检查。

（三）骨盆肿瘤切除区域的划分与重建

多数学者根据肿瘤发生的部位,按解剖区域进行切除与重建。

1. 髂骨肿瘤的切除　从髂骨颈到骶髂关节,甚至包括骶骨翼的一部分。应用异体骨或自体髂骨（有时取自残存的部分髂骨）植于髂骨颈与骶骨翼之间。用加压螺丝钉做内固定,以恢复骨盆环的连续性。

2. 耻骨肿瘤的切除　耻骨联合到耻骨支与耻骨体交界处和耻骨下支。可不做重建。

3. 坐骨肿瘤的切除　坐骨体与坐骨上支交界处截除,包括坐骨结节与坐骨下支。可不做重建。

4. 闭孔环肿瘤的切除　上述 2、3 的切除范围,闭孔环切除后常不做重建。

5. 髋臼肿瘤的切除　包括耻坐骨肿瘤同时侵犯髋臼,或髂骨肿瘤侵犯髋臼,整个髋骨都受累者少见。肿瘤做广泛切除后行人工骨盆假体置换或异体半骨盆移植进行修复,或把瘤段骨壳灭活再植进行重建。亦可不做重建,连枷髋扶拐走路。

Enneking 把骨盆肿瘤按部位分成三型,不同类型有不同的重建方法。

Ⅰ型:髂骨肿瘤切除,以耻骨联合为轴上移髂骨与骶骨融合重建。

Ⅰ A型:髂骨肿瘤连同臀肌一并切除,重建方法同上。

Ⅱ型:髋臼肿瘤连同股骨头颈和关节囊一并切除,股骨上端与髂骨融合。

Ⅱ A型:切除范围同前,股骨与坐骨融合。

Ⅲ型:闭孔环的肿瘤切除。

Ⅱ型肿瘤切除后,髋关节移位融合很困难,多数不愈合,有不同程度的疼痛,肢体不等长,行走很困难。

二、适应证与术前准备

(一) 适应证

1. 骨盆的良性病变,特别是软骨系统的肿瘤容易恶变,主张及早行预防性切除。1 或 2 期囊性破坏,可行囊内彻底刮除,酌情切除破坏严重的骨皮质,保留骨膜与另一侧骨皮质。

2. 良性 3 期,Ⅰ A/B 期肿瘤如软骨瘤、骨巨细胞瘤,Ⅱ A/B 肿瘤,特别是分化好的(软骨肉瘤)和对化疗敏感的(尤文肉瘤、骨肉瘤)均可行局部广泛性切除与修复重建术。由于骨盆内外都有肌肉包绕,能否获得安全切除边界,主要决定于截骨线距离病灶的长度。

3. 对化疗与放疗均不敏感的高度恶性肿瘤,尤其是侵犯了主要的神经血管,为解除患者痛苦,延长寿命,半骨盆截肢术仍是一种重要治疗手段。

(二) 术前准备

1. 对患者的身体状况进行全面检查与评估,并行有关检查,如胸片、心电图、血常规、尿常规、血糖、肝肾功能、电解质、凝血功能、血气分析等,如有异常应请专科医生会诊。

2. 有内科并发症的患者术前应给予积极治疗,如高血压、心脏病、糖尿病及出血性疾病等。

3. 约请患者家属、患者所在单位领导谈话,介绍诊断及治疗情况,术中、术后可能发生的问题和危险,征得患者或其委托人同意手术并签字后报告医院有关部门批准。

4. 充足备血。新鲜全血、成分血(红细胞悬液、血浆、血小板)。准备凝血药、止血纱布、1～2 个吸引器和电刀。

(三) 麻醉

骨盆肿瘤外科切除属危重患者麻醉,大量失血时要及时输血,以保证血液成分。外周静脉用 14G 套管针,深静脉放置 7.0～8.5Fr 的鞘管,用于输血和监测中心静脉压。有条件或特殊患者可放肺动脉监测导管(Swan-Ganz)以监测心脏功能。

大量出血时应输红细胞悬液及等渗盐水,以维持血压和保证循环血量;出血静止期按比例输红细胞悬液和血浆;手术结束期输血小板、纤维蛋白原。

手术结束后应尽快复温(36.5℃以上),给予小剂量血管扩张药促使升温,利于纠正休克和改善凝血。随时观测尿量≥50ml/h。

(四) 术后处理

1. 监测体温、脉搏、呼吸、血压、血氧饱和度等生命体征,记录 24 小时出入量。

2. 根据血常规、血生化、凝血功能、血气分析等指标的监测结果,制订术后补液方案,血红蛋白低于 80g/L 应及时输血。

3. 使用足量广谱抗生素 3～5 天预防感染。

4. 患者排气后可进食水。

5. 保持伤口引流管通畅,24 小时引流量少于 50ml(一般术后 3～5 天)拔除引流管。

三、闭孔环肿瘤的切除术

【体位】　仰卧位,患侧臀部垫高或截石位,患侧肢体可消毒无菌单包扎自由于手术台上。

【麻醉】　全身麻醉气管内插管或连续硬脊膜外阻滞。

【操作步骤】

1. 切口　从髂嵴或从髂前上棘开始,经腹股沟韧带,同侧耻骨结节弧形向下到大腿内上方。

2. 前方切口显露肿瘤盆腔侧 切开腹壁三层肌肉在髂骨上的止点,切开腹股沟韧带,游离保护精索或圆韧带,结扎腹壁下动脉。向健侧牵拉皮肤,显露并切断腹直肌在耻骨结节上的止点,推开腹膜和膀胱,充填纱布止血。用腹腔拉钩牵开腹膜,游离髂内动脉和闭孔动脉,为了减少出血,可酌情结扎。

3. 切开会阴与大腿内侧切口显露肿瘤前下侧;在肿瘤下方切断内收肌群,结扎闭孔前支、后支血管。

4. 在盆腔前侧切口,耻骨肿瘤的前面如股神经、股动静脉、髂外动静脉、髂腰肌及其周围软组织,应小心分离。将上述血管神经拉开,显露耻骨体,在耻骨体与耻骨上支交界处,截断耻骨。

5. 向内侧牵拉皮肤,游离耻骨联合,找到关节软骨,在耻骨联合下缘,分离尿生殖膈。注意勿损伤尿道和阴茎的神经和血管,也应注意勿进入肿瘤。用手术刀或线锯切断耻骨联合。继续沿耻骨下支,坐骨下支内侧切下尿道括约肌、阴茎脚、会阴浅、深横肌、闭孔内肌和坐骨海绵体肌。于伤口深方,坐骨结节处切断腘绳肌、股方肌、骶结节韧带,注意保护阴部神经血管。它是从盆腔经坐骨大孔,经坐骨切迹和骶结节韧带进入坐骨小孔,再向前至闭孔内肌筋膜内 Alcock 管,在坐骨体与坐骨上支之间截骨。

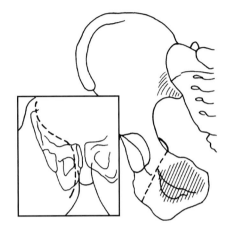

6. 肿瘤离体以后充分止血,冲洗伤口做必要的修补。缝合腹壁各层,放负压引流管,逐层缝合伤口,加压包扎。

7. 术后患肢抬高,2 周拆线,3 周离床练习负重走路。

图 32-5-1 闭孔环肿瘤切除术

8. 闭孔环及其周围肌肉被切除后的空腔,可不作修补,因术后缺损区的血肿,能阻挡腹腔脏器疝出,晚期强有力的瘢痕不但不会发生疝,而且有稳定骨盆环的作用(图 32-5-1)。

四、髂骨翼肿瘤切除与修复术

【体位】 健侧卧位,患侧下肢消毒包扎无菌单自由于手术台上。

【麻醉】 全身麻醉气管内插管或硬脊膜外神经阻滞。

【操作步骤】

1. 切口 自 $L_4 \sim L_5$、$S_1 \sim S_2$ 棘突纵形向下,自 $L_4 \sim L_5$ 棘突沿髂嵴经髂前上棘,腹股沟韧带到同侧耻骨结节。

2. 前内侧切口显露肿瘤盆腔内侧面,从肿瘤表面,相当于髂嵴的部位切断腹壁三层肌肉,切开腹股沟韧带,结扎腹壁下动脉,推开腹膜及输尿管。小心分离前侧髂外和髂总血管,并用纱布填塞止血。酌情结扎髂内动脉和暂时阻断腹主动脉。于骶髂关节前方游离腰骶干和骶神经根予以保护。

3. 外侧切口显露肿瘤外侧面,翻起臀肌皮瓣,在肿瘤的外下侧切断臀中肌、臀小肌肌腹,显露髂骨外侧正常骨质和髂骨颈,在盆腔侧肿瘤的下方切断髂肌。找到坐骨大切迹,保护盆腔内的血管,注意勿损伤臀上动脉。在坐骨大切迹导入线锯,在髋臼上方髂骨颈截断髂骨。

4. 在腰骶部切口显露骶髂关节后部,在髂后上、下棘切断竖脊肌。沿后部髂嵴继续切断竖脊肌和腰方肌。骶髂关节后部完全显露后,自盆腔骶髂关节下方导入线锯,注意保护盆腔血管和腰骶神经根,于后方的骶骨翼或在骶髂关节截骨。

5. 肿瘤离体后,充分止血,探查重要的神经与血管,反复冲洗伤口。

6. 取异体髂骨或自体髂骨植于骶骨与髂骨之间,用加压螺丝钉内固定。

7. 缝合臀大肌,部分臀中肌与腰方肌和腹壁肌群,缝合腹股沟韧带。放负压引流管。逐层缝合伤口,加压包扎。

8. 术后患肢抬高,两周拆线,3～4 周后离床活动,6 周部分负重,骨愈合后患肢完全负重(图 32-5-2)。

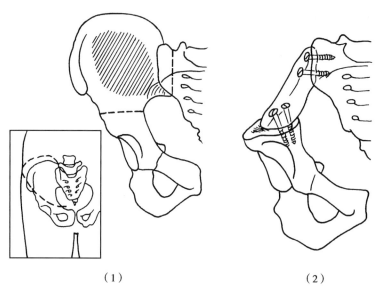

（1）　　　　　　　　　　　　　　（2）

图 32-5-2　髂骨翼肿瘤切除与重建术
（1）切口与范围;（2）重建骨盆环

五、髋臼周围肿瘤切除与重建术

髋臼肿瘤外科治疗是指髋臼及其周围骨,被原发恶性骨肿瘤或侵袭性较强的良性骨肿瘤破坏所进行的广泛性切除的截肢或保肢治疗。本节主要介绍肿瘤的局部切除与重建。

随着基础医学和影像学的发展,对于恶性骨肿瘤的生物学特性的认识有了长足的进步。外科手术已经能够进行广泛性局部切除与重建,保住了肢体并在放疗和化疗等综合治疗的帮助下,获得长期生存,因此国内外学者目前都认为骨盆恶性肿瘤是可以治愈的。

髋臼肿瘤多为髂骨或耻坐骨连同髋臼同时受到肿瘤的破坏,软骨肉瘤、骨巨细胞瘤多见,对化疗敏感的高度恶性肿瘤如成骨肉瘤、尤文肉瘤也不少见。诊断明确后根据肿瘤的良恶性,解剖部位及生物学特性选择治疗方案,肿瘤周围有安全切除边界、能完整切除肿瘤是保肢治疗的适应证,肿瘤巨大、与周围重要器官粘连紧密、恶性度高,应截肢治疗。应重视肿瘤的综合治疗,对放、化疗敏感的肿瘤经术前治疗,可使瘤体缩小,成功进行保肢治疗。

根据病变发生部位,髋臼肿瘤的手术方法分为 4 种:①髋臼与闭孔环肿瘤的切除与重建;②髋臼与髂骨肿瘤的切除与重建;③肿瘤刮除金属杯髋臼重建,肿瘤仅限于髋臼,如骨巨细胞瘤和骨转移癌;④半侧骨盆恶性肿瘤切除灭活再植重建。

重建方法:①瘤骨壳灭活再植入工髋关节置换;②异体骨盆移植或异体骨盆移植与人工髋关节置换;③人工骨盆置换术;④髋关节旷置。

【麻醉】　全身麻醉气管内插管。

【体位】　健侧卧位,患侧下肢消毒包扎无菌单自由于手术台上。

【操作步骤】

1. 切口:从髂后上棘开始,沿髂骨嵴、经髂前上棘、腹股沟韧带、在耻骨结节弧形向下,止于大腿内侧。

2. 前侧切口显露肿瘤盆腔侧:从髂嵴切开腹壁三层肌肉,切开腹股沟韧带,游离精索或圆韧带,结扎切断腹壁下动脉,于耻骨结节切断腹直肌,显露耻骨联合。向后推开腹膜和膀胱,找到髂总、髂外动静脉和股神经,游离腰大肌,和上述神经血管束一起保护好。必要时可结扎髂内动脉,闭孔动脉和临时阻断腹主动脉。

3. 切开会阴部切口显露肿瘤的内下侧,在耻骨联合下方,小心切断尿生殖膈注意勿损伤尿道和阴茎神经与血管,用手术刀或线锯截断耻骨联合。在耻骨下支和坐骨下支的内面切断坐骨海绵体肌、闭孔内肌、会阴浅深横肌、阴茎脚和尿道括约肌。

4. 在上面的切口向盆腔外剥离,切断内收肌群、闭孔外肌,切断闭孔神经和闭孔动脉,结扎分支。在其深方显露坐骨结节,切断腘绳肌、股方肌和骶结节韧带。注意不要损伤进入 Alcock 管的阴部神经血管。

5. 切开髋关节前方切口,切断缝匠肌、股直肌,并向远端翻起。结扎切断旋股外侧动脉,在基底部截断股骨颈,或切开关节囊进行关节脱位。如果病变系耻坐骨肿瘤累及髋臼,此时可做下部髂骨的截骨。

6. 继续在髂骨翼外侧操作,外侧翻起肌皮瓣,在肿瘤外切断阔筋膜张肌、臀大肌、臀中肌和臀小肌。

7. 后部切口显露骶髂关节,在后部髂嵴切断腰方肌、竖脊肌。如果肿瘤未侵犯全部骶髂关节,则用骨刀在肿瘤外正常处截断髂骨。如果肿瘤破坏骶髂关节,则应游离好腰骶神经根并向内侧牵拉在骶髂关节下缘导入线锯截断髂骨翼。

8. 肿瘤离体以后充分止血(图 32-5-3)。

【重建方法】

1. 旷置

(1) 探查腰骶部神经,髂部血管和输尿管。将臀肌和竖脊肌、腰方肌、腹壁肌群缝合。阔筋膜张肌和腹肌缝合。缝合腹股沟韧带和内收肌群,放负压引流管两根,逐层缝合皮下和皮肤加压包扎。

(2) 做胫骨结节或股骨髁骨牵引,持续牵引 4~6 周,扶拐下床走路。骨盆肿瘤切除后的空腔早期为血肿所代替,以后机化成为强有力的瘢痕组织可以限制和阻挡股骨上端从而负重。大约在几个月后多数患者可扶单拐或手杖走路,少数患者因有套叠而走路困难。

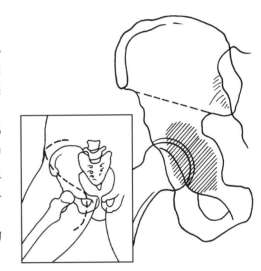

图 32-5-3 髋臼肿瘤切除与重建

2. 人工假体重建的方法较多,仅介绍应用较多的两种。

(1) 特制人工骨盆置换术

结构:人工假体中间部分为连接套筒,其上方有接骨板与髂骨截骨端(或髂骨翼)相连,其下方有人工髋关节与股骨粗隆相连(图 32-5-4)。

使用方法:能获得广泛切除的原发骨盆肉瘤,如分化好的软骨肉瘤,对化疗敏感的尤文肉瘤、骨肉瘤,肿瘤被切除后安装特制人工骨盆进行重建。在上方髂骨截骨端与髋关节之间,连接套筒的周围植入自体骨(被截的股骨头颈)进行生物学重建(图 32-5-4)。

侵袭性较强的破坏广泛的良性肿瘤,如骨巨细胞瘤,可用临界、广泛切除肿瘤大部,对于能保留的残留骨壁和髋臼必须在直视下彻底刮除、烧灼、电钻打磨、反复冲洗后安装人工骨盆,其周围植自体骨,骨水泥加固与重建(图 32-5-5)。

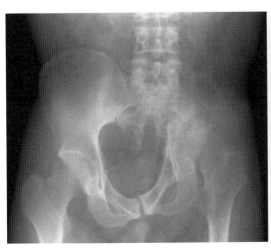
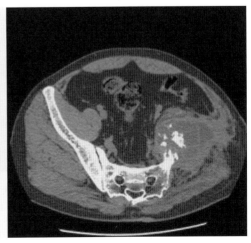

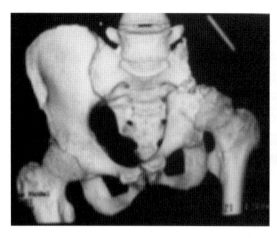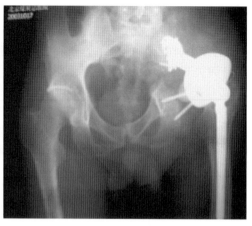

图 32-5-4　术前及术后影像照片

男　36 岁　左髂骨软骨肉瘤两次切除两次复发,患侧髋臼向上向内移位,肢体短缩,跛行明显,此次复发肿瘤侵犯髋臼上部。2003 年 3 月行第三次手术,广泛切除肿瘤后髋臼与骶骨翼之间缺损用特制人工骨盆重建(为避免牵拉神经血管,重建髋关节安装在移位后的位置)。随访一年零三个月,患者扶单拐行走,恢复原来工作

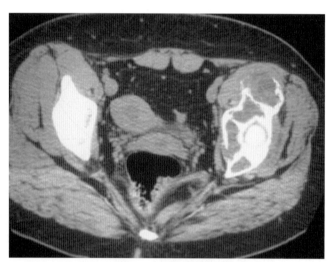

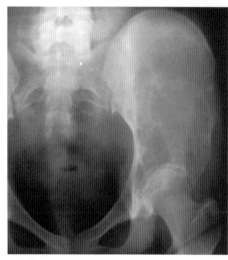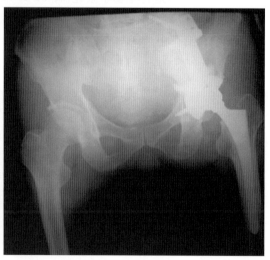

图 32-5-5　术前术后影像照片

女　16 岁　左侧髂骨翼及髋臼巨大骨巨细胞瘤,因疼痛无法行走。2004 年 3 月手术,髋臼、髂骨大部被切除,将特制人工骨盆假体安装在残余髂骨与髋臼之间,坐骨切迹骨质外侧与假体之间填充骨水泥,完成全髋人工关节置换。术后一年随诊已恢复正常学习生活

特制人工骨盆假体也可以用于破坏广泛的单发或多发的骨盆转移瘤,肿瘤被切刮以后,用保留的残留骨、人工骨盆假体和骨水泥填充加固完成重建(图 32-5-6)。

特制人工骨盆假体由笔者于 2003 年设计,假体固定在压力带,并用分力稳定髋关节的做法是新颖有效的方法,至今已有近 30 例的应用。多数病例获得随访,最长随诊 10 年,最短 1 年半,证明该人工骨盆具有结构简单、固定牢靠、安装方便、力学传递接近生理要求,保留和重建了有活动的髋关节,假体周围植骨能做生物学修复的优点。

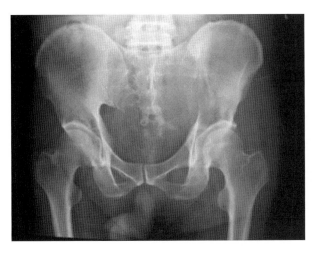
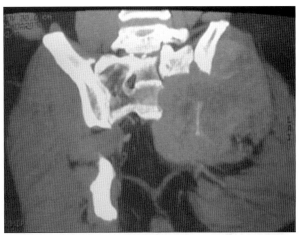
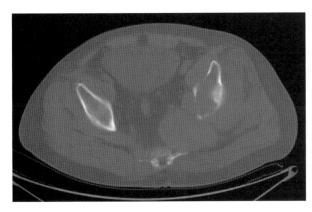
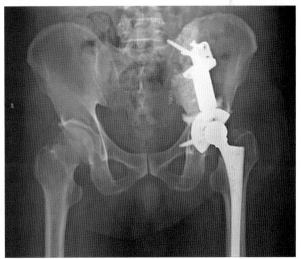

图 32-5-6 术前术后影像片

男 48 岁 肝癌,骶骨,髂骨,髋臼转移性破坏,ECT 未发现其他转移灶,因疼痛剧烈卧床不起,强烈要求手术治疗。2004 年 5 月手术,保留上部髂骨与 S_1 椎体和关节连续性,将特制人工骨盆假体安装在髂骨与髋臼之间并填充骨水泥,完成全髋置换,术后 10 月随访,患者带瘤生存

术后防止重建髋关节脱位非常重要,需绝对卧床 6~8 周,待局部血肿机化逐渐形成强有力的瘢痕组织,可以维持髋关节的长期稳定性。术后两月,可利用重建髋关节练习负重走路,主、被动关节活动及自由下蹲,必要时长期使用单拐保护重建的髋关节。

(2)鞍状人工假体的应用:肿瘤切除以后安装鞍状人工假体,假体上方呈鞍状托于残留髂骨翼,下方髓针插入股骨上端,其优点是结构简单,安装方便,支撑力强,缺点主要有髋关节活动上移,切割髂骨残端以及灵活性较差。

3. 异体半骨盆移植及全髋关节置换术

(1)取超低温库存同种同侧异体骨盆,快速升温后,根据需要截去髂骨多余部分或整个髂骨反复盐水冲洗后进行移植,于耻骨联合和骶髂关节处用加压螺丝钉内固定,或在髂骨处用接骨板螺丝钉内固定。

（2）髋关节重建采用人工全髋关节置换术。

（3）软组织修复同上。

（4）术后患肢抬高，骨牵引维持6周后离床下地扶拐走路，单拐走路和扶手杖走路（图32-5-7）。

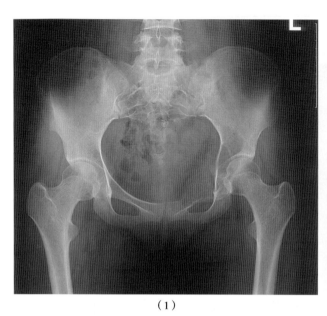
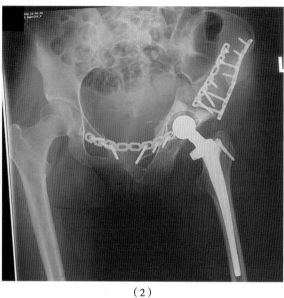

（1）　　　　　　　　　　　　　　　（2）

图32-5-7　髋臼及耻坐骨肿瘤，行肿瘤广泛切除，异体半骨盆置换，钢板螺丝钉内固定

（1）术前X线片；（2）术后4个月时X线片

4. 瘤骨骨壳灭活再植术仅应用于少数瘤骨壳破坏少、骨质坚硬者。肿瘤标本取下后，去除肿瘤及其周围软组织，如果骨壳完整坚固，可放入95%酒精缸内浸泡灭活30分钟。取出后用生理盐水反复冲洗。空腔处灌入骨水泥，必要时钻入多根斯氏针，再植回原位，并使用人工全髋关节置换术（图32-5-8）。软组织修复同上。

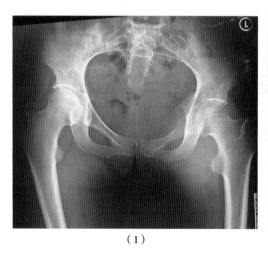
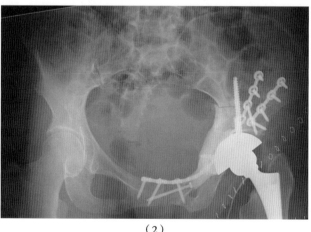

（1）　　　　　　　　　　　　　　　（2）

图32-5-8　髋臼及坐骨软骨肉瘤，行肿瘤广泛切除，半骨盆灭活再植，人工全髋关节置换，钢板螺丝钉内固定

（1）术前X线片；（2）术后X线片

（徐万鹏）

第六节　肿瘤型人工关节置换

近年来,国内肿瘤型人工假体在保肢手术中的应用逐年增多,人工假体重建虽然可以早期负重活动并且有着较好的术后功能,但并发症的发生率仍然较高。感染是最难处理的并发症,近年来假体的发展并没有使感染率有所下降。无菌性松动的发生主要是因为存在应力遮挡或应力集中,通过假体设计的改进可以降低松动率。假体固定方式(水泥或生物固定)仍然是该领域的研究热点,近年文献报道的水泥固定和生物固定的无菌性松动率都很低,哪种方法更有优势目前尚无定论。虽然人工假体在一些方面有着明显的优势,但在选择重建方式时还应注意有异体骨重建、金属假体-异体骨复合体或肿瘤骨灭活等多种重建方法可以选择,只有根据具体的病例选择恰当的重建方式才能取得最好的效果。

一、人工关节重建肘部肿瘤切除后骨缺损

由于肘部骨肿瘤发病率很低,仅约占全身骨肿瘤发病率的1%,因此有关肘部肿瘤切除重建的报道较少。肘部重要的解剖结构密集,局部切除术后会导致肘、腕手部关节不稳定及功能丧失,肿瘤切除术后需要重建肘关节,以恢复其功能及稳定性。在人工全肘关节出现以前,仅有为数不多的几种重建方法可供选择:关节融合术、切除成形术、异体骨关节移植等各自存在弊端,导致术后肘关节运动受限、关节不稳定以及大量并发症。

(一) 常用肘关节假体

1. Coonrad-Morrey 肘关节假体　该关节是较为常用的非定制型肘关节假体(图 32-6-1),肱骨和尺骨部分均采用骨水泥固定,允许有 8°的内外旋,以及 8°的外翻。为了抵抗向后方移位和轴向旋转的应力,肱骨部分还有向前延伸的扩展部分以便进行皮质外固定,该设计同时还有利于在肱骨前侧进行植骨。在假体与肱骨和尺骨接触部分的表面喷涂有钛浆或珊瑚面来增加假体的稳定性。其优点是不需要术前设计假体,可以根据术中情况选择适合大小的关节,但缺点是当骨缺损范围较大时,多需要进行自体植骨或复合异体骨段移植。

2. 定制型肘关节假体　定制型假体也常用于肘部肿瘤切除后的重建,术前需要预计骨缺损范围,以进行精确的假体设计(图 32-6-2)。肿瘤患者多使用定制型铰链式人工肘关节假体,其肱骨和尺骨部分均为骨水泥固定型,为了加强植入物的稳定性,与尺骨及远端肱骨接触的植入物表面有钛喷涂层。由于尺骨髓腔较细,不易注入骨水泥,因而尺骨假体柄具有螺纹

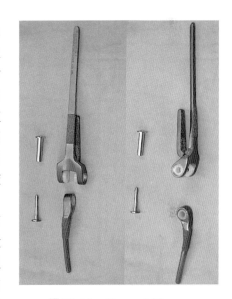

图 32-6-1　Coonrad-Morrey
人工肘关节假体

可旋入髓腔内,配合骨水泥防止后期假体松动。设计假体时应注意:尺骨髓腔直径较小且弯曲度较大,因而尺骨的假体柄设计较细,一般直径为 6~7mm,长度为 6~8cm,否则安装时容易穿出骨外;另外假体不能太长,可以适当缩短,以利于软组织的覆盖。

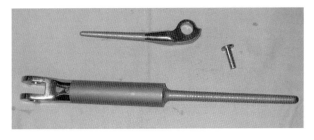

图 32-6-2　定制型肘关节假体

（二）适应证

1. 肱骨远端恶性肿瘤。

2. 尺骨近端恶性肿瘤。

3. 肘关节软组织恶性肿瘤侵犯尺骨或肱骨。

4. 肘关节弥漫性腱鞘巨细胞瘤。

（三）手术技术

虽然肘部软组织覆盖并不丰富，但切除恶性肿瘤时仍应遵循广泛切除的原则，否则易导致局部复发。手术多采用后侧入路，根据手术病灶范围，确定手术切口长短（图32-6-3），弧形绕肱骨内髁，沿着尺骨嵴纵行向下，向尺侧掀起皮瓣，于尺神经沟处显露神经并且加以保护，尺神经最后前置。舌形瓣切开肱三头肌腱膜，向下翻起筋膜瓣，保留其在尺骨上的附着。如果是肱骨远端病变，向近端延长切口，如果是尺骨近端病变，向远端延长切口。对于肱骨远端的肿瘤，肿瘤切除后，应尽量修复前臂屈伸及旋前、旋后肌群的起止点。对于尺骨近端的肿瘤，手术切除肿瘤后，将尺骨假体柄旋于髓腔内，安装肱骨远端假体时，锯掉肱骨远端髁间窝，保留肱骨内、外髁，并将假体嵌入髁间窝部位。这样既保留了肌肉的起止点，又能防止了假体旋转。一般肱骨柄采用骨水泥固定，尺骨柄除骨水泥外也可采用生物固定。肿瘤切除后局部要有充分的软组织覆盖，以免切口出现问题，导致假体置换术失败。被动活动尽量在术后早期进行，主动屈伸活动在伤口愈合后即可开始。

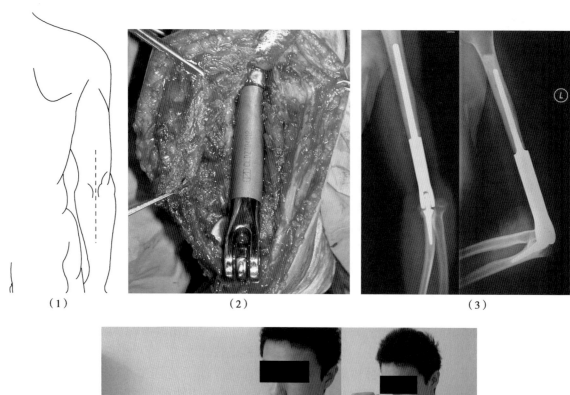

（1）　　　　　　　　（2）　　　　　　　　（3）

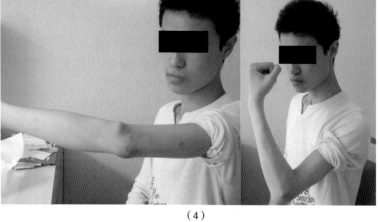

（4）

图 32-6-3　肘关节肿瘤切除假体置换手术

（1）切口示意图；（2）术中像显示安装假体；（3）术后X线片；（4）术后功能像

（四）相关问题

1. 人工肘关节假体置换的并发症　对于肘关节周围的肿瘤切除术后功能重建而言,目前没有比人工肘关节置换更好的方法。临床研究表明,原发肿瘤切除后实施全肘关节成形术能够显著地减轻疼痛,改善功能。转移瘤的患者,特别是其他方法均不能缓解症状时,也可以采用这种手术方法。选择全肘关节成形术为重建方法时,假体及患肢必须满足一定的条件。假体应该保证前臂及手能稳定活动,能代替骨缺损的长度,力学强度上能经得起日常使用。此外,假体必须从技术上容易安装,并且能保证固定牢靠。虽然有关肿瘤切除术后肘关节假体置换的报道较少,但多数研究显示其术后并发症发生率较低,主要包括神经损伤、假体周围感染、机械性失败、晚期无菌性松动等并发症。神经损伤是人工肘关节置换常见的早期并发症。当肘关节的恶性肿瘤向外生长形成较大软组织包块时,行肿瘤广泛切除容易损伤神经。正中神经、桡神经和尺神经都有可能损伤,但是尺神经最容易损伤,术中应注意游离出尺神经加以保护。

2. 术后功能　肘关节周围肿瘤切除后人工假体重建通常可以获得较好的疼痛缓解及术后功能。即便是进行关节外切除或骨转移瘤的患者也是如此。不同的报道所采用的评估系统也有所不同,常用的是 MSTS 或 MEPS 评分系统,结果多为优良。患者术后 2～3 周开始功能锻炼。8 周后患者肘关节活动接近正常,多数患者可以获得近 90°的肘关节屈曲活动范围。采用切开或者舌形瓣保留肱三头肌腱膜,有利于术后早期肘关节的康复,并且肱三头肌损伤较少。虽然有较好的术后功能,但人工肘关节置换术后的患者仍应避免手提重物及用力旋转前臂,以免出现假体松动及骨折。

二、肱骨上段肿瘤切除后人工关节重建术

成人肱骨上段是高度恶性骨肿瘤最好发的部位之一,也是成骨肉瘤的第三好发部位。肱骨上段的恶性骨肿瘤常有明显的骨外软组织肿块。以往手术多以肩胛带截肢为主,随着新辅助化疗的开展,保肢治疗已成为主要的外科治疗方式。肱骨近端原发肿瘤切除后的重建方式包括人工假体、异体骨关节移植、自体骨移植和关节融合等,但是人工假体替代肱骨近端肿瘤切除后骨缺损已经成为主要的重建方式。肱骨上段也是转移癌的好发部位,外科治疗多采用瘤段切除、肿瘤型人工关节置换。

（一）肱骨上段肿瘤切除的分型

对于累及肩部的恶性肿瘤,约 90% 的病例可以施行保肢术,可采用 Tikhoff-Linberg 切除术或其改良术式（图 32-6-4）,切除范围可以包括肩胛骨、锁骨、肱骨上段和所有起于或止于病变骨上的肌肉,而后用假体重建肱骨上段的骨缺损。术前应对肿瘤进行外科分级,严格掌握手术的适应证,术前必须确定恶性肿瘤尚未累及神经血管束和胸壁。肱骨上段恶性肿瘤切除最常见的术式是 I 形和 V 形切除,每种方式又根据是否保留三角肌等外展肌群分为 A、B 两类。

（二）术前准备

1. 影像学检查　影像检查是切除肱骨上段和肩带恶性肿瘤的关键。常用的检查有 X 线片、CT、MRI、动脉造影和骨扫描。用 CT 检查骨皮质的变化,辅助 MRI 检查胸壁、锁骨和腋窝的情况。用 MRI 检查肿瘤的范围,确定骨的切除长度。用血管造影检查了解肱动、静脉与肿瘤的关系、有无血管变异等。

2. 术前活检　对肱骨上段肿瘤的术前穿刺或切开活检,应经三角肌前部入路,禁忌经过胸大肌三角肌间隙做活检。因为后者会使肿瘤细胞播散到三角肌胸肌筋膜、肩胛下肌和胸大肌,严重影响肿瘤的局部扩大切除。

3. 适应证和禁忌证　肱骨上段切除重建术适用于肱骨上段和肩胛带的高度恶性骨肿瘤、部分低度恶性骨肿瘤以及累及到肱骨的某些软组织肉瘤。对上述肉瘤能否实施保肢术取决于肿瘤的发生部位和肿瘤特性。恶性肿瘤累及神经血管束或广泛累及邻近胸壁是保肢术的绝对禁忌证。少量胸壁受到累及、不正确的活检或者病理骨折的血肿使肿瘤污染手术区域、局部有感染史或淋巴转移是保肢术的相对禁忌证。对有病理骨折的病例,可先采用化疗和外固定治疗,如果对化疗的临床反应良好,病理骨折有愈合的迹象,再采用保肢术治疗。

（三）手术方法

为了确保安全地切除肉瘤,手术应该首先经前切口切开胸大肌,探查腋部和肱骨上部的神经血管

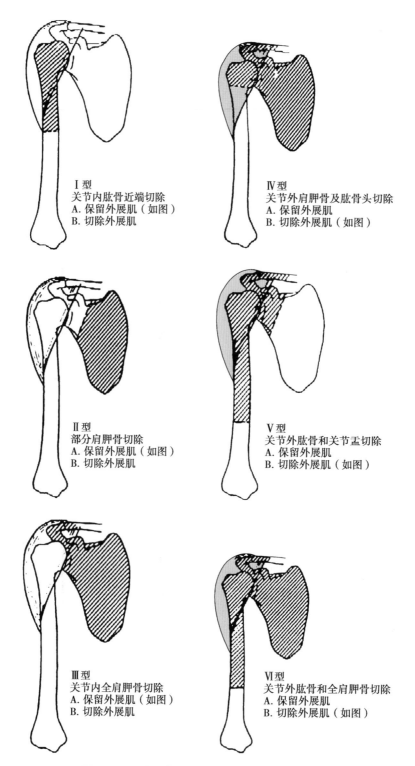

Ⅰ型
关节内肱骨近端切除
A. 保留外展肌（如图）
B. 切除外展肌

Ⅳ型
关节外肩胛骨及肱骨头切除
A. 保留外展肌
B. 切除外展肌（如图）

Ⅱ型
部分肩胛骨切除
A. 保留外展肌（如图）
B. 切除外展肌

Ⅴ型
关节外肱骨和关节盂切除
A. 保留外展肌
B. 切除外展肌（如图）

Ⅲ型
关节内全肩胛骨切除
A. 保留外展肌（如图）
B. 切除外展肌

Ⅵ型
关节外肱骨和全肩胛骨切除
A. 保留外展肌
B. 切除外展肌（如图）

图 32-6-4　肩胛带切除外科分型（Malawer 分型）

束,最后一次判断肉瘤能否扩大切除。如果保肢术不能扩大切除肉瘤,应改做肩胛带截肢术。这时胸前的皮肤仍能够用于肩胛带截肢术而不致使截肢术受影响。根据术前的影像检查,对肱骨上段的肿瘤,在肿瘤远侧 4~6cm 处截断肱骨,测量切下来的肱骨的长度。假体稍短,利于软组织覆盖及闭合伤口。用肱骨上段的人工假体重建骨缺损效果良好,这种方法适用于肱骨上段经肩关节内切除（Ⅰ型）术和经肩关节外切除（Ⅴ型）术的重建。

　　1. 关节内切除重建　对未侵犯肩胛骨的肱骨上端肿瘤,可以进行保留肩胛盂的经关节内手术,广泛切除肱骨上段,而后利用人工关节假体进行功能重建。此手术适用于:①肱骨上端低度恶性骨肿瘤

（ⅠA/B 期），如破坏广泛的骨巨细胞瘤；②肱骨上端高度恶性，但对化疗等辅助治疗敏感的肿瘤（ⅡA/B 期），如骨肉瘤。手术多采用全身麻醉或臂丛+颈丛阻滞。患者仰卧位，患侧垫高。

（1）切除肿瘤：采用 Henry 切口，梭形切除活检通道。注意保护头静脉，游离后将其牵向内侧保护，切断三角肌前部纤维止点，自三角肌胸大肌间隙进入。向外侧翻起三角肌皮瓣。探查腋神经及三角肌是否受累，如受累则予以切除。于肿瘤外正常组织中切断胸大肌在肱骨的止点，连同肿瘤切除或部分切除肱肌、喙肱肌、肱二头肌，向内侧牵拉上述遗留的肌肉并填塞纱布止血，向内侧推移保护神经血管束。在外后侧切除或部分切除肱三头肌，距肿瘤边缘 3～5cm 处截骨，向上掀起瘤段骨，根据肿瘤的累及程度切断肩袖及关节囊，完整切除肱骨上段，而后准备进行重建（图 32-6-5）。

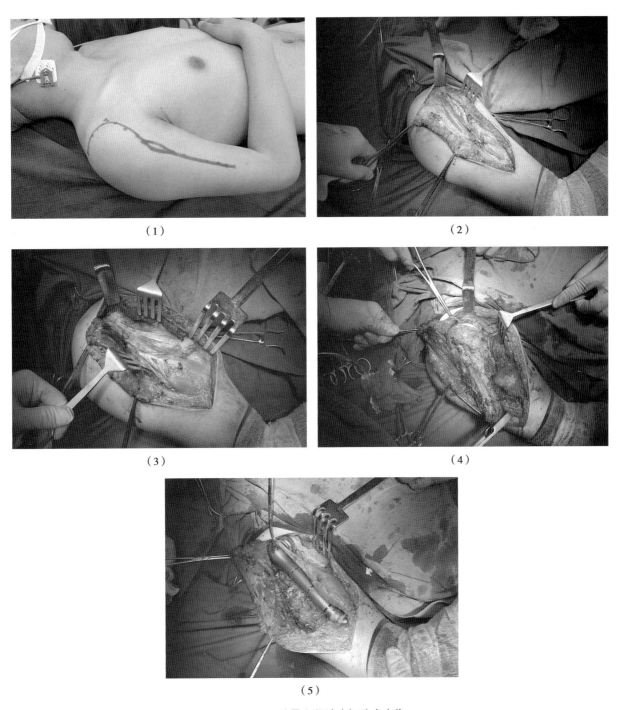

（1）

（2）

（3）

（4）

（5）

图 32-6-5　肱骨上段肿瘤切除术中像
（1）手术切口入路；（2）浅层解剖，经三角肌及胸大肌间隙进入；（3）将三角肌向外侧翻开，显露肱骨上段；
（4）截断肱骨，向近端掀起；（5）假体重建

（2）肱骨上段人工假体重建：肿瘤离体后充分止血并进行肩关节重建。重建假体有两种：一是单纯肱骨近端的半关节假体，另一种是包括肱骨近端和人工肩胛盂的全关节假体，多为钛合金制成。由于全关节假体存在肩胛盂部件的松动问题，而功能并不优于半关节假体置换，因此临床上多选择肱骨上段的半关节置换（图32-6-6）。当采用定制假体重建时，除注意假体与瘤骨等长或略短外，更要注意髓内柄插入部分的粗细合适。由于上肢假体对负重要求较低，且肱骨髓腔直径较小，因此假体柄应较下肢相应缩小（多在8~10mm）。假体固定多采用骨水泥固定。安装时应注意保持假体头上肢保持中立位时后旋45°~60°，以对应肩胛盂。待骨水泥固定牢靠后，应将残留的肩袖和关节囊在假体肱骨头周围做紧缩缝合，重建肩关节的软组织稳定，并尽量重建各肌肉止点，防止术后脱位。术后要固定患肢需中立位固定4~6周，以便于软组织愈合。

重建后的肩关节有良好的外形，并有部分外展功能（图32-6-7），但一般外展上举前臂功能差。若肿瘤侵犯范围较大，三角肌及腋神经连同肿瘤一起切除者，则完全丧失肩关节外展功能。肱骨上段人工关节假体重建很少发生假体折断、松动、感染等并发症，但远期可出现假体脱位。

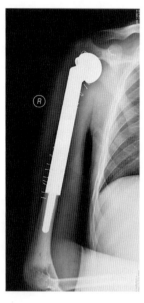

图32-6-6　肱骨上段假体置
换术后X线片

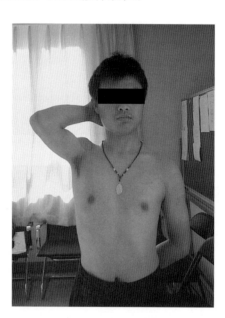

图32-6-7　肱骨上段假体置
换术后功能像

2. 关节外切除重建　肱骨上段恶性肿瘤累及肩胛骨，如进行保肢手术就需要进行肩关节外肿瘤切除，即Tikhhoff-Linberg手术。该术式Liston在1819年就已提到，后经完善而成为典型手术。1928年Linberg写进他的著作并命名，随后被广泛应用于肩胛带的恶性骨肿瘤的外科治疗中。因此Tikhhoff-Linberg手术先于下肢保肢手术百余年。上肢能在缺乏有效的化学辅助治疗的情况下保留肢体是因为：①肩胛骨和肱骨上端被发达丰满的肌肉所包绕，可以进行广泛性或根治性切除；②上肢不要求切除肿瘤后的肢体与健侧肢体等长或接近等长，因此不受年龄与病骨是否成熟的限制；③切除肿瘤后的连枷肩虽然外观不好，丧失了肩的外展与前臂上举的功能，但完好的肘、腕、手功能是患者非常欢迎的；④近年来随着有效化疗的实施，肩部恶性肿瘤的保肢手术适应证更可放宽，只要大的神经血管不被肿瘤侵犯，均可进行肿瘤的局部切除，保留前臂功能。此手术适用于肩胛骨与肱骨上端同时受累的恶性肿瘤（ⅡA/B）如骨肉瘤、尤文肉瘤，但必须确定主要神经血管束未受累。

手术要点：

1. 切口

1）多采用全身麻醉，患者侧卧位。前侧切口起自锁骨的内中1/3处，沿胸大肌、三角肌间隙下行至上肢的肱二头肌内缘。活检部位应距正常皮肤2~3cm处切除。

2）另一切口起于锁骨的中外1/3处，切口沿至肩胛骨的外1/3，直至肩胛下角，皮瓣可通过前后切口间,从三角肌至肱骨中段水平游离皮肤和皮下组织来扩大,如果肩胛骨需要全部切除,后侧切口应足够长来显露所有起止于肩胛骨的肌肉,这和全肩胛骨切除术相类似(图32-6-8)。

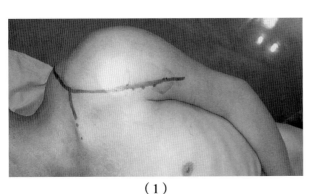
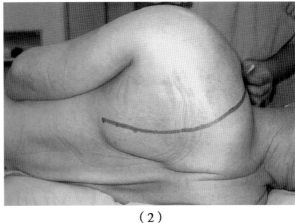

（1）　　　　　　　　　　　（2）

图32-6-8　Tikhhoff-Linberg 手术切口像
(1)前侧切口;(2)后侧切口

2. 神经血管束的探查显露　切开皮肤及浅筋膜,保留深筋膜,前方皮瓣自胸大肌分离至远侧1/3,显露肱二头肌短头,显露胸大肌止点,并在止点处切断。向内侧掀起胸大肌,即可显露腋神经鞘和喙突。为了充分显露腋血管、神经鞘,胸小肌、肱二头肌短头以及喙肱肌在喙突上的止点可切断。所有的肌肉均应进行标记,以利辨认和重建。在探查神经血管束以前,皮瓣应小范围扩大,患者的肿瘤可能不适于行保肢术,在这时行更大的皮瓣游离可引起肿瘤污染到行肩胛带离断术所需要的皮瓣。

3. 上臂段的神经探查显露　如果血管神经束与肿瘤无关,则可行保肢术。肌皮神经应该游离并加以保护,尽管牺牲这个神经偶然用于肿瘤安全切除,但它的丧失就意味着术后屈肘功能的丧失。肱二头肌的长短头间的深筋膜可在肿瘤以下切断以利最大限度地分离肱二头肌的长短头,这样可以更容易地看到肌皮神经。桡神经在背阔肌的下缘辨认,它环绕肱骨后方进入肱三头肌群,桡神经在肱骨中段的后侧通过(桡神经沟),手指可通过肱骨钝性分离该神经使之与肱骨分离。同样尺神经也到达了上肢,术者必须分离肱二头肌与肱三头肌肌间隔膜来清楚地看到尺神经。

4. 肱骨与肩胛颈的显露　广泛游离肱二头肌的长短头来显露肱骨,决定肱骨截骨面后,在这个水平横断肱二头肌长头以及肱肌,切断背阔肌和大圆肌止点,外旋肱骨显露肩胛下肌,在喙突水平横断。应注意不要进入关节间隙,肌肉残端用缝线标志以利后期重建。横断这些肌肉后,肩胛颈的前部就可显露。

5. 锁骨与肩胛颈的显露与截断　自肩胛冈上切断三角肌起点,切断斜方肌止点,在肩胛颈水平切断冈上肌、冈下肌和小圆肌。在保护桡、尺神经的同时,在选择的水平切断肱三头肌。锁骨在其内中1/3处锯断,肩胛颈截骨线为通过肱骨外科颈内侧到喙突连线离断,二者均在肱骨截骨术前完成。

6. 肩胛骨的广泛游离　如果行全肩胛骨切除术,皮瓣必须后延至肩胛骨内缘,这些都完成后,菱形肌、肩胛提肌以及斜方肌均在肩胛骨止点处切断,大、小圆肌,冈上肌,冈下肌以及肩胛下肌在肌腹处切断。

7. 肱骨的截骨　如果该手术应用于肱骨上端肉瘤,则肱骨应在肿瘤远端4～5cm处截断,这依据术前骨扫描决定。截骨处应行术中病理检查以及骨髓病理检查。测量肱骨截骨段长度,假体应较其短2～4cm,肢体短缩有利于软组织的覆盖。

8. 完整切除肿瘤　切除肿瘤后术者应注意肿瘤表面肌肉的多少,肱三头肌的长、外侧头仍保留在肱骨上,肱二头肌的长头的上部分和肱肌的上部分和肿瘤一起切除。肿瘤由完整的三角肌覆盖,冈上肌、冈下肌、胸大肌、背阔肌、大圆肌、小圆肌和肩胛下肌的止点也随肿瘤一起切除(图32-6-9)。

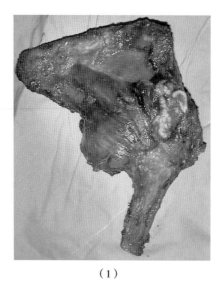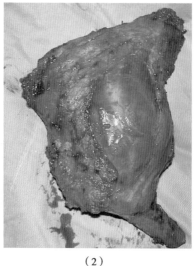

（1）　　　　　　　　　　　　　　（2）

图 32-6-9　Tikhhoff-Linberg 手术标本像
（1）前面观；（2）后面观

9. 安装假体　如果应用假体重建,残留的肱骨必须保留 5~7cm 长度,用强有力的髓腔钻来扩大肱骨残端的髓腔,直到髓腔直径比假体直径大 1~2mm,测量切除长度,采用适当长度的假体置入,假体头应安装在上肢保持中立位时后旋 45° 与肩胛骨残端相对应,桡神经置于假体前方,这样在重建时不会被损伤。假体头用不可吸收线悬吊在锁骨残端或肋骨上（图 32-6-10）。

10. 软组织修复　缝合胸小肌和肩胛下肌覆盖神经血管束来保护它不受假体损伤,胸大肌紧贴假体到达肩胛骨截骨端,并通过所钻的两个孔用人工韧带与截骨端缝合,然后将斜方肌、冈上肌、冈下肌和小圆肌缝到横断的胸大肌的上界和外缘,小圆肌和背阔肌与胸大肌的下缘缝合,肱二头肌短头的腱性部分在前侧在适当的张力下（肘屈曲 90°）与锁骨残端缝合。肱二头肌长头和肱肌在适当的张力下与短头缝合,这样这两个肌肉可以通过短头的肌腱来发挥作用,肱三头肌的残端在前方沿肱二头肌的外缘缝合来覆盖假体的下段和侧方,当近端和远端的肌肉重建完成后,假体完全被肌肉覆盖。

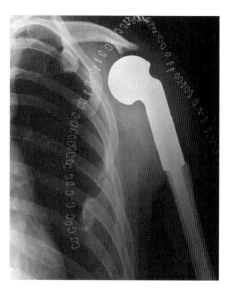

**图 32-6-10　Tikhhoff-Linberg 手术肱骨
上段假体重建术后 X 线片**

这种手术后手功能正常,肘关节功能除伸展功能部分丧失外,其余功能正常,但肩关节外展功能丧失,外展限制在 10°~30°。这种手术功能优于肩胛带离断术,肩关节稳定性由多个肌肉转移重建来维持（斜方肌、胸大肌以及背阔肌）。术后患肢需悬吊 2~4 周,肌肉转移重建是稳定性重建成功的关键。

三、股骨近段肿瘤切除后人工关节假体置换

股骨上段和股骨中段是骨原发肉瘤的好发部位,大约 16% 的尤文肉瘤、13% 的软骨肉瘤和 10% 的成骨肉瘤发生在该部位。另外,股骨上段也是转移性肿瘤的好发部位,主要表现为局部肿瘤合并病理骨折。传统上对多数股骨的原发性肉瘤多施行截肢术。随着外科切除技术、重建材料及辅助性放化疗的进展,约 90% 的患者可以接受保肢手术,即股骨上段肿瘤切除人工假体重建术。它不仅是通过手术重建肢体功能,而且还能满足广泛切除肿瘤的边缘要求。

1943 年 Moore 和 Bohlman 第一次采用钴铬合金假体为一例股骨上端复发性骨巨细胞瘤患者进行了

肿瘤切除股骨近端人工关节假体置换手术。1951 年 Bingold 进行了第二例同类手术,并随访了 18 年。这例患者可以在无支撑下进行短距离行走,长距离行走需要手杖辅助,存在较明显的 Tredelenburg 步态,但患者对手术效果非常满意。虽然现在随着技术的进步,股骨近端假体置换的可靠性得到了提高。

(一)适应证及术前检查

股骨上段切除重建术适用于股骨近端至骨干部的恶性骨肿瘤:①骨原发恶性肿瘤生长引起大量骨质破坏向下超过小粗隆;②股骨上段的转移瘤;③部分股骨上端良性肿瘤可以采取切除股骨头和颈,用长柄双极假体重建。

全面的影像检查包括放射平片、CT、MRI 和核素扫描。CT 和放射平片用于检查骨质破坏的范围;MRI 用于检查肿瘤在骨髓内的范围和骨外成分的范围;骨扫描对检查骨转移瘤十分必要。通过体检和影像学检查,必须确定:①骨切除的范围;②软组织切除的范围和重建的可能性;③肿瘤与股神经、股血管和坐骨神经的关系。

(二)手术步骤

1. 肿瘤切除 股骨近端的恶性肿瘤的切除常选择侧方切口入路(图 32-6-11)。患者侧卧位,留置尿管,整个下肢及半侧骨盆备皮。切口起自大粗隆近端 4~6cm、髂嵴中前 1/3 交界处,向下沿股骨干后侧下行直达准备截骨平面以远 4~6cm。通过该切口将活检部位的皮肤、皮下组织、筋膜、肌肉连同肿瘤一并切除。切开皮肤及阔筋膜,显露臀中肌、大粗隆和股外侧肌,于股外侧肌及臀中肌后缘进入,于大粗隆剥离臀中肌和股外侧肌,尽可能保留其连续性。将臀中肌及股外侧肌向前牵拉,显露深面的关节囊,外旋,剥离切断梨状肌,自股骨后方臀大肌附着点处游离切断该肌肉,在其深面可触摸到坐骨神经,注意保护,勿损伤。根据肿瘤部位的不同,距肿瘤下 3~5cm 切断骨膜,用线锯截断股骨,截骨前做中立位标记。远端骨干刮出物送冷冻活检,以保证远端切除边界无瘤。近端骨段可以外旋切断内收肌和髂腰肌,切开关节囊,脱位髋关节,切断圆韧带,将肿瘤完整切除,充分止血。如果肿瘤局限于骨内侵入软组织包块不大,则不需要显露股部的血管,切除股骨时只需附带少量正常软组织,股血管不易损伤。但如果肿瘤向大腿内侧侵犯较大,为达到较广泛的切除,最好显露股血管的上段,并加以保护。广泛切除股骨上端时,常需要切除近端的股中间肌和股内侧肌,必须注意保护股血管的上段及深部的股深血管,股血管靠近股骨,位于股内侧肌的后方,长收肌内侧方和短收肌的前方。为了确保有足够的外科边界,股深血管可以切断。

2. 人工关节假体置换 为防止破坏软骨屏障,导致肿瘤向骨盆扩散,股骨上段人工关节假体多采用双动头,如髋臼已发生磨损则进行全髋置换(图 32-6-12)。假体的设计应根据术前患者影像学相关

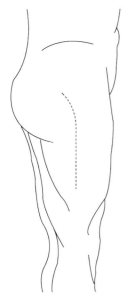

图 32-6-11 股骨上段外侧
切口示意图

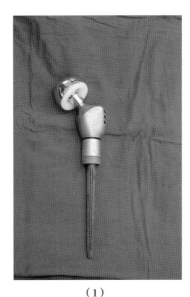

(1)

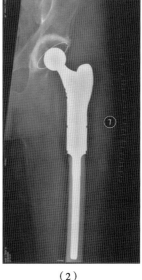

(2)

图 32-6-12 股骨上段假体置换
(1)组配式双动头股骨上段假体;(2)术后 X 线片显示配合全
髋关节置换的股骨上段假体

资料测量、定制假体的大小,或采用组配式假体,其假体由头、颈、体和远端髓腔的假体柄组成。应准备多个直径大小的头,以术中备用。也可采用组装式假体。假体的外上方有多孔的耳状大粗隆,以便于外展肌缝合重建。当截骨面位于股骨中段以远时,假体柄可为直的;而当截骨面较高时,假体柄要有一定的向前弧度,这样才能完全充满股骨的髓腔。肿瘤切除后,可扩大髓腔来容纳假体柄。采用生物固定时,扩大的髓腔与假体柄应完全匹配。而后测量股骨头的大小,选择适当的双极组件,并进行常规的半髋关节置换。假体放置时,允许有 10°~15° 的生理前倾角,随后复位髋关节。

软组织的重建要点是将残余肌肉拉直后相互缝合或缝至筋膜上。这使肌肉将有足够的收缩力量和长度,以便增强术后功能。软组织修复时如果使肌肉处于收缩状态,将导致术后功能不良。外展肌应于髋外展 30° 位缝合至假体外侧的耳状大粗隆上。髋臼周围软组织如关节囊、髂腰肌等,在股骨颈周围拉紧缝合,加强髋关节的稳定性,防止术后脱位。残留的股外侧肌尽量拉向近端,拉紧后与腘绳肌缝合,以保持其长度。股外侧肌的前部纤维可以缝至阔筋膜张肌,尽量使假体有肌肉覆盖。逐层缝合,放置深部引流。

3. 术后治疗 术后为了防止患肢水肿和假体脱位,应即刻穿矫型鞋并置患肢外展中立位,如进行了关节囊的修复,可卧床 2~3 周,如未修复则需延长至 4~6 周,待假体周围瘢痕形成稳定后再下地活动。术后第二天应开始股四头肌练习。术后持续负压引流 3~5 天,防止伤口中积液。手术前后经静脉使用抗生素 1~2 周。术后患者下地活动时间应根据软组织切除范围和重建的情况,一般术后 4~6 周开始部分负重,在下地活动前主动练习髋部肌肉。

(三) 股骨近段人工假体置换的并发症

虽然股骨近端受到的应力较大,但是相对于膝关节周围人工假体重建的失败率,股骨上段人工关节置换的并发症发生率较低。该部位假体常见的并发症有脱位、松动等。股骨近端假体发生无菌性松动的几率是下肢发生几率最低的部位。股骨上段切除重建术后最常见的并发症是脱位,发生率为 11%~14%。应重视髋关节囊的保护,用肌肉重建髋外展功能,保持关节的稳定,能够使患者早期活动。术中尽量保留髋关节囊,使之重新固定在假体股骨颈的周围是维持假体稳定、防止关节脱位的关键。如果术中必须切除关节囊,则须应用人工韧带修复关节囊。把外展肌和腰肌固定在假体上能进一步提高稳定性。附着在大粗隆上的髋外展肌会受到股骨上段巨大肿块的影响,但很少受到肿瘤的直接浸润。这些肌肉对软组织重建、假体稳定以及术后功能恢复十分重要,大多数情况下,要保留这些肌肉。股骨上段大段骨被切除,用假体重建后,髋脱位的倾向要比普通全髋置换后的大得多。髋关节囊和邻近肌肉中形成瘢痕对稳定有重要作用。如果不能保留髋关节囊,主要靠肌肉重建和瘢痕形成稳定关节,患者术后需要用矫形鞋或长腿支具固定 8 周到 3 个月。

四、膝部肿瘤切除后人工关节置换

随着外科分期的建立、重建技术的发展及有效的化疗技术的进展,在四肢恶性骨肿瘤的治疗上,保肢已经成为规范的手术方法。1980 年以前,恶性骨肿瘤患者行保肢手术的不足 20%。保肢术的主要目的是为了对原发肿瘤进行恰当的局部控制,但保肢性的切除必须确保局部复发率不比截肢高,并且可以产生良好的功能结果。膝关节周围肿瘤切除后大段骨缺损目前公认的首选重建方法是肿瘤型人工关节,该重建方法优点包括术后即刻稳定,早期负重行走,较好的远期患肢功能。

(一) 肿瘤型膝关节人工假体

肿瘤膝关节人工假体根据制造方式可分为定制式和组配式两种;根据部位分为股骨下段和胫骨上段两种,分别用于股骨下段和胫骨上段肿瘤切除后的重建。假体的关节连接方式也随着制造工艺的进步而不断改进。该类膝关节假体多由钴铬钼及钛合金制成,中间依靠铰链轴心连接,轴间垫有高分子聚乙烯衬垫,多采用骨水泥固定,也有的采用生物固定。

最早应用于临床的是定制铰链式膝关节假体,其关节连接为单纯铰链式,仅能进行屈伸活动。由于不符合膝关节的生物力学特点,松动率较高,该类假体已被淘汰。而后被采用的是定制旋转铰链式膝关节假体(图32-6-13)。这种关节接近膝关节生理活动,不但可以进行屈伸,还可在一定范围内旋转,而且屈伸轴的位置也与正常人体近似,因此降低了松动等机械并发症的发生率,但存在需要术前精确设计、翻修困难等问题。由于价格便宜,国内目前主要应用的仍为定制式肿瘤关节。在国际上,组配式假体(图32-6-14)已广为应用,其特点是:有多种规格的不同备选部件,尺寸较小,术中根据截骨长度及患者骨骼特点现场组装规格合适的假体,翻修时只需根据需要更换部分组件。由于组配式假体的优点十分突出,逐渐取代定制式假体并逐渐成为主流设计。文献报道近年来组配式假体机械相关并发症发生率低于20世纪80年代末之前应用的定制式假体近50%。

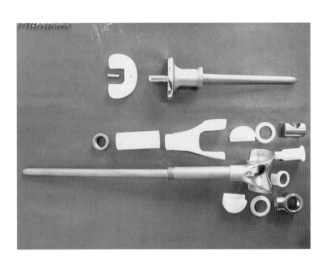

图32-6-13　定制旋转铰链式膝关节假体

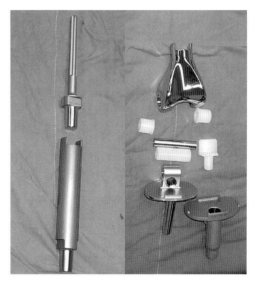

图32-6-14　GMRS组配式膝关节假体

(二) 手术步骤

1. 肿瘤切除　股骨下段肿瘤切除根据肿瘤位置采用膝关节内侧或外侧弧形切口(图32-6-15),沿股内侧肌与缝匠肌之间间隙进入,在正常股直肌内切除肿瘤前方,沿股骨中段肿瘤外正常组织内分离,注意保护股动脉静脉,将肿瘤与周围正常肌肉一并切除;切断内外侧副韧带、交叉韧带及半月板,膝关节脱位;牵拉股骨,切断股骨后方附丽的肌肉,向上分离股骨干,根据术前制定截骨平面截断骨干,切除肿瘤。胫骨上段保肢手术方法常采用膝关节内侧切口(图32-6-16),沿股内侧肌下缘进入至股骨,切开关节囊,切开胫骨结节内侧骨膜,保持髌韧带与下方筋膜的连续性,将髌骨连同髌腱一同翻向外侧,切断内外侧副韧带、交叉韧带及半月板,膝关节脱位。分离胫骨上段肿瘤,将肿瘤及周围正常组织一并切除。

2. 假体重建　采用定制型假体时,由于术中无法更换假体部件,术前应根据CT及MRI确定病变累及范围(截骨平面距离肿瘤边缘3~5cm)设计假体,同时应精确测量定制假体髓内柄的长度及直径,以避免术中安装困难。可准备1~2cm的垫圈数个,以便于术中对假体体部和柄的长短进行小范围调整。如采用组配式假体,可在术中根据骨缺损范围选择合适尺寸的试模进行装配,一般包括假体柄、缺损段及关节部共三个部分。装配后试行复位,检查软组织松紧度及关节力线。试模装配满意后,安装正式假体并进行组装,其他操作与定制式假体类似。

(1) 股骨下端假体置换:安装假体时,一般先修整胫骨平台,切除胫骨平台厚度约1cm,使用髓腔锉逐步扩大胫骨髓腔,将假体的胫骨平台试模沿胫骨后侧皮质的前面、平行后侧皮质垂直打入胫骨髓腔。为了避免胫骨平台与胫骨轴线有内外翻和前后成角,使用比髓腔直径细1~2mm的假体柄,使假体柄在胫骨髓腔内中置。同时注意保证假体平台正前方标记较胫骨嵴偏内侧3°对齐以防假体旋转。取出试模,利用第三代骨水泥技术进行假体固定,打入胫骨平台假体。而后需确认股骨部分假体长度与切除瘤

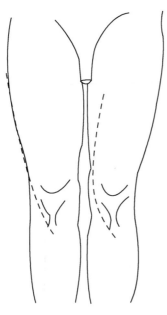

图 32-6-15　股骨下段肿瘤
切除切口示意图

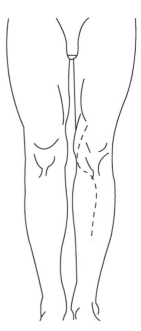

图 32-6-16　胫骨上段肿瘤
切除切口示意图

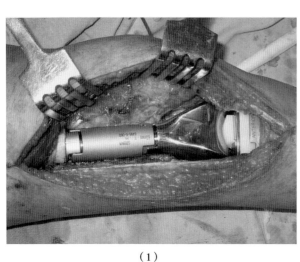

（1）

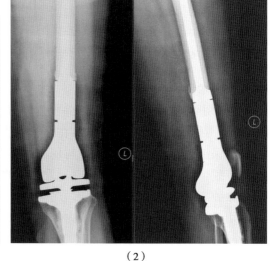

（2）

图 32-6-17　股骨下段肿瘤型人工关节假体置换
（1）术中像；（2）术后 X 线片

段长度是否一致。扩大股骨髓腔，于中立位将股骨假体柄插入髓腔，并将关节连接轴心复位，屈伸关节检查周围软组织紧张度合适后，按常规方法安装股骨假体。最后安装关节轴心，放置聚乙烯衬垫，完成假体置换（图 32-6-17）。

（2）胫骨上端假体置换：胫骨上端关节安装方法与上述股骨下端的相似，区别在于：首先需去除股骨两髁软骨面，在股骨内外髁之间，依试模连接体的大小切去髁间骨质，打通髓腔插入股骨侧假体，常规方法填充骨水泥安装股骨侧假体，注意保持假体柄方向与髓腔轴心一致。而后根据胫骨的缺损调整假体的长度，于胫骨残端插入假体胫骨柄，复位假体轴心，检查软组织松紧度合适后，常规方法安装胫骨假体及轴心衬垫。注入骨水泥固定胫骨假体柄后，注意调整假体固定于下肢力线位。再切取适当长度的腓肠肌内侧头肌瓣,以近端止点为轴心,将肌肉向前旋转并与周围组织缝合覆盖胫骨假体,将髌韧带与假体的胫骨结节及腓肠肌肌瓣缝合,重建髌韧带止点(图32-6-18)。如因腓肠肌内侧头移位导致软组织缝合紧张,则需游离植皮。

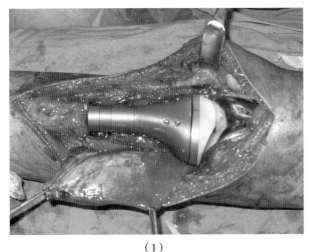 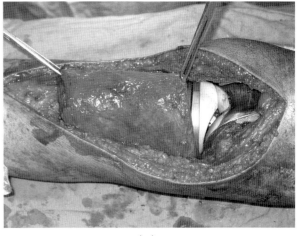

（1）　　　　　　　　　　　　　　　　　　　　　　（2）

图32-6-18　胫骨上段肿瘤切除、人工关节置换后,采用腓肠肌内侧头肌瓣覆盖假体
（1）肌瓣覆盖前;（2）肌瓣覆盖假体后

（三）术后处理

术后即刻患肢抬高,膝关节屈曲30°以防止腓总神经麻痹,保留负压引流3～5天。对于骨水泥固定的股骨下端假体置换,术后2天就可开始进行股四头肌等长收缩锻炼;如无伤口问题,术后5～7天开始应用CPM进行膝关节屈曲锻炼,从20°开始,每3天增加10°至90°为止;术后2周后下地做部分负重与关节活动练习,术后3～4周逐渐负重行走。而胫骨上端假体置换,由于需等待髌韧带止点愈合,因此应在术后4～6周才开始被动屈曲锻炼。

（郭　卫）

第七节　脊柱肿瘤的外科治疗

一、颈椎肿瘤

（一）上颈椎肿瘤

发生在寰枢椎的脊柱肿瘤相当少见,多数为转移瘤,但一旦出现可导致局部不稳定,溶骨性破坏能导致病理性骨折。这一部位发生肿瘤的患者表现为颈部屈曲、伸展和侧向旋转引起的严重机械性疼痛。侧向旋转导致的疼痛症状可以用来区别寰枢椎肿瘤和其他颈椎肿瘤。C_1和C_2肿瘤导致出现神经症状的情况较少。如患者C_2神经受累或挤压可表现为枕部神经痛。脑神经受累表明肿瘤已侵犯颅底。由于这一脊柱水平椎管中央矢状直径较大,因此很少造成脊髓病变。这一水平的脊髓受压多数是由病理骨折后半脱位造成,而不是硬膜外肿瘤的直接压迫。治疗策略取决于患者状况、骨质破坏的程度以及神经功能情况。脊柱序列正常或仅有微小骨折移位的患者可以接受放疗和颈托固定,而移位明显的则应进行手术治疗。寰枢椎肿瘤通常累及脊柱前方结构(如齿状突和C_2椎体)。虽然寰枢椎肿瘤可以进行较大范围的前路切除和固定,但是仅进行后路减压内固定而不做前方切除,仍可以达到立刻固定、校正畸形和恢复神经功能的作用。

1. 后路入路操作-颈枕固定　后路固定是治疗由肿瘤破坏造成的高位颈椎不稳定的主要措施。固定的节段取决于颈椎后柱的完整性以及枢轴下颈椎的受累程度。由于肿瘤破坏进行性发展的特性,进行长节段的固定是有利的。

【体位和切口】 患者俯卧位,固定头颅,如需要应采用头架固定。采用后正中入路。

【操作步骤】 枕骨在中线处最厚(10 ～ 18mm,平均 14mm),向两边逐渐变薄。固定螺钉的最佳区域是沿上项线枕外粗隆 20mm 内,上颈线下 20mm,螺钉固定范围降到枕外粗隆 5mm 内。接骨板应充分贴合枕骨,通过接骨板上的孔植入螺钉。具体操作时,首先将接骨板完全贴合枕骨表面,使用导向器用 3.5mm 的钻头打孔。孔深度由术前影像学检查决定。术前行 CT 可以测量出螺钉固定枕骨的准确厚度。测深尺测量深度,然后用自限丝攻将螺钉拧入固定。螺钉长度通常是 8mm。对于枕骨螺钉,固定枕骨内外板两侧的螺钉比仅固定外板的单侧螺钉固定牢靠,但是两侧皮质固定有损伤内部结构(小脑或静脉窦)的风险。接骨板螺钉的固定方法同钢丝固定相比,生物力学性能大大提高。颈椎的固定

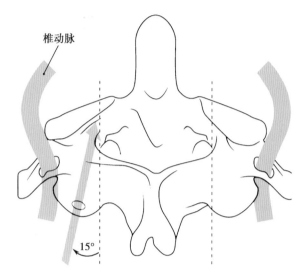

图 32-7-1 C_2 椎弓根内固定示意图

由于也采用了螺钉固定,因此为达到足够的稳定性需要进行下位颈椎固定的数目减少。接骨板有以下几种类型:马蹄形、Y 形和 T 形。C_1 侧块后方进行螺钉固定的平均高度和宽度分别为 3.9mm 和 7.3mm,理想的进入点是紧贴 C_1 后弓下缘,侧块的中点处。向内倾斜的角度从 25°～45°,双层皮质固定的螺钉的长度 14.4～22.5mm。螺钉长度和向内倾斜的角度可从术前 CT 上测量。向上的角度在 0°～30° 之间。C_2 椎弓根钉进入的位置是 C_2 侧块的内上部分,进针方向是向中线倾斜大约 15°(图 32-7-1),向上 35° 进入椎体峡部。术后侧位相显示螺钉的尖部几乎接近 C_2 椎体的前面皮质。植入 C_1 侧块螺钉和 C_2 椎弓根螺钉时向内倾斜的角度几乎是一样的。为避免椎动脉损伤,C_1 侧块螺钉和 C_2 椎弓根螺钉植入比 C_1、C_2 跨关节螺钉固定更安全。枕骨接骨板被连接到 C_1、C_2 及以下椎体的侧块或椎弓根螺钉上(图 32-7-2)。为了增加稳定效果,对于转移癌病例,还可以结合椎体成形术,经椎弓根置入穿刺针注入骨水泥(图 32-7-3)。

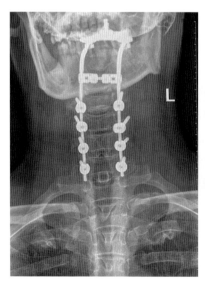
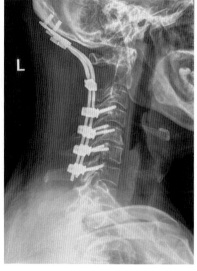

图 32-7-2 术后片显示颈枕联合固定

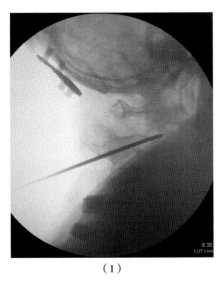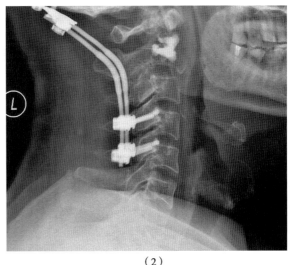

（1）　　　　　　　　　　　　（2）

图 32-7-3　C₂ 肾癌转移,行后路颈枕内固定联合椎体成形术
（1）术中像显示经 C₂ 椎弓根穿刺;（2）术后像显示椎体成形

2. 前入路操作-肿瘤切除重建　对于需要进行前路切除的上颈椎肿瘤,应根据肿瘤累及高低范围不同,采用经下颌骨、环舌、咽后入路,或经下颌骨下入路。以经下颌骨入路为例（图 32-7-4）介绍如下。

【体位和切口】　患者取仰卧位,颈部伸展,可经任何一侧做颈前部分离,而后进行经下颌骨、环舌、咽后入路显露。需要气管切开或经鼻气管插管。

【操作步骤】　曲线切口起自乳突尖端,向下 2cm 平行于下颌骨下缘,向内下至下颏中点,而后沿中线做垂直于下嘴唇的切口。切口的折点位于舌骨上。在下嘴唇上做之字形切口。在嘴唇下面的牙槽边缘做黏膜的切口。切开皮肤后,在下颏联合至甲状软骨上角做颈阔肌垂直切口。而后,可以沿皮肤切口方向横断颈阔肌纤维,进行全长显露。提起颈阔肌肌瓣,显露上颈部、下颌下腺及周围组织。清扫肩胛舌骨上颈淋巴结,以便于显露舌神经及舌下神经、颈内动脉、颈外动脉和颈内静脉。向外侧牵开胸锁乳突肌,显露颈动脉鞘,而后分离二腹肌,自舌骨上剥离下颌舌骨肌,自下颌骨上剥离颏舌骨肌。注意辨认和保护舌下神经。

在第 24 和 25 牙齿（下面的两个下颌磨牙）之间做台阶样下颌骨切开。向侧方做骨膜下剥离至颏孔以显露下颌骨。为了保证下颌骨切开后能够准确复位,需要在截骨前将小接骨板折弯至适当形状,并预先钻好螺钉固定钉孔,之后才能进行阶梯状下颌骨劈开。向后沿舌咽沟切开口腔底部,以便将下颌骨牵向外侧,将舌头牵向内侧。切口起自劈开下颌骨后显露的舌头下方中线,绕过舌至扁桃体。将半侧下颌骨连同颈部的肌皮瓣一起牵向侧方后,就可以把舌头自术野中牵开。这时,口咽部和上颈咽部就相通了。触摸茎状突位置后,分离肌肉的止点。在颅底表面辨认颈内动静脉和第 9~12 脑神经。当切开至扁桃体前方时,切口分为 2 支,上支延伸至软腭,而后经牙槽边缘内侧约 1cm 处达到硬腭,后向前延伸至对侧硬腭。切口的下支延伸至下咽部,经扁桃体侧面和咽鼓管开口,切开腭帆提肌、腭帆张肌和咽鼓管,分离咽后壁,将咽部自颈长肌分离,将咽壁提起并向内侧掀开,以便显露斜坡和上颈椎。头长肌和椎前筋膜覆盖在斜坡和上颈椎表面,切开咽喉壁后就可以牵开头长肌和头直肌。

切除病变椎体上下椎间盘,用磨钻切除钩突关节,而后切除肿瘤,并去除后纵韧带。如仅一侧椎动脉受累,则有可能进行肿瘤整块切除,否则只能分块刮除肿瘤。肿瘤切除后,可用一个长的钛网,中间填充异体骨或自体骨,修剪至适当长短进行重建。切除钛网的头端和尾端的背侧部分,以使其适合卡入 C₁ 与下位椎体之间进行重建。钛网两端的腹侧覆盖于 C₁ 前弓和下位椎体表面,以起到接骨板固定的作用。在头端,用 2 根螺钉通过钛网前部,经 C₁ 侧块通过 3 层皮质固定钛网。在尾端,用另 2 根螺钉通过 2 层皮质固定钛网于下位椎体。

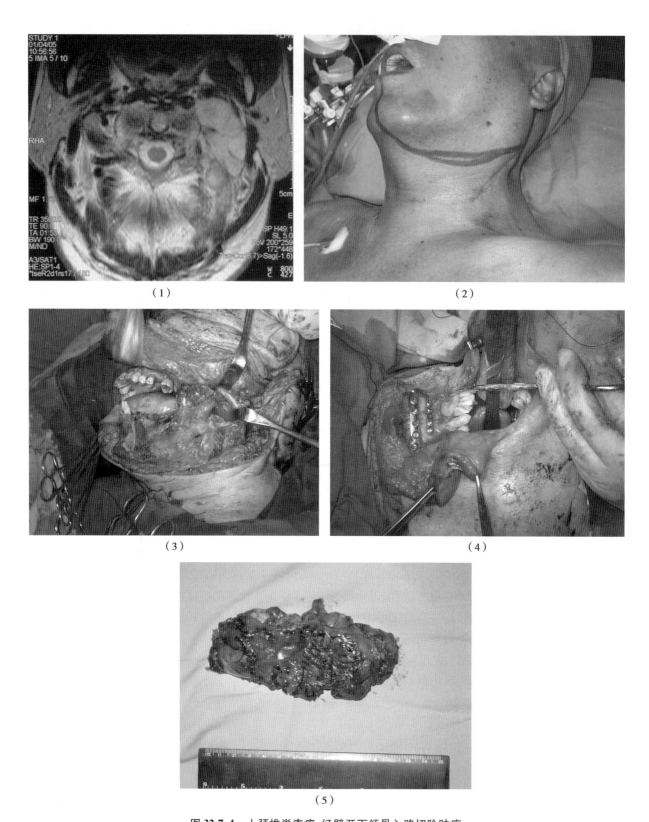

（1）

（2）

（3）

（4）

（5）

图 32-7-4　上颈椎脊索瘤,经劈开下颌骨入路切除肿瘤

（1）MRI 显示 $C_{1,2}$ 脊索瘤;（2）术中像显示切口入路;（3）劈开下颌骨,显露上颈椎;（4）复位下颌骨,小接骨板固定;（5）肿瘤标本大体像

将括约肌重新缝合至颅底的肌肉,将腭部的组织瓣重新复位,缝合软腭和硬腭的黏膜。口腔底部做双层缝合。将咽部组织瓣复位,注意将后外侧黏膜边缘对齐。缝合下颌舌骨肌和二腹肌。复位下颌骨将预先准备的小接骨板固定好,并用可吸收线缝合下颌骨周围组织,注意将边界对齐。最后按层次缝合颈阔肌和颈部组织。

(二) 下颈椎肿瘤

1. 后入路操作

【体位和切口】 进行气管插管或气管切开保持呼吸道通畅,患者俯卧位,固定头颅,取后正中线切口。

【操作步骤】 自枕骨粗隆至上胸椎水平剥离肌肉,以显露多节段的椎板和关节突进行完全的双侧椎板和关节突切除。当切除关节突后,可以显露被切断的椎弓根。椎弓根形成横突孔的后内侧壁,持续钻磨椎弓根就可以打开横突孔。在进行肿瘤整块切除时,如果神经根受到肿瘤侵犯,需要牺牲受累侧的神经根。可在肿瘤后方和硬膜的腹侧之间放置硅橡胶片,以便在进行前路手术时对神经结构起保护作用。而后进行颈椎后路固定。一般可以采用侧块螺钉固定(图 32-7-5)。螺钉入点在侧块的中心,大约分别向头侧和外侧 30°角。如果使用较短的螺钉,向外的角度并不太严格。螺钉最适长度是一般男性为 14mm,女性 12mm。这些螺钉长度,极少发生椎动脉损伤。为达到坚强的固定,应进行双皮质固定用。如果侧块螺钉不能够提供足够的固定强度,则可以考虑进行颈椎经椎弓根螺钉固定。椎弓根螺钉比侧块螺钉具有较高的抗拔出强度。颈椎的椎弓根平均宽度为 3.5~6.5mm,平均高度为 5~8mm。椎弓根的角度在水平面从 C_5 向内 50°降低到 T_5 向内 11°,在矢状面上参照 C_7 的终板向下 3°~5°。颈椎椎弓根螺钉植入最可靠的操作技术包括小部分的椎板切开和触摸椎弓根的位置,椎弓根的上缘、内缘和下缘都必须触摸到。螺钉的植入轨道必须沿椎弓根内侧壁。通常直径 3.5mm、长度 20~22mm 的螺钉是足够的。需要小心避免椎动脉损伤。

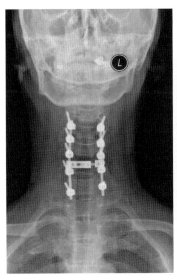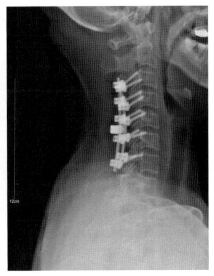

图 32-7-5 术后 X 线片显示颈椎侧块螺钉钉棒系统内固定

2. 前入路操作

【体位和切口】 患者仰卧位,取沿左侧胸锁乳突肌前缘纵切口。

【操作步骤】 在食管和左侧颈动脉鞘之间进入。需要显露 C_5 ~ C_7 椎体右侧横突。拉钩应位于颈长肌外侧、横突旁。切断颈长肌并自椎体表面去除。当去除 C_7 椎体节段的肌肉后,可见椎动脉位于 C_7 横突前方,进入 C_6 横突孔,应小心勿损伤椎动脉。切断受累椎体前纵韧带以去除椎间盘,并同时切除双侧的钩椎关节,而后可见神经根的近侧部分。辨认钩状突,并将其作为椎体切除宽度的参考点,切除后侧皮质骨及骨赘,减压应至术者见到膨出的、搏动的硬膜囊为止。可以用高速磨钻在横突间去除钩椎关节。磨除方向应自外至内,深达后纵韧带的外侧部分。当磨至靠后的部分时,钻头必须向内侧倾斜。而后可去除椎动脉旁的骨质,显露椎动脉。切开横突间的筋膜,以显露整个椎动脉。椎动脉的后侧骨鞘已经后侧入路切除。对于有椎旁肿块的病例,首先在中线上做病灶内切除至前纵韧带,而后自椎体表面剥离颈长肌,包括邻近椎体以便于进行接骨板固定。经透视辨认椎体节段,切除与受累椎体邻近的椎间盘至后纵韧带,而后分块切除病变椎体至后纵韧带。用 11 号刀片切开后纵韧带,用 2mm 椎板咬骨钳予以切除。切除椎体后,可以将椎动脉游离后去除残留的椎旁肿块。

肿瘤切除后,采用填充有自体髂骨或异体骨的钛网进行椎体重建,并辅助接骨板固定。椎体切除超过 2 个节段范围的,也应进行后路辅助固定。对于切除单一节段,但肿瘤可能继续发展的病例,后路固定也有益处(图 32-7-6)。

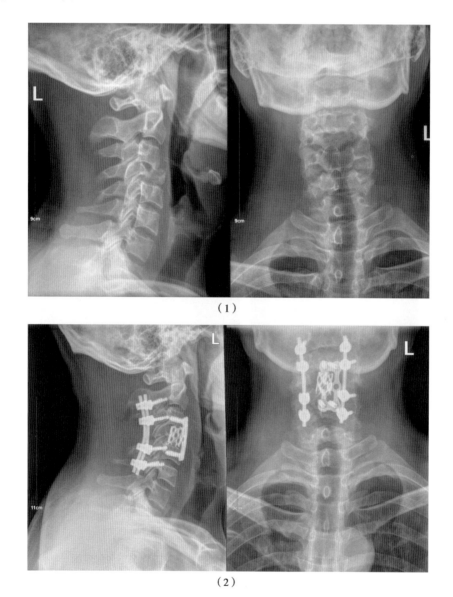

(1)

(2)

图 32-7-6 C₄肿瘤,行前后路联合椎体切除内固定

(1)术前 X 线片显示 C₄椎体破坏;(2)术后 X 线片显示椎体重建,前后路内固定

二、颈胸结合部肿瘤

(一)前方入路

颈胸结合部是指 C₇ ~ T₄的节段,该区域存在大量重要血管和脏器结构。对颈胸结合部病灶进行前

路减压从各方面来说均较为困难,包括胸骨阻挡了手术的通路、由于胸椎的后凸曲度导致术野深在、椎管直径狭窄、大血管的存在等。

标准的下颈椎入路在大多数患者可以显露至 T_1 水平。在颈部较长的患者,应用标准下颈椎入路甚至可能显露至 T_2 水平。但是如需要自前方显露 $T_2 \sim T_4$ 节段,就需要经胸骨柄或经胸骨入路等更加复杂的入路。

1. 经锁骨-胸骨柄入路　对上胸椎的放射学研究显示,在大多数患者,经劈开移动胸骨柄的上胸骨入路,至少可以显露 T_3 椎体。$T_2 \sim T_3$ 的体表标志是胸骨上切迹,$T_4 \sim T_5$ 的体表标志是胸骨角。在进行该手术入路前,需要在侧位 X 线片上确定病变累及范围和胸骨上缘的位置。

【体位和切口】　患者仰卧位。垂直切口起自同侧胸锁乳突肌的前缘,向下延伸至胸骨角以下(图32-7-7)。沿皮肤切口切开颈阔肌。切开颈部深筋膜,分离胸锁乳突肌的胸骨和锁骨头并牵向侧方。在锁骨以下水平分离胸骨锁骨肌和胸骨甲状肌并牵向内侧。在颈动脉鞘和气管食管之间进行钝性分离。

【操作步骤】　对锁骨的内侧 1/3 和胸骨柄进行骨膜下游离。在内中 1/3 的交界处切断锁骨。用骨膜剥离器将骨膜自骨面剥离是安全的。在切除胸骨过程中,应使用骨膜剥离器沿切开线小心剥离,以避免损伤乳内动脉。为了显露上胸椎病灶,可向尾侧进一步分离。应注意首先显露下颈椎的椎体,再将术野向尾侧扩大。在这种情况下,不需要对主动脉弓和大血管进行直接操作。在某些节段,需要对这些大血管进行左右牵拉,但不需要对其进行直接分离。剩余的胸骨柄可以沿其后骨膜进行分块切除,

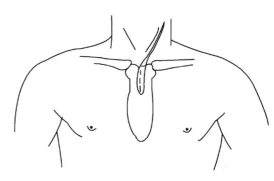

图 32-7-7　经锁骨-胸骨柄入路切口示意图

或者也可以保留胸骨柄及胸锁关节的完整性,将骨块与胸锁乳突肌胸骨头一同牵开(图 32-7-8)。向深部分离直至发现大血管,可以结扎甲状腺下血管。如果去除了头侧部分约 50% 的胸骨柄,术者就不需要牵拉左侧无名静脉。向两侧牵开头臂干可以显露 T_1 和 T_2 的椎体(图 32-7-9)。当牵开大血管、食管及气管后,就可以显露椎前筋膜。辨认椎前筋膜后予以切开,显露椎体。胸椎曲度使椎体尾端更加深在。T_1 椎体较浅,而 T_3 较深,椎间盘向前方倾斜,因此头侧固定螺钉的进入方向与水平成角超过 45°,以获得适当固定。可以采用钢丝或接骨板对锁骨肌胸骨柄进行重建。

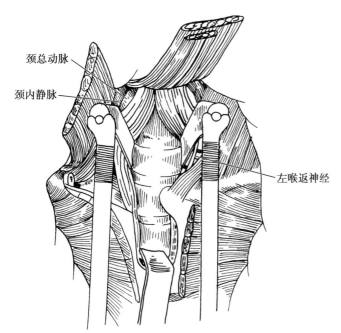

颈总动脉
颈内静脉
左喉返神经

图 32-7-8　经锁骨-胸骨柄入路示意图

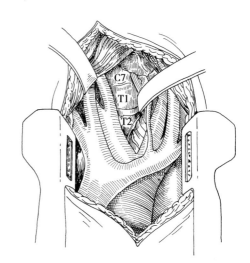

C7
T1
T2

图 32-7-9　经锁骨-胸骨柄入路显露上胸椎示意图

2. 经胸骨-胸腔入路　该入路可以较好显露 T_4，特别是对于肥胖的患者，并且可以联合下颈椎入路。虽然经胸骨入路可以很好的显露 T_3 及 T_4 椎体，但与其他前入路相比，并发症发生率较高。尾端的主动脉弓及其分支可对 T_3 及 T_4 椎体显露造成障碍。

【体位和切口】　患者仰卧位，颈部过伸，纵切口起自中部颈椎水平，沿胸锁乳突肌前缘下行，转向胸骨中线，至剑突尖端为止（图32-7-10）。

【操作步骤】　切开颈阔肌和深筋膜。在颈椎水平，经常规前路分离显露椎前筋膜。自胸骨深面剥离胸骨舌骨肌和胸骨甲状肌，而后自胸骨角剥离附着的软组织筋膜。用一根手指钝性分离清理胸骨后的脂肪组织和胸腺的遗迹。锐性分离附着于剑突下的肌肉腱膜组织，钝性分离胸骨后脂肪组织、深部的纵隔及胸膜，以便操作胸骨锯。对胸骨进行骨膜下剥离，用胸骨锯沿中线切开。切开胸骨后，可见脏器筋膜包绕气管和食管。脏器筋膜向下延续至气管，并与脏壁层胸膜融合。可以结扎甲状腺下血管。为了显露椎前筋膜，可以将食管、气管和头臂干轻柔向

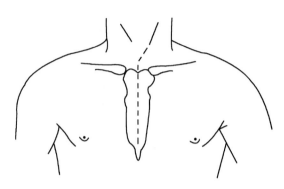

图32-7-10　经胸骨-胸腔入路切口示意图

右侧牵开，而将胸导管、胸膜顶和左侧颈总动脉牵向左侧，左侧无名动脉牵向尾侧或根据需要予以结扎。如果椎体肿块向腹侧突出，则两侧的颈总动脉会被向侧方推挤。静脉结构覆盖于动脉之上。右侧头臂干静脉起自右侧锁骨内端的后方，垂直下降进入上纵隔。左侧头臂静脉起自左侧锁骨内端后方，下降后在右侧第一肋软骨后方与右侧头臂静脉对角融合成上腔静脉。在上纵隔内，左侧头臂静脉自左上斜向右下走行。胸内静脉、胸腺静脉及甲状腺下静脉在上纵隔内汇入头臂静脉。在左侧，引流第2、3肋间隙的上肋间静脉也汇入左侧头臂静脉。主动脉弓初始在上腔静脉后方，向对角方向上升，而后沿脊柱左前方下行。头臂动脉是主动脉弓的第一个分支，向右上方斜行至右胸锁关节后方分为右颈总动脉和右锁骨下动脉。第二个分支是左颈总动脉，其在上纵隔内没有分支，直接垂直进入颈动脉鞘。左锁骨下动脉是主动脉弓的第三个分支，向左上方绕过胸腔入口至腋血管鞘，其在上纵隔内没有分支。右侧锁骨下动脉在右胸锁关节内侧起自右侧头臂无名动脉，沿锁骨下方走行。辨认并切开椎前筋膜以显露椎体。左侧喉返神经绕过动脉导管索，沿食管和气管之间的脏器筋膜上升（图32-7-11）。

（二）侧方入路

1. 上胸椎的后外侧肩胛旁入路（经胸、胸膜第3肋切除入路）　经第3肋进行小开胸可以显露纵隔

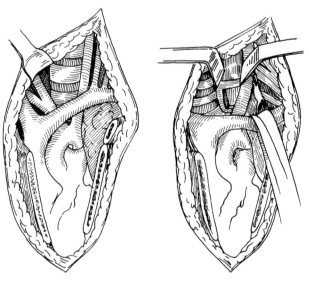

图32-7-11　经胸骨-胸腔入路显露 T_4 椎体示意图

外颈胸结合部区域。该入路可以通过后外侧或前外侧进行。后外侧入路较前外侧入路更有优势。后外侧入路可以同时显露颈部,如果需要还可以进行后路融合操作。其路径较前外侧入路短。

【体位和切口】　患者取侧卧位,同侧上肢悬于胸腔的前方,以便于最大范围的移动肩胛骨。在 T_4 节段以下,为了避开主要血管,通常选择右侧入路;而在 $T_1 \sim T_3$ 节段,由于不会遇到主要血管,可以根据病变位置选择入路。纵切口在肩胛骨后角旁的棘突转为弧形,沿椎体边缘向上 $2 \sim 3cm$ 后沿第 5 肋走行切开(图 32-7-12)。

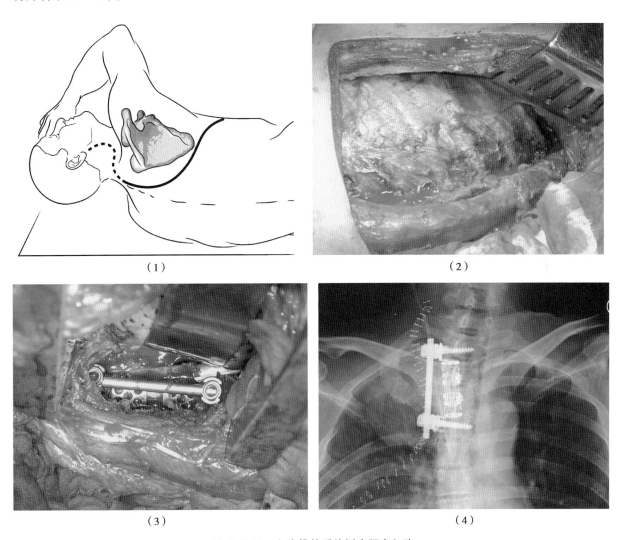

（1）
（2）
（3）
（4）

图 32-7-12　上胸椎的后外侧肩胛旁入路
(1)切口示意图;(2)掀起肩胛骨,显露肋骨;(3)肿瘤切除后进行内固定重建;(4)术后 X 线片

【操作步骤】　连接脊柱和肩胛骨的肌肉包括斜方肌、菱形肌和肩胛提肌。沿肩胛骨内侧缘切断斜方肌。为了防止损伤脊髓副神经,切断肌肉的位置不应超过脊柱旁开两指。横断斜方肌的下部纤维,以便作为肌瓣掀起。而后自肩胛骨脊柱缘剥离菱形肌,向前上方活动并提起肩胛骨。为了显露下颈椎区域,需切断肩胛提肌。将整组竖脊肌和横突棘肌作为一个肌群自棘突、椎板、关节突和横突剥离,同时剥离胸髂肋肌的止点。

自肋骨剥离肋间肌和软组织,其中包括肋间动静脉和神经。在肋骨下缘,静脉紧邻骨下方,自头向尾侧排列着动脉和神经。需要切除肋横突关节及侧方 $5 \sim 6cm$ 的肋骨以进行外科显露。首先,切断肋骨的远侧端,而后是靠近肋横突关节的近侧端。切断肋横突韧带,分离胸膜后切断肋头辐状韧带,分块咬除肋骨头。切断第 $2 \sim 5$ 肋的后弓,以良好显露上胸椎。当不需要大范围显露时,只要切除第 3 肋即可获得对上胸椎的良好术野。

切开胸膜后,牵开肺上叶,显露 $T_1 \sim T_4$ 上胸椎的侧面。第1肋间隙由来自颈肋干的最高肋间动脉供血。该动脉沿位于第1肋颈部的第8颈神经和第1胸神经前面下行。第2和3肋间动脉同样自来源于主动脉弓的颈肋干发出并分为两支。其余的肋间动脉起自胸主动脉的后侧表面。各肋间动脉自尾端向头端斜向跨过椎体,其紧邻椎体骨膜,位于奇静脉(右侧)和副奇静脉(左侧)、胸导管(左侧)和交感干的深方。奇静脉沿脊柱右侧上行,在 $T_3 \sim T_4$ 椎间水平转向前汇入上腔静脉。

沿肋间神经和动脉走行可辨别椎间孔。在椎间孔,可见背支神经节,以及与交感链相连的灰白交通支。交感链被由纵隔和覆盖在肋椎关节的椎前筋膜融合的筋膜所覆盖。要达到交通支需首先分离这些筋膜。切断交通支,结扎切断肋间动脉。进行骨膜下分离,将交感链推向前方,以显露椎体前外侧、椎弓根和神经孔。在进行椎体切除之前,需首先去除椎弓根。辨认椎间孔有助于椎弓根的切除。切除椎弓根后可以显露脊髓侧面,术者可借此确定脊髓及椎体后侧边界。椎体切除应自后向前进行。椎体切除后,应在脊柱缺损处进行适当的移植重建。

2. 前外侧经胸腔、经胸膜第3肋切除入路　该入路为上胸椎($T_1 \sim T_4$)前外侧区域提供最佳显露,需要移动肩胛骨和切断肌肉。与后外侧经胸入路相比,前外侧入路不显露颈部区域,无法同时完成后路固定。通过该入路可以轻易显露 T_3 和 T_4 椎体,但 T_1 和 T_2 的显露则受到胸腔出口狭窄的限制。

【体位和切口】　需要进行双腔全麻插管,以便于单肺通气。与后外侧入路相同,患者取侧卧位,术野外整个上肢消毒铺单。皮肤切口大约起自 T_1 棘突旁,沿肩胛骨内侧缘向远端延伸至第6~7肋,而后向外侧,再向前,向内侧至第3肋肋软骨(图32-7-13)。

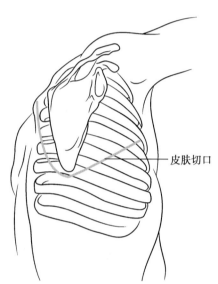

皮肤切口

图 32-7-13　前外侧经胸腔、经胸膜第3肋切除术切口示意图

【操作步骤】　切开皮肤后,显露表面的斜方肌和背阔肌。需要切断附着于肩胛骨后内下缘的肌腱和肌肉组织,以便活动肩胛骨、显露上胸区域。显露过程中需要剥离的肌肉包括前锯肌(前下方)、背阔肌(肩胛骨的内下缘)、斜方肌、大小菱形肌(内后缘)。分离斜方肌和背阔肌后,显露菱形肌、冈下肌、大圆肌、前锯肌。切断大圆肌,剥离前锯肌以解放肩胛骨前缘,便于向后掀起肩胛骨。掀起前锯肌后即可辨认上胸肋骨。需注意辨认保护胸长神经。而后用肩胛拉钩向内上侧牵开肩胛骨,显露肩胛下区域。牵拉肩胛骨需要较大的力量。当剥离肌肉、向头侧牵开肩胛骨后即可达到肩胛下区域,可以辨认第3肋骨。当进行肋骨切开时,第1肋由于位于第2肋深面,可能被忽略。对应肩胛下角的通常是第7肋。可以自头端或尾端开始计数肋骨。在 X 线透视的帮助下,可以更清楚地显示肋骨数目。各个肋骨之间通过自内上至外下方向的肋间肌相连。切除第3肋较切除第2肋可以获得更大的肋间显露。当辨认第3肋后,应尽量向前后方向予以切除。辨认由骨膜、胸内筋膜和壁层胸膜组成的第3肋骨床,切开后进入胸腔。辨认覆盖在肋骨及脊柱上的壁层胸膜,自肋软骨至椎体中部切开。

(三) 后方入路

颈胸交界处是一个过渡区,这意味脊柱排列从活动的颈椎椎体过渡到固定的胸椎,颈椎的前凸过渡到胸椎的后凸。其后路固定(图32-7-14)有许多方法,包括:Luque 棒联合椎板下钢丝;Cotrel-Dubousset (CD) 系统,使用椎板钩和连接棒;颈椎侧块螺钉、椎弓根螺钉。椎弓根螺钉是最稳定的构建。椎弓根平均宽度在 C_5 是 5mm 逐渐增加到 T_1 是 8mm,椎弓根的角度在 C_5 是向内 50°,逐渐降低到 T_5 是向内 11°。

三、胸椎肿瘤

自前方入路到后外侧入路、后侧入路,有多种方法可以切除胸椎病灶。病灶性质、累及的脊柱节段,病灶是否偏一侧,是否是多个病灶,是否存在不稳定,是否需要重建等因素决定了外科入路。

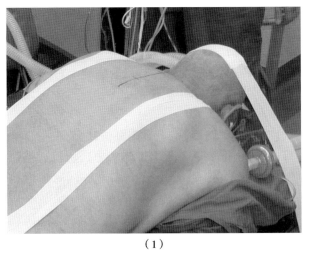
（1）

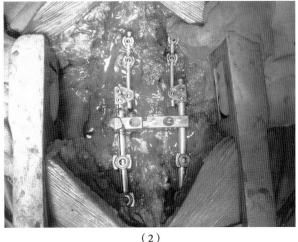
（2）

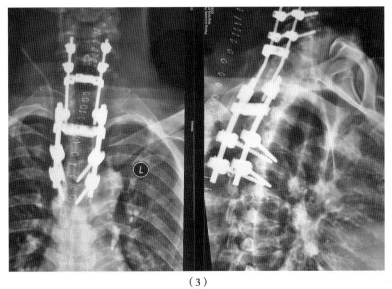
（3）

图 32-7-14　颈胸段脊柱后路内固定
（1）体位切口像；（2）术中像；（3）术后 X 线片

（一）前方入路

【体位和切口】　患者全麻双腔气管插管。根据病变累及椎体部位，选择左侧或右侧卧位。为了便于显露病椎及重建，应当选择比其高 1～2 个节段的肋间隙切口入路。

【操作步骤】　切开肋间肌，游离肋骨予以切除，注意保护或结扎切断肋间血管及神经。切除的肋骨可以留作重建植骨。切开壁层胸膜，拉开上下相邻肋骨，扩大显露，将肺脏用湿纱垫垫开予以保护。显露椎体侧方，找到并自椎体游离节段血管。牵起节段血管有助于自前纵韧带游离大血管。自前韧带游离开大血管后可以看到椎体表面对侧的节段血管，小心游离这些血管。当所有的血管组织自椎体表面游离后，椎体也就自周围组织游离完毕了。应用手术刀和线锯切断椎间盘（图 32-7-15），而后切除受累椎体，并进行相应重建。

（二）后方及侧后方入路

后方入路对椎体的显露程度不如前方入路，然而，脊柱外科医生对后方入路更为熟悉。另外，后方入路较为安全。与前方入路相比，后方入路存在以下优点：术中能够较早找到脊髓；能够治疗后方附件上的肿瘤病灶；可以同时应用后方内固定器械稳定脊柱；避免开胸。自经椎弓根入路到切除肋横突，最后到外侧胸腔外/外侧肩胛旁入路，去除的骨范围越来越大。切口越偏外侧就越容易显露椎体。

1. 后外侧经胸腔外入路　后外侧经胸腔外入路是肋横突切除入路的延伸。切除更多的肋骨可以

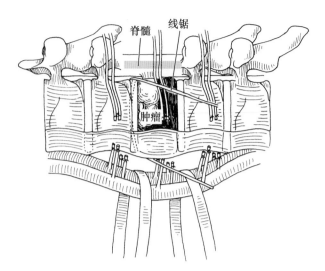

图 32-7-15　示意图显示前路椎体切除

更好地显露椎体腹侧面以及中线对侧的部分。后外侧经胸腔外入路也适于切除位于脊髓前外侧的硬膜外肿物。术中可以行前路椎体融合。此入路可同时处理 2～3 个椎体节段的病变。对于 T₄ 水平以上的病变，由于肩胛骨的阻挡，无法应用此入路。

【体位和切口】　患者俯卧位，取后正中直切口（超过病椎上下各 3 个椎体水平），切口远端弧形向外侧 12～14cm。这个切口能够同时提供后正中入路和椎体前外侧入路。

【操作步骤】　切开皮肤及皮下组织，并向切口延长侧掀开。自中线切开胸背筋膜。胸背筋膜呈银色或白色。牵开胸背筋膜后，可以看到在肌肉浅层走行的脊神经背支的外侧分支。根据病灶所在的位置，游离斜方肌或背阔肌。将所有皮肤、皮下组织、肌肉、筋膜瓣一齐掀起，牵向外侧。找到竖脊肌群的外侧缘，自肋骨剥离这些肌肉并将其牵向外侧（图 32-7-16）。清除所有附着在肋骨上的肌肉和韧带。钝性分离推开胸内筋膜和胸膜。寻找血管神经束时注意肋间神经与血管分别走行。去除横突及相应的横突间肌肉。应用手术刀切开上方肋横突韧带、放射状韧带、后方肋横突韧带。打开肋椎关节，掀起肋骨头。为了显露充分，需要在关节部位游离，去除肋骨和横突（图 32-7-17）。

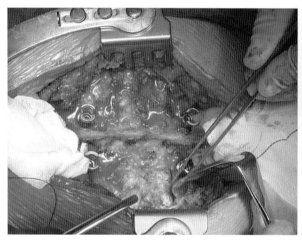

图 32-7-16　术中像显示胸椎后路剥离肌肉显露两侧肋骨

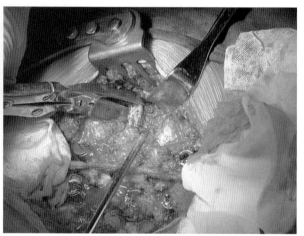

图 32-7-17　术中像显示切除肋骨

游离肋间神经至相应的椎间孔。距离背根神经节 3cm 处结扎切断肋间神经，并将神经近端牵向背侧。牵开神经根能够帮助牵开脊髓，这样可以看到中线对侧的椎体。应用 Cobb 骨膜剥离器游离壁层胸膜。如果能够游离神经根和交感神经节之间的交通支，那么就可以充分显露椎体前缘了。交感神经链位于纵隔和肋椎关节前的椎前筋膜形成的筋膜室内。在骨膜下向前外侧推开交感神经链可以显露椎体、椎弓根和神经孔。自椎体游离并夹闭节段动脉。应用钝的神经剥离器确定上下椎间孔。小心不要损伤椎管内的结构。辨认椎间孔后，应用咬骨钳和薄椎板咬骨钳去除椎弓根。旋转手术台，主刀医生侧抬高 15°～20° 可以更好地显露椎管。去除椎弓根后可以从侧面看到脊髓。为了增加显露范围，可以去除同侧上下关节突和椎板。显露硬膜外间隙后，硬膜外静脉丛出血会比较多。

切开去除邻近椎板的纤维环，应用椎板咬骨钳去除部分骨与椎间盘组织，咬骨钳或高速磨钻进一步去除受累椎骨（图 32-7-18）。注意在前后方保留 1～2cm 的骨壳。仔细游离硬膜-骨界面，注意与硬膜粘连的骨赘或粘连带。使用弯刮匙自硬膜囊去除后方骨皮质。通过在椎间盘部位仔细游离,可以整块去除后方骨皮质。切除后方皮质后,即可充分显露硬膜囊(图32-7-19)。

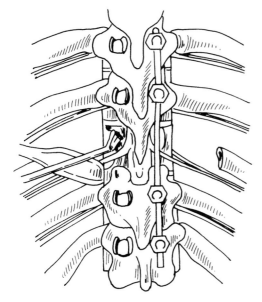

图 32-7-18　示意图显示自后方分块切除椎体肿瘤

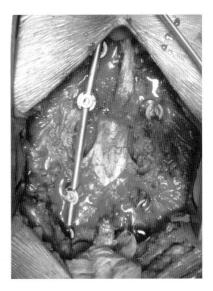

图 32-7-19　术中像显示肿瘤切除后

　　减压后,为了放置植入物,可在相邻的正常椎体上切割骨槽。需要同时应用后路内固定物时,需要在植入椎体间植入物前完成后路固定(图32-7-20)。密闭缝合椎旁肌肉和胸背筋膜。应用不可吸收缝线缝合中线肌肉。如果术中胸膜破裂,术中要给予修补。如果无法缝合胸膜,则胸膜腔内需要留置胸腔引流管。

　　2. 后路整块全脊椎切除术　低度、高度恶性脊柱原发肿瘤,以及孤立的预后较好的脊椎转移瘤,可以考虑进行整块全脊椎切除术。选择恰当的脊柱肿瘤患者实施全脊椎切除术,能够降低局部复发率,使得部分患者获得长期生存。患者术后在神经学、疼痛控制、肿瘤控制等方面的治疗结果均显著优于接受单独放疗及囊内手术。在胸椎肿瘤病例,对于前方椎体病变范围不大的,可以单纯经后路进行整块全脊椎切除术。

　　【体位和切口】　全脊椎切除术通过后入路一期完成,包括整块或分块切除后方附件和整块切除前

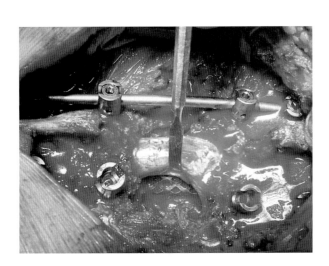

图 32-7-20　术中像显示钛网人工
椎体内固定重建

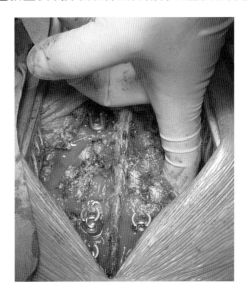

图 32-7-21　术中像显示自后方向
前做胸膜外剥离

方椎体。患者取俯卧位,后正中切口,上下超越病椎 3 个节段。

【操作步骤】　自椎板和棘突剥离椎旁肌肉,至双侧关节突。小心剥离后,应用自动拉钩牵开。伤口必须充分显露至双侧横突外缘。在胸椎、病椎水平的肋骨需要自横突关节向外去除 3～4cm。自脊椎侧方向前,钝性剥离胸膜(图 32-7-21)。为了显露上方病椎的上关节突,需要将相邻椎体的下关节突和棘突连同周围的软组织包括黄韧带一并去除。去除棘突、下部椎板和下关节突后,即可显露正常节段的硬膜囊。

如病椎后侧附件未被侵犯,可予以分块切除,也可以采用 T-saw 进行两侧椎弓根截骨,整块切除后侧附件。应用钝头剥离器分离去除椎弓根峡部下方的软组织,保护相应的神经根。将 C 形、可塑形的 T-saw 导向器自头端向尾端方向穿过椎间孔。为了避免损伤脊髓和神经根,上述过程中,T-saw 导向器的尖要紧贴椎板及椎弓根的内侧导入。T-saw 导向器导入成功后,在神经根管出口的椎弓根峡部下缘可触及其尖部。接下来,将柔软的线锯(0.54mm 直径)穿过 T-saw 导向器的孔,两端夹住固定。去除 T-saw 导向器,保持线锯的张力。在椎体对侧行相同操作。保持线锯张力,将其置于上关节突和横突下方,使得椎板下的线锯被移位到椎弓根内侧。应用 T-saw 线锯截断双侧椎弓根后,就可以完整地去除整个后方的附件(图 32-7-22)。应用骨蜡密封椎弓根断面,减少出血及肿瘤细胞污染。如果一侧的椎弓根被肿瘤累及,则可以通过骨质正常的椎板截骨。及时应用骨蜡涂抹截骨面。这需要先在椎板下方硬膜外游离出一安全间隙,才能导入线锯。有时受累的神经根可能需要结扎,与肿瘤一起切除。除了 T$_1$ 外,在胸段脊柱,结扎切段神经根不会引起任何功能损失。

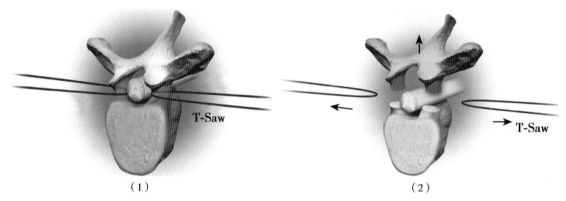

（1）　　　　　　　　　　　　　　　　（2）

图 32-7-22　示意图显示用 T-saw 进行后侧附件切除
（1）置入 T-saw;（2）截断椎弓根

而后,自后方向前游离椎体周围组织。在开始切除椎体前,必须找到双侧节段动脉。分离切断与脊神经伴行的节段动脉脊髓支。这个过程需要显露节段动脉。节段动脉毗邻椎弓根切缘。在胸椎,为了取出切除的病变椎体,需要切断一侧或双侧的神经根。在双侧前方游离胸膜(腰椎为髂腰肌)与椎体间的间隙。通常,应用弯曲的脊椎剥离器可以较为容易的游离椎体侧方。为了帮助牵拉椎旁组织,可用棉垫或者纱布卷填入椎体和分离好的侧方软组织间。用手指在两侧游离前方椎体,自椎体侧方游离节段血管,连同主动脉一起小心推向椎体前方。侧方分离完毕后,自后纵韧带游离硬膜囊,直视下应用手术刀锐性切开纤维环内侧部分。在上下相邻的椎间盘要切断的部位切割恰当的沟槽后,导入线锯(图 32-7-23)。

在开始前柱切除前,需要先实施后路固定,以保护脊髓不受牵拉。应用脊髓剥离器,游离脊髓周围的静脉丛和韧带组织。应用脊髓保护器保护脊髓。脊髓保护器的两侧边缘带齿,能够防止线锯滑脱。应用线锯切断前纵韧带及后纵韧带。切断前柱后,检查椎体的活动度,确认完整切除椎体。围绕脊髓旋转并取出游离的椎体。这样就完成了脊髓前后方的彻底减压及脊椎肿瘤的完整切除(图 32-7-24)。

这时,常有出血,主要来自于椎管内静脉丛,应当彻底控制。在相邻椎体的终板或横切面上修整出恰当的沟槽。可以应用自体骨块、新鲜或冷冻异体骨块进行椎体融合,或采用人工椎体及钛网等重建前柱骨缺损(图 32-7-25)。应用 X 线确认椎体替代物置入位置满意后,调整后路内固定物,对置入的椎体替代物轻轻加压(图 32-7-26)。

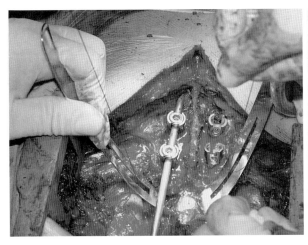

图 32-7-23　术中像显示向椎体前方
导入线锯,并用挡板保护脊髓

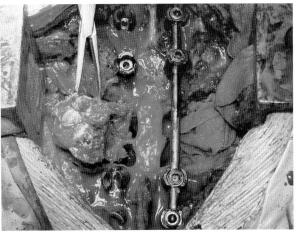

图 32-7-24　术中像显示将椎体
自前向后旋转,予以完整切除

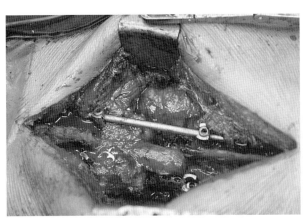

图 32-7-25　术中像显示用钛网人工椎体进行前路重建

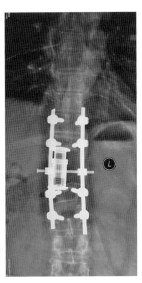
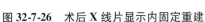

图 32-7-26　术后 X 线片显示内固定重建

【术后处理】　伤口术后最好给予负压吸引 2~3 天。术后 1 周允许患者下床活动。术后患者佩戴胸-腰-骶支具 2~3 个月,直至植入骨块愈合或人工椎体替代物已经固定牢靠。

四、腰椎肿瘤

(一) 前方入路

1. 腹旁正中切口经腹膜后入路

【体位和切口】　患者取仰卧位,髋膝轻度屈曲。在髂前上棘水平下腰部垫软枕,以保持腰部前凸。

【操作步骤】　在腹直肌鞘外缘取弧形切口。脐对应于 L_3~L_4 椎间盘。髂嵴上缘对应 L_4~L_5 水平。耻骨联合和脐连线的中点对应 L_5~S_1 水平。该入路适合于 L_4~S_1 的病变,也可以用于 L_2~L_4 水平的病灶。切开腹直肌前鞘。切开过程中,可能会见到腹壁上浅血管,可予以结扎切断。游离腹直肌,向内侧牵开,显露腹直肌后鞘。腹壁下动脉位于腹壁和腹横筋膜之间。由于它们位于外侧,在前正中入路中很少能伤及。但在偏外侧的入路中,容易损伤。也可以劈开腹直肌,在肌纤维间显露腹直肌后鞘。牵开腹直肌后,可以小心提起腹直肌后鞘并切开,避免切开腹膜。可以通过切开的腹直肌后鞘到达腹膜后间隙。腹直肌后鞘和腹膜之间存在腹膜外脂肪。找到腹膜后,钝性剥离其与腹壁之间的间隙。另一个办法是通过钝性分离可以找到腹膜与腹横筋膜之间的间隙,切开弓状线下方的腹横筋膜纤维。将腹膜外脂肪和腹腔内容物向内侧牵拉,显露髂腰肌。牵拉组织时,应用 Dever 拉钩和湿纱布。在腰大肌表面可以看到生殖股神经。自腰大肌表面推开腹膜后,可以看到输尿管自外侧向内侧及尾端跨过髂总动脉。分离过程中要注意保护这些结构。

（1）L_5椎体显露:在大血管分叉处游离血管可以显露 L_5椎体。由于血管可能在这个部位存在解剖变异,外科医生应当在术中应用 X 线确认 $L_5 \sim S_1$ 椎间隙。下腔静脉分叉低于主动脉分叉,通常位于 $L_5 \sim S_1$ 椎间盘上方。动脉分叉直接位于 L_4椎体前,在 L_5椎体前可以见到髂总静脉的起始处。下腔静脉分叉位于主动脉右侧,左侧髂总静脉经过主动脉分叉。在下腰椎水平,必须注意分辨所有髂总动脉及髂总静脉的分支。左侧髂总静脉经过 $L_4 \sim L_5$椎间隙前方,这部位经常被损伤。要显露脊柱,需要结扎这些血管的所有分支。为了便于显露,需要常规结扎骶正中动静脉。骶动脉发自腹主动脉背面邻近分叉处。处理这条血管时,推荐使用血管夹或缝扎,尽量不用单极电凝。应用电刀会伤到上腹下神经丛,这在男性可以引起逆行射精。找到血管后,为了显露术野可应用 Wiley 静脉拉钩,也可将具有橡胶套的大头针钉在椎体上,挡开血管。自左侧髂血管前内侧开始游离。可以结扎切断骶正中动静脉,为了能够在脊柱左侧缘放置拉钩,需要广泛游离左侧髂总静脉。腹主动脉分叉的部位存在变异,一般位于 L_4椎体上缘到 L_5椎体上缘。下腔静脉汇合处略低于主动脉分叉,位于 L_5椎体上部到下部之间。对于大血管分叉比较高的患者,比较容易显露 L_5椎体。向两侧牵开髂总血管能够充分显露 L_5椎体。如果大血管分叉位于 L_4/L_5椎间盘水平,则有必要向上方牵拉大血管分叉。对于血管分叉较低的患者,自左侧向右侧牵拉腹主动脉、下腔静脉可以显露第 5 椎体(图 32-7-27)。在牵拉下腔静脉前,需要找到并结扎髂腰静脉和第 5 腰静脉。髂腰静脉对髂总静脉具有拴系作用。向外侧牵拉腰大肌内侧缘,可以找到腰 5 节段血管和髂腰静脉。肿瘤侵犯椎体后,骨膜及前纵韧带松弛,可导致前纵韧带与邻近血管粘连。游离血管可能比较困难。

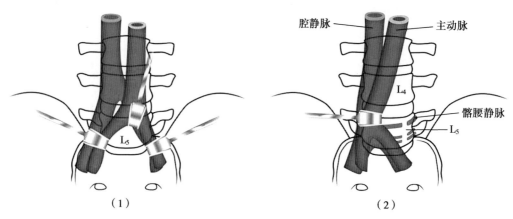

图 32-7-27　示意图显示腰椎前方入路游离主要血管显露 $L_{4,5}$椎体
(1)向上方牵拉血管,显露 L_5椎体;(2)向右侧牵拉血管显露 $L_{4,5}$椎体

（2）L_4椎体显露:要显露 L_4椎体,需要牵开腰大肌,显露 L_4节段血管。切断并自椎体表面游离节段血管。向内侧牵拉大血管及上腹下神经丛。为了方便游离大血管,需要结扎 L_5节段血管及髂腰静脉。切除 L_4椎体前,需要去除相邻的椎间盘。去除 $L_3 \sim L_4$ 和 $L_4 \sim L_5$椎间盘,充分显露 L_4椎体,切断前纵韧带。应用磨钻和骨刀去除椎体。去除椎体后方皮质后,即可看到硬膜囊腹侧和自硬膜囊发出的神经根(图 32-7-28)。

（3）上位腰椎椎体显露:上述入路也可用于显露 $L_2 \sim L_4$椎体。这就需要自一侧游离下腔静脉和腹主动脉。即使游离了血管,经这个入路显露的范围依然没有侧腹部入路广泛。需要切除的范围较大或需要重建时,最好应用侧腹部入路。后者可以更加广泛的暴露大血管侧方。行上腰椎手术时,切记要结扎手术椎体及其相邻椎体的阶段血管。这样才能避免不必要的出血,保证手术安全进行。

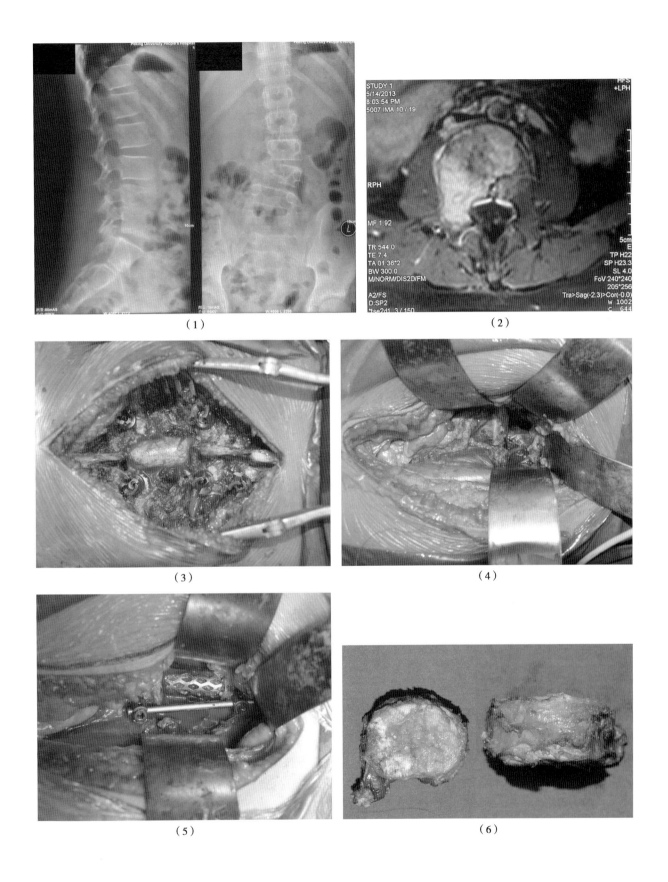

（1）

（2）

（3）

（4）

（5）

（6）

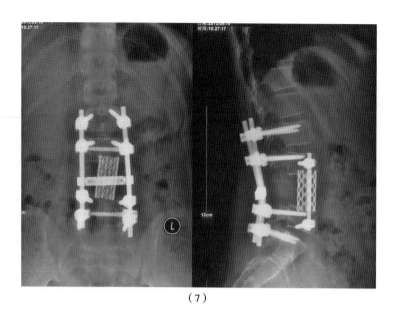

（7）

图 32-7-28 L₄ 肿瘤，经腹膜后入路行整块椎体全切术
（1）、（2）术前 X 线片及 MRI 显示 L₄ 椎体破坏；（3）术中像显示后路椎板切除
经椎弓根内固定；（4）、（5）术中像显示前路经腹膜后切除 L₄ 椎体及重建；
（6）切除标本大体像；（7）术后 X 线片显示内固定位置良好

2. 侧腹部切口经腹膜后入路 通过侧腹部切口经腹膜后入路可完成以下操作：能够自前方直接对硬膜囊行减压，同时可以植入骨块或人工椎体；可以行负重柱重建；应用前路器械，显露范围可以非常广泛；可应用于 L₄/L₅ 及其以上节段。该侧方入路可显露 L₁ 椎体到 L₄ ~ L₅ 椎间隙。由于脾较肝容易牵拉，通常选择侧卧位经左侧入路。同时由于腹主动脉分叉附近特殊的解剖关系，左侧入路有利于操作。

【体位和切口】 患者侧卧位固定于透 X 线的碳素手术床上。由于下腔静脉较腹主动脉脆弱，最好选用左侧入路，术中可以游离腹主动脉，显露椎体。上方或同侧的下肢需要屈曲，这样可以放松髂腰肌，减轻对同侧腰骶神经丛的牵拉。

【操作步骤】 皮肤切口位于最下位肋骨和髂嵴之间，一般采用由后向前斜形切口，上至第 11 肋下缘，下至耻骨联合上缘，可根据病灶的位置做相应调整。切开腹外斜肌、腹内斜肌以及腹横肌。不要切开切口内缘的腹直肌。切开腹横肌后，可以看到腹膜后间隙疏松的蜂窝组织。看到透明的薄层腹膜后，通过钝性游离显露腹膜后间隙。轻轻地推掉后腹壁及膈肌腹侧面的腹膜。腹腔内容物连同腹膜一起被推向内侧。肾脏、输尿管以及肾周脂肪均位于腹膜后间隙内。肾脏背侧及腹侧的结缔组织汇合成肾筋膜，包裹着肾及肾周脂肪。需要向内侧牵拉肾脏时，注意不要进入肾周脂肪层。腹膜后入路总的来讲比经腹腔入路具有以下优点：经腹膜后入路避免了小肠梗阻或术后腹腔内粘连。与经腹腔入路相比，由于未游离自主神经层，此入路也减少了术后逆行射精的可能性。另外，侧卧位时重力作用会使得腹腔内容物向前方移位，有利于显露腰椎。找到髂腰肌是显露脊柱的关键。髂腰肌的内侧附着在脊柱上，可以触摸到椎体和椎间隙。通常在腰大肌表面可以看到生殖股神经。确认椎间盘间隙后，切断腰肌在椎体的肌起。在上位腰椎，需要自椎体前方掀起腰肌。应用骨膜剥离器自椎体前正中线开始向后方剥离。牵开腰肌后，即可看到前方椎体、节段血管及交感干。显露下位腰椎时，需要游离腰小肌。需要辨认的结构包括髂总静/动脉及其所有分支，包括髂腰静脉和腰升静脉。腰神经根组合后在腰肌下方形成一个神经丛。游离结扎腰椎节段血管。应用直角钳自骨面游离并掀起节段血管。应用剪刀剪断血管。在椎体前半部结扎、游离节段血管，这样可以最大限度地保留神经孔及脊髓周围的侧支循环。应用锐利的手术刀切开椎间隙。应用刮匙和髓核钳切除椎间盘。

3. 经腹腔显露腰骶椎结合部 经腹腔入路可以用来显露 L₅ 椎体或骶骨。再次手术或放疗后患者考虑腹膜外间隙难以游离时，也可考虑经腹腔入路。这个入路的缺点是：存在肿瘤污染腹腔的危险；腹腔内已存在粘连时,分离困难;术前的肠道准备增加了内脏受损的风险;血管游离范围较大;上位腰椎显露不充分;术后肠梗阻风险增加。

经腹腔显露腰椎的游离过程包括3步。第一步,浅表组织切开:自皮肤分离到腹膜;第二步,腹腔内操作,牵开腹腔内脏器;第三步,腹膜后操作,游离腹膜后结构包括大血管(腹主动脉、腔静脉、髂总血管)、子宫以及骶旁神经丛等。

【体位和切口】　常规肠道准备。患者仰卧,头低脚高体位,使得腹腔内容物向上方移位,使得术中显露变得容易。应用骶骨软枕维持腰椎前凸。

【操作步骤】　要显露 $L_5 \sim S_1$ 时,切口选在耻骨联合与脐之间。通常应用正中切口或旁正中切口。纵行的正中切口最能够广泛显露下位腰椎和腰骶关节。如果只需要显露 $L_5 \sim S_1$ 水平,选择下腹部耻骨联合上横弧形切口更实用,更美观。注意不要损伤腹壁下动脉。选用经腹腔入路时,循腹白线切开,这样可以避免损伤腹直肌或损伤支配腹直肌的神经。支配腹直肌的神经来自于第7到第12肋间神经的分支。向外侧牵开腹直肌,避免损伤支配肌肉的神经。必要时宁可劈开也不要横断腹直肌。切开皮下组织后,显露白线,应用剪刀循中线剪开。切开腹直肌鞘,向两侧牵开,提起腹膜,切开一个小口。将手伸到腹腔内,保护腹腔内脏器,继续切开腹膜。应用湿纱垫推开腹腔内脏器,并放置自动拉钩。将大网膜、小肠、肠系膜根部牵向头侧。将结肠系膜牵向外侧,向尾端牵开乙状结肠。在骨盆边缘髂总动脉分叉表面找到输尿管,后者循腰肌走行,与腹膜粘连。小心找到大血管表面的后腹膜并切开。在结扎骶正中动脉前不要误伤此血管,在正中线右侧2cm处切开后腹膜。一定注意找到髂外动脉表面走行的输尿管。充分切开腹膜,保证显露至腹主动脉分叉以上。腹膜后血管和上腹下神经丛表面存在脂肪和结缔组织。在中线右侧的右侧髂总动脉表面钝性分离上述组织。钝性分离可以推开可能存在的自主神经,最大限度地避免切断这些神经。上腹下神经丛位于上述软组织中,在 L_5 和大血管分叉附近要小心游离上述神经。在骶正中动脉两侧可以找到上腹下神经丛。损伤此神经丛后,可以导致泌尿生殖功能障碍,因此,应该避免在此区域使用电刀。钝性分离可以将上腹下神经丛自血管表面推开。游离过程自右侧髂总动脉开始,向上、向中线方向进行,显露骶正中动、静脉的整个行程。在腹主动脉背侧邻近分叉处可以找到骶正中动脉。游离、结扎、切断骶正中动脉。左侧髂总动脉通常位于纤维环左侧。偶尔,游离过程中需要切断粘连组织的纤维条索。右侧的髂总静脉一般不影响显露,通常不需要特别游离。

(二) 后方入路

侵犯腰椎的肿瘤较胸椎者少。对转移癌来说,仅20%的脊柱转移癌侵犯腰椎。起自椎体后方结构的肿瘤少见,它们可影响椎板、棘突、上关节突和椎弓根。当肿瘤局限于椎板和关节面时,可尝试整块切除。椎体后方结构肿物的整块切除时需同时切除周围软组织。切开后正中线 $T_{12} \sim S_1$ 水平的皮肤和皮下组织,向两侧牵开,暴露整个竖脊肌。在后正中线上做筋膜切口,与皮下组织一起向两侧牵开,沿棘突两侧分离竖脊肌。分离肌肉时,要在肿物周围保留足够的切除边界。进一步分开深层肌肉显露横突及小关节后方骨面。用咬骨钳沿基底部切除横突,即可从斜侧方看到椎弓根和椎间孔。自椎间孔中找到神经根,确定神经根在椎间孔的走行后,用磨钻或咬骨钳切除椎弓根。如果手术医生习惯用钢丝锯,可以像行胸椎椎体切除术时那样应用钢丝锯。在切开肌肉及椎弓根时要注意肿瘤的外侧边界。处理肿物上下切除边界时,自关节间隙切开上下相邻的关节突关节,整块切除后方附件肿瘤密闭缝合深筋膜,组织缺损处放置引流。逐层缝合皮下组织和皮肤。

(郭　卫)

第八节　骶骨肿瘤的外科治疗

一、骶骨肿瘤切除的手术入路

(一) 骶骨后侧入路

骶骨后侧入路用于以下两种情况:一种是结合前侧入路用于全骶骨切除;另一种情况用于 S_2 以下

的骶骨切除。这一入路适合于骶2以下的脊索瘤或其他恶性肿瘤。对于有经验的外科医生来讲,这一入路也可以进行包括骶2的切除。当进行骶骨切除时,在骶骨中线做一倒Y字形或"工"字形皮肤切口(图32-8-1)。

这一切口比较容易暴露骶骨侧方区域,包括骶结节韧带、骶棘韧带。这些韧带坚韧而且紧张,应当首先切断。必须充分暴露坐骨切迹以显示坐骨神经、梨状肌、臀上臀下动脉(图32-8-2)。

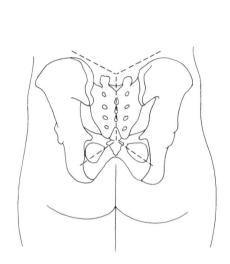

图32-8-1　示意图显示骶骨后路切口

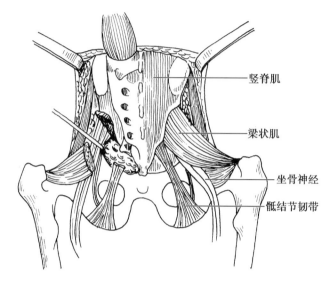

竖脊肌

梨状肌

坐骨神经

骶结节韧带

图32-8-2　示意图显示暴露骶骨后方主要解剖结构

在需要切除的骶骨水平做椎板切除术显露椎管,结扎并切断神经根。如果可能,一侧的S_2神经根应予以保留,以防出现膀胱直肠功能障碍。在椎管内显露两侧的S_2神经根,进行更广范围的椎板切除后可以显示神经孔。在骶骨后壁上确定截骨线(图32-8-3)。

骶骨前方可以通过逐渐的钝性分离得以显露。骶骨截骨线的前壁可以用椎板咬骨钳分块切除。因为骶骨中央较厚,在骶骨中线进行截骨比较困难。如果骶骨两侧的开槽范围足够,就可以在骶骨前面安全放入海绵或牵开器。骶骨中央部分可以用骨刀截断,从而完成骶骨截骨。可自远端掀起骶骨残端,小心钝性分离截骨水平骶骨与直肠之间的软组织。在骶骨和直肠之间通常有一些软组织,因此可以将直肠自肿瘤分离出来。由于髂内动静脉的分支位置较深,从前方入路进行处理有一定困难,但在这种特殊情况下处理起来却较容易。这样就完成了骶骨切除。

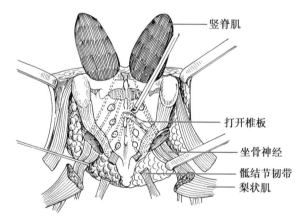

竖脊肌

打开椎板

坐骨神经

骶结节韧带

梨状肌

图32-8-3　示意图显示在骶骨后壁上确定截骨线

肿瘤切除后常存在较大的无效腔,但并不需要特殊的重建步骤。在大多数病例,皮瓣可以直接缝合。在一些接受骶骨切除术的患者出现了排便困难,这是由于直肠在无效腔内变得不稳定。骶骨截除可以经后入路进行。在术前应注意如下几点:采用影像检查和肛门指诊了解直肠和肿瘤之间的粘连情况;可请普外科医生会诊;如果怀疑存在粘连,则不应单纯采用后入路。

　　（二）骶骨前侧腹膜外入路

采用前入路的目的是能够完全显露骶髂关节至坐骨大切迹的范围,也可用来显露高位的椎体截骨水平,包括L_5/S_1间盘或腰椎椎体。骶骨的切除主要依靠后入路,前入路的主要目的是显露和保护重要的器官结构、血管神经,以及间盘的切除。

应当常规进行血管造影来了解三个重要问题：①髂外血管是否可以保留。如果不能，必须准备血管置换。通常人工动脉血管可以达到良好的效果，但人工静脉却不能。可以采用对侧的大隐静脉移植来解决这一问题。②髂内动脉是否位于肿瘤部位。如果其位于肿瘤下方，那么前方入路第一部就需要完全结扎髂内动脉。如果必须牺牲两侧的髂内动脉，那就有可能影响盆腔脏器的血供，甚至需要切除膀胱、直肠和子宫，这可能是手术的禁忌证。只有完全游离肿瘤后才能结扎髂内静脉，否则将出现静脉充血导致的大出血。③是否有侧支血管。如果存在侧支血供，需要结扎或栓塞以减少出血。

手术步骤见图 32-8-4：

术前需要进行肠道准备。患者仰卧位或截石位，取大 U 形 Stener 切口，接下来的操作在髂腹股沟入路部分有详细描述。小心切断腹肌，广泛暴露腹膜后空间。通常不需打开腹股沟管，可将精索牵向远侧。需要结扎切断腹壁下动静脉，游离保护髂外血管和输尿管。输尿管横跨于髂内外动脉的分叉处，通常较易辨认，但如果以前曾接受过手术治疗或放疗，由于粘连可使游离输尿管变得困难，这就需要进行输尿管插管。

随后需要显露的是髂外血管、髂内血管、髂总血管和腹主动脉。主动脉通常可以经此入路显露，并可进行血管阻断。如果需要可以用 Fogarty 血管夹临时阻断主动脉以控制出血。每次主动脉阻断时间不超过 90 分钟。髂总动脉也可加以阻断。骶正中动脉需予以结扎。髂外血管应自肿瘤游离。当髂外血管被牺牲时，应首先进行重建。

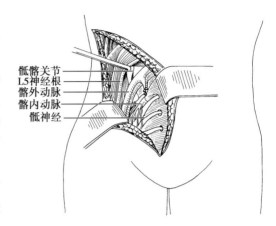

骶髂关节
L5 神经根
髂外动脉
髂内动脉
骶神经

图 32-8-4 示意图显示经腹膜外显露骶骨前方

髂内血管通常在髂外血管的下面，静脉比动脉位置更加深在。如果动脉位于肿瘤表面，可予以分离。如果不可能进行分离，则必须牺牲动脉。结扎单侧髂内动脉不会造成盆腔脏器缺血。侧支血管（髂骶、髂腰血管，臀上、下血管，闭孔血管）应予以结扎。如果能够分离，有时应保留臀上血管。所有进入肿瘤的供支血管均应结扎。应小心分离臀上动脉，它比较容易被损伤，而且止血困难。如果自前方分离困难，就应从后方进入。

当沿髂内动脉分离至坐骨大切迹时，可以显露骶髂关节前面。可以不去处理深部的血管，而留待后方入路解决。如果需要可以切断髂腰肌。当有神经根受累时应予以切除，通常 L_5 神经根从骶髂关节处经过。从后方入路很难确定准确的截骨线。前方入路截骨需要确定解剖标志。应在前方截骨线上放置海绵或纱布来保护血管。

之后就应分离位于 L_5/S_1 水平或更高的截骨线。结扎切断供应脊柱各节段的动静脉。位于前面的高位截骨线应予广泛分离。需要牺牲的神经根也应切除。在预计的切除水平尽可能的切除椎间盘。

（三）全骶骨切除手术入路

前后路联合入路对于全骶骨切除来说是必需的。术中需要更换患者的体位。当前侧入路的伤口闭合包扎后，将患者翻身至腹卧位，而后按常规方法进行后路骶骨切除。

经腹前侧入路：下腹部正中切口，上至脐下下达耻骨联合，保留腹直肌。经腹显露盆腔，牵开肠管，在腹膜后解剖腰骶部及盆腔。解剖双侧髂动、静脉，结扎双侧髂内动脉、缝扎骶中动脉。将盆腔内的内脏及血管结构从肿瘤表面分开。探查肿瘤，必要时打开侧腹膜，术中注意保护肠系膜下动脉和输尿管，游离乙状结肠达肛管水平，保护肿瘤假性包膜完整。解剖直肠后，切断进入肿瘤体内的神经根，前路切除 $L_5 \sim S_1$ 椎间盘，以及在腹侧进行部分的骶髂骨的截骨术（图 32-8-5）。在直肠的背侧放置无菌纱布将直肠与骶骨分开，关闭后腹膜，逐层关闭前路切口，行后路切口切除肿瘤。

后侧入路：应当充分显露骶骨的侧面和坐骨大切迹，自后方分段切断梨状肌。充分显露骶髂关节的后面，用纱布自坐骨切迹向前保护骶髂关节前方，而后就可以安全地在骶骨侧面或骶髂关节进行截骨。切断附着于椎板的竖脊肌以显露 L_5 后方。

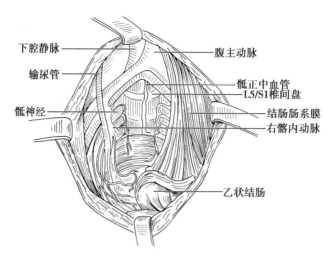

图 32-8-5　示意图显示经腹前方入路显露骶骨

　　按常规方法切除椎板。在预定的切除水平结扎切断硬膜。用骨刀或线锯沿骶髂关节外缘做两侧髂骨的截骨(图 32-8-6)。在骶骨与脊柱和髂骨间的联系被切断后,自骶骨残端的近侧向后掀起并牵向远侧。向远侧钝性分离骶骨和直肠间隙,结扎切断髂内血管的深部分支血管,逐步将全骶骨切除完成。在完全切除骶骨后,需要在髂骨和脊柱之间安装内固定,防止脊柱的下沉及骨盆的分离。

二、骶骨肿瘤切除术

(一) 术前准备、术中监护、术后处理

　　1. 常规准备　骶骨肿瘤患者的手术时间较长,往往达到 4 小时以上,输血量一般超到 2000ml。术前对于患者一般情况的评估十分重要,主要包括患者是否存在代谢性疾病、心血管疾病和呼吸系统疾病的检查。如果术前患者一般情况提示手术耐受性较差,接受手术可能存在很大风险,应建议患者接受放疗等其他治疗,等待患者一般状况改善后再考虑接受手术治疗。准备不足的手术往往会造成患者术中、术后风险,肿瘤的局部复发,甚至患者的死亡。

　　术前准备中最重要的工作就是术前肠道的准备,包括使用灌肠剂和服用导泻药。如果肠

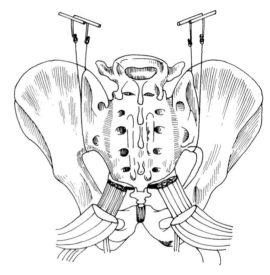

图 32-8-6　示意图显示后路双侧髂骨截骨

道准备不足,肠道破损后容易造成伤口感染。我们一般应用灌肠剂和导泻药,在术前 2 天患者开始进流食,术前 24 小时开始服用导泻药,手术当天清晨灌肠。如果手术当中可能实施肠道手术,术前肠道准备应该更加正规。术前几天可以开始应用静脉营养支持治疗,这样不但可以保持肠道的清洁,还可以保持患者的体力。巨大的腹膜后肿瘤往往累及输尿管、结肠、直肠等腹膜后脏器。在这部分病例中,大都需要首先实施泌尿道分流、肾切除术和结肠切除术。如果考虑肿瘤累及输尿管,术前应行输尿管插管。应该根据患者个人情况估计失血量并预防并发症的发生。如果术中可能实施结肠切除或膀胱分流手术,术前一定要向普通外科和泌尿外科医生咨询。

　　当患者存在明确的骶骨病灶时,根据肿瘤的外科类型、组织学类型和外科医生的经验,手术时间往往较长,同时需要大量输血。个别病例可以有效应用自体储存血回输,大多数病例需要准备充足的血以备术中术后使用。当预计失血量达到 2000ml 以上时,还应该准备新鲜冷冻血浆以避免发生凝血功能障碍。这些数据只是依据代表性病例,术中输血量还要根据患者及肿瘤的不同情况、不同医生及术中突发

的血管并发症情况而定。

2. 血管阻断技术　由于骶骨解剖结构的复杂和不规则性,巨大骨盆骶骨肿瘤的外科手术治疗往往手术中出血很多,甚至影响手术方案的实施,而且大量出血和输血也增加发生相关并发症的机会。如何减少术中出血,是手术成功的关键。

(1) 术前 DSA 造影,选择性血管栓塞,腹主动脉球囊留置:术前 DSA 造影,选择性血管栓塞既可以明确病灶局部情况,也可以减少术中出血,是常常采用的骨盆、骶骨手术前准备的重要内容。我们对复杂的骨盆、骶骨巨大肿瘤手术患者进行术前的高选择性单侧或双侧髂血管 DSA 栓塞,腹主动脉球囊留置,明显减少了手术的出血量和输血量,保证手术顺利完成,取得良好的效果。

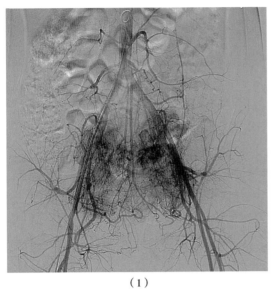 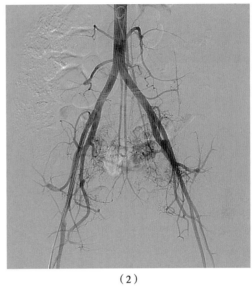

（1）　　　　　　　　　　　　　（2）

图 32-8-7　骶骨肿瘤,术前行 DSA 血管栓塞
（1）显示肿瘤主要由双侧髂内血管供血,血流丰富;（2）血管栓塞后,肿瘤血供明显减少

髂内动脉栓塞及腹主动脉球囊留置手术方法:在手术前一天或手术当天术前,采用 Seldinger 穿刺法,穿刺股动脉,逆行将导管经股动脉向近心端插入,经腹主动脉造影后插入两侧或单侧髂内动脉造影了解肿瘤部位、性质、范围及血供情况（图 32-8-7）,采用吸收性明胶海绵及弹簧栓子为栓塞物,将双侧或单侧髂内动脉（一般为肿瘤侵犯较重的一侧）及其他可栓塞的靶血管栓塞。腹主动脉再造影确定栓塞效果,于肾动脉在腹主动脉分叉以下留置球囊,注入生理盐水了解阻断腹主动脉血流所需球囊容量（图 32-8-8）,全部病例在 DSA 机上施行。

(2) 术中髂内动脉结扎及腹主动脉临时阻断技术:术中患者侧卧位,采用患侧前方大麦氏切口,切开三层腹肌,将腹膜向内侧推开,显露同侧髂总血管及髂内动脉,髂外动脉。分辨髂内动脉分离并予以结扎（图 32-8-9（1））,必要时可结扎对侧髂内动脉。向上游离显露腹主动脉,以纱条套橡胶管于髂总动脉分叉以上 1cm 处临时阻断腹主动脉（图 32-8-9（2））。

(3) 血管阻断技术在骶骨肿瘤手术中的意

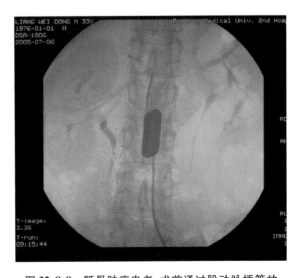

图 32-8-8　骶骨肿瘤患者,术前通过股动脉插管放置腹主动脉球囊以减少术中出血;X 线透视片显示球囊膨胀后,完全阻断了腹主动脉内血流,造影剂不能通过

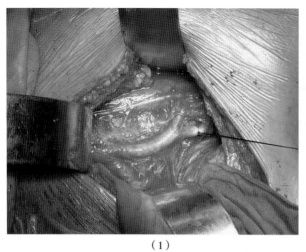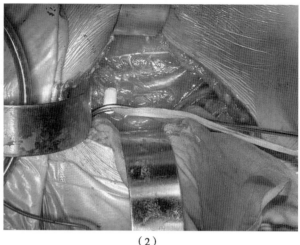

（1）　　　　　　　　　　　　　　　（2）

图 32-8-9　骶骨肿瘤前路手术术中像
（1）结扎髂内动脉；（2）临时阻断腹主动脉

义：骶骨是重要血管密布和血运极其丰富的区域，骶骨肿瘤的手术切除和功能重建手术使外科医生直接面临大量出血的难题，由于大量出血甚至导致手术方案的实施受到影响。而且大量出血和输血，会直接影响患者的体内环境，其可能引起的并发症和不利影响是显而易见的。

数字显影血管造影（DSA）技术能清晰显示骶骨肿瘤的血供情况，并可以通过栓塞有效阻断局部血供，逐渐成为骶骨外科手术的重要辅助技术。但是，一般常用的在骶骨手术之前的 DSA 栓塞方法是阻断双侧的髂内动脉。这种传统方法存在两方面不足：一是患者可出现急性腹痛等下腹部不适反应及术后伤口愈合障碍；二是栓塞后的止血效果往往不尽如意。

近年来发展的球囊阻断技术，控制腹主动脉血流，减少术中出血，也被证明是一种有效的方法。我们有 300 余例应用球囊阻断腹主动脉血流的经验，术中控制出血效果良好，手术视野变得清晰，原先不可能进行的手术得以成功完成，而且术者在切除肿瘤的过程中，有时间仔细操作，保证了肿瘤切除的质量。手术中不会出现短时泉涌样出血，降低了失血性休克的发生率。同时，术后取出球囊，减少了术后伤口并发症的发生几率，提高了手术的安全性。

腹主动脉阻断平面不同，对全身血流动力学、内脏缺血再灌注损伤影响不同。临床上开展的低位腹主动脉阻断技术，比较安全。在髂总动脉分叉上方阻断腹主动脉，并不阻断肝、肾、脊髓等对缺血敏感的器官的血液供应。另外下腹部的卵巢、睾丸对缺血较敏感，但支配其血供的卵巢（睾丸）动脉在肾动脉平面稍下方即开始发出分支，亦不在阻断之列，故手术中其血供不受影响。其单次阻断时限最长不能超过 90 分钟，必要时可重复阻断。低位的腹主动脉阻断临床上使用证明是安全的。

3. 术中监护　手术时间往往比预计的时间要长，患者需保证一个舒适的体位以避免局部的压伤和神经麻痹。头、颈、四肢关节部位应加以保护，侧卧位时应加腋垫，并保持舒适体位。

术中应开放多条静脉通路以便于输血补液，进行中心静脉置管和桡动脉置管以及时检测术中循环系统情况。麻醉师和外科医生应该密切关注术中出血情况，因为术中估计失血量往往少于患者的实际失血量，早期及时的输血有利于避免凝血障碍和循环衰竭。

可采用控制性降压，即在全身麻醉状态下，用血管扩张药达到控制性降低血压的目的。控制性降压确实可以减少手术失血量，有人认为减少约 50%，而且比术中血液稀释更为有效。硝酸酯类药物如硝普钠和硝酸甘油是目前最常用的降压药物。也可采用血液稀释法减少出血，包括手术前血液稀释（等量血液稀释）与血液稀释性扩容。等量血液稀释是指，在麻醉诱导完成后，经动脉或静脉系统放血，同时按一定比例输入晶体液和（或）胶体液，其目的是降低血细胞比容（Hct）而不是血管内容量。待术中大出血控制后输还给患者。血液稀释性扩容是指，在麻醉诱导后，经静脉系统输入一定量的晶体液与胶体液(1:1),使中心静脉压(CVP)达到正常值的高限(10~12cmH$_2$O),提高全身血管内与细胞外液的容量,并可通过稀释血液,Hct 以不低于30%为限,以减少失血时血液有形成分的丢失,从而增强机体在大量失血时抵御失血性休克的能力。

4. 术后处理　引流管应保留至引流量少于50ml/24h。充分引流是预防术后出现伤口感染的必要条件,骶骨肿瘤的手术往往由于肿瘤切除造成局部形成大的空腔,空腔早期由凝血块填充,如果不能充分的引流,局部极易形成血肿并继发感染,对于应用人工植入物的手术来说,感染的后果是严重的。伤口内一般需要放置两条较粗的引流管,放置时间至少需要1周以上,一般引流量每天在50ml以下才能拔出引流管。一般来讲,术后需要使用抗生素1周以上。

(二) 骶骨恶性肿瘤的切除方法

许多骶骨切除手术需要前、后联合切口显露。如需切除直肠,手术则从前路开始,再进行后侧,手术最后在前路完成。如果直肠可以保留,手术从前路开始,在后路完成手术。在前路显露时,患者需要采用截石位或仰卧位,后路显露时患者则需俯卧位。

1. 手术方法一(Stener 和 Gunterberg)　先缝合肛门(保留直肠时为暂时闭合)。做横跨下腹部的半环形切口。在耻骨上1cm处切断两侧腹直肌,沿腹直肌鞘的侧缘切断两侧腹壁的其余肌肉,推开腹膜,显露髂总血管。从两侧的腹膜下继续游离,直到在直肠下会合,显露骶骨岬。

如切除直肠,从中线切开腹膜,分离结扎直肠上血管。然后,在直肠和乙状结肠交界处切断肠管,用套叠法缝合两断端。切断结扎直肠中血管,切开下腹膜返折部。从上面尽可能向远端游离直肠。绕肛门做一倒 U 形切口,在肛管下面、直肠前面及两侧尽可能向近侧分离。分离结扎髂内动静脉及骶外和骶中血管。如果切除水平在 S$_1$ 神经根以上,髂腰血管也需要分离结扎。在侧方分离出腰骶神经干,以便截骨时予以保护。若保留 S$_1$ 神经根,应在第一骶骨前孔出口处将其显露。在合适的水平截断骶骨前侧皮质,在侧方通过两侧的骶髂关节截骨。缝合前侧的切口,将患者改为俯卧位。

做一垂直的椭圆形切口,包括活检部位、肿瘤穿出的骶孔上皮肤和皮下组织。如直肠已经切除,切口应与原先的肛周倒 U 形切口相连。在预计切除皮肤上方向近侧延伸做成一中线切口,以显露 L$_5$ 椎体后面部分。向两侧牵拉皮瓣,尽量游离骶骨切断臀大肌。在肌肉和肌腱交界处切断梨状肌,然后结扎切断臀上、臀下血管。保护臀上神经。在坐骨结节处切断骶结节韧带,然后通过截断坐骨嵴,切断骶嵴韧带及尾骨肌。如直肠得以保留,松解肛管和尾骨之间的束带,如直肠切除,则切断双侧肛提肌。

在腰骶水平横行切断骶棘肌。如保留 S$_1$ 神经根,在 L$_5$ 和 S$_1$ 水平做部分椎板切除。如切断 S$_1$ 神经根,L$_5$ 椎板完全切除,并切除腰骶的黄韧带。在合适的水平结扎切断硬膜囊。如保留 S$_1$ 神经根,在 S$_1$ 和 S$_2$ 之间做骶骨截骨,S$_1$ 神经根管下半部分保留于肿瘤部分。触摸骶骨前方的截骨线,引导后方截骨。

如 S$_1$ 神经切除,在 S$_1$ 神经根管上通过 S$_1$ 截骨。于 L$_5$ 横突水平在髂骨翼做一深切迹,有利于从后方触及骶骨翼前上表面和骶髂关节。在此平面后下1cm处截骨并与该平面平行。触摸骶骨前面皮质和髂骨的截骨线同样也可指导确定截骨平面。然后切断骶神经,取出肿瘤。放置引流后,关闭后侧切口。如直肠已做切除,再将患者改为仰卧位,打开前侧切口。关闭盆腔内的腹膜,做乙状结肠造瘘术。可用乙状结肠的肠系膜修补小盆腔内的腹膜缺损。最后关闭腹部伤口。

2. 手术方法二(Localio,Francis)　通过左侧旁正中切口打开腹腔,切开腹膜,牵开结肠,寻找左侧输尿管。切开陷凹处腹膜,在 L$_5$ 和 S$_1$ 连接处向前翻转直肠-乙状结肠接合部。在肛提肌平面的远端显露肿瘤的上界,确定肿瘤向侧方生长的范围。结扎骶中血管和骶侧方静脉。将乙状结肠放回原位,关闭腹部切口。将患者改为俯卧位。在 S$_4$ 椎体水平于臀部做一横向切口。下方皮瓣分离至尾骨以下,上方皮瓣至 L$_5$ 水平。切断直肠尾骨韧带,向前翻转直肠,进入先前已打开的骶前间隙。确定肿瘤的下界。然后进行骶骨切除,切断骶骨的侧方韧带。利于骨凿在腹部显露后预定的水平截断骶髂关节。横断骶骨,从术野中取出。不必试图保留横断水平以下的骶神经。放置负压引流后,关闭后方切口。Localio 等建议患者可采用侧卧位,由两组手术人员同时做前后显露,这样可以减少术中出血,避免患者术中更换体位。

3. 手术方法三(MacCarty)　Mayo 医院的 MacCarty 等介绍了从后路对骶骨脊索瘤进行部分骶骨切

除术。患者俯卧位,用肾脏拱桥垫高臀部(Kraske 位)。在骶骨和尾骨上做纵形正中切口。切除尾骨,在骶骨肿瘤前分离直肠。然后,剥离臀大肌、梨状肌和尾骨肌及骶结节韧带和骶棘韧带。切断两侧的 S_4、S_5 神经根,分离保护阴部神经。然后,从前后两侧劈开第三骶孔,这样可切除远侧的 3 节骶骨而不损伤阴部神经及其他的两个骶神经(S_2、S_3 神经)。在第 2、3 骶骨之间切断骶骨弓和骶骨体,切断终丝,取出骶骨的远侧部分和肿瘤。当肿瘤或切除的范围达到近侧骶骨时可能造成神经功能障碍。直肠壁如有穿孔需修补,如有硬膜囊撕裂,也应进行修复。残留较大的无效腔需引流。臀大肌尽可能拉紧缝合。缝合皮下组织和皮肤。

4. 手术方法四(北京大学人民医院方法)　根据患者肿瘤情况,采用俯卧位或侧卧位,采用后方入路。基本切口呈纵形或倒置 Y 形(图 32-8-10),后方如果存在活检瘢痕,则一并切除。如病变累及髂骨者,则切口可循髂骨翼延伸。对于肿瘤累及骶 2 以下的患者均可采用该入路。

如病变范围巨大累及骶 1 或预计肿瘤出血较多,则采用前后路联合切口。经前路结扎一侧髂内动脉,游离肿瘤的前方组织、临时阻断腹主动脉,或腹主动脉内植入球囊阻断血流,控制出血量。

经切口切开深筋膜到达骶棘肌(图 32-8-11),游离牵起骶棘肌后能显露骶尾骨背面、双侧骶髂骨之间的韧带联合部、第 5 腰椎棘突(图 32-8-12)。这样就可以自后方通过髂骨以及棘突显露切除病灶。

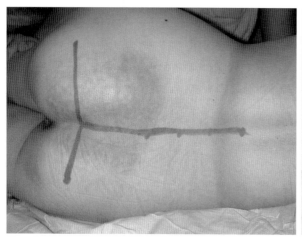

图 32-8-10　骶骨肿瘤手术切口像

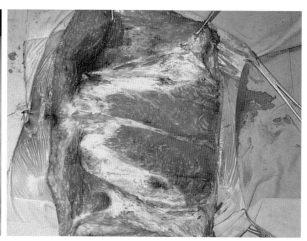

图 32-8-11　术中像显示骶骨后侧骶棘肌

为了确认骶骨外侧缘,切除术自骶骨旁组织开始进行。除非切除范围非常广泛,一般不会遇到臀上或臀下动脉的主干。接下来,分离坚强的骶骨周围筋膜的外侧纤维,切除骶结节韧带和尾骨,直至暴露直肠,此时软组织包块仍被骶旁筋膜包绕覆盖。自肿瘤钝性分离直肠,于直肠及骶骨间隙处填塞纱布,将直肠推向前方,分离过程中确认肠壁的完整性未遭到破坏。自后方充分暴露拟行切除水平的椎板、棘突,用宽凿凿去骶骨棘突,进入骶管,显露硬膜囊及骶神经,小心牵开神经根,勿撕裂硬膜囊,切断、结扎骶 3 以远硬膜囊,尽量保护骶 3 以上神经。去除骶骨,仔细检查切缘,有无肿瘤残留(图 32-8-13)。

如果需要切除的骶骨水平较高(第 1 或第 2 骶骨水平),骶前分离较高水平时可能伤及骶正中动脉——主动脉的直接分支,引发较为猛烈的出血。另外切除高位骶骨时,需要切除部分髂骨及骶髂关节来显露骶骨前组织,或采用前后联合手术入路。

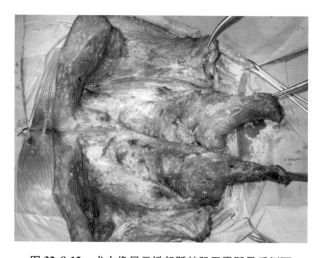

图 32-8-12　术中像显示掀起骶棘肌显露骶骨后侧面

对于恶性肿瘤累及骶 2 的患者,自肿瘤前方钝性分离直肠,于直肠及骶骨间隙处填塞纱布,向上分离直肠达骶 1 下缘水平,侧方于骶髂关节外肿瘤外缘处截断髂骨,或为保护前方的骶神经及血管,可采用磨钻自后方截骨。后方凿除椎板显露骶管,小心分离骶 1 神经,于骶 1 神经下方结扎切断硬膜囊,如有可能尽量保留骶 2 神经。于骶 1~2 间椎间盘处截断骶骨。这样就可以完整的切除骶 2 以下骶骨了。对于切除一侧或双侧骶髂关节的病例需要进行腰骶部稳定性的重建,一般采用椎弓根钉棒系统完成(图 32-8-14)。

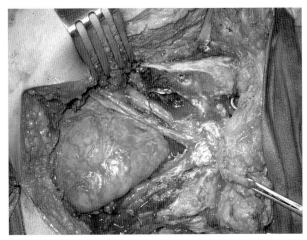
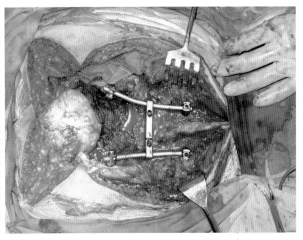

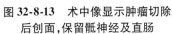

图 32-8-13　术中像显示肿瘤切除后创面,保留骶神经及直肠　　　　图 32-8-14　术中像显示钉棒系统内固定重建

5. 一期前后路联合全骶骨切除术(北京大学人民医院方法)　北京大学人民医院 2013 年在 Spine 杂志上介绍了一种一期前后路联合全骶骨切除方法。前方腹部双侧"倒八字"切口,经腹膜外间隙进入。结扎单侧或双侧髂内动脉并用"球囊"暂时阻断腹主动脉血流,游离双侧髂血管并结扎小分支。分离肿瘤前方软组织,尽可能切除 L_5~S_1 之间椎间盘。分离坐骨大孔及骶髂关节上缘,分别于坐骨大孔及骶髂关节上缘用粗穿刺针向背侧导入硅胶管的两端,以备后路切除肿瘤时,经塑料管导入线锯(图 32-8-15)。后路切口为后方正中倒置 Y 形切口,如果存在活检瘢痕,则一并切除。经切口切开深筋膜到达骶棘肌,游离牵起骶棘肌后能显露骶尾骨背面、双侧骶髂关节及部分髂骨、第 5 腰椎棘突。

切除术自骶骨旁组织开始进行。切除骶棘韧带、骶结节韧带和尾骨韧带,直至暴露直肠,此时软组织包块仍被骶旁筋膜包绕覆盖。自肿瘤钝性分离直肠,于直肠及骶骨间隙处填塞纱布,将直肠推向前方,分离过程中确认肠壁的完整性未遭到破坏。自后方充分暴露拟行切除水平的椎板、棘突,用宽凿凿去骶骨棘突,进入骶管,显露硬膜囊及骶神经,小心分离、牵开双侧腰 5 神经根。经置入塑料管将线锯导入骶髂关节前方,拔除塑料管,于骶髂关节外锯断双侧髂骨。仔细检查切缘,查有无肿瘤残留。如果遗留有小的肿瘤病灶,则仔细清除之。

6. 单纯后侧入路全骶骨切除(北京大学人民医院方法)　一期经单纯后路进行全骶骨切除术已经被证明是可行的。在骶骨中线做一倒 Y 字形或工字形皮肤切口。深筋膜下向两侧掀开皮瓣及臀大肌,显露骶棘肌。向两侧暴露骶骨侧方区域,包括骶结节韧带、骶棘韧带。这些韧带坚韧而且紧张,应当首先切断。充分暴露坐骨切迹以显示坐骨神经、梨状肌、臀上臀下动脉。应当充分显露骶骨的侧面和坐骨大切迹,自后方分段切断梨状肌。充分显露骶髂关节的后面,用纱布自坐骨切迹向前保护骶髂关节前方。而后就可以安全的在骶骨侧面或骶髂关节进行截骨。向上掀开附着于椎板的竖脊肌以显露骶骨及 L_5 后方。切除 L_5~S_1 之间的关节突,沿两侧髂骨上缘向外切开,寻找骶前间隙,塞入湿纱布,将髂血管推向腹侧。这样可以较安全地在骶髂关节外侧或骶髂关节进行截骨。

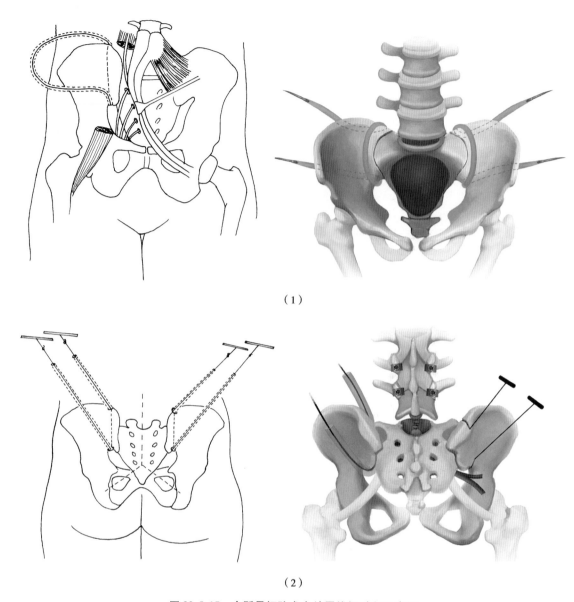

（1）

（2）

图 32-8-15　全骶骨切除术中放置线锯过程示意图
（1）盆腔前面观,于骶骨前方向后导入硅胶管;（2）盆腔后面观,经硅胶管向前导入线锯

按常规方法切除椎板。在预定的切除水平结扎切断硬膜。用骨刀或线锯沿两侧骶髂关节外侧的髂骨截骨（图 32-8-16（1））。截骨完成后,可将骶骨向后牵拉,进一步切除椎间盘、与骶骨相连盆底肌等软组织（图 32-8-16（2））。在完全切除骶骨前,需要在髂骨和脊柱之间安装临时内固定,否则将发生脊柱和骨盆的分离。内固定安装完成后,就可进行最后的切除步骤。在骶骨与脊柱和髂骨间的联系被切断后,自骶骨残端的近侧向后掀起并牵向远侧。向远侧钝性分离骶骨和直肠间隙。结扎切断髂内血管的深部分支血管。全骶骨切除就完成了。

7. 矢状位半侧骶骨及一侧骶髂关节切除术　对于矢状位上肿瘤累及半侧骶骨及一侧骶髂关节的病例,切除范围包括半侧骶骨及部分髂骨翼（图 32-8-17（1）（2））。

患者先取平卧位,下腰及骶部后正中切口。先于 $L_4 \sim L_5$ 或 $L_3 \sim L_4$ 植入椎弓根钉,掀开双侧骶棘肌,打开骶管、分离硬膜,切断患侧骶神经根。切断尾骨韧带、双侧骶棘韧带、骶结节韧带、患侧梨状肌,钝性分离前方直肠,简单缝合皮肤。

患者再取侧卧位,患侧在上,重新消毒。切口起自腹股沟韧带下端,向上沿腹股沟韧带及髂嵴向后连至后方切口。腹膜外分离至骶骨前方,分离结扎髂血管分支,结扎切断患侧髂内动、静脉。游离患侧

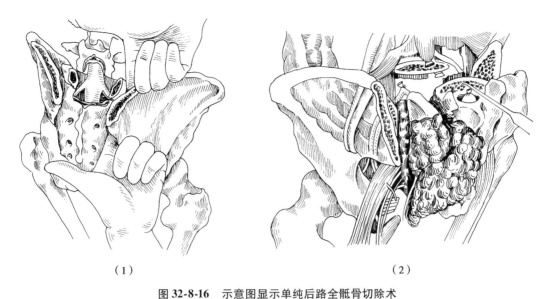

（1）　　　　　　　　　　　　　　　　　　　（2）

图32-8-16　示意图显示单纯后路全骶骨切除术
（1）分离骶髂关节前方组织,准备进行截骨;（2）切断L_5S_1椎间盘,将骶骨牵向后侧,行全骶骨切除

髂外及髂总血管。自前方最大可能切除$L_5 \sim S_1$椎间盘。拆除后方切口缝线,骨盆外剥离臀大肌至坐骨大孔。自坐骨大孔导入线据,向头侧扇形锯断髂骨。于骶骨中线处纵向锯断骶骨,注意保护硬膜及健侧骶神经,整块切除肿瘤。

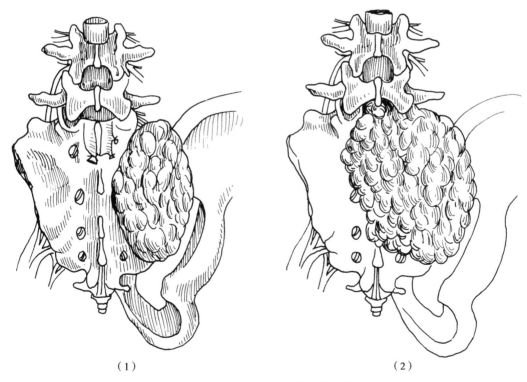

（1）　　　　　　　　　　　　　　　　　　　（2）

图32-8-17　骶骨肿瘤累及一侧骶髂关节分型示意图
（1）Ⅰ型为半侧骶骨切除;（2）Ⅱ型为超半侧骶骨切除

（三）　外科团队的合作

骶骨肿瘤的治疗是一个复杂的过程,这包括外科手术、疼痛控制、患者安全、出血控制及伤口处理等关键步骤,这需要不同专业的专家分工协作。骶骨骨盆肿瘤解剖关系复杂,手术可能涉及骨骼肌肉、膀胱、输尿管、子宫、阴道、直肠、血管等组织结构,手术极为复杂,对机体循环、呼吸等重要系统影响大,需

由资深的外科医生、麻醉师、护士等组成的外科团队来负责患者术前准备、围术期(包括手术)以及术后康复过程。

麻醉医生负责术前、术中、术后患者的疼痛及生命安全,根据病情选择恰当的麻醉方法。麻醉医生术必须熟悉骨盆肿瘤手术过程和可能出现的意外情况,做好快速纠正失血性休克的准备,应用各种先进的麻醉监测技术尽可能的保证手术安全。

骨肿瘤科医生是外科团队的灵魂。必须是经过严格专业培训的骨肿瘤科医生才有资格实施骶骨肿瘤手术。这些医生不但要具备浑厚、扎实的骨科基本功,同时还掌握脊柱外科和肿瘤外科技术,熟悉脊柱内固定系统的应用。具备良好的心理素质、全局观念、较强的术中应变能力。

普通外科医生:多数骶骨肿瘤体积巨大,有时可以累及到肛门和直肠,这就需要普通外科医生共同参与制订手术方案并参与手术过程。有时为了保证肿瘤的切除边界,避免肠瘘等并发症,需要一期先行结肠造瘘手术,二期行骶骨肿瘤切除术。术前影像学或肛门指诊发现肿瘤与直肠关系密切时,应行肠镜检查。术前行严格的肠道清洁准备。术中切除肿瘤过程中一旦需要切除肠管或出现肠管损伤时,由普通外科医生根据情况实施修补、肠切除肠吻合或肠造瘘术。极少数的病例术后可能因缺血导致的肠管坏死或深部感染导致的肠瘘,这也需要普通外科协助处理。

泌尿外科医生:累及泌尿系统的骶骨肿瘤也不少见。膀胱与输尿管均可受累。必要时需要行膀胱镜检查,帮助确认肿瘤的累及范围。对于累及输尿管周围的肿瘤,术前留置输尿管插管对避免术中误伤输尿管具有帮助。有时需要泌尿科医生切除部分或全部膀胱来得以完整切除肿瘤,并根据情况实施修补或成形手术,必要时需要输尿管造瘘或膀胱造瘘。

血管外科医生:术前血管造影能够帮助诊断并预测术中出血量;术前栓塞瘤供血管或留置主动脉球囊能够帮助控制术中出血。骶骨肿瘤术后,即便是积极采取预防措施,有些患者也会出现下肢静脉血栓。血管外科医生能够帮助及时诊断和处理静脉血栓。通过血管技术留置下腔静脉滤网能够有效预防致命的肺梗死。

整形外科医生:应用带血管蒂的皮瓣移植能够重建一些骶骨肿瘤切除后的巨大骨与软组织缺损,改善术后功能,减少切口并发症的发生率。

一方面,恰当的手术可以明显改善骶骨肿瘤患者的生存质量,甚至使部分患者得以治愈;另一方面,骶骨肿瘤手术风险极大,对于外科团队来讲是一种真正的挑战。这就决定了骶骨肿瘤手术最好在具有专业骨肿瘤治疗中心的大型综合医院实施。

(郭　卫)

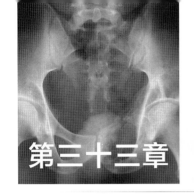

第三十三章　转移性骨肿瘤的外科治疗

第一节　骨转移瘤的临床及影像学表现

一、概述

骨转移瘤指原发于骨外器官或组织的恶性肿瘤通过血液或淋巴系统转移到骨骼所产生的继发肿瘤。

目前,各种原因导致恶性肿瘤的发病率明显上升,癌症已成为人类死亡的第二大病因。随着医学的进步,肿瘤综合治疗水平的提高,癌症患者的生存期明显延长;同时,由于各种现代诊断手段的广泛应用,骨转移瘤得以更多、更早地被发现,因此骨转移瘤的发生率、发现率也明显增加。

骨骼是仅次于肺和肝脏的恶性肿瘤转移的好发部位,70%～80%的癌症患者最终发生骨转移,因此骨转移瘤是最常见的恶性骨肿瘤,发病率为原发恶性骨肿瘤的35～40倍,是骨科临床的常见病和多发病。以往认为骨转移瘤是恶性肿瘤的晚期形式,现已证明,许多恶性肿瘤的早期就已发生了全身微小转移,所以不应把骨转移瘤视为一种晚期的疾病而放弃积极治疗。

随着科学的进步,CT、MRI、DSA、SPECT、PET-CT及肿瘤芯片、基因诊断的广泛应用,不仅使骨转移瘤得以早期发现,而且能更客观准确地显示病灶的部位、范围及与周围组织的关系。人类对骨转移瘤发生、发展机制的进一步认识,对骨转移瘤治疗观念的更新,肿瘤化疗、放疗水平的提高,外科技术和内固定器械的发展,已把骨转移瘤当作一种疾病看待。新的外科治疗理念,日臻成熟的手术技术,以及许多有效的辅助治疗配合下,对减轻骨转移瘤患者的疼痛、提高生活质量、延长生存时间等有确切的效果,有些患者可长期带瘤生存,少数患者甚至达到"治愈"。

二、骨转移瘤的临床表现

骨转移瘤好发于中老年患者,以40～60岁居多,男女比例约为3:1,多数病例为多发骨破坏。脊柱、骨盆和近端长骨干骺端是骨转移瘤的好发部位,躯干骨转移多于四肢骨,下肢多于上肢,膝关节、肘关节远端骨骼很少受累。大约50%的肢体远端转移是肺癌转移,乳腺癌和前列腺癌很少发生肢体远端的转移。80%以上的骨转移瘤来源于乳腺癌、前列腺癌、肺癌、甲状腺癌和肾癌(表33-1-1)。儿童以成神经细胞瘤的转移多见。

骨转移瘤可在恶性肿瘤患者的随访过程中发现,原发肿瘤也可在骨转移瘤被诊断后查出,有时骨转移瘤是唯一的临床表现。临床上部分患者用目前的各种检查方法无法发现原发病变,少数病例甚至死后尸检也查不出原发肿瘤。

骨转移瘤的临床表现个体差异很大,常见的临床表现包括:①疼痛(50%～90%);②病理性骨折(5%～40%);③高钙血症(10%～20%);④脊柱不稳和脊髓、神经根压迫症状(<10%);⑤骨髓抑制(<10%)。疼痛,开始为间歇性,很快呈持续性,并进行性加重,夜间明显,休息和制动不能减轻,晚期疼

痛明显需用麻醉或止痛药物。病理性骨折常为首发症状。脊柱转移瘤常出现神经根性疼痛,疼痛部位有时与病变部位不一致,脊柱病理性骨折或肿瘤压迫脊髓时可出现病变平面以下的运动和感觉障碍。晚期转移瘤患者可出现精神萎靡、食欲缺乏、消瘦、乏力、贫血、低热等恶病质表现。高钙血症是导致骨转移瘤患者死亡的原因之一,引起血钙增高的原因与:①患者极度衰弱,蛋白降低,血中游离钙增高;②病理性骨折、肿瘤病灶释放钙离子;③长期卧床脱钙;④病灶内类甲状旁腺素分泌升高,导致血钙增高;⑤乳腺癌雌激素治疗引起血钙增高等有关。高钙血症可导致腹痛,顽固性呕吐、严重脱水、急性肾衰,昏迷、死亡。

表 33-1-1　常见肿瘤骨转移的发生率和预后

来源	骨转移发生率(%)	中位生存期(月)	5 年生存率(%)
骨髓瘤	95 ~ 100	20	10
乳腺癌	65 ~ 75	24	20
前列腺癌	65 ~ 75	40	15
肺癌	30 ~ 40	<6	<5
肾癌	20 ~ 25	6	10
甲状腺癌	60	48	40
黑色素瘤	15 ~ 45	<6	<5

骨转移瘤多数经血行转移而来,癌和肉瘤都可发生骨转移,癌转移更多见。脊柱、骨盆和长骨近侧干骺端好发转移,可能与其富含红骨髓有关,因红骨髓血液供应丰富、含大量血窦、血流缓慢,使血流中的肿瘤栓子易于停留下来。骨转移瘤常见于骨盆与脊柱:脊椎静脉系统位于硬脊膜和脊椎周围,本身无静脉瓣,它既与上、下腔静脉有直接关系,又能独立成为系统,当胸腔、腹腔压力增加时,血流缓慢、停滞或逆流,为癌细胞或微小瘤栓停留和转移创造了机会。

肿瘤细胞最终是否在骨组织中停留并形成转移瘤,还取决于骨组织和肿瘤细胞的生物学特性。瘤细胞在骨组织血管中停留后,还须黏附并穿过血管壁,侵入细胞外基质中继续生长,才能形成转移瘤。这些过程可能还与肿瘤细胞表达黏附分子、宿主免疫缺陷、骨骼成分对肿瘤细胞的趋化作用等因素有关。近 20 年来,对骨转移的过程进行了大量的研究。骨转移后发生的骨质破坏是由破骨细胞引起的,而不是肿瘤细胞的直接破坏。肿瘤细胞分泌破骨细胞活性因子,可以吸引和激活破骨细胞吸收皮质骨和松质骨。Mundy 和 Yoneda 描述了破骨细胞在骨转移过程中的重要性:①肿瘤细胞黏附到基底膜;②肿瘤细胞产生蛋白水解酶破坏基底膜;③在特殊的化学趋化因子作用下肿瘤细胞通过基底膜发生迁移;④肿瘤细胞激发破骨细胞的活性,使其降解骨组织并且引起骨的病变。

（一） 骨转移瘤的诊断策略

既往有原发恶性肿瘤病史的患者出现骨破坏,应高度怀疑发生骨转移的可能,但有 22.6% ~ 30.0% 的病例没有恶性肿瘤病史。如何对未知来源的转移瘤患者进行原发肿瘤的诊断,诊断策略应考虑:

1. 年龄、病史及发病部位　40 岁以上骨转移瘤的发生率远高于原发骨肿瘤,骨转移瘤多位于中轴骨或四肢管长骨的近端。未知来源的骨转移瘤,多数来自肺或肾,因此通过对胸、腹腔脏器的检查,可发现多数的原发肿瘤。

2. 体格检查　重点注意前列腺、乳腺、甲状腺和腹部,有可能获得有益的信息。

3. 实验室检查　实验室检查一般难以(PSA 和 AFP 除外)确定原发肿瘤来源,但可以排除多发性骨髓瘤。

4. 影像学检查　重点检查胸、腹腔脏器,检查方法包括 X 线片、B 超、CT、MRI、SPECT 等,必要时还可行 PET-CT 检查。

5. 组织病理学检查 除以上检查外,经常还需要穿刺活检明确诊断,结合免疫组织化学可获得更多的原发肿瘤信息。与临床其他检查结合,超过 2/3 的病例可发现原发肿瘤细胞的来源。

（二）术前活检的原则和指征

1. 无恶性肿瘤病史,怀疑骨转移瘤的患者术前必须行活检,如明确为转移瘤,应在病理结果指导下查找原发灶。

2. 如果恶性肿瘤病史明确,同时发现全身多处骨质破坏（长管骨、椎体、骨盆）,术前活检不是必须进行的操作。

3. 恶性肿瘤病史明确,但仅出现单发骨破坏的患者,制订手术计划之前应行病变活检以明确诊断。文献报道,在长期存活的恶性肿瘤患者中,约 15% 的新发骨病变可能是其他新发肿瘤或非肿瘤病变。

三、骨转移瘤的影像学表现

1. X 线片 骨转移瘤最初形成骨髓微转移灶取代骨小梁间的正常骨髓组织,进而破坏骨小梁。当松质骨小梁破坏 50% 以上且直径达到 1.0 ~ 1.5cm 时,方形成 X 线片可见的病变,而皮质骨的转移灶可以较早发现。中老年患者存在不同程度的骨质疏松与早期骨转移瘤的病变难以鉴别。X 线片检查对早期骨转移瘤的灵敏度低,有研究表明全身骨显像异常后 3 ~ 6 个月 X 线片方能显示病变,故 X 线片不作为常规检查手段,而常用于对有临床症状的部位（如疼痛、病理骨折）或其他影像学检查（如全身骨显像、MRI）所发现的异常进行进一步评估。但 X 线片有较高的特异性,所显示的骨转移瘤的某些特征有助于与其他病变或原发性骨肿瘤相鉴别。此外,X 线片还可以用于评估病变局部发生病理性骨折的风险,如果局部骨皮质破坏 30% 及以上,则该处发生病理性骨折的风险增高,应予适当的外科干预。

骨转移瘤依 X 线所见可分为溶骨性、成骨性及混合性三种,前者最多见。溶骨性破坏常为多发性,表现为虫蚀样、穿凿状、地图样骨质破坏,边界不清,周围无硬化,无骨膜反应,软组织较少受侵犯,在脊柱往往侵犯椎弓根（图 33-1-1）。成骨性破坏较少见,前列腺癌、膀胱癌、少数乳腺癌和肺癌的骨转移呈成骨性破坏。骨的外形一般没有改变,病变呈斑点状、片状密度增高影,甚至为象牙质样,骨小梁紊乱、增厚、粗糙、受累骨体积可增大。临床症状轻微,发生病理性骨折的机会较少（图 33-1-2）。混合性骨转移兼有成骨和溶骨两种表现。

2. CT 扫描 CT 扫描较 X 线检查灵敏度高,可以更精确地显示骨质破坏及软组织肿块（图 33-1-3）,病变与周围主要神经、血管的关系,而增强扫描有助于显示骨转移瘤的富血管本质。由于肿瘤组织替代了骨髓腔中的正常脂肪组织而导致患处髓腔内密度增高,CT 可以早期发现局限于髓腔内而尚未出

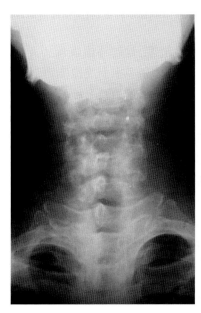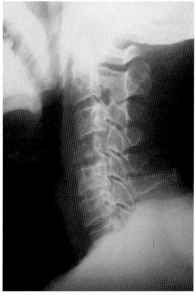

图 33-1-1 骨转移瘤溶骨性破坏

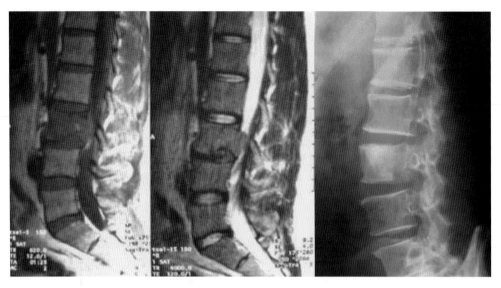

图 33-1-2 骨转移瘤成骨性破坏

现明显骨质破坏的转移灶。肢体骨髓腔内密度较对侧增高 20Hu 以上即可认为是异常,因此,对全身骨显像检查阳性而 X 线片阴性、有局部症状及疑有骨转移的患者较有价值。此外,CT 引导下病变处穿刺活检极大地提高了骨转移瘤活检的成功率以及操作的安全性,从而提高了早期病理诊断的几率。

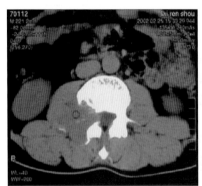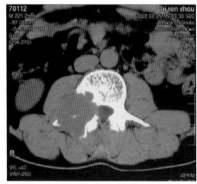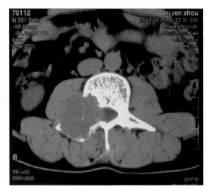

图 33-1-3 L_3 转移瘤 CT 扫描显示右侧椎弓根破坏及软组织肿块,右侧相应节段脊髓受压

3. MRI MRI 对骨髓腔内的早期转移灶有很高的灵敏度,骨转移瘤表现为 T_1 加权像低信号,T_2 加权像高信号,成骨性肿瘤均为低信号。由于 MRI 具有多参数和多平面成像能力,组织分辨率高,能够准确地显示肿瘤病变的部位、范围及与周围组织的关系。目前的研究已证明,MRI 较全身骨显像有更高的灵敏度,可以显示后者无法显示的早期骨转移灶,尤其适用于脊柱病灶的检测,从而有助于对肿瘤患者进行更为精确的分期及预后判断。此外,MRI 还有助于与椎体骨质疏松性骨折及其他病变的鉴别,如脊柱的病灶可以通过观察椎间盘有无受累与感染性病变相鉴别,对需要与骨髓瘤、淋巴瘤、白血病等骨髓内病变鉴别的患者也应行 MRI 检查。因此 MRI 已成为肢体、脊柱骨转移瘤早期诊断的重要检查手段(图 33-1-4)。

4. SPECT SPECT 全身断层骨显像技术是一种临床应用广泛的骨转移瘤检测方法,当转移灶直径≥2mm,并有代谢功能改变时即可检出。要比 X 线检查早 3 ~ 6 个月发现病变,对于早期发现病灶、骨转移瘤的定位、肿瘤分期及治疗方案的制订等方面有重要意义,长期以来已成为骨转移瘤检查的标准及首选方法。全身骨显像的缺陷在于其特异度低,其他引起骨转换增加的疾病如创伤、炎症及骨关节炎等也可以导致放射性核素局部浓聚,产生假阳性,必须加以鉴别。

5. PET 正电子发射计算机断层显像(positron emission computed tomography,PET)通常使用葡萄糖

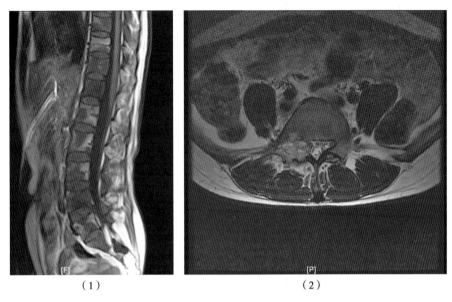

图 33-1-4　MRI 显示腰椎多个椎体异常低信号
(1)矢状位 T_1 像;(2)轴位 T_2 像

类似物 18-F-FDG 作为显像剂,从而定量反映局部葡萄糖代谢情况,目前已被证明是代谢显像的"金标准"(图 33-1-5)。由于 PET 显像可以通过局部葡萄糖代谢活性的改变直接探知肿瘤灶,因而与全身骨显像相比,能够更早地显示骨髓微转移灶,并具有更高的特异度。PET 显像还可以与 CT 图像进行融合,进一步提高了对病灶的解剖定位能力,并且可以同时对肺、淋巴结以及周围软组织的转移灶进行检测,有助于指导临床选择更加合理的治疗方案。

　　PET 显像常用于对全身骨显像的阳性病灶做进一步确认,而不适于作为首选的检查方法,PET 检查阳性的病灶仍需要行 CT 或 MRI 检查进一步评估。

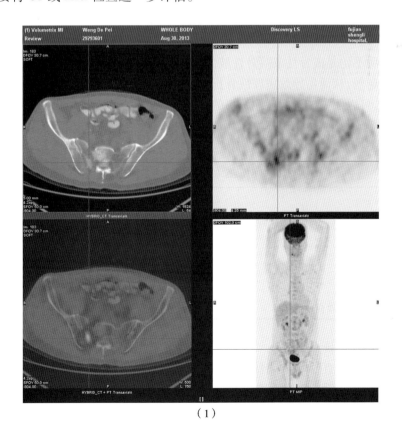

(1)

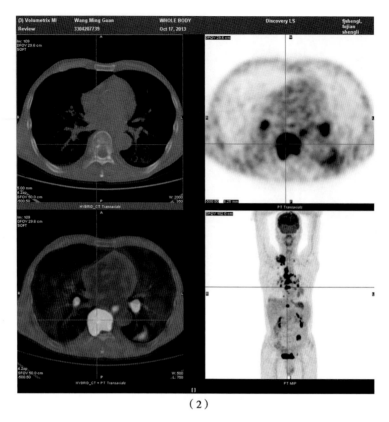

（2）

图 33-1-5 PET 显像

（1）显示髂骨代谢增高；（2）显示胸椎代谢增高

第二节 四肢骨转移瘤的外科治疗

一、肢体转移瘤的预防性治疗

生物力学研究证明不论是成骨性或溶骨性肢体转移瘤，都可使骨的强度下降，病变范围越大，其抗剪切应力和抗扭矩力越弱，从而易导致病理性骨折。如果能在病理性骨折发生之前选择合适的时机进行预防性的干预治疗，可以明显减少病理性骨折的发生率，从而提高治疗效果。

1. Mirels 评分系统 目前已广泛使用的 Mirels 长骨病理性骨折评分系统（表 33-2-1）从肿瘤的部位、疼痛程度、放射学类型及肿瘤大小等四方面进行评估，评分≥9 分者需要手术干预。

表 33-2-1 Mirels 长骨病理性骨折评分系统

参数	1 分	2 分	3 分
病灶部位	上肢	下肢	转子周围
疼痛程度	轻度	中等	严重影响
损害类型	成骨性	混合性	溶骨性
病灶大小	<骨直径的 1/3	骨直径的 1/3 ~ 2/3	>骨直径的 2/3

2. 预防性内固定的适应证

（1）肿瘤直径大于骨干直径 50% 或骨皮质破坏超过 2.5cm。

（2）股骨转子下或肱骨近端溶骨性破坏者。

（3）放疗后仍有持续性应力性疼痛者。

3. 预防性内固定的原则

（1）任何外科干预手段都应以防止骨折发生为目的。

（2）尽量减少对骨周围软组织的损伤。

（3）彻底清除病变组织,填充骨水泥和应用内固定。

（4）手术方式应力求简单、有效。

4. 骨转移瘤的 Capanna 分级

（1）根据患者的分级,推荐合适的治疗方法（表 33-2-2）。

表 33-2-2　肢体骨转移瘤患者的分级

分级		
1		单发转移灶,原发病灶预后良好（高分化甲状腺癌、前列腺癌、对辅助治疗敏感的乳癌、直肠癌、肾透明细胞癌、淋巴瘤、骨髓瘤）,且距发现原发灶>3 年
2		任何部位的长骨病理性骨折
3		影像或临床征象提示可能发生长骨或关节周围病理性骨折
4	A	任何部位的成骨性病损
	B	非结构性骨的溶骨性或混合性病损（腓骨、肋骨、胸骨、锁骨）
	C	主要负重骨的溶骨性病损,无骨折风险
	D	髂翼、骨盆前部或肩胛骨病损（除外 1 级患者）

1、2、3 级患者需要外科治疗,术后继续放、化疗等辅助治疗。4 级患者适合非手术治疗,根据诊断应用化疗、放疗或激素治疗。一旦出现病理性骨折,治疗后仍有持续疼痛超过 2 个月,或有局部进展征象,即归入 2 或 3 级予外科干预

（2）治疗方法的选择

见表 33-2-3 ～ 表 33-2-6。

表 33-2-3　长骨骨干的外科重建方法

A:接骨术		
	A0　简单固定	单纯接骨板、髓内钉固定
	A1　一般固定	重建锁定板固定皮质骨;单纯接骨板+骨水泥
	A2　强化固定	重建板+骨水泥;双接骨板+骨水泥
B:内植物		
	B0	长柄假体
	B1	大型假体+骨水泥固定
	B2	插入式衬垫假体（Spacer）

表 33-2-4　2、3 级患者的评分及长骨骨干病损推荐的治疗方法

预期存活时间	生物力学	病损大小	辅助治疗敏感性
小于 1 年=1	胫骨=1	小（1/3）=1	敏感=0
1～2 年=3	股骨、肱骨=2	大（1/2）=2	不敏感=3
超过 2 年=6	转子下、髁上=3		

5 分以下:采用简单或一般固定（A0、A1）

5～10 分:采用强化固定（A2）

10 分以上:采用大型假体或衬垫（B1、B2）

表 33-2-5　预期存活时间的评定

预期存活时间	原发肿瘤
小于 1 年(1 分)	黑色素瘤、肺癌、胰腺癌、未分化甲状腺癌、胃癌、原发灶不明的肿瘤
1～2 年(3 分)	结肠癌、辅助治疗不敏感的乳癌、肝癌、辅助治疗敏感的子宫肿瘤
超过 2 年(6 分)	高分化甲状腺癌、骨髓瘤、淋巴瘤、辅助治疗敏感的肺癌、直肠癌、前列腺癌、肾癌

表 33-2-6　辅助治疗敏感性

敏感肿瘤	乳腺癌、甲状腺癌、骨髓瘤、淋巴瘤、前列腺癌
不敏感肿瘤	肾癌、胃肠道肿瘤、肺癌、子宫肿瘤、胰腺癌

二、下肢病理性骨折的手术治疗

大约有 10% 的骨转移瘤患者发生病理骨折,股骨是好发部位,约占 61% ,而转子部又占其 80% 。对下肢转移瘤合并病理性骨折,只要患者能耐受手术,主张积极手术治疗。

由于病理性骨折较正常骨折愈合困难,而且患者生存时间有限,因此手术的目的并非追求骨折的愈合,而是恢复肢体功能,减轻疼痛,预防其他并发症的发生,提高生活质量,为其他治疗提供条件,所以手术应尽量简便、有效。对于全身情况好,原发肿瘤得到较好控制,如乳腺癌、甲状腺癌、前列腺癌,预计存活期较长、单发性骨转移的患者,可按照原发性骨肿瘤治疗的原则,广泛切除肿瘤,重建肢体功能。

诊断时务必对长骨的全长进行影像学检查,以免遗漏多发的转移灶。

【适应证】　下肢单发转移瘤合并病理性骨折,患者一般情况能耐受手术,预计术后能存活 2 个月以上。

【术前准备】

1. 术前常规 ECT 全身骨扫描,以除外多发骨转移。

2. 术前应注意凝血异常及高钙血症。

3. 术前应根据病理性骨折部位、病变范围,准备好人工假体或内固定材料及骨水泥。

4. 恶性肿瘤免疫低下,抵抗力差,术前还应除外身体其他部位感染病灶;术前 30 分钟预防性使用抗生素。

5. 内固定治疗前后根据原发病配合放、化疗及其他综合治疗。

【麻醉】　一般选用硬膜外麻醉。

【体位】　股骨颈或转子间病理性骨折行长柄肿瘤假体置换,采用 Smith-Petersen 切口时,患者取仰卧位;采用侧方入路切口时,患者取侧卧位,患侧在上。

股骨其他部位病理性骨折一般取侧卧位,患侧在上;而胫骨病变多取仰卧位。

【操作步骤】

1. 股骨颈或转子间病理骨折

(1) 切口:患者仰卧,术侧臀下垫枕,作 Smith-Petersen 切口,下段根据病灶大小沿股骨干适当延长(图 33-2-1)。

(2) 显露病灶:切开皮肤、皮下组织、深筋膜,暴露并向内侧牵开保护好股外侧皮神经。从髂前上棘切开阔筋膜张肌的附丽,暴露股直肌及间隙。结扎并切断旋股外侧动脉升支,暴露股骨上段。距病变边缘 3～5cm 处离断,股骨向上翻转,沿着病变作边缘广泛性切除。离断股骨上段的肌附丽,直至暴露并切开关节囊,切断圆韧带,完整切除股骨上段。

(3) 重建和关闭切口:创面彻底止血,反复冲洗吸净后,安装术前预

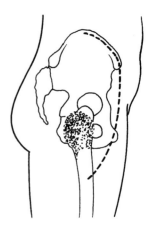

图 33-2-1　前方入路切口

订肿瘤假体。将假体髓内部分插入股骨上端,注意前倾角大小,依髋臼大小选择头的直径。复位后,检查其稳定性及活动情况。

在假体内、外侧耳状金属环内植入自体松质骨,分别将髂腰肌、内收肌及股外展肌、外旋肌、股外侧肌与之紧密缝合相连,创面冲洗吸净,放置引流管后,逐层关闭伤口。

若选择全髋置换,髋臼的处理参见人工全髋关节置换术章节(图33-2-2)。

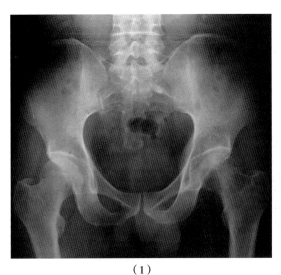 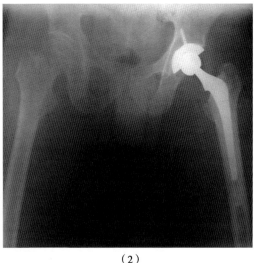

（1）　　　　　　　　　　　　　　　　　（2）

图33-2-2　股骨颈病理性骨折行全髋置换术
（1）术前;（2）术后

【并发症】
（1）伤口积血、积液。
（2）伤口感染。
（3）脱位。
（4）肿瘤假体柄松动。

【术后处理】
（1）术后30分钟测血压、脉搏、呼吸一次,至平稳。
（2）保持负压引流通畅,记录每天引流量,当日引流量<50ml时,拔除引流管。
（3）患肢保持外展30°中立位。
（4）术后当天继续应用抗生素。
（5）术后2～3天可在床上坐位,10～12天拆线,3周后扶拐下地活动。
（6）术后摄股骨上段正侧位,以了解肿瘤假体情况。

2. 股骨转子下病理骨折　该部位病理骨折,两折端接触少、血运差、受力大,不易愈合。过去常用 Zickel 钉(图33-2-3),由于 Zickel 钉近端的弯曲度以及近端矩形棒的设计,手术插入技术难度大,另外有短缩移位倾向,不能控制旋转,容易穿透皮质引起股骨近端粉碎,因此目前已经较少采用。随着内固定材料的发展,目前可选用钛板或 DSH、DCH,甚至 PFNA、Gam 钉固定,在病理性股骨转子下骨折的治疗中获得了极佳的临床效果。

手术方法:患者仰卧位,患侧臀部垫高,股骨中上/或上段外侧切口,依次切开皮肤、皮下、阔筋膜、股外侧肌(根据病变大小,可向上、下延长切口,上方切开部分阔筋膜张肌,可横断部分骨外侧肌起点,向下切开部分

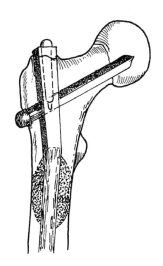

图33-2-3　股骨转子下病理性骨折 Zickle 钉固定

股中间肌），充分暴露病变部位，上方显露大转子。彻底清除病变组织，分别以高、低渗盐水和无水酒精处理残腔。骨折复位后残腔填入骨水泥，根据患者的具体情况选择个体化的固定方式（可用近端粗隆板、远端 Liss 板或 DSH、DCH，甚至 PFNA、Gam 钉）。选择用板固定，近远端至少各用 4 枚螺钉固定。若用 PFNA、Gam 钉固定，病灶清除后显露大转子尖，主钉由大转子尖顶点中份植入（由此开口，置入导针，扩孔，主钉装在固定架上植入）；再平行股骨颈纵轴方向、股骨颈中部置入导针，扩孔，打入螺旋刀片或抗旋转螺钉，最后在主钉远端锁 1 ~ 2 枚锁定钉。创面反复冲洗、彻底止血，查无活动性出血，留置引流管，逐层缝合闭合切口（图 33-2-4）。

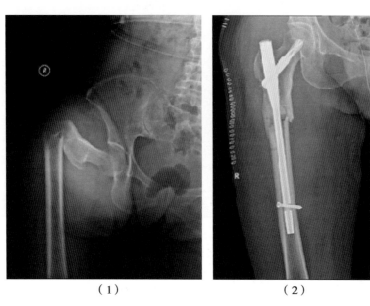

（1）　　　　　　　　　（2）

图 33-2-4　股骨转子下病理性骨折内固定
（1）术前 X 线片；（2）术后 X 线片

3. 股骨干病理骨折　手术显露同一般骨折，刮除肿瘤组织时尽量保留残余骨壳，残端处理后，以骨水泥填塞骨缺损区及髓腔，髓内钉固定。

三、上肢病理性骨折的手术治疗

上肢骨转移瘤约占全部病例的 20%，以肱骨、肩胛骨和锁骨最多见。

（一）肱骨近端单发转移灶

可行肱骨上段瘤段切除，选择人工假体、异体骨关节或异体骨、人工复合假体进行重建。病变位于骨端者，应尽量保留附着在肱骨大结节处的肩袖，如果病变侵犯到了干骺端，可利用不吸收的材料重建肩袖、三角肌和胸大肌止点在假体上的附着，以增强肩关节的功能及稳定性。在一些新的人工假体上，带有人工合成的韧带，可提供更好的肌肉附着。也可以应用肩峰上的悬韧带或用人工网状物把假体肱骨头包裹并缝合在关节盂边缘残留的肩袖上，以增强肩关节的稳定性。

【适应证】　适用于肱骨上段单个转移瘤，患者一般情况尚好能耐受手术。

【麻醉】　臂丛+颈丛阻滞麻醉或全身麻醉。

【体位】　仰卧位，患侧肩胛部垫高约 30°，消毒铺巾后，术侧上肢能在术中自由活动。

【操作步骤】

1. 切口　采用前外侧入路，切口起自肩峰外端，沿肩峰及锁骨外、前缘向内，经喙突后沿三角肌内缘转向上臂远侧，向下延伸 7 ~ 10cm（图 33-2-5）。

2. 显露病灶　切开皮肤、皮下组织后，暴露三角肌在肩峰和锁骨上的起点，将肌起点 1 ~ 2mm 的骨膜一并剥离（以利术毕缝合），将三角肌向外翻转牵开，注意勿损伤腋神经。在正常组织中切断肩胛下肌腱、胸大肌、肱二头肌长腱，距肿瘤边缘 3 ~ 5cm 处截骨，并向上翻转。在外侧、后侧肿瘤外部分切除肱三头肌,显露并切断关节囊,完整切除肿瘤段。

3. 重建、关闭切口 取术前预订带肱骨上段人工肱骨头,肱骨远端髓腔根据假体髓内部分的粗细适度扩大,冲洗吸净后注入骨水泥,保持人工肱骨头 20°～35°后倾位插入固定(图 33-2-6)。

彻底止血后,冲洗关节腔、创面,假体复位。将肩关节的旋转肌群,外展肌缝合固定于人工肱骨头的耳状金属环,修复二头肌腱、三角肌、创面置引流管一条,分层闭合伤口,肩关节保持在中立位。

【并发症】 术后脱位或半脱位,假体松动,感染。

【术后处理】

1. 术后患肢用三角巾固定于胸前,引流量小于 30ml/24h 拔除负压引流管。术后 10～12 天拆线。

2. 术后固定 4 周,去除固定后加强患肢功能锻炼及肩关节活动。

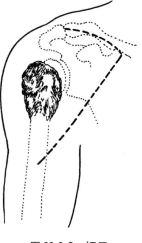

图 33-2-5 切口

(二) 肱骨干病理骨折

切口及显露病变同肱骨干骨折,彻底刮除肿瘤组织,残端处理或行转移灶瘤段切除后,以骨水泥与强有力的长接骨板螺丝钉,或粗髓内钉内固定。注意勿损伤桡神经,必要时病变残端可以短缩。

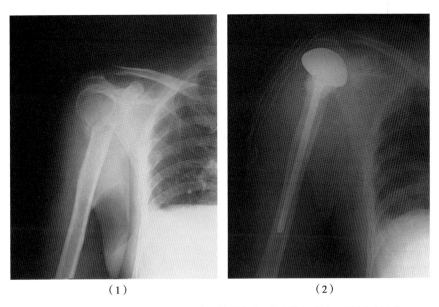

(1)　　　　　　　　　　　(2)

图 33-2-6 右肱骨上端转移瘤、病理性骨折行肿瘤段切除人工肱骨头置换
(1)术前 X 线片;(2)术后 X 线片

(三) 锁骨、肩胛骨病理骨折

罕见,可行局部切除或刮除、填充骨水泥。

四肢骨转移瘤应用经皮注射骨水泥成形术对部分病例也有一定的疗效。

第三节　脊柱转移瘤的外科治疗

一、概述

脊柱为骨转移瘤最好发部位,其中以胸腰椎最常见,颈椎、骶椎次之。原发瘤以乳腺癌、肺癌、肝癌、前列腺癌、淋巴瘤、骨髓瘤多见;乳腺癌、肺癌多发生胸椎转移,而前列腺癌多转移到腰骶椎。

转移瘤多数侵犯椎体及椎弓,早期多无症状,当肿瘤破坏皮质侵犯椎管压迫神经根、脊髓或脊髓前血管,或因病理骨折成角畸形,或癌性脊膜炎则出现症状。上颈椎椎管较宽,疼痛为早期唯一症状;胸椎椎管较细,脊髓较粗,易发生压迫症状。

临床主要表现为局限性逐渐加重的疼痛,夜间明显,疼痛常位于病变平面下方,局部压痛、叩击痛。从肢体无力到瘫痪的时间快慢与预后密切相关,瘫痪越早出现预后越差,膀胱与肛门括约肌完全失控,预后不佳。

疑为脊柱转移瘤应做全面检查。X线片的阳性率为 35% ~ 55%;ECT 较敏感,可比 X 线片早 3 个月至半年发现病灶,但应除外假阳性的情况;MRI 检查可迅速鉴别骨质疏松(皮质完整,小的骨质疏松区)与骨转移瘤(皮质不完整,骨质破坏大小不等、侵犯椎弓根),明确肿瘤范围及与周围组织的关系,不易漏诊。CT 引导下针吸活检,可明确诊断。脑脊液检查可发现蛋白升高和脱落的肿瘤细胞。

二、外科治疗的选择

(一) 手术适应证

1. 原发灶不明的单发转移瘤。

2. 顽固性疼痛经非手术治疗无效。

3. 转移瘤对放、化疗不敏感,或经放、化疗后复发出现进行性神经损害。

4. 病理性骨折引起脊柱不稳、畸形或椎管内有椎间盘、骨性致压物压迫,出现神经症状。

5. 须行切开活检明确肿瘤性质。

6. 预计生存时间大于 6 个月者。

(二) 术前评估

Tomita 评分系统　由 3 种预后因素组成。①原发肿瘤病理分级:生长缓慢——1 分;中度——2 分;生长迅速——4 分。②脏器转移情况:可治疗——2 分;不可治疗——4 分。③骨转移情况:单发或孤立——1 分;多发——2 分。

根据评分情况制定相应的治疗目标和策略:①Tomita 评分 2 ~ 3 分,预期寿命较长,以长期局部控制脊柱转移瘤为目的,对肿瘤椎体采取广泛性或边缘性肿瘤切除术;②4 ~ 5 分,以中期局部控制肿瘤为目的,可行边缘性或囊内肿瘤切除术;③6 ~ 7 分,以姑息治疗为目的,可行姑息减压稳定手术;④8 ~ 10 分,以临终关怀支持治疗为主,不宜手术。

(三) 脊髓损伤 Frankel 分级

A 级完全的运动感觉丧失。

B 级完全的运动、不完全的感觉丧失。

C 级受累水平下有一定运动功能,但无实际用途,不完全感觉丧失。

D 级受累水平下有用的运动功能,不完全感觉丧失。

E 级正常的运动和感觉功能。

该分级系统对评估神经损害的严重程度,比较不同治疗方法的结果有明显临床意义。

(四) 手术目的

1. 切除肿瘤,解除对脊髓和神经根的压迫。

2. 重建脊柱的稳定性,缓解疼痛,提高生活质量。

3. 对原发灶不明者明确病理诊断,进一步指导临床检查和治疗。

(五) 手术方法的选择

应综合考虑患者的各方面因素,包括全身情况、原发瘤的恶性程度及控制情况、有否内脏转移、骨转移病灶的数目及部位等进行综合评估,还应对脊柱转移病灶应用 WBB 或 Tomita 等分期方案进行分析,从而确定个体化的手术方案。常规的手术方式前路、后路、后外侧入路以及前后联合入路、全脊椎切除等。近年来脊柱微创技术以其创伤小、出血少,包括并发症少、费用低、不影响患者辅助治疗和疗效较好等优点,逐渐成为脊柱转移瘤的重要治疗手段。脊柱微创手术主要包括经皮穿刺手术和内镜辅助下手术两大类。

三、手术方法

（一）上颈椎

肿瘤位于寰椎后弓、枢椎椎板、附件及小关节、寰枢椎不稳者,可经枕颈后路切除肿瘤,行枕颈融合或寰枢椎椎弓根钉内固定融合术。如枢椎椎体、寰椎前弓、侧块、齿状突受侵犯,可经前方咽后入路、经下颌骨入路或联合口腔入路切除肿瘤。

（二）下颈段转移瘤病灶切除、内固定术

【适应证】　下颈椎单个椎体转移瘤。

【禁忌证】

1. 患者一般情况差,伴有心、肺、肝、肾等重要器官疾患,对手术难以耐受。

2. 患者预期生存期短于 6 个月。

【术前准备】　除一般脊柱手术准备外,术前摄颈椎正侧位、全身核素骨扫描,颈椎 CT、MRI 检查以详细了解病变的范围、颈髓受压的情况,椎动脉是否受累;合并脱位者,术前行颅骨牵引,术前备血 800 ~ 1200ml。

【麻醉】　可选用气管内插管全身麻醉。

【体位】　仰卧位,肩部垫一小枕,使颈部后仰,头转向左侧。

【操作步骤】

1. 切口　根据病变椎体位置在锁骨上二到三横指作横切口,外侧过胸锁乳突肌内缘 1 ~ 2cm,内侧过中线 2cm(图 33-3-1)。

2. 显露病灶　切开皮肤、皮下组织、颈阔肌,在颈阔肌下作潜行分离。于颈动脉鞘内缘疏松组织中作钝性分离后,将颈动脉鞘、胸锁乳突肌牵向外侧,气管、食管、甲状腺拉向内侧,显露颈椎前筋膜,前纵韧带及两侧颈长肌。

3. 清除病灶　切开椎前筋膜、前纵韧带,显露病变椎体,保护好周围组织,彻底清除病灶后,病椎上下椎体分别凿除 3mm 正常骨质,显露后纵韧带及硬膜囊,创面反复冲洗,止血。

4. 脊柱稳定性重建　采用钛网骨水泥(或钛网植骨)嵌入病椎上下椎体之间,取大小合适颈前路接骨板固定。术中 C 形臂机透视以确定内固定准确可靠(图 33-3-2)。

5. 关闭切口　创面以生理盐水冲洗,进一步止血。放橡皮引流条或引流管后,逐层闭合伤口。

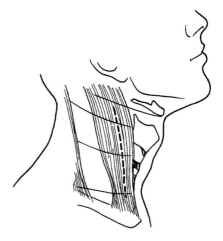

图 33-3-1　切口

【术中注意事项】

1. 显露病变椎体时,如需要处理甲状腺下动脉应注意勿损伤喉返神经。

2. 牵拉气管、食管、甲状腺,用力适中,并间断放松拉钩。

3. 左右方向处理病椎时,注意避免椎动脉损伤。

4. 清除病灶深部时,动作宜轻柔,防止颈髓损伤。

【术后处理】

1. 术后颈围保护,颈部制动,尽量避免点头、转头动作。

2. 术后 24 ~ 36 小时拔除引流条。

3. 术后适当应用止血药物、抗生素以减少出血和预防感染。

4. 术后短期使用激素及脱水剂,以减轻颈髓水肿。

5. 床边备气管切开包。

（三）颈胸段椎体转移瘤切除术

颈胸段脊柱($C_7 \sim T_{1\sim3}$),前有胸骨等结构,又是颈胸段脊柱的连接部,解剖部位特殊,该部位病变时

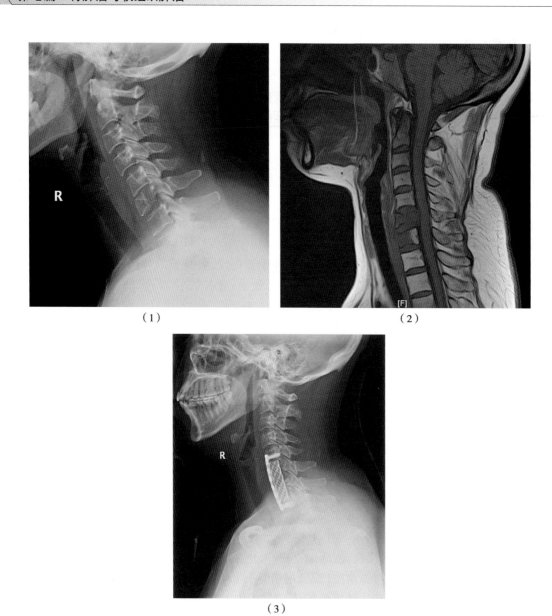

（1）　　　　　　　　　　　　　　（2）

（3）

图 33-3-2　颈$_6$～颈$_7$椎体转移瘤,行颈前路椎体肿瘤切除,钛网植骨接骨板内固定
(1)术前 X 线片;(2)术前 MRI;(3)术后 X 线片

手术暴露较难。

【适应证】

1. C$_7$～T$_{1\sim3}$单个椎体转移病灶。

2. 因椎体塌陷致神经功能进行性损害者。

3. 原发瘤不明需明确病理诊断者。

【禁忌证】　同上。

【术前准备】

1. 术前常规检查,评估患者对手术的耐受情况;拍摄以患椎为中心的 X 线正、侧位片,全身核素骨扫描,CT、MRI 了解肿瘤侵犯范围及与周围组织的关系。

2. 术前 24～48 小时行选择性动脉造影及肿瘤滋养血管栓塞术以减少术中出血。

3. 备血 1000～3000ml。

4. 准备好椎管减压、肿瘤切除、前路钛网内固定等相应器械及双极电凝、胸腔闭式引流等。

【麻醉】　气管内插管全身麻醉。

【体位】　仰卧位,颈部过伸并转向右侧。

【操作步骤】

1. 切口　经胸骨柄入路,取左侧胸锁乳突肌内侧斜向内下至胸骨柄切迹中点,然后纵行至胸骨角下方(图33-3-3)。

2. 显露、切除肿瘤　沿胸锁乳突肌前缘分离并切断肩胛舌骨肌、胸骨舌骨肌,钝性分离胸骨柄前后方软组织,使胸骨柄后方充分游离,暴露胸骨角。用胸骨电锯沿中线纵行劈开胸骨柄,于胸骨角稍下方,线锯从第二肋间隙横穿胸骨后缘,横断已锯开的上胸骨,用胸骨撑开器撑开。将气管、食管推向右侧,左颈总动脉、左头臂静脉向右侧牵拉开,注意避免左喉返神经、迷走神经、左膈神经和胸导管损伤。稍作钝性分离即可显露 $C_7 \sim T_3$ 椎体。于患椎前切开椎前筋膜和前纵韧带,彻底切除肿瘤,对有神经症状者行椎管减压,切除患椎上下椎间盘。

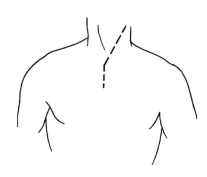

图33-3-3　切口示意图

3. 脊柱稳定性重建　肿瘤切除后,钛网植骨或钛网骨水泥加接骨板内固定。

4. 关闭切口　冲洗手术创面,检查是否有胸膜损伤,有损伤者应进行修补,并放置胸腔引流管。胸骨后缘放置负压引流管,胸骨柄用带针钢丝缝合,逐层闭合伤口。

【术中注意事项】

1. 注意保护纵隔上部的大动、静脉。

2. 注意保护喉返神经。左侧颈部,可在气管和食管间找到喉返神经。它一般较粗大,可以安全地被牵拉保护。

3. 注意保护胸导管。术中应仔细检查,如发现胸导管损伤,要及时予以缝扎。

4. 如果甲状腺下静脉妨碍手术暴露,可将其结扎。

【术后处理】

1. 术后床边备气管切开包,密切监护呼吸、脉搏、血压等生命体征的变化。

2. 预防性应用抗生素及营养支持。

3. 注意引流液和肺部情况,当胸平片提示无气胸、胸腔引流量<50ml/d 时,可拔除胸腔引流管。一般引流时间为 24~72 小时。

4. 术前有脊髓受压者,应观察肢体功能的恢复情况。

5. 术中内固定坚强,拔除引流管后鼓励患者起床活动。

6. 术后因纵隔放置引流而发生的乳糜漏,一般能自愈,经 1~2 周治疗仍不愈合者,可考虑再次手术结扎胸导管。

7. 依据肿瘤的病理诊断,术后配合化疗、放疗等。

（四）胸椎转移瘤切除术

1. 上胸椎　T_1 椎体可经低位颈椎前路行肿瘤切除;T_2 椎体经胸骨柄入路行肿瘤切除;$T_3 \sim T_4$ 椎体可采用侧前方经肩胛骨下胸腔入路切除肿瘤。

2. 中下胸椎　$T_5 \sim T_{10}$ 椎体可选择经胸腔入路;位于 $T_{11} \sim T_{12}$ 椎体者,经胸腹联合切口腹膜外入路;也可经前后联合入路或侧前方入路行椎体及附件切除;后路手术适用于椎板、附件的切除,椎弓根内固定。

3. 胸腔镜下转移瘤切除

适应证:放疗不敏感、胸椎转移灶切除困难以及严重的肺部疾患无法耐受常规手术。

胸腔镜下可显示 $T_1 \sim T_{12}$ 椎体,而不必打开胸腔。经胸腔镜手术切除椎体转移灶,行脊髓减压及椎体重建,与传统手术相比具有保护胸腔正常组织,减少胸廓损伤,减少肺功能损害以及可以直观、无障碍地暴露脊髓前面,从而在直视下进行广泛的分离、减压、重建等操作,尤其对上胸椎转移瘤切除有较大的优势。缺点是无法对椎板、棘突及对侧椎弓根进行处理。

胸椎转移瘤病灶清除、内固定术

【适应证】 $T_4 \sim T_{10}$ 单个椎体转移瘤。

【术前准备】

1. 术前常规摄胸椎正侧位片,行 CT、MRI 检查。

2. 术前全身 ECT 骨扫描或 PET-CT 检查,以除外多发骨转移或脊柱多发转移瘤。

3. 必要时术前 2 天行肿瘤滋养血管栓塞以减少出血。

4. 术前备血 2000 ~ 4000ml。

5. 术前 1 小时预防性使用抗生素。

【麻醉】 气管内插管全身麻醉。

【体位】 侧卧位,左侧在上,右侧胸部下垫一软垫或沙袋,躯干与手术台成 60°角。

【操作步骤】

1. 切口 在病椎上两根肋骨平面做切口,前缘至腋中线(图 33-3-4)。切开皮肤、皮下、深筋膜,沿切口方向切开背阔肌上部、斜方肌、菱形肌及前锯肌。纵行切开病椎相对应的肋骨骨膜,游离并显露该肋骨,相当腋后线和肋骨颈处切断该肋骨。

2. 打开胸腔 在该肋骨床与胸膜上切开一小口,沿肋骨床剪开胸膜,保护好肺组织后用胸腔自动撑开器撑开胸腔。

3. 显露病灶 术中病椎再次定位无误后,沿着椎体侧方表面切开,剥离椎体骨膜,显露相应椎体侧方表面经过的肋间血管,予钳夹切断,结扎。在骨膜下钝性游离,并把主动脉牵向脊柱前内侧予保护,暴露病灶。

4. 清除病灶 用骨刀沿着病椎上、下缘正常骨组织处凿断椎体,大块切除或刮除肿瘤组织,将与病椎相邻的上、下椎间盘,上、下椎体的软骨板切除,创面反复冲洗、止血。

5. 脊柱稳定性重建 测量骨缺损的大小,取大小合适的钛网,并以上述取下的肋骨剪成骨碎片植骨或采用钛网骨水泥,对抗牵拉下,将钛网嵌入。选取适当大小接骨板固定。

6. 关闭切口 创面反复冲洗吸净,进一步止血后,间断缝合关闭胸腔壁层。冲洗胸腔,使肺膨胀,观察无漏气。于切口下 1 ~ 2 个肋间腋中线处放置胸腔闭合式引流管一条,利用肋骨合拢器合拢,分层闭合切口(图 33-3-5)。

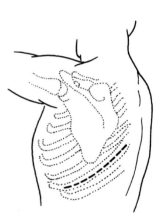

图 33-3-4 手术切口

【术后处理】

1. 注意观察胸腔引流瓶波动情况,引流量<50ml/d 拔除闭式引流管。

2. 注意生命征变化。

3. 术后继续应用抗生素和止血药物,以预防感染和减少出血。

4. 术后定期翻身,翻身时应避免脊柱扭转。

5. 术后第 2 天可取 30° ~ 45°半卧位。

6. 术后 3 ~ 4 周可在胸腰支架保护下起床活动,2 个月后摄片复查。

【注意事项】

1. 术中显露病灶时要尽可能结扎肿瘤及病椎表面的血管,以减少出血。

2. 暴露处理肿瘤及病椎时注意不要损伤大血管与脊髓。

3. 切除肿瘤时,应尽可能大块切除或刮除,动作要快、准,以减少出血。

4. 术后根据肿瘤类型,配合放疗、化疗和免疫治疗。

(五)胸腰段转移瘤病灶清除、内固定术

【适应证】 $T_{11} \sim L_2$ 单个椎体转移瘤。

【术前准备】 同上。

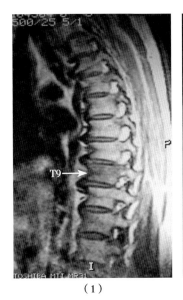
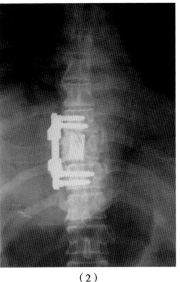

（1）　　　　　　　　　　　（2）

图 33-3-5　胸 9 椎体转移瘤,经右胸腔椎体转移瘤切除,
钛网骨水泥重建,Ventrifix 接骨板内固定
（1）术前 MRI;（2）术后 X 线片

【麻醉】　多采用气管插管全身麻醉。

【体位】　半侧卧位,身体与手术台成 60°角,术侧在上,上肢屈肘位悬吊固定在头侧横架上,下面的肢体伸直,术侧髋、膝关节半屈曲状,双下肢间垫以软枕。

【操作步骤】

1. 切口　自第 10 胸椎棘突旁开约二横指处起,向下至第 12 肋横突处,弯向外侧,沿第 12 肋切至游离端,而后斜行向下腹部（图 33-3-6）。

2. 显露病灶　切开皮肤、皮下和筋膜,沿脊柱方向纵形切开斜方肌下部,离断背阔肌和后下锯肌。分别向两侧牵开上述肌肉、筋膜,切断竖脊肌的外侧部分,再切断和牵开髂肋肌,显露第 12 肋骨。自骨膜下剥离后,在横突平面切断第 12 肋骨。必要时可用同法切除部分第 11 肋骨。沿第 12 肋远端与髂前上棘之间,根据需要切开腹外、内斜肌和腹横肌。腹膜和腹膜后脂肪即可显露,以湿纱布包裹手指逐渐向中线分离腹膜、输尿管、肾脏等,暴露椎体。咬除第 11、12 肋骨头颈,结扎椎旁血管后,从后向前显露出病变椎体。

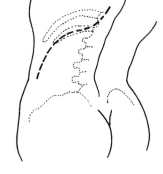

图 33-3-6　切口

3. 清除病灶　切除肿瘤及椎体上、下软骨板,椎间盘组织,创面冲洗,彻底止血。

4. 脊柱稳定性重建　同胸椎转移瘤手术。

5. 关闭切口　创面用生理盐水反复冲洗吸净,放置引流管后,分层闭合切口。

【术后处理】　同上。

（六）腰椎转移瘤病灶清除、内固定术

行倒八字切口或大麦氏切口经腹膜外显露椎体,切除肿瘤,钛网植骨或钛网骨水泥重建,上下椎体的外侧用 Z-plate 接骨板或 Van-tro fix 内固定。必要时,可经前后联合入路病灶切除、内固定。

【注意事项】

1. 原发肿瘤为肝癌、肾癌、甲状腺癌者,血供丰富,术前须充分备血,并行肿瘤营养血管栓塞,以减少术中出血。

2. 脊柱转移性瘤多侵犯椎体,并从前方压迫脊髓和神经,行前路手术切除椎体肿瘤、内固定,既能较好地暴露,又能有效地重建负重的前柱,提高脊柱的稳定性。

3. 需行前后联合入路手术时,如果患者情况允许,尽量行一期手术,否则应间隔2~4周后再考虑第二次手术。

4. 术后应配合化疗或放疗。

腰椎转移瘤病灶清除、内固定术

【适应证】 L_3 ~ L_5单个椎体转移瘤。

【术前准备】 同上。

【麻醉】 高位硬膜外麻醉或气管内插管全身麻醉。

【体位】 侧卧位,身体与手术台面呈60°角,左侧或椎体病变明显侧在上。

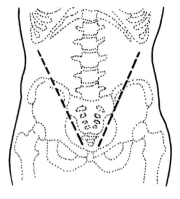

【操作步骤】

1. 切口 采用倒八字切口,即从第12肋末端与耻骨结节方向根据病变椎体水平取斜切口(图33-3-7)。

2. 显露病灶 切开皮肤、皮下组织,顺腹外斜肌腱膜方向切开,将手指伸入切口,向左右两侧剥离,显露并切开腹内斜肌和腹横肌,则可见腹膜和腹膜外脂肪膨出,此时应注意防止切开腹膜或损伤精索。用包裹生理盐水纱布的示指将腹膜连同输尿管等推向中线,显露椎体。

图33-3-7 切口

3. 清除病灶 病椎术中定位明确后,结扎病椎腰动脉及肿瘤周围血管,充分暴露病椎。病灶切除与脊柱稳定性重建同胸腰椎转移瘤手术。

4. 关闭切口 创面用生理盐水反复冲洗吸净,放置引流管后,分层闭合切口(图33-3-8)。

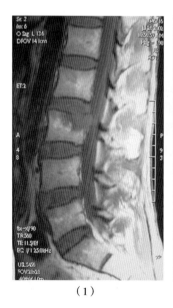
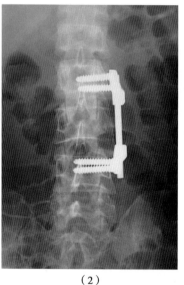

(1) (2)

图33-3-8 L_3椎体转移瘤,行L_3椎体肿瘤切除、植骨、Ventrifix
接骨板内固定
(1)术前MRI;(2)术后X线片

【术后处理】 同上。

(七)全脊椎整块切除术(total en bloc spondylectomy, TES)

TES是最先由Tomita提出的一种手术方式,是用整块切除(en bloc)的技术进行全脊椎切除,达到肿瘤边缘或广泛切除。胸椎和L_1肿瘤可以经后路一期切除,L_2以下的肿瘤原则上应前后路联合手术,以防神经损伤。

【适应证】

1. 孤立或局限的脊柱转移病灶。

2. 原发病灶治疗有效。

3. 预计生存期至少6个月以上。

4. Tomita 外科分区 2~5 型的病灶,而 1 和 6 型有相对的适应性。

【术前准备】

1. 术前常规检查排除肝、肺、脑等重要脏器转移;全身核素骨扫描或 PET-CT 检查,除外多发骨转移;以病椎为中心摄片、CT、MRI 检查了解病变的范围及与周围组织的关系。

2. 对全身情况欠佳的患者予支持治疗,改善全身情况。

3. 术前穿刺活检,明确病变性质。

4. 充分备血,术前 1~2 天行肿瘤滋养血管栓塞,以减少术中出血。

【麻醉】　气管内插管全麻。

【体位】　俯卧位,垫胸垫及髂垫,腹部悬空。

【操作步骤】

1. 切口　以病椎棘突为中心,取后正中切口,充分显露病椎及病椎上下各 2 个椎节的椎板和关节突。

2. 整块椎板切除　显露病椎两侧的肋骨头,在距离肋椎关节外侧 3cm 处予横断,切除肋骨头。处理肋间血管,导入线锯,切断椎弓根,整块切除脊柱后部结构。

3. 后路内固定　病椎上下各 2 个椎节置入椎弓根螺钉,安放临时棒固定。

4. 整块椎体切除　椎体周围钝性分离,以线锯或骨刀切断病椎上下椎间盘,保护好脊髓,自侧方旋转将椎体整块切除。

5. 重建稳定性　将合适长度的钛网充填骨水泥或自体髂骨,置入上下椎体间重建脊柱前中柱,后路螺钉适当加压固定,重建后柱稳定和脊柱矢状面生理曲度。

6. 关闭切口　生理盐水反复冲洗创面,放置引流管,分层关闭切口。

【注意事项】

1. 在椎弓根切除时,应避免手术器械对邻近神经根等的损伤。

2. 离断椎弓根时,防止肿瘤细胞对周围组织的污染。

3. 椎体前方钝性剥离时,避免大血管的损伤。

4. 侧方旋转取出整块椎体时注意避免脊髓损伤。

5. 防止脊柱失稳。

（八）经皮穿刺椎体成形术（percutaneous vertebroplasy,PVP）

【适应证】

1. 脊柱转移瘤致椎体塌陷引起严重疼痛。

2. 转移瘤致脊柱不稳。

3. 放、化疗后局部疼痛不能缓解。

4. 为防止椎体转移瘤塌陷,也可行 PVP 术。

【发展方向】

1. 应用范围扩大　除了常规应用于胸腰椎外,还可以应用到上颈椎。

2. 联合治疗　PVP 后可配合放疗,放疗效果不佳时再行 PVP;PVP 可与外科手术联合应用,如 PVP 可与后路手术联合应用,缩小手术范围,避免创伤较大的前路手术;PVP 还可与射频消融治疗配合,更好地缓解脊柱转移瘤导致的疼痛。

【禁忌证】

1. 难以纠正的凝血功能障碍和感染。

2. 终末期患者全身状况差,伴有严重的心、肺疾病。

3. 转移瘤致脊髓、神经根受压,有明显神经症状或导致截瘫。

【相对禁忌证】

1. 椎体后缘骨质破坏致后壁不完整。

2. 椎体塌陷超过 2/3。

【手术方法】　在 C 形臂机或 CT 引导下进行。

1. 颈椎取仰卧位,选用 7cm 长穿刺针,经前外侧入路,在 X 线透视定位下将针尖送达病变部位后,注入事先调制好的甲基聚丙烯酸甲酯(PMMA)复合物,至有阻力感或骨水泥已扩散至椎体后缘即停止(注射 2～3ml)。

2. 胸腰椎　取俯卧位,选用 10cm 长穿刺针,经椎弓根径路或椎体后外侧径路,针尖送达病变部位后,注入 5～7ml 骨水泥。

术后密切观察疼痛变化及可能因骨水泥外溢所导致的脊髓、神经压迫或肺栓塞。

(九) 射频消融(radiofrequency ablation,RFA)

射频消融包括冷冻消融、射频消融治疗,是利用射频消融仪,在 X 线或 CT 等影像系统引导下,直接穿刺到肿瘤部位,射频电极发出中高频射频波(450～500kHz),激发周围组织细胞进行等离子振荡产生较高的热量(50～100℃),从而杀死局部肿瘤细胞。同时可使肿瘤周围的血管组织凝固形成一个反应带,使之不能继续向肿瘤供血。射频消融可以使椎体转移瘤患者的疼痛症状得到较大程度的缓解。RFA 缓解椎体转移瘤疼痛的机制在于热破坏了骨膜、骨皮质和肿瘤组织内神经末梢,另外肿瘤细胞坏死产生肿瘤坏死因子 a(TNF-α)和白介素,抑制了破骨细胞活性。

【适应证】　脊柱转移瘤患者疼痛的姑息治疗。

【注意事项】

1. 消融范围只能包括没有进入椎管的肿瘤组织。

2. 射频电极不能直接放在椎体后方骨皮质上操作。

3. 病灶距离重要结构 1cm 以上方可进行消融治疗。

(林建华)

第四节　骨盆转移瘤的外科治疗

一、概述

发生于骨盆的转移瘤占所有骨转移癌的 10%～15%,其中髋臼经常受累,导致患者活动受限,严重影响生活质量,需要手术治疗以缓解症状,恢复髋关节的正常关系和稳定性。手术方式以刮除为主,骨缺损常需填塞骨水泥。对于单发的、预后较好、放疗无法控制的骨转移病灶,则可行广泛切除。例如,肾癌骨转移的患者预期生存时间较长,而肿瘤对放疗不敏感,这种情况下就需要广泛切除骨转移病灶。当肿瘤巨大,神经血管束严重受累时,可选择半盆截肢。由于骨盆解剖复杂、出血多、危险大、恢复慢,预计术后存活时间超过半年者,才进行手术。

如果要对转移瘤患者进行骨盆的外科切除重建,需要对患者的整体情况进行细致评估,包括心脏、呼吸、泌尿系统,化验检查血常规、电解质、代谢指标、白蛋白等。常规行全身骨扫描,骨盆 X 线片、CT、MRI 检查;还应对侧双上、下肢病变进行检查评估,因为患者术后行走时,需要下肢负重及上肢拄拐。除非术前行动脉栓塞治疗,否则骨盆肿瘤手术的失血量是非常大的,要有充分的预见性,并做好充足的备血。对于肾细胞癌、甲状腺癌以及多发性骨髓瘤导致的骨盆病变,建议常规应用术前动脉栓塞。血管栓塞要求在术前 24 小时内进行。开放通畅的静脉通道,允许术中大量快速补液,预置 Foley 导管,动脉监测,这样可以在术中准确实时地检测患者血流动力学的变化,保证患者术中的安全。有效控制术中出血是保障完整切除肿瘤的关键。对于巨大的骨盆转移性肿瘤,可术中结扎患侧髂内动脉。近年来发展的球囊阻断技术,通过控制腹主动脉血流,减少术中出血,也被证明是一种有效的方法。骨盆肿瘤手术前应做好肠道准备并留置尿管。

二、耻坐骨转移瘤的外科治疗

耻坐骨转移癌对负重影响不大,一般采用非手术治疗。具有手术指征的耻坐骨支转移瘤可行切除术。由于股骨、骶骨间的力学传导机制依然存在,多数作者认为单纯Ⅲ区切除术后不需要行骨重建,手术后基本上不影响下肢的功能。由于盆底结构受到了破坏,盆腔内的脏器可能会向大腿上部移位,因此手术中要仔细行软组织重建。重建软组织时,注意不要卡压股神经血管鞘及精索。

【适应证】

1. 耻骨单发转移瘤。

2. 耻骨转移瘤合并病理性骨折。

【禁忌证】

1. 患者一般情况差,不能耐受手术。

2. 其他骨或脏器已发现多发转移者。

【麻醉】 硬膜外麻醉或全身麻醉。

【体位】 取膀胱截石位或仰卧位,患侧肢体外展外旋,可以用荷包式缝合暂时闭合肛门。

【操作步骤】

1. 切口 肿瘤位于耻骨上支者,自腹股沟韧带中点下一横指处,与腹股沟韧带平行做切口,内侧至耻骨结节,而后呈弧形转向下外 2~3cm。若肿瘤位于耻骨下支,切口从耻骨联合下外一横指,再转向外侧,沿耻骨下支至坐骨结节外侧缘(图33-4-1)。

2. 显露肿瘤 位于耻骨上支者,切开皮肤、皮下、深筋膜,显露和分离精索,并用橡皮条将精索牵向内侧。在肿瘤表面将腹直肌、锥状肌和腹股沟韧带自其在耻骨和耻骨联合处切断。向外侧牵开股管并保护好其内容物,从正常组织中离断耻骨肌,切断闭孔内外肌,保留闭孔神经,结扎切断闭孔血管,显露肿瘤。

位于耻骨下支者,切开皮肤、皮下、深筋膜,切断起于耻骨下支的内收肌群,牵开或离断部分臀大肌,切断起于坐骨结节处的腘绳肌及附近的股方肌,自坐骨结节内侧切断骶结节韧带(注意不要损伤进入 Alcock 管内的阴部神经血管束)。沿坐骨、耻骨下支向耻骨联合方向游离或做骨膜下剥离,将坐骨海绵体肌、会阴横肌、闭孔内肌、阴茎脚等自耻骨内缘分

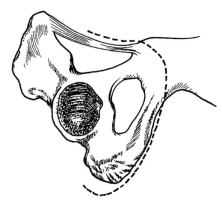

图33-4-1 耻坐骨肿瘤切口示意图

开,自耻骨联合下元剥离开尿生殖膈。注意此步骤中不要损伤尿道及阴茎神经血管。

3. 切除肿瘤 用手指在耻骨联合后侧探及乳头状骨棘,切断耻骨联合,注意勿伤及后尿道。以线锯分别自瘤体边缘外离断耻骨或坐骨支,即可完整切除位于耻骨上支或下支的肿瘤。

4. 缝合切口 冲洗伤口,彻底止血,将切断的肌腱、肌肉断端与其邻近的肌肉、肌腱缝合,尽可能消灭残腔,创面放置硅胶引流管一根,分层闭合切口,伤口加压包扎(图33-4-2)。

【术后注意事项】

1. 伤口负压吸引引流,引流量<30ml/24h 后拔管。

2. 全身应用抗生素预防感染。

3. 注意大小便护理,防止伤口污染。

4. 术后尽早开始自主活动。

5. 术后辅助化疗或放疗。

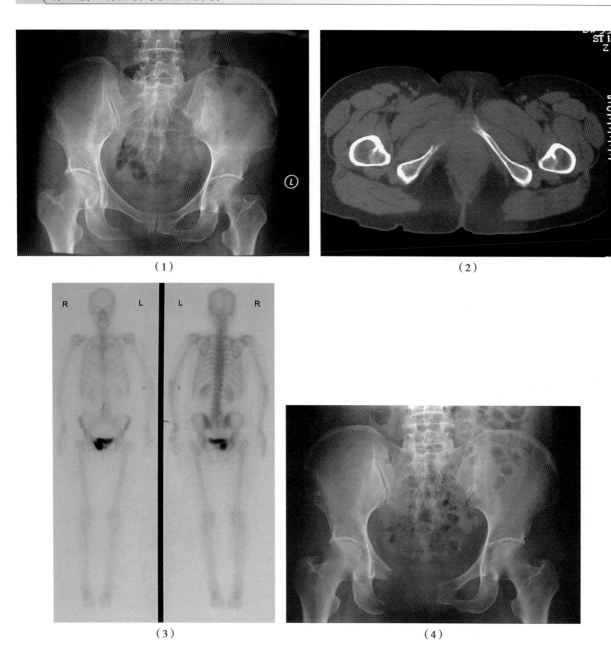

（1）　　　　　　　　　　　　　　　　　　（2）

（3）　　　　　　　　　　　　（4）

图 33-4-2　右侧耻坐骨单发转移瘤行肿瘤局部切除

（1）、（2）术前 X 线片及 CT 提示右侧耻坐骨破坏；（3）骨扫描提示单发骨转移；（4）术后 X 线片

三、髂骨翼转移瘤的外科治疗

【适应证】

1. 髂骨翼孤立转移灶或多个病灶，无其他骨或脏器转移。

2. 无明显原发灶或原发灶已行根治性手术而无局部复发。

3. 患者全身一般情况良好，能耐受手术者。

【禁忌证】　同上。

【麻醉】　气管内插管全身麻醉或硬脊膜外麻醉。

【体位】　患者取侧卧位，患侧在上，患侧下肢消毒包扎无菌单，自由放于手术台上。

【手术步骤】　切口起自腹股沟韧带下端耻骨结节，向上沿腹股沟韧带至髂前上棘，继续沿髂嵴向后至骶髂关节下缘。显露盆腔内侧面，从肿瘤表面，沿髂骨内板切断附着的腹壁肌肉，行肿瘤包膜外分离。切开腹股沟韧带，分离出股血管及神经，推开腹膜及输尿管。如果需要结扎髂内动脉，则沿血管向上分离至髂总动脉分叉处,结扎髂内动脉。于骶髂关节前方游离腰骶干和骶神经根予以保护。显露肿瘤外侧面,自髂骨外板分离臀部各肌肉,翻起臀大肌肌皮瓣,如果可能连同臀中肌一起剥离,在肿瘤的外下侧切断臀中肌、臀小肌肌腹,显露坐骨大孔,在盆腔侧肿瘤的下方切断髂肌。如肿瘤较小,仅累及部分髂骨翼,切除肿瘤时应尽量保留髋臼上方的骨质,保持骨盆连续性。如肿瘤较大,可沿后部髂嵴继续切断竖脊肌和腰方肌。骶髂关节后部完全显露后,自盆腔骶髂关节下方坐骨大孔导入线锯,把盆腔血管和腰骶神经根牵向内侧,分别向髂前上棘平面锯断髂骨髋臼侧,向上锯断髂骨骶髂关节侧,切除肿瘤。如截骨面仍有肿瘤残留,应予以刮除。

　　病灶切除后,髂骨的后内部分(担负髋臼、骶骨间的应力传导功能)能否保留是决定是否需要行骨重建的关键因素。如果髂骨的后内部分能够被保留下来,那么只需要切除病灶,不需要骨重建;如果不能保留,则骨盆环完整性会受到严重影响。为保证转移瘤患者的生活质量,应选择恰当的方法重建。常用的重建方法是应用斯氏针或椎弓根钉棒内固定系统重建髋臼上方残余骨质与骶骨之间的连接,并应用骨水泥加强(图33-4-3)。对于骨转移瘤一般不实施生物重建。

　　缝合臀大肌、部分臀中肌与腰方肌和腹壁肌群,缝合腹股沟韧带。切口内放置引流管,逐层缝合伤口,加压包扎。

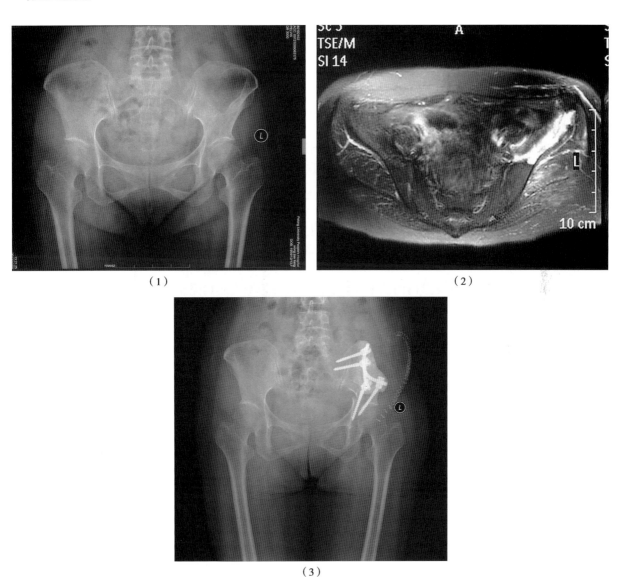

（1）　　　　　　　　　　　　　　　　　　　（2）

（3）

图33-4-3　乳腺癌左侧髂骨转移行肿瘤切除重建
（1）、（2）术前 X 线片及 MRI T_2 相提示左侧髂骨破坏;（3）术后 X 线片显示肿瘤切除后采用钉棒系统骨水泥重建

【术后处理】

1. 术后患肢抬高,切口持续负压引流,引流量<30ml/24h 后拔管。

2. 全身应用抗生素预防感染。

3. 术后嘱患者尽早下地部分负重活动,2 周拆线。

4. 术后辅助化疗或放疗。

四、髋臼周围转移瘤的外科治疗

髋臼周围的转移病灶常引起髋关节不稳定,影响患者活动,对该类转移瘤一般采用手术治疗。手术干预可以明显缓解患者症状,维持骨盆的稳定性,重建髋关节的功能。单纯的放疗可以引起股骨头以及髋关节周围软骨的变性坏死,导致患者活动后出现疼痛,放疗后骨质脆性增加,可能增加髋关节中心性脱位的危险。在处理转移性髋臼周围肿瘤时应有别于原发肿瘤的治疗。由于患者生存期较短,髋臼周围转移性肿瘤切除或刮除后,要求采用简单、迅速稳定的方法进行骨盆和关节重建。处理原则应该是姑息性手术,而非彻底性手术。为达到这些目标最佳的选择是采用水泥型的全髋置换、带翼网杯重建髋臼缺损等。手术多采用刮除,而非大块切除手术。不宜采用关节融合、异体骨移植、瘤骨灭活再植等重建髋臼肿瘤切除后骨缺损,因为上述方法复杂,骨愈合时间长,并发症多。

【适应证】 ①症状较重并且对制动、镇痛药物治疗、抗肿瘤治疗效果不佳;②放疗后患者疼痛症状不缓解或者患肢功能恢复不理想;③同侧股骨出现或者邻近出现病理性骨折需同时处理;预计术后存活时间超过 1 年半。

【术前准备】

1. 术前常规检查,评估患者对手术的耐受情况;拍摄骨盆 X 线片;全身核素骨扫描、CT、MRI 检查,了解肿瘤侵犯范围及与周围重要脏器关系。

2. 术前 24~48 小时行选择性动脉造影及肿瘤栓塞术。

3. 术前准备充分血源,术前 2 天行肠道准备,手术当日留置导尿。

4. 手术前 2 小时及术中静脉应用抗生素。

【麻醉】 气管内插管全身麻醉。

【体位】 患者侧卧位,患侧在上,患侧下肢消毒包扎自由置于手术台上。

【手术步骤】 Harrington 根据肿瘤累及髋臼的部位将髋臼周围转移瘤分为 4 种类型,不同的分型采取相应的手术措施。

Ⅰ型:髋臼关节面病变,而髋臼内侧壁、髋臼顶壁、髋臼边缘皮质均完整。可以采用骨水泥固定的普通全髋置换术以达到长期牢固固定。手术入路一般采用后外侧入路,与普通髋关节置换相似,不需要大转子截骨,可在髋臼深部放置金属网以加强骨水泥的固定效果,阻挡股骨头向内移位。

Ⅱ型:髋臼内侧壁缺损,而其余髋臼顶壁及边缘皮质完好。采用普通髋臼会导致假体及骨水泥早期向内侧移位。对于这种情况,应采用特殊设计的带翼髋臼网杯将应力引至髋臼缘。可以采用后外侧入路,由于安装带翼网杯,需要比常规髋关节置换更充分的显露。通常不需要大转子截骨,尽量使用长颈人工头,以防止粗隆部撞击网杯延伸缘。安装时在保持髋臼假体正确解剖位置的同时需注意将网杯的翼放置在完整的髋臼缘,因为部分髋臼边缘可能存在破坏。股骨粗隆部,股骨干有潜在骨折时,应使用长柄髓内针的人工股骨头。

Ⅲ型:髋臼内壁、顶部及周缘均存在骨质破坏。仅使用带翼网杯的全髋假体是不够的。在这种情况下,需要在骨盆缺损处放置数根斯氏针,也可用空心钉来替代斯氏针,以便于将位于解剖位置的髋臼假体所承受的应力传导至脊柱(图 33-4-4)。在大多数髋臼周围破坏广泛的病例,需要采用扩大的髂股骨切口入路,以便于探查骨盆内外侧区域。在显露清楚后,自髋臼缺损处沿残留的正常髂骨向骶髂关节方向钻入 2~3 根斯氏针,并越过关节达到骶骨。应采用较粗的斯氏针,术中还需要 X 线监测以保证斯氏针的位置。在钻入斯氏针的同时,应用手指触摸坐骨切迹,以保证斯氏针的方向,防止其穿入骨盆内壁。当髋臼缺损较大时,还可以自前部髂峭向前柱的耻骨及后柱的坐骨钻入更多的斯氏针做进一步的加强。在髋臼假体顶部切断斯氏针,并安装带翼网杯,在髋臼深部可以用金属钛网加强骨水泥固定。

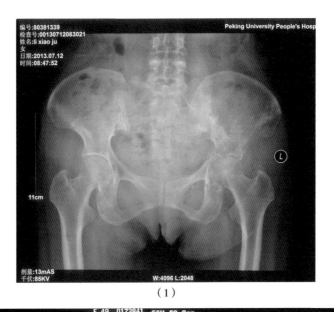

（1）

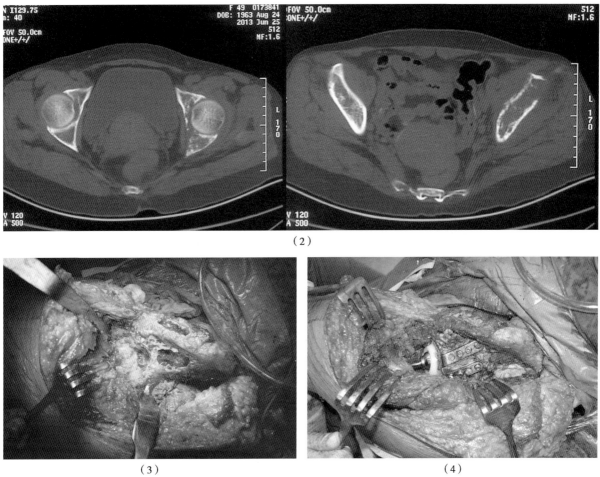

（2）

（3）   （4）

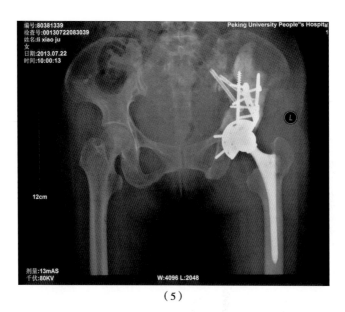

（5）

图 33-4-4　乳腺癌左髋臼转移,行肿瘤刮除重建
（1）、（2）术前 X 线及 CT 片提示左髋臼破坏范围广泛,Harrington Ⅲ
型;（3）、（4）术中像显示肿瘤刮除及重建;（5）术后 X 线片显示采用
空心钉、带翼网杯、骨水泥型全髋关节置换进行重建

　　Ⅳ型为孤立性髋臼周围转移病灶,应采取比较积极的手术措施,完整切除肿瘤并进行重建。手术方法同骨盆原发肿瘤。在广泛切除肿瘤后,重建髋关节可以选择马鞍式假体、组配式半骨盆假体等恢复时间较短的方式(图 33-4-5)。

【术后处理】
　　1. 术后患者仰卧位,患肢抬高,保持负压引流管通畅,记录 24 小时引流量。
　　2. 检测血压、脉搏、呼吸,记录 24 小时出入量,维持水电解质及酸碱平衡。
　　3. 术后加强预防感染措施,包括预防性抗生素及营养支持等。
　　4. 对于 Harrington Ⅰ、Ⅱ型患者,术后早期患者即可在耐受范围内下地活动并完全负重。对于Ⅲ型患者,术后需卧床,患肢外展中立位 2～3 周时间以防止脱位,便于软组织修复,而后患者可逐步开始负重行走锻炼。对于Ⅳ型患者术后康复方式与原发骨盆肿瘤手术类似。
　　5. 术后辅以化疗或放疗。

五、骶髂关节骨转移瘤的外科治疗

　　骶髂关节转移瘤,由于位置特殊、邻近血管神经,手术切除,特别是广泛切除较为困难,因此破坏轻无症状的病例,不必外科处理,一般通过放疗等其他治疗获得缓解;但对于破坏严重、有移位、不稳定和疼痛的病例,应行肿瘤清除、内固定治疗。骶髂关节恶性肿瘤进行广泛性切除非常困难。这是由于该区域肿瘤多数体积较大,通常侵出间室,并且可能在 Batson 静脉丛产生瘤栓。Court 等报道在 1982—2001年的 20 年间对 40 例累及骶髂关节的肿瘤进行了手术切除,74% 的患者达到足够边界,26% 的患者未达到足够边界。达到足够边界的一组中复发率为 7%,未达到足够边界一组 70% 复发。

　　【手术步骤】　行姑息性手术者,多采用后侧入路,患者俯卧位,切口经后侧髂嵴、髂后上棘,至骶骨中线向下,切开皮肤、皮下组织,自骶骨后侧剥离患侧骶棘肌,显露患侧骶骨及下位腰椎附件,切断腰方肌在髂嵴的止点,切除腰 5 横突,用手指向骶髂关节前方分离,用纱布垫分开保护前方的腰骶丛神经及髂血管。骨刀切除髂后上棘,显露骶髂关节,分块切除病变,注意勿损伤前方髂血管及骶骨神经。重建可选择骨水泥填充骶髂关节缺损,以及连接腰椎和髂骨的椎弓根钉棒内固定。

　　对于一般情况较差,无法耐受大型手术的患者来说,可仅采用内固定的方式,来获得症状缓解。但如按正常骨折方法固定,负重时有移位、疼痛,效果不满意;正确方法应沿负重力线方向,即由外下向内

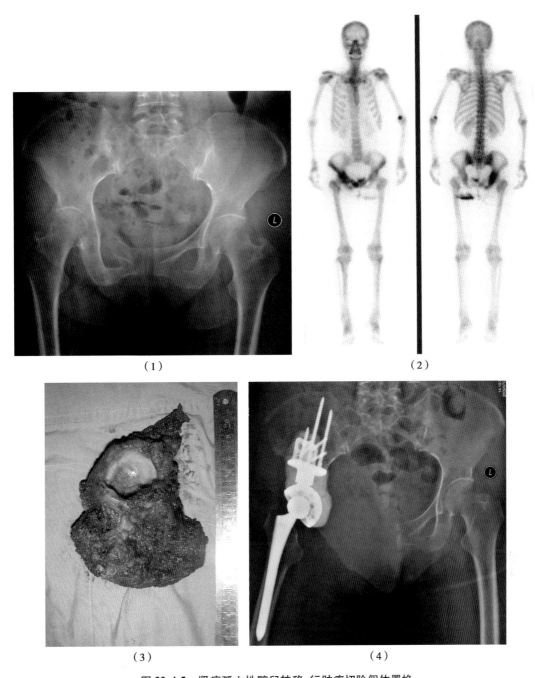

（1）　　　　　　　　　　　　　　　　　　（2）

（3）　　　　　　　　　　　　　　　　　　（4）

图 33-4-5　肾癌孤立性髋臼转移，行肿瘤切除假体置换

（1）术前 X 线片提示右髋臼及耻骨破坏；（2）术前骨扫描提示孤立性病灶；（3）术中标本像显示整块切除肿瘤；（4）术后 X 线片显示组配式人工假体重建

上与垂直线成 15°角，通过骶髂关节钻入斯氏针，行髋臼成形术者应从髋臼内打入。髋臼完好者，在髋臼缘上方呈 45°角和通过骶髂关节打入。也有采用经皮空心钉内固定的方法来加强骶髂关节的报道，手术创伤小，患者症状缓解满意。

【术后处理】　术后尽早嘱患者下地活动，术后辅助放化疗。

（汤小东）

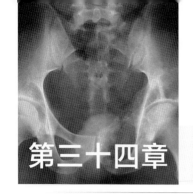

第三十四章 软组织肿瘤的外科治疗

第一节 概　　述

软组织肿瘤是发生或者来源于骨骼肌、脂肪、纤维组织及供应这些组织的血管的肿瘤。来源于周围神经及自主神经系统的神经外胚肿瘤也包括在广义的"软组织肿瘤"的定义内。良性间叶性肿瘤要比肉瘤至少多 100 倍。据估计,临床上良性软组织肿瘤的发病率(初次就诊患者)高达 3000 人/100 万人口(1989 年)。而软组织肉瘤的发病率则约为 50 人/100 万人口,也就是说,少于所有恶性肿瘤的 1%(但是更多见于儿童)。目前没有证据表明肉瘤的发病率有所改变,其发病率也没有显著的地域差异性。

绝大多数软组织良性肿瘤及肉瘤的病因尚不明确。在少数病例中,遗传因素及环境因素、电离辐射、病毒感染、免疫缺陷等被证实与少数软组织恶性肿瘤的发生相关,并且也有关于肉瘤发生于瘢痕组织、骨折部位、靠近假体植入部位等的个案报道。有些血管肉瘤继发于慢性淋巴水肿。然而,绝大多数的肉瘤是"新发的",没有明确的致病因素。有些间叶组织来源的恶性新生物发生于患有家族性肿瘤综合征的患者。由逐渐累加的基因改变及逐渐增加的恶性肿瘤组织学级别导致的多阶段肿瘤形成过程在大多数软组织肿瘤中尚未被阐明。

(一) 临床特征

软组织肿物所引起的症状并不常见,即使是肉瘤,也很少造成疼痛或者肢体功能障碍。很少情况下仅靠临床特征就足以鉴别软组织肿瘤的良恶性。绝大多数的肢体及躯干壁的软组织肉瘤通常为无痛性,通常被偶然发现这。对于所有直径>5cm 的表浅软组织肿瘤以及所有的深部软组织肿瘤,其为肉瘤的可能性较大。故对于该类患者,推荐其到骨与软组织肿瘤专科诊疗中心接受进一步诊疗。腹腔内或腹膜后软组织肉瘤临床上常常表现为非特异性腹部不适感或胃肠道症状。

良性软组织肿瘤中,至少 30% 是脂肪瘤,30% 是纤维组织细胞瘤及纤维性肿瘤,10% 是血管瘤,5% 是神经鞘瘤。肿瘤的类型、临床症状、肿瘤发生部位、患者年龄及性别之间有一定相关性。脂肪瘤通常是无痛的,罕见于手部、小腿及足部,不多见于儿童;血管脂肪瘤通常会引起疼痛,在年轻男性患者中最为多见;血管平滑肌瘤通常也会引起疼痛,并多见于中年女性,好发于小腿部位;绝大多数的血管肿瘤发病年龄小于 20 岁。在所有的良性软组织肿瘤中,99% 位置表浅,95% 直径<5cm。

大约 3/4 的软组织肉瘤组织学分型为未分化多形性肉瘤(旧称恶性纤维组织细胞瘤)、脂肪肉瘤、平滑肌肉瘤、黏液纤维肉瘤、滑膜肉瘤以及恶性外周神经鞘瘤。其中约 3/4 属高度恶性。肉瘤发病率的年龄分布差异较大:胚胎型横纹肌肉瘤几乎仅发生于儿童;滑膜肉瘤大多发生于年轻成人;而未分化多形性肉瘤、脂肪肉瘤、平滑肌肉瘤、黏液纤维肉瘤则多见于年长的患者。软组织肉瘤可发生于任何部位,但是发生于肢体者占 75%(最多见于大腿),发生于躯干壁者及腹膜后者各占约 10%。男性发生率略多于女性。位于肢体及躯干壁的肉瘤中,30% 位置表浅、平均直径 5cm;60% 位置深在、平均直径 9cm。腹膜后肿瘤通常生长到相当大的体积才会引起临床症状。

（二）影像学检查

常用的影像学检查包括平片、CT 及 MRI，PET-CT 的临床应用也在逐年增加。多数情况下，影像学检查并不能作出明确的诊断，仍需要进行活检。因其较为简便、便宜，超声通常为首选检查，但是其受到医生主观因素的影响，并且其表现为非特异性。X 线片可识别钙化及导致骨折风险的骨侵蚀，故而常用于除外那些侵犯软组织的骨肿瘤。目前为止，MRI 优于 CT 检查，因其组织对比度高。CT 常用于进一步监测 X 线片上见到的钙化，并常用于引导穿刺。MRI 可以在不同的平面上准确界定肿瘤的确切体积以及其与肌肉间室、筋膜（肉瘤常常位置深在，但并非总是如此）、骨骼和血管神经束的关系。MRI 检查可以准确提供出血、坏死、水肿、囊性变、黏液样变性以及纤维化的信息。肉瘤通常在 T_1WI 上呈低信号，在 T_2WI 上呈不均质高信号，增强相上呈不均匀强化。强化扫描时，肿瘤中不摄取造影剂的成分并非总是坏死灶，也可能是肿瘤的黏液成分。放射科医生必须准确阐明这一点，因为在化疗后，黏液成分会缩小，坏死灶则不然。当信号不同时，其诊断能力会有所提高：对于 T_1WI 上高信号的肿瘤，其可能含有脂肪（脂肪瘤或分化良好的脂肪肉瘤、继发肌肉萎缩的血管瘤）、出血，或者少见的黑色素（半数透明细胞肉瘤可见）。脂肪组织团块中的肌肉纤维常常提示肌内脂肪瘤，很少见于脂肪肉瘤。T_2WI 上低信号的病损提示纤维组织（纤维肉瘤或者纤维瘤病）或者慢性陈旧性出血灶中的含铁血黄素（如弥散型腱鞘巨细胞瘤）。注射造影剂以后行动态 MRI 扫描对于恶性肿瘤的诊断敏感性及特异性均比较高，但是仍然不足以免除行穿刺活检的必要性。对于磁共振弥散成像、灌注成像以及磁共振波谱分析技术而言也是如此。MRI 检查有助于引导活检、帮助制订手术方案、评估肿瘤对化疗的反应性、化疗后再分期以及长期随访局部复发情况。T_2WI 仍然是必不可少的一步。

（三）活检

只有典型的脂肪瘤及血管瘤等少数几种良性肿瘤可以根据 MRI 等影像学检查获得非常明确的诊断而直接进行手术切除。其他多数病例需要进行术前活检。可以选择细针或者针芯闭合活检，或者采用标准切口切开活检。闭合活检最好的适应证是不易达到的部位的肿瘤，或者一些明确的诊断如转移、感染及局部复发。切除活检的适应证是小的表浅肿瘤，以及可以允许行广泛切除而不造成功能障碍及皮肤闭合困难的小肿瘤。影像学引导下的穿刺活检术也经常用到。穿刺通道必须与亲自实施手术的外科医生一起选择，以便穿刺通道能在手术中轻易去除。行切开活检需要周密的术前计划及精确的外科技术。最佳的活检器械是手术刀。直接切开皮肤及皮下直到假包膜，而不翻开皮瓣或者分离其他组织。对肿瘤周围进行多点活检。肿瘤中心的组织常常有坏死，对诊断没有意义。闭合伤口前应仔细止血。如果不易止血，可以应用电凝、缝扎止血，或者浸润凝血酶原的吸收性明胶海绵填塞止血。需间断缝合假包膜，逐层关闭伤口，伤口加压包扎。

（四）软组织肿瘤的分类、分级与分期

1. 分类　软组织肿瘤根据其理论上的组织学来源分类，较为全面的是最新版的 2013 世界卫生组织（WHO）软组织肿瘤分类（表 34-1-1）。其最大的变化是删除了恶性纤维组织细胞瘤，代之以未分化多形性肉瘤（undifferentiated pleomorphic sarcoma，UPS），并归入新设立的未分化/未能分类肿瘤。

表 34-1-1　2013 版世界卫生组织（WHO）软组织肿瘤分类

脂肪细胞肿瘤（adipocytic tumours）
良性
　脂肪瘤（lipoma）
　脂肪瘤病（lipomatosis）
　神经脂肪瘤病（lipomatosis of nerve）
　脂肪母细胞瘤（lipoblastoma）/脂肪母细胞瘤病（lipoblastomatosis）
　血管脂肪瘤（angiolipoma）
　平滑肌脂肪瘤（myolipoma）
　软骨样脂肪瘤（chondroid lipoma）
　肾外血管平滑肌脂肪瘤（extrarenal angiomyolipoma）
　肾上腺外髓性脂肪瘤（extra-adrenal myelolipoma）
　梭形细胞/多形性脂肪瘤（spindle/pleomorphic lipoma）

冬眠瘤(hibernoma)

中间性(局部侵袭性)

非典型脂肪瘤性肿瘤(atypical lipomatous tumour)/分化好的脂肪肉瘤(well differetiated liposarcoma)

恶性

去分化脂肪肉瘤(dedifferentiated liposarcoma)

黏液样脂肪肉瘤(myxoid liposarcoma)

多形性脂肪肉瘤(pleomorphic liposarcoma)

脂肪肉瘤,无其他特异性(liposarcoma,not otherwise specified)

成纤维细胞/肌纤维母细胞肿瘤(fibroblastic/myofibroblastic tumours)

良性

结节性筋膜炎(nodular fasciitis)

增生性筋膜炎(proliferative fasciitis)

增生性肌炎(proliferative myositis)

骨化性肌炎(myositis ossificans)

指(趾)纤维骨性假瘤(fibro-osseous pseudotumour of digits)

缺血性筋膜炎(ischaemic fasciitis)

弹力纤维瘤(elastofibroma)

婴儿纤维性错构瘤(fibrous hamartoma of infancy)

颈纤维瘤病(fibromatosis colli)

幼年性透明性纤维瘤病(juvenile hyaline fibromatosis)

包涵体纤维瘤病(inclusion body fibromatosis)

腱鞘纤维瘤(fibroma of tendon sheath)

纤维组织增生性成纤维细胞瘤(desmoplastic fibroblastoma)

乳腺型肌纤维母细胞瘤(mammary-type myo fibroblastoma)

钙化性腱膜纤维瘤(calcifying aponeurotic fibroma)

血管肌纤维母细胞瘤(angiomyo fibroblastoma)

细胞性血管纤维瘤(cellular angiofibroma)

项型纤维瘤(nuchal-type fibroma)

Gardner 纤维瘤(Gardner fibroma)

钙化性纤维性肿瘤(calcifying fibrous tumour)

中间性(局部侵袭性)

掌/跖纤维瘤病(palmar/plantar fibromatoses)

韧带样型纤维瘤病(desmoid-type fibromatoses)

脂肪纤维瘤病(lipofibromatosis)

巨细胞成纤维细胞瘤(giant cell fibroblastoma)

中间性(偶见转移型)

隆突性皮肤纤维肉瘤

纤维肉瘤样隆突性皮肤纤维肉瘤

色素性隆突性皮肤纤维肉瘤

孤立性纤维性肿瘤(solitary fibrous tumour)

恶性孤立性纤维性肿瘤(solitary fibrous tumour,malignant)

炎性肌纤维母细胞性肿瘤(inflammatory myofibroblastic tumour)

低级别肌纤维母细胞肉瘤(low grade myofibroblastic sarcoma)

黏液样炎性成纤维细胞肉瘤(myxoinflammatory fibroblastic sarcoma)

非典型性黏液样炎性成纤维细胞肿瘤(atipical myxoinflammatory fibroblastic tumor)

婴儿纤维肉瘤(infantile fibrosarcoma)

恶性

成人纤维肉瘤(adult fibrosarcoma)

黏液纤维肉瘤(myxofibrosarcoma)

低级别纤维黏液样肉瘤(low grade fibromyxoid sarcoma)

透明性梭形细胞肿瘤(hyalinizing spindle cell tumour)

硬化性上皮样纤维肉瘤(sclerosing epithelioid fibrosarcoma)

所谓的纤维组织细胞性肿瘤(so-called fibrohistiocytic tumours)

良性

腱鞘巨细胞肿瘤(tenosynovial giant cell tumour)

局限型(localized type)

弥漫型(diffuse type)

恶性(malignant)

深部良性纤维组织细胞瘤(deep benign fibrous histiocytoma)

中间性(偶见转移型)

丛状纤维组织细胞肿瘤(plexiform fibrohistiocyticv tumour)

软组织巨细胞肿瘤(giant cell tumour of soft tissues)

平滑肌肿瘤(smooth muscle tumours)

良性

深部平滑肌瘤(deep leiomyoma)

恶性

平滑肌肉瘤(leiomyosarcoma)(不包括皮肤)

周细胞(血管周细胞)肿瘤[pericytic(perivascular) tumoues]

血管球瘤(及变型)(glomus tumour and variants)

血管球血管瘤病(glomangiomatosis)

恶性血管球瘤(malignant glomus tumour)

肌周细胞瘤(myopericytoma)

肌纤维瘤(myofibroma)

肌纤维瘤病(myofibromatosis)

血管平滑肌瘤(angioleiomyoma)

骨骼肌肿瘤(skeletal muscle tumours)

良性

横纹肌瘤(rhabdomyoma)

成人型(adult type)

胎儿型(fetal type)

生殖道型(genital type)

恶性

胚胎性横纹肌肉瘤(embryonal rhabdomyosarcoma)(包括葡萄簇状、间变性)

腺泡状横纹肌肉瘤(alveolar rhabdomyosarcoma)(包括实性、间变性)

多形性横纹肌肉瘤(pleomorphic rhabdomyosarcoma)

梭形细胞/硬化性横纹肌肉瘤(spindle cell/sclerosing rhabdomyosarcoma)

软组织脉管肿瘤(vascular tumours of soft tissue)

良性

血管瘤(haemangiomas)

滑膜型(synovial)

静脉型(venous)

动静脉血管瘤形成形(arteriovenous haemangioma formation)

肌内型(intramuscular)

上皮样血管瘤(epithelioid haemangioma)

血管瘤病(angiomatosis)

淋巴管瘤(lymphangioma)

中间性(局部侵袭性)

卡波西样血管内皮瘤(kaposiform haemangioendothelioma)

中间性(偶见转移性)

　　网状血管内皮瘤(retiform haemangioendothelioma)

　　淋巴管内乳头状内皮瘤(papillary intralymphatic angioendothelioma)

　　组合性血管内皮瘤(composite haemangioendothelioma)

　　假肌源性(上皮肉瘤样)血管内皮瘤[pseudomyogenic (epithelioid sarcoma-like) haemangioendothelioma]

　　卡波西肉瘤(kaposi sarcoma)

恶性

　　上皮样血管内皮瘤(epithelioid haemangioendothelioma)

　　软组织血管肉瘤(angiosarcoma of soft tissue)

软骨-骨肿瘤(chondro-osseous tumours)

　　软组织软骨瘤(soft tissue chondroma)

　　骨外间叶性软骨肉瘤(extraskeletal mesenchymal chondrosarcoma)

　　骨外骨肉瘤(extraskeletal osteosarcoma)

胃肠道间质肿瘤(gastrointestinal stromal tumors)

　　良性胃肠道间质瘤(gastrointestinal stromal tumor)

　　胃肠道间质瘤,不能确定恶性潜能(gastrointestinal stromal tumor,uncertain malignant potential)

　　胃肠道间质瘤,恶性(gastrointestinal stromal tumor,malignant)

神经鞘膜肿瘤(nerve sheath tumours)

良性

　　神经鞘瘤(及其变型)[Schwannoma(including variants)]

　　色素性神经鞘瘤(melanotic Schwannoma)

　　神经纤维瘤(及其变型)[neurofibroma (including variants)]

　　丛状神经纤维瘤(plexiform neurofibroma)

　　神经束膜瘤(perineurioma)

　　恶性神经束膜瘤(malignant perineurioma)

　　颗粒细胞瘤(granular cell tumour)

　　皮肤神经鞘黏液瘤(dermal nerve sheath myxoma)

　　孤立性局限性神经瘤(solitary circumscribed neuroma)

　　异位脑膜瘤(ectopic meningioma)

　　鼻神经胶质异位(nasal glial heterotopia)

　　良性蝾螈瘤(benign Triton tumour)

　　混杂性神经鞘肿瘤(hybrid nerve sheath tumours)

恶性

　　恶性外周神经鞘膜瘤(malignant peripheral nerve sheath tumour)

　　上皮样恶性外周神经鞘膜瘤(epithelioid malignant peripheral nerve sheath tumour)

　　恶性蝾螈瘤(malignant Triton tumour)

　　恶性颗粒细胞瘤(malignant granular cell tumour)

　　外胚间叶瘤(ectomesenchymoma)

不能确定分化的肿瘤(tumours of uncertain differentiation)

良性

　　肢端纤维黏液瘤(acral fibromyxoma)

　　肌内黏液瘤(包括细胞性变型)(intramuscular myxoma,including cellular variant)

　　关节旁黏液瘤(juxta-articular myxoma)

　　深部("侵袭性")血管黏液瘤[deep ("aggressive") angiomyxoma]

　　多形性透明变性血管扩张性肿瘤(pleomorphic hyalinizing angiectatic tumour)

　　异位错构瘤性胸腺瘤(ectopic haemartomatous thymoma)

中间性(局部侵袭性)

　　含铁血黄素沉着性纤维组织细胞脂肪瘤性肿瘤(hemosiderotic fibrohistiocytic lipomatous tumor)

中间性(偶见转移性)

续表

非典型性纤维黄色瘤(atypical fibroxanthoma)
血管瘤样纤维组织细胞瘤(angiomatoid fibrous histocytoma)
骨化性纤维黏液样肿瘤(ossifying fibromyxoid tumour)
恶性骨化性纤维黏液样肿瘤(ossifying fibromyxoid tumour,malignant)
非特殊性多形性腺瘤(mixed tumour NOS)
非特殊性多形性腺瘤,恶性(mixed tumour NOS,malignant)
肌上皮瘤(myoepithelioma)
高磷酸盐尿性间叶组织肿瘤,良性(phosphaturic mesenchymal tumour,benign)
高磷酸盐尿性间叶组织肿瘤,恶性(phosphaturic mesenchymal tumour,malignant)
恶性
非特殊性滑膜肉瘤(synovial sarcoma NOS)
滑膜肉瘤,梭形细胞型(synovial sarcoma,spindle cell)
滑膜肉瘤,双相分化型(synovial sarcoma,biphasic)
上皮样肉瘤(epithelioid sarcoma)
腺泡状软组织肉瘤(alveolar soft-part sarcoma)
软组织透明细胞肉瘤(clear cell sarcoma of soft tissue)
骨外黏液样软骨肉瘤(extraskeletal myxoid chondrosarcoma)
骨外尤文肉瘤(extraskeletal Ewing sarcoma)
促纤维组织增生性小圆细胞肿瘤(desmoplastic small round cell tumour)
肾外横纹样肿瘤(extra-renal rhabdoid tumour)
具有血管周上皮样细胞分化的肿瘤(neoplasms with perivascular epithelioid cell differentiation,PEComa)
非特殊性 PEComa,良性(PEComa NOS,benign)
非特殊性 PEComa,恶性(PEComa NOS,malignant)
血管内膜肉瘤(intimal sarcoma)
未分化/不能分类的肉瘤(undifferentiated/unclassified sarcomas)
未分化梭形细胞肉瘤(undifferentiated spindle cell sarcoma)
未分化多形性肉瘤(undifferentiated pleomorphic sarcoma)
未分化圆形细胞肉瘤(undifferentiated round cell sarcoma)
未分化上皮样肉瘤(undifferentiated epithelioid cell sarcoma)
非特殊性未分化肉瘤(undifferentiated sarcoma NOS)

2. 软组织肉瘤的分级　除了某些肉瘤以外,组织学类型并不能对预测患者的临床病程提供足够的信息,因此,必须对患者进行分级和分期。分级仅仅基于原发肿瘤的病理情况而定,而分期则将肿瘤的侵及范围也考虑在内,并兼顾评估多个临床和组织病理学参数而得出,从而可以预测局部复发及生存预后。

对软组织肉瘤进行分级的概念于 1939 年首先由 Broders 提出,早期定义的四级组织学分级仍在应用,同时也有人应用两级或者三级分级系统。研究表明,肿瘤分级对于预测肉瘤患者的结局预后具有重要的意义,尽管其所使用的分级标准是主观确定的。大多数的分级系统是根据肿瘤细胞的有丝分裂活性以及坏死情况而得出。目前应用最为广泛的系统是由 FNCLCC 推荐的分级系统(表 34-1-2、表 34-1-3),由三个独立的预后因素参与制定:坏死、有丝分裂活性、分化程度。基于每个参数得出独立的评分,评分加在一起便可得出相应的组织学分级。对肿瘤进行分级的主要价值在于,可以将所有的肉瘤类型作为一个整体,去判断肉瘤远处转移的可能性以及总体的生存率,这同样也适用于未分化多形性肉瘤以及滑膜肉瘤。而另一方面,分级对于判断局部复发风险价值很低,因为局部复发率主要与手术切除边缘的质量相关。由于组织学分级具有缺点及局限性,有几条原则必须得到重视:分级并不能代替准确的组织学诊断;分级所需要的组织标本需要具有代表性,需要得到妥善的加工处理,并且要在新辅助化疗实施前进行取材。对于去分化脂肪肉瘤、小圆细胞脂肪肉瘤、横纹肌肉瘤、尤文肉瘤、腺泡状软组织肉瘤、上皮样肉瘤、透明细胞肉瘤来说,分级的意义远不如组织学分型。对于罕见转移的肿瘤,也不宜应用分级系统。可以认为,病理分级实质上是将决定肿瘤侵袭性的分子事件在形态学上的转述。故而有理由相信,在分级系统中,分子生物学指标最终会补充甚至会替代组织学指标。

表 34-1-2　FNCLCC 分级系统的组织病理学参数的定义

组织学参数	定　义
肿瘤分化	1 分:肉瘤与正常成人间质组织相似,与良性肿瘤鉴别较为困难(如分化好的脂肪肉瘤、分化好的平滑肌肉瘤)
	2 分:具有典型组织特征的肉瘤(如黏液脂肪肉瘤、黏液纤维肉瘤)
	3 分:胚胎型及未分化肉瘤、滑膜肉瘤、来源不明的肉瘤
有丝分裂计数(计算 10 个高倍镜视野,每个视野检测 0.1734mm²)	1 分:0~9 个有丝分裂象/10 个高倍镜视野
	2 分:10~19 个有丝分裂象/10 个高倍镜视野
	3 分:>19 个有丝分裂象/10 个高倍镜视野
肿瘤坏死	0 分:无坏死
	1 分:<50% 肿瘤坏死
	2 分:≥50% 肿瘤坏死
组织学分级	1 级:总计 2~3 分
	2 级:总计 4~5 分
	3 级:总计 6~8 分

表 34-1-3　FNCLCC 分级系统中肿瘤分化评分的组织学类型依据

分化评分	组织学类型
1	分化好的脂肪肉瘤、分化好的平滑肌肉瘤、恶性神经纤维瘤、分化好的纤维肉瘤
2	黏液脂肪肉瘤、普通平滑肌肉瘤、普通恶性外周神经鞘瘤、普通纤维肉瘤、黏液纤维肉瘤、黏液软骨肉瘤、普通血管肉瘤
3	高级别黏液(圆细胞)脂肪肉瘤、多形性脂肪肉瘤、去分化脂肪肉瘤、横纹肌肉瘤、低分化/多形性平滑肌肉瘤、低分化/多形性血管肉瘤、低分化恶性外周神经鞘瘤、恶性蝾螈瘤、滑膜肉瘤、骨外骨肉瘤、骨外尤文肉瘤、间叶软骨肉瘤、透明细胞肉瘤、上皮样肉瘤、腺泡状软组织肉瘤、恶性横纹肌样瘤、未分化(梭形细胞及多形性)肉瘤

3. 软组织肉瘤的分期　软组织肉瘤的分期系统是基于组织学以及临床信息而得出的。应用的主要分期系统有 Enneking、AJCC、TNM 分期。以 TNM 分期为例,其中包含了肿瘤的组织学分级以及肿瘤的体积、深度、区域淋巴结侵犯情况以及远处转移情况(表 34-1-4、表 34-1-5)。

表 34-1-4　软组织肉瘤 TNM 分期的定义

T-原发肿瘤
T_X　原发肿瘤无法评估
T_0　无原发肿瘤证据
T_1　肿瘤最大径≤5cm
　T_{1a}　表浅肿瘤*
　T_{1b}　深在肿瘤*
T_2　肿瘤最大径>5cm
　T_{2a}　表浅肿瘤*
　T_{2b}　深部肿瘤*
* 表浅肿瘤是指肿瘤位于浅筋膜以上,未侵犯筋膜;深部肿瘤是指肿瘤位于浅筋膜深层或位于浅筋膜表层但侵犯穿过筋膜。腹膜后、纵隔和盆腔的肉瘤归类为深部肿瘤
N-局部淋巴结
　N_X　局部淋巴结无法评估
　N_0　无局部淋巴结转移
　N_1　局部淋巴结转移
注:局部淋巴结转移少见,对于无论是临床还是病理上未进行淋巴结状态评估的病例可以认为属于 N_0,而不是 NX 或 pNX
M-远处转移
　M_0　无远处转移
　M_1　远处转移
G-病理分级
将三级和四级系统归类为两级分类系统(低度及高度恶性)

表 34-1-5　软组织肉瘤的 TNM 外科分期

Ⅰ A 期	T_{1a},T_{1b}	N_0	M_0	G_1
Ⅰ B 期	T_{2a},T_{2b}	N_0	M_0	G_1
Ⅱ A 期	T_{1a},T_{1b}	N_0	M_0	G_2,G_3
Ⅱ B 期	T_{2a},T_{2b}	N_0	M_0	G_2
Ⅲ 期	T_{2a},T_{2b}	N_0	M_0	G_3
	Any T	N_1	M_0	Any G
Ⅳ 期	Any T	Any N	M_1	Any G

（五）软组织肉瘤的治疗

外科手术切除是软组织肿瘤最主要的治疗方法,获得足够的外科边界对于软组织肉瘤来说是获得良好治疗效果的必须条件。当然也需要包括骨肿瘤科、放疗科、化疗科医生的共同合作。治疗方案必须权衡以下几点:最小的复发风险、尽量保留功能、尽量保留生活质量。

肢体及躯干壁的肉瘤通常可以仅实施手术治疗。对于皮下或者肌肉间、直径<5cm 的高级别软组织肉瘤,或者任何体积大小的低级别肉瘤,若可以完整切除肿瘤连同周围 1 ~ 2cm 厚的正常肌肉及脂肪组织包壳,那么仅手术治疗便可,其复发率仅在 5% ~ 10%。

但是,如果切缘距离肿瘤很近或者肿瘤侵犯肌肉包壳以外的组织,那么需要进行辅助放疗。放疗是控制软组织肉瘤的有效手段,无论是术前放疗或术后放疗,均可以降低肿瘤局部复发率。放疗可以为术前外照射、术中照射、术后近距放疗、术后外照射或者联合治疗。然而,实际情况中常常不考虑肿瘤分级而进行术后辅助放疗,很多时候这种辅助放疗并非绝对必需。

软组织肉瘤是否需要进行化疗仍有争议,有些研究结果显示其并不能提高肉瘤的治疗效果。但也有许多随机试验表明,化疗提高了肉瘤患者的无病生存率,并提高了肿瘤的局部控制率。一项单中心随机试验结果表明,联合应用蒽环霉素(表柔比星)以及异环磷酰胺作为辅助化疗能够提高患者的总体生存率,总体上,应根据软组织肉瘤的特定组织学类型以及对化疗的敏感度指导治疗。对于尤文肉瘤/PNET、腺泡型及胚胎型横纹肌肉瘤等对化疗敏感且具有很高的远处转移风险的肉瘤推荐常规施行术前新辅助化疗。对于其他组织学类型的高级别肉瘤,是否施行辅助化疗取决于以下几个方面:肿瘤的转移风险、对化疗的敏感性、患者的年龄、合并其他疾病等。

（六）软组织肉瘤的预后因素

在原发肿瘤得到初次诊断时,约 10% 的患者已有可检测到的远处转移(绝大多数位于肺)。总的说来,软组织肉瘤患者中,至少 1/3 死于肿瘤相关疾病(其中绝大多数死于肺转移)。

软组织肉瘤的预后由多种因素决定,其中最重要的是组织学分级。低度恶性肿瘤转移的危险小于25%,高度恶性肿瘤则大于 25%。肿瘤大小、部位及解剖关系也是影响预后的重要因素。大体积、深在、靠近中轴躯干的肉瘤预后差。另外,存在局部症状及年龄大的患者预后差。大于 22% 的软组织肉瘤患者有转移。软组织肿瘤最重要的转移方式是血行转移。肺是最重要的转移部位,其他部位如骨、肝转移几率很小。唯一例外的是脂肪肉瘤,因为脂肪肉瘤常发生于腹膜后及纵隔,转移通常是肺外转移,常转移至腹膜后、纵隔或者皮下组织。通常软组织肉瘤淋巴结侵犯非常罕见。如果成年患者有孤立的淋巴结侵犯,多是由于癌或者是黑色素瘤造成的淋巴结肿大。在儿童,横纹肌肉瘤——特别是腺泡型与其他软组织肉瘤相比,有淋巴结转移的倾向。在成人,可以见到淋巴结转移的软组织肉瘤有滑膜肉瘤、上皮样肉瘤、肌腱及腱膜的透明细胞肉瘤及血管肉瘤。

第二节　恶性软组织肿瘤的外科治疗

原则上来说,手术必须完整切除肿瘤,切除范围包括整块肿瘤以及肿瘤周围的假包膜。手术应该实现切缘镜下无肿瘤成分残余。因为切缘阳性与更高的局部复发率、远处转移率及死亡率相关。然而在实际情况中,因为考虑到保留重要血管神经束的需要,有时切缘镜下阳性难以避免。通常来说,手术切除范围的制定依据的是肿瘤体积、肿瘤组织学亚型、肿瘤与正常组织之间的解剖学关系(比如重要血管神经束)以及估计切除后功能丧失的程度。有些非转移性肿瘤比如肌内血管瘤,需要获得与肉瘤相似的外科切除边界,否则局部复发难以避免。相反,硬纤维瘤病因为很可能出现自发的生长停滞,某些情况下还会出现自发的逆转,所以通常采取较为保守的切除边界。

(一)软组织肉瘤切除术

软组织肉瘤的局部切除需要由经过特殊训练并且熟悉肿瘤特性的医生来完成。根据术前影像学检查,医生应该对切除肉瘤的范围有一个详细的计划。切口必须可延伸并且切除全部活检通道。因为肢体肉瘤的活检应沿肢体的纵轴进行,所以切除肿瘤时可采用椭圆形切口切除活检切口。切除边界通常距离活检切口 2 ~ 4cm,如果行辅助放疗,这一距离可以适当缩小。如果准备采用辅助放疗,则不需要行根治性切除。

【适应证】

1. 必须能够达到足够的手术边界以保证术后复发率比较低(<10%)。但是也有一些情况下局部切除和截肢手术的外科边界没有明显的不同,如腰骶部的肉瘤,半盆截肢并不比保肢手术的边界更大。

2. 局部切除、保肢手术术后获得的功能必须优于或者等同于截肢后安装的假肢的功能。足部的肉瘤最好行膝下截肢及穿戴义肢。

【禁忌证】

1. 保肢手术的相对禁忌证包括大神经血管束受侵。

2. 多间室的侵犯或者污染。

3. 经治疗后局部复发及肿瘤侵犯大面积的皮肤。

为了说明外科技术,我们详细论述四种下肢肉瘤的切除方法。因为近 1/3 的软组织肉瘤发生于大腿,所以我们具体论述包括大腿前侧、内侧及后侧间室肿瘤的根治性切除。根治性切除可以被广泛切除所代替。广泛切除是指切除肿瘤周围一圈正常组织而不是切除全部间室。同时也介绍皮下肉瘤的广泛切除。

1. 皮下肉瘤的广泛切除

【手术步骤】 肉瘤的部位需要广泛准备,通常最好准备整个肢体。椭圆形切口距离肿瘤 3 ~ 5cm,切除活检部位。继续向下分离皮下组织,倾斜切入,避开肿瘤。根据皮肤切口切除深筋膜并且切除 1 ~ 2cm 下方的肌肉即可达到足够的边界,获得满意的局部控制。仔细止血。缺损通常可以一期缝合,也可以应用皮瓣移植或者局部筋膜旋转皮瓣。

2. 大腿前侧间室的根治性切除

【手术步骤】 根治性切除需要切除全部大腿前侧间室,适用于局限于前侧间室内的中等大小软组织肉瘤。其下方的髂、股血管及附近的表浅的股血管应与肿瘤分离。切除的软组织包括阔筋膜张肌、缝匠肌、股直肌、股外侧肌、股中间肌、股内侧肌及膝关节肌。

患者仰卧位,准备半侧骨盆及下肢直到踝关节消毒。切口从髂前上棘向下经过大腿前方至髌骨。距活检切口 3 ~ 5cm 行椭圆形切除(图 34-2-1)。如果切除足够的软组织,闭合切口并不困难。外侧内侧皮瓣分别延伸至外侧肌腱系及股薄肌。如果可能,保护内侧的大隐静脉,向内侧游离至卵圆窝,以找到股血管(图 34-2-2)。在股三角,找到股神经、股动脉及静脉由外向内侧顺次排列。游离表浅的股动静脉,如果可能保护股深血管。由近端向远端仔细分离,向外侧牵引股四头肌可以见到肌束血管,予以结扎。在 Hunter 管大收肌部分纤维覆盖股血管,切断这些纤维以保证能够充分的游离血管。向近侧找到阔筋膜张肌及臀中肌间隙,用电刀将阔筋膜张肌从髂骨翼上切断。在髂前上棘切断缝匠肌的起点,在髂前下棘切断股直肌(图 34-2-3)。继续向下分离,用电刀从股骨前方切断股中间肌、股外侧肌及股内侧肌(图 34-2-4)。向上牵引股四头肌以便于分离。外侧肌间隔可能被肿瘤侵犯,这决定于肿瘤的位置。远端在髌骨上缘切断股四头肌(图 34-2-5)。从股骨上切除前方的膝关节肌,在其进入髌上囊前切除,避免进入膝关节。在内侧髁水平切断缝匠肌。保留膝关节内侧支持结构。标本送病理检查,并进行冷冻活检以保证阴性边界。抗生素溶液冲洗伤口并仔细止血。为了增加髌骨的稳定性,需要进行软组织重建。

在内侧游离股薄肌,在外侧游离股二头肌短头,用较粗的不可吸收缝线将肌腱断端与髌骨上缘及残余的股四头肌肌腱相缝合。这些肌肉的肌腹靠近中线可以为远端股骨提供软组织覆盖。伤口深部放置两根引流管,缝合伤口,加压包扎。

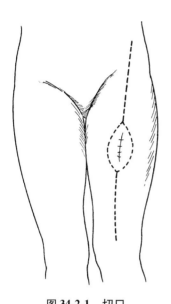

图 34-2-1　切口

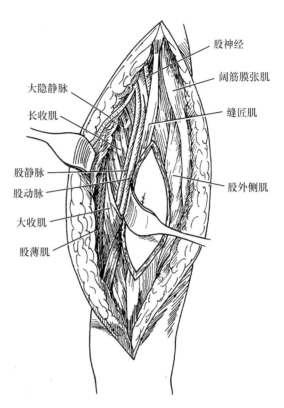

图 34-2-2　游离显露神经、血管

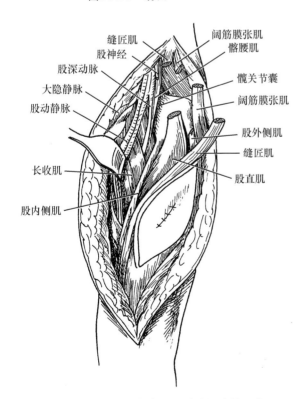

图 34-2-3　自近端起点切断前方间室的肌肉

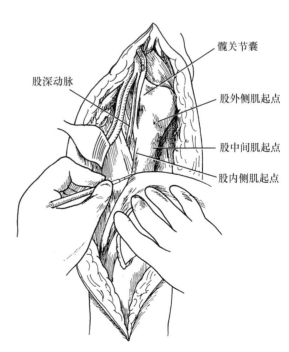

图 34-2-4　游离切断股骨前方肌肉

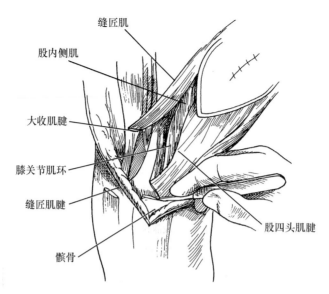

缝匠肌
股内侧肌
大收肌腱
膝关节肌环
缝匠肌腱
髌骨
股四头肌腱

图 34-2-5 于髌骨上缘切断股四头肌

【术后处理】 引流管 2~4 天后拔除 1 根。拔除引流后患者开始拄拐或者应用助步器下地活动。保留另一根引流管至患者开始下地活动后,引流量没有明显增加后拔除。切除股四头肌后,行踝关节融合可以限制患者的足的背屈,并且至少有 15°的跖屈。当足部着地时,融合通过限制踝关节的背屈增加膝关节屈曲时的稳定性。为了阻止这种膝关节屈曲,地面的反作用力仍然位于膝关节的前方,迫使膝关节伸直,从而减少膝关节的不稳定性。

3. 大腿内侧间室的根治性切除

【手术步骤】 大腿内侧间室的根治性切除适用于局限于大腿内侧间室的没有侵犯邻近股骨的小的或者中等大小的软组织肉瘤(图 34-2-6)。表浅的股血管应没有被肿瘤侵犯。切除的软组织包括股薄肌、耻骨肌、长收肌、短收肌、大收肌及股深血管。通常需要切除内侧腘绳肌,因为其距离肿瘤很近,并且大腿内侧间室及后侧间室常没有明确的筋膜界限。如前所述,小的或者接受辅助放疗的肉瘤可以行广泛切除。

患者仰卧位,在对侧骨盆下方垫软垫。准备并消毒全部下肢及前方的半侧骨盆。下肢置于髋关节屈曲、外展、外旋、膝关节屈曲位。切口为由耻骨结节至膝关节内侧的连线。活检切口椭圆形切除。皮瓣向上达缝匠肌,向后达腘绳肌。如果可能保护大隐静脉及股三角的淋巴管。如果需要,近侧的切口可沿尺骨上下支延长。在股三角找到表浅的股血管并向下游离至 Hunter 管。如果肿瘤的位置允许,保留旋股内侧血管。在旋股内侧血管的下方结扎股深血管。用电刀从耻骨上切除股薄肌、耻骨肌及内收肌群起点,找到闭孔血管,在其进入大腿内侧处结扎。注意避免在向骨盆牵拉时横断闭孔血管。找到并结扎闭孔神经。保护闭孔外肌及股方肌作为切除近侧边界,腘绳肌为切除的下方边界。如果肿瘤位于内侧间室的后方,需要随同内侧间室一同切除内侧腘绳肌。继续切除远端,轻轻牵拉内收肌群,用电刀在股骨粗线处切断内收肌。坐骨神经位于后方,注意保护。在 Hunter 管处切断大收肌及股薄肌,轻轻向上牵拉切断下方剩余的肌肉。定向标记标本,并送冰冻活检检查边界。抗生素溶液冲洗伤口并仔细止血。放置两根引流管与切口在同一条线上,加压包扎。

【术后处理】 与前方间室切除后相同,第二根引流管在患者开始下地活动,引流量没有明显增加后拔除。术后加压包扎 7~10 天可以减少肿胀及血肿形成。术后功能通常良好。因为失去了大腿的内收功能,患者在冰上或光滑的地面上可能会感到行走困难。

4. 大腿后侧间室的根治性切除

【手术步骤】 大腿后侧间室的根治性切除适用于局限在后侧间室并且没有侵犯邻近股骨的中等

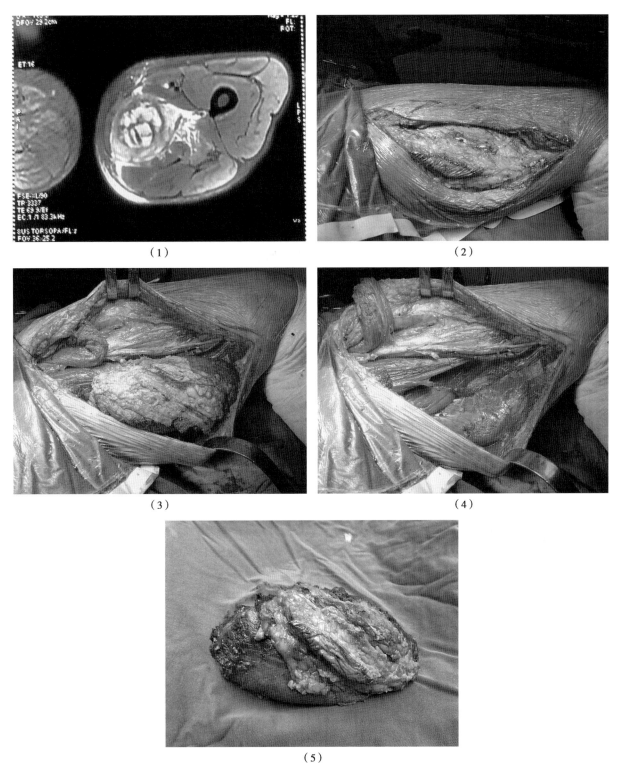

（1）   （2）

（3）   （4）

（5）

图 34-2-6 大腿脂肪肉瘤切除术
（1）术前 MRI 显示肿瘤累及大腿内侧间室；（2）术中像显示取大腿内侧切口，梭形切除活检通道；（3）术中像显示
游离股血管神经束，完整切除肿瘤；（4）术中像显示肿瘤切除后；（5）术中标本像

大小的软组织肉瘤。如果肿瘤没有侵犯深方的肌肉，可以保留坐骨神经。如果肉瘤起源于坐骨神经或者侵犯坐骨神经，需要切除神经。需要切除的肌肉包括半膜肌、半腱肌、股二头肌长头。真正的后侧间室根治性切除也应切除股二头肌的短头。但是在一些病例中，短头可以保留。如果联合应用放疗的肉瘤可以行广泛切除。

患者俯卧位,沿后侧中线做纵形切口,椭圆形切除活检切口。皮肤及皮下组织内侧达股薄肌,外侧达髂胫束。找到坐骨结节,用电刀切断半膜肌、半腱肌及股二头肌长头。牵拉远端,从深在的坐骨神经上分离肌肉,结扎并切断肌肉的供应血管及神经。注意保护腓总神经。在远端的肌-肌腱交界处切断股二头肌的长头。在同一水平,切断半膜肌、半腱肌的远端。如果肿瘤的位置需要切除股二头肌的短头,从股骨后方切除并在远端横断。缝合伤口,放置两根引流管,伤口加压包扎引流管应位于切口直线上方,避免潜在的对皮瓣的污染。

【术后处理】　术后护理与内侧间室切除术后相同。

（二）软组织缺损的重建

肿瘤医生需要熟悉软组织缺损重建及修复的方法,以便于在肿瘤切除后达到较好的外观及功能结果。在修复皮肤及皮下组织缺损的同时,如果相关的神经血管被切除,在可能的情况下也应一并修复。软组织肉瘤侵犯主要的动脉并不常见,可以应用保留的静脉移植或者人工血管重建。下肢神经切除术后,应用神经移植通常可以获得比较满意的功能。在上肢则不同,上肢的主要神经切除后会造成非常严重的手的功能障碍,神经移植常常不能获得满意的结果。如果在切除软组织肉瘤时切除一部分骨骼,最好行带血管蒂的骨移植。大块的骨缺损,可以应用髂骨或者胫骨植骨。如果不能一期闭合伤口,有几种不同的重建方法,包括分层皮片移植术、邻近肌瓣、皮肤筋膜皮瓣、游离皮瓣移植及组织延伸术。

在应用邻近肌瓣或者游离皮瓣移植时,应特别注意不要造成局部或者远处转移。即使在软组织重建中很少有肉瘤种植的报道,在手术中仍然需要特别注意。邻近皮瓣移植比远处游离皮瓣更加危险,因为它与肿瘤切除后的缺损相连。例如在应用腹直肌皮瓣修复大腿内侧缺损时,可能会导致肉瘤的腹壁种植。如果不注意防止交叉污染,即使采用游离皮瓣或者分层皮片移植术也可能会造成肿瘤种植。

放射治疗与重建间隔的时间也应该强调。通常术前放疗会影响伤口的愈合。放疗后6周内行手术治疗可能会将这种并发症的危险降至最低。在重建时,没有接受过放疗的新鲜伤口比放疗后的伤口更加容易处理。在曾行术前放疗的肿瘤型根治性切除后造成的缺损,即使可以进行简单的皮肤缝合,通常也应用肌皮瓣重建。因为在大片的皮片移植时,即使是厚层或者血管良好者,发生脂肪坏死及晚期伤口问题均十分常见。同时需要注意放疗与重建肌肉的关系。如果需要行近距放疗,尤其是年轻患者,我们通常在近距放疗后再进行旋转肌皮瓣重建缺损,以获得比较满意的预后。

1. **分层皮片移植术**　分层皮片移植术是重建没有接受过放疗的表浅病变所造成的缺损的常用方法,因为肌肉及筋膜可以为移植皮片提供良好的血供。需要长期负重的区域行皮片移植相对效果较差。如坐骨区及足的负重面需要肌皮瓣重建,不适合分层皮片移植。软组织肉瘤通常需要辅助放疗,所以行皮片移植的条件较差。

2. **邻近肌瓣**　邻近肌瓣是软组织肉瘤切除后经常使用的一种覆盖方法,尤其是曾经行术前放疗的患者。

3. **皮肤和皮肤筋膜皮瓣**　皮肤及皮肤筋膜皮瓣在软组织肉瘤的重建中的作用有限,常常会遇到血供问题,并不可靠。

4. **游离皮瓣**　由于手术越来越向肢体的远端(包括上肢及下肢)发展,游离皮瓣移植应用逐渐增多。带血管蒂的游离筋膜皮瓣移植是修复前臂远端、手及足缺损的最好方法。有几种游离皮瓣移植方法可以选择。

5. **组织延伸术**　组织延伸术在软组织肉瘤的重建中较少应用,因为组织延伸术需要较长的时间,而时间的延误在大多数软组织肉瘤病例中是不可接受的。因此只能用于特殊情况。

（汤小东）

第八篇

骨科内镜术

主编　敖英芳

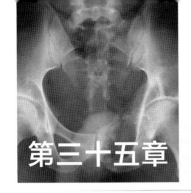

第三十五章 关节内镜

第一节 关节镜概述

关节镜(arthroscope)是应用于关节的一种内镜(endoscope)。应用于人体各关节伤病的检查诊断与治疗即称为关节镜术(arthroscopy)。关节镜最初开始应用于膝关节(knee joint),逐渐扩展到肢体的其他各关节,至今已发展到腕关节、指间关节等诸小关节,甚至应用于一些关节外疾病的治疗。关节镜的发展与19世纪某些体腔镜的发展有着密不可分的关系。人们从体腔腔镜中得到启示,从而于19世纪初开始了关节镜的研究与应用。最初从四肢最大的滑膜关节——膝关节入手开始工作,由最初简单的目视镜检查发展到当今时代具有摄像系统的能够在电视监视下清晰观看、直视操作,并配有手术动力系统与能够完成各种不同检查与高难手术的配套手术器械以及图像储存与处理系统。同时随着激光(laser)、超声(ultrasound)、射频(radiofrequency)技术的开发并应用于关节镜手术,使关节镜手术从最初简单的单一检查发展到现在能够完成许多关节内复杂的手术,彻底改变了传统关节镜术的概念。同时关节镜技术由以往的一种技术逐渐发展成为一门专业,随着关节镜在透镜系统、光纤系统、小型化和辅助手术器械的不断改进,以及操作技术和培训水平的不断提高,关节镜已经成为骨与关节疾病微创治疗的重要手段,在骨科与运动医学领域发挥着举足轻重的作用。

一、关节镜与关节镜微创外科的发展

关节镜的发展与19世纪之前的体腔内窥器有着很大的关系,可以说是人们为了更进一步研究体腔内结构的病变并以此为动机,从最初医学中最常用的阴道内镜的基础上受到启发,逐渐研究发展到其他体腔。到19世纪初叶,膀胱作为能与体腔外相通的体腔器官而成为人们进行内镜观察研究的热点并对内镜的发展和应用起到很大的作用。随后,人们逐渐将其应用到人体没有开口于体腔以外的封闭体腔,即将内镜通过非自然孔道进入封闭体腔进行检查。

1806年德国人Botzini首先以蜡烛为光源,用两根很简单的管子对膀胱内部进行了观察,其中一根管子作为导光装置将蜡烛的光线引入患者的膀胱,用另一根管道进行窥视和检查。1853年D'esormaux以汽灯为光源进行检查,1876年Max Nitze将白金环放在用水进行冷却的鹅羽毛管内通电发光进行膀胱镜检查,1880年爱迪生发明了白炽灯,解决了内镜光源的难题而成为内镜发展的一个光辉的里程碑。从此,膀胱内镜得以发展,成为泌尿外科的重要检查工具之一。同时作为检查关节内结构的关节镜(最初被称为关节内镜)也随之发展而来,关节镜的研究和应用在世界的不同地域相继开始进行。

在亚洲,日本东京大学的高木宪次于1918年首次在尸体上对关节进行了观察,更好地对膝关节结构进行了解和掌握,并为经过人体非自然孔道(内镜入路)进入体腔进行检查和治疗奠定了基础,并于1919年利用7.3mm直径的膀胱镜在世界首例成功为患者进行了膝关节镜检查。而后,相继由他研究和开发的一系列膝关节镜产生。1931年高木一号镜问世,1932年首次在东京举行的日本骨科学术大会上报告并展示了镜下所摄的黑白照片,1936年成功地拍摄了彩色照片。

1939—1945 年第二次世界大战期间,关节镜的研究和发展基本停滞。战后,高木的学生渡边正义继续从事关节镜事业,不断改进设备,使关节镜的直径不断缩小,观察视角逐渐增大,使关节镜不断发展。而后,随着冷光源和光导纤维的出现又使其发展。随之,关节镜下检查与手术成套器械的发展无疑又推动了关节镜外科的进步。1955 年 3 月 9 日他成功地在关节镜协助下切除了膝关节黄色素巨细胞瘤,1962 年 5 月 4 日他成功地进行了镜下半月板切除术,1957 年渡边主编出版了第一部《关节镜手术图谱》,并于 1969 年修订再版同时附有关节病理照片。

在东方学者发展关节镜技术的同时,西方医学也在关节镜方面反复尝试和探索。1921 年,Eugen Bricher 首先应用詹姆斯腹腔镜(Jacobaeus laparoscope)检查了膝关节,并将其作为关节内镜。他将一氧化碳气体注入膝关节,关节腔扩充后观察创伤性滑膜炎,对半月板作出了准确的病理诊断,并于 1921 年、1922 年发表论文。1930 年,美国纽约关节病院的 Michael Burmar 在西德柏林完成他为期一年的内镜技术的研修回国后,利用直径为 4mm 的关节镜在尸体上对各个关节进行了检查,随后发表了许多经典的有关介绍关节镜的文章。二战期间西方的关节镜技术亦未得到很好的发展,直到战后又再次兴起。1964 年,Jackson 为学习组织培养技术而去日本东京大学,在会议上遇到渡边教授,并认识到关节镜对关节疾病进行诊断和治疗的重要作用。1965 年,他回到多伦多综合医院后开始应用 21 型渡边关节镜从事关节镜临床实践并相继发表文章。与此同时英国的 Jason 和 Dixon、墨西哥的 Robles 等应用关节镜在关节类风湿病的诊断与治疗发面作出了卓有成效的贡献。1969 年,Richard 到东京学习后又另辟了关节镜技术的新路。同时,Connor Lanny Johnson、Ken DeHaven 等人在北美传播关节镜技术方面起到很重要的作用。在欧洲,1973—1974 年间,Harold Eikelaar、Jan Gillquis John Hans Rudolph Henche、John Ohnsorge 等在推动关节节镜技术方面也作出了突出的贡献。

随着关节镜技术的发展,学术交流逐渐广泛与不断加强,学术团体相应组建。1974 年国际关节镜协会(International Arthroscopy Association,IAA)在美国成立,渡边任首届协会主席。协会的宗旨是在全世界范围内培养和提高关节镜医生的水平和传播关节镜技术。该协会的成立极大地促进了关节镜技术在国际上的发展。1981 年,北美关节镜协会(Arthroscopy Association of North America,AANA)成立,并已发展成为目前世界最大的关节镜外科学术团体与组织。此外,在国际上很有影响和学术地位的与关节镜有密切关系的国际学术组织,例如国际膝关节协会(International Society of Knee,ISK)、欧洲运动创伤膝关节外科及关节镜外科协会(European Society of Arthroscopy,ESA)、国际关节镜膝关节骨科运动医学学会(International Society of Arthroscopy Knee Surgery and Orthopaedic Sports Medicine,ISAKOS)等均在促进国际关节镜外科事业的发展与提高起到重要作用。

亚洲作为关节镜的发明与诞生地,作为世界人口最多、地域最大的洲,成为了最有发展空间与前景的地区,其关节镜外科技术水平也不断进步,但总体发展不平衡,与欧美地区尚有差距。为了更好地促进关节镜外科技术与学术交流在亚洲的开展与进行,亚洲关节镜学会(Asia Arthroscopy Congress,AAC)于 2008 年 9 月成立,搭建了亚洲各国间以及世界各国间一个良好的学术交流的平台,旨在共同促进亚洲乃至世界关节镜微创外科事业的发展。

目前,随着关节镜技术的不断推广和学术交流的深入以及关节镜技术的逐渐成熟与关节镜器械、设备的完善和发展,关节镜技术现已在全世界范围内开展,并已更广泛地拓宽了应用与研究领域。激光技术、电子技术、射频技术、导航定位技术的成熟与在关节镜外科中的应用,又进一步推动了关节镜微创外科的发展。目前,关节镜已由最初的以蜡烛为光源、简单的目视镜检查发展到当今时代具有摄像系统的能够在电视监视器下清晰观看,直视操作,并配有手术动力系统,图像储存、处理系统以及完成各种不同检查与高难手术的配套器械。同时激光、超声、射频等高新技术设备引入应用于关节镜手术。关节镜应用的范围从最初的四肢最大的滑膜关节-膝关节开始,逐渐发展到肢体的其他关节,并发展到椎间关节。关节镜手术也从最初简单的检查发展到现在能够完成许多关节内复杂的手术,例如膝关节交叉韧带的重建、肩关节关节盂及肩袖损伤的缝合修复、小关节的手术以及关节外手术中的应用等,彻底改变了传统关节镜术的概念。目前,关节镜技术由以往的以检查和只能够进行简单手术的技术逐渐发展成为一门专科,成为现代微创外科的一个重要组成部分,在运动创伤及骨科领域发挥着重要作用。

二、我国关节镜外科的发展

关节镜技术和设备引入中国是在 20 世纪 70 年代末至 80 年代初,首先在北京、上海等地开展了膝关节镜外科技术的临床应用。当时的关节镜没有监视器,术者只能通过目视镜直视下对关节内进行有限的观察;此外也没有配套的动力系统,只能利用手动器械进行简单的操作。由于技术和设备条件的制约,能治疗的膝关节疾病非常有限,而更多的用途是对关节进行直观的检查。由于当时缺乏更多学习和了解关节镜技术的机会,加之关节镜设备和配套系统价格高昂,关节镜外科在国内的发展缓慢,举步维艰。尽管如此,在我国开创关节镜事业的老前辈们的不懈努力下,关节镜的研究和探索一直没有停止,进入 20 世纪 90 年代,随着国内外医生的学术交流日益广泛,关节镜在中国进入了快速发展阶段。国际上现代新型高精密、高清晰度电视关节镜设备与先进手术器械的引进以及关节镜外科手术技术的学习与应用,使我国关节镜技术大跨步发展,与国外的技术差距日趋缩小。

国内一批有志于关节镜外科事业的医生不断努力与探索,先后赴日本和欧美一些关节镜技术的发源地和培训基地访问和学习,为在中国引进和普及最先进的关节镜技术奠定了基础。1991 年,关节镜外科学组作为中华医学会骨科分会的一个专业领域,正式成立,开始组织领导全国的关节镜外科学术工作,相继在上海、北京等地举行了全国关节镜外科学术会议。每次会议都有来自全国各地的代表与会,并有较高水平的学术论文发表。每一次学术会议的召开与举行,都在不同程度上促进了我国关节镜事业的发展。从 1998 年 8 月在上海举行的第六届全国关节镜外科学术会议,2000 年 4 月在北京召开的第六届全国骨科年会,2002 年 9 月在北京举行的第七届全国关节镜外科学术会议,2006 年在大连举行的第八届全国关节镜外科学术会议,2006 年以后举行的每年一届的全国骨科学术大会(COA)以及相关的关节镜学术会议上报告的论文水平来看,我国关节镜微创外科的临床治疗与研究水平有了明显的发展与提高,在某些领域已达到国际先进水平,但就全国整体发展来看,还很不平衡,有待于总体水平的进一步提高。

三、现代关节镜设备及配套器械

(一) 关节镜的基本构成

关节镜基本由光学部分、光导纤维和金属外鞘组成。关节镜是整个关节镜系统中重要组成部分之一,通过关节镜可以获得关节内各解剖解构的图像,用以完成伤病的检查诊断与镜下手术操作。关节镜是光学设备,根据构成内部透镜系统结构的不同,分为三种基本系统。

1. 透镜系统　由数片一组的薄透镜组成,由于每片透镜之间空间距离较大,所以光线在通过时出现散射与衰减,光线和影像通过透镜传到目镜时影像会出现失真。目前的关节镜中已基本不在使用。

2. 棒状透镜系统　由英国 Hopking 所设计,故称为 Hopkings 棒状递镜系统。该系统透镜呈棒状,每两道透镜间空间距离很小,光通过性强,散射与衰减轻,物像到目镜时失真度小,能够获得清晰的物像。目前,该系统广泛应用于现代关节镜的生产制造中。

3. 分线指数系统　由很细的玻璃棒构成,是制造微型关节镜的光学基础。口径较小的针状关节镜多用此系统。例如直径 1.7mm 的渡边 24 号镜和戴安力(Dyonics)的针状微型关节镜。

完整的关节镜由透镜系统(镜头前端的广角镜、物镜、镜体的透镜系统及镜头近端的目镜)、环绕透镜的光导纤维(由多根非常纤细光导纤维集束组成,纤细光的导纤维由人工放入,然后切齐、胶封固定)、金属鞘,接光源光缆接口、目镜或摄像头接口几分组成。

(二) 关节镜头的工作套管与穿刺器

工作套管和穿刺器是关节镜的部件,与相应直径的镜体相匹配。套管用于手术时置入关节镜和保护镜体,同时是进出水装置。工作套管有不同类型,一种是管体与管尾一体,进出水装置在套管尾部;另一种是管体与管尾分体式,管体较短,进、出水装置在可分开的尾部。后一种套管手术中可根据需要将套管尾部同镜体一同撤出,便于操作。穿刺器分为钝性与锐性,两种作为工作套管的管芯用于关节穿刺。锐性穿刺器用于穿刺皮下组织与深筋膜(此时不需套用工作套管),钝性穿刺器用以穿破关节囊进入关节腔进而置入关节镜,或每次更换关节镜入路时重新放置工作套管。钝性穿刺器可以最大限度地避免损伤关节内结构。

(三) 影响关节镜光学特性的因素

关节镜的直径、长度、视向、视角等是影响关节镜的重要因素,但视向与视角是影响关节镜光学特性的最重要因素。

视向是关节镜轴心线与关节镜尖端广角镜的斜面的垂直线间所形成的夹角,表示关节镜的观察方向。视角由镜头前端的斜面角度而定,通常有 0°、10°、30°、70°等,即是我们常说的多少度斜面视镜。其中以 30°镜最常用,70°镜中心部有盲区,看不到物镜正前方物体,用于观察侧方结构,多用在特殊部位的检查,例如后交叉韧带重建时,后交叉韧带下止点的清理及下止点定位与骨道制作,较 30°镜优越,能够很清楚地观察到胫骨平台后下缘的结构。

视角指关节镜所控制的区域,由透镜系统特性所决定。视角决定视野(视野指关节镜所能观察到的范围),视角越大视野也就越大,利于整体观察。术中水平旋转镜头,可以明显增加检查视野。

(四) 冷光源

随着现代光学技术的发展和光导纤维的应用,彻底改变了早期关节镜中光源系统的组成和结构,并不断发展与更新,最大可能满足了现代关节镜外科手术的需要。现代关节镜中的光源系统由光源主机和光导纤维缆两部分组成,是关节镜中重要的组成部。光源主机产生的冷光经光导纤维到关节镜的导光束后传播至关节腔内照亮手术视野区域。现代关节镜外科手术操作都是在电视监视下进行。为保证电视摄录图像的真实与清晰程度,对光源在其强度、色温以及变化调光等方面均需要有很高的要求。目前,国际上先进的关节镜光源系统均具有自动调光系统,与摄像系统联动,共同来完成将可见光导入关节内照亮视野,并将照射到视野中各结构的反射光线所形成的物像摄录、进行放大处理,最终显示在监视器屏幕上这一整个过程。在此过程中,光源与摄像系统间有光能输入-输出间的相互反馈,以完成调光过程。

目前,关节镜的冷光源已由钨丝灯泡、卤素灯泡发展到氙灯(300~350W)光源,使图像更加清晰,而且使用寿命明显延长(500 小时以上),并具有使用寿命自检功能。

(五) 射频汽化

关节镜下射频冷切除技术基于双极技术运用射频能量(radiofrequency energy,RF energy),通过棒头与组织之间的传导性,液体下转换成电离蒸汽层(使钠元素离子电离化),电离蒸汽中的带电粒子使目标组织中的细胞逐个分子裂解,并进一步打断其分子键,使有机分子最终变为氧、氮、二氧化碳、碳氢化合物等气体分子,使欲切除组织直接气化从而达到切除作用。同时,被切除物随着关节镜灌洗系统引出体外。低温切除气化时的温度仅为 40~70℃,远低于以往关节镜下手术所用高频电切与激光切除的温度。加之这种气化反应只限定在目标组织的表层,所以对周围组织的热损伤能够减轻到最小。射频气化仪在较低的能量输出设定即能量水平低于所需产生电离蒸汽层的低限时能够产生阻抗热,这种热效应可使组织产生收缩,从而达到止血的功效。

国内最早引入应用于关节镜手术的射频气化仪设备为美国 ArthroCare System 2000 型(以后相继有其他厂家的设备引入使用)。手术用气化棒根据作用功能分为:①切除棒:能够进行气化切除,用于半月板切除、滑膜切除、软骨修整手术。切除棒又分为直角头(提供直角切除,对不规则的组织表面接触较好,多用于交叉韧带重建和滑膜切除)、圆头(增强与曲面组织的接触,如半月板的前和侧切除)、斜面(提供多方向的切除角度,适用于各种关节的多种手术)和弯刀头(切割分开软组织,用于半月板的切割、膝关节外侧的松解、粘连带的松解)棒。同时有不同的规格可根据手术部位及间隙的大小进行选用。②抽吸切除棒:在提供多方向切除角度的基础上具有吸引功能,可将气化过程中产生的气泡吸出,增加组织的切除效果和能见度。③收缩棒(热棒):提供一定的热度使关节囊收缩,控制深度在 1~2mm。用于膝关节内侧的紧缩和肩关节囊的紧缩。④止血棒:用于术中止血。手术时需用气化连接线将主机与气化棒相连,主机产生的射频能量通过连接线传输到气化棒作用于组织。气化仪有气化切除、止血、固缩功能。气化切除与止血操作均可由术者在术中分别直接使用脚踏控制板完成,固缩滑膜时需换用固缩棒。手术操作时可根据需要调定输出功率(切除功能根据使用气化棒不同其能量输出级别不尽相同,共有 8 档能量级别进行选择)。

四、关节镜外科基础

(一) 麻醉选择

关节镜手术同其他手术一样需要良好的麻醉,使患者在无痛状态下接受手术。良好的麻醉可以使下肢肌肉完全放松,从而为使用止血带和完成各种手术创造良好条件。同时,由于关节镜手术对于体位、铺巾甚至血压有着更高的要求,往往需要更细致有效的术中管理。因此,关节镜手术时的麻醉选择亦是确保手术顺利完成的重要环节,选择麻醉同样要遵循简便、安全、有效的原则。同时要根据关节镜术不同的诊疗用途、手术的大小(时间的长短)、患者的具体情况及手术医生对各种麻醉的认识等情况综合考虑。总体来说,对肩关节镜手术通常采用全身麻醉(全麻),对髋、膝和踝关节,多采用椎管内麻醉,对肘、腕、踝及四肢小关节也可考虑神经根阻滞或局部浸润麻醉的方式。当然具体手术方案的制订还要根据患者情况、医生习惯以及对手术时间和难度的综合评估来定。

(二) 麻醉前的准备

术者对术前患者的病情和全身情况要有清楚的认识和全面的了解,认真做好麻醉前工作,尽量减轻麻醉对患者带来的影响和痛苦、减少麻醉的并发症。在选定麻醉方法后,除要在医疗方面进行相应的麻醉前的准备外,还要向患者和家属讲明的麻醉方法,使患者在精神上有所准备,能够很好地配合麻醉的实施;要向患者和家属讲清楚麻醉可能发生的并发症和意外情况,在手术同意书上要写明,需患者或其家属签署麻醉同意书。

(三) 麻醉前用药

麻醉前用药的目的是使患者术前情绪稳定、能很好配合麻醉,减少麻醉药的毒副作用,消除不良反应,缓解术前疼痛。正确合理使用麻醉前药物将会为麻醉创造良好的条件。采用局部麻醉时,术者应根据患者情况适当给予镇静剂;椎关内麻醉和全麻应根据麻醉医生的要求用药。

(四) 局部麻醉

可用于身体条件较好、单纯进行诊断性检查或手术操作简单、需时很短的手术。例如四肢远端关节内紊乱及各种伤病的诊断、滑膜活检、简单的游离体取出、单纯的关节灌洗、切开松解粘连术后取出原放置的硅胶膜等。局部麻醉药物可选用利多卡因。首先在各进镜、器械的穿刺点部位进行局部麻醉,然后将麻醉药注射进关节腔内通过局部滑膜吸收浸润进行关节腔内麻醉。关节腔内局部应用麻醉药时,可酌情加入少量肾上腺素(高血压者、心脏病者忌用),有利于止血、减少毒性反应和延缓局麻药的吸收。加入肾上腺素的浓度为 1/50 万(50ml 局麻药中加肾上腺素 0.1mg)~1/20 万(20ml 局麻药中加肾上腺素 0.1mg),临床常用方法是 5ml 局麻药内加入 1 滴肾上腺素(以 7 号针头为标准)。麻醉及关节腔内用药时要严格掌握用药量,防止超过使用极量并要注意副作用和并发症。

(五) 神经阻滞麻醉

神经阻滞麻醉下亦可进行关节镜手术。对于肘关节、腕关节甚至手指小关节镜手术,通常颈丛或臂丛神经阻滞麻醉已经可以提供很好的效果,与全麻相比,摆手术体位和消毒铺巾更加方便,也减少了全麻术后复苏的时间和风险。颈丛或臂丛麻醉的缺点是术中无法追加给药,虽然新型神经阻滞剂可以提供 3~4 小时的手术时间,但当考虑到手术困难或预计时间很长时,应酌情选择全麻。

近年来,有学者在下肢神经阻滞方面做了许多工作,并取得了很好的经验。研究所与麻醉科室合作,在术中麻醉和术后镇痛方面也做了很多工作,取得了很好的效果。但是下肢神经阻滞麻醉平面较低,麻醉难以连续维持,多适用于关节镜检查和能够很快完成的手术。对于手术难度较大、操作较为复杂、需要使用止血带时间较长的手术,该麻醉下则难以顺利完成。尽管如此,神经阻滞麻醉较为便捷,为开展门诊关节镜术提供了方便条件。应用下肢神经阻滞麻醉进行关节镜手术,术者要很好掌握神经阻滞麻醉的操作方法,安全有效地使用局麻药物。如膝关节镜手术需要阻滞麻醉的下肢神经主要有股神经、股外侧皮神经、闭孔神经、坐骨神经。精确神经阻滞需要借助神经丛刺激器，以保证阻滞深度和麻醉药用量安全。神经阻滞麻醉可能出现的并发症：神经炎或神经损伤、出血血肿、麻醉药物的全身中毒反应（由于麻醉药物过量或误如血管内造成；可出现肌肉痉挛、抽搐、意识不清、昏迷，严重者发生心血管意外）。

（六）椎管内麻醉

椎管内麻醉是将局部麻醉药物注入椎管内选择性地阻滞脊神经的麻醉方法，这是国内下肢关节镜手术最常用的麻醉方法。椎管内麻醉可分为蛛网膜下腔阻滞麻醉（腰麻）和硬膜外腔阻滞麻醉（硬膜外麻醉）两种。

1. 蛛网膜下腔阻滞麻醉　蛛网膜下腔阻滞麻醉（腰麻）较为快捷、有效，很适用于膝关节镜手术，尤其对需要上止血带手术者，对止血带局部压迫反应更为轻微。一般情况下，单次腰麻即可完成膝关节较为复杂的镜下手术操作，例如前交叉韧带重建手术。但由于麻醉维持时间较短，对于术者认为需时较长的手术应采用连续麻醉方式。蛛网膜下腔阻滞麻醉适宜于身体条件较好的中青年患者，对老年、高血压、显著贫血者不宜采用，有中枢神经疾患者忌用。蛛网膜下腔阻滞麻醉最严重的并发症是全脊髓麻醉；此外可发生下肢瘫痪（罕见而严重，麻醉后粘连性蛛网膜炎所致）、脑神经麻痹等，要予以高度重视；术后可出现头痛、头晕及尿潴留，要予以注意和及时处理。

2. 硬膜外腔阻滞麻醉　硬膜外腔阻滞麻醉（硬膜外麻醉）有单次与连续两种。连续硬膜外麻醉可经留置的硬膜外管分次注入局麻药物，从而保持连续麻醉状态。该方法较为安全可靠、持续有效，是临床常用的麻醉方法之一。但对需要上止血带手术者，即便使用较大剂量的药物，有时患者仍可感到止血带局部压迫的痛苦，这一点不如腰麻。

3. 腰麻与硬膜外麻醉联合应用　麻醉设备、工具的现代化、新麻醉药物的应用、新技术的开展等使得麻醉技术水平不断提高，在安全的基础上做到了快捷有效。腰麻与硬膜外麻醉联合穿刺针的出现及其技术的应用使原来的椎管内麻醉一体化，体现了腰麻与硬膜外麻醉的优点，克服了其不足，为下肢手术提供了良好的麻醉条件。同时由于穿刺针的改进，变得精细，穿刺创伤小，术后局部反应轻，值得在膝关节镜手术中应用。

（七）全身麻醉

全身麻醉包含静脉麻醉和吸入麻醉。单纯静脉全身麻醉一般只在对不能配合手术的儿童或精神异常患者进行短时间手术时采用。而通常所说的全身麻醉指的是静脉和吸入复合麻醉方式。全身麻醉的常规应用主要是在肩关节镜手术中。选择全麻的目的有：①提供安全可靠的麻醉效果；②术中控制性降压，保证手术野清晰。

五、适应证与禁忌证

在关节外科领域内，随着关节镜微创外科技术的发展与应用，关节内许多伤病的诊断治疗均可在关节镜下一次完成，改变了以往开方式手术的传统，使关节手术日趋微创化、封闭条件下完成，检查彻底，同时手术创伤小、康复快、效果好。尽管目前在我国多数地区均已开展关节镜技术处理关节伤病，因为技术成熟的关节镜下手术，更能提高临床效果，更加符合微创外科发展的要求。

虽然关节镜最初的适应证是所谓有疑问的病例，但是随着技术和设备日益精进，关节镜对大量关节病变是有用的，包括创伤和其他关节疾病。

（一）适应证

总的来讲，关节镜手术的适应范围较广，主要包括：①诊断性关节镜术；②切开手术前的检查；③术前评价；④术后再观察；⑤关节镜下手术。

1. 诊断性关节镜术　诊断性关节镜术适应用于用无创性检查手术仍不能明确诊断的关节内伤病，如关节内紊乱（半月板损伤、盂唇损伤、游离体、滑膜嵌入等），关节内不明原因的肿痛、滑膜炎症（类风湿、痛风、色素绒毛结节性滑膜炎、结核病、滑膜炎等）的检查与活检、关节软骨损伤的检查等，亦可应用于关节急性损伤早期的检查以明确伤病的部位损伤程度，正确指导手术与术后康复。

2. 切开手术前的检查　有些地方具有关节镜设备，但镜下手术技术尚未成熟到能够完成关节镜下手术时，则采取切开手术前利用关节镜检查，明确伤病的性质、病变的部位、损伤的程度，有利于指导切开手术，同时可避免不必要的切开探查。减少手术的盲目性。尤其在急性损伤的切开手术中对进一步手术处理具有指导作用，同时可以在探查中不断积累关节镜术的操作经验，提高操作技术水平，为进一步完成镜下手术打下基础。

3. 术前评价　术前评价用于切开手术之前全面了解关节内病损的程度，评价预后。例如开放式交叉韧带重建术前进行关节镜检查，可以全面了解其继发损伤情况，就继发损伤对膝关节功能的影响均会有一个较全面的认识，对重建术手的效果会有一个客观的评价。髌骨脱位开放手术前观察关节软骨损伤情况对关节内症状亦会有明确的认识并可正确评价预后。此外，在类风湿与骨关节病中有些病例可根据关节镜检查所发现的关节内骨软骨损伤的程度，决定是否需要进行单髁置换手术等。

4. 术后再观察　现代关节镜技术已经可以通过关节镜监视下对各个关节的重要结构进行修复和重建，比如膝关节交叉韧带重建、半月板修复、肩关节盂唇损伤修复、踝关节距骨骨软骨损伤修复等。对于重建和修复手术的效果评价，一方面通过临床主观和客观评分以及影像学检查，另一方面术后的关节镜二次观察，也是重要手段，这对于指导术后康复、改进手术技术有重要意义。

5. 关节镜下手术　关节镜下能够进行的手术种类很多，特别是膝、肩等四肢大关节。比如膝关节就目前国内外关节镜技术水平看，除膝关节置换、关节骨肿瘤的手术不能在关节镜下进行外，其他关节内手术基本均可在关节镜下或关节镜辅助下完成。对于每一关节，关节镜下手术适应证见表35-1-1。详细内容参考相关章节。

表 35-1-1　关节镜下手术适应证

部位	适 应 证
膝关节	● 半月板损伤：半月板切除、修整、成形、缝合（outside-in、FastFix、RapidLock 缝合修复）、半月板移植（同种异体半月板与半月板假体移植）。盘状软骨的修整、切除
	● 关节炎症：化脓性关节炎的清创与冲洗引流，结核病灶清理，骨关节炎的病灶清理与灌洗
	● 滑膜病变：炎风湿滑膜炎、痛风性滑膜炎、色素沉着绒毛结节性滑膜炎、滑膜软骨瘤病、滑膜嵌入等
	● 软骨损伤：软骨损伤病灶的清理、钻孔减压、钻孔微骨折技术修复、骨软骨损伤镜下处理、软骨移植、软骨细胞移植
	● 骨折：髌骨骨折关节镜监视下复位固定、胫骨平台骨折关节镜监视下复位固定、Ⅲ型胫骨结节撕脱骨折的关节镜监视下复位固定、髁间棘撕脱骨折关节镜下复位内固定
	● 髌骨复发性脱位：镜下髌骨外侧支持带松解、内侧支持带紧缩、骨软骨骨折块的取出及损伤病灶的清理
	● 游离体摘除
	● Hoffa 病的脂肪垫切除
	● 膝关节术后出现的一些后遗症或异常情况需要关节镜再次手术者。如半月板切除不完善或全切除不彻底残留部切除、前交叉韧带术后撞击综合征髁间窝成形、半月板缝合修复失败后再手术、膝关节置换后一些症状的检查与处理
	● 膝关节粘连功能障碍镜下手术松解
	● 急性膝关节损伤的早期检查和手术：关节腔血肿的清理、半月板交锁（难以手法解锁需关节镜下处理半月板）、骨软骨切线骨折、膝关节联合损伤的前交叉韧带修复重建、后交叉韧带修复重建、前或后交叉韧带附着部撕脱骨折的原位修复
	● 交叉韧带损伤的修复与重建
	● 关节内软组织肿瘤切除、半月板囊肿的镜下手术
髋关节	● 盂唇损伤
	● 弹响髋
	● 关节交锁
	● 滑膜病变：色素沉着绒毛结节性滑膜炎，滑膜软骨瘤病

部位	适应证
踝关节	• 剥脱性骨软骨炎 • 距骨骨软骨损伤 • 游离体 • 撞击综合征 • 保守治疗无效的关节炎和滑膜炎 • 距后三角骨损伤
肩关节	• 游离体 • 盂唇损伤 • 肩关节不稳和 Bankart 损伤 • 肩周炎 • 肩峰下撞击综合征及肩峰下滑囊炎 • 肩袖撕裂 • 钙化性肌腱炎
肘关节	• 游离体的检查与取出 • 肱骨小头剥脱性骨软骨炎的检查和治疗 • 桡骨头软骨及骨软骨损伤的检查和治疗 • 肱骨或尺骨鹰嘴窝骨赘的切除 • 部分滑膜切除,尤其是类风湿 • 创伤性或退行性肘关节粘连的清创和松解术 • 疼痛性肘关节检查
腕关节	• 检查韧带损伤 • 检查关节面 • 摘除游离体 • 滑膜活检 • 关节冲洗及清理 • 腕骨和桡尺骨远端的骨折治疗 • 三角纤维软骨损伤的诊断和处理

关节镜技术在其他关节及关节外疾病诊断和治疗中的应用,可参考其他章节。

（二）禁忌证

关节镜手术的禁忌证相对很少。关节周围的感染可以视为关节镜手术的绝对禁忌证;关节骨内的瘤样病变是关节镜手术的禁忌证。以往认为急性关节损伤由于关节腔的封闭性被打破,灌注液可由关节囊破损处流到关节外,特别是流至小腿间隔内可引起肌间隔综合征,被列为相对禁忌证。但我们的临床经验表明,除膝关节后侧关节囊破裂容易引起灌注液渗透流到小腿后间隔而引起小腿后间隔肿胀不宜行较长时间的关节镜下手术(如交叉韧带重建)外,其他情况下多能在保证关节腔有效扩充、液体不外渗的条件下完成。血友病患者行关节镜手术前,要密切注意凝血活动度变化,同时要根据血友病的类型输入相应的凝血因子,使凝血酶原活性提高到50% ~ 100%后方可手术。遇有下肢深静脉血栓或肺栓塞病史要严格掌握,术中尽量缩短止血带使用时间,术后早期活动促进静脉回流,并可酌情应用小分子量肝素抗凝预防下肢深静脉血栓的形成。

六、关节镜手术基本操作原则

关节镜手术操作原则基本相同,但根据关节与手术在手术体位选择、关节镜入路、使用器械、是否在止血带条件下手术等方面会有其特殊性。下面以膝关节镜手术为代表重点介绍,其他关节镜手术在相关章节中叙述。

（一）膝关节

1. 体位选择　膝关节镜手术主要采用仰卧位。根据术者的习惯和要求分别可采用仰卧、将手术台双侧脚底板摇下双膝自然下垂屈膝90°的体位，亦可采用仰卧位，施术侧下肢轻度外展、膝关节自然垂放在手术床边，对侧下肢不动放，在手术床上，不需要将手术台脚底板摇下。这种体位是笔者最常用的关节镜手术体位，并认为更有利于手术操作。例如进行半月板手术时可随意调换膝关节的位置，切除外侧半月板时可将足部放在床沿上，靠重力作用自然使膝内翻或适当施以压力，就可明显增大外侧关节间隙，利于手术操作；行前交叉韧带重建时，有时需要屈膝大于90°，此时将不会受摇放下垂手术台脚底板的影响，并可依据手术的需要调整术侧下肢位置和屈伸角度。

此外，膝关节镜检查、后侧切开联合应用治疗后交叉韧带下止点撕脱或撕脱骨折时，仰卧位难以完成后进路切开的手术。因此，采取侧卧位的体位进行关节镜检查可明确后交叉韧带损伤情况来决定处理方案，处理关节内合并损伤。然后，调整体位使其变为俯卧位再经后侧进路切开进行后交叉韧带下止点固定手术。应用膝关节固定架可以减轻助手的负担，但要注意用力过大可引起膝关节内侧韧带等结构的损伤，尤其在急性损伤时更应注意。

（1）仰卧位：仰卧位双膝放在手术台上不予以下垂，术者与助手均站立位操作，助手位于术者同侧（患肢侧）协助手术。术中根据不同手术要求，可在床上进行屈膝（前交叉韧带重建），垂放于床边，或在助手的协助下进行膝内外搬动作以扩大内外侧间隙（半月板切除）。该体位进行手术时要使手术台摇高注意小腿下垂时要防止最下部被污染。

（2）仰卧屈双膝90°体位：将手术床脚底板垂直下摇90°或将其撤掉（非电动手术床），使膝部正处于手术台折转水平、双膝自然下垂。此种体位术者和助手可采取站位和坐位，坐位手术可将患侧小腿放在术者双股部之间，便于操作。此种体位在手术台折转成角处双膝下要垫软枕以防压伤。手术时间过长时要注意对侧膝关节，防止屈膝过久可能引起腓总神经损伤。

（3）仰卧患膝自然垂放于床边体位：术者和助手在患膝侧手术床边坐位手术需要时可站立。患膝侧小腿自然垂放在术者双股部之间，可由术者根据手术随意调整膝关节体位与角度方向，便于操作。此种方法不需要将手术台脚底板摇下，对侧下肢平放在手术台上。笔者认为该体位较为便利适用，利于手术操作。例如行外侧半月板手术时，可将患侧小腿下部及踝足部放在床上，使患肢处于一种髋关节外展外旋、膝关节内收内旋的体位，外侧关节隙开大，便于外侧半月板手术操作。根据笔者的经验，该体位下基本可完成大多数关节镜下手术。

（4）侧卧位：健侧膝关节侧卧体位（患侧膝关节在上方），适用于关节镜与膝后侧进路联合手术的病例。关节镜用以检查处理关节内损伤，同时指导决定是否进行后进路手术时采用该体位手术，便于术中调整改变体位进行下一步手术操作。例如后交叉韧带下止点撕脱骨折的治疗，有必要关节镜检查明确后交叉韧带损伤的程度、能否原位修复、有无合并损伤等并完成镜下处理，然后进行后进路切开下止点的修复（撕脱骨块的复位固定）。

（5）仰卧双膝垂放于床边体位：用于双膝同时进行膝关节镜手术时采用的体位。交叉韧带重建需要从对侧膝关节切取腱时亦采用此种体位。

2. 关节镜入口选择　膝关节镜入口部位的选择对完成镜下手术非常重要，不正确的选点可能使关节镜及器械不能顺利正确到位，直接影响手术。初学者最好在术前标记划出膝关节的主要体表标志线如髌骨、髌腱内外侧缘、股骨内外髁及内外侧副韧带轮廓，以利于手术定位。定位切口前一定要明确摸清内外侧关节线，熟练后即可不用。

此外，经髌腱中间的正中入路亦较常用，通常不会对髌腱造成过度损伤，但要注意穿刺部位术后可能出现的持续性疼痛（脂肪垫炎或粘连）。

（1）标准入口

1）前外侧入口：常规屈膝90°位，位于外侧膝关节线上1cm与髌腱外侧缘1cm的交界处，在外侧膝眼处。

2）前内侧入口：常规方法：定位于内侧关节线上1cm与髌腱内侧缘1cm交界处。

　　膝关节镜前内、外侧入口是许多关节镜入口中最常用的部位,不单纯是因为由该处进入关节镜简单易行损伤小,主要是因为该处交替进镜能够检查到膝关节内的绝大多数部位,器械亦可伸入到各个部位完成各种手术操作。对于不同结构、不同部位损伤的检查与处理,根据术者的经验、患者的情况,使用不同的手术器械或仪器、手术方法的不同,关节镜和手术器械的入口有所不同。基本的原则是同侧伸入关节镜检查与监视,对侧放入器械进行手术操作。探查内侧室结构由外侧入口置镜,检查内侧室结构由外侧置镜,内外侧入口交替置镜,可完成绝大多数镜下手术检(观)查、操作,从单纯的软骨病灶处理、到半月板切除和交叉韧带重建。

　　常规定位方法是引用国外作者的方法,髌腱旁开1cm可能过大,中国人以旁开0.5cm为宜。此外,单纯按常规教科书中所述定位方法选择前、内外侧入口的方法,难以适应所有被施术者。因为患者有年龄、体态、胖瘦肢体的粗细、长短是否有内外翻畸形(骨关节病、膝内外翻、髌骨脱位Q角异常)等不同,均应予以考虑。固定的定位模式、不正确的定位直接影响关节镜检查、监视及手术器械的到位与操作,而且还可引起副损伤。因此,要有一个能够适应绝大多数人的定位方法。我们的经验表明在髌腱旁、胫骨平台缘上方,股骨髁内缘之间的三角区内所触摸到的内、外侧膝眼中心处即是前内、外侧入路的最佳部位。如果关节腔内未灌注充满液体前定位,切口部位应在膝关节前髌腱内外两侧最凹陷处,如果灌注液体扩充关节腔后定位切皮部位则应在最饱满处。

　　3)外上侧入口:位于髌骨外上角上方2.5cm的股四头肌腱外缘。笔者定位该点惯以髌骨上缘为标志,然后将髌骨向外推挤,摸清髌股关节间隙,将示指放在髌骨上缘,约在髌上缘1横指部位与髌股关节隙的交界处定位,较简便实用。该入口是放置关节镜灌注管的最常用进路。

　　4)后内侧入口:该入口在内侧副韧带后方、后内侧关节线上1cm、股骨后内髁缘后1cm处即股骨内髁后缘与胫骨后内缘之间的小三角区、屈膝90°可以触摸到。笔者认为在股骨内髁后缘、股内收肌腱下方与构成鹅掌的三根肌腱的上方之间定位更便于操作,应当掌握。使用该入路时要注意防止腘血管神经损伤。定位时膝关节以不充盈为宜,要屈膝90°,穿刺时要将关节膝充盈屈膝90°,由上斜向内下方向穿刺插入钝头套管芯。如果术中要加用该入口,定位后可先用长针头穿刺见有液体流出表明进入关节内,即可沿穿刺针部位及走行方向穿刺插入带芯套管。经此进口可观察后内侧室的结构。

　　(2)辅助入口

　　1)内上侧入口:位于髌内上角2.5cm与股内肌腱内缘。笔者认为伸膝位髌骨上缘定标志,将髌骨向内侧推挤,摸清髌、股关节间隙后在髌上一横指与髌股关节间隙间交接处穿刺,较为简便易行。该入口可作为入水口,例如在镜下重建前交叉韧带时,入水管放置在内侧有利于操作(助手在外侧操作较多,牵引移植物的导针又要从膝关节外上部穿出等)。此外,常用该口放入器械进入髌上囊滑膜的切除、髌上囊游离体的摘除等。

　　2)前正中(经髌腱)入口:在前内外侧入口之间,位于髌尖下方1cm髌腱中央部位。如果有Q角异常增大、膝外翻等情况时,要适当偏内;遇到高位或低位髌骨时适当调整入口高度,尽可能水平进入髁间。入口稍高或稍低均影响操作。经该口常用于半月板的切除手术(提篮状损伤,放置夹持钳固定便于切除;游离体的碎切取出等)。经该口手术,对髌腱无明显损伤,但进出均要经过脂肪垫,手术可出现膝前疼痛。在利用同侧髌腱中1/3重建前交叉韧带时切取骨-髌腱(中1/3)-骨复合体之前进行关节镜检查与手术时不要使用该入口,以免对髌腱的损伤影响移植物的取材和重建效果。

　　3)后外侧入口:屈膝90°位,腓骨小头后缘的向上延长线与股骨干后缘沿线的相交点处,即髂胫束下缘、股二头肌腱上缘与股骨外髁后外缘之间、后外关节上方2cm处。直接由该入口进入时应在关节腔未充盈条件下定位戳皮肤切口,然后灌注充盈关节腔后置入带芯套管,移向内下方朝向后髁方向触及髁表面后向内移动进入关节腔。穿刺放置套管时的操作与进行后内侧入口操作一样要防止腘血管和神经损伤。该入口多用于后关节腔内结构的检查与手术,尤其是后交叉韧带重建时放置刨削器清理后方软组织与后交叉韧带残端、定位下止点以及钻制胫骨骨道时注意血管、神经的保护。

　　4)其他辅助入口:其他还有许多辅助入口辅助手术。如髌中入口、辅助性内外侧入口等,可根据手术需要选用。在众多膝关节镜入口的选择使用中,前内、外侧入口,前正中入口髌上内、外侧入口最为常用。正确合理选择术中酌情调换应用基本可完成膝关节内绝大多数的关节镜手术,从简单的检查到滑膜切除,半月板手术以至复杂的前交叉韧带重建,后交叉韧带重建,前后交叉韧带重建联合手术。后内、外侧入口,目前仅限于关节腔后室内结构的检查、游离体的取出等。其他辅助入口基本很少应用。

3. 术前准备与基本操作方法 手术开始前,将关节镜及术中用各种仪器设备的连接线安装连接妥当,必要时开机检查。基本设备有关节镜的接驳器及连线、光源的纤维光缆、动力刨削系统连线、灌洗液入水管、吸引器官。如有特殊需要则另外加用器械,如重建交叉韧带时电锯、电钻,射频气化切除时的射频能量输出导线,超声切除时的超声能量输出导线,激光切除用的激光能量输出光导纤维等。

(1) 基本原则:膝关节检查与手术患者的选择要正确。膝关节镜可应用于膝关节伤病的检查与镜下手术,亦可应用于某些切开手术之前检查以及诊断,其麻醉根据手术及患者条件选用局麻、椎管内麻醉或全麻(多用于儿童)。术中要正确合理使用止血带,要有充分良好的灌洗系统,肢体消毒范围要彻底(包括足踝部),手术台的铺单及术者要有无菌防水措施,严防术中污染。手术台上与台下医护配合要密切。术中检查要充分、操作要快捷、尽可能在有限的止血带时间内完成手术。

(2) 止血带:膝关节镜手术绝大多数需要使用止血带,以保证在清晰的视野下完成手术操作。如果止血带使用不当势必影响手术过程。临床常用止血带有手动充气的气囊止血带,成人使用压力在400~450mmHg间。进口电动充气止血带使用效果更好,能定时与自动提示使用时间。其压力成人下肢压力设定在300~320mmHg间。止血带压力可根据患者血压或肢体粗细程度的适当增减。上止血带时要有衬垫保护局部皮肤,消毒时要严防碘酊流入止血带与皮肤之间难以脱碘而引起的皮肤损伤。下肢手术使用止血带可出现下肢深静脉血栓形成。因此,对于曾有下肢深静脉血栓病史者要慎用,术后要密切注意观察,防止下肢深静脉血栓形成和肺栓塞的发生。

(3) 消毒、手术台铺置与防水保护

1) 肢体消毒:2%碘酊消毒后酒精脱碘2次(酒精过敏者可改用碘伏消毒),消毒范围以膝关节为中心,上至止血带下缘处皮肤,下面要包括足踝部,趾蹼间要重点消毒。严禁向下消毒只到踝关节,不消毒足部而仅用无菌巾包脚的做法。因为关节镜手术经常有灌注液从关节镜套管、入口或钻制的骨道(交叉韧带重建)中流出并沿小腿向下流至足部浸透包脚的无菌巾污染手术区域。

2) 防水措施:手术台的防水措施:常规铺置无菌手术单后,患肢用手术用袜套包被,膝部手术区域贴手术膜,手术台上在无菌单的上面覆盖无菌的防水单(可用消毒的塑料布或膜代用,国外多用一次性防水单铺设手术台)。如果采用患膝垂放在床边的体位,防水单要覆盖床缘以下无菌单的大部范围(过2/3),以防手术中渗流的灌洗液浸透无菌手术单污染手术。如果使用防水手术单,则更为方便、安全和有效。

术者的防水措施:术者使用防水手术衣或在布制手术服的外面戴上无菌的防水围裙或戴上防水塑料膜,可以防止灌洗液渗流后浸湿手术者接触患者术侧肢体的部位免受污染。同时术者最好要穿雨鞋,加强医生的自我防护。尤其是交叉韧带重建手术(流出的水很多),可以防止血性渗液对双脚的浸泡与污染,特别是在对肝炎病毒携带者施术或急诊手术对患者未进行血化验检查时更应注意。

(4) 台上准备与连接关节镜及其手术用设备

1) 关节镜头与摄像机接驳器:根据关节镜与接驳器的类型不同有卡口连接与螺口连接两种方式。螺口连接方式较为稳定,易于把握操作。经消毒(蒸汽熏蒸、消毒液浸泡、环氧乙烷消毒)的关节镜头与接驳器可直接连接,但对于消毒液浸泡过的关节镜,要用生理盐水充分冲洗,防止消毒液留附在镜面上。同时要将其风干以防镜头装上后两镜面间产生雾气,影响镜下观察。术中产生的雾气影响摄像观察效果时,可将镜头从接驳器上卸下用消毒的镜头纸擦拭,严禁用干纱布直接擦镜头表面。如遇有镜面有污染,可用酒精棉球轻轻擦拭干净。有些单位在消毒液浸液消毒中,唯恐浸泡液渗入接驳器内造成损坏,对接驳器及连接线不进行消毒而在手术时用无菌塑料套套上进行使用。这种使用方法除妨碍操作外,有可能在封闭塑料套开口时或在手术中发生污染(塑料开口密封闭不严、液体渗入)。通常一套先进、质量过关的关节镜系统应具有良好的密封防水性能,能够反复、多次的浸泡消毒而不会出现液体渗入或其他损害的现象。我们在临床应用中,每天接台连续手术可多达4~5台,均经液体浸泡消毒。使用该方法进行关节镜消毒已 10 余年,从未对我们所用的关节镜产生损害与影响。

2）连接光源:将光导纤维束与镜头相连接。连接时要注意光纤的方向性,不要误将光源主机侧的接头留在台上。

3）连接动力系统:将刨削器与主机相连,根据不同需要换用各种刨削与打磨钻头。

4）连接灌注系统:关节镜手术必须经过灌注的方法使关节腔有效扩张。同时灌注液可冲洗关节腔、引流病变组织碎屑和手术切除组织的切割碎片。在扩张关节腔的同时保持关节镜视野的清晰。因此,充分有效的灌注系统是确保手术完成的重要条件之一。①压(重力)灌注法:在国内较常用。利用液体抬高后重力所产生的液压进行灌注扩充关节腔。可使用单个标准 1500ml 的点滴瓶进行。如果采用 2 个点滴瓶用 Y 形管并联容量加倍,瓶内加入的液体量可持续维持较长的灌注时间,更有利于手术进行。目前国内多用容量为 3000ml 塑封的袋装灌洗液,并配有专用 Y 形灌注管,能够将 2 袋 3000ml 的液体相并联,术中根据需要更换成袋的液体即可,即消灭了原用瓶装灌注液由于倒灌注液体可能引起的污染又减轻了台下医护工作人员的劳动强度,临床使用效果很好。灌注液体的高度:应在手术台平面1.0～1.5m 之间,保证关节腔的充分扩充和视野的清晰。此外,可根据不同手术要求适当调整液平高度。②灌注泵持续加压灌注法:使用关节镜手术专用灌注泵,可以根据手术需要调整灌注液压力,获得有效的关节腔扩张条件,同时在关节内出血时可以调高压力,进行止血,保证视野清晰。灌注泵要正确合理使用,否则持续一定较高的压力会造成灌注液的浪费和关节腔内压力过高引起液体渗流到皮下组织内或小腿间隔内。在急性损伤的检查与手术中更应注意防止压力过高使液体渗流到小腿间隔内引起小腿肿胀导致肌间隔综合征发生。一般在关节镜检查时灌注泵压力可在 80～100mmHg 为宜,即可较好完成检查与一般手术,如关节冲洗、骨关节病软化灶的清理等。有些国外专家在进行前交叉韧带重建时,将灌注泵压力调高到 120mmHg 左右在不打止血带的条件下进行,亦可在无血条件下完成手术;在进行膝关节粘连松解、髌上囊成形手术时,将压力调到更高些,确保在滑膜切除与成形髌上囊时不出血,使手上顺利完成。这些均表明有效的灌注冲洗压力除保证冲洗扩充效果外,还可起到良好的止血效果。因此,充分有效的灌注系统是确保手术完成的重要条件之一。

灌注液:常用的灌注液有生理盐水、复方林格液等。如果使用高频电刀手术时需使用非离子型液体(等渗甘露醇,5% 葡萄糖液)。

灌注连接管:与闭式袋装灌注液相匹配的专用灌注管最佳。亦可用乳胶管代用,内径应在 4mm 左右(应与灌注管内径相匹配)确保入水供应充分。有些单位用闭式输液(血)管作为灌注连接管使用,这对一般检查和手术尚可使用,但对稍复杂的手术就难以满足要求,出现入水供不应求的情况。

灌注管:插入关节腔直接将液体注入关节内。因此,灌注管是整个灌注系统中的限速部位,同样要有较大的内径,否则难以保证注水充分。如果使用粗针头或较细的入水管注水,扩充与灌洗效果明显欠佳。我们采用与关节镜外套管一样口径的专用金属灌注套管(在我们所用的关节镜系统中既是镜头的外套管又是灌注管)注水,灌注效果良好。

出水管:通过关节镜金属鞘的灌洗系统连接于吸引器进行出水。通过出口开关调节出水量或关闭出水。必要时可从关节镜金属套管中撤出关节镜头,直接利用外套管出水。此法常用于关节腔灌洗术、组织碎屑较多或有出血时,可以迅速进行清理。如果在重建前交叉韧带制作外髁侧骨道后关节腔内存留较多的骨屑时,可直接伸入吸引器吸出。

5）连接吸引器:用于出水的引流。使用电动刨削器时需要负压吸引。此外,当流出的液体在手术室地面积存时,可用带有吸盘的吸引装置吸引,效果很好。

6）特殊准备:可根据不同手术或所使用的专用设备而定。重建交叉韧带需准备电锯、电钻;激光手术需准备激光仪;汽化切除需准备射频气化仪、超声切除需准备超声手术仪等。所有连接应适当留有长度后集成一束有序固定在手术台上。其中入水管应放在最表面以防受压打折影响灌注。所有外置端交于台下与各自的主机、仪器相连接。

（5）插入灌注管:关节腔良好的扩充有赖于良好的灌注,因此,插入注水管的位置亦很关键,插入不当亦能直接影响灌注效果。

通常选用膝外上入口置管,选点后用小尖刀戳长 0.5cm 皮肤口,然后用锐性穿刺器穿刺透过皮肤、皮下及深筋膜后改用带套管的钝性穿刺器平行髌骨上缘穿刺,穿刺透过关节囊滑膜后进入髌上囊。检查放置位置是否真正在关节腔内,将套管移向髌股关节隙间,如果插入正确可感觉到套管位于髌股关节之间。撤出套管芯,将灌注液连接管接在灌注管上。初学者插管时往往容易失误,可先用注射器向关节腔内注水扩充关节腔后再穿刺置管,较容易掌握。有些关节镜医生喜欢由关节镜外套管的注水口注水,其优点是可将镜头冲洗的较干净,利于观察,但注入水量较少,扩充效果较差,有时需要撤出关节镜利用外套管进行引流关节内手术切削的碎屑或进行冲洗时,就凸显出其盥洗效果远不如利用在髌上另置的灌注管进行冲洗的效果好。

(6) 置镜与器械:屈膝 90°定位,取膝前内、外侧入口,小尖刀戳皮肤口,可水平平行于膝关节处皮纹方向,亦可纵切口。笔者喜欢采用后者,认为纵切口便于术中皮肤切口的扩大(半月板整块全切取出时、较大的游离体取出时)与延长(关节镜检查与切开手术并用时可依据切开手术皮肤切口走行、方向进行选择,关节镜检查完毕后皮肤切口可在关节镜入路切口上延长)。

皮肤切口后用锐性穿刺器刺破深筋膜至关节囊(不进入关节内)撤出,然后注水扩充关节腔,再换用带套管的钝性穿刺器朝向髁间窝方向穿刺、穿透滑膜后在屈膝 30°体位将带套管的钝性穿刺器与髌骨中线成 45°角斜向内上方穿刺插入经髌股关节间到髌上囊,拔出套管芯有液体流出,留置外套管并放入关节镜检查。关节镜检查先从髌上囊开始,然后逐渐向外撤镜到髌股关节间检查髌股关节,最后屈膝 90°位将关节镜放置在髁间对各腔室内结构进行检查。对侧入口放入器械进行手术操作,根据不同手术需要,内外侧入口可调换置镜和放置器械,亦可附加辅助入口手术。

(7) 膝关节镜常规检查方法:手术操作前要开启与手术有关的各种仪器、设备的电源开关,例如冷光源,摄像监视系统、动力系统,并要对关节镜进行白平衡调试。

1) 操作顺序:①放置入水管,连接灌洗系统;②定关节镜入口、切口、穿刺、置入关节镜套管,冲洗干净;③入关节镜进行检查(常用关节镜为直径 4mm 的 30°斜面视镜);④检查后根据所发现病损情况酌情进行处理。

2) 检查顺序:膝关节伤病往往很少单一存在,如前交叉韧带断裂往往继发半月板、软骨损伤,同时亦可存在游离体。这些往往在术前难以明确诊断,若不予以认真仔细的检查,会发生遗漏。因此,进行膝关节镜手术要进行系统顺序观察,不留有死角,才能对伤病的检查诊断做到彻底全面、准确无误。尽管各家的检查顺序有所不同,但这并不十分重要,重要的是每位从事关节镜手术的医生要养成良好的按顺序逐项检查的习惯,否则将会影响诊断的完整与正确性,直接影响临床效果。

根据我们的临床经验膝关节镜按顺序检查应采取先由上至下再由内向外,最后两侧的方式进行。由于从一侧标准入口置镜,很难进入各腔室的所有部位以检查整个关节腔内结构。因此,需要调换置镜入口,改变关节镜方向,方可完成全面探查。临床中常先取前外侧入口置镜,从髌上囊开始探查,逐渐向下至髌股关节面,再向下至髁间窝,然后观察内侧室,最后至外侧隐窝,然后改换前内侧入口置镜,检查外侧室和内侧隐窝。后内侧室经前内入路亦可以观察,后外侧室经前外入路亦可以观察(但较困难,检查技术条件要求较高)。如有必要可辅助后内侧入口置镜检查,但临床上通常不用此进路,因为前入路基本可以满足检查与手术,除非后内侧室病变,如游离体需经此入路伸进夹持钳取出时。

笔者的进镜检查和操作体会与经验是发挥优势侧手操作的长处,患者右侧膝关节手术时先从前内侧入口置镜,若是左侧膝关节手术则改为先从前外侧入口置镜,这样会使手术操作更为快捷。

(二) 髋关节

在髋关节镜中,患者可取仰卧位或侧卧位,多数医生喜欢取仰卧位。两种体位下的关节镜技术均要将患者放在牵引床上,患肢牵引分离,并通过术中透视检测入路的位置。建议常规使用 30°、4.5mm 的关节镜,用 70°关节镜辅助观察有助暴露。有些关节镜有一个改进和缩短的桥或鞘,可在相当程度上增加关节镜的长度,从而更深的穿透厚组织进入关节。

(三) 踝关节

踝关节镜的优点包括能够观察和探查关节面、进行韧带结构的应力检查及进行手术操作,并且术后病残率较低,从美容角度讲切口更不明显,能早期康复和恢复功能。缺点包括:由于入口位置不当可能损伤神经血管结构,难于在距骨的中央和后部进行器械操作,而且小关节的器械较为昂贵。目前,踝关节镜最常用于治疗距骨的剥脱性骨软骨炎、骨软骨骨折、游离体、滑膜炎、撞击综合征和关节炎。任何关节镜操作必须从全面的、系统的踝关节检查开始。

(四) 肩关节

随着对肩关节病理和力学知识的增加,许多过去无法诊断治疗或需要开放手术方法治疗的肩关节疾病,可以通过肩关节镜技术得以诊治,并且取得很好的效果和患者满意度。肩关节镜手术在麻醉和体位上有别于其他关节的特殊性,通常需要在全麻下完成。所采用的体位有侧卧位或沙滩椅位,侧卧位可能为最常用的体位。侧卧位时需要对肩关节进行适当的牵引。在肩关节镜检查时,出血可能妨碍观察,令人烦恼,因为肩关节镜和器械进入组织的部位较膝关节的组织厚且富于血管,又不能使用止血带。除关节镜电刀外,还有 3 种方法有助于关节内止血:①关节镜加压泵灌注系统;②冲洗液内加入 1:1000 的肾上腺素;③术中控制性降压,维持收缩压在 90 ~ 100mmHg,这可能是最有效的方法。但是对于处于"沙滩椅位"的老年患者,控制性降压要谨慎。

七、关节镜手术的并发症

尽管关节镜手术较传统开放式手术具有创伤小、手术探查与操作迅速、康复快等优点,但毕竟不是无创治疗方法。因此,同样有手术并发症和手术意外出现的可能性。尤其随着现代关节镜技术的发展,关节镜下可以完成的手术种类越来越多,手术难度加大,手术操作亦更加复杂,相应手术并发症发生亦出现多样化形式。关节镜手术的并发症与其他开放式手术有其共同性,又有其特性,不同的镜下手术,又有其不同之处。因此,在学习关节镜技术的时候,要在整体认识的基础上,认识其每一种手术操作可能出现的并发症与意外情况,认真加以预防和处理,这对于应用关节镜进行迅速、安全、有效的治疗是非常重要的。有关关节镜手术出现并发症的发生率不尽相同,这与掌握关节镜手术技术的水平和所进行的手术复杂程度有很大的关系。如果单纯进行关节镜检查诊断,因操作简单,发生率较低,初学者由于对关节镜技术掌握不全面,操作不当等因素的影响,手术并发症发生率会较高。

国际上有关关节镜并发症的报告有许多,其发生率亦不尽相同,而就关节镜下相同手术的并发症发生率也不相同。Small 1986 年报告了一组 395 566 例关节镜手术患者的发生率为 0.56%,但随着新技术新手术的开展有所升高。如半月板缝合技术和前交叉韧带重建的单项手术统计其发生率分别为 2.4% 和 1.8%。随之到 1988 年总体发生率为 1.68%,主要是关节积血、感染、血栓性疾病、麻醉的并发症等。1986 年 Sheman 报告了一组 2640 例关节镜手术的并发症发生率为 8.2%,较高。

近年来,关于关节镜手术并发症的报告多集中在少见的严重并发症,唤醒人们对其的重视,Mohr 和 Henche 1992 年报告了 2927 例关节镜手术中有 23 例半月板切除碎片残留在关节腔内,发生率为 0.79%。Bomberg 等 1993 年报告了 283 例手术中由于使用了自动灌注泵,4 例出现较严重的灌注液外渗的并发症,发生率为 1.4%。4 例中 1 例外渗到整个大腿不得已终止手术,1 例外渗到股前部(行部分筋膜切开松解减压术),1 例渗到小腿,并引起肌间隔综合征(行肌间隔筋膜切开减压治疗),1 例渗到股前部及腹股沟部并停用灌注泵而改用悬吊重力灌注法完成内侧半月板部分切除术。1995 年,Aldrich 等报告了 2 例罕见的关节镜并发症——假性动脉瘤。Williams 等到 1995 年报告了一组 85 例关节镜术后患者中深静脉血栓发生率是 3.5%。Paulos 和 Franklin 报告应用牵引进行肩关节镜术后,上肢短暂感觉异常约有 30% 的发生率。Klein 等报告合并感觉异常和神经麻痹的发生率为 10%。

国内有关关节镜手术并发症的发生率不尽相同。柴卫兵报告了 420 例关节镜手术的并发症发生率为 10.7%。我所 1982—1990 年间 494 例膝关节镜手术并发症的发生率是 4.5%。其并发症发生率有所增高的原因考虑与开展的手术种类增多和手术的难度加大有关。但随着技术水平的不断提高与设备的改善,手术并发症的发生率已明显降低。下面以膝关节为代表就关节镜手术可能出现的具有共性的并发症及其预防加以重点阐述。其他各关节不同手术可能出现的相应具有特点的并发症和意外在其相应的章节中加以叙述。

术中并发症

1. 关节内结构损伤

（1）关节软骨损伤：关节镜手术中最常见、最易发生的损伤。由于关节腔是一个相对狭窄的手术操作空间，任何手术操作用的器械使用不当伤及软骨均可造成关节软骨面的破坏。损伤后的关节软骨很难以自行修复。因此，手术时正确选择关节镜入口、良好充盈关节腔、保证手术视野清晰等均是手术中防止关节软骨损伤的关键。同时手术者的操作要轻柔、准确，避免粗暴行为。尤其在将剪刀或推刀、钩刀等较锐利器械置入关节腔内操作时更要小心，一定要在直视下将器械放置到位。否则盲目伸入关节内都有可能造成关节软骨的损伤。由对侧入口置入器械处理半月板时，遇有关节隙狭窄或入口选择过高或过低时，由于器械伸入的倾斜角度或髁间棘的阻碍，均可使器械操作受到影响，而容易出现器械尖端戳伤软骨或器械的臂部以顶压髁软骨而引起损伤。再有利用高频电刀或激光处理关节内病损时，亦可造成关节软骨损伤，应予以注意。此外，重建前交叉韧带制作胫侧骨道时，定位偏离髁间内外侧棘之间时，会造成胫骨平台软骨损伤。对骨性关节炎进行关节镜手术时，由于骨质增生、关节隙狭窄、滑膜增生等因素，关节内视野不清晰，给手术造成很大困难，对初学者更容易造成软骨损伤。总之，关节软骨很脆弱易损，任何器械的不恰当操作均可造成其损害。因此，应予以重视，由其对于初学者一定要有充分的认识，认真加以预防，将关节软骨损伤降低到最低。

（2）半月板损伤：手术时关节镜入口选点过低、手术刀和穿刺器均可造成半月板前角损伤，同时手术器械反复伸入关节腔内操作亦可损伤半月板。因此，正确选择关节镜入口，保证置入的关节镜和器械均位于胫股关节隙和髁间窝内非常重要，对关节镜检查与操作亦有很大影响。此外，在行入路切口时，不要行手术刀直接戳入关节内防止手术刀的直接损伤，要以切透皮肤为准，然后换用穿刺器穿刺进入关节内。遇有选点过低时，应及时调整以免影响手术。

（3）脂肪垫损伤：前内外侧入路过于偏近髌腱或前正中入路时器械和关节镜将要穿经脂肪垫，反复的操作，会引起脂肪垫损伤、出血、变性、纤维化及增生，引起术后膝前疼痛。因此，前内外侧入路不要过于贴近髌腱。需要选用正中入路辅助手术时，尽可能避免反复抽取与置入器械的动作，防止反复操作对脂肪垫的损害。

（4）腘肌腱损伤：腘肌腱位置较深在，如果术中视野不清楚，没有在直视下进行外侧半月板切除手术时，不论是刨削器，推刀、钩刀或是咬切钳均可能引起腘肌腱损伤，造成全部或部分断裂。因此，镜下直视看清腘肌腱后再进行后外侧间隙的手术操作是非常关键的，完全可以避免腘肌腱的损伤。

（5）前交叉韧带损伤：前交叉韧带下止点与半月板前角附着印有着密切的联系，在半月板切除处理前有时可以误伤前交叉韧带。处理髁间滑膜时，解剖结构分辨不清时可能刨削损伤前交叉韧。

（6）后交叉韧带损伤：后交叉韧带较为深在，一般镜下操作时很难伤到。但在行前交叉韧带重建钻制下骨道时，下止点选点处过于偏后内时，钻头钻出胫骨平台关节软骨面时，若控制不当钻出的钻头可能伤到后交叉韧带，钻制股骨外髁侧骨道沿导针放入空心钻时亦有可能伤能后交叉韧带。因此，应正确选择骨道位点和小心控制钻头，防止突然伸入关节腔内的动作。同时钻制上骨道的钻要在手动条件下送到关节内再到达外髁髁间侧壁，防止钻头电动旋转进入时可能造成的绞切后交叉韧带的现象。

（7）膜瘘：膝关节滑膜、关节囊撕裂或手术损伤时可发生。

（8）术中出血：术中进行滑膜清理、滑膜切除和其他操作损伤小血管引起。一般可用增加灌注液压力的方式止血。有些动脉出血用高频电刀射频气化及激光进行止血效果很好。若术中出现异常从关节后方来源的活动性出血，一定要予以高度注意，切不要忘记血管损伤的可能性。术中有效止血可以预防术后关节血肿。

2. 关节外结构损伤

（1）韧带损伤

1）关节侧副韧带损伤。

2）髌腱断裂：关节镜下粘连松解手术中推拿不当导致强力断裂，术中要予以注意，断裂时会出现膝关节异常声响、落空感及屈膝角度突然明显加大。检查可发现髌腱失去连续性,髌骨上移。

3）股四头肌腱断裂:损伤机制同髌腱断裂。检查时髌骨不上移,但左右活动度明显增大,股四头肌腱失去连续性,髌骨上凹陷。

（2）骨折

1）股骨干骨折:股骨干骨折国外文献报道见于应用大腿固定器进行手术时,强力内外翻膝关节用以牵开增大内外侧间隙进行镜下操作时发生。因此使用大腿固定器手术时注意,切忌使用暴力。Smecl于1986年报告了3例使用大腿固定架进行手术发生股骨骨折。因此,要正确使用大腿固定架。笔者的经验认为不使用固定架亦可很好完成各种镜下手术,并且具有方便灵活便于手术操作的优点。

2）股骨髁骨折及胫骨平台骨折:见于膝关节粘连镜下松解手术的推拿过程中。

3）血管损伤:膝关节镜手术中发生腘血管损伤,肘关节镜手术中发生肱动脉损伤都是非常严重并具有破坏性的并发症,应高度重视,不论何时都想到和避免该并发症的发生。腘血管损伤可累及动脉或静脉,亦有动静脉同时损伤的报告。腘血管损伤多在处理半月板后角时发生。尤其使用推刀切除半月板或用剪刀剪切半月板后体部、后角时用力不当,方向位置错误,将器械的尖端伸出关节囊外剪切极易损伤到腘血管。此外,后内外侧入口选择不当和进行后腔室内操作时亦可引起损伤。血管损伤部出现撕裂或横断。如果腘血管撕裂可出现腘窝部出血,血肿压迫腘动脉断可出现小腿缺血性坏死,肌间隔综合征。腘动脉损伤明确证断的方法是血管造影。治疗原则是要在最短的时间内恢复小腿的血运或再通,方法是进行血管断端吻合,若不能直接端-端吻合者需进行血管移植。预防的方法是手术操作要小心,严防超出关节处的操作,在进行后交叉韧带重建建时,更要谨慎,防止制作胫侧骨道时,定位导针或钻制骨道的钻头尖穿入腘窝内伤及腘血管。同时处理后腔室软组织时要尽量避免用电刀、激光,以免热灼伤所引起的血管损伤。再有使用后内、外侧入路时要谨慎,穿刺选点要正确,穿刺方向一定不要偏离后髁方向,严防滑出关节腔外操作。

（3）神经损伤:关节穿刺时可引起局部来源于隐神经髌下支的神经的损伤,这难以完全避免,伤后多引起局部皮肤感觉减退,有些术后可逐渐恢复。膝关节镜神经损伤最危险是造成腓总神经的损伤。有文献报道在进行半月板切除时造成腓总神经横断损伤,并引起小腿伸肌群麻痹。在进行外侧半月板缝合时亦可出现腓总神经损伤,内侧半月板缝合时引起隐神经损伤。Small曾报告了一组3034例半月板缝合修复手术中,有6例发生腓总神经损伤,同时有30例隐神经损伤。因此,应予以高度重视和注意。肘关节镜最容易造成的神经损伤是桡神经或尺神经的损伤,详见相关章节。

3. 灌注液外渗　关节镜手术需要有一个良好清晰的视野,以保证检查和手术的顺利进行。因此,充分有效的关节腔内灌注扩充是必不可少的。但有时由于某些原因,可引起灌注液外渗至关节腔以外的组织间隙内引起肿胀,甚至可能引起肌间综合征。

（1）外渗至小腿肌间隔内引起小腿肿胀和间隔压力增高。不论使用灌注泵还是利用重力灌注法进行膝关节镜手术,均有可能出现渗液外流至小腿间隔内引起小腿肿胀,使用灌注泵时更易发生。术中不论手术大小、时间长短,均要随时注意检查小腿张力情况。笔者曾有两例平诊手术患者在进行关节镜检查时出现此种情况,立即终止关节镜手术改为开放手术,术后渗液很快吸收、消肿。

（2）外渗至大腿部。较渗流至小腿少见,可发生在股前部,亦可渗流到整个大腿部,并可引起前后肌间隔压力增高。

（3）腹股沟部、阴囊、阴茎水肿。很少见,由于关节腔内灌注压过高,渗液经过股部流到腹股沟、阴囊、阴茎并引起明显的肿胀。

对于灌注液外渗引起腿部肌间隔压力明显增高达到肌间隔综合征压力水平时的治疗意见不尽相同,有人主张切开筋膜松解减压,有人认为可以不予特殊处理,终止灌注后肌间隔内压力很快会下降。有人亦通过动物实验的方法证明灌注液外渗所引起的肌间隔压力增高并不会对肌肉、神经造成明显的损害。不论怎样,我们认为对此要予以重视,以预防为主,术中密切注意小腿张力变化至关重要,可以早期发现及时处理。

关节灌注液外渗的现象多发生在使用灌注泵进行手术的病例中,由其使用高压力灌注扩充时更易发生。此外,自动灌注泵的压力传感器失灵所造成的仪器故障会使灌注泵不在调定的压力状态下工作,当灌注压远远高出设定的所需压力时将会造成灌注液外流而引起下肢肿水。

4. 其他术中并发症

(1) 器械断裂:关节镜术中发生器械断裂尽管很少,但在临床上亦可见到,因此应予以重视。关节镜专用器械较为精细,手术中使用暴力或不当操作是引起器械断裂的主要原因。此外,不合理的使用器械亦可引起断裂,器械老化易增加断裂的可能性。器械断裂多发生在细小、有活动关节和薄弱易折处,如探针尖部断裂、半月板钩刀头部断裂、半月板剪刀在关节支点受力处断裂(半月板咬切钳亦如此),利用小刀片处理半月板前角时刀片段裂等。除精细器械断裂的可能性外,在进行交叉韧带重建钻制骨道时,亦应考虑到钻头可能出现的断裂。关节镜手术中出现该种情况时,应停止手术操作,关闭灌注液,尽量不活动膝关节,使关节内断裂部分保持相对稳定并争取在镜下将其取出。取器械断裂端金属异物时,要充分注意其移动性,可移动到关节内、外侧隐窝,半月板下方,腘肌腱沟内、后关节腔室等,有些较锐利的尖端部会进入滑膜软组织内,给寻找取出造成很大的困难。因此,镜下寻找不到的情况下需要借助 X 线定位,有些需切开取出。预防的关键是术中要正确合理选用器械,小心操作,防止强行暴力。开放手术用的小刀片脆弱易折,不宜在关节镜手中使用。术中若明显感知到剪刀、咬切钳等类器械断裂,但断端未脱落时(有明显的落空感,手动剪切时剪刀或咬切钳失去咬切时的开合动作),应小心将其退出到入路出口后将入路口扩大,防止取出过程中卡落在入路出口的筋膜和软组织内。髋关节和肩关节因为关节外组织较厚,更容易导致镜身或器械断裂,置镜探查前一定要确认镜身已安装保护套管,如果普通套管长度不够,应去掉延长管,改用长套管保护。应用射频或刨刀时,也应尽量避免用力扭转,处理侧方的病灶时尽量选用弯头器械。

(2) 肢体错误:这并非是手术的并发症,实属责任问题,但亦应在这里着重指出。尤其是全麻手术的患者和儿童以及连续接台手术时容易搞混。因此,术前认真检查核对是非常必要的。全麻患者应在麻醉前再次核实明确,椎管内麻醉者应在消毒前再次检查核实,以防万一。

(3) 松血带出现的心血管意外:下肢关节镜手术多用止血带。松止带时,由于全身血容量重新分布,回心血量相对减少,可产生一过性低血压,严重者可出现心血管意外。预防的方法是在抬高患肢的同时缓慢松止血带,并要提前通知麻醉医生做好监测与处理准备。

(4) 麻醉意外:术前应向患者与家属交代清楚。

(5) 中药物过敏:亦可发生,应予以注意。

随着关节镜手术中预防性抗生素的应用,亦可发生药物过敏,应予以注意,并要加以预防,术前进行过敏试验,术中密切观察。

5. 术后并发症

(1) 感染:包括入路切口感染和关节内感染。尽关节镜手术创伤小,手术操作迅速,加之有灌注液的操作冲洗,明显降低了感染率,但仍有感染发生的可能性。关节镜术后感染的发生率根据北美关节镜协会(AANA)1983 年的调查表明,所有关节镜术后感染的发生率为 0.8%(930/118 590)。Johnson 1982 年的研究报告中,12 505 例手术的感染率为 0.04%,亦有关节镜手术(取游离体)后 2 小时死于由全葡萄球菌感染引起的中毒性休克的个案报告。我研究所 1982—1998 年(1016 例)关节镜检查与手术的统计中,有 2 例发生关节内低毒性感染,发生率为 0.2%;1993 至 2007 年 12 月间 4355 例关节镜上进行前交叉韧带中,感染率为 0.52%。尽管关节镜手术微创,感染率低但仍应严格掌握无菌原则。术前消毒要彻底,下肢手术必须从止血带以下部分到足趾进行全下肢的消毒,上肢手术必须从止血带消到手指(不能按开放手术进行膝局部及周围消毒后再用无菌巾包脚,因液体渗流到外面可将包脚的无菌巾渗湿透,污染手术区),肩关节手术需过身体中线,如有一次性防水袖带,可以不消毒手部,无菌包扎后套防水袖带。手术台铺单完毕后要加用防水措施(用无菌防水膜将手术台面隔开或直接用一次性防水手术单)。手术较为复杂和时间较长时,可术中应用抗生素预防感染。手术操作迅速、缩短手术时间、彻底冲洗、术中有效止血防止术后关节内血肿等亦是预防感染的有效措施。此外,采用闭式灌注的方法可避免由于开放灌注时装灌洗液(用输液瓶灌注)时带来的污染,同时术者亦应采取无菌防水措施,尤其是像交叉韧带重建等术中灌注液外流较多的手术。

（2）术后出血与关节内血肿：术后出血与关节内血肿多见于术中软组织处理较多的手术，如关节镜下行膝关节外侧支持带松解、粘连松解、滑膜切除等。利用高频电刀、钬激光、射频汽化仪进行手术和术中止血，可以有效防止术后出血。同时行这类手术关节腔内应放负压引流管，将积血随时引出。手术后采用棉花夹板加压包扎、暂时相对制动、应用局部冷敷等，均可起到积极有效的预防作用。对于血友病患者进行关节镜术时，更应注意术中及术后出血出现关节血肿的可能性。术前要给予凝血因有效提高凝血酶原活动度后方可手术。

（3）血栓性静脉炎与肺栓塞：下肢关节镜术后可出现下肢深静脉血栓性静脉炎，AANA 的统计报告其发生率为 0.1%，其中有 23 例出现肺栓塞，4 例死亡。Williams 等 1995 年报告了一组临床研究结果，85 例中有 3 例出现静脉血栓，发生率为 3.5%，其中无 1 例出现栓子脱落肺栓塞。我所统计的 1016 例膝关节手术中，4 例出现血栓性静脉炎，发生率为 0.39%，经及时处理治愈，无 1 例出现栓子脱落肺栓塞。下肢深静脉血栓性静脉炎的发生考虑与术中较长时间使用止血带有关（但现在仍有争议）。下肢深静脉血栓具有潜在的危险性，如果栓子脱落引起肺栓塞将会危及生命。因此，要予以高度重视。超声检查可以有效诊断下肢深静脉血栓。下肢深静脉血栓的预防方面 Klinikum 等进行了利用小分子肝素预防静脉血栓的临床对比研究，试验组（用药组）下肢深静脉血栓的发生率为 0.85%，对照组为 4.1%，表明使用小分子肝素可有效预防下肢深静脉血栓。此外，缩短手术与使用止血带时间、术后早期活动患肢、使用下肢静脉泵促进下肢血液循环及静脉回流亦可起到积极的预防作用。研究所曾为一例既往有患侧下肢深静脉血栓病史患者进行了前交叉韧带重建手术，经术前充分准备，术中尽可能缩短止血带时间，术后早期活动患肢，未出现下肢深静脉血栓。

（4）止血带麻痹：止血带麻痹与使用止血带时间过长有关。止血带时间超过 90 分钟者高发止血带麻痹。松止血带后再继续应用时更易发生。轻者术后麻痹可在 3 天至 3 周内恢复，严重者将会造成肌肉与神经器质性损害而难以恢复。因此，有效的预防措施是缩短止血带时间，第一次止血带的时间不应超过 90 分钟，最好在一次止血带时间内完成手术。

（5）关节粘连：关节镜术后亦会发生关节粘连引起屈伸功能障碍。尤其在肘关节膝关节滑膜切除、交叉韧带重建术、髁间棘撕脱骨折内固定术后、行关节固定没能及时早期康复等关节粘连发生率较高。术后合理进行早期关节功能康复可有效避免关节粘连。膝关节粘连早期可以在麻醉下进行推拿，肘关节粘连或麻醉下推拿无效的膝关节粘连，可以在关节镜下进行粘连松解。

（6）脂肪栓塞：发生于骨髓腔开放的手术中，例如交叉韧带重建。尽管开放松质骨中的油滴以可被灌注液冲洗引出很难有条件发生，但也要想到此症。该症一旦发生非常凶险，直接危及生命。

（7）其他：关节镜入口处脂肪液化坏死、伤口不愈合、切口疼痛、滑膜瘘等；膝关节正中入路可引起脂肪垫损伤或髌腱炎；有些患者术手可诱发代谢性疾病例如糖尿病、痛风等，应予以注意。

八、关节镜技术的学习与训练

随着微创外科的不断发展，关节镜技术日益受到广大骨科和运动创伤医生的重视，并逐渐为之所接受。关节镜下手术有创伤小，检查视野广泛，诊断明确，手术操作精细、准确，术后康复快，能在镜下完成或辅助完成许多以往需切开完成的手术。由于关节镜手术是在镜下操作，与开放手术不同，首先镜下操作时所见到的部分并非是个整体，而是一个局部。首先要能够将局部和整体统一，通过局部了解整体，再从整体到局部进行手术。其次，镜下操作是手眼分离进行的，眼睛在观察监视器屏幕中的关节内解剖图像的同时，双手要同时协调，把握好关节镜、手持器械伸入关节内进行操作，不但要协调好手眼互动关系，也要协调好双手之间的关系，否则很难进行。同时还要用心领会，认真思考，不断总结经验，才能够做到关节镜使用灵活，手术器械置入一步准确到位，真正达到操作自如。根据笔者的学习经验和国内外有关关节镜学习训练的教程将膝关节镜技术的学习与训练简介如下：

1. 学习关节镜技术，首先要掌握关节外科的基础，掌握关节镜手术的基础知识，如果有开放手术的经验,对学习关节镜技术是非常有益的。

2. 初学者要学习掌握关节镜系及配套设备与基本器械的使用和正确的消毒与养护方法。

3. 开展关节镜技术的医疗单位初学者跟随有经验的老师学习,无疑会少走许多弯路。但要熟练掌握,还需自己反复操作积累经验。对身边没有老师进行言传身教者,可以到已开展关节镜外科工作的单位学习,也是一种良好的学习方法,我研究所每年就接受许多短期参观与长期进修的学员来学习,接受关节镜技术的培训。

(一) 体外操作与训练

关节镜下手术与开放手术不同,即便是一个有丰富开放手术经验的骨科与运动创伤外科医生,在接受关节镜技术学习与训练时均要从头认真学习。当然有丰富经验的骨科与运动创伤临床经验的医生学习关节镜技术会掌握得更快更好。对于初学者,要想能够很好独立完成一般关节镜下常规检查与手术,需要亲自操作进行100例以上的镜下手术,如果要进行更高难、复杂的手术,如前交叉韧带、后交叉韧带重建等,则需更长时间的学习与进一步的专门培训。因此,初学者如何能够快捷地掌握镜下手术技术就显得非常重要。通常,在一般学习的基础上,进行体外操作与训练很有意义。初学者可以在模型假体上进行基本技术训练,练习手眼配合和手与手之间的配合首先对镜下操作有感性认识,然后训练关节镜检查时对各视野范围的局部观察与整体观察以及连贯性进行训练,尽量达到使关节镜能够一步到位的熟练程度。使用镜下手术器械时要轻柔、准确,同样也要练习一步到位的技术。对整个关节腔及腔内结构要有明确的立体定向、定位概念,做到定位准确。

在训练立体感的同时,要很好学会目测和利用工具进行测量的方法。镜下结构的大小会随着目镜与被检查物体的距离改变而发生很大的变化(除距离因素影响外,关节镜有放大功能)。因此,镜下手术定位中的测距很重要。例如半月板损伤的部分切除术中,如果不能很好定拟定切除范围,则很有可能切除不到位或切除过多;交叉韧带重建术中其韧带上下止点的定位选择就更为关键。

在模型假体上训练有一定的基础后,可在新鲜尸体膝关节标本上进行训练,这样可以很好模拟人体的镜下手术操作,熟悉关节镜入路、镜下各结构的探查及各种手术的操作,对掌握关节镜技术非常有益。

(二) 专科培训中心

对于从事关节镜外科的医生要进行专门培训与再教育学习,使其不断提高与掌握新技术。中心内有专门为培训人员准备的全部现代关节镜设备及手术器械,并由专门的关节镜外科医生担任培训的指导教师。对初学者让他们在假体和尸体上进行基础训练,让他们掌握能够独立操做检查的方法为他们独立开展工作奠定基础。对于有一定经验的专科医生,重点进行特殊技术与手术的培训,指导学员进行cadaver一对一实际操作,例如在尸体上进行不同关节的关节镜技术训练,又可进行专项手术技术如膝关节半月板缝合手术、交叉韧带的重建手术、肩关节肩袖损伤的缝合修复等属于深造再提高阶段。我国关节镜技术发展较快。目前我国已有国家卫生计生委指定的专门从事骨关节镜培训基地,有的基地已建立了关节镜培训中心,配备有很好的教学与培训设备,并培训了一大批关节镜外科医生,对我国关节镜微创外科事业的发展起到了重要作用。

(三) 利用现代音像教材学习

随着现代计算机图文处理系统的发展与应用,已把关节镜技术的应用与推广带到了一个崭新的阶段,彻底改变了以往摸索学习的方式。不论是初学者还是具有一定经验的医生,都可利用现代关节镜技术的音像教材进行学习与提高。初学者可以从最初的关节镜入路、检查、正常解剖结构及异常病变进行学习,然后逐步学习具体操作技术和各种手术方法,并具有可重复性,反复学习加深记忆。对有经验者而言,可以进一步学习与掌握新技术,开展新手术。同时图像处理系统可以完整记录手术过程,利于加工保存,利于反复查阅总结经验。因此,目前就关节镜的学习而言,已彻底改变了以往传统的方式。此外,随着国内国际间交流的开展与深入,各种学术活动的举行,许多有关关节镜外科技术学术期刊的发行,均对关节镜技术的再学习创造了良好的环境与条件。

九、关节镜设备的准备、消毒与养护

（一）人员配备要求与设备准备

关节镜手术是一项专业性很强的技术,所用设备、器械都很精细、贵重。因此,需要有专人管理、养护、进行准备。管理人员要掌握设备、器械的使用和性能。上台的器械护士要尽量相对固定,使其能够掌握各种器械使用,很好配合医生完成手术。手术的要求与骨科其他手术要求相同,基本设备要齐全,除一般关节镜下的滑膜切除、半月板切除等手术可用关节镜下常规手术器械完成外,交叉韧带重建手术除其专有器械外,还需要骨科用电钻、电锯等。因此,关节镜手术除准备关节镜手术的主机系统、常规器械外,还要根据不同的手术、同一种手术所采用的不同技术与方法而准备其相应的专用器械和配套工具。

（二）关节镜的消毒

关节镜的消毒与灭菌甚为重要,如果消毒不当,将会造成设备的毁损;灭菌不彻底将会导致关节内感染。因此,对关节镜及专用器械的消毒方法要十分清楚并要严格按照"医院消毒技术规范"有关内镜的消毒与灭菌要求执行。

1. 消毒与灭菌原则

（1）关节镜系统中除光学系统、动力系统、摄像系统的主机部分需要进行日常清洁和定期表面消毒外,其他直接接触手术台无菌区、患者手术局部的部分例如关节镜镜头、摄像头的接驳器及导线、冷光源的光导纤维、动力系统的刨削器手柄及电缆线及其他关节镜手术器械,术前均要严格进行消毒灭菌。

（2）手术用过的关节镜原则上应先消毒后清洗,最后在使用前再进行消毒与灭菌处理。

（3）在用液体浸泡法对关节镜进行消毒时,要对所有的通道用清洁剂、消毒剂与水进行冲洗。

（4）被结核分枝杆菌、肝炎病毒和艾滋病病毒感染者使用过的关节镜必须进行特殊的消毒与灭菌处理。

（5）经化学消毒剂处理的关节镜在使用前必须用无菌水进行冲洗以去除残留的消毒剂。

2. 关节镜的清洗

（1）关节镜使用完毕应立即清洗（水温在35℃以下）,以免血液和黏液干固不易洗净。

（2）清洗后应将关节镜与附件表面拭干。各种接头套管必须将管内抽干后再进行浸泡消毒,这样可避免气泡栓塞管道影响药物与管道内部的接触。

（3）液体浸泡消毒后要用无菌生理盐水充分冲淋除去残留的消毒剂。

3. 消毒与灭菌方法

（1）液体浸泡消毒法:是早期开展关节镜手术的消毒方法,费用低廉,但存在消毒液刺激人体腐蚀器械等缺点,已逐渐被后面两种方法取代。浸泡消毒常用2%中性或碱性戊二醛液体浸泡消毒法（消毒30分钟,灭菌10小时）。我们在开展关节镜手术初期的十多年间曾使用液体浸泡方法消毒,对于有些医院为了减少消毒液对线缆的腐蚀,只浸泡消毒关节镜镜头,线缆用无菌保护套捆扎的做法,我们不提倡,因为这种方法很容易造成污染。经验证明,套接好的关节镜系统,密封防水应该是非常好的,不论是接驳器还是连接电缆,都能用液体浸泡消毒。

（2）环氧乙烷灭菌法:对于镜头、摄像头的接驳器及导线、冷光源的光导纤维、动力系统的刨削器手柄及电缆线等,在有条件的医院可以采用环氧乙烷灭菌法（在环氧乙烷灭菌器内,用800mg/L环氧乙烷,于55~60℃,相对湿度60%~80%,作用6小时）。用环氧乙烷灭菌方法进行消毒与灭菌,对关节镜的光学系统及导线无任何影响与损坏作用,并可杀灭细菌与病毒,达到灭菌效果,而且该消毒方法对患者与医护人员没无毒副作用。其缺点是消毒专用设备较为昂贵,基层医院难以采用,并且消毒周期时间长,不能用于连续接台手术时的消毒,如手术量很大的医院,只能通过增添关节镜器械来解决,这是环氧乙烷灭菌法的一大问题。目前我们常规接台手术都是用低温等离子灭菌法消毒,但在非手术日,也会对所有手术器械进行统一的环氧乙烷灭菌,确保器械安全。

（3）低温等离子灭菌法：这是目前国际较先进的内镜消毒方法。如强生的过氧化氢低温等离子消毒系统。它是在低温下通过等离子激活过氧化氢对器械进行灭菌的新技术，H_2O_2 水溶液在真空内蒸发并扩散整个消毒箱，环绕需要灭菌的物品周围，接着利用射频能建立电场，在电场的作用下再将 H_2O_2 在 50℃ 以下低温转变成气浆状态，分裂成活性原子——自由羟基，攻击微生物的膜脂、DNA 和其他重要的细胞结构，从而杀死微生物，羟自由基在等离子阶段结束后，迅速再结合成安全无毒的水分子和氧分子。相对于其他灭菌方法来说，其突出特点是低温、快速、无毒残留，对耐湿热和不耐湿热的医疗器械很适合。该方法灭菌只需 45～55 分钟，消毒后可立即使用，与环氧乙烷（灭菌时间为 10 小时）、甲醛熏蒸（需 12～24 小时）相比，消毒时间显著减少，同时避免了甲醛、环氧乙烷对人体的刺激或损害，提供了无毒、舒适的工作环境。由于其消毒时间短，故对于接台手术器械可在 1 小时内恢复使用，大大提高了器械的利用率和手术室的工作效率，方便急诊腔镜手术的使用。器械的维护与管理将影响手术是否顺利、成功。用无纺布打包的器械灭菌后有效期可长达 3 个月，方便手术室把所有的内镜器械按手术种类备份打包，灭菌存放。其优越性是减少器械准备的忙乱，设专门的器械柜摆放灭菌后的器械，分科放置，管理方便。该法灭菌的不足之处是器械有水分将使 STERAD 100S 的灭菌程序无法进行，灭菌前必须严格干燥器械，因而对于接台手术器械的处理，往往时间较紧张，要严格把好干燥关。该灭菌法的配套消耗品有无纺布、透明灭菌袋、过氧化氢卡匣，价格均比较昂贵，因此费用相对于其他灭菌法高，但究竟高出多少，有待继续研究探讨。

（三）关节镜设备及器械的养护

关节镜及器械设备的良好养护对于保护设备、减少损毁与延长使用寿命至关重要。因此，要予以重视。有条件的单位应有专人负责。接台连续手术时，每台手术完结后要彻底清洗干净各种用过的器械后方可进行消毒再用。清洁过程中要特别注意光学系统部件的处理，防止镜头、目镜及摄像头的损坏；各种专用导线、光纤要防止锐行盘折；刨刀头等中空器械的清理要彻底，防止软组织残留；带关节的手动器械要检查关节部位是否完好等。每天手术结束后，若第二天有手术则进行消毒备用。如果近期内没有手术，则应将关节镜设备归位安放妥当，金属器械清理干净后要擦干并上器械油用以防止锈蚀（再次使用消毒前要将油擦净）。主机及配套系统设备要定期检查，发现问题及时予以解决。及时更换与添加各种消耗品与易损品。这样方可保证每次手术的顺利完成。

（敖英芳　龚熹）

第二节　肩关节镜术

一、肩关节镜基础

（一）肩关节应用解剖

1. 血管　头静脉位于胸大肌与三角肌间沟内，位于穿刺口内侧；胸肩峰动脉常在喙肩韧带的表层走行，肩峰成形术时是引起出血的因素之一。

2. 神经　①肌皮神经喙突尖下方平均 5cm，最小大于 2cm；②肩胛上神经从臂丛上干分出，经冈上切迹至冈上窝，分支支配冈上肌，主干继续下行，经肩胛脊切迹（此处离关节盂后缘约 1.8cm），进入肩胛下窝，支配冈下肌；③腋神经（axillaryn）：根据其相对位置可分为 4 段：前段、关节囊下段、四边孔段及三角肌段。前段：腋神经从臂丛后束分出后，经过肩胛下肌下缘，此处距离 AC 关节，男 7.2～9.1cm，平均 7.9cm；女 5.2～8.1cm，平均 6.37cm；向后，沿下关节囊下方（约 3mm）走行，即关节囊下段，从四边孔穿出，出点位于关节后缘中点下方平均 3.6cm（或肩峰后外缘下 7～8cm），之后，横穿三角肌，离肩峰外缘的距离，约 5cm。

3. 肩峰下滑囊　是全身最大的滑囊，容量约 15ml，其位置相当偏前，位于喙肩韧带下方（应称之为喙肩韧带下滑囊）。其中心位于喙肩韧带上中 1/3 交点处，其后反褶位于肩峰的前中 1/3 交界处。

（二）穿刺口及解剖

1. 后穿刺口 是最常用入路之一，位于肩峰后外缘下 2cm，内 1～2cm 处，穿过三角肌后部分、冈下肌、关节囊进入关节腔。腋神经从臂丛后束分出后，经过肩胛下肌下缘，向后，从四边孔穿出，出点位于关节后缘中点下方平均 3.6cm，一般认为此穿刺口不宜太靠下，超过肩峰后缘下方 5cm 有损伤的可能。冈上神经离关节上缘约 2cm，在肩胛冈水平离关节缘最小 1cm（平均 1.8cm），因此穿刺时，如钝棒滑脱，有挫伤神经的可能。

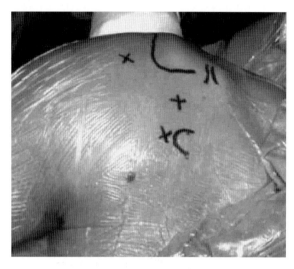

图 35-2-1 前上穿刺口

2. 前上穿刺口（图 35-2-1） 是最常用入路之一。骨性标志包括肩峰、喙突尖及肩锁关节。一般位于喙突尖的外上方，喙突尖和肩峰前外缘连线的中点，与肩锁关节位同一矢状面。此穿刺口的危险是头静脉（cephalic vein）和臂丛及肌皮神经。头静脉位于胸大肌与三角肌间沟内，位于穿刺口内侧。臂丛神经，一般认为在喙突尖下 5cm，而肌皮神经位于喙突尖下 2～5cm，因此，只要喙突尖识别准确，一般不会损伤神经。但是，胖人的喙突尖的识别有一定难度，应加小心。对有 SLAP 损伤的患者，此入路应外移至肩峰前外缘前 1cm。

3. 外穿刺口 位于肩峰前外缘的后 1～2cm，外侧 2～3cm，常作为镜下肩峰成形术的入路之一。

4. 前下穿刺口或 5 点穿刺口 是最有危险性的入路，位于喙突尖下外 2cm；或者肩关节最大内收时由内穿过肩胛下肌腱上缘的外侧（对胖人最适合）。常仅在行镜下 Bankart 固定术时使用，其最大的危险性在于离臂丛、肌皮神经及腋下动静脉的距离比较近。离肌皮神经的平均距离为 22.9mm，离腋神经的平均距离为 24.4mm。

5. 后外穿刺口或 7 点穿刺口 位于肩峰后外缘下 4cm，外 2cm，离腋神经的平均距离为 3.7cm，离冈上神经的距离为 2.88cm。

6. 上穿刺口（Neviaser 入路） 位于肩峰内缘、肩锁关节后侧三角区内，肩锁关节成形术或肩袖缝合时使用，有时作为出水辅助通道。肱二头肌腱长头肌腱断裂，缝合于联合肌腱时用 Neviaser 入路牵引非常方便。SLAP 损伤上盂唇缝合时，也可用此入路。其危险是冈上神经和动脉，约在穿刺口内 2.5cm。穿刺口必须穿过冈上肌，幸运的是穿过的是肌肉而非肌腱。

（三）肩关节镜下打结技术

1. 滑结（Duncan loop 结） 确定滑动轻松后轴线拉短，长短线均捏在中指和拇指之间，长线绕拇指后，继续绕双线 4 圈后，长线游离端穿过绕拇指的线圈，拉紧后用推结器送入缝合处，再用一个易轴反结技术（reversing half-hitches on alternating posts，RHAPs）固定滑结（图 35-2-2）。

2. 可锁滑结（SMC 结） 确定滑动轻松后轴线拉短，长短线均捏在中指和拇指之间，长线绕轴及双线后，再单绕轴线，从两线之间拉出后，再反回绕轴线，从第一个圈的两线之间拉出，示指伸入第三个圈内拉紧松散部分（中间不能拉长线），将结推入缝合处完全拉紧后，再拉长线锁定滑结，再打一组易轴反结技术加固固定（图 35-2-3）。

3. 非滑结（Revo 结） 当线滑动不顺畅时用该结。打一反手结，送入缝合处拉紧；打第二个反手结，送入缝合处拉紧；再打一个正手结，送入缝合处拉紧；将推结器换到另一根线上（换轴），打一反手结，推入缝合处拉紧，锁住前三结；再将推结器换到原线上，打一正手结，推入缝合处拉紧固定。

4. 锁滑结技术（易轴反结技术） 属于非滑结，用于锁定滑结。具体操作如下：打一反手结，用推结

1660

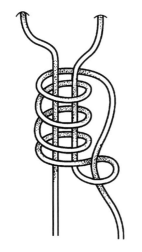

图 35-2-2 滑结技术（Duncan loop）

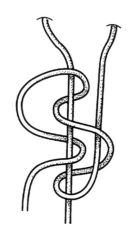

图 35-2-3 可锁滑结（SMC 结）

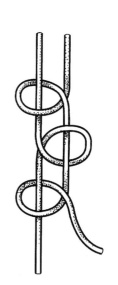

图 35-2-4 易轴反结技术（RHAP）

器送入缝合处轴线推紧;再打一正手结,用推结器送入缝合处,结在推结器之后,拉紧长线使成方结拉紧;再在原来轴线上,打一反手结,用推结器送入缝合处推紧(图 35-2-4)。

（四）适应证

1. 肩关节紊乱症 怀疑盂唇损伤者:盂唇损伤,如 SLAP 损伤、后上盂唇撞击、后盂唇损伤、Bankart 损伤等,常表现肩关节顽固性疼痛,部分患者伴有机械性症状,如交锁等。MRI 检查阳性率低,MR 关节造影对 Bankart 损伤有较高的阳性发现,但对盂唇的完整性及变性程度、是否伴有软骨性 Hill-Sach 病损等则难以作出准确判断,对其他类型盂唇损伤,尤其 SLAP 损伤,MR 常有假阳性、假阴性表现,对二头肌腱长头损伤情况,也难以作出准确判断。

2. 顽固性肩峰下疼痛或功能障碍 怀疑冈上肌腱上表面部分撕裂或肩峰下滑囊病变者:这些患者肩峰下撞击综合征诊断易于确定,但肩关节造影表现阴性,而 MRI 有时仅提示肩峰下滑囊积液,均不能确定诊断,B 超检查有提示作用,只有肩关节镜检查确立诊断更为可靠。

3. 非典型性肩关节疼痛 怀疑软骨损伤,或软骨性游离体,或早期退行性骨关节炎也是关节镜诊断更为明确。

4. 对肱二头肌腱长头腱的损伤 包括炎症、瘢痕形成、部分断裂、完全断裂以及止点复合体的损伤,关节镜能作出准确的判断,从而更有效地指导治疗。

5. 既往肩关节手术失败者 手术过的肩关节,MRI 检查常有异常信号,判断肩关节病损非常困难,常有假阳性表现。所以只能用关节造影判断肩袖情况,用肩关节镜全面判断肩关节情况。

6. 松弛症的患者 肩关节紊乱或不稳或非典型性肩疼。肩关节镜检查仅表现为软骨及盂唇的磨损和韧带及关节囊的松弛。

（五）禁忌证

切口周围有感染或全身状况不许可。

二、肩关节镜检查与手术

（一）肩关节镜检查

1. 术前准备及器械 直径 4.0mm、30°关节镜,关节镜手术器械,防水敷料,尺子、标记笔,腰麻穿刺针,50ml 注射器;牵引装置;灌注系统。

2. 麻醉 全身麻醉,最好控制性降低血压,收缩压控制在 95mmHg 左右。

3. 体位(图 35-2-5)

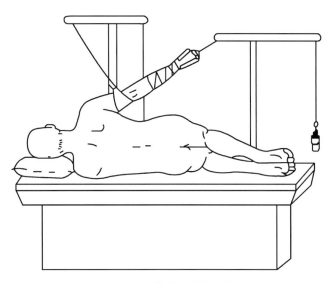

图 35-2-5　肩关节内镜术的经典体位

（1）侧卧位：肩关节外展 40°~70°,屈曲 20°,或外展 20°,屈曲 20°;牵引重量:3~5kg。

（2）沙滩椅位:上身倾 70°~90°,髋屈 90°,膝关节屈 50°左右,肩胛骨内缘到床缘,头部、躯干固定可靠。

4. 肩关节穿刺术与检查

（1）标记:喙突、肩峰、肩锁关节及常用穿刺口。

（2）穿刺:后入路皮肤切开 5mm,腰麻穿刺针,沿喙突方向穿刺入关节,用生理盐水充盈关节腔,同法钝棒带关节镜套管,感觉后关节间隙后,穿刺入盂肱关节腔,取出钝棒,液体涌出,证明穿刺成功,插入关节镜,灌流液从关节镜套管入关节腔。镜下定位标志是肱二头肌腱长头腱(注意有二头肌腱缺如的报告),上方是肱骨头,下方是盂关节面,前方是肩胛下滑囊口三角区(图 35-2-6)。从三角区刺入前方入路,有两个方法:由内向外法及由外向内法;前者是将关节镜套管触到三角区合适的位置,取出关节镜,沿套管插入特制的穿刺针,穿出前方,皮肤隆起处用小刀切开,再沿穿刺针反向插入前方套管;后法是先用小刀切开外上入路皮肤,用针头刺入关节,镜下确定位置后,用止血钳同方向钝分皮下及深层组织至关节囊,用钝棒带套管刺入关节内。此入路入探钩协助检查。

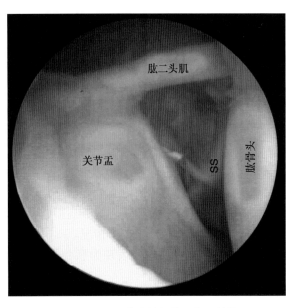

图 35-2-6　正常肩袖间隙三角区结构

（3）关节镜检查后入路:检查从二头肌腱止点开始包括 10 项:上方关节唇(SLAP 确认),二头肌腱及二头肌腱沟→前关节腔:盂肱上韧带,肩袖间隙,盂肱中韧带,前上盂唇;→肩胛下滑囊口、隐窝,肩胛下肌腱→盂肱下韧带前束及前下盂唇→下盂唇及下关节腔,IGHL 肱骨止点→后关节囊及后盂唇,盂肱下韧带后束→盂软骨→肱骨头后软骨(裸区、Hill-Sachs 等),肱骨头软骨其他部分→肩袖(冈上肌腱部分),小圆肌腱、冈下肌腱→稳定性检查(脱位及松弛症患者)。

必要时关节镜从前方入路对下列 5 项结构等进一步进行观察,包括后盂唇及后关节囊、肩袖后部分、前盂颈及盂唇、肩胛下肌腱及隐窝及止点、下关节囊在肱骨的止点。最后进行肩峰下间隙 5 项检查。

滑囊→肩袖上表面(旋转肱骨动态观察)及大结节→肩峰下表面→喙肩韧带→肩锁关节下表面。

(二) 肩关节镜手术

1. 肩关节镜下肩峰成形术

【适应证】 外源性机械因素引起的肩峰下撞击综合征,包括:

(1) 肩峰撞击综合征(1、2 期):疼痛持续已经 12 个月,或保守治疗至少 6 个月效果不好;肩峰为 Ⅱ 或 Ⅲ 型肩峰。

(2) 肩袖全层撕裂。

(3) 肩袖滑囊侧部分撕裂。

(4) 大结节撕脱骨折异位愈合。

(5) 肩锁关节炎:如与肩峰下撞击症同时存在,或有明显的肩锁关节下骨刺,则可同时行肩锁关节下骨刺切除或锁骨远端切除术。

【禁忌证】

(1) 活动范围受限:应该考虑诊断是否是炎症(类风湿关节炎早期等)、创伤后关节炎或冻结肩。尤其是冻结肩早期或恢复期,外旋受限不明显,而易于遗漏,应该两侧对比,并在最大外展位检查外旋受限更为明显。外旋受限使大结节在外展时,不能避开肩峰,同时后关节囊紧而使肱骨头被动前上移位,加重这种状况而酷似撞击的临床表现。

(2) 盂肱关节不稳导致继发性撞击,患者多数<40 岁,单纯肩峰成形术效果不好:常常发生在投掷及游泳运动员,应同时纠正盂肱关节不稳。

(3) 其他原因引起的外展疼痛:包括肱骨头无菌性坏死、早期骨性关节炎的软骨软化以及肩关节周围肌肉疼痛。

【特殊器械】 灌流系统,有条件最好用泵,保持压力在 70mmHg,射频或电刀,骨磨钻 Burr,直径 5.5mm 或 4.0mm 的滑膜刨刀。

【手术计划】 包括 4 部分:滑囊切除、喙肩韧带切断、肩峰前外下部分切除及肩锁关节下骨赘切除,使肩峰下表面呈 Ⅰ 型肩峰。术前通过出口位 X 线片,确定切除量。注意个子矮的人,需要切除的骨量也少;肩峰薄的人,更应避免切除骨量过多,以免引起骨折;肩峰弧度大的人,易于切除过度。

【麻醉】 全麻或臂丛,最好同时控制性降压,把收缩压控制在 90~95mmHg。

【体位】 沙滩椅位,或侧卧位。

【操作步骤】

(1) 常规检查:标记骨突及切口:肩峰、肩锁关节、喙突;三个入路:后入路、前上入路、前外入路。常规后入路穿刺进入盂肱关节对盂肱关节检查。

(2) 肩峰下滑囊切除术

1) 肩峰下穿刺:后入路,用钝头棒带套管,沿肩峰下穿刺近肩峰前缘。

2) 前外侧入路:要求基本与肩峰前缘平行,与肩峰外缘距离 2.5~3cm,使与肩峰下表面平行。

3) 滑膜切除:便于对肩袖组织观察。切除时注意几点:一是刨刀面背离镜面,避免碰上镜头;二是刨刀面向肩峰,以免伤及肩袖组织;三是内侧滑囊少切,此处血运丰富,以免引起过多出血。

(3) 肩峰下减压术:包括 4 步:①喙肩韧带切断:肩峰前外缘确立:用射频刀将肩峰前缘及前外缘完全暴露,这是肩峰成形的关键步骤,可用针头作标记。②肩峰成形:从前到后,从外到内。用磨钻 Burr。方法主要有两种:从后侧入镜,从前外侧入 Burr;或从前外侧入镜,从后侧入 Burr。成形术的关键是肩峰前缘及前外缘切除足够的量,使其成为 Ⅰ 型肩峰。术前出口位 X 线片,对确定切除量很重要。需要注意的是对弧形较大及肩峰较薄时,要特别慎重,易于切除过量。术中肩峰缘暴露之后,可用 6mm 工作套管来测量切除大小,一般需要 2 个工作套管宽(12mm)。从后侧入镜,将镜管贴于肩峰下表面,将镜面向下,垂直于肩峰下表面,则肩峰前下镜子可视部分均应切除。从后侧入磨钻时,可将其紧贴肩峰下表面,从后向前,从外侧入镜监测,切除隆起部分。③肩锁关节成形。④肩袖检查。

【并发症】　骨切除不足或过多,肩峰或锁骨的医源性骨折,过度瘢痕增生,术后僵硬,感染,交感反射性肌萎缩症。

【术后处理】　外固定支具悬吊24~48小时,止疼,消肿;术后2~3天起进行摆动练习,以防粘连;如果同时行肩袖缝合,可稍缓进行,但不超过5天。7~10天正规体疗开始,小心被动关节活动;14天开始,主动助力活动;3~4周开始主动活动。肌肉强化练习早期易于引起疼痛和活动受限,所以有人建议稍晚进行。等动练习2~3周开始,主动关节活动的工作4周进行,轻重量工作6周开始。上肢项目运动员,最早3个月开始上肢运动,完全恢复时间,平均6个月。

2. 肩袖全层撕裂的缝合修复术

【适应证】　所有适合切开修复的病例。

【禁忌证】　不能耐受手术及术后康复的患者。

【特殊器械】　射频或电刀,骨磨钻 Burr,滑膜刨刀,工作套管,Cuffstitch 或 arthropicer 和 suture punch,抓线器,推结器,镜下剪刀。

【入路】　用三个入路。后入路较常规后入路偏上,位于肩峰后外缘后1.5cm、内1.5cm,便于与肩峰下平行;前外侧入路位于肩峰前缘外侧2~4cm,前入路位于肩峰前外缘前2cm,与肩袖缘平行。有时附加 Neviaser 入路(肩锁关节后内1cm)。

【操作步骤】

(1) 盂肱关节:麻醉后先行关节活动度检查及盂肱关节稳定性检查。然后插入关节镜,入盂肱关节,进行关节镜检查。

(2) 肩峰下间隙:将钝棒及套管拔出后,从后入路转换方向,穿刺入肩峰下间隙。滑囊切除,暴露肩袖撕裂,内侧滑膜血运丰富,尽量少切。

撕裂分类:新月形撕裂、U形撕裂、L形撕裂、反L形撕裂。

(3) 肩峰成形与喙肩韧带:如果撕裂<5cm,可以修复,则可常规切断喙肩韧带,行肩峰下减压术;如果撕裂>5cm,则尽量保留喙肩韧带,而将肩峰下平整即可。

(4) 肩锁关节:是否有骨赘,一并切除;如有症状,可一并锁骨远端切除术。

(5) 肩袖松动:肩袖巨大撕裂有时需要松解。先肩袖下表面与盂之间:用刨刀清理;其次肩袖上表面与肩胛冈之间粘连;第三前方肩袖间隙。

(6) 缝合床准备:用刨刀及磨钻新鲜化创面及骨面(使出血即可),不要去掉过多皮质,使缝合锚固定牢靠。

(7) 先行侧-侧吻合(margin convergence):对U形、L形及反L形撕裂,先清理前后滑囊,使肩袖暴露彻底,检查对合情况,从外侧入路观察,从内侧开始,间隔5~10mm,将缝合线引入前后肩袖,一般需要3~4针,一一从后侧拉紧打结固定,使这些撕裂变成月牙形撕裂。

(8) Anchor 钉(缝合锚):恰在肩峰大结节外缘,或离软骨缘5~10mm,与大结节成45°;间隔8~10mm;使针孔与缝合边缘垂直,标记线的内外臂;将线的内臂引入肩袖,打结前将所有缝合线的内臂引入肩袖,再逐一将线结送入关节内(工作套管内一次只能一对线),一般用滑结,但滑结有时伤害组织,有时缝合锚针口损伤缝线,所以根据情况可选择 Revo 结,拉紧固定,用3个换轴半结牢靠缝合后,剪除多余的缝线。检查张力。

(9) 双排缝合固定技术(Suture Bridge 技术):恰在软骨缘处的骨床植入内排螺钉,垂直于骨床面,间隔8~10mm;将螺钉所带缝线全部引入肩袖,缝合点距离肩袖边缘约10mm,针距8~10mm,缝合后的缝线分别打结拉紧固定。将打结后的缝线分为两组,每组的缝线均来自不同螺钉的不同缝线,将两组缝线用外排螺钉拉紧,挤压在大结节外缘,与大结节成45°,两组缝线相互交叉,形成网状,将肩袖组织压在止点处的骨床上。将多余的缝线剪除。检查张力和肩袖的形态。

【并发症】　最常见的并发症是僵硬和缝合处撕裂,超过6个月的僵硬或者术后持续疼痛,应考虑作造影或磁共振造影,明确诊断后行翻修手术。

【术后处理】　胳膊悬吊3~6周;期间可作摆动练习(前屈限90°),被动外旋练习,肘关节屈伸练习。6 周去外固定支具,增加活动范围,内旋牵拉练习开始;12 周坚强 Sharpey 纤维形成,可抗阻练习。

3. 肩关节不稳镜下手术

【适应证】

(1) 因不稳导致持续性肩痛并且保守治疗至少 6 个月仍无效果的患者。

(2) 创伤性脱位病程在 6 周以内迫切要求手术修复的患者。

(3) 创伤性的初次脱位(TUBS),应考虑手术修复。参考因素包括以下 9 项:患者的年龄,创伤的大小,复位方法,是否优势臂,现在的活动水平,期望的活动水平,患者对肩不稳定的感觉,影像学表现,赛季的日程。从根本上说,决定手术治疗是患者的选择。

(4) 以下情况应考虑做急性修复手术:年龄<30 岁,创伤引起的(而不是因轻微外力出现的脱位),必须进行复位(而不是自发性的复位),是优势臂,目前有较高的活动水平,期望保持高水平的活动,悬吊胳膊期间或去掉悬吊带后活动及穿衣服时感觉肩不稳。有移位的骨块(Bony Bankart)。

(5) 复发性肩关节脱位。

【禁忌证】

(1) 绝对禁忌证:随意性脱位:自主选择性肌肉收缩造成的盂肱关节不稳;情绪稳定有问题的患者。

(2) 相对禁忌证:①不稳手术失败者。②伴有关节盂缺损>20% ~25%。③肱骨头较大的骨缺损(>25% ~30%)。多数 Hill-Sachs 病变不影响手术效果,因其不参与前关节窝的修复。但当肱骨头缺损足够大时,就会因表面区域不足而影响充分外旋。④前关节窝缺损>4mm。⑤伴有 HAGL(盂肱下韧带肱骨端撕脱)损伤。⑥前关节囊极其薄弱。

【手术计划】 对关节的所有的结构进行评价,进而确定哪些组织需要手术。单向性前不稳需要进行前盂修复;如果关节囊拉长,可能还需要修复前关节囊;同样方向的不稳有时同时伴有 SLAP 损伤,还需要行上盂唇修复;麻醉下后向移位超过 50%,要考虑行后侧关节囊加固,如后下关节囊折缝或皱缩术;如外旋位凹陷征明显,超过 2cm,需行肩袖间隙闭合。

(1) Bankart 手术-用 Bankart 钉技术:适用于盂唇与盂的分离,如 Bankart 损伤等,盂唇质量良好的患者的盂唇修复。具备这种条件的,以急性、首次脱位,或复发性单向性前向不稳的患者为多。不适于本手术的有双向性或多向性不稳;对抗性强的运动员应慎用,只对谨慎的运动员考虑使用 Bankart 钉;囊-唇韧带组织变性或易碎;盂肱韧带肱骨端撕裂(HAGL 损伤);明显的广泛的盂肱韧带实质部损伤关节盂不完整。

【体位】 可采取沙滩椅位或侧卧位。前者使患者觉得更舒适一些。

【操作步骤】

1) 麻醉后稳定性检查,采用仰卧位先做双侧肩检查,重点是估计运动范围以及做松弛试验:凹陷征及前后平移试验。

2) 后路检查:用 18-Gauge 腰穿针向关节内注入生理盐水使关节膨胀,然后做后入路,行关节镜检查。检查内容应包括整个盂唇、关节囊、关节面、肩袖及二头肌腱。

3) 前路检查:采用 outside-in 的方法创建前上入路(ASP),腰穿针应从肩峰和喙突外侧缘之间进入,从外表看这个入路正好在肩峰前外缘的前方,用腰穿针确定合适的位置和方向,如果合并 SLAP 损伤,此入路应稍偏外。从关节镜看入路正好在二头肌腱的下方进入关节。随之插入关节镜,从前入路再次观察关节内情况,并用探针检查前盂唇、盂肱下韧带和后盂唇及后关节囊。

经关节镜诊断。特别应该强调的是对 Bankart 损伤、盂缘骨折及缺损、盂唇撕裂、ALPSA、所属关节囊的异常松弛程度或断裂的准确观察和理解。另外,也应检查可能存在的 HAGL 病变、上唇(SLAP)病变以及肩袖的损伤。

4) 手术操作:①确定镜下可以修补后作第二个前入路:前下入路(AIP),位于喙突尖外 15mm,下 20mm。第二个前入路紧贴肩胛下肌腱的上方进关节,用 18 号针采用"由外及里"的方法进入。此针要尽量靠外,保证和关节盂呈一定的角度,以利于随后的操作。②分离盂唇:把盂唇从关节盂分离至 6 点或 6 点半的位置,向内松解至关节囊游离,可见肩胛下肌,确定其提升满意。③创造愈合区:关节盂颈部彻底清创:关节软骨边缘清理,盂缘前内侧 10～15mm 区域,新鲜化至骨出血。④从前上入路,用牵引线或组织抓钳上提盂唇。⑤将导针置入钻内出头 3mm 后锁紧。导针和钻作为一体通过前下入路插入,在适当位置准备穿刺盂唇做第一个钉。在右肩大约是 4 点的位置,在左肩大约在 8 点的位置。⑥骨道准备:导针继续移至关节边缘,导针和钻同时向前以与关节面呈 30°～45°的角度进入关节盂内,并达到一定的深度。必须确保"咬"住足够的盂唇。钻要以适当的角度进入关节盂以防在软骨下"片切"。⑦退钻之前,应该将导针敲紧,以确保在退钻时导针不动。然后手动移除钻,有利于防止导针和钻一起退出。⑧沿导针装入生物可吸收 Bankart 钉,用槌棒压紧,通过盂唇进骨。注意不要把钉帽砸过盂唇组织。⑨通常总共用 2～3 个 Bankart 钉,另一个钉放在 3～2 点(右肩)或 9～10 点(左肩),主要是根据肌腱和盂唇的损伤而定。在低于左肩的 8 点和右肩的 4 点的位置放 Bankart 钉通常比较困难,即使通过前下入路亦如此,这是 Bankart 钉的不足。使用金属定位套管及辅助牵拉,有助于改善定位。

【术后处理】　术后戴肩固定带 4 周,只有当做肘、腕、指的活动范围练习时才可以取下。4 周开始做钟摆运动和自主锻炼。6 周开始做肌力强化练习。3～4 个月允许主动的上举过头运动,如果活动范围和上肢控制能力都得以恢复,则在手术后 6 个月允许做投掷和反复上举运动以及接触性和碰撞性体育活动。

使用 Bankart 钉总的治疗效果比较好。Carl 等报道较满意或非常满意的占 86%,Warner 等报道一组 20 例中失败率 10%(2 年追踪),而 Speer 等报道有 52 例中有 21%的再脱位率(2～5 年追踪)。

【并发症】　并发症不常发生,包括神经损伤、运动受限、滑膜炎、Bankart 钉使用失败。如果关节盂颈后部被钻或导针穿透,则可能发生冈上神经损伤;运动问题,特别是外旋功能丧失,相对少见;用 Bankart 钉解决关节囊的病理性松弛问题,需要同时使用其他相关技术,如关节囊折缝或皱缩术。修复的盂唇压得过紧,张力太大,植入物在组织愈合之前水解消失,可以由于钉头部"松扣"使此技术使用失败。

使用此技术的最常见并发症是不稳复发。这种不稳复发是多因素的:Bankart 钉放置在盂颈部不恰当的位置上;植入物的位置不够低;没有将关节囊上移;盂颈部的创面没有新鲜化。Bankart 钉和其他修复方法一样,有可能不能保持足够的张力。这些实质上应在手术中估计到并做必要的纠正。可吸收植入物可以引起炎症反应。

(2) Bankart 手术-缝合锚(Suture anchors)技术:关节镜下可吸收 Bankart 钉的应用越来越多,但 6% 的患者发生吸收性炎症反应;单点固定的另一个缺点是盂唇质量差时难以使用,皱缩关节囊时无效;前下位点不易太低等不足。

缝合锚(Suture anchors)过去常用于肩袖修补和二头肌腱炎的切开手术。用于盂唇修补,可以弥补 Bankart 钉的一些不足之处。

【适应证】　①缝合锚(Suture anchors)技术适用于肩前向不稳和关节前下盂唇撕脱,即 Bankart 病变等。②较理想的治疗对象是创伤引起的初次发病的患者,而且很明确是前不稳且是单向性不稳,这种患者通常有明确的 Bankart 病变。③非创伤性多向性肩不稳(AMBRI)的患者伴有盂唇损伤。关节囊冗长的因素要同时进行处理,否则将影响前盂唇修复。④关节镜技术适于不希望切开性手术的患者。⑤希望最大限度保留外旋功能(如投掷运动员)的患者。⑥理想的患者是从事非接触性运动伴有 Bankart 病变,而且其盂唇本身没有变性。⑦如果患者以肩稳定性作为其最优先选择的话,则这种患者最好是做前囊盂唇的切开性修复手术。⑧多数人认为,前下囊盂唇病变行关节镜修复的理想患者是那些年轻的首次创伤性前脱位的患者。这些患者保守治疗的复发率很高,事实证明在急性创伤性脱位后行镜下稳定术减少了肩不稳的复发率。在第一次脱位后即行关节镜修复比在慢性期进行修复效果更好,成功率更高,这是因为减少了因反复脱位而引起的盂唇变性和关节囊冗长。现有的资料证明,在肩不稳的急性期积极行修复手术比保守治疗更能提高患者的生活质量。

【禁忌证】　接触性对抗性强的运动员最好是做切开稳定术;大的 Hill-Sachs 病变;骨性 Bankart 病变(有争议);广泛的韧带松弛,也应考虑做切开手术。

【手术体位】 沙滩椅位或侧卧位。

【手术器械】 需用标准关节镜设备。自始至终都需要30°、4mm关节镜,而观察前方结构可能需借助于70°关节镜。液体泵有助于维持足够的关节内压力以方便观察。不同直径的套管用于Anchor钉的置放和缝合。缝合铆的选择:有人用2.4~3.5mm的OBL suture Anchor,带有1~2个2号不吸收编织线(OBL、Smith-Nephew Dyonics)。也可以使用能够维持作用达6个月以上的可吸收Anchor钉,但在失败的病例中有的就是因为植入物的吸收性炎症。

【手术步骤】 第1~6步骤同Bankart钉技术。然后进行以下步骤:

1)通过AIP套管采用标准预钻孔技术放置缝合锚(Anchor)钉:①缝合锚钉的理想位置是在关节盂缘的关节面边缘上或离缘2~3mm处。为了使修复后的盂肱下韧带和盂唇的联合部能起到向前的支撑作用,打孔的位置必须是在软骨表面的前缘,不能向中间到了肩胛颈部。②为了避免损伤关节面,钻应与关节盂平面向内侧呈30°~45°角(图35-2-7)。③通常3个Anchor钉就足够了,这3个钉应均匀分布在5:30~2点的位置上(右肩),先放置最下面的一个。④Anchor钉放好以后,将缝线使劲牵拉以进一步证实其稳定性。

2)缝线引入盂唇:①确定缝线滑动性,确定可否使用滑结技术。②确定内外线(靠近关节面为内臂,靠近盂唇的为外臂)并用止血钳标记。这样才能如意地拉动缝线。Anchor钉放好后,将关节镜撤回后入路。③将缝线的外臂穿过关节囊和盂唇,然后从ASP拉出。拉出缝线时必须密切注意Anchor钉针眼处的缝线,小心防止Anchor钉缝线拉出。缝线的另一头固定在AIP的外面。④前关节囊和盂肱下韧带缝合的位置和多少取决于前部结构的松弛程度。一般位于缝合铆下10mm,离关节囊边缘10mm。镜下软组织缝合可使用不同的器械,如Cuffstitch及OBL缝合器(suture passer)等。缝合器由AIP进入,穿过盂唇和盂肱前下韧带,夹钳由ASP进入夹住缝线从ASP拉出,然后用这根线带动穿过Anchor钉的线再次通过盂唇经AIP拉回,这样缝线的两个头都从AIP的同一个套管露出(图35-2-7)。

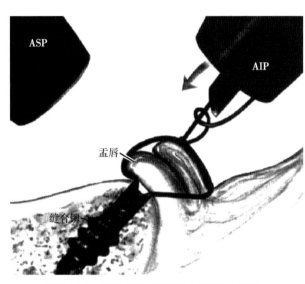

图35-2-7 缝合铆与关节面成40°旋入盂缘;缝线穿过盂唇均从前下入路拉出后打结固定

3)打结固定:确定缝线滑动顺畅,用滑结技术系紧缝线,否则用Revo结固定,以免拉断缝线。要注意保留正常盂唇-盂肱前下韧带对关节盂边缘的支撑作用。在打结之前,要把缝线理直,从套管输入推结器。打结技术很多,一般用Duncan loop法或SMC(操作者熟悉的),其滑结可保证结的安全性。结应打在穿过盂唇的线上。最后要有一个易轴反结技术(RHAP)确保不松。

其他Anchor钉用同样方法自下而上逐一操作。

其他处理:处理其他盂唇损伤,如SLAP损伤;处理其他松弛因素:后关节囊折缝或肩袖间隙闭合;检查缝合情况及稳定性。

【术后处理】 外固定支具悬吊6周,外展15°。如为前脱位,则置肘于冠状面之前,内旋位;如果为后盂唇修补,则肘置于冠状面稍后,外旋10°位。对多向不稳MDI患者置于25°外展,外旋中立位。主动轻度腕、肘、手活动及三角肌等长练习;满2周照相,观察内植物情况。

第二周开始在疼痛许可范围内主动进行各方向活动,但不能外展位外旋。如为前脱位,则允许患者在自己能耐受的范围内主动抬肩。2周后,每天可取下外固定支具2次,作抬肩和外旋练习。

外旋限制:第二周20°以内,第四周40°以内,第六周60°以内。6周后,允许外展位外旋。6周后开始渐进性肌力强化练习:三角肌、肩袖、三头肌及肩胛带肌。二头肌抗阻稍缓。

3个月,允许上肢运动,不允许投掷,二头肌抗阻练习。4个月,开始练习投掷:从短距离、低速度开始,逐渐增加。6个月后允许对抗性运动及举重。7个月后,投掷比赛。

4. 肩关节多向性不稳手术　肩关节多向性不稳(multidirectional shoulder instability, MDI)在1980年由Neer和Foster首先描述。定义为在前和(或)后不稳的同时存在下方不稳。病因主要是非创伤因素,但也有作者注意到MDI与反复创伤有关,另外最近还发现肩袖间隙也可能是MDI的因素之一。

Neer首先描述了MDI切开关节囊移位手术,其报道的手术满意率(优良)为80%~90%。

MDI镜下手术的开创者是Caspari,开始采用的是穿盂(transglenoid)技术。关节囊折缝术(capsular plication technique)随着手术技术和设备的逐渐改进,已广泛用于消除关节囊的病理性松弛;另一个可选择的技术是关节囊皱缩术(capsular shrinkage);常用肩袖间隙闭合术来加强关节的稳定性。

【适应证与禁忌证】　MDI的手术适应证是那些疼痛、功能受损、康复治疗失败的患者。

处理MDI过程中最困难的是确立诊断。物理检查主要是凹陷征(>2cm),平移试验(肱骨头移动超出关节盂缘提示异常松弛,为试验阳性)、Jerk试验以及全身关节松弛程度评定等。

建立诊断后,先考虑康复治疗。康复的重点是稳定肩胛骨和肩袖锻炼加上综合运动训练,直至肩功能恢复正常。康复治疗至少6个月后才能考虑手术治疗。手术治疗的指征是尽管进行了充分的康复治疗,但疼痛仍然存在以及肩功能仍不正常。

MDI手术治疗禁忌证:患者缺乏上述指征;医生对肩功能紊乱的处理经验不足;镜下重建术所需手术器械准备不充分的。

【体位】　MDI镜下重建术最好是采用侧卧位。与沙滩椅位相比,侧卧位能够更容易地接近下关节囊。

【器械】　除常规关节镜器械如30°及70°关节镜外,还需要铲刀、各种不同的操作工具、锉刀(a hand rasp)、皱缩棒、不同方法的缝合传送工具,如Cuffstitch及Spectrum组织修复装置以及不同角度的缝线钩取器(suture retrievers)。另外还需准备PDSⅡ以及2-0 Ethibond缝线。要注意套管的内径应允许其他所准备使用的器械顺利通过。手术医生必须具备娴熟的镜下打结技术,能够通过套管熟练地放置或取出缝线。

热治疗系统。热能采用激光或射频发生,通过关节镜传入。近年来在矫形外科领域射频应用较多,这一传递系统是由电发生器产生高频变化的电流,通过探针尖传递到组织。电流可以是在探针尖端和接地的一端之间传递,如单极系统;也可以是在一个双极探针上的两个点之间传递,如Arthrocare。使用单极射频系统,能量设置为75℃ 40W。

【手术步骤】　全麻后,先进行稳定性检查(同Bankart钉技术),再摆体位(侧卧或沙滩椅位)。

(1) 建立后入路行诊断性关节镜,确定关节囊松弛程度,同时检查有无合并盂唇撕裂、关节囊撕裂以及肩袖病变等。然后创建前上入路及前下入路(同Bankart钉技术)。

(2) 用铲刀或锉刀将关节囊粗糙化或新鲜化后将其折缝。应处理距盂唇表面至少1cm的关节囊,使之形成出血面。为简化操作,不必切除关节囊,但必须打磨组织,以引发组织的愈合反应,这样就可以创建一个愈合区。用铲刀期间要关闭吸引器。必须注意在前下部,包括肩袖间隙,要保证准备足够的关节囊。

(3) 第一针应放在6点的位置上。最好使用缝合弯钩抓住关节囊,从预先准备好的关节囊的外侧,穿过这部分组织,然后向内上方推动弯钩,从盂唇和关节盂之间穿过。接着将缝线导入关节。在多数病例,通过弯钩的缝线是PDSⅡ,或用缝线穿梭器(suture shuttle)。去除钩取器后,缝线的两个游离端都从同一个套管拉出。将2号Ethibond缝线通过PDSⅡ线(在前下套管内)的打圈的一端放置并穿过关节囊。打一个自我交锁结将关节囊折缝,将下方关节囊上移,消除下部冗余的关节囊。在缝线缝合期间要保持外旋90°,以防过紧。

(4) 第二针放在5点钟的位置附近,然后在3点和1点的位置上缝合。

(5) 将关节镜置于前入路,检查后方关节囊。用滑膜刨刀或锉准备后关节囊,使之产生愈合区。

（6）缝合后部关节囊同前部关节囊缝合方式类似，位置放在 7 点和 9 点钟。

（7）如果关节囊太薄，可用另一种方法缝合固定以适应关节囊的情况。从冈下肌腱和关节囊外侧部分之间经皮穿入大腔的 18 号腰穿针，通过此针置入 2 号 Ethibond 缝线，送入关节，然后穿过内侧关节囊，用 15°或 30°弯的缝线钩取器经后方套管钩出。调整后方套管的方向，指向肩峰下区，用钩针经此套管钩取缝线的外侧臂。打一个 SMC 结以折缩关节囊和冈下肌腱，在后部关节囊和肌腱之间创建一个加厚带。

（8）与前关节囊折缝一致，折缝 3 针以稳定后关节囊。

（9）关节囊褶皱缝术没有修复的残余松弛，用热关节囊皱缩术（shrinkage）进一步进行紧缩。①热射频治疗要间断地条带状进行，即在两个治疗区之间要留有一段区域不予以热治疗，以允许血管再生，保证组织愈合（图 35-2-8）。②条带状热治疗从最下方区域开始进行，当局部关节囊张力得以重建后再向前向上进行。③避免对关节盂 5 ～ 7 点的区域进行热治疗（防止神经损伤）。④重要的是，不要向下压电极，也不要把电极在任何一个区域放置过长时间，特别是在进行关节囊下部分的治疗时。治疗下部分区域时，从前下入路和（或）后下入路开始，然后转到前上入路。

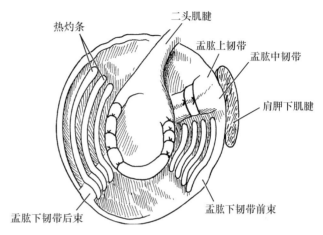

图 35-2-8　肩关节多向不稳的镜下处理

（10）然后将关节镜经后入路进入，对肩袖间隙进行折缝。肩袖间隙病变在镜下可表现为："膨出"（bulging out），增宽（widening），增宽的肩袖间隙在外旋位不能收缩以及穿孔。不幸的是，此区域存在很多正常变异，而区分正常解剖变异和病理改变需要经验。

肩袖间隙闭合技术由 Treacy 描述。与后关节囊处理技术一样，也是同样的髓内针导线技术。①将大腔 18-gauge 腰穿针从肩袖间隙上缘、冈上肌前缘、肱骨止点内侧 1cm 处插入。②2 号 Ethibond suture 通过腰穿针进入关节。③从前方套管内经间隙前及肩胛下肌腱后侧放置一个逆行钩取器，向上通过二头肌腱。然后抓住缝线拉出套管，用止血钳夹住缝线此端。④然后经套管进入交换棒，调整方向使之进入肩峰下滑囊。用钩衣针（crochet hook）在滑囊内抓住缝线的上臂，然后拉出此套管。⑤当系紧缝线时，要将胳膊置于外展 45°、外旋 90°的位置。⑥一旦系紧后，应消除下方半脱位。如果下方半脱位持续存在，应增加缝线，直至消除半脱位。可能需要多达 3 针才能有效地闭合肩袖间隙。

【术后处理】　在进行镜下前后关节囊折皱术、肩袖间隙闭合术及关节囊热缝合术加强治疗后，戴吊带悬吊 6 ～ 8 周进行保护。患者取轻微外展位悬吊，在伴明显的后不稳的患者取轻微外旋中立位。重要的是要对肱骨头有所支撑，以防下方半脱位发生或对已修复的肩袖间隙及下关节囊造成过度紧张。术后第一天就开始颈部、肘、腕、手的主动和被动活动范围练习。4 周之内，要限制任何外展、前屈以及超过正中的外旋。手术后 4 周时，可以每天 3 次去除吊带进行被动的钟摆练习和主动助力活动范围练习，同时开始轻柔的肌肉力量练习，协调肩带肌和关节囊区域周围的肌肉。肩活动范围的限制增加到外展及前屈 90°，外旋 45°，后伸 20°。术后 6 ～ 8 周时，不再使用吊带，运动逐渐增加到全范围，但外旋除外，患肩的外旋范围要比健侧减少（减）15°。术后 12 周，继续练习，直至全范围运动均无痛，且力量得以恢复。此时，开始逐渐间断地参加体育项目。患者自由的肌肉锻炼，但同时要保持肩胛骨内收状态。拉伸治疗要延迟到至少 3 个月后。多向性不稳的患者不需要侵袭性的拉伸练习就能够恢复运动。20 ～ 24 周开始逐渐恢复运动，无项目限制。患者要不断地进行肩和关节囊的运动范围练习和肌肉力量练习。

5. 关节镜下冻结肩的治疗　冻结肩的病因可有以下 4 种情况：特发性（或原发性）冻结肩、糖尿病冻结肩、创伤后肩僵硬和手术后肩僵硬。肩关节的正常运动依赖于肩胛胸壁间关节、关节囊内结构和关节囊外结构。除关节囊和韧带以及关节内瘢痕以外，在创伤和手术后的患者也常常存在肩峰下等区域的关节外粘连。因此，处理冻结肩时考虑到所有影响因素是很重要的。

【适应证】　冻结肩的主要保守治疗方法包括非甾体抗炎药、理疗、皮质激素关节内注射。如果保守治疗6个月效果不好，外旋在中立位或更差的严重僵硬，就应考虑手术治疗。

【禁忌证】　唯一的绝对禁忌证是RSD（交感反射性肌萎缩症）的活动期，以及其他可能因手术而加重的疼痛综合征。退变性关节炎可能在关节囊松解后加重，应视为相对禁忌证。有些术后的粘连，因关节外粘连严重，应考虑切开松解。冻结肩的急性期，手术可能会加重挛缩。

【体位】　可采用沙滩椅位或侧卧位。有的术者喜欢用沙滩椅位，因为方便镜下操作外，也方便于镜下手术改换为切开手术。重要的是肩关节前后都要留有足够的空间以便于关节镜等操作。

【麻醉】　可采用全麻或臂丛阻滞，这样就允许手术后早期进行无痛性的进行性关节活动度训练。麻醉满意后，要对双肩进行各个方向的活动范围测量，并将结果一一进行记录。然后对患肩进行推拿，治疗后将患肩与健侧肩进行比较，如果能够达到正常的活动范围就可以停止操作，如果仍不能达到满意的活动范围则进行镜下松解。

【手术步骤】　①麻醉下测定各个方向关节活动度。②轻柔麻醉下推拿，推拿顺序：一外展，二前屈，外展前屈进步后进行第三步：外旋，先最大外展位，再内收位。如继续进步则进行第四步内旋：先最大外展位内旋，再水平内收牵拉，最后进行手到背牵拉。③先要将一些解剖标志进行体表标记，包括锁骨、肩峰、肩胛棘、喙突，要将这些部位画出来。这一步骤很重要，因为术中有可能造成肩关节肿胀，从而无法通过触摸找到这些标志，这对于创建适当的手术入路非常重要。④穿刺：因为间隙狭窄，穿刺困难，很容易引起副损伤。第一，入路要高，在肩胛棘下方约1cm处创建标准后上入路，从上盂唇与肱骨头之间进入。第二，穿刺不用硬膜外针头，用钝棒带套管。感受到间隙后再穿刺。进入关节后直接对应肩袖间隙，用生理盐水加肾上腺素对肩关节进行充分的灌洗。关节内通常明显发炎，伴有广泛的滑膜炎和（或）粘连。然后，在二头肌腱水平或其上方穿过肩袖间隙创建前上入路，一般使用inside-out的方法，也可以采用outside-in的方法。⑤关节囊松解。一般先前关节囊再后关节囊（也有人先做后关节囊松解，认为先做前方结构的松解，可能会引起严重的肿胀）。⑥从后部入镜，从前上入路进篮钳，将篮钳一侧退出前上入路，逐渐咬除上中下盂肱韧带，去掉5～10mm关节囊，一般切除至5点（右肩），离盂唇5mm，保留盂唇。尽可能安全地进行切割，保持肩胛下肌腱的完整，将所有软组织、瘢痕、关节内的关节囊-肌腱复合物都予以切割。钝行分离肩胛下肌腱前方。⑦然后松解整个后方关节囊，操作从后上关节囊开始，向后下方尽可能地推进，去掉5～10mm关节囊，保持离盂唇5mm，10mm之内。⑧下关节囊的松解，因为腋神经在关节囊下约10mm，有一定危险性，所以有人主张下关解囊推拿更安全。⑨肩峰下松解（不作肩峰成形术）。⑩松解后再缓慢推拿。退出关节镜前行关节内注射皮质激素（糖尿病患者慎用），减轻炎症和减缓粘连。

【术后处理】　术后肩关节保持在轻度外展外旋的位置，避免内旋。术后消肿、止血、止痛。被动或主动关节活动度练习尽早进行，每天5次；鼓励日常生活活动；强化肌力练习6～8周后进行。

（罗浩　崔国庆）

第三节　肘关节镜术

肘关节镜始于1931年Burman的研究，但由于入路的安全性是影响其发展的关键因素之一，被认为是实施关节镜手术最困难和最危险的关节。1979年，伊藤氏报告了尸体上肘关节镜入路及镜下解剖。之后，很多学者开始尝试肘关节镜，至20世纪80年代中后期，Andrews等提出应用仰卧位技术，经前外侧、前内侧及后外侧手术入路，进行肘关节镜手术，界定了肘关节镜手术操作的规范化标准。从此，肘关节镜进入了迅速发展的时代。1989 年 Poehling 提出俯卧位技术,肘关节更稳定,后侧操作更为方便;并发展了内上入路,为肘关节镜的安全应用作出了贡献。1992 年 O' Driscoll and Morrey 提出侧卧位技术,有俯卧位技术的优点,同时又便于呼吸道的管理。1994 年 Field 又发展了外上入路,这些体位和入路的发展,为肘关节镜的安全应用提供了保障。目前,随着临床研究的深入,体位和入路不断改进,适应证不断扩大。现在肘关节镜已成为治疗肘关节伤病安全有效的微创手术方法。

一、肘关节镜手术基础

【适应证】

1. 肘关节游离体。

2. 剥脱性骨软骨炎。

3. 骨关节病,骨赘清理。

4. 滑膜切除术,如类风湿性滑膜炎、色素沉着绒毛结节性滑膜炎、滑膜软骨瘤病、血友病性关节炎等。

5. 肘关节术后僵硬及粘连的治疗。

6. 桡骨头或滑车软骨及骨软骨损伤。

7. 有症状的滑膜皱襞。

8. 网球肘及肱骨内上髁炎。

9. 桡骨头切除术。

10. 关节内骨折的辅助治疗。

【禁忌证】

1. 肘关节周围感染是绝对禁忌。

2. 骨性强直或严重肘关节纤维性僵硬(少于 5ml),因入镜困难,增加了手术的危险性。

3. 解剖结构改变,如尺神经前移术、陈旧脱位/半脱位、骨折畸形愈合等,影响入路的安全性。

【特殊器械】 尺子、标记笔、防水敷料,直径 4.0mm 或直径 2.7mm 30°关节镜,滑膜刨刀(直径 3.5mm)及磨钻(burr);直径 4.0mm 套管 2 ~ 3 个直头及弯头髓核钳。

【麻醉】 臂丛神经干阻滞或全麻。

【体位】

1. 侧卧位(图 35-3-1) 几乎可以满足所有肘关节镜的需要。优点:肘关节稳定,后侧间室操作方便,呼吸道管理较方便。

2. 仰卧位 肩外展 90°肘关节屈曲 90°,术中解剖位置易于掌握,前方操作方便,关节镜操作方便,麻醉管理容易;不便之处是肘关节稳定性差,需要助手帮助保持,后方关节腔操作较困难。

3. 俯卧位 肘关节稳定,后路操作方便;但呼吸道管理困难。

【关节镜入路】 肘关节镜的入路技术是肘关节镜的关键技术之一。入路应能满足三个条件:①安全性,距离神经、血管越远则越安全;②满足观察和手术的需要;③可重复性强,定位标志明确。

根据这些条件,选择常用 4 ~ 5 个入路,见表 35-3-1。

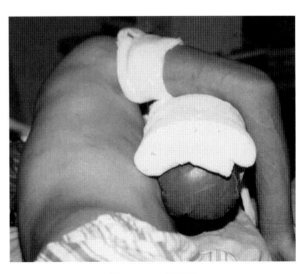

图 35-3-1 侧卧位

表 35-3-1　肘关节镜入路

入路	定位	离血管神经的距离（mm）					说明 用途
		正中神经	尺神经	桡神经	MABC	肱动脉	
内上	内上髁上 2cm，肌间隔前缘	12.4（7～20）	12（7～18）		2.3（0～9）	18	
外上	外上髁上 2cm，前 1～2cm			7.9（0°）13.7（90°）	LABC6（0～14）		
后直	鹰嘴尖近侧 3cm		19.1（15～25）				
后外入路	鹰嘴尖近侧 3cm，外侧 1cm			4.8	PABC6.1		
直接外侧入路	Soft spot				LABC6（0～14）		

注：MABC：前臂内侧皮神经；PABC：前臂后侧皮神经；LABC：前臂外侧皮神经

对前侧入路，内上入路最安全，应首先选用；外侧入路中，外上入路相对安全。入路与神经的距离以毫米计算，因此，要求定位务必准确，最好是用尺子准确测定并标记。具体入路见表 35-3-1。

【操作步骤】

1. 骨突入路作标记，铺防水敷料。

2. 关节腔充盈：用 20～40ml 生理盐水，从直接外侧入路穿刺入关节。

3. 切口：仅切开皮肤，皮下用止血钳钝分，用钝头棒带 4mm 套管，先从外上入路朝向桡骨头穿刺入前关节腔，有突破感，有液体流出，证明穿刺成功，从外上入镜、入水充盈关节腔。从内上触尺神经，确认无脱位后，从内上入路，沿桡骨头方向，用钝头棒带 4mm 套管，穿刺入关节。

4. 检查前间隙：从内上入路观察肱桡关节前侧、环韧带及外侧关节囊，从外上入路，观察内侧结构，包括冠突、滑车及内侧关节囊。刨刀进出关节最好通过套管。

5. 保留前内入路入水，从直接外侧入路，穿刺入后外侧关节腔，观察肱桡关节后侧、环韧带后侧、滑车、半月切迹及鹰嘴窝，增加后外侧或后直入路，做工作入路。

6. 将关节镜移至后外侧入路或后直入路，进一步观察后内侧间隙、鹰嘴、后外侧间隙。

【并发症】

1. 一般关节镜并发症　感染、器械断裂、医源性软骨损伤、止血带反应等。

2. 肘关节特殊并发症　神经损伤：正中神经、尺神经、桡神经及皮神经，液体外渗和骨筋膜室综合征。

【注意事项】　肘关镜手术避免神经损伤至关重要，手术时要注意以下几点：

1. 首先要熟悉解剖。后内侧间隙操作注意保护尺神经；前下外关节囊与桡神经关系紧密。

2. 其次选择较安全的入路，尽量选择近端入路；准确标记骨突、入路和重要结构；触摸尺神经，确定无脱位。

3. 小刀只切开皮肤，皮下用止血钳钝行分离。

4. 穿刺前关节腔保持充盈，穿刺时肘关节保持屈曲 90°，穿刺只用钝头棒。

5. 手术中避免反复进出关节，尽量使用套管内操作。

6. 从内上入路取游离体，避免外侧入路扩大切口。

7. 术中保持术野的清晰；要避免过多液体渗入前臂间隔；要注意止血带反应，选用宽的止血带。

【术后处理】　加压包扎，根据手术方式，具体制订康复计划。

二、肘关节镜手术

（一）游离体取出术

【适应证】　游离体是肘关节镜最好的适应证，肘关节游离体是肘关节常见病，常引起肘关节疼痛、肿胀、交锁及功能障碍。游离体来源多见于剥脱性骨软骨炎及骨关节病，也见于骨软骨损伤、骨折及滑膜软骨瘤病等。

【禁忌证】 肘关节周围感染。

【特殊器械】 游离体抓钳。

【术前准备】 术前 B 超或 CT 检查,确定病变位置及游离体的数目和位置,使关节镜手术针对性更明确。普通 X 线片由于骨组织重叠的原因,对病变观察困难,对游离体数目判断的准确率仅 75%,尤其对滑车和半月切迹及鹰嘴窝和冠突窝的观察,CT 检查常能更准确地判断游离体的数目和位置。

【手术计划】 屈侧游离体,建议从内上入路取出较为安全;如游离体过大,也可考虑将其分为小块取出。肱桡关节游离体可从直接外侧入路取出;鹰嘴窝及后内侧游离体可从直接后侧入路取出。根据病情,有些还需要准备进行骨赘清理、滑膜切除以及软骨清理手术,必要时需要行尺神经前移术。

【麻醉】 臂丛或全麻。

【体位】 侧卧位,患肢在上。

【操作步骤】 常规四个入路:内上入路、外上入路、外侧直接入路及后直入路。取游离体时应减少液体流动。肘前游离体取出后,应将入水置于肘前间隙,以减少后侧游离体前移。

【并发症】 最常见的并发症是游离体残留,原因是多方面的,首先肘关节游离体常常多发,肘关节腔复杂,隐窝较多,最容易漏的部位是半月切迹的无软骨区,当然操作不熟练也是主要原因之一。手术结束前行 X 线检查确定残留与否很重要。

【术后处理】 术后 1~3 天开始关节活动度训练,相关处理不同,影响功能恢复时间,一般可在 1~2 周内恢复日常生活活动,1 个月左右恢复训练。

（二）肘关节滑膜切除

【适应证】 类风湿关节炎,色素沉着绒毛结节性滑膜炎,血友病,滑膜软骨瘤病及化脓性关节炎患者。

【禁忌证】 不能耐受或不适于手术的患者。

【特殊器械】 滑膜刨刀(直径 3.5mm);直径 4.0mm 套管 2~3 个。

【术前准备】 术前 X 线片及 MRI 检查,确定病因及病变程度;确定桡骨头对肘关节功能的影响;尺神经及尺神经沟情况调查。

【手术计划】 滑膜切除,如果桡骨头变形严重,影响屈伸及旋转可行桡骨头切除。

【麻醉】 臂丛或全麻。

【体位】 侧体位,患肢在上。

【操作步骤】 为了尽可能完全切除滑膜,将肘关节分为 7 个区,逐区切除所有滑膜。这 7 个区为前方 3 区和后方 4 区。前方包括前方及内侧区、外侧区和桡骨头前下区;后方包括鹰嘴窝、后外区、桡骨头后下区和后内侧区。

1. 前方及前内关节腔滑膜切除。从外侧近端入镜,从内侧近端套管入刨刀清理前关节囊及前内部分滑膜,切除时应该用刨刀侧锋平行滑膜,以免切除过多而损伤关节囊外结构。

2. 桡骨头前下区和前外区滑膜切除。从内上入镜,从外上套管入刨刀,先切除表面滑膜,再将关节镜及刨刀深入环韧带内、桡骨头及颈周围,这里经常隐藏大量增生滑膜,通过旋转桡骨头,将滑膜切除,注意此处与骨间背侧神经关系密切。

3. 鹰嘴窝区和后外侧区滑膜切除。从外直入路入镜,从后外入路入刨刀,清理鹰嘴窝滑膜;刨刀继续下行清理外侧沟及外侧区域滑膜。

4. 从后外入镜,从外直入刨刀,清理桡骨头后侧周围滑膜,再将刨刀深入环韧带内进一步切除。

5. 从后外入镜,观察尺神经沟后内侧间隙,如果关节松弛,可从外直入路将刨刀送入后内;如关节隙窄,则附加后直入路入刨刀清理后内侧间隙,注意勿切除过度,损伤尺神经。

【并发症】 神经损伤在滑膜切除的患者中,报告较多,尺神经、桡神经、正中神经、骨间背侧神经及骨间掌侧神经均有报道,应多加注意。

【术后处理】 术后引流 1~2 天,2 天后关节活动度训练,活动后冰敷 20 分钟。1~2 周恢复日常生活活动。

（三）肘关节僵硬的关节镜治疗

肘关节僵硬的手术治疗,越来越多的患者选择关节镜而不是切开手术。肘关节僵硬从病理上主要包括了两部分,即关节各构成部分骨软骨的退变和关节纤维化。关节囊挛缩、关节内粘连、关节外组织硬变等,既可发生于创伤、手术后,也可以是系统性疾病的一部分,临床主要见于各种创伤后和各种关节炎性病变后。尽管病变的结果都是肘关节僵硬,但根据病因的不同处置方式也有很大的区别。炎症性关节炎时,由于关节挛缩和滑膜增生而限制了运动范围并引起疼痛,疼痛范围较广,碎响可因不同程度的软骨缺失和软组织肿胀。创伤后关节炎时,在运动极限时发生疼痛的原因是多方面的,有炎症和骨结构改变以及瘢痕状态等多因素存在。

引起肘关节僵硬的原因可归总为关节外因素和关节内因素两个大的方面。关节内因素包括关节内损伤、骨折、游离体、滑膜炎以及异物等因素,关节外因素包括关节囊或侧副韧带瘢痕引起的挛缩、屈肌和(或)伸肌异常、不稳、异位骨化、皮肤挛缩。另外头部损伤、脑瘫以及神经性麻痹,也可以引起肌肉挛缩,最终丧失运动功能。

创伤或炎症性疾病可引起滑膜反应、出血、关节囊炎症,进而发生纤维化,致使运动功能丧失。关节囊由于增生肥厚变得相当僵硬。如果企图强行拉伸关节囊,将造成关节囊撕裂,从而再次引起出血,进一步加重关节僵硬。肘关节为了适应关节囊肿胀疼痛而处于屈曲位。在炎症活动期进行理疗或用夹板治疗,由于对关节囊产生反复的损伤,不仅不会改善病程,相反可能会使后果更为严重。侧副韧带损伤后,关节的异常运动将对损伤的关节囊产生进一步的压力,从而进一步加重肘关节挛缩。

手术治疗适应于保守治疗效果不好的患者。在肘关节僵硬的手术治疗方面,患者和医生都应该扮演积极主动的角色。在手术治疗前,双方对产生僵硬的原因、潜在的风险、预期效果、可能发生的并发症(包括神经损伤)都应该给予充分的估计。

肘关节切开松解手术,由于组织分离将增加软组织的损伤,关节囊和关节前部结构的术后瘢痕形成可增加术后挛缩复发的可能。相反,镜下手术使术者可以对关节进行完整的镜下检查,并在镜下完成去除关节间粘连、松解瘢痕组织、切除前部或后部关节囊、内外侧沟粘连松解、切除桡骨头或肱骨小头、侧副韧带松解等操作,与切开手术相比,分离损伤的范围小,术后疼痛轻,使术后理疗程序可以更早地开始,降低复发率。

【适应证】　肘关节运动功能丧失可对患者的生活和工作造成严重的障碍。美国整形外科医师学会将肘关节运动的正常范围定义为0°至屈曲146°。1981年Morrey等将肘关节运动的功能范围定义为屈曲30°~130°,这100°的范围可满足大部分日常生活需要,但某些动作则需要更大范围的运动,如系鞋带、吃饭、如厕和刷牙等,某些特殊项目的运动员也要求肘关节有更大的活动范围。和身体其他所有部位一样,在经过保守治疗后疼痛或活动障碍问题仍不能得到解决时,就该考虑外科处理了。所以肘关节僵硬手术的一般适应证为:

1. 肘关节伸展功能丧失超过30°。
2. 活动时要求能够完全伸展。
3. 屈曲挛缩,屈肘角度<130°。
4. 在到达活动范围极限时产生疼痛者。
5. 保守治疗无效。

【禁忌证】

一般禁忌证:①肱尺关节解剖结构明显异常;②肱尺关节持续半脱位;③已愈合的骨折碎片存在明显的移位者。

相对禁忌证:①严重关节纤维化,影响关节镜进入关节:这种情况下的关节镜治疗需要丰富的经验;②以前手术或创伤导致神经血管位置发生变化者:术中注意神经血管结构,在前外侧创伤者重点观察骨间背神经,在后内侧创伤者要注意尺神经;③有尺神经移位史:可双外侧入路,或直接先暴露神经;④关节外畸形,如异位骨化;⑤侧副韧带挛缩;⑥烧伤性挛缩;⑦肌肉瘫痪,如脑瘫;⑧术者缺乏肘关节镜经验,⑨软组织肿胀主动活动存在明显差异。因为这种镜下治疗过程可能非常复杂和困难,存在很高的神经损伤风险,所以原则上只有有经验的医生才可以操作。

【手术计划】 在多数病例,肱骨内上髁和内侧肌间隔保持不变,可用作最初进入肘关节的位置参考。与正常肘关节不同的是,在僵硬的肘关节建立入路时必须十分小心地插入套管,不仅通过皮肤时要小心,通过关节时也要小心,因为套管随时可能由于软组织损伤造成的组织增生而产生方向的偏移。

在关节囊松解过程中,术者必须牢记关节囊和肱肌与神经血管结构的关系。在近端,肱肌位于关节囊和前部神经血管结构之间(内侧神经、桡神经、桡动脉),因此镜下关节囊松解和切除应从关节内一直切到看到肱肌纤维为止,但不能超过肌纤维。刨刀切除的结构必须始终保持在肱骨的周围,避免过于向前而穿过肱肌进入神经血管结构。

在肘关节外侧面,桡神经行走于肱桡肌和肱肌之间,在肘关节平面分出桡浅神经和骨间背侧神经(posterior interosseous nerve:PIN),后者在肱肌的外侧走向远端,在肘关节的远半部紧邻前方关节囊。继发于损伤的瘢痕组织和增生的关节囊可以在松解的过程中对PIN产生牵拉损伤。能在这些区域产生瘢痕的创伤或疾病,如桡骨头骨折向前方移位,是镜下关节囊松解的相对禁忌证,因为神经可能被瘢痕包围或牵拉,从而可能在松解时被横切损伤。侧方关节囊切除需保持在肱桡关节的近端进行。

在进入内侧入路时,必须始终注意尺神经。必须在准确确定内侧肌间隔后再进入内上方入路。

在尺神经或PIN附近如果存在明显的瘢痕组织,可以先做一小的皮肤切口,首先暴露神经,用一个弹力带绕过神经,将神经轻轻牵拉使之在手术操作过程中与关节囊分离。PIN经肱桡肌暴露,适用于前外侧部异位骨化及桡骨头骨折并向前移位。暴露尺神经是在鹰嘴的后方做小切口,用于尺神经沟较大的骨赘、骨折片移位、相对明显的伸展性挛缩、术前尺神经沟综合征、曾做过尺神经手术等情况下。

【术前准备】

1. 病史 日常活动范围和受限情况;有无神经症状;疼痛情况,是活动范围极限处疼痛,还是范围中间疼痛,疼痛与屈伸、俯卧或仰卧的关系。

2. 体征 检查包括瘢痕情况、活动范围、远端尺桡关节和近端尺桡关节的光滑程度和稳定程度、内上髁、外上髁、尺神经功能、尺神经位置、是否存在半脱位以及尺神经沟是否饱满。

3. 影像检查 普通X线检查应包括肘关节正侧位、最大屈曲侧位和最大伸展侧位、斜位、尺神经沟位,检查是否有骨赘、游离体、肱骨远端骨质增生、近端尺桡关节和桡骨头情况、肱尺关节和尺骨沟情况。MRI检查可对屈曲性挛缩的关节囊和韧带结构进行评价,并对关节炎患者的关节软骨情况进行观察。必要时可行CT扫描及MR或CT关节造影。

【体位】 通常采用侧卧位比较方便,也可以根据术者习惯和患者特殊情况采用俯卧位或仰卧位。

【关节镜器械】 4.0mm关节镜,各种套管(5mm用于鹰嘴窝成形术),标准4.5mm的关节镜工具(刨刀、磨钻、关节囊切除钳、双极电烙器、牵引器),4mm钻。

【关节镜技术】

1. 操作步骤

(1)侧卧位:肘屈曲90°。

(2)肘关节注水:将20~40ml冲洗液经后外侧软点,注入桡骨头、肱骨小头和尺骨之间的间隙内,如果注水不够将使肘关节含水腔减小,从而增加神经损伤的危险。

(3)将腰穿针置于前内侧入路的近端接近入路处,用以观察灌注液的回流情况。

(4)皮肤切口:摸准内侧肌间隔,在其前方1~2cm处切开皮肤,用止血钳钝性分离皮下组织。

(5)用钝性套管针创建近端内侧入路。然后用由外向内技术创建近端前外侧入路,要注意此入路一定要向近端一些,以免伤及PIN。在挛缩的肘关节向前外侧或太远端创建入路将增加损伤PIN的危险。在有前外侧创伤时,可考虑用由内向外技术。在进入关节镜器械之前,可先将钝性套管针送入关节,从关节内撑起前部关节囊,用以增加关节内的操作空间。

(6)关节镜进入关节前部。

2. 肘关节前部关节镜术

(1)前部滑膜切除,用刨刀清除关节内粘连和滑膜炎。

（2）对冠状突及其伴随的骨赘进行观察,用刨刀和磨钻切除骨赘。

（3）观察肱骨远端前部,关节表面上部经常有骨性突起限制运动,将其尽可能向肱骨近端切除,将冠状窝骨赘切除。

（4）桡骨头处如果存在妨碍伸展或旋转的机械性因素应予以切除。切除技术如下:将关节镜插入近端内侧入路,刨刀从近端外侧入路进入,从前方清创,清除桡骨头的前部和前外侧部,要注意刨刀不要朝向外侧关节囊。当桡骨头的前部从上外侧入路切除后,建立外侧直接入路,切除后侧部分。桡骨头可至少切除6mm,如果存在近端尺桡关节综合征的话,切除范围可包括整个桡骨头,以减低旋转时的弹响。

（5）前方关节囊切除,在靠近肱骨近端,由内向外切除前方关节囊,直到看到肱肌。推荐使用篮钳切开关节囊,以免刨刀损伤神经。

前内侧关节囊切除时,关节镜置于近端外侧入路,从中线向内侧间隔继续切除关节囊,切除1～2cm后可以清晰地看到肱肌,完成前部切除。

对肘关节活动范围进行评估。

3. 肘关节后部关节镜术

（1）注水:注水转向前内侧入路,注水方向朝向关节后部,以助于取出游离体。

（2）在鹰嘴尖近端距鹰嘴尖约3cm的鹰嘴窝中线处做切口,向鹰嘴窝内插入套管和钝性套管针,分离鹰嘴窝,然后向上钝性分离肱骨后部,沿着尺骨侧沟向外侧开创一空间以备制作后外侧手术入路。

（3）后外侧入路:位于鹰嘴尖近端2cm,肱三头肌腱的外侧。用刨刀行关节囊切除,切除脂肪垫,松解三头肌,松解关节内粘连,清除游离体,切除皱襞松解后外侧沟处关节囊,观察肱桡关节后侧。

（4）伸展性挛缩:松解内侧副韧带后束,注意镜下先将尺神经隔离保护或先将尺神经暴露。

（5）骨赘切除:鹰嘴骨赘切除至三头肌止点水平,然后进行鹰嘴窝清创。

（6）肱尺关节成形:5mm短套管插入后中心入路,准备4mm钻,从鹰嘴窝中心向前钻1～3个孔,用磨钻扩大鹰嘴窝,同时以内外侧柱和关节远端前方表面作为向导,扩大的程度应足以能在屈伸运动配合的情况下移除切除的冠状突或鹰嘴。冠状突和鹰嘴切除一般为卵圆形20mm,关节镜从后外侧入路观察,手术操作从后中心入路进行。手术后酌情放置引流。

4. 肘关节纤维化的镜下处理步骤

（1）诊断性关节镜术。

（2）前部清创术:①切除冠状突;②去除粘连。

（3）近端关节囊切除:①内侧间隔到外侧间隔;②暴露肱肌。

（4）鹰嘴窝清创术:①分离三头肌腱;②切除鹰嘴;③内侧沟清创;④外侧沟清创;⑤鹰嘴窝开窗术。

【术后处理】　关节内放置引流1～2根,缝合入路,观察2～3天,在可耐受的情况下尽早进行被动活动训练。每次活动度练习后冰敷20分钟,除此以外,每天冰敷次数应达到3～4次以控制肿胀。要鼓励患者术后马上就开始尽可能用患臂做一些主动运动每天1次。

【并发症】　并发症发生率约10%,包括入路渗出、感染、滑液瘘、僵硬、医源性软骨损伤、异位骨化、止血带并发症、血肿、短暂的或永久性的神经损伤。以上与切开手术情况相近。

（崔国庆　程序）

第四节　腕关节镜术

腕关节内镜是一种较新的技术。尽管临床应用可追述到1979年Chen关于90例腕和指关节内经检查的报道,但直到1986年该领域的先驱者Gary Poehling、Terry Whipple和James Roth等在美国组织了第一次正式培训,该技术才逐渐发展起来。在过去的15年里关节镜成为诊断腕关节疾病的"金标准",同时也确立了很多治疗术式的适应证和操作规范。新的术式仍在不断出现。腕关节内镜也从一种清理性手术转变成了修复性手术,并向重建手术不断发展。过去20多年中的巨大进步已经明显改变了很多腕关节临床表现的治疗原则。

【解剖】 腕关节可以说是人体中最复杂的滑膜关节。腕关节包括了 15 块骨和 27 个关节面,以及大量的韧带连接。共有 24 条肌腱、2 条大血管和 5 根重要神经及其分支穿过腕关节。直到最近人们才终于精确地了解了腕关节周围的动力学、运动学和各个韧带结构的功能。正是由于腕关节解剖的复杂性,找出腕关节症状的潜在病因和病理具有一定的困难,也增加了腕关节内镜检查的难度,更增加了治疗的难度。因此,透彻地了解腕关节解剖对于提高诊断准确率和降低并发症十分关键。

【适应证】 现在腕关节镜已经是一项比较成熟的检查腕关节疾病的手段,特别是对于软组织病变,其诊断准确性和特异性都比关节造影、X 线摄影、CT 和 MRI 好。目前关节内镜已被作为衡量其他检查方法的“金标准”。但必须强调的是关节内镜永远不能代替临床检查,而且大多数诊断通过临床检查就可以得出。关节内镜可以帮助分辨病变的程度并区分关节内结构的改变,更重要的是,在诊断的同时还可以进行治疗。在过去 20 年中腕关节内镜手术的飞速发展已经显著改变了腕关节疾病治疗的方式。以下列举了腕关节镜的适应证。

1. 诊断性关节镜术的适应证

(1) 评估超过 3 个月且对保守治疗无效的慢性腕关节疼痛。

(2) 检查急性韧带损伤:舟月韧带损伤、月三角韧带、三角纤维软骨复合体(TFCC)损伤、其他非固有韧带损伤。

(3) 检查腕关节不稳。

(4) 检查软骨病变。

(5) 评估伴随骨折发生的软组织损伤:桡骨远端骨折、舟状骨骨折、尺骨茎突骨折。

(6) 创伤性关节炎的分期:舟月韧带损伤(scapholunate advanced collapse,SLAC)、舟状骨不愈合(scaphoid nonunion advanced collapse,SNAC)、桡骨远端骨折后。

(7) 骨萎缩病(Kienbock 病)的检查。

2. 治疗性关节镜术的适应证

(1) 软组织清理手术:①三角纤维软骨复合体损伤的清创;②韧带撕裂清理:舟月韧带损伤、月三角韧带损伤、非固有韧带损伤;③滑膜切除;④腕剑鞘囊肿切除术:腕背侧剑鞘囊肿、腕掌侧剑鞘囊肿;⑤游离体摘除;⑥关节囊切开术或切除术;⑦灌洗;⑧关节松解术。

(2) 骨组织手术:①近排腕骨切除;②舟状骨切除;③桡骨茎突切除;④下尺桡关节次全切除关节成形术(DRUJ hemi-resection arthroplasty);⑤Wafer 手术;⑥软骨和骨软骨病变清理。

(3) 修复性手术:①软组织:外周性三角纤维软骨复合体撕裂修复;舟月韧带修复;关节内镜下复位和关节纤维粘连治疗急性腕关节不稳。②骨组织:关节内镜下复位内固定(arthroscopic assisted reduction and internal fixation,ARIF);桡骨远端骨折;舟状骨骨折;月骨骨折。③微骨折软骨成形。

(4) 重建性手术:①软组织:关节内镜下肌腱移植三角纤维复合体重建;关节内镜下肌腱移植舟月韧带重建;②骨组织:关节内镜下植骨(舟状骨不愈合,腕关节部分融合,骨间骨囊肿,骨间腱鞘囊肿);③内植物关节成形:碳纤维人工舟状骨置换。

本章主要介绍诊断性关节镜的手术技术。

对于中国患者,最适合的镜头是 2.5 ~ 3.0mm、直径 25°~ 30°角度的镜头。对于小而紧的腕关节、腕掌关节和下尺桡关节检查,需要使用 1.7 ~ 1.9mm 直径的镜头。这种细镜头很容易折断,因此操作时要特别小心。在建立关节内镜入口时可根据需要使用钝头或点状头的穿刺器。后者在建立中腕关节入口时更适合,因为这种穿刺器更符合腕骨构型。腕关节内镜中使用的器械有很多系列。新发展的器械使治疗性关节内镜的适应证更宽。以下列出的器械是最基本的。

1. 弯头探针可用于探查关节内结构、检查腕稳定性和检查软骨缺损。

2. 16 ~ 18G 血管套管针头可用于出水和关节内探查。

3. 2.5mm 直径的圆口吸力切钳用于关节清理(图 35-4-1),其套管式设计可以在清理的同时进行吸引,使滑膜或关节碎屑被吸出关节腔。缺口的圆形设计很好地匹配腕骨的构型从而避免在关节软骨上留下刮痕和蚀刻。

4. 直径 2.0 ~ 2.5mm 直头和弯头细齿纹式抓钳可用于取出碎屑和游离体。

5. 直径 2.5~2.75mm 杯状嘴的抓钳可用于取出较大的游离体和组织碎片。

6. 香蕉钳和逆向钩刀可用于 TFCC 撕裂的部分切除和剥脱软骨瓣的切除(图 35-4-2)。

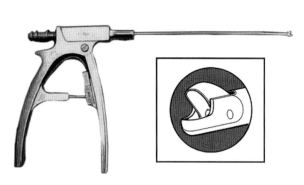

图 35-4-1　2.5mm 直径的吸力切割钳

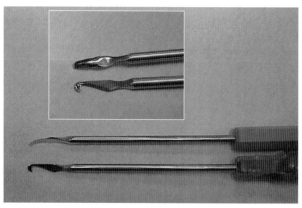

图 35-4-2　香蕉钳和逆向钩刀

7. 动力全方位刨削器和磨钻系统,直径为 2.0~3.0mm,内置式吸引器(图 35-4-3)。动力器械的手柄重量要轻,中心要平衡,以减轻术者的疲劳和更精确的控制和操作。

8. 用于修复三角纤维软骨复合体的 18~20G 硬膜穿刺和三角纤维软骨复合体修复包(Concept、Linvatec)。

9. 人们在关节内清创和滑膜切除时越来越喜欢使用细头射频消融器,因为这种器械的清洁性和有效性,十分适合进行三角纤维软骨复合体清创术。

10. 其他不同类型电子和激光手术器械也获得了不同程度的成功,也出现了一些用于特殊手术的专用器械,例如关节内镜下舟状骨骨折复位和螺钉固定系统。

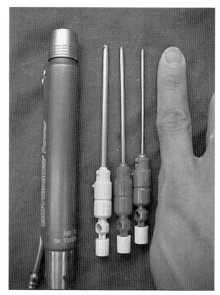

图 35-4-3　刨削器及磨钻

【麻醉】　笔者多应用局部麻醉进行腕关节内镜手术。重建性手术则可用区域阻滞麻醉或全麻(各标准入口部位使用 25G 穿刺针以平均总量注射 5.4ml 的 1% 利多卡因和 1:200 000 肾上腺素,注射部位在关节囊处而不是关节腔内。有时用 22G 血管套管针建立手背静脉入路。如果患者出现无法耐受的不适感,可以在上肢近端肘关节以下上气压止血带。前臂和手驱血后,止血带加压至高于动脉收缩压 100~150mmHg,再通过以上血管套管针注射 0.5% 利多卡因 20~25ml 以产生前臂静脉内区域麻醉(FIRA)功效。通常麻醉起效很快。大多数患者可以耐受 45~60 分钟止血带而不会有明显的不适感。手术时间需 20~90 分钟,平均为 49.4 分钟。在 2012 年,我们为 111 位在 2007—2009 年间接受过腕关节镜手术的患者进行了随访。在这 111 位患者中,我们检查了 65 例的桡腕关节,46 例桡及中腕关节。其中有 6 例是下桡尺关节。他们共接受了 145 宗关节镜手术,包括关节清理、滑膜切除、囊肿切除、三角纤维软骨复合体部分切除及清理、三角纤维软骨复合修复、桡骨茎突切除、Wafer 手术、韧带热收缩、远端舟骨切除、关节滑膜活检、软骨成形和关节松解。手术时间由 20~255 分钟,平均为 73 分钟。患者能够忍耐长至 4 小时的复杂及多种手术。6 位患者需要进行 FIRA 以顺利完成进一步手术,包括三角纤维软骨复合修复、关节置换术及尺骨缩短手术。单纯 PSLA 麻醉满意率为 89%,另一个较早的研究中亦显示,PSLA+FIRA 联合麻醉满意率为 94.7%,这些结果与文献报道的局麻下膝或踝关节内镜结果(88%~99%)相吻合。根据经验,任何对掌侧或背侧关节囊韧带的过度牵拉都会导致无法忍受的锐痛。奇怪的是在如软骨成形或桡骨茎突切除中,对三角纤维软骨复合体和关节软骨的操作甚至打磨软骨下骨都不会产生明显疼痛。

有时患者会有尚可耐受的钝性不适感。笔者认为腕关节内镜手术作为门诊手术的可行性很强,至少从技术角度看是这样的。在过去6年中几乎95%的腕关节内镜是在PSLA或PSLA+FIRA麻醉下进行的。现在,对所有诊断性关节内镜和一部分治疗性关节内镜,多愿意采用以上的麻醉方式。它不增加技术上的困难也不增加并发症。这种麻醉技术可以大大降低腕关节内镜手术和麻醉的风险,是一个显著的突破。对于患者来说,无论诊断性还是治疗性关节内镜都是易于接受的手术。

【手术准备】　患者仰卧在手术台上。利用牵引装置牵开腕关节,最常用的2种设备包括头上牵引吊架和腕关节牵引塔(Concept、Linvatec)(图35-4-4),利用塑料手指牵引带在中间3根手指上施加5~6kg的牵引力。传统的竹制或线样手指牵引带可能会导致术后之间关节疼痛或局部软组织或指神经挫伤,而尼龙手指牵引带更舒适,创伤更小。对于治疗性关节内镜,手指牵引带可根据病变的部位套在桡侧或尺侧手指上。如果使用头上牵引吊架,将前臂紧绑在手架上作为对抗牵引,铺巾要铺到露出肘关节。如果使用腕关节牵引塔,铺巾要铺到腋窝,前臂要固定到牵引塔的底座上(图35-4-5)。牵引塔可以整个进行消毒,能使腕关节在术中摆出各种屈伸角度和桡/尺侧偏斜位。止血带是可选设备。如果准备采用PSLA麻醉,必须准备消毒好的止血带,以便在患者不能耐受时改用FIRA。对于局麻下进行的手术,应将显示器摆在患者能够看到的地方,使患者能在术中与术者进行交流。

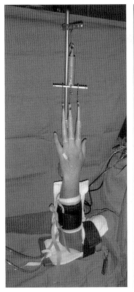
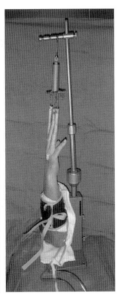
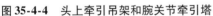

图35-4-4　头上牵引吊架和腕关节牵引塔

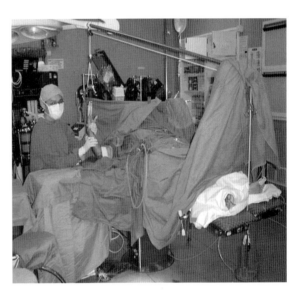

图35-4-5　腕关节镜手术室患者体位及铺无菌单

关节腔内的视野是通过持续灌注生理盐水来维持的。膝和肩关节内镜中,灌注对于扩张关节很关键,但腕关节间隙很窄,灌注液的扩张关节作用不大。实际上,牵引装置才是扩张关节的关键。灌注液的作用是通过冲出关节内碎屑来保持关节内镜下视野清晰。没有止血带是,灌注液也有一定的止血作用。笔者的方法是将3L灌注液挂在高于患者1~2m的地方,通过重力作用灌注,这种方法可适用于大多数病例。有时对于急症骨折病例需使用手动泵加压清除凝血块。要注意灌注液外渗不要过多,否则导致筋膜间隙综合征。压力控制器并不是必需的。

【手术入口与解剖】　腕关节内镜共有11个标准入口,5个入口用于桡腕关节,4个入口用于中腕关节,2个入口用于下尺桡关节(图35-4-6)。也有对于尺桡关节采用掌侧入口的研究报道。必须对体表解剖标志有透彻的了解,在建立入口时应特别小心避免造成腕部各重要解剖结构的医源性损伤。一般来说,在向关节腔内注射生理盐水前必须在腕关节牵引下用指尖仔细地触诊各解剖标志后标记出来。在麻醉完全起效后,在相应的关节腔内注射3~5ml生理盐水以扩张该关节间隙。用11号刀片在选择好的入口点作横行切开皮肤2~3mm。对于中国患者来说,横向切口更容易愈合,瘢痕更小。用止血钳轻轻地扩开切口以分开表浅神经的分支以及伸肌腱,直至关节囊。再用止血钳轻柔地穿透关节囊至流出少量灌注液。然后用带套管的穿刺器进一步扩开关节囊开口,置入镜头。最好现在套管上连接灌注液并打开开关,这样可以在置入镜头前使灌注液充满套管及关节腔并扩张关节。此法有助于减少关节腔内气泡,否则在腕关节这种窄关节间隙内的气泡会影响视野。

1. 桡腕关节入口　入口命名的根据是相应的伸肌腱名称及其相互关系。共有 5 个常用的入口,其名称分别是:1/2、3/4、4/5、6R 和 6U。

(1) 1/2 入口:入口在桡侧腕长伸肌(ECRL)肌腱桡侧。桡骨远端远侧。清醒患者局麻下作主动伸拇指动作有助于识别该入口的位置。由于该入口靠近鼻烟窝内的桡动脉和桡浅神经,存在一定的风险,也因此不太常用。避免以上并发症的诀窍是建立入口时尽量靠近伸腕肌腱。此入口适合于以下情况:①背侧腱鞘囊肿切除术中置入刨削器;②掌侧腱鞘囊肿切除术的进入入口;③修复Ⅰb型 TFCC 周围撕裂时置入硬膜穿刺针;④固定舟月关节(SL)不稳时置入克氏针;⑤桡骨/尺骨茎突切除。

(2) 3/4 入口:这一基本入口位于 Lister 结节远端,拇长伸肌(EPL)和伸指总肌(EDC)肌腱中间。在建立入口时,穿刺器应掌倾10°～15°,以符合关节面的自然倾斜。入口应直视舟月关节。标志性解剖结构为 Testut 韧带,又被 Whipple 称为"关节内脂肪垫"。此入口为最常用和方便的入口,经该入口到达桡腕关节内任何部位,太偏尺侧的结构(如月三角韧带)除外。

(3) 4/5 入口:该入口在 EDC 和 EDM 肌腱间隔中间。在所有桡腕关节入口中,此入口是最不容易触摸到的,因为伸肌腱鞘较厚,使该入口的解剖不清。定位入口的方法是通过旋转前臂找到下尺桡关节(DRUJ),在其远侧的凹陷处即是。此入口是笔者最喜欢使用的入口,因为关节内镜器械可以很容易地到达桡腕关节的桡侧和尺侧。建立入口时,应注意表面的手背静脉。如果不慎穿到此静脉会导致不易控制的入口出血。

(4) 6R 入口:6R 入口位于第 6 背侧间室和尺侧腕伸肌腱桡侧。此入口很容易通过触摸肌腱和尺骨的汇合点来识别。应注意避免损伤尺神经的背侧支和三角纤维软骨复合体。建立此入口和 4/5 入口较安全的方法是在关节内镜能直视关节尺侧的情况下进行。观察三角纤维软骨复合体和月三角韧带很理想。此入口横穿 ECU 外鞘,而后者又是三角纤维软骨复合体的一个组成部分,因此不推荐在为彻底检查桡腕关节(包括三角纤维软骨复合体背侧)之前常规建立此入口,以避免混淆是否存在三角纤维软骨复合体背侧撕裂。但这是一个很好的治疗三角纤维软骨复合体病变(如三角纤维软骨复合体清创)的入口。该入口也被用作背侧腱鞘囊肿的切除。

(5) 6U 入口:该入口在 ECU 肌腱的尺侧,尺骨鼻烟窝的桡侧缘。该入口正对茎突前窝,常被用作出水口。此入口也永远辅助修复Ⅰb型 TFCC 周围撕裂。在建立入口时应注意避免损伤尺神经背侧支。

2. 中腕关节入口　中腕关节入口命名的根据是入口在关节上的位置,包括中腕关节桡侧入口(MCR)、中腕关节尺侧入口(MCU)、舟状骨大小多角骨入口(STT)和三角骨钩状骨入口(TH)。

(1) MCR 入口:此入口位于 3/4 入口远端 1cm,在第 3 掌骨桡侧延长线上。软点对应的是中腕关节中 SL 关节的凹侧与头状骨凸侧形成的关节。另一种有用的技巧是通过触摸确定第 2 掌骨和 Lister 结节,入口就在这两个解剖标志的中间点上。与 3/4 入口不同的是,穿刺器的方向应直对背-掌方向并指向中线。这样可以将穿刺器插入舟状骨近端、月骨和头状骨之间的稍大的空隙中,而不是插入舟状骨体部和头状骨之间,以避免医源性软骨损伤。由于腕骨的形状和空间比较小,最好使用钝头穿刺器。在建立中腕关节的入口时动作应特别轻柔。这是中腕关节内镜检查最常用的入口。若行关节镜下植骨,此入口是最理想的舟状骨植骨的工作入口。

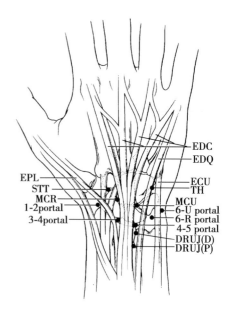

图 35-4-6　腕关节内镜手术入路
EPL 拇长伸肌腱　EDC 指总伸肌腱
STT 舟状骨大小多角骨入口　TH 三角骨钩状骨入口　MCR 中腕关节桡侧入路
MCU 中腕关节尺侧入路　ECU 尺侧腕伸肌　DRUJ(D)尺桡关节入口远端
EDQ 小指固有伸肌　DRUJ(P)尺桡关节入口近端

（2）MCU 入口：此入口位于 4/5 入口远端 1cm，在第 4 掌骨延长线上。它位于 4 个角状骨的连接处：月骨、三角骨、钩状骨和头状骨。没有经验的人不太容易找到此入口的软点。技巧是与 MCR 入口在同一平面上并在 4/5 入口远端。对于腕关节僵硬的情况，例如创伤后或类风湿关节炎，中腕关节尺侧不易受累而空间更大些，因此这是一个非常有用的入口。常作为出水口或探查及器械操作入口。

（3）STT 入口：位于 MCR 入口桡侧 1cm 并略偏向远端，在 EPL 肌腱尺侧。此入口在舟状骨，小多角骨和大多角骨的交界处。注意避免损伤 EPL 肌腱桡侧的桡神经。此入口是一个很好的出水口和处理舟状骨病变的入口。此入口还是一个便于穿针以排出中腕关节气泡的通道，因为气泡很容易汇集在 STT 关节区域。只有在拇指牵引下的关节松弛情况下才能看清掌侧的韧带。

（4）TH 入口：由于间隙太窄，此入口很少用于进镜或操作。通过触摸 EGU 肌腱并将手指向远端移动直到可触及钩骨，就可以定位入口了。位于 ECU 肌腱和钩骨的腋部。此入口可作为备用出水口，它与三角骨钩骨关节相对应。

3. 尺桡关节入口　DRUJ 关节内镜本身难度较高且治疗价值不大，因此不太常用。通常需要使用直径较小（例如 1.9mm）的镜头。对于类风湿关节炎，因为关节囊由于滑膜炎的原因扩张，建立此入口相对容易些。在前臂完全旋后位时，可直接触摸 DRUJ 来定位此入口。共有 2 个 DRUJ 入口。DRUJ 上方入口（PDRUJ）位于半月切迹和尺骨头的交角处。DRUJ 下方入口（DDRUJ）位于 DRUJ 远端背侧三角纤维软骨复合体紧张部的近端。对于三角纤维软骨复合体贯通的患者，DRUJ 的操作入口采用 4/5 或 6R 入口，器械穿过贯通处到达 DRUJ。

4. Olar Portal 掌侧入口　Abe 和 Doi 等报道了自 1992—2001 年间利用掌侧入口对 230 例日本患者进行的关节镜手术。此入口在近侧腕横纹水平，桡侧腕屈肌肌腱和正中神经牵向尺侧。通过桡侧腕屈肌肌腱鞘显露掌侧关节囊，沿关节囊纤维方向作 3mm 切口。在桡月长韧带和绕舟月韧带之间建立入口。此入路的优点在于可处理桡骨远端关节内骨折的背侧骨片、类风湿关节炎的腕关节背侧滑膜增生和舟月骨间韧带的掌侧撕裂。应用此入口没有发生并发症的报道。Bain 等人报道利用同样的入口进行关节内镜下关节囊挛缩松解。Slutsky 发现此入口特别适合于检查尺侧吊钩机制和背侧尺桡韧带，因此适合于检查腕关节尺侧慢性疼痛。

【检查与顺序】　彻底的腕关节内镜检查必须包括桡腕关节，然后是中腕关节。但实际顺序取决于临床怀疑的病变部位。根据经验当桡关节的病变明确且与临床症状和体征吻合时，中腕关节常表现正常或病变不严重。一个典型的例子是三角纤维软骨复合体完全撕裂导致的腕关节尺侧慢性疼痛，这是检查中腕关节不是必需的。总之应该根据术者自己的经验和临床判断。

在常规桡腕关节检查中，建议首先将 3/4 入口作为观察入口。通常在 6U 入口使用 18G 针头作为出水口。最重要的是系统地检查关节内主要韧带结构和骨性结构的关节面。通常经 3/4 入口将关节内镜顺桡背侧方向沿舟状骨弯曲可以看到有关节囊返折附着的舟状骨背侧缘。再向下看，可以很容易地看到桡骨茎突。再由桡骨茎突向上看，依次系统性地检查掌侧关节囊韧带、骨间韧带、三角纤维软骨复合体和关节软骨（图 35-4-7 ~ 图 35-4-22）。经 3/4 入口进镜检查整个尺腕关节前，先不要建立 4/5 或 6R 入口作为工作入口。这一措施有助于避免关节内镜检查中无法分辨常见的背尺侧关节囊背侧缺损或滑膜皱襞是病变还是穿刺器造成的关节囊损伤。有时经 3/4 入口进入的镜头很难穿过月骨近侧的桡腕关节狭窄到达尺腕关节区。方法是将关节内镜偏向关节囊间隙较大的地方，直到镜头尖端通过月骨。然后，以月骨作为滑轮使关节内镜滑进尺腕关节。这样可以避免在一开始就使用 4/5 或 6R 入口从而使正常解剖结构被破坏。此后，便可使用 6R 或 4/5 入口，因为单纯从 3/4 入口经常无法看到三角韧带，而且常常需要使用探针从此入口探查非固有韧带、骨间韧带和三角纤维软骨复合体。只有进行仔细的触探才能发现那些看起来轻微的关节内病变的真实病变程度。例如一个典型的 TFCC 撕裂病例，应从 4/5 或 6R 入口探查撕裂的稳定程度、背侧和掌侧边缘韧带的完整性。只有在三角纤维软骨复合体周围完整并稳定时，才可以切除三角纤维软骨复合体的撕裂部分。许多三角纤维软骨复合体周围撕裂的病例也是这样，实际撕裂的程度会被反应性增生的滑膜覆盖，使人很难通过单纯观察得出正确的诊断。这时应先清除增生的滑膜再探查病变。探查三角纤维软骨复合体时，缺乏弹性感也是三角纤维软骨复合体周围损伤松弛的一个重要体征。任何关节内镜修复手术的目的都是重建三角纤维软骨复合体的正常张力和弹性。

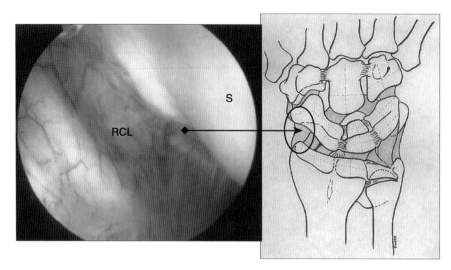

图 35-4-7　桡侧韧带返折于舟状骨背侧缘

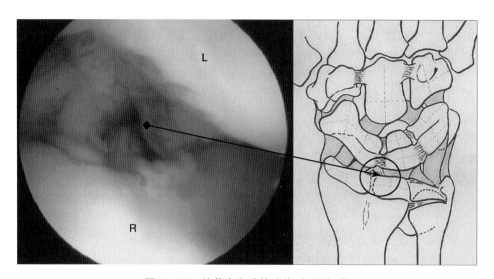

图 35-4-8　关节内脂肪垫或桡-舟-月韧带

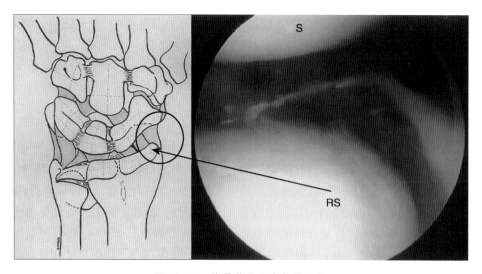

图 35-4-9　桡骨茎突和舟状骨腰部

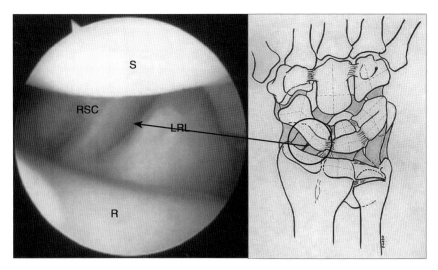

图 35-4-10 桡侧主要掌关节囊韧带

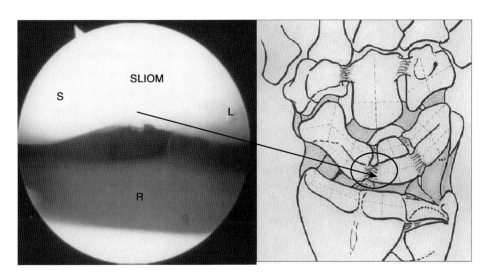

图 35-4-11 舟-月韧带近端

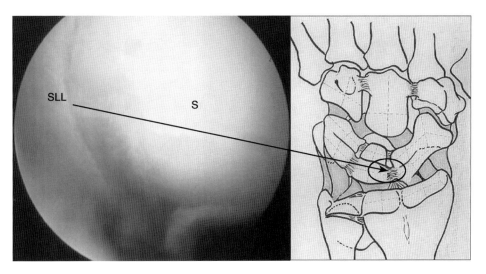

图 35-4-12 舟-月韧带背侧

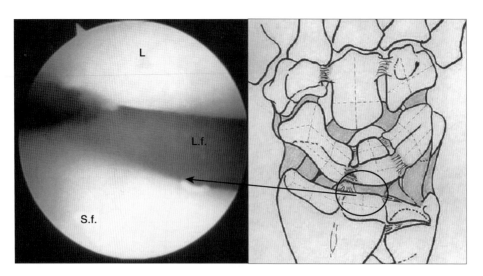

图 35-4-13　桡骨远端舟-月窝

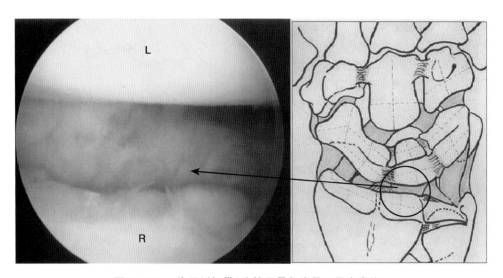

图 35-4-14　桡月侧韧带(连接月骨与桡骨月骨窝掌缘)

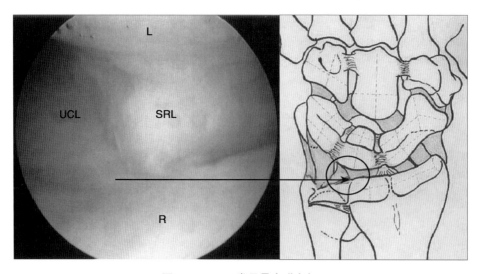

图 35-4-15　正常月骨窝联合部

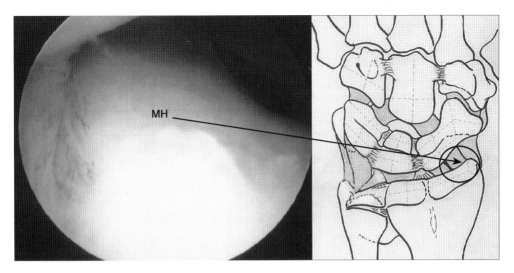

图 35-4-16　正常桡骨茎突上方半月样软骨

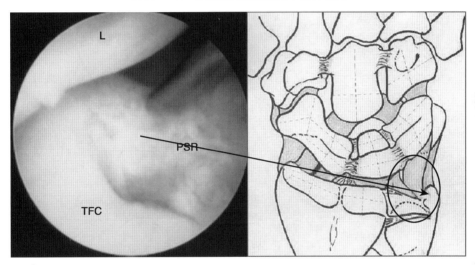

图 35-4-17　正常尺骨茎突隐窝（PSR）

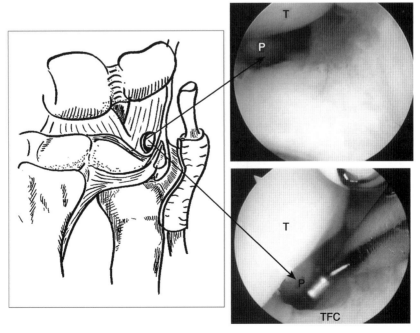

图 35-4-18　舟状骨-三角骨孔

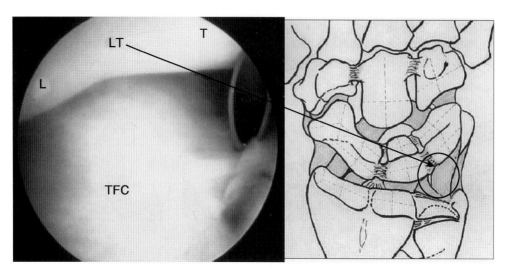

图 35-4-19　月-三角骨韧带

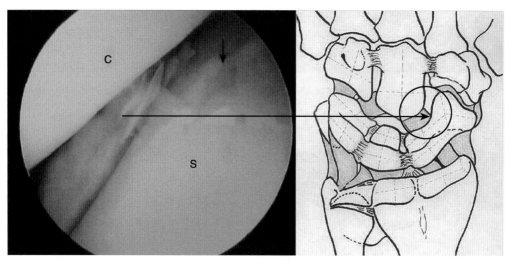

图 35-4-20　舟-头状骨韧带

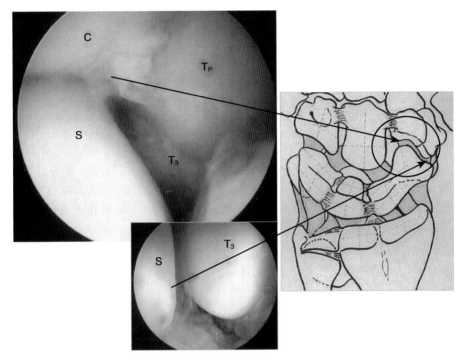

图 35-4-21　正常舟-大-小多角骨关节

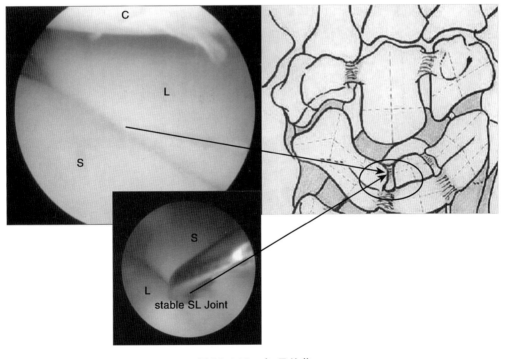

图 35-4-22　舟-月关节

检查中腕关节建议初始入口选择最容易建立的 MCR 入口。这是中腕关节最有用的入口,几乎可以看到整个关节。将 MCU 作为出水口以便在必要时(例如检查中腕关节不稳时)将此入口转换为工作或探查入口。在桡侧病变较显著时,例如舟状骨不愈合、舟月关节严重塌陷或严重类风湿关节炎时,MCR入口会显得特别紧,而 MCU 入口就成为较理想的进镜入口。无论何时,建立中腕关节入口时都应特别小心和耐心,因为经验不足时常常会导致创伤性刮伤或医源性关节软骨损伤。经 MCR 入口进行关节内镜检查时,应系统地检查解剖结构(图 35-4-23 ~ 图 35-4-27)。最先见到的结构应为头状骨、舟状骨和月骨的汇合点。在掌侧可见桡舟头韧带的舟状骨-头状骨部。与尺侧的尺骨头状骨韧带一起构成弓形韧带。通常这些韧带都覆盖着滑膜层。该滑膜层在尺侧增厚,形成一个软组织突起。在头状骨和月骨中间没有韧带连接处可以鉴别出 Poirier 间隙。当将关节内镜移向桡侧时,可经此点进入舟头关节和舟大小多角关节(STT)。再回到尺侧,可以探查月骨、大多角骨、头状骨和钩骨。从桡侧看,头状骨和钩骨的圆形外观类似"婴儿臀"。然后可以检查舟月关节和月三角关节的整体性和完整性。正常腕关节舟月之间及月骨和大多角骨之间没有或只有很小的关节间隙。Geissler 提出了评估腕关节骨间韧带稳定性的分级系统。Ⅰ级不稳是指从桡腕关节看到骨间韧带出血或变薄弱。从中腕关节观察不存在台阶或缝隙。Ⅱ级不稳是指韧带薄弱伴随中腕关节间隙不连贯或有台阶,腕骨间有小缝隙(图 35-4-28(1))。Ⅲ级不稳是指腕骨间隙可以容纳小探针且探针旋转时可产生脱位(图 35-4-28-(2))。Ⅳ级不稳是指该间隙可容纳 2.7mm 关节内镜(图 35-4-28(3))。通过中腕关节可看到韧带撕裂的残迹,在严重的病例中还可看到桡腕关节。

必须指出的是即使 SL 或 LT 关节存在缝隙也并不一定是病理表现,因为对于关节松弛的患者这是一种很常见的现象。可容纳探针的小间隙常见于相对正常的中国患者的腕关节,特别是女性患者。因此,必须将关节内镜下发现仔细地与临床检查对照。另一个发现是当由 MCR 入口放置关节内镜时,台阶征常见于月三角关节。这种明显的台阶表现是由于月骨尺侧与钩骨近端形成小关节的缘故。Viegas将此情况描述为Ⅱ型月骨以区别于Ⅰ型月骨与头状骨形成的单一小结节。依笔者的经验,Ⅱ型月骨远比Ⅰ型月骨更常见。经验不足的术者很容易误认为月三角关节存在台阶征。如果从 MSU 入口置入关节内镜直接观察月三角关节间隙就可以澄清这一现象,除非怀疑或发现 STT 关节有病变,常规诊断性关节内镜不会使用 STT 入口进镜。可以使用探针或刨削器进行必要的操作。

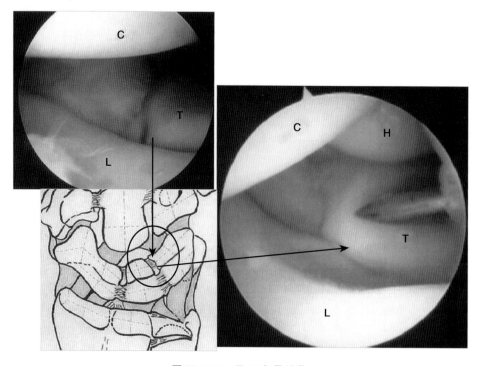

图 35-4-23 月-三角骨关节

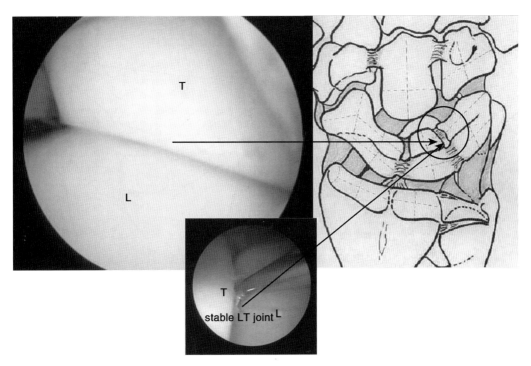

图 35-4-24 正常月-三角骨联合部

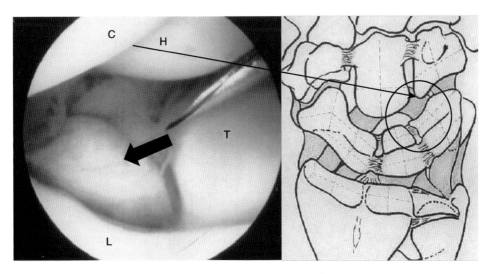

图 35-4-25 正常呈角状突起的滑膜组织

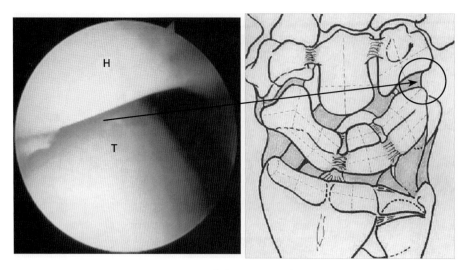

图 35-4-26　正常钩-三角骨关节螺旋面

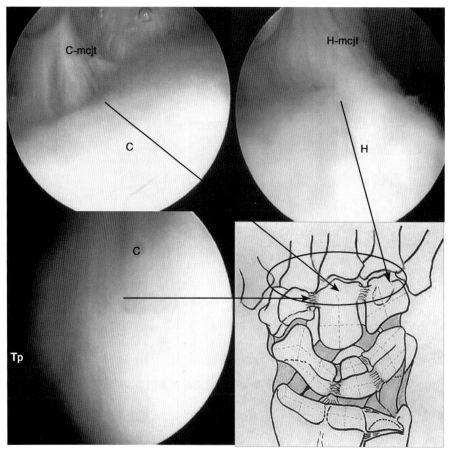

图 35-4-27　腕-掌关节

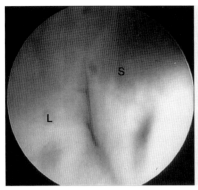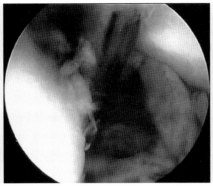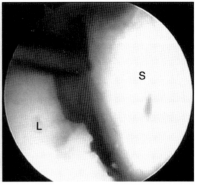

图 35-4-28　舟-月骨不稳

　　DRUJ 关节很紧造成医源性损伤的风险比腕关节其他部分明显高,只有当怀疑 DRUJ 有病变时才需要进行 DRUJ 检查。纵向手指牵引对于扩张间隙是没有用的。此外,对于一般中国患者的腕关节不能使用超过 2.0mm 的关节内镜,以降低并发症。

　　对于大多数关节内镜手术,通常不需缝合伤口。无菌包扎多伤口愈合就足够了,一般来说伤口愈合需要 8~10 天。笔者常规在敷料上覆盖一层防水敷料以便术后早期日常起居时可使用患侧手,例如洗澡和洗手。加压包扎只需 2~3 天。术后第一天就可以开始在手指活动练习。对于单纯诊断性关节内镜,除特殊情况外不需进行腕部制动。对于一名熟练的术者,包括桡腕关节和中腕关节的关节内镜检查全过程不超过 20 分钟。

(陈啟明　黄咏仪)

第五节　髋关节镜术

一、概述

　　早在 1931 年 Burman 首先介绍了髋关节镜的概念,1971 年 Gross 报告了应用关节镜治疗先天性髋关节脱位,1980 年 Vakliff 和 Warren 报告了关节镜下取出全髋关节置换术遗留的骨水泥块,1981 年 Holgersson 等报告了用髋关节镜诊断和治疗青少年型慢性髋关节炎。随着微创技术的进展,关节镜技术在骨科领域发展迅速,髋关节镜也得到了发展。髋关节镜为探索髋关节疾病,提供了更加广阔的发展空间。

(一)　设备与器械

　　备 30°和 70°的关节镜、冷光源、成像系统、电动刨削磨钻和射频等器材。一般 30°的关节镜观察髋臼中心部分和股骨头及髋臼窝的上部效果最好。70°的关节镜观察关节外周和髋臼盂唇效果最好,交替使用可获得最佳观察效果。机械液体压力泵对维持水流量有一定优点,如果水压过高可能导致灌注液体外渗。常规采用 3L 袋装生理盐水悬挂在 1.5m 高处灌注,不需要采用压力泵。标准的关节镜可以完成常规髋关节镜手术,对于肥胖患者需要加长的关节镜及套管。备用套管、穿刺针、导丝等配套器械,圆锥形套管穿刺锥在防止损伤方面较尖端三刃形套管针更加安全,以免穿刺关节囊时造成关节软骨面损伤。专门加长的等离子刀和弯曲的刨削刀,有助于关节镜下手术操作。常规备用 C 形臂机或 G 形臂机影像增强器,对确保准确无误的进入髋关节腔隙是十分必要的。

(二)　麻醉与手术体位牵引

　　全麻或硬膜外麻醉,充分地阻滞运动神经,以便保证肌肉松弛。髋关节镜采用仰卧位牵引(图 35-5-1),优点是摆体位比侧卧位比较方便,仰卧位做前方入路比较容易,可避免液体渗漏。有人采用侧卧位(图 35-5-2),体位不合适会使手术难以进行。由于牵引对阴部神经分支压迫和对坐骨神经的牵拉,牵拉力量不应>34kg(75磅),牵引时间不应超过2小时。会阴柱的摆放可以最大限度地减小压迫性会阴神经麻痹的危险,为保护阴部神经免受损伤,包裹好会阴柱(直径至少9~12cm),使会阴柱偏向手术侧的髋关节,可有效地分散对会阴部的压力。通过牵引产生一个向外的分力,从而拉开了接触点与阴部神经之间的距离,分散作用在坐骨上的外力,掌握好时间,减少暂时性神经麻痹。患者仰卧位屈曲位牵引,可以使关节囊松弛,但可能增加坐骨神经的张力,使坐骨神经太靠近关节囊。因此,手术时应避免髋关节过度屈曲。对侧肢体应尽量外展,在两腿之间可以放进影像增强器(图35-5-3)。在固定对侧足时应施以轻度的牵引以产生一个反牵引力,这样可以维持骨盆在手术床上的位置,使其不致因患侧的牵引而移位。通过透视可进一步确定施加在肢体上牵引力的大小以及髋关节牵开的程度。牵开髋关节的力量需要约11~23kg(25~50磅)的牵引力。如果不能轻松地牵开髋关节,可持续牵引几分钟后让关节囊松弛,这样不需要过多的牵引力也能够使关节牵开。X线透视显示呈半月形表示已经牵开(图35-5-4),此时可以减少牵引重量。

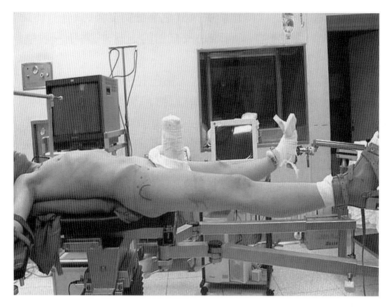

图35-5-1 仰卧位髋关节牵引

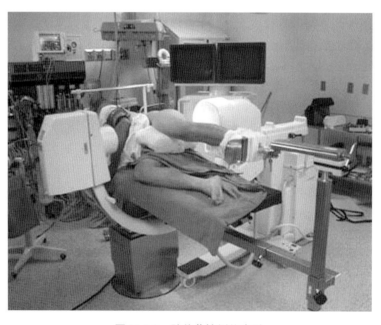

图35-5-2 髋关节镜侧位牵引

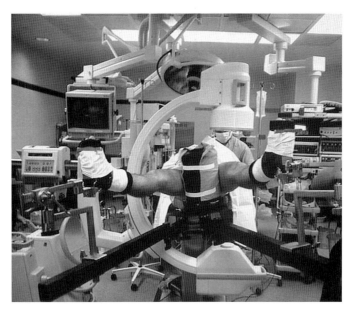

图 35-5-3　髋关节镜手术体位全貌

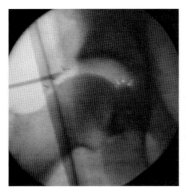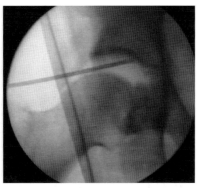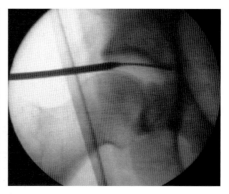

图 35-5-4　牵开后股骨头呈半月形

（三）髋关节镜手术入路

髋关节周围可触及骨性标志有大粗隆、髂前上棘。深部骨性标志有股骨头颈和髋臼。术前将股骨大粗隆和关节镜手术入路进行标记,同时将髋关节周围的骨性标志、血管神经走行标出。一般手术入路为前方、前外侧和后外侧入路(图 35-5-5)。股动脉和股神经在前方入路的内侧,股外侧皮神经与前方入路的位置接近,坐骨神经位于后外侧入路的后方。确定入路时,应考虑到神经血管的走行,外侧入路附近重要的解剖结构包括后方的坐骨神经和前方的股外侧皮神经,前方有股动脉、股神经以及臀上神经远离入口,要注意其位置以免损伤。

1. 前外侧入路　首先建立前外侧入路,此入路比较安全。前外侧入路在关节囊外侧面的前缘穿过臀中肌。在此部位,与前外侧入路关系比较密切的唯一结构就是臀上皮神经出坐骨窝后,由后向前横向走行,经过臀中肌的深面。该神经与前后两个外侧入路的位置差不多,平均距离为4.4cm。在 X 透视引导下,用约15cm(6 英寸)长的 17 号穿刺针做前外侧穿刺,当穿刺针刺入关节腔内时,由于髋关节牵开后通常会出现一种真空现象,液体可被主动吸入关节腔内,确认穿刺针已在关节囊内,注入 40ml 液体扩充关节腔。穿刺针经前外侧入路进入关节腔时常常会穿透髋臼盂唇,进针时可以体会到穿透盂唇比穿透关节囊的阻力更大,如果穿刺针穿透盂唇,简单的处理方法是在关节扩充后将针退出,然后在盂唇水平之下重新进入关节囊。如果不认识到这一点,套管会造成盂唇损伤。手术器械穿入髋关节时,需要穿过臀中、小肌,一旦穿入关节囊,即可感到明确的"落空感"。如果在穿入关节囊前碰到骨质,说明器械太靠上碰到了髋臼的外壁,太靠下而碰到股骨头。连接关节镜和进水管,在关节镜直视下置入关节镜工

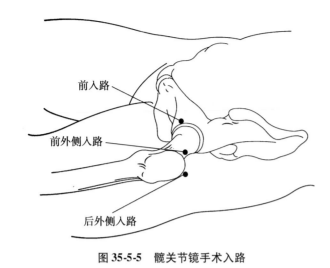

前入路

前外侧入路

后外侧入路

图 35-5-5　髋关节镜手术入路

作套管和刨削或射频清理增生肥厚、充血水肿的滑膜组织,剥脱浮起的软骨碎屑,修整股骨头和髋臼的软骨创面。

前后位 X 线透视确定入路的位置,当下肢旋转至中立位时,股骨头前倾使得关节的中心位于大转子中心的前面。前外侧入路位于大转子前缘的位置,应该从关节中部进入前方。

由于髋关节解剖结构的局限性,而且有丰厚而又致密的软组织包绕,不小心可引起医源性的关节软骨损伤。只要熟悉髋关节周围的局部解剖,就不会损伤到附近的股神经。不过,股外侧皮神经的走行与该入路十分接近。做切口时千万要小心,运用正确的手术技巧是可以避免该神经损伤的。如果皮肤切口太深也很容易伤及该神经。必要时仅用外侧两个入路就能顺利完成关节镜手术。

2. 后外侧入路　建立后外侧入路,穿刺针在到达外侧关节囊后缘之前要穿过臀中肌和臀小肌,走行于梨状肌的前上方,在关节囊水平与坐骨神经毗邻紧密,与神经外侧缘的距离平均为 2.9cm。将关节镜的镜头向后旋转,就可以看到后盂唇下方的进入部位。在关节镜监控下建立入路,可以确保器械不会偏离方向或进入到后方,从而保护坐骨神经免受损伤。同样,做后外侧入路时,要保证髋关节处于中立位。髋关节外旋会使大转子向后移位。大转子是主要的解剖标记,如果后移会增大坐骨神经受损伤的危险。

3. 前方入路　在髂前上棘以远平均 6.3cm 处,在进入前关节囊之前,先穿过缝匠肌和股直肌的肌腹。股外侧皮神经在前方入路水平,分成 3 ~ 4 个分支。前方入路与这些分支的距离通常在几个毫米之内。由于神经有多个分支,所以在改变入路位置时难免碰到神经;不过通过仔细的操作可以避免神经损伤。特别需要注意的是,如果皮肤切口过深,很容易伤及皮神经分支。前方入路在从皮肤到关节囊的行进中,几乎垂直于股神经轴线,在关节囊水平则更为接近,平均距离为 3.2cm。旋股外侧动脉的升支与前方入路的关系有一定变异,但一般都位于前方入路以下大约 3.7cm 处。通过一些尸体标本确认,在关节囊水平,入口周边几个毫米处有该动脉的一支终末动脉。注意防止前方入路造成血管损伤。

4. 髋关节外侧入路　全麻或硬膜外麻醉后,患者取仰卧位。将足固定在牵引架上。髋关节处于轻度的外展、屈曲和外旋位以便关节囊松弛。会阴柱抵于两腿中间会阴区,抵住患侧大腿的内侧面并向外推,产生一个轻度向外的对抗牵引力,并使会阴柱远离横跨坐骨的阴部神经分支。在大转子附近将长穿刺针在预定的切口部位穿以保证切口位置准确,切口远离重要血管神经比较安全。股外侧皮神经的分支与前方切口的距离较近,但对神经并不构成危险。施加足够的牵引力,至少牵开髋关节 12mm,并由 X 线透视确认,必要时可增加牵引力量。髋关节牵开后,将长穿刺针经大转子前缘插入,经股骨颈上方进入关节腔。穿透关节囊时会有明显的突破感,之后髋臼会阻挡穿刺针的进入。此时需要用 X 线影像增强器来确认穿刺针的位置。如果还没有进入关节内,应在 X 线透视下进入关。术者应调整视频摄像系统,使荧光屏上出现的关节镜图像与患者解剖位置的图像相对应,经外侧入口可直接见到髋臼。待手术器械插入到关节内,将牵引力减小至约 23 ~ 32kg(50 ~ 70 磅)。当牵引力达到更安全的水平后,关节依然保持牵开状态,这是因为肌肉已经处于松弛状态。

5. 髋关节镜穿刺技术与检查　用 18 号 25cm 长的专用穿刺针进行髋关节穿刺,将穿刺针沿股骨大粗隆的顶点穿入,沿髋臼缘刺入髋关节内(图 35-5-6)。髋关节穿刺成功后,连接穿刺针的注射器内的生理盐水会自动吸入髋关节腔内 10 ~ 15ml。液体注入髋关节腔内会自动反流,说明穿刺针已在髋关节腔内。用注射器向关节内注射 10 ~ 15ml 的水,用以打破关节内的负压抽吸密封状态,髋关节会松弛下来,并可进一步牵开。导丝插入穿刺针内,拔出穿刺针,导针置于原位(见图 35-5-6)。用直径 5mm 的空芯导向棒沿导针插入关节腔,关节镜穿刺锥套管沿导向棒穿关节腔(见图 35-5-6)。置入关节镜后,在关节镜下可以进行观察到股骨头和盂唇等解剖结构(图 35-5-7)。用 70°的关节镜直接观察髋关节囊的穿刺部位。关节镜通道已经建好之后,在关节镜监视下采用上述同样方法建立工作通道(图 35-5-8)。在前方盂唇游离缘之下,先将 17 号腰穿针刺入关节腔以便探路,再将穿刺套管穿入关节腔。如果在 30°关节镜下不能很好地观察髋臼的边缘和盂唇,可以使用 70°关节镜。为了观察髋关节的周缘及关节囊部分,应将关节镜向回抽,然后减少牵引拉力,直到股骨头回到髋臼内。手术器械和关节镜可在各个入口相互交换。髋关节旋转、外展、内收、屈曲和伸展,术者即可观察髋关节全貌。

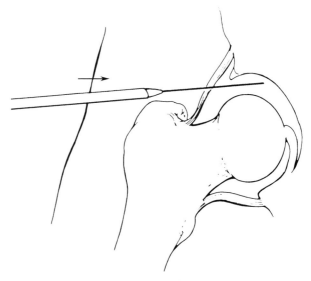

图 35-5-6　沿导针插入空心交换棒

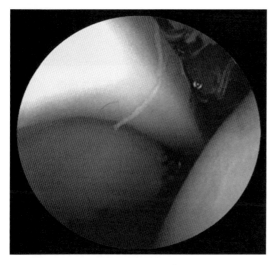

图 35-5-7　关节镜下直观盂唇和股骨头

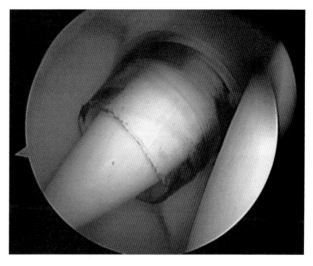

图 35-5-8　建立工作通道

　　髋关节镜外侧入路相对安全,器械操作比较方便,关节镜可以观察整个关节腔,为镜下手术提供了一个安全通道。手术完成后,要立即松开牵引,避免长期牵引诱发会阴组织压伤。

　　(四)髋关节镜手术适应证与禁忌证

　　髋关节镜手术成功的关键在于选择合适的病例。髋关节疾病尽管很多,但具备绝对适应证却很少。一般来说,游离体、盂唇撕裂、髋臼或股骨头软骨病变、股骨头缺血性坏死、圆韧带损伤、髋关节撞击征、髋臼发育不良合并骨关节炎、滑膜疾病、类风湿关节炎、痛风性髋关节病、关节囊挛缩症、滑膜软骨瘤病、髋关节感染、全髋关节成形术后异物取出、创伤后髋关节炎、骨性关节炎等,均可进行关节镜手术探查和治疗。疼痛伴有交锁、刺痛等症状的患者,较单纯关节疼痛或因疼痛而活动受限的患者更适合于做镜下关节清理术。长期反复发作、症状持续不能缓解的髋关节痛,查体有阳性体征但不能明确诊断的患者也可采用髋关节镜的诊治。有外伤史的患者更适合于关节镜诊治,无外伤史或仅受到轻度外伤的患者,可能预示着关节退变作关节镜的效果不理想。如果患者的症状不明显,关节镜手术的疗效则很难预测。因为如果没有明确的致伤因素,则常常是由一些潜在的致病因素或退行性变引起的,关节镜手术则很难完全逆转这些病程。关节活动时发生交锁刺痛等症状,可以行关节镜手术,仅仅是运动时疼痛,甚至症状与运动无关,行关节镜手术要慎重,术后不一定能够达到预期的疗效。

以下情况不适合髋关节镜手术:髋关节强直、僵硬或关节囊挛缩、髋关节异位骨化,关节牵开受限,关节镜器械无法进入者;股骨颈应力骨折、坐骨支和耻骨支不全骨折及严重骨质疏松者,牵引会造成骨折加重者;创伤或手术造成的髋关节骨与软组织明显的解剖异常;髋关节进行性破坏、骨髓炎、脓肿形成或败血症患者;切口邻近处皮肤病或溃疡患者;病态肥胖,器械难以达到关节内,手术操作困难者。

（五）手术并发症

髋关节镜手术常见的并发症有:

1. 神经血管牵拉伤。牵引后出现暂时性的坐骨神经麻痹,屈髋会增加坐骨神经的牵拉力。外侧入路可能出现的并发症是由于牵引对横跨坐骨的阴部神经支的压迫和对坐骨神经的牵拉。股外侧皮神经在关节镜前入口就分成三支或更多分支,其中一支紧邻入口。因此,切开皮肤时应注意避免伤及该神经。

2. 会阴部挤压伤的原因是骨科手术床会阴柱顶压所致,当髋关节牵开后,应尽量减少牵引重量和时间。

3. 股骨头和盂唇损伤在建立手术入路时穿刺点最好要低于盂唇,远离股骨头关节面,否则操作过程中容易刺伤股骨头(图 35-5-9)、髋臼软骨或盂唇(图 35-5-10)。

4. 器械部件脱落,特别是等离子刀的前端电极片脱落比较常见(图 35-5-11)。

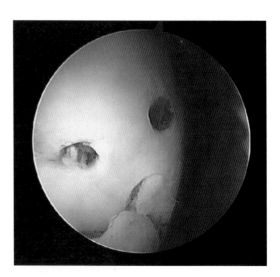

图 35-5-9　股骨头软骨医源性损伤

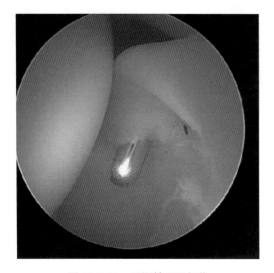

图 35-5-10　医源性盂唇损伤

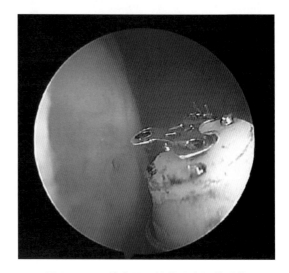

图 35-5-11　等离子刀的前端电极片脱落

二、髋关节骨关节炎与滑膜软骨瘤病

滑膜软骨瘤病为滑膜化生性疾病,是导致游离体的主要原因,术前通过影像学检查诊断率为 50%。McCarthy 和 Buaconi 报告 67% 的游离体在普通放射学检查时不显影。髋关节滑膜软骨瘤病,术前正确诊断率只占 40%,如果没有骨化的游离体 X 线检查则难以明确诊断(图 35-5-12),如果游离体钙化 X 线检查(图 35-5-13)和关节镜下都可显示(图 35-5-14)。

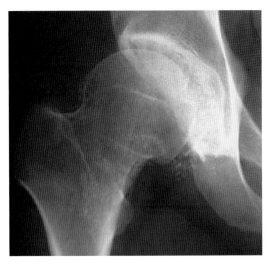

图 35-5-12 滑膜软骨瘤病 X 片未显影

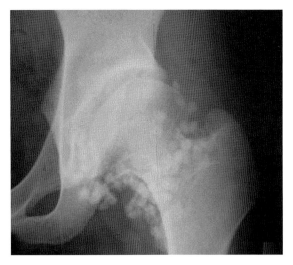

图 35-5-13 X 片显影多个游离体

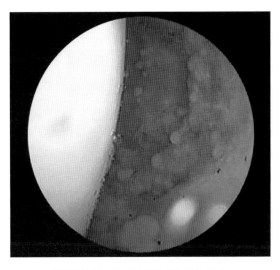

图 35-5-14 关节镜下见滑膜软骨瘤

三、髋关节盂唇损伤

髋臼盂唇损伤与运动伤有关,有的为先天性的髋臼发育不良磨损所致。Santori 和 Villar 报告有67%的盂唇损伤。髋臼发育不良盂唇损伤的瓣可嵌于关节腔内(图 35-5-15)发生关节交锁。运动损伤造成的盂唇撕裂伤(图 35-5-16)关节镜清理后可以完全缓解症状。

四、股骨头坏死的关节镜手术

股骨头缺血性坏死(avascular necrosis,AVN)是骨科领域目前尚未解决的难题之一。股骨头坏死Ficat 0 ~ Ⅱ 期属于较早期改变,股骨头无塌陷,MRI 图像显示股骨头负重区水肿低信号异常(图 35-5-17)。我们根据股骨头坏死的范围、面积和形态,采用 3.0mm 的克氏针进行小直径、多孔道、扇形钻孔减压(图 35-5-18),优于传统的单孔道粗直径减压。股骨头髓内减压后的结构呈"蜂窝状",保留了隧道与隧道之间的支撑结构,缓冲了压力,达到了充分减压改善血供和防止股骨头减压术后塌陷的目的,不失为有效的治疗方法。

股骨头缺血性坏死,还与继发性髋关节骨关节炎和滑膜炎有关。关节镜下清理增生肥厚、充血水肿的滑膜和关节腔内漂浮颗粒、碎屑和炎性致痛物质,可改善髋关节内环境阻断炎症过程的恶性循环。

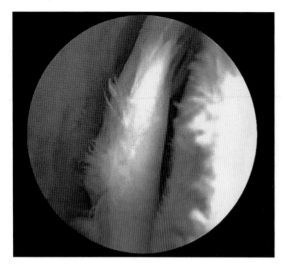

图 35-5-15 盂唇损伤嵌入髋关节腔

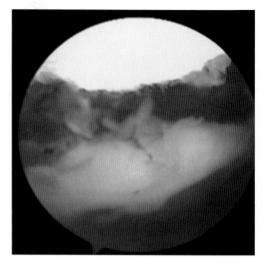

图 35-5-16 运动伤盂唇损伤

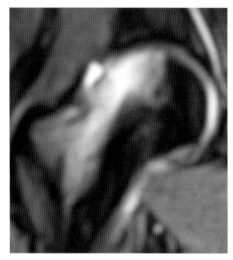

图 35-5-17 MRI 显示股骨头水肿

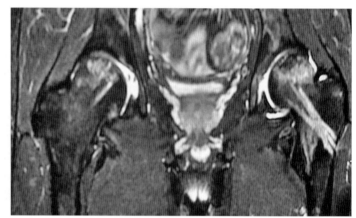

图 35-5-18 股骨头多孔道、小直径扇形钻孔减压术后

五、早期强直性脊柱炎髋关节镜清理术

强直性脊柱炎(ankylosing spondylitis,AS)具有遗传倾向是一组慢性、进行性和致残性较高的疾病。本病是以脊柱、骶髂关节和髋关节受累为主,致残率较高的疾病。流行病学资料显示,我国 AS 患病率为 0.26% ,男女比例为 2:1 或 3:1 ;发病年龄通常在 13~30 岁之间,30 岁后发病较少见。约 25% 的患者累及髋、膝或肩关节。对青少年 AS 早期髋关节病变患者,采用全身麻醉下先行髋关节推拿活动,解除髋关节粘连,有利于改善髋关节的运动功能。实践证明,早期髋关节镜滑膜清理术同时配合内科治疗和康复训练,可有效地控制其病程发展,减轻 AS 的致残率,改善髋关节功能。

仰卧位于骨折牵引床上,双踝关节捆绑在下肢牵引器上,牵引重量 20kg。常规采用髋关节前外侧和后外侧入路,作为关节镜和手术器械入路。髋关节推拿后关节内创面渗血,影响关节镜下观察,可采用液体冲洗,也可采用含有肾上腺素的生理盐水,进行髋关节腔冲洗,术中采用 0.1% 肾上腺素 1ml 加入生理盐水 3000ml 进行持续灌注,可达到术野清晰的目的。髋关节镜下观察到关节囊滑膜组织增生肥厚、充血水肿,增生的滑膜组织爬行到股骨头的软骨表面,关节镜下刨削清理增生肥厚的滑膜组织(图 35-5-19),等离子刀冷凝清理髋关节内的滑膜(图 35-5-20)。软骨剥脱后,软骨下骨裸露,镜下清理剥脱和不稳定的软骨达正常界为止(图 35-5-21)。

髋关节镜清理术后,坚持进行系统的内科综合治疗和康复训练不可偏废。

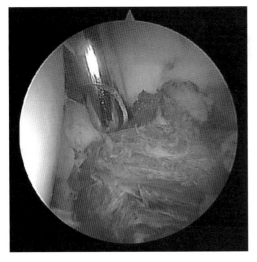

图 35-5-19 刨削滑膜组织

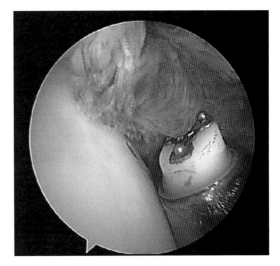

图 35-5-20 射频清理滑膜增生

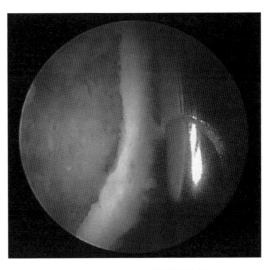

图 35-5-21 清理剥脱的软骨创面

（刘玉杰）

第六节 膝关节镜手术

膝关节镜手术是关节镜手术中最早开展的手术。1918 年,日本的 Takagi 使用当时的膀胱镜在尸体上对膝关节进行了观察,这是有文献记载来的第一次关节镜的报道,后来的研究者相继报道了其他关节镜的研究。关节镜的基本原理、手术方法以及使用的相关器械也大都首先自膝关节镜而来。近年来,随着关节镜设备的不断研发和关节镜手术的创新,关节镜作为一种微创的手术方法,越来越多地应用于临床。相继应用于临床的其他关节内镜术,不论在器械、设备、适应证、禁忌证,乃至技术操作和手术方法等方面,均与膝关节镜基本相同。因此,膝关节镜手术是所有关节镜手术的基础和模式。

一、相关解剖

膝关节由股骨远端和胫骨近端构成的内侧和外侧股胫关节,以及由髌骨和股骨远端滑车部分构成的髌股关节组成,它是人体最大、结构最复杂的屈戌关节。其活动范围虽不如肩、髋关节大,但其功能更精确和复杂。同时,由于膝关节位于下肢的中部,需承受较大的应力,并进行大量的运动,因而易引起损伤和退行性改变,特别是半月板、韧带和软骨更易损伤。

　　膝关节的关节囊及韧带是维持关节稳定的重要结构。关节囊由纤维层和滑膜层两层构成。其在近侧附着于股骨关节面的近侧缘;远侧附着于胫骨。股骨远端两侧的髁上部在关节囊之外。关节囊薄而坚实,其外层的纤维组织与内层的滑膜组织紧密连结。膝关节滑膜起于关节软骨的边缘,后返折于关节囊纤维层的内面。其滑膜面积在全身关节中最大。滑膜上端在前面超过股骨近端的关节面,在股四头肌腱下形成囊状隐窝,向上与髌上囊相通。两侧超过股骨髁关节面约1.5cm。膝交叉韧带亦被包绕于滑膜内。滑膜还附着于半月板和髌骨的边缘。正常时,滑膜本身形成皱襞,以适应膝关节的各种运动。按其所在部位可分为髌上、髌下及髌内三种皱襞。其中后者最少见,但最易发生病损引起症状,常被误诊为膝关节内功能紊乱症或内侧半月板前角损伤。当滑膜皱襞受伤或发生炎症时,可出现水肿、增厚,失去弹性,甚至纤维化,从而引起膝部疼痛、弹响或关节不稳等症状,称为膝关节滑膜皱襞综合征。

　　膝关节囊按部位分为前、后、内侧及外侧四部分。前面部分被由髌骨、髌韧带及股四头肌腱组成的伸膝装置所覆盖。后者与关节囊紧密结合;但在外侧,二者间隔有脂肪、血管及神经等组织。后方关节囊则由半膜肌附着点向外上的返折部加强,称为腘斜韧带。内侧关节囊分为前、中、后三部分。中部与内侧半月板边缘紧密连结;后部斜行,称后斜韧带。外侧关节囊偏后方较薄弱,腘肌腱由此处斜行穿入关节内。

　　在膝关节的内、外及后侧均有关节外韧带加强。内侧为胫侧副韧带,扁宽而强韧,起于股骨内上髁的内上方,止于胫骨近端的内侧面及胫骨内髁的后缘,并附着于内侧半月板的后缘。腓侧副韧带起于股骨外上髁相当于肌腱沟的近侧,向下后方止于腓骨头前方,并将股二头肌分开,其与外侧半月板之间被关节囊和腘肌腱隔开,腓侧副韧带不如胫侧副韧带坚韧。

　　交叉韧带位于膝关节内的中心部位,按其解剖部位分为前交叉韧带和后交叉韧带。前交叉韧带起于胫骨髁间隆起的前方,近髁间前区的内侧及外侧半月板前角,斜向上后外方呈扇状,止于股骨外髁内侧面的后部,长约4.0cm;后交叉韧带起于胫骨髁间隆起的后方,延伸至胫骨近端的后面,斜向前上内方,止于股骨内髁外侧面的前部。后交叉韧带与外侧半月板后角间有两条韧带连接,位于前方者为半月板股骨前韧带(Humphry韧带),位于其后方者为半月板股骨后韧带(Weisberg韧带)。后交叉韧带长约3.8cm,宽约1.3cm,其强度约为前交叉韧带的两倍,一般不易损伤。

　　膝关节半月板的存在对维护关节的稳定和缓冲应力、保护关节有着重要作用。半月板为半月形的纤维软骨盘,外表覆盖薄层的纤维软骨,其内为混有大量弹性纤维的胶原纤维,质地较脆弱。半月板的外侧由冠状韧带附着于胫骨髁的边缘,其周围与关节囊的纤维组织紧密连结。内、外侧半月板的前端以膝横韧带相连接。半月板位于股骨髁与胫骨髁之间,能加深胫骨平台关节面,使之与股骨髁关节面更加吻合。半月板的外缘较厚,与关节囊相连结;内缘较薄而锐,游离于关节腔内。半月板按其部位可分为内侧半月板和外侧半月板。内侧半月板较大,其前后端距离较远,呈C形,前角较薄而窄,后角较宽厚,外缘与关节囊及胫侧副韧带相连。由于其周围附着牢固,所以受伤的机会较多。外侧半月板较小,其前、后两角距离较近,近似O形,外缘也与关节囊相连,但关节囊与腓侧副韧带之间隔有腘肌腱,使其较内侧半月板有更大的活动度。外侧半月板前角附着于胫骨外侧棘的前方,恰在前交叉韧带之后;后角紧附于胫骨外侧棘髁的后方,位于内侧半月板后角附着点之前。其后端有一斜形的纤维束附于股骨内髁,并与后交叉韧带紧贴。在其前及后者,分别称为半月板股骨前和后韧带。半月板尤其外侧半月板,可出现盘状畸形,容易损伤。半月板的血液循环由紧邻半月板周围组织、来自膝下外和下内动脉的小分支供应。前、后角的血供应较体部好,半月板体部的中央部分及凹陷处无血供,靠滑液营养。半月板的神经多随血管伴行分布。

　　在膝关节内,充填于髌骨下、股骨髁间与胫骨髁间前方的髌下脂肪垫,对限制膝关节的过度活动、吸收振荡有重要作用。髌下脂肪垫向两侧延伸,在髌骨两侧向上延续,与髌滑膜皱襞共同形成翼状皱襞。脂肪垫损伤出血或增生后,常引起关节功能紊乱。另外,关节镜检查时脂肪垫也会妨碍关节镜检查的视野。

　　关节囊的滑膜层穿过纤维层所形成的囊状突出结构,称为滑膜囊。在膝关节,髌上囊是最大、最重要的滑膜囊,与关节腔相通。膝关节腔的上界一般在髌骨上缘的近侧约 3.0cm 处,但如与髌上囊相通,则其上界可高出髌骨上缘 7～8cm。关节腔内积液或积血大多在髌上囊内潴留。

以上膝关节的相关解剖可参见图 35-6-1 及图 35-6-2。

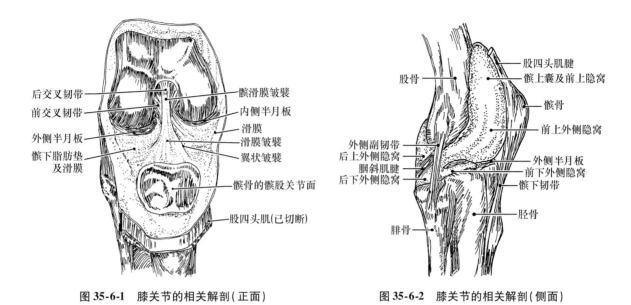

图 35-6-1　膝关节的相关解剖(正面)　　　　　图 35-6-2　膝关节的相关解剖(侧面)

二、诊断性膝关节镜手术(膝关节镜检)

(一)适应证和禁忌证

膝关节内镜检查的临床应用范围极广,除少数禁忌证外,几乎绝大多数的膝关节损伤和疾病均可施行内镜检查。同时,膝关节内镜既可用于检查诊断,也可作为治疗的手段。膝关节内镜检查的诊断阳性率和准确率约在 90% 以上。

关节镜检查在诊断方面的优势主要表现在:

1. 活体检查　通过关节内镜检查可直接观察到活体状态下关节内结构的色泽和形态;同时进行组织活检,可更好地明确病损的性质、部位、范围和程度,以决定治疗方案或对疗效进行评估。

2. 动态观察　通过关节内镜检查可直接观察到滑膜、半月板、交叉韧带及关节软骨等在静止和运动状态下的情况,并对关节进行生物力学方面的研究。

3. 直接接触检查　进行内镜检查时还可通过探钩直接接触检查,了解关节内组织的质地、韧性和强度,更好地明确诊断。

4. 放大的精细观察　由于在镜下所看到的组织图像均有放大,有利于对影像学等检查手段不易发现的微小病变进行观察。

常规应用膝关节内镜检查,还可发现一些以前不能认识的病变,也可对一些传统的观点和问题提出新的解释,如滑膜皱襞综合征、关节软骨骨折及髌骨软骨软化症等。

膝关节内镜检查的适应证和禁忌证与关节内镜术者基本相同。

(二)术前准备

详见本章第一节概述。

(三)麻醉

一般均可选用硬膜外麻醉、蛛网膜下腔麻醉(腰麻),儿童(12 岁以下)可考虑选用全身麻醉。对于病情较简单、主要用于诊断且能配合检查者,亦可选用局部浸润麻醉和关节腔内注射麻醉。如经关节内镜检查后需行关节内手术,操作时间超过 1 小时,又需使用止血带者,应选用腰麻。在不宜或不能选用前述麻醉者,可选用下肢周围神经干阻滞麻醉,但其肌肉松弛度和耐受止血带的能力不如前者。

（四）体位

膝关节镜检查手术题为可以采用平仰卧位或下肢下垂位。一般前者多用,患者取仰卧位,双下肢伸直平放于手术台上,膝部伸直或屈曲进行操作。后者则取屈膝90°位,小腿悬垂于手术台边,大腿用特制固定架固定进行操作。

（五）手术消毒与铺巾

同一般膝关节手术,但消毒铺单后最好在外面用一层防水洞巾覆盖。需要用特制的无菌袋包裹关节内镜及电缆、光缆、照明、摄影、录像等有关设备。

（六）入口

膝关节内镜手术入口较多(图35-6-3),根据其功能特点和使用频率分为标准入口(常用入口)和可选入口两类。前者包括前外侧、前内侧、后内侧、上外侧四个入口;后者包括后外侧、髌内或外侧中部、远内侧或外侧、经髌腱正中6个入口。入路的选择应根据镜检的最佳选择和操作需要,同时考虑术者的习惯和经验。

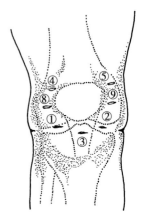

图35-6-3 膝关节镜检查及手术切口入路示意图
1. 髌骨下外侧进路;2. 髌骨下内侧进路;3. 中央进路;4. 髌骨上外侧进路;5. 髌骨上内侧进路;6. 膝后内侧进路(图中不可见);7. 膝后外侧进路(图中不可见);8. 髌旁外侧进路;9. 髌旁内侧进路

1. 前外侧入口 屈曲膝关节,在股骨外髁、胫骨平台外缘和髌韧带外缘之间三角形区域的中心处,可扪及凹陷,由此切开0.5~1.5cm,然后置入关节镜。经此入路可观察膝关节的内外侧间隙、髌股关节和髌上囊等。

2. 前内侧入口 屈曲膝关节,在股骨内髁、胫骨平台内缘和髌韧带内缘之间,与前外侧入口相同的部位切开进镜。经此入路可观察膝关节的内外侧间隙、髌骨关节和髌上囊等。

3. 后内侧入口 屈膝90°位,在股骨髁的后内侧缘与胫骨平台后内侧缘构成的小三角形区处切开,置入关节镜。术前应做好皮肤标记。操作注意:①尽可能先将膝关节囊充盈起来;②操作时尽可能屈膝90°,以使腘窝部血管、神经远离切口处;③穿刺时勿向后方向走行,以免损伤腘窝结构。虽然后内侧腔室较小,但只要操作适当,可观察到后交叉韧带、内侧半月板后缘等结构,还可经此入口摘除腘窝部游离体。

4. 后外侧入口 此入口位于沿股骨干后缘线和沿腓骨后方线的交叉点上,在髂胫束的后缘和股二头肌的前缘之间。在定位前,膝关节必须屈曲90°,关节扩张到最大限度。切开皮肤后,用关节镜鞘管和锐性穿破器穿透关节囊,当触及股骨髁后缘时,滑离股骨髁并与之保持平行,稍向内下,即可进入后外侧室。应注意勿损伤关节面和血管神经束。此入路主用于后方侧室及腘窝的观察及手术。

5. 上外侧入口 此入口位于股直肌外侧,髌骨外上角上方2.5cm处。经此入路可观察髌股关节关节面及其动态情况,还可由此进行滑膜皱襞切除、摘除髌上囊及髌股处游离体。

6. 上内侧入口 此入口位于髌骨上缘水平,髌骨内上角上方2.5cm处。经此入路可观察髌股关节的关节面及其动态情况,摘除髌上囊及髌股关节处游离体。

7. 髌内或外侧中部入口 位于髌骨中部最宽部的内侧或外侧。经此入口可观察到髌前脂肪垫、内外侧半月板的前角等结构。还可减少在此处进行多器械操作时的不便。

8. 经髌腱正中入口 位于髌骨下极下方1.0cm的髌腱正中。屈膝90°位切开,用锐性穿破器刺入并纵行分开髌腱,置入关节内镜。通过髁间窝可达关节后部,直接观察内侧半月板后角及后交叉韧带。将关节内镜置于中间,可同时在前室内进两个手术器械进行操作。

一般选用2~3个标准入口基本可满足膝关节镜检查及手术需要。某些特殊部位的检查和特殊术式需附加个别可选入口。另外,膝关节内镜手术入口的选择还由不同手术的要求和术者的习惯而定。

（七）内镜检查方法及步骤

膝关节内镜检查的手术台上准备与一般膝关节切开手术相似。备气囊止血带先不充气。常规消毒和铺单后,可取出并连接好与关节镜相关的设备,连通冷光源,做好术中摄影和录像的准备。关节灌洗

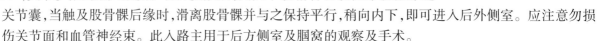

液一般选用林格液,需 2500~3000ml;也可用生理盐水,但不如前者符合滑膜的生理特点。一般通过将灌洗液瓶放置到高于患者 1.5~2.0m 处,或通过使用灌洗液加压泵来维持关节内的灌注压。可通过关节内镜的金属鞘或灌洗套管进水。镜检前常规进行关节腔穿刺,化验检查滑液的性状。

一般常选用前外侧入口作为插镜口,在关节腔充水前应将入口部位标记出。在屈膝位,用小尖刀在预定标记切口的部位切透皮肤、皮下及关节囊约 0.5cm。刀刃方向向上,可避免损伤半月板前角。由切口插入带有锐性穿破器的关节内镜镜鞘达关节囊,更换钝性穿破器直指髁间窝穿透滑膜,进入关节腔。要求与胫骨平台平行,与膝关节矢状面成 45°角。将膝关节慢慢伸直,镜鞘轻轻后退滑过股骨髁,再待镜鞘向髌股关节方向推入,进入髌上囊。取出穿破器,插入关节内镜并与镜鞘相接,旋开进水开关冲洗、扩张关节腔,即可开始关节内镜检查。可按照需要选用 0°、30° 或 70° 镜面的关节内镜,其中 30° 的关节镜最常用。

初学者在插入关节内镜时,应注意方向和角度。一般应使镜尖端倾斜 25°~30°,以避免脂肪垫的阻扰(图 35-6-4)。进镜时应轻快,勿使滑膜和脂肪垫附挂其上,然后缓慢退出;否则会使关节内镜进入脂肪垫,妨碍观察(图 35-6-5)。

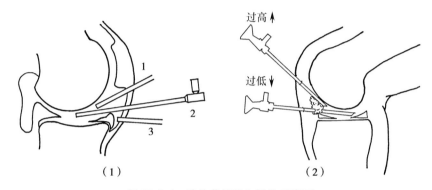

图 35-6-4　膝关节镜置入操作示意图

(1)应注意进镜方向。应取水平稍指向下方的进镜方向(2 正确,1、3 均否);(2)应注意镜尾高度。高则可避免脂肪垫阻扰,且较易操作,但不易进入后方;低则虽较易进入后方,但通过脂肪垫困难

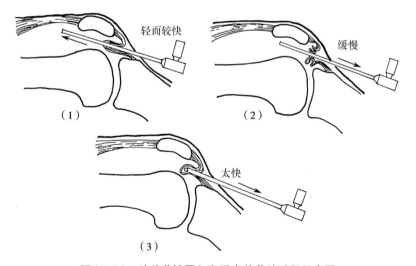

图 35-6-5　膝关节镜置入和退出关节腔过程示意图

(1)轻而较快地置入,穿过脂肪垫和髌上囊,脂肪垫和滑膜裹附于镜套鞘管上;(2)缓慢地退出镜套鞘管和关节镜,可避免脂肪垫从镜端上滑脱,从而防止其干扰镜检;(3)过快地退出镜套鞘管和关节镜,可使其进入脂肪垫内,从而干扰镜检,影响观察

准确而全面的膝关节内镜检,关键在于系统地观察。一般按下列顺序进行观察:由髌上囊-内侧沟-内侧间室-髁间窝-外侧间室-外侧沟-髌上囊-髌股关节。必要时检查后内侧间室和后外侧间室。

1. 髌上囊　在伸膝位,将关节内镜插入髌上囊内,可观察到滑膜、髌骨和股骨滑车关节面、滑膜皱襞、股四头肌。正常髌上囊内壁由带有血管的薄层滑膜覆盖;当滑膜有炎症时,表现为滑膜充血、肿胀、增厚,还可呈绒毛样增生或游离体形成。斜面向上,可观察到股四头肌的下面;缓慢抽出,可看到髌骨关节面;斜面向下,可看到股骨滑车关节面。正常关节软骨呈乳白色,光滑而有弹性;当软骨软化或退变时其色泽和弹性均有改变,甚至出现软骨脱落和软骨下骨外露,在镜下可通过探钩进行检查。经上外侧入口,能很好地观察髌股关节的动态情况。斜面转向内侧,约40%膝关节可见到髌内侧滑膜皱襞,当有损伤或慢性炎症时可使其增厚和纤维化,引起膝前疼痛、弹响及股骨内髁软骨软化。屈膝30°,将关节内镜沿股骨内髁向下,并稍施外翻应力,关节镜可进入到内侧沟和内侧间室。

2. 内侧间室　进入内侧间室后,可观察到内侧半月板的体部、前角和股骨内髁、胫骨内侧平台关节面。此时,如果脂肪垫的阻扰影响观察,可通过前内侧入口插入探钩将其牵开进行观察。同时,还可通过探钩对半月板及关节软骨进行检查。当屈膝10°~30°,外翻并旋转小腿时可观察内侧半月板的后角。轻轻退出关节内镜并转向内侧,可看到内侧半月板中1/3的边缘与胫侧副韧带紧密结合;当其与胫侧副韧带、前交叉韧带同时损伤时,称为"膝关节三联症"。镜向上向外,沿股骨内髁水平移动,可进入股骨髁间窝。

3. 髁间窝　在此区可观察到前交叉韧带、髌下滑膜皱襞(黏膜韧带)、脂肪垫等。髌下滑膜皱襞起自髁间窝,止于脂肪垫,损伤或有炎症时常可引起慢性疼痛和功能障碍,也会影响关节内镜检视野,可在镜下切除。在屈膝45°~90°时,可清楚地看到前交叉韧带及其胫骨附着部,后交叉韧带的股骨附着部也可看到。正常前交叉韧带表面附有血管分布的薄层滑膜,韧带损伤时可出现滑膜破裂或出血。由于交叉韧带上有滑膜包绕覆盖,因此发生在滑膜下的韧带损伤往往难以察觉,常需在术中借助探钩牵拉或行抽屉试验,了解其连续性和张力情况才可以诊断。另外,老年膝骨关节炎患者,在髁间窝由于骨赘形成,出现髁间窝狭窄,可导致膝关节活动受限;在镜下可看到前交叉韧带在伸膝位受到骨赘压迫,其表面滑膜血管消失。

4. 外侧间室　将小腿和膝关节置于4字体位,由助手在膝内侧向下施压,使小腿内翻、膝外侧间室张开进行镜检。首先将斜面转向后方,观察外侧半月板后角。在外侧间室的后外侧,可看到斜行走过的腘肌腱穿过外侧半月板外缘的腘肌腱裂孔,容易与半月板外缘破裂相混淆。在此裂孔也常隐藏一些小的游离体。将关节内镜斜面向外,并轻轻退出,可进一步观察半月板的中部和前角。有不少外侧半月板呈盘状,形宽体厚,易于损伤。破裂的盘状软骨可嵌于外侧胫股关节及髁间窝,导致患者伸膝受限,也妨碍关节内镜进入外侧间室。解除4字体位,轻微外翻使膝外侧软组织放松,将关节内镜轻轻向外滑移进入外侧沟。在此,可见到腘肌腱裂孔,此处易隐藏关节游离体。沿外侧沟将关节内镜向上滑移,即可进入髌上囊。

5. 后内侧和后外侧间室　经后内侧入口可观察后内侧室。能看到的结构有内侧半月板后角附着部及滑膜反折、后交叉韧带下部、股骨髁后部及后内侧关节囊,关节游离体也常隐藏于此。在后外侧室可观察到外侧半月板后角及滑膜反折、腘肌及腘肌腱裂孔、股骨外髁后部及后外侧关节囊。

（八）术后处理

一般膝关节内镜检术后不需住院。在麻醉恢复后,观察1~2小时即可离院。但应嘱患者与医院保持联系。镜检后1~2日可适当负重行走。术后7~10日拆线。

若在镜检同时进行手术,则按膝关节手术的要求进行处理。

（九）并发症

1. 术后关节内血肿　为常见并发症。常为术中滑膜或脂肪垫损伤引起。表现为膝关节肿痛,患肢不能直腿抬高,关节穿刺为血性液体,一般较少的关节内出血会在关节时间内自行吸收,不会影响功能恢复,如出血较多则需行关节穿刺加压包扎。

2. 关节软骨面损伤　多为关节内镜操作过程中,关节内镜的尖端或辅助器械所引起的划伤和磨损。

3. 创伤性滑膜炎　关节内镜检常引起滑膜的创伤性滑膜炎血肿肿胀,术后可出现关节肿胀。大多数患者可自行恢复,不需要特殊处理。

4. 感染　关节内镜检查术感染率很低,一般情况下很少发生感染,但感染一旦发生即引起化脓性关节炎,导致关节功能不同程度的障碍。术后适当应用抗生素可减少发生率。严格无菌操作是预防感染的关键。

5. 器械损伤　关节内镜器械细长、尖锐,术中易折断或损伤。如出现器械断裂,需行镜下或切开取出断端。

6. 静脉血栓栓塞症　是关节内镜检查危险的潜在并发症。多为下肢静脉栓塞。老年人由于血管硬化、瓣膜功能不全,极易导致此并发症。

7. 止血带伤　关节内镜手术最好在上止血带情况下进行,可避免关节内出血,利于手术进行。但止血带应用不当可引起暂时性神经麻痹及止血带压迫处软组织疼痛。

8. 生理盐水外溢　由于关节内镜手术需借助生理盐水作介质,故当发生生理盐水外溢到腔外的现象,形成皮下水肿,常可自行吸收。重者可致筋膜室综合征。

9. 神经损伤　发生较少。国外资料统计为所有并发症的 0.6% ~ 10.6%,如隐神经的髌下支。

10. 韧带和肌腱损伤　关节内镜操作中,由于强力内外翻膝关节时,可致副韧带损伤。

11. 关节肌肉功能障碍　复杂的关节内镜手术,术后长期固定缺乏锻炼或由于患者惧痛不愿进行锻炼,可导致肌肉粘连萎缩而引起关节功能障碍。

12. 滑膜疝及滑膜瘘管　少见,关节滑膜及脂肪组织可通过任何进向外突出形成滑膜疝,可出现疼痛及滑动困难等症状。大部分患者可自行痊愈不需要特殊处理。

13. 其他少见的并发症,如腘血管损伤、股骨骨折等。

三、治疗性膝关节镜手术

关节镜,尤其是膝关节镜除可用于检查诊断外,还可通过关节内镜施行镜下手术。由于在镜下手术创伤小、操作准确,因此术后并发症少、功能恢复快。随着手术技术的不断提高和器械设备的改进,在诊断性关节内镜检查的基础上,创造了更多的有利于开展镜下手术的条件,从而使镜下手术的范围日趋扩大。

目前,适宜于膝关节内镜下手术的膝关节损伤和疾病很多,主要包括:

1. 膝骨关节炎关节清理术。
2. 关节内游离体取出术。
3. 股骨髁间窝狭窄髁间窝扩大成形术。
4. 半月板部分或次全切除术。
5. 半月板修复缝合术。
6. 盘状软骨成形术。
7. 滑膜炎滑膜切除术。
8. 滑膜皱襞切除术。
9. 关节内粘连松解术。
10. 膝关节骨软骨损伤的镜下手术。
11. 关节镜下前交叉韧带重建术。
12. 关节镜下后交叉韧带重建术等。

同其他关节一样,进行膝关节镜下手术必须具备熟练的镜下操作技术和相应的器械及设备。膝关节内镜下手术的术前准备和麻醉要求均与膝关节内镜检查基本相同。

(一) 膝骨关节炎关节清理术

膝骨关节炎为中老年常见病,除关节肿胀、疼痛等症状外,有游离体时还可发生交锁。在关节镜下可见滑膜充血、水肿,呈绒毛样或葡萄串珠样增生;关节软骨失去正常光泽,表面粗糙、软化,失去弹性,甚至脱落形成游离体,软骨下骨外露。

关节内镜下行关节清理术,是膝关节内镜下手术中最基本的手术方法。虽然手术不能达到根治的目的,但术后可使症状减轻,延缓病情发展。其治疗机制可能是:①通过灌洗液的大量冲洗,清除了关节内大量的炎性渗出及致炎因子;②通过对炎性滑膜和退变软骨的清理,相对消除了产生致炎因子的主要根源;③取出关节游离体,解除了造成关节交锁的机械因素,也减少了其造成继发病理改变的可能,从而达到消炎、镇痛,缓解症状的目的。

【适应证】 症状严重、经药物和理疗等治疗无效,且尚无截骨矫形或关节置换等治疗指征,有关节内游离体发生交锁者。

【禁忌证】 无绝对手术禁忌证,在选择手术治疗时应遵循以下原则:

1. 较年轻患者如合并明显的内翻畸形者,应首选截骨矫形术治疗。

2. 年长患者存在严重骨关节炎时,关节内镜治疗效果差,且因关节间隙狭窄不易操作,应首选关节置换手术治疗。

【术前准备、麻醉要求、体位及并发症等】 均与膝关节内镜检查相同。

【操作步骤】 首先进行系统的膝关节内镜检查。然后,根据具体存在的病理改变在镜下做如下处理:

1. 刨削切除增生及坏死的滑膜组织。

2. 刨削清理松散的软骨软化纤维组织。

3. 咬除可引起关节内机械障碍的骨赘。

4. 部分切除退变撕裂的半月板。

【术后处理】 术后加压包扎,抬高患肢。次日即可在医生的指导下进行股四头肌及关节功能锻炼。术后根据需要还应继续服用药物治疗。

（二）关节游离体取出术

关节内游离体来自半月板破裂碎片、关节内软骨、骨软骨及骨赘骨折碎片、滑膜骨软骨瘤病及异物等。关节游离体可位于关节内的任何部位,但多存留在髌上囊、髁间窝、内外侧沟、膝内外侧关节间隙及后侧间隙,在检查和取出时应特别注意。

患者多有反复膝关节交锁史,常自觉关节内有异物滑动,有时可感知其所在部位。诊断时应结合病史及X线检查,除应注意游离体外,还应检查形成游离体的原发疾患,如滑膜炎、剥脱性骨软骨炎等。X线片能否显示游离体,取决于其本身钙化的程度。关节游离体易于游走移动,故又称"关节鼠"。

【适应证】 原则上所有关节游离体均应取除。同时,应对其原发病进行治疗。

【术前准备、麻醉、体位及并发症等】 同膝关节内镜检查。

【特殊器械】 应准备不同大小的异物钳各一把。

【操作步骤】 对游出关节并位于皮下组织内的游离体,可在局麻下直接切开取出。对虽位于关节内,但在体外可触知的游离体,可在镜下确定其位置,然后用针将其固定,再用异物钳夹持取出。对位于内侧或外侧沟内的游离体,可用手压挤、固定或推动游离体,以协助用器械取出。对小的游离体可通过冲洗清除（图35-6-6）。

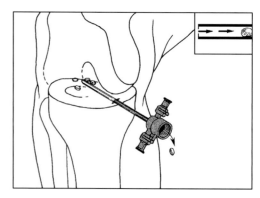

图35-6-6 通过镜下关节冲洗和吸引,可将关节内碎小的游离体吸出

对于深在和隐蔽的游离体,可按以下方法取出。首先通过关节内镜检查确定游离体的位置,观察关节软骨有无缺损,探查滑膜破裂处后面、外侧半月板下面以及该部裂孔处。用70°关节内镜检查膝后内侧及后外侧间隙的边缘和下角。在此二间隙操作时应特别谨慎,避免

损伤腘血管神经。

以从后外侧间隙取出游离体为例。屈膝至少90°将关节内镜经前内侧入口置入膝关节。于外侧副韧带后方,将探钩插入后外侧间隙。在镜下证实探钩的位置和方向无误后,用尖刀在探钩处垂直切开皮肤及皮下组织,并扩大切口及进路。试行直接插入异物钳,或通过穿戳器和套管插入。应注意避免向后方穿戳;同时在插入穿戳器过程中应尽量避免造成损伤。退出穿戳器,并通过套管置入异物钳,在镜下紧紧钳夹住游离体一端,并牢牢把持住异物钳,逐步退出,取出游离体(图35-6-7)。如上述操作方法失败,则应适当扩大切口再次夹取,直至成功。

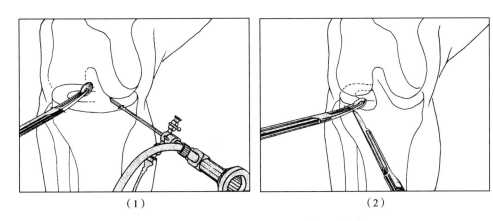

图35-6-7　应用手术器械取出关节内游离体
(1)用异物钳紧紧夹住游离体;(2)按游离体大小和所在部位,适当扩大或另做附加切口,然后,将游离体取出

术后处理同膝关节内镜检查。

(三) 股骨髁间窝狭窄扩大成形术

骨关节炎患者除有关节滑膜炎症、软骨剥脱、游离体形成等病理改变外,还可在关节周围、胫骨棘,尤其是在股骨髁间窝的顶和壁上形成骨赘,造成髁间窝狭窄。患者除具有一般骨关节炎的症状、体征外,还主要表现有膝关节伸直受限。膝关节正侧位尤其是股骨髁间窝位X线片显示髁间窝因骨赘形成而明显狭窄,髁间窝指数减小。关节内镜下可见股骨髁间窝的内外侧壁有骨赘形成,其在窝口呈"门槛"状,其色泽较周围正常软骨发白,伸膝时前交叉韧带受压,韧带表面的滑膜血管消失。

【适应证】　膝骨关节炎患者关节伸直受限,X线检查有明显髁间窝狭窄,且尚无截骨矫形或关节置换等治疗指征者。

【术前准备、麻醉、体位及并发症等】　同膝关节内镜检查。

【特殊器械】　应准备电动骨刨削器、小骨刀、骨锤及异物钳等。

【操作步骤】　首先进行全面的膝关节内镜检查,对骨关节炎的其他病变如滑膜炎、软骨脱落、半月板退变等进行处理。然后,用探钩检查了解股骨髁间窝壁上骨赘形成的程度及范围,以决定手术方案。若骨赘较小、狭窄较轻,可通过电动骨刨削器锉骨,扩大髁间窝;若骨赘较大、狭窄较重,用小骨刀切除骨赘,异物钳夹出。一般处理髁间窝的外侧壁时,经前内侧入口插入关节内镜,而经前外侧入口进器械;处理内侧壁时,经前外侧入口插入关节内镜,而经前内侧入口进器械。用骨刀切骨赘时,不要一次完全切断,而应保留少量组织相连,以防骨赘脱落形成游离体,造成取出困难。

【术后处理】　术后加压包扎,伸膝位抬高患肢。次日即可在医生指导下进行股四头肌及关节功能锻炼。

(四) 半月板部分或次全切除术

膝关节内镜下半月板切除术的基本原则是,首先通过内镜检查明确诊断,全面了解半月板损伤的类型和程度,然后采用尽可能保留半月板的部分切除或次全切除的手术方法。争取保留半月板的边缘部分。有关力学实验和临床观察研究表明,保留半月板边缘比全部切除能更多地维持膝关节的稳定性和缓冲作用,减缓关节不稳和退行性变的发生。对损伤半月板进行部分切除的理由是,虽然半月板本身无感觉神经分布,但其撕裂后游离的部分可挤压于关节间造成磨损,同时可牵拉其周围的关节囊,引起疼痛。因此,需将其病损部分切除。

半月板切除须根据其损伤的类型、部位、程度以及有无其他复合病损(如侧副韧带、交叉韧带损伤;关节退行性变等)全面考虑后决定。半月板损伤的类型,根据 O'Ccmnor 法可分为 5 型(图 35-6-8)。

1. 纵形撕裂　较常见。撕裂的方向与半月板边缘平行(图 35-6-8 Ⅰ)。完全撕裂时,其内侧碎片常移位于髁间窝,称"桶柄状"撕裂。若撕裂发生在近半月板关节囊处,称边缘型撕裂。

2. 水平撕裂　这种撕裂多见于内侧半月板的后半部或外侧半月板的中部(图 35-6-8 Ⅱ)。

3. 斜形撕裂　该撕裂是从半月板的内缘到半月板体部的全层撕裂。撕裂的基底在后方称为后斜撕裂,撕裂的基底在前角称为前斜撕裂(图 35-6-8 Ⅲ)。

4. 放射状撕裂　与斜形撕裂相似。从半月板内缘延伸到它的边缘,可呈完全撕裂或不完全撕裂(图 8-6-8 Ⅳ)。

5. 其他类型撕裂　包括瓣状撕裂、复合撕裂和退行性半月板撕裂。

半月板的切除方式,根据切除范围分为 3 种(图 35-6-9):

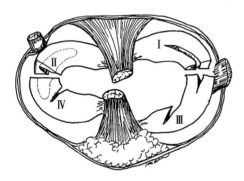

图 35-6-8　膝半月板损伤,按形态分型
Ⅰ. 纵行撕裂;Ⅱ. 水平撕裂;Ⅲ. 斜形撕裂;
Ⅳ. 放射形撕裂

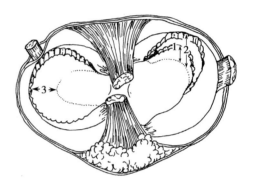

图 35-6-9　膝半月板切除的方式示意图
1. 部分切除(日益增多);2. 大部分切除;
3. 全部切除(日趋减少)

1. 部分半月板切除　仅切除松弛的、不稳定的或已大部游离的半月板碎片,如切除桶柄状撕裂移位的内侧边缘、斜形撕裂的瓣状碎片等。

2. 次全半月板切除　适用于撕裂较严重,且已延伸至半月板边缘处的半月板撕裂,如半月板后角的复合型撕裂或退行性撕裂等。切除部分需延伸到半月板的边缘,而半月板前角大部分以及中 1/3 部分不被切除。

3. 半月板全切除　当半月板的边缘从滑膜附着处分离,同时伴半月板内部损伤和撕裂,此时需行半月板全切除。如仅是半月板边缘的体部分离,而无半月板内部的损伤,则应考虑施行半月板缝合术。

【术前准备、麻醉、体位及并发症等】　同膝关节镜检查。

【操作步骤】

1. 首先进行系统的诊断性膝关节内镜检查,然后在拟行半月板切除术的对侧置入关节内镜,在其同侧插入探钩或手术器械。这样可保证在有限的关节间隙内,关节内镜与手术器械不致互相干扰,也便于三角原则(图 35-6-10)进行手术操作。但在进行半月板前部的切除时,宜同侧进关节内镜,对侧进器械。

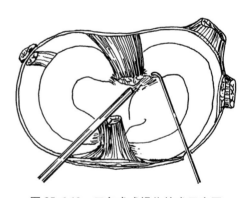

图 35-6-10　三角术式操作技术示意图
关节镜由一侧进入关节,手术器械由另一侧或对侧进入关节。关节镜与手术器械的顶端斜向对位下施行三角式的操作

2. 用探钩牵拉、触诊半月板，了解其撕裂的范围及程度。然后，分别探查半月板的胫骨侧和股骨侧，了解其有无分层或深部撕裂以及退行性改变。

3. 为便于手术，患侧膝关节需被置于不同的体位并施以外力，使关节间隙扩大，以利于操作。如在行外侧半月板切除时，可将膝关节置于4字体位并施加压力，使膝关节内翻；在切除内侧半月板时，使膝关节轻度屈曲并外翻。

4. 以膝外(内)侧半月板"桶柄状"撕裂的手术为例。切除半月板时，用异物钳将其撕裂的部分夹持并向中线髁间窝处牵拉。此时，在维持牵拉状态下，用篮式钳对半月板进行弧形切割，使保留的半月板有一平整且近镰状的内缘，不可留有游离瓣片(图35-6-11)。然后用篮式钳或电动刨削器修整切除后的半月板边缘。

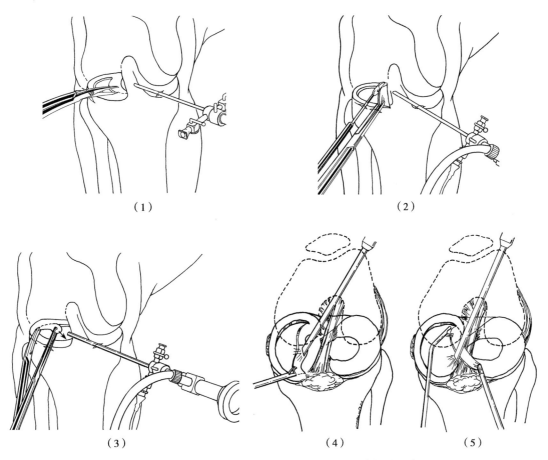

（1） （2）

（3） （4） （5）

图35-6-11　膝外侧和内侧半月板纵行撕裂后，手术切除示意图
(1)膝外侧半月板桶柄状纵形撕裂，在镜下手术切除。开始处理前角；(2)用"三角术式"的方法，部分切除外侧半月板；(3)最后切除后角；(4)膝内侧半月板"桶柄式"撕裂；(5)用"三角术式"的方法，大部分切除

5. 手术结束前，再次进行膝关节内镜检查，以确定有无遗留的半月板损伤。最后，通过彻底的关节冲洗和吸引，去除关节内任何遗留的碎片和碎屑。

【术后处理】　术后加压包扎，伸膝位抬高患肢。次日即可在医生指导下进行股四头肌及关节功能锻炼。术后不宜过早负重和过多活动。

【注意事项】

1. 尽可能采用半月板部分或次全切除，一般不采用全切除。

2. 首先通过关节内镜检明确撕裂的类型、部位和程度，然后确定半月板切除的方式。

3. 在切除半月板前，还需通过探钩探查半月板撕裂的不同平面，以确定半月板应切除及保留部分的周缘是否完整、稳定。对撕裂的碎片可完整切除，最好不碎裂切除，以免遗留碎片于关节内。

4. 在切除半月板时，手术器械应循半月板的内缘操作，不可伸向其边缘，以免损伤而导致半月板不稳。

5. 手术过程中,注意力应高度集中,适应视觉与操作"分离"带来的不便。在应用"三角术式"进行操作时,动作要轻柔、准确,不可采取暴力,以免造成损伤或器械断裂等。

(五) 半月板修复缝合术

根据解剖学研究和临床观察证实,当半月板撕裂发生在其外侧10% ~ 25%的有血供区时,有可能通过缝合修补和固定而愈合。近年来,由于手术器械的改进,使得在镜下缝合撕裂半月板的治疗方法受到重视。目前,临床上已开始应用单套管和双套管系统的手术方法治疗半月板边缘的撕裂,并取得较好效果。但在镜下缝合半月板,仅限于有经验的关节内镜医生,尚不能作为常规手段进行应用。

【适应证】　半月板外侧10% ~ 25%的纵行撕裂,且撕裂半月板的内侧部分是完整的。

【特殊器械】　除一般关节内镜器械外,尚需准备特制的缝合针、腰穿针、尖端带有孔的细克氏针、能通过细针和缝线的单套管或双套管系统。

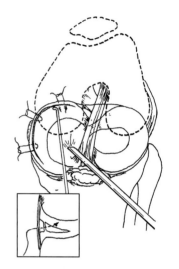

图 35-6-12　应用单套管系统缝合撕裂的内侧半月板

【术前准备、麻醉、体位及并发症等】　同膝关节内镜检查。

【操作步骤】

1. 首先,通过膝关节内镜检查确定半月板撕裂的部位和类型,决定是否有可能通过缝合达到愈合。

2. 对半月板撕裂尤其是慢性撕裂,可用篮式钳、刨削器、半月板刀或小锉刀对撕裂处进行清创,使创面变新鲜,以刺激组织愈合。

3. 以内(外)侧半月板撕裂,单(双)套管系统缝合术为例(图35-6-12、图35-6-13)。首先在关节内镜直视下,从里向外通过针和缝线。在关节内将针和缝线穿过半月板,横过其撕裂处,再经滑膜和关节囊穿出关节,在关节囊外切口处打结固定。

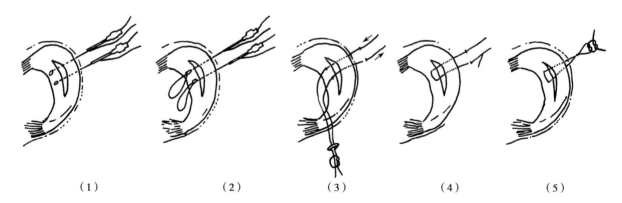

(1)　　　　　　(2)　　　　　　(3)　　　　　　(4)　　　　　　(5)

图 35-6-13　应用双套管系统缝合撕裂的外侧半月板
(1)将缝线置入双套管内;(2)将缝线进一步送入关节间隙内,并使缝线呈袢扣状;(3)两缝线均由切口内引出,将前面缝线与后面缝线结扎;(4)牵拉前面的缝线,使后面缝线的前段穿过半月板;(5)缝线在穿刺进出针所形成的切口处打结

近来随着缝合器械的改进,已研制出不同的半月板缝合器,如冲压箭头缝合器,除使操作更为简便、有效外,还可使撕裂创面变新鲜,更有利于半月板愈合。其器械主要包括能多次应用的枪柄、多枚不同角度的一次性枪头和不同长度的生物吸收型 Bio-stinger 箭头。操作时,首先将枪头插入关节腔,抵住撕裂口的一侧使其闭合;然后挤压枪柄开关,使针头穿过裂缝,直达半月板边缘外,使箭头沿针头进入半月板,穿过裂缝到达半月板外;最后抽出针头及枪头,留下箭头在半月板内,起到缝合固定半月板的作用。

【术后处理】　术后加压包扎,抬高患肢。伸膝位支具固定4 ~ 6周,这期间可扶双拐下地活动。去除外固定后,可逐渐进行膝关节屈曲和负重活动。半年内应避免剧烈活动。

【注意事项】

1. 一般通过撕裂半月板的对侧前入口插入关节内镜进行观察,经同侧前入口置入器械进行操作。

2. 一般内侧半月板缝合采取屈膝10°~15°位操作,外侧半月板缝合采取屈膝90°位操作。

3. 通常结合从里到外的套管技术和从外到里的缝针技术进行半月板缝合。一般半月板前部撕裂适合于套管技术;半月板后部撕裂缝合时因易引起血管神经损伤,适合采用从外到内的缝针技术。

(六) 盘状软骨成形术

盘状软骨多发生在膝外侧,多见于儿童。患儿活动时,可发生膝关节疼痛或弹响;有患者以发生关节交锁或不能伸直为主诉就诊。可通过体格检查如关节间隙压痛、麦氏(Mc-Murray)试验和MRI等检查确诊。Watanabe根据盘状软骨的形态特点将其分为三型:①完全型,厚韧的盘状;②不完全型,不典型的盘状;③半月板股骨韧带型,其后角无胫骨附着点,仅有增粗的Wrisberg韧带相连。手术治疗的目的是切除盘状软骨的中央部分,保留相当于正常外侧半月板宽度(5~7mm)的平衡边缘。主要通过对半月板进行部分或次全切除达到软骨成形的目的。经手术切削修整,使盘状半月板达到或接近正常半月板的形态和厚度,从而恢复其正常的生理功能。

【适应证】 各种类型的盘状软骨破裂,有明显疼痛和弹响症状者。

【特殊器械】 除一般关节内镜器械外,尚需准备:①各种半月板刀,以及侧切式和反切式篮式钳;②异物钳。

【术前准备、麻醉及体位等】 同膝关节镜检查。

【操作步骤】

1. 首先进行诊断性膝关节内镜检查。若未发现半月板的游离内缘;或胫骨平台被半月板完全覆盖,表现为外侧半月板缺如,此时应怀疑有盘状软骨的存在。

2. 将膝关节置于4字位。经前外侧入口插入关节内镜,经前内侧入口插入篮式钳一点一点地切除盘状半月板的中1/3;用侧切式篮式钳或经前外侧入口用反切式篮式钳切除其前1/3;篮式钳经前外侧入口切除其后1/3,将拟切除的盘状半月板内缘按正常半月板形态的要求进行弧形修剪。

3. 用探钩检查半月板的边缘,特别是后缘的稳定性,如容易移位,则应一并切除。最后,通过关节冲洗吸引,去除关节内残存碎屑。

【并发症】 除一般关节内镜检查术的并发症外,在盘状软骨成形术后,如不重视股四头肌和腘绳肌肌力的训练,会因关节不稳而引起关节损伤或创伤性关节炎。

【术后处理】 术后加压包扎,伸膝位抬高患肢。次日即可在医生的指导下进行股四头肌、腘绳肌及关节功能锻炼。术后不宜过早负重和过多活动。半年内应避免剧烈活动。

【注意事项】

1. 切除盘状半月板内缘时,应保留其5~7mm的宽度。

2. 术中应注意保留腘肌腱裂孔处健康半月板的边缘,以免破坏其稳定性。

(七) 关节滑膜切除术

应用关节镜下切除滑膜的手术方法,可诊断和治疗许多膝关节疾病和创伤。早在1877年Volk man就首次描述了用滑膜切除术治疗膝关节结核的治疗方法,从此滑膜切除术成为治疗滑膜炎的一个标准手术方法。近年来,随着关节内镜技术的普及和发展,在关节内镜下行滑膜切除术比传统切开手术有更多的优点:①滑膜切除更完全;②关节损伤小、功能恢复快;③皮肤切口小,不影响外观。但对于病变范围广、不易彻底切除而又容易复发的疾病,不宜在镜下切除而应选择切开手术。

在关节内镜下,各种滑膜病变的特点是:①类风湿关节炎:滑膜充血、肥厚,呈绒毛状增生,尖端常有坏死,关节内常漂浮有纤维素样渗出物,在半月板、交叉韧带及软骨表面有血管翳。②感染性关节炎:滑膜肥厚,绒毛短秃,有坏死及脓性渗出物。③色素沉着绒毛结节性滑膜炎:滑膜呈葡萄串珠样增生,绒毛细长,表面有含铁血黄素沉着。④滑膜软骨瘤病:滑膜增生,肥厚不一,绒毛有软骨化生或钙化,常有关节游离体与滑膜相连。⑤痛风性关节炎:滑膜充血、增生,绒毛粗细不均,常有晶体沉积于滑膜上,若沉积于软骨则软骨呈苔藓样改变。

【适应证】　各种类型的慢性滑膜炎，伴有关节肿胀、疼痛影响功能，经非手术治疗无效者。如类风湿关节炎、结核性滑膜炎、创伤性滑膜炎、色素沉着绒毛结节性滑膜炎、滑膜软骨瘤病、滑膜瘤以及反复发作的关节肿痛、积液等，只要病变滑膜范围局限或增生较轻者，均适于在镜下切除。对于化脓性关节炎，可在关节清创的同时行关节灌洗引流。

【特殊器械】　除一般关节内镜器械外，尚需准备刨削器、髓核钳及异物钳。另外，有条件者还可准备腔内电凝止血器或射频设备，后者除可低温汽化切除滑膜外，也有很好的止血作用。

【术前准备】　巡回护士应准备气囊止血带备用。还应准备关节穿刺针、试管及标本固定瓶，以对关节液和滑膜组织化验检查。另外，针对病因的药物治疗术前即应进行。如类风湿关节炎及其他一些关节炎患者术前常服用非甾体消炎镇痛药，可继续使用；化脓性关节炎静脉使用抗生素至少3天。

【麻醉】　最好选用腰麻或硬膜外麻醉，以保证术中有良好的镇痛、肌松和耐受止血带的作用。

【体位】　同膝关节内镜检查。

【操作步骤】

1. 首先常规抽取关节液化验检查，然后经常规入口做诊断性膝关节内镜检查，了解病变的部位及范围，并留取部分滑膜送做病检。

2. 在对关节腔进行全面的镜检后，要按一定的顺序对各部位的滑膜做镜下切除：①髌上囊：可通过前外侧入口插入关节内镜，经髌外上切口置入刨削器切除滑膜；②内侧沟：可通过前外侧入口插入关节内镜，经前内侧入口置入刨削器切除滑膜；③外侧沟：可通过前内侧入口插入关节内镜，经前外侧入口置入刨削器切除滑膜；④后关节囊：可通过前外侧入口插入70°关节内镜沿髁间窝交叉韧带旁至膝关节后关节囊，然后屈膝90°经后内侧入口插入刨削器等特殊器械切除滑膜；⑤髁间窝：可经常规入口操作，切除髁间窝、交叉韧带、半月板边缘以及髌下脂肪垫处的滑膜组织。对股骨髁及髌骨周围的滑膜须彻底切除。

3. 经关节内镜检，证实病变滑膜已基本清除后，应通过腔内电凝止血器或射频止血，并充分进行关节灌洗吸引，清除关节内残存碎屑。必要时在关节内留置负压冲洗引流管，患膝用弹力绷带加压包扎。

【并发症】　除一般关节内镜检术的并发症外，在滑膜切除术后还可出现：

1. 关节僵硬　滑膜切除术后，如不及时进行关节活动度练习，会发生关节内粘连，导致关节僵硬。

2. 关节内血肿　若滑膜切除较广泛，创面渗血较多，易发生关节内积血。

3. 复发　由于滑膜病变多为慢性，即使切除相对彻底，也有可能复发。

4. 创伤性关节炎　由于病变滑膜侵犯关节软骨，导致软骨破坏引起。

【术后处理】

1. 术后应抬高患肢，密切观察加压包扎后患肢的血液循环和感觉。

2. 若术后2～3日出现关节肿胀，可行关节穿刺抽吸。关节内负压引流管可在术后24～48小时拔除。

3. 术后第1天即可开始进行股四头肌及关节活动练习。

4. 术后应适当使用抗生素和止血剂。

【注意事项】

1. 用刨削器切除滑膜时，最好在气囊止血带下进行操作。

2. 使用刨削器最好在关节内镜下进行，不可盲目操作。一般将其插入关节腔后，刃口贴向滑膜进行刨削，边刨削边观察。

3. 切取大块病变滑膜时，可使用髓核钳夹取，不仅省时有效，而且可减少刨削器的损耗。

（八）滑膜皱襞切除术

膝关节内存在的滑膜皱襞，是胚胎发育过程中未被吸收而残留的滑膜间隔。通常按其与髌骨的解剖关系分为髌上皱襞、髌下皱襞、内侧皱襞和外侧皱襞。这些皱襞实际上是滑膜折叠，一般不产生临床症状。只有那些引起临床症状的皱襞才被称为"病理性皱襞",诊断为滑膜皱襞综合征。髌外侧皱襞少见,髌下皱襞和髌上皱襞一般很少引起临床症状。最常见而最有临床意义的是髌内侧皱襞。髌内侧皱襞常因损伤或慢性炎症而增厚、变宽,失去弹性,并由此引起膝前区疼痛、不适及弹响等症状,同时可合并股骨内髁骨软化及滑膜炎症。对病理性髌内侧滑膜皱襞应在镜检的同时,做镜下切除。

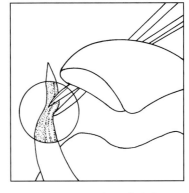

图 35-6-14 膝关节滑膜皱襞镜下
切除示意图

【适应证】 滑膜皱襞综合征,有慢性症状而非手术治疗无效者。

【术前准备、麻醉、体位及并发症等】 同膝关节内镜检。

【操作步骤】

1. 首先完成系统的膝关节内镜检查,排除关节内的其他病变。

2. 一般从前外侧入口插入关节内镜,经髌上外侧入口置入篮式钳,前移至皱襞的内侧,在皱襞的上方切除 1~2cm,造成不能连接的缺损(图 35-6-14)。再插入刨削器,去除残余的皱襞和滑膜碎片。

3. 常规进行关节冲洗吸引。

术后处理同一般膝关节内镜检查。

（九） 关节内粘连松解术

膝关节的手术、创伤、感染以及不恰当的制动等均可导致关节僵硬。根据引起僵硬的原因可分为关节内粘连和关节外粘连两种。一般髌骨骨折、股骨髁间骨折及胫骨平台骨折等术后以及长时间的制动多引起关节内粘连和关节囊挛缩;而股骨干骨折常引起股四头肌粘连和短缩。关节内镜下松解术,适用于由上述原因引起:①髌上囊内侧;②髌骨与股骨髁之间的支持带挛缩;③外侧沟。在镜下通过对粘连的分离和松解,解除因其引起的关节活动受限及疼痛不适等症状。

【适应证】 由各种原因引起关节内粘连和关节囊挛缩导致的关节僵硬,经非手术治疗无效或效果不明显者。

【特殊器械】 除一般关节内镜器械外,尚需准备刨削器、粘连分离棒等。

【术前准备】 需备好气囊止血带。关节内感染需得到完全控制;关节内骨折需达到完全愈合。

【麻醉及体位】 同膝关节内镜检查。

【操作步骤】

1. 手术前可先通过轻柔的手法增加膝关节的活动度。然后经常规入口进行镜检。

2. 分别经前内、前外和外上入口插入分离棒,依次钝性分离髌股关节、内侧及外侧沟等部位的粘连。

3. 对造成粘连的纤维索条,可通过刨削器清除。

4. 常规进行关节冲洗吸引。若出血较多,可置负压引流管。也可在关节内注入适量的玻璃酸钠,以防止再粘连。

【并发症】 除一般关节内镜检查术的并发症外,术后若不及时进行功能锻炼,可发生再粘连,影响手术效果。

【术后处理】 术后应抬高患肢,加压包扎,并积极进行关节功能锻炼。必要时,口服消炎镇痛药或通过理疗缓解症状。

【注意事项】

1. 用分离棒进行粘连分离时,不可使用暴力,以免造成关节损伤。

2. 在进行粘连分离、松解的同时,可应用手法屈曲膝关节,加大松解的效果。

（十） 膝关节骨软骨损伤的镜下手术

膝关节骨软骨损伤较常见。常见的有骨关节炎关节软骨退行性变、骨软骨骨折、剥脱性骨软骨炎等。

膝关节骨软骨骨折多见于青少年或成人患者。骨折可为单纯软骨骨折,亦可为骨软骨骨忻。在青少年,软骨与软骨下骨连接紧密,因此多发生软骨切线骨折。创伤性髌骨脱位常伴随软骨骨折,损伤部位可在髌骨内侧面,亦可在股骨外髁。骨软骨骨折也是一种严重的运动损伤,多由跪地伤、髌骨脱位、膝关节扭伤引起,损伤部位可发生在髌股关节,也可发生在股骨内外髁的负重区。患者常有膝关节外伤史,关节积血、肿胀,膝关节 X 线片可见关节内骨折片。单纯软骨切线骨折术前很难诊断,往往是在术中发现或成为游离体出现关节交锁时才被查出。因此,在发生膝关节损伤时,应尽早行膝关节内镜检查,早期发现,早期处理。对于骨软骨骨折,可在关节内镜下行骨折复位内固定。而对于单纯软骨骨折,可在镜下取出游离的软骨片,然后在胫骨近段取骨膜移植。

由老年性骨关节炎引起的关节软骨退变,以及由于损伤或其他疾病引起的剥脱性骨软背炎,患者除有原发病的症状外,主要表现有关节疼痛、肿胀,有时出现关节游离体交锁的症状。股骨剥脱性骨软骨炎,为膝关节常见而又原因不明的病损,其发生可能与损伤引起软骨下缺血有关。其好发于股骨髁,尤以内髁的后半部多见。在治疗上,应根据软骨退变的程度选择清创、钻孔或微骨折、内固定、游离体取出以及骨软骨移植术。

1. 钻孔或微骨折术　钻孔或微骨折术,主要是通过在软骨下骨上钻孔或凿洞,造成软骨下骨的髓腔开放,使髓腔内的骨髓基质干细胞随血液流出,在钻孔的关节面形成纤维软骨,达到修复软骨的作用。二者均建立在关节清理术的基础上。

【适应证】　适用于股骨髁病损尚完整者。

【特殊器械】　除一般关节内镜器械外,尚需准备刨削器、细克氏针及钳、钻、骨锤及特制的有不同角度的穿刺微骨折器械等。

【术前准备、麻醉、体位及并发症等】　同膝关节内镜检查。

【操作步骤】

(1) 首先完成诊断性膝关节内镜检查,排除关节内的其他病变。同时通过刨削器对炎性关节滑膜及退变的关节软骨面进行清创。

(2) 一般从前外侧入口插入关节内镜,经前内侧入口置入探钩,全面检查股骨内髁。证实病损处后,由前内侧入口置入细克氏针,对准病损区进行钻孔。孔深 1~1.5cm,一般直径为 1cm 圆的损伤面积钻孔 3~4 个(图 35-6-15)。如患者骨骺尚未闭合,钻孔不宜过深,以免损伤骺板。

(3) 同样,也可将穿刺微骨折器经入口插入,使其尖端位于准备修复的区域,然后通过敲击穿刺器的柄或体部作用于尖端刺入骨质,并造成穿刺孔周的微骨折,诱导修复。此法更适合于髌股关节面等不易直接由入口进行钻孔的部位。

(4) 常规进行关节冲洗吸引。关节内可放负压引流管引流。患肢加压包扎。

【术后处理】

(1) 术后应抬高患肢,密切观察加压包扎后患肢的血液循环和感觉。

(2) 术后 2 周内患肢相对制动;2 周后开始部分活动,4 周部分负重,6 周后逐渐过渡到完全负重。

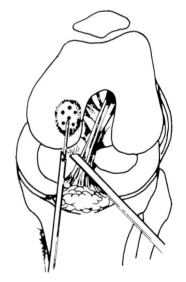

图 35-6-15　股骨髁剥脱性骨软骨炎的镜下钻孔手术疗法

2. 骨折固定术　即在镜下通过克氏针或螺钉对骨软骨进行固定。

【适应证】　适用于股骨髁骨软骨骨折,或骨骺未闭青年的病损软骨早期分离、部分分离者。

【特殊器械】　除一般关节内镜器械外,尚需准挤刨削器、细克氏针及钳、钻、各种螺钉及相应器械等。

【术前准备、麻醉、体位及并发症等】　同膝关节内镜检查。

【操作步骤】

（1）同钻孔术,首先行膝关节内镜检查及相应处理。

（2）然后在不同方向插入细克氏针 2~3 枚,交叉固定软骨或骨软骨片。钻孔打钉时,克氏针正对损伤软骨面并向近端皮肤引出,从近端缓缓向外拔出克氏针头,直至克氏针尾端刚好埋入软骨面下方。

（3）同样,也可用带头的 Mecron 螺钉、Herbert 螺钉或可吸收螺钉进行固定。

（4）常规进行关节冲洗吸引。患肢加压包扎。

术后处理同钻孔术。术后 4~8 周拔除内固定克氏针。

3. 自体骨软骨移植术　单纯软骨移植,由于移植的软骨与移植区软骨不能很好融(愈)合而难用于临床。近来多采用带有软骨下骨的软骨移植,临床效果良好。以往由于器械原因软骨移植很难在镜下完成,随着关节内镜设备及软骨移植器械的生产与应用,使关节内镜下软骨移植得以实现。

【适应证】　适用于早期或部分分离的股骨髁剥脱性骨软骨病损。

【禁忌证】

（1）退行性骨关节炎。

（2）感染。

【特殊器械】　除一般关节内镜器械外,尚需准备刨削器及自体关节软骨移植系统(OATS)器械等(图 35-6-16)。

【术前准备、麻醉、体位及并发症等】　同膝关节内镜检查。

【操作步骤】

（1）同钻孔术,首先行膝关节内镜检查及关节清理。在镜下明确股骨髁负重区软骨病变的部位及程度。

（2）一般从前外侧入口插入关节内镜,经前内侧入口置入小刀或刮勺切除病损软骨面的边缘及软骨下骨面,然后测量软骨缺损面的大小,以决定进行软骨移植的数量。

（3）软骨缺损面的钻孔和供骨区的取骨,有不同规格的器械,一般用直径为 4.8mm 的骨钻,在不同的屈膝位,骨钻垂直于软骨下骨面钻孔,制成深约 1.5cm 骨洞。冲洗骨屑,准备植骨。

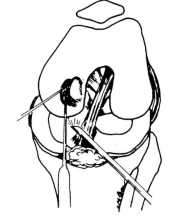

图 35-6-16　剥脱性骨软骨炎,病变软骨已剥脱分离,并已有"火山口"样病灶,需行病灶的彻底搔刮清除

（4）供骨区通常选股骨髁间窝的内侧壁或股骨滑车面的边缘。可经前外侧入口置入取骨器,锤击取骨器将其打入软骨下骨深约 1.5cm,然后通过左右上下摇摆,使所取骨柱从基底断裂,将其取出,备植骨用。

（5）用标准棒调整受区骨洞的深度和角度后,将所取骨柱嵌入骨洞内,直至其与关节面平齐。供骨区骨洞用骨蜡填塞止血。

（6）常规进行关节冲洗吸引。关节内可放负压引流管引流。患肢包扎,长腿石膏托固定患膝于功能位。

【术后处理】

（1）术后应抬高患肢,观察患肢的血液循环和感觉。

（2）术后患肢石膏固定 4 周;4 周后可部分负重和活动,6 周后逐渐过渡到完全负重。

（十一）关节内镜下前交叉韧带重建术

前交叉韧带(ACL)损伤,是较为常见而又严重的运动性损伤。伤后常伴有膝关节血肿,多合并有半月板损伤和侧副韧带损伤,后期可出现关节不稳等症状。前抽屉试验和 Lachman 试验是诊断其损伤的最有效的方法,而 MRI 检查能更有效地提高前交叉韧带损伤的诊断率。前交叉韧带损伤治疗不当,会导致膝关节功能性不稳,严重影响关节的运动功能。早在 1898 年,Battle 等人就尝试采用端-端缝合的方法修复前交叉韧带损伤,但由于交叉韧带损伤后多有断端回缩,很难进行断端缝合。其他学者采用肌腱移植的方法重建交叉韧带,如髂胫束、半腱肌、髌腱、股四头肌腱等。1981 年 Dandy 首次报道关节镜下的前交叉韧带重建手术,为重建前交叉韧带提供了新的手术方式。随着对前交叉韧带解剖和生物力

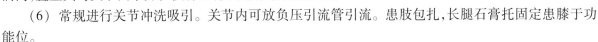

学特性的不断研究,使其治疗进入了新的阶段,尤其是在关节内镜下进行微创手术,更减少了手术并发症,提高了重建韧带的稳定性和功能。目前前交叉韧带重建手术中一般都遵循等长原则,这一概念由Odensten 首先提出,即在膝关节活动过程中重建韧带的胫骨止点和股骨止点间的距离长度保持不变,韧带所受的应力也保持不变。实际情况中很难达到完全的等长,但遵循等长原则可以避免移植物在某一位置上的过度牵拉,从而避免韧带的松弛。

在重建韧带时,重用的移植材料包括自体材料、异体材料和人工合成材料三大类。自体组织容易获得,免疫排斥反应最小,是目前应用最广的移植材料。常用的自体移植物包括骨-髌腱-骨、腘绳肌腱、股四头肌腱、髂胫束等。其中最常用的是髌韧带的中 1/3,以及与韧带上下相连的髌骨和胫骨结节骨块(B-PT-B)。这种植入组织有最强的生物力学性能,而且在股骨和胫骨隧道内骨-骨的愈合可达到最好的固定,是进行韧带重建的"金标准"。但由于取腱容易造成膝关节前方疼痛、髌骨骨折、髌腱挛缩、跪行疼痛等并发症,越来越多的学者采用自体腘绳肌腱作为移植物,目前数量已经超过 BTB。

【适应证】　前交叉韧带损伤造成膝关节明显膝关节稳定性差、膝关节伸直受限者。

【特殊器械】　除一般关节内镜器械外,尚需准备:①电钻、克氏针等骨科常用器械;②交叉韧带定位器、长导针、测量尺等。

【术前准备、麻醉及体位等】　同膝关节内镜检查。

【操作步骤】　以腘绳肌腱重建前交叉韧带为例。

1. 首先麻醉下进行前抽屉试验、Lachman 试验等判断韧带是否损伤。

2. 进行常规诊断性膝关节内镜检查。检查是否合并其他损伤,若合并半月板损伤应根据情况行半月板切除或缝合手术。

3. 关节镜检查前交叉韧带是否断裂,陈旧损伤断裂的韧带可能被吸收而造成交叉韧带消失现象,特别需要注意的是损伤的韧带被滑膜包绕造成韧带完整的假象,需要用探沟仔细检查以防误诊。

4. 清理滑膜显露视野后用交叉韧带定位器定位胫骨止点,克氏针定位后用转头打通与移植物直径相同的胫骨隧道,使用股骨定位器以克氏针定位后,先以细钻打通骨隧道,然后以移植物相同直径的钻头股骨隧道,保留部分股骨皮质以固定 Endobutton。

5. 将固定在 Endobutton 上的移植物自胫骨隧道穿入,股骨隧道穿出,将 Endobutton 固定于股骨外侧皮质,拉紧移植物以螺钉固定胫骨端。

6. 冲洗关节腔。

【并发症】

1. 骨隧道定位不良,可能造成移植物与髁间窝顶部的撞击造成韧带松弛。

2. 腘血管损伤,手术操作不当可能造成腘血管损伤形成严重并发症。

3. 膝关节感染,严格的无菌操作是避免感染的关键。

4. 膝关节功能受限,多由于术后功能锻炼不当造成。

【术后处理】　术后加压包扎,伸膝位支具固定。次日即可在医生指导下进行股四头肌、腘绳肌及关节功能锻炼。术后不宜过早负重和过多活动。半年内应避免剧烈活动。

【注意事项】　关节镜下韧带重建是关节镜手术中技术要求较高的手术,需要术者有较为熟练的关节镜技术和立体定位感,初学者一定要在掌握熟练的关节镜操作后再循序渐进地开展手术,以降低手术失败的可能。

(十二)　关节镜下后交叉韧带重建术

后交叉韧带(PCL)起源自股骨内侧髁的外侧壁,斜向后下止于胫骨髁间嵴的后方,是膝关节最强壮的韧带,其抗拉强度是前交叉韧带的 2 倍,其主要功能是防止胫骨后移。另外可以限制膝关节过伸,对前交叉韧带起辅助作用,并有一定程度的限制小腿内收、内旋、外展的功能。因此,对于膝关节的后直向稳定和旋转稳定具有重要作用。PCL 损伤最常见的损伤机制是在屈膝或膝关节过伸时胫骨结节受到后向应力所致,例如车祸时的"挡板损伤"。后交叉韧带损伤的临床查体对于诊断十分重要,体格检查中主要的有后抽屉试验、后陷试验、Lachman 试验等。术前 MRI 检查可进一步明确韧带损伤的情况,并可确定是否合并其他损伤。

既往的研究对 PCL 的重要性认识不足,曾有研究者认为 PCL 损伤发生率较低,且其解剖部位较深,手术修复困难较大,单纯 PCL 损伤可以保守治疗。但 Keller 等对大量病例随访发现,非手术治疗后 65% 的患者有活动受限,90% 膝关节疼痛。随着对 PCL 生物力学和功能的研究深入,证实慢性 PCL 损伤及断裂如不及时纠正,将会使膝关节失去正常运动规律,引起或加重其他结构损害,出现关节退变和半月板撕裂的风险明显提高。因此,PCL 损伤应引起重视,尤其合并其他损伤时,应积极治疗。而临床研究观察表明,PCL 断裂及损伤的手术治疗,尤其是关节镜下后交叉韧带重建,明显优于保守治疗。

【适应证】 PCL 完全断裂合患者,PCL 损伤并后外侧角结构损伤患者。

【术前准备、麻醉及体位等】 同膝关节内镜检查。

【操作步骤】 以腘绳肌腱重建后交叉韧带为例。

1. 麻醉下进行后抽屉试验、后陷试验、Lachman 试验等判断后交叉韧带是否损伤。

2. 气囊止血带充气后,取前外侧切口,进行常规诊断性的关节内镜检查,清除关节腔内的游离体、修复半月板损伤;探钩仔细检查后交叉韧带是否断裂。

3. 取出移植物并准备,测量移植物直径,固定于 Endobutton 上,用后交叉韧带定位器定位胫骨止点,经定位器钻入克氏针后用钻头打通与移植物直径相同的胫骨隧道,使用股骨定位器用克氏针定位后用转头打通与移植物直径相同的股骨隧道。

4. 将固定在 Endobutton 上的移植物经胫骨隧道穿入关节腔,再经股骨隧道穿出,将 Endobutton 固定于股骨外侧皮质,屈膝 70°、前抽屉作用下拉紧移植物以螺钉固定。

5. 冲洗关节腔,再次确定膝关节的功能恢复情况。

【术后处理及并发症】 同前交叉韧带重建术。

【注意事项】

1. 术前仔细阅读 MRI 检查片,熟练掌握关节镜操作技术。

2. 由于 PCL 位置深在,直接与腘血管神经相邻,打通胫骨隧道时易损伤腘血管神经,术中应尽量屈膝增大胫骨隧道内口与腘血管神经的距离。

(卫小春 杨自权)

第七节 踝关节镜术

一、概述

1939 年 Tagaki 首次成功地进行了踝关节镜检查。随着器械、镜头系统、牵引器械以及光纤技术的进步,踝关节镜成为重要的诊断和治疗手术技术。踝关节在解剖上与其他关节有显著的区别。因此,在关节内镜手术的概念上也有区别。踝关节是相当稳定的,关节间隙也比较窄。踝关节周围有丰富的皮神经并邻近重要神经血管束,在进行踝关节镜手术时要考虑得更周到。除此之外,因为皮肤条件脆弱和血运差(特别是同时伴有周围血管病时),踝关节内镜的并发症率也比其他关节高。以上所有因素使得踝关节内镜与其他关节内镜检查不同,要求使用较细的器械、加用牵引装置、入口设置更准确以及不同的灌注系统。

【适应证】

1. 诊断性踝关节镜的适应证 ①无法解释的踝关节疼痛;②交锁;③反复发作的不稳(习惯性踝扭伤);④持续渗出;⑤僵直;⑥活检。

2. 治疗性踝关节镜适应证 ①游离体摘除;②感染性关节炎灌洗;③滑膜切除;④治疗退行性关节炎;⑤关节内镜下关节融合;⑥治疗骨或软组织撞击;⑦治疗骨软骨病变;⑧治疗反复发作的关节不稳;⑨辅助骨折复位或固定。

【禁忌证】

1. 绝对禁忌证 ①局部软组织感染;②全身感染;③肢体缺血。

2. 相对禁忌证　①严重退行性关节炎伴随关节间隙过窄;②严重踝关节水肿;③静脉功能不全;④皮肤条件差;⑤严重踝关节创伤伴随筋膜间隙综合征;⑥反射性交感神经萎缩。

【并发症】　踝关节内镜有很多与入口有关的并发症,尽管其中大部分为一过性和轻微的,但也可能发生很严重的并发症。最常见的并发症为神经损伤,包括损伤腓浅神经、腓神经、腓肠神经、隐神经和腓深神经。神经损伤的原因可能是建立入口、牵开针或牵拉性神经失用症。其他并发症包括表浅或深部感染、骨折、关节软骨损伤、韧带损伤、器械或关节内镜断裂、术后疼痛和滑膜炎。据文献报道,踝关节内镜的并发症率为 3% ~15%。仔细地进行术前计划、熟悉体表解剖标志以及正确使用牵引和器械都有助于降低并发症率。

【麻醉】　传统上,踝关节内镜需要在全麻或区域麻醉(腰麻或硬膜外麻醉)下进行。但是随着器械和技术的进步,创伤越来越小,越来越多的医生在局麻下进行踝关节内镜手术。总的来说,所有诊断性关节内镜都可以在局麻下进行,不太复杂的治疗性关节内镜,例如摘除游离体或滑膜切除,也可以在局麻下进行。在局麻下进行关节内镜手术时,我们一般使用 1% 利多卡因和 1:200 000 肾上腺素作为麻醉药。因为止血带会给清醒的患者带来很多不适而不使用,因此必须在麻醉药中加入肾上腺素,以帮助减少术中出血。在入口处皮下注入麻醉药(每处 1ml),在术中也要在关节腔内注射麻醉药(10 ~15ml)。

【体位】　踝关节内镜可在患者仰卧位(图 35-7-1)或侧卧位下进行,偶尔也可在俯卧位(图 35-7-2)进行。大多数术者采用的体位是仰卧位,伸直膝关节,将踝伸到手术床外,或抬高大腿并屈膝 90°,使小腿和踝自然下垂。我们也喜欢采用仰卧位进行踝关节内镜手术,大腿根部绑止血带,髋屈曲 45°,大腿远端固定在支架上。这样,踝关节可以悬空,术者也不必用手扶着踝关节,手术操作的空间也大。这种体位使术者在必要时可以建立后方入口。

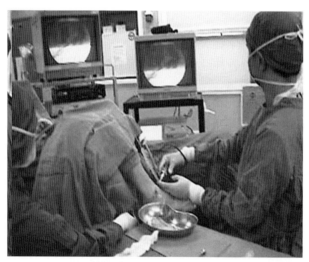

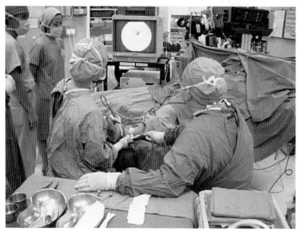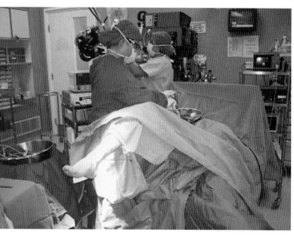

图 35-7-1　踝关节内镜外科体位-仰卧位及工作站

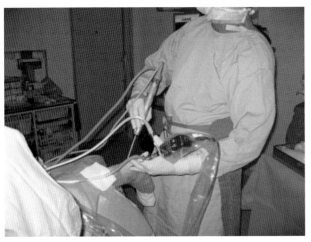
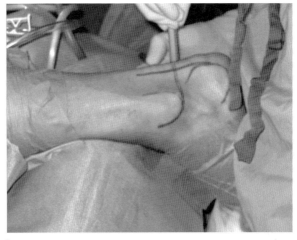

（1）

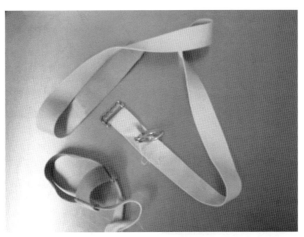

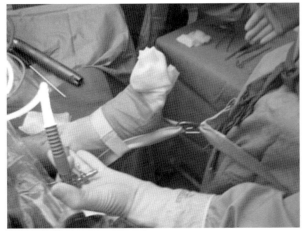
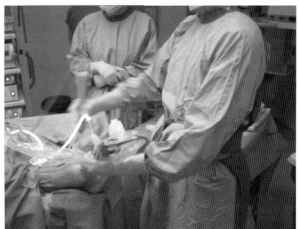

（2）

图 35-7-2 踝关节镜技术要点
（1）俯卧位；（2）软组织牵引

【牵引】 因为胫距关节在没有牵引的情况下也可以很好地显露，也因为小腿和踝关节自由悬垂时重力可使关节间隙张开，因此并不一定必须进行牵引。但如果显露关节间隙困难，或必须看清中央或后方结构时，牵引可以进一步扩大关节间隙。以前牵引的方法是在胫骨和跟骨上打骨牵引针。牵引力量很强，但创伤也比较大、并发症较多，例如感染、神经血管损伤或骨折。现在这种有创的方法已经很少有人用。目前大多数牵引都是采用软组织牵引的方式采用无创的牵引方法，在踝关节上套束带以进行手动牵引,再连接到术者腰上或连接到牵引装置上(例如 Guhl 踝关节软组织牵引器)(图 35-7-3)。

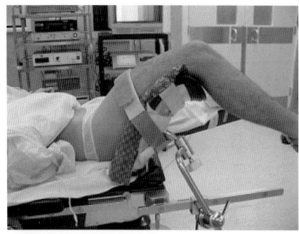

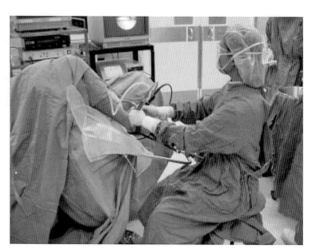

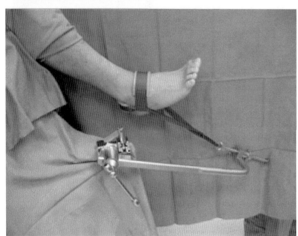

图 35-7-3　Guhl 踝关节牵开器

二、踝关节镜检查与手术

踝关节镜有各种型号,包括 4mm、2.7mm 和 1.9mm 直径的镜头。大的镜头灌注水流更大(如果通过镜头灌注),画面也更清楚。另一方面,小镜头更容易放进关节腔内,观察踝关节中央或后方结构时更好。这种小关节内镜的杆较短(67mm),不易造成软骨损伤或器械的断裂。30°镜头是最常用的,踝关节内视野很好,没有中央盲点。70°镜头对于角落显示更好但适合于有经验的术者,中央盲点也无法避免。很多小关节器械特别是为踝关节内镜设计的器械,可以使关节镜更顺利。这些器械包括小关节用的动力系统(包括刨削器和磨钻)、射频工具、吸引器、抓钳、篮钳、刮匙和探针(图 35-7-4)。这些工具可以大大降低医源性软骨损伤的风险。灌注入水和出水可以通过重力实现。如果需要的水压比较高,可以使用关节内镜专用水泵,但应注意避免注水过多流入周围软组织中,给关节内镜带来困难以及导致筋膜间隙综合征。

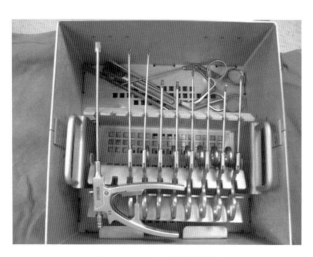

图 35-7-4　踝关节镜器械

【入口】 体表解剖标记:踝关节周围有很多重要的肌腱和神经血管结构,为了避免在设置入口时引起并发症,必须熟悉关节周围的解剖。在进行踝关节内镜前应当标记出体表的重要解剖结构。例如,在放置牵引带之前,应识别并标记出以下结构:①前方:隐静脉、胫前肌腱、第 1 趾长伸肌肌腱、足背动脉、腓深神经、趾总伸肌肌腱、腓浅神经和腓骨长肌肌腱;②后方:胫后肌腱、趾长屈肌腱、胫后动脉和神经、第 1 趾长屈肌腱、跟腱、小隐静脉和腓骨短肌腱。将踝关节背屈跖屈就可分辨出关节线。

手术入口可分成 4 组:前方入口、前方副入口、后方入口和后方副入口。

1. 前方入口(彩图 35-7-5):共有 3 个前方入口。

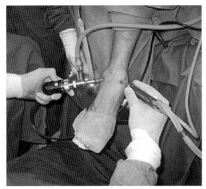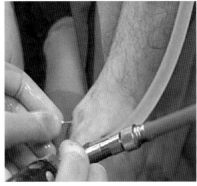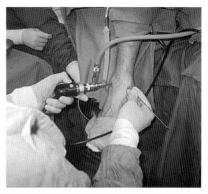

图 35-7-5 踝关节镜入路

(1) 前内侧入口:在胫前肌腱内侧,大隐静脉和隐神经在入口的内侧,有被损伤的风险。

(2) 外侧入口:在腓骨长肌外侧,腓浅神经在入口内侧,有被损伤的风险。实际上这是踝关节镜手术中最常见的神经损伤。

(3) 中央入口:在趾总伸肌腱中间,腓深神经和足背动脉有被损伤的风险。踝关节内镜最常用的入口是前内侧和前外侧入口。前中央入口损伤神经血管结构的风险较高,所以很少用到。

2. 前方辅助入口

(1) 前内侧副入口:内踝前部前方 1cm、下方 1cm。对于显露内侧沟和三角韧带十分有用。

(2) 外侧副入口:外踝尖下缘前方 1cm,对于显露外侧沟和前距腓韧带十分有用。

这 2 个入口并不是必需的,但需要观察间隙较窄的内外侧沟时比较有用。

3. 后方入口(彩图 35-7-6)

(1) 后外侧入口:跟腱外侧缘,腓骨尖上方 1cm 水平。这是最常用的后方入口。有损伤腓肠神经分支的风险。

(2) 后内侧入口:跟腱内缘,关节线高度。损伤周围神经血管结构的风险较高,例如胫后动脉和胫神经,可以造成严重的后果,所以此入口较少用。

(3) 经跟腱入口:经跟腱中央,腓骨尖上方 1cm 高度。降低了关节内镜和器械的并发症率,但对跟腱损伤大。

(4) 后方辅助入口:平齐后外侧入口高度,向外 1cm。有损伤腓肠神经和小隐静脉的风险。

【操作要点】 保持踝关节中立位。通过 18 号针头在胫前肌腱内侧缘穿刺建立前内侧入口,并灌注无菌生理盐水或林格液(关注液从针头倒流可帮助确认入口通关节腔);用 11 号手术刀在胫前肌腱内侧缘纵行切开皮肤;利用蚊式钳钝性分离皮下组织直至关节囊,再穿透关节囊;在已打通的通道中插入穿刺器和套管;在已建立的入口中插入关节内镜初步观察踝关节内部情况。用类似前内侧入口的方法,在直视下建立前外侧入口和其他 2 个副入口。必要时可建立后外侧入口,将镜头穿过前内侧入口向后直接观察踝关节后关节囊。

1. 诊断性关节镜检查 Richard D Ferkel 报道了踝关节内镜检查中所要观察的 21 个点,以规范全踝关节检查的程序;但这需要利用全部 3 种入口:前内侧入口、前外侧入口和后外侧入口,方可很好地显露这 21 个需要观察的点。

（1）前方 8 个点（图 35-7-7）：三角韧带、内侧沟、距骨内侧、距骨中央、距骨外侧、距腓关节、外侧沟和前沟。

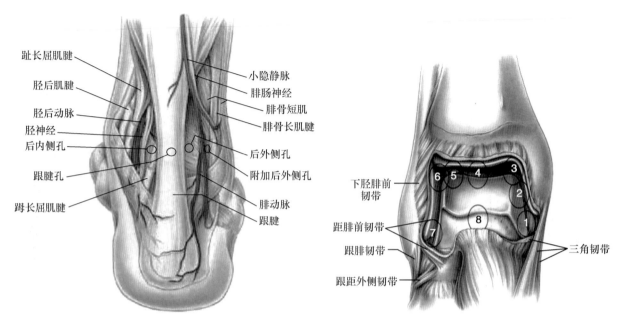

图 35-7-6　踝关节后方重要结构及入路　　　　35-7-7　踝关节镜前入路观察到的前方结构

（2）中央 6 个点：距腓关节的内侧、中央和外侧。胫腓韧带的后下部、胫肺横韧带和第 1 趾屈肌腱关节返折处。

（3）后方 7 个点（图 35-7-8）：内侧沟、三角韧带、距骨后内侧顶部、胫骨下穹隆、距骨中央和外侧部、距腓关节关节后部、外侧沟和后沟。

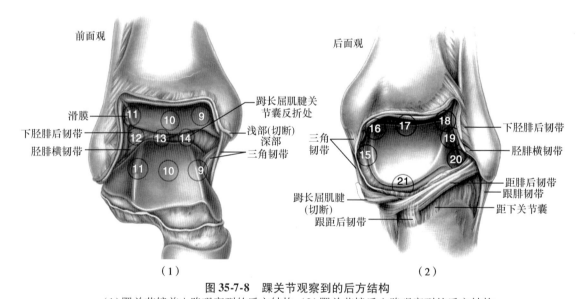

（1）　　　　　　　　　　　　（2）

图 35-7-8　踝关节观察到的后方结构
（1）踝关节镜前入路观察到的后方结构；（2）踝关节镜后入路观察到的后方结构

2. 踝关节镜手术

（1）摘除游离体：游离体可能是软骨性或骨软骨性的，可能来源于距骨或胫骨的病变，或来源于退行性关节疾病。多发软骨或骨软骨游离体也可能源于滑膜软骨瘤病。这些游离体可能导致关节交锁、疼痛、肿胀和关节活动范围受限。普通 X 线片可能会发现骨性游离体，但软骨性病变是不显像的。CT、

MRI 或关节造影有助于游离体定位,即游离体在关节囊内或关节外,也有助于揭示游离体的来源。踝关节内镜下可以行游离体取出,但有时很困难。而且在进行游离体摘除时必须检查后关节间隙以避免遗漏隐藏在后间隙内的游离体。游离体摘除后必须仔细地检查关节面以尽可能地找出游离体的来源(图35-7-9)。

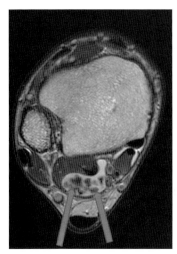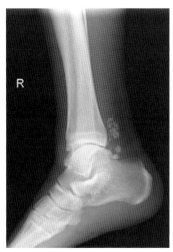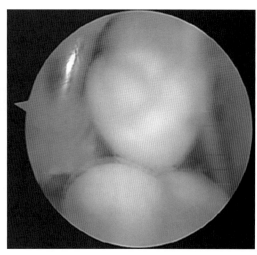

图 35-7-9　踝关节游离体

(2) 感染性关节炎:踝关节感染性关节炎可以通过关节内镜进行灌洗。应特别注意尽量减少周围软组织感染的可能性,因为感染性关节炎关节周围软组织会存在不同程度的水肿,因此也应做好建立入口困难的心理准备。

(3) 滑膜切除:对于以下踝关节疾病可以进行关节内镜下滑膜切除:类风湿关节、色素绒毛结节性滑膜炎、滑膜软骨瘤病和血友病。①类风湿关节炎:关节内镜下滑膜切除的适应证取决于症状、疾病严重程度和患者的一般情况。如果保守治疗失败,手术的主要适应证为疼痛、肿胀和交锁感。但如果存在广泛退行性改变,则手术效果就可能不好。关节内镜下滑膜切除治疗类风湿关节炎只适用于早期病变。可以利用牵开器帮助显露以便彻底地进行滑膜切除,但应当心脆弱的皮肤和神经血管结构。文献报道软骨病变轻时手术效果通常较好。要记住即使在最好的状态下,进行清理和滑膜切除只能延缓但不能阻止关节破坏,而且这种方法只能暂时地缓解症状。②色素绒毛结节性滑膜炎(PVNS)关节内镜下价膜切除可治疗局限性 PVNS 病变。但对于全关节的 PVNS 病变缺乏持续的疗效,经常会复发。③滑膜软骨瘤病:关节内镜下可进行游离体摘除和滑膜清理。即使复发,也建议再次进行关节内镜手术以减低对关节的破坏。④血友病:对于治疗继发于血友病的慢性复发性关节积血,关节内镜下滑膜切除有一定的帮助。在适当进行内科治疗的情况下,关节内镜下滑膜切除可降低将来出血的频率和严重程度。

(4) 治疗退行性关节炎和关节内镜下踝关节融合(图 35-7-10):踝关节退行性关节炎早期病变可在关节内镜下进行清创并切除游离体。但对于严重的退行性关节炎,应考虑进行关节内镜下关节融合。与传统的切开踝关节融合相比,关节内镜下手术具有降低发病率、减少住院时间、融合率高、创伤小、伤口美观和并发症少等优点。尽管从学习曲线上看这种术式不容易掌握,且对于显著内(外)翻畸形的矫形是不可能的,但随着关节内镜技术的进步,这种术式也越来越容易掌握,治疗效果越来越好。关节内镜下关节融合的原则与切开手术相同,包括以下基本步骤:①必须进行牵引;②清理透明软骨和软骨下骨坏死的以显露松质骨;③复位到理想的融合位置,即5°外翻、屈伸中立位、对称性外旋;④分别在内踝和外踝处沿导针经皮下放置 2 枚松质骨螺钉以固定关节融合。90% 以上关节内镜下关节融合病例的早期临床结果为良好。很多研究报道显示融合快、不融介率低、并发症率低。在一项对比切开与关节镜手术的研究中,关节镜组融合更快、恢复更早。

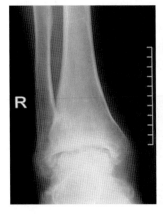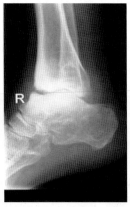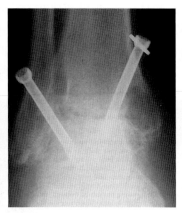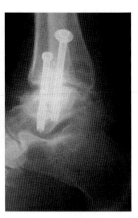

图 35-7-10　踝关节镜辅助踝关节融合术

（5）治疗骨或软组织撞击（彩图 35-7-11）：软组织撞击治疗：慢性踝关节疼痛的最常见的原因是软组织撞击。撞击可发生于踝关节的前外侧，韧带联合处、前沟或后沟。因为损伤机制的原因，最常见的软组织撞击是前外侧撞击。这种撞击发生在前距腓韧带的上部和前韧带联合的远端。对韧带联合损伤的估计常常不够，因为残留韧带联合撞击并不少见，常发生于前韧带联合。后方撞击常包括后韧带联合和后距腓韧带的胫骨斜坡处。以上任何一种撞击都可独立存在或合并存在。在进行关节内镜治疗前需要进行彻底的踝关节检查，特别是不牵开或采用后方入口观察就容易遗忘的后方撞击。报道中炎症性滑膜的清创、增厚的粘连带、骨赘和游离体切除的临床效果都很好。

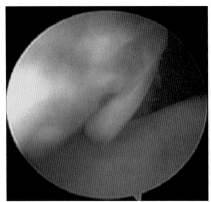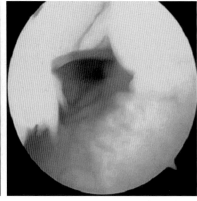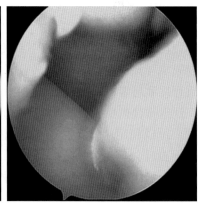

图 35-7-11　踝关节前方撞击征

骨撞击的治疗：骨撞击的来源是骨赘，通常在胫骨远端与前方距骨之间、前外侧外踝与距骨之间以及后方胫骨远端与距骨之间。骨赘的来源是退行性疾病或创伤。最常见的来源胫骨远端前方骨赘，与距骨颈"接吻"造成的病变。

关节镜清除骨赘和炎症性滑膜有助于缓解撞击的症状。关节内镜下清除骨赘有一些窍门。首先，牵开器并非总需要用，因为它会使前关节囊紧张地包裹在骨赘上，从而减少关节内镜和器械的操作空间。第二，必须明确骨赘的边缘，这就需要小心地掀起骨赘边缘的软组织。第三，应注意保持距骨颈光滑。第四，清理过程中应注意保护神经血管束。最后，在清理后应检查 X 线片以验证引起撞击的骨刺已被完全清除。总之，尽管共存的其他病理情况也会影响结果，骨撞击清创后患者的症状能得到有效的缓解。

（6）治疗骨软骨病变：踝关节骨软骨病变包括很多病理情况，如剥脱性骨软骨炎（彩图 35-7-12）、软骨或骨软骨游离体和踝关节内骨软骨骨折。关于骨软骨病变的流行病学、治疗和预后有很多争论和不同意见。因为关节切开手术会伴随包括不愈合、畸形愈合和关节僵直在内的很多并发症，关节内镜手术是治疗以上疾病的一种很好的选择。关节内镜治疗取决于骨软骨病变的慢性程度、体积和病变的深度。总的来说,所有软骨游离体都应切除,体积较大的骨软骨病变也应切除,如果可能的话尽可能使用可吸收螺钉或针。对于关节软骨全层病变,可用打通病变区域软骨下骨的方式刺激软骨细胞增生,包括钻孔、研磨和微骨折。总之,关节内镜治疗骨软骨病变的疗效可以达到切开手术的水平。近年有很多自体和异体(mosiacplasty)骨软骨移植治疗关节软骨缺损的研究和报道。

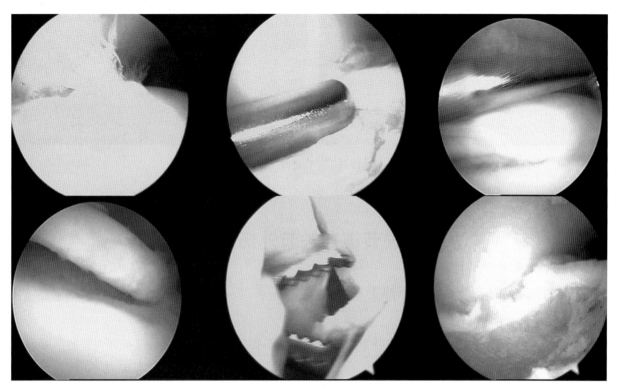

图 35-7-12　剥脱性骨软骨炎

(7)踝关节骨折的治疗(图 35-7-13):踝关节镜可用于辅助治疗远端胫骨关节内骨折和不稳。关节内镜下可以进行受损韧带的检查和切除游离体,也可以引导关节骨折的复位和固定。唯一不推荐的情况是用关节内镜辅助治疗伴随严重软组织创伤的骨折,因为这种情况下使用关节内镜很困难,也因为这种情况下会有过多的液体外渗导致肌筋膜间隙综合征。

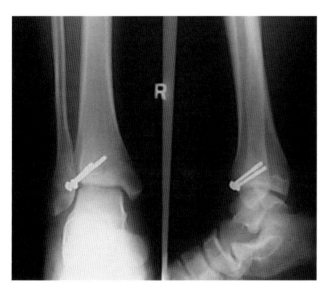

图 35-7-13　踝关节镜辅助复位固定

(8)踝关节不稳的治疗(图 35-7-14):关节镜检查反复发作的踝关节不稳更适合于关节内的病因,例如游离体、滑膜炎和骨软骨损伤,以及反复发作的踝关节扭伤但关节内镜治疗跟关节不稳为一种较新的技术。有报道认为关节内镜技术更适合于轻度不稳的患者。只有具有相当踝关节内镜经验的医生才能进行这种手术。可使用 U 形钉和缝合锚来固定韧带病变,常见的情况是将前距胜韧带和关节囊复合体固定到准备好的距骨床上。近年来有很多人喜欢使用射频技术紧缩病变的外侧韧带复合体以治疗轻度踝关节不稳。关节内镜固定或韧带紧缩都具有较好的短期疗效,而长期疗效结果仍待随访观察。

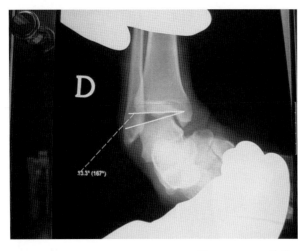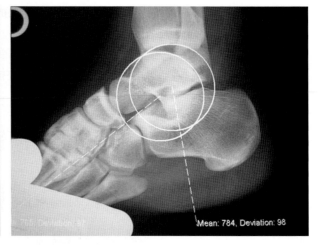

图 35-7-14　踝关节不稳经踝关节镜下稳定术

（陈启明　容树恒　谢龙峰）

第八节　关节镜在关节外伤病中的治疗

一、弹响髋的关节镜辅助下的手术治疗

（一）弹响髋的相关解剖

弹响髋又称为髂胫束挛缩，因为髂胫束挛缩往往原发于臀肌挛缩或瘢痕化，又被称为臀肌挛缩。

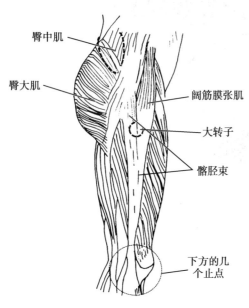

图 35-8-1　髂胫束的解剖示意图

髂胫束起自髂嵴的前部分，上部分为两层，包裹阔筋膜张肌，两者之间呈紧密结合关系，不容易分离；阔筋膜张肌向下延伸为阔筋膜，其后缘与臀大肌肌腱相连续。实际上，髂胫束是臀大肌除了臀肌粗隆以外的另外一个止点，阔筋膜和臀大肌腱膜共同汇合成髂胫束。

髂胫束的下方与小腿筋膜和腘筋膜相连续。髂胫束在膝关节周围附着在以下 5 个结构：胫骨外髁的 Gerdy 结节、髌骨外缘、髌腱外缘、胫骨外髁缘的关节囊和腓骨小头（图 35-8-1）。

在臀肌挛缩症或弹响髋的解剖中，密切相关的结构是髂胫束、臀大肌和臀中肌。髂胫束的挛缩、增厚和短缩往往是继发于臀大肌和臀中肌的改变。因此进行手术松解时，无论是切开松解，还是关节镜下松解，不仅要对髂胫束本身进行松解，还要考虑到髂胫束后部的臀大肌腱，多数人也需要进行松解。对于骨盆有倾斜的患者，还要考虑臀中肌挛缩的问题，这类患者往往对臀中肌在大转子上止点的一部分甚至大部分进行松解后才能更好地解决问题。

（二）手术适应证和禁忌证

臀肌挛缩的患者，对诊断比较明确，症状和体征明显，患者的日常生活和工作已经受到明显影响的患者，已经出现站立时下肢外旋、双下肢不能完全并拢、"外八字"步态或"摇摆步态"、屈髋受限、跑步时呈"跳跃步态"、坐位时双膝不能并拢、不能翘"二郎腿"、中立位屈髋时髋关节须外展外旋后才能完成屈髋动作、下蹲时双膝分开以及在半站立位髋关节屈曲 90° 时双膝需向外划一弧形才能双膝靠拢等等情况,往往患者自己会要求进行手术治疗。

如果弹响髋患者的挛缩部位累及臀中肌和臀小肌,还会导致明显的骨盆倾斜和假性双下肢不等长等表现。

对运动员来说,如果上述表现影响了正常的训练和比赛,也应该考虑手术治疗。

对运动员和普通人群的患者,如果上述情况很轻微,既不影响美观,也不影响训练、比赛、工作和生活,可以不进行手术治疗。

禁忌证:臀肌挛缩症需要和肌肉病、小儿麻痹后遗症、臀部硬纤维瘤、股骨头骨骺损伤、先天性髋关节发育不良及先天性髋关节脱位等相鉴别,如果是因为这些原因造成的类似臀肌挛缩症表现,就不应该按着臀肌挛缩症进行手术松解。

(三) 并发症与预防

臀肌挛缩症手术中及手术后常出现的并发症包括:

1. 坐骨神经损伤 臀肌挛缩症的松解手术比较简单,无论是微创小切口手术,还是需要大范围松解的大切口手术,风险一般较小。但如果臀肌挛缩涉及的结构较多,比如髂胫束、臀大肌和臀中肌,而且有些患者还涉及臀肌筋膜,更有些患者还有多挛缩带存在,因为镜下或切开松解范围广泛,又是在关节镜下松解,有造成坐骨神经损伤的风险。

预防方法:如果进行关节镜下松解手术,手术前将坐骨神经的体表投影进行标记,术中注意避免坐骨神经投影区,并仔细操作,避免坐骨神经位置变异导致的误伤。(图35-8-2)。

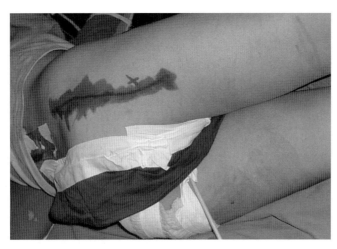

图 35-8-2　先定位坐骨结节与髂后上嵴连线的中上三分之一交界处的点,再定位坐骨结节与大转子连线的中点,两点连线就是坐骨神经的体表投影。如图中所示的坐骨神经仪表投影。"X"是进行臀肌挛缩松懈时所允许的后下入路的最后部的位置

坐骨神经的标记方法如下:

先定位坐骨结节与髂后上棘连线的中上 1/3 交界处的点,再定位坐骨结节与大转子连线的中点,两点连线就是坐骨神经的体表投影(图 35-8-2)。图中紧邻坐骨神经体表投影的"X"是进行臀肌挛缩松解时所允许的后下入路的最后部的位置。

2. 会阴处化学烧伤 会阴处的皮肤在手术中如果受到碘酒的刺激,会导致局部皮肤的化学烧伤,因此,如果术者感到用碘伏消毒不可靠,喜欢用碘酊消毒,应该像图 35-8-2 中那样,对会阴处进行消毒前的保护。

3. 术中出血和术后皮下血肿 术中出血过多和术后皮下血肿形成,与以下两个因素关系密切:一是术中松解断开了过多的肌纤维,二是在对髂胫束的后部相当于臀大肌腱部分的松解中损伤了髂外动脉的旋股外侧动脉的分支。

预防的方法：

（1）关节镜术中进行精细操作,在关节镜对所观察视野进行放大观察的帮助下,只对腱性、变硬条梭状结构及增厚的瘢痕结构进行松解。

（2）使用镜下电刀或射频头对小血管的出血进行充分凝血。

（3）射频气化钩既可提高松解效率,又有止血效果。

（4）术后松解区放置负压引流。

（5）镜下松解困难太大的情况下,应该及时切开直视下手术,也有利于彻底止血。

（6）术后有效加压包扎(图 35-8-3)。

（7）术后不要频繁进行仰卧和侧卧姿势的转换,这样会导致术中分离的皮下发生反复多次的挫动,增加血肿出现的机会。

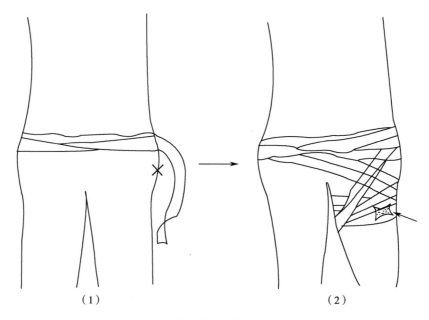

（1）　　　　　　　　　　　（2）

图 35-8-3　臀肌挛缩松解时的手术切口
（1）用弹力绷带先在患者的腰上缠绕几圈进行预固定；（2）进行伤口处的加压包扎,
并将大腿跟作为第二个固定点

4. 术后臀部的巨大切口瘢痕造成的局部粘连　对于用切开方式进行的臀肌挛缩松解手术(图 35-8-4),尤其容易发生。

预防的方法:能够用关节镜下进行松解的患者尽量进行镜下松解是避免长切口术后皮下粘连导致不适的重要方法。另外,如果不能用镜下替代,长度 6～8cm 的切口往往也已经足够对复杂臀肌挛缩症患者进行彻底松解了。这样可以减少切口粘连的并发症。

（四）术前准备

1. 手术当天早上进行备皮和灌肠。

2. 术前要了解患者髋部和或臀部瘢痕挛缩带弹响、弹拨的部位和诱发动作,麻醉和消毒前,在手术台上再进行一次诱发动作的确

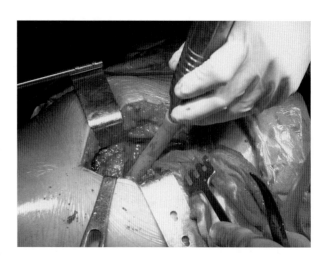

图 35-8-4　对于疑难病例,如果不能用镜下松解,长度 6～8cm 的切口往往也已经足够对复杂臀肌挛缩症患者进行彻底松解

认,对于松解术中了解弹响和弹拨有没有消失,验证是否松解彻底非常有用。

3. 像图35-8-2那样对会阴部进行保护,防治消毒过程中的化学烧伤,也可以防止手术区受到会阴部污染。

（五）麻醉

1. 局部麻醉　患者是清醒的,术中可以按着术者的要求随着松解的不同进程做患者自己平日里引起弹响的动作,有利于彻底松解程度的判断。

2. 硬膜外麻醉　用于复杂臀肌挛缩症患者的手术。

（六）手术入路

1. 标记出坐骨神经体表投影。标记方法同图35-8-2。

2. 单纯髂胫束挛缩松解的关节镜手术入路可以以大转子为中心,关节镜后下入路在大转子的后下方,离开髂胫束后缘5cm。关节镜的前上入路在大转子的前上,离开髂胫束前缘5cm左右。髂胫束后缘的入路比大转子低1cm,大转子前缘的入路比大转子高2cm。

前上入路比后下入路高的好处是在松解时可以避免向后松解时松解范围无意义地扩大。后下入路更低,有利于臀大肌止点附近部分张力带松解。图35-8-5中的红色"X"标记的就是前上和后下入路,两者之间的紫色"X"代表大转子所在处。坐骨神经体表投影前方的"X"代表镜下操作的安全区域的最后部。

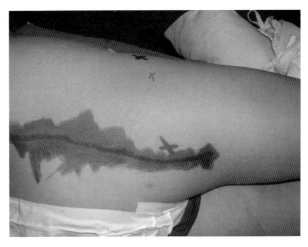

图35-8-5　图中的红色"X"标记的就是前上和后下入路,两者之间的紫色"X"代表大转子所在处。坐骨神经体表投影前方的"X"代表镜下操作的安全区域的最后部

3. 辅助入路　臀肌的3/4止点都在髂胫束上构成髂胫束的后部,用上述入路一般就能解决问题,一般不需要第三入路,如果术中用双入路法松解不满意,特别是合并有臀肌挛缩的患者,可以考虑在合适的地方给予辅助入路松解比较突出的筋膜条。

4. 入水口　一般不需要单独入水口,从关节镜套管入水即可。

5. 辅助切开入路　如果按着上述的关节镜下方法对髂胫束挛缩或/和伴随的臀大肌和臀中肌挛缩部位的松解不满意,可以将大转子前方的入路扩大成3.5cm长,必要时可以更长一些。在髋关节屈髋、内收、内旋等的动作中找到绷紧的条梭,以坐骨神经体表投影为安全参照,直视下松解即可。

（七）关节镜下手术器械

1. 普通关节镜手动器械。

2. 射频气化常规射频头和射频气化松解钩。图35-8-6中箭头所指的是射频头就是射频气化松解的。

3. 长柄骨膜剥离器。

（八）手术体位

患者的标准手术体位是侧卧位,患侧在上。

如果患者是两侧的弹响髋,最好一侧手术结束后换为另一侧在上面的侧卧位,再次消毒铺巾。如果是一次消毒和铺巾,术中松解完一侧,再松解另一侧时,进行髋关节的屈髋、内收和内旋活动时,多会受两侧一起消毒铺巾的手术单影响,不利于对另一侧弹响髋松解程度的判断。

（九）关节镜下手术操作

1. 术者站位。术者站在患者面部朝向的一侧，即患者在侧卧时与术者面对面。但是不同医生的手术操作习惯不同，对于右手优势的医生，可以将操作位置固定为：如果进行右侧松解，患者左侧卧，右臀部朝上，术者站在患者的后面；如果松解左侧，反之术者站在患者的前面，关节镜放在手术台的另一边。一般来说，关节外区域进行关节镜操作，建立一种比较固定的操作模式可以减少不必要的并发症的发生。

2. 局麻完成后，先制作前上入路，再制作后下入路。入路为纵向切口，长度为8～10cm。

3. 从前上入路进入钝头，在皮下脂肪和深筋膜之间分离出间隙（图35-8-7）。对于少数有皮下粘连的患者用尖头剥离是一个好方法。剥离过程中会有一些皮下脂肪碎削从小切口冒出，不时用纱布擦干净。

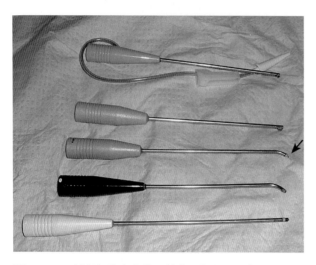

图35-8-6 射频气化术中使用的常规射频头和箭头所指的臀肌挛缩松解常用的射频气化松解钩

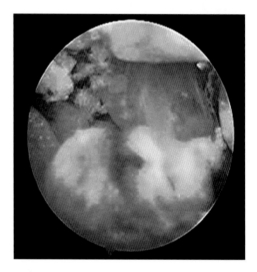

图35-8-7 从前上入路进入钝头，在皮下脂肪和深筋膜之间分离出来间隙的后下入路进入镜子的镜下所见

4. 从前上入路进镜子，从后下入路进刨刀进行刨削，直到可以见到白亮的髂胫束为止。此时用钩子探查髂胫束的前缘和后缘，此过程中可在镜下用探钩帮助钝性钩拉分离，以帮助看清楚为止（图35-8-8）。在刨削过程中可能会因为关节镜入水量不足，而导致视野模糊，见（图35-8-9）的术中活动出血，此时可以调小刨刀吸引器的强度，如果还不行，可以等待1～2分钟，经过入水的冲洗，视野又会逐渐清晰。当然，手术中最好备上镜下电刀或射频气化，以便帮助止血，使得视野尽快清晰，加快手术速度。

5. 在镜下刨削暴露髂胫束前后缘的过程中，注意镜下刨削的方向，刨削的操作方向以沿着髂胫束前、后两切口连线的方向斜跨髂胫束为最佳，这样可以用最小限度的暴露和损伤完成手术。

6. 前上入路进镜子，后下入路进钩刀或气化钩，开始髂胫束前缘的松解。在关节镜直视下将挛缩的髂胫束从前缘松解到后部。对于一般患者，如果不是髂胫束后缘与臀肌筋膜连成一片，而且术中确认钩刀或气化钩离开坐骨神经标记线还有一段距离，就可以用钩刀或气化钩一次性完全松解，以便缩短手术时间（图35-8-10）。

7. 如果是在局麻下，如果从前缘开始钩切到后缘时，一边询问患者有无坐骨神经刺激症状，一边进行钩切镜下已经分清前后缘的髂胫束，直到完成操作。如果从髂胫束后缘开始钩切操作，一开始就问患者有无坐骨神经刺激症状，等后缘钩开后，就可以放心大胆地向前缘钩切，直到快速完成，因为前缘不会有重要血管神经（图35-8-11）。

8. 将关节镜换到后下入路，从前上入路进入Punch，松解髂胫束后部的纤维。一边松解，一边用Punch挑起要松解的髂胫束纤维，询问患者有无坐骨神经症状（局麻最佳），确认是髂胫束纤维的硬度再

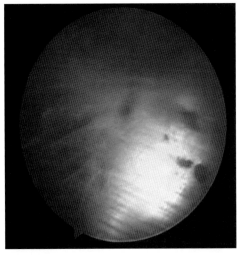

图 35-8-8　髂胫束表面已经被暴露出来

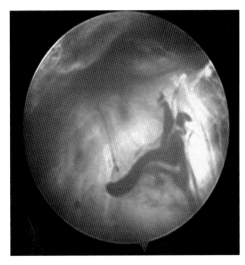

图 35-8-9　术中见暴露的髂胫束表面的活动性出血

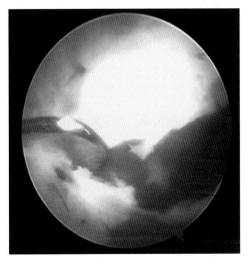

图 35-8-10　对于一般患者,如果不是髂胫束后缘与臀肌筋膜连成一片,而且术中确认钩刀或气化钩离开坐骨神经标记线还有一段距离,就可以用钩刀或气化钩一次性完全松解,以便缩短手术时间

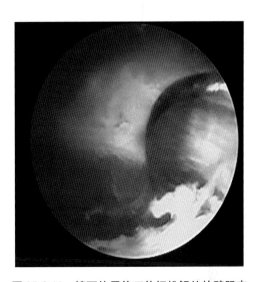

图 35-8-11　镜下使用钩刀钩切松解处的髂胫束

用 Punch 咬断,这样可以保护坐骨神经。如果髂胫束比较宽大,臀肌筋膜粘连广泛,在松解完髂胫束前部后,最好也用这样的方法松解后部,因为该方式比较安全(图 35-8-12)。

在操作过程中,即使用射频或镜下电刀,也常常不免有镜下出血、视野模糊,此时,因为入水处在关节镜套管上,可将关节镜先贴在要观察的组织上,再一点点离开直到能看清组织为止,可以很快排除出血干扰。

9. 术中,松解到一定程度时,要反复进行髋关节屈伸、内收外展和内外旋等动作,即术前已经确认的弹响或弹拨诱发动作。以便检查松解彻底情况。

如果有更广泛的挛缩带,应该同时进行其他部位的松解。必要时可以用辅助切口,甚至在镜下松解不满意的情况下动用切开松解的方式。

怀疑有臀中肌挛缩的患者应该注意大转子处臀中肌止点的松解,并注意臀中肌在大转子上的止点在髂胫束的深层,往往术者的直接感觉是松开了髂胫束后“下面还有一层”张力很大的腱性结构,应该给予同时松解。

10. 术后加压包扎如图 35-8-3 所示,用棉垫和弹力绷带加压包扎。

（十）术后康复

1. 术后当天

（1）术后当天观察伤口渗出情况及伤口包扎处的松紧度。

（2）松解处的皮下放置负压引流管进行术后负压引流。术后当天要保持引流管的通畅。患者家属或医护人员应该经常采取折闭引流管中断，在折闭处和伤口之间用手握住引流管，用示指、中指、环指和小指四个指头的指腹沿引流管纵轴排列，四个指头相对于手掌反复挤压引流管，保持其畅通。

（3）患者要尽量静卧，以便更快地使得伤口处止血。

2. 术后 1~4 天

（1）术后第 1 天如果负压引流量 <50ml，可以将引流管拔出。

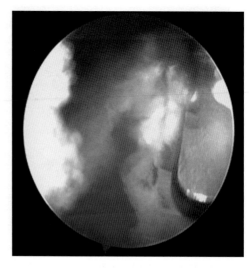

图 35-8-12　镜下使用 Punch 松解髂胫束

（2）从拔出引流管的当天到术后第 4 天，要注意手术切口附近皮肤的保护，不要反复翻身或侧身，如果这样会导致手术处皮肤和其下的结构发生相对挫动，导致出血。

（3）到术后第 4 天结束时，开始练习髋关节内收和翘二郎腿，但动作的牵拉都不要过度，只是中等程度的牵拉就可以了。

（4）患者到此时仍不能下地活动，大小便仍尽量在床上进行。

3. 术后 5~7 天

（1）患者可以下地进行洗脸、漱口、刷牙和一天 2 次一次 5 分钟的散步。散步时要主要保护伤口处不受牵拉。

（2）每天进行 1 次髋关节内收、翘二郎腿或术前患者进行不到位的动作的练习。如果要练习的动作多于 2 个，建议每天选择 2 个动作练习。练习强度达到中等偏强，每天 1 次练习 5~10 分钟即可。不要练习次数太多、练习时间太长。

（3）术后 7 天拆线。

4. 术后 8 天至 2 周

（1）术后 8 天到 2 周，患者的伤口已经拆线。可以正常洗澡。

（2）患者练习翘二郎腿、髋关节内收等牵拉动作要达到最大强度。

（3）患者可以下地练习正常行走，行走的时间和次数要根据手术部位疼痛、肿胀的程度来调整。

5. 术后 2~4 周

（1）继续进行术后 8 天至 2 周的牵拉练习，但可以将每天 1 次练习增加到 2 次，强度也可以根据自身情况增加。

（2）开始尝试更多的行走。

（3）开始尝试更多的日常生活活动，以不引起手术部位的严重反应为佳。

6. 术后 5~8 周

（1）患者逐渐恢复正常的日常生活活动。

（2）对残留的功能障碍进行更大强度地牵拉练习。

（3）办公室工作的人员，可以根据自己的情况开始上班。但是，行走特别多的工种或重体力劳动工种的患者，要根据自己的情况来决定这个时期是否开始上班，或可以晚些。

7. 术后 9 周及以后

（1）患者完全恢复正常的日常活动和工作。

（2）在康复中解决最终的残留功能障碍。

（3）专业运动员此时可以恢复正常训练。

（余家阔　敖英芳）

二、腕管综合征的关节镜手术治疗

（一）解剖结构

腕管是由腕横韧带与腕骨沟共同围成的,管内有指浅屈肌腱、指深屈肌腱和拇长屈肌腱共9条肌腱和正中神经穿过。因种种原因导致腕管内的正中神经受压迫就会导致腕管综合征的发生(图35-8-13)。

（二）关节镜下手术的适应证和禁忌证

特发性腕管内压力增加导致的腕管综合征适合镜下手术。

不适合镜下单纯进行腕管松解手术的有:类风湿性导致的腕关节内的滑膜增生、腕管内容物广泛肿胀、腕骨骨折畸形、腕管内囊肿占位及腕管内肿瘤导致的腕管综合征,均是关节镜下腕管松解的禁忌证。

（三）镜下手术的并发症与预防

镜下松解治疗腕管综合征有导致血管神经损伤的报道,也有因术后效果不理想经二次切开探查发现腕横韧带断端与正中神经粘连的报道。

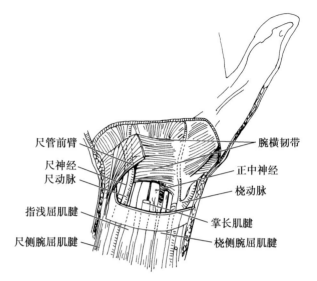

图35-8-13　腕管示意图

预防建议:

1. 熟悉腕管的解剖,操作中对要将切断的结构先进行清晰的辨认。

2. 术后加压包扎和腕关节制动防治腕管内出血后血肿机化导致的粘连。

3. 在松解术中始终让腕关节处于背伸位,使得屈肌腱和正中神经一直位于腕管的中偏后位置,可以防止对屈肌腱和正中神经的损伤。

4. 如果在使用了多种方案手术视野仍然不清楚,建议行切开手术。

（四）术前准备

1. 按着腕关节手术的常规术前准备。

2. 准备适当的腕管综合征专用的镜下松解手术器械(图35-8-14)。

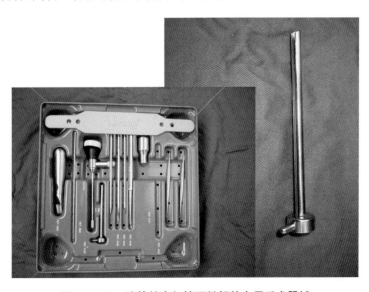

图35-8-14　腕管综合征镜下松解的专用手术器械

（五）麻醉

1. 局部麻醉 局麻的好处是在术中可以让手指的屈伸配合关节镜套管的进入，并可以在操作时观察正中神经的刺激症状，防止正中神经损伤。

2. 臂丛麻醉 臂丛麻醉只有在认为腕管综合征的有些合并病变不清楚，可能在术中需要切开手术时采用。

（六）体位

患者为仰卧位，常规消毒、铺巾，麻醉生效后患侧肩关节外展90°，患肢的肘关节伸直，放于手术台旁的小桌上；可以使用保持腕背伸姿势的专用支架（图35-8-15）。

（七）手术入路（图35-8-16）

1. 近侧入路 定位腕管近侧入路有两个参照点，一是掌长肌腱尺侧缘，二是远侧腕横纹，将腕管近侧入路定在远侧腕横纹向近侧2cm的掌长肌腱尺侧缘向尺侧切一1cm长的横口。如果以豌豆骨为标志，将腕管近侧入路定在豌豆骨向近侧2.5cm、在掌长肌腱尺侧缘向尺侧做一个1cm长度的横口。因为豌豆骨往往位于远侧腕横纹以远0.5cm，所以用两种方法所定的腕管近侧入路的位置几乎是相同的（图35-8-16）。

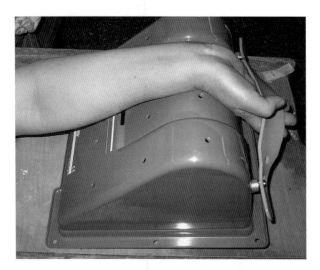

图35-8-15 综合征关节镜专用器械自带的保持腕背伸姿势的支架

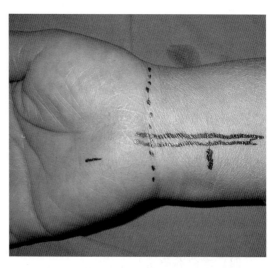

图35-8-16 图中平行线=掌长肌腱，虚线=远侧腕横纹，与掌长肌腱垂直的横线=关节镜腕管近侧入路，手掌处的纵线=关节镜腕管远端入路

2. 远侧入路 沿环指掌侧的桡侧缘画一条垂直于掌横纹的垂直线（环指桡侧-掌横纹垂线），将拇指外展到90°，沿拇指掌面的尺侧缘画一条垂直于环指桡侧-掌横纹垂线的垂线，两者的交点既是腕管远侧入路（见图35-8-16）。

注意：有些患者的拇指不能外展到接近90°，甚至只能外展到60°，这会导致腕管远侧入路变得更偏向远端，导致手术操作困难。

两个入路可以是纵切口，也可以是横切口。一般腕管近侧入路可以做得长一些（如1cm），而腕管远侧入路可以做得短一些（如0.8cm），从该入路主要是进钩刀进行腕横切带钩断的操作，短一些的切口足够用。

（八）镜下手术操作

1. 按前述方法进行腕管近侧入路和腕管远侧入路定位。

2. 患肢外展，在腕管的近侧和远侧两个入口处分别进行0.5%利多卡因的皮肤和皮下的浸润注射。从腕管近侧入路向腕管内注射一定体积的局麻药，一般10ml即可。

3. 用小圆刀制作10mm长的腕管近侧入路，方向和位置见图35-8-16、图35-8-17。

4. 从腕管近侧入路将钝头穿刺锥及带槽套管插入腕管，注意腕关节要处于背伸状态，以便在钝头穿刺锥和带槽套管插入腕管过程中屈指肌腱和正中神经都尽量在腕管靠后的位置。

5. 将钝头穿刺锥和带槽的工作套管插入腕横韧带下方后继续向前到远侧入路,并从皮下顶住该处,用小圆刀切一8mm长的纵切口,制作腕管远侧入路(图35-8-18)。

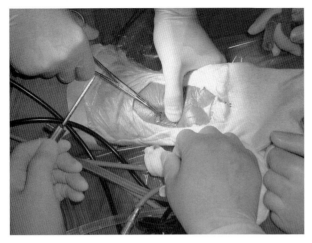 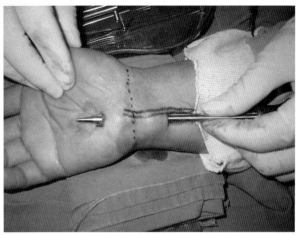

图35-8-17　用小圆刀制作的10mm长的
腕管近侧入路的方向和位置

图35-8-18　将钝头穿刺锥和带槽的工作套管插入
腕横韧带下方后继续向前到远侧入路处,并从皮下
顶住该处,用小圆刀切一8mm长的纵切口,逐层切
开,制作腕管远侧入路

6. 从带槽工作套管进镜子,观察屈指肌腱和正中神经,然后观察位于镜子上方的光滑的腕横韧带(图35-8-19)。

7. 在关节镜通过工作套管开槽的监视下,用钩刀从腕管的另一侧入路进入腕管,将腕横韧带钩断。术中也可以用镜下半月板推刀从腕管的同一侧入路进行操作(图35-8-20)。

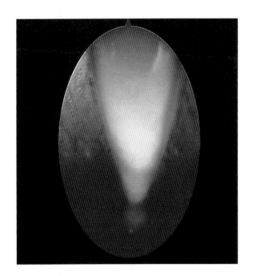 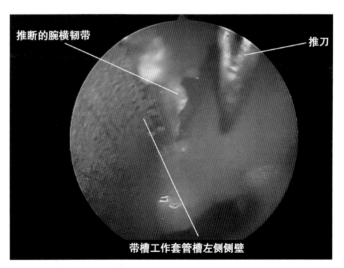

图35-8-19　在带槽的工作套管的一端进
镜子,观察屈指肌腱和正中神经,然后观
察位于镜子上方的光滑的腕横韧带

图35-8-20　术中也可以用推刀从腕管
的同一侧入路进行操作

【手术方法】　先将关节镜从近侧腕管入路进入腕管,看到腕管入口。此时,将关节镜下半月板推刀平放在带槽套管的槽表面,因推刀在镜子的上方,而屈指肌腱和正中神经在镜子的下方,所以推刀进入过程中,只要始终在套管表面滑行向腕管,是很安全的。推刀贴着工作套管滑行直到腕横韧带入口,然后一边用推刀推断腕横韧带,一边将镜子向腕管深入,直到松解到腕管的出口松开所有腕横韧带为止。

8. 判断腕横韧带已经彻底松开的方法

（1）在关节镜监视下切开腕横韧带,随着腕横韧带的切开,脂肪组织会突入套管（图35-8-21）。

（2）用探钩探查腕横韧带是否已经被松开。

（3）将30°的镜子向深处插入到腕管出口,将其30°的斜面朝向掌侧的皮肤,将镜子逐渐退向腕管入口的关节镜入口处,如果可见掌侧皮肤的均匀透光,说明腕横韧带已全部被松开。

（4）用探钩的背侧顶着松开腕管处的皮下,从腕管入口到腕管出口的滑动过程中,都可以均匀地感到探钩背部,否则应该进一步检查腕横韧带松解的彻底性。

9. 完成镜下手术松解后,对腕管内进行冲洗,缝合伤口,无菌纱布敷料和弹力绑带加压包扎固定。

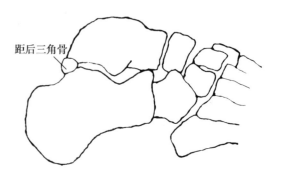

图35-8-21 在关节镜监视下切开腕横韧带,随着腕横韧带的切开,脂肪组织会突入套管

（腕横韧带切断后突入槽内的脂肪组织）

（带槽工作套管槽左右侧壁）

（九）康复

1. 术后上肢常规三角巾悬吊。

2. 术后0~4天弹力绑带加压包扎固定,术后4天结束后去弹力绑带,腕部轻微活动,此间手指的屈伸活动不受限制。

3. 术后4~7天,腕部活动范围可以增加,但以不引起明显疼痛为准,手指屈伸活动可以达到全范围。

4. 术后7天拆线。

5. 术后8~21天开始进行一些用手拿起和放下较轻重量的物品及洗脸、刷牙、吃饭、写字、使用电脑等生活和工作中的动作。

6. 术后4~6周,开始手指握捏的力量练习,并逐渐恢复日常工作和所有生活活动。

7. 术后7~8周后进行提重物、抓握和对抗较大屈指和屈腕阻力等动作。

8. 运动员术后8周~12周,运动员可以恢复辅助训练,老百姓可以恢复正常生活、工作和日常锻炼。
注:得腕管综合征的运动员往往都属于腕关节活动量比较大的项目,术后8周之内尽量不参加训练。

9. 术后12周,运动员可以恢复剧烈训练和比赛。

（余家阔 敖英芳）

三、踝关节距后三角骨的关节镜下切除

（一）解剖结构

在距骨的后方有内结节和外结节两个突起,外结节在发育过程中未与距骨体形成骨性连接就形成距后三角骨（图35-8-22、图35-8-23）。

如果内结节在发育中未与距骨体连接,则形成第二距骨（图35-8-24）。

距后三角骨在踝关节和距下关节外,其下与跟骨的关节面构成关节。在关节镜下可以见到的距后三角骨后面的韧带有距腓后韧带、跟距韧带和长屈肌腱（见图35-8-24）。在进行距后三角骨关节镜下切除时,长屈肌腱是最显眼的标志。

（二）适应证和禁忌证

在足有多块副骨与小骨,如距后三角骨、副腓骨、Vesalius小骨、第二骰骨、胫外骨、楔间骨、副舟骨等。其中在运动创伤的足踝损伤中,最多见的是副舟骨和距后三角骨损伤。

距后三角骨

图35-8-22 距后三角骨的示意图

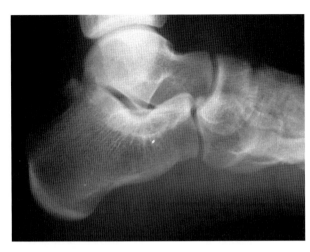

图 35-8-23　X 线片所见的距后三角骨

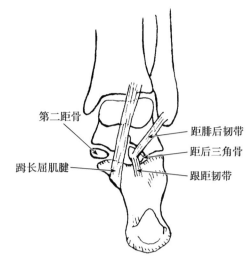

图 35-8-24　第二距骨的示意图

距后三角骨损伤的手术适应证是和损伤侯后的病理密切相关的,距后三角骨损伤后,可能导致趾长屈肌腱腱鞘炎、附着在距后三角骨上的韧带止点末端病、距后三角骨与跟骨相关节的关节软骨面的软骨损伤、距后三角骨与距骨体之间缝隙中的炎性增生组织的炎症和疼痛及距后三角骨本身的骨质改变等。

因此,对于急性伤的患者应该进行石膏后托固定 4～6 周。如果固定后,经过一段时间的正常活动,仍经常出现距后三角骨处的跖屈痛或因该处疼痛导致的跖屈受限,再进行封闭治疗,均无效再考虑进行手术治疗。

对于手术治疗,建议首选行关节镜下距后三角骨切除术,以便减少手术损伤。镜下手术遇到困难再进行切开手术。

(三) 并发症与预防

一般不会有严重的并发症。但从跟腱外侧入路时,应该紧贴跟腱外缘做切口,以避免损伤腓肠神经末梢。

(四) 术前准备

术前准备同踝关节镜。

(五) 麻醉

连续硬膜外麻醉。

(六) 手术体位

患者俯卧位,患足稍悬空在手术台边。

(七) 手术入路

一般用跟腱内、外侧关节镜入路。跟腱外侧手术入路,要紧贴跟腱外缘做长度 0.8～1cm 的纵向切口。跟腱内侧入路要旁开跟腱内缘向内 1cm 做 0.8～1cm 的纵向切口。两切口的高度与进行踝关节镜时的不同,但与距下关节关节镜手术的后入路的高度相似。

距后三角骨关节镜下切除术的跟骨内、外侧入路的确定可有三个参照:

1. 外踝尖　多数人外踝尖的水平都与距下关节的水平比较接近(图 35-8-25)。

如果患者的外踝尖高度有变异,应该进行适当调整。注意:以外踝尖高度作为参照时,应该注意踝关节的背伸角度,在踝关节 0°～

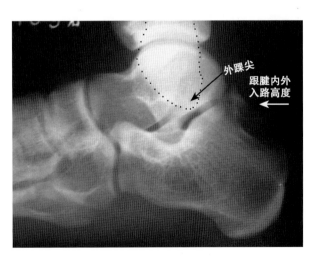

图 35-8-25　多数人外踝尖的水平都与
距下关节的水平比较接近

10°的背伸角度时,会比较准确。

2. 距后三角骨　如果可以在距骨后方触及隆起的距后三角骨,可以此隆起的部位作为跟腱内、外侧切口的高度参照点。

3. 距下关节隙　术中握住患者的跟骨,进行跟骨的左右摆动,此时触及跟距关节隙的微动可以作为参考。

(八) 关节镜下手术

1. 按入路所述方法制作跟腱内、外侧入路。

2. 刨削跟腱和跟距后关节隙之间的脂肪组织。

3. 以距骨后方内、外结节间沟中的趾长屈肌腱为重要标志,寻找位于其外侧的距后三角骨。如果不能确认趾长屈肌腱的确切性,可以在术中被动进行趾的屈伸活动帮助发现趾长屈肌腱的位置。

4. 趾长屈肌腱找到后,虽然距后三角骨就位于其外侧缘的距骨后部的外结节处,但因为距后三角骨上有跟距韧带和距腓后韧带,加上其与距骨后外侧结节之间并不一定是间隙,往往是纤维软骨,或是纤维连接,或是炎症增生的肉芽组织,镜下有时不能很清楚看见距后三角骨的轮廓,用镜下探钩沿着不同方向检查疑似距后三角骨的活动度,或用比较细窄的神经剥离子进行局部小心地撬拨,都有助于找到距后三角骨。

如果这些方法对寻找距后三角骨的帮助不大,应该再用刨刀进行疑似距后三角骨的周边清理。图 35-8-26显示术中位于趾长屈肌腱外侧的隆起的距后三角骨。

5. 镜下用髓核钳取出距后三角骨(图 35-8-27)。

图 35-8-28 是扩大皮肤切口后取出的距后三角骨与跟骨形成关节的关节面和与距骨体连接的纤维软骨面。

6. 缝合伤口,踝关节用大棉垫加压包扎。

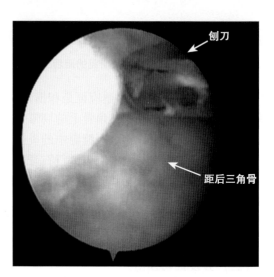

图 35-8-26　显示术中位于踇长屈肌腱外侧的隆起的距后三角骨

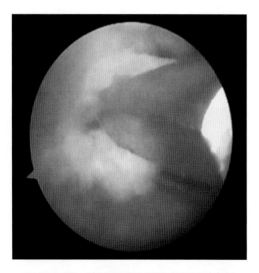

图 35-8-27　镜下用髓核钳取出距后三角骨

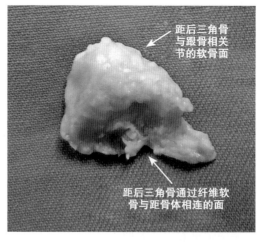

图 35-8-28　镜下取出的距后三角骨的跟骨关节面和与距骨体连接的纤维软骨面

(九) 康复

1. 术后患踝关节用大棉垫加压包扎,患者卧床,抬高患肢,每天短时间扶拐,患足不着地下地活动。

2. 术后 1 周可以扶拐下地,在患足扶拐不着地的情况下,可以开始办公室工作。运动员可以进行患足不着地的所有体能训练。术后 0~7 天是患足手术后消炎消肿的关键时期,无论患者从事任何活动,都应该注意活动时间要短,卧床为主的情况下患肢要经常抬高。

3. 术后 2~3 周,是伤口局部的血肿机化、伤口愈合和痕形成期,患肢应该部分负重(1/3 负重)。如果过早完全负重和过多行走,会刺激手术区肿胀和瘢痕大量增生,导致后期的踝关节活动疼。

4. 术后 4~6 周,患者可以逐渐完全负重,活动量的掌握以次日晨起足踝部的肿胀能彻底消失为宜。如果前一天的活动量较多,晚上足踝部肿胀,次日没能消退,应该减少活动量。可以用中药泡脚的方法辅助康复练习。

5. 术后 7 周及以后,逐渐恢复正常活动。

(余家阔　敖英芳)

四、下胫腓分离的关节镜手术治疗

(一)解剖结构

下胫腓关节的解剖见图 35-8-29。

下胫腓关节是由胫、腓骨远端关节面通过下胫腓复合体的连接而成的。下胫腓关节由胫骨下端的腓切迹与腓骨下端的内侧面构成,胫骨腓切迹呈垂直的沟状,可以提供下胫腓的稳定性。下胫腓联合包括 4 条韧带:下胫腓前韧带、骨间韧带、下胫腓后韧带和下胫腓后横韧带。其中,下胫腓前韧带从胫骨远端前结节以近 45°角斜行止于腓骨下端前侧。骨间韧带在胫距关节面上 0.5~2cm 处连接着胫骨和腓骨,向近端延伸为骨间膜。下胫腓后韧带浅层从胫骨远端后结节斜行止于腓骨远端后面,覆盖胫距关节后面,深层又称下胫腓后横韧带,由胫骨下关节面的后缘横行插入外踝内侧后部。下胫腓分离往往都是在下胫腓联合断裂后出现(图 35-8-30)。

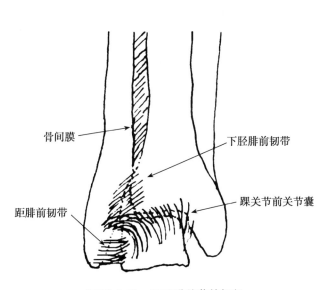

图 35-8-29　下胫腓关节的解剖

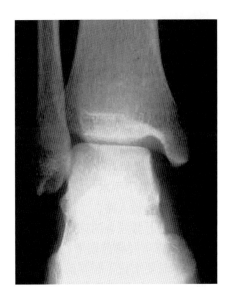

图 35-8-30　图中的下胫腓联合间隙是 7mm

(二)适应证和禁忌证

【适应证】　无论是新鲜还是陈旧下胫腓分离,只要诊断明确,均可进行关节镜辅助下的复位固定手术。

【禁忌证】

1. 伴随骨折的下胫腓分离,应该进行切开复位内固定。

2. 如果应力性 X 线片上下胫腓联合的间隙<5mm,但非应力位 X 线片上下胫腓分离复位,患者又是急性伤,可选保守治疗。

3. 对于慢性下胫腓分离,如果镜下清理后,下胫腓联合处残留的新鲜化软组织很少,不足以在术后愈合形成新的下胫腓联合,应该进行切开下胫腓韧带重建术,优于单纯进行关节镜下手术。

（三）并发症与预防

1. 应该避免各种踝关节镜常见的并发症。

2. 对于关节镜清理后的下胫腓固定,要在踝关节背伸的同时固定,以防术后踝穴变窄背伸受限。

3. 内固定应该在8周之内取出,以免固定松动、断裂或踝关节功能长期受限导致继发退行性变和功能障碍。

4. 关节镜术中只进行有限清理,尽量多地保留血供丰富的瘢痕组织以便促进术后下胫腓联合结构的再形成。

5. 因为下胫腓前韧带断裂,镜下很容易探查下胫腓后韧带,有些患者的下胫腓后韧带可能只是部分断裂(图35-8-31)。

图中髓核钳所指的结构就是部分断裂的下胫腓后韧带的弹性回缩形成的低张力结构。清理后镜下所见的是下胫腓后韧带残留的部分(图35-8-32)。

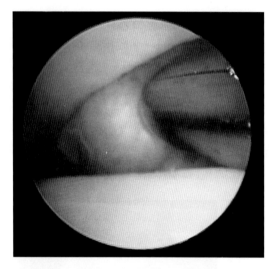 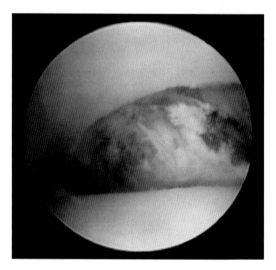

图35-8-31 髓核钳所指的结构就是部分断裂的下胫腓后韧带的弹性回缩形成的低张力结构

图35-8-32 清理后镜下所见的下胫腓后韧带残留的部分

（四）术前准备、麻醉、体位与入路

该部分内容与踝关节镜相同,可以参见相关章节。

（五）关节镜下手术

1. 常规关节镜入路。

2. 探查下胫腓联合的韧带损伤情况,清理腓骨、距骨外上角和胫骨形成的外侧骨性三角的滑膜和脂肪组织,暴露下胫腓前韧带,了解其损伤或松弛情况。

3. 手术时要牢记下胫腓前韧带与胫距水平关节间隙成大约45°角,如图35-8-29所示,这样就更容易找到该韧带。如果按着水平方向寻找,镜下就很难辨别出下胫腓前韧带(图35-8-33)中正常未断的下胫腓前韧带。

4. 对暴露出的下胫腓前韧带的断裂情况、松弛情况、局部滑膜增生情况、瘢痕形成情况和有无关节内瘢痕情况进行评估,对发现的问题进行适当而有限清理。

5. 对下胫腓后韧带进行适当的探查和处理。

6. 在关节镜监视下观察用手挤压内外踝时,下胫腓关节复位、分离的情况。

7. 在胫骨内缘,距离胫距关节间隙上方4mm的高度,做一长度8mm的纵向切口,用1枚半螺纹松质骨螺钉在此平行于胫距关节面,向前倾斜25°～30°,自腓骨向胫骨方向,按着骨折内固定的规则进行固定(图35-8-34)。注意固定时踝穴宽度的保持。

8. 怀疑局部富含血供的残留软组织很少,以至于术后8周内固定钉子取除后可能再发生下胫腓分离的患者,应该进行切开断裂韧带重建术。重建韧带的最佳材料建议用自体股薄肌腱或半腱肌腱。

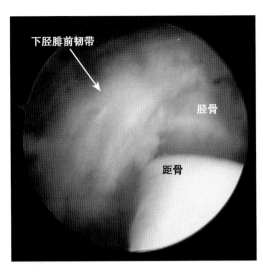

图 35-8-33 正常未断的下胫腓前韧带

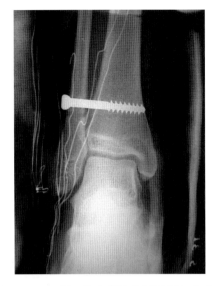

图 35-8-34 用 1 枚半螺纹松质骨螺钉在此处处平行于胫距关节面,向前倾斜 25°~30°,自腓骨向胫骨方向,按着骨折内固定的规则进行下胫腓关节的固定

(六) 康复

1. 术后即刻石膏后托踝关节固定在功能位。

2. 麻醉恢复后立即进行踝关节静止的足趾抓握活动,多抬高患肢。

3. 术后 4 周内进行不负重的扶拐活动。

4. 术后 5 周开始患肢的部分负重。

5. 术后 6 周逐步过渡到完全负重。

6. 术后 7~8 周完全恢复日常生活和非剧烈活动。

7. 术后 8 周结束时,取出螺钉。

8. 术后 3 个月开始进行剧烈活动。

(余家阔 敖英芳)

五、跟腱腱围炎的关节镜手术治疗

(一) 解剖结构

跟腱是人体最大的肌腱,腓肠肌和比目鱼肌的肌纤维向下移行成止于跟骨结节的跟腱。正常情况下,跟腱表面有腱围包裹(图 35-8-35)。

图 35-8-35 显示的是跟腱断裂的术中,暴露的结构中白色的是跟腱和用齿摄牵拉的跖肌腱,白色跟腱表面包裹的是跟腱腱围,腱围光滑、柔软、有极高的含水量,与跟腱之间还有滑液,有利于跟腱的活动。

跟腱是人体负重最大的肌腱。据测算,一个体重 45kg 的马拉松运动员,跟腱所承受的拉力约是 60kg,跑完一个 42.195km 的马拉松大约需要跑 3 万步,该运动员跟腱所承受的总

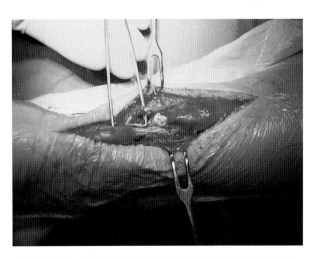

图 35-8-35 暴露的结构中白色的是跟腱和用齿摄牵拉的跖肌腱,白色跟腱表面包括的红色组织即是跟腱腱围

拉力大概是他的体重的 4 万倍。正因为如此,从事专项训练的运动员或运动方式不当的群众的跟腱会有跟腱腱围炎发生。

跟腱腱围炎发生后,跟腱和腱围从原来互相滑动变成互相粘连,而且跟腱腱围变厚,查体时也会感到发生腱围炎的部位粗大、变硬,最后形成局部的梭形肿大(图 35-8-36)。术中除了可以见到粘连外,还可以见到腱围有大量血管增生侵入(图 35-8-37)。组织病理学观察还可以见到瘢痕增生,跟腱表面变性甚至发生局灶型坏死、炎性细胞浸润等。

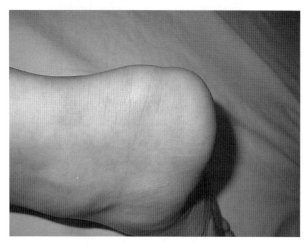

图 35-8-36　发生跟腱腱围炎的部位粗大、变硬,最后形成局部的梭形肿大

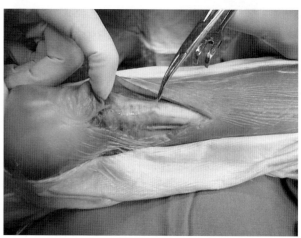

图 35-8-37　术中除了可以见到跟腱腱围处的粘连外,还可以见到腱围有大量血管增生

(二) 适应证和禁忌证

【适应证】　对于急、慢性跟腱腱围炎,保守治疗无效,且使用激素的局部封闭治疗至少已经 3 次仍无满意的疗效,即可以进行关节镜手术治疗。

【禁忌证】　在跟腱腱围炎中至少包括 4 种类型。①单纯的跟腱腱围炎;②跟腱腱围炎加上 Huglund 病;③跟腱腱围炎合并跟腱病;④跟腱腱围炎、跟腱病和 Huglund 病同时存在(图 35-8-38、图 35-8-39)。图 35-8-38 是 MRI 显示的跟腱中心的病变。图 35-8-39 是手术中将跟腱从中间一劈为二后所切除的跟腱中心的变性组织。

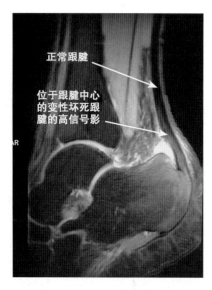

图 35-8-38　MRI 显示的跟腱中心的病变

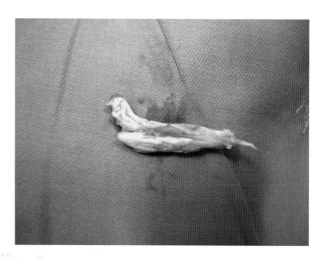

图 35-8-39　手术中将跟腱从中间一劈为二后所切除的跟腱中心的变性组织

这几种不同情况的跟腱腱围炎,只有第一种和第二种适合关节镜手术,而对于伴有跟腱中心区有腱病的患者,应该作为关节镜下手术的禁忌证。但可切开手术。

跟腱腱围炎伴随 Huglund 病不是关节镜手术的禁忌证。因为 Huglund 病所涉及的跟腱止点末端病、跟腱表面变性增生、跟腱下止点滑囊炎、跟骨后凸增生和跟骨与跟腱接触的关节面的病变等都可以通过镜下处理。

(三) 并发症与预防

与踝关节镜相同。

(四) 术前准备、麻醉和体位

术前准备、麻醉和体位均与关节镜下距后三角骨取出相同。

(五) 手术入路

通过跟腱内、外侧两个关节镜的手术入路可以完成手术。镜下手术时,在做外侧入路时要紧贴跟腱外侧缘,以免损伤腓肠神经在跟腱外缘的分支。但跟腱内、外侧入路的高度是不固定的,根据查体和 MRI 观察到的病变分布区而定。

(六) 关节镜下手术

1. 根据跟腱腱围炎的部位和范围,选择适当的跟腱内、外侧手术入路,都是长度 8mm 的纵向切口。

2. 用钝性剥离器剥离皮下,并用刨刀清理分离的皮下区域,暴露深筋膜。

3. 对于健康跟腱,深筋膜下方应该是一层很稀疏的腱围,腱围打开后才是跟腱表面。在有跟腱腱围炎的患者,腱围与跟腱在一起,颜色也与瘢痕差不多。

4. 用刨刀或射频气化清理深筋膜、腱围和跟腱表面的粘连组织、血管网、增生变厚的腱围及跟腱表面带有不健康色泽和隆起不平的变性组织和局部增生。在清理时要尽量将不正常组织清理干净,包括异常坚硬不柔弱(同镜下探钩触碰可以感觉到)的跟腱组织在内。图 35-8-40 显示术中镜下刨削粘连增生的腱围。

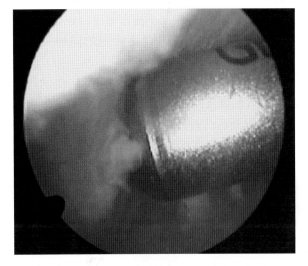

图 35-8-40　术中镜下刨削粘连增生的腱围

5. 清理完毕,撤出关节镜和刨刀,用拇指和示指沿着跟腱两侧轻度挤压、揉捏,如果跟腱梭形肿大处消失,局部硬度从术前异常到变软正常,可以结束手术。

6. 跟腱腱围炎伴随 Huglund 病的患者,应该同时处理 Huglund 病的病变。

(七) 康复

同距后三角骨的术后康复方案。

(余家阔　敖英芳)

六、跟腱 Huglund 病的关节镜手术治疗

(一) 解剖结构

跟腱 Huglund 病是对跟腱、腱围、跟腱止点末端病、跟骨关节面软骨损伤、跟腱止点处滑囊和跟骨后凸骨赘形成的一组病理改变的总称。

临床上表现为跟骨后凸增生变尖、跟腱下止点滑囊炎、跟腱腱围炎甚至跟腱的腱病并伴发跟腱止点相邻处的跟骨关节面的软骨损伤(图 35-8-41)。

(二) 适应证和禁忌证

一旦确诊为 Huglund 病,保守治疗失败,应该手术治疗。在没有跟腱中心部位的腱病情况下,首选

关节镜的手术治疗。反之,进行切开手术治疗。

如图 35-8-38 中跟腱中心部病变很重的情况下,虽然跟腱下止点处囊肿(图中跟腱和跟骨后凸之间的高信号影)等 Huglund 病表现比较典型,就不适合进行关节镜下手术。

（三）并发症与预防

Huglund 病因为要对跟腱止点处病变进行清理,要注意在术中分辨正常和异常的跟腱止点组织。应该避免误伤正常止点。

（四）术前准备、麻醉、体位与入路

同跟腱腱围炎。

（五）关节镜下手术

1. 术中清理跟腱腱围炎病变的关节镜下操作同前述"跟腱腱围炎的关节镜手术治疗"。

2. Huglund 病的患者多有跟腱止点处的病变,有在跟腱止点前方表面的,有在后方表面的,还有跟腱止点末端病严重的,要区别对待。跟腱腱围清理完毕后,首先清理跟腱止点处的腱病。术

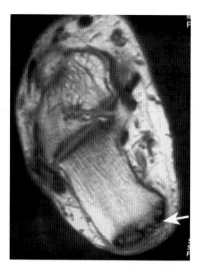

图 35-8-41　跟腱止点相邻处的跟骨关节面的软骨损伤

中见到的跟腱前、后表面及深入到腱内一定程度的腱病(只要不包裹在腱中间),用刨刀和射频处理均可完成镜下清理,清理时要到露出健康白亮而又柔软的跟腱纤维才算清理到位。

3. 在清理跟腱下止点表面病变的同时,往往也同时可以看见并清理跟腱和跟骨后凸之间的滑囊。

4. 跟腱和跟骨后凸间的滑囊和跟腱病变的产生往往与跟骨后凸的增生或先天性过高有关。术中对跟骨后凸也应该进行适当的清理,使得其高度变得正常(图 35-8-42)。

5. 在跟骨后凸被打磨到正常高度后,用 Microfracture 的锥子对骨面进行打孔,希望更多的骨髓间充质干细胞能够聚集到新的骨面上修复骨面的软组织(图 35-8-43)。

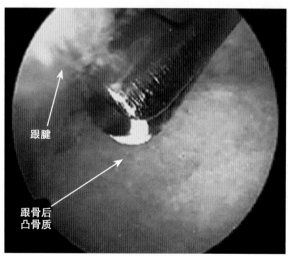

图 35-8-42　术中对跟骨后凸也应该进行适当的清理,使得其高度变得正常

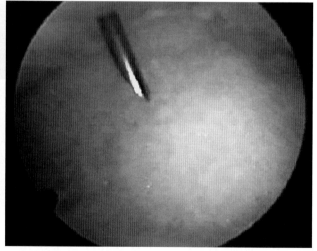

图 35-8-43　在跟骨后凸被打磨到正常高度后,用 Microfracture 的锥子对骨面进行打孔,希望更多的骨髓间充质干细胞能够聚集到新的骨面上修复骨面的软组织

6. 如果在跟腱止点处有骨赘,应该对跟腱止点骨赘前后变性、增生、变厚的病变跟腱进行清理(图 35-8-44)。

7. 最后对跟腱和跟骨之间的软骨面进行探查,如果出现图 35-8-42 所示的软骨损伤,就应该给予软骨面的修整。

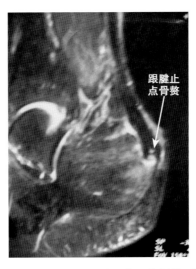

图 35-8-44　如果在跟腱止点处有骨赘,应该
对跟腱止点的骨赘也进行相应地处理

(六) 康复

同距后三角骨的术后康复方案。

（余家阔　敖英芳）

七、跟腱断裂的关节镜辅助下手术治疗

(一) 跟腱的解剖结构

见跟腱腱围炎相关内容。

(二) 适应证和禁忌证

1. 对于断裂处位于跟腱和小腿三头肌交界处的跟腱断裂,往往采取保守治疗。

2. 对于断裂点较低的患者,或者跟腱从跟骨结节撕脱的患者,应该进行切开手术,这样可以很可靠地进行跟腱的跟骨止点重建手术,在关节镜下很难完成。

3. 断裂点在跟腱中段可考虑关节镜辅助微创手术治疗。一方面是考虑到在关节镜辅助下可以更好地保护隐神经,另一方面是该处断裂术中实施 8 字缝合的可靠性。

4. 对于专项运动员无论断裂点高低和急性还是陈旧性,均建议切开手术治疗,主要是为了对跟腱长度控制的确切性稍差和缝合强度的可靠性。

5. 本方法不适用于陈旧性跟腱断裂。

(三) 并发症与预防

1. 隐神经损伤的并发症及预防,无论是切开手术还是关节镜辅助的微创跟腱手术,都容易损伤隐神经。避免的方法是了解隐神经的解剖,在进行关节镜辅助下的 8 字缝合时,将关节镜在皮下监视,保护隐神经。

2. 一般不会发生其他踝周和胫后大血管和重要神经的损伤,但因为是微创方法,暴露不像切开清晰,在进行 8 字缝合时,如果太深或偏移太大还是有一定风险的。避免的方法是用关节镜监视进针点,并结合皮下手指触及的方法,确保不会发生大血管和重要神经的并发症。

(四) 术前准备、麻醉、体位

术前准备、麻醉和体位与踝关节距后三角骨手术相同。

不同的是要准备不可吸收的 5 号聚乙烯缝线(图 35-8-45)。另外,为了长距离地穿过跟腱缝合的需要,还要准备尾端带针鼻子的长克氏针。

(五) 手术入路

1. 参照点　因为是急性跟腱断裂,一般情况下,麻醉生效后在跖屈位都能让断端对合良好,以对合

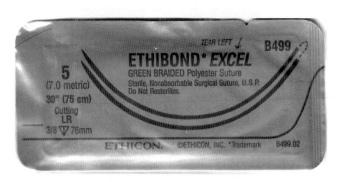

图 35-8-45　用于关节镜辅助下缝合跟腱的 5 号聚乙烯线

处的断端裂隙作为四个手术入路的参照。如果已经发生断端少量挛缩,就以凹陷中部作为断端的参照来制备四个手术入路。

2. 切口长度和方向　均为纵切口,长度均为 8mm。

3. 内上和外上入路　在踝关节跖屈位下以断端为参照点,在跟腱断端近侧 5cm,紧贴跟腱内缘做一长度 8mm 的纵切口为内上入路;在同一高度的跟腱外侧缘做外上入路。

4. 内下和外下入路　与内上和外上一样都是紧贴跟腱内外缘,距离断端以远 5cm(图 35-8-46)。

（六）关节镜下手术

1. 患者俯卧位,麻醉生效后常规消毒和铺巾。

2. 在助手将患侧踝关节进行跖屈的时候,标记已经基本复位的断端的裂隙,并进行四个入路的制作。

3. 先从内上入路用钝性剥离器进行局部和四个入路区域内的皮下进行剥离操作。

4. 剥离后,将镜子从内上入路进入,向外上方向寻找小腿深筋膜表面、贴在跟腱外侧的腓肠神经。从内上入路开始剥离的目的也是减少直接剥离导致的腓肠神经损伤。

5. 关节镜通过内上入路探查清楚腓肠神经在跟腱外缘行走的方位后开始对跟腱进行 8 字穿刺缝合。

6. 关节镜监视外下入路处的腓肠神经的情况下从外下入路将 5 号线横行贯穿到从内下入路出皮肤切口(图 35-8-47)。5 号线的外下入路处成为线的尾端,内下入路处的缝线称为头端。

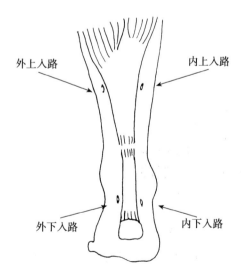

图 35-8-46　内下和外下入路与内上和外上一样
都是紧贴跟腱内外缘,距离断端以远 5cm

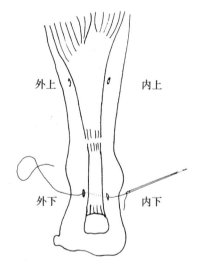

图 35-8-47　关节镜监视外下入路处的腓肠神经
的情况下从外下入路将 5 号线横行贯穿到从内
下入路出皮肤切口,5 号线的外下入路处成为线
的尾端,内下入路处的缝线称为头端

7. 踝关节处于跖屈位使得跟腱断端对合良好,关节镜清理断端裂隙中的非跟腱组织,镜下用探钩理顺断端,协助两断端更好复位对合。

8. 用带针鼻子长克氏针从外下入路进入,方向指向内上入路,将5号线的尾端从外下入路的皮外,被带针鼻子长克氏针引入皮内并斜穿断裂跟腱的远端,经过裂隙,在关节镜监视下再斜穿断裂跟腱的近侧断,从内上入路再出皮肤,完成第二针缝合(图35-8-48、图35-8-49)。

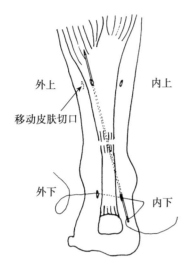

图35-8-48　用带针鼻子长克氏针从外下入路进入,方向指向内上入路,将5号线的尾端从外下入路的皮外,被带针鼻子长克氏针引入皮内并斜穿断裂跟腱的远端,经过裂隙,在关节镜监视下再斜穿断裂跟腱的近侧断

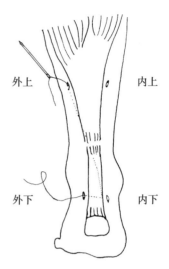

图35-8-49　在关节镜监视下斜穿断裂跟腱近侧断的带针鼻子的克氏针,从内上入路再出皮肤,完成第二针缝合

9. 按同样的方法,进行交叉缝合,完成第三次缝合(图35-8-50)。注意:在穿刺引线克氏针从跟腱外缘出来时,要用关节镜监视腓肠神经的安全性。

10. 将位于外上入路的线头横穿跟腱断端的近端,使得线头和线尾从内上入路出来(图35-8-51)。

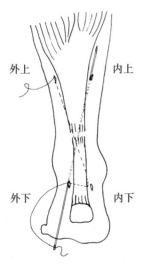

图35-8-50　按同样的方法,进行交叉缝合,完成第三次缝合。注意在穿刺引线克氏针从跟腱外缘出来时,要用关节镜监视腓肠神经的安全性

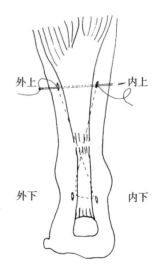

图35-8-51　将位于外上入路的线头横穿跟腱断端的近端,使得线头和线尾从内上入路出来

11. 在内上入路处将线头和线尾拉紧打结,在跟腱的断端处形成一个大的8字缝合,在患踝跖屈下,保持双侧跟腱等长的原则,拉紧、打结固定5号线(图35-8-52)。

12. 同跟腱的切开手术一样进行伤口加压包扎,并用接近极度跖屈位的长腿石膏后托固定,尽量避免用跖屈角度不够、缝合处跟腱术后容易拉长的跟腱靴进行术后即刻的固定。

(七) 康复

1. 无论是采取哪种方法进行断裂跟腱的缝合修补,术后都应该使用长腿石膏固定于屈膝 60°～70° 位、踝关节处于中度以上并接近跖屈位。

2. 抬高患肢以利于手术处的引流和消肿。

3. 麻醉消退后,活动足指,促进血液循环。

4. 术后第 1～2 天,患者可持拐下床去厕所或短时间散步,患腿不着地,时间不要太长。

5. 术后 3 天伤口换药,以免带血的纱布导致伤口不干燥,影响伤口愈合。

6. 术后 1 周,伤口常规第二次换药,换完药仍然石膏固定。

7. 术后 2 周,伤口拆线,仍石膏固定。

8. 术后 3 周,将长腿石膏后托锯短到腓骨小头下 3cm 处,开始让膝关节自由活动。在这之前都要长腿石膏固定。

9. 术后 4 周,去掉石膏托,将跟腱区放在温水或中药(关节洗药)中浸泡,然后进行跟腱按摩,并适当增加踝关节背伸和跖屈的活动度。

10. 术后 5 周,除进行术后 4 周的所有康复内容外,再增加用脚滚筒的练习内容。滚筒时,应坐在高度合适的床或椅子上,筒的长度最好为 30～40cm,直径在 10～15cm 为好。每天活动 1～2 次,每次活动 20～30 分钟。

11. 术后 6～8 周,开始去短腿石膏后托,穿鞋行走。行走时脚跟和鞋底之间垫一块由 20 层薄板组成的高度为 3cm 的脚跟垫,每天撤去一片薄板,直到 20 天后撤完为止,到术后 8 周全部撤完,足跟开始落地走路。

12. 术后 9～12 周,全脚掌着地走,并练习踝关节功能,使踝关节的活动度完全正常。开始练习小腿三头肌的力量,一开始可练习双足提踵,最终过渡到单足提踵。

13. 术后 13～16 周,继续练习单足提踵,矫正残留的踝关节跖屈或背伸障碍,开始全脚掌着地慢跑,逐渐恢复踝关节的灵活性和小腿三头肌的肌力和围度。此时,运动员可以开始参加小运动量的训练,从事中等体力劳动工作的人可以参加工作。

14. 术后 16 周以后,运动员可参加正式训练,普通人群可参加重体力劳动。

(余家阔　敖英芳)

八、严重跖腱膜炎的关节镜手术治疗

(一) 解剖结构

跖腱膜又称为足底腱膜,后窄前宽,向后止于跟骨结节,向前分成 5 束到各趾的趾腱鞘(图 35-5-53)。

(二) 适应证和禁忌证

该手术适用于严重跖腱膜炎,已经呈现慢性病程,所有保守治疗方法无效的情况下使用。如果跖腱膜炎还处于急性期或亚急性期,也未经过正规的保守治疗,不考虑进行关节镜下跖腱膜切断手术。

(三) 并发症与预防

进行关节镜辅助下的跖腱膜切断术治疗难治性跖腱膜炎可能会导致足底外侧动脉、足底外侧神经和跟骨内侧神经在跟骨脂肪垫的分支的损伤,应该小心避免(图 35-5-54)。

预防并发症的方法:预防足底外侧动脉和足底外侧神

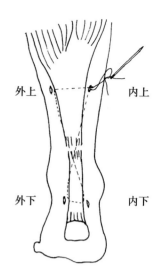

图 35-8-52　在内上入路处将线头和线尾拉紧打结,在跟腱的断端处形成一个大的"8"字缝合,在患踝跖屈下,保持双侧跟腱等长的原则,拉紧、打结固定 5 号线

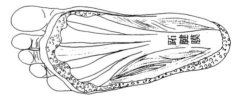

图 35-8-53　跖腱膜又称为足底腱膜,后窄前宽,向后止于跟骨结节,向前分成 5 束到各趾的趾腱鞘

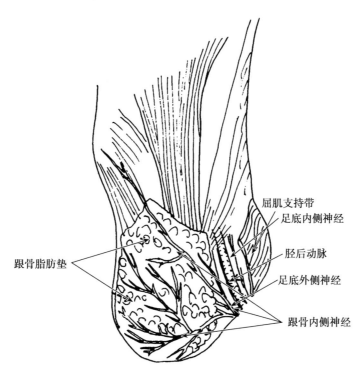

屈肌支持带
足底内侧神经
跟骨脂肪垫
胫后动脉
足底外侧神经
跟骨内侧神经

图 35-8-54　进行关节镜辅助下的跖腱膜切断术治疗难治性跖腱膜
炎可能会导致足底外侧动脉、足底外侧神经和跟骨内侧神经在跟骨
脂肪垫的分支的损伤，应该小心避免

经损伤的方法是手术时镜下断开点尽量靠近跟骨附着处。

但越靠近跖腱膜的跟骨附着处切断跖腱膜，对跟骨内侧神经的分支的损伤风险就越大，因此手术时最好的把握度应该是从跟骨脂肪垫的前缘清理少量脂肪垫后，暴露出该处的跖腱膜的胫侧缘和腓侧缘并在该处进行镜下切断。

（四）术前准备、麻醉、体位

术前准备和麻醉与跟腱断裂的关节镜辅助下的手术治疗相同。

体位：仰卧位。

（五）手术入路（图 35-8-55）

将第 1 跖趾关节用力被动背伸的同时，用手触摸紧张的跖腱膜的内缘，从足跟开始向前足方向触摸，在足跟的隆起部分开始消失处是跟骨脂肪垫前缘的标志，在此处沿绷紧的跖腱膜的内侧缘做一 8mm 长的前后纵向切口，向前 5cm 后再沿紧绷的跖腱膜的内缘做第二个长度 8mm 的前后纵向切口。其中一个切口伸入关节镜，另一切口用于进入刨刀、射频头和其他手术操作所用的器械。

（六）关节镜下手术

1. 按图 35-8-55 制作跖腱膜镜下切断所用关节镜手术入路。

2. 从后入路进行钝性穿刺头的皮下剥离，以便给关节镜进入皮下和跖腱膜之间准备一个空间。

3. 刨刀清理，显露跖腱膜表面，将要切断处的跖腱膜的腓侧缘和胫侧缘暴露清晰。

4. 从一个关节镜入路进入关节镜监视，从另一个入路进行跖腱膜切断术。

5. 通过被动背伸跖趾关节的同时触摸跖腱膜张力的方法判断跖腱膜切断的彻底程度。

6. 缝合切口，棉花夹板加压包扎（图 35-8-56）。

（七）康复

1. 术后抬高患肢并棉花夹板加压包扎 4 天。

2. 从术后第 1 天开始扶拐下床，在患肢不负重情况下行走。

3. 术后第 4 天拆除棉花夹板后开始部分负重行走，扶拐。

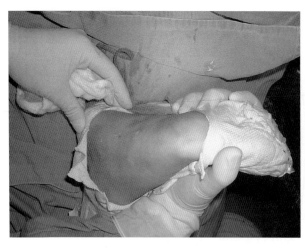

图 35-8-55　制作跖腱膜镜下切断所用
关节镜手术入路

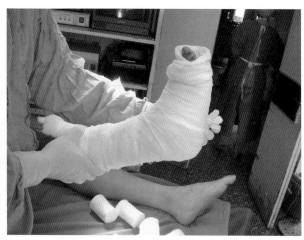

图 8-8-56　关节镜下跖腱膜切断完成后,缝合
切口,棉花夹板加压包扎

4. 术后第 5～14 天患肢快速过渡到完全负重行走,并丢拐。

5. 术后 2～4 周完全负重时间从少到多。

6. 术后 4 周后恢复日常生活和工作。

7. 术后 6～8 周,运动员可以逐渐开始正常训练和比赛。

（余家阔　敖英芳）

九、跖腱膜部分断裂的关节镜手术治疗

（一）解剖结构

同严重跖腱膜炎的关节镜手术治疗。

（二）适应证和禁忌证

对于跖腱膜部分断裂,如果是新鲜急性伤,首先考虑保守治疗,不考虑关节镜下手术治疗。但在下面两种情况下可以考虑进行关节镜下清理或跖腱膜切断术。

1. 镜下清理的手术适应证　如果患足的跖腱膜断裂在过了急性期后疼痛仍然没有缓解,各种保守治疗无效,而且跖腱膜断裂没有超过全部跖腱膜宽度的 1/3,可以考虑进行关节镜下的清理手术。

2. 镜下跖腱膜切断术的手术适应证　如果跖腱膜断裂接近或多于整个跖腱膜宽度的一半,伤后长时间的保守治疗无效可以考虑该术式。

（三）并发症与预防

同"严重跖腱膜炎的关节镜手术治疗"。

（四）术前准备、麻醉、体位与入路

同"严重跖腱膜炎的关节镜手术治疗"。

（五）关节镜下手术

镜下跖腱膜切断手术内容同"严重跖腱膜炎的关节镜手术治疗",不同的是应该在部分断裂附近制作关节镜手术入路,两个入路之间的距离仍然建议是 5cm。

但如果是进行清理手术,应该注意以下几点:

1. 镜下切除部分断裂的跖腱膜。

2. 对部分切除部进行修整。

3. 多数跖腱膜部分断裂都伴有局部跖腱膜的变性和跖腱膜炎的改变,在清理部分断裂和修整局部的同时,应该对附近变性变硬的跖腱膜也进行清理。

4. 如果继发的跖腱膜炎很严重而且范围广泛,应该进行跖腱膜切断术。

1750

（六）康复

如果进行了跖腱膜切断术,术后康复同"严重跖腱膜炎的关节镜手术治疗"。如果只是进行了清理手术,术后2~4周即可恢复日常生活和工作,术后6~8周运动员可恢复运动训练。

十、肌肉血肿的关节镜下清理

（一）解剖结构

肌肉血肿是常见的急性运动损伤,多发生在比较大的肌肉群,如股四头肌、小腿三头肌、髂腰肌等肌肉。

少数发生在小肌肉。肌肉血肿发生后,在肌腹内或在肌间隔,可见大量积血或凝血块。图35-8-57所示是股四头肌中的血肿。因为是伤后1周的血肿,其中已经有一些血肿机化的高回声影。

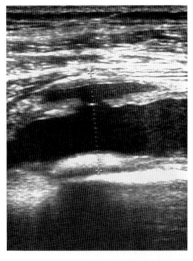

图35-8-57　图中B超所示是股四头肌中的血肿

（二）适应证和禁忌证

1. 适应证　在下面两种情况下,肌肉内血肿应该考虑手术治疗。

（1）肌肉血肿体积较大,进行急性期穿刺排除积血效果不理想,如果进行加压包扎处理,今后会导致大面积的肌肉内血肿机化和瘢痕形成,继发肌肉短缩和条梭状改变,影响肌肉功能和相关的关节功能,应该手术治疗。

（2）患者就诊时已经是伤后几天甚至更长时间,肌肉中已经形成了体积庞大的凝血块,或血肿机化初期已经开始,此时进行穿刺排除积血、加压包扎等治疗措施已经无效,已经可以预期血肿局部会形成大量瘢痕,并可影响肌肉功能。

2. 禁忌证

（1）无论是哪块肌肉中的血肿,较小的血肿,经过急性期的加压包扎固定,都能得到很好的恢复。即使急性期处理不及时的小血肿,肌肉中残留的瘢痕量少不影响肌肉的正常功能,不需要手术处理。

（2）肌肉挫伤后的巨大水肿容易误诊为肌肉血肿,应该进行B超检查并慎重判断是否进行手术治疗。此时,如果发现低回声区中仍有肌纤维的连续信号,多判断是肌肉水肿,而不是血肿,只需要进行加压包扎和加强消炎、消肿的药物和理疗等治疗手段即可。

（3）对怀疑有大血管活动性出血引起的肌肉血肿,经过彩色超声或血管造影确认后进行切开手术,不适合使用关节镜手术。

（4）对血友病患者的肌肉血肿虽然不是关节镜手术的适应证,应该查清凝血因子缺乏的种类并在术前和术后进行凝血因子的补充再进行手术。

（三）并发症与预防

关节镜下的肌肉血肿清理术如果操作得当,手术适应证选择合理,一般不会出现明显的术后并发症。

（四）术前准备、麻醉、体位与入路

1. 术前准备　术前应该询问患者有无血友病的家族史;完善对血肿的体积和范围进行定位和定量的检查,例如B超检查。术前应该判断有无大血管活动性出血。

2. 麻醉　根据血肿的部位选择适当的麻醉方法,如全身麻醉、腰椎硬膜外麻醉、臂丛麻醉等。一般不用局部麻醉,因为需要进行手术处理的肌肉血肿一般都是体积和范围较大的血肿,特别是股四头肌等部位,局部麻醉的范围具有不确切性,或有时虽然手术能够进行并完成手术,但患者要经受不必要的痛苦。

3. 体位　根据患者的肌肉血肿位置选择适当体位。

4. 入路　根据血肿的位置和范围不同选择手术入路,但制定手术入路的原则是将关节镜观察和操作的入路选在 B 超检查时标记的血肿离皮下最近处。

(五) 关节镜下手术

1. 按血肿的部位、B 超检查的范围和深度制作关节镜下血肿清理的手术入路。

2. 通过关节镜手术入路观察血肿中的凝血块或处于早期血肿机化过程的血凝块(此时还比较脆,容易清理,甚至用吸引器就可将其吸出)。

3. 寻找活动性出血。用镜头顺着血肿或机化块在肌间隙中游走,并用刨刀清理,发现活动性出血用射频头或镜下电刀止血。

4. 镜下清理程度的把握。镜下清理和切开清理的区别在于,在镜下看上去较大的凝血块(图 35-8-58),切开时往往是肉眼判断不需要清理的很小的凝血块残渣。

因此,关节镜清理血肿的时候,要利用关节镜可以连续追踪肌间隙血肿的优势,并重点清理从一个肌间隙到另一个肌间隙中发现的大块的凝血块。镜下还可清晰看见断裂的肌纤维(图 35-8-59)。

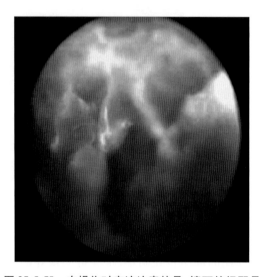

图 35-8-58　在操作时应该注意的是,镜下的视野是放大的,镜下清理和切开清理的区别在于,在镜下看上去较大的血凝块。切开时往往是肉眼判断不需要清理的很小的血凝块残渣

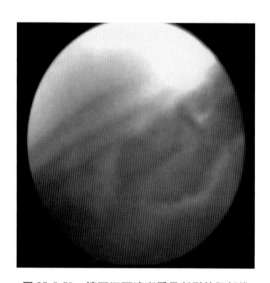

图 35-8-59　镜下还可清晰看见断裂的肌纤维

5. 手术完毕缝合伤口,严格加压包扎。患肢短期制动,防止血肿复发。

(六) 康复

1. 术后严格加压包扎,对于不同部位的血肿采用不同方式制动。例如,对股四头肌血肿的患者,除了用大棉垫(棉花夹板,又称棉花腿)加压包扎外,还可用直夹板制动。一般情况下,加压包扎和制动,到术后第 4 天比较可靠。

2. 对于直径在 4cm 之内的血肿,如果没有活动性出血,制动并加压包扎 4 天后再次出血的可能性已经很小,此时可以带着加压包扎的棉垫和绷带进行活动,直到活动松了去除加压包扎。

3. 术后 1 周一般都可去除加压包扎,开始逐渐恢复活动。

4. 伤后 2~3 周,恢复日常活动和轻体力劳动。

5. 伤后 4 周结束以后,恢复所有剧烈运动或运动员的训练。

(余家阔　敖英芳)

十一、肩关节冈盂切迹囊肿的关节镜下切除

(一) 解剖结构

肩胛上神经是混合性周围神经,发自臂丛上干(C_5、C_6),也有变异可来源于 C_4 神经根,经臂丛后方

和斜方肌的深面,穿过由肩胛上横韧带和肩胛上切迹围成的骨纤维管,进入肩胛上窝,然后发出运动支,支配冈上肌,感觉支则接受来自肩锁关节、盂肱关节后方的关节囊,以及肩袖的神经纤维。神经主干继续沿肩胛冈外缘下行,穿过由冈盂横韧带(肩胛下横韧带)和冈盂切迹围成的骨纤维管,进入冈下窝,成为纯运动支,支配冈下肌。可见肩胛上神经要经过两个骨纤维管,即肩胛上切迹和冈盂切迹,任何原因造成的这两处的狭窄都可能导致神经的卡压。这里我们讨论的是冈盂切迹囊肿导致肩胛下神经冈下肌支卡压的关节镜治疗。

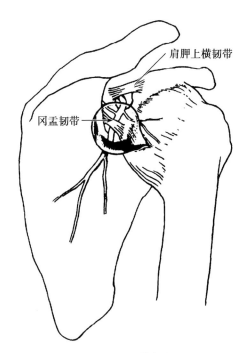

一般认为,冈盂切迹囊肿(spinoglenoid notch cyst,SGNC)多继发于盂唇损伤,特别是 SLAP 损伤,也就是说关节液自盂唇损伤的裂口流向关节外形成了具有单向活瓣的SGNC(图 35-8-60),就如同内侧半月板后体部损伤合并胭窝囊肿。

图 35-8-60　SGNC 的解剖位置和
一种形成机制图

（二）适应证

对于 SGNC 压迫肩胛下神经导致冈下肌麻痹的患者,经过保守治疗无效,应该首先考虑镜下囊肿的切除或者减压治疗。而实际上保守治疗并没有太好的办法,另外也可以选择 B 超或者 CT 引导下的囊肿穿刺减压,但是效果不确切,有一定复发率。

（三）并发症和预防

镜下 SGNC 的切除应该注意避免损伤毗邻的肩胛下神经,术中注意保持视野清晰,应用刨刀时负压吸引压力不要太大,仔细操作。

（四）术前准备、麻醉、体位及通路

1. 术前准备　术前应该常规行肩关节 MRI 检查,而实际上 SGNC 正是随着肩关节 MRI 的普及才逐渐受到重视的。如果有条件,应该行肩关节 MRI 造影(肩关节 MRA)检查,不但有助于发现合并的盂唇损伤,而且有的可以发现 SGNC 通过盂唇损伤裂口和盂肱关节相通。

2. 麻醉　尽量选择全麻,便于术中血压的控制,减少术中出血,从而保持清晰的视野。

3. 体位　根据术者的习惯选择沙滩椅位或者健侧卧位。

4. 镜下手术通路及方法

（1）盂唇裂口通路:仅适用于合并有盂唇损伤(特别是 SLAP 损伤)的病例,器械经盂唇裂口进行囊肿的减压(decompression),一般配合局部皮肤外的挤压,有的能看到囊肿液的流出,从而达到减压的目的。由于该入路操作空间小,很难观察到囊肿,因此无法切除囊肿壁,所以操作带有一定的盲目性。

（2）后上关节囊切开通路:首先镜下切开后上关节囊,然后关节镜和刨刀均通过后上关节囊裂口进行囊肿的暴露和切除,对于关节外的镜下操作找到一个解剖标志十分重要,该通路的解剖标志是肩胛颈的上缘,分离肩胛颈上缘和肩胛下肌之间的间隙,沿肩胛颈的上缘向内侧分离,到达冈盂切迹处,即可找到囊肿。进行直视下囊肿壁的彻底切除,同时可以做冈盂横韧带的切除。而对于切开的后上关节囊一般不再做缝合。该通路不但需要切开后上关节囊,而且由于受到关节囊的限制,操作空间仍然不充分,要获得更大的操作空间就必须以牺牲更多的关节囊作为代价。

（3）肩峰下通路:与前两个入路不同,该入路关节镜和操作器械不进入盂肱关节而是进入肩峰下间隙,Wilmington 入路是最容易到达冈盂切迹囊肿处的入路,它位于肩峰后外侧角前方 1cm,下方 1cm 处(图 35-8-61 中的 C 入路),该入路入关节镜,经肩峰下间隙,可以较好地与肩胛颈的上缘相平行,而顺利到达冈盂切迹处(图 35-8-62)。

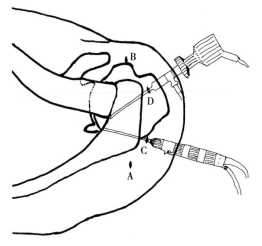

图 35-8-61 关节镜入路图（上面观）A—后入路；B—前上入路；C—Welmington 入路；D—前外入路

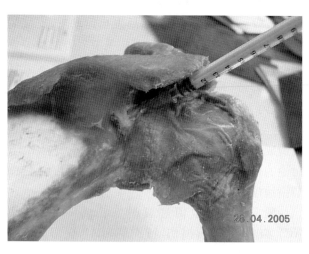

图 35-8-62 Welmington 入路标本示意图,通过该入路器械可以较好到达冈盂切迹处

前外侧入路入刨刀,沿冈上肌和冈下肌之间分离,找到肩胛冈,然后沿肩胛冈向深方分离,到达冈盂切迹处,找到囊肿。该通路因为不受关节囊的限制,所以该入路操作空间大,更加有利于囊肿的暴露和切除,从而使减压充分,囊肿壁切除彻底,手术效果可靠。

无论通过哪种通路,如果合并盂唇损伤应该同时进行镜下盂唇损伤的缝合修复。

（五）康复

如果合并盂唇损伤,按照盂唇缝合修复术后进行康复,如果单纯行 SGNC 切除,术后 3 天,出血期过后即可自由活动。

（六）病例举例

病例 1 李×,男性,21 岁,篮球运动员,于 2005 年 4 月 27 日入院。入院前 4 周卧推 65kg 杠铃时感右上肢明显无力,无其他不适,也不影响正常篮球训练。3 周前篮球训练时,无诱因感右手运球不协调,右手不能完成正常的投篮动作,投篮无力,并且刷牙和拿筷子夹菜的姿势也发生改变。右肩查体:冈下窝轻度塌陷及压痛,0° 及 90° 位外旋力弱,Horn blower sign（吹号征）（＋）,右上肢投篮姿势异常（图 35-8-63）。

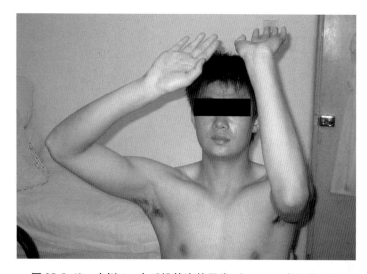

图 35-8-63 病例 1 右手投篮姿势异常,左手示正常投篮姿势

肌电图示:右冈下肌神经源性损害;右肩 B 超发现 SGNC,大小约 2.2cm×1.4cm;右肩 MRI 示:冈盂切迹处囊肿形成,冈下肌信号异常(图 35-8-64 和 8-8-65)。

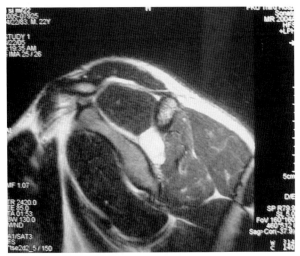

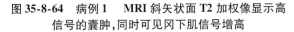

图 35-8-64 病例 1 MRI 斜矢状面 T2 加权像显示高信号的囊肿,同时可见冈下肌信号增高

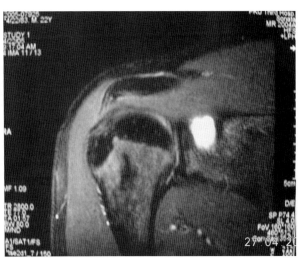

图 35-8-65 病例 1 MRI 斜冠状面脂肪抑制 T2 加权像显示位于冈盂切迹处的高信号囊肿

于 2005 年 4 月 29 日手术。全麻下,取左侧卧位,常规后入路和前上入路探查盂肱关节,见肱二头肌长头腱上表面中度充血,后下盂唇毛糙,但未见明显裂伤,未行处理,余未见异常。附加 Welmington 入路(图 35-8-61 中的 C 入路),入刨刀,后入路入镜,均入盂肱关节,切开盂肱关节后上关节囊(未再做缝合),分离暴露并切除囊肿(图 35-8-66),可见囊肿下方与神经伴行的肩胛上动静脉(图 35-8-67)。

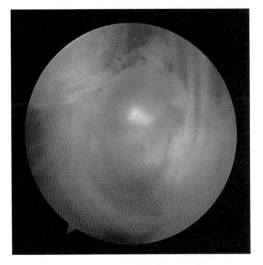

图 35-8-66 病例 1 镜下囊肿表现

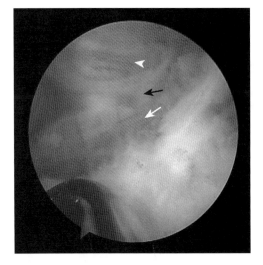

图 35-8-67 病例 1 囊肿切除后可见其深方的肩胛上神经(三角所示)和与之伴行的肩胛上静脉(黑箭头)和肩胛上动脉(白箭头,术中可见明显的搏动)

术后 1 个月肩关节外旋肌力明显恢复,术后 2 个月外旋肌力恢复正常,投篮动作也恢复正常,术后 2 年随访(图 35-8-68),主诉阴天时或者长时间打麻将时偶有右肩发酸,余无不适。

病例 2 张×,男性,37 岁,职员,于 2005 年 7 月 22 日入院。入院前 9 个月打篮球时扭伤左肩,伤后左肩酸痛,之后常于打篮球、游泳后或者往后背手时出现左肩后疼痛。查体:冈下窝轻度塌陷,0°及 90°位外旋力弱。肌电图:左冈下肌神经源性损害。左肩 MRI 示:冈盂切迹处囊肿形成,冈下肌萎缩及水肿表现,SLAPⅣ型损伤表现(图 35-8-69)。

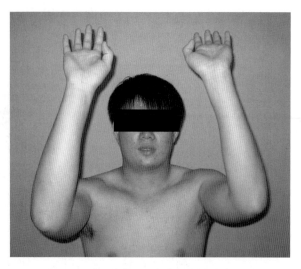

图 35-8-68　病例 1　术后 2 年随访右手投
篮姿势已经完全恢复正常

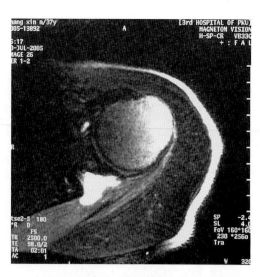

图 35-8-69　病例 2　MRI 横断面 T2 加权像显
示高信号的囊肿位于冈盂切迹处,同时可见冈下
肌的信号弥漫增高

　　于 2005 年 7 月 25 日手术。在全麻下,右侧卧位,常规后入路和前上入路探查盂肱关节,见 SLAP Ⅳ型损伤,盂唇损伤自 6 点半至 2 点半,附加 Welmington 入路和前外侧入路(图 35-8-61 中的 D 入路),用带线锚钉分别于 7 点、12 点和 1 点半行盂唇缝合。前外侧入路入镜,Welmington 入路入刨刀(图 35-8-62 所示),均入肩峰下间隙,沿肩胛冈在冈上肌和冈下肌之间分离,暴露并切除囊肿,同时切除冈盂韧带。术后 12 个月随访,冈下肌的萎缩和外旋无力完全恢复,无肩关节及周围的疼痛。

（王永健　崔国庆）

十二、关节镜下肱二头肌长头腱移位缝合术

（一）解剖结构

　　肱二头肌起端有两个头。长头的肌腱部分较长,起自肩胛骨盂上结节,通过肩关节囊,经结节间沟下降;短头在肩关节内侧,起自喙突,因其与喙肱肌有共同止点而形成联合腱。两头在肱骨中上段合并成一个肌腹,并以一个腱止于尺骨粗隆。本手术的目的在于当肱二头肌长头腱发生不可修复的损伤时,将其缝合至联合腱,以保证肱二头肌的力量和外形(图 35-8-70）。

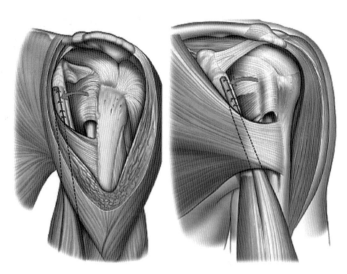

图 35-8-70　肩关节手术示意图

（二）适应证和禁忌证

肱二头肌长头腱（long head of biceps tendon，LHBT）缝合的手术指征为：年龄一般小于60岁，能够耐受全麻手术的患者；LHBT结构发生不可逆的损伤如过度增生肥大或者萎缩；厚度超过50%的肌腱部分断裂；不可修复的LHBT从结节间沟脱位。无特殊禁忌证。

（三）并发症与预防

1. 从结节间沟向下松解LHBT时，须注意胸大肌止点的损伤，若松解困难，可在胸大肌止点下方作辅助小切口（详见手术过程描述）。

2. 肌皮神经位于喙突外侧平均5cm，但最短距离是2.5cm，所以肩关节前下入路一般置于喙突外侧2cm，而且缝合LHBT与联合腱时也要注意缝合距离（3针，<2.5cm），以避免此神经损伤。

3. 旋肱前动脉的升支由结节间沟外侧上行，镜下松解LHBT时须注意避免损伤，以免造成术后血肿。

4. LHBT须缝合在联合腱的前外方以避免撞击。

（四）术前准备、麻醉、体位与入路

1. 术前准备　按照肩关节镜手术的常规术前准备即可。

2. 麻醉　全身麻醉。

3. 体位　沙滩椅位。

4. 手术入路　肩关节常规入路+Neviaser入路。Neviaser入路：锁骨上窝入路，位于肩锁关节后方2~3mm，肩峰内缘的软点处（图35-8-71）。

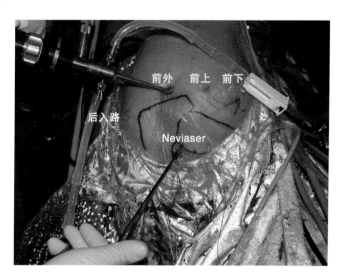

图35-8-71　肩关节常规入路+Neviaser入路。Neviaser入路是指锁骨上窝入路，位于肩锁关节后方2~3mm，肩峰内缘的软点处

（五）关节镜下手术

因LHBT腱病一般合并肩峰下撞击等，手术时须一并处理。患者全麻，沙滩椅位。麻醉后患侧肩关节可全范围活动。动脉压监测，高压维持在90~95mmHg，以保证出血少、视野清晰。肩峰、喙突及肩锁关节画线标记。后入路进镜盂肱关节，探查关节内各结构情况。LHBT腱炎病例可见其近端部分断裂、毛糙、变性明显，刨刀清理变性组织后LHBT正常组织厚度不足1/2者（图35-8-72（1）），在上盂唇处切断。LHBT断裂患者关节内一般见不到该结构。处理完关节内病变后，进镜肩峰下滑囊。若有肩峰下撞击等，则可能须行肩峰下滑囊切除以及肩峰成形术使成Ⅰ型肩峰。肩袖根据具体情况行病灶清理或缝合术。

肩关节前外入路进镜，前上入路清理暴露喙肩韧带及联合腱。术中切断LHBT患者均通过关节镜探查在结节间沟内找到LHBT，松解切断腱鞘，分离出LHBT，镜下用PDS线缝合断端，从Neviaser入路

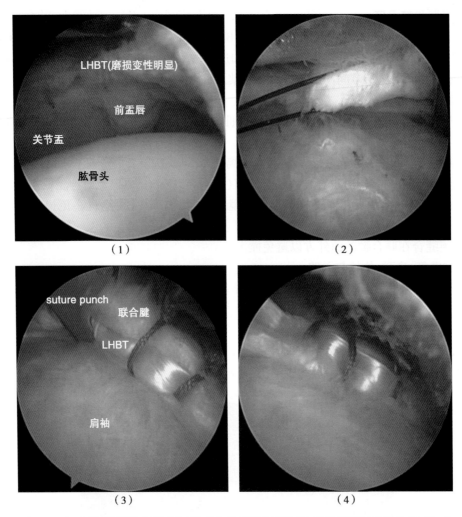

图 35-8-72 LHBT 腱炎病例,刨刀清理变性组织后 LHBT 正常组织厚度不足 12 者,在上盂唇处切断(a)。术中切断 LHBT 患者均通过关节镜探查在结节间沟内找到 LHBT,松解切断腱鞘,分离出 LHBT,镜下用 PDS 线缝合断端,从 Neviaser 入路(锁骨上窝)穿刺一小孔导出 PDS 线从体外牵引(b)。前上、前下入路入缝合钳(suture punch)及抓线器,在喙突近端 2.5cm 以内,依次用 2#Ethibond 线将 LHBT 与联合

(锁骨上窝)穿刺一小孔导出 PDS 线从体外牵引(图 35-8-72(2))。

术前已断裂患者镜下一般会见到结节间沟处瘢痕增生,考虑到镜下过分剥离会导致胸大肌腱止点损伤,从胸大肌止点下缘切一小口,长 2cm,分离找到 LHBT。一般断端回缩至腱腹交界,取出后可见 LHBT 末端肥厚增生或回缩成团状,表面有炎性瘢痕包裹。切除瘢痕,梳理断端,用 2 号 Ethibond 线编织缝合,从胸大肌肌腱下方穿过引入肌腱,镜下监视仍从 Neviaser 入路将牵引线导出。

屈肘 90°,前外侧入路进镜,拉紧 LHBT,确保其在联合腱的前外侧。前上、前下入路入缝合钳(suture punch)及抓线器,在喙突近端 2.5cm 以内,依次用 2 号 Ethibond 线将 LHBT 与联合腱由远至近侧-侧缝合 3 针(图 35-8-72(3)(4))。切除 LHBT 缝合后剩余残端,从前方入路取出。

另外,术中需要注意的是:①将 LHBT 缝合在联合腱的前外侧可避免术后 LHBT-喙突活动性撞击、保证术后肩关节的活动度,我们使用 Neviaser 入路做牵引使其得以保证;②在联合腱的前外侧操作要避免肌皮神经及旋肱前动脉的损伤,喙突近端 2.5cm 以内的缝合距离是避免肌皮神经损伤的关键;③对于断裂的 LHBT,结节间沟延续至肱骨大结节嵴处胸大肌止点下方小切口可方便地松解、分离出 LHBT;④屈肘 90°固定是保证术后肱二头肌肌力的关键。

（六）术后康复

术后 3 周,患肩三角巾悬吊保护,肘关节屈曲 90°,活动均以无痛或疼痛轻微为界。1 周内,患肩在

健侧手保护下弯腰90°作前屈、外展、内收动作,每天一次;2周内,在健侧手保护下加做内外旋及后伸动作;3周及以后,开始肘关节屈伸练习。术后4~6周,增加活动角度,开始肌力练习,以不增加疼痛为界,同时可以辅以理疗。术后8周,肩关节活动角度达到正常。术后3个月,日常活动可以耐受;4~5个月,可以进行游泳、投掷等运动;半年以后,可以进行对抗性体育活动。

（马勇　崔国庆）

十三、三角肌下脂肪瘤的关节镜下切除手术

（一）解剖结构

在肩峰下关节以及三角肌与肱骨之间存在一个潜在的间隙,之间由肩峰下滑囊和三角肌下滑囊填充,这两个滑囊借一层薄膜不全分隔,实际是一个整体。囊顶附着于肩峰和喙肩韧带下面,并延及三角肌中部下方,囊底与肩袖融合并延及肱骨大结节外面和肱二头肌腱沟,在这个间隙中有腋神经、旋肱前后动静脉通过。腋神经发自臂丛后束,沿肩胛下肌表面向下外斜行,继伴旋肱后血管入四边孔,绕行于外科颈后方,于肩峰后角下方6cm、小圆肌腱下缘及三角肌后中交界处,分为前后支进入三角肌和小圆肌。旋肱前动脉平肩胛下肌下缘起自腋动脉,水平向外走在喙肱肌和肱二头肌短头深面,抵达结节间沟,在肱二头肌长头深面发出升降支,并与旋肱后动脉吻合。旋肱后动脉也起自腋动脉,出四边孔后,围绕外科颈外行与旋肱前动脉吻合。旋肱前后静脉与旋肱前动脉伴行。

（二）适应证和禁忌证

关节镜下脂肪瘤切除的适应证主要为,位于皮下、肌间和肌下的单发性有包膜的脂肪瘤,引起压迫症状、功能障碍或美观问题。多发性脂肪瘤建议行切开手术,先天性弥漫性脂肪过多症为关节镜手术禁忌证。脂肪肉瘤按照恶性肿瘤常规处理。

（三）并发症和预防

采用关节镜方法切除三角肌下脂肪瘤时,只要对肩峰下间隙解剖结构熟悉,术中看清相应结构后再分离切除,一般不会导致严重的并发症。但三角肌下脂肪瘤可能与腋神经和旋肱前后血管关系密切,术中一定要注意不要损伤神经和血管。

1. 镜下三角肌下脂肪瘤切除术中和术后并发症

（1）腋神经损伤。

（2）旋肱前后血管损伤。

（3）术后血肿。

（4）术后肩关节功能障碍并发肩周炎。

2. 预防三角肌下脂肪瘤切除术中和术后并发症的建议

（1）熟悉肩峰下间隙解剖结构,术中操作时一定要看清相应结构后再分离切除。

（2）术中一定要分离并暴露腋神经。

（3）手术完成后,探查肩峰下及三角肌下间隙,保证彻底切除脂肪瘤,无活动出血。

（4）术后早期进行肩关节康复训练,预防肩关节粘连并发肩周炎。

（四）术前准备、麻醉、体位与入路

1. 术前准备

（1）按照肩关节手术的常规术前准备即可。

（2）准备肩关节关节镜手术器械。

2. 麻醉　全麻或臂丛麻醉。全麻的优点是患者肌肉完全放松,无残余痛,术者操作方便。臂丛麻醉的优点是随时可以与患者交流,询问腋神经情况。

3. 体位　沙滩椅位,将患者沿手术台的边缘安置,使手术肩没有手术台支撑。在肩胛骨的内侧缘放置折巾可以使肩部显露出来。将装置头架的手术床卸下靠背,在患者的整个后上14°范围内易于操作。手术床折起大约45°,降低腿部折板使其与地面平行。完全升高手术台的靠背,使肩峰与地面约成60°角,并将盂肱关节置于解剖位置。

4. 手术入路(图 35-8-73)

(1) 外侧入路(肩峰外缘中点外 2cm)。

(2) 前外侧入路(肩峰外缘外 2cm)。

(3) 远端部分附加三角肌下止点入路(三角肌下止点前缘与头静脉之间)。

(五)关节镜下手术

1. 血压控制在 120~140mmHg。

2. 腰穿针沿着喙突穿刺入间峰下间隙,20ml 生理盐水充盈滑囊腔。

3. 外侧入路入镜,前外侧入路入刨刀。

4. 探查肩峰、肩袖及滑囊,三角肌下滑囊清理。

5. 暴露并分离脂肪瘤,探查脂肪瘤与冈下肌、肩胛下肌表面、三角肌的关系,后侧分离时要特别小心,注意显露腋神经,然后用刨刀切除瘤体,远端部分可附加三角肌下止点入路切除(图 35-8-74)。

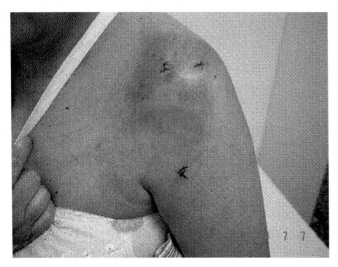

图 35-8-73 远端部分附加三角肌下止点入路
(三角肌下止点前缘与头静脉之间)

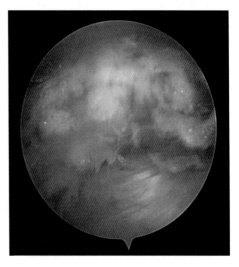

图 35-8-74 探查肩峰下间隙,保证彻底切除脂肪瘤,射频止血,并适当冲洗,对关节镜切口进行一针缝合,外敷无菌纱布敷料。三角巾固定

(6) 探查肩峰下间隙,保证彻底切除脂肪瘤,射频止血,并适当冲洗,对关节镜切口进行一针缝合,外敷无菌纱布敷料。三角巾固定。

(六)康复

1. 术后上肢常规三角巾悬吊保护。

2. 麻醉消退后,开始活动手指、腕、肘、关节。

3. 术后 2~7 天开始肩摆动练习、耸肩练习、扩胸练习和含胸练习。

4. 术后 1 周逐渐加大肩关节活动范围。

5. 术后 2 周拆线,无痛全关节活动,改善肌力,增加功能活动。

6. 术后 4~8 周,保持全范围无痛活动,强化肩部力量,改善神经肌肉控制,逐渐恢复各项功能活动。

(王江泳 崔国庆)

十四、肩胛骨肋骨面内侧骨软骨瘤的关节镜手术处理

(一)肩胛骨骨软骨瘤的临床病理

肩胛骨的骨软骨瘤是一种少见的疾病。但骨软骨瘤却是肩胛骨最常见的良性肿瘤之一,常常生长在肩胛骨的前面,从而可以引起肩关节周围不适感,如疼痛、肩胛骨弹响(可以听到或者触及的响声)、

假性翼状肩胛(伴或者不伴有活动范围受限)等。此症在青少年比较多见。有人认为其发生以及症状的严重程度可能与肩胛骨周围的肌肉力量有关系。Milch 指出:如果肩胛骨周围肌肉很强壮,可以增加骨软骨瘤与肋骨之间的压力,可能因此引起症状或使症状加重。

(二) 解剖结构

正常情况下,肩胛骨前面的凹面与其前方胸壁向后的凸面恰好吻合,形成肩胛骨-胸壁间关节。在这个关节的两个面之间,填充着前锯肌和肩胛下肌,以及肩胛下滑囊,从而使肩胛骨可以沿着胸壁在一定范围内自如地滑动。当肩胛骨前面出现突出的骨软骨瘤体时,这种自如的滑动就可以受到影响。

斜方肌横行纤维止于肩胛冈的上缘。肩胛提肌止于肩胛骨的内上角。小菱形肌止于肩胛骨内缘的肩胛冈水平周围。大菱形肌位于小菱形肌下方,止于肩胛骨内缘中下部。前锯肌由前外侧胸壁的肋骨处发出,止于肩胛骨的内缘。肩胛下肌起于肩胛下窝,覆盖着肩胛骨前面的大部分区域,止于肱骨小结节。副神经沿着肩胛骨上角从外侧斜行经过肩胛提肌的中部,然后进入浅层的斜方肌并支配该肌。肩胛背神经是由 $C_3 \sim C_5$ 臂丛干发出后,沿肩胛骨内缘下降并先后支配肩胛提肌、小菱形肌和大菱形肌。肩胛上神经由 $C_5 \sim C_6$ 臂丛干发出,在斜方肌前上缘深方与肩胛上动静脉伴行,向外下斜行从冈盂切迹处行至冈下窝,主要支配冈上肌和冈下肌。胸长神经由 $C_5 \sim C_7$ 臂丛干后面发出,紧贴前锯肌表面下降,下段与胸外侧动脉伴行,沿途发出分支支配前锯肌的每个肌齿。颈横动脉被肩胛提肌分成三支:深支、浅支和肩胛背动脉;浅支与副神经伴行,肩胛背动脉与肩胛背神经伴行于肩胛骨的内侧缘(图 35-8-75、图 8-8-76)。

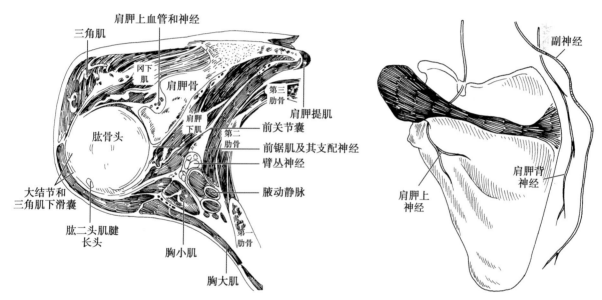

图 35-8-75　肩胛骨-胸壁间关节横断面解剖示意图　　　图 35-8-76　肩胛骨周围重要神经分布示意图

(三) 适应证和禁忌证

目前在所有英文文献的报道中,关节镜辅助下切除肩胛骨软骨瘤的只有 3 例。所以在手术适应证和禁忌证方面还没有很明确的定论。我们处理的 1 例为偏肩胛骨内侧缘的骨软骨瘤。以我们的经验来看,合理、娴熟地应用关节镜辅助切除偏肩胛骨内侧缘的骨软骨瘤,既可以保证肿物的完整切除,又可以早期进行康复活动,还可以减小手术瘢痕。故笔者认为:对于较靠近肩胛骨内侧缘的骨软骨瘤,只要患者有症状,可以耐受全身麻醉;又没有明显的影响手术入路的肩胛骨畸形,没有肩关节内旋严重受限,就可以尝试先应用关节镜辅助手术。如果手术中遇到其他意外情况,如胸膜腔破裂,出血多而造成视野不清楚、手术无法进行等,应及时中转为切开手术,并对出现的问题进行相应的处理。

(四) 并发症的预防

目前文献中报道的和我们所做的患者都没有出现明显的手术后并发症。但理论上可能发生如周围重要血管神经损伤、关节镜下不能完成手术、胸膜腔破裂等问题。所以,应该熟悉手术区域的解剖结构;

采用合理的体位和安全的入路,一般认为肩胛骨内侧诸入路应该尽量位于肩胛冈远侧,离开肩胛骨内缘大约3横指;术前通过恰当的影像学检查,尤其是CT二维和三维重建技术的应用,对肿物的大小、位置有充分的了解(图35-8-77)。只有对手术中可能遇到的困难做好充分的估计和准备,才能尽量避免并发症的发生。

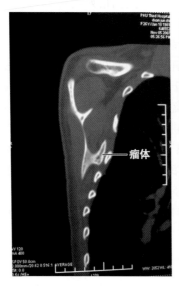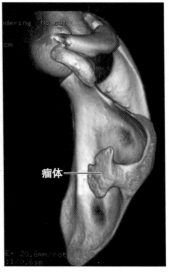

图 35-8-77 肩胛骨-胸壁间关节横断面解剖示意图

(五) 麻醉及体位

采用全身麻醉。我们建议采用俯卧位,患侧上肢置于"鸡翅膀位",即适当屈肘,肩关节轻度外展或者不外展、极度内旋位(图35-8-78)。

另外,有人报道可以采用健侧卧位,患侧上肢也同样采用"鸡翅膀位"。

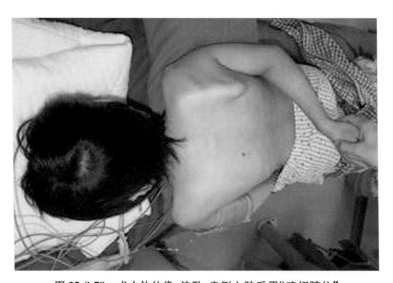

图 35-8-78 术中体位像:俯卧,患侧上肢采用"鸡翅膀位"

(六) 手术技术及操作步骤

1. 先标记肩胛骨内缘、肩胛冈以及可触及肿物的位置。再标记入路:远离肩胛骨内缘3~4cm,在可触及的肿物上、下方各1~2cm处做标记,分别记为肿物上、下方入路(图35-8-79)。

2. 垫防水塑料布后贴手术膜。

3. 在入路标记处各做长约1cm的纵切口,切破皮肤,然后止血钳钝性分离至触及肿物蒂部。

4. 采用带双入水的套管的关节镜,由其中一个入路入镜观察,用另外一个入路入钝头适当剥离肿物根部软组织。

5. 用滑膜刨刀适当刨削,暴露肿物的根部。

6. 用磨钻沿肩胛骨前表面切断肿物,再用其磨平剩余的骨床,并用射频装置适当进行烧灼处理。

7. 适当纵向扩大肿物上方切口,用持物钳将肿物完整取出。取出后与术前 CT 进行对照(图 35-8-80)。

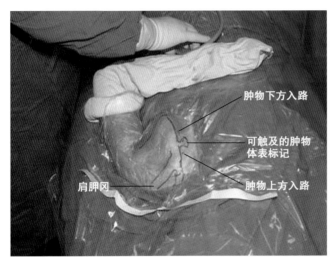
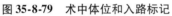

图 35-8-79　术中体位和入路标记

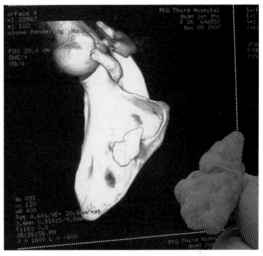

图 35-8-80　切除的肿物和术前 CT 三维重建影像学表现的对照

8. 适当冲洗创面,并在深方置橡皮引流条一根,然后缝合切口。

(七)　术后康复

1. 术后患侧上肢三角巾悬吊 2~3 天。

2. 术后第 1 天拔除伤口引流条。

3. 术后 2~3 天开始进行疼痛可以耐受的肩关节主、被动活动练习。

4. 术后 2 周左右,肩关节活动度基本可以达到正常。

5. 术后 3~4 周可以恢复娱乐性活动。

(杨渝平　崔国庆)

第九篇

其他疾病与截肢

主编 胡有谷

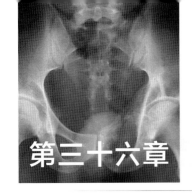

第三十六章　先天性畸形

第一节　先天性肌性斜颈

【概述】　一侧胸锁乳突肌挛缩可导致先天性肌性斜颈(congenital muscular torticolis)，女性较为多见。

斜颈真正的病因不甚明了。胸锁乳突肌的变化很像室间隔综合征的病理改变。引起这样病变几乎可以肯定与宫内的环境有关。常发生于高龄初产妇和臀位。通常认为颈部在宫内扭转，又因宫内体位限制直至分娩，导致肌肉的缺血、水肿以致纤维化，致使起于乳突止于胸骨和锁骨的胸锁乳突肌挛缩。还有线索表明因副神经的长期受压更加重该肌肉的纤维化反应。因宫内限制还会出现发育性髋关节脱位、足部畸形、患侧耳廓压迹变形以及同侧面部扁平。75％的肌性斜颈为右侧；每5个肌性斜颈病儿中可见到1例髋关节发育不良。这说明先天性因素在起作用。虽家族史不能说明有遗传倾向，但有肌性斜颈发生在同卵孪生的文献报道。一侧胸锁乳突肌的中或下部有一质硬的梭形肿块。肿块可在出生后或在第2、3周出现。头部向肌肉缩短的一侧倾斜，下颏旋向对侧。颈部向患侧旋转和向对侧倾斜均受限制。有的病例肿块有压痛，牵扯颈部时也有痛苦表情。肿块可逐渐缩小，2~6个月后逐渐消退。有的胸锁乳突肌形成索条。此时颈部活动更加受限。北京儿童医院1955—2012年共手术治疗4500余例。

如果年幼时不治疗，3个月后逐渐出现面部和头部继发性畸形。肌肉缩短的一侧，面部变短。可能由于地心引力和随着骨的生长发育，面部更加不对称。健侧面部明显肥大，患侧眼的外眦与同侧口角的距离小于健侧。两眼和两耳不在同一平面。这些缺陷在头倾斜时，不甚明显，而头和颈摆正时畸形反而突出。两眼不平行可引起视疲劳。颈椎下段和胸椎上段可并发侧凸畸形，脊柱的凹侧朝向患侧。

畸形如不矫正，患侧软组织随生长发育而缩短。颈部深筋膜增厚并紧缩。以后，颈动脉鞘及鞘内的血管也变短。此时即使松解挛缩的胸锁乳突肌以后，上述后果又变成斜颈的原因，使畸形纠正不满意。偶有不是因为胸锁乳突肌纤维化而致斜颈，有文献报道因前斜角肌挛缩和肩胛舌骨肌短缩所致的斜颈。后者可伴有喉头和气管拉向患侧。

双侧肌性斜颈罕见，颈部在中线显得缩短，下颏抬起，面部向上倾斜。

【鉴别诊断】　先天性肌性斜颈表现不典型或经保守治疗无效的或颈部出现疼痛的应考虑其他罕见原因导致的斜颈。

1. 神经性斜颈　如颅后窝肿瘤、Arnold-Chiari畸形、脊髓空洞症和婴儿阵发性斜颈，同时有运动功能障碍、反射异常、颅内压升高或MRI显示脑干位置下降。此外，颈部运动受限伴有疼痛、斜视、眼球震颤、眼外肌麻痹、肢体僵硬、过度兴奋等均为颅内病变的重要体征。

婴儿阵发性斜颈可能为前庭功能障碍所致，女孩多见，年龄多在2岁左右，所谓的阵发，可从数分钟到全天发作。除斜颈外，可伴有躯干倾斜，眼球偏斜。更为突出的是颈部倾斜的方向左右可以变化。可能因前庭功能障碍导致的偏头痛诱发斜颈。本病可自愈，不需特殊治疗。

2. 炎症性斜颈　浅在的颈部淋巴结炎,深在的椎体骨髓炎,椎间盘炎主要表现为颈部活动障碍,疼痛伴全身发热。

3. 眼性斜颈　多为先天性斜视,眼球外上方肌肉麻痹致斜颈。通常在生后 9 个月以后,患儿能坐稳后才能诊断,因斜视或复视企图自我纠正始出现斜颈症状。矫正眼肌失衡后,斜视消失。

4. 骨性斜颈　如先天性短颈综合征,除颈部姿势异常,还有颈部活动受限。此外,后发际低,颈两侧皮蹼等也同时存在。

【保守治疗的适应证】　一旦明确诊断应及早行主动生活矫正。这要比过去提倡的反向牵拉颈部更安全有效。约 90% 的病例能得到矫正。

主动生活矫正方法有三,应逐一向患儿家长解释清楚,因都要依靠家长来付诸实施:

第一步　每次喂奶、饮水时都从患侧方向给予;尽可能多地用声音和彩色玩具引导患儿主动向患侧转头。

第二步　在卧床时,坚持健侧靠墙,这样可利用室内环境中家人走动、讲话等声响起到引诱患儿转向患侧的动作,从而达到主动牵动胸锁乳突肌的治疗目的。

第三步　待生后 5 个月时,白天在旁有成人观察下试行伏卧位。如观察到患儿能较长时间抬头玩耍,不致堵嘴而影响呼吸。此时,说明颈后伸肌群有力,可让患儿在夜间伏卧位睡眠。如此,患儿必定会将头颈转向两侧入睡,轮替休息。在下颊转向健侧时纵然不起矫正牵动作用,但每次转向患侧时就收到治疗的效果。

先天性肌斜颈的手术治疗:

【适应证】　保守疗法无效或病儿就诊已迟的适于手术。超过 3～4 岁的患儿,其纤维化的胸锁乳突肌为纤维条索替代。颈部向患侧旋转平均受限 30° 和面部发育不对称的均为手术的适应证。

【麻醉】　全麻气管内插管控制呼吸条件下手术。

【体位】　患儿取平卧位,肩下置薄垫使头颈后伸并转向健侧。

【操作步骤】　手术方法有胸骨头和锁骨头下方一端切断松解、胸锁乳突肌上、下两端切断松解和锁骨头缝接在预留的胸骨头残端的延长术三种术式(图 36-1-1)。上、下端切断的疗效优于下端松解。下端松解的适应于幼儿;上、下两端松解的适用于儿童或畸形较重的。延长法可保留颈前方正常肌肉轮廓,但操作复杂,延长程度不易掌握,多不需要。更有作者推荐完全切除纤维化的胸锁乳突肌,但这只偶尔用于该肌肉已完全纤维化的青少年。

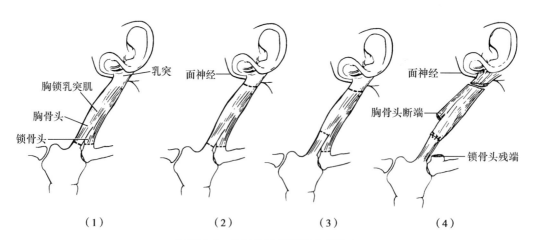

图 36-1-1　先天性肌斜颈的手术治疗
(1)胸锁乳突肌远端松解术;(2)胸锁乳突肌远近端双极松解术;(3)(4)胸锁乳突肌延长术

无论采用哪种手术,都应防止损伤颈部血管、副神经、膈神经和舌下神经。在作上端切断术时还应避免损伤在耳下通过的面神经。

【术后处理】　5 岁以下患儿术后不需外固定。个别大儿童需在术后将头放于过度矫正位,头颈胸石膏固定 4~6 周。注意下颌旋向患侧,尽量使患侧胸锁关节与乳突间保持最大距离。术后一旦患儿伤口愈合良好,局部疼痛消失,宜尽早开始主动牵动练习,经验证明轻柔牵拉练习可替代术后石膏制动和各种支具的应用。

（潘少川）

第二节　前斜角肌综合征

前斜角肌综合征又称胸廓上出口神经血管压迫综合征,系指臂丛神经的下干走行在前斜角肌邻近第 1 肋骨的止点,此处有可能受压(图 36-2-1)。若有先天性颈肋则更易受压。身材瘦高、肌力低下以及前斜角肌肥大或痉挛可压迫臂丛和锁骨下动、静脉,故又称前斜角肌综合征。临床表现有上肢的放射性疼痛和力弱。症状和体征的分布与臂丛的神经根受压部位和轻重有关。锁骨下动脉的一侧椎动脉段近端梗阻,导致对侧椎动脉向患侧反流,使颅底供血不足,产生盗血现象,故又称锁骨下动脉盗血综合征(subclavian steal syndrome)。本综合征必须与此鉴别。盗血综合征有中枢神经症状。也可因受压而致上肢发绀和桡动脉搏动弱,而抬高患肢桡动脉搏动可恢复正常。

【适应证】　经锻炼前斜角肌和肩胛提肌的肌力和抬高肩部可缓解症状。但无改善的则应手术探查,松解前斜角肌。若有颈肋则应切除。

1. 锁骨上前斜角肌松解和颈肋切除术

【麻醉】　气管内全身麻醉。

【体位】　患者平卧。

【操作步骤】　切口起于胸锁关节上方 2cm,向后上方斜行 7~9cm,切开皮肤和皮下组织,经颈阔肌,切断锁骨上神经,结扎颈外静脉。切断胸锁乳突肌在锁骨上的止点,显露前斜角肌表面的脂肪层。其下方的锁骨下静脉丛应予保护。结扎并切断颈横动脉,经脂肪垫钝分离以显示前斜角肌在第 1 肋骨的附着点。膈神经在此肌的前方走行。更应分离清楚以防止损伤。紧贴前斜角肌腱的外侧可触及锁骨下动脉的搏动。将钝剥离器小心自动脉和肌腱的后面之间送入,若肩胛舌骨肌的斜向走行妨碍显露,可暂先切断之,后再予缝合。

切断前斜角肌腱使其回缩,此时可见锁骨下动脉和臂丛神经。臂丛的上两个总干可向上轻轻牵开,下干向下轻牵开。这样有利于显露颈肋或附着在第 1 肋骨上的腱性条索。可将条索切断松解。若有颈肋则应小心向后剥离,以求完全切除(图 36-2-2)。

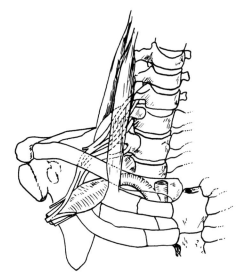

图 36-2-1　颈肋和前斜角肌压迫
臂丛神经和锁骨下动脉

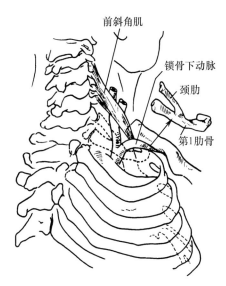

图 36-2-2　切除颈肋和第 1 肋骨后使臂丛
神经和锁骨下动脉免于受压

此时还应注意观察有无小斜角肌。此肌可能附着在第 1 肋的内侧缘的靠近前斜角肌处。如有应一并切断松解,若肋锁部位有压迫,可经同一切口将肋骨或锁骨的一部分切除(图 36-2-3)。

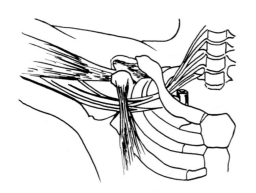

图 36-2-3 臂丛神经在肋骨和锁骨
水平受压的示意图

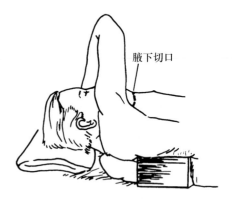

图 36-2-4 腋下入路切除第 1 肋松解前
斜角肌皮肤切口和病人体位

最后,将肩胛舌骨肌和胸锁乳突肌重新缝接。皮肤切口常规缝合。

2. 腋下入路第 1 肋切除术

【适应证】 本手术适应于单纯臂丛下干受压而无颈肋的病例。本术式因不切断任何肌群故操作容易,手术时间短而且安全。经此入路可完全彻底切除第 1 肋骨。

【麻醉】 气管内全身麻醉或臂丛阻滞下手术。

【体位】 患者侧卧位,患侧上肢充分外展,完全显露腋窝。胸部向后转 60°,后背以沙袋垫支持。

【操作步骤】

1. 胸壁和上肢皮肤灭菌后,用无菌巾包扎,可使其自由活动。

2. 在腋窝下 1/4 处原有的横纹处作皮肤切口。切口横向走行,长 6～10cm,稍向下呈弧形。切口部位相当于第 3 肋的高度(图 36-2-4)。

3. 在胸廓和前锯肌之间的疏松组织间逐步深入。

4. 胸外动脉和上胸静脉垂直走行,位于切口的中央。

5. 深入剥离,到达前锯肌后可见疏松组织。此时用手指向上作钝剥离直达第 1 肋骨。这层的解剖位置是在腋部淋巴结、血管和脂肪垫的深面。注意防止损伤手术野中部的来自第 2 肋间的肋间皮神经。这样可避免术后并发局部感觉异常的不适感。

6. 助手将患者上肢屈肘向上提起,如此可扩大胸廓上出口和腋窝之间的结构。手术野前方为粗大紫蓝色的锁骨下静脉,稍后为第 1 肋骨上缘的前斜角肌结节。中央部为有搏动的锁骨下动脉。臂丛神经的 T_1 部则紧靠锁骨下动脉的后侧。

7. 切开第 1 肋的骨膜,作骨膜下剥离,仔细剥离防止损伤重要血管、膈神经和胸膜顶部。同时可松解前斜角肌。

8. 自第 1 肋骨后方,距横突 1cm 处切断第 1 肋,作此步骤时要小心防止损伤 T_1 神经根。

9. 再牵拉第 1 肋骨前方的肋软骨,用骨剪贴近胸骨处剪下第 1 肋。修整其残端,尽量使其平整。

10. 若有颈肋畸形的,宜靠近横突部切断之,并连同切下附着的紧张条索。伤口逐层缝合。

【术后处理】 伤口缝合后,最好用喷胶法替代敷料。术后 2～3 天即可淋浴。

(潘少川)

第三节　先天性高肩胛症

【概述】 先天性高肩胛症又称 Sprengel 畸形,是一种少见的先天性畸形。一侧的肩胛骨的位置比正常高,同时可伴有颈胸椎、肋骨等畸形。胚胎期第 3 个月末,原位于颈部的两侧肩胛带应从颈部下降到胸廓的后上部。羊水量不正常导致子宫内压力过高,肌肉发育缺陷,肩胛骨与脊椎间有异常的软骨或骨性连接,可能是发病的直接原因。肩胛骨的形状多较正常者小,横径增宽,位置高,靠近脊柱甚至接近枕骨。冈上部位向前倾斜,与上胸壁适应。肩胛骨的内上角延长或增宽。枕部,颈椎与肩胛骨的内上角之间有发育缺陷的肌肉构成束带、纤维组织、软骨或不正常的骨组织——肩椎骨(omovetebral bone)相连。有肩椎骨的病例约占1/3。这种肩椎骨自肩胛骨的上缘向上内侧伸展,附着于下部颈椎的棘突、椎板或横突的软骨或纤维组织上。

此外,可有一些先天性畸形同时存在,如颈胸椎的半椎体、楔形椎体、颈椎侧凸、颈椎脊柱裂、寰椎与枕骨融合、短颈、肋骨缺如、肋骨融合、颈肋等。偶见肱骨缩短,锁骨有畸形或发育不全,并不与肩峰构成关节。肩胛带的肌肉也有缺陷,斜方肌下部可缺如或力弱。菱形肌和肩胛提肌常发育不全或部分纤维化。前锯肌力弱,胸大肌、胸小肌、背阔肌和胸锁乳突肌也可有相似的病变。

【适应证】

1. 畸形的严重程度　按 Cavendish 畸形外观分类法:

Ⅰ度的畸形很轻,在穿衣后双肩高度几乎对称。对此,手术无收益,无手术指征。

Ⅱ度畸形轻,双肩几乎等高,但不着装时可见一侧肩胛骨上内角隆起,有如皮蹼。对此可切除冈上嵴部分,但皮蹼状外观和术后瘢痕孰轻孰重要在术前与家长或患儿讨论。

Ⅲ度为肩部中等度增高 2～5cm,容易看出。因畸形会随发育而加重,因此宜手术矫正。

Ⅳ度为严重畸形,患侧肩胛骨很高,其内上角几乎达枕骨,肩部有皮蹼并呈短颈畸形。若为双侧严重畸形常伴真性先天性短颈。

2. 功能障碍　肩关节外展受限或因肩椎骨桥或因肩胛骨与胸廓之间有纤维性粘连。甚或由于局部肌肉纤维化发育不良或未发育而力弱。手术切除肩椎骨桥或松解粘连后可使功能明显改善。

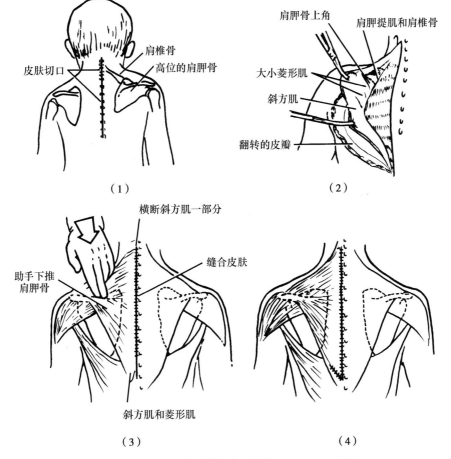

图 36-3-1　矫正先天性高肩胛症的 Woodward 手术
(1)～(4)为 Woodward 手术步骤

3. 是否并发其他畸形　如短颈综合征或严重的先天性脊柱侧凸和后突。

4. 患儿的年龄　过去很多作者主张在 3 ~ 7 岁之间手术。这主要考虑到手术创伤较大。但 7 岁以后手术容易并发臂丛的牵拉损伤。目前因麻醉的进步，手术技术的改良，可适当提早手术。

手术方法包括切断或切除纤维索带，切除不正常的肩椎骨，剥离肩胛骨，从高位下移至正常部位，或切除部分肩胛骨（图 36-3-1）。手术最好选在 2 ~ 4 岁进行，6 岁以后手术效果较差。有时是因单侧肩胛骨较小或脊柱有畸形而表现外观异常。手术效果应以改善功能为主。常用的手术方法有 Green 和 Woodward 术式。各种方法均可发生暂时性臂丛麻痹，应予警惕。

（潘少川）

第四节　发育性髋关节发育不良和脱位

【概述】　近年来不少学者对先天性髋关节脱位（congenital dislocation of the hip，CDH）的命名提出异议。1989 年 Klisic 首先提出改称为髋关节发育不良（developmental dysplasia of the hip），泛指髋关节囊松弛而造成的关节不稳定，直至发展为髋关节完全脱位。意思是说从股骨近端、关节囊和髋臼均有发育上的缺陷。强调婴幼儿髋关节的软骨和骨结构的动态变化和异常的生物力学的反应后果。正常髋关节的股骨头和髋臼呈同心圆关系，若恢复其正常关系，股骨头和髋臼的相互刺激，关节会随生长而趋于正常发育。称作先天性髋关节脱位的缺点是容易使人误解本病为胚胎发育畸形。为此，也有学者直呼本症为发育性髋关节脱位（developmental dislocation of the hip，DDH），同样是希望从命名来强调本病不是先天性畸形而是在某些条件下髋关节未得到正常发育。在髋臼发育不良状态下，头臼失去同心圆关系，股骨头不能刺激 Y 形软骨中心，髋臼软骨骨化迟缓、停滞，髋臼变浅，坡度增加，负重力线外移，还可继发股骨头发育障碍，股骨上端前倾角增大和髋外翻。反之，改善或创造髋关节发育的条件，关节可发育正常。提倡称之为发育性髋关节脱位（DDH）的学者认为，这样命名会引起多学科工作者的关心，如小儿科、妇产科和矫形科医生们的注意而不像先天性畸形的治疗只会使外科医生们感兴趣。同时，也提醒我们，患儿年龄不同，处于不同的发育阶段，其治疗方法和效果也各异。例如，患儿在学会独立行走之前，多能用各种非手术方法治愈。已负重走路的患儿或经保守疗法治疗失败的，往往需手术复位。

（一）内侧入路切开复位术

【适应证】　围生期发现本病到 9 ~ 12 个月，经牵引、手法复位等措施仍不能复位的或复位后关节不稳定的应考虑内侧入路手术切开复位，又称之为 Ferguson 手术。术前必须行关节造影证实有关节囊狭窄、横韧带过紧和髂腰肌等阻挡等因素。大于 2 岁脱位达Ⅲ度的患儿，可将内收肌、髂腰肌肌腱切断，同时行内侧入路清理臼内占位组织，达到同心圆复位。

【操作步骤】

1. 患儿平卧，全身麻醉或基础麻醉加硬膜外阻滞下手术。

2. 患侧下肢、半侧骨盆和下腹部皮肤消毒后，用无菌巾包裹下肢，使之可随意活动。

3. 髋关节屈曲 70° ~ 80°，外展并外旋位，此时可触及内收长肌腱。在内收长肌腱的后缘作皮肤切口，起自内收肌结节向下 6 ~ 8cm，也可取腹股沟皮肤皱褶处以下 1cm 作横切口，以内收长肌为中点 5 ~ 7cm。横切口的瘢痕更为隐匿不显。

4. 切开皮下组织和深筋膜，显露内收长肌的前、后缘，于其起点处切断，将内收短肌牵向前。闭孔神经前支和血管不作处理。在内收短肌的后方以手指作钝性分离可直达股骨小转子。随后可显露髂腰肌肌腱。用弯血管钳从髂腰肌下方通过。然后将其切断，令其回缩。

5. 向近端剥离可达股骨头部。利用牵开器显露髋关节囊，在关节囊下方作横切口，切断关节囊内紧张的横韧带和卷入的关节囊下部。必要时刮除臼内纤维脂肪组织。

6. 此时，股骨头在盂唇下易于复位。保持复位后外展 30°，屈曲 15° 和内旋 20° 的体位。

7. 关节囊下方切口小的可不缝合，一般宜重叠修补，内收长肌恢复原位，缝于其起点上。

8. 逐层缝合切口（图 36-4-1（1） ~ （4））。

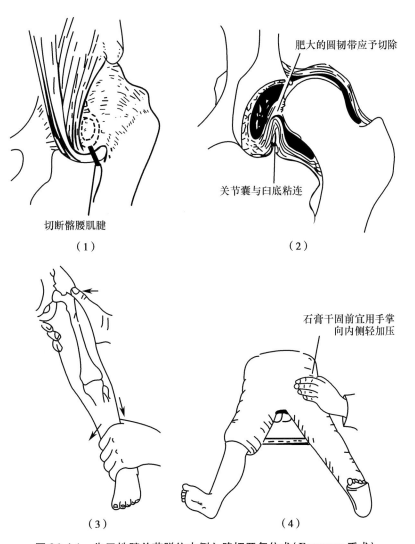

图 36-4-1　先天性髋关节脱位内侧入路切开复位术（Ferguson 手术）
（1）髂腰肌腱压迫关节囊阻碍复位,应予切断;（2）圆韧带肥大应切除;下方关节囊
与臼底粘连的可切开松解;（3）髋关节复位后外展30°,屈曲15°和内旋20°;（4）一
侧半髋人字石膏制动

【术后处理】　包括对侧膝以上的双侧髋人字石膏固定。在石膏干固之前,术者宜用手掌在大粗隆处加压以稳定髋关节。6~8周后拆除石膏,逐渐练习活动。有的患儿仍需以外展内旋位双腿石膏维持髋关节外展位2个月。再更换外固定支架,可下床行走,进一步增加患髋动力的刺激。

（二）前外侧入路切开复位术

【适应证】

1. 手法复位不成功　复位后关节仍不稳定,只有高度外展始能维持;复位后再脱位的;复位后关节不能中心复位的均需切开复位。患儿已到学会独立走路的年龄均应行前外侧入路切开复位术。

2. 经牵引后股骨头不能下降到髋臼水平的,宜在切开复位的同时行股骨短缩术。长期牵引未必生效,更可导致骨质疏松,术后走路时可并发病理骨折。

3. 术前最好先做 CT 检查以了解股骨颈和髋臼的前倾角度。前倾角过大应在短缩截骨的同时予以矫正,否则单凭肉眼测量估计错误而致矫枉过正,后倾会造成再脱位更难治疗。

【操作步骤】

1. 患儿30°侧卧位,在全身麻醉或基础麻醉加硬膜外阻滞下手术。

2. 患侧下肢、骨盆和下腹部皮肤消毒,无菌巾包扎使患侧下肢可自由移动。

3. 皮肤切口起自髂嵴中部,向前达髂前上棘再转向下,沿阔筋膜张肌和缝匠肌在大腿前外侧纵切

7～10cm(图 36-4-2(1))。

4. 切开皮下组织和深筋膜到达髂骨嵴,同时纵向切开阔筋膜。在髂前上棘下方约 2cm 处找到与缝匠肌交叉的股外侧皮神经,与缝匠肌一并向内侧牵开。

5. 在阔筋膜张肌和缝匠肌之间钝性剥离,用骨膜剥离器,沿髂嵴外板先分离阔筋膜张肌和臀中、小肌,向前达髋臼缘,向后到坐骨大切迹。再将髂嵴骨骺下分离,连同腹肌、缝匠肌推向内侧。

6. 从髋臼外上缘处和髂前下棘分别切断股直肌的返折头和直头(图 36-4-2(2)),向远端翻转时,注意勿误伤腹直肌内侧缘的股神经分支,直头临时缝扎固定在切口下端,显露关节囊,以备复位后缝回原处。

7. 钝性剥离关节囊前方,此时,可见旋股外侧动静脉,若妨碍操作可将其结扎切断。

8. 屈曲,外旋和外展髋关节显示髂肌、髂腰肌腱和股骨小转子。髂腰肌多有肥大或挛缩,可将其延长或切断松解。

9. 距髋臼缘 1cm 切开关节囊,再沿股骨颈长轴纵向切开,有如 T 字形(图 36-4-2(3)(4));切开髋关节囊后可直视关节内妨碍复位的因素。圆韧带拉长或肥厚者,应先切除之。触及紧张的横韧带时宜自两点切断松解。臼内有纤维脂肪组织垫者,可用锐刮匙清除(图 36-4-2(5)(6))。

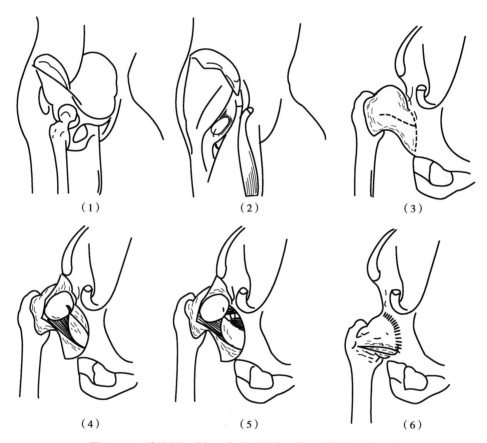

(1)　　　　　　　　(2)　　　　　　　　(3)

(4)　　　　　　　　(5)　　　　　　　　(6)

图 36-4-2　前外侧入路切开复位治疗先天性髋关节脱位的方法
(1)切口;(2)切断缝匠肌、股直肌肌腱;(3)关节囊的 T 形切口;(4)切开髋关节的关节囊,沿着圆韧带寻找真臼;(5)放射状切开盂唇,切除真臼深部所有的填充组织;(6)切除多余的关节囊后,将股骨头复位,并缝合关节囊

10. 盂唇内翻者,最好将其钩出,在基底部剪除。但应注意不要损伤盂唇的生长边缘。

11. 手术至此,要作如下四项观察:

(1) 髋臼深度及其顶部的完整性和倾斜度。

(2) 股骨头的形状及覆盖头部的玻璃样软骨是否光滑、平整。

(3) 股骨颈的前倾角度。如前倾角过大,复位张力大,可同时行股骨缩短旋转截骨术。

（4）试行复位后是否稳定。不够稳定的应考虑同时再行 Salter 骨盆截骨术。

12. 最后将关节囊 T 形切开的垂直切口形成的两个三角形瓣重叠缝合,即所谓的关节囊成形术（capsulorrhaphy）。缝合时要内旋下肢,内侧三角瓣的尖端缝在横切开的外侧近端;外侧三角瓣的尖端缝于横切口的内侧近端。重叠的双层瓣再与沿髋臼缘的关节囊横向作褥式缝合,这样对保持下肢内旋和使关节稳定均有好处。最后,缝回股直肌、髂嵴骨骺复位,腹肌与阔筋膜张肌、臀肌缝合,再逐层缝合切口。

【术后处理】　双侧髋人字石膏将复位的髋关节固定于 45°外展、20°~30°内旋位。术后 4~6 周拆除石膏。若同时行股骨短缩或外旋截骨术以及 Salter 骨盆截骨术的要固定满 6 周。届时拆除石膏,X 线片证实关节位置良好后开始不负重条件下主动练习活动。短时期过早活动髋关节,可能牵拉已经短缩关节囊的网状血管而并发股骨头缺血。待髋关节活动范围恢复后再逐渐负重走路。

（三）诊断晚的疏忽病例的手术治疗

【概述】　就诊较晚或没能及时诊断的病例常面对的问题有骨性畸形重、缺血改变较多。临床表现关节疼痛、僵硬且功能受损,随诊观察发现生长潜力小,骨性关节炎发生几率日益增高。

【手术指征】　髋关节发育不良其原发畸形多在骨盆一侧较重。但如何选择手术方法,年龄越大,常需骨盆、股骨上端和一些软组织的联合手术。

1. 骨盆一侧的手术

（1）Salter 髂骨截骨术

【适应证】　按 Salter 本人提出的髂骨截骨术适应证如下:

1）过去未经治疗的先天性髋关节脱位,年龄在生后 18 个月至 6 岁。

2）过去未经治疗的先天性髋关节半脱位,年龄从 18 个月到成年。

3）治疗未成功导致的髋关节半脱位或再脱位,年龄从 18 个月至 6 岁。

4）治疗失败所致的残留或复发性半脱位,年龄从 18 个月直到成年。

总之,本手术最适于切开复位后髋关节因股骨颈过度前倾或髋臼发育不良的关节不稳。

【操作步骤】

1）全身麻醉后,患儿先取斜卧位,患髋臀垫高 45°角,患侧下胸壁、腹壁、骨盆及下肢全部皮肤消毒,以便在术中可自由移动下肢。然后平卧,先作患髋外展试验。若有外展受限,应先行内收肌松解术。

2）手术切口自髂嵴后、中 1/3 交界处斜行向下达髂前上棘下 7~10cm。顺皮肤切口切开皮下组织和深筋膜。注意防止损伤股外侧皮神经。

3）自阔筋膜张肌与缝匠肌之间作纵向钝性分离。阔筋膜张肌沿髂骨嵴行锐性分离,找到股外侧皮神经与缝匠肌一并向内牵开,缝匠肌在髂前上棘的起点连同髂骨嵴部骨骺作骨骺分离,由外推向内侧,髂骨嵴腹肌附丽点保持相连。显露腹直肌,自髂前下棘和髋臼缘分别切断其直头和返折头。然后再从髂骨内外板作骨膜下剥离直到坐骨大切迹和髋臼缘。

4）在髂骨翼内侧显露髂肌和髂腰肌的腰部。在注意与股神经区分后延长或切断髂腰肌。必要时术中可用神经刺激器区分。

5）自髂骨内、外侧的骨膜下,将剥离器送至坐骨大切迹。目的是避免截骨时损伤坐骨神经和臀下动静脉。先用直角钳自切迹的内侧送入,再从外侧用手指摸清。然后,从外侧送入线锯的一端,用直角钳自内侧将线锯拉出,截骨部位要从切迹稍靠下向前对准髂前下棘的上缘。此时,助手扶好牵开器不动,以防止截骨的远端后移和内移,同时用两把巾钳将截骨远近两端固定,重点是防止截骨远段向后移动。

6）从髂骨前方取一三角形骨块,其基底的高度是计划的髂前上、下棘之间的距离。如同时行股骨缩短旋转截骨矫正前倾角者,可取截下的股骨段长约 1.2cm,修成楔形。

7）用巾钳将截骨的远段夹住,向下、外、前旋转,如此可将截骨的前方张开,而后方要彼此靠拢。若截骨后方分离则整个髋关节后移,髋臼也不能以耻骨联合为中心转动,同时也会造成患侧下肢不必要的延长。

8）将三角形骨块或截下的股骨段,按实际需要加以修整后,嵌入截骨远近段之间,注意将截骨远段要比近段稍靠前些。植骨块送入后不要用锤叩击,否则截骨的后部会发生分离。在松开巾钳和下肢牵引后骨块在截骨远近段之间变得稳固。再用两枚有螺纹的粗克氏针经截骨近段、植骨块和远段钻入,方向是从前上到后下,指向髋臼的后方。这样可防止骨块的转动或移位,两枚克氏针平行钻入,要注意不要钻进关节。另法为用 1 枚可吸收螺钉由截骨近段经植骨块钻入远段或在截骨远近端各钻一孔,用可吸收线交叉缝合形成张力带,不需要再次拔除克氏针。

9）缝合髂骨内、外侧的骨突和肌群,再缝回股直肌到髂前下棘;将缝匠肌缝回到髂前上棘的腱残端上。伤口逐层缝合。最后将皮肤外的克氏针剪除,留在皮下的钢针以可以从皮肤外面触及为度(图36-4-3)。

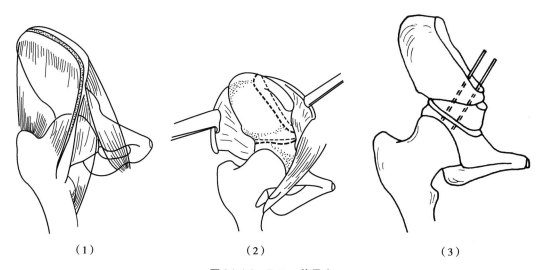

（1）　　　　　　　　　　（2）　　　　　　　　　　（3）

图 36-4-3　Salter 截骨术
（1）切开髂嵴上的筋膜;（2）暴露截骨部位;（3）骨块植入后,两枚克氏针固定

【术后处理】　双侧髋人字石膏制动,髋关节置于稳定的负重体位。应防止下肢过度内旋,否则会引起髋关节后脱位或关节面受压而导致股骨头软骨溶解症和股骨头缺血坏死。

术后摄髋关节前后位的 X 线片,证实关节复位和克氏针的位置良好。2～3 周后 X 线片复查植骨块有无塌陷,克氏针是否移动和截骨后的位置是否满意。

6 周后拆除石膏,两下肢外展皮牵引,逐渐练习肌力和关节活动。通常术后 10～12 周可完全恢复负重,半年后拔除钢针。

（2）Pemberton 髋臼成形术:髋臼成形术是通过髋关节囊周围髂骨截骨,使髋臼顶转向下、向前、向外,改变髋臼方向,撬开截骨处取髂骨植骨,以稳定成形的髋臼,也起到股骨头加盖手术的目的。髋臼成形术的方法较多,有 Dega、Albee、Shelf 等,各种手术大同小异。现仅介绍 Pemberton 髋臼成形术,是以 Y 形软骨为轴的髂骨不完全截骨。

【适应证】

1）髋臼发育不良半脱位的 4～12 岁女孩,男孩可至 14 岁,骨盆 Y 形软骨尚未闭合,还很柔软者(一般 7～8 岁)。

2）经非手术治疗小儿已 3 岁半,仍有半脱位,股骨头不能完全被盖住者。

3）髋臼指数大,髋臼发育不良,臼浅且陡直,呈蝶形臼,臼大头小,而股骨头覆盖不良,即头臼不相适应者。

【禁忌证】

1）股骨头长期脱位,自由发育与髂骨外板不断撞击,使头大而不圆,而原臼萎缩变小,不能将头纳入原臼者。单纯行本手术属禁忌,应同时作辅助手术,如扩大和适当加深真臼,使原臼可盖住股骨头的一部分或大部分者方可施行本手术。

2）12 岁前后骨盆 Y 形软骨已闭合者。

【麻醉】　全身麻醉或基础麻醉加硬脊膜外阻滞。

【体位】　仰卧位,患髋臀部用小沙袋垫高 45°角。

【操作步骤】

1）切口:基本上按 Smith-Petersen 入路,自髂前 1/3 经髂前上棘向下延伸 10～12cm。

2）切开皮肤至显露关节囊:切开皮肤及皮下脂肪结缔组织,沿阔筋膜张肌与缝匠肌之间切开阔筋膜,找到股外侧皮神经与缝匠肌一并向内侧牵开,加以保护。再沿髂嵴分离前 1/3 髂骨骨骺和附着其上的腹肌,推向内侧,自髂骨内外板剥离髂肌、髂腰肌、臀肌和阔筋膜张肌,达到坐骨大切迹,切断股直肌直头和返折头,将股直肌向下翻转,显露关节囊前方及上方。

3）切开复位,扩大真臼:可以复位,但不稳定者,可直接截骨。因脱位而不能将头纳入原臼者,需行此辅加手术。切开关节囊前将关节囊周围先进行剥离,显露关节囊前、后及外侧。在前方切开关节囊,切除内翻的盂唇和横韧带,用髋臼锉磨平臼底,并向后内侧扩大和加深,将头纳入,使原臼能覆盖股骨头一部分或大部分。

4）截骨及嵌入植骨:作上述辅加手术已取得复位后,再次脱位,进一步显露髋臼前缘、上缘与后缘,用弧形骨刀(宽度 15～20mm),自髂前下棘稍上方开始,距离髋臼缘上方 1～1.5cm 处,作一与关节囊平行的弧形截骨线,直至凿到坐骨大切迹之前,骨刀尖必须向下,以 Y 形软骨为中心,既不能损伤髋臼软骨面,也不能进入骨盆的坐骨切迹处。髂骨内外板皮质骨应在相应的截骨线上。截骨后矫正髋臼的方向是以髂骨截骨后的后部内侧皮质骨的不同位置来控制的。如截骨位置靠前多些,髋臼顶向前旋转就少些;相反,截骨的部位靠后些,则髋臼顶向前旋转就多些。当髂骨内、外板皮质骨完全截开后,在截骨后形成的间隙中插入宽弧形骨刀并向下将整个髋臼向下、向外翻转,使截骨前缘间隙的间距至少达 2.5～3.0cm。然后,在撬开的髂骨粗糙面上各凿一条前后方向的窄沟。再在髂骨翼取一楔形骨块,包括髂前上棘在内,嵌入髂骨粗糙面的窄沟内,将髋臼稳定在矫正的位置(图 36-4-4),使股骨头良好覆盖。

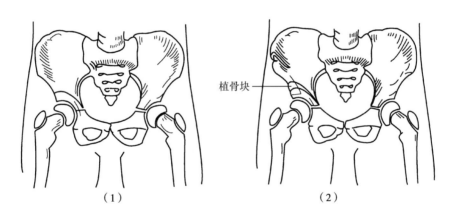

（1）　　　　　　　　　　　　　　　　（2）

图 36-4-4　Pemberton 关节囊周围截骨
（1）截骨线从髂前下棘稍上方开始,弧形向后至 Y 形软骨;（2）完成
截骨后髋臼顶壁在矫正的位置上,楔形植骨块嵌入截骨间隙内

5）缝合:冲洗伤口、止血。重叠缝合关节囊,股直肌直头原位缝合,放置负压吸引。再将髂骨骨骺缝合在残存的髂骨上,而后分层缝合切口。

【术后处理】　手术后髋关节取外展稍内旋位,行髋人字石膏固定 2 个月。当 X 线片显示植骨片与髂骨上下段已连接成一片时,方可下地行走。

（3）Dega 截骨术:适应用于加大后方及侧方覆盖目的(图 36-4-5)。

（4）Steel 髋骨三联截骨术:髋骨三联截骨术,类似于 Salter 截骨术的髂骨截骨外,同时行坐骨和耻骨的截骨。与其他截骨术不同,三联截骨术后髋臼部与周围骨游离,不存在骨性连接,可获得更大的移动度,达到对股骨头前方和外侧的覆盖。

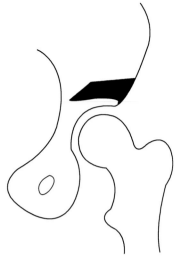

图 36-4-5　Dega 截骨术

【适应证】　适用于股骨头与髋臼基本匹配,而单行 Salter 截骨术或髋臼成形术无法获得股骨头满意覆盖者。另外,对大龄儿童作切开复位同时可行本法。

【操作步骤】

1)全身麻醉或基础麻醉加硬膜外阻滞。

2)侧卧位,患侧向上;或仰卧位。

3)患侧下肢、骨盆和腹壁皮肤常规消毒,无菌巾包扎,使术中可自由活动下肢。

4)坐骨截骨:臀纹近端约 1cm 作横切口,显露臀大肌,游离该肌内缘并向外侧牵开,显露坐骨结节及附丽肌肉。锐性剥离股二头肌肌腱,显露半腱肌与半膜肌间隙,作为截骨位置(图 36-4-6(1)),而坐骨神经位于外侧。剥离坐骨支周围骨膜,注意保护阴部血管和神经。用线锯或骨刀行坐骨支截骨,亦可用咬骨钳去除部分骨质,增加截骨后髋臼部的活动度。

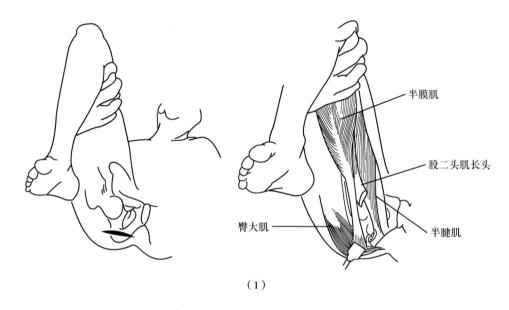

半膜肌

股二头肌长头

臀大肌

半腱肌

(1)

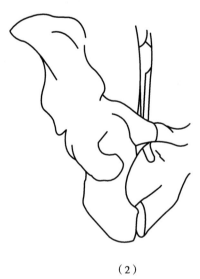

(2)

图 36-4-6　Steel 髋骨三联截骨术

(1)臀纹近端约 1cm 作横切口,显露臀大肌;(2)用弯血管钳通过耻骨支,于耻骨结节内侧截骨

5）耻骨和髂骨截骨：皮肤切口如 Salter 截骨术。首先行耻骨支截骨，助手将患髋内收，屈曲可松弛前方结构，利于显露。内侧需充分显露至耻骨结节，将耻骨肌从附着点剥离，于耻骨结节内侧截骨（图 36-4-6（2）），注意保护闭孔血管和神经。最后行髂骨截骨，操作同 Salter 截骨。

耻骨和坐骨截骨也可经腹股沟区同一皮肤横形切口完成。

6）三处截骨完成后，髋臼部与周围骨结构分离，用大巾钳持住髋臼部，亦可用斯氏针或 Schanz 钉作为髋臼部的操控杆，将髋臼向前、外侧旋转，至能满意覆盖股骨头。避免过度旋转导致日后髋关节活动受限。从髂嵴取合适骨块用克氏针或螺钉固定于髂骨截骨处，坐骨和耻骨截骨端不需要固定。逐层缝合切口。

【术后处理】　髋人字石膏固定患髋于外展 20°、屈曲 5° 和旋转中立位。三联截骨愈合时间较 Salter 截骨长。一般需 8～12 周，12～14 周后开始扶拐行走，6 个月后独立行走。

（5）Ganz 截骨术：适合于骨发育成熟前后，臼发育不良者（图 36-4-7）。

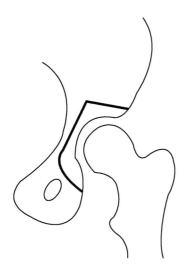

图 36-4-7　Ganz 截骨术

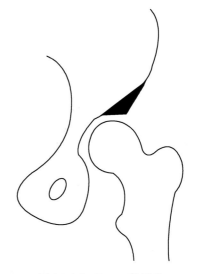

图 36-4-8　Lance 截骨术

（6）Lance 截骨术：轻度病例，髋臼上缘少量下翻；与之对应的还有 Tonnis 截骨，包括直接坐骨截骨并直达坐骨切迹，有如三点截骨术。32% 术后坐骨都疼痛（图 36-4-8）。

（7）Sutherland 截骨术：适合于重度发育不良的大龄儿童（图 36-4-9）。

（8）Chiari 骨盆内移截骨术：系一补救性质的手术。术后覆盖股骨头的臼顶并不是玻璃样关节软骨，而是纤维软骨。因此，本术式不属于再造性矫形术，而是姑息性手术。适合重度发育不良且股骨头外移的大龄儿童。

【适应证】

1）青少年患者髋关节有向外移的半脱位，头臼中等度形态不吻合。

2）髋关节疼痛日益加重，为加深髋臼和缓解关节内压。

3）髋关节发育不良并有进行性不稳定及股骨头臼中等度或严重形态不吻合。

凡髋关节有严重骨性关节炎，关节软骨大部消失或髋关节僵直的为本手术的禁忌证。换言之，髋关节活动不受限是本手术的先决条件。

【麻醉】　全身麻醉或硬膜外阻滞。

【体位】　患者取平卧位，患侧髋关节下用沙袋垫高约 30°。

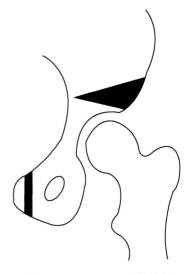

图 36-4-9　Sutherland 截骨术

【操作步骤】

1）患侧下肢、骨盆、腹壁和下胸壁的皮肤常规消毒，无菌巾包扎，使术中可自由活动下肢。

2）经前外侧切口显露髂骨翼的内外板及髋臼外上缘，但切口近端长于远端，后方显露坐骨大切迹至关重要。

3）青少年的髋关节发育不良患者，髋关节囊均很肥厚并时常与髂骨外板粘连，应向下剥离到髋臼的上缘。

4）对髂腰肌不作常规延长，必要时才切断松解或延长，否则术后暂时性屈肌力弱也会造成髋关节不稳。

5）内移骨盆截骨术的高度应在髋关节囊附着点与股直肌返折头之间。如过低可损伤关节囊；若过高则不能很好覆盖股骨头或负重部位上移。

6）截骨的角度由前而后要与水平线呈10°～15°角，使截骨远端易于向内移位。若角度太大，会伤及骶髂关节，完成截骨术后，截骨远端内移，截骨近端作为新的臼顶。新的臼顶角度是原臼缘推入后形成的，也是与水平线的角度。截骨前可在关节囊附着点和股直肌返折头之间，返折头切断向上翻转，直头不切断，钻入一克氏针以协助确定截骨平面和截骨角度，然后最好在手术台上摄X线片或透视作为依据。

另外还可设计呈弧形的截骨线与股骨头的形状相适应。即用骨钻从髂骨外板沿弧形截骨线作多数钻孔，前方从髂前下棘，后方到坐骨大切迹的下方，中部略向上；呈一拱形。

直线截骨有可能发生截骨远段后移，而前方的髂前上棘突出而影响外观。更重要的是，向后移动可刺激坐骨神经而出现神经症状以及髋关节屈曲畸形。

7）截骨的骨刀既要薄，又要锐利或内侧半截骨用线锯锯断，外侧半用骨刀会师。

8）完成截骨后，助手牢固地稳定骨盆。术者握患肢使其外展，利用股骨头向内的压力将髋臼推向内。内移的程度应相当于髂骨厚度的50%～80%为宜。内移过程，坐骨大切迹旁的剥离器不要移动，用以防止截骨远段后移，此时，髋臼增加了约1.5cm深度，使覆盖股骨头部分加大。经上述操作后，如股骨头覆盖仍不满意，可取已显露的髂骨内板骨片衬于截骨处，进一步增加股骨头的覆盖。

9）最后用2枚长螺钉，自前上到后下钻入以固定骨盆截骨处的位置。另法：由髂嵴经截骨近段向远段钻入2枚克氏针；再在腹直肌直头处，缝合2根钢丝与克氏针末端（弯钩）8字交叉固定，形成张力带原理。逐层缝合切口（图36-4-10）。

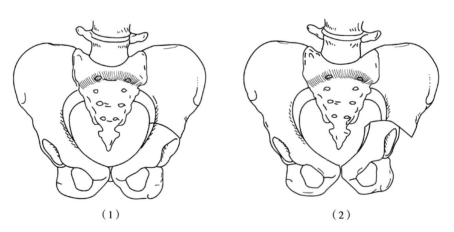

图36-4-10　Chiari内移截骨
（1）截骨线恰从髋臼上缘延长到坐骨切迹，截骨线呈弧形有利于对股骨头的覆盖；
（2）髂骨截断和远端内移，完成了间置关节囊的髋臼成形

【术后处理】　双下肢皮牵引，或患肢取外展位，2～3天后开始主动和轻度被动练习髋、膝活动，负重需待6～8周后截骨部位有骨性连接，内固定在术后3～4个月取出。

（9）髋臼造盖术：所谓髋臼造盖术仅是在髋臼顶部移植骨片以加宽髋臼上缘覆盖股骨头，防止股

骨头向上移位,使负重时更稳定,减少肌肉疲劳。虽属姑息性手术,但可增大髋臼(纤维软骨面)适合没有外移的重度发育不良。常用的有 Gill 手术及 Dickson 手术。

1)Gill(Ⅰ型)手术:Gill 根据不同的髋关节病理改变,设计的手术方法共分为三型。

第Ⅰ型:适合于股骨头能满意复位,不需要切开关节囊,行髋臼造盖术。

第Ⅱ型:关节囊有哑铃状紧缩或髋臼内有纤维脂肪组织增生,在妨碍股骨头复位的情况下,必须切开关节囊,切除狭窄的囊壁,清除纤维脂肪组织,将股骨头纳入髋臼,然后进行加盖术。

第Ⅲ型:髋臼发育不良,臼浅而小,股骨头不能复位,将髋臼挖大,股骨头纳入髋臼后,再行加盖术。

为了避免内容重复,本节仅介绍 Gill(第Ⅰ型)手术,并仅述其基本操作方法。

【适应证、麻醉和体位】 同髋臼成形术。

【操作步骤】

①切口:同髋臼成形术。

②显露髂骨外板、髋臼前后与上缘:自骨膜下剥离附着在髂嵴上的臀肌及阔筋膜张肌,以显露髂骨外板和髋臼前、后及上缘。一般不切开关节囊。

③切髂骨外板造盖:在髋臼上缘2cm 处的髂骨外板上凿一块椭圆形的外层带蒂骨块,蒂在下方,大小以能充分覆盖股骨头顶为准。先从与髂骨外板几乎平行的方向从上向下凿,至髋臼上缘时,转向内凿达到近乎髋臼的深度。为了确定髋臼边缘,可在C 形臂机增强图像监视下操作,也可切开少许关节囊,以防加盖偏高。切开的骨块,从上向下和从后向前方翻折,其底边即骨块向下翻折的蒂。使它在关节囊外盖着股骨头上部及其后部。再从髂骨嵴处取下多块楔形骨块,插入骨块翻折后遗下的空隙,使与髋臼边缘齐平,勿使骨片太高(图36-4-11)。将翻折的髂骨骨块外层与关节囊缝合1针,避免骨块因受压而退回原位。

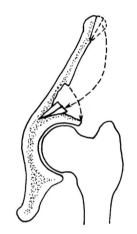

图 36-4-11　Gill 第一型
手术示意图

【注意事项】

①加盖系姑息性手术,一般股骨头既不能牵下至髋臼水平,更不能要求纳入髋臼。因此,术前牵引无大意义。最好在原位加盖,若牵引后加盖,往往出现活动减少、疼痛和乏力等表现。

②截骨的骨块要防止偏高、偏后或偏前,不能有效地覆盖股骨头而发生脱位。

③加盖应在真髋臼上缘凿入,要求在髋臼的上后缘起较大的支持作用。

【术后处理】 患侧髋人字形石膏固定6周。待 X 线片显示植骨愈合良好后,方能负重步行。

2)Dickson 手术

【适应证】 10 岁左右的大龄发育性髋脱位患儿,股骨头不能复位纳入髋臼者。

【麻醉、体位】 同髋臼成形术。

【操作步骤】

①切口:髋前外侧切口。

②显露关节囊和造盖:同上述步骤显露关节,剥离关节囊周围粘连的软组织,以免股骨头的活动受限制,特别注意将髂腰肌自髂骨和关节囊前内侧剥离开。利用杠杆和牵引力,将股骨头稍向前方推动,使股骨头顶在原来的髋臼上缘。根据股骨头的大小和其与髂骨相对立的部位,计划出自原髋臼上缘向下翻折一块带蒂的髂骨外板。它的长和宽可各 3.5～5cm,厚度至少 1cm,其底边即骨块向下翻折的蒂,造盖必须覆盖股骨头的上面和前、后缘。自髂骨嵴截下楔形骨块,填充于造盖骨块上的空隙处(图36-4-12)。如外展受限可同时行内收肌止点切断。

【术后处理】 持续胶布牵引6周,4周时开始物理治疗和被动活动。植骨愈合后,方可负重行走。

2. 股骨一侧的手术

【适应证】 对稳定髋关节、增加覆盖包容有益。多需联合手术。

(1)股骨近端内翻截骨术:通常可增加颈干角20°(图36-4-13)。

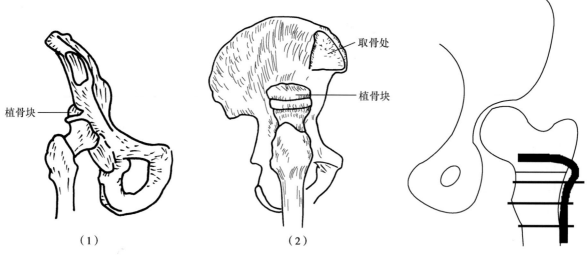

（1）

（2）

图 36-4-12　Dickson 手术示意图
（1）正位观；（2）侧位观

图 36-4-13　股骨近端内翻截骨术

（2）短缩截骨术：有利复位。

（3）去旋转截骨术：限于 20°左右。

3. 软组织手术　对关节复位，维持稳定有益。

（1）关节囊成形术，术后石膏固定前即有助于关节稳定。

（2）松解横韧带，去除复位过程中的障碍。

（3）粗大拉长的圆韧带切除，稳定关节复位。

（4）盂唇如有内翻，应翻出复位，对稳定关节的包容有益。

总之，对发育性髋关节发育不良的治疗仍有一些问题有待改进，至少有两点需要进一步研究：一是及早诊断比研究大龄组患儿的治疗更为重要。二是应争取与治疗成年人的骨科医生合作对治疗后的、未治疗的病例进行随访观察，进一步了解本病的自然史和治疗后的结局。

（潘少川）

第五节　先天性和发育性髋内翻

【概述】　关于先天性髋内翻，早在 1881 年 Fiorani 就 15 例婴儿股骨颈干角异常首次报道了髋内翻。1899 年 Alshorg 提出子宫内压改变可造成小儿髋内翻畸形。Hoffa 在 1905 年提出骺板发育异常是髋内翻的病因。目前大多数学者认为股骨近端骺发育障碍是造成小儿髋内翻畸形的直接原因。1991 年 S erafin 与 Szule 通过术中取干骺端裂隙处与髂骨骺生长板的活检病理研究，发现股骨颈干骺端裂隙处组织与骺生长板极为相似，但包含有增生的纤维组织与骨痂组织，与邻近的骨组织对比松质骨少。Bass 等发现，MRI 显示股骨头骺生长板与干骺端之间有延伸的软骨组织，此处组织学检查发现骨骺软骨板排列不规则，骨化不典型，像一个不正常的生长板。

先天性髋内翻又可分为婴儿型和幼儿型，婴儿型髋内翻系指出生后即呈现内翻。此型少见，常合并有骨骼近端发育畸形或其他部位的先天畸形，如锁骨、颅骨发育不全，骨骼短小且呈弓形弯曲、旋转。属于先天性股骨发育不良中一型（Ⅶ～Ⅷ）。幼儿型髋内翻亦称发育性髋内翻，是指幼儿行走后股骨颈干角进行性减小的一种发育畸形。由于股骨颈内侧干骺部缺陷、发育不平衡和强度低，站立行走后在剪应力作用下改变颈干角而逐渐内翻。

发育性髋内翻的病理基础是股骨颈内侧发育缺陷，随着小儿站立、行走承受剪式应力后，骺的方向逐渐倾斜，X 线片表现为干骺端内侧三角骨块。在股骨头骺生长板未闭合前，呈现典型的倒 Y 形影像。

发育性髋内翻患儿在走路之前一般没有症状。单侧病变者呈典型的臀中肌跛行，患肢短，但程度取

1782

决于股骨颈下弯及股骨干短缩多少。双侧病变者呈左右摇摆的鸭步跛行。患儿常身材矮小,患侧大转子突起升高,患髋外展及内旋受限,Trendelenburg 征阳性。X 线片有助于与髋脱位相鉴别。晚期病例患髋外展受限愈加明显,自感髋部疼痛,易并发骨关节炎及严重髋关节功能障碍。股骨颈干角愈加变小髋内翻的患儿其股骨头关节面与大转子间距(ATD)变小甚至消失或呈负值。

【适应证】　Weinstein 等 1984 年提出 HE 角的测量方法及对手术治疗的指导意义。HE 角即股骨头骺板基线与 Hilgenreiner 线(双侧髂骨下端连线,即 Y-Y 线)的交角称之为 HE 角,Weinsteia 认为 HE 角可客观评估小儿髋内翻的严重程度。HE 角大于 60°可认为髋内翻将进行性加重,应积极手术矫形;HE 角大于 45°小于 60°的患儿,应严密追踪观察,如逐渐加大应及早手术,无改变或逐渐减小的病例则不需手术(图 36-5-1)。

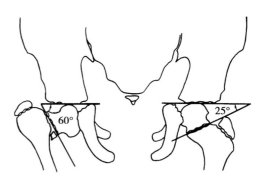

图 36-5-1　先天性髋内翻的 HE 角
左侧 60°;右侧正常,只有 25°

【操作步骤】　髋内翻的手术治疗方法以股骨转子间及转子下截骨为主。术式较多,本文介绍具有代表性的几种。

1. 转子间楔形截骨术　此术式仅适于髋内翻程度较轻的患儿。即需要纠正髋内翻的角度一般不超过40°。其基本原理为根据术前 X 线所测股骨颈干角以及矫形后的颈干角(约 140°),两者相减所得的角度即为外翻楔形截骨的角度。也就是内翻所要纠正的角度。本术式要求截骨后 HE 角小于 45°。手术操作要点:①股外侧纵切口,暴露股骨大转子和股骨上段。②于股骨转子间截除所需角度的截形骨块。楔形尖为股骨小转子上界。截骨后外展股骨远端,使远近两骨断面闭合用接骨板螺钉固定,术后髋人字石膏制动 6 周。术后半年取出内固定物(图 36-5-2)。

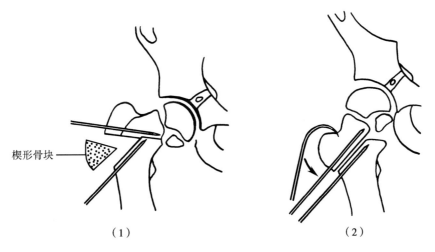

楔形骨块

（1）　　　　　　　　　　　　（2）

图 36-5-2　转子间 Y 形截骨矫正先天性髋内翻
(1)楔形截骨块取下;(2)用钩将大转子拉下,两枚克氏针
平行后加内固定维持

2. Borden 法截骨术　严重的髋内翻畸形要求纠正 50°以上,可选用本法。

手术要点:①术前备好一端有孔,另一端为三翼钉形的内固定接骨板,预先弯好约 140°的角度(纠正后的颈干角)。②手术暴露与股骨转子间截骨术相同。③沿股骨颈将三翼钉一端插入股骨颈。④在股骨转子横行截骨后股骨近端内收远端外展,使远端截骨而与近端大转子外侧面接触,在股骨大转子外侧面打出粗糙面后,两端对合。用螺钉将接骨板固定于远端股骨外侧。近年来国内外文献报道为减少此术式术后复发率,维持矫形效果,对此法作出不同改良。术后处理同上(图 36-5-3)。

3. Amstutz 转子间截骨术　此术式是由 Amstutz 和 Wilson 1962 年设计的。其特点是要求在股骨

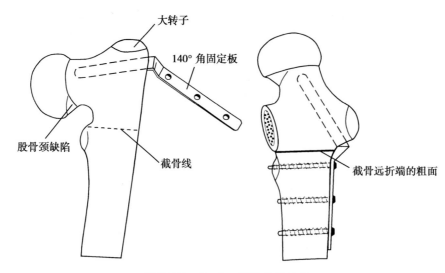

图 36-5-3　Borden 粗隆间截骨术

近端用电钻做 Z 形截骨再在转子间和股骨颈中心部凿出类似股骨近端骨突的骨槽以利于骨突嵌入。截骨完成后股骨远端外展。骨突插入截骨近端股骨颈骨槽中以求稳定。此法可不用内固定,但术后需稳定可靠的石膏裤维持。如稳定性差,亦可用克氏针交叉固定两断端。术后髋人字石膏制动 6 周(图 36-5-4)。

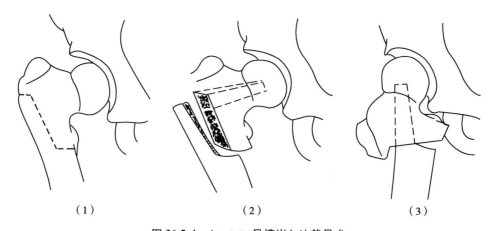

图 36-5-4　Amstutz 骨槽嵌入法截骨术
(1)股骨转子间截骨;(2)股骨转子间部及股骨颈部凿骨槽;(3)截骨远端插入骨槽

4. Langenskiold 法截骨术　该手术在转子间截骨,深达股骨颈,但不穿过骺板。需将远端股骨外侧凿成粗糙面,外展股骨远端,在股骨大转子与股骨干之间用不锈钢丝或一枚接骨板使大转子下骨断面紧密连接于股骨头骨骺上,再内收下肢使处于正常位置。如果断端不稳定,亦可用股骨颈内固定法(图 36-5-5)。术后外展 20°髋人字石膏制动 8 周,待截骨处完全愈合后下地行走。

5. Ilizarov 法矫治髋内翻　意大利 Bari 大学、Pipino 报道采用该技术治疗小儿髋内翻畸形获成功。

先天性髋内翻除股骨近端的畸形外,常伴有股骨短缩。用 Ilizarov 法治疗本病较传统截骨术疗法有如下优点:①一次矫正或缓慢逐渐进行;②能同时矫正股骨上端三个平面的变形,即内翻、屈曲和内旋;③术中可以调整髋-膝-踝的力线;④外固定器稳定而牢固,术后早期即可活动和负重;⑤拆除外固定器比取出内固定植入物容易;⑥取除外固定器后不遗留局部骨张力变化和软组织瘢痕;⑦可同时行股骨或胫骨延长。

【操作步骤】　组装股骨的外固定器无论用于何种疾病都有一定困难。在股骨大转子截骨部位上下各需贯穿两枚克氏钢针。两枚钢针之间要有一定角度以求最大限度地稳定。股骨下端再安置 1~2

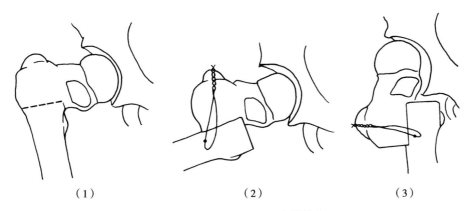

图 36-5-5　Langenskiold 法截骨术
（1）股骨转子间截骨；（2）截骨后用不锈钢丝将股骨转子
与股骨干连接；（3）截骨矫形后纠正髋内翻

个固定环。在股骨上端贯穿钢针之前,先向上推转子部的皮肤以预防一次性外翻截骨后局部钢针所致的软组织压伤。内翻畸形越重,最上端的半环越应放直。第 2 个固定环在截骨面以下并与股骨干垂直,然后安装股骨下部的固定环。固定环可用双半环或一个半环和一个整环甚或用两个整环,这取决于并发的畸形。

外固定器安装完毕后,行股骨转子下截骨术(骨皮质切开术)。最上方的半环可按髋内翻所需矫正的程度逐渐从直立向下压平,再用丝状杠与第二个环连接。股骨上端若有旋转畸形(前倾或后倾角)可在矫正内翻时一次矫正。存在股骨短缩的或有轴向移位的,再经股骨下端的两个固定环之间行截骨矫正(图 36-5-6)。

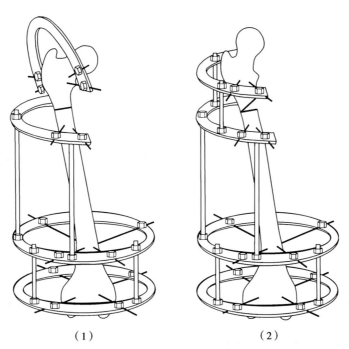

图 36-5-6　Ilizarov 外固定器矫正髋内翻示意图
（1）组装和粗隆下截骨术前；（2）术后矫正

髋内翻的矫正可一次完成,也可逐渐矫正,Ilizarov 认为一次矫正的优点是术后 60 天截骨部位即可愈合,从而避免了每 6 小时转动螺母的麻烦。

术后第二天可借助双拐下地部分负重。术后第 13 天可在手杖辅助下完全负重。如同时矫正其他畸形时,全部治疗时间应酌情增加。术后积极理疗对功能康复和预防关节僵硬十分重要。

除以上矫形方法外,还有一些如 Blout 截骨、Pauwel Y 形截骨、Tachdjian 和 Mass 截骨术,以及改良孟继懋截骨术等。

(潘少川)

第六节　先天性胫骨假关节

【概述】　先天性胫骨假关节(Congenital pseudathrosis of the tibia)是一种少见的胫骨中、下段骨内生长障碍和正常成骨缺陷的复杂畸形,Anderson 称其发病率在 19 万新生儿中有 1 例;意大利学者 Pais 报告 50 年中遇到 50 例;Sofield 统计美国 Shriners 医院治疗的总病例中占 0.1% 。左侧稍多于右侧,双侧者罕见。其病因不明,50% ~55% 同时存在神经纤维瘤病的特征,包括皮肤色素斑和骨性损害,提示与神经纤维瘤病有一定的联系。先天性假关节多见于胫骨下 1/2 处,腓骨常同时受累,偶尔也可见于其他软骨起源的骨如肋骨、锁骨、尺骨、桡骨、肱骨和股骨。本病于 1708 年由 Hatzoecher 首先报道。

先天性胫骨假关节的典型畸形是小腿中下 1/3 部位向前方成角(简称前弓),踝关节移向胫骨长轴的后方,患肢较健侧短,常合并马蹄足畸形。Boyd 曾将先天性胫骨假关节分为 6 型:

Ⅰ型:前弓同时有假关节,出生时胫骨就有缺陷。可同时合并其他先天性畸形,这些畸形将影响假关节的治疗。

Ⅱ型:前弓同时有假关节,出生时胫骨可有葫芦状狭窄。常常在 2 岁前自发性或轻伤即可引起病理骨折,这统称为高危胫骨。胫骨渐呈细小,圆拱状和硬化,髓腔闭塞。此型最常见,通常伴有神经纤维瘤病,预后最差。在生长期,骨折复发很常见,随着年龄增长,骨折次数减少,一般来说,骨骼成熟后不再发生骨折。

Ⅲ型:在先天性囊肿内发生假关节,一般在胫骨中 1/3 和下 1/3 连接处。可先有前弓,随后发生骨折。治疗后再发生骨折的机会较Ⅱ型少。有仅通过一次手术其结果满意并一直到成人未见复发的报告。

Ⅳ型:假关节发生在典型部位的硬化节段,胫骨没有变细,髓腔部分或完全闭塞。在胫骨皮质可发生不全骨折或应力骨折(又称疲劳骨折),骨折线逐渐扩展硬化呈完全骨折,不再愈合而形成假关节。这类骨折通常预后较好,特别在完全骨折形成之前治疗,效果更好。

Ⅴ型:胫骨假关节继发于腓骨发育不良。腓骨或胫骨或二者同时发生假关节。若病损局限于腓骨,预后较好。若病损发展至胫骨假关节,其自然发展过程常与Ⅱ型类似。

Ⅵ型:假关节是骨内神经纤维瘤或施万细胞瘤所致的一种罕见类型。预后取决于骨内病损的侵袭程度和治疗方法。

治疗胫骨假关节是矫形外科的一个难题。虽植骨方法日益改进,内固定设计不断进步,加之直流电磁场疗法的配使用;游离带血管蒂腓骨移植以及近年来的 Ilizarov 的加压技术等使疗效不断提高。假关节愈合从 60% 提高到 80% 左右。许多病例常需多次手术才能愈合,但仍有再次骨折、形成假关节的可能。术后一般需观察到骨发育成熟,即青春期后,不再形成假关节才能算是真正的治愈。对于肢体短缩超过 5 ~7.5cm、多次手术失败、肢体僵硬和功能减退者,采用截肢和装配义肢,也许是一种明智的和相对更有效的选择。这种复杂性必须在手术前向患者家属解释清楚。术后患者应认真进行随访。

(一) Boyd 双面植骨术

【适应证】　仅适用于继发应力骨折(Ⅳ型)形成假关节,且骨端间隙不很大的。

【麻醉】　全身麻醉或基础麻醉加硬脊膜外阻滞。

【体位】　仰卧位。

【操作步骤】

1. 切口　以假关节为中心,在胫骨前内侧面作一纵切口。

2. 切除病变组织　显露假关节,切除所有增厚的骨膜和挛缩的纤维组织,直至健康肌肉和皮下组织。

3. 处理骨端　切除所有硬化的骨端,但尽量保留骨的长度,用骨钻打通上、下段髓腔,需要时可矫正胫骨的前弓畸形。

4. 准备植骨床　在胫骨的内外两侧面准备植骨床,将胫骨的两侧面均削成一个平面,因胫骨近端和远端较粗大,故在该区削除的骨较多,在假关节处的两侧面削除的骨较少或不削除,使植骨片与胫骨侧面充分接触。植骨床的准备范围应与植骨片相匹配,原则上越长越好,远端以不伤及胫骨远侧骨骺为宜,近端也应越向上越好,但亦不能伤及近侧骨骺。同时应注意维持胫骨的长度。

5. 植骨和内固定　一般植骨片为 11cm 长,2cm 宽的皮质骨,该骨片可取自患儿健侧胫骨上部,也可取自其父母的胫骨,或用库存的同种异体骨。另外,再切取较多的自体髂骨松质骨;先将 1 块皮质骨植骨片放在胫骨的一侧,近端和远端分别用 1 枚短的螺丝钉作暂时性固定(图 36-6-1),然后在另一侧安放第 2 块植骨片,在胫骨近侧端和远侧端分别用 1 枚长的螺丝钉作穿过胫骨两侧皮质及内外两块植骨片的贯穿固定。最后移除两枚短的螺丝钉,植入长的螺丝钉作同样的贯穿固定(图 36-6-2)。螺丝钉的放置应尽量远离假关节,以免影响骨愈合和将在原假关节部位再发生骨折。在两植骨片之间和假关节周围植入松质骨,使其紧密嵌入并注意前后均要填满,恢复胫骨的前后直径。

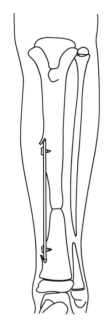

图 36-6-1　Boyd 双重植骨片先在一侧作皮质
骨植骨短螺丝钉暂时性固定

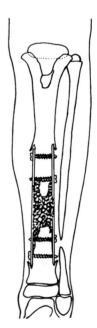

图 36-6-2　Boyd 双重植骨片长
螺丝钉固定及松质骨植骨

6. 缝合　冲洗伤口,彻底止血,只需间断缝合皮下组织和皮肤。

【注意事项】

1. 植骨材料最佳为自体骨,其次为父母骨,异体骨最差。

2. 骨端处理应彻底切除两骨端间的瘢痕组织和增厚的骨膜,直至健康的肌肉层。切除硬化骨端打通髓腔,以改善局部血液循环,提高骨愈合率,但应避免误伤血管和神经。

3. 这种疾病的胫骨常很细,所以选用的螺钉也不宜太粗。螺丝钉应尽量远离假关节,以免影响骨愈合或在螺钉部位再发生骨折。

4. 术中应维持骨的连续性、骨的长度和骨的直径,充分植入松质骨,不留空隙,以防再次形成假关节。

【术后处理】　用长腿管型石膏固定,对肥胖小儿可用髋人字形石膏固定。待肿胀完全消退后,拆除缝线,换一紧贴肢体、塑形好的长腿管型石膏,以后定期更换,以确保固定,直至骨愈合。一般石膏固定至少 4~6 个月。拆除石膏后需用长腿支架保护,直至青春期。

【可能发生的并发症及防治】

1. 术中应避免误伤胫前动静脉。

2. 螺丝钉应避免损伤胫骨骨骺。

3. 随访中，即使已有骨性连接，仍有可能再发生骨折。一旦骨折，则很快又形成原来的假关节。所以术后应定期复查。如发现即将发生应力性骨折、原假关节区的硬化复发和髓腔狭窄等现象，应考虑再手术，切除缩窄的纤维组织，再植骨以加强胫骨。

（二）髓内钉内固定和植骨术

【适应证】　适用于已形成假关节者。

【麻醉】　全身麻醉或基础麻醉加硬脊膜外阻滞。

【体位】　仰卧位。

【操作步骤】

1. 切口　在腓骨外侧作小切口，截断腓骨，以便能矫正胫骨的畸形。然后以胫骨的畸形为中心，作前外侧纵形切口。

2. 切除病变组织　显露胫骨，切除所有异常增厚的纤维组织，包括骨膜，直至显露健康的肌肉和皮下组织。

3. 骨端处理　切除整段硬化节段，至骨端的质地完好处，使之易于愈合。但如此必将使肢体缩短。一般允许短缩8cm。有时硬化节段实在太长，不能不残留一些，但多数病例骨端仍能连接。

4. 髓内钉内固定　进钉多采用逆行法，从缺损处进入，穿越胫骨、踝关节、距骨和跟骨，从足底穿出，注意避免足内、外翻和下垂，然后将钉打入胫骨近侧端髓腔，直至骨骺下方。插入电骨生长刺激器。剪除跟骨以远的多余部分的髓内钉。除骨不连位于胫骨远侧1/5段外，也可以从胫骨近侧进钉，顺行打入，直至远侧骨骺端。

5. 植骨　患处植入足量髂骨松质骨，紧密相嵌。

6. 缝合　放松止血带，彻底止血，冲洗伤口。缝合皮下组织和皮肤。

【注意事项】

1. 异常增厚的纤维组织及骨膜可能不仅会引起骨的吸收，也可缩窄需要再塑形的区域，阻止新骨的形成。因此，必须予以彻底切除。

2. 硬化骨长度可根据测量近期X线正、侧位片来估计。应予整段切除，但若实在太长，切除后骨缩短将超过8cm时，应适当保留。

3. 应尽量选择较粗的髓内钉，固定范围应足够，以牢固固定为原则。

4. 最好用自体髂骨松质骨。

【术后处理】

1. 长腿管型石膏固定，3周更换石膏拆线。一旦皮肤愈合，鼓励负重，患者每两个月复查1次，至6个月拆除石膏，X线片确定骨已连接后，应当进行远侧胫骨段的旋转试验，以明确是否愈合。当假关节已愈合，可改用长腿支架保护，直至骨发育成熟。

2. 6岁以后，应每6~12周复查1次，主要观察：

（1）假关节处是否有再骨折，如有，则需再手术。

（2）肢体长度如有差异在增加，应进行治疗。

（3）为防止因腓骨骨不连继发踝关节外翻畸形，必要时在青春期采用胫骨远端与腓骨干骺端植骨融合，即Hangenskoid手术（图36-6-3）或待骨发育成熟后，踝关节外翻畸形采用截骨术矫治。

【可能发生的并发症及防治】

1. 切除异常增厚的纤维组织及骨膜时，应避免误伤胫前动、静脉。

2. 髓内钉通过距、跟骨固定时，要防止足内、外翻及下垂畸形。髓内钉仅固定胫骨时，要注意防止腓骨不连继发外翻畸形。

3. 假关节易复发，骨愈合后应支架固定，并定期复查，发现骨折应及时再手术。

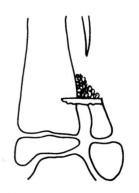

图36-6-3　Langenskiöld手术示意图

（三）胫骨截骨倒置髓内钉固定术

【适应证】 适用于已发生应力骨折或已形成假关节者。

【麻醉】 全身麻醉或基础麻醉加硬脊膜外阻滞。

【体位】 仰卧位。

【操作步骤】

1. 切口 以假关节为中心,在胫骨前内侧作一纵向切口。

2. 切除病变组织及骨端处理 方法同 Boyd 双重植骨术。腓骨假关节另作一切口,同法切除病变组织及骨端。

3. 截骨 剥离胫骨干骨膜,于近侧干骺端处胫骨结节下约 1cm 处横形截断,注意勿损伤骨骺。

4. 倒置及固定 胫骨截断后立即倒置植入,假关节的远侧端插入原胫骨近侧端的髓腔;假关节的近侧端对合胫骨近侧干骺端。由胫骨近侧干骺端胫骨结节旁打入三角形髓内钉固定(图 36-6-4)。

5. 植骨 将大量自体髂骨松质骨作植骨,特别是在两个骨断端之间。

6. 处理腓骨 用克氏针作腓骨髓内固定,同时植骨。

7. 缝合 放松止血带,冲洗伤口,彻底止血,尽可能缝合正常的骨膜。缝合皮下组织和皮肤。

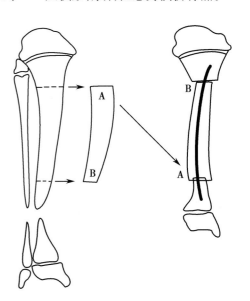

图 36-6-4 胫骨截断后倒置植入髓内钉固定

【注意事项】

1. 切除病变组织及骨端的处理方法同双重植骨术。

2. 胫骨截骨时勿损伤骨骺和生长板。

3. 倒置后使原假关节处的异常端均与正常骨对合,并相互嵌插。用三角形髓内钉及克氏针分别固定胫骨和腓骨,使固定牢固。

4. 植骨重点应放在上、下两个对合端。

【术后处理】 长腿石膏托固定,配合电刺激或脉冲电磁场刺激 3~4 周后,换有铁足镫的无垫长腿管型石膏,开始逐渐负重行走,隔 2~3 个月更换石膏 1 次,一般 8~10 个月可愈合。然后用支具保护,定期复查。

（四）**Ilizarov 外固定器加压和植骨术**

【适应证】 适用于已发生应力骨折或已形成假关节者。

【麻醉】 全身麻醉或基础麻醉加硬膜外阻滞。

【体位】 仰卧位。

【操作步骤】

1. 切口 腓骨外侧作切口,截断腓骨或切除部分腓骨,便于胫骨矫形。然后以胫骨的畸形为中心,作前内侧纵形切口。

2. 切除病变组织及骨端处理 方法同 Boyd 双重植骨术。

3. 根据所选择加压外固定器的不同,分别在假关节近侧和远侧骨端置入 3~4 枚横向克氏针,连接外固定器可对骨端产生压应力。

4. 植骨 用大量自体髂骨松质骨在两个骨断端间丰富植骨。

5. 如骨端处理后缺损较多,可于胫骨上干骺端截骨,以外固定器相连,逐渐延长中间的胫骨段,使假关节上下端接触,加压促进愈合。

6. 缝合 放松止血带,彻底止血,逐层缝合组织。

【注意事项】

1. 病变组织和硬化骨的切除需彻底。

2. 胫骨近端截骨时,避免损伤骨骺,并保留相应长度供外固定器固定。

3. 外固定器的选择以有加压作用者为适宜。

【术后处理】　鼓励活动患侧膝、踝关节。术后 2 周起近端截骨处开始延长,以 1mm/d 为度,在此过程中观察患肢血液循环及神经功能。定期复查,即使骨端愈合并拆除外固定支架后,仍需其他支具保护,直至青春期。

【可能发生的并发症及防治】

1. 避免钉道感染,注意日常清洁和消毒。

2. 近端横向固定钉避免损伤骨骺。

3. 去除支架后仍有较高的再骨折风险,应予支具保护。

（五）带血管蒂腓骨移植术

【腓骨营养血管的解剖】

1. 胫前、后动脉分叉点　腘动脉在腘肌下缘中部分为胫前、胫后动脉,胫前动脉紧靠腓骨颈穿过骨间膜到小腿前面,胫后动脉沿小腿后侧下行。

2. 腓动脉　丁训诏报告 50 例中 1 例起自腘动脉,3 例缺如,46 例起自腘肌下缘稍下方的胫后动脉。然后于胫神经外侧腓骨后面和长屈肌之间下行至外踝部,终于跟外侧支。在其下降过程中分出弓状动脉、腓骨滋养动脉及长屈肌、趾长屈肌、小腿三头肌和腓骨肌群的肌支等。

3. 腓动脉与腓骨靠近点　腓动脉与腓骨两者相距 0.5cm 处为靠近点,主要在上中 1/3、上下 1/3 及中上 1/3 段,然后分出弓状动脉和滋养动脉等。

4. 腓骨滋养动脉　大致在腓骨小头尖端下 8～10cm 处(儿童)或 11～15cm 处(成人)发出,其距离大小与身体高矮有关。大多数为 1 条(74%),也有两条(21%),少数 3 条(2.5%),少数无营养血管(2.5%)。该血管自内上方斜向外下方,在腓骨的中上 1/3 处,相当于骨间膜附着处的后面进入腓骨的滋养孔。

5. 腓骨滋养孔　宋恩旭分析中国人 200 支腓骨的 245 处滋养孔,位于腓骨中段者占 96%,如将中段分中上、中中及中下三个部分,则位于中上部者 48%,中中部者 19%,中下部者 29%。

6. 弓状动脉　在腓动脉与腓骨靠近点上、下发出,成对,接近水平方向环抱腓骨,紧贴腓骨骨膜表面。

腓骨除滋养动脉外,还有骨周围肌肉和骨膜的血管供应。

【适应证和禁忌证】　适用于一开始就有明显缩短和广泛的骨缺陷、骨缺损或髓内钉和标准植骨手术失败的病例。但必须符合以下条件:

1. 小腿皮肤没有感染或严重的瘢痕挛缩。

2. 小腿短缩不超过健侧一半以上者。

3. 超声检查或血管造影显示有一组可供吻合的动脉、静脉。

4. X 线片显示有足够长的腓骨。

【麻醉】　全身麻醉或基础麻醉加硬脊膜外阻滞。

【体位】　如受骨区血管采用胫后血管,则患者取俯卧位,切取腓骨也比较方便。如受骨区宜采用胫前血管,则需仰卧位,但对切取腓骨的操作较困难。为此,可将供骨侧的大腿内收,屈膝及小腿内旋位,或先将患者置于 45° 的侧卧位,待切取腓骨完毕后再调整至仰卧位。

【操作步骤】

1. 后外侧途径切取腓骨

（1）切口:从供区腘窝起沿腓骨小头后侧,向前至腓骨颈,再沿腓骨外侧向下延伸至所需的长度。

（2）显露血管和神经:切开皮肤及小腿筋膜,首先在股二头肌腱内后缘找到腓总神经,予以保护。沿腓骨长肌与比目鱼肌的肌间隙分开,在腓骨小头及腓骨后面切断比目鱼肌的起点,必要时可切断腓肠肌外侧头,肌肉拉向内侧,在腱弓处即可找到发自胫后动脉的腓动脉及其伴行静脉,沿腓血管向下分离,分辨出腓骨营养血管。

（3）切取腓骨：根据受区所需要的长度，决定腓骨上、下方的截骨平面,用线锯或电锯、气动锯切断腓骨。将该段腓骨推向前或后方,便于显露腓骨周围的组织后作进一步解剖。为保证腓骨移植骨段的血液循环,应保留骨膜及附着在其上的部分肌肉,使游离的腓骨有 0.5～1cm 厚的一层肌肉袖,并且肌肉袖的长度最好超过切取腓骨的长度。切断的肌肉包括在腓骨外侧面的腓骨长肌、部分腓骨短肌,腓骨前侧面的长伸肌及腓骨后面的长屈肌。腓骨游离后,于腓骨下端、骨膜肌袖切断平面处切断结扎腓血管。保留上端腓血管,待受骨区条件准备就绪后再切断。此时,可观察已游离的腓骨血液循环情况,如骨膜、肌肉断面及髓腔均有出血,说明血液循环良好。血管断蒂,腓骨移走后,供骨区的切口可直接缝合,皮下置橡皮片引流。

2. 受区准备与腓骨移植

（1）切口：如采用胫前血管为受区血管,则取前外侧切口;如采用胫后血管为受区血管,则取后内侧切口。

（2）切除胫骨病变组织和骨端处理同 Boyd 双重植骨术。

（3）分离出一组血管,供吻接用。如胫前动脉及其伴行静脉或大隐静脉,或胫后动脉及其伴行静脉或大隐静脉。

（4）固定：已游离的腓骨断蒂后移至受区,腓骨上、下端插入胫骨髓腔内或将骨端修成台阶状,用螺丝钉固定。用超过腓骨长度的骨膜覆盖在骨对合处,缝合骨膜。

（5）血液循环的重建：用无损伤缝合针线显微镜下吻接。常用 9-0 线,先吻接静脉,后吻接动脉。如受区采用胫后动脉,最好与其分支吻接或者作端-侧吻合,以尽量不牺牲胫后动脉为好。

（6）缝合：冲洗伤口,止血,缝合皮下组织及皮肤。

【注意事项】

1. 病变组织及硬化骨切除,必须彻底。

2. 固定以简单牢固为原则,但不可用髓内钉,因髓内钉易破坏骨髓腔的滋养血管。

3. 腓骨的上部 2/3 仅为肌肉的起点,对下肢负重与稳定影响不大,可供移植用,但腓骨下段的远侧 1/3 必须保存,以保持踝关节的稳定性。

4. 在游离腓骨时应注意避免误伤胫前血管、腓总神经等。

【术后处理】　术后常规应用解痉、抗凝、扩血管等血管活性药物。受区肢体长腿管型石膏固定,一般固定 8～12 周。骨愈合后,仍用支架保护。

【可能发生的并发症及防治】

1. 切取带血管腓骨时,误伤血管蒂,使手术失败。

2. 蒂血管吻接后发生栓塞。应在手术显微镜下吻接,尽量保证吻接质量。

（潘少川）

第七节　先天性马蹄内翻足

【概述】　先天性马蹄内翻足是一种常见的先天畸形,发生率约为 1‰。男性多于女性,双侧约占半数。临床特征表现为后足马蹄、内翻、内旋,前足内收、内翻、高弓。每例畸形程度可有所不同,但畸形的僵硬程度因人而异,可能随年龄增长而加剧。

骨与关节的畸形主要表现为距骨发育不良,距骨颈短,舟状骨与距骨颈内侧构成关节,跟距骨更加平行排列。

软组织的改变包括皮肤、韧带、关节囊、肌肉肌腱、血管神经束。小腿三头肌是后侧主要的挛缩者,踝关节后关节囊较为次要。三角韧带的后部纤维与跟腓韧带的挛缩常妨碍马蹄畸形的完全矫正。胫后肌与其肌腱、三角韧带的前部纤维、分叉韧带与弹簧韧带的挛缩,使距跟关节固定在内翻畸形位置。外展肌是跖侧主要的挛缩者。

X 线测量有助于评价畸形的严重度、矫形结果及治疗方法选择。

1. 胫跟角 高度背伸的侧位 X 线片测定足下垂程度,正常足应超过直角 10°。

2. 侧位距跟角 测量足内翻程度,残存内翻则二者平行。

3. 正位跟骰关系表明中足内收内翻。

4. 足舟状骨位置 舟状骨向背侧移位为中跗关节位置不正常。

对治疗结果从畸形外观的矫正程度、足部的柔韧度和肌力三个方面评定。

(一) 新生儿、小婴儿的治疗

手法按摩、连续石膏矫形、Denis Brown 支具,是对新生儿及小婴儿经常采用的保守治疗方法。

【手法按摩】 正确轻柔牵动的手法,对挛缩的软组织和关节囊有矫正作用,而且间断的石膏矫形更有助于矫正作用。相反,粗暴错误的手法,会使畸形足更为僵硬,为以后的治疗带来困难。将患足足跟握持在手的掌心中,另一只手用拇指与示、中指捏持前足,轻柔的矫正前足内收、内翻畸形使舟状骨复位。

【连续石膏矫形】 必须遵循先矫正前足内收、内翻、后矫正跟骨内翻、踝关节跖屈的原则。否则,会出现摇椅足畸形。Ponseti 认为,在复位过程中,保持前足的足底外翻时不要扭曲,而是向足外侧直推,即前足要与内翻的后足保持对线。具体做法由一名家长,两名医务人员配合完成:将患儿横放在床上,仰卧,家长站在头侧扶持,一名医生站在足侧,一手托持小腿,维持患儿于 90° 屈髋、90° 屈膝位(图 36-7-1),另一手以拇指与示、中指,与足长轴一致方向捏持前足,矫正前足畸形。薄薄地缠上一层石膏棉,自大腿中上段开始,直接用石膏绷带缠绕,直至小腿下端,固定膝关节于 90° 屈膝位,第 2 卷石膏自大腿开始,一直缠至足尖,将捏持前足的手指也缠在石膏内,直至指根。抽出手指,翻转石膏露出足趾,然后开始塑形,一只手塑形矫正前足内收、内翻,另一只手用虎口塑出足跟轮廓。第 3 卷石膏折叠 4~5 层做成一个足的底托加强足底,然后继续缠绕加固管型石膏。根据患儿年龄与畸形僵硬程度,每隔 2~4 周更换一次石膏。与矫正前足畸形同时,注意矫正跟骨内翻。最好在最后一次石膏完成后作经皮跟腱延长。目的是增加 15° 背伸。

【Denis Brown 支具】 使用方法先在小腿与足的皮肤涂苯甲酸酊,在第 5 跖骨基底及足跟外侧贴

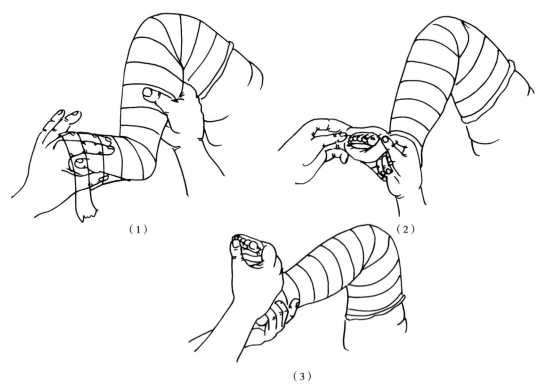

（1）　　　　　　　　　　（2）

（3）

图 36-7-1　先天性马蹄内翻足的石膏矫形
(1)石膏矫形捏持足姿势;(2)翻折石膏露出趾端;(3)石膏塑形

上 5mm 厚垫,把足底托板贴靠足底,用 2.5cm 宽橡皮膏,自小趾下方开始由内向外绕过足背,固定两圈。然后绕足跟一圈至踝部。将足底托板的垂直臂向小腿外侧靠拢,达到矫正足畸形的目的。此时,如张力过大,不要强行矫正,以免影响血液循环,可将其角度掰大一些。橡皮膏向近端绕 4 圈固定垂直臂。观察血运,24 小时后,足内旋位连接横挡板(图 36-7-2)。每日或隔日逐渐旋转足底托板与横挡板之间的紧固齿旋体,至中立位、外旋位。治疗过程中,要有 1~2 周的间歇,以使皮肤逐渐耐受,利于足的生长发育。

任何保守治疗后,必须穿用矫形足套、矫形鞋,观察至学龄。

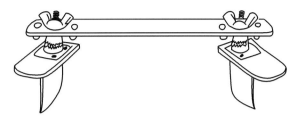

图 36-7-2　Denis-Browns 支具使用方法

(二) 后侧松解术

【适应证】　经保守治疗前足畸形已矫正,跟腱有明显挛缩。

【麻醉】　全身麻醉或硬膜外阻滞麻醉。

【体位】　平卧位。

【操作步骤】　跟腱内侧纵向切口,游离跟腱,切断跖肌腱,矢状面将跟腱劈为两半,保留跟腱外侧半 Z 形延长。活动踝关节,明确关节间隙后,横行切开关节囊。注意勿损伤内侧的血管神经束、长和趾长屈肌腱、胫后肌腱,外侧的腓骨肌腱。5°~10°背伸位吻合跟腱,长腿石膏托制动 6 周。

(三) 跖底松解

【适应证】　跖底紧张,与其他软组织或骨矫形手术同时应用。

【麻醉】　全身麻醉或硬膜外阻滞麻醉。

【体位】　平卧位。

【操作步骤】　足内侧自跟骨内侧向前延伸 3cm 长切口,锐性剥离显露跖筋膜,自跟骨附丽处横行切断并切除一段筋膜(Steindler 手术)。检查跖底外侧跖长韧带,如紧张一并切断。个别病例需将跖底跟骨上附丽的小肌肉起点向远端游离。

(四) 后内侧松解(Turco 手术)

【适应证】　保守治疗失败,1 岁以上畸形比较固定,跟骨内旋不显著。

【麻醉】　全身麻醉。

【体位】　平卧位。

【操作步骤】

1. 切口　自第 1 跖骨基底至跟腱内侧作 8~9cm 长弧形切口,踝上切口位于跟腱与胫骨之间,足内侧切口顺内侧足弓呈弧形或直形。为了能够清楚地松解跟腓韧带,有人提出可将踝上切口移至跟腱与外踝之间,此种改良切口皮瓣游离过于广泛,有皮肤坏死之虞。

2. 游离胫后肌、趾长屈肌、长屈肌腱和血管神经束,矢状面 Z 形切断延长跟腱,保留其在跟骨外侧半的附丽,直视下切开踝关节后侧关节囊。必要时,与跟腓韧带一并切开距下关节后关节囊。

3. 切开屈肌支持带,游离血管神经束,自跟骨起点游离外展肌,将血管神经束牵向足底侧,切开胫后肌腱腱鞘。在踝上将近侧端胫后肌腱 Z 形延长切断,以胫后肌腱远端为引导,游离至舟骨结节。严重畸形足舟骨可贴在内踝前方,其关节面与足的内缘平行。切开距舟关节,切开背侧与跖侧关节囊,通过关节钝性剥离外侧关节囊以利于复位。如不能复位,则需要松解跖底。对于年龄偏大的病例,往往还需要再加上外侧松解、骰骨楔形截骨,才能使舟骨复位,矫正前足畸形。

4. 将足外翻,从跟骨后侧松解三角韧带的浅层,必要时切除趾长、长屈肌腱的腱鞘,切开跟距关节内侧关节囊,切断骨间韧带。保留胫距韧带,以防止出现扁平足畸形。保留距下关节外侧关节囊的连续性,以防止跟骨滑向外侧,出现过度矫正。

5. 将距舟关节复位,注意不要过度矫正。用 1 根细克氏针自第 1 跖骨干背侧,经第 2 楔骨、舟骨、距骨,前后固定距舟关节。如术中完全松解骨间韧带,距下关节已完全游离,用另 1 根克氏针,经跟骨、距骨,垂直固定跟距关节。

6. 于中立位吻合跟腱、胫后肌腱,将克氏针剪短留在皮下(图36-7-3)。

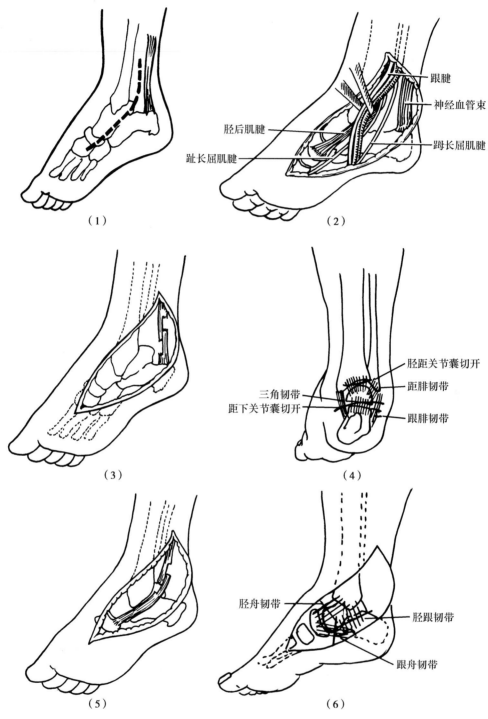

图36-7-3 后内侧松解术
(1)切口:自第1跖骨基底至跟腱内侧;(2)显露踝骨;(3)矢状面Z形延长跟腱;(4)切开胫距
关节囊,必要时,与跟腓韧带一并切开距下关节后关节囊;(5)Z形切断胫后肌腱;(6)切断三角
韧带浅层及弹簧韧带

【术后处理】 石膏制动,6周后拔除克氏针,继续用石膏管型或矫形足套制动至术后4个月。

(五)后内外侧松解(Mckay手术)

【适应证】 足比较僵硬,畸形较为明显,行走时足背着地、足跟内翻、足有明显内旋畸形,内外踝连

1794

线与足底纵轴交角小于75°,(正常为85°~90°)。经过矫治仍呈内旋步态的畸形足。

【麻醉】　全身麻醉。

【体位】　俯卧位或仰卧位。

【操作步骤】

1. 辛辛那提(Cincinatti)切口,自足外侧跟骰关节处开始,向后横过外踝下3mm距离,绕过足跟后方至内踝下方,继续向前,至第1跖骨基底。在跟腱后外侧,尽可能保留小隐静脉与腓肠神经。

2. 向近侧游离跟腱,冠状面Z形切断延长。如马蹄形明显,为了避免过多的游离,可在跟腱与肌腹交界处另作一个1cm长纵行小切口,切开腱周后,自近侧小切口紧贴跟腱插入一个小钩,直至Cincinatti切口,将跟腱自跟骨附丽处矢状面纵行劈为两半,用小钩钩住向上拉,一直劈至肌腱肌腹交界处,保留外侧半跟骨附丽,Z形延长切断跟腱。牵开跟腱远断端,显露跟距关节后侧关节囊,横行切开。

3. 切断增厚的腓骨肌腱上支持带、跟腓韧带、后侧距跟韧带,松解腓骨肌腱腱鞘,显露并切断距跟韧带、距下关节外侧关节囊。必要时游离趾短伸肌起点,切断跟骰背侧韧带、舟骰韧带,以允许跟骨外旋。

4. 切开分裂韧带,游离血管神经束至足的跖侧,自跟骨起点处游离外展肌。在内踝上方切开胫后肌腱腱鞘,Z形延长切断胫后肌腱。以胫后肌腱为指引,游离舟骨及距舟关节。切断三角韧带、背侧距舟韧带、跖侧跟舟韧带,切开距舟关节内侧、背侧、跖侧、外侧关节囊,切断跟骨前端内侧的叉状韧带,切开距下关节内侧关节囊。

5. 先摆正距骨、舟骨关系,恢复距骨、楔骨序列。用1根克氏针自距骨后方穿入,穿过距舟、舟楔关节,经第1跖骨内侧,自第1、2趾间皮肤穿出。校正足下垂,必要时切断后距腓韧带,延长趾长屈肌腱、长屈肌腱。要保留后胫腓韧带、三角韧带深层部分胫距韧带的连续性,以保持后踝的稳定性。矫正跟骨在水平面的内旋畸形,将跟骨外旋,同时矫正跟骨的内翻倾斜。如距骨后内侧突出部分妨碍旋转,可将其切除。当跟骨外旋至内、外踝连线与足底轴线交角恢复至85°~90°时,自跟骨下方向距骨内穿入两根克氏针固定(图36-7-4)。

【术后处理】　术后屈膝90°长腿石膏制动,6周拔针开始功能练习。

(六)　距下关节完全松解(Simon手术)

【适应证】　只适用于非常僵硬的畸形足,曾经手术治疗完全失败的病例。最好年龄在4岁以下。距骨顶变扁、长期石膏制动或反复手术后踝关节前侧关节囊挛缩,跖屈严重受限,是手术的相对禁忌证。

【麻醉】　全身麻醉。

【体位】　平卧位或俯卧位。

【操作步骤】

1. 切口　3岁以下采用Cincinatti切口,3岁以上可选用内侧切口,再加上一个斜行的后外侧切口,以防止皮肤坏死。

2. 松解足内侧浅层,自分裂韧带游离外展肌浅层起点,保留跟骨上深层的起点,游离血管神经束至足跟分支平面。

3. 松解足、踝后侧　游离跟腱矢状面Z形切断延长,自内踝近端至Henry结节切开趾屈长肌腱腱鞘,在内踝近侧Z形延长切断胫后肌腱,并打开踝远端的部分腱鞘管。自外向内切开踝关节后侧关节囊。长屈肌腱位于距下关节内侧,可用以确定距下关节的位置,切开距下关节后侧关节囊。

4. 松解足外侧　在距下关节外侧水平切开腓骨肌腱腱鞘(保留外踝处鞘管完整,以防止腓骨肌腱向前滑移),环行切除腱鞘,将腓骨长、短肌腱与腓肠神经一并牵向前侧,在跟距关节平面游离跟腓韧带,自跟骨附丽处切断。然后将腓骨肌腱牵向外侧,垂直切断距腓后韧带。自距舟关节外侧平面,切开跟距关节外侧关节囊。钝性剥离背侧关节囊,切开距舟关节外侧关节囊,尽可能切断骨间韧带。

5. 松解足内侧深层　用一根钝头细探针插入胫后肌腱腱鞘,向远端一直通到该腱附丽处,在探针顶端切一个小切口,将胫后肌腱远端自鞘管内抽出,保留一段鞘管做滑车,有助于维持足纵弓。将血管神经束牵向前侧,保护跖内侧神经,显露三角韧带浅层。彻底游离长屈肌腱,切断三角韧带浅层跟距关

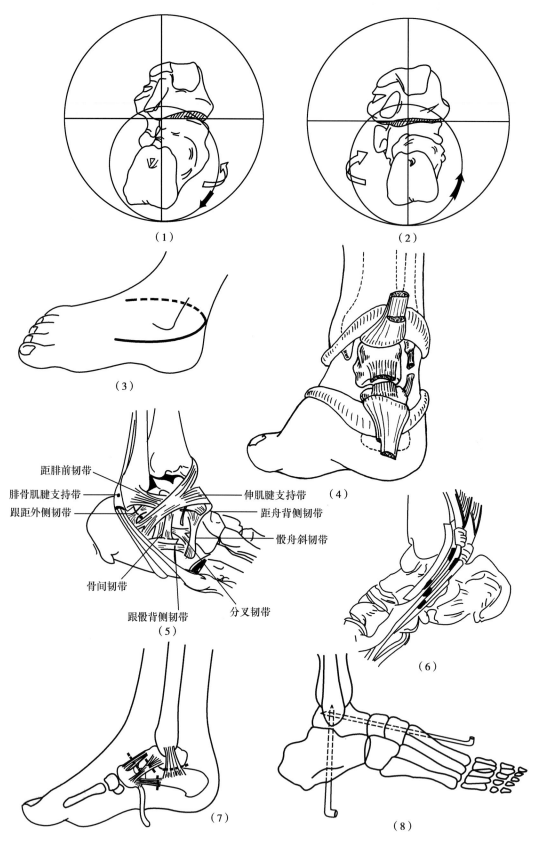

图 36-7-4　后内外侧松解

（1）未矫治前跟骨内旋内翻；（2）矫正后距下关节关系恢复正常；（3）Cincinatti 马蹄形切口；（4）冠状面 Z 形切断跟腱，切断跟腓、后距跟韧带；（5）松解外背侧涉及的解剖关系；（6）延长胫后、趾长屈、踇长屈肌腱；（7）切断三角、背侧距舟、跖侧跟舟韧带。切开关节囊；（8）用克氏针固定距舟、舟楔、距跟关节

节囊内侧部分。以胫后肌腱附丽为指引,切开距舟关节;在游离距舟关节背侧关节囊时,由于舟骨脱位与胫骨相接触,要小心贴着舟骨一侧游离切开,以避免损伤至距骨颈的距骨滋养血管。游离跖侧跟舟韧带,距骨头往往滑移至跟舟韧带的内侧,慎勿损伤距骨头的关节面。距舟关节囊完全切开后,切开距跟关节前内侧、后内侧关节囊,切开残留的骨间韧带,使跟距骨间可以自由旋转。

6. 如前足畸形不能完全矫正仍有内收,或矫正后有阻力,可以再松解跟骰关节。3 岁以上的患儿,往往需要作跟骨、骰骨突截骨,或骰骨楔形截骨。如跖底挛缩,切断跖腱膜松解跖底。

7. 复位内固定　由于完全松解,术后必须用克氏针内固定至韧带修复。分别固定距舟、距跟关节,必要时固定跟骰关节。

【术后处理】　90°屈膝、踝关节稍背伸(<10°)位,长腿石膏制动。术后 10 天更换石膏管型,3 周后拔除克氏针,继续用石膏管型制动 6 周。拆石膏后,白天穿矫形鞋,夜间应用支具,持续两年。

（七）肌腱移位——胫前肌外移术

【适应证】　骨性畸形已获得矫正,没有固定的马蹄内翻畸形。但是,由于明显的腓骨肌力弱,行走时有动力性内翻,胫前肌肌力正常,为预防内翻畸形复发,可将胫前肌外移。

【操作步骤】　见第 37 章第 4 节。

（八）关节外骨性手术

1. 骰骨截骨术

【适应证】　软组织松解后,前足畸形需缩短足的外柱方可矫正时,先行骰骨楔形截骨。

【麻醉】　全身麻醉或硬膜外阻滞麻醉。

【体位】　平卧位。

【操作步骤】　足外侧弧形切口,游离部分趾短伸肌,显露跟骰关节、跖关节。保留关节囊完整,在腓骨短肌腱背侧切开骨膜显露骰骨外侧面,楔形截骨,基底在前外侧,楔形的顶点可达到第 3 楔骨。将足外展、外翻,检查骨面对合情况,术后石膏制动 6 周(图 36-7-5)。

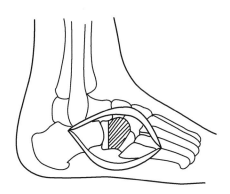

图 36-7-5　骰骨楔形截骨

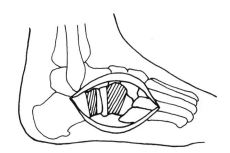

图 36-7-6　骰骨、跟骨骰骨突、双楔形截骨

2. 跟骨骰骨突截骨术

【适应证】　骰骨楔形截骨仍不能达到矫形要求,可同时行跟骨骰骨突的楔形截骨。

【麻醉】　全身麻醉或硬膜外阻滞。

【体位】　平卧位。

【操作步骤】　向外踝方向弧形延长近端切口,游离趾短伸肌起点,牵向背侧,游离跟骨骰骨突的前外缘,将腓骨肌腱牵向跖侧显露骨面。在接近跟骰关节处做基底在外侧的楔形截骨,顶点不穿过对侧骨面,上面不进入跟距关节前关节面,手法压挤对合截骨面。术后石膏制动 6 周(图 36-7-6)。

3. 跟骨外翻截骨术

【适应证】　年龄大,跟骨有骨性内翻畸形,矫形手术后残留有跟骨内翻、高弓畸形。

【麻醉】　硬膜外阻滞或蛛网膜下腔阻滞。

【体位】　平卧位。

【操作步骤】　足跟外侧弧形切口。与腓骨肌腱走行方向平行,显露腓骨肌腱腱鞘,在其下方将骨面剥离清楚,做一个在外侧与跟骨轴线垂直的楔形截骨,楔形的顶点在内侧骨皮质,手法折断对合截骨面,术后石膏制动6周。

（九）关节内骨手术

关节内骨手术有三种,分别适应于不同的年龄与畸形。跟骰关节切除融合术适应于4岁以上,9岁以下,虽经软组织松解前足畸形仍很显著的病例。这种手术后,有发育性继发足外翻的可能。中跗关节截骨融合术适应于8岁以上,后足畸形已获得矫正,前足仍有明显内收、内翻、高弓畸形的病例,楔形截骨后融合跟骰、距舟关节。三关节融合术适应于10~12岁以上,未经过矫治或矫治后畸形复发,无法通过其他手术方法获得矫治的病例。这些手术的具体操作步骤见第37章第4节。

（十）Ilizarov矫形技术

Ilizarov足矫形技术是通过牵张关节、软组织,或截骨后改变跗骨的形状,从而达到矫正畸形,使足跖侧面落平负重的目的。这是近年来新开展且正在推广的一种新的矫形方法,目前仍在不断的探索中。年龄小的病例不需要截骨,称之为无血手术。年龄大的畸形重者,应选择不同术式的截骨,遵循延长骨痂的原则,逐渐牵张、旋转矫正畸形。

【外固定器基本装置】　用4根克氏针、2个外固定环固定小腿,作为矫正足畸形的基本配件。用2个马蹄环、4根克氏针分别把持前足与后足。通过多枚螺纹杠与各种连接装置将小腿与前、后足的马蹄环连成一体,通过牵张、旋转、前拉后推动力矫正畸形。小腿的两个环分别放置在小腿的中段与下端,每个环固定2根交叉穿入的1.5mm直径克氏针,小腿远端的1根克氏针要贯穿胫腓骨,以控制旋转,注意勿损伤胫骨远端的骺生长板。足的穿针方向要尽可能与畸形足的前足、后足保持垂直,每个马蹄环上的两根针要保持平行(图36-7-7)在钻入跖骨钢针时,要压平足的前弓,使克氏针能穿过5根跖骨。这样才能使上拉的张力充分。

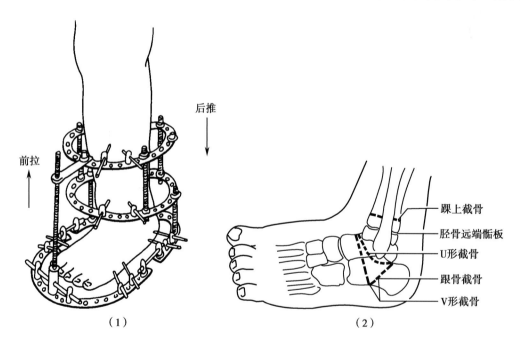

图36-7-7　Ilizarov足矫形术
(1)基本装置;(2)截骨术式

【截骨术式】　有踝上截骨、V形截骨、U形截骨、跟骨截骨、中足截骨、跖骨截骨。

踝上截骨适用于矫正胫骨远端水平的马蹄、内翻畸形。截骨线选在胫骨远端骺生长板的近侧。

V形截骨适用于同时矫正前足与后足畸形。截骨线包括与跟骨轴线垂直的跟骨截骨和经距骨颈的截骨线,V形的顶点指向跟骨的跖侧面。

U形截骨适用于矫正距骨滑车已变平的马蹄内翻畸形足。其弧形截骨线自跟骨后侧开始,经过距下关节下方,止于距骨颈的背侧。

(十一) 残留跖内翻畸形的矫治

1. 跖骨基底关节囊松解术(Kendrick 手术)

【适应证】 3~8 岁治疗后残留的跖内翻。

【麻醉】 全身麻醉或硬膜外阻滞。

【体位】 平卧位。

【操作步骤】 跖跗关节远侧弧形切口,或于 1~2 跖骨间与第 4 跖骨上作两个纵向切口,保护长伸肌腱、趾长伸肌腱、跖间血管神经束,显露并切断跖间韧带、1~5 跖跗关节背侧与内侧关节囊、1~4 跖跗关节跖侧内 2/3 关节囊,手法矫正石膏制动。必要时,可自两侧穿入克氏针内固定。

【术后处理】 年龄较大的病例,矫形以后关节面是不适应的,需要较长的再塑形时间,术后需短腿石膏制动 3~4 个月。

2. 跖骨基底穹顶式截骨(Berman-Gartland 手术)

【适应证】 5 岁以上畸形较重的跖内翻。

【麻醉】 全身麻醉或硬膜外阻滞。

【体位】 平卧位。

【操作步骤】 显露同上。显露每 1 跖骨的干骺端,作穹顶向近侧的穹形截骨。考虑到第 1 跖骨骨骺位于近端,为避免损伤,可改良松解第 1 跖楔关节,2~5 跖骨基底截骨。术后用克氏针固定第 1、第 5 跖跗关节 6 周。

(十二) 残留豆样畸形足的矫治

残留豆样畸形足表现为前足内收、中足旋后、后足内翻、足外侧柱变长,内旋步态,用足外侧缘行走,穿鞋非常困难,经常摔倒,偶有膝关节、踝关节疼痛。手术可取楔骨开放、骰骨闭合楔形截骨术。

【适应证】 年龄已超过软组织松解界限,尚未达到三关节融合年龄,既往矫形不彻底,残留的豆样畸形足。

【麻醉】 硬膜外阻滞或蛛网膜下腔阻滞。

【体位】 平卧位。

【操作步骤】 经纵行小切口,于骰骨背外侧截除一个基底 1cm 的楔形骨块,然后在内侧楔骨截骨,手法矫正足畸形,撑开楔骨截骨线,将取自外侧的楔形骨块嵌入内侧撑开的楔形间隙,用 2mm 克氏针固定 6 周。

【术后处理】 石膏制动 8~10 周,用支具矫形足套保护 6 个月以上。

(潘少川)

第八节 先天性脊柱脊髓畸形

一、先天性齿状突畸形(见前)

二、短颈综合征(略)

三、脊柱裂

本病是一种神经管发育不全的先天缺陷,多见于女性,它可以是广泛的、完全的神经管融合不能,称之为完全性脊柱裂或脊柱全裂;也可以是部分性脊柱全裂。前者常常伴有严重的先天颅骨裂,多为死胎,临床意义不大。部分性脊柱裂有几种类型。

(一) 隐性脊柱裂

最为多见,发病率约为 0.1%,多见于腰骶部,有一个或数个椎体的椎板未全闭合,椎管内容没有膨出。可以没有任何外部表现,多在腰骶部摄片时偶尔被发现。其常见症状是腰痛和遗尿,少数伴有神经损害症状者,常伴有局部皮肤改变或伴有椎管内皮样囊肿。隐性脊柱裂伴有腰椎滑脱或椎间盘突出者亦不少见。

(二) 显性脊柱裂

1. 脊膜膨出　多见于腰部和腰骶部,也可发生于其他部位。脊膜自脊椎骨裂处向体表或体腔内膨出,脊膜囊内仅含有脑脊液,无脊髓及脊神经组织。通常,脊膜囊基底部有蒂与椎管内相通。若蒂部已闭锁甚至退化消失,仅残留椎管外囊性肿块,可称为脊膜囊肿。

2. 脊髓脊膜膨出　比脊膜膨出少见。脊柱裂缺损较大,膨出囊内除含有脑脊液之外,尚可有膨出程度不同、数量不等的脊髓、脊神经组织,还可有畸形神经分支及纤维组织。

3. 脊髓裂　多发生于腰骶部。是部分性脊柱裂中最严重的一种类型。脊髓中央管裂开直达体表,形成一个完全暴露的肉芽面,经常有脑脊液外漏。

【临床表现】　绝大多数隐性脊柱裂不产生症状,仅偶然在 X 线摄片时被发现。少数病例中,缺损部位表面皮肤上有毛发增生、色素沉着、皮下脂肪隆起或皮肤隐窝等,隐性脊柱裂患儿到了学龄期仍有遗尿现象。有些慢性腰痛可能归因于隐性脊柱裂。

显性脊柱裂的局部表现可发生在脊柱正中自颈椎至骶椎的任何部位,可见到突出的囊性肿物,随年龄增大而增大,体积小者呈圆形,较大者可不规则,有的基底宽阔,有的基底为一细颈样蒂,可合并有异常毛发和色素沉着。

颈段的畸形产生上肢松弛性瘫痪、肌萎缩、营养不良和下肢痉挛性瘫痪。可能在出生时即已发现,或在生长期逐渐产生症状。高位颈段畸形可出现小脑性共济失调和痉挛性四肢瘫。

腰骶部畸形引起相应节段的脊髓或神经根损害,表现为程度不等的单侧或双侧下肢迟缓性瘫痪、足下垂、足内翻畸形以及支配排尿、排便功能的脊髓和神经有程度不等的损害,而出现遗尿、排尿不畅、尿失禁和因肛门括约肌松弛而造成的排便不畅、直肠肛门脱垂、大便失禁等表现。

【诊断】　脊柱裂的诊断相对来讲比较容易,对于隐性脊柱裂的患者,通过拍摄脊柱正位 X 线片就可确定诊断。而显性脊柱裂的患者从外观上就可以作出诊断。但为明确显性脊柱裂的类型,尚需借助影像学检查,尤其是 MRI 检查。

【治疗原则】

1. 对于膨出的脑脊膜局部有溃疡、脑脊液外漏的病例,因为一旦引起感染,则预后不良,所以要将切除膨出的肿物置于第一位,应尽早施行。对于神经与被膜紧密粘连而不能完全切除时,可将这部分被膜残留于硬脊膜下。

2. 膨出的脑脊膜没有溃疡,而被皮肤完全覆盖时,可以严密观察其发展过程,一旦出现神经症状,立即手术。

3. 存在明显的脑积水时,在切除脊髓脊膜膨出之前或在切除手术的同时进行脑室引流或转流术。但是对于已有脑膜炎表现的脊髓脊膜膨出的脑积水患者,因其有引起败血症的可能,不适合行转流手术,而只能先行脑室引流术脑室引流术。

4. 对没有明显脑积水的患者,在切除脊髓脊膜膨出时或术后行气体脑室造影,测定脑室的大小,并测定头围,观察前囟门的张力,一旦出现脑积水,就应行转流手术。

5. 对于颈、胸和上腰段的脊膜膨出,因为没有或很少有脊髓和神经的损害,可行脊膜膨出切除,用腰背筋膜修补硬脊膜以加强棘突和椎板缺损所造成的薄弱。

【手术的禁忌证】

1. 巨大的胸腰部脊髓脊膜膨出有严重的大小便功能障碍及下肢瘫痪者。

2. 合并有严重脑积水有明显智力发育不全等。

3. 有其他严重畸形,如脊柱侧凸、后突等。

4. 出生时有严重大脑损伤、颅内出血、小头畸形、脑发育不全等。

【手术技术】　成功实施脊柱裂手术需要详细了解术中可能遇到的病理解剖特点,特别是当病变复杂和多种病变并发时,更需要如此。手术时必须仔细检查,分清解剖结构。术中脊髓监护是一种重要的辅助手段。它对于鉴别和防止损伤重要神经结构帮助很大,特别是那些局部解剖毗邻关系严重破坏的病例。手术铺单时要显露患者的腿和脚,以便术中行唤醒试验,了解双下肢功能。可将电子颤动监测仪放置于患者脚趾上来检测对刺激反应的轻微活动。麻醉时应尽量避免使用肌松剂,因为它可能掩盖肌肉运动反应。除了神经刺激,有时也记录皮质或脊髓硬膜外的诱发电位。这种方法主要有助于估测手术操作的影响而不是鉴别神经组织。

手术原则通常是松解椎管内病变对脊髓、圆锥和神经的机械压迫作用。其中最简单的方法是单纯手术分离粘连的脊髓和圆锥、增粗的终丝或拴系的束带。终丝应当在最低的神经根发出点尾侧被完好切除。如果变细的脊髓圆锥向远侧伸展,事实上应当在硬膜囊末端分离终丝蒂部。偶尔脊髓、圆锥和终丝可跨越相当大的距离与后侧硬脊膜内侧面相连,此时应四周探查硬脊膜,发现粘连点并松解脊髓。

对于脊髓脊膜膨出的病例,必须将脊髓与周围上皮分离。从脊髓外侧上皮增殖区和血管瘤样皮肤(皮肤区)边缘连接处开始分离,因为在此连接处可区分蛛网膜和皮肤成分。在分离过程中,应仔细保护神经组织和血供,囊的底部为白色发亮的硬膜,常与周围脂肪组织和中胚层结构粘连。一旦脊髓与上皮分离,必须清除所有残留的上皮成分,以防止日后形成上皮样囊肿。然后将硬膜与椎旁筋膜和脂肪分离,闭合硬膜以使脑脊液不再渗漏,并且有足够的空间防止脊髓绞窄。此后,在硬膜外缝合筋膜以及皮肤。

【手术过程】 在全身麻醉下,患者取侧卧位或俯卧位,沿膨出脊膜与正常皮肤作一横或纵的梭形切口,切开皮肤、皮下后,分离皮下脂肪及深筋膜,此时可触及膨出部位的骨缺损,打开膨出的脊膜,其内面光滑,可有脑脊液流出,如有脊髓和神经突出到囊内,则仔细分离脊髓神经组织和上皮组织的粘连,见脊髓搏动良好后,在基底部切除膨出的脊膜,用可吸收线严密缝合硬脊膜,使脑脊液不再外漏,然后暴露脊柱两侧的腰背筋膜,左侧做"["状切开,右侧做"]"状切开,形成两片腰背筋膜片,将其在中线部位重叠缝合,以加强后背的缺损和造成的薄弱部。对于部分脊髓脊膜膨出的病例,有时需切除膨出部位1~2个棘突和椎板,以扩大椎管,并在膨出部位上方正常处打开硬脊膜,观察膨出的脊髓和神经组织的形态及其与周围组织的关系。对于不能确定是脊髓、神经组织还是粘连束带时,可用神经刺激仪进行测定。仔细分离脊髓与周围组织的粘连,圆锥末端终丝,经神经刺激仪确定之后,应给予切断或部分切除。为了防止术后脊髓、神经组织的粘连,要严格止血并严密缝合硬脊膜,为了防止脑脊液外漏,可在硬脊膜外放置一多孔硅胶引流管,然后逐层缝合深筋膜、皮下和皮肤。

【术后并发症】 脊膜膨出切除术后的主要并发症是脑脊液漏和由此引起的脑脊膜炎及术后继发拴系综合征。为了防止脑脊液漏,除硬脊膜的缝合要严密以外,用腰背筋膜加强腰背部的缺损,可使脑脊液漏这一并发症的发生率明显降低,目前临床上使用生物蛋白胶,可减少硬膜缝针处的脑脊液漏。另外硬膜移植也是一种选择。在手术最初暴露过程中,保留一定的组织有助于手术完毕时严密缝合伤口。

四、脊髓纵裂

脊髓纵裂为一个或一个以上椎体节段的脊髓或马尾神经矢状面上的纵向分裂,属于神经管发育异常的一种类型,多是由于胚胎早期中央管闭合障碍所致。

目前对脊髓纵裂和双脊髓的命名存在争议。以往认为脊髓纵裂是指脊髓分为两个半脊髓,每个半脊髓在其外侧都有背侧和腹侧神经根,而双脊髓是用来描述椎管内同时存在两条脊髓,两条脊髓的内侧和外侧都有背侧和腹侧神经根。在脊髓纵裂中,每个半脊髓都有单独的硬膜囊包绕,两个半脊髓之间可能存在骨、软骨或纤维条索带。而双脊髓畸形一般都位于同一硬膜囊内,两条脊髓中间没有引起拴系的结构。但是最近的研究发现脊髓纵裂的半脊髓内侧也存在背侧和腹侧神经根,特别是背侧神经根出现的频率相对更高。另外,在所谓的双脊髓畸形中,两脊髓中间往往也存在纤维样条索带。所以,Pang 等认为脊髓纵裂和双脊髓畸形是同一疾病的不同表现,并且可能具有相同的胚胎起源。因此,Pang 等将其统称为脊髓分裂症(split cord malformation,SCM)并分为两型。其中Ⅰ型又称为双管型,两个半脊髓分别被各自的硬膜囊所包绕,其间硬膜外存在骨或软骨性间隔;Ⅱ型又称为单管型,两个半脊髓包绕在同一个硬膜囊内,中间为纤维样组织。

【临床表现】　偶见于婴幼儿和少年,亦可见于成年人,其中女性多见,约占75%。患者可以没有症状,但是部分患者将出现脊髓拴系征的表现,如下肢的感觉异常、疼痛、不对称、运动障碍和反射异常,还可以有马蹄内翻足和高弓足等足部畸形,部分患者出现膀胱功能障碍。严重的病例将出现下肢的瘫痪。如果在成年人出现症状,则多表现为会阴区的疼痛。引起患者神经症状的原因有两种:一是脊髓发育的先天异常所致;另一原因是脊髓拴系或牵拉的结果。对于神经症状进行性加重者,一般认为是由于拴系或牵拉造成。

由于60%~70%的患者合并先天性脊柱侧凸,所以查体时常有脊柱侧凸的表现。另外,后背正中线病变水平经常可发现异常增生的毛发、局部毛细血管瘤和皮肤窦道等。

【影像学检查】　X线片检查除了可以发现合并的先天性脊柱侧凸畸形外,常可以在病变节段发现椎管增宽,椎弓根间距较其上下邻近的椎弓根增宽,并且病变部位多位于胸腰段脊柱。对于SCI I型的患者,平片检查可以发现位于椎管中央的骨嵴和棘突的局部增生肥厚。而对于SCM II型患者,平片往往可以发现病变节段的椎板裂。

脊髓造影常常是最终诊断的依据,可以明确病变的范围和部位。造影剂可以显示出脊髓分为两部,然后会合;也可以显示出圆锥的部位。由于SCM I型的骨嵴并不总是位于正中,所以分裂的两部分脊髓可以不对称。脊髓造影结合CT检查可以更清楚地显示病变范围和性质,在部分病例中可以显示出软骨性和纤维性间隔。MRI属于无创性检查,并且可以清楚地显示椎管内病变,所以常可发现部分患者合并存在椎管内脂肪瘤、神经管肠源性囊肿和皮样囊肿等。另外,MRI对于显示继发性脊髓拴系的表现如圆锥的位置优于造影和CT检查。

【治疗】　对于SCM I型和神经损伤症状进行性加重的患者多主张积极的手术治疗。手术的方法是经后方椎板切除,显露纵裂的位置,将骨嵴、硬脊膜以及与其粘连的无功能的旁正中背侧神经根完全切除,解除拴系。松解完善后,可修复背侧硬脊膜,腹侧硬脊膜可敞开不予修补。

对于SCM II型的手术指征尚有争论。大部分学者认为对无神经症状或症状稳定的患者只需要密切观察,但是也有部分学者认为所有的脊髓纵裂均需手术探查。

对于合并先天性脊柱侧凸的患者治疗相对复杂,脊髓纵裂间隔的切除并不能阻止侧凸的发展,侧凸的进展与其自然病史相关。只是在拟行脊柱畸形矫形前,为了避免脊柱矫形引起或加重神经损伤,可对于术前没有神经症状的患者行预防性间隔切除。

【并发症】　手术的并发症包括脑脊液漏、神经损伤加重、瘫痪等。

五、脊髓脊膜膨出（略）

六、先天性脊柱后凸的手术治疗

【概述】　先天性脊柱后凸是由于脊椎先天发育异常所致,引起的严重畸形可造成脊髓、神经损伤,甚至截瘫。Winter将先天性脊柱后凸畸形分为三种类型(图36-8-1)。

I型为椎体形成障碍,比较多见,主要累及一个脊椎节段,常位于胸腰段脊柱。后凸畸形容易逐渐加重,不予治疗平均每年将增加7°。由于后凸累及的节段少且后凸严重,其预后差,约25%的患者将出现神经症状,严重时可造成截瘫。

II型为分节障碍,较前者少见。可累及2~8个脊椎节段,常位于中胸段和胸腰段脊柱。进展速度每年约5°。分节不全所致的后凸为圆背后凸而不是角状后凸,所以其很少造成截瘫,临床症状主要表现为过度后凸所造成的畸形和腰椎继发性过度前凸所引起的腰背痛。

III型为混合型,上述两型畸形同时存在。

【诊断】　先天性脊柱后凸的诊断比较容易,但是要强调仔细地神经系统检查。患者常伴有泌尿系统、心脏和椎管内异常。因此,手术前应该常规进行心脏、肾脏的彩超检查,肾盂造影或脊髓造影、CT和MRI检查。尤其要注意后凸顶点局部的解剖结构。如果合并脊柱侧凸,检查时患者应该采用半侧卧位,凸侧处于下方,这样造影剂能够流到顶点处,保证局部椎管内结构的清晰显现(图36-8-2)。

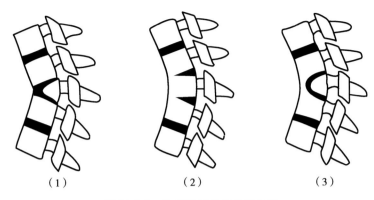

图 36-8-1　先天性脊柱后凸的分类
(1)形成障碍;(2)分节障碍;(3)混合型

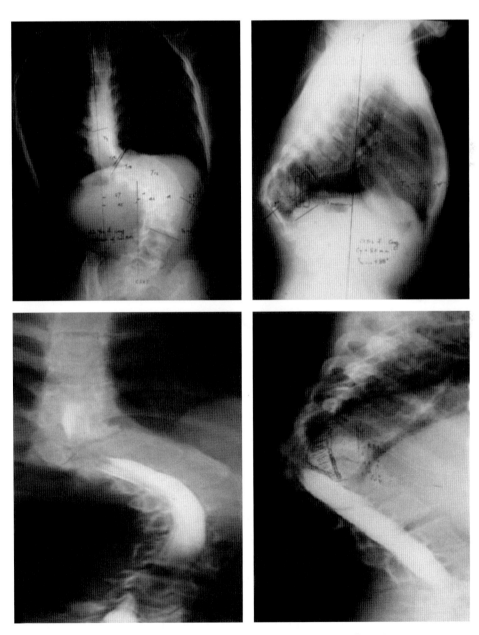

图 36-8-2　脊髓造影检查时应使凸侧位于下方,使造影剂
能够流到顶点处,以便清楚显示椎管内结构

【保守治疗】　支具等保守治疗对先天性脊柱后凸所致的畸形通常无效。若是非常轻微的椎体楔形变,后凸角度不大,而且已经接近或超过脊柱生长发育的高峰末期,可以考虑试用,但目前尚没有文献报道成功使用支具治疗成功的病例。其他的保守治疗方法,如运动疗法、牵引治疗等基本无效。所以,无论是Ⅰ型还是Ⅱ型,绝大部分先天性脊柱后凸患者都需要手术治疗。在其他类型的脊柱后凸畸形,术前牵引治疗可能对手术有一定帮助,但也有人认为先天性后凸畸形患者不应牵引治疗,尤其Ⅰ型患者,容易发生截瘫。

【手术治疗】　手术方法的选择决定于畸形的类型、严重程度、患者的年龄和有无神经症状。对于任何一型先天性脊柱后凸,都应该积极考虑手术干预。早发现和早治疗是得到良好预后的保证。手术入路包括前路和后路,或者前后路联合手术。其中前路手术包括截骨融合术、脊髓减压融合术和带血管蒂的肋骨移植术。后路手术包括单纯后路脊柱融合内固定术,1~3岁的Ⅰ型畸形的患儿可行More后路融合术,效果较好;5岁以上Ⅰ型畸形,如果后凸<55°,后路融合是一种选择;如果后凸>55°或者患者骨骼发育成熟,需行前后路融合手术或截骨矫形。

单纯后路融合内固定术

（1）常规后正中切口,逐层显露直至椎板。

（2）按照脊柱侧凸后路手术方法,对后凸顶椎上下各3~4个椎体进行加压固定,如患者骨质较好,可选择椎弓根螺钉固定,固定更坚强。

（3）仔细在融合节段以内的小关节上去除骨皮质,放置足够的自体骨或异体骨进行小关节融合。

（4）后路融合范围至少应超出后凸顶点上下1~2个椎体。

（5）常规关闭伤口,放置引流。

【术后处理】　先天性脊柱后凸患者在手术后可选择支具保护,一般支具佩戴3~6个月,门诊定期复查,注意后凸角度的丢失情况。

七、先天性脊柱侧凸

（参见第六篇三十章第七节）

（邱贵兴）

第九节　先天性胸壁畸形

一、胸骨裂

【适应证】　一般胸骨裂(sternal cleft)的患儿多发生在胸骨上部,无自觉症状。但外观不佳且担心对皮下的心脏和大血管缺少保护。手术治疗容易成功。

【麻醉】　气管内插管吸入麻醉,以确保术中万一穿破胸膜后的呼吸管理。

【体位】　仰卧位。

【操作步骤】

1. 婴儿阶段胸骨裂修补手术步骤

（1）从两三处分别横切部分胸骨裂的两侧纵柱,并将胸骨剑突部作楔形切除。

（2）先借助张力钢丝缝线和环周缝线使分裂的两侧胸骨柱向中线靠拢,还要经胸骨和骨膜作些缝合。

（3）最后将已剥离的胸部肌肉、筋膜、皮下组织和皮肤分别缝合(图36-9-1)。

小婴儿直接缝闭胸骨裂一般不会发生心脏和呼吸窘迫。

2. 儿童和青少年患者宜在裂隙最下端水平横断胸骨柱和左右两侧的第1、2、3肋软骨。同时加用涤纶补片或不锈钢丝网修补裂隙,如此易于缝合。单纯缝闭裂隙可因胸廓缩紧而导致低血压和心动过缓。

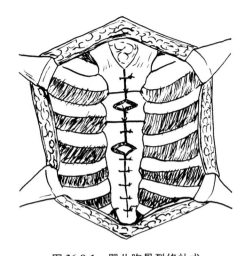

图 36-9-1　婴儿胸骨裂修补术

两侧胸骨柱靠拢,在胸骨环周缝线之外,再经胸骨和骨膜缝合

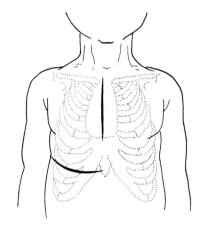

图 36-9-2　肋软骨修补成人胸骨裂畸形显示胸骨裂和胸骨正中切口,一侧肋软骨取骨切口

3. 成人胸骨裂可利用肋软骨修补

（1）胸骨正中切口,显露胸骨缺如的部位。

（2）剑突水平的一侧横切口,取下第 7～9 肋软骨。

（3）利用其肋骨融合部置胸骨缺损处缝合(图 36-9-2)。

二、漏斗胸

漏斗胸的发病率平均为 7.9%,男孩多见。偶并发先天性心脏病、Marfan 综合征和肺发育不良等。畸形多居胸骨柄以下,表现为上下左右均向下陷入,形成漏斗状,最深部常邻近剑突的近端。有时下陷胸骨的最下端及剑突反而向前隆起。

病因尚不十分明了,胸骨后韧带过紧、膈肌中央腱短缩以及胸廓骨软骨生长不协调等因素均有报告。

常见的症状为食欲缺乏,体重不增,用力时呼吸困难,易患呼吸道感染。大多数患者在手术矫治后症状消失。令患者平卧,测定漏斗胸容纳水量以表示其畸形轻重。胸骨侧位 X 线片可直视其与后方椎体间的距离说明下陷程度,心血管造影可显示心脏有无受压,很少病例需要 CT 检查。

支具和锻炼效果不满意。牵引治疗对年龄小、畸形轻的可获得矫正疗效。

【适应证】　宽的漏斗胸可造成心脏受压。因此较之局限的深漏斗胸的影响更为严重。

从矫正角度讲,胸骨柄也向下陷者难于纠正满意。此外漏斗胸对患者的心理压力较大而且随年龄增长畸形加重,精神负担日益明显。

【麻醉】　气管内插管麻醉。

【手术方法】

（一）截骨矫治术

1. 截骨术　Daniel(1958)将两侧畸形下陷的肋软骨自骨膜下切除,相应肋间束切断,胸骨下和后方游离,胸骨柄下方作基底向前的楔形截骨,最后将两侧肋间肌瓣尽量向外侧缝紧。类似的方法有多种,主要改进是剑突切下垫在胸骨下端的后侧,再用钢丝吊缝在上一肋骨截骨的残端之上(图 36-9-3)。

2. 胸骨翻转术　Nissen(1944)环绕下陷的胸骨和肋骨作骨膜下截骨的分期手术。随访证实此法只适于成人,对发育中的小儿,术后胸骨的生长明显受限,甚至骨块部分吸收。Jadet 和 Judet(1954)将畸形有关联的胸骨、肋软骨、肋骨及肋间肌整块切下,翻转后原位缝合。翻转的骨块附带的肌肉组织多,易导致坏死和感染。为此,Scheer 提出争取只结扎一侧乳房内血管,腹直肌与剑突相连,一起转动而保留一侧乳房内血管(图 36-9-4)。

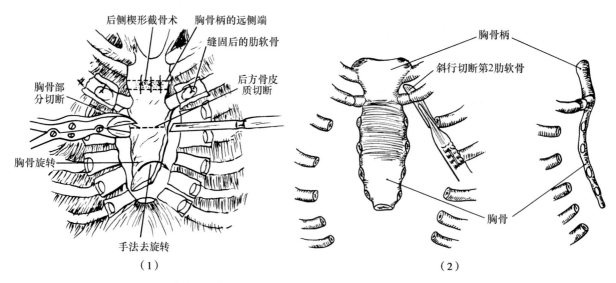

图 36-9-3　漏斗胸矫正术中的肋软骨切除、肋软骨切开截骨术,去旋转术等基本操作
(1)胸骨柄后方楔形截骨和胸骨体中部后方骨皮质部分切断后去旋转;(2)肋软骨斜
行切断术——从前内侧斜向后外侧,多用于邻近变形的肋骨部

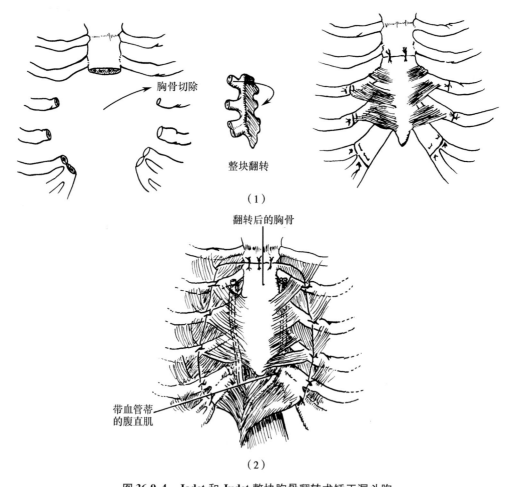

图 36-9-4　Jadet 和 Judet 整块胸骨翻转术矫正漏斗胸
(1)整块翻转术;胸骨和变形的肋骨整块翻转术矫正漏斗胸,
但剑突与腹直肌相连(Scheer);(2)保留乳房内血管

3. 金属内固定法　Brandt(1953)提出在胸骨和第 3～8 肋软骨连接处作多个楔形截骨(基底向前);肋骨下陷的转折部位也作同样截骨术,胸骨中 1/3 和下 1/3 也作楔形截骨(基底向前)。自剑突处经皮在胸骨内向上钻入两枚克氏针,在截骨部相互 30°交叉,尽量向上以使截骨部位稳定,如此可矫正下陷的骨性畸形。

Grob(1957)提出横向钻入克氏针作内固定并用截骨术松解畸形。

北京儿童医院总结了 320 例不同类型的胸骨畸形,分别选用横针、横竖针结合和斜针的内固定方法,效果满意。有时需用不锈钢薄板置于抬高的胸骨后方更加稳定。

【麻醉】　气管内麻醉。

【体位】　平卧位,后背加薄垫,使头后伸。

【操作步骤】

1. 切口,通常以正中直切口为宜,上起胸骨柄下达剑突下 2～3cm,女性患者也可采用乳房下横切口,日后瘢痕因乳房遮盖而不明显,但皮瓣大,显露欠满意。

2. 经皮下直达胸骨,皮瓣包括皮肤、皮下组织、脂肪和胸大肌,向两侧翻起牵开。

3. 乳房内动脉的穿支宜电凝或结扎。

4. 向两侧剥离直至显露下陷的全部胸骨、肋软骨和部分肋骨。最下方的肋骨需斜行切开腹直肌的附着部始能显示。自软骨膜下切除。

5. 横断剑突。术者手指伸向胸骨后的纵隔,小心向左右两侧滑动,钝剥离胸膜,力争不撕破胸膜。

6. 用小钩将胸骨下端提起,在胸骨左右的边缘与乳房内血管之间切断肋间束。自肋骨上取下一楔形骨条,用来垫在胸骨柄截骨的缝隙中以抬高之。

7. 第 2、3 肋软骨往往无变形,可从内前斜向后外方斜向切断之。

8. 胸骨可按其下陷的部位和旋转畸形,分别作 1～2 个横断截骨或半边(胸骨的 1/2)截骨将扭转下陷的胸骨调直和去旋转矫正。

最后,为了维持矫正效果,再采用金属针内固定。伤口逐层缝合(图 36-9-5、图 36-9-6)。

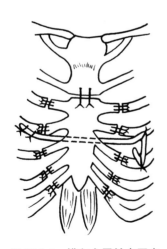

图 36-9-5　横向金属针内固定

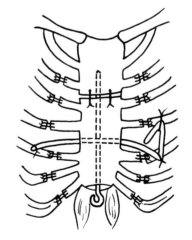

图 36-9-6　横向和竖向双金属针内固定
注:有时需斜向内固定

（二）微创矫治术(Nuss 手术)

【适应证】　小儿肋软骨未骨化前保有柔韧和日后塑形能力的漏斗胸。

【麻醉】　气管内插管麻醉。

【体位】　平卧位。

【操作步骤】

1. 切口,在漏斗胸最深部的两侧胸壁腋前线位置各作一 1.5cm 长小切口,在胸腔镜引导下用长弯止血钳在胸骨下作一隧道。

2. 用一与正常胸廓开关相似的弯金属板,其长度为介于两侧腋中线距离,弧度突侧向后,经胸骨下的隧道穿入。金属板的两端留在切口外。

3. 送入金属板的过程中,用胸腔镜监测避免损伤心包和对侧胸膜。

4. 用大力钳夹紧金属板外露的一端,将其突向后的弯度扭转向前。至此,漏斗状的胸骨被托起,畸形得到矫正(图 36-9-7)。

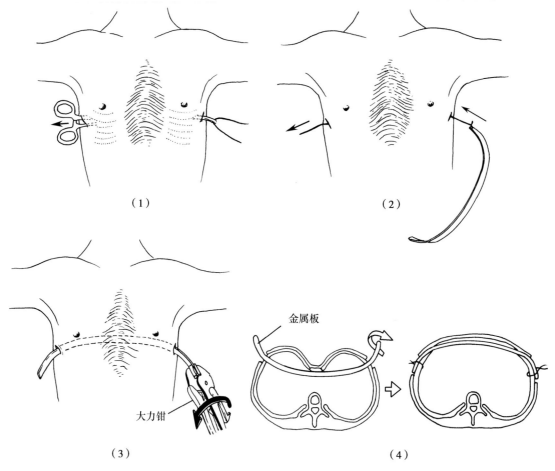

(1) (2) (3) (4)

图 36-9-7 Nuss 微创矫治漏斗胸手术

(1)在胸腔两侧小切口间用长止血弯钳在胸骨后经纵隔作一隧道;(2)用粗丝线将弯金属板引入隧道,突侧向后;(3)用大力钳将金属板扭转,使其突侧向前;(4)金属板放置的最后位置和作用

5. 油纱布封堵小切口,拔除胸腔镜。

【并发症】

1. 气胸 金属板进入一侧多是经胸的,故可并发一定程度的气胸。可借助胸腔引流而治愈。

2. 感染 金属板对小切口邻近的皮肤刺激有时会导致局部炎症。

3. 心包损伤 是值得注意的并发症。为此宜用胸腔镜作引导,行胸骨后剥离,于直视下送入金属板以防止造成肺和心包的损伤。

三、鸡胸

鸡胸较漏斗胸少见,二者之比为 1∶(6~10)。男性多见。一般鸡胸可分为两种类型,即嗛嘴型和船底型。嗛嘴型的特点是胸骨柄异常隆起,其下方下陷,随之胸骨下部又向前翘。侧位 X 线片上胸骨呈 Z 字形。此型有时误诊为漏斗胸。船底型表现为胸骨前突,中部向前呈弓形。胸骨隆起经常伴有两侧肋软骨和前方肋骨下陷。两侧凹下的肋骨和肋软骨常不对称。

【适应证】 畸形严重影响外观和胸骨两侧肋骨沟槽状下陷使呼吸功能低下。

【麻醉】　气管内麻醉。

【体位】　仰卧位。

【操作步骤】

1. 嗷嘴型　胸骨较正常宽,常伴分叉的双剑突。针对胸骨 Z 形双弧度,在两个转折部作楔形截骨。上方基底向前的截骨部合拢后消除胸骨柄的前突;下方单纯截骨部可矫正胸骨体的下陷,截骨部的断端可填充海绵骨块。肋软骨变形多较轻,只需切除第 2、3、4、5、6 肋软骨的一短段。如此可从前后方向调直胸骨(图 36-9-8)。

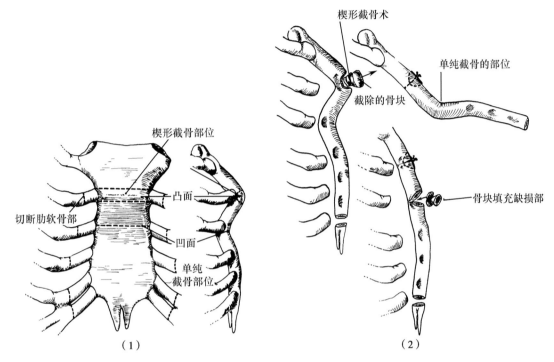

图 36-9-8　嗷嘴型鸡胸矫正术
(1)胸骨宽大,双剑突按胸骨变形选择截骨的方式(楔形截骨或单纯切断)。肋软骨变形轻的
多只需切断而不需作楔形切除;(2)虽多段截骨,仍可保持胸骨的完整

2. 船底型　乳房下略向上弯呈弧形的横切口,切口两端通过肋骨下陷部。自皮下向上翻起皮瓣,胸大肌自胸骨体部和肋骨上向两侧剥下,腹直肌和腹外斜肌向下翻转,显露第 4 以下全部肋软骨。第 3 肋软骨常无变形。自骨膜下切除每根畸形的肋软骨一段和隆起的肋骨与肋软骨的交界部位,此时胸膜的运动可将骨膜套托起。此时将骨膜管沿其纵轴重叠缝紧。通常不用对胸骨施加压力即可恢复正常位置。但前突严重,下段胸骨向后成角变形时也需修平或在胸骨下段作横行截骨始能矫正。缝合胸大肌后,再将下翻的腹直肌与胸大肌缝合。此种鸡胸矫形术很少需要内固定(图 36-9-9)。

四、Poland 综合征

本综合征系 Alfred Poland(1841)首先报道,系因胚胎期锁骨下动脉或其分支阻塞所引起的一系列畸形。主要为短指、并指、乳房和乳头发育不良或缺如,一侧胸大肌下方的胸骨和肋骨缺如,胸小肌缺如以及第 2、3、4 或第 3、4、5 肋骨或肋软骨缺如。本畸形的范围和深度可有变化,重的患侧上肢短小。有时还并发椎体的畸形(图 36-9-10)。

【适应证】　本节重点介绍胸壁畸形部分。畸形发生在胸壁左侧的,心肺缺少保护。右侧因美观问题也应予矫治。

【麻醉】　气管内插管麻醉。

【体位】　仰卧位。

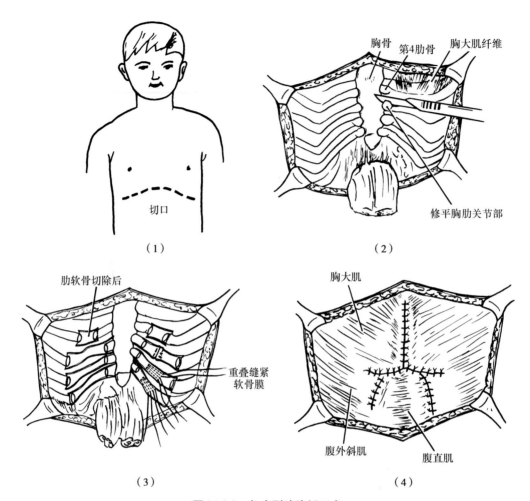

胸骨　第4肋骨　胸大肌纤维

修平胸肋关节部

切口

（1）

（2）

肋软骨切除后

重叠缝紧软骨膜

（3）

胸大肌

腹外斜肌　腹直肌

（4）

图 36-9-9　船底型鸡胸矫正术
（1）切口；（2）分离胸大肌和腹直肌、腹外斜肌；（3）切除部分肋骨；
（4）修复胸大肌和腹直肌、腹外斜肌

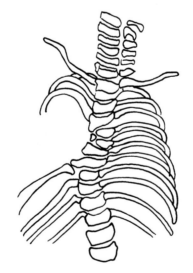

图 36-9-10　肋骨和椎体的联合缺陷
包括多根肋骨缺如，椎体畸形和脊柱侧凸

【操作步骤】 手术切口为弧形,向下绕过下陷的胸壁,此部胸壁甚薄,皮下脂肪和筋膜直接与胸膜邻接,局部无肋间肌,第3、4、5肋部分缺如。游离肋骨残端,将一段骨膜管铺开。自对侧取下2根肋骨,用电锯纵劈成4条,一端用展开的骨膜包裹缝固,另一端插入胸骨的相应部位。在肋骨移植的表层敷以大片的涤纶补片,边缘缝在四周软组织上。逐层缝合切口,有时需负压引流(图36-9-11)。

近年来,Campbell采用可压缩的钳夹装置将缺损部的上下肋连接加压的方法,优点为不但可用此装置保护胸腔内重要器官,同时对脊柱畸形也可起到矫正作用。

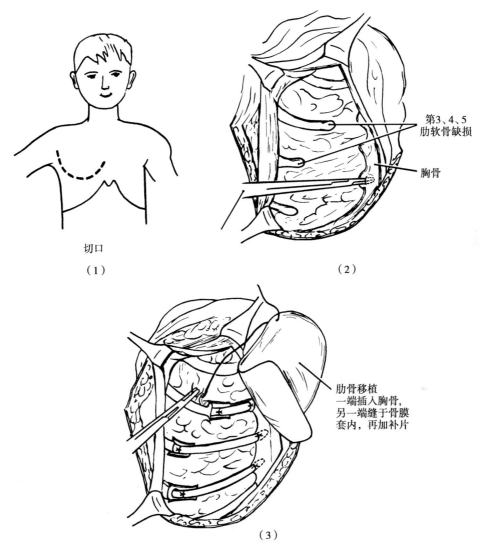

切口
(1)

第3、4、5
肋软骨缺损

胸骨

(2)

肋骨移植
一端插入胸骨,
另一端缝于骨膜
套内,再加补片

(3)

图36-9-11 Poland综合征的肋骨和肋软骨缺损的修补术
(1)切口;(2)切开胸壁后示第3、4、5肋软骨缺损和胸骨柄;
(3)取游离肋骨置于胸骨与肋骨骨膜间,重建胸壁

(潘少川)

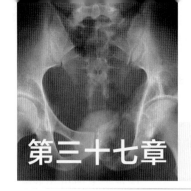

第三十七章　足部手术

第一节　青年性第 2 跖骨头缺血性坏死

跖骨头缺血性坏死,又称 Freiberg 病,由 Freiberg 在 1914 年首先报道并命名,多见于 13～18 岁的青少年,故又称为青年性第 2 跖骨头缺血性坏死。但目前发现此病偶尔可见于儿童或成年人,甚至 40～60 岁的老人也可初次发病。发病部位最常累及第 2 跖骨头,但第 3、4 跖骨头亦可发病,有时偶可见第 1 跖骨头,可单侧亦可双侧发病。女性多于男性,男女发病之比为 1:3～1:4。

本病发病原因尚存在争议,大多认为与累积外伤、负重有关,这些外伤使由韧带进入跖骨头的血管受损,以致跖骨头发生缺血性坏死;这一病理变化,已被病理切片所证实。因第 2 跖骨头较长和其基底较为固定,加之负重较大,故常发生于第 2 跖骨;女性因穿高跟鞋,加重了第 2 跖骨头的受压,致使发病率高于男性。本病多见于需久站工作的护士、饭店店员、纺织工人等。临床上可见第 2 跖趾关节处肿胀、压痛。X 线片显示第 2 跖骨头变宽、变扁、关节面不整齐,并可碎裂、继发性关节退行性变等改变。第 2 跖骨近端可能有变大、增粗等相应变化(图 37-1-1)。

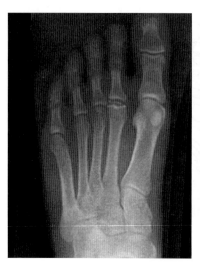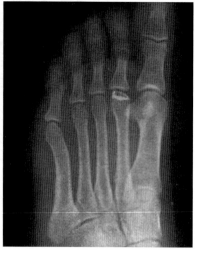

图 37-1-1　第 2 跖骨头
正侧位 X 线片显示第 2 跖骨头坏死

本病的治疗,急性期不必手术,应减少负重,给予理疗、中药浸泡等热疗;疼痛重者可服用非甾体类消炎镇痛药。亦可采用泼尼松龙注射液 0.5ml 加 1% 利多卡因 2ml 关节腔内注射治疗,少数患者可获治愈,但大多数患者不能被治愈。晚期患者,因疼痛并影响功能者应采用手术治疗。常用的手术有以下三种术式:

（一）跖骨头切除术

【适应证】 晚期跖骨头缺血性坏死,跖骨头变扁,不整齐,有退行性骨关节炎表现,疼痛严重并影响功能者。

【麻醉】 局部阻滞麻醉。

【体位】 仰卧位。

【操作步骤】

1. 切口 在足背侧以第 2 跖骨头为中心作长约 4cm 之纵向切口。

2. 显露病变 切开腱膜,将第 2 趾长伸肌腱拉向一侧。纵向切开第 2 跖趾关节,并在骨膜下显露第 2 跖骨头、颈部。

3. 切除病灶 从第 2 跖骨颈部用微型摆动锯,将第 2 跖骨自颈部锯断取出(图 37-1-2)。最好不要用咬骨剪,以免将骨质咬碎。若第 2 趾的近节基底部亦有骨关节炎的明显变化,可用骨剪将第 2 趾近节趾骨近侧 1/3 剪除,切口分层缝合。

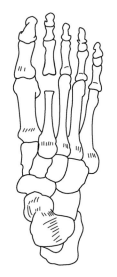

图 37-1-2　跖骨头切除术

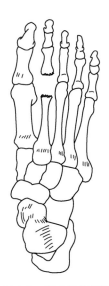

图 37-1-3　跖趾关节切除术

【术后处理】 石膏靴固定 2 周,然后除去石膏靴拆线,再用铝板作局部固定 2 周。若有条件可用合适的跖骨垫代替。

（二）人工跖趾关节置换术

Swanson 人工跖趾关节置换术适应于第 2 跖趾关节的两侧关节面均有破坏的病例。应用 Swanson 人工跖趾关节置换已有骨性关节炎改变的跖趾关节,国外已应用 20 多年,疗效可靠。国内已有多家医院采用该术式治疗此病,最长者随访 2 年,疗效满意。手术切口与显露同第 2 跖骨头切除术,术中切除关节面 3 ~4mm 厚,然后打通跖骨与趾骨髓腔安装人工跖趾关节。具体操作参考本章第五节蹈外翻矫正节段。

（三）跖趾关节切除术

【适应证】 严重的第二跖趾关节骨关节炎,局部增生膨大显著,疼痛剧烈者。

【麻醉】 局部阻滞麻醉或硬膜外麻醉。

【体位】 仰卧位。

【操作步骤】

1. 切口 于足背以第二跖趾关节为中心做 4cm 长纵切口。

2. 显露与截骨 切开皮下组织后,剥离两侧软组织,显露第二跖趾关节;纵形切开关节囊,行骨膜下剥离。然后分别用微型摆锯将第二跖骨头和第二跖近节趾骨基底部的增生膨大的关节与骨赘一并切除,修平截骨端,彻底止血。将关节囊及周围软组织牢固缝合在一起,皮肤间断缝合(图 37-1-3)。

【术后处理】 同跖骨头切除术。

第二节 距骨及舟骨缺血性坏死

一、距骨缺血性坏死

距骨和舟骨的缺血性坏死并不少见,尤以距骨坏死为多见。距骨是人体全身骨骼中唯一无肌肉起止附着的骨骼,在踝关节遭受严重损伤时,可使距骨的血供遭到完全破坏而发生缺血性坏死。最终导致距骨体塌陷变形,造成踝关节骨性关节炎。距骨坏死多发生在外伤性距骨骨折或骨折脱位后,坏死率高达50%,尤以距骨体后半部的骨折与脱位最易发生。临床症状主要是疼痛和活动受限。典型的 X 线表现为距骨体密度增高,甚者可达正常骨密度的 2 倍以上(图37-2-1),晚期可出现距骨体塌陷变形,形态变小、变扁,骨质硬化,关节间隙变窄等骨性关节炎的表现。

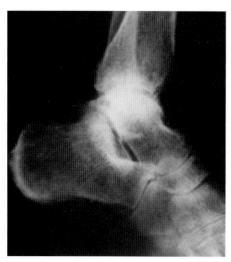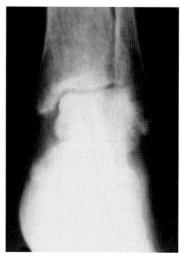

图 37-2-1 距骨缺血性坏死
X 线片显示距骨密度增高,胫距关节间隙变窄

本病早期以保守治疗为主,限制负重及运动,给予理疗、中药浸泡等热疗,疼痛重者可服用非甾体类消炎镇痛药;也可用石膏靴固定 1 年。若仍不愈合,距骨头扁平,关节面纤维化,沿关节面周围有骨赘形成,骨质硬化,疼痛严重,功能受影响者应及时手术。

(一) 血管移植术

【适应证】 距骨早、中期缺血性坏死,疼痛严重,踝关节无骨性关节炎改变者。

【麻醉】 硬膜外麻醉。

【体位】 仰卧位。

【操作步骤】

1. 切口 自内踝前上方向前、下至第 1 楔骨内侧作长 9～10cm 之弧形切口(图37-2-2)。

2. 分离血管束 将胫骨前肌腱和姆长伸肌腱分别向内外牵引,显露胫前动静脉、足背动静脉及其分支,在胫骨前肌腱内侧缘识别出内踝前动静脉,按显微外科技术操作原则,在放大镜下仔细分离主干及分支达第 1 楔骨内

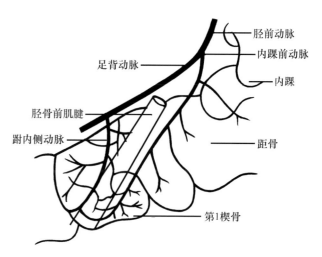

图 37-2-2 内踝前动脉的解剖示意图

侧缘,组成一血管束,长 4~6cm,湿纱布包裹备用。

3. 刮除病灶与植骨　切开踝前关节囊,显露距骨,在距骨头部自前内向后外钻一骨隧道达距骨体软骨面下,以刮匙清除死骨,从髂骨取松骨质植入距骨空腔内,并将血管束植入骨隧道内(图 37-2-3),缝合切口。

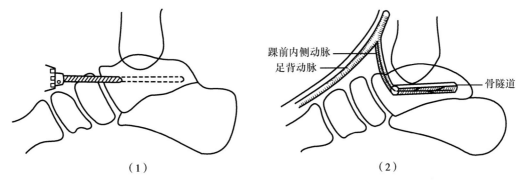

图 37-2-3　距骨缺血坏死血管束植入示意图
(1)钻骨隧道;(2)植入血管束

【术后处理】　用短腿石膏靴固定踝关节和足于中立位 12 周,摄 X 线片检查愈合情况;如尚未愈合,继续固定 6~8 周。若已愈合,可逐渐负重行走,但需用长筒靴及足弓垫保护 3 个月。

(二) 带血管蒂楔骨瓣移植术

【适应证】　距骨早、中期缺血性坏死,疼痛严重,踝关节无骨性关节炎改变者。

【麻醉】　硬膜外麻醉。

【体位】　仰卧位。

【操作步骤】

1. 切口　同血管移植术。

2. 显露血管　切开皮下组织后,将胫前肌腱和踇长伸肌腱向两侧牵开,在胫前肌腱内侧缘找到踝前动脉主干,然后按显微外科操作原则,显露识别出踝前内侧动脉,直至动脉细小分支进入楔骨骨膜处为止。

3. 骨瓣移植　分清楔骨内侧边界,凿取带血管蒂楔骨瓣 1.5cm×1.5cm,将带血管蒂骨瓣掀起后,由远而近分离血管束至其根部。显露踝关节囊并切开之。于距骨负重区关节面下方开窗,清除死骨。将胫前肌腱向内侧牵开,将带血管蒂骨瓣从腱下向内后移到距骨开窗处嵌入,不需要固定(图 37-2-4)。楔骨创面涂骨蜡止血,切口闭合后局部加压包扎。

【术后处理】　短腿石膏托固定 6~8 周,术后 3 个月内避免负重;之后可逐渐负重。

(三) 带血管蒂骰骨瓣移植术

【适应证】　距骨早、中期缺血性坏死,疼痛严重,踝关节无骨性关节炎改变者。

【麻醉】　硬膜外麻醉。

【体位】　仰卧位。

【操作步骤】

1. 切口　取踝前外侧入路,自踝关节上方 5cm 起沿胫前肌外缘斜向下行,越过距骨体前外侧面至骰骨区,并沿第 4 跖骨向前 2cm 处止。

2. 显露血管　切开皮下组织后,将小踇长伸肌和趾长伸肌牵向外侧,于足部动脉的

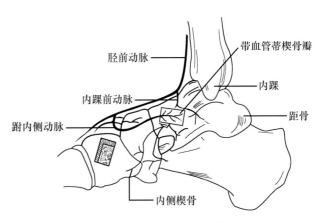

图 37-2-4　带血管蒂楔骨瓣移植术

外侧,在距舟关节水平找到跗外侧动脉的起始点。然后按显微外科操作原则,分离出该血管。

3. 骨瓣移植 于跗骨窦处切断趾短伸肌起点,并将其向远端翻开,显露骰骨表面的跗外侧血管分支,分清骰骨周围边界后,以跗外侧血管在骰骨背侧的走行为轴,平行于跟骰关节面切取 2cm×1cm×0.5cm 的骨瓣。将带血管蒂的骨瓣掀起,由远而近分离血管束止起始处。切开踝关节囊,显露距骨颈体部,于其外侧开窗,清除距骨内的死骨,将骨瓣嵌入开窗处(图 37-2-5)。骰骨创面可用趾短伸肌堵塞止血。

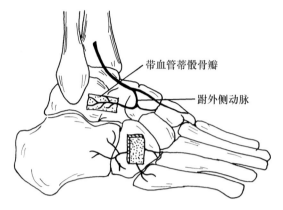

带血管蒂骰骨瓣

跗外侧动脉

图 37-2-5 带血管蒂骰骨瓣移植术

【术后处理】 同上。

（四）踝关节融合术

当距骨缺血性坏死已发展到疾病的晚期,距骨已塌陷变形、硬化坏死、骨质增生成骨性关节炎改变,疼痛及踝关节功能严重障碍时,已不适用行以上三种术式,应行踝关节融合术。具体操作可参考第十六章第七节踝关节融合术。

二、足舟骨骨软骨炎

足舟骨骨软骨炎,由 Köhler 于 1908 年首先描述,故亦称 Köhler 病。他认为是足舟骨骨化中心的缺血性坏死,故有学者称其为足舟骨骨软骨病(osteochotldrosis),或足舟骨骨软骨炎(osteochondritis)。此病为自限性疾病,临床上不常见。发病年龄为 3 ~ 9 岁儿童,平均 5 岁,多发于男孩,占 75% ~ 80%。常为单侧发病,约占 80%,其余为双侧患病。本病也可见于成年人。

目前病因不明,有的学者认为系施加在此骨上的反复压缩应力引起。少数有外伤史。本病与儿童体型和足的形态有关,可同时有股骨头缺血性坏死。有学者认为,本病的病因与机械外力有关,足舟骨是足部诸骨的骨化时间最晚者,它是构成足内侧纵弓的顶点,也是足弓的"拱心石",处于重心集中的部位。表明生长骨化中心承载很大的压力,运动时经常承受劳损。足舟骨骨化核出现的平均年龄,女孩是 18 ~ 24 个月,男孩是 24 ~ 30 个月。在该骨生长最快阶段因受压而导致骨化延迟和不规则。压力使骨化中心被挤压,将造成营养血管的阻塞,出现缺血性坏死。病理检查显示足舟状骨内有坏死区,同时见到死骨吸收和新骨形成。

在成年患者中,女性多见。分析其原因可能是,女性下肢肌力较弱,平足者较多,足弓塌陷后,跗舟骨所承受的压力增大,压力使骨质压缩,引起骨髓内压升高,导致血供中断造成舟骨缺血性坏死。

足舟骨的骨折脱位等创伤,是造成足舟骨缺血性坏死的重要因素。有些患者在足舟骨的骨折脱位创伤后 8 周,即可出现舟骨缺血性坏死。

临床上常主诉足部疼痛和跛行。负重时疼痛加重。检查可发现足背和足内缘有肿胀、压痛,足活动受限。行走或牵拉胫后肌时疼痛加剧。X 线检查表现为足舟骨致密硬化、变小、变扁(图 37-2-6)、呈盘状,其厚度仅为正常的 1/4 ~ 1/2。2 ~ 3 年后,可遗留扁平足。部分患者随着年龄的增长,患侧足舟骨可以恢复其正常的形态和密度;舟骨外形可基本恢复正常。

本病以保守治疗为主,原因是该病预后良好,通常不遗留任何畸形。症状轻的患儿禁止剧烈运动,如跑跳及长途步行。避免或减少负重,给予理疗或中药熏洗。若局部肿胀、疼痛、压痛较明显,可用石膏固定足于轻度内翻位 6 ~ 8 周。拆除石膏后,鞋内垫软垫,将内侧加高 1cm,扁平足者可穿用矫正垫或矫形鞋,一般 3 个月内症状可消失。对于长时期严重疼痛,功能丧失者可考虑行三关节融合术,术后可完全消除跗舟骨缺血坏死的症状,但足的侧方运动将完全丧失,故应慎重考虑。具体手术操作见第三十八章第三节。

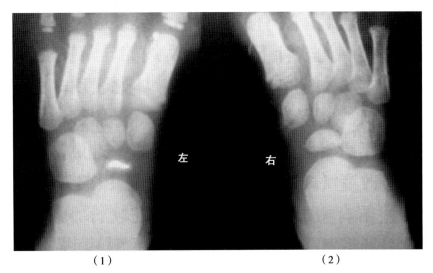

左　右

（1）　　　　　　　　　　　　　（2）

图 37-2-6　足舟状骨骨软骨炎
（1）坏死；（2）正常

第三节　足部先天性畸形

一、先天性扁平足

先天性平足（congenital flatfoot）俗称扁平足，指足内侧纵弓低平、塌陷甚至丧失的畸形。扁平足常伴有跟骨外翻、距下关节半脱位、跟腱短缩等畸形。先天性平足分为先天姿势性，又称松弛型平足与结构性平足。先天结构性平足主要包括先天性垂直距骨、先天性跗骨桥和先天性跗舟骨，这些内容在本节将作为单独节段叙述，故此处仅介绍先天松弛型，既往称天性姿势性平足症；此类型的特点表现为患儿先天性肌肉与韧带松弛，无结构上的畸形。常见有以下两种类型：

（一）松弛型

患儿父母之一或两人均有不同程度的扁平足。患儿出生后，即有韧带松弛，肌肉乏力，负重时足弓下沉并出现足外翻，不负重时足弓恢复正常。这种患儿若平足程度较轻，能及时得到治疗，给予穿矫形鞋，并锻炼足肌，可以治愈而不出现平足症；若平足程度重，又缺乏及时或正确的治疗，便会产生平足症，出现畸形与症状；严重者将影响患儿的生活，经保守治疗两年以上症状不见好转者需行外科治疗。年龄在 10 岁以上，跗骨无明显变形，软组织改变不多者，根据 X 线负重时的侧位 X 线显示的情况，如纵弓下陷主要在舟楔关节，则行舟骨与第 1、2 楔骨融合术；若为距舟关节下陷，则行胫前肌腱移位及距舟关节融合；若上述两关节均下陷，则需同时作胫前肌腱移位及舟楔关节融合术。如已有明显骨性畸形，特别是骨性关节炎和软组织挛缩者，需行关节融合术。以上各种手术，如需要应同时做跟腱延长术。

1. 舟楔及楔骨与第 1 跖骨融合术 Miller 手术（Miller 手术）

【适应证】　年龄 10 岁以上，松弛性扁平足经非手术治疗两年以上无效，仍有明显症状，但无明显骨性畸形及软组织挛缩等改变，承重时侧位 X 线片示纵弓下陷主要在舟楔关节者。

【禁忌证】　固定性足外翻畸形，足部主要关节严重松弛，跗骨明显畸形。

【麻醉】　硬膜外麻醉或全麻。

【体位】　仰卧位。

【操作步骤】　若跟腱短缩，先行跟腱延长术。

（1）切口：沿足内侧作纵形切口，略向背侧呈弧形；自跟骨开始，跨越舟骨及第 1 楔骨内侧达第 1 跖骨基底部。显露跟舟跖侧韧带、胫前肌及胫后肌腱。找到胫前肌腱，将其分离提起。

（2）用锐利骨刀劈下一条基部向后的包括胫后肌腱、薄层舟骨及第 1 楔骨内侧的筋膜骨片，显露出距舟、舟楔及第 1 楔骨与第 1 跖骨间的关节（图 37-3-1）。

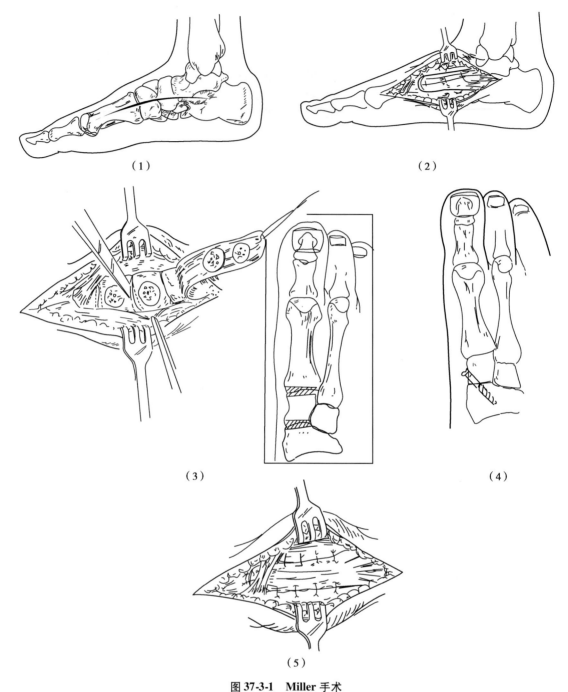

图 37-3-1 Miller 手术
(1)切口;(2)骨筋膜瓣切口;(3)楔形截骨;(4)螺丝钉固定截骨面;(5)缝合骨筋膜瓣

(3) 融合:将附着于舟骨、楔骨上的韧带、关节囊向两侧剥离。凿去舟楔之间及第 1 楔骨与第 1 跖骨基部间的关节软骨及软骨下皮质骨,并根据纠正纵弓下陷之需要,作下宽上窄的楔形截骨。若舟骨内侧部分较突出,则将其修平,并将修下的骨切成条块,植入关节间隙。

(4) 缝合:纠正畸形后,将凿下的筋膜骨片向远端穿过胫后肌腱并拉紧,在其两侧紧密缝合于第 1 跖骨及第 1 楔骨上(见图 37-3-1)。将两侧剥离的关节囊、韧带缝合于此筋膜骨片上,缝合切口。

若第 1 楔骨与第 1 跖骨间的关节松弛下陷,可仅作舟楔关节融合术(Hoke 手术)。凿去舟骨与第 1 楔骨间的关节面,将前足置于下垂位以形成纵弓,跨过舟、楔关节凿一方形骨槽,取同样大小的胫骨皮质骨嵌入槽内(图 37-3-2)。缝合切口。

【术后处理】 先用足部石膏靴保持足弓良好塑形、前足下垂及足跟内翻位,待石膏干固后,将足背

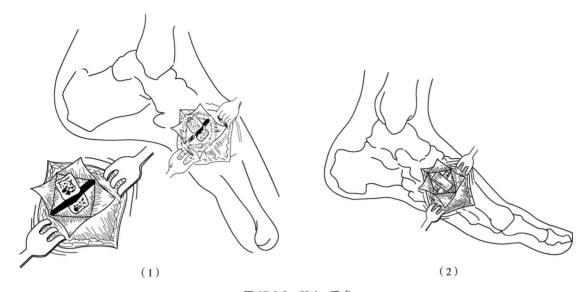

（1）　　　　　　　　　　　　　（2）

图 37-3-2　Hoke 手术
（1）舟、楔骨形成矩形骨槽，切除关节软骨面；（2）取矩形骨块置于骨槽内

屈至中立位，将石膏加长至大腿中下 1/3 处。两周后拆石膏拆线，改为小腿管型石膏固定 4 周。然后改用加铁镫行走石膏靴 4 周。再穿硬底靴，并穿用足纵弓垫半年以上。

2. 胫前肌肌腱移位术

【适应证】　10 岁以上患儿，足弓下陷主要在距舟关节者。

【麻醉与体位】　同前。

【操作步骤】　手术的原理是利用移位之胫前肌以提起纵弓。必要时先做跟腱延长术。

（1）切口：自内踝下方作足内侧弧形切口，越过舟骨背侧转向内侧下方，达第 1 跖骨基部内侧。分离出胫前肌腱直至其止点处。

（2）舟骨背侧中部，舟骨结节的外侧 1.3cm 处，向跖侧钻一直径为 6～7mm 的骨洞，将洞的背侧孔略扩大呈卵圆形。自第 1 楔骨及舟骨的跖侧凿一骨槽，使胫前肌腱止点与骨洞跖侧孔连接。然后在舟骨结节与骨洞之间凿一向后内侧开口的骨缝。

（3）胫前肌移位：切开胫前肌远端腱鞘，将此肌腱自鞘内游离出来，直达止点处。自骨缝处将此肌腱移位于骨洞中。骨缝用碎片填塞。缝合切口（图 37-3-3）。

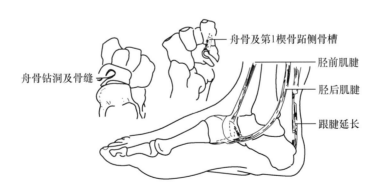

舟骨钻洞及骨缝

舟骨及第1楔骨跖侧骨槽
胫前肌腱
胫后肌腱
跟腱延长

图 37-3-3　胫前肌肌腱移位术（Young 改良 Lowman 手术）

若距骨颈过长产生畸形，可切除部分距骨头及舟骨关节面以纠正畸形，并作距舟关节融合术。也可同时将胫后肌腱移位至距骨与舟骨之间的间隙中的外侧，使其达到提起纵弓的作用。

【术后处理】　足背屈 5°、中立位、屈膝 20°，用长腿管型石膏固定，足弓塑形。2 周后石膏开窗拆线。8 周后拆除石膏，可逐渐练习行走。若未行跟腱延长术者，拆线后改用小腿管型石膏固定 4 周，然后在小腿石膏上安装行走镫继续固定4周。4周后拆除石膏练习行走。

3. 距下关节内置物充填术

距下关节内置物充填术(Maxwell-Brancheau手术),又称距下关节制动术(arthroerisis)又称距下关节内置物充填术。自1946年Chambers提出这一设想后的20多年后,1970年Lelievre首次应用U形钉植入跗骨窦的外侧对距下关节进行制动使理想变成了现实。之后Subotnick首次应用橡胶制作的假体植入跗骨窦进行距下关节制动;由于应用病例有限未获得临床的应用。1983年Smith等报道应用聚乙烯螺钉植入跗骨窦进行距下关节制动,其成功率为96%。经过学者们生物力学研究认为当内植物植入跗骨窦后,可以阻止距骨向前下移位和旋前,但距下关节仍可正常运动;同时,内置物的植入还能抬高足纵弓,从而解除症状。这一理论与实践引起了骨科界的重视,并在临床上开始了推广应用。在这30多年的历程里,随着临床的广泛应用,国外学者对内置物从制作材料的组成到不同形状的设计,进行了深入的研究,内置物已从聚乙烯到钴锣钼合金,现在以使用钛合金材质制作而成。内置物的外形从U形到锥形,到锥钉形,现在已发展到可锁定的圆柱形Hyprocure内植物(图37-3-4)。

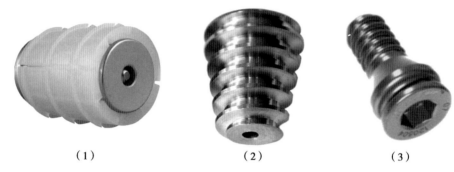

（1）　　　　　　　　　　（2）　　　　　　　　　（3）

图37-3-4　国内引进的距下关节制动器
（1）Kalix II;（2）Talar-Fit;（3）HyproCure

【适应证】　年龄在8～12岁的少年柔软性平足症,长期非手术疗法不能缓解疼痛者。

【禁忌证】　僵硬型平足症。

【麻醉与体位】　硬膜外麻醉,全身麻醉。仰卧位,患肢下方垫以薄枕,在止血带下行手术。

【操作步骤】

（1）切口:于足背外前方的跗骨窦体表处做3cm长斜行切口(图37-3-5(1))。

（2）显露:切开皮肤、皮下组织后切开深筋膜,将趾短伸肌从止点上剥离下来并向两侧牵开,即可显露出跗骨窦(图37-3-5(2))。

（3）定位:先将一导针从跗骨窦外侧插入,使其从内侧穿出。通过X线检查位置无差错后将试子插入,以选择合适直径的内置物。将Maxwell-Brancheau内置物通过足背外侧跗骨窦入路植入中、后距下关节之间,以阻止距骨向前下移位和旋前,但距下关节仍可正常运动,同时内置物的植入还能抬高足纵弓,从而解除症状。内置物直径大小的选择,以能较为顺利拧入的试子为准,选择比其大一号的内置物即可。经X线证实满意后,选择同等大小的内置物植入(图37-3-5(3))。

（4）关闭切口:松止血带止血,分层缝合关闭切口。

【术后处理】　术后3～5天换药,防止感染。两周拆线。术后即可扶拐下地逐渐负重行走。4周后可完全负重。

（二）外翻平足型

患儿因足内侧三角韧带松弛,致使足自胫距关节处向外翻(部分伴有旋转),跟骨与跟腱的轴线向外翻转。此类患儿多较肥胖且伴有膝外翻,负重时足纵弓塌陷,出现平足外翻畸形,不负重时足纵弓恢复,平足畸形消失。多数患儿行走时前足内旋,使载重力线移至足的中部或外缘,在不自觉中自行矫正畸形,畸形消失后步态可恢复正常。若患儿行走时前足不内旋,可穿用足弓垫进行矫正(图37-3-6),从鞋后跟的内侧半延长到距舟关节;并积极进行足部肌肉锻炼,常可控制症状。9岁前若能应用上述方法

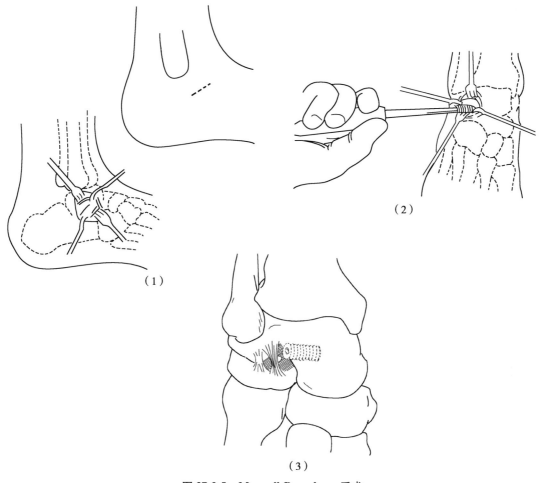

（1）

（2）

（3）

图 37-3-5 Maxwell-Brancheau 手术
（1）皮肤切口与显露跗骨窦；（2）放入内置物；（3）内置物放入后

坚持治疗 1～2 年,40%～50% 的患儿可以恢复正常,约 40% 有进步。经保守治疗 2 年以上、大于 10 岁的患儿,若症状显著,可考虑手术治疗。手术治疗应根据不同情况采用不同的手术方法。凡伴有膝外翻者,应首先矫正膝外翻畸形,然后或同时矫正足外翻(可参考本章第四节足内外翻畸形)。其他治疗原则同松弛型平足症。

二、先天性垂直距骨

先天性垂直距骨(congenital vertical talus,CTV)是足的先天结构性平足,是先天性平足症的常见类型。此类患者足部骨结构上有畸形,有的出生后即有足部僵硬畸形;有的在学龄期,约 10 岁,生长发育迅速,活动增加,方表现出足部畸形与症状。有的若能得到及早正确的治疗而不出现症状,因而骨科医生应警惕此病的发生,以便早期诊断、早期治疗,预防疾病的发展,解除患儿的病痛。CVT 的 X 线表现主要为距骨垂直、跟骨下垂、足前部背屈并向外侧倾斜、足底呈凸形;侧位片上可见距骨垂直,几乎与胫骨纵轴相平行,距骨处于跖屈的位置,前足在中跗关节有明显背伸(图 37-3-7)。

先天性垂直距骨(距骨垂直)为少数的胚胎性畸形。由于距骨直立,产生距骨与舟骨间脱位,舟骨与距骨颈的背侧接触,距骨头楔入舟骨与跟骨之间,将足内侧半的骨骼向前足和后足挤开。其关节面突向足跖侧,跟骨向后外侧移位并跖屈,跟骰关节向背外侧半脱位,前足外展背伸(图 37-3-8),久之将出现足部僵硬的骨性畸形。足背侧及

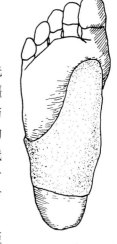

图 37-3-6 扁平足的足弓垫

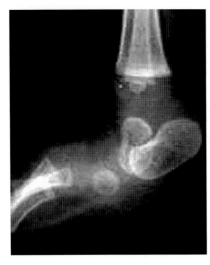

图 37-3-7 先天性垂直距骨 X 线片

胫舟、距舟、跟骰等韧带明显短缩,而足跖侧及内侧的跖侧跟舟等韧带松弛、减弱。胫前肌、踇长伸肌、趾长伸肌、腓骨长、短肌及小腿后侧腓肠肌、比目鱼肌等诸肌挛缩,胫骨后肌及腓骨长、短肌前移等软组织的改变。本病诊断较易,病儿出生即有足部畸形,足底呈摇椅状,多并发于多关节挛缩与腰骶畸形易于诊断;但应与距骨垂直性平足相鉴别可作患足极度跖屈位侧位 X 线片,观察距跖序列是否恢复,后者可以手法矫形。

(一) 婴幼儿的治疗

1. 保守治疗　出生后一经发现,应立即开始治疗。即每日作轻手法按捏矫形数次,每次 2~3 分钟,使足部跖屈、内收及内翻,背屈踝关节拉长跟腱,使跟骨前端背伸等。待皮肤及软组织逐渐松解后,用长腿管型石膏固定于矫正位置。石膏每周更换一次。6~8 周后,可试行手法复位,偶可成功。对复位成功的患者,自第 1~2 趾间向后穿 1 枚克氏针,贯穿距舟关节,将足固定于跖屈内翻位,并用管型石膏固定。2~3 周后更换石膏,增加足背伸。石膏固定时间至少 3 个月,使软组织逐渐松弛,有利于切开复位。手术要充分松解挛缩的肌腱,否则很难得到远期满意结果。

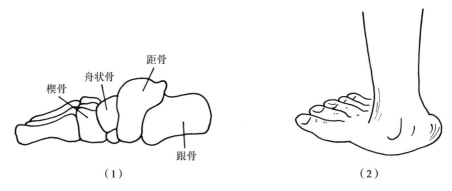

图 37-3-8 距骨垂直畸形的骨与关节改变
(1)先天性垂直距骨的骨排列;(2)先天性垂直距骨患足外形

2. 手术治疗　垂直距骨切开复位术。

【适应证】　手法复位失败者,应在出生后 6 个月时或尽早进行切开复位。

【术前准备】　如前所述,用手法及石膏固定,使足背挛缩的肌腱及皮肤拉松。

【麻醉】　全身麻醉。

【体位】　仰卧,略屈膝,使足内侧向上。

【操作步骤】

(1) 切口:自内踝尖端后方 1cm,跖侧 0.5cm 处起向前作弧形切口,直达第 1 跖骨基底部。

(2) 显露:分离切口两侧软组织,分别向背侧和跖侧牵开,显露距骨的背侧、内侧及跖侧。分离出胫骨后肌腱,自舟骨结节处将其切断,腱端缝一丝线作为标记。注意认清解剖位置:距骨的关节面垂直向足的跖内侧;舟骨关节面紧贴于距骨颈的背侧。自跟骨载距突处切断跟舟跖侧韧带,其远端缝一丝线,向远侧翻转。自远侧横行切断胫舟韧带(三角韧带的前部)及距舟韧带的背内侧部分,以形成一附着于舟骨的关节囊袖套。将此切口纵形延长,在下方切开距骨头及颈部的关节囊,两段切口成 T 形。

(3) 复位:认清距骨头的关节面,自其中心穿入一克氏针,由距骨体内侧面穿出。用此克氏针及一骨撬将距骨头向背侧撬起,同时将前足内翻,使距骨头恢复与舟骨关节面的解剖位关系。年龄较大的儿童,跟骰及距跟骨间韧带可能妨碍跗中及距跟关节的复位,可另作前外侧切口将其切断。若胫骨前肌、蹬长伸肌、趾长伸肌及腓骨长、短肌等肌腱过短而妨碍复位时,可另做切口予以延长。

(4) 固定:将已穿入距骨内的克氏针向前穿入舟骨、楔骨及第 1 跖骨作固定。摄 X 线片确定是否复位良好。

(5) 关节囊紧缩修补:先将近端跖侧的关节囊及韧带片向背侧远方提起缝于远侧片背侧角;再将近端背侧片向跖侧远方拉紧缝于远侧片跖侧角;然后将远侧片向近侧拉紧与近侧片重叠间断缝合。跟舟跖侧韧带拉紧缝合于跟骨载距突处。胫后肌腱向下拉紧缝于第 1 楔骨跖侧。

(6) 分层缝合伤口:皮外的克氏针剪断埋于皮下。于跟骨上横穿一粗克氏钢针用长腿管型固定于屈膝 45°、踝背屈 10°～15°、足跟 10°内翻、前足跖屈内翻位。足跟横穿的克氏钢针两端包括在石膏内,并于足底纵弓及足跟处将石膏塑形(图 37-3-9)。

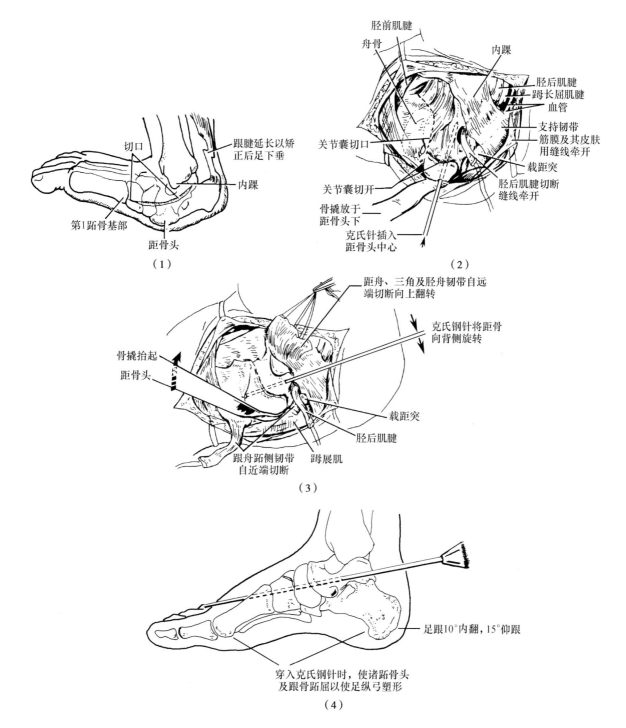

（1）

（2）

（3）

（4）

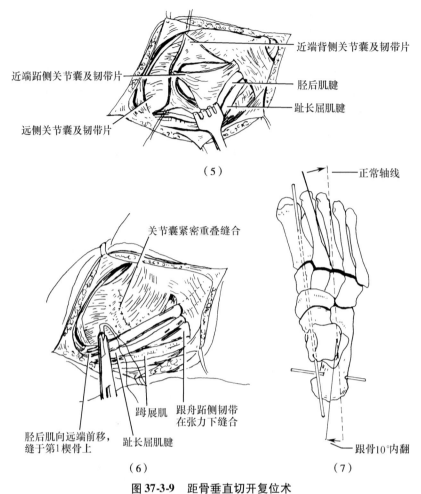

（5）

（6）　　　　　　　　　（7）

图 37-3-9　距骨垂直切开复位术
（1）切口；（2）显露变异的组织解剖；（3）复位；（4）固定；（5）关节囊重叠缝合
加强；（6）缝合；（7）复位后固定的位置

【术后处理】　术后长腿管型石膏固定,6 周后拔出克氏针,继续用长腿管型石膏固定到 12 周。12 周后再用小腿管型石膏固定,并加行走镫放于足跟后方,继续固定 4 周。

（二）4~6 岁儿童的治疗

如前所述先作石膏矫形,但多数无效,应及早手术。按上述手术方法作切开复位,术中需切断距跟骨间韧带,切开跟骰关节背外侧关节囊,并作足背外侧诸肌腱延长,手术后即作或在手术后 3 周加作关节外距跟关节融合术。本术是在跗骨窦处植骨融合距跟骨关节,于足背外侧作短弧形皮肤切口,切开皮下组织后向两侧牵开切口。切断趾短伸肌起点,分离后将其牵向远侧,此时即可显露出跗骨窦。刮除跗骨窦部脂肪组织,用磨钻将跗骨窦周围的骨皮质打磨粗糙。从髂骨切取松质骨填塞在跗骨窦内,以使距跟关节融合。将伸趾短肌缝回原位,然后关闭切口。术用短腿石膏管型固定足于功能位,手术后两周拆除石膏、拆线,更换为可行走的管型石膏,逐渐下地行走;待 X 线检查骨愈合后去除石膏外固定。

（三）6 岁以上者的治疗

切开复位常失败,并常发生距骨缺血性坏死,故此等到 12 岁后行三关节融合术为宜。

三、先天性跗骨桥

先天性跗骨桥,又称为"先天性跗骨连接",是先天结构性平足的另一类型。本病为先天性发育畸形,在跗骨之间可以产生各种不同部位和不同程度的骨性、软骨性或纤维性连接,或突起、骨异常肥大等。这种连接可发生于距骨与跟骨之间(图 37-3-10)、跟骨与舟骨(图 37-3-11)、距骨与舟骨之间、跟骨与骰骨之间,亦可多处同时发生。其中以距骨与跟骨之间者最为常见,临床上常称为跟距桥畸形。跟距

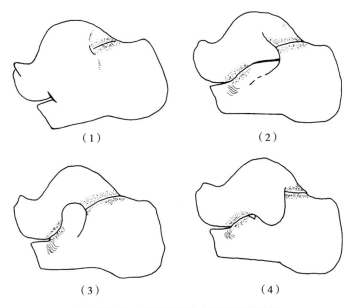

图 37-3-10 各种类型的内侧跟距桥畸形
(1)完全融合;(2)不完全融合;(3)载距突后缘骨性突起;(4)距骨
内侧载距突后方骨性突起

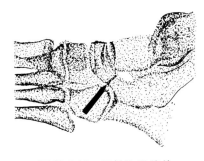

图 37-3-11 足斜位 X 线片

桥常发生于内侧,亦可发生于跖侧与背侧。跟距桥与跟舟桥畸形限制跟距关节的活动,产生僵硬型平足,并常引起腓骨肌群痉挛,产生临床上痉挛性平足的症状。其余部位的跗骨间骨性连接不产生明显症状。

出生时这种跗骨间的连接多为纤维性或软骨性,对跗骨间关节活动的影响较少,因而婴儿常无症状。随着年龄的增长,体重增加,活动量增多,受伤的机会增大,跗骨间连接也逐渐骨化,限制距下关节的活动,开始出现症状。跟舟桥常在 8 ~ 12 岁间骨化,跟距桥在 12 ~ 16 岁间骨化。X 线摄片可确定诊断。45°角的跟骨轴位 X 线片能较好地显示跟距桥畸形,但有时因关节面的方向有变异,需改用 30°、35°或 45°角的轴位摄片才能显示清除。跟舟桥畸形用足后部外侧45°斜位 X 线片显示良好。

(一)治疗原则

根据不同情况采取不同治疗方法。大多数患者可用非手术疗法获得较好效果。生长期儿童足外翻畸形较轻者,可用足纵弓垫及鞋跟内侧垫高治疗。因外伤或劳损后腓骨长短肌痉挛急性发作者,可用小腿行走管型石膏固定 4 ~ 6 周治疗。若疼痛及痉挛反复发作,可行骨桥切除术。晚期距跟及距舟关节已有明显骨性关节炎及畸形严重者,应手术治疗。内侧距跟关节完全融合而外翻畸形不超过 15°者,仅作距舟关节融合术,偶尔需将突出的骨桥部分削平,以免摩擦鞋面产生症状。若距跟桥不完全或足跟外翻畸形超过15°,则需行三关节融合术,并将骨桥切除。跟舟畸形而尚未发生距舟关节骨性关节炎者,行骨桥切除术。若已有骨性关节炎或有其他跗骨间联合畸形时,则需行三关节融合术。

(二)手术治疗

1. 距跟桥切除术(以内侧为例)

【适应证】 软骨、纤维组织相连或较小的骨性距跟桥畸形,距跟、距舟关节无骨性关节炎改变者一般年龄在 14 岁以下。

【麻醉】 全身麻醉。

【体位】 仰卧,略屈膝,使足内侧向上。

【操作步骤】

（1）切口：按跟骨内侧显露途径在内踝下方2cm处作弧形切口，长约5cm。

（2）显露：切开皮肤后分离皮下组织，认清踝管内肌腱与血管神经束并加以保护，平行于踝管下方切开深筋膜，分离出胫后肌腱并牵向跖后方显露骨桥部。

（3）切除骨桥：骨桥被确认后，将骨桥作长方形整块切除，不要切成楔形。注意尽量不打开距跟关节；切除的范围要足够，范围应超出联合以外0.5cm。粗糙骨面用电烙与骨蜡止血。

（4）缝合：分离出部分踇展肌起点并向远端游离一段距离，然后缝一铬肠线，将此部分填入切除骨桥后留下之空隙中，肠线两端自足外侧皮肤分别穿出，结扎于垫有纱布的纽扣上。缝合伤口后，用小腿管型石膏固定。

【术后处理】　两周后将管型石膏切开成前后两瓣；做足内、外翻活动锻炼时取下，练习后包扎。3周拆除缝线，去除石膏，8~10周后开始承重行走并穿用足纵弓鞋垫6个月。

2. 距跟关节融合术

【适应证】　14岁以上儿童，内侧跟距桥畸形所致僵硬型扁平足，经非手术治疗或骨桥切除后仍有症状反复发作或呈持续者，且足跟外翻在15°以内，经手术探查证明跟距间骨桥完全性融合者。

【禁忌证】　14岁以下儿童足跟外翻畸形在15°以上，跟距间不完全融合者。

【麻醉与体位】　同前。

【操作步骤】

（1）切口：自第1楔骨基底至内踝尖端下方及后方各2cm处作弧形切口。分离胫后肌腱，将其牵向跖侧后方，即可显露出距下关节（图37-3-12）。

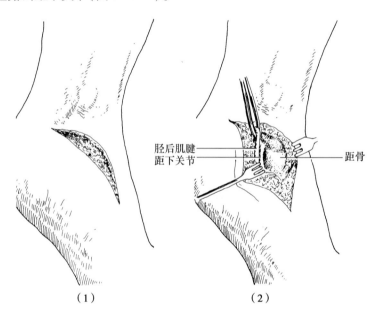

图37-3-12　距跟关节融合术
（1）切口；（2）胫后肌腱牵向后下方，显露距下关节

（2）检查及融合距舟关节：探查距跟桥情况，若为完全性融合，即在切口前端显露距跟关节，凿除相对关节软骨面。

（3）分层缝合伤口，用小腿管型石膏固定，注意足弓塑形。

【术后处理】　小腿管型石膏固定6周，换行走管型石膏4周，然后穿硬底长筒靴穿用纵弓鞋垫6~12个月。

3. 距跟关节和距舟关节融合术

【适应证】　14岁以上者。内侧距跟桥畸形所致僵硬型扁平足，经非手术治疗仍有症状反复发作或呈持续者，且足跟外翻严重，在15°以上者，经手术探查证明跟距间尚未完全骨性融合者。

【禁忌证】 年龄在 14 岁以下者。

【麻醉与体位】 同前。

【操作步骤】

（1）切口：同前。

（2）探查距跟桥情况，若为完全性连接，则作单纯的距跟骨桥切除（见上一手术）。若为不完全连接则需同时作距下关节融合。先切除距骨前方阻挡的距舟骨桥，再继续向后方切开内侧关节囊，以显露距跟后关节，切除关节面，内侧切骨可稍多些以便足以矫正足跟外翻。但切忌切骨太多，以免产生足跟内翻。

（3）分层缝合伤口，并用小腿管型石膏固定，注意足弓塑形。

【术后处理】 同前。

4. 跟舟桥切除术

【适应证】 跟舟桥畸形，距舟关节无骨性关节炎改变者，一般年龄在 14 岁以下。

【麻醉】 椎管内麻醉或全麻。

【体位】 仰卧位，患侧膝略屈，使足内侧向上。

【操作步骤】

（1）切口：作足背外侧弧形切口。将趾短伸肌起点作整块剥离，并向下翻转，即可显露跟舟桥。

（2）探查骨桥：将骨桥作长方形整块切除，不要切成楔形。注意勿打开距舟关节。切除的范围要足够一般超出骨桥的 0.5cm。粗糙骨面用电烙与骨蜡止血（图 37-3-13）。

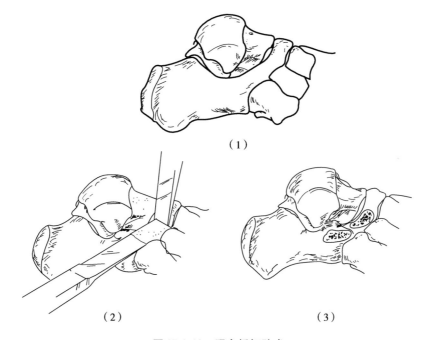

（1）

（2）　　　　　　　　（3）

图 37-3-13　跟舟桥切除术
（1）跟舟桥示意；（2）用骨刀垂直切除骨桥；（3）骨桥切除后

（3）缝合：于趾短伸肌起点处缝一铬肠线，将此肌全部填入切除骨桥后留下之空隙中，肠线两端自足内侧皮肤分别穿出，结扎于垫有纱布的纽扣上。缝合伤口，用小腿管型石膏固定。

【术后处理】 2 周后将管型石膏切开成前、后两瓣，作足内、外翻活动锻炼时取下，练习后包扎。3 周后拆除肠线，拆除石膏，8～10 周后开始承重行走，并垫足纵弓垫 6 个月。

四、先天性分裂足

先天性分裂足较为罕见，是一种足部分裂畸形，由足趾部存在的一个单独裂隙，向近侧伸延至足部或跗骨的一种异常。通常可有 1 个或多个趾,连同其跖骨缺如,跗骨亦常有异常。

此畸形在程度及形状上各有不同,但第 1、5 两趾一般存留。

手术治疗此畸形的目的,首先要考虑恢复其功能,其次才能考虑矫正畸形。可采用 Joplin 手术,将分裂之趾骨用肌腱绑扎在一起。若裂隙向近端伸延至跗骨时,将相邻侧的皮肤切除,将跖侧及背侧的皮缘进行缝合以关闭裂隙(图 37-3-14)。若跖骨无相应趾骨,可将跖骨切除,再进行缝合。

五、先天性马蹄内翻足

先天性马蹄内翻足较为常见,其发病率约为 1%。男性多于女性,双侧者约占半数。临床特征表现为后足马蹄、内翻、内旋、前足内翻、内旋、高弓。每例畸形程度可有所不同,但均有固定畸形,随年龄增长加剧。因本病为先天性畸形,其治疗应从新生儿开始。治疗方法分为非手术治疗与手术治疗两类。

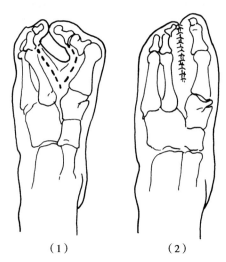

（1）　　　　　　（2）

图 37-3-14　Joplin 手术
（1）皮肤切口;（2）跖趾、趾间关节
复位与缝合皮肤

（一）非手术治疗

保守治疗虽然费时,且有一定的复发率、残留畸形,但仍不失为新生儿、小婴儿、比较软弱的畸形足的早期首选治疗。保守治疗的方法是手法按摩、连续石膏矫形和使用 Denis Brown 等支具,是对新生儿及小婴儿经常采用的治疗方法。

1. 手法按摩　采用手法按摩治疗先天性马蹄内翻足虽然不可能矫治畸形,但可防止畸形加重,为治疗作准备,正确轻柔的手法,有助于增加足的柔韧性。相反,粗暴错误的手法,会使畸形足更加僵硬,为以后的治疗带来困难。具体方法为:将患足足跟握持在母亲对侧手的掌心中,另一只手用拇指与示、中指捏持前足,轻柔的矫正前足内收、内翻畸形,当前足畸形矫正后,背伸踝关节,逐渐牵张跟腱。每一畸形按摩达到目的时,应保持足于被矫正的位置上数 10 秒钟。

2. 连续石膏矫形　石膏矫形必须遵循先矫正前足内收、内翻、后矫正跟骨内翻、踝关节跖屈的原则。否则,会出现摇椅足畸形。具体做法是由一名家长、两名医务人员配合完成:将患儿横放在床上,仰卧,家长站在头侧扶持,一名医生站在足侧,一手托持小腿,维持患儿于 90°屈髋、90°屈膝位,另一手以拇指与示、中指,与足长轴一致方向捏持前足矫正前足畸形。薄薄的裹上一层石膏棉,自大腿中上段开始,直接用石膏绷带缠绕,直至小腿下端,固定膝关节于 90°屈膝位,第 2 卷石膏自大腿中上段开始,一直缠至足尖,将捏持前足的手指也缠在石膏内,直至指跟。抽出手指,翻转石膏露出足趾,然后开始塑形,一只手塑形矫正前足内收、内翻,另一只手用虎口塑出足跟轮廓。第 3 卷石膏折叠 4~5 层做成一个足的底托加强足底,然后继续缠绕加固管型石膏。根据患儿年龄与畸形僵硬程度获得矫正后,逐渐矫正后足马蹄畸形,直至畸形过度矫正。

3. 使用 Denis-Brown 支具　使用 Denis Brown 支具的方法为:先在小腿与足皮肤涂苯甲酸酊,在第 5 跖骨基底及足跟外侧贴上 5cm 厚胶垫,把足底托板贴靠足底,用 2.5cm 宽橡皮膏,自小趾下方开始由内向外绕过足背,固定两圈。然后绕足跟一圈至踝部。将足底托板的垂直臂向小腿外侧靠拢。达到矫正足畸形的目的。此时,如张力过大,不要强行矫正,以免影响血液循环,可将其角度掰大一些。橡皮膏向近端绕四圈固定垂直臂。观察血运情况,24 小时后足内旋位连接横挡板。每日或隔日逐渐旋转足底托板与横挡板之间的坚固齿旋体,至中立位、外旋位。治疗过程中,每次矫形后,要有 1~2 周维持此位置的间隙期,以使皮肤、神经、血管、肌腱韧带等软组织逐渐耐受,利于足的生长发育。经过以上保守治疗,若畸形已被矫正,还必须穿用足套、矫形鞋等支具,观察至学龄。

注意事项:在进行保守治疗时,手法应轻柔;同时根据年龄、畸形程度、足的僵硬情况使以不同的矫正力。小儿软骨比韧带更为软弱,暴力矫正时,软骨所承受的压力比韧带更大。一旦损伤软骨,不可避免要出现僵足,应予警惕。

（二）手术治疗

对保守治疗难以获得成功的病例,或一旦保守治疗无效或疗效不明显时应尽早手术。早期通过手术彻底纠正距跟的旋转畸形,恢复足的序列,是一种新的治疗趋势。

1. 软组织松解手术　当婴儿保守治疗无效,或患儿年龄偏大,或僵硬型马蹄内翻足畸形,应予以软组织松解术治疗。可根据不同情况选择不同的术式。

（1）后侧松解术

【适应证】　婴幼儿经保守治疗前足畸形已矫正,跟腱有明显挛缩。

【麻醉】　全身麻醉或硬膜外阻滞麻醉。

【体位】　仰卧位。

【操作步骤】　按踝关节后内侧显露途径,在跟腱内侧作纵形切口,游离跟腱,切断跖肌腱。矢状面将跟腱劈为两半,保留跟腱外侧半跟骨附丽处Z形延长跟腱。活动踝关节,明确关节间隙后,横行切开后侧关节囊。注意勿损伤内侧的血管神经束、踇长、趾长屈肌腱、胫后肌腱及外侧的腓骨肌腱。在5°～10°背伸踝关节的状态下吻合跟腱,缝合肌腱外滑膜鞘。术后,用长腿石膏托制动两周。

（2）跖底松解术

【适应证】　足底软组织,如跖腱膜、跖肌紧张或挛缩,与其他软组织或骨矫形手术同时矫正。

【麻醉】　全身麻醉或硬膜外阻滞麻醉。

【体位】　仰卧位。

【操作步骤】　按跟骨足底内侧显露途径,在足内侧自跟骨内侧向前延伸作3cm长皮肤切口。锐性剥离显露跖腱膜,自跟骨附丽处横行切断并切除一段跖腱膜,检查跖底外侧跖长韧带,如紧张一并切断。个别挛缩严重的病例,需将跖底附丽的小肌肉起点用骨膜剥离器向远端剥离,但最多剥离到跟骰关节平面。

（3）后内侧松解术

【适应证】

1）保守治疗失败的严重马蹄内翻者与其他软组织松解同时应用。

2）1岁以上患儿畸形比较固定,非僵硬型,跟骨内旋不显著。

【麻醉】　全身麻醉。

【体位】　仰卧位。

【操作步骤】

1）切口:自第1跖骨基底至跟腱内侧顺内侧足弓做8～9cm长弧形或纵形皮肤切口,后部切口沿跟腱内侧向上延长至踝上6cm处。为了能够清楚地松解跟腓韧带,有人提出可将踝上切口移至跟腱与外踝之间,此种改良切口皮瓣游离过于广泛,有皮肤坏死之虞。

2）游离胫后肌、趾长屈肌、踇长屈肌腱和血管神经束,矢状面Z形切断并延长跟腱,保留其在跟骨外侧的附丽部,直视下切开踝关节后侧关节囊。必要时,与跟腓韧带一并切开距下关节后关节囊。

3）切开屈肌支持带,游离血管神经束,自跟骨起游离展肌,将血管神经束牵向足底侧,切开胫后肌腱腱鞘。在踝上将近侧端胫后肌腱Z形延长切断,以胫后肌腱远端为引导,游离至舟骨结节。严重畸形足舟骨可紧靠在内踝前方,其关节面与足的内缘平行。切开距舟关节背侧与跖侧的关节囊,通过关节钝性剥离外侧关节囊,以利于复位。如不能复位,则需要松解跖底,对于年龄偏大的病例,往往还需要再加上外侧松解、骰骨楔形截骨,才能使舟骨复位,矫正前足畸形。

4）使足外翻,从跟骨后侧松解三角韧带的浅层,必要时切除趾长、踇长屈肌腱的腱鞘,切开跟距关节内侧关节囊,切断骨间韧带,保留胫距韧带,以防止出现扁平足畸形,保留距下关节外侧关节囊的连续性,以防止跟骨滑向外侧,出现过度矫正。

5）将距舟关节复位,注意不要过度矫正。用1枚细克氏针自第1跖骨干背侧,经第1楔骨、舟骨、距骨,固定距舟关节,如术中完全松解骨间韧带,距下关节已完全游离,用另1枚克氏针,经跟骨、距骨固定跟距关节（图37-3-15）。

6）将踝关节于中立位吻合跟腱、胫后肌腱,将克氏针剪短留在皮下。

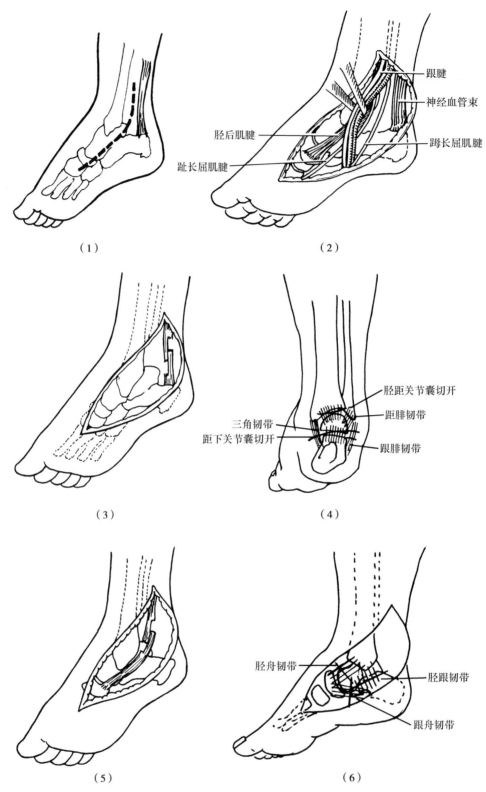

（1）

跟腱

神经血管束

胫后肌腱

拇长屈肌腱

趾长屈肌腱

（2）

（3）

胫距关节囊切开

距腓韧带

三角韧带

距下关节囊切开

跟腓韧带

（4）

胫舟韧带

胫跟韧带

跟舟韧带

（5）

（6）

图 37-3-15　后内侧松解术

（1）切口：自第 1 跖骨基底至跟腱内侧；（2）显露踝管；（3）矢状面 Z 形延长跟腱；（4）切开胫距关节囊，必要时，与跟腓韧带一并切开距下关节后关节囊；（5）Z 形切断延长胫后肌腱；（6）切断三角韧带浅层及弹簧韧带

【术后处理】 术后用膝上石膏固定,6周后拔出克氏针,继续用膝下石膏管型或矫形足套固定至术后4个月。

（4）后内外侧松解

【适应证】

1）患足畸形严重,且比较僵硬,行走时足背着地,足跟内翻,足有明显内旋畸形,内外踝连线与足底纵轴交角<75°（正常为85°~90°）。

2）经过手术矫治仍呈内旋步态的马蹄内翻足。

【麻醉】 全身麻醉。

【体位】 俯卧位或仰卧位。

【操作步骤】

1）切口:自足背外侧跟骰关节处开始,向后通过外踝下3mm处,再向后绕过足跟后方延长到足的内侧,通过内踝下方继续向前,至第1跖骨基底处(图37-3-16)。在跟腱后外侧,尽量保留小隐静脉与腓肠神经的连续性。

2）向近侧游离跟腱,冠状面Z形延长切断之。如马蹄明显,为避免过多的游离可在跟腱的腱腹交界处另作一个1cm长纵形切口,切开腱周后,在此近侧小切口内紧贴跟腱插入一个小钩,向下划行直至跟部的皮肤切口露出钩端。用刀片将跟腱自跟骨附丽处矢状面纵形劈成两半,将小钩插入切口并维持其在肌腱内向上拉,一直劈至腱腹交界处,保留外侧半跟骨附丽处,Z形延长切断跟腱。牵开跟腱远断端,显露跟距关节后侧关节囊,横行切开。

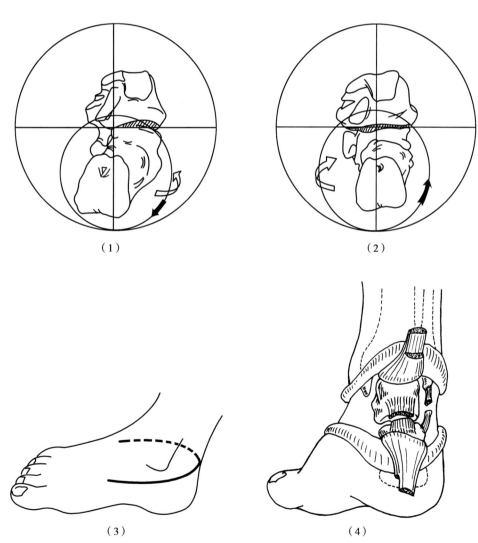

（1）

（2）

（3）

（4）

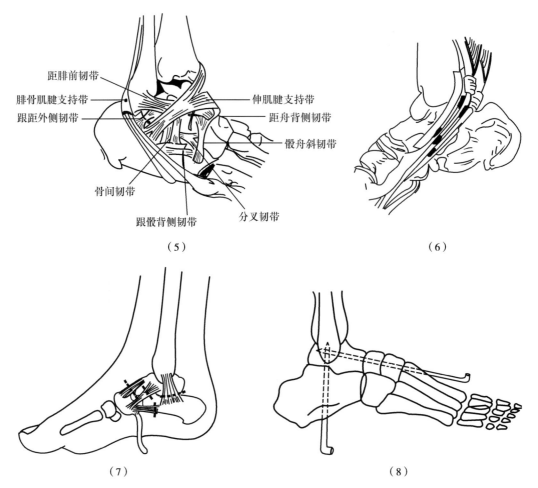

（5）　　　　　　　　　　　　　　　　　　　（6）

（7）　　　　　　　　　　　　　　　　　　　（8）

图 37-3-16　后内外侧松解

（1）未矫治前跟骨内旋内翻；（2）矫正后距下关节关系恢复正常；（3）Cincinatti 马蹄形切口；（4）冠状面 Z 形切断跟腱，切断跟腓、后跟距韧带；（5）松解外背侧涉及的解剖关系；（6）延长胫后、趾长屈、姆长屈肌腱；（7）切断三角、背侧距舟、跖侧跟舟韧带，切开关节囊；（8）用克氏针固定距舟、舟楔、距跟关节

3）切断增厚的腓骨肌腱上支持带、跟腓韧带、后侧距跟韧带，松解腓骨肌腱腱鞘，显露并切断距跟韧带、距下关节外侧关节囊。必要时游离趾短伸肌起点，切断跟骰背侧韧带、舟骰韧带，以允许跟骨外旋。

4）切开分裂韧带，游离血管神经束至足的跖侧。自跟骨起点处游离姆展肌。在内踝上方切开胫后肌腱腱鞘，Z 形延长并切断胫后肌腱，以胫后肌腱为指引，游离舟骨及距舟关节。切断三角韧带、背侧距舟韧带、跖侧跟舟韧带，切开距舟关节内侧、背侧、跖侧、外侧关节囊，切断跟骨前端内侧的叉状韧带，切开距下关节内侧关节囊。

5）先摆正距骨舟骨关系，恢复距骨楔骨序列。用 1 枚克氏针自距骨后方穿入，穿过距舟、舟楔关节，经第 1 跖骨外侧，自第 1、2 趾间皮肤穿出。校正足下垂，必要时切断后距腓韧带，延长趾长屈肌腱、姆长屈肌腱。要保留后胫腓韧带、三角韧带深层部分胫距韧带的连续性，以保持后踝的稳定性。矫正跟骨在水平面的内旋畸形，将跟骨外旋，同时矫正跟骨的内翻倾斜。如距骨后内侧突出部分妨碍旋转，可将其切除。当跟骨外旋至内外踝连线与足底轴线交角恢复至 85°～90°时，自跟骨下方向距骨内穿入 2 枚克氏针固定。

【术后处理】　术后屈膝 90°位长腿石膏制动，6 周后拔除克氏针开始功能练习。

（5）距下关节完全松解

【适应证】　仅适用于严重僵硬的马蹄内翻足，曾经手术治疗完全失败的病例，最好年龄在 4 岁以下。距骨顶变扁、长期石膏制动或反复手术后踝关节前侧关节囊挛缩，跖屈严重受限，是手术的相对禁忌证。

【麻醉】 全身麻醉。

【体位】 俯卧位或仰卧位。

【操作步骤】

1）切口：3岁以下采用上述后内外侧松解的皮肤切口，3岁以上可选用内侧松解的皮肤切口，再加上一个斜行的后外侧切口，以防止皮肤坏死。

2）松解足内侧浅层：自分裂韧带游离姆展肌浅层起点，保留其在跟骨上深层的起点，游离血管神经束至足跟分支水平。松解足、踝后侧：游离跟腱，矢状面Z形延长切断之。自内踝近端至Henry结节切开屈趾长肌腱腱鞘，Z形延长该腱。在内踝近侧Z形延长切断胫后肌腱，并打开踝远端的部分鞘管。自外向内切开踝关节后侧关节囊。姆长屈肌腱位于距下关节内侧，可用以确定距下关节的位置，切开距下关节后侧关节囊。

3）松解足外侧：在距下关节外侧水平切开腓骨肌腱腱鞘（保留外踝处鞘管完整，以防止腓骨肌腱向前滑移），环形切除腱鞘。将腓骨长短肌腱与腓肠神经一并牵向前侧，在跟距关节平面游离跟腓韧带，自跟骨附丽处切断。然后将腓骨肌腱牵向外侧，垂直切断距腓后韧带。自距舟关节外侧平面，切开跟距关节外侧关节囊。钝性剥离背侧关节囊，切开距舟关节外侧关节囊，尽可能切断骨间韧带。

4）松解足内侧深层：用一根钝头细探针插入胫后肌腱腱鞘，向远端一直通到该腱附丽处，在探针顶端切一个小切口，将胫后肌腱远端自鞘管内抽出，保留一段鞘管做滑车，有助于维持纵弓。将血管神经束牵向前侧，保护跖内侧神经，显露三角韧带浅层。彻底游离姆长屈肌，切断三角韧带浅层及跟距关节囊内侧部分。以胫后肌腱附丽为指引，切开距舟关节。在游离距舟关节背侧关节囊时，由于舟骨脱位与胫骨相接触，要小心贴着舟骨一侧游离切开，以避免损伤至距骨颈的距骨滋养血管。游离跖侧跟舟韧带，距骨头往往滑移至跟舟韧带内侧，慎勿损伤距骨头的关节面。距舟关节囊完全切开后，切开距跟关节前内侧、后内侧关节囊，切开残留的骨间韧带，使跟距骨间可以自由旋转。

5）前足畸形不能完全矫正仍有内收，或矫正后有阻力，可以再松解跟骰关节。3岁以上患儿，往往需要作跟骨骰骨突截骨，或骰骨楔形闭合截骨。如有跖底挛缩，则切断跖腱膜松解跖底。

6）复位内固定：由于完全松解，术后必须行内固定6~8周，以使韧带修复。可用克氏针分别固定距舟、距跟关节，必要时固定跟骰关节。

【术后处理】 膝关节屈曲90°、踝关节稍背伸小于10°位，长腿石膏制动。术后10天更换石膏管型，3周后拔除克氏针，继续用石膏管型制动6周。拆石膏后，白天穿矫形鞋，夜间应用支具，持续两年。

2. 胫前肌腱外移术 很多马蹄内翻足存在足内、外翻肌力不平衡。因此，有些学者主张及早行胫前肌外移，甚至短缩腓骨肌腱。但实际上，如果存在固定畸形，肌腱移位很难达到预期的结果。如果畸形可以完全纠正，也就没有肌腱移位的必要。所以，肌腱移位只是一种辅助的手段，不能代替其他手术。

【适应证】 骨性畸形已获矫正，没有固定的马蹄内翻畸形，但存在明显的腓骨肌力弱，行走时有动力性内翻，若胫前肌肌力在3级以上，为预防内翻畸形复发，可将胫前肌外移。

【麻醉】 全身麻醉。

【体位】 仰卧位。

【操作步骤】

（1）在第1楔骨背侧，沿胫前肌肌腱走行方向，在其止点处作3cm长纵形皮肤切口（1）。显露胫骨前肌腱，将止点连同远侧筋膜一段切下，向近端切开部分腱鞘，游离该肌腱（图37-3-17）。

（2）于小腿中、下1/3交界处胫骨前外方作纵行皮肤切口，长4~5cm（2）。切开深筋膜，找到紧贴胫骨前外侧的胫骨前肌，稍加分离，将远端肌腱在此切口拉出，缝合切口（1）。

（3）在第3楔骨或骰骨背侧作纵行皮肤切口（3），长4~5cm。牵开伸趾肌腱，在（2）、（3）两个切口间通过踝前支持下带作皮下隧道，将胫骨前肌腱无扭曲地引至切口（3）缝合切口（2）。

（4）在楔骨或骰骨背侧，由足背垂直向足底方向用5mm粗钻头作骨隧道。把肌腱游离端穿引两股细钢丝，将钢丝牵引的肌腱通过骨隧道拉向足底。在跖侧把穿出的钢丝拉紧肌腱，使足背伸于10°位并矫正内翻。缝入纽扣1枚，扎牢固定于皮外，缝合切口（图37-3-17）。也可用铆钉直接固定于第三楔骨。

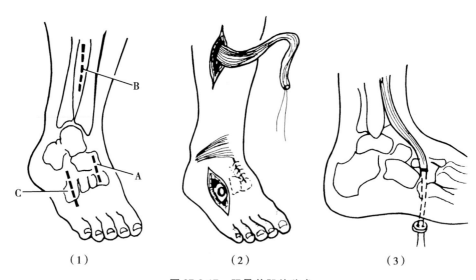

图37-3-17　胫骨前肌外移术
(1)切口;(2)游离的胫骨前肌和第3楔骨钻骨隧道;(3)外移后足底用钮扣固定

3. 骨性手术　骨性手术虽不能彻底矫正骨与关节的畸形,但有助于简化对软组织手术的要求,对年龄大、条件差的病例,是一种实用的好方法。一般骨性手术应在5岁以上,若行三关节融合术应在14岁以上。在行骨性手术时应注意,凡能通过关节外截骨矫正,或截骨后能逐渐矫正的病例,不应选择关节内截骨融合的术式。

(1) 关节外骨性手术

1) 骰骨截骨术

【适应证】　软组织松解后,前足畸形需缩短足的外侧柱方可矫正时,先行骰骨楔形截骨。

【麻醉】　全身麻醉或硬脊膜外阻滞麻醉。

【体位】　仰卧位。

【操作步骤】　足外侧弧形切口,游离部分趾短伸肌,显露跟骰关节、骰跖关节。保留关节囊完整,在腓骨短肌腱背侧切开骨膜,剥离并显露骰骨外侧面,楔形截骨。使楔形的基底在前外侧,楔形的顶点可达到第3楔骨。将足外展、外翻,用"Π"形钉或螺丝钉固定。检查骨面对合情况满意后,关闭切口。术后用短腿石膏管型制动6周(图37-3-18)。

2) 跟骨和骰骨突截骨术

【适应证】　骰骨楔形截骨仍不能达到矫正要求,可同时行跟骨骰骨突的楔形截骨。

【麻醉】　全身麻醉或硬脊膜外阻滞麻醉。

【体位】　仰卧位。

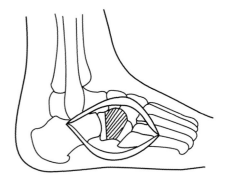

图37-3-18　骰骨楔形截骨

【操作步骤】　皮肤切口同上,在切口的后部,向外踝方向弧形延长近端切口,游离趾短伸肌起点,牵向背侧,游离跟骨、骰骨突的前外缘,将腓骨肌腱牵向跖侧,显露骨面,在接近跟骰关节分别在跟骨与骰骨的骨突处做基底在外侧的楔形截骨,顶点不穿过对侧骨面,上面不进入跟距关节前关节面,手法挤压对合截骨面,用"Π"形钉或螺丝钉固定。检查骨面对合情况满意后,关闭切口。术后用短腿石膏管型制动6周(图37-3-19)。

3) 跟骨外翻截骨术

【适应证】　年龄大,跟骨有骨性内翻畸形,或矫正手术后残留有跟骨内翻、高弓畸形。

【麻醉】　硬脊膜外阻滞或全身麻醉。

【体位】　仰卧位。

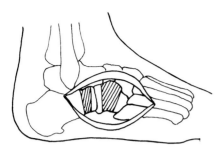

图 37-3-19 骰骨、跟骨骰骨突双楔形截骨

【操作步骤】 在足跟外侧与腓骨肌腱走行方向平行足底缘作弧形皮肤切口。显露腓骨肌腱腱鞘,在其下方将骨面显露清楚,做一个底在外侧与跟骨轴线垂直的楔形截骨,楔形的顶点在内侧骨皮质,手法折断对合截骨面后用"⌂"形钉或螺丝钉固定。检查骨面对合情况满意后,关闭切口。术后用短腿石膏管型制动6周。

(2) 关节内骨手术:关节内骨手术有三种,分别适用于不同的年龄与畸形。①跟骰关节切除融合术:适应于4岁以上,9岁以下,前足畸形虽经软组织松解仍很显著的病例。这种手术矫形后,有发育性继发足外翻的可能。②中跗关节截骨融合术:适应于8岁以上,后足畸形已获得矫正,前足仍有明显内收、内翻、高弓畸形的病例。作底在背外侧的楔形截骨后融合跟骰、距舟关节。③三关节融合术:适应于12岁以上,最好在14岁以上,未经过矫治或矫治后畸形复发,治疗失败、骨畸形严重、软组织僵硬的大龄儿童与青少年,又无法通过其他手术方法获得矫形的病例,三关节融合术是可靠的选择。但踝关节晚期都会出现不同程度的退行性改变。以上手术的具体操作步骤参见第三十八章第三节。

4. 用 Illizarov 技术矫形 Illizarov 足矫形技术是通过牵张关节、软组织,或通过特殊的截骨后,牵张、旋转、展收截骨端,通过新骨生骨,改变跗骨的形状,从而达到矫正矫形,使足底落平位负重的目的。这是近年来新开展且正在推广的一种新的矫形方法,目前仍在不断的探索中。年龄小的病例不需要截骨,称之为无血手术。年龄大畸形重者,应选择不同的术式截骨,遵循骨痂延长的原则,逐渐牵张、旋转矫正畸形。

(1) 基本装置:用4枚骨圆针、2个环固定小腿,作为矫正足畸形的基础。用2个马蹄环、4枚骨圆针分别把持前足与后足。通过螺杆与各种连接装置将小腿与前、后足的马蹄环连成一体,通过牵张、旋转矫正畸形。小腿的两个环分别放置在小腿的中段与下端,每个环固定2枚交叉穿入的直径为1.5mm的克氏针,小腿远端的1枚克氏针要贯穿胫腓骨,以控制旋转,注意勿损伤胫骨远端的骺生长板。足的穿针方向尽可能与畸形足的前足、后足保持垂直,每个马蹄环上的两枚针要保持平行。

(2) 截骨术式:应用 Illizarov 外固定器进行矫形,需根据足部不同的畸形同时给予相应的截骨术。常用的截骨术有踝上截骨、V形截骨、U形截骨、跟骨截骨、中足截骨、距骨截骨。踝上截骨适用于胫骨远端水平的马蹄、内翻。截骨线选在胫骨远端骺生长板的近侧。V形截骨适用于同时矫正前足和后足畸形。截骨线包括与跟骨轴线垂直的跟骨截骨和经距骨颈的截骨线,V形的顶点指向跟骨的跖侧面。U形截骨适用于矫正距骨滑车已变平的马蹄内翻畸形足。其弧形截骨线自跟骨后侧开始,经过距下关节下方,止于距骨颈的背侧。

5. 残留畸形的矫治 除上述矫形方法外,还有几种矫正残留畸形的矫形方法。

(1) 残留跖内翻的矫治:被动可以矫正至中立位的跖内翻,通过长时间穿用矫形鞋或足套,往往可以获得矫正或改善。固定的、被动不能达到中立位的跖内翻,则需要手术矫形。

1) 跖骨基底关节囊松解术

【适应证】 3~8岁治疗后残留的跖内翻。

【麻醉】 全身麻醉或硬脊膜外阻滞。

【体位】 仰卧位。

【操作步骤】 于足的背侧跖跗关节远侧作横弧形皮肤切口,或分别在1~2跖骨间与第4跖骨背侧正中作两个纵形切口,保护拇长伸肌腱、趾长伸肌腱、跖间血管神经束,显露并切断跖间韧带、1~5跖跗关节背侧与内侧关节囊、1~4跖跗关节跖侧内2/3关节囊。然后,手法矫正畸形用短腿石膏管型固定。必要时可自第1与第5跖骨分别穿入1枚克氏针止足跗骨上固定足于矫形的位置上。

【术后处理】 年龄较大的病例,矫形以后关节面是不适应的,需要较长时间的再塑形,术后需短腿石膏制动3~4个月。

2）跖骨基底穹顶式截骨（Berman-Gartland 术）

【适应证】　5 岁以上畸形严重的跖内翻。

【麻醉】　全身麻醉或硬脊膜外阻滞或全麻。

【体位】　仰卧位。

【操作步骤】　皮肤切口与显露同上。显露每 1 跖骨的干骺端，作穹顶向近侧的穹形截骨，考虑到第 1 跖骨骨骺位于近端，为避免损伤，可改良松解第 1 跖楔关节，第 2~5 跖骨基底截骨。术后用克氏针固定第 1、5 跖跗关节止跗骨上 6 周。

（2）残留严重畸形足的矫治方法：此文所谓残留严重畸形是指残留的"豆样畸形足"。这种畸形表现为前足内收、中足旋后、后足内翻、足外侧柱变长，内旋步态，用足外侧缘行走，穿鞋非常困难。经常摔倒，偶有膝关节、踝关节疼痛，可行下列手术。

楔骨开放、骰骨闭合楔形截骨术：

【适应证】　年龄在 4~5 岁以上，尚未达到三关节融合年龄，既往矫形不彻底，残留"豆样畸形足"。

【麻醉】　硬脊膜外阻滞或蛛网膜下腔阻滞。

【体位】　仰卧位。

【操作步骤】　于骰骨背外侧作纵形小切口，在骰骨背外侧截除一个基底 1cm 的楔形骨块，然后在足的内侧第 1 楔骨处线形截骨，手法矫治足畸形，撑开楔骨截骨线，将取自外侧的楔形骨块嵌入内侧撑开的楔形间隙，用 2mm 克氏针固定 6 周。

【术后处理】　术后 6 周拔除克氏针，再用石膏制动 4 周。然后，用支具或矫形足套保护 6 个月以上。

（王正义）

第四节　后天性足畸形

一、平足症畸形的手术治疗

平足、扁平足（flatfoot）或平底足（pesplanus）是一个笼统的概念，它指的是各种原因所引起的足弓塌陷等足的畸形，无论有无症状。当平足伴有疼痛等临床症状时，称之为平足症；当畸形与症状严重时具备手术治疗的指征。平足症分为先天性与后天获得性，前者的外科治疗已在先天性平足的治疗中作了介绍，本处只介绍后天获得性平足症的外科治疗。

扁平足分为柔韧性扁平足和僵硬性（痉挛性）扁平足，前者系指在非负重情况下，足弓外观尚正常，而后者系指即使在非负重情况下，失去了足弓外观。当扁平足发生了骨与软组织结构的改变时，仅仅通过调整鞋具的治疗方法已达不到缓解症状的目的。在各种保守治疗均无效的情况下才考虑手术治疗，而任何矫正扁平足的手术均以缓解引起功能障碍的疼痛为目的。然而目前对扁平足的治疗仍有很大的争议，以致始终没有达成共识：有的只建议手术治疗，甚至从很小年龄开始；有的不主张手术治疗也不主张任何保守治疗；而绝大多数骨科医生的治疗建议介于两者之间。在各种保守治疗均无效的情况下，行关节融合术是缓解扁平足所引起疼痛的最有效方法，但取得此效果要以牺牲患者的内翻和外翻运动为代价。

根据不同情况应采取不同的手术方法，现介绍如下手术。

（一）Miller 手术（舟-楔-第 1 跖骨关节融合术）

【适应证】　年龄在 10 岁以上；平足经非手术治疗两年以上无效，仍有明显症状；无明显骨性畸形及软组织挛缩等；负重 X 线侧位片显示纵弓下陷主要在舟楔关节者，适合采用此术式。

【手术方法】

1. 切口始于内踝下 2cm，沿足内侧纵形切开，自跟骨开始呈微弧形越过舟骨及第 1 楔骨内侧，达第 1 跖骨基底部（显露跟舟跖侧韧带、胫前肌和胫后肌，用锋利骨刀劈下一条基底部向后的包括胫后肌腱、薄层舟骨以及第 1 楔骨内侧的筋膜骨片）。

2. 截去舟、楔和距骨之间的关节软骨及软骨下皮质，为纠正纵弓下陷的需要，做下宽上窄的楔形截骨。若舟骨内侧有部分突出，则将其修平。

3. 纠正畸形后，将凿下的筋膜骨片向远端穿过胫前肌腱并拉紧，在其两侧紧密缝合于第 1 跖骨及第 1 楔骨上。将两侧剥离的关节囊、韧带缝合于此筋膜骨片上。缝合切口（图 37-4-1）。

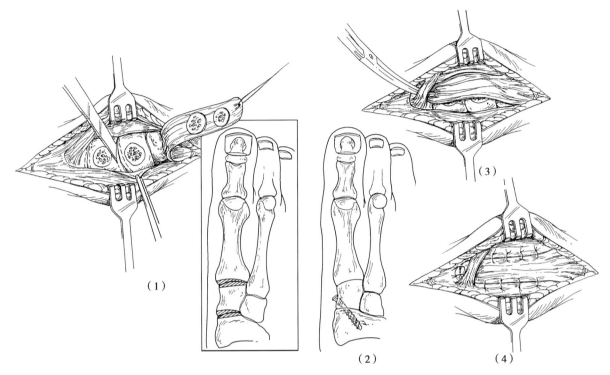

图 37-4-1　Miller 手术治疗扁平足

（1）第 1 跖骨-第 1 楔骨和第 1 楔骨-足舟骨关节融合术；（2）用小的松质骨螺钉固定足舟骨-第 1 楔骨关节；
（3）和（4）将骨-骨膜瓣在胫前肌腱止点下方进行推进

【术后处理】　屈膝长腿管型石膏固定 6～8 周，然后改用短腿步行石膏管型固定 6～8 周。术后 14天更换原管型石膏并拆线；术后 8 周将管型石膏更换为负重石膏管型，允许患者在可耐受的程度内进行负重。此后穿硬底鞋，并加足弓垫半年以上。

（二）改良 Hoke-Miller 术

【适应证】　此术式包括舟楔关节融合术、基底位于背侧的第 1 楔骨楔形开放截骨术以及包括距侧跟舟韧带在内的骨-骨膜瓣远端推进术。用于 10 岁以上青少年疼痛性柔韧性扁平足，负重下侧位片显示距舟或舟楔关节下陷。

【切口】　与 Miller 术式的切口相同。

【手术方法】

1. 舟骨-第 1 楔骨关节融合及第 1 楔骨张开楔形截骨术。切取舟、楔与第一跖骨筋膜瓣的方法同Miller 手术。将基底位于近侧的骨-骨膜瓣牵向后侧，去除足舟骨-第 1 楔骨关节的关节面，以薄骨刀切削，仅切除关节软骨。切除这些关节面的目的并不是为了形成一个基底部位于内侧或距侧的楔形。

2. 以骨刀在第 1 楔骨背侧中央开始截骨。骨刀方向应内倾 10°，向近端倾斜 10°，避免穿透距侧皮质，将从足舟骨粗隆切除的骨块作为移植之用。将其插入第 1 楔骨背侧开放截骨面中。用 1 枚克氏针或松质骨螺钉行足舟骨-第 1 楔骨关节内固定。行基底位于背侧的楔形开放截骨是为了恢复患足的足弓。

3. 骨-骨膜瓣及距侧跟舟韧带、胫后肌腱前移。将基底部位于近侧的骨-骨膜瓣向远侧前移至胫前肌肌腱的远端跖侧,并将组织瓣缝于邻近韧带上。将胫后肌腱向跖侧牵拉,同时将距骨头还纳于舟骨窝内。由近及远将跖侧跟舟韧带、胫后肌腱在跖侧的附着部缝于骨-骨膜瓣上。此操作的目的是矫正因距骨向跖内侧移位而产生的旋前畸形(图 37-4-2)。

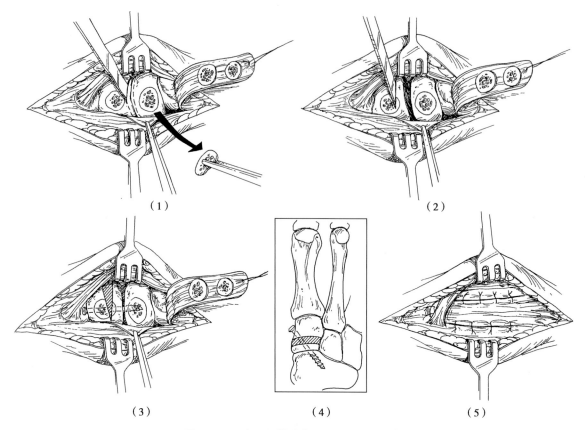

（1）　　　　　　　　　　　　　　　　　　　　　　（2）

（3）　　　　　　　　　　（4）　　　　　　　　　　（5）

图 37-4-2　扁平足的改良 Hoke-Miller 手术

（1）足舟骨-第 1 楔骨关节软骨面切除；（2）第 1 楔骨张开楔形截骨术；（3）将移植骨块插入第 1 楔骨；
（4）对足舟骨-第 1 楔骨关节连同插入第 1 楔骨的植骨块进行内固定；（5）缝合

【术后处理】　屈膝长腿石膏管型固定,维持前足于跖屈旋后位,后足轻度马蹄位,塑出内侧纵弓。术后 14 天拆线,更换新的长腿屈膝石膏管型于相同位置上。术后 8 周改为短腿石膏管型,在可耐受范围内负重。术后 12~14 周可穿塑形的踝足矫形支具 3~6 个月。

（三）Durham 扁平足矫形术

【适应证】　此术式包括胫后肌前移和骨-骨膜瓣及融合足舟骨-第 1 楔骨关节两部分。适用于柔韧性扁平足,长期保守治疗不能缓解足部疼痛且患足不能正常穿鞋。

【切口】　与 Miller 术式的切口相同。

【手术方法】

1. 胫后肌松解和骨-骨膜瓣游离　找到胫后肌腱,松解其在舟骨的附着处。在其背侧、跖侧和深面将其切断,牵向近端。另一骨膜瓣起于近侧距舟关节远侧达第 1 跖骨基底部,连同足舟骨和第 1 楔骨的薄层皮质-松质骨一起游离。显露载距突。

2. 足舟骨-第 1 楔骨关节融合术　在足舟骨和第 1 楔骨关节面上凿去一个基底位于内侧、跖侧的楔形骨块,对合截骨面。用克氏针或松质骨螺钉固定,将前足旋后、内收和跖屈,以达到矫正畸形的目的。

3. 骨-骨膜瓣和胫后肌腱的前移　清理舟骨跖侧骨面,将胫后肌腱重新附着于原切断处之前跖侧。足舟骨背侧打两孔,缝合编织胫后肌后固定在此处打孔;也可用铆钉直接固定。找到载距突,用巾钳打两孔,这是恢复患足纵弓最为重要的一步操作。缝合骨-骨膜瓣的游离端,将缝线末端由跖侧向背侧穿过骨孔,在前足旋后跖屈下打结,将组织瓣固定于载距突上,胫后肌腱在准备好的背侧部位打结,然后逐

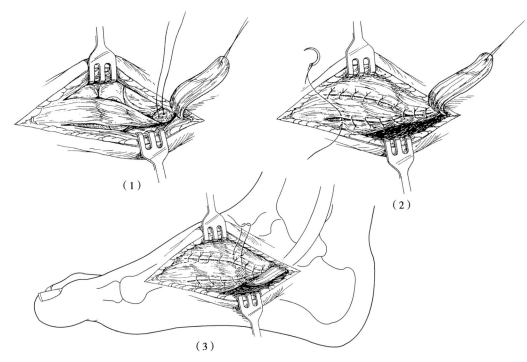

图 37-4-3　Durham 扁平足成形术
(1)将骨-骨膜瓣向近侧牵至载距突处缝合固定；(2)缝合骨-骨膜瓣；(3)将胫后肌腱重新固定

层缝合(图 37-4-3)。

　　【术后处理】　短腿石膏前后托固定，塑出纵弓，并将踝关节维持于中立位或不超过下垂 10°位。术后抬高患肢 3 天，3 天后可下地扶双拐非负重活动。术后 2 周拆线，换短腿管型石膏不负重。术后 8 周改用短腿行走管型石膏 4~5 周。根据 X 线片，可穿踝足矫形鞋 5~6 个月。

　　(四) 三关节融合术

　　【适应证】　14 岁以上已丧失柔韧性的扁平足，即使在非负重情况下，内侧纵弓业已丧失了复原的能力。足部畸形更加固定，并可能出现症状。为矫正距下关节外翻、距舟关节的跖屈下陷以及前足的外展畸形，可通过三关节融合术得以解决。

　　【切口】　Oller 切口，同前。

　　【手术方法】　行 Oller 切口，起自外踝下一横指，通过距骨窦达距骨头部的稍弧形切口，足背处以伸趾肌腱为界、外后方以腓骨肌管为界。显露距舟、跟骰以及距下关节。

　　先将距骨、跟骨、骰骨和舟骨之间的十字韧带切断，截距舟、跟骰关节。原则上是楔形截骨面朝下、跖侧，即背侧少截、跖侧多截，以恢复足纵弓；而另一个平面是外侧少截、内侧多截，以矫正外翻畸形。故距舟、跟骰关节楔形截骨面在跖侧、内侧，以矫正中跗关节下陷和前足外展畸形，而距下关节楔形截骨面在内侧，以矫正后足外翻畸形(图 37-4-4)。

　　【术后处理】　短腿前后托石膏固定，塑出足纵弓，矫正前足外展、后足外翻畸形。术后 14 天拆线，换短腿石膏管型固定 10 周，在其固定 6 周后开始足部着地负重。

　　(五) 跟骨后部截骨移位术

　　【适应证】　对于年龄在 10~14 岁之间的大龄儿童具有症状的伴有跟骨外翻的柔韧性扁平足，可采用此种术式，目的在于将跟骨后部移向内侧以恢复正常的负重力线。

　　【手术方法】　俯卧位，切口起自跟腱外侧缘，向远端跖面斜向走行，长约 4cm，止于跟骨远端下缘。切口正好经过腓骨肌腱后缘，注意勿伤及腓肠神经及其分支。在截骨前处理好深部的腓动脉的跟骨分支。

　　沿距骨后缘后方 1~1.5cm 处，斜向跟骨远侧之跖面，止于跟骨结节下部远侧之 1~1.5cm 处的斜

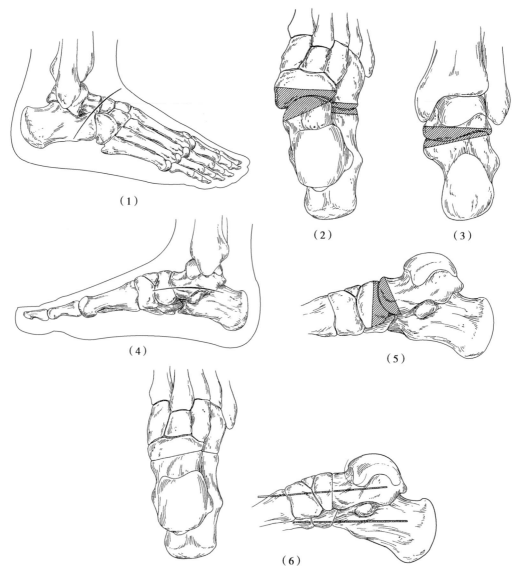

图 37-4-4　三关节融合术

（1）跗骨窦表面的外侧皮肤切口；（2）建议采用的跟骰关节和距舟关节融合平面；（3）建议采用的截除距跟关节后关节面的平面；（4）内侧皮肤切口；（5）距舟关节的内侧面及建议采用的截骨平面；（6）对合距、舟、跟骰和距跟关节以及斯氏针内固定的最终位置

线。以 0.3cm 钻头钻出穿透两侧骨皮质的小孔。这一斜线方向几乎与跟骨长轴相垂直，截骨线距面在腓骨肌结节的后方。

完成跟骨截骨后，将截下的后部远端跟骨块向内侧移动的距离为跟骨宽度的 1/4～1/3（一般 1cm 左右）。此时，内侧缘与载距突在同一条直线上。然后用克氏针或斯氏针固定已经移位的跟骨块。拍 X 线侧位片。关闭伤口前，大量盐水冲洗，彻底止血，避免伤口的张力过大（图 37-4-5）。

【术后处理】　短腿石膏前后托固定，2 周后拆线，更换短腿石膏管型，拔去斯氏针。术后 6 周去石膏管型，拍 X 线片。若截骨处已愈合，则可开始负重行走；若愈合不好，则继续石膏固定直至达到骨性愈合。

二、马蹄足畸形

马蹄足畸形又称足下垂，为脊髓灰质炎后遗症、创伤后或下肢神经外伤等原因所致的常见足部畸形。由于肌力的不平衡，造成跟腱挛缩。由于足踝部肌力的不平衡，可表现为马蹄内翻、马蹄外翻、高弓马蹄及锤状足等畸形。此外一侧下肢的短缩，使得患者提踵用前足负重以补偿这种短缩。久而久之可

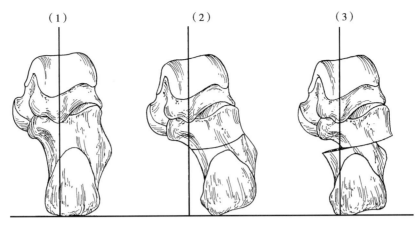

图 37-4-5 跟骨截骨术
(1)距骨与跟骨正常关系的后侧观;(2)扁平足畸形中距骨与跟骨的关系,负重力线落于
跟骨内侧;(3)跟骨截骨内移后,使后足的负重力线重排至适当的位置

出现跟腱挛缩而致马蹄畸形。

14 岁以下的患者单纯行跟腱延长术即可取得良好的效果。若伴有足内翻、外翻、高弓仰趾畸形,则可调节肌力平衡,行跟腱移位术,如胫前肌止点外移、胫后肌止点前移、跖筋膜切断伸长肌后移;若成人马蹄足畸形严重,则以骨性手术为主,如中跗关节截骨术、三关节融合术,单纯依靠跟腱延长矫正马蹄足畸形很难取得预期疗效。多数学者认为严重的马蹄足畸形行三关节融合术,多截骨头,尽量不行跟腱延长术。因为长期严重的马蹄足畸形导致胫骨关节面长期负重于距骨的后关节面上,而其前部关节面的关节软骨因失用而发生了变性,跟腱延长后改变了关节软骨的负荷,术后可出现退行性关节炎所导致的顽固性疼痛。甚至有学者认为严重马蹄足畸形禁忌行跟腱延长术。

(一)胫后肌前移术

【适应证】 胫前肌瘫痪、腓骨长短肌完全或不全瘫痪,胫后肌肌力在 4 级以上而造成足内翻畸形。

【手术方法】 在胫后肌止点部位,即第 1 跖骨基底及第 1 楔骨附近作一 3cm 弧形皮肤切口,找出胫后肌止点。其止点呈扇形,故应保留其长度,将舟骨附近筋膜切断。

在小腿中下 1/3 交界处、胫骨内缘后方作一纵向切口,长 4 ~ 5cm,找到胫后肌:牵拉时可见足内翻活动,牵引其止点,近端有活动,可证实其为胫后肌。切断胫后肌止点,牵出备用。

在足背第 2 楔骨处作纵形切口,长 1 ~ 1.5cm,牵开伸趾肌腱,证实为第 2 楔骨。以粗钻头垂直钻孔,备用。将胫后肌肌腱从小腿前侧切口,通过骨间膜拉至前方,再自深筋膜下穿过,达备用之骨性隧道处,穿钢丝埋入此骨性隧道直至穿过足底。将足背伸至 0°,抽紧钢丝,使胫后肌保持一定的张力,固定于足底部。

【术后处理】 小腿前后托石膏固定于 0°位(功能位),6 周拆石膏,逐渐进行功能锻炼。

(二)胫前肌移位术

【适应证】 胫后肌、腓骨长短肌瘫痪,将胫前肌移至足背的中心位置有助于矫正足马蹄内翻畸形。

【手术方法】 气囊止血带下,在第 1 楔骨背侧,沿胫前肌走行方向作一斜行切口,长 1 ~ 1.5cm,找出胫前肌止点。在小腿中 1/3 交界处、胫骨前外侧作一纵向切口,长 4 ~ 5cm,经牵拉证实为胫前肌后,切断其止点,牵出备用。在第 2 楔骨背侧作一皮肤纵形切口,长 1 ~ 1.5cm,牵开伸趾肌。在第 2 楔骨中央以粗钻头垂直钻孔,将备用之胫前肌自深筋膜下穿过,钢丝牵引埋入骨隧道中,穿过足底。将足背伸至 0°抽紧钢丝,使胫前肌保持一定的张力,固定于足底部。也可用铆钉固定肌腱于第二楔骨背上。

【术后处理】 小腿前后托石膏固定于功能位,2 周后拆线更换管型石膏,固定 4 周后拆石膏进行功能锻炼。

(三)腓骨肌前移术

【适应证】 胫前肌瘫痪、胫后肌完全瘫痪或不全瘫痪,腓骨肌肌力在 4 ~ 5 级时,前移可有助于矫正马蹄外翻畸形。

【手术方法】 于第5跖骨基底部前外侧沿腓骨肌腱走行方向作一直切口,首先发现止于第5跖骨基底部浅层的腓骨短肌腱,在其深层可找到腓骨长肌腱。再于小腿中下部、腓骨后外侧作一纵向切口,长约4cm,找到腓骨肌。经牵引止点证实后,切断其止点,牵出备用。

在第2楔骨中央以粗钻头垂直钻孔,将备用之腓骨长短肌腱自深筋膜下穿过,钢丝牵引埋入第2楔骨备好的骨性隧道中并穿过足底;或铆钉固定。将足背伸至0°,抽紧钢丝,使其保持一定的张力,固定于足底部。

【术后处理】 小腿前后托石膏固定于功能位,2周后拆线更换管型石膏,固定4周后拆石膏进行功能锻炼。

(四) 三关节融合术

【适应证】 是矫正晚期足部各种畸形最常见的骨科手术,均是在距舟关节、跟骰关节和距下关节进行截骨,但各处截骨的骨量不同,方法也不同,故可矫正足部各种畸形。如果只是一般的马蹄足或马蹄内翻足时,首先行距下、距舟二关节融合术,矫正骨性畸形后,再调整肌力平衡,将肌腱移至第2楔骨,使其发挥背伸作用。

【手术方法】 从外踝下1.5cm(一横指)处至距骨头前外侧作一轻度弧形切口,切开皮肤、皮下,切开伸趾短肌,牵向远端。切开关节囊,显露距舟关节、跟骰关节和距下关节,切除距骨窦内之脂肪组织。切断距骨、舟骨、跟骨和骰骨之间的十字韧带,充分显露。若为马蹄内翻畸形,在截除距舟关节和跟骰关节时,楔形截骨块的基底在背侧,即背侧要比跖侧多截去一些。而截除距下关节时,楔形截骨块的基底在外侧,而且距骨的前端和前下部分以及跟骨前端和前上部分要适当地多切除一些(图37-4-6)。

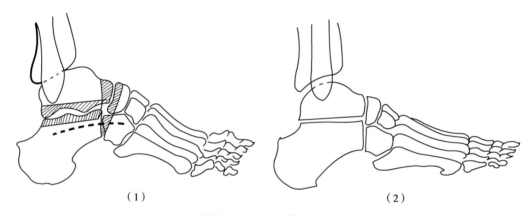

（1）　　　　　　　　　　　　　　（2）

图37-4-6　三关节融合术
(1)切口和截骨范围;(2)矫正畸形后

若为晚期严重马蹄足时,一般不易延长跟腱,故只能以多截除骨质为原则。按照上述步骤显露三关节后,为了使前足抬起而矫正严重的马蹄畸形,将全舟骨切除,切除距骨头侧及楔骨侧关节面,距下关节、跟骨可多截除骨质,而距骨和跟骨的前端要较后端多截除些骨质以矫正马蹄畸形。若足为内翻时,楔形截骨块的基底向外,反之则向内(图37-4-7)。

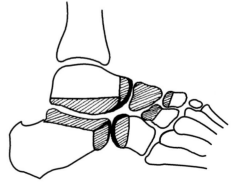

图37-4-7　三关节融合术切骨范围

(五) 三关节融合术+肌腱移位术

常用的方法有:

1. 马蹄内翻畸形　三关节融合术+胫前肌/胫后肌腱移位术。

2. 马蹄外翻畸形　三关节融合术+腓骨肌移位术。

3. 按所矫正畸形的不同,根据三关节截骨融合、肌腱移位的原则进行操作。

三、弓形足（高弓足）畸形

弓形足（pes cavus）常见的类型：①高弓仰趾足；②高弓爪状足；③高弓内翻足；④高弓外翻足；⑤高弓跟行足 5 类。

【治疗原则】

1. 高弓仰趾足和高弓跟行足主要是由于腓肠肌和比目鱼肌瘫痪，而足的部分背伸肌有力，同时跖腱膜挛缩二者合并存在。

2. 高弓爪状足是足内在肌或外在肌一组或几组肌力不平衡所致，兼跖腱膜挛缩；若足的内、外翻肌力不平衡，也常伴有足内、外翻畸形。骨与关节随生长发育逐渐产生结构性改变。高弓爪形足的治疗，通常依赖畸形类型和程度，当畸形很轻，只是足弓比一般稍高，负重时消失，可保守治疗。畸形严重，成为固定性，宜行手术治疗。

3. 高弓仰趾足治疗的关键是加强屈趾力，后期有固定性畸形者，更需配合截骨手术矫正畸形。

4. 高弓跟行足治疗需加强小腿三头肌力量，见跟行足治疗项。并有内翻或外翻畸形的高弓畸形治疗，需同时矫正内、外翻畸形。

5. 矫正高弓足畸形，儿童及轻度者，主要行跖腱膜切断术；成人及严重者，宜于在跖腱膜切断的同时，行跗骨间楔形截骨术、跖骨截骨术，或距下关节楔形截骨术及严重者行三关节融合术等。

6. 足弓高低评价主要根据 X 线测量，即站立位足侧位片，底面至足舟状骨跖面的高度超过对侧；且距骨跖骨角大于 4°。

（一）跖腱膜切断术

【适应证】　跖腱膜挛缩为主的高弓足畸形，年龄在 8 岁以上。如足骨关节已发生结构改变，则应联合应用跖腱膜切断术及截骨术。

【手术方法】　将足背伸，可见挛缩之跖腱膜，在足跟前内侧缘取纵向切口长约 3cm，剥离跖腱膜深、浅两层，找到内外侧边缘，用骨膜剥离器剥离到第 1 跖骨头处，切断并切除 2～3cm 的部分跖腱膜。

【术后处理】　短腿前后托石膏中立位固定 3 周。

（二）跗骨间楔形截骨术（中跗关节截骨术、Cole 手术）

【适应证】　单纯高弓足畸形，年龄在 14 岁以上。

【手术方法】　跗骨关节近端至第 2、3 跖骨之间作一背侧纵切口，长 5～6cm。拉开伸趾肌腱，保护距舟关节和跟骰关节，切开骨膜，剥离舟骨、骰骨和楔骨。选舟骨、骰骨作横行截骨，截骨方向垂直向下达跗骨跖面，此为第 1 截骨线。然后在第 1 截骨线以远使楔形截骨基底位于背侧作第 2 截骨线。基底宽度根据畸形程度而定，摘除楔形截骨块，背伸抬高前足，矫正高弓畸形（图 37-4-8）。

【术后处理】　短腿前后托石膏中立位固定 2 周，第 2 周拆线后更换短腿管型石膏固定 12 周。

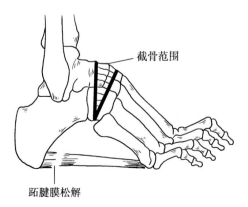

图 37-4-8　跗骨间截骨（Cole 术式）

（三）三关节融合术

【适应证】　14 岁以上的马蹄内翻足、高弓足等畸形，骨畸形明显者。

【切口】　Oller 切口，同前。

【手术方法】　显露距骨、舟骨、跟骨和骰骨，切断此四骨之间的韧带。切除距骨窦内之脂肪组织。若高弓畸形严重，在截除距舟关节和跟骰关节的骨块时，注意要使背侧多截，跖侧少截。楔形截骨的基底位于背侧。截除距下关节的骨块时，若存在马蹄内翻足畸形，要使楔形骨块的基底部位于外侧，而且距下关节前端所切除的骨量要适当多于后端所切除的骨量（参考图 37-4-4）。

四、跟行足畸形

跟行足又称仰趾足,可因小腿三头肌瘫痪或合并其他跖屈肌瘫痪引起,而踝关节背伸肌功能仍存在所造成。临床表现为跟腱松弛、踝关节背屈活动度加大、行走时足跟部负重。根据跟行足程度和有无合并其他足部畸形分为:单纯跟行足、跟行外翻足、跟行弓形足、跟行内翻足和槌枷性跟行足。

在治疗上,可行肌腱移位代跟腱术。对其中合并骨性畸形改变的跟行足,在实施跟腱替代的同时加做跟距关节或三关节融合术矫正骨性畸形。

(一) 三关节融合术

【适应证】 跟行足畸形,由于小腿三头肌瘫痪,使内侧纵弓角度变小,有时<90°。即不仅存在跟行足畸形,而且还合并高弓畸形。因此三关节截骨的要求也不同。典型跟足畸形,内侧纵弓角度<90°,此时跟骨竖立,力矩等于零,此种情况下移位而来的有肌力的肌腱也不能发挥作用。只有在三关节截骨恢复足正常的内纵弓,尽量将跟骨向后推移,加大跟骨力矩才可发挥代跟腱的肌肉力量。

【切口】 Oller切口,同前。

【手术方法】 显露距舟、跟骰和距下关节。距下关节截骨有时需前部少截,后部多截,使跟骨向后旋转,以增大内侧纵弓角度。距舟关节多截,而跟骰关节少截,促使距舟关节截骨面对合时被动将跟骨推移向后,以达到增大力矩的目的。此时可用一枚斯氏针固定跟骨、距骨的位置,然后抬起前足(图37-4-9)。

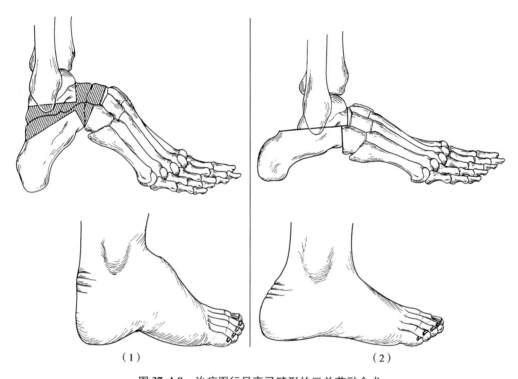

（1）　　　　　　　　　　　　　　（2）

图 37-4-9　治疗跟行足高弓畸形的三关节融合术
(1)截骨范围(阴影区域);(2)术后所见,注意骨在距下关节向后移位

【术后处理】 三关节融合术最好一期进行,以短腿前后托石膏固定。术后2周拆线,更换短腿石膏管型固定后,拔除斯氏针,继续固定10周。有了这一步为基础,二期才可行肌腱移位以重建跟腱,因重建跟腱后术后需固定在跖屈20°位以放松跟腱。

(二) 胫前肌重建跟腱

【适应证】 腓骨肌、胫后肌瘫痪时,胫前肌肌力在4级以上。

【手术方法】 按常规方法取胫前肌备用。为了保证移位肌腱的力线准确,胫前肌重建跟腱时要从骨间膜开窗通过。取跟腱内侧切口3～4cm，在跟骨的后正中部位钻出骨性隧道，将胫前肌从中穿过，返折后与自身编织缝合；也可用铆钉固定肌腱于跟腱止点处。此时应在足跖屈20°位时拉紧缝合。

【术后处理】　小腿前后托石膏固定在足跖屈20°～30°位。术后2周拆线，换短腿石膏管型固定4周。

（三）胫后肌重建跟腱

【适应证】　腓肠肌与比目羽肌瘫痪，胫后肌肌力正常，腓骨肌力弱。

【手术方法】　取胫后肌方法同前。在跟腱止点下方钻出骨性隧道，将胫后肌拉向跟部，拉紧跟腱调整好张力。使足跖屈20°位，肌腱返折后自身交辫缝合；或直接用1～2枚铆钉固定，不必钻骨隧道。

【术后处理】　术后用小腿前后托石膏固定在足跖屈20°～30°位。术后2周拆线，换短腿石膏管型固定4周后拆除，练习足部功能。

（四）腓骨长短肌重建跟腱

【适应证】　跟足外翻，足背伸肌尚有3～4级肌力，腓骨肌肌力5级，腓骨长短肌后置后不会引起伸足肌力的严重障碍。

【手术方法】　取腓骨长短肌方法同前，在小腿外侧中下处作切口并拉出备用。在跟腱外侧作纵形切口，下端起自跟骨5～6cm。在此切口与小腿外侧切口相通作皮下隧道，将备用之腓骨长短肌引到跟骨切口，以备重建跟腱之用。

显露跟骨后结节，在跟骨后侧正中钻一纵行骨洞，将腓骨长短肌腱引入，拉紧使足跖屈20°位，反转后与自身交辫缝合，将无力的肌腱作返折紧缩后再缝合侧方诸肌腱。也可用1～2枚铆钉固定，不必钻骨隧道。

【术后处理】　小腿前后托石膏固定于足跖屈20°位。术后2周拆线，换小腿石膏管型再固定4周后拆除石膏，拆线，锻炼行走。

五、足内外翻畸形

足部因胫前肌、胫后肌以及腓骨长短肌之间肌力不平衡，可导致足部的内外翻畸形。采用跟骨移位截骨、距下或三关节融合术和肌腱移位术即可以纠正足部的内外翻畸形，其适应证广泛存在。

（一）内翻足畸形

1. 普通三关节融合术

【适应证】

（1）各种原因引起的多种严重足内翻畸形。

（2）足部中跗关节陈旧性骨折、脱位、合并不稳定以及因骨性关节炎疼痛剧烈者。

（3）年龄在14岁以上的严重马蹄内翻、高弓足等骨性畸形者。

【切口】　Oller切口，同前。

【手术方法】　从外踝下1.5cm（一横指）通过距骨窦达距骨头部的稍弧形切口，足背以伸趾肌腱为界，外后方以腓骨肌管为界，显露距舟关节、跟骰关节和距下关节。

楔形截除距下关节，楔形截骨块的底部应朝向外侧以矫正跟骨的内翻畸形。楔形截除距舟关节和跟骰关节，楔形截骨块的底部应朝向背侧。以上两种楔形截骨块的宽度应根据足下垂畸形的严重程度而定（图37-4-10）。

骨性畸形纠正后还需调整足部肌力的平衡。内翻足畸形多为腓骨肌部分或完全麻痹。胫骨前肌和胫骨后肌之肌力应进行调整，将胫骨前后肌止点取下移至第2或第3楔骨中心处，以消除内、外翻力量，增强足背伸力量，即为胫骨前肌外置术和胫骨后肌前置术（参见图37-3-17）。

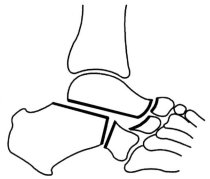

图37-4-10　三关节融合术切骨后示意图

【术后处理】　短腿前后托石膏固定,2 周后拆线,更换短腿管型石膏固定 10 周,6 周后可扶双拐下地行走,但需保护石膏的完整性。

2. Lamnrinudi 三关节融合术

【适应证】　是一种著名的手术方法,用来矫正踝关节僵硬的严重的足下垂,尤其是前足下垂和由于多种原因所导致的马蹄足、马蹄内翻足畸形以及下垂足畸形。

【切口】　Oller 切口,同前。

【手术方法】　显露距舟关节、跟骰关节和距下关节,清除距骨窦内之脂肪组织,截除距下关节面,楔形截骨块的底部应朝向前外侧,距下关节前部的截骨量多于后部,将距骨头截成一同法截除跟骰关节面。截除距舟关节软骨面时,舟骨跖底侧关节面留置切除,舟骨上部少截骨而下部(跖侧)多截骨,大约是在舟骨的上下对角线方向截骨而成一斜形骨面,将前足被动跖屈,将截骨后的距骨前部以尖端嵌插于舟骨下方,使截骨面对合良好,矫正畸形。维持足部于 30° 的背伸位(图 37-4-7)。

【术后处理】　短腿前后托石膏固定,2 周后拆线,更换短腿管型石膏,10 周后拆石膏,拍 X 线片,如骨性愈合即可进行进一步的康复训练。

（二）外翻足畸形

外翻足畸形主要是胫骨前肌、胫骨后肌完全瘫痪,腓骨肌肌力正常,肌力失衡所致,可行跟骨楔形截骨、距下关节融合,晚期病人行三关节融合术纠正畸形,并将腓骨短肌,移位至第 2 楔骨处以增强足背伸力量。

1. 腓骨长短肌前置术　腓骨长短肌前置术可直接消除足外翻的动力因素,以借两肌的联合动力来重建胫骨前肌功能,临床效果肯定。

【适应证】　胫骨前肌、胫骨后肌肌力瘫痪,腓骨长短肌肌力良好,外翻畸形明显。

【手术方法】　完成截骨后,矫正畸形。自止点上取下腓骨长短肌备用,完成关节截骨融合术后,将备用的腓骨长短肌前移至第 2 楔骨背侧,用铆钉固定之。

【术后处理】　短腿前后托石膏固定,2 周后拆线,更换短腿管型石膏固定 10 周。

2. 距下关节外融合术(Grice-Green)

【适应证】　14 岁以上患儿,足外翻畸形不宜行三关节融合术者。无肌腱转移重建条件或重建条件不足以矫正外翻畸形者。

【手术方法】　足外侧距下关节处皮肤作纵行或直切口 4~5cm,与足底平行。

显露距骨窦,清除其内脂肪组织及筋膜,使足跖屈并内翻。显露距下关节,在跟骨关节面前上部切除少量骨质,露出松质骨,游离并切断腓骨长肌,以备植骨后作肌腱转移之用。

胫骨上端外侧前方做纵切口 5cm,分离胫骨取长方形骨块 4.5cm×1.5cm,并于中部将其斜形切断成为两个不等边四边形。将两松质骨面对合,切除四角后,牵开并嵌入跟距骨外侧之间的松质骨粗糙面中,彼此扣合紧密,并用松质骨螺钉固定防止骨片脱出。将腓骨长肌移位至第 2 楔骨处。

【术后处理】　负重腿石膏前后托固定患足于背伸 0° 位,2 周后拆线,更换短腿管型石膏固定 10 周后拆石膏,拍 X 线片证实已出现骨性愈合;可去石膏进行功能康复。

3. 三关节融合术和腓骨长短肌前置术

【适应证】　外翻足、严重马蹄外翻足,年龄在 14 岁以上。

【切口】　Oller 切口,同前。

【手术方法】　取腓骨长短肌,方法同前,备用。

显露距舟关节、跟骰关节和距下关节,因存在外翻畸形,故行跟骰关节和距舟关节楔形底边朝向内侧的楔形截骨,矫正前足外展使其内收,切除跟距关节,楔形骨块的底面仍朝向内侧。注意保护内侧胫后动静脉、神经和肌腱,避免其损伤(参考图 37-4-4,图 37-3-17)。

六、舟形足畸形

舟形足畸形系指足两端翘起如同小船样的畸形,俗称摇椅脚。此种畸形足使步行变得非常困难。

矫正后方法可参考发展成舟形足的严重手足症的治疗。

第五节　踇趾畸形

一、踇外翻

踇外翻多见于女性,男女之比约为1:15。踇外翻畸形的特征:踇趾向外侧偏斜,严重者向外侧半脱位,第1跖骨向内侧偏斜,第1跖骨头向内侧明显突出,跖骨头和软组织受鞋的长期压迫和摩擦,可形成骨赘和滑囊炎。踇外翻的发病原因至今尚无定论,但大都认为与家族史和长期穿着过小的尖头高跟鞋有关。

(一)治疗原则

踇外翻的治疗以手术为主,应根据患者的病理变化选择不同的术式。术前,医者应通过对患者体检及影像学检查和测量,确定患者主要的病理变化,以此来选择相应的术式。现将踇外翻的主要病理变化加以分类,并介绍其治疗原则如下:

1. 以踇外翻角(HVA)增大为主,其他角正常。手术目的是矫正过大的HVA,可采用软组织手术,如McBride手术,也可施行Akin手术。此类患者多为年轻患者,为防止术后复发,建议术者尽量把内收肌腱重建于跖骨头外侧关节囊上。

2. 以第1、2跖骨间夹角(IMA)增大为主,其他角正常或接近正常。治疗轻、中度畸形者可采用Austin等各种第1跖骨截骨术恢复正常的IMA为主,同时行Silver等软组织手术。

3. 以跖骨头远端关节面倾斜角(PASA)增大为主,其他角正常或接近正常。治疗以恢复PASA为主,施以Reverdin及其改良手术。同时加用Silver软组织手术。

4. 踇趾近节趾骨关节面倾斜角(DASA)增大为主,其他角正常或接近正常。治疗以恢复DASA为主,施以Akin手术。

5. 单纯踇趾趾间关节夹角(IPA)增大者,此为特殊类型的踇外翻畸形。需在第1趾近节趾骨远端或远端趾骨基底做楔形截骨,恢复正常的IPA。

6. 跖趾关节骨性关节炎型。此类患者除有踇外翻畸形外,其跖趾关节已有骨性关节炎存在。若仅矫正畸形,术后可遗有骨关节炎的症状。因此外科治疗应同时兼顾两种主要的病理变化。可行跖趾关节重建术,以往行Keller术式。近年来多主张Swanson人工跖趾关节置换或第一跖趾关节融合术。

7. 复合型,指有两个以上角度超过正常范围者,需同时针对不同的病理变化采用多个术式进行治疗。如患者有IMA增大,需行跖骨截骨术;若伴有HVA增大同时行Silver术式,并切开松解挛缩的外侧关节囊,一般可矫正30°~40°以内之HVA增大,若HVA>40°,常需加做Akin术式方可彻底矫正。

此外还应注意,在选择踇外翻术式时,除考虑以上因素外,还应注意有无跖骨头上抬与下沉的因素,以便术中一并处理。

(二)矫正踇外翻角(HVA)增大的手术

1. Silver手术

【适应证】　本术式因不行跖骨与趾骨截骨被称之为软组织手术。适应于矫正以HVA增大为主,HVA在40°以下,其他夹角正常或接近正常及跖趾关节没有骨性关节炎的病例。

【禁忌证】　近期有炎症发作者,手术可待炎症消退后顺延3周。

【麻醉】　踝部神经阻滞麻醉,或椎管内阻滞麻醉。

【体位】　仰卧位,踝上应用气囊止血带。

【操作步骤】

(1)切口:在趾背内侧,自近节趾骨基底处开始经过跖趾关节至第1跖骨中部作一4cm长的纵形切口。

（2）显露与骨赘切除：切开皮肤、皮下组织后，于跖趾关节囊内侧作U字形切开，形成一个基底附着于近侧趾骨基底的关节囊瓣，瓣长1.5cm左右，向远侧翻起关节囊瓣，纵形切开跖骨头与远端骨干的骨膜，行骨膜下剥离直至显露出第1跖骨头内侧的骨赘的近侧缘。用锐利的薄骨刀先在骨赘近侧缘与骨干交界处切断部分骨皮质，然后用骨刀从远侧向近侧方向切除跖骨头内侧的骨赘，骨粗糙面凿磨光滑。

（3）松解外侧软组织：向远侧牵引趾，以增宽跖趾关节间隙，用尖刀片经过关节腔切开外侧的关节囊和切断内收肌止点（图37-5-1）。

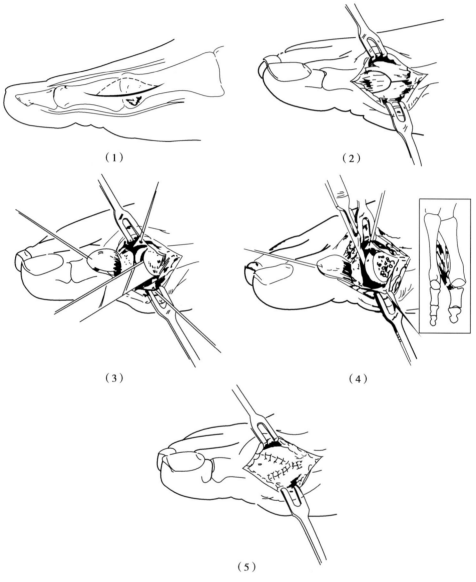

（1）　　　　　　　　　　　　　　　　　　（2）

（3）　　　　　　　　　　　　　　　　　　（4）

（5）

图 37-5-1　Silver 手术
（1）切口；（2）内侧关节囊切口；（3）切除内侧骨赘；（4）松解外侧软组织；（5）紧缩内侧关节囊；
（4）缝合：将姆趾保持在中立位上重叠缝合

内侧关节囊瓣，矫正外翻畸形。然后分层缝合切口腱术后鼓励活动，7~10天后可行走。

【术后处理】　术后用绷带或石膏将趾固定在矫枉过正的位置2周，2周后去石膏、拆线并开始逐渐负重行走。

2. McBride 手术　本术式亦属软组织手术。手术的原理是去除姆趾外翻的外侧因素，将姆收肌及姆短屈肌外侧的联合肌腱转移至第1跖骨头的外侧，并将外侧籽骨及内侧骨赘切除，它不仅去除了姆趾畸形的因素,同时又有一个能动的肌力去拉住第 1 跖骨,防止和纠正跖骨内翻,作者认为有防止外翻畸形复发的作用。

【适应证、禁忌证、麻醉与体位】 同 Silver 手术。

【操作步骤】

(1) 于姆趾背内外侧各作一弧形切口,纵形深入至跖趾关节囊。

(2) 从姆趾内侧切口中分别牵开内外侧皮瓣,将跖骨头内侧面与趾骨不相对应的软骨面及骨赘铲除,并修平骨嵴。

(3) 从姆趾外侧切口中显露外移的腓侧籽骨,勿损伤支配趾外侧的皮神经支,将外移糜烂、变形的籽骨切除(图 37-5-2)。

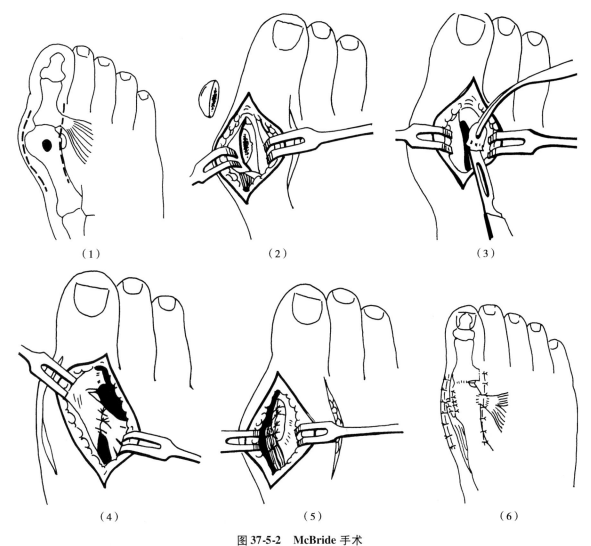

图 37-5-2　McBride 手术
(1)切口;(2)凿去跖骨头骨赘;(3)摘除腓侧籽骨;(4)切断姆内收
肌腱重新缝合至第 1 跖骨颈外侧;(5)缝合关节囊;(6)术后

(4) 分离姆内收肌腱与屈姆肌腱外侧头的联合肌腱并切断,矫正跖骨与趾骨的位置后,将联合肌腱的近侧端与跖骨头外侧的关节囊缝合固定。

(5) 冲洗切口,分层缝合切口。

【术后处理】 同上。

Silver 手术与 McBride 手术不同之处:①不切除趾的外侧籽骨;②不将切断的收肌联合腱后移缝合在跖骨头上,而是任其游离不予缝合固定。其他操作同原术式。

（三）矫正第 1、2 跖骨间夹角（IMA）增大的手术

1. Austin 手术

【适应证】　此术式除行上述软组织手术外,在跖骨颈处作 V 形截骨,之后将远侧推向外侧;以纠正跖骨的内翻,从而纠正了第 1、2 趾骨间夹角（IMA）过大。适应于 IMA<15° 的跖趾关节无骨性关节炎的跗外翻矫形。

【麻醉与体位】　同上。

【操作步骤】

（1）切口:于跗趾背侧在跗长伸肌腱外缘,以跗趾关节为中心作纵形皮肤切口长约 5cm。

（2）松解外侧软组织:切开皮肤、皮下组织,连同跗长伸肌腱一并向外侧牵开,显露跗收肌联合腱

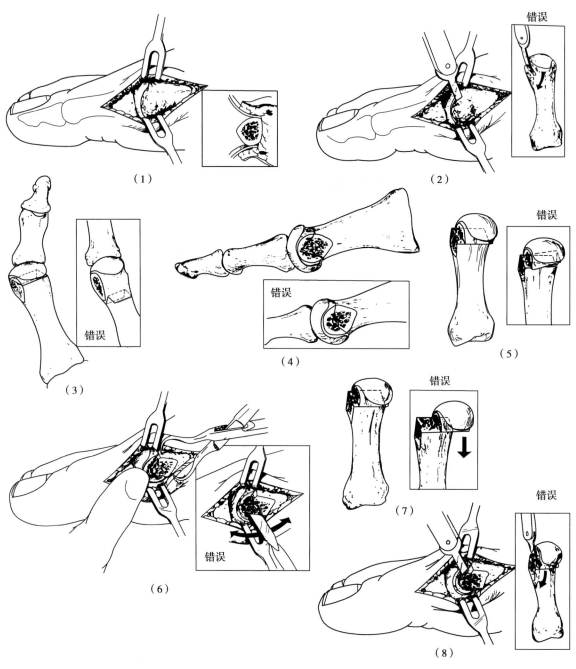

图 37-5-3　**Austin 手术**

（1）皮肤切口、关节囊与骨膜剥离;（2）切除内侧骨赘;（3）截骨应位于头颈松质骨内;（4）V 形截骨线;（5）正确的
冠状面截骨及远端外移;（6）将远侧骨端推向外侧;（7）避免远端过度外移;（8）修平整内侧截骨面

附着处,于止点处切断,然后切开外侧跖趾关节囊。此时蹈外翻的趾即可牵向内侧(图37-5-3(1))。

(3) 切除骨赘:皮瓣向两侧牵开,显露蹈趾内侧的蹈囊肿并切除。然后切开跖骨头颈部的骨膜及关节囊,剥离后将跖骨头脱位。用骨刀或电动锯切除跖骨内侧骨赘。注意不要超过跖骨头冠状沟,否则术后可能出现跖趾关节不稳。

(4) V形截骨:用骨刀或电动锯,在距趾骨头1cm处由跖骨内侧向外侧作V形截断跖骨,将截骨远段向外侧推移0.3~0.5cm,一般不超过跖骨1/2的直径,否则可能出现截骨处对合不稳(见图37-5-3(5))。

(5) 穿针固定:将截骨远段向外侧推移后,用1枚克氏针自截骨远段的外侧穿入通过近端截骨面,直至穿透近段跖骨内侧皮质骨。穿针时不可穿出皮质骨外过多,以免术后影响功能练习;也可用1枚螺丝钉固定截骨断端。穿针固定后修平内侧截骨面(见图37-5-3(8)),然后检查跖骨内翻是否完全矫正。截骨远段有无旋转,固定是否可靠。

(6) 缝合:止血,冲洗切口,缝合骨膜及关节囊,将内侧远端的关节囊瓣向近侧拉紧缝合在跖骨骨膜上,以加强对抗外翻的作用。然后缝合皮肤。

(7) 固定针尾置于皮外,包扎切口。在第1、2趾之间放1cm厚的纱布垫防止趾外翻,然后用绷带胶布固定。

【注意事项】 若认为患者存有第1跖骨头上抬,可在近端截骨的背侧缘作去2mm的一块矩形骨块,即可解决这一问题。

【术后处理】 术后抬高患肢,观察血液循环。术后当天可穿足外科矫形鞋扶拐下地练习行走。2周后拆线,3周后拔除克氏针。

2. Mitchell 手术 此手术与 Austin 有许多相似之处,但跖骨远端的截骨方式不同,是在跖骨头下方先作"一"形截骨,然后横行截断近侧,使近端截骨块内侧截去一矩形小骨块,再钻孔以不锈钢丝固定。

【适应证】 同 Austin 手术。

【麻醉与体位】 同上。

【操作步骤】

(1) 切口:于蹈趾背内侧以跖趾关节为中心作纵形切口,长约4cm。

(2) 截骨:将第1跖骨头内侧的骨赘铲除,并在第1跖骨头下方先作"一"形截骨,截骨后在近端作横行截骨,使在截断的近端跖骨内侧截去一矩形小骨块,使截骨近端成一平面。然后将远端向外推移使远端骨块的台阶卡在截骨近端的内侧骨皮质处,以稳定截骨断端。

(3) 固定、缝合:在两截骨断端的跖骨干上钻孔,用不锈钢丝将截骨两端固定(图37-5-4(4))。然后,冲洗切口,分层缝合切口。用短腿石膏管型固定。

【术后处理】 2周后拆除缝线,更换可行走的管型石膏靴固定6周,之后逐渐下地练习行走。

【注意事项】 此术式可造成跖骨短缩,一般短缩2mm以上,故对原有跖骨较第二跖骨短缩4mm的外翻病例,不宜选用此术式。

3. 改良 Ludloff 手术

【适应证】 适应于 IMA 大于15°以上、以第1、2跖骨间夹角增大为主的蹈外翻的矫形。

【麻醉与体位】 同上。

【操作步骤】

(1) 第一切口:于足背第1、2跖趾关节间作纵形切口长约3cm。

(2) 切开皮肤、皮下组织后,显露并切断蹈收肌联合腱止点。

(3) 第二切口:自第1跖趾关节背侧处起沿跖骨内侧作6~8cm长切口,切开皮下组织后,按切口方向切开筋膜、骨膜并剥离之,从跖骨干基底背侧向骨干跖侧作斜形截骨,先截断跖骨干近端2/3部分,用1枚2.7直径螺丝钉暂时固定。然后截断远侧骨干,外展远侧端以纠正第1、2跖骨间夹角,再用另1枚螺钉固定,同时拧紧第1枚螺钉(图37-5-5)。

(4) 切除多余骨质与跖骨头内侧骨赘。冲洗切口分层缝合关闭之。

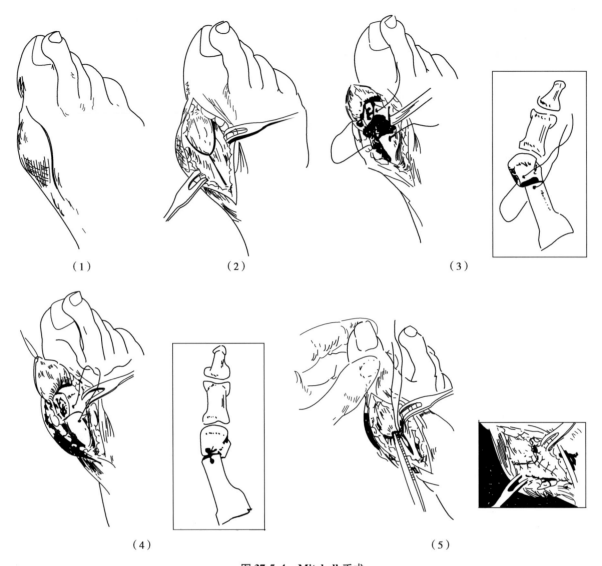

（1） （2） （3）

（4） （5）

图 37-5-4 Mitchell 手术
（1）切口；（2）关节囊切口；（3）跖骨远端截骨；（4）用丝线固定截骨端；（5）紧缩内侧关节囊

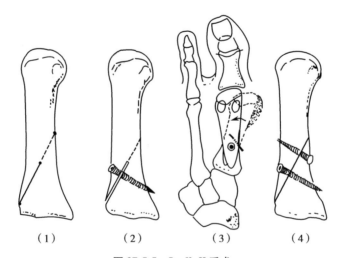

（1） （2） （3） （4）

图 37-5-5 Ludloff 手术
（1）将跖骨基底近侧斜形截断；（2）用螺钉固定；（3）再把远侧段完全斜形截骨,之后把远端外展纠正第1、2跖骨间夹角；（4）再于远端用第2枚螺钉固定

【术后处理】 同上。

【注意事项】

（1）经典的 Ludloff 术式,其截骨部位是在跖骨骨干部。本术式作了改良,将截骨部位放在偏基底部,这样有利于截骨处的愈合。

（2）此术式术后较常发生的并发症为第 1 跖骨头上抬;预防的方法是:①术中要牢固固定截骨断端,②术后应避免过早负重。

【术后处理】 同上。

（四）矫正跖骨头远端关节面倾斜角增大的手术

Reverdin 手术

【适应证】 适应于单纯矫正跖骨头远端关节面倾斜角(PASA)增大,跖趾关节无骨性关节炎的患者。

【麻醉与体位】 同上。

【操作步骤】

（1）切口:于踇趾背侧自近节趾骨基底开始向近侧作 4cm 长的纵形皮肤切口。

（2）显露:切开皮肤后,向深层解剖,按切口的方向切开关节囊和跖骨远端的骨膜,显露出跖骨头。

（3）截骨与缝合:在跖骨头处作底在外侧的楔形截骨,使整个截骨在关节内,并使外侧的骨皮质不切断,闭合截骨切口使截骨面对合,不必固定两截骨端(图 37-5-6)。分层缝合切口。

【注意事项】 近年来,国外学者应用可吸收螺钉固定截骨断端疗效肯定。

【术后处理】 术后用绷带固定踇趾于矫枉过正位 2 周,2 周拆线。拆线后再固定 2 周,之后可逐渐下地负重行走。

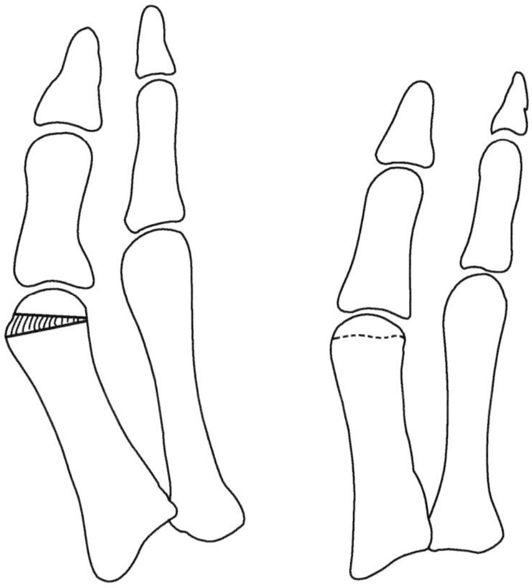

（五）矫正趾趾间关节夹角(IPA)增大的矫正手术

这是一种特殊类型的踇趾畸形,踇趾不是在跖趾关节处向外偏斜,而是在趾间关节处向外偏斜。由于踇趾也是向外偏斜,故仍放在踇外翻中叙述。

踇趾近节趾骨远端楔形截骨:经典的 Akin 手术,其楔形截骨的部位应在趾近节趾骨的基底部。可用于 DASA 的矫正。但本术式的截骨是在近节趾骨的远侧,但手术操作的原则完全一致。

【适应证】 适应于踇趾趾间关节夹角增大,且关节本身无骨性关节炎者。

【麻醉与体位】 同上。

【操作步骤】 于踇趾背侧以趾趾间关节为中心,作纵形皮肤切口,长约 3cm。切开皮肤、皮下组织后,从踇趾间关节近侧缘开始向近侧纵形切开骨膜,骨膜下剥离显露第 1 跖骨远端,在此处作底在外侧的楔形截骨,使外侧骨皮质不截断。然后外展踇趾远端使截骨面对合,在两截骨端钻孔,用粗丝线缝合固定。也可用 2 枚细克氏针交叉固定(图 37-5-7)。分层缝合切口。

【术后处理】 同 Mitchell 手术。

（六）跖趾关节骨性关节炎型

1. Keller 手术 本手术是踇趾跖趾关节成形术中最简单者,包括切除第 1 跖骨头内侧的骨赘和近节趾骨基底部 1/3~1/2 长度,造成第 1 跖趾关节的无痛性假关节,由于缩短趾骨,相对缓解了肌腱和韧带的张力,缓解了症状;保留了跖骨头,就不影响足的负重功能。

【适应证】

（1）畸形严重的踇外翻,伴有第 1 跖趾关节骨性关节炎并有显著疼痛者。

图 37-5-6 Reverdin 手术
(1)楔形截骨示意图;(2)截骨矫形后

（1）　　　　　　　　（2）

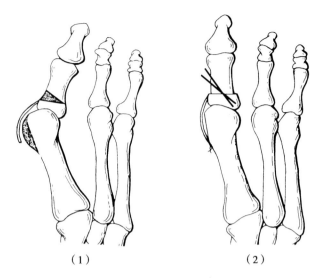

（1）　　　　　　　　　　　　（2）

图 37-5-7　Akin 手术
（1）截骨范围示意；（2）截骨后克氏针固定

（2）蹈趾僵硬。

【禁忌证】　局部感染史在 3 个月以内者,老年患者有血管病变者不宜手术。

【麻醉】　局部阻滞、踝部神经阻滞或硬脊膜外阻滞麻醉。

【体位】　仰卧位。

【操作步骤】

（1）在蹈趾内侧以跖趾关节为中点作纵形弧形切口,4~5cm 长。

（2）显露蹈趾的跖趾关节囊,将蹈长伸肌腱牵开保护,骨膜切开后行骨膜下剥离近端趾骨,用线锯或骨刀截断趾骨,依外翻的程度一般切除 1/3~1/2。用两枚克氏针自趾远端穿入直达跖骨中部,维持矫正的位置。

（3）跖骨头的内侧、背侧、跖侧骨赘一并用圆凿铲去,并修整骨粗糙面,但应保留跖骨头的关节面。

（4）将关节囊及趾骨切除后所余的骨膜作 Y 字缝合,覆盖跖骨头的残端(图 37-5-8)。

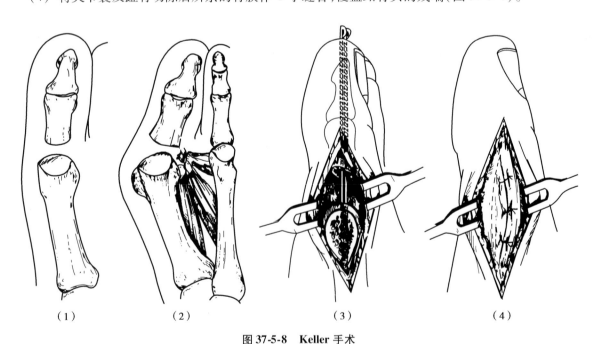

（1）　　　　　（2）　　　　　（3）　　　　　（4）

图 37-5-8　Keller 手术
（1）趾近节趾骨基底截骨；（2）松解外侧软组织；（3）克氏针固定；（4）紧缩内侧关节囊

（5）有姆伸长肌腱紧张者,必要时作肌腱 Z 形延长术。

（6）切口依层缝合,用石膏托固定趾于矫正位。

【术后处理】 术后 2 周拆除石膏缝线、拔除克氏针,逐渐开始负重行走,辅用理疗,促使功能恢复。

2. 跖趾关节融合术 跖趾关节融合术,可永久矫正姆外翻畸形。其主要缺点是患肢需固定 8 周左右,直至骨性融合。

【适应证】 疼痛严重的姆外翻,伴有跖趾关节骨关节炎者,或症状严重的姆僵直。

【麻醉与体位】 同上。

【操作步骤】

（1）姆趾内侧弧形切口,骨膜下显露跖趾关节,切除跖骨头及趾骨近端的关节软骨面。

（2）跖骨头骨赘切除,修整呈圆形之骨栓型。

（3）于姆趾近节趾骨基底部用骨钻向骨髓腔钻孔,并扩大此孔使之与跖骨头相匹配,然后将跖骨头套入趾骨对合好,用 1 枚螺钉固定。因穿鞋习惯男性固定于背伸 15°位、外展 10°～15°。女性可背伸 20°～25°、外展 15°～20°位(图 37-5-9)。

【术后处理】 术后用短腿石膏固定,2 周后拆线,更换合适石膏再固定 4～6 周。若骨愈合良好即可去除石膏,逐渐练习负重行走。

3. 人工跖趾关节置换术

【适应证】 同 Keller 手术。

【麻醉与体位】 同上。

【操作步骤】

（1）切口:于姆趾背侧沿长伸肌腱内侧缘,以跖趾关节为中心作 5cm 长纵形皮肤切口。

（2）显露与松解:切开皮肤、皮下组织后,牵开切口显露姆内收联合肌腱将其从止点处切断,再将外侧关节囊切开。

（3）截骨:分别从跖趾关节囊止点处切除跖趾关节两侧的关节软骨及其下方部分骨组织,用微型电动钻分别在跖骨、趾骨骨髓腔内钻孔并按人工关节柄部的大小扩大髓腔,直至孔腔的大小、深度与人工关节相匹配为止。

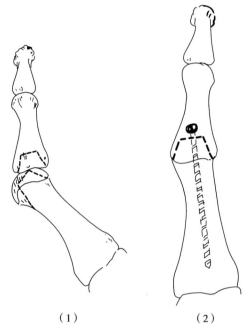

（1）　　　　　　（2）

图 37-5-9　跖趾关节融合术
(1)关节两端截骨范围;(2)近端插入远端螺丝钉固定

（4）安装假体:先放入关节拭子,以选择合适的型号。然后将选好型号的 Swanson 铰链式人工跖趾关节植入,试行被动屈伸跖趾关节数次。确认良好后,冲洗切口,分层关闭切口。术后用绷带多层包扎姆趾于功能位(图 37-5-10)。

【术后处理】 术后 2 周拆线,去除绷带包扎,逐渐练习负重行走。

（七）复合型

此类病例一般有影像学上两个以上角度超过正常范围,需同时针对不同的病理变化采用多个手术进行治疗。IMA 增大需行跖骨远端截骨术,比较严重的 IMA 增大者,也可在跖骨基底部楔形 Akin 截骨矫形;若伴 HVA 增大同时行 Silver 术式,并切开松解挛缩的姆趾外侧关节囊,一般可矫正 40°以内的畸形。若 HVA 大于 40°,常需加做 Akin 术式(在趾近节趾骨基底作楔形截骨)方可彻底矫正。现以跖骨基底截骨术为例介绍治疗同时有 IMA 和 HVA 增大的严重外翻。

跖骨基底和近节趾骨基底截骨术:跖骨基底截骨术在跖骨基底部截骨,将向内倾斜的跖骨转向外侧,使跖骨轴一致。

【适应证】 畸形严重的姆外翻。

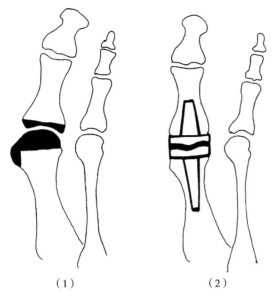

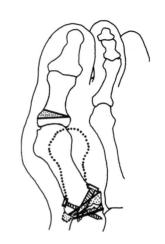

（1）　　　　　　　（2）

图 37-5-10　Swanson 人工跖趾关节置换术

（1）截骨范围示意；（2）双干型跖趾人工关节置换后

图 37-5-11　复合型跚外翻组合截骨
矫形示意

【操作步骤】

（1）在跚趾背侧,沿第 1 跖骨背内侧作一纵形切口,长 5～6cm。

（2）将跚趾近节趾骨按 Akin 术式操作,在近节趾骨的基底部作 Akin 楔形截骨,闭合截骨端,用粗丝线固定。

（3）显露第 1 跖骨基底部,用电锯作楔形截骨,楔形尖端指向内侧,底在外侧。截骨完成后外展第 1 跖骨使截骨面对合,然后用两枚螺丝钉固定之。

二、跚内翻

跚内翻是跚趾的与跚外翻相反的一种畸形（图 37-5-12）。因跚趾自跖趾关节水平向内侧张开太大,不仅影响行走,同时也给穿鞋造成困难。发生跚内翻有多种原因。分为先天性畸形、足部肌力失衡及医源性,即跚外翻手术矫枉过正引起等。

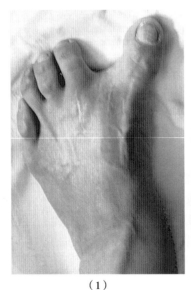

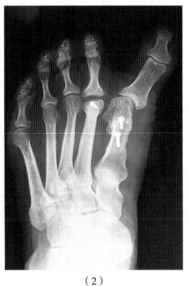

（1）　　　　　　　　　　　　（2）

图 37-5-12　跚内翻的外形

手术方法根据畸形的程度和软组织的牵拉紧张度而定,一般进行软组织手术,如姆长伸肌转移,骨赘切除,第1、2趾并趾;对于存在骨性畸形者可行趾骨基底楔形截骨矫形或跖骨截骨矫形术。

（一） 姆短伸肌腱转移及第1、2并趾术（McElvenny手术）

【适应证】 姆内翻明显,影响行走及穿鞋者。

【麻醉】 同上,儿童可全身麻醉。

【体位】 仰卧位。

【操作步骤】

1. 第一切口 在姆趾背侧于第1、2趾蹼处切开皮肤并切除一块小趾蹼的皮肤。

2. 第二切口 于第1跖趾关节背侧内缘纵形切开皮肤长约4cm。分离显露后,切除第1跖骨内侧骨赘及内侧籽骨,同时切除跖趾关节内缘的纤维束带,松解内侧关节囊,使姆趾内翻畸形矫正。

3. 第三切口 在第1跖趾关节背侧外缘始,向近端延伸作纵形皮肤切口,长约4cm。切开跖趾关节囊并向外侧牵开,显露跖骨头后切除外缘骨赘。在跖骨头外侧的切骨面上钻一斜行骨隧道,将分离出并在其止点切断的短伸肌引入隧道拉向外侧,然后向外引出与姆长伸肌腱及姆短伸肌腱自身缝合。关节囊与周围的软组织缝合（图37-5-13）。

4. 姆内翻矫正后穿一克氏针作内固定,将趾与第2趾行并趾术。缝合内外侧切口,最后缝合第一切口。

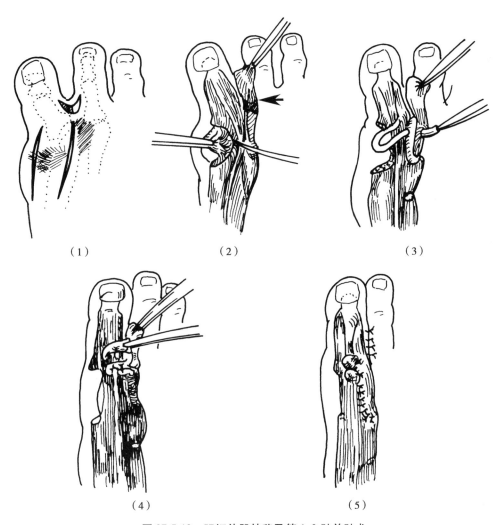

（1） （2） （3）

（4） （5）

图37-5-13 姆短伸肌转移及第1、2趾并趾术

（1）皮肤切口与切除骨赘;（2）切开并掀起关节囊;（3）姆短伸肌腱游离穿过第1跖骨骨隧道;
（4）姆短伸肌腱转移;（5）肌腱固定与第1、2趾并趾术

【术后处理】　2 周拆线并拔除克氏针,注意在术后包扎切口时,不要过紧,防止皮瓣坏死。

（二）　踇趾与第二趾并趾术（Farmer 手术）

【适应证】　适应于儿童先天性踇内翻。

【麻醉与体位】　同前。

【操作步骤】

1. 在足背在第 1、2 趾蹼间的相邻缘作纵形切口,使在趾蹼间形成皮瓣,使皮瓣蒂位于趾蹼近端,皮瓣蒂宽度大于皮瓣长度的 1/3,在蒂内缘切口向趾远端内侧延伸到跖趾关节内侧,显露跖趾关节内侧部分。

2. 切断第 1 跖趾内侧关节囊,将踇趾与第 2 趾靠拢,用粗丝线缝合两趾的关节囊使两趾头并拢,缝合切口(图 37-5-14)。

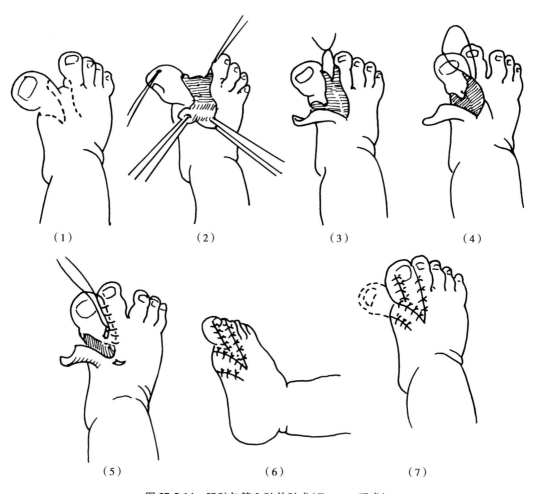

（1）　　　　　　　（2）　　　　　　　（3）　　　　　　　（4）

（5）　　　　　　　（6）　　　　　　　（7）

图 37-5-14　踇趾与第 2 趾并趾术（Farmer 手术）

（1）皮肤切口;（2）翻起趾蹼间皮瓣;（3）、（4）趾与第 2 趾并趾;（5）将趾蹼间皮瓣转向趾内侧;（6）缝合皮瓣;（7）术后内翻获矫正

3. 踇趾内侧切口,切除跖骨头内侧骨赘。

4. 皮瓣转向内侧覆盖创面缝合,残缺部分可用游离皮瓣填补。术中亦可由跖侧入路进行手术,见图 37-5-15。

【术后处理】　术后石膏固定于趾矫形位,2 周拆除石膏,拆线,再穿矫形鞋 2 周。

（三）　踇外展肌腱转移术

【适应证】　继发于肌力不平衡的踇内翻,若其外展肌肌力在四级以上,可将其止点转移到趾近节趾骨基底外侧,用自身动力纠正踇内翻。

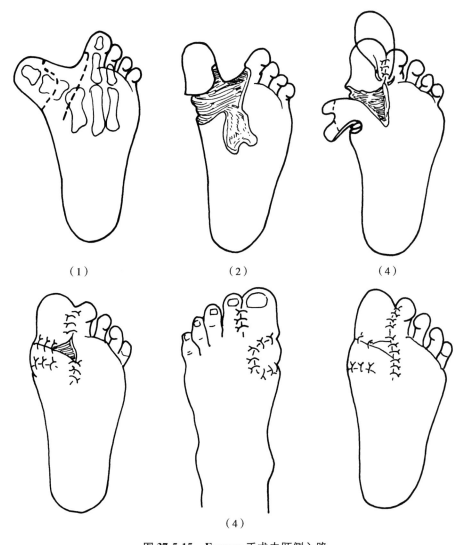

（1）　　　　　　　（2）　　　　　　　（4）

（4）

图 37-5-15　Farmer 手术由跖侧入路
（1）皮肤切口;（2）形成皮瓣;（3）第 1、2 趾并趾;（4）缝合皮肤关闭切口,必要时植皮

【麻醉与体位】　同上。

【操作步骤】

1. 第一切口在足内侧自踇趾近节趾骨中部起至第 1 跖骨中部作纵形切口长约 6~8cm。

2. 切开皮肤、皮下组织后分离出踇外展肌切断该肌腱止点。术中注意,在其止点处应尽量向远侧切取连续于止点的骨膜条。

3. 松解内侧籽骨及其上附着的短屈肌内侧头,使籽骨外移至跖骨头下的正常位置。

4. 第二切口位于第 1、2 趾蹼间,长 3cm。将外展肌从跖骨之跖侧与短屈肌深面引向第二切口。缝合第一切口。

5. 在趾近节趾骨跖趾关节面以远 1cm 处钻骨隧道,置趾于正常位置上,将踇外展肌从此隧道外侧进入由内侧拉出,拉紧肌腱返折缝合在其肌腱上;并把踇收肌腱也缝合在踇外展肌腱上(图 37-5-16)。矫形后用克氏针固定。

6. 冲洗切口,分层缝合关闭切口。

【术后处理】　术后用短腿石膏托固定足于功能位、趾于外展 15°位,6 周后逐渐练习负重行走。

（四）趾近节趾骨楔形截骨矫正术

【适应证】　比较严重的踇内翻或用其他方法治疗踇内翻失败的病例。

【麻醉与体位】　同前。

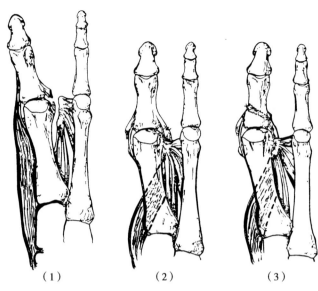
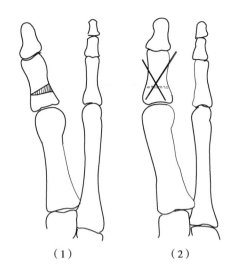

（1）　　　　　（2）　　　　　（3）　　　　　　　　　　（1）　　　　　（2）

图 37-5-16　踇外展肌腱转移术（Hawkins 术式）
（1）分离显露出踇外展肌腱，切断收肌腱；（2）把踇外展肌腱从第 1 跖骨跖侧转移到趾外侧，并通过第 1 趾骨近节基底部的骨隧道，反转后与踇外展肌腱缝合；（3）手术完成后

图 37-5-17　第 1 趾近节趾骨楔形截骨矫正术
（1）楔形截骨示意图；（2）截骨固定后

【操作步骤】

1. 第 1 跖骨背面内侧，自跖骨头部始向远侧作纵形切口长约 4cm。

2. 切开皮肤、皮下组织，按切口方向切开骨膜并行骨膜下剥离。

3. 用电动锯在距第 1 趾近节趾骨基底以远 1cm 处截骨（术前应根据 X 线片测量截骨度数），楔形截骨的基底在外侧、楔形顶在内侧，内侧截骨止于趾骨内侧皮质骨时，保留少许皮质骨，使趾骨内侧骨皮质不全折断，以利于术后愈合及固定。将楔形截骨块取出，由截骨远端内侧向外侧推压，使两截骨面合拢，用两枚螺丝钉或交叉克氏针固定之（图 37-5-17）。

4. 检查踇内翻畸形是否完全矫正后，冲洗切口，止血，缝合骨膜及皮肤。

【术后处理】　术后短腿石膏固定，两周拆线，3～4 周拔除内固定克氏针，并去石膏逐渐练习行走。

三、踇僵硬

踇僵硬（hallux rigidus）一词由 Cotterill 医生于 1888 年首先提出，系指踇趾的跖趾关节活动受限。现代踇僵硬的概念，是用来描述第一跖趾关节背伸活动受限、疼痛与骨关节炎等临床综合征的一个术语；踇僵硬的病程是一个漫长的过程，它从踇趾背伸受限开始发展到踇趾的跖趾关节完全不能背伸活动，甚至完全没有活动，即所谓踇僵直的整个过程中均称之为踇僵硬。临床上该病较为常见，有学者估计在 60 岁及以上的人群中，踇僵硬的发病率约为 1/45。青少年患者少见，其发病率约为 1/4500。

发生踇僵硬的原因常见有以下三种：①先天性籽骨向跖趾关节近端移位，第 1 跖骨过长。②后天性者由于趾的长期损伤，致跖趾关节发生退行性关节炎，引起踇趾僵硬。如足球运动员、肥胖者等，关节周围软组织经常受到压力，加重骨赘增生，关节面糜烂引起创伤性关节炎。③剥脱性骨软骨炎。

踇僵硬的治疗，应先行非手术治疗；嘱患者穿低跟硬底鞋，以减少跖趾关节活动，辅以热疗、按摩等，以缓解症状，部分患者可以治愈。手术治疗的种类较多：有第 1 跖骨头骨赘切除术、跖趾关节融合术、Keller 手术等。Keller 手术的优良疗效可达 86%，具体操作见外翻节。

（一）第 1 跖骨头骨赘切除术

【适应证】　经非手术治疗无效的踇僵硬，背伸困难、屈趾基本正常，X 线片显示跖趾关节无骨性关节炎,跖骨头背侧有骨赘者。

【麻醉】 局部阻滞麻醉或硬脊膜外阻滞。

【体位】 仰卧位。

【操作步骤】

1. 第 1 跖趾关节背侧沿姆长伸肌腱从跖骨干中部到近节趾骨作纵形切口,牵开皮肤及长伸肌腱,纵形切开关节囊,显露跖骨头的唇样增生骨赘。

2. 姆跖屈,使第 1 跖骨头脱位。切除第 1 跖骨背侧的增生组织,包括跖骨头背侧 1/3 的关节面及一些正常组织。如内侧有骨赘一并切除,用骨锉将骨端锉圆。

3. 用肠线缝合关节囊,分层缝合伤口。用弹力绷带将姆趾及跖趾关节固定于背伸位(图 37-5-18)。

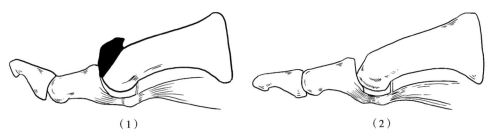

（1）   （2）

图 37-5-18 姆僵硬趾、跖骨头骨赘切除
（1）术前;（2）截骨后

【术后处理】 术后 3 天即开始活动患病关节,肿胀和疼痛可能持续半年才能缓解,需向患者解释。

（二） 第 1 跖趾关节固定术

【适应证】 姆趾僵硬者跖趾关节已固定,但疼痛久治不愈影响行走者;一般对术后要求活动量大的姆僵硬者首选此术式。

【麻醉与体位】 同前。

【操作步骤】

1. 切口 在姆趾背侧沿姆长伸肌腱内侧作纵形切口,长约 4cm。

2. 截骨 切开皮肤、皮下组织后,牵开皮瓣。切开关节囊,分离显露跖趾关节,分别切除跖趾关节的软骨面及增生的骨赘,使两截骨面对合后在矢状位与跖骨干呈背伸女性在 20°～25°位,男性 10°～15°位。

3. 固定 截骨面对合后用 2 枚克氏针交叉或用 1 枚细螺丝钉固定。

4. 止血、冲洗,缝合切口。

【术后处理】 术后用石膏固定趾相对于足底呈背伸 10°～15°位。术后 6～8 周摄 X 线片视截骨愈合情况可拆除石膏,拔除内固定克氏针。一般固定时间需 6～8 周。

（三） 趾近节趾骨基底背侧楔形截骨术

【适应证】 适用于跖趾关节没有骨性关节炎的姆趾僵硬的青年患者。术前对跖趾关节的功能范围须正确计算。其目的是术后至少要恢复 30°的背伸,从而得到更多的伸趾活动,使行走舒适。

【麻醉与体位】 同前。

【操作步骤】

1. 以姆趾跖趾关节为中心作背侧切口,长约 4cm。切开骨膜,行骨膜下剥离显露近节趾骨干。

2. 于近节趾骨背侧基底部距关节面 5～6mm 处用骨刀或电动锯行楔形截骨,其基底在背侧,尖指向跖侧。截骨多少要根据术前 X 线片测量确定的方案进行(图 37-5-19),一般截骨后使远端趾骨呈 20°背伸位。

3. 在离两截骨面 0.3cm 处背侧各钻一小孔,穿钢丝或

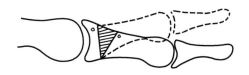

图 37-5-19 近节趾骨基底楔形截骨

十号缝线,将趾背伸使楔形截骨面对合,然后拧紧钢丝或缝线,将两截骨面紧密对合固定。最后缝合切口。

【术后处理】　术后石膏固定于趾相对于足底呈背伸10°~15°的位置上,6周后拆除石膏。

(四)趾人工跖趾关节置换术

近年来,国外足踝外科医生主张,当跖趾关节僵硬失去功能时,可行人工跖趾关节置换,恢复跖趾关节的功能。一般采用 Swanson 人工跖趾关节置换。具体操作见外翻节。

四、锤状跗

发生在跗趾的锤壮趾称作锤状跗,畸形特点是指跗趾跖趾关节背伸、趾间关节屈曲的一种畸形(图37-5-20)。常由于伸跗肌和屈跗肌的不平衡引起。常见原因有:①由于胫前肌无力,造成伸跗长肌过度收缩代偿。②神经肌肉病变,造成肌力不平衡。③屈跗短肌腱损伤,Keller 手术后,跗外翻手术后发生跗内翻或切除跗趾籽骨后破坏了屈跗结构。此时跖趾关节可能有不稳定和伴有骨性关节炎。④切取腓骨作为移植材料,破坏了足的肌力平衡。⑤合并高弓足。跖趾关节的背伸可使第1跖骨头跖屈,跖骨头跖侧形成疼痛性胼胝。趾间关节的屈曲使其背侧形成疼痛性胼胝。病史长者,趾间关节常成为僵硬状态。锤状跗的治疗在早期或症状轻者,可采用手法按摩、佩戴支具等方法治疗。晚期症状严重或经保守治疗无效的病例可采用手术方法治疗。

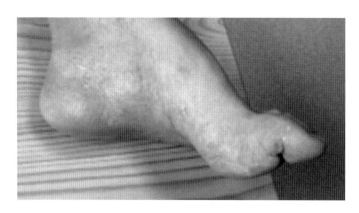

图 37-5-20　锤状跗外形

(一)跗屈趾肌腱切断术

【适应证】　屈趾肌腱切断术用于因肌力不平衡而造成肌腱挛缩所致的锤状,且无跖趾关节僵硬者。

【麻醉】　跗趾跟阻滞或局部麻醉。

【操作步骤】　在趾趾间关节跖侧作一小纵形切口,长2cm。找到屈肌腱将其切断,用手法将趾趾间关节矫正于正常位置,术后用胶布夹板固定于邻趾上3周。

【注意事项】　若跖趾关节有过伸畸形,跗长伸肌腱挛缩时,术中应同时Z形延长该肌腱或予以切断。

(二)近节趾骨头切除术

此术式适应于趾趾间关节已经僵硬失去功能的锤状跗,具体操作见第八节锤状趾。

(三)跗伸长肌腱移植与趾间关节融合术(Jone 手术)

【适应证】　适应于因踝部伸肌力量不足及跟腱挛缩所引起的锤状跗。

【麻醉】　硬脊膜外阻滞麻醉。

【体位】　仰卧位。

【操作步骤】

1. 于趾背侧作纵形切口,显露末节趾骨基底部直至第1跖骨中部。将跗长伸肌腱在止点处切断,远端缝在趾间关节囊上,近端用线缝合牵出。

2. 在第1跖骨远端切开骨膜,在颈部背侧的横断面上钻2个孔并形成骨髓道,将蹞伸长肌腱穿出。切开趾间关节囊,将远节趾骨基部底剪去约3mm一段,近节趾骨头部软骨面切除,对合截骨面保持蹞伸直位,用螺钉固定或用1枚克氏针从趾骨远端钻入,直至近端趾骨基底部,使趾间关节融合,克氏针外露于皮肤外。

3. 在矫正趾间关节屈曲畸形后,将从跖骨远端骨髓道中穿出的肌腱牵出与蹞长伸肌腱返折拉紧缝合于伸腱主干上(图37-5-21)。

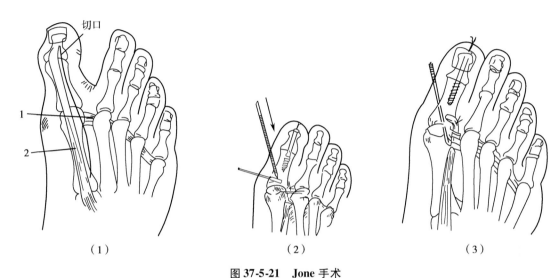

图 37-5-21 Jone 手术

(1)切口(1. 趾间横韧带,2. 蹞长伸肌);(2)趾间关节融合,蹞长伸肌腱穿过近节趾骨基底的骨隧道;
(3)牵出的蹞长伸肌腱翻转缝于伸长肌腱上

4. 止血、冲洗切口,逐层缝合伤口

【术后处理】 术后用一短腿石膏托固定4～6周,待 X 线片显示趾间关节有融合征象后可拔除克氏针。

(王正义)

第六节 足 趾 异 常

一、锤状趾

锤状趾(hammer toe)畸形主要发生在矢状面。疾病早期表现为近侧趾间关节(proximal interphalangeal,PIP)异常屈曲,这种屈曲畸形可为僵硬性或柔韧性。文献报道的发生率在2%～20%,且畸形的发生率与年龄呈线性正相关,发病率的高峰在50～70岁;女性多见,可达病人群体的85%。锤状趾畸形最常见于第2趾,其次是第3趾和第4趾,也可同时累及多个足趾;疾病晚期畸形严重者可表现为近侧趾间关节屈曲和跖趾关节(metatarsophalangeal,MTP)背屈(图6-2-1(1)(2))。常见病因包括:①长期穿不合适的鞋子;②神经肌肉性疾病;③第2跖趾序列过长;④蹞趾外翻畸形;⑤创伤因素;⑥结缔组织疾病;⑦先天性锤状趾等。

临床上需要对足趾常见的三种畸形进行鉴别诊断,这要了解它们的病理变化(表37-6-1、图37-6-1),以便进行鉴别。

治疗原则:早期应行佩戴矫形支具、穿用矫形鞋垫等方法治疗。对长期治疗无效,症状明显者可行手术治疗,可行近侧趾间关节切除术或关节融合术等。

表 37-6-1　锤状趾、爪形趾、槌状趾的不同病理变化表

	锤状趾	爪形趾	槌状趾
图形	图 7-1-3(1)	图 7-1-3(2)	图 7-1-3(3)
跖趾关节	过伸	过伸	正常
近侧趾间关节	屈曲	屈曲	正常
远侧趾间关节	正常或过直	屈曲	屈曲

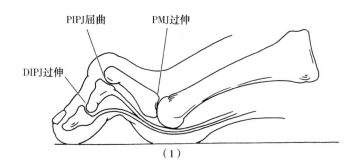

(1)

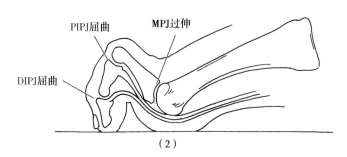

(2)

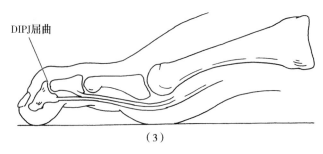

(3)

图 37-6-1　锤状趾、爪形趾、槌状趾外形示意图
(1)锤状趾;(2)爪形趾;(3)槌状趾

（一）近节趾骨头切除术

对于畸形严重的锤状趾,可切除近节趾骨头,行趾间关节再造而取得较好疗效。由于常发生于近侧趾间关节,故多采用近节趾骨头切除。

【适应证】　僵硬性锤状趾畸形严重影响穿鞋或疼痛明显者。

【麻醉】　局部浸润麻醉或趾根神经阻滞。

【操作步骤】

1. 侧趾间关节背侧作梭形皮肤块切除,切除趾背增厚的皮肤、鸡眼及滑囊。

2. 将趾伸肌腱及两侧扩张部分别切断,切开近侧趾间关节囊,进一步解剖使近节趾骨头外露。用骨剪切除近节趾骨头长约 0.5cm,使趾伸直。然后将关节囊及切断的伸肌腱重建缝合(图 37-6-2)。

3. 再于跖趾关节背侧作 3cm 长切口,显露出跖趾关节背侧关节囊,予以切断并跖屈近节趾骨纠正跖趾关节的过伸。然后,用 1 枚克氏针从趾的末端穿入直至跖骨基底部作内固定。

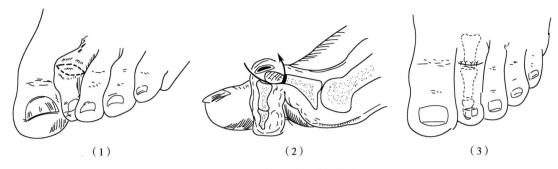

图 37-6-2　近节趾骨头切除术
（1）切口；（2）切除近节趾骨头；（3）关闭切口后

【术后处理】　术后用短腿石膏托固定 4 周后即拔除克氏针,逐渐练习行走。

（二）趾骨骨塞融合术

【适应证】

1. 锤状趾畸形严重,影响穿鞋或疼痛明显者,且病变仅限于趾间关节屈曲,跖趾关节正常的僵硬型锤状趾。

2. 趾间关节半脱位甚至脱位并已僵硬,疼痛明显者。

3. 外伤后或感染后的趾间关节骨性关节炎症状者。

4. 多用于小趾。

【麻醉与体位】　同上。

【操作步骤】

1. 切口,在近侧趾间关节背侧作梭形皮肤块切除,包括鸡眼及滑囊组织。

2. 纵形分开趾伸肌腱,向两旁牵开或将趾伸肌腱切断,便于显露。

3. 切开关节囊及趾伸肌腱扩张部分,显露关节面,将该关节极度屈曲,使近侧趾骨头脱出。用小刀环切推开周围的副韧带。

4. 将近节趾骨头修成凸形的骨塞,将中节趾骨基底部的关节面用骨刀铲去,用小骨钻逐渐扩大其骨髓腔使其能接纳近侧趾骨骨塞,将此关节用交叉螺钉或克氏针固定于背伸 10°~20°位(图 37-6-3)。

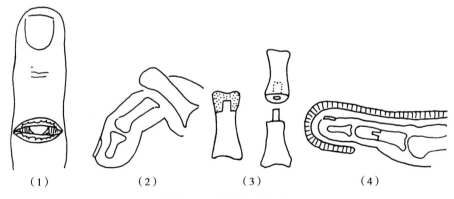

图 37-6-3　趾骨骨塞融合术

5. 矫正跖趾关节的背伸可参考上一手术,切开跖趾关节背侧皮肤,显露其背侧关节囊后予以松解;用短腿前后石膏托固定,注意将跖趾关节固定在矫正的位置上。

【术后处理】　术后 2 周拆线,石膏固定视骨愈合情况,一般固定 4~6 周。

（三）近侧趾间关节固定术

【适应证】

1. 病变仅限于趾间关节屈曲,跖趾关节正常的僵硬型锤状趾。

2. 趾间关节半脱位已僵硬疼痛者。

3. 外伤后或感染后的趾间关节骨性关节炎者。

【麻醉】 局部浸润麻醉或趾根神经阻滞。

【体位】 仰卧位。

【操作步骤】

1. 以趾间关节为中心在趾的背侧作梭形皮肤块切除,显露趾间关节,切除趾间关节双侧关节面。

2. 对合截骨面后,用交叉螺钉或克氏针固定趾于过伸 10°~20° 位(图 37-6-4)。

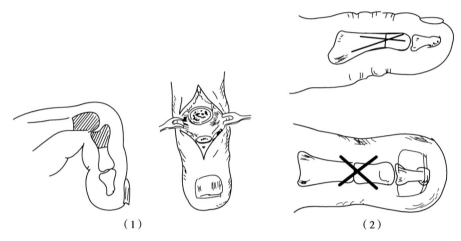

图 37-6-4 趾间关节融合术
(1)切除近侧趾间关节;(2)用交叉克氏针固定

3. 分层缝合切口,用短腿石膏固定患足。

【术后处理】 同上。

二、爪形趾

爪形趾是指跖趾关节过伸,远端与近端趾间关节均处于屈曲位的较为常见的足趾畸形。本病可由很多疾患引起,如长期卧床患者足趾被压、足的肌肉力量不平衡(内在肌与外在肌力不平衡)、趾屈肌的缺血性挛缩等。

治疗本病时,对严重的爪形趾只有在骨结构充分缩短、挛缩的软组织放松后才能得到满意的矫形。仅作软组织松解术不足以矫形,故需作跖骨头切除。这样,虽然对足的负重有影响,但对类风湿关节炎患者的疗效是理想的。

(一) 跖骨头或跖趾关节切除术

【适应证】 经非手术治疗无效、严重影响足功能而不能负重的类风湿关节炎后遗症的爪形趾、外伤后失用等引起的爪形趾,而第 1 跖趾关节正常者。

【麻醉与体位】 同上。

【操作步骤】

1. 沿足背自第 2 至第 5 跖趾关节作一横切口或在第 2~3;4~5 跖骨间,自跖趾关节平面始向近侧各作一背侧纵向切口,长约 4cm。将深筋膜纵行切开,并向两侧牵开显露各跖趾关节和趾伸肌腱。

2. 分别显露和切开第 2、3、4、5 趾的跖趾关节囊,显露跖骨头及其颈部。

3. 用骨刀依次切除近节趾骨基底部、跖骨头或部分跖骨颈部,使挛缩的软组织松解。使剩余跖骨的长度顺序为:2、3、4、5(图 37-6-5)。

4. 参考"锤状趾"节中"近侧趾间关节切除"术式,分别切除近节、中节趾

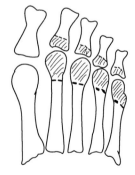

图 37-6-5 跖趾
关节切除术

骨头,使关节充分伸直。用克氏针自足趾末端穿入直至跖骨基底部,固定趾于矫正的位置上。术后用短腿石膏托固定。

【注意事项】 术中若发现趾伸肌腱过度紧张,可作伸趾肌腱 Z 形延长术或关节融合术。

【术后处理】 同近侧趾间关节切除与跖趾关节背侧松解术。

(二) 近节趾骨头切除术(Hohmann 手术)

【适应证】 仅适应于有挛缩的趾间关节的爪形趾,但无跖趾关节过伸畸形者。

【麻醉与体位】 同上。

【操作步骤】

1. 以屈曲的趾间关节为中心,在趾背部作纵向切口。将趾伸肌腱纵劈,显露屈曲的趾间关节,骨膜下剥离并显露趾骨头。

2. 近节趾骨头部切除 0.5cm 左右,以伸直趾间关节,修整粗糙面。

3. 将伸肌腱缝合,对挛缩较重者可用 1 枚克氏针自足趾末端穿入直至跖骨基底部,固定趾于矫正的位置上,参考本节锤状趾(见图 37-6-2)。然后,缝合皮肤,用短腿石膏托固定两周。

【术后处理】 同近侧趾间关节切除与跖趾关节背侧松解术。

(三) 近节趾骨基底部切除术

【适应证】 对在 2~4 趾有症状的爪形趾,尤其对僵硬性近节趾骨基底部脱向跖骨头背侧而趾间关节脱位者。

【麻醉与体位】 同上。

【禁忌证】 青少年不适宜。

【操作步骤】

1. 在跖趾关节背侧,以其为中心作纵形皮肤切口,长约 4cm。

2. 切开皮下组织后,将伸趾肌腱牵开,显露跖趾关节囊。

3. 切开关节囊与骨膜,行骨膜下剥离,显露近节趾骨基底部(图 37-6-6)。

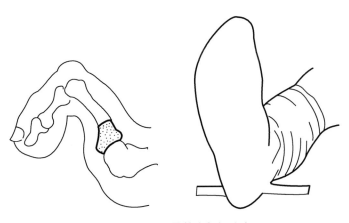

图 37-6-6 趾骨基底部切除术

4. 切除 1/3~1/2 趾骨基底部,用 1 枚克氏针自足趾末端穿入直至跖骨基底部。止血后缝合各层关闭切口。用短腿石膏托固定两周。

【术后处理】 同上。

(四) 1~5 跖骨头切除术

【适应证】 足类风湿关节炎,其 1~5 跖趾关节均呈疼痛、僵硬型爪形趾,跖趾关节有破坏者;其他原因的跖趾关节脱位、半脱位并发骨性关节炎,疼痛严重,畸形固定,但趾间关节畸形不明显者。

【麻醉】 硬脊膜外麻醉或全麻。

【体位】 仰卧位。

【操作步骤】

1. 于足背第 2～5 跖趾关节处作弧形横切口,亦可分别在第 2～3 和 4～5 跖骨间作两个纵形小直切口。

2. 切开皮肤、皮下组织后,显露跖趾关节,纵形切开关节囊,分离出跖骨头。

3. 分别切除 2～5 跖骨头,使其所有截骨远端连线呈弧形;每 1 跖骨远端截骨后,再从远端的背侧斜向近端的跖侧,作一斜面截骨以适应行走,并修理平整。

4. 对于踇趾可从趾背作单独的纵形切口,显露第 1 跖趾关节,切除第 1 跖骨头。使 5 个跖骨残留的长度排列依次为 2、1、3、4、5;即剩余的跖骨,第 2 跖骨最长,第 5 跖骨最短(图 37-6-7)。

【术后处理】　术后用短腿石膏管型固定 3 周,对足的横弓要很好塑形。之后去除石膏,拆线。

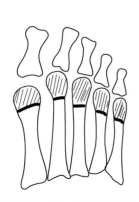 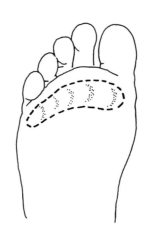 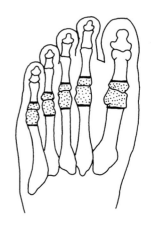

图 37-6-7　1～5 跖骨头切除术　　　　　图 37-6-8　Clayton Vainio 手术示意图

（五）Clayton Vainio 手术

在上述跖骨头切除术的基础上予以扩大,在摘除所有跖骨头后再将各趾近节趾骨基底部的关节面切除,包括切除滑膜。其手术的适应证、麻醉体位及手术操作原则与上述手术相同。只是在切除跖骨头后,向远侧延长至近节趾骨中部,显露出近节趾骨基底部并切除基底部,长约 1cm。术后处理同上(图 37-6-8)。此手术经实践多年,对近节趾骨基底关节面有明显破坏,伴有严重疼痛的全部跖趾关节类风湿关节炎、骨性关节炎者疗效满意。

三、并趾症

并趾症是胎儿期在足趾相互分开前,发育发生了障碍所致。并趾对足的功能毫无影响,以不手术为宜。手术的目的是为了整形。手术不宜年龄过小,因为趾小,技术难度大。一般主张在 16 岁以上接受手术。临床上也可见到因烧伤所致的并趾,由于常影响足的功能而需及时手术治疗。先天性并趾,多发生在第 4、5 趾,现介绍其矫正术。

并趾矫正术

【麻醉】　踝部神经阻滞麻醉、椎管内阻滞麻醉或全身麻醉。

【体位】　仰卧位。

【操作步骤】

1. 先在趾背作梯形皮肤切口(图 37-6-9),然后于跖侧趾蹼部作开页式皮瓣切口。

2. 切开皮下组织后,仔细分离深层组织,防止损伤趾间的血管、神经。

3. 皮瓣分离完成后,将其对合逐层缝合。

4. 缺损处用游离皮片植皮。

【术后处理】　注意观察小趾血液循环及皮瓣的血供与愈合情况。术后 3 周拆线。

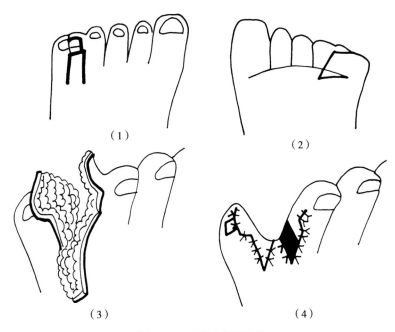

（1）
（2）
（3）
（4）

图 37-6-9　并趾症矫正术
（1）趾背切口；（2）趾跖侧切口；（3）分离并趾间软组织；（4）分趾后软组织修复

四、第 5 趾畸形

（一）第 5 趾先天性半脱位

先天性第 5 趾半脱位是常见的家族性畸形,常伴有内翻畸形及趾间关节背侧挛缩,致该趾内收、外旋、重叠于第 3、4 趾上,治疗以手术为主。

第 5 趾半脱位矫正术(Ruiz-Mora precedure）

【适应证】　第 5 趾半脱位,存有小趾过伸,或伴有跖骨内翻影响功能者。

【麻醉】　硬膜外阻滞或趾跟阻滞麻醉。

【体位】　仰卧位。

【操作步骤】

1. 第 5 趾背侧自趾间关节开始向近侧至跖趾关节处,转向背外侧经外侧缘至跖侧,再于跖侧转向远侧至趾间关节处由跖侧经外侧转向背侧于起始处相会,作一个椭圆形的皮肤切口。

2. 切开皮肤后将椭圆形皮肤去除。分离出跖侧的屈趾长、短肌腱和神经血管束加以保护,切除近节趾骨(图 37-6-10（3）)。

3. 皮肤做整形缝合。

【术后处理】　足趾用一衬垫的铝片作固定,3 周后拆除固定并拆线。

（二）第 5 趾重叠

第 5 趾重叠常伴有内翻。常由于先天畸形或一种松弛足,有趾伸腱短缩,皮肤挛缩及背侧关节囊挛缩。

第 5 趾重叠矫正术

【麻醉】　局部浸润麻醉或趾根神经阻滞。

【体位】　仰卧位。

【操作步骤】

1. 趾背部作 Z 形皮肤切口,切开皮下组织后分离出趾长伸肌腱。

2. 切断并作 Z 形延长在第 5 跖骨背侧的趾长伸肌腱,将跖趾关节囊背外侧切开松解。外展小趾纠正其重叠畸形。

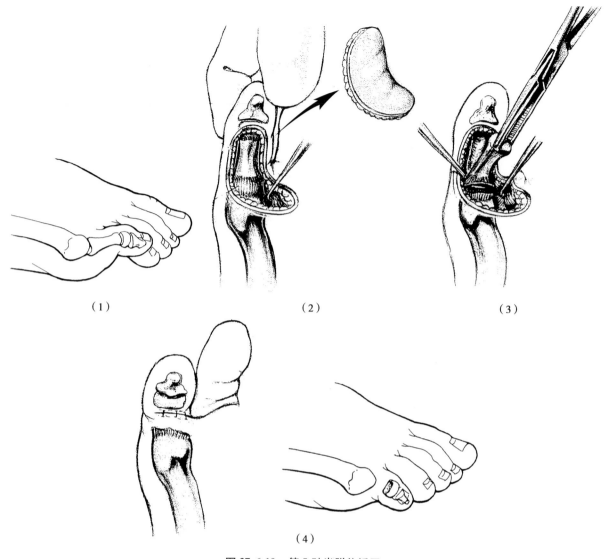

（1）　　　　　　　　　　　　　（2）　　　　　　　　　　　　　（3）

（4）

图 37-6-10　第 5 趾半脱位矫正
（1）第 5 趾半脱位外形；（2）切除皮肤；（3）切除近节趾骨；（4）关闭切口后

3. 缝合小趾趾长伸肌腱,将外侧关节囊的远侧拉向近端重叠缝合,然后分层关闭切口（图 37-6-11）。

【术后处理】　足趾用一衬垫的铝片作固定,3 周后拆除固定并拆线。

（三）第 5 趾内翻

第 5 趾内翻表现为小蹈趾向内侧偏斜的畸形。大部分伴有第 5 跖骨外翻,少数无第 5 跖骨异常,仅表现为第 5 趾自跖趾关节处向内偏斜。其病因可能与穿尖头鞋有关。与外翻相似,在第5 跖骨头处也可因骨赘与鞋子挤压摩擦而产生第5 跖趾节滑囊炎。治疗应先行保守治疗,若长期保守治疗无效可行手术治疗,常用的有如下两种手术方法：

1. 骨赘切除外侧关节囊紧缩术

【适应证】　无第 5 跖骨内翻的小趾内翻,有明显疼痛者。

【麻醉】　局部浸润麻醉或趾根神经阻滞。

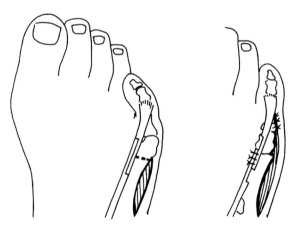

图 37-6-11　第 5 趾重叠畸形矫正术

【体位】 仰卧位。

【操作步骤】

（1）在第5趾外侧背侧的跖趾关节部作一Y形切口。

（2）切开皮下组织后,以关节囊远侧为蒂切一舌形关节囊瓣,然后纵形切开跖骨头部骨膜,行骨膜下剥离,显露第5跖骨头。

（3）切除跖骨头外侧的骨赘,将骨端修平整。横行切断内侧跖趾关节囊。

（4）缝合骨膜后,外展第5趾纠正内翻畸形,在此位置上拉紧舌形关节囊瓣与近侧关节囊重叠缝合,以维持第5趾于正常的位置(图37-6-12)。然后,分层关闭切口。

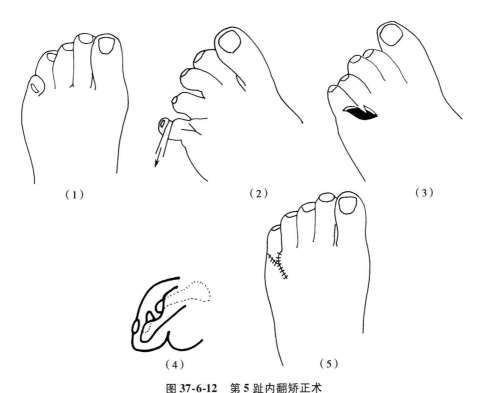

（1） （2） （3）

（4） （5）

图 37-6-12 第 5 趾内翻矫正术
(1)外形;(2)皮肤切口;(3)显露;(4)切除跖骨头部骨赘;(5)术后

【术后处理】 用绷带固定小趾于矫枉过正的位置2周。2周拆线。之后穿3个月宽敞的鞋,练习行走。

2. Austin 手术

【适应证】 伴有第5跖骨内翻的第5趾内翻,并有明显疼痛者。

【麻醉】 局部浸润麻醉或趾根神经阻滞。

【体位】 仰卧位。

【操作步骤】

（1）在小趾背侧以跖趾关节为中心作3~4cm长皮肤切口。

（2）切开皮下组织后,显露跖趾关节。纵形切开关节囊与跖骨头部骨膜,显露跖骨头。

（3）用微型电锯切除跖骨头外侧骨赘,从跖骨头外侧向内侧作V字形截骨。然后将远端向内侧推移3mm左右,以纠正跖骨的内翻(图37-6-13),修整齐外侧截骨面,用1枚螺钉或克氏针固定之。分层关闭切口,用短腿石膏托固定足于功能位。

【注意事项】 术中也可作自内上至外下的斜形截骨,然后将远端近侧的斜形骨尖部插入近端髓腔内,用2枚螺钉或克氏针固定之。

【术后处理】 术后2周拆线,石膏固定4~6周后视骨愈合情况去除固定,逐渐练习行走。

（四）小趾滑囊炎

小趾滑囊炎是第5跖骨头外侧部疼痛性滑囊炎,其发病与局部骨赘和鞋子挤压有关,部分患者存有

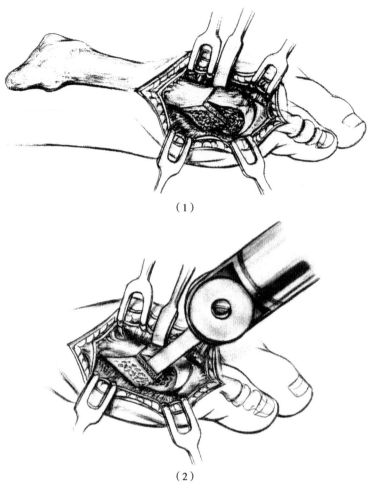

（1）

（2）

图 37-6-13 Austin 手术
（1）第 5 跖骨头 V 形截骨、远端移向内侧纠正外翻;（2）修平截骨面

第 5 跖骨外翻。外科治疗,可行滑囊和骨赘切除术。

【适应证】 不伴有第 5 跖骨内翻的小囊炎,并有明显疼痛者。

【麻醉】 局部浸润麻醉或趾根神经阻滞。

【体位】 仰卧位。

【操作步骤】

1. 在第 5 跖趾关节背外侧作纵形切口,显露第 5 跖骨头后,以微型骨锯纵向与跖骨干平行锯除骨赘锉平截骨面。

2. 切除滑囊炎肿,将多余的关节囊切除,紧密缝合关节囊。

3. 缝合皮肤。

【术后处理】 术后 3 天可负重,第 2 周开始足趾功能锻炼。

（王正义）

第七节 嵌趾甲与甲床下骨疣切除术

一、嵌趾甲

嵌甲症可发生于各个足趾,但以蹞趾最常见。致病因素:首先为趾甲本身是致病因素,而软组织为继发因素,如因鞋袜太窄,而将软组织挤向趾甲;另一种为软组织是致病因素,趾甲是受害对象,如因趾甲修剪不当,而将甲边缘压入甲沟软组织。

嵌甲的病理分为三期:

Ⅰ期为炎症期,以侧方甲皱襞出现轻度红肿、压痛为主。

Ⅱ期为脓肿期,此时局部红肿、多汗、压痛加剧,两侧甲皱襞肿胀高出甲板侧缘,开始有渗液流出,并逐渐分泌物变为脓液。

Ⅲ期为肉芽形成期,此期肉芽组织覆盖于侧方甲皱襞,妨碍引流物流出,感染进入慢性阶段,症状会反复急性发作。

本病保守治疗的目的是防止发生甲沟炎,预防的方法是穿宽敞的平底鞋,注意足部卫生。修剪趾甲时须将趾两侧的甲角留在甲沟远端以外。症状较轻或Ⅰ期病变,通过局部换药、引流等保守方法可治愈。反复发作或Ⅱ、Ⅲ期病变,可手术治疗。

(一) 甲旁皮肤楔形切除术

【适应证】 适应于趾甲比较正常生长,但甲沟内长入周围软组织,呈肥大且屡发感染者。

【麻醉】 局部浸润麻醉或趾根神经阻滞。

【体位】 仰卧位。

【操作步骤】 切口距甲缘 2~3mm,自趾甲皱襞近端开始至足趾末端约 0.5cm 处止。楔形切除皮肤及皮下组织,切除的冠状面应呈三角形。冲洗切口后无感染者缝合切口,使甲沟外翻与趾甲分离(图 37-7-1)。

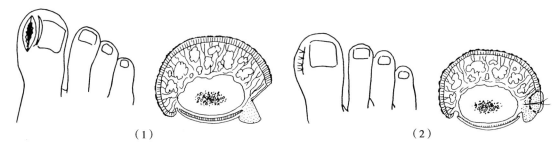

（1） （2）

图 37-7-1 甲旁皮肤楔形切除术
（1）切除范围;（2）缝合后

(二) 趾甲和趾甲旁软组织部分切除术

【适应证】 适用于趾甲一侧或两侧的边缘内翻生长,压迫甲沟内组织;或甲缘有刺长入软组织;嵌甲处疼痛和屡发感染者。

【麻醉与体位】 同上。

【操作步骤】 在趾甲患侧作一梭形切口,用锐利剪刀将趾甲外 1/4 包括嵌入的甲旁软组织和趾甲的基质一起剪去。仔细搔刮干净甲床组织,清除过度的生长的肉芽组织。如嵌甲系两侧者,可按上述原则,在嵌甲两侧各切除部分趾甲及软组织。然后在趾甲远近两侧各松松地缝 1 针,用油纱布覆盖后包扎(图 37-7-2)。术后 2 周拆线。

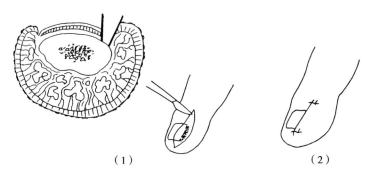

（1） （2）

图 37-7-2 趾甲和趾甲旁软组织部分切除术
（1）切除范围;（2）缝合后

（三）趾甲全摘除术

【适应证】　适应于伴有甲癣,致趾甲增厚变形,屡发甲沟炎的嵌甲症,希望术后长出新甲者。

【麻醉与体位】　同上。

【操作步骤】　将趾甲纵劈,用血管钳夹住趾甲,在其下方用尖刀片切割使与甲床分离,然后摘除趾甲;搔刮甲床,但保留趾甲基质,以便日后长出新趾甲。用油纱布覆盖创面后,稍加压包扎。缝合皮肤（图37-7-3）。

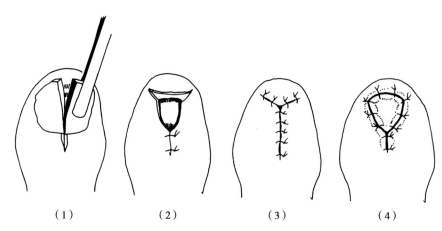

（1）　　　　　　（2）　　　　　　（3）　　　　　　（4）

图37-7-3　趾甲全摘除术及修复方法

（四）甲床彻底切除术

【适应证】　适应于经多次手术治疗复发的嵌甲症,患者要求彻底治疗者。

【麻醉与体位】　同上。

【操作步骤】　在嵌甲的四个角作四个斜切口。用血管钳夹住趾甲,其下用尖刀片切割使与甲床分离,拔除趾甲,全部剪去生甲基质;清除趾甲间隙污物,修剪其皮缘。将末节趾骨的远端在甲床根部水平截去,由于趾骨已缩短,趾部的皮肤已能无张力缝合。术后卧床及抬高患肢1周,2周拆线。

二、甲床下骨疣

甲床下骨疣不是趾甲病变,表现为趾甲处的疼痛及变形,常发生于拇趾末节背侧（图37-7-4）。引起该病的原因不很清楚,有人认为该病为单发性良性纤维瘤、甲床下软骨瘤、遗传性多发性外生骨瘤等。亦有人认为与外伤有关,如柔道、摔跤后引发足趾的炎性刺激而引起。其临床表现为足远节趾骨部位的无蒂性骨软骨瘤,可侵蚀穿透甲床,甚至穿透甲板,可出现趾甲部位的疼痛和变形。

【适应证】　X线片证实趾骨末节背侧有骨疣者。

【麻醉与体位】　同上。

【操作步骤】　在患趾的趾甲腹面作横行鱼嘴样切口。于趾甲下末节趾骨的背面,用小刀将末节趾骨与软组织分开,连同骨膜、骨皮质在内直至骨疣基底部一同全部切除;切除范围不宜过大,以免影响甲床的血供,粗糙面锉平（图37-7-5）。间断缝合切口,包以敷料。

【注意事项】　若外生骨疣较大,视情况有的需拔除整个趾甲,有的则需截除远侧趾甲和趾骨,方能彻底切除骨疣。

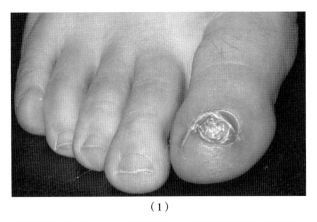

（1）

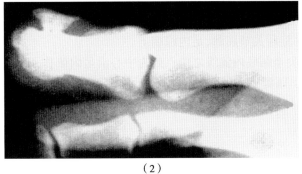

（2）

图 37-7-4　甲床下骨疣

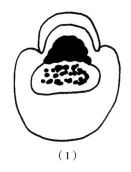（1）　　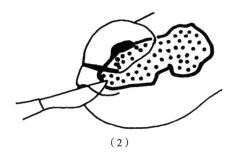（2）　　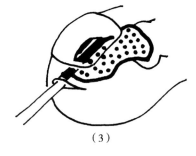（3）

图 37-7-5　趾甲下趾骨骨疣切除术

（王正义）

第八节　跟痛症和跖痛症

一、跟痛症

跟痛症是由一系列疾病导致的足跟部疼痛综合征。按部位可把跟部疼痛分为跟跖侧疼痛和跟后部疼痛。前者常由于跖腱膜炎、跖腱膜断裂、跟脂肪垫炎、足底外侧神经第一支卡压症、跟骨骨刺、跟骨骨膜炎、跟骨微骨折等引起。后者则常由跟腱炎、跟腱滑囊炎等引起。而跟腱炎又可分为非止点性跟腱炎和止点性跟腱炎两类。在儿童，跟后部疼痛多见于跟骨结节骨骺炎。一些全身性疾病，如类风湿关节炎、痛风性关节炎、Reiter 综合征、强直性脊柱炎等，也可引起足跟部的疼痛。跟骨内高压被认为是引起全跟痛症的一种原因，但也有人反对。

跟痛症的治疗应遵循先保守、后手术的原则进行，但目前尚无特效的治疗方法，治疗往往需时长久，有时又有反复,因而医生应有一个系统的治疗方案,最终达到治愈病痛的目的。足跟痛的治疗大体应遵循如下的顺序进行治疗:①防止穿硬底鞋子和长久站立;②足底部透热理疗或手法按摩并穿软底鞋;③穿用足跟痛的鞋跟垫或鞋垫并服消炎止痛药;④局部醋酸泼尼松龙封闭用并鞋跟垫。当长期保守治疗无效,症状严重者行手术治疗。以下介绍常见跟痛症的外科治疗。但术后有少数患者症状并无改善;因而医者对手术应持谨慎态度。

(一) 跖腱膜切断术

跖腱膜起点处筋膜炎多见于站立工作者及运动员。疼痛在跟骨内侧结节处、灼痛,运动时加剧。胫后神经从内踝后下方下行,分为前后跖支,然后穿入踇展肌腱的深部,跖外神经分出两支,一支在跟骨结节上方支配趾小肌,另一支在跟骨脂肪垫内。这两支神经可受到跖腱膜炎的慢性刺激而产生足跟痛,Tanz 认为足跟痛是跖外神经受到卡压所致,如松解跖腱膜可使神经减压,而获得疗效。

【适应证】 经各种非手术疗法治疗无效的顽固性足底后部痛。

【麻醉】 硬脊膜外阻滞麻醉或踝部神经阻滞麻醉。

【体位】 仰卧,下肢外旋膝关节屈曲,足内缘朝上。

【操作步骤】 于内踝尖至跖底内侧缘之中点处为中心沿足内侧作 4～6cm 长纵形皮肤切口。切开皮下组织后锐性向下分离出跖腱膜,可见在其止点附近的跖腱膜增厚及纤维化,偶可见肉芽肿,切除退变的跖腱膜,并用骨膜剥离器向足趾方向推剥跖腱膜(图 37-8-1)。

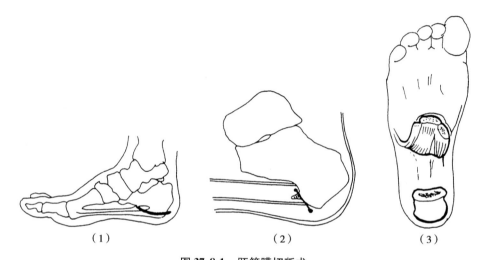

图 37-8-1 跖筋膜切断术
(1)皮肤切口;(2)跖腱膜切口;(3)跖腱膜切断后推向前方

【术后处理】 术后用短腿石膏托固定 2 周,2 周拆线;之后逐渐练习负重行走,3 个月后可跳、跑。

(二) 跟骨刺切除术

有些跟痛症与跟骨刺有明显关系,跟骨刺是指发生在跟骨跖面跟骨结节前方的骨赘,被包在跖腱膜起点内。若与跖腱膜纤维平行生长,可能无症状,若垂直生长,则可产生跟痛,影响行走。其原因可能与跖腱膜起点承受巨大的应力有关,当足软弱、体重增加、过度劳累时,跖腱膜起点处可产生不正常的张力,形成骨赘。其病理变化,早期有慢性纤维组织炎症。如松解这些组织,则可缓解疼痛。

【适应证】 跟骨结节部有较大骨赘,经各种非手术疗法治疗无效的顽固性足跟痛。

【麻醉】 硬脊膜外阻滞麻醉或踝部神经阻滞麻醉。

【体位】 同上。

【操作步骤】 切口同跖腱膜切断术,切开皮下脂肪,显露跟骨跖

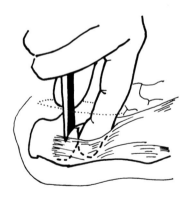

图 37-8-2 跟骨刺切除术

面。分离出足跟骨跖面的跖腱膜并显露骨赘部,用骨刀铲除跟骨结节处不规则的骨赘,将碎骨块清除干净,锉平跟骨的粗糙面。一般同时在跖腱膜起点处切断跖腱膜,并推向足趾方向,以确保疗效。伤口依层缝合(图37-8-2)。

【术后处理】　同跖腱膜切断术。

（三）跟骨钻孔术

【适应证】　适应于跟骨内压增高,保守治疗无效的顽固性跟痛症。

【麻醉】　局部阻滞麻醉或硬脊膜外阻滞麻醉。

【体位】　仰卧位。

【操作步骤】　在外踝后上方各1.5cm处始,向外踝前下方各1.5cm处止,作4cm长斜形切口。切开皮肤、皮下组织后切开骨膜,剥离后,用直径4mm钻头,钻孔6~9个,孔间距约为1cm,并排列成行。钻孔时,垂直进入,应钻透对侧骨皮质。钻孔后大都有骨髓液流出,可任其外流数分钟。然后缝合切口,用无菌敷料包扎。术后视渗出情况,及时更换敷料,防止感染(图37-8-3)。

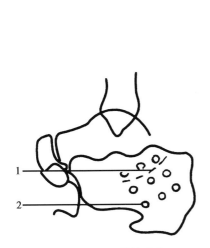

图37-8-3　跟骨钻孔术
(1)皮肤切口;(2)钻孔

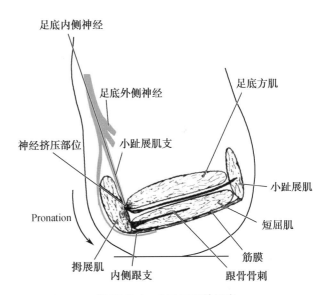

图37-8-4　小趾展肌神经支

（四）小趾展肌神经支卡压征

小趾展肌神经支是足底外侧神经第一分支的终末支(图37-8-4)。后者除支配踇展肌外,还支配跟骨内侧结节骨膜、跖长韧带和屈趾短肌。当足底外侧神经第一分支从足的内侧由踇展肌和跖方肌内侧头深部筋膜间穿过时,从垂直方向变为水平方向,此时易受卡压。另一易受卡压的部位是该神经支经过跟内侧结节时,屈趾短肌起点炎症、骨质增生都可使神经卡压于跖长韧带。另外,跖腱膜起点炎症也可使神经受到刺激或压迫,使两者并存。

长期保守治疗无效,经确诊后可行小趾展肌神经支松解、跖腱膜切断与跟骨刺切除术。

小趾展肌神经支松解、跖筋膜切断与跟骨刺切除术

【适应证】　由于小趾展肌神经支卡压引起的跟痛症,伴有较大跟骨刺的顽固性跟痛经非手术治疗无效者。

【麻醉】　局部神经阻滞麻醉或硬脊膜外阻滞麻醉。

【体位】　仰卧位,患侧屈宽屈膝并外旋。

【操作步骤】

1. 在跟骨内侧面做皮肤切口,切口平行于足底外侧神经走行,长4~6cm。

2. 切开皮肤,分离皮下脂肪组织,达踇展肌表面。解剖时应注意其后方的内侧跟骨支,避免损伤。

牵开踇展肌浅筋膜,将踇展肌拉向背侧。

3. 解剖踇展肌深层的筋膜组织,可见第一神经支穿入跖方肌和深筋膜之间。这是神经卡压的常见部位。

4. 切除部分深筋膜和邻近跖腱膜。扩大神经支通道。一般不需要切除踇展肌。

5. 如果神经支附近有跟骨骨赘形成,切除骨赘。切除时注意保护其背侧走行的神经支。

6. 用一小的蚊氏血管钳沿神经走行通道扩大,以解除所有的神经卡压因素(图37-8-5)。冲洗伤口、止血。关闭切口。

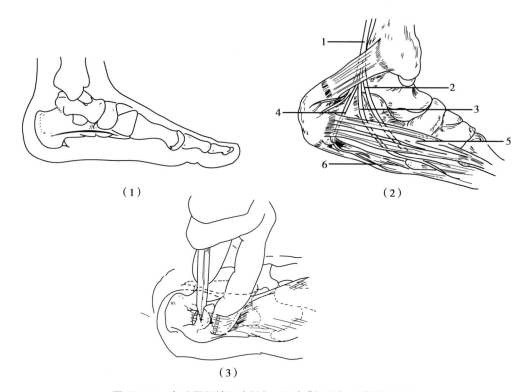

（1）

（2）

（3）

图37-8-5　小趾展肌神经支松解、跖腱膜切断与跟骨刺切除术
（1）皮肤切口;（2）神经走行(1 胫神经;2 跖内侧神经;3 跖外侧神经;4 支配小趾展肌的
神经支,5 踇展肌;6 小趾展肌);（3）切断跖腱膜和切除跟骨刺

【术后处理】　术后抬高患肢,24 小时后拔除引流条,2 周拆线,3 周后可逐渐练习负重行走。

（五）应用神经切断术治疗足跟痛

应用神经切断术治疗足跟痛是近年来采用的一种补救手术方法。因为包括跟骨骨赘切除、跖筋膜切断等在内所有方法均已使用,但患者仍有顽固的足跟痛,故只有采取这种切除神经的破坏性手术来治疗之。由于术后造成神经支配区域的麻木,医者应谨慎选用如下两种方法之一:

1. 腓肠神经的跟骨外侧支切断术

【适应证】　经以上各种方法治疗无效,或术后复发的顽固性跟痛症。

【麻醉】　局部阻滞麻醉或硬脊膜外阻滞麻醉。

【体位】　仰卧位。

【操作步骤】　在外踝与跟骨结节处之间,于外踝后上方至外踝前下方作一长 5~6cm 的弧形皮肤切口。在皮下组织中可找到从腓肠神经发出的与小隐静脉伴行的跟骨外侧支,将跟骨外侧支切断,并切除 1~2cm 缝合切口。

【注意事项】　术者对神经支的解剖要清楚。为确实是要切断的神经支,术中最好应用局部阻滞麻醉,当分离出神经支后用平头镊子轻夹此分支,如患者感觉出现与术前相似的跟底疼痛者,证实是拟切除的神经支,先在神经鞘内注射 1ml 1% 利多卡因,然后将其切断。

【术后处理】 术后 2 周拆线,然后逐渐练习负重行走。

2. 胫后神经的跟骨内侧支切断术

【适应证】 胫后神经的跟骨内侧支切断术也是一种失神经措施,宜慎选用。其适应于经以上各种方法治疗无效,或术后复发的顽固性跟痛症。

【麻醉】 局部阻滞麻醉或硬脊膜外阻滞麻醉。

【体位】 仰卧位,下肢外展外旋,足内缘朝上。

【操作步骤】 在胫骨内缘与跟腱内缘之间从内踝上方向下作一纵行皮肤切口,长约 5cm。切开皮下组织和深筋膜,显露胫后动静脉与胫后神经组成的血管神经束。在踇长屈肌及趾长屈肌之间,发出跟骨内侧支,将其分离(有膜外型、膜内型两种)。当分离出胫后神经根内侧支后用平头镊子轻夹此分支,如患者感觉出现与术前相似的跟底疼痛者,证实是拟切除的神经支,先在神经鞘内注射 1ml 1% 利多卡因,然后将其切断,并切除 2~3cm 的一段神经,缝合伤口。

【术后处理】 同上。

二、跖痛症

跖痛症分为前足底痛、中足底痛。前足底痛,除常见的胼胝、鸡眼及籽骨外伤等外,较常见的是跖骨间神经瘤,简称趾间神经瘤。趾间神经瘤是指任何原因引起趾总神经受到刺激或压迫,而引发的前足疼痛症候群。一般认为,它并不是一个真正神经瘤,而是神经受到挤压后的反应性炎症。所以,又被称为"趾间神经炎"。但由于一些患者受累的趾总神经出现反应性间质增生和退变,外观形成一个瘤样改变,习惯上称为"神经瘤"。

趾间神经瘤发病因素尚不十分清楚。趾总神经受到挤压、神经周围的炎症和创伤是引起趾间神经瘤的常见原因。趾间神经瘤典型症状是前足跖侧疼痛,行走时加重。查体在跖骨头间压痛,并放射到趾端。手术治疗是切除增生肥大部分的神经阶段。

【适应证与禁忌证】 适应于经保守治疗 3 个月以上无效的趾间神经瘤患者,排除其他原因引起的跖痛症。严重糖尿病神经病变、严重下肢血管病变、高龄患者为相对禁忌症。

【麻醉】 足踝部神经阻滞麻醉。

【体位】 仰卧位。

【操作步骤】 在足背从趾蹼处开始沿跖骨间隙向近侧作切口长约 3cm。切开皮肤、皮下组织向下深入。切断跖横韧带,用一手指在趾蹼间从跖侧向背侧推挤软组织,增生肥大的"神经瘤"即可突出在术野中。沿神经束向远侧分离至相邻两趾固有神经分支处,在分支以远将两分支切断。再用血管钳钳夹住神经残端,拉紧后尽量在近端切断,使神经残端向近端回缩,不直接位于跖骨下方(图 37-8-6)。

【术后处理】 用石膏托使踝关节保持中立位 2 周,2 周拆线。3 周后开始后活动与行走。

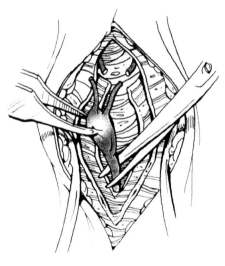

图 37-8-6

(王正义 祁印泽)

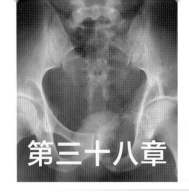

第三十八章　脊髓灰质炎后遗症和脑性瘫痪的手术治疗

第一节　脊髓灰质炎后遗症手术适应证和手术方案的制订

（一）手术适应证

判定一个脊髓灰质炎后遗症患者有无手术适应证，就是分析其有无矫正畸形、改善功能的要求和条件，手术后能不能达到改善功能和步态的目的。

下列情况宜积极采用手术：

1. 关节有畸形，下肢持重力线不正常。

2. 患肢存在严重肌力不平衡。

3. 存在明显关节松弛和失稳。

4. 双下肢明显不等长。

下列情况不宜采用或慎重手术：

1. 肌肉轻度瘫痪或肌力均衡的瘫痪而无畸形者。

2. 双下肢肌肉广泛瘫痪伴有脊柱和下肢多处严重畸形，如果伴有上肢瘫痪，丧失了使用拐杖的条件，手术即无意义。

3. 患者年龄>40岁，且关节畸形严重，术后畸形虽然矫正，应变能力差，往往功能恢复不佳。

（二）手术目标

每个接受治疗的脊髓灰质炎后遗症的患者首先关心的是手术效果如何，手术治疗次数，治疗康复周期，能不能产生手术并发症，能不能减弱或丧失原有的功能，医疗费是多少（因患者多是农村和自费患者）。矫形外科医生在给患者进行全面系统的检查之后，应给患者列出第一期手术可能达到的治疗效果，整个手术方案完成后的目标，即终期效果如何，因此，对一些瘫痪严重的患者术前评价与手术目标的确立，对手术预后的判断是战略性的，它直接影响着手术方案的制订、手术程序的安排和综合康复措施的实施。

从力学角度看，畸形矫正的首要目的为矫正力线，使关节能在有利的位置承载负荷。如正常膝关节的股骨和胫骨的纵轴并不在一根直线上，而有一定的外翻角，而髋、膝、踝关节的中心点却在一根直线上。通常，将髋关节（或股骨头）的中心与膝关节中心的连线称为股骨的力学轴。正常时胫骨的纵轴与力学轴重合，如胫骨纵轴与股骨力学轴形成角度，即称为膝内翻或外翻。若股骨下段前弓形成屈膝，则股骨的力学轴即移到膝关节中心的前方，矫正时即应以恢复胫骨与股骨力学轴的正常关系作为目标。

（三）脊髓灰质炎后遗症外科治疗的条件

1. 诊断容易。全部是择期手术，允许医生有充分的时间对患者仔细检查、组织讨论，查阅资料。

2. 患者多是青少年或身体健康的成年人，能积极配合医生的治疗。

3. 下肢矫形手术，一般不需要复杂昂贵的设备和器械，麻醉要求较简单。

4. 患肢肌肉萎缩，肢体变细，关节松弛，手术时显露方便，四肢手术用止血带控制，有利手术操作。

即使是髋部的手术也因肌肉萎缩,血液循环差,术中显露容易。

5. 因患肢骨关节失用性萎缩,骨性手术的截骨、关节融合以及骨的内固定或外固定术的操作皆比正常骨骼容易。

6. 肌肉瘫痪萎缩,术后石膏外固定后,很少出现因肌肉的收缩牵拉而发生截骨端移位的问题。下肢骨性手术后的反应性肿胀亦较正常人的肢体轻。

7. 术前对治疗效果和手术的得失能作出比较科学的预测。只要不发生意外,其治疗结果一般能达到或接近术前提出的矫治目标。

8. 脊髓前角细胞损害,但感觉和植物性神经正常,手术创伤的刺激和畸形的矫正,能够唤起机体运动系统的潜能,使一些假性肌瘫痪得到恢复。

（四）手术方案的制订

矫形手术的基本原则是矫正肢体畸形、均衡肌力、稳定关节、等长肢体,重建下肢静力和动力上的平衡。这是正确制订手术方案的基础。

每个脊髓灰质炎后遗症患者手术方案制订的是否正确,直接关系到医疗效果的优劣。一个瘫痪广泛、畸形严重而复杂的患者,在一个肢体上需要作多种不同类别的手术,供选择实施的手术方法有几十种,能够制订出几个甚至十几个手术方案。这些不同类别的手术方法术后肢体固定的时间长短不一,康复的方法不同,应用不当或组合不妥,可能会出现事倍功半,甚至适得其反的结果。若能在诸多供选择的手术方式中选择适合该患者最优的手术方法,制订正确的手术方案,则能最大限度地改善患肢的功能。

正确手术方案或最优手术方法的标准是:①矫正畸形和重建功能的效果确实;②无近期或远期并发症;③手术次数少、创伤小、对机体内环境干扰轻,经济花费少,康复周期短;④需实施多次手术者前后期手术效果互不影响。

（五）组合性手术的应用

重症脊髓灰质炎后遗症是多关节、多骨骼和多肌肉的病残或单关节存在严重畸形,功能障碍严重,单一手术方法不能解决多关节畸形。组合性手术,是近年提高重症脊髓灰质炎后遗症治疗效果的重大进展。其基本的原理是,把一侧或双侧下肢作为一个手术单元设计,从下肢运动的整体功能去制订手术方案,将不同的手术类别和手术方法,进行优化组合在一起施行。一期手术达到矫正多个关节的畸形恢复下肢持重力线的要求,或一期手术达到矫正畸形、稳定关节、等长肢体、平衡肌力 4 个目的。

组合性手术的应用是建立在以整体的观点,生物力学基本原理为指导,术前必须仔细检查、了解每个具体的患者瘫痪、畸形的部位和程度以及畸形的成因、发展过程、各个畸形之间的相互关系等。制订出适合该患者的正确手术方案。调动医、患两者的积极性,激发重症脊髓灰质炎后遗症患者的运动潜力。手术既要矫正畸形,也要解除畸形产生的原因,并重建下肢的运动功能。

（六）术后制动与功能训练

制动方法应达到如下要求:①维持矫形手术所需要的位置;②制动材料应轻便、固定可靠,不会产生损害皮肤的压迫;③不能长时间限制大关节的运动尤其是膝关节;④下肢手术后制动期间,要有利于患者早期下床足负重锻炼行走。下肢矫形手术后最常用的制动方法仍是石膏和矫形器,矫形器的材料、规格、式样、功能近年有很大的进展,提高了下肢矫形手术的效果。

功能训练:人类是地球上最完美的符合最佳力学结构的生物学机器,世界上一切运动着的物质,唯有动物的骨骼肌能在大脑的支配下去做运动,从而产生力量移动客观物体和主观自身,人的骨骼肌与其相连的骨与关节完全遵循着用进废退的原则和功能适应于需要的变化。

1. 功能训练的生物学机制　没有任何一种疾病的外科治疗,如脊髓灰质炎后遗症那样强调功能训练的重要性了。术后早期正确有效的功能训练,能充分调动患者的主观能动性,挖掘出自身的运动潜力,使患者从病残的痛苦中解脱出来。精神状态的改变,可通过神经系统而作用于其他系统,使全身血液循环增加,功能活跃,消化功能增加,新陈代谢加快,促进组织修复。

2. 术后功能训练的基本要求　方法、程序、时间、强度视不同的手术类别、固定方法而定。一般的要求是膝、踝关节已制动者,尤其是做了肌腱移位术的患者,术后第二天即应鼓励患者做肌肉等长收缩运动即静态肌力(isometric strength,static strength)训练,由于患肢肌肉收缩,可促进肢体的静脉及淋巴回流,减少肌肉间的粘连,消除肿胀;随着新型固定材料和矫形器的开发应用,膝、踝、足关节手术后,已经逐渐采用有限制动的方法,即制动期间关节可以间断做有限的运动,即动态肌力(dynamic strength)训练,且制动的角度也可以调整。髋关节以下的各种手术,术后 3~10 天即可扶双拐下床,患肢不负重三点式行走。

(七) 术后疗效评价标准

由于脊髓灰质炎后遗症手术方法繁杂多样,国际上没有脊髓灰质炎后遗症手术治疗的疗效评价标准。中国残疾人康复协会于 1991 年讨论统一手术后疗效检查内容,认定应有如下几项:替代肌力改变;畸形矫正情况;功能改善;自我感觉和并发症 5 项,每项各以 0、1、2、3 四级指数衡量,最后以实施手术项目算得平均数,依次认定疗效的优、良、可、差。单项手术如肌移位随访 4 项(肌力增加、功能改善,自我感觉和有无并发症)总分除以 4;复合手术如一期实施骨性和肌移位术随访 5 项总分除以 5,>2 为优和良;>1 为可;<1 为差。

(秦泗河)

第二节　手术治疗的基本技术

一、软组织松解术和截骨术

以切断挛缩筋膜、延长肌腱、肌肉为主的矫正关节屈曲挛缩畸形的手术称软组织松解术,如常施行的屈髋、屈膝挛缩松解,足跖腱膜松解等。松解时注意保护该部重要血管神经,屈曲挛缩畸形的一次矫正要适度,以免造成血管、神经和皮肤的过度牵拉性损伤。严重挛缩畸形者在有限松解的基础上应用 Ilizarov 技术逐渐牵伸矫正,将会明显提高治疗效果,减少并发症。

截骨术是矫正骨关节畸形常用的有效方法,分为骨截断术和关节面截除术两类。骨截骨术用来矫正肢体的骨性畸形,关节面截除术如足三关节、跟距关节面截除是为了矫正畸形稳定松弛的关节。

二、肌腱或肌肉转位术

肌腱或肌肉转位术是脊髓灰质炎后遗症预防和矫正畸形、重建肢体运动功能的重要措施,其手术的目的是游离健康的动力肌远段或近段,改变方向并长至新的骨性或腱性止点,以替代瘫痪肌,重建其功能。

近年来通过对肌腱的显微结构、营养代谢、愈合机制等问题的研究,对传统的肌腱移位或移植概念发生了变化。肌腱分为滑膜内肌腱和滑膜外肌腱。凡在关节外进行移位或移植的皆属滑膜外肌腱,即表面没有滑膜组织,而是被特殊的疏松结缔组织——腱旁组织所包裹。其营养依赖于血液供应,腱表面与腱实质之间建立了全方位多节段均匀分布的广泛血供联系,属血供依赖组织。

因此,下肢肌腱移位术后制动 4~6 周,保证肌腱与周围组织的粘连和在新止点的愈合是必需的,但妨碍了移位肌的功能发挥。为了获得较满意的术后功能恢复,实验研究和临床观察证明,肌腱移位术后早期控制性活动不会干扰肌腱的营养、愈合和存活,反而可促进新生血管纵形排列,加快肌腱愈合,增强吻合处的抗撕裂强度,且使粘连变松拉长,有利于改善肌腱的滑动性能。早期控制性活动有利于组织液在腱鞘内的扩散,利于成纤维细胞沿着肌腱吻合处增生,刺激胶原纤维重新塑形,成直线排列,使新生组织成熟。总之,肌腱移位术后的早期控制性活动,可以限制粘连形成和改良粘连,促进肌腱愈合和滑动功能的恢复。

选择转位肌腱时必须考虑以下因素:

1. 动力肌应有 4 级以上肌力。

2. 移位动力肌和牵引腱宜于皮下脂肪层内的隧道穿过,足、手的肌腱转位宜插入另一肌腱的腱鞘。

3. 供移位的动力肌宜取协同肌,其次取拮抗肌。移位肌以稍高于正常的张力牢固地附着在骨质上。但固定张力过高,可能会发生弹簧超限牵引,甚至发生肌肉萎缩。固定过松显然不利于发挥移位肌的作用。

4. 一般情况下不宜将一块肌肉分成两部分,一半留置原位,另一半转移至新止点,达到与原肌相拮抗的功能。但胫前肌、胸大肌、背阔肌等可以达到这一目标。

5. 移位肌的新止点最好植入骨内,肌腱最好采用穿骨洞固定法,如移位肌要缝到瘫痪的肌腱上,距该腱止点越短越好,以避免被拉松而影响远期疗效。

6. 肌腱缝合的方法根据情况可应用端-端缝合、鱼口式缝合、包埋缝合、绞辫缝合等。

7. 术后外固定时间取决于不同的部位、年龄和肌腱止点缝结于何种组织。下肢手术5～6周,成年患者肌移位替代跟腱的制动时间应为6～8周。

三、关节固定术

关节固定术主要适应于脊髓灰质炎后遗症下肢的足踝关节,20世纪90年代外科治疗技术和矫形器制作技术的进展,已能够使大部分连枷髋和连枷膝患者获得稳定,已基本放弃应用髋、膝关节固定术治疗连枷腿。足踝关节固定术分肌腱固定和关节融合术,前者适应于未发育成熟的儿童和不适合做关节融合术的某些类型的成年人。由于人类无论是站立或行走,下肢的主要功能是支撑体重,因而足的稳定是行走的基础。当足踝关节麻痹性松弛或出现骨性畸形改变时,应选择关节固定术。临床上最常用的肌腱固定是稳定连枷踝的跟腱紧缩固定术;控制足下垂和踇趾下垂的踝前肌腱固定术。关节融合术根据稳定关节和矫正畸形的需要,应用较多的依次是跟距关节融合、三关节融合、足的跗中关节融合(两关节)和踝关节融合。对严重松弛的连枷足也可考虑应用踝关节加跟距关节融合,以稳定足的后部,保留前足的弹性。传统应用的四关节融合术治疗连枷足,由于使足完全丧失弹性,无法适应不平的路面行走,且影响下肢血液和淋巴循环,已极少采用。

四、下肢均衡术

一侧下肢短缩超过2cm会出现降下式步态,应选择患肢延长术,骨干延长的方法目前国际公认的是Ilizarov的生物学理论与技术,常用的有小腿延长术、股骨延长术、髂骨延长术等。延长术的部位、方法、数量要根据患肢肌肉瘫痪和肢体短缩的程度、患者的年龄等而定。

五、Ilizarov生物学理论与微创矫形技术的应用

如何能使严重复杂的畸形用微创技术,在患者无明显痛苦的过程中逐渐矫正,又避免发生大的并发症,是矫形外科追求的目标。20世纪50～60年代初原苏联学者Ilizarov面对第二次世界大战后遗留的传统骨科技术难以治疗的伤残病员,创制了一种细钢针穿骨金属环外固定拉压接骨的新器械,获得了良好的临床治疗效果,70年代后在原苏联政府的支持下100多位不同专业的学者对这一课题进行了广泛深入的基础和临床研究,仅一期进行牵张——应力效应对组织生长及起源作用的实验研究,即用成年犬554只,与其他实验一起最终形成了牵伸性组织发生的Ilizarov生物学理论——张应力法则(law of tension-stress,LTS):"生物组织缓慢牵伸产生一定张力,可刺激组织的再生和活跃生长,其生长方式类似胎儿组织,均为相同的细胞分裂"。这一法则及其研制的能够组装成800多种构型的外固定器械,以及详细的临床应用技术细节,1986年才传到北美国家,并很快在全世界推广应用。它能用微创技术治疗严重创伤、关节挛缩和骨关节畸形。在脊髓灰质炎后遗症下肢畸形外科治疗中,越来越发挥着传统矫形手术无法替代的作用,拓宽了手术适应证,显著提高了患者的治疗效果,避免或减少了矫形手术并发症。

(秦泗河)

第三节　足踝部瘫痪畸形的手术治疗

(参见第三十七章足部手术)

第四节　股部肌肉瘫痪和膝部畸形的手术治疗

脊髓灰质炎股部最常受累的肌肉是股四头肌、屈髋肌、股内收肌和腘绳肌,如果股部肌肉完全瘫痪,称为连枷膝。由于膝关节屈伸肌力的不平衡和长期不正常的负重应力,形成麻痹性屈膝畸形、小腿外旋畸形、膝关节反屈畸形等,其中膝关节屈曲畸形最常见。

一、屈膝畸形

膝关节屈曲畸形形成的原因有膝上因素、膝下因素和膝关节自身的因素三种。膝上因素为髂胫束挛缩,屈髋畸形所继发。膝下因素是患肢马蹄高弓,肢体发生假性长肢,负重行走身体重心前移,膝关节屈曲位代偿,久之发生固定性屈曲畸形。膝关节本身的因素主要是股四头肌瘫痪,膝关节后侧肌群失去了拮抗肌,加上体位和重力的作用,膝后软组织逐渐挛缩,股骨下端在生长发育过程中生理前弓弧度加大所致。当然还有相当一部分患者屈膝畸形的发生原因是复合因素所致。

临床上根据 X 线检查膝关节屈曲畸形有无合并骨关节畸形改变(主要是股骨下段和胫骨上段前弓畸形),将屈膝畸形分成软组织挛缩型,股骨下端前弓型,胫骨上端前弓型,膝关节外翻、小腿外旋型和混合型膝关节屈曲挛缩。

【临床表现】　轻度屈膝畸形或下肢肌力较好者能徒手行走,但出现躬腰,撅臀步,重者出现压股步态或扶拐行走(图 38-4-1)。由于长期哈腰,站立或行走主要以健肢负重,成年患者必然继发骨盆倾斜等畸形。

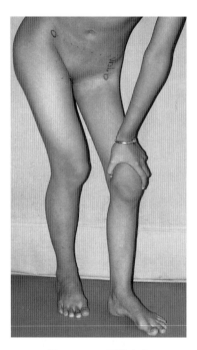

图 38-4-1　压股步态

屈膝畸形的矫正不论何种类型,治疗的原则和目标是相同的,凡屈膝>30°者应先做软组织牵伸,待屈膝<30°后再做截骨矫正。膝关节屈曲挛缩后,股骨内外髁关节面的后部与胫骨平台接触,因两者的曲率半径不同而使接触面缩小,局部压应力增加,这种情况并不能通过股骨髁上截骨获得改善,因此对青少年凡有软组织挛缩的屈膝,必须先通过牵伸矫正或部分矫正,使股骨内外髁关节面的中部与胫骨平台接触从而加大关节的接触面和站立时的稳定。

制订手术方案前应仔细检查判定屈膝畸形的类型和程度,髋、踝、足关节有无畸形。膝关节 X 线正、侧位片应包括股骨中下段和胫骨中上段,且侧位片必须在膝关节牵引下拍摄,如此方能在 X 线片上测量出屈膝畸形的实际角度,判定股骨下段和胫骨上段有无骨性前弓改变以及改变的程度,观察胫骨有无向后脱位。

术前还应分析有无合并膝内翻、外翻、小腿外旋畸形,部分患者合并胫骨平台向后或向外脱位等畸形改变,分析出屈膝形成的病理机制和畸形发展过程。当然确定矫正方案和截骨角度时不能只根据 X 线片,而必须同时考虑肌肉瘫痪的情况等因素。

(一)软组织挛缩型屈膝畸形

X 线侧位片股骨下端和胫骨上端皆无明显前弓畸形改变。其中髂胫束挛缩者多合并髋关节屈曲、外展畸形。

手术策略:在矫正屈髋畸形的基础上矫正屈膝畸形。

对于软组织挛缩型屈膝畸形,传统的矫形手术方法是膝关节后软组织松解术或加跟骨牵引术。即在膝后施行 S 形切口,松解髂胫束和膝后深筋膜,延长腘绳肌腱,必要时切开膝后关节纤维囊而矫正屈膝畸形,但此种手术方法创伤大,并发症多,且受血管、神经张力的限制,一次难以矫正>30°的屈膝畸形,术后膝后遗留线条状切口瘢痕,远期屈膝畸形容易复发。

改良 Ilizarov 技术矫正膝关节屈曲挛缩畸形:

秦泗河近年开发了Ilizarov牵伸技术,为此症的治疗提供了简便易行的矫治方法,它不需要切开手术或仅需小切口松解髂胫束,在挛缩膝关节的上下端骨骼上交叉穿2mm细钢针,安装固定上带膝关节铰链的牵伸器,术后逐渐旋转膝后螺纹杆即可逐渐矫正屈膝挛缩畸形。患者在治疗过程中无明显痛苦,且避免了传统手术易出现的并发症。

【适应证】　因各种原因所致的膝关节软组织挛缩型屈曲,年龄8岁以上。

【术前准备】　根据膝关节屈曲畸形的大小和患肢的周径,组装相应的膝关节牵伸器。

【麻醉和体位】　硬膜外阻滞,仰卧位。

【操作步骤】　患者仰卧,助手最大限度伸直膝关节,如患者有髂胫束和股二头肌明显挛缩,可在使用牵伸器之前于膝上外侧做小切口给予松解(图38-4-2)。用2mm克氏针先平行股骨内外髁偏后经铰链孔穿一针,用以确定膝关节的旋转中心,然后在股骨和胫骨上各安装2个钢环,各交叉穿两组2mm克氏针,用紧针器将细钢针拉紧锁定,术中即刻部分旋转伸长膝后的伸缩杆,使腘后软组织产生一定张力。

【术后处理】　术后3天可嘱患儿扶双拐下床活动,5~7天后延长伸缩杆,早期2~3mm/d,在膝关节伸直的过程中,根据患肢的反应、腘后皮肤的张力,适当调整伸直的速度(在适度伸直的过程中,患儿应无明显痛苦),直到膝关节伸直或接近伸直(图38-4-3)。应定期实施X线检查,并伸长关节铰链的螺纹杆,以开大关节间隙。治疗期间患肢可部分负重行走,延伸治疗计划完成后2~3周拆除牵伸器,锻炼膝关节的伸屈运动,配下肢膝关节伸直位矫形器或石膏锻炼行走,合并髋、踝、足关节畸形者宜在拆除外固定器后再进行手术矫正,以恢复下肢的生理性负重力线。

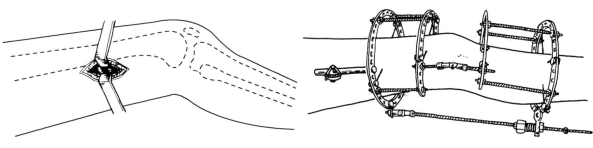

图38-4-2　髂胫束松解　　　　　　　　　图38-4-3　Ilizarov膝关节牵伸

本法在治疗过程中膝关节伸直的支点在关节铰链,不会发生关节面的挤压和破坏,治疗结束后关节功能可以较好地恢复。不会发生血管损伤、神经麻痹、重度膝关节僵直等并发症。其矫治效果是传统膝后软组织松解手术和骨牵引术所难以达到的。

(二)股骨下端前弓性屈膝畸形

畸形发生的主要原因是股四头肌瘫痪,股骨下端生理性前弓弧度加大,股骨髁干角(侧位X线片股骨干纵轴与股骨髁长轴之夹角,正常90°~100°)减小(图38-4-4)。而腘后软组织挛缩较轻。

手术方案:股骨髁上截骨术。

股骨髁上截骨术能有效地矫正股骨下段前弓所致的骨性屈膝畸形,恢复下肢的负重力线,明显改善患者的步态和行走功能。自1985年至2003年5月实施股骨髁上截骨术4607术次,是脊髓灰质炎后遗症实施最多的单项手术,亦占股部所有手术9288术次的49.60%。

【适应证】　股骨下段前弓所致的屈膝畸形,年龄10岁以上。

【麻醉】　硬膜外阻滞或腰麻。

【体位】　仰卧位。

【操作步骤】　切口的选择:中立位屈膝或合并膝外翻者采用膝关节内上切口;合并股骨内翻者施行膝上外侧切口。仅介绍最常用的膝上内侧切口操作步骤。

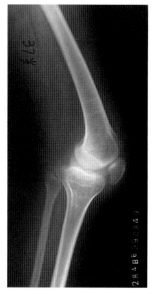

图38-4-4　股骨下段前弓

1. 从股骨内髁顺股内侧肌下缘向上做 5cm 直切口,将股内侧肌在股骨内髁的止点稍做分离,将肌肉向外侧拉开,髌上囊前内侧的骨膜部分横断,这样在剥离股骨前侧骨膜时可避免髌上囊的撕裂。显露并纵行切开股骨下段骨膜,在骨膜下股骨内、外侧各插入一把骨膜剥离子显露股骨下端前侧,切勿损伤髌上囊。

2. 截骨的高度距膝关节上 5～7cm(图 38-4-5),截骨的方法示屈膝畸形的程度,一般采用楔形或 V 形截骨法,屈膝>25°者采用楔形截骨法安全,楔形截去股骨髁上前侧面部分骨皮质,部分保留股骨后侧的皮质骨,按压截骨端使截骨间隙闭合,膝关节即可伸直,后侧骨皮质仅发生骨膜下绿枝骨折,楔形截骨间隙的内侧宽一些,即可同时矫正膝外翻畸形。

3. 如果患者有轻度膝内翻且是股骨下段的畸形原因,髁上截骨的切口可在膝关节外上侧,楔形截骨时外侧的截骨间隙宽一些,即可同时矫正膝内翻畸形。

4. 将剥离的骨膜整复即可,不必强求缝合骨膜。缝合皮下组织和皮肤时不能缝的太紧,以便切口内有渗血术后在石膏的挤压下,通过切口可以流出。

【术后处理】　无菌绵垫包扎膝关节,前后石膏夹板或管型石膏膝关节伸直位固定 8～10 周,术后 1 周患者扶助行器下床用健肢持重行走,2 周 X 线检查截骨角度合适后,可带石膏患肢负重行走。拆石膏后锻炼膝关节的屈曲运动。

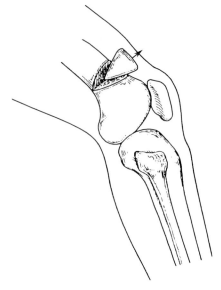

图 38-4-5　股骨髁上截骨

【注意事项】

1. 成年人膝关节屈曲畸形一次矫正必须限制在 30°以内,否则易出现腓总神经麻痹。

2. 必须保护好髌上囊,术中若发现髌上囊被打开,应关闭。

3. 臀肌和小腿三头肌皆 4 级肌力的患者,其屈膝畸形在 15°～25°之间,术前皆能徒手稳定地行走。患者要求治疗的目的是为了改善步态和行走的耐力。此种类型股骨髁上截骨矫正屈膝的角度不能达到 0°位,而应保留 6°左右的屈膝,如此术后的步态方能恢复接近正常。

4. 膝关节伸屈肌肉完全瘫痪的连枷腿伴有屈膝畸形,股骨髁上截骨应形成 15°～20°后倾角,即轻度反屈位,如此术后患肢站立行走时,利用膝关节自身的交锁机制即能获得较稳定的站立。

5. 30 岁以上的股骨髁上截骨,其截骨断端应用骨外固定器固定(图 38-4-6)。

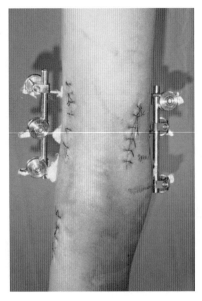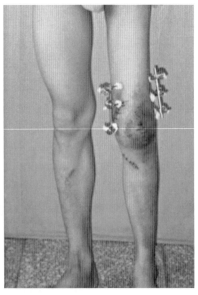

图 38-4-6　股骨髁上截骨组合式外固定

（三） 混合型屈膝畸形

此型最多见,实际上屈膝畸形发展至成人阶段基本上皆形成混合型。既有膝后软组织不同程度的挛缩,又有股骨下端和(或)胫骨上端前弓畸形改变,且屈膝畸形的程度又有很大不同,有些患者屈膝畸形合并膝内、外翻或小腿外旋畸形。

手术策略:>25°以上的屈膝畸形,如果有膝后软组织挛缩的因素,宜采用 Ilizarov 膝关节牵伸器逐渐牵伸矫正,残留的骨性屈膝畸形再做股骨髁上和(或)胫骨高位截骨矫正。若患者屈膝畸形<40°,也可将股骨髁上截骨与 Ilizarov 膝关节屈曲牵伸矫正同步施行。

年龄 35 岁以上的重度屈膝畸形(屈膝畸形>60°者),关节运动幅度变小,其股骨下端前侧关节面长期失用,失去正常活动功能和生理性压力,关节软骨产生退行性改变,手术矫形和关节功能恢复问题尚待深入研究。

二、小腿外旋畸形

因髂胫束挛缩、股二头肌肌力大于内侧半腱、半膜肌力,膝关节内外旋转肌力失衡,及下肢不正常的负重应力等因素,皆可发生小腿外旋畸形。正位 X 线检查其股骨轴线与胫骨轴线分别在关节面的交叉点向外移,致使股骨的力线集中落在胫骨内髁上,小腿外旋畸形是胫骨平台通过膝关节力学轴的中心旋转外移,关节内的半月板及关节韧带亦发生不同程度的改变,畸形严重者胫骨平台主要与股骨外髁关节面接触,髌韧带止点也发生外偏。

临床表现:下肢伸直位小腿外旋畸形>30°以上,冠状面下肢负重力线落在足纵轴的内侧(图 38-4-7),负重时足尖朝外,跨步时小腿呈外旋位膝关节失稳。

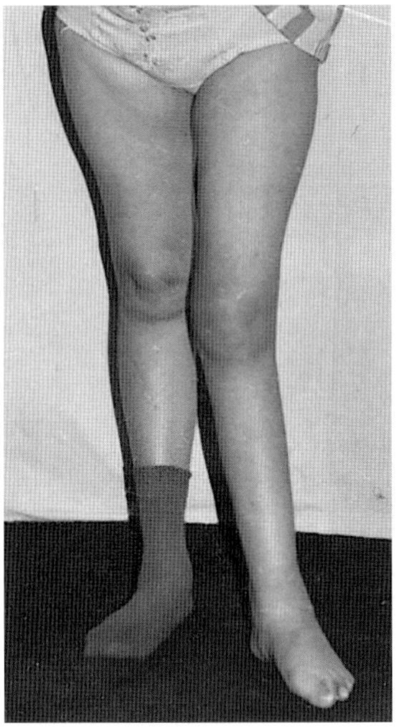

（一） 小腿外旋畸形的测量

正常的下肢力线在前面正位相中髂前上棘、髌骨中点及第 1、2 趾间 3 点在一条直线上,小腿外旋畸形棘髌线落在足纵轴的内侧,测量足纵轴和棘髌线的交角,即为小腿外旋的度数。X 线检查不能正确测定小腿外旋畸形的度数。

外科治疗策略:

有髂胫束挛缩者,应施行髂胫束松解,股二头肌肌力过强引起的小腿外旋畸形,可将股二头肌长头移位代半腱肌,以平衡小腿内外旋转的肌力。

已发生骨性畸形改变的小腿外旋畸形,在髂胫束松解的基础上应用胫骨结节下旋转截骨术矫正。

胫骨结节下旋转截骨,切口小、截骨容易,一般不会发生副损伤,也兼能矫正膝关节的轻度屈曲、内翻或轻度膝反屈畸形。截骨断端应用组合式外固定器固定,能达到恰如其分的矫正,且术后不上石膏,截骨角度可以调整,断端可以加压,既不影响膝关节活动,也缩短了骨愈合时间。

（二） 胫骨结节下内旋截骨术矫正小腿外旋畸形

【适应证】 已发生骨性改变的>40°的小腿外旋畸形,合并屈膝畸形者,屈膝的角度<20°。

图 38-4-7 小腿外旋

【特殊器械】 组合式骨外固定器。

【麻醉】 硬膜外阻滞。

【体位】 仰卧,消毒铺单时应把同侧髂嵴显露,以便术中在冠状面测量从髂前上棘到第 1、2 足趾之间的力线。

【操作步骤】

1. 腓骨截骨,在外踝上 8～10cm 处截骨。

2. 胫骨结节下前内侧切口,剥离骨膜后先在切骨线上做纵形骨性标记,若是骨质较硬的成年人,先用电钻在胫骨结节下钻一排骨洞,在截骨线上下各穿 1 枚 3.5mm 的钢针,根据旋转畸形的程度,上下钢针之间有相应的旋转角度。用两把弧度较大的窄头骨膜剥离子保护胫骨后方,用骨刀做环行截骨,助手牵引远端刚针并朝内旋至中立位,合并膝内翻畸形者同时给予外翻矫正,合并轻度屈膝畸形者,截骨端后倾。测量髂前上棘,髌骨中点及第 1、2 趾间三点在一条线上,两侧钢针之间上固定杆,胫骨上下补穿钢针加固定附件,使截骨断端在需要的角度下达到稳定的骨外固定要求。若小腿外旋畸形>60°者,术中只能部分矫正,术后 10 天调整外固定器矫正残余畸形,如此可避免腓总神经麻痹。

【术后处理】 术后 1 周即可嘱患者扶双拐下地,患肢部分负重锻炼行走,6 周即可带外固定器全荷重行走。根据截骨端骨愈合的情况决定骨外固定器拆除的时间。

（三）股骨髁上加胫骨结节下截骨术矫正屈膝与小腿外旋畸形

小腿外旋畸形合并股骨下段前弓畸形,其治疗方案的确立,取决于屈膝畸形的程度,若屈膝畸形<30°,可以将股骨髁上截骨矫正屈膝畸形与胫骨结节下截骨矫正小腿外旋畸形同期施行。如此屈膝畸形和小腿外旋畸形能同期手术矫正,因上下截骨处皆靠近膝关节,为了达到双处截骨端的稳定和获得恰如其分的畸形矫正,又避免干扰膝关节的功能,必须正确的应用组合式骨外固定技术,术后早期达到两个截骨断端和膝关节被外固定器固定为一个整体(图 38-4-8)。

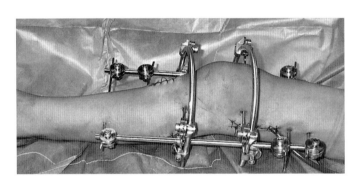

图 38-4-8 股骨髁上截骨,胫骨结节下内旋截骨
矫正屈膝、小腿外旋畸形

三、膝反屈畸形

膝反屈畸形与膝关节屈曲畸形恰恰相反,正常人膝关节在矢状平面的屈伸运动是 0°～150°,并有 5°～10°的过伸运动,当膝关节反屈畸形>10°以上,当属异常。

引起膝关节反屈畸形的原因主要是三种:一种是连枷膝,即膝关节伸肌和屈膝肌均麻痹,韧带松弛,膝关节失去控制重心能力,在负重时完全依靠关节韧带的交锁和后关节囊的张力来维持,身体重心前移,迫使膝关节过伸位,久之韧带和后关节囊被拉松,形成膝反屈(图 38-4-9)。

第二类原因是股四头肌肌力正常而腘绳肌大部瘫痪,站立行走时强大的股四头肌收缩之力,缺乏屈膝肌力的拮抗而发生膝反屈。

第三类为继发性膝反屈,患者膝关节伸屈肌力正常,但有先天或后天的马蹄高弓畸形,在站立行走的过程中为使足跟能落地负重,迫使膝关节取过伸位,久之膝反屈形成。此种类型其膝反屈畸形的程度与马蹄畸形的角度有关。

根据膝反屈的病理改变分为两大类,即软组织型(尚未发生骨性畸形改变)、软组织骨骼混合型。前者实际上是膝反屈发生发展的早期阶段,后者是晚期形成的必然结果。

骨关节改变是胫骨平台前面塌陷,向前下倾斜,股骨髁前部扁平,后缘向后突出,股骨下端生理性前弓角缩小或消失(图 38-4-10)。

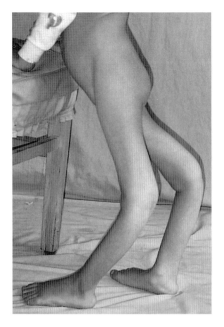

图 38-4-9　双膝反屈畸形

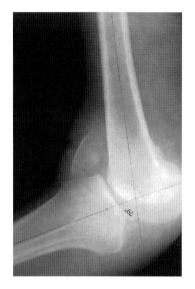

图 38-4-10　膝反屈 X 线改变

（一）制订外科治疗方案,应澄清下列几个问题

1. 膝反屈形成与发展的主要原因。

2. 整个下肢肌肉的瘫痪和持重情况。

3. 是否合并膝内翻畸形及足、踝部的畸形。

4. 膝反屈畸形的程度与膝关节周围韧带松弛的程度。

5. 患者的工作类型和对治疗方法的要求。

6. 身体和患肢是否过分的肥胖。

7. 是否合并对侧下肢的畸形,是否已发生膝关节退行性改变。

（二）膝后关节囊紧缩、腘绳肌腱膝后交叉固定术

【适应证】　软组织或混合型膝反屈畸形>30°以上。

【麻醉】　硬膜外阻滞。

【体位】　俯卧位。

【操作步骤】

1. 俯卧位,以腘窝为中心作 S 形切口(图 38-4-11),显露内侧的半腱、半膜肌腱和外侧的股二头肌腱,在接近各肌腱的止点切断。

2. 膝关节屈曲40°,将腘后血管、神经拉向外侧,显露后关节囊并横行切开,用 10 号丝线紧缩缝合,膝关节伸直测试,会发现因膝后关节囊紧缩缝合后,反屈畸形能获得有效矫正。

3. 将游离的股二头肌、半腱肌、半膜肌腱远段在腘血管神经后、关节囊之前交叉穿过,膝关节屈曲30°位,肌腱在较大的张力下将股二头肌腱缝固在缝匠、股薄肌腱及其鹅趾足的筋膜止点。半腱、半膜肌腱缝合固定在髂胫束远段。腘绳肌腱与膝后关节囊交叉点缝合固定几针。

4. 膝关节伸直,测试反屈矫正的程度,检查腘绳肌腱的张力,腘窝神经、血管有无压迫。切口皮下放引流管,缝合皮肤,无菌棉垫敷料包扎。

【术后处理】　石膏固定膝关节屈曲20°位,术后 1 周即可下床患肢负重行走。2 个月后拆石膏配戴膝关节屈曲15°位的下肢支具行走,术后半年换膝关节 0°位支具行走,合并膝关节骨性畸形明显者,腘后肌腱固定术后,必须施行二期手术矫正骨性的反屈畸形。

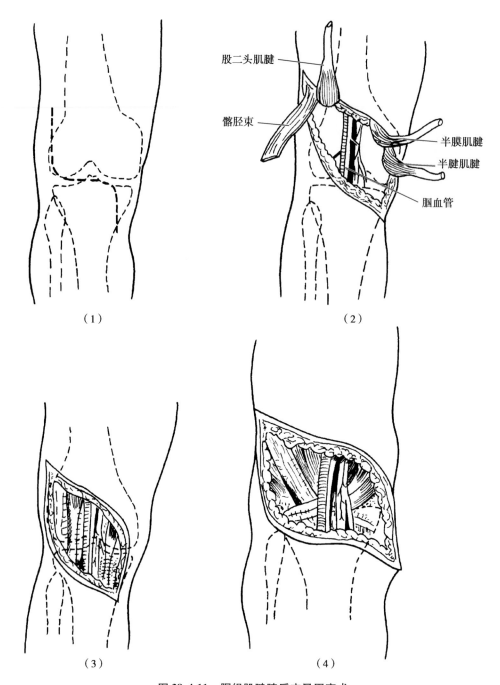

股二头肌腱

髂胫束

半膜肌腱

半腱肌腱

腘血管

（1）　　　　　　　　　　　　　　　　（2）

（3）　　　　　　　　　　　　　　　　（4）

图 38-4-11　腘绳肌腱膝后交叉固定术
（1）切口；（2）游离肌腱；（3）垂直紧缩缝合腘后关节囊；（4）交叉缝合腘绳肌腱

（三）胫骨结节下前弓延长截骨术

【**适应证**】　膝反屈畸形 10°～25° 的青少年或成年人。

【**特殊器械**】　髂骨撑开器或术中能延长的骨外固定器。

【**操作步骤**】　在胫骨结节下显露胫骨，从前侧截断胫骨周径的前侧及内、外侧皮质，保留胫骨后部分骨皮质，安放撑开器将胫骨前侧的截骨间隙徐徐撑开，此时胫骨上段向后旋转使前弓角加大，抬高小腿测试膝反屈畸形矫正的程度至伸膝 0° 位，然后固定提前备好的 7 形接骨板或外固定器控制住截骨间隙（图 38-4-12），根据截骨间隙撑开的宽度，取适当大的髂骨植骨。

【**术后处理**】　石膏固定在膝关节屈曲 5°～10° 位。术后 10 天扶拐患肢轻负重行走。术后 8 周配膝关节矫形器行走 4～6 个月。

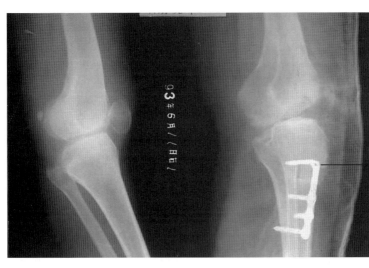
胫前结节下前侧
截骨延长间隙

图 38-4-12　胫骨结节下前弓截骨延长术矫正膝反屈

【注意事项】　如果膝反屈畸形>40°以上必须先紧缩膝关节后松弛的软组织,再施行骨性手术。

此手术既能抬高前倾的胫骨平台,矫正膝反屈畸形,又能部分延长下肢。若术中胫骨前侧撑开太多,胫骨平台关节面将发生较大的后倾,因而采用此手术矫正膝反屈畸形应控制在20°以内。

（四）胫骨平台下截骨抬高术

【适应证】　成年人胫骨平台前半塌陷或胫骨平台前倾或低平,膝反屈畸形 20°～30°。

【特殊器械】　具有伸缩功能的组合型外固定器,宽薄的骨刀数把。

【体位】　仰卧大腿下段用软垫垫起,维持屈膝40°位。

【操作步骤】

1. 在胫骨结节上以髌韧带为中心作一横弧形切口,游离髌韧带以盐水纱布条拉起,在结节上横行切开胫骨骨膜并上下分离,显露胫骨上段。在胫骨平台下 1cm 偏前部和胫骨结节下 3cm 自外向内各穿过一枚 3cm 骨圆针。

2. 在上端钢针下 0.5cm 处用宽、薄的骨刀与平台平行将胫骨切断前侧约 3/4,可边截骨边抬起平台前侧,在钢针两侧各固定一根延长杆,两侧同步旋转延长杆,被切开的胫骨平台前侧徐徐被撑开抬高,此时再检查两侧皮质是否完全凿开,有无韧带牵拉,以作相应处理,伸直膝关节以测试膝反屈矫正的效果,以达到 0°位即可。

3. 撑开的截骨间隙取髂骨植骨。锁住外固定撑开器,再补穿钢针以增加强度。松开止血带观察有无大的出血点,以便做相应处理。

【术后处理】　用长腿石膏固定屈膝 15°位,术后 20 天患肢部分负重行走,8 周后拆除外固定器,配置膝关节伸只能达 0°位但不影响屈曲的矫形器行走,支具配戴时间应半年以上。

（五）股骨髁上前弓截骨矫正膝反屈

【适应证】　骨骼型成年人膝反屈,畸形<30°,手术的原理是将股骨下段前弓角加大从而抵消膝反屈畸形。

【特殊器械】　同上。

【麻醉】　硬膜外阻滞。

【体位】　仰卧,消毒铺巾时手术野包括髂嵴,以便取髂骨植骨。

【操作步骤】

1. 将患肢维持在轻度屈膝位,其皮肤切口和股骨下段的显露皆同于股骨髁上截骨矫正屈膝畸形。

2. 先在股骨下段内外髁上横行穿一骨圆针,用薄的骨刀将股骨髁上前部和内、外侧骨皮质横断,保留后侧骨质,术者控制股骨近段,助手把住骨圆针将截骨远段下压,前侧截骨间隙张开,矫正膝过伸畸形。

3. 然后在股骨近段穿骨圆针,上外固定杆,再调整股骨下段前弓截骨的角度,一般控制在 30° 以内,达到将膝反屈矫正或接近矫正至合适为度。

张开的楔形截骨间隙取髂骨植骨(图 38-4-13),外固定器再加针以增加其固定强度。

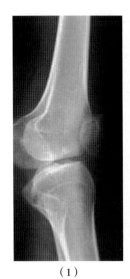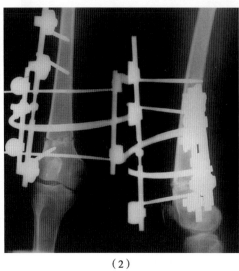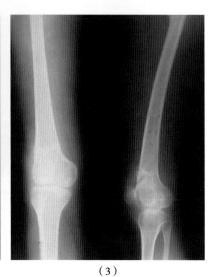

（1）　　　　　　　　（2）　　　　　　　　（3）

图 38-4-13　股骨髁上前倾截骨术矫正膝反屈

(1)女性,24 岁,左膝反屈 25°;(2)实施股骨髁上前倾截骨术;(3)术后 10 个月随访,左膝反屈畸形矫正

【术后处理】　以石膏托固定屈膝 10° 位 6~8 周,此期间患肢可负重行走,直到截骨段良好愈合再拆除外固定器。

四、肌移位重建股四头肌功能

凡股四头肌肌力 2 级以下,有条件应进行肌力重建术。其先决条件是髋关节无畸形及关节稳定,臀肌肌力 3 级以上;膝关节无畸形或畸形已矫正,关节无活动障碍;腘绳肌和小腿三头肌肌力 4 级或以上,踝足关节无畸形或畸形矫正。

（一）　肌肉移位代股四头肌的手术策略

1. 少年患者若臀肌、屈髋肌、腘绳肌皆正常可移位股二头肌加半腱肌。如果患者缝匠肌和半膜肌肌力少于 4 级,仅移位股二头肌,经股后内侧隧道,以防髌骨外脱位。

2. 若患者股二头肌肌力少于 4 级,而内侧屈膝肌群正常,用半腱肌或缝匠肌移位代股四头肌。

3. 屈膝肌肌力不足 4 级或虽然有 4 级肌力,但患者屈髋肌皆瘫痪,跨步时主要用屈膝的功能代偿完成患肢的离地摆动,可实施腹直肌或腹外斜肌——髂胫束远隔移位代股四头肌。

（二）　股二头肌长头与半腱肌移位代股四头肌

【适应证】　股四头肌瘫痪半腱、半膜、股二头肌肌力 4 级以上,下肢持重力线正常。

【麻醉】　硬膜外阻滞。

【体位】　仰卧位,患侧臀部垫高 30°。

【操作步骤】

1. 大腿外侧上下两个纵切口,显露股二头肌中段,找出股二头肌长、短头之间的间隙,向上下钝性剥离。

2. 在下段切口内从长头的腱部开始,锐性分离短头斜行进入腱部的肌纤维,长头肌腱在腓骨小头止点切断。手术在屈膝位进行,则不必要作保护性的腓总神经游离,但最好是剥离出外侧副韧带,这样才尽可能完整地剥出股二头肌长头止点。裸露的股二头肌短头肌肉创面可略作修补。

3. 在髌骨中下部作横向切口,显露髌骨及髌韧带。此后在伸膝位作一斜行皮下隧道,将股二头肌长头从髌骨切口引出,并作临时性缝合固定在切口上缘。

4. 在大腿下段内后侧和胫骨上段内侧各作5cm切口,从上部切口找到半腱肌,将肌腱上下游离后,牵拉近段认准是半腱肌后才能在其止点处切断。半腱肌从大腿切口拉出后,通过皮下隧道引至髌骨切口,将半腱肌远端横穿髌韧带后与股二头肌长头交辫缝合,注意调整两肌之间不同的松紧度,术中测试膝关节可以允许被动屈曲30°~40°(图38-4-14)。

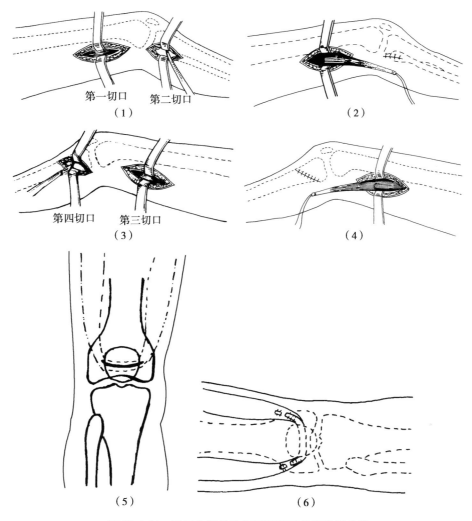

图38-4-14 股二头肌长头与半腱肌移位代股四头肌
(1)取股二头肌切口;(2)取出股二头肌;(3)取半腱肌切口;(4)取出半腱肌;
(5)腘绳肌带四头肌髌前切口;(6)肌腱吻合

【术后处理】 以石膏夹板伸膝位固定4周,术后5天即可下地足负重行走,并锻炼股四头肌收缩运动。

(三) 腹外斜肌、腹直肌——髂胫束移位代股四头肌

【适应证】 股四头肌与屈膝肌均麻痹,膝关节无畸形,臀大肌肌力3级或以上,腹肌肌力正常,年龄14岁以上。下肢持重力线正常。

【麻醉】 硬膜外阻滞。

【体位】 仰卧位。

【操作步骤】

1. 在大腿外侧从股骨大转子前下至股骨外髁下,作2~3个纵形切口,游离髂胫束条宽约4cm,并在其下止点处切断。用组织剪逆行向上剪至髂前上棘。

2. 分离大腿正中脂肪层,将游离的髂胫束置于髌韧带至腹股沟韧带皮下隧道,髂胫束的远端与髌韧带和髌骨固定。

3. 经脐与髂前上棘之间的中点,向耻骨结节作斜切口长约 14cm,牵开皮肤,分离出 3cm 宽腹外斜肌腱膜,下端于耻骨联合处切断。提起腱膜向上适当游离腹外斜肌肌肤,将腱膜切缘卷袖状间断缝合。修复腱膜切口,以防腹壁疝发生。

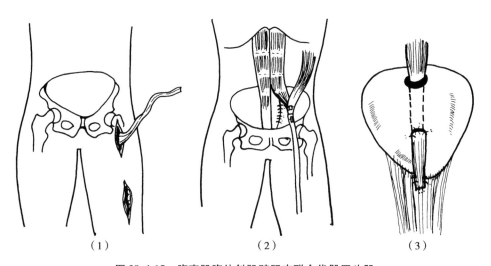

（1）　　　　　　　　（2）　　　　　　　　（3）

图 38-4-15　腹直肌腹外斜肌髂胫束联合代股四头肌
（1）逆行游离髂胫束至髂前上棘;（2）腹直肌、腹外斜肌髂胫束 Y 形缝接;
（3）通过髌骨骨孔与髌韧带缝合

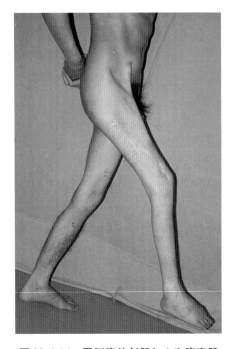

图 38-4-16　同侧腹外斜肌加 1/2 腹直肌移位重建屈髋伸膝功能术后 5 年随访

4. 纵形切开腹直肌前鞘外侧,显露同侧腹直肌,纵形劈开同侧腹直肌肌肉外侧的 2/3 并向远段分到耻骨止点,在耻骨联合止点处带一片骨膜切断,向上游离到最低腱划止,保护肌深面进入的腹壁下血管、神经营养支。用 7 号丝线将腹直肌前鞘缝合修复加强腹前壁。

5. 患肢抬高 40°,将髂胫束筋膜条由股部的皮下隧道引出在腹部切口中,将腹外斜肌拉到合适的张力与髂胫束近段缝合。再将同侧 2/3 腹直肌断端在同等张力下与髂胫束牢固缝合,此时两条腹肌与一条髂胫束缝合便构成 Y 形缝接（图 38-4-15）。

6. 肌腱固定完毕后进行伸、屈膝试验以测试肌腱固定的张力。皮下放引流管。缝合皮肤。

【术后处理】　患肢加压包扎,不上石膏固定,将患肢放在预制的抬高支架上,维持患肢于屈髋 30° 和伸膝 0°位。术后 7 天于仰卧位适度锻炼腹肌收缩和膝关节有限屈膝运动。3 周在腹带保护下扶拐下床,嘱患者略弯腰位（使髂胫束松弛）锻炼行走。肌腱在髌骨牢固愈合的时间一般需 6～8 周。

双腹肌移位代股四肌术后通过 6 个月以上的训练,在躯干直立位一般可达到屈髋伸膝 3 级以上的肌力（图 38-4-16）,且能改善下肢的血液循环。

（秦泗河）

第五节　髋部畸形的手术治疗

一、髋关节屈曲挛缩

脊髓灰质炎后遗症臀肌瘫痪,髋关节屈肌及髂胫束挛缩,可致髋关节屈曲畸形。还有些患者臀肌并未完全瘫痪或属连枷髋,乃因发病初期髋关节长期置于屈曲位,屈侧软组织缺少正常的牵伸而发生屈侧组织挛缩。随年龄增长屈髋畸形逐渐加重,残存的臀肌因持续屈髋的牵拉和失用而加重萎缩。

髂胫束挛缩一旦形成,患儿在生长发育过程中,挛缩的髂胫束不能同步生长,且会继发脊柱侧凸、腰椎前凸、骨盆倾斜、髋关节半脱位、屈膝、小腿外旋畸形、踝足关节畸形(因膝踝关节不同轴所致)等。因此髂胫束挛缩和屈髋畸形的手术,尽可能早期施行。

髋关节屈曲挛缩手术治疗的原则是遵循 Campbell 手术,根据屈髋挛缩的类型应有所变通。

髋关节屈曲挛缩软组织松解术

【适应证】　屈髋挛缩 10°以上,或不足 10°但合并髋外展挛缩。

【麻醉】　硬膜外阻滞或全身麻醉。

【体位】　仰卧位,患侧臀部垫高。

【操作步骤】

1. 切口　沿髂嵴前 1/2 至髂前上棘做皮肤切口,然后在大腿前面向远侧延伸 5～10cm。

2. 切断附着于髂嵴的浅、深筋膜。从髂骨翼上于骨膜下将缝匠肌起点、阔筋膜张肌、臀中肌和臀小肌的起点剥离。

3. 于骨膜下将髂肌由髂骨内板上剥离下来。将股直肌的联合腱切断。将这些挛缩组织松解后,髋关节常能在不增加腰椎前凸的情况下达到伸直。若髋关节内收受限应将挛缩的臀肌筋膜在大转子上部松解。

4. 如果髋关节不能过伸,可以由近端向远端斜行切开髂-股髋韧带、关节囊,并切断髂腰肌肌腱,若髂腰肌肌力较好应保留其屈髋功能,将其肌腱延长。若股神经特别紧张限制了屈髋畸形的矫正,术后通过髋关节过伸位牵引或按压臀部而逐渐矫正残余的屈髋畸形。

5. 屈髋畸形完全纠正后,用骨刀切除突出髂骨的部分。再间断缝合将腹肌缝在臀肌、阔筋膜张肌的边缘上。将切口内侧的浅筋膜与切口外侧缘的深筋膜缝合,使皮肤切口移至髂骨边缘后侧 2.5cm 处(图 38-5-1)。

【术后处理】　畸形较轻时,髋关节应置于过伸位和约 10°外展位,以长腿石膏固定下肢于伸直位。畸形重者术后以髋人字石膏固定患肢于伸髋位,而对侧固定至膝上。术后 3 周拆除石膏,开始活动髋关节。仰卧位,患侧还应臀部垫高,俯卧位按压臀部,以增加髋后伸的角度。

屈髋畸形大多合并屈膝畸形,应同期实施手术矫正,方能恢复下肢的生理性持重力线,否则屈髋畸形易复发。

二、麻痹性髋关节脱位

麻痹性髋关节脱位的主要原因是臀肌广泛瘫痪,髋关节松弛,在不正常的负重应力下,发生髋关节半脱位,如果髂腰肌和股内收肌群尚有一定肌力,因动力不平衡则髋部产生屈曲内收畸形,当负重行走时,外后方关节囊受到股骨头挤压逐渐松弛,圆韧带拉长,最后髋关节发生半脱位以至全脱位。

(一) 青少年患者

其股骨上段病理改变轻,手术的目的是解除导致髋脱位的肌力不平衡、骨盆倾斜等因素,然后施行手术复位、关节囊紧缩、髋臼外上截骨造盖术(图 38-5-2),尽可能同时施行肌移位替代臀中肌,股骨上段一般不做截骨。术毕用髋人字石膏固定髋关节外展 30°位 8 周。术后会达到良好效果。

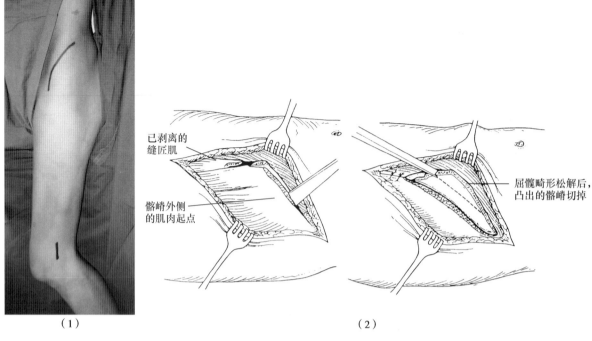

（1）　　　　　　　　　　　　　　　　（2）

图 38-5-1　屈髋松解术
（1）屈髋松解和髂胫束切断的切口；（2）手术操作步骤

图中标注：
已剥离的缝匠肌
髂嵴外侧的肌肉起点
屈髋畸形松解后，凸出的髂嵴切掉

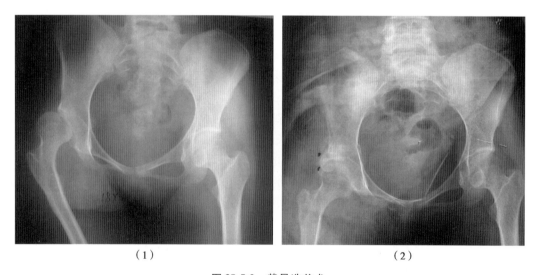

（1）　　　　　　　　　　　　　　　　（2）

图 38-5-2　截骨造盖术
（1）女,18 岁,右髋关节麻痹性半脱位,右臀肌完全瘫痪;（2）实施右髋臼顶造盖,
右腹外斜肌移位代臀中肌,术后髋关节头臼关系恢复正常

（二）成年或髋脱位较重的患者

几乎皆合并程度不同的髋臼和股骨上段的病理改变,治疗均较复杂。

1. 若患髋为轻度脱位伴臀中肌不同程度瘫痪,实施髂骨截骨延长并行腹外斜肌移位代臀中肌（图 38-5-3）。

2. 若患肢无明显短缩股骨头外移较多,可施行髂骨、耻骨、坐骨同时切断的骨盆 Tonnes 旋转截骨术（图 38-5-4）,此手术由于坐骨和耻骨靠近髋臼处截断,能增大骨盆远段向外向下的旋转角度,从而更有效地增加股骨头的覆盖面,矫正髋关节半脱位。

3. 髋臼发育差,关节囊松弛但股骨颈干角和前倾角无明显改变,髂腰肌肌力较好者:髋臼造盖术加髂腰肌移位代臀中肌。

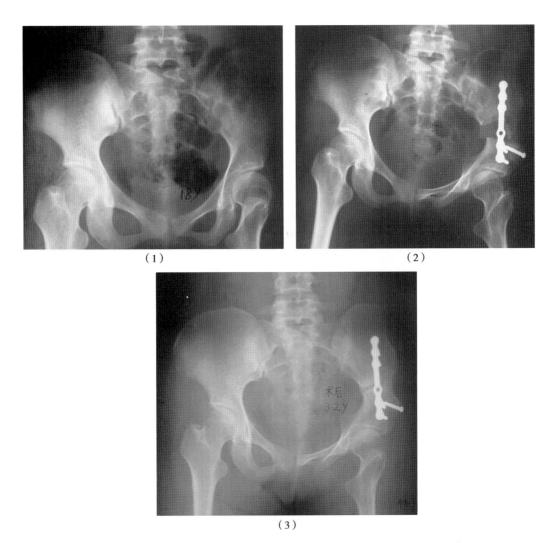

图 38-5-3 髂骨延长矫正轻度髋关节脱位
(1)左股骨头轻度上移,伴臀中肌瘫痪,其缝匠肌肌力正常;(2)髂骨延长后,股骨头恢复正常覆盖。
同期实施髂前上棘后外置代臀中肌;(3)术后 3 年 2 个月随访,左髋关节稳定,功能正常

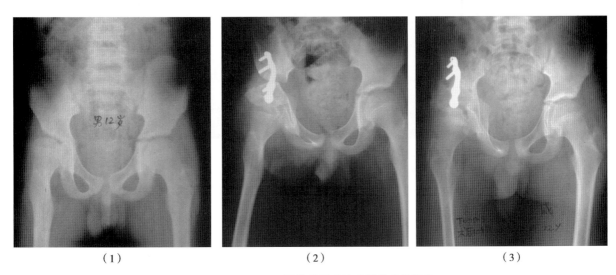

图 38-5-4 Tonnis 骨盆截骨术治疗髋关节半脱位
(1)男 12 岁 右髋关节半脱位;(2)实施右骨盆 Tonnis 截骨术;(3)术后 10 个月随访,
右股骨头获良好覆盖,髋关节稳定

4. 伴有股骨颈干角和前倾角明显改变的髋脱位,施行髋臼顶成形加盖并行关节囊紧缩+股骨小转子下旋转截骨的组合性手术(图38-5-5),若髂腰肌肌力较好者应将其移位代臀肌,否则宜同期移位腹外斜肌代臀中肌。

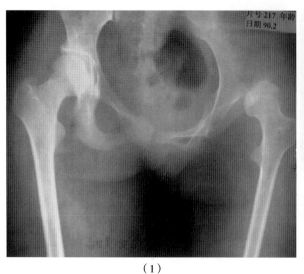
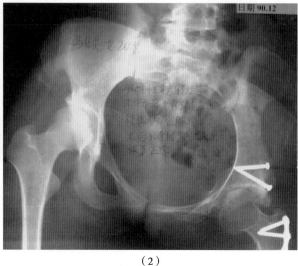

（1）　　　　　　　　　　　　　　　　（2）

图38-5-5　组合性手术治疗成年人麻痹性髋关节半脱位

（1）女20岁　右髋关节麻痹性全脱位,臀肌瘫痪,髂腰肌、缝匠肌肌力4级;（2）实施髋臼顶造盖、髂腰肌外置代臀中肌、股骨大转子下截骨,术后10个月随访,股骨头臼关系恢复正常

5. 患者年龄大于35岁,髋关节囊无明显松弛的髋关节半脱位或脱位较低者:Chiari 骨盆内移截骨术(图38-5-6);若合并臀中肌瘫痪,缝匠肌、阔筋膜张肌肌力4级以上者,同时施行髂前上棘后置代臀中肌。

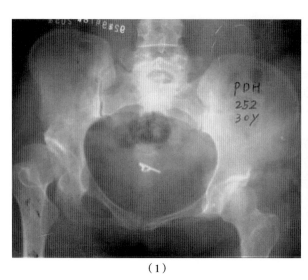
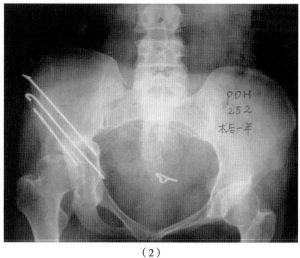

（1）　　　　　　　　　　　　　　　　（2）

图38-5-6　Chiari 手术治疗髋关节半脱位

（1）女30岁,右髋关节麻痹性半脱位,髋臼外缘负重区已发生退行性关节变,行走疼痛;（2）实施骨盆内移截骨术,术后1年随访股骨头覆盖良好,行走时髋关节疼痛消失

三、骨盆倾斜

脊髓灰质炎后遗症无论是肩颈部麻痹、上肢麻痹、脊柱畸形、髋关节疾患还是下肢的肌肉麻痹、关节畸形或下肢短缩,皆能影响骨盆的平衡即发生骨盆倾斜。

从骨盆倾斜的畸形成因与畸形演变机制分析,骨盆倾斜的原因总的分为麻痹性脊柱侧凸所致的盆上因素,骨盆、髋关节本身所致的盆部因素(亦称真性骨盆倾斜)和双下肢不等长所致的盆下因素。有些骨盆倾斜是两种致畸因素作用的结果,如下肢短缩伴髂胫束挛缩、脊柱侧凸伴髋外展肌挛缩等。

　　手术适应证和手术策略:由麻痹性脊柱侧凸和下肢不等长所继发的骨盆倾斜,有无手术指征取决于脊柱侧凸和下肢不等长是否需要矫正。

　　盆部型骨盆倾斜也要综合分析全身的功能及代偿情况,不是所有的患者都适宜手术治疗,也不是所有骨盆倾斜均要达到完全矫正。如患肢负重型骨盆倾斜,若手术已解除髋关节挛缩,患肢的持重力线恢复,下肢短缩>4cm且缺少等长下肢的条件,残留10°以内的骨盆向患侧倾斜,对代偿下肢长度、增加髋关节的稳定性和减轻摇摆步态都是有利的。

　　年龄大、骨盆倾斜重,如麻痹侧下肢严重畸形萎缩,失去了落地、站立、行走的治疗条件,则不适于手术。

(一) 脊柱侧凸性骨盆倾斜

　　脊髓灰质炎后遗症一侧或两侧腰背伸肌和腹肌瘫痪,两侧竖躯干肌力不平衡,脊柱(主要是腰椎)一般是向肌力强的一侧侧弯,向弱的一侧侧凸(也有些患者例外),儿童期脊柱尚未发生明显结构性改变,其凸侧髂胫束紧张,从而加重了脊柱凸侧骨盆的下倾。腰脊柱 C 形侧突后,骨盆代偿身体直立姿势而发生向脊柱凸侧倾斜。骨盆倾斜的发生发展又加重了脊柱侧凸的畸形,严重者,患者坐位时仅用脊柱凸侧股骨大转子负重,脊柱发生明显旋转畸形(图 38-5-7)。

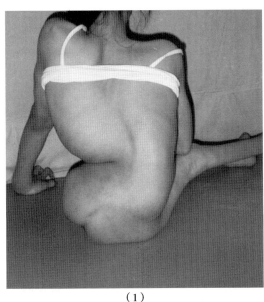

(1)

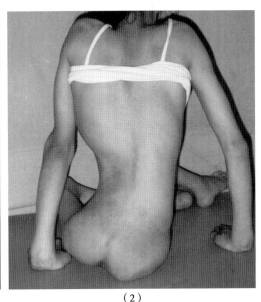

(2)

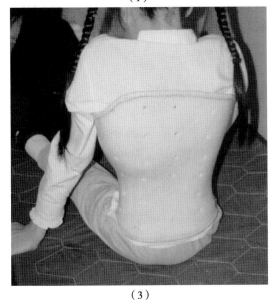

(3)

图 38-5-7　旋转畸形
(1)女,16 岁,重度麻痹性脊柱右凸,伴骨盆倾斜,术前仅用凸侧臀部和股骨大转子承重;
(2)双上肢用力支撑时脊柱侧凸明显改善,说明腰椎凹侧挛缩的软组织有较大弹性;(3)给予胸-盆牵引 3 周后,实施脊柱前路椎间盘切除钉-棒系统矫形术,脊柱侧凸畸形矫正术后,骨盆倾斜也随之大部矫正

手术方案:学龄前儿童以平衡两侧竖躯干肌力为主,来达到纠正非固定性脊柱侧凸和代偿性骨盆倾斜。凸侧髋外展肌力正常者采用髋外展肌反转悬吊术(Axer 术)。若动力不足加背阔肌移位代侧腰肌(止点固定在髂嵴和腹外斜肌腱膜)(图38-5-8),凸侧腹壁加人工腱(碳纤维)在肚脐、肋骨与骨盆之间三角形固定,术后常规配用腰背支具。此联合性手术如果在儿童期手术,既可矫正或改善脊柱侧凸和骨盆倾斜,消除腹壁隆突(麻痹包),又可平衡两侧竖躯干肌的肌力,减少畸形发展。

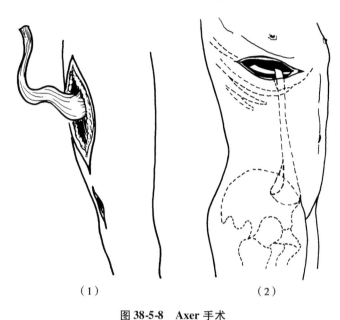

图 38-5-8 Axer 手术
(1)游离翻转髂胫束;(2)翻转悬吊于第九肋腋前线与锁骨中线间

腰椎侧凸固定性的骨盆倾斜治疗较困难,应用 Luque、Galveston 技术或腰椎前路椎间盘切除钉——棒矫形固定术,骨盆倾斜随腰脊柱侧凸的纠正而得到一定程度的改善。严重腰柱侧凸矫正手术后若仍存在明显骨盆倾斜,二期再施行骨盆均衡术。

(二) 盆部型骨盆倾斜的分型与手术策略

将真性骨盆倾斜,根据致畸原因、步态特点及骨盆 X 线片特征进行了新的分型,对指导手术方案的正确制订有较大的实际意义。

Ⅰ型:患肢侧骨盆下倾斜型。发生的原因是麻痹侧髋关节外展、屈曲挛缩,当患肢负重时牵拉同侧髂嵴下降,对侧髂嵴升高而导致骨盆倾斜,重者继发健侧髋关节半脱位。

Ⅱ型:健肢侧骨盆下倾型。发生的原因主要是健侧髋关节外展挛缩,形成髋关节外翻、外展畸形。对侧下肢肌肉瘫痪较广泛,或为连枷腿。负重肢体臀肌肌力越强,年龄越大,骨盆倾斜的程度越重。依据股骨上段前倾角和颈干角的畸形改变,又分为:

Ⅱa 型:单纯健侧髋关节挛缩型。多为青少年,挛缩轻,对侧下肢残存一定肌力,外展侧股骨上端无明显骨性畸形改变。

Ⅱb 型:股骨上端改变型。患者持单拐或双拐,长期单用健肢负重行走,除健侧髋关节软组织外展挛缩外,继发股骨颈干角变大形成髋外翻畸形。对侧患肢重度短缩,甚至悬吊不落地,且多合并对侧髋臼发育不良或髋关节半脱位,身体的重力线偏移到负重腿。

手术策略:

Ⅰ型:Compbell-Yount 手术,彻底解除髋关节屈曲外展挛缩,术后早期锻炼行提髋运动,下床踏一条线行走有利于骨盆倾斜矫正。某些骨盆倾斜严重的成年患者,骨盆上倾侧髋关节发生半脱位,可二期手术实施 Chiari 骨盆内移截骨术。

Ⅱa 型:髋外展侧髂骨内外板肌肉起点松解,术中即可发现阔筋膜张肌、臀中肌起点下移。挛缩的臀大肌筋膜也应松解,解除髋外展挛缩,并取髂骨备用。对侧髂骨、耻骨截骨延长,延长间隙置健侧髂骨块,如此术后健侧骨盆高度变短,患侧骨盆延长,有利于骨盆的平整。

Ⅱb型:若对侧髋关节头臼关系正常,股骨上端无畸形改变,下肢短缩<5cm,则实施健侧股骨转子下内收短缩(不超3cm)截骨,即可矫正骨盆倾斜,双下肢等长。

(三) 改良 Weissmen 手术治疗严重骨盆倾斜

【适应证】 由健侧髋关节周围挛缩引起的成年人严重固定型骨盆倾斜,伴有该侧颈干角增大。对侧髋臼发育不良或半脱位、肢体短缩以及脊柱代偿性侧凸等,患者单肢负重,年龄16岁以上。

【术前准备】 拍负重位骨盆X线正位片,术前3~5天抽患者自体血400~600ml。

【特殊器械】 骨外固定器,骨盆撑开器,预弯好20°~30°的普通6孔接骨板两块。

【麻醉】 全身麻醉或硬膜外阻滞。

【体位】 仰卧位术中备好能够垫高臀部的无菌单方垫。

【操作步骤】 于外展侧股骨大转子向下做长约10cm纵形切口,在大转子下方将挛缩的髂胫束及股外侧肌间隔横形切断,如此会发现髋外展畸形部分矫正。切开股外侧肌附丽点,剥离骨膜,显露股骨上端。在股骨大转子和股骨远端各穿一枚骨圆针,备做上骨外固器之用,在小转子下用线锯做底向内的楔形切骨,注意使楔形骨块角度接近于骨盆倾斜角度。如对侧短肢超过5cm,则改做外窄内宽2~3cm骨环切除。将股骨远段内收、内旋(因此类患者皆有不同程度的髋外翻、外旋畸形)将截骨处形成20°~30°的内收角度,将已固定在股骨断端上下的钢针连接外固定杆,截骨段即以初步固定,再进一步测量截骨内收的角度是否合适,以下肢放置到中立位髋外展肌群不再牵拉同侧骨盆下降为适度。确定无误后,用预弯相同角度的接骨板螺丝钉固定股骨截骨段,逐层缝合切口,骨外固定器暂时保留。

对侧做髂骨、耻骨截骨延长,在显露和未切断髂骨之前,先取5~6cm长3cm宽的髂骨备用,但撑开髂骨远截骨端时尽可能增加其外旋的角度,如此可加大股骨头的覆盖面。将取下的股骨环形骨块植于撑开的髂骨间隙深部近坐骨大切迹一侧,另取同侧游离髂骨做撑开间隙植骨,用普通预弯的6孔接骨板固定髂骨延长段。若合并内收侧膝、踝部影响下肢持重力线的畸形应同期矫正。

如果成年患者同时存在健侧髋外展、患侧髋内翻性骨盆倾斜,应采用 Weissmen 手术,如此可一期矫正骨盆倾斜、等长肢体。

【术后处理】 术后4~6周即可在医生指导下扶助行器下床适度锻炼行走,并定期行X线检查骨愈合情况,骨外固定器一般于术后8周拆除。

(四) 盆下型骨盆倾斜

盆下型骨盆倾斜为下肢不等长所致。一侧下肢短缩并能负重行走,骨盆必然向短肢侧倾斜,腰椎发生代偿性侧凸,短缩越多骨盆倾斜和腰椎代偿性侧凸越严重。

盆下型骨盆倾斜的检查:先测量双下肢的真性长度,计算出短缩数,在短肢侧足底垫高相应厚度的木板,骨盆即可达到水平位。

外科治疗:延长短肢侧下肢,使其双下肢等长,可使骨盆恢复到水平位。

四、肌肉移位重建臀肌瘫痪

脊髓灰质炎后遗臀肌瘫痪较多,作者统计分析了1000例住院患者,其中一侧臀肌瘫痪(臀大、臀中肌残存肌力之和在3级以下)343例,占34.3%。髋关节是人体肌肉配布最多、运动最复杂的关节,其肌肉的配布总的分成4组,伸髋肌、屈髋肌、内受肌、外展肌,另外还有内、外旋转肌。其中临床上通过肌肉移位重建功能的肌肉主要是外展、后伸肌和屈髋肌。

髋关节在下肢功能和力的传导方面居于枢纽地位,臀肌关系着下肢50%的稳定性,临床上观察到若臀肌肌力较好,下肢持重力线正常,纵然膝、踝关节肌肉全瘫,患肢仍能较好地徒手行走,反之臀肌轻度瘫痪也会出现不同程度的跛行。臀大肌瘫痪,行走时挺腰鼓腹,跨步短绌。

（一）重建臀大肌和臀中肌的手术适应证

1. 一侧下肢臀肌瘫痪，对侧下肢臀肌肌力在 3 级以上。

2. 腰背伸肌、腹肌或其他计划转位的肌肉肌力在 4 级以上，无麻痹性脊柱侧凸和固定性骨盆倾斜。

3. 下肢负重力线正常，髋关节中立位能被动过伸 10°。

4. 髋臼和股骨头关系正常或接近正常。

5. 年龄 10 岁以上，身体一般情况良好。

（二）手术策略

髋关节是三轴运动的关节，有三对互相拮抗的肌群控制着关节运动轴。臀肌是人体骨骼肌中横切面积最大的肌肉。目前应用的任何一条移位肌，皆无法与正常的臀肌肌力去比较，因此，用一条肌肉移位，单一轴线的牵拉代替完全瘫痪的臀肌，难以收到理想的效果，由此在手术方法的选择上尽可能采用双肌联合移位术替代臀肌。

1. 臀大肌、臀中肌皆瘫痪，髂腰肌、缝匠肌正常者，宜选髂腰肌加腹外斜肌移位；髂腰肌瘫痪者，用骶棘肌或腹外斜肌加缝匠肌移位；髂腰肌、缝匠肌皆瘫痪而膝关节稳定者，选骶棘肌加腹外斜肌移位；膝关节不稳定屈髋肌力在 3 级以下者，宜选骶棘肌移位；同侧腹外斜肌和骶棘肌部分瘫痪者，宜选双侧骶棘肌移位或同侧骶棘肌加背阔肌移位。

2. 臀中肌瘫痪，臀大肌肌力较好者，儿童宜选腹外斜肌移位，青少年则宜选腹外斜肌加髂前上棘后置。缝匠肌瘫痪者，宜选对侧骶棘肌移位代臀中肌。

3. 臀大肌基本正常，臀中肌部分瘫痪，轻度摇摆步态，可实施臀中肌下移；髂前上棘后置或对侧骶棘肌移位增臀中肌肌力，以改善臀中肌失效步态。

（三）改良 Thomas 腹外斜肌移位代臀中肌

【适应证】　髋关节无畸形，臀中肌肌力<2 级，腹外斜肌肌力正常，年龄 10 岁以上。

【麻醉】　硬膜外阻滞。

【体位】　仰卧，患侧臀部垫高。

【操作步骤】　切口，腹外斜肌及其腱膜条的游离及腱膜裂隙的关闭均与 Thomas 术类同。但腹外斜肌腱膜仅切取 5cm 长，腹外斜肌的远端及其腱条缝合成管状使其阔肌变成直肌。

从股骨大转子向下做一垂直切口，长 15cm，显露并游离 15cm 长、3cm 宽髂胫束，近段游离至股骨大转子下，在大转子部由前向后打一骨洞，引过髂胫束条固定。

再将游离的髂胫束远端通过皮下隧道拉到腹部切口内，髋关节外展位将髂胫束与腹外斜肌在适当张力下缝合固定，重叠关闭大转部的阔筋膜，以增加髋外展的张力。皮下常规放负压引流管。

【术后处理】　单髋人字石膏患肢外展 30°位固定 6 周。术后 5 天练髋关节外展运动。

改良后的优点：①保留了腹外斜肌腱膜；②用髂胫束做牵引肌腱，缝合固定可靠，增加了髋关节的外展力量；③阔筋膜纵形切取部分后给予重叠缝合，亦增强了髋关节的稳定性。

（四）双侧骶棘肌移位代臀肌

用同侧骶棘肌移位代臀肌所产生的主要是髋外展功能，且术后对髋关节产生转动分力大而加固分力小。因而术后很少改善臀肌失效步态。用对侧骶棘肌移位替代臀肌，术后其肌肉的拉力线同臀大肌的走行方向。而且正常人行走时同侧臀中肌与对侧骶棘肌收缩的时相同步，即一侧腿站立时身体倾向持重腿，对侧骶棘肌为维持躯干的平衡而收缩。故术后能较好地改善臀肌失效步态。

【适应证】　一侧臀肌瘫痪，双侧骶棘肌肌力正常，脊柱无畸形，无影响替代臀肌的手术指征。

【禁忌证】　腰椎有后凸畸形者禁用。

【麻醉】　硬膜外阻滞。

【体位】　俯卧位。

【操作步骤】

1. 在臀肌瘫痪侧的脊柱外缘从 L_2 至骶骨做直切口,切开腰背筋膜先显露同侧骶棘肌,游离骶最长肌和髂肋肌群,近端适当游离,向远段仔细分离肌腱部分,在骶骨切断。

2. 在此切口内锐性分开皮下组织与脊柱的联系,跨过脊柱至对侧,即很容易地显露对侧骶棘肌和腰背筋膜,纵形切开腰背筋膜,游离骶最长肌及其相连的肌腱,肌肉近段分离到腰$_1$,远段在骶骨部切断,关闭腰背筋膜的纵形切口。

3. 股骨外侧大转子始向远段切口,长约 15cm,分离皮下组织后先游离 3cm 宽、16cm 长的阔筋膜一条,向上分至大转子,大转子横行打骨洞,将阔筋膜条自后向前穿过拉紧。骶棘肌切口于大转子切口之间打一隧道,将阔筋膜条引到第一切口中,髋关节外展后伸位,先将同侧骶棘肌与阔筋膜在适当张力下缝合,再将对侧骶棘肌肌腱与阔筋膜缝合固定图(图 38-5-9),再测定肌肉固定的张力,皮下放置引流管,逐层缝合皮下组织和皮肤。

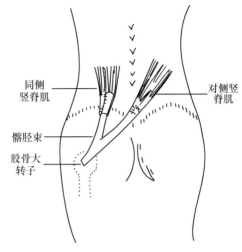

图 38-5-9　双侧竖脊肌移位代臀肌

【术后处理】　髋人字石膏或髋关节外展支具,固定髋关节外展 30°后伸 15°位 6 周,术后 2 周患者可扶双拐下床患髋外展位行走。

双侧骶棘肌移位代臀肌术后一般可达到 2~3 级髋关节外展后伸的肌力,能较好改善臀肌失效步态,对侧骶棘肌移位后因肌腱斜跨腰部在皮下可见到条形隆起,长期的弯腰、坐位,移位的对侧骶棘肌肌腱有部分张力下降是其缺点。

五、同侧腹肌移位代屈髋肌

脊髓灰质炎后遗症屈髋肌麻痹者很常见,在既往的文献中缺乏单独论述肌移位重建屈髋功能的手术方法。

人体平地行走时仅需 30°左右的主动屈髋就可以完成迈步,屈髋肌完全瘫痪,若有健全的阔筋膜张肌或 3~4 级的屈膝肌力亦可完成跨步。当屈髋、屈膝肌力完全丧失,患肢只能拖曳步行,或靠抬高骨盆利用阔筋膜的张力摔动患肢向前。上坡跨阶时用手提腿。合并膝反屈者迈步更加困难。因此重建部分屈髋功能将会明显改善此类患者的行走和生活能力。经部分病例随访,一般可获得站立位主动屈髋 30°以上的效果。

【适应证】　年龄 16 岁以上,患者臀肌肌力 3 级以上,屈髋、屈膝肌力 2 级以下,无屈髋、屈膝和明显的踝足关节畸形。若是连枷腿患者,其患肢必须基本完成其他矫形手术计划,特别是必须完成臀大肌替代以后才能实施代屈髋肌。肥胖的女性患者慎用腹直肌移位代屈髋肌。

【麻醉】　硬膜外阻滞。

【体位】　仰卧位。

【操作步骤】　髂胫束的游离操作方法基本同腹肌——髂胫束移位代股四肌,唯其髂胫束的止点可固定在股骨中上 1/3 处。在同侧腹直肌外缘从耻骨联合外向上做 5cm 的直切口,切开腹直肌前鞘,游离同侧腹直肌将其在耻骨联合的止点带一片骨膜切断,向上游离到腹壁下动脉,在肌肉下关闭腹直肌前鞘,肌肉穿出前鞘处关闭时勿使肌肉形成卡压。髂胫束通过皮下引到腹部切口中,屈髋 40°位,腹直肌在适当张力下与髂胫束缝合(图 38-5-10)。术后的体位、制动时间、锻炼方法同腹外斜肌移位法,但早期大便、下床锻炼,下腹部应加腹带保护,以免形成腹疝。

笔者曾将游离的腹直肌或腹外斜肌远端固定在腰大肌肌腱;阔筋膜张肌的起点、大转子前下替代屈髋功能,但临床观察其重建的屈髋效果,皆不如髂胫束从股骨上段固定后再与腹肌固定的手术方法。这是由于髂胫束从股外侧绕行到股骨小转子下段,力臂长,抬大腿的作用直接。一般术后站立位可达到主

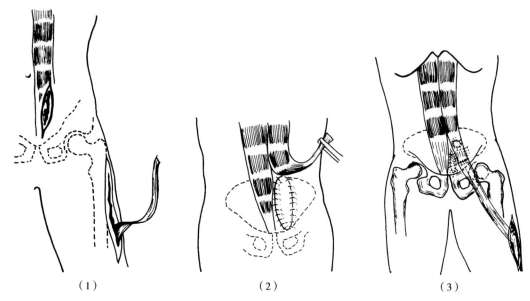

图 38-5-10 腹直肌-髂胫束重建屈髋功能
(1)切口,游离髂胫束;(2)游离腹直肌,修补腹壁;(3)腹直肌和髂胫束缝合

动屈髋 25°～40°的效果。

(秦泗河)

第六节 连枷腿的综合手术治疗

脊髓灰质炎后遗症导致一侧或双侧下肢肌肉完全瘫痪或近乎完全瘫痪,髋、膝、踝关节松弛不稳,肢体缩短或畸形,功能严重丧失者称连枷腿(Flail-Leg)。连枷是一种在长短两杆之间连以铁环的打谷农具,因松弛下垂的关节被动抬举时恰似连枷,无张力地随重力而坠落,故名连枷腿。

连枷腿的发生率国内外尚无大宗的统计资料,笔者统计 1996 年后住院手术治疗的脊髓灰质炎后遗症患者 3033 例,其中一侧下肢完全或近乎完全瘫痪者 473 例,占 15.6%。此类患者手术复杂,完成一个人的治疗计划相当于治疗几个患者,实际上能坚持系统完成治疗计划的患者仍是少数。

(一) 连枷腿的分型

连枷腿是否需要分型、如何分,尚有不同意见。分型的目的有利于对患者的检查治疗,判断治疗效果,提供制订手术方案时参考。秦泗河从重建行走功能的要求,依据患肢是否参与负重行走的功能进行分型比较切合实际。

1. 患肢负重型　下肢载重力线正常或接近正常,肢体缩短多在 6cm 以内,有几条肌力较好的非主要功能肌,患侧骨盆下降,骨关节发育较好,患肢部分或完全参与负重,可借助短棍、手杖、辅助器或手压腿行走本型所需手术次数少,功能恢复快,一期手术即会达到满意的治疗效果。

2. 健腿行走型　患肢不参与负重,用单一健侧肢体扶单拐或双拐行走,多合并患侧髋关节内收、健侧髋关节外展畸形,健侧骨盆下降,患侧髋臼浅或头臼关系不正常,患肢失用性萎缩严重,肢体缩短多,甚至患肢悬吊不落地,年龄越大,上述病理改变越显著。本型手术次数多,治疗效果较差,成年者往往必须在健侧肢体上施行手术,合并严重腰椎侧弯者多丧失手术条件。

3. 爬行蹲移型　多见于双侧连枷腿,或单侧连枷腿合并对侧髋关节屈曲畸形。

(二) 手术适应证

连枷腿手术适应证的选择是相对的,随着矫形外科康复水平的提高,绝对无手术指征者愈来愈少。

1. 一侧连枷腿,腰背伸肌及腹肌肌力 4 级以上。

2. 双侧连枷腿,双上肢肌力基本正常,脊柱无明显侧凸,预测治疗后能扶拐行走者。

3. 合并严重脊柱结构性侧凸者,下肢有无手术适应证,很大程度上取决于脊柱侧凸、骨盆倾斜能否矫正或矫正的程度,否则骨盆上升侧的下肢手术治疗则无实际意义。

4. 40 岁以上虽有严重骨关节变形,但只要术后能改善功能,亦应实施手术。

（三）外科治疗策略

连枷腿的治疗涉及下肢脊髓灰质炎后遗症外科治疗的很多手术类别,往往一个患者可以设计出几种手术方案,其手术方案的制订应建立在对患者瘫痪、畸形类型、性别、年龄、职业、生活环境、经济状况、心理类型等全面分析的基础上。

1. 恢复下肢生理性载重力线和髋关节的静力性稳定。

2. 平整骨盆,合理等长肢体。

3. 肌移位代臀肌。

4. 肌移位重建屈髋、伸膝功能。

5. 稳定连枷足。

恢复下肢生理性载重力线,矫正骨盆倾斜是连枷腿全盘治疗的基础。笔者观察到术前载重力线正常和髋、踝关节松弛轻的 53 例单侧连枷腿,皆能徒手行走。为减少患者的手术次数(双侧连枷腿者手术次数几乎加倍)应把一个肢体作为一个单元,若条件具备,一次可完成一组手术。少数肌移位手术和骨性手术一期完成。这类手术的实施除取决于患肢治疗的实际需要外,还应取决于医生的经验、手术技巧以及术后的妥善处理。施行这种联合性手术,只要手术适应证选择正确,手术方案制订合理,手术操作适当,一般可达到较好效果。如一次手术即由爬行变成直立,由持拐变成徒手行走。

（四）蹲地-爬行患者的手术治疗

蹲地-爬行畸形是一种特殊类型,伴有严重的瘫痪畸形和功能丧失。由于蹲地爬行者丧失了站立行走功能,生活难以自理,学习受限,就业困难,婚姻受挫,患者的身心和生活受到严重影响,给家庭及社会造成负担。因此,这类患者求治心切,希望改变爬行步态,直立起来行走。

临床上常见的爬行-蹲移运动类型有:借助机械物体移动身体,如轮椅、扶高凳或矮凳移动。蹲移-爬行的方式有臀行、手抓足蹲移,跪行,婴儿样爬行,手抓小木凳爬行等。凡上肢肌力正常者,患者主要以双上肢之力支撑和驱动身体运行,故上肢的肌肉较正常人明显发达。

治疗方案的制订:即矫正骨与关节畸形,稳定松弛的关节,平衡骨盆、等长肢体,重建肌力四个步骤。手术的重点是矫正畸形,恢复正常的下肢持重力线并稳定关节,要使爬行患者站立起来首先必须矫正畸形,使一侧或双侧下肢伸展开来,这是各型爬行患者治疗的共性。但由于每个患者其双下肢瘫痪、畸形的范围、程度不一,手术前要详细全面地检查下肢、脊柱以及上肢的肌力和畸形,细致观察移动时手足着地着力部位,客观了解患者治疗属于哪一类型,适合何种手术治疗,预计手术次数和康复周期全面通盘考虑,从生物力学的角度,制订出正确的个体化最佳治疗方案,这是此种类型治疗成功的关键。还应分析判断完成此治疗方案后能否达到站立行走的效果,如果没有十分的把握,要慎重考虑手术,否则易导致患者既不能站立又丧失或减弱术前爬行功能。

双下肢畸形应选择条件较好的一侧治疗。当一侧下肢力线恢复,关节稳定靠该侧下肢负重即能扶拐直立,练习功能。这对改善患者精神状态,增加治疗信心,进一步完成对侧下肢的手术治疗很有益处,如患者有条件可行肌肉转位术进一步改善臀肌和股四头肌的动力性功能。

（秦泗河）

第七节　下肢不等长的手术治疗

下肢不等长在脊髓灰质炎后遗症中十分多见。因一侧下肢短缩>3cm 以上,容易并发骨盆倾斜、腰椎代偿性侧凸和健侧髋关节 CE 角变小,成年后甚至继发脊柱、髋关节早期退行性变和健侧髋关节半脱位。

（一）手术指征

1. 患肢肌力良好者不等长>2cm以上,患肢肌肉瘫痪严重者>3cm以上,才考虑实施骨干延长术。

2. 髂骨延长术的手术指征应适当放宽,若合并髋臼发育不良,患肢短缩少于2cm也可以实施髂骨延长术。

3. 骨干截骨延长术宜10岁以后,骨盆截骨延长术宜16岁以后。

4. 无影响下肢延长术的其他禁忌证。

（二）健肢股骨干缩短术

单纯为了平衡肢体而缩短健肢,由于降低了患者的身高,被缩短的大腿肌力下降,近年已很少采用。但如果成年患者合并健侧髋关节外展、外翻挛缩,股骨上段髋外翻畸形,继发严重骨盆倾斜和对侧下肢短缩,应实施健侧股骨大转子下短缩内收、内旋截骨术,如此一期手术多能达到平衡骨盆、等长下肢的良好效果,能明显缩短此类患者的整个治疗周期。但股骨切除的长度应限制在3cm以内,以免发生肌肉松弛无力的并发症。

（三）下肢延长手术策略

1. 麻痹性腰椎侧凸合并腰椎凹侧下肢短缩者,待腰椎侧凸畸形矫正之后再作下肢均衡术。否则增长的下肢会加重腰椎侧凸畸形的发展。若合并腰椎凸侧下肢短缩因可加重腰椎侧凸的发展,可先实行下肢延长。

2. 骨盆倾斜合并下肢短缩,应首先分清导致骨盆倾斜的原因,若是盆部因素所致的骨盆倾斜,必须在矫正骨盆倾斜之后才考虑施行下肢延长术,因为施行骨盆倾斜矫正的手术即具有明显的下肢均衡的作用。

3. 肌肉瘫痪广泛者双下肢不宜完全等长,因患肢短缩2cm左右,患侧骨盆下倾的代偿增加髋关节的稳定,屈髋功能丧失后的患肢,合并轻度的下肢短缩,有利于在骨盆的旋转带动下迈步行走。

4. 患者合并明显的屈髋、屈膝畸形,患者不能持重行走,患肢多合并明显的骨质疏松,应先行髋、膝关节的矫形手术,将下肢持重力线恢复,患肢负重行走1年之后,再计划施行下肢延长术。

5. 下肢短缩伴髋臼发育不良者宜采用髂骨、耻骨截骨延长。若患肢短缩6cm以上,因髂骨延长等长下肢的范围一般不会超过3cm,患者又有下肢等长的要求和条件,可以考虑一期施行髂骨延长和小腿上段截骨延长术。

6. 下肢短缩合并足畸形和(或)轻度膝关节畸形,又计划施行小腿延长术,若足的畸形较轻,如合并10°~40°的马蹄畸形。应用Ilizarov延长技术,小腿延长与足畸形的矫正可同期实施。若畸形较重,下肢延长且延长区骨愈合之后再施行足和膝关节畸形的矫正。

7. 如果患肢有施行下肢延长和肌肉移位重建功能的两个手术适应证,应先实施下肢延长术,二期再实施肌移位术。如果手术顺序颠倒,会干扰肌移位手术的效果。

8. 30岁以上的下肢不等长,由于其骨盆、腰椎皆发生了不同程度的结构性变化,为了评价双下肢等长后对步态和身体平衡的影响,短肢侧先试穿一段时间不同高度的补高鞋行走,让患者感受补高前后对步态和身体平衡的影响,再决定是否作下肢延长和患肢需要延长的适度。

9. 截骨部位胫骨一般在结节下,此处血液循环丰富,骨愈合快。截骨方法目前多采用横断法,可用线锯截骨或骨钻打孔后用骨刀截骨。对胫骨延长在2cm左右者,为了缩短延长断端骨的愈合周期,也可采用斜形或Z形截骨法。

10. 若胫骨上端明显前弓畸形伴小腿短缩,应用Ilizraov器械和技术在截骨矫形的同时实施胫骨延长术,能一期达到等长肢体,矫正畸形的两个效果。

11. 自20世纪80年代以后在世界范围内,肢体延长术已进入Ilizarov肢体再生的时代。由于张力-应力法则即牵引-成骨理论的推广;延长器械、应用技术、术后管理的改进以及下肢延长过程中患肢可以负重行走,四肢的骨干延长已达到成熟的阶段,既往的一些下肢延长方法如骨干Z形切开延长、骨骺牵伸分离延长术、股骨一次延长术等已较少应用或放弃使用。

（四）髂骨延长或髂骨、耻骨截骨延长

【适应证】　年龄大于16岁,患肢短缩3cm以上,尤其适合臀肌瘫痪伴髋臼发育不良、髋关节半脱位或患侧骨盆上倾者。

【术前准备】　备好 8～10cm 长的 6 孔普通接骨板,根据术前髋关节的 CE 角改变,在接骨板的中间预折 15°～30°的角度并适当扭转。这样术中髂骨延长的过程中,在接骨板角度的控制下,可了解髂骨远段向下、向外旋转度的大小和范围。术前插导尿管。

【麻醉】　硬膜外阻滞。

【体位】　仰卧,患侧臀部垫高向对侧倾斜 30°。

【操作步骤】

1. 沿髂嵴中点向下做髋关节前侧切口,长 10～12cm,剥离开髂骨内外板,自髂嵴推开阔筋膜张肌、缝匠肌、股直肌的起点,保护好股外侧皮神经,髂骨下部的显露至坐骨大切迹。

2. 先用电锯或锐利的骨刀切取 3cm 宽、8cm 长的长条形髂骨块备用,髂骨的切骨面以骨蜡涂封止血。如果同侧髂骨发育不良,可取对侧髂骨植骨。

3. 通过坐骨大切迹引过线锯,在髂前上棘上部锯断髂骨。

4. 于髂骨远截骨端的内板先用一枚螺丝钉固定接骨板,助手牵引同侧下肢,髂骨截骨断端以骨盆撑开器缓缓撑开,远端髂骨即向下向外移动,直至达到合适的长度和角度,然后将放置在内板的接骨板与髂骨近断端固定。

5. 将备用的髂骨剪成 5cm 和 3cm 两块梯形的骨块,将其镶嵌在髂骨延长的间隙中,去掉髂骨撑开器,螺丝钉固定植入的髂骨,如此已延长旋转的髂骨、植骨块与整个骨盆成为一体,十分稳定。

6. 常规缝合髂骨内外板、放负压引流管,缝合皮肤。术后用弹力绷带单 8 字加压包扎患侧骨盆。

7. 若患者为 25 岁以上的成年人,或合并髋关节半脱位应施行髂骨、耻骨双处截骨延长术,即在截断髂骨以前,先将同侧耻骨靠近耻骨联合处截断,如此在撑开髂骨的过程中远髂骨端向下、向外的移动、旋转加大,从而在延长下肢的同时增加了股骨头的覆盖面,截断的耻骨不需要内固定。其术中的内固定和术后的处理同髂骨延长术。

【术后处理】　患侧骨盆发育差者用皮牵引 3～4 周。若髂骨发育良好,单纯髂骨延长者若内固定可靠,术后 2～3 周即可扶双拐下床以健肢为主负重行走,而后逐渐增加患肢负重的力量。髂骨、耻骨同时截骨延长者,患者下床锻炼行走的时间取决于患侧骨盆发育情况和接骨板内固定是否可靠。

【注意事项】

1. 髂骨延长术的机制和应注意的问题:髂骨延长是 Salter 手术的一种改良方式,其不同点是不仅撑开截骨线的前部,同时也要撑开其后部,使呈外宽内窄的梯形间隙,并在延长的间隙内植入相应的梯形骨块。因而本手术成功的关键是在撑开截骨线时,一定要使下髂骨段向下向内旋转。

2. 采用 Sutherland 髂骨、耻骨两处截骨延长术,如此在撑开远髂骨端的移动过程中,仅靠坐骨支承受扭转之力,而臀肌麻痹的患者其坐骨支皆发育不良,韧带较松弛。髂骨远断端撑开扭转之力迫其发生蠕变或绿枝骨折,在耻骨截断处形成远髂骨段的活动轴心,从而有利于髂骨远断端向外向下旋转,减少了双侧骶髂关节的移动,增加了延长的距离和股骨头的覆盖面。

3. 在髂骨延长的过程中,髋关节应维持轻度屈曲位,以避免股神经麻痹。术中撑开的速度不宜太快,延长的距离宜根据骨盆的大小,不宜超过 4～5cm(髂骨延长外口距离),以免并发坐骨神经麻痹。

4. 术中发现髂腰肌紧张者给予延长。

5. 髂骨延长植入的不带血管的大块髂骨其上口长达 4～5cm,术后上下截骨端坚强骨愈合的时间必然较长,X 线上的骨愈合的改变一般需 4～6 个月的时间。笔者强调用接骨板固定,而不用克氏针固定,这样延长端、植骨块与整个骨盆成为一体,患肢承重时整个骨盆受力,术后 3 个月延长部虽然未坚固愈合,患肢即可全荷负重行走。

6. 髂骨延长的绝对延长长度尚无准确的测量方法,较常用的方法是南京邵宣医生提出的在骨盆 X 线片上,测量双骶骨角连线(此标志在 X 线的检查几乎是固定的)至手术前后患侧股骨头中心垂直距离的改变(图 38-7-1)。

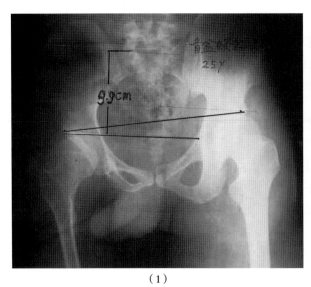
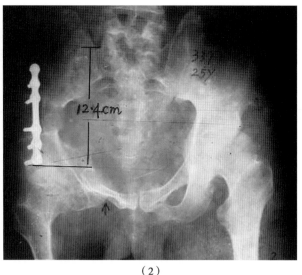

（1）　　　　　　　　　　　　　　　（2）

图 38-7-1　髂骨延长长度的 X 线测量

（1）患者 25 岁，术前双骶骨角连续至患侧股骨头的垂直距离 9.9cm；（2）实施右侧髂、
耻骨截骨延长术后，此垂直线增加了 2.5cm

（五）股骨干延长术

适应于以股骨短缩为主的下肢不等长，年龄 10 岁以上，髋关节无半脱位。

手术策略：股骨延长分股骨上段或中下段逐渐延长，股骨髓内髓外（放置髓内钉）结合延长。延长器的选择有环行、半环行或 Wagner 单臂延长器。选择的原则是少年儿童患者或成年人股骨延长<4cm，可应用股骨中下段逐渐延长，成年人因大腿软组织丰厚，延长>4cm 宜选择股骨髓内钉结合髓外延长器延长术，如此可明显减少延长器的外固定时间，减少针道感染、膝关节僵硬的并发症。

1. 单臂延长器股骨干延长术

【麻醉】　硬脊膜外阻滞或全身麻醉。

【体位】　仰卧，患侧髋关节和下肢稍向健侧倾斜。

【操作步骤】　以股骨单臂延长器为例：

（1）在股骨外髁上 3cm 和大转子下方于股外侧分别作 1cm 小切口，插入套管和套针直达骨组织，移除套针后，使套管口在骨外侧表面定位。

（2）用直径 3~4mm 钻头通过套管作骨钻孔达对侧皮质骨表面。拧出钻头和拧入直径 5mm 螺纹固定针，针端以穿出对侧骨表面 3mm 为宜。然后以同法在第 1 根针上方和第 2 根针下方 3cm 处分别穿入第 3 和第 4 根螺纹固定针，用固定夹将针尾固定于延长固定杆。注意 4 根螺纹固定针在股外侧要互相平行（图 38-7-2）。

（3）在股中上 1/3 外侧作直切口，长 3~5cm。切开阔筋膜，将股外侧肌牵向前方，显露股骨干。纵行切开骨膜和作环形剥离。在上下两组固定针的中部用骨钻打一排骨洞后，再用锐利的骨刀将股骨横形截断，分层缝合切口。

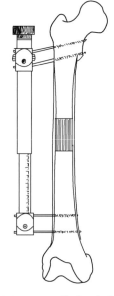

术后第 7~10 天开始延长。每日 1mm，第一个 1cm，每天分 4~6 次完成。从延长第 2cm 始每天平均 0.7mm，直至达到预期的延长数量。延长期间患者可下床扶助行器患肢适当负重行走。停止延长骨矿化期，锻炼量逐渐加大，以加速延长节段骨的愈合。

若患者为成年人或延长数>5cm 者，应用 Ilizarov 环形股骨延长器和操作技术，在股骨下段截骨延长，延长过程中患者可以持重行走，由于是细钢针穿骨，弹性固定，其延长区域骨愈合时间一般较单臂延长器缩短。

**图 38-7-2　单臂延长器
股骨干延长术**

2. 股骨带锁髓内钉与体外延长器结合延长术　Raschke 等在 1992 年报道了一种带锁髓内钉与骨外固定器结合应用的"单轨系统",并用其进行骨段滑移延长,修复骨缺损,这个系统包括一个不扩髓的带锁髓内钉和一个 AO 单侧延长器,术后延长过程中带锁髓内钉能保持解剖长度和对线,防止旋转和抗弯能力,辅助滑移骨端的对接和断端进行加压。此手术明显缩短骨外固定器的治疗时间。这一系统较之单纯体外固定滑移延长有许多优点。

中国夏和桃于 1996 年 12 月将 Orthofix 不扩髓带锁髓内钉和组合式骨外固定器结合,形成一套髓内体外相结合的肢体延长系统。后经不断改进,胫骨延长与改良 Ilizarov 延长器结合,股骨延长与单臂延长器或环形延长器结合。术后体外延长器达到所需延长的长度,延长断端骨质初步骨化后,即可插入远端锁钉,将体外延长器拆掉,靠带锁髓内钉的支撑完成延长段的成骨和塑形。从而可减少 70% 左右骨外固定器的使用时间,简化了延长器的结构,增加了截骨段上下穿针跨度从而减少钢针对皮肤的切割。也减少了传统骨干延长易发生的延长端成角、针道感染、关节僵硬等并发症。本法的缺点是手术创伤大、技术要求高,需要实施安装髓内钉和延长器;延长计划完成后髓内钉远段锁钉同时拆延长器;骨达到标准愈合后再次取髓内钉的三次手术,放置髓内钉和锁钉增加了骨感染的几率。

（六）胫骨延长术

胫骨延长术适应于以小腿短缩为主的双下肢不等长。

目前在理论和临床上成熟的延长技术,是应用改良 Ilizarov 环行延长器及其标准的操作技术和术后管理程序。其基本的手术方法是在胫骨结节下截骨,腓骨在中下 1/3 截断,上半式或环式延长器,术后 8 天开始延长。少年儿童平均 1mm/d,成年人平均 0.7mm/d,直至达到所需延长的数量,具体延长的速度尚需根据患肢对延长的反应情况而定。在下肢延长期间带延长器患肢负重行走。

1. 小腿与跟腱同步动态延长术　延长器的基本构型:小腿动态同步延长器由延长器和动态跨关节系统组成,远近各两个钢环和延长杆组成,根据腿的粗细选择合适周径的钢环,根据腿的长短选择适合的延长杆,中间有 4 个延长杆连接,动态跨关节系统由一个洞孔半环、两个动接头和一个弹性装置组成,动态跨关节系统通过螺纹连接杆与延长器组合。使用时分别于胫骨、腓骨截骨的两段和跟骨的相应位置穿针,即延长器与延长骨及关节构成一个几何不变体。

【术前准备】　拍与健侧对照的双小腿全长 X 线片,准确计算下肢不等长的实际差距,判定胫骨延长前膝部尤其是胫骨上段有无畸形,预计要延长的数量和延长方法,然后备好相应的延长器及其安装器械。

【麻醉】　硬膜外阻滞或腰麻。

【体位】　仰卧,用软枕垫高小腿。

【操作步骤】

（1）微创截骨术:在胫骨结节下胫骨的前外和前内,作 1.5cm 长的纵切口直至骨膜下,用特制的胫骨截骨拉钩,显露胫骨,并保护骨膜,然后用线锯进行不完全的横断截骨,在截骨上下端穿针固定和延长器安装完成后,再将残留的胫骨完全截断。腓骨在中下 1/3 处截断。

（2）安装延长器和跟骨牵伸器,先在胫骨截骨平面的近端和远端各交叉穿 3 根 2.5mm 钢针,将胫骨延长器固定后,再将残余的胫骨 1/3 以线锯截断。将踝关节背伸使其达到 0° 位,跟骨上交叉穿两根 2mm 钢针,将钢针固定在跟骨牵伸器的半环上,再将跟骨牵伸杆与胫骨远端的钢环连接,如此整个胫腓骨截骨的上下端、踝关节、跟距关节固定在一个延长器上,在延长过程中小腿骨与软组织获得同步相同张力的牵伸。

【术后处理】　术后 7 天拍 X 线片观察截骨段后即开始延长,第一个 1cm,1mm/d,自第 2cm 后,根据患者的年龄和总的延长度 0.6～0.8mm/d,直至延长计划完成。术后 7 天扶双拐下床,整个延长期间患足可以负重行走。若出现有垂足的趋势,旋转牵拉跟腱的弹簧,即可增加跟腱牵拉的张力。如果患者跟骨发生内翻或外翻的改变,可将跟腱牵伸器调整到跟骨的内侧或外侧,从而兼能矫正跟骨的非骨性内翻或外翻。胫骨延长计划完成后嘱患者用患肢接近全荷负重行走三个星期,方可拆除跟腱牵伸器。

2. 胫骨带锁髓内钉结合体外延长器延长术　成年人胫骨延长 4cm 体外延长器需要在腿上携带半年以上,若延长 6cm,延长器往往需在腿上携带 10 个月以上的时间。针道感染的几率升高,患者生活很不方便。若大幅度延长,延长断端成角、骨延迟愈合等并发症发生率会增高,用带锁髓内钉技术结合体外延长术,将会避免以上并发症的发生,获得良好的效果。

【适应证】　小腿短缩 4cm 以上,年龄 16 岁以上。

【禁忌证】　患肢骨髓腔的形状不适宜安放髓内钉。

【术前准备】　拍摄双小腿全长 X 线片。

【特殊器械】　选择合适周径的髓内钉,胫骨延长器。

【麻醉】　硬膜外阻滞。

【体位】　仰卧位。

【操作步骤】　在胫骨结节上横向切口,纵行劈开髌韧带,按胫骨髓内钉安装的操作步骤置入相应周径的胫骨髓内钉,近端锁钉孔用 2 枚锁钉锁住,于小腿胫骨近端和远端各交叉穿入 2 枚 2.5mm 克氏针,其中各有 1 枚穿越腓骨。安装延长器,每枚钢针拉张后用钢针固定夹固定,于跟骨交叉穿入 2 枚 2mm 的克氏针,安装 C 形洞孔环后,用弹簧连接杆与延长器相连接,胫骨取结节下截骨,腓骨取中下 1/3 截骨,分别缝合切口,钢针周围用酒精纱布包扎。

【术后处理】　术后管理及延长方法基本同股骨延长术,但延长期间患肢必须适量地负重行走。延长计划完成后 3 ~ 4 周,延长区域骨痂初步稳定后,将胫骨髓内钉远端的两个锁钉孔置入 2 枚 3.5mm 锁钉固定,即可拆除延长器,延长段在交锁髓内钉的支撑下,完成骨的骨化、塑造过程。患者在恢复期间可以部分负重行走。根据 X 线的改变,延长区骨的塑造达到或接近正常骨的标准后,再拆除锁钉和髓内钉。

（秦泗河）

第八节　上肢瘫痪的功能重建

（参见第二十四章第五节）

第九节　脑　性　瘫　痪

一、选择性脊神经后根切断术

痉挛性脑瘫(cerebral palsy)不是一个独立病种,而是有如下特点的上运动神经元损害的综合征:①脑内病变为非进行性的;②随意肌不能完成随意动作;③有些病例表现为脑发育不全、抽风、感觉障碍、语言困难、听力减退和视力低下;④姿势异常等。目前尚不能对其病因施以有效的治疗,只能从解除痉挛、降低肌张力、矫正畸形、稳定关节等方面来改善患者的功能。

回顾选择性脊神经后根切断术发展的历史,早在 1888 年 Charles Dana 首先提出脊神经后根切断治疗肢体疼痛。1889 年 Robed Abbe 为一前臂疼痛的患者做了这种手术,称之为"Dana 手术"。虽收到止痛效果,但术后因失去输入神经,该肢体呈弛缓状态。1908 年 Foerster 首次采用脊神经后根切断术治疗痉挛性脑瘫,但因术后并发永久性的感觉功能障碍,给患儿造成新的痛苦,致此术式备遭冷落。直至 1978 年 Fansano 在术中利用肌电刺激的方法来测试脊神经后根中低阈值的神经束,并予以切断,成功地缓解了患者的痉挛,又不出现感觉缺失,此手术才受到重视,并命名为选择性脊神经后根切断术(selective posterior rhizotomy,SPR)。鉴于 Fansano 的 SPR 手术是在脊髓圆锥处进行,所以手术存在两大缺点:①神经根的定位较困难;②易损伤支配膀胱和肛门括约肌的骶神经。1982 年 Peacock 改良了 Fansano 的手术步骤,将手术部位从脊髓圆锥改在马尾处,使手术操作简便安全、并发症少,成为目前治疗中、重度痉挛性脑瘫较常采用的术式。

【手术机制】　为阐明 SPR 机制,首先扼要介绍有关的神经解剖生理。

1. 脊髓前角运动神经元　脊髓是运动功能最基本的反射中枢。脊髓前角中存在两种运动神经元:

（1）α 运动神经元:是脊髓前角中较大的神经元。一个 α 运动神经元的轴突末梢在肌肉中反复分支,每一分支分别支配一条肌纤维(图 38-9-1)。一个 α 神经元轴突末梢分支的数目与所支配肌肉的大小成正比,肌肉愈大,分支的数目愈多。当一个运动神经元兴奋时可引起所支配的全部肌纤维产生收缩活动。分支较少的神经元兴奋时所支配肌肉可进行精细的活动,分支较多的神经元兴奋时可使所支配肌产生巨大张力。

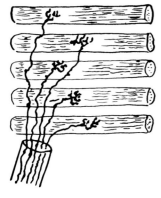

图 38-9-1　肌纤维的神经支配

α 运动神经元既接受来自皮肤、肌肉和关节等外周传入的信息,也接受从高级中枢下传的冲动,其轴突构成 Aα 纤维,支配梭外肌纤维,所以 α 运动神经元兴奋时可引起梭外肌纤维的收缩。

（2）γ 运动神经元:是脊髓前角中较小的神经元,分散在 α 神经元中。γ 运动神经元的轴突也经前根离开脊髓,但所支配的效应器是梭内肌纤维。γ 运动神经元接受锥体外系的调控,使四肢能完成精密的随意运动。

2. 肌梭的神经支配与牵引反射　肌梭是位于骨骼肌内的感觉神经末梢,参与牵引反射的一种特殊感受器,接受感觉与运动神经元的双重支配。感觉神经主要分布在肌梭的赤道区,存在三种神经纤维,即 Ⅰα 型感觉纤维(有髓鞘纤维)、Ⅱ 型感觉纤维(薄髓鞘纤维)、Ⅲ 型感觉纤维(无髓鞘纤维)。运动神经主要是来自脊髓前角的 γ 神经元。

肌梭感受牵拉刺激而产生冲动,通过 Ⅰα 纤维传入脊髓,一方面借侧支兴奋 α 神经元,引起梭外肌纤维收缩;同时兴奋 γ 神经元,通过 γ 纤维支配的梭内肌产生收缩,梭内肌收缩形成的张力又经 Ⅰα 纤维传入脊髓,兴奋 α 神经元,使梭外肌纤维产生运动。这一过程称为脊髓反射的 γ-环路(图 38-9-2)。

SPR 的机制主要是切断脊神经后根中的肌梭 Ⅰα 传入纤维,调节 γ-环路的失衡传导,使脊髓反射恢复新的动态平衡,同时保留了正常的感觉纤维。

【适应证】　脑瘫的神经生理学包括 5 种类型:①痉挛(spasticity),指被动牵拉肌肉时肌肉张力增高;牵拉后表现牵拉反射亢进(与牵拉的速度有关);②多动(hyperkinesia);③手足徐动(athetosis),在一固定体位不断变换姿势,睡眠后消失;④共济失调(ataxia),有协调动作和平衡功能丧失;⑤僵直(rigidity),始发肌和拮抗肌张力同等增高,有时为齿轮状僵直。

所谓的"选择性"脊后根切断手术即指本手术的适应证。选择性从广义上讲包括脑瘫中的痉挛型,肌张力在 Ashworth 三级以上(表 36-9-1);患儿智力正常,平衡能力好;肌力近于正常和无挛缩畸形。从狭义上讲是指手术中对脊神经后根各小分支的筛选;和 8 岁以下的患儿手术效果较好;有作者推崇 2~4 岁手术较好。

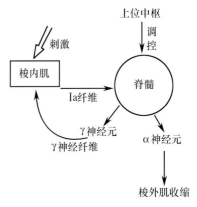

图 38-9-2　γ-环路示意图

表 36-9-1　肌张力 Ashworth 评级法

分级	肌张力程度	分级	肌张力程度
1	肌张力正常	4	肌张力明显增高,活动困难
2	稍增高,伸屈时偶有阻力	5	患肢伸屈均僵硬
3	肌张力中等增高,有折刀感		

【禁忌证】

1. 非痉挛性脑瘫。

2. 非脑瘫的其他脑部疾患。

3. 肌力差、关节挛缩。

4. 明显脊柱畸形。

5. 体质差,不能耐受麻醉及手术。

【麻醉】　气管内插管全身麻醉。凡术中影响观察肌肉收缩反应的,如肌肉松弛剂不宜使用。

【体位】　俯卧位。

【操作步骤】　腰骶部正中切口,从 $L_1 \sim S_2$ 棘突部位行皮肤切开、皮下组织,剥离两侧竖脊肌,充分显露 $L_2 \sim S_1$ 两侧椎板。咬除 $L_2 \sim L_5$ 棘突、棘上及棘间韧带,切除 $L_2 \sim S_1$ 椎板,保留关节突关节。切开硬脊膜、蛛网膜,可见马尾神经漂浮于脑脊液中,至椎间孔出口处,前、后根与硬脊膜侧壁的蛛网膜相贴附,两者之间有明显的间隙。术中根据椎间孔出口可确认 $L_2 \sim S_1$ 各神经根。如术者对椎间孔定位有犹豫时,可在术中拍 X 线片定位。

脊神经后根通常包含两大神经束,每束又分 $1 \sim 2$ 个神经亚束,每个神经亚束又分出 $2 \sim 3$ 支神经小束。基本上每一条脊神经后根都含有 $9 \sim 10$ 支神经小束,但是各节段后根所含的神经束、神经亚束以及神经小束的数量不完全一致,通常 L_5 及 S_1 后根所含的神经亚束和神经小束略多于其他后根。

定位准确后,用小神经钩依次将 $L_5 \sim S_1$ 脊神经后根钩起。在钩起后根之前应准确分辨前根与后根。术中判断前、后根,主要依据下列形态学特点:①位置:神经在穿出椎间孔前,前、后根的移动性小,易于辨认。在俯卧位时,后根总是位于前根的后方。②粗细:后根略粗于前根。 $L_1 \sim S_1$ 的后根逐渐增粗,但 S_1 的前根也较大。③间隙:前、后根之间存在一层薄隔膜,将神经根袖分成前、后两个间隙,术中容易将前、后根分开。

后根钩起后,用显微球形端分离器按自然形态将后根分成 $4 \sim 6$ 束。由于各后根的分束不一致,神经小束的数量也不完全等同,如遇难以按自然形态分束时,应作人为分束,最好在手术台下专人配合在刺激时做解剖定位检查,使分束达到神经亚束水平,可避免术后出现感觉障碍。

用球形端分离器的电流作第一轮刺激各神经小束,找出恰当的阈值、最低阈值的定为异常。术中要利用所谓的"安全网",即手术台下助手所触摸到的肌肉收缩部位与神经刺激的解剖部位双重验定。 $I\alpha$ 型感觉神经纤维系有髓鞘纤维,直径较大,传导速度快,兴奋阈值较低。术中测试出阈值低的神经小束即为肌梭 $I\alpha$ 型传入神经纤维,应予切断。至于神经小束切断的数量,按痉挛程度而异。Fansano(1988)报道 80 例神经小束切断的数量与后根小束的比例,23% 患者切断 <25% ,75% 患者切断在 $25\% \sim 50\%$ 。切断比例超过 50% 者术后肢体乏力现象明显增加,加之术前肌力减退可导致站立行走困难。股四头肌是主要伸膝肌,以 L_3、L_4 支配为主,故 L_3、L_4 的切除比例应少于 $30\% \sim 40\%$,以防止术后出现伸膝乏力。

如系两侧肢体痉挛者,应做两侧后根选择性神经小束切断。

手术切开的硬脊膜缝合后,按层缝合伤口。

以上所述,SPR 手术需切除 $L_2 \sim S_1$ 的全椎板(还包括棘突、棘上与棘间韧带),不仅手术创伤大,而且使脊柱后柱失去支持,远期还可能出现脊柱后凸、滑脱等并发症。因而国内外学者在手术方式上有所改进。在切除椎板的数目上有两种术式:①仅切除 $L_1 \sim L_2$ 椎板,暴露马尾神经近端进行 SPR 手术;②分段限制性椎板切除或称跳跃式椎板切除,即切除 $L_2 \sim L_3$ 及 $L_5 \sim S_1$ 椎板而保留中间的 L_4 椎板及棘突。在切除椎板的方式上,选择性切断脊神经后根后又将椎板翻转复原。此术式的优点是不破坏脊柱后柱的结构,保持脊柱的稳定性,防止出现脊柱畸形、滑脱等并发症,缺点是增加手术难度,延长手术时间。

【术后处理】　患者卧床 3 周后,在医生指导下在床上进行翻身、下蹲、下肢外展、内收等简单项目训练。待这些动作较熟悉后,可令患者下床扶物行走、抬腿、展腿、上、下楼梯等训练,务必按患者原有基础和领会能力,循序渐进,勿急勿躁。

二、选择性运动神经肌支切断术

痉挛性脑瘫的临床表现轻重不同、受累肌肉数目不一、畸形与步态各具特点。在制订治疗方案时应因病情而异。对肌肉痉挛范围较广,一侧或两侧肢体肌张力明显增高,腱反射亢进,Babinski 征阳性,踝、膝阵挛阳性者选择性脊神经后根切断术。内收肌松解手术操作简单而快捷。术后可改善剪刀步态。若同时加用闭孔神经切断术,术后容易出现下肢外展步态。因此,学者们不主张行此术式。

1. 选择性闭孔神经肌支切断术

【适应证】　痉挛性脑瘫患者一侧或两侧肢体内收肌肌张力增高,走路呈剪式步态者。

【应用解剖】　闭孔神经系腰丛分支,起于第 2~4 腰神经根的前支。从骨盆内穿出闭孔至大腿根部分前、后两支。①前支:离开骨盆后位于闭孔外肌前面,支配内收短肌。②后支:穿过闭孔外肌后下行于短收肌深面,支配大收肌、短收肌;且有分支支配膝关节(图 38-9-3)。

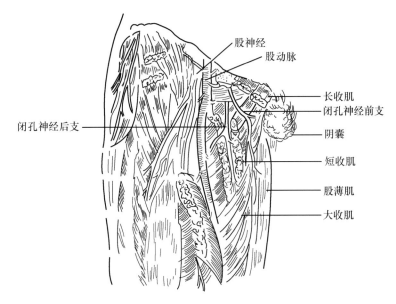

图 38-9-3　闭孔神经支分布图

【麻醉】　硬膜外腔神经阻滞或局部麻醉。

【体位】　仰卧位,患侧髋关节外展、外旋位。

【操作步骤】　在腹股沟韧带内下方,长收肌腱外缘作长约5cm 的直切口。切开皮肤、皮下组织,将长收肌与耻骨肌向两侧牵开,即可见位于短收肌表面的闭孔神经前支。游离并用一橡皮片将神经轻轻提起,追踪该神经进入长收肌、股薄肌及短收肌的肌门,然后按 SPR 的方法进行肌电刺激,分别对上述三肌阈值较低的神经肌支,选择性地切除一段。术中确认长收肌腱紧张时,可切断其腱性部分,但保留肌肉的完整性。检查切口内无出血及异物后按层缝合。

【术后处理】　双下肢皮牵引两周后,进行康复训练。

2. 选择性胫神经肌支切断术　下肢痉挛性脑瘫通常是多块肌肉受累,如内收肌肌张力增高者,常伴小腿三头肌痉挛、踝阵挛。近年来,有学者发现脑瘫出现足下垂时,如行跟腱延长同时行腓肠肌或比目鱼肌神经肌支切断术容易出现跟足或畸形复发。

【治疗方案】　腓肠肌痉挛者分别作选择性切断腓肠肌内、外侧头的神经肌支;比目鱼肌痉挛者选择性切断支配该肌的神经分支;腓肠肌与比目鱼肌皆痉挛者两肌的神经肌支逐一行选择性切断。

【麻醉】　硬膜外腔神经阻滞麻醉,或全身麻醉。

【体位】　俯卧位或侧俯卧位。

【操作步骤】　在腘窝部作横切口或直切口(作腓肠肌神经肌支切断选用横切口,切断比目鱼肌神经肌支以直切口为宜)。

　　切开皮肤、皮下组织,分离腘窝脂肪组织后即可见胫神经及其分支。在腓肠内侧皮神经下方为腓肠肌内侧头的神经肌支,术中应追寻肌支进入肌门,用显微小钩将二级分支钩起,行肌电刺激,选择阈值低者予切断并切除约1.5cm。接着按上述方法在肌门处选择性切断腓肠肌外侧头的二级神经肌支。

　　比目鱼肌神经肌支在腘窝下端,由胫神经外侧发出。术中应充分显露并确认神经支进入比目鱼肌肌门后再行分离,因二级分支较细小,尽量减少对神经牵拉,以免造成神经损伤。切断方法与切除长度同上。

　　【术后处理】　同闭孔神经切断术。

（潘少川）

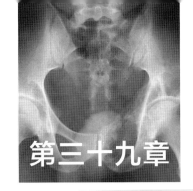

第三十九章　肌肉、肌腱、腱鞘、筋膜、滑囊等疾患

第一节　肌肉和肌腱的断裂和脱位

肌肉和肌腱的断裂和脱位不常见。可分为外伤性和自发性两类,外伤性又可分为开放性和闭合性两种。前者多为利器伤如刀割伤和农民肩抗的铁锹突然坠落于跟部造成开放性损伤。后者常见于运动员,多因肌肉突然猛烈收缩而致断裂,如短跑运动员起跑时,股四头肌突然收缩,造成髂前上棘缝匠肌附着点处腱性断裂或足跟后部跟腱断裂。自发性肌腱断裂较少见,都在原有病变基础上发生,如类风湿关节炎、红斑性狼疮、甲状腺功能亢进等。另一种自发性断裂情况,为全身或局部应用皮质类固醇后腱性胶原组织强度减弱所致。

一、跟腱断裂

跟腱断裂临床较为多见,常为运动员下蹲起跑,比目鱼肌、腓肠肌突然猛烈收缩,造成在肌腱或肌肉和肌腱连接部或跟腱在跟骨止点处断裂,其中以跟腱处断裂最为常见。此类跟腱断裂因撕裂所致,断裂不整齐呈马尾状。另一类常见跟腱断裂,为农民肩抗铁锹坠落于跟部所致的开放性损伤。闭合性损伤有时不被患者本身注意,误以为小腿挫伤而延误处理。诊断跟腱断裂后,应及时手术处理。

（一）新鲜跟腱断裂的修补术

【麻醉】　硬膜外神经阻滞。

【体位】　俯卧位或侧卧位。

【操作步骤】　作小腿后内侧切口,切口以摸到的跟腱凹陷处为中心,沿跟腱内侧,上自小腿中、下1/3 交界处,下至跟骨结节,长 10~15cm。切开皮肤、皮下组织及深筋膜,显露小腿三头肌肌肉与跟腱交界处以及跟腱断裂处。在闭合性损伤可见跟腱断端呈马尾状撕裂,参差不齐,有时可为不全断裂。在跟腱内侧的跖肌腱一般不断裂。将两断端不整齐的跟腱予以修整,尽可能保留腱性组织,对于开放性跟腱断裂,其断端整齐,仅将污染之跟腱予以清创去除,尽量保留其长度。跟腱修整后用 6 号丝线在近侧和远侧断端作 Bunell 缝合。缝合后在膝关节屈曲 90°、踝关节跖屈 30°位将两断端对合抽紧缝合线后打结,然后在断端周围间断褥式缝合 4~6 针。为了减少两断端的张力,在跟腱近端处作减张缝合。用 26号钢丝一根穿过跟腱近侧断端,将钢丝穿过跟部皮肤,拉紧用纽扣固定。近侧钢丝盲端另穿过一细钢丝露出于近侧小腿皮外,以便日后拔出减张缝合之钢丝(图 39-1-1)。使膝关节逐渐伸直,踝关节保持跖屈位,检查跟腱断端缝合情况,若对合良好,可缝合腱周组织、皮下组织及皮肤。

【术后处理】　术后用短腿管型石膏固定踝关节于跖屈 20°位。5~6 周后去除石膏,拆线,拔除减张缝合钢丝。开始踝关节背伸运动功能锻炼。

对于清创后或跟腱修整后,两跟腱断端间距较大者,不能采取缝合法直接缝合断端,此时可采取以下方法:

1. 掌长肌腱修补术　从前臂内侧作 1cm 横切口 3 个,用肌腱剥离器分离腱周组织,游离掌长肌腱,取掌长肌腱 10~12cm 长。以此肌腱作两断端间缝合。然后取腓肠肌腱膜舌形瓣翻下,固定于远侧断端(图 39-1-2)。

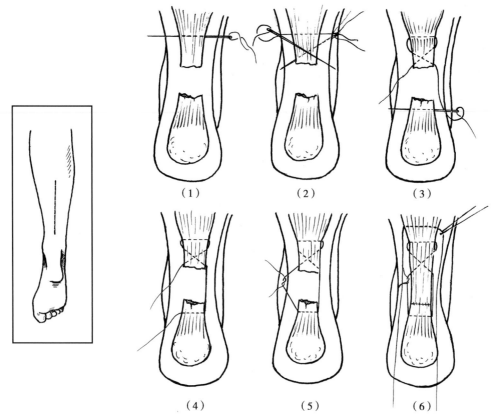

图 39-1-1 切口及跟腱缝合方法

（1）～（6）为手术步骤

【术后处理】 同上。

2. Lindholm 法 患者俯卧位作小腿后侧弧形切口，上自小腿中段，下至跟骨。在中线切开深筋膜显露跟腱断裂部，修整远、近两侧跟腱断端。将近侧跟腱断端腓肠肌腱膜在内、外两侧各作腱性组织条 1cm 宽，

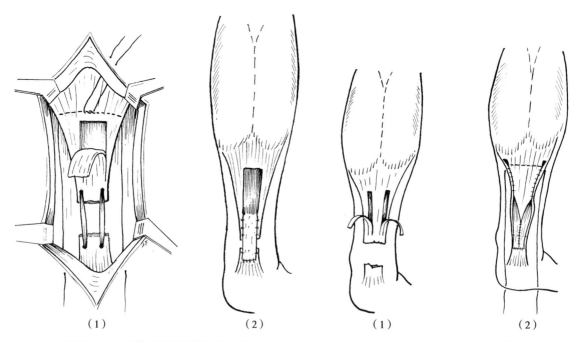

图 39-1-2 用掌长肌腱做跟腱修补术

（1）掌长肌腱缝合跟腱断端；（2）近侧断端
跟腱瓣向远侧断端翻转缝合

图 39-1-3 Lindholm 跟腱修补法

（1）近侧跟腱腱条向远端翻转；（2）跟腱条相互间
缝合后，与远侧断端缝合并减张缝合

7～8cm 长,使腱条与距跟腱近侧断端 3cm 处相连。将腱性组织条翻转 180°,缝合固定腱条跟腱远侧断端,同时两腱条组织亦相互缝合。缝合腱周组织,然后再作减张缝合,缝合皮下组织及皮肤(图 39-1-3)。

【术后处理】　同上。

(二) 陈旧性跟腱断裂修补术

跟腱断裂早期未及时处理,近侧断端在小腿三头肌的收缩下,断端回缩很多。由于断端与周围组织粘连和瘢痕形成,在手术修整断端与松解后,两断端间难以对合。在此情况下,可按以下方法修补:

1. 掌长肌腱阔筋膜修补术　从前臂内侧作 1cm 横切口 3 个,用肌腱剥离器分离腱周组织,游离掌长肌腱 10～12cm,切断取出用盐水纱布保存备用。然后于大腿外侧取阔筋膜 5cm×7cm 一片,亦用盐水纱布保存备用。

作小腿后内侧切口长 15cm,切开皮肤、皮下组织和深筋膜。游离跟腱远近两断端并予修整,用所取的掌长肌腱贯穿缝合,连接两断端。然后用所取的阔筋膜包绕两断端与跟腱缝合。阔筋膜腱性面向内,脂肪面向外,以防术后与皮下组织和切口粘连。跟腱对合缝合时使膝关节屈曲 30°,踝关节跖屈 20°位(图 39-1-4)。

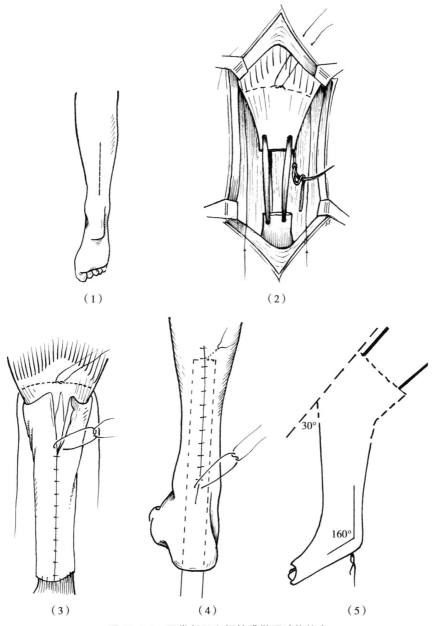

（1）　　　　　　　　　　　　　（2）

（3）　　　　　　　　（4）　　　　　　　　（5）

图 39-1-4　用掌长肌和阔筋膜做跟腱修补术

(1)切口;(2)跟腱缝合;(3)阔筋膜修补;(4)缝合切口,减张缝合;(5)石膏外固定于膝关节屈曲和踝关节跖屈位

【术后处理】 术后在此位置下用长腿管型石膏固定3周。3周后再更换短腿管型石膏固定踝关节于跖屈位,膝关节进行伸屈功能锻炼。5~6周后拆除短腿石膏,踝关节功能锻炼并负重行走。

2. Bosworth法 作小腿后侧正中切口,切口自小腿中、上1/3交界处至跟骨结节。暴露跟腱两断端,用刀切除瘢痕组织,在腓肠肌中线处作一腱性条,宽1.3cm,长17.5~22.5cm,使其一端连于近端处。将腱条向远端翻转并横向通过近侧跟腱断端。然后再横向通过远侧跟腱断端,腱条再由一侧穿入从跟腱后面引出。屈膝90°并踝关节跖屈20°位。抽拉紧筋膜条并固定缝合数针。使所余的筋膜条再次横向通过近侧跟腱断端,最后将腱条末端固定于缝合腱条上(图39-1-5)。

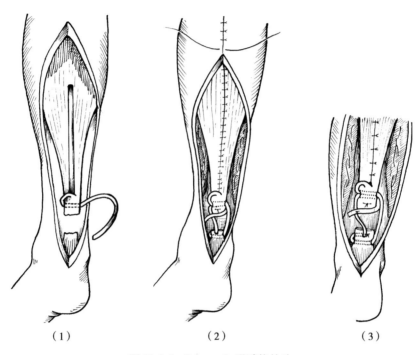

（1） （2） （3）

图 39-1-5 Bosworth 跟腱修补法
（1）腓肠肌腱条;（2）腱条穿过远侧跟腱断端;（3）跟腱断端与腱条固定

【术后处理】 同上。

3. Bugg和Boyd法 作小腿后外侧切口,切口自小腿中、下1/3处至跟骨结节。显露腓肠肌远端部分及跟腱断端。在跟腱断端处切除所有瘢痕组织,直至可见正常腱性组织。取同侧大腿阔筋膜7.5cm宽,15cm长,保存阔筋膜内面的脂肪薄层。取此阔筋膜作成三条1cm宽的阔筋膜条。余下部分另作它用。通过近侧跟腱断端作减张缝合,减张缝合钢丝从足跟部穿出。使膝关节屈曲和踝关节跖屈,拉紧上述减张缝合钢丝,使跟腱两断端尽量靠拢,仍留有跟腱缺损空隙。用所作的3根阔筋膜条,在跟腱两断端缺损间缝合。两条相互交叉,一条在正中位。阔筋膜条彼此间用细丝线固定。将所余之阔筋膜包绕于缝合之断端筋膜条外,形成一管状。管状缝线先在后面,然后转动阔筋膜管,使缝线处转向前面,保持阔筋膜后面光滑。最后将阔筋膜套管固定于跟腱远、近两端。缝合皮下组织及皮肤(图39-1-6)。

【术后处理】 同上。

术后长腿管型石膏固定膝关节屈曲40°和踝关节跖屈20°。拉紧减张缝合钢丝,固定于石膏外。3周后换短腿管型石膏,拔除减张缝合钢丝,锻炼膝关节运动,5~6周后拆除短退石膏,踝关节功能锻炼并负重行走。

（胡有谷）

二、伸膝肌腱断裂

膝关节伸膝装置断裂,通常见于髌骨骨折。当股四头肌突然收缩对抗时,可致股四头肌腱或髌腱断裂。股四头肌腱断裂多见于老年人,而髌腱断裂常见于40岁以下或退行性膝关节病变者。

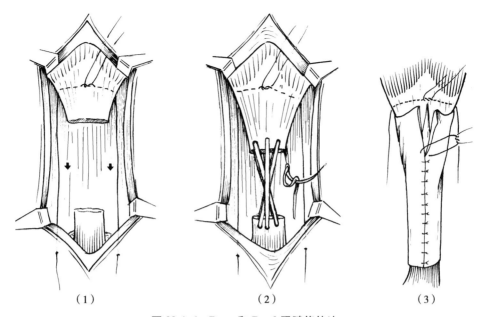

图 39-1-6 Bugg 和 Boyd 跟腱修补法
（1）修整断端减张缝合；（2）阔筋膜条缝合断端；（3）阔筋膜包绕

（一）股四头肌腱断裂

股四头肌腱断裂通常发生于髌骨近端处,呈横行断裂。由于早期手术效果好,所以应尽可能争取在伤后48 小时内修补。此类损伤的患者常因腱性组织退行性病变所致,故在修补时,常需用其他方法补充加强。

【麻醉】 硬膜外神经阻滞。

【体位】 仰卧位。

1. 新鲜股四头肌腱断裂修补术

【操作步骤】

（1）Scuderi 法：作膝关节前方正中切口,20cm 长,显露股四头肌腱断裂处。清除血肿,使膝伸直,用巾钳夹住近侧股四头肌腱向远端拉,使两断端靠拢。修整损伤缘后,用丝线间断缝合。从近侧髌韧带前面作一厚 2.5～3.0mm 的三角形腱膜瓣,两边长各为 7.5cm,基底部宽为 5cm,使基底部在距近侧断端 5cm 处。将三角形腱膜翻下,覆盖断裂股四头肌腱修补处并与周围组织缝合固定。然后用钢丝作减张缝合,减张钢丝通过股四头肌腱近侧断端,钢丝远端在髌骨两侧皮外。减张缝合后,逐层缝合伤口(图 39-1-7)。

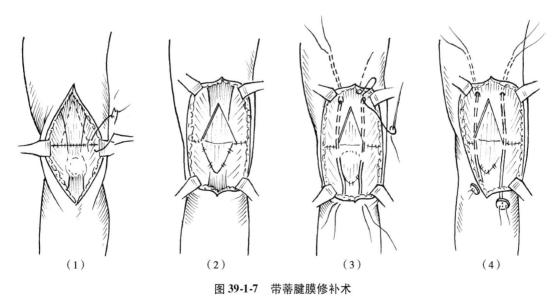

（1）　　　　　（2）　　　　　（3）　　　　　（4）

图 39-1-7 带蒂腱膜修补术
（1）缝合断裂股四头肌腱；（2）翻转股四头肌腱瓣；（3）减张缝合；（4）减张缝合固定

【术后处理】 术后长腿管型石膏固定膝关节于伸直位,将减张缝合钢丝拉紧,固定于石膏上,防止皮肤受压坏死。长腿管型石膏固定3周后拆除石膏,拔除减张缝合钢丝及拆线。在膝关节支具伸直位保护下行走。膝关节功能锻炼,术后8周膝关节屈曲达50°,术后3个月达90°,术后6个月至1年达到最大屈曲度。

（2） McLaughlin法:膝部横弧形切口,弧形顶端向上。显露股四头肌腱断裂处。清除血肿后,用钢丝在股四头肌腱近侧断端腱性部穿过,然后于髌骨中份横向穿入一斯氏钢针,注意不要穿过髌骨关节面。将上述的钢丝两端拉紧,固定于斯氏钢针两端使断端间靠拢,丝线间断褥式缝合断裂的股四头肌腱。于钢丝近端加一钢丝引出大腿皮外,以便日后拔除钢丝(图39-1-8)。

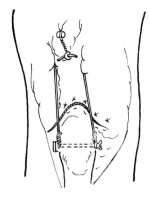

图 39-1-8 不锈钢丝拉出缝合术

【术后处理】 术后长腿管型石膏伸直位固定3～4周。拆除石膏后拆线,将膝关节置于膝关节持续被动运动装置(CPM)上,作30°～40°范围内的膝关节屈伸功能锻炼。8周后于髌骨钢针两端切开皮肤剪断钢丝,由大腿处抽出钢丝。固定于髌骨之钢针亦同时拔除,继续功能锻炼。由于股四头肌腱断裂的患者多为中年以上,修复后功能受到影响,膝关节屈曲多在90°范围内。

2. 陈旧性股四头肌腱断裂修补术

【操作步骤】 陈旧性股四头肌腱断裂修复困难。腱性断裂处缺损可达2.5～5cm,一般不可能直接对合缝合,此时需作肌腱延长。在近侧断端作倒V形股四头肌腱全层切开。倒V形的基底端距股四头肌腱近侧断端1.3cm。将三角形腱瓣分成前侧瓣1/3厚,后侧瓣2/3厚。用阔筋膜条缝合股四头肌腱远近两端断裂处,然后将三角形全层腱瓣的前侧瓣翻下,覆盖缺损处并与周围组织固定。将三角形全层腱瓣缺损处,由近至远间断缝合,不能缝合的缺损处可由三角形腱瓣的后侧瓣予以修补。然后用钢丝穿过近侧股四头肌肌腱断端,作张力缝合。使修复的股四头肌腱处于低张状态下,便于愈合(图39-1-9)。

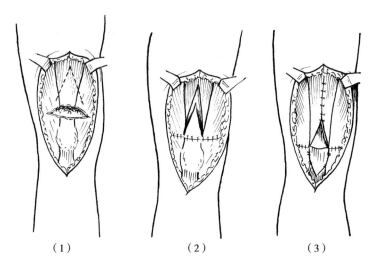

（1）　　　　　　　（2）　　　　　　　（3）

图 39-1-9 带蒂腱瓣修补术
(1)V形切开股四头肌腱;(2)三角形腱瓣分成前后两部分;
(3)前侧腱瓣翻向远端;后侧腱瓣修补缺损部

【术后处理】 同上。术后膝关节稳定性及运动范围有所改善,但很少能恢复完全的伸膝运动。

（二） 髌腱断裂

髌腱断裂通常发生在髌骨的下界。髌腱断裂后,由于股四头肌的收缩,髌腱的近侧断端连同髌骨回缩到正常位置以上3～5cm。髌腱修补的方法与股四头肌腱修补相似。

1. 新鲜髌腱断裂修补术

【操作步骤】　作膝前方 U 形切口,切开皮肤、皮下组织,显露髌腱近侧断端、胫骨结节和断裂髌腱远侧断端,修整后于髌骨以上股四头肌腱腱性部分缝一钢丝作减张缝合。然后于胫骨结节下方 1~2cm 处置入一斯氏钢针。将减张钢丝往远端拉,使髌腱远近断端靠拢,钢丝固定于斯氏针两端。然后用丝线 Bunell 缝合,对合断端的髌腱。髌腱周围再间断褥式缝合数针,保持膝伸直位下缝合切口(图 39-1-10)。

【术后处理】　术后长腿管型石膏伸直位固定 6 周,此后拆除石膏,进行 30°范围内的膝关节屈伸运动。8 周后去除减张缝合钢丝,继续膝关节功能锻炼。

2. 陈旧性髌腱断裂修补术

【操作步骤】　陈旧性髌腱断裂,术前于髌骨近端穿克氏钢针,向肢体远端行骨牵引,重量为 1.5~2.5kg,牵引时间 1~4 周,使股四头肌足够的松弛。术前检查髌骨钢针处有无炎性反应,若有拔除钢针,若无则保留。手术时无菌备皮后用护皮膜覆盖,保护切口。

在髌骨下极处作膝关节弧形切口,显露髌腱断裂处,清除瘢痕组织,显露髌腱两断端腱性结构。用直径 0.3cm 钻头,在髌骨中份横向钻孔,注意不要进入膝关节。将留于髌骨上极的克氏针向远端牵引,缩小髌腱缺损间的距离。然后将取自健侧的阔筋膜条穿过髌骨骨孔隧道,阔筋膜条缝于远端髌韧带断端上。如果远端髌腱断端很少,难以缝合,则在胫骨结节下横向钻一骨孔,使阔筋膜条亦通过骨隧道孔。以筋膜条来回穿孔并用针缝制编织加强阔筋膜条强度,替代和重建缺损的髌腱。为了减少缝合肌腱处的张力,术后长腿石膏托伸直位固定,保留原克氏针做骨牵引(图 39-1-11)。

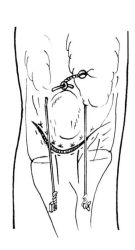

图 39-1-10　髌腱
修补术

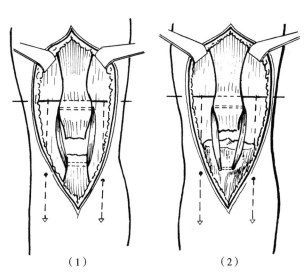

（1）　　　　　　　　　（2）

图 39-1-11　陈旧性髌腱断裂修补术
(1)阔筋膜条髌骨-髌腱缝合;(2)阔筋膜条
髌骨-胫骨结节缝合

【术后处理】　术后早期开始股四头肌有节律的收缩运动。术后 8 周去除石膏,去除骨牵引。在长腿支具保护下下地活动。开始关节功能锻炼。

（胡有谷）

三、肱二头肌及其肌腱断裂

(一) 肱二头肌断裂

当肱二头肌部分断裂时,不需要手术治疗,可用三角巾或绷带屈肘 90°悬吊。当扪到肱二头肌断裂的凹陷处,或陈旧性断裂已数周,则需手术治疗。

【麻醉】　颈丛和臂丛神经阻滞。

【体位】　仰卧位。

【操作步骤】　为了防止肌肉与皮肤的粘连,平行肱二头肌外界作前外侧切口。显露肌肉断裂处,清除血肿或瘢痕组织,用肠线间断褥式缝合。对合断裂的肌肉。当肌肉断裂广泛或陈旧性损伤,肌肉断端间缺损较大,需用阔筋膜条缝合跨过缺损处。对肌肉断端有广泛纤维化者,应在缝合前先修出新鲜创面,再予缝合。

【术后处理】　术后三角巾或绷带屈肘90°固定3周。3周后去除外固定开始主动和被动运动。

(二) 肱二头肌腱近侧肌腱断裂

依据 Gilcreest 报道肱二头肌腱断裂50%以上发生在肱二头肌肌腱长头部位。当抬举70kg以上的重物时,常可发生肱二头肌腱完全或不完全性急性断裂。肱二头肌肌腱长头肌腱断裂的部位可在肩关节内,亦可在肱骨结节间沟内,其他断裂多发生于肌肉肌腱交界处或肱二头肌腱长头肩胛盂附着处,肱二头肌腱短头附于喙突处,较少发生断裂。肱二头肌腱长头断裂后,屈肘力较正常时减弱20%,上肢外旋、外展肩关节力减弱17%。但陈旧性损伤时,屈肘和肩外展力可无明显减弱。因此除在年轻人急性损伤时需手术修补外,均可取非手术治疗。按断裂肌腱的范围和部位,决定手术的方法。肌肉-肌腱交界处断裂,行肌腱和肌肉的端-端缝合。若肌腱腱性部分断裂,则探查肩关节和肩袖,切开肩关节囊在肱二头肌腱沟、肩胛盂或喙突处确定肌腱断端。

【麻醉】　颈丛和臂丛神经阻滞。

【体位】　仰卧位。

1. 肱二头肌腱长头腱沟固定术

【操作步骤】　作肩关节前侧切口,探查三角肌、胸大肌间沟,切开结节间沟和喙肱韧带,探查肱二头肌腱长头。从肩关节盂的上缘切除残余的肌腱。将结节间沟的底部骨膜切开和掀起。用骨钻作一钥匙孔样骨洞,上面圆形洞孔直径1cm,下面骨槽宽约0.5cm,括取少许松质骨备用。将肱二头肌腱远侧断端打一结呈圆球形并用丝线缝合固定。在肘关节屈曲位,将此球形腱性结填塞入钥匙孔上方的圆洞,然后由上向下植入骨槽。将肘关节伸直,试验肱二头肌腱长头固定后的张力和稳定性。将先前刮取的松质骨重新填回钥匙孔的上部,使肌腱固定更为牢靠。然后如有可能将骨膜缝合。逐层缝合切口(图39-1-12)。

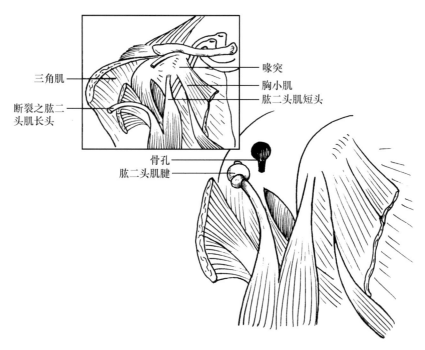

图39-1-12　肱二头肌腱长头腱沟固定术

【术后处理】　术后上肢三角巾屈肘位90°悬吊1周。此后鼓励患者锻炼活动,大范围活动需在术后2周以后。

2. 肱二头肌腱长头喙突固定术

【操作步骤】　切开结节间沟后,探查肱二头肌腱长头远侧断端,若长度足够,将其移位至肱二头肌腱短头在肩胛骨喙肱肌附着点处。将喙突连同骨膜凿开1cm长裂口,将肱二头肌腱长头断端嵌入其

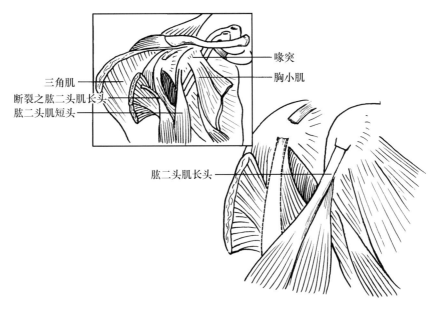

图 39-1-13　肱二头肌长头喙突固定术

内。然后用丝线将此肌腱与骨膜、喙肱肌、二头肌腱短头一并缝合固定。屈伸肘关节示移位肌腱稳定，逐层缝合手术切口（图 39-1-13）。

【术后处理】　同上。

（三）肱二头肌腱远侧肌腱断裂

肱二头肌腱远侧肌腱断裂后，肘关节的屈曲及前臂的旋后运动受影响，故当明确诊断后应手术治疗。术后常发生桡神经深支麻痹的并发症。

【麻醉】　臂丛神经阻滞。

【体位】　仰卧位，患肢外展。

【操作步骤】　气囊止血带下手术。在肘关节前方作 S 形切口。切开深筋膜，确定断裂的肱二头肌腱的远、近端。通常该肌腱回缩至肘上 5～7.5cm。解剖分离时，注意保护前臂外侧皮神经以及前侧的肱动、静脉及正中神经，找出近侧肌腱断端，修整肌腱断面后，Bunnell 丝线缝合牵引。在桡、尺骨之间找

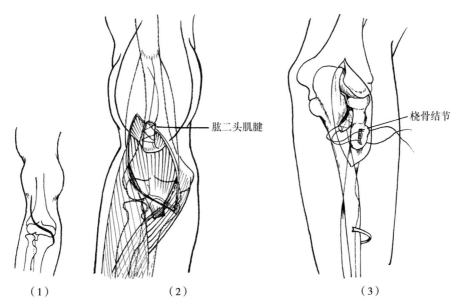

（1）　　　　　　　　　　（2）　　　　　　　　　　（3）

图 39-1-14　肱二头肌手术

（1）切口；（2）肱二头肌腱近侧断端 Bunnell 缝合；（3）肱二头肌远端肌腱缝合固定于桡骨结节处

到肱二头肌腱原来通过的隧道。屈曲肘关节,在肘关节后外侧作第2个切口。剥离尺骨鹰嘴外面的肌肉,沿着骨间膜平面向外侧牵开,显露桡骨头及桡骨颈部。将桡神经深支予以保护,在此部位的桡神经深支进入旋后肌后进入前臂。将前臂旋前,显露桡骨结节,在桡骨结节处凿开骨皮质掀起一骨瓣,骨瓣后方钻2个小孔。然后在前方切口,用一血管钳夹住肱二头肌腱近侧断端的缝线,通过尺、桡骨之间由第2个切口穿出。以牵引线拉肱二头肌腱进入后外侧切口。屈曲肘关节并将肌腱置入桡骨结节骨瓣内,将线通过骨孔拉紧结扎固定。肌腱与周围相邻软组织缝合,加强固定,然后缝合两个手术切口(图39-1-14)。

【术后处理】 术后取肘关节屈曲110°,前臂中度旋后位,上肢管型石膏固定。6周后拆石膏、拆线,此后开始逐渐增加肘关节主动和被动运动。

(胡有谷)

四、肌疝的手术治疗

由于深筋膜或肌筋膜鞘的破裂致使肌肉从此处疝出。临床上肌疝并不多见,常发生于下肢膝部以下小腿。肌疝很少由于局部直接外伤致使筋膜破裂,常为慢性损伤。在登山运动员、滑雪运动员、步兵中较常见,他们的小腿肌肉粗壮,小腿筋膜间隙扩大,筋膜鞘变弱可出现筋膜裂开现象。小的肌疝常发生于动脉、静脉和皮神经的筋膜出口处。膝部以下的肌疝一般较小,多在胫前肌区域而在腓骨肌较少,诊断较为困难,有时误认为静脉曲张或血管瘤。当肌肉收缩时小的肌疝可回复消失,仔细扪之可觉到筋膜呈卵圆形缺损,出现很清楚的边缘。症状一般为活动时感到疼痛和疲劳感。大的肌疝多发生于大腿,常因直接外伤或手术取阔筋膜后所致。这些肌疝难以回复,但在卧床休息和肌肉松弛时即不太明显,当肌肉收缩时又复出现。

肌疝只有当症状严重时行手术治疗,轻度的症状可用弹力绷带包扎。小腿前侧肌疝的修补后,有时可出现胫前骨筋膜室综合征的症状,因此小的肌疝不要修补,代之以扩大筋膜裂口。如果大的肌疝有症状时,应该用筋膜片修补,但不要减小肌筋膜鞘间隙的容积。

(胡有谷)

五、肌腱脱位的手术治疗

肌腱脱位不常见,其中系腓骨肌腱脱位较多。腓骨肌腱脱位可因外踝处先天性腱槽沟较浅甚或完全缺如,在出生后即有或因外伤后,表现为肌腱从正常外踝的后面,斜行移位于腓骨外踝。

治疗方法包括在外踝的后面作一个或加深骨性槽沟,将肌腱置于此沟内,修复或重建支持带,使肌腱维持于此位置。正常的外踝支持带分为上、下支持带。上支持带是坚强的筋膜带,从外踝处跨过腓骨肌腱到跟骨的外面。下支持带在跟骨外面,维持腓骨肌腱于正常位置。

【麻醉】 硬膜外神经阻滞。

【体位】 患者取侧卧位,患侧在上。

1. 外踝支持带修补术

【操作步骤】 沿腓骨远端1/3后面作直切口,长5~8cm,然后沿足的外侧至骰骨。呈L形切口。在外踝处作后侧皮瓣。显露腓骨肌腱并牵向前方。在外踝的后方用骨刀作一骨槽沟,然后将腓骨长短肌腱置入骨槽沟内。取附近的深筋膜作成筋膜条,缝于残余的支持带及跟骨外侧骨膜或软组织上,修补支持带缺损,使腓骨肌腱固定于正常位置(图39-1-15)。

【术后处理】 小腿管型石膏固定踝关节于90°并轻度外翻位。6个周后去除石膏并开始功能锻炼。

2. 外踝支持带重建术

【操作步骤】 当支持带缺损较大无法修补时,取大腿阔筋膜6.0cm长、0.6cm宽做成筋膜条重建支持带。在外踝按前后方向钻一骨孔,将筋膜条一端穿过骨

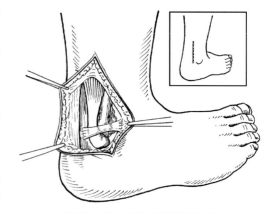

图39-1-15 外踝支持带修补术

孔后再予以返折缝合。另一端跨越在新建骨槽沟内的腓骨肌腱,使筋膜条与跟骨外后方的软组织缝合(图39-1-16)。

另一方法在将腓骨肌腱固定于正常位置后,显露跟腱,在跟腱的外侧作5cm长、0.6cm宽的跟腱条,使其远端连于跟骨上。显露外踝按前后方向钻骨孔,将跟腱条的游离端穿过骨孔返折缝合,使腓骨肌腱位于重建的支持带的深面(图39-1-17)。

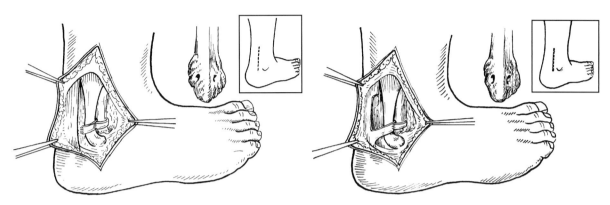

图39-1-16 外踝支持带重建术   图39-1-17 跟腱重建外踝支持带

【术后处理】 同上。

(胡有谷)

六、肩袖综合征和肩袖断裂

肩袖和肩峰下滑囊的病变、损伤所致的肩前痛和功能障碍,称为肩袖综合征。常见的病因是肩袖的急性损伤、肩峰下滑囊炎、肩袖肌腱的退行性变、钙盐沉积性肩袖炎和滑囊炎以及肩峰下撞击征导致的肩袖和滑囊损伤或肩袖断裂等。

肩袖是由冈上肌、冈下肌、肩胛下肌和小圆肌组成的袖套状结构,主要功能是保持盂肱节关的稳定性,无论在肩关节的运动过程中或维持某种姿势,肩袖肌群能使肱骨头固定在肩胛盂上,成为运动的轴心,使肩周的肌肉更有效地发挥功能。肩袖肌群本身还参与完成肩关节的前举、外展、旋前和旋后等运动。

冈上肌和肩胛下肌位于肩峰下关节(又称第二肩关节)的喙肩穹与肱骨大结节之间,在肩关节的上举及外展运动中容易受到冲撞和夹挤,增加了这两个肌腱和肩峰下滑囊损伤的机会。肩峰发育异常所致的肩峰过长、过度向下倾斜以及肩锁关节增生肥大、肩峰下面骨赘形成、高位肱骨大结节(大结节骨折后错位愈合或人工肱骨头置换术后大结节相对升高)等因素,均可造成肩袖出口部位的狭窄,增加肩峰下的撞击机会。Neer把肩峰下解剖结构异常、肱二头肌长头肌腱或肩袖丧失功能所致的功能力学改变等因素造成的肩袖-肱骨头间距缩小而导致的肩袖和肩峰下滑囊病变称为撞击综合征(impingement syndrome)或称肩袖出口撞击综合征。肩袖损伤和肩峰下滑囊病变使患臂上举受限,上举60°～120°范围内出现肩前方或肩峰下区域疼痛,故又称作肩袖疼痛弧征。

冈上肌起自肩胛骨的冈上窝,经肩肱关节的前上方,止于肱骨大结节近侧,其肌腹部分血供来自肩胛上动脉,肌腱附丽血供来源于大结节近侧骨膜的滋养血管。在肌腱附丽部分近侧1cm范围是解剖上的乏血管区。肌腱的退变首先发生于该区域,冈上肌腱的断裂在该部位的发生率最高,被称作危险区域。肩袖断裂最多见于冈上肌腱,其次是肩胛下肌,冈下肌和小圆肌较少见。

肩峰下滑囊的底壁位于冈上肌腱表面,肩袖损伤一般同时伴有肩峰下滑囊的病变,肩峰下滑囊炎也常常累及相邻的冈上肌腱。肩袖损伤有挫伤、肌腱不完全性断裂(图39-1-18)和完全性断裂三种不同程度。肩袖挫伤时肌腱充血、水肿,肩峰下滑囊有渗出性炎症。不完全性肌腱断裂又分成滑囊面(上面)、关节腔面(下面)、肌腱内肌纤维断裂三种。部分性肌腱断裂可以发展成完全性肩袖断裂。

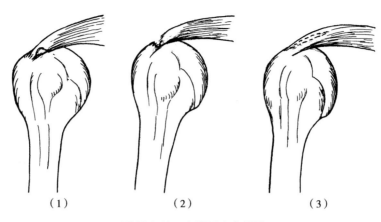

图 39-1-18　肩袖不完全断裂
(1)肩袖深面断裂;(2)浅面断裂;(3)肌腱内肌纤维断裂

肩袖完全性断裂的裂口方向与肌纤维走向平行,称作纵形撕裂,裂口方向与肌纤维走向垂直,则属于横形断裂。在临床上横形断裂远多于纵形撕裂。单一肌腱的撕裂,范围不超过该肌腱横径的 1/2,属于小型撕裂;单一肌腱撕裂,裂口长度大于肌腱横径 1/2 乃至单一肌腱全部断裂属于大型撕裂;广泛撕裂,是指撕裂范围累及两个或两个以上肌腱的损伤。超过 3 周以上的肩袖撕裂称为陈旧性撕裂。肩袖完全性断裂导致盂肱关节腔与肩峰下滑囊贯通。盂肱关节造影时,造影剂从盂肱关节腔经肩袖裂口溢入肩峰下滑囊,诊断比较容易。对不完全性肩袖断裂和肩袖挫伤,肩关节造影无直接帮助,B 超检查有时有助于作出诊断。

肩袖损伤的治疗有非手术疗法和手术疗法两类。前者适用于肩袖挫伤、不完全性肩袖断裂和小型的肩袖完全断裂,对任何类型的完全性肩袖断裂急性期也可采取非手术治疗。治疗方法包括:三角巾悬吊或 Velpeau 绷带法固定制动。对于小型撕裂的新鲜操作也可采取卧床,患臂作零度位牵引,或零度位肩人字石膏固定 3 周,使肩袖在低张力下得到修复。对于老年患者用外展支架或外展枕固定患肢在前屈 30°~40°,外展 70°~90°位。三角巾悬吊固定和卧床牵引期间肩部进行物理治疗。肩袖挫伤和肩峰下滑囊炎也可采用肩峰下皮质激素注射,每周 1 次,3 次为一个疗程。

肩袖损伤手术治疗的适应证是:①大型的或广泛的肩袖撕裂;②合并存在肩峰下撞击因素的肩袖完全断裂;③虽属小型撕裂,非手术疗法 6~8 周以上,症状无减轻者。肩袖断裂的修复一般需经非手术治疗 3 周以上,断端形成较坚强的瘢痕时进行,有利于修复的操作。陈旧性大型或广泛性肩袖撕裂,必将造成三角肌、肩袖的萎缩,盂肱关节不稳定或继发性关节挛缩症,关节软骨和滑膜组织退变,发生所谓肩袖关节病,导致肩关节不同程度的病残。

肩袖破裂修补术:肩袖破裂手术修补的方法很多,如破裂口直接缝合修补术和肩袖缺损的修补术,后者又包括用肌腱转移修复术和用筋膜或人造织物移植术两种修补方法。手术方法选择必须考虑到患者的年龄、职业、损伤类型和程度以及病程和治疗经过等因素。较常用的肩袖修补术有以下几种方法。

（一）经典的切开修复术

1. McLuaghlin 肩袖修补术

【适应证】

(1) 肩袖的横形断裂。

(2) 断裂程度属于中型或大型的撕裂。

(3) 退化性和损伤性断裂。

(4) 病程 3 周以上。

【麻醉】　气管内插管,吸入或静脉内全身麻醉。

【体位】　仰卧位,患肩后方垫高,手术后头端摇高 30°。皮肤灭菌,患侧前臂用无菌巾包裹,使患臂游离于无菌区域内,便于术中改变肩关节位置,满足显露和操作要求。

【操作步骤】

（1）切口：经肩峰切口（transacromial approach）或肩前外侧切口（anterolateral approach），起自肩峰并向下延长5～6cm。

（2）显露肩峰下间隙：沿三角肌纤维方向切开肌膜，纵向分离三角肌，用两枚牵开器，分别向内、外牵开三角肌，显露三角肌下滑囊或肩峰下滑囊。在滑囊前壁缝两条牵引线，在两条牵引线之间纵形切开滑囊，如有滑囊积液，即有黄色滑液溢出。囊内如有粘连，则分离粘连。内侧显露至喙突，外侧至肩峰外缘及肱骨大结节。作内、外旋被动活动识别横过盂肱关节前方的喙肱韧带，切断该韧带。向下牵引上臂，显露喙肩韧带和肩峰下间隙。从喙突外缘和肩峰前内侧切除喙肩韧带，可以防止肩袖修复术后，喙肩穹下的再撞击。观察肩峰下面有无骨赘形成或其他撞击因素，作前举和外展被动活动，观察上举时是否存在撞击现象。如有撞击征存在，切口上端可略向肩峰前、外侧延伸，显露肩峰的前、外侧缘，用骨刀切除或高速气钻磨切前外侧部分（图39-1-19）消除撞击现象。

（3）修补肩袖：内旋患臂，向下牵引上臂，充分显露冈上肌腱前、上部和大结节近侧的肌腱止点。在外旋位可以显示肩胛下肌腱和其小结节近侧的附丽部。冈上肌和肩胛下肌是肩袖损伤发生率最高的部位，应仔细探查。肌腱断裂部位一般位于大结节的近侧，断裂处近侧肌肉往往退缩到肩峰下间隙，肱骨头的前上软骨面裸露，或被血管翳覆盖，病史较长的陈旧性断裂还可见软骨面的退化和区域性软骨剥脱。较大的横形断裂，断裂口呈三角形或椭圆形，通过破裂口可以探查关节腔，同时应观察肱二头肌长头腱是否被累及，肌腱有无退变。肩袖的近侧断端经历3周以上已经形成较紧硬的瘢痕组织，可适当修整断端，但不宜切除过多，以免

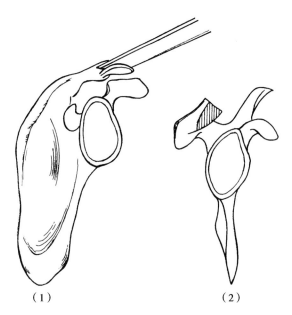

图39-1-19　肩峰成形术
（1）肩峰前外侧切除；（2）肩峰成形术后形态

造成修复困难。清除肱骨头裸露区的血管翳组织，在相对于肩袖断端外的肱骨大结节近侧解剖颈部位，用骨刀制成骨沟，从大结节外侧面向骨沟方向钻孔，每孔间隔0.5～0.7cm，用7号丝线经骨孔与肩袖断端作间断、褥式缝合，暂不打结，待全部褥式缝合完成后，由助手外展前举上臂，收紧第一缝线，使肩袖断端埋入大结节近侧骨沟内，依次在大结节外侧壁结扎每一缝合线。

对于较大的三角形断裂，也可采用三角形顶端两侧边缘的边对边缝合，剩余的底边埋入骨沟的修补方法（倒Y和倒T形缝合法）。对于断裂口的宽度不超过3.5cm，长度不超过4.5cm的肩袖撕裂，一般均能用Mcluaghlin法完成肩袖修补。修补完成，应作被动内收、外展和伸屈活动，检查肩袖的张力，决定术后患肢应采取的体位。此外还应重复检查有无撞击征存在（图39-1-20）。

（4）缝合切口：重新缝合肩峰下滑囊或三角肌下滑囊，可以防止术后三角肌与肩袖的粘连。依次缝合三角肌及其肌膜、皮下筋膜层和皮肤。

【术后处理】　肩袖断裂口较大，修复后肩袖肌肉张力较高者，术后采取卧床，患肢零度位即患肢外展和上举各135°作皮肤牵引，连续3周，或牵引3～4天后改为零度位肩人字石膏上面1/2的石膏盖部，保留下面1/2托部，也可采用外展支具固定，并开始作主动屈肘运动；第6天再切除上臂上面1/2的石膏盖部，作三角肌和肱二头肌收缩训练。

如肩袖修补术后，肩袖张力适中，术后仅用外展支架或外展枕固定，使患肩外展70°～90°，前屈40°在3周内应禁忌作被动内收和主动外展运动。

3周后去除牵引或固定，零度位固定者在3～7天内患肢可降至体侧，外用燕尾服支架固定者在1～2天内即可降至体侧。再用三角巾悬吊保护，弯腰位，作患肩的前、后、内、外及旋转等方向的摆动运动，

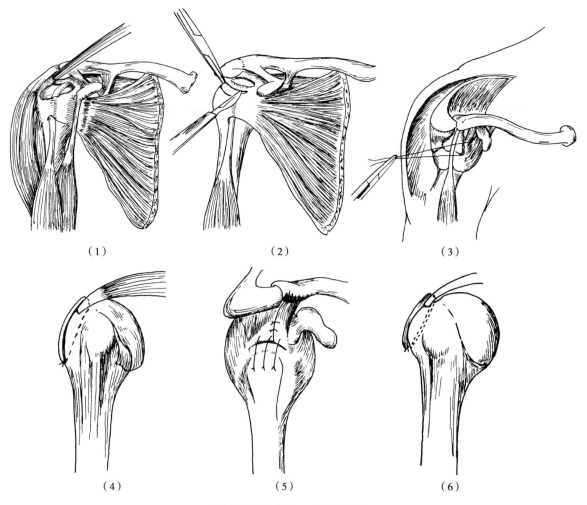

（1）　　　　　　　　　　　（2）　　　　　　　　　　　（3）

（4）　　　　　　　　　　　（5）　　　　　　　　　　　（6）

图 39-1-20　Mcluaghlin 修复法

（1）肩袖完全性大型撕裂;（2）修整断端;（3）内旋患臂,探查关节腔;（4）肌腱断端埋植于大结节
近侧骨沟内的方法;（5）三角形肩袖断裂的倒 T 形缝合修复法;（6）肩袖断端经大结节钻孔,重新
缝合固定于骨与骨膜的表面

逐步恢复肩关节活动范围。术后第 6 周起进入肩部肌力康复训练阶段,开始时练习患臂的前方上举,恢复前方上举功能后,训练侧方的外展上举功能。

2. 肩袖缺损修补术（肩胛下肌转移补术）

【适应证】

（1）肩袖肌腱广泛撕裂。

（2）陈旧性肩袖断裂,断端退缩,形成较大范围的肩袖缺损。

（3）肌腱直接缝合法难以修复的缺损。

【麻醉与体位】　同 McLuaghlin 法。

【操作步骤】

（1）切口:经肩峰切口,起自肩峰前缘,向下延长 6cm。

（2）显露肩袖:沿三角肌纤维方向切开肌膜,纵形分裂三角肌,显露三角肌下滑囊和肩峰下滑囊。于滑囊前壁缝两针牵引线,纵形切开滑囊壁,探查肩峰下间隙、冈上肌、肩胛下肌。内旋患臂,向外牵开三角肌即可显示冈下肌。为了更清楚显露冈下肌,可在肩峰前缘切断部分三角肌,使之向外下翻转,剥离肩峰骨膜,作肩峰前、外侧部分切除。

（3）转移肩胛下肌腱,修复缺损:冈上肌和冈下肌均已断裂且存在较大范围肩袖缺损,缺损区可用肩胛下肌腱转移术进行覆盖和修补。

在肩胛下肌腱小结节止点尽可能量靠近远侧处切断,切断肌腱上方70%的附丽,保留下方的30%肌止部。沿肩胛下肌上缘及肌纤维方向切断肌止处,向近侧端游离,形成肩胛下肌肌瓣,其上、下缘的游离范围均应超越肩盂颈内缘,内旋上壁,使肩胛下肌肌瓣的上缘、外缘分别与冈上肌、冈下肌远侧断端缝合,将肩胛下肌肌瓣的下缘与大结节近侧处作Mcluaghlin的埋入式缝合。修补完毕,肱骨头裸露区已被覆盖,肩肱关节腔已被闭合(图39-1-21)。

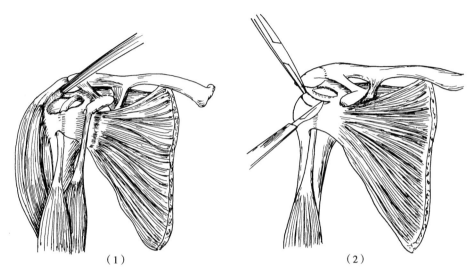

图 39-1-21　肩胛下肌转移修复术(Neer 法)
(1)肩袖完全性大型撕裂;(2)修整断端

(4) 依次缝合肩峰下滑囊,三角肌及皮肤。

【术后处理】　同 Mcluaghlin 修复术。

3. 肩袖间隙分裂的修补术　喙突外侧,肩胛下肌和冈上肌间隙即肩袖间隙(图39-1-22),该部位由疏松结缔组织构成。肩袖间隙是肩袖的薄弱部位,易发生损伤。

由外旋、外展状态急速转变为内收、内旋状态时,肌腱间隙的疏松结缔组织易发生破裂导致肌腱分裂,肩肱关节囊前壁可自该分裂的肌间隙疝出或破裂。关节造影时可见造影剂自该部位溢出,形成乳头状、片状或带状的异常影,有助于作出明确诊断。该两肌腱分裂使臂上举运动的合力减弱,肱骨头在肩盂上的固定力量下降,致使盂肱关节发生滑脱和松动。根据肩前痛及肩袖间隙部位压痛、外伤史、肩关节前方不稳定、肩部乏力感和疲劳感以及关节造影阳性发现,可以作出诊断。

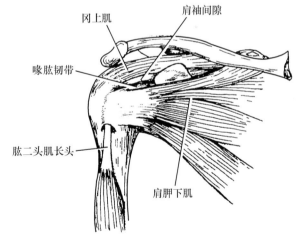

图 39-1-22　肩袖间隙

凡属新鲜损伤,首先采用非手术治疗。卧床患臂外展、上举各135°或外展位牵引,在低应力状态下有助于肌腱间隙的愈合。牵引同时可以作床旁物理治疗,3 周后开始作康复训练。

【适应证】

(1) 经 2 个月以上非手术治疗无效者。

(2) 肩关节不稳定或已有关节挛缩的陈旧性肩袖间隙撕裂者。

(3) 合并肩峰过长肩峰下骨赘形成者。

【麻醉】 气管内插管,吸入或静脉全身麻醉。

【体位】 同肩袖破裂 Mcluaghlin 修补术。

【操作步骤】

（1）切口:经肩峰或肩峰外侧切口,起自肩峰,向下延长 5cm。

（2）显露肩峰下间隙:沿三角肌纤维方向切开肌膜,纵形分裂三角肌,显露三角肌下滑囊和肩峰下滑囊。于滑囊前壁缝两针牵引线,在两牵引线之间纵形切开滑囊壁,充分显露喙突,肩胛下肌与冈上肌腱间隙。

（3）修补肩袖间隙:在内旋上臂并向下牵引时观察盂肱关节是否过度松弛,观察喙突外侧,冈上肌和肩胛下肌之间有时出现指腹大小的凹陷,该凹陷在上臂外旋位时消失。部分病例于肩袖间隙部位有关节囊前壁的破裂,可以顺肌纤维方向前推移,修补缺损。取 7 号丝线,行冈上肌腱与肩胛下肌肌腱的边对边间断缝合 3 ~ 4 针。对关节囊未破裂的肩袖间隙分裂,仅作两肌腱的边对边间断缝合即可。修补完毕,重复在内旋位向下牵引患臂,上述凹陷不复出现,则修补已告成功(图 39-1-23)。

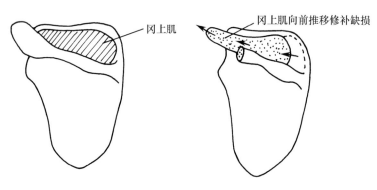

图 39-1-23 Debeyre 冈上肌推进修复法

（4）为防止术后发生粘连和撞击,应切除喙肩韧带。若肩峰过长或有撞击征存在,则同时作肩峰前外侧部分切作术。

（5）缝合肩峰下滑囊、三角肌及其肌膜,可以防止三角肌的粘连。最后缝合皮下筋膜和皮肤。

【术后处理】 同非手术疗法。

（二）小切口的肩袖修补术

【适应证】

1. 中、小型肩袖断裂的修复。

2. 肩峰下间隙减压术。

3. 肩峰成形术。

【麻醉】 局部浸润麻醉或全身麻醉。

【体位】 一般采用半坐卧位(沙滩椅位)。

【入路】 于肩峰外侧缘与喙突之间作一横切口,长度在 3cm 左右,依据肩袖破裂部位可以适当前移或后移。也可在肩峰外缘作肩峰下直切口,长度一般不超过 3cm。

切开皮肤,作上、下皮瓣游离(或切口前后缘皮瓣的游离)。显露三角肌及表面肌膜,顺肌纤维方向纵形钝性分裂三角肌。以牵开器牵开两侧三角肌显露三角肌下滑囊,用两针缝合线缝合并牵引滑囊壁。纵形切开滑囊,以手指钝性分离滑液囊,旋前、旋后上臂,以便显露冈上肌或肩胛下肌肌腱撕裂部位。清理肌腱表面及断端,使两侧断端新鲜斜面间直接缝合,修复肩袖。如合并存在肩峰下撞击症,可同时作肩峰成形术及肩峰下成形术(图 39-1-24)。

【术后处理】 术后可采用外展支架或外展枕固定,保持患臂外展 70° ~ 90°、前屈 40°,在 3 周内应禁忌作被动内收和主动外展运动。3 周后去除固定,开始康复训练。

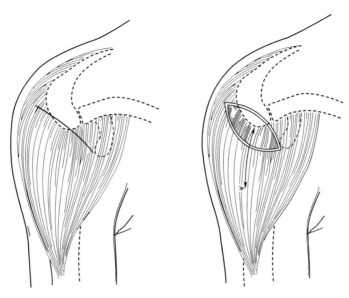

图 39-1-24 小切口肩袖修补术的手术切口选择

（三）关节镜下肩袖修复术

【适应证】

1. 小型肩袖断裂的修复。

2. 肩峰下间隙减压术。

3. 肩峰成形术。

【麻醉】 气管内插管,吸入及静脉复合麻醉。

【体位】

1. 侧卧,患臂悬吊牵引位。

2. 半坐卧位(沙滩椅位)。

【入路】 前方入路与后方入路,分别置入器械与内镜,或工作套管,可以互相交替使用,以便观察病变部位和程度,并进行手术操作。

肩峰下入路,用作肩峰下间隙的病灶清除减压,肩峰成形及喙肩韧带切断。对肩袖破裂的修复与铆钉置入是一个主要的操作途径。

【修复方法】 镜内肩袖损伤的修复分为两类:

1. 肩峰下间隙减压术 清理病变滑囊组织,切断喙肩韧带或肩峰成形以解除肩袖的撞击。

2. 对小型的肩袖损伤的修复 采用特殊器械与缝合铆固定技术,在大结节近侧骨面制成骨粗糙面,并于大结节近侧原肩袖附着部骨内置入 2~3 枚铆钉,用特殊缝合器械使清理后的肩袖近侧断端重新缝合固于大结节近侧的骨粗糙面。

【操作步骤】 参见第八篇第三十五章第二节肩关节镜术。

（黄公怡）

七、钙盐沉积性冈上肌腱炎

冈上肌腱钙盐沉积是肌腱退化、合并损伤的病理变化之一,发生钙盐沉积的机制还不清楚,肱骨大结节近侧,冈上肌腱危险区如发生退化、肌纤维断裂、坏死,在胶原纤维变性、老化和修复过程中,局部的酸性环境可能有利于钙离子析出并促进局部钙盐形成和沉积。初始阶段,钙盐沉积于肌腱内,之后向肌腱表面扩展,最后破入肩峰下滑囊内。在肌腱内钙盐沉积时临床上可以无症状,称为静止期,当钙化灶趋向肌腱表面,破入肩峰下滑囊内,滑囊发生充血、水肿、渗出性反应,出现肩部的剧烈疼痛,甚至有体温升高。随着钙盐深积部位水分被吸收、固化,逐渐形成钙化斑块。肩峰下滑囊壁纤维组织增厚,绒毛增生、肥厚,进入慢性期。大块钙化斑浸润冈上肌腱,可导致肌腱的完全性断裂。X线摄片结合临床表现,在肩峰下间隙或肱骨大结节周围呈现不规则的钙化影,诊断可以确定。

（一）非手术治疗

绝大部分钙化性冈上肌腱炎可以用非手术疗法治疗。急性期用三角巾悬吊制动,局部冷敷止痛,X线透视诱导下作肩峰下间隙穿刺,抽吸出乳白色石灰水状含钙液体,也可用0.5%普鲁卡因或利多卡因冲洗,稀释钙盐再行吸出。对不易吸出的肌腱钙化斑块,对钙化灶反复穿刺,再用无菌生理盐水进行灌洗,最后注入皮质激素。一旦钙盐被排出,肩痛顿觉减轻,肩的功能也随之改善,随后可以顺利进行物理治疗和康复治疗。

（二）手术治疗

1. 切开手术,钙化病灶清除术

【适应证】

（1）症状持续,功能受限,非手术治疗无效。

（2）喙肩穹下存在机械性撞击因素。

（3）冈上肌腱大块钙化斑形成,伴有肌腱断裂。

【麻醉】 气管内插管,吸入或静脉全身麻醉。

【体位】 仰卧,患肩后面垫高,手术台头端升高30°,半坐卧位。

【操作步骤】

（1）切口:肩峰下肩前方切口,起自肩峰向下延长5cm。

（2）显露肩峰下滑囊:沿三角肌纤维走向,分裂三角肌,显露三角肌下滑囊和肩峰下滑囊。切开滑囊壁可见乳白色混悬液溢出,吸净液体,搔刮囊壁钙化灶,反复冲洗囊腔。

（3）清除肌腱钙化斑块:内旋上臂,显露冈上肌腱及肌腱的坏死组织和钙化斑块。于肌腱表面可见一白色隆起的斑块,沿肌纤维走向切开隆起的钙化灶,有牙膏状物质向外溢出,刮除内容物,清除囊臂坏死组织,将缺损部位缝合数针。

如钙化斑较大,已浸润冈上肌腱厚度的1/2以上,或已伴有冈上肌腱的完全断裂,应切除钙化斑块,作冈上肌腱修复术。修复术法应根据肩袖缺损大小和形状,采用 Mcluaghlin 法或 Debeyre 法,或切断肩胛下肌止点,使该肌向上转移,覆盖冈上肌腱缺损处。喙肩穹下有机械性障碍存在者,应同时作肩峰成形术,切除肩峰的前、外侧部分。

（4）闭合切口:缝合肩峰下滑囊,三角肌和皮肤。

【术后处理】

（1）单纯钙化灶清除术后,三角巾悬吊2周,疼痛减轻后作摆动运动,同时作肩部物理治疗。行冈上肌腱修补者,术后患臂作卧床0°位牵引3周,或采取0°位的外展、上举肩人字石膏固定3周。

（2）3周后开始进行肩关节功能康复训练。

2. 镜下冈上肌钙化病灶清除术

【适应证】

（1）小型冈上肌腱钙化病灶,不伴有大面积肌腱断裂,非手术治疗无效者。

（2）冈上肌腱钙化病灶已经破入肩峰下滑囊,疼痛症状剧烈,非手术疗法无效者。

【麻醉】 局部浸润麻醉或全身麻醉。

【体位】 半坐卧位(沙滩椅位)。

【操作步骤】

（1）经肩峰下入路置入关节镜及刨刀等器械。

（2）先行肩峰下滑囊内的清理,刨削切除滑囊内的病变组织,包括钙盐碎屑和增厚的滑膜及血管翳与纤维素样渗出物。反复冲洗,使镜下有清晰视野。

（3）在肌腱钙化斑部位,刨削清除斑块,使其边缘组织在钙化病灶清除后创面新鲜化,如有条件可做镜下创缘缝合。

（4）取出内镜前反复冲洗肩峰下间隙,仔细止血,并置入皮质类固醇或透明质酸钠。

（5）缝合内镜皮肤创口。

【术后处理】　可用外展枕或外展支具固定 2～3 周。如未作肌腱修补缝合者,仅用三角巾悬吊 2 周之后行物理疗法及肩关节功能康复训练,包括上臂的钟摆运动,以免肩峰下间隙的粘连。

（黄公怡）

第二节　腱鞘与滑囊疾病

滑囊是结缔组织中的囊状间隙,在骨突与皮肤、肌肉与肌腱,肌腱与肌腱之间等处,凡摩擦频繁或压力较大之处都有滑囊存在。滑囊外壁为纤维层,内壁衬以滑膜,滑膜分泌滑液起润滑作用,减少摩擦和保护组织结构承受压力,滑囊可与关节相通亦可不相连。滑囊从解剖和生理上观察类似于腱鞘。滑囊可分为原发滑囊如髌骨、尺骨鹰嘴滑囊等和继发滑囊如脊柱后凸突起部的滑囊,多因重复损伤、持续摩擦或受压而致。这些滑囊可发生急、慢性创伤性滑膜炎或化脓性感染。

滑囊炎的治疗主要取决于其发生的原因,以及滑囊的病理改变。大多数创伤性滑囊炎可行非手术治疗,取穿刺抽吸滑液注射类固醇药物。手术治疗适于:①保守治疗无效的急性化脓性滑囊炎,行切开引流;②切除慢性感染或增生的滑囊;③保守治疗无效的创伤性滑囊炎。

一、肩峰下滑囊炎

肩峰下滑囊位于三角肌上部的深面,向上延伸至肩峰下。肩峰下滑囊在肩关节处位于肱骨大结节与三角肌、冈上肌和喙肩韧带之间(图 39-2-1)。当肩关节外展和旋转运动时,滑囊使肩关节摩擦减少,便于肱骨大结节在肩峰下内旋。邻近肩关节结构病变时,特别是冈上肌腱炎可发生肩峰下滑囊炎,肩峰下滑囊炎很少为原发病变。由于肩关节的特殊解剖和功能运动,冈上肌腱为最易受累结构。肩峰下滑囊炎表现肩部疼痛和运动受限,疼痛可在三角肌止点部位或向上臂放射,以夜间痛为重。当肩关节上臂外展和内旋时疼痛加重。X 线摄片可见出现冈上肌腱钙化。

肩峰下滑囊炎急性期用三角肌悬吊患侧上肢,减少活动,进行理疗,同时口服非甾体类药物。如非手术治疗无效,可手术切除炎性滑囊,冈上肌腱钙化一并处理。

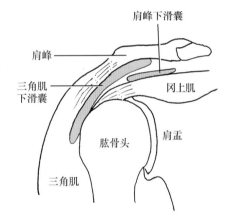

图 39-2-1　肩峰下滑囊部位

【麻醉】　颈丛和臂丛神经阻滞。

【体位】　仰卧位,患侧肩部垫高 20°。

【操作步骤】　取 Thompson 切口,自喙突下方起沿三角肌前缘作长约 12cm 切口。切开皮肤、皮下组织、深筋膜后,在三角肌的前内缘找出头静脉,分离邻近头静脉外侧的三角肌一束,以保护头静脉不至损伤。向深层劈开和切断三角肌,将其向外侧牵开,即可见位于三角肌上方深面的肩峰下滑囊,予以钝性分离后切除。术中若见冈上肌钙化,可将冈上肌腱表层钙化组织予以切除。滑囊切除后,缝合切断之三角肌,缝合切口。

【术后处理】　三角肌旋吊患肢 2 周,拆线后进行理疗和康复锻炼。

二、鹰嘴滑囊炎

肘部滑囊炎较少见,肘部后方有鹰嘴滑囊,前方有肱桡关节滑囊(图 39-2-2)。尺骨鹰嘴滑囊分为上、下部滑囊。上部滑囊位于肘关节囊后方与肱三头肌腱之间,滑囊甚小,滑囊使肱三头肌在肘关节屈伸运动时易于收缩和延伸。尺骨鹰嘴下部滑囊位于肱三头肌腱筋膜扩张部和肘后三角皮下,鹰嘴滑囊炎多为尺骨鹰嘴下部滑囊炎。通常见于矿工或学生,当肘部经常着力时,滑囊受到慢性创伤性刺激,在肘后方鹰嘴处或其上方出现圆形囊性肿物,肘关节运动不受影响。鹰嘴滑囊炎亦可为化脓性滑囊炎,表

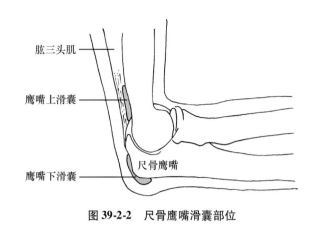

图 39-2-2　尺骨鹰嘴滑囊部位

肱三头肌

鹰嘴上滑囊

鹰嘴下滑囊

尺骨鹰嘴

现为红、肿、热、痛,有时可波及肘关节,影响关节运动。

创伤性滑囊炎治疗可行囊肿穿刺抽吸滑液,然后注入皮质类固醇,加压包扎。若反复发作,则需手术切除滑囊。急性化脓性鹰嘴滑囊炎,先行切开引流,待伤口愈合,再行手术切除完整滑囊。

【麻醉】　臂丛神经阻滞。

【体位】　仰卧位,患肢置于胸前。

【操作步骤】　肘后作长 5cm 横切口,注意肘内侧肘管内之尺神经,游离保护尺神经后,于皮下分离鹰嘴滑囊。为了便于切除,可将鹰嘴滑囊液先以针刺抽吸缩小,然后继续游离滑囊四周予以完整切除。

【术后处理】　三角肌巾悬吊患肢 1 周,开始功能锻炼。

三、手与腕部狭窄性腱鞘炎

(一) 屈指肌腱狭窄性腱鞘炎

屈指深浅肌腱在掌指关节处进入手指腱鞘鞘管。腱鞘起始部称之为腱环处与屈指深浅肌腱接触最密切,反复肌腱屈伸运动导致腱环处纤维组织增生,鞘管滑膜水肿形成环状狭窄。腱鞘狭窄近端之肌腱呈梭状肿胀,当运动时肌腱通过狭窄腱环困难出现扳机现象。此种扳机指在中指、环指及拇指多见。早期注射皮质类固醇治疗,晚期或非手术治疗无效者应作狭窄腱环切开术。

【麻醉】　局部麻醉。

【操作步骤】　在相应病变掌指关节外能扪及一直径 0.5cm 大硬结。在此部位沿掌横纹作 2cm 长横切口。在拇指处指神经在掌侧,注意勿伤指神经。显露深面的白色增厚的腱环和腱鞘。作病变手指的被动屈伸运动,可发现此处有扳机现象。当手指屈曲时,因受腱环压迫之肌腱压迹外露,手指伸直时压迹进入鞘管内消失。用尖刀将腱环纵行切开,再次屈伸活动手指,扳机现象消失,证实腱环已完全切开。然后提起切开的腱鞘缘,再切除增生肥厚的腱鞘 0.5～1cm(图 39-2-3)。缝合皮肤。

【术后处理】　术后可锻炼手指屈伸运动,10 天后拆线。

(二) 桡骨茎突狭窄性腱鞘炎

腕背桡骨茎突部的骨沟内有拇长展肌腱与拇短伸肌腱通过,此两根肌腱位于同一腱鞘内,其上有腕

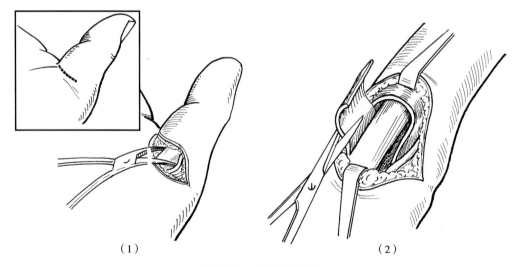

（1）　　　　　　　　　　　　　（2）

图 39-2-3　屈指肌腱切开
(1)切口及显露屈拇长肌腱腱鞘;(2)切除屈拇长肌腱腱鞘

背韧带固定。拇展长肌腱与拇伸短肌腱出纤维鞘管后,折成一定角度分别止于拇指近侧指节及第 1 掌骨。当拇指及腕关节运动时,此折角更为加大使肌腱与腱鞘管壁的摩擦增加,发生腱鞘滑膜炎、肌腱增粗和腱鞘管壁增厚。早期可非手术治疗,采取减少腕部与拇指活动。病程较长和桡骨茎突部隆起较高有明显压痛者,可行桡骨茎突处腕背韧带切断术。

【麻醉】　局部麻醉。

【操作步骤】　腕背桡骨茎突处作 2cm 横向切口,与腕背皮纹一致。切开皮肤,保护桡神经浅支并牵向一侧。纵形切开纤维鞘管,使桡骨茎突处纤维-骨性管道完全敞开。将拇长展肌腱和拇短伸肌腱提起,如果不易提起,则说明尚有粘连、纤维间隔或迷走肌腱存在。再仔细探查鞘管,若发现迷走肌腱间纤维间隔,予以切除,使拇长展肌腱和拇短伸肌腱得以充分松解(图 39-2-4)。据吴祖尧报告拇长展肌腱有 1 根迷走肌腱者占 69.8%,有 2 ~ 3 根者占 24.4%,它们可以有独自的纤维-骨性鞘管,也可与拇长展肌和拇短伸肌腱同位于一鞘管。

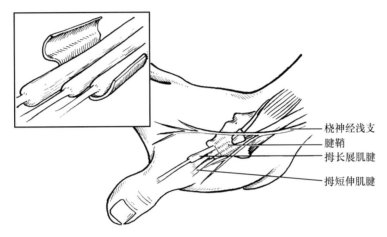

桡神经浅支
腱鞘
拇长展肌腱
拇短伸肌腱

图 39-2-4　桡骨茎突处局部解剖及腱鞘切开

【术后处理】　同上。

四、坐骨结节滑囊炎

坐骨结节滑囊位于坐骨结节与臀大肌之间。坐骨结节滑囊炎表现为坐骨部的疼痛和发现有质较坚韧的肿物并压痛。较大的滑囊炎可穿刺抽液后注射类固醇药物,有良好的疗效。因靠肛门太近,一般不主张手术切除,以免术后切口污染后感染。坐骨结节滑囊炎形成囊肿较大,并经非手术疗法无效者,可采取手术治疗。

【麻醉】　局部麻醉。

【体位】　截石位。

【操作步骤】　臀部皮肤用护皮膜保护,在坐骨结节部位作横切口 7 ~ 8cm(图 39-2-5)。钝性分离切断臀大肌远端纤维显露滑囊。坐骨神经位于坐骨结节外侧,予以保护。然后向深部分离滑囊直至坐骨结节,于囊肿基底部切开滑囊,吸尽滑囊液后将囊肿壁尽量切除。囊肿壁附于坐骨结节处无法切除,只能将滑囊的滑膜层切除,用电烙彻底止血后置此流 1 根,缝合切口。

【术后处理】　术后 48 小时拔除引流。12 天拆线,局部理疗软化瘢痕。

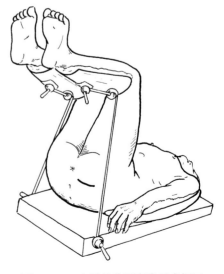

图 39-2-5　坐骨结节滑囊炎手术切口

五、股骨大转子滑囊炎

股骨大转子滑囊炎多因急性化脓性感染或结核性感染所致,亦可为非感染因素,但以结核性多见。结核性滑囊炎一般不侵蚀骨质,但股骨大转子结核其骨质病灶可侵及滑膜导致结核性滑囊炎。当股骨大转子部隆起和波动感明显时,可试探穿刺抽滑囊液作细菌涂片或细菌培养以明确诊断。

【麻醉】 硬膜外神经阻滞。

【体位】 侧卧位,患侧在上。

【操作步骤】

1. 股骨大转子化脓性滑囊炎 应行切开引流,引流股外侧肌与臀大肌腱止点之间的滑囊。在股骨大转子后外方作纵向切口7cm,切开深筋膜由远端向近端切开阔筋膜和切断阔筋膜张肌并向两侧牵开,显露其下的股骨大转子,亦即股骨大转子滑囊所在部位。切开化脓性滑膜囊肿并行引流,术后进行换药。若切开引流后形成慢性窦道,二期手术将化脓性滑囊完整切除。

2. 股骨大转子结核性滑囊炎 应在全身抗结核治疗准备的基础上,进行整个滑囊切除。结核性滑膜炎一期缝合闭式负压引流,3天后拔除继续进行抗结核治疗。

3. 非感染性滑囊炎 滑囊切开后,切除滑囊内壁的滑膜组织,一期缝合,加压包扎(图39-2-6)。

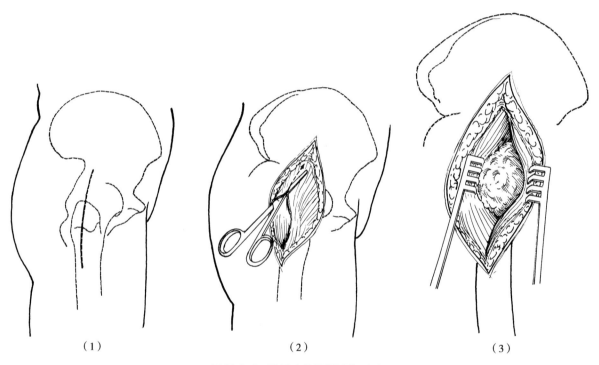

（1）　　　　　　　　　　（2）　　　　　　　　　　（3）

图 39-2-6　股骨大转子滑囊切除术
（1）切口;（2）切开阔筋膜及阔筋膜张肌;（3）显露大转子滑囊

【术后处理】 依据滑囊炎病理进行上述处理。

六、膝部滑囊炎

（一）髌前滑囊炎

创伤性髌前滑囊炎可因急性损伤或反复小的损伤所致。其治疗首先行非手术治疗,当此治疗无效,滑膜增厚和纤维化形成痛性结节时,可行滑囊切除术。

化脓性髌前滑囊炎在儿童常见,但不要与化脓性膝关节炎混淆。一旦误诊切开膝关节将造成关节内感染,而处理好化脓性髌前滑囊炎可避免发生化脓性膝关节炎。化脓性髌前滑囊炎切开引流,可作髌骨前横切口,切开滑囊清除滑囊内炎性组织,填以凡士林纱布疏松缝合。切开引流后常形成慢性窦道,不易愈合。由于髌前滑囊炎与膝关节不通,故膝关节功能良好。待滑膜组织增厚,二期将滑囊完整切除。

【麻醉】　硬膜外神经阻滞。

【体位】　仰卧位。

【操作步骤】　创伤性髌前滑囊炎取髌骨前方横切口 4 ~ 5cm。化脓性髌前滑囊炎切开引流术后,切除原切口瘢痕。将滑囊从皮肤、皮下组织锐性分离,然后向两侧扩展至滑囊外侧界,向深部髌腱膜以上分离尽可能将滑囊完整切除。滑囊分离时不要使滑囊壁破裂。修整多余的皮肤,充分止血,冲洗伤口后,皮下置引流缝合切口。术后加压包扎,消灭潜在腔隙(图 39-2-7)。

【术后处理】　长腿石膏托固定膝关节伸直位。石膏固定至少 2 周,直至伤口完全愈合。

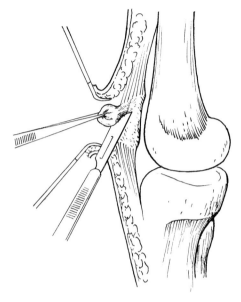

图 39-2-7　髌前滑囊切创造术

（二）鹅足滑囊炎

鹅足系半腱肌、缝匠肌和股薄肌在胫骨结节内侧的止点。这三个肌肉腱性止点以致密的纤维膜相连,这个结构根据外形似鹅足足蹼,故取名为鹅足。鹅足与膝关节内侧副韧带之间,有一恒定的相当大的鹅足滑囊,此滑囊在鹅足的深层。当膝下内侧受到长期慢性刺激即引起鹅足滑囊炎,多发生于需膝部内收夹持的动作时,如骑马或鞋匠夹鞋、缝鞋等。患者感觉膝下内侧疼痛,局部外观无特殊,但有明显压痛,较少情况可发现隆起软性肿物。治疗首先取醋酸泼尼松龙 25mg 加 2% 普鲁卡因 4ml 局部封闭和理疗等。若上述治疗无效,可在膝部下方内侧沿皮纹做切口,切开深筋膜后即为鹅足滑囊所在部位。此滑囊沿鹅足深层向外膨出,将鹅足深层的滑囊尽可能切除,余留部分亦不至于以后复发。

（三）腘窝囊肿

1877 年 Baker 将腘窝囊肿命名为 Baker 囊肿。腘窝囊肿有两个来源,即滑囊和后关节囊。膝部滑囊有 6 个:①位于缝匠肌、股薄肌、半腱肌与内侧副韧带之间;②位于半膜肌肌腱附着点与内侧副韧带之间;③位于半膜肌与胫骨内髁后缘之间;④腓肠肌内侧头止点与覆盖于股骨髁部的关节囊之间;⑤腓肠肌内侧头止点的浅面与半膜肌腱之间;⑥半膜肌腱与半腱肌腱之间。腘窝囊肿最常见起于腓肠肌内侧头止点的浅面与半膜肌腱之间的滑囊。此外膝关节后关节囊部分破裂,膝关节滑膜疝出亦可形成腘窝囊肿。儿童的腘窝囊肿虽常与关节相通,但很少有关节内病变,单纯切除滑囊效果较好,术后少有复发。成人腘窝囊肿多因骨关节炎、内侧半月板后角损伤等关节内病变所致,故如果不处理关节内病变,腘窝囊肿切除后常复发。

【麻醉】　硬膜外神经阻滞。

【体位】　俯卧位。

【操作步骤】　确定腘窝囊肿部位,腘窝囊肿来自腓肠肌内侧头与半膜肌腱间滑囊炎,其囊肿位置可在腘窝中央。腘窝囊肿来自半膜肌肌腱附着点与内侧副韧带之间,其囊肿位置在腘窝内侧。依据囊肿部位,在肿物隆起部做一横切口 8cm,切开深筋膜显露突起的囊肿,沿囊壁作钝性分离,分向囊肿的深部。

为了手术显露充分,屈曲膝关节松弛紧张的腘绳肌。在半膜肌与腓肠肌内侧头之间进行解剖,在此间隔平面无重要神经或血管,但囊肿壁深部常发生粘连,此时需切断部分半膜肌和腓肠肌纤维。分离囊肿时,尽量保持囊肿的完整不要弄破,否则难以确定囊肿的蒂部及囊肿是否与关节腔相交通。通常囊肿的蒂部与关节囊相连,在囊肿的蒂部钳夹后切断,蒂断端贯穿缝合结扎(图 39-2-8)。若囊肿基底部不能贯穿缝合结扎,可取腓肠肌内侧头或半腱肌腱性部分缝合阻塞囊肿与关节腔相通的开口部(图 39-2-9)。

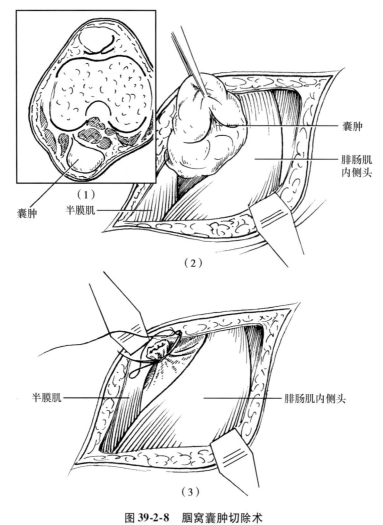

图39-2-8 腘窝囊肿切除术

(1)显露囊肿断面图;(2)显露囊肿;(3)囊肿切除后贯穿结扎

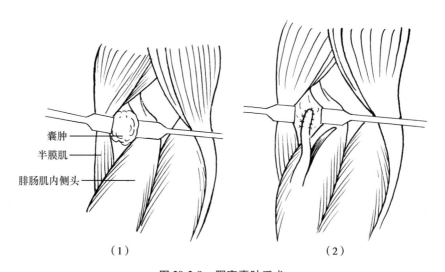

图39-2-9 腘窝囊肿手术

(1)显露囊肿;(2)切除囊肿后取腓肠肌腱性部分,阻塞囊肿与关节腔相通处

【术后处理】 长腿石膏后托固定膝关节于伸直位,术后第 2 天开始股四头肌收缩运动。术后 2 周去除石膏,下地行走活动。

七、跟部滑囊炎

跟部的滑囊有两个。一个位于跟腱与跟骨结节之间称为跟后滑囊,另一个位于跟骨与皮肤之间称为跟部滑囊。先天性跟骨后上角骨突,常致滑囊创伤性刺激引起跟后滑囊炎。跟后滑囊炎另一病因是一种炎症表现而非创伤所致,是类风湿关节炎的早期体征。跟部滑囊炎多见于女性穿紧的高跟鞋而致,此滑囊炎可采用垫高鞋垫,避免跟骨结节受压、摩擦等措施进行治疗。当非手术治疗无效时可行手术治疗。手术方法取跟骨后上角骨突切除并滑囊切除术。

【麻醉】 硬膜外神经阻滞。

【体位】 侧卧位,患侧在上。

【操作步骤】 气囊止血带下手术,在跟腱内侧作一直形切口,远端超过跟腱止点 2cm,不要损伤位于内踝后方的感觉神经浅支。在骨膜下显露跟骨的后上角骨突,将跟腱牵向外侧,用骨凿由上向下、向后呈斜形截除跟骨骨突。截骨后从跟部后方扪之,在跟腱的前方不再能扪到骨突。必要时摄 X 线片以确保切除足够的跟骨后上角骨突。截骨时注意不要损伤跟腱的止点。截骨后切除位于跟腱前方的跟后滑囊和跟骨与皮肤之间跟部滑囊。松止血带后严格止血,缝合切口(图 39-2-10)。

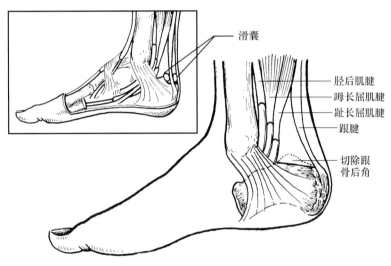

滑囊

胫后肌腱
踇长屈肌腱
趾长屈肌腱
跟腱
切除跟骨后角

图 39-2-10 跟部滑囊炎,跟骨后角切除术

【术后处理】 短腿固定踝关节跖屈 20° 位 4 周,功能锻炼。

(胡有谷)

第三节 骨筋膜间隔室综合征

(一) 概况

间隔室综合征的特点是闭合腔室内压力异常增高,从而产生对腔室内容物造成不可逆的损害趋势。对间隔室综合征的临床关注要归功于 Richard Von Volkmann;他在 1881 年发表了一篇旨在分析手的不可逆屈肌挛缩与前臂缺血性进程的关系的文章。他确信发生挛缩的病理生理与静脉郁积过度同时动脉供血不足有关。可以因绷带包扎过紧引起。其他学者证实了 Volkmann 的结论,并且认为间隔室综合征的原因是继发于炎症之后的肌肉瘢痕形成。Peterson 在 1888 年写的有关 Volkmann 挛缩的外科治疗方面的文章,是最早的同类文章之一。他在文中提到,对挛缩的瘢痕组织进行松解后可以恢复部分肌肉功能,进一步指出发生挛缩的原因与缺血有关。当时,还有部分学者推论 Volkmann 挛缩的原因是缺血引起的神经损害。1906年,Heidebrand首次使用Volkmann缺血性挛缩来描述未及时得到处理而恶化的间隔室综合征的终末状态。他第一个提出升高的组织压是引起缺血性挛缩的原因。虽然没有充分科学的证据,但他认为缺血性挛缩是始于静脉阻塞引起肌肉压力升高,继而损害了肌肉本身的动脉循环。在Thomas(1909)发表的回顾122例Volkmann缺血性挛缩的文章中,骨折是主要的原因,其他原因包括动脉损伤、栓塞和包扎过紧。在这122例挛缩病例中,107例发生在上肢。然而,早期对间隔室综合征的原因进行研究的学者主要关注于挛缩的进展。1910年,Rowlands首次提出长时间缺血后的再灌注会引起肌肉和神经的缺血后充血和水肿,进而引起急性间隔室综合征,1914年,Murphy次提出在挛缩发生之前行筋膜切开术可以防止挛缩的发生。许多早期的间隔室综合征似都发生在上肢。然而,1958年Fllis报告胫骨骨折的并发症中,间隔室综合征发生率达2%。近年来,许多学者的研究都证明,如果必要条件存在,间隔室综合征可以发生在上、下肢的任何一腔室。

（二）诊断

急性间隔室综合征的临床诊断有时很明显,但大多数情况下临床证据不够明确。文献回顾显示,由于受其他损伤的影响,往往不能及时诊断间隔室综合征。如果患者意识清醒且配合体检,那么即将发生间隔室综合征的最重要的症状就是与损伤不相称的疼痛。通常,患者在骨折复位后有一个相对的无痛间隙（或许几个小时）,然后出现与骨折不相称的痛。疼痛的程度可以用对镇痛的需求来衡量,护理记录可反映患者需要多次服用镇痛药或服用更强的镇痛药。患者感觉疼痛剧烈,改变体位或制动都不能缓解,限制性的包扎可以加重疼痛,松解后部分患者疼痛可以暂时减轻。有的患者主诉肢体麻木或刺痛。当然,这些都仅是局部症状,不可完全依赖于此。

急性间隔室综合征的临床体征包括肿胀间隔室部的触痛、肌肉的被动牵拉痛和通过间隔室部神经支配区感觉障碍和肌力减弱。最早的体征是高度肿胀的间隔室部的触痛（图39-3-1）。由于间隔室部的肿胀多继发于骨折,要准确判断这种疼痛究竟源于骨折还是源于间隔室内的过高张力有一定难度。间隔室部触诊张力极高,表面皮肤紧绷发亮,在远离骨折端的间隔室部触诊仍有剧痛。有时,高度肿胀的间隔室部并不明显,尤其是位于前臂的深屈肌间隔室和位于大腿后侧的深部间隔室,容易出现漏诊。

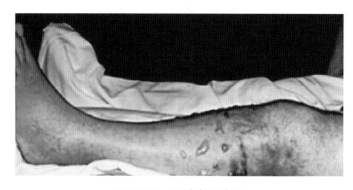

图39-3-1　下肢高度肿胀

手指的被动牵拉引起间隔室部的疼痛是即将发生间隔窜综合征的非常可靠的体征（图39-3-2）。但由于牵拉痛本身并不是急性间隔室综合征的特有体征,仅是肌肉缺血或肿胀的体征,故没有发生间隔室综合征的骨折患者也可有一定程度的牵拉痛。

疼痛,间隔室部高度紧张和一定程度的被动牵拉痛是急性间隔室综合征的早期表现。感觉障碍的出现通常提示神经、肌肉已经发生了不可逆的变化。感觉障碍区的支配神经通常经过高度紧张的间隔室部。急性间隔室综合征常会引起第1趾蹼区的感觉减退（图39-3-3）。如果能排除神经损伤,感觉障碍的出现是急性间隔室综合征的可靠体征。

急性间隔室综合征出现很明显的运动障碍时,后果是灾难性的。不全性瘫是迟发症状（图39-3-4）,如果出现,需要即行外科手术。当运动障碍出现时,急性间隔室综合征的其他特征往往不明显,导致诊断更加困难。尤其是当肌肉已经发生坏死后,压力升高也不会有疼痛。

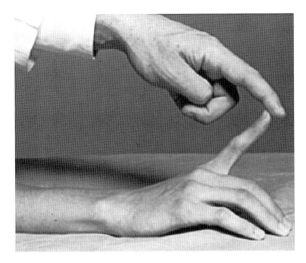

图 39-3-2　手指被动牵拉诱发疼痛是前臂筋膜
间室综合征的早期体征

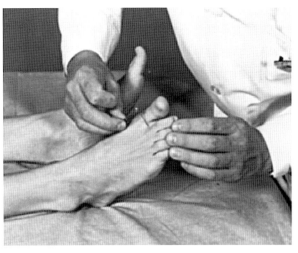

图 39-3-3　小腿急性前间隔综合征
会引起第 1 趾蹼区感觉减退

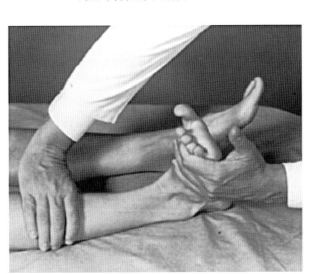

图 39-3-4　不完全性瘫痪是迟发症状

如果患者血压正常,间隔室内压一般不能完全阻断。经过间隔室区的主要动脉收缩压,由于间隔室内有分流的缘故。除伴有动脉损伤,其他情况下脉搏多可触及。所以毛细血管充盈正常和外周脉搏可触及并不意味着没有发生间隔室综合征。

急性间隔室综合征的鉴别诊断主要有动脉阻塞、挤压综合征或周围神经损伤。如果将脉搏减弱或消失归因于失血,骨折断端血肿压迫、对位不良,极有可能延误重要动脉损伤的诊断。而且,高速创伤所致的急性肢体缺血常被休克所掩盖。假如外科医生有很高的临床警惕性,诊断动脉损伤并不困难。Joliansen 和他的同事们提出多普勒动脉压指数(患肢和健肢的收缩期动脉压比值)。比值<0.9 需要行进一步的动脉检查;94% 的这类低比值患者动脉造影发现异常。多普勒超声对发现动脉损伤有用,尤其用于监测小动脉损伤的保守治疗。但是对于判断流过间隔室的血流情况无帮助。对于伴发的神经损伤的诊断简单一些,因为疼痛很少是神经损伤的特点。通常,神经损伤的诊断是为了排除间隔室综合征或动脉损伤。

（三）间隔室压力检测

如果骨折患者已经出现与损伤程度不相称的异常疼痛,被动屈伸指趾引起间隔室区的牵拉痛,经间隔室区神经的支配区感觉减退等明显的间隔室综合征的体征,不需要进行间隔室压力检测,而应即行间隔室切开手术。相反,如果患者对镇痛药的需求量异常增加,间隔室高度肿胀疼痛而尚无其他体征,可以考虑进行间隔室压力检测。许多学者经过研究后提出:当间隔室内压力上升与舒张压的差值<30mmHg时,就应行筋膜切开术。

（四）手术治疗

急性间隔室综合征减压的唯一有效的方法就是行外科筋膜室切开术。值得再次强调的是,外科医生必须深刻理解间隔室综合征的基本病理生理特点,对高危因素患者有足够的警惕性,在发生不可逆损害前就采取积极有效的措施。

对有可能发生间隔室综合征的患者,早期应该去除所有过紧的局部包扎和固定模具,可以减低间隔室压力,保留肌肉和神经的动脉血供。对于肢体体位放置尚有争议,尽管抬高肿胀的患肢看起来有益,但实验和临床都已经证明那样会降低下肢的平均动脉压,从而减少间隔室的动脉血供。同时,肢体抬高也会降低动静脉脉压,使肢体氧供减少,更加容易发生间隔室综合征。所以,对于早期的可能发生间隔室综合征的患者,应该将肢体放在同心脏平齐的高度以促进动脉血供。

对有肌肉神经缺血症状和体征以及间隔室压力异常升高的确诊患者,应行彻底的外科减压术:从皮肤、皮下脂肪、筋膜全部切开所有累及的间隔室腔并旷置。

1. 手部间隔室综合征　手部的间隔室综合征发生较少,诊断比较困难,累及手内在肌的牵拉痛和内在肌瘫痪是手部间隔室综合征的特点。通常由挤压伤引起,也可由掌骨骨折引起。最常累及的间隔室是骨间肌室,可以通过背侧纵向切口来进行减压(图39-3-5)。

2. 前臂间隔室综合征　前臂有三个骨筋膜间隔室:浅屈肌群、深屈肌群和伸肌群间隔室。前臂掌侧屈肌群的筋膜室切开术可以通过掌侧(Henry)或掌尺的入路来完成。前臂背侧间隔室的筋膜切开术可以通过Thompson入路完成。

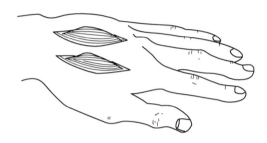

图39-3-5　手部间隔室综合征
背侧纵行切口减压

掌侧(Henry)入路(图39-3-6):不需要使用止血带。皮肤切口始于肘窝部肱二头肌腱内侧,经过肘横纹,指向前臂桡侧,沿肱桡肌内侧缘向远端延伸通过腕管、鱼际纹达手掌部。为达到彻底的浅屈肌群间隔减压,应从肘窝近侧1~2cm向远端延伸至手掌全部切开筋膜(图39-3-7)。将肱桡肌及其下方的桡浅神经牵向桡侧,桡侧屈腕肌和桡动脉牵向尺侧,显露深层的屈指深肌和拇长屈肌。近侧的旋前圆肌,由于前臂间隔室综合征最常发生在深屈肌群,所以为达到彻底的减压,必须切开以上每一个屈肌间隔。肌肉的活性术中比较难鉴定,如果确定,应该在切开筋膜的同时将活性不良的肌肉切除,24~48小时后应该行再次清创并更换包扎敷料。术中应仔细保护正中神经,如果正中神经肿胀明显,应行神经松解术。

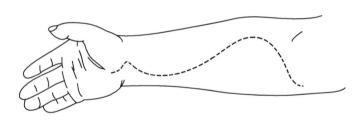

图39-3-6　前臂间隔室综合征 Henry 入路

掌尺侧入路(图39-3-8):该入路类似 Henry 入路。前臂位于旋后位,切口始于肱二头肌腱近侧偏内,经过肘横纹沿前臂尺侧向远端延伸,沿鱼际切开腕管。将尺侧屈腕肌的筋膜切开,分开尺侧屈腕肌和屈指浅肌间隙,仔细保护其间的尺动脉和神经(图39-3-9)。再将深屈肌群间隔切开(图39-3-10)。如果必要,可以在腕部对尺神经进行减压,在腕管处对正中神经进行松解。

背侧入路(图39-3-11):当前臂的浅屈肌群间隔、深屈肌群间隔减压都完成后,如果术中测量背侧间隔室压力仍然异常,则需行背侧(伸肌)间隔筋膜切开术。前臂处于旋前位,直切口始于肱外上髁向远端延伸至腕中线处。沿桡侧腕短伸肌与指总伸肌间隙切开筋膜。

3. 小腿间隔室综合征　小腿的急性间隔综合征需要三部分的减压技术来达到所有四个间隔的减压。这三部分的减压技术包括:腓骨切除术、腓骨周围筋膜切开术和双切口筋膜切开术。

腓骨切除术虽然能有效对小腿的所有四个间隔室进行减压,但此操作偏于激进,目前已很少用于临床。

腓骨周围筋膜切开术,通过小腿外侧沿腓骨轴线从腓骨头至踝的单切口,能对小腿的所有四个间隔

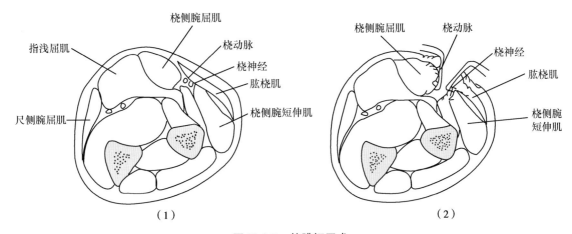

图 39-3-7　筋膜切开术

(1)前臂断面解剖;(2)切开筋膜,显露桡动脉、桡神经

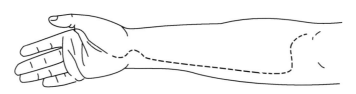

图 39-3-8　前臂掌尺侧减压入路

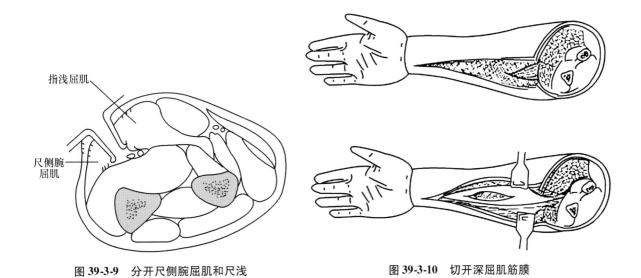

图 39-3-9　分开尺侧腕屈肌和尺浅
屈肌,显露尺动脉、尺神经

图 39-3-10　切开深屈肌筋膜

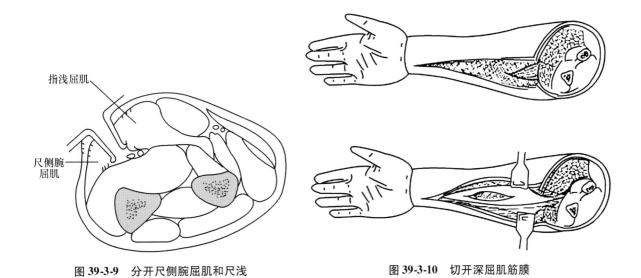

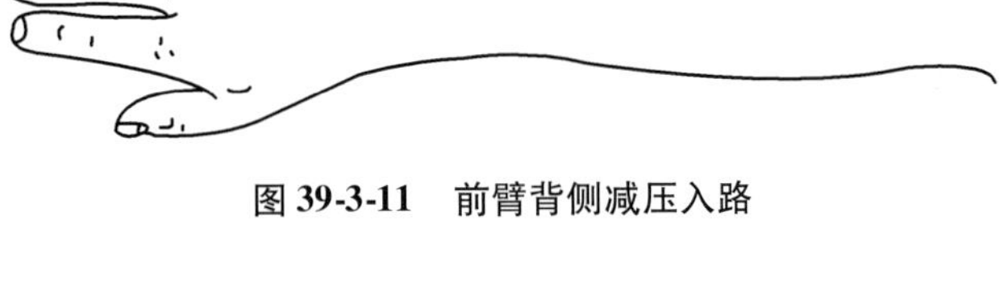

图 39-3-11　前臂背侧减压入路

室进行减压。切开皮肤及皮下组织后牵向两侧,确认前侧与外侧肌群之间的肌间隔分别于其前方1cm(前侧间隔)和后方1cm(外侧间隔)处行筋膜切开术。确认并切开后侧浅间隔室,将腓侧肌群和后侧浅肌群分别牵向两侧显露后侧深肌群。从腓骨后侧沿骨间膜进行后侧深肌群间隔室的切开减压(图39-3-12),在切口近侧需注意避免损伤腓总神经,尤其是在创伤导致的间隔室综合征,正常解剖结构多已改变,容易误伤腓总神经。在肢体损伤严重的病例,要确定所有间隔室都已彻底减压有一定困难。

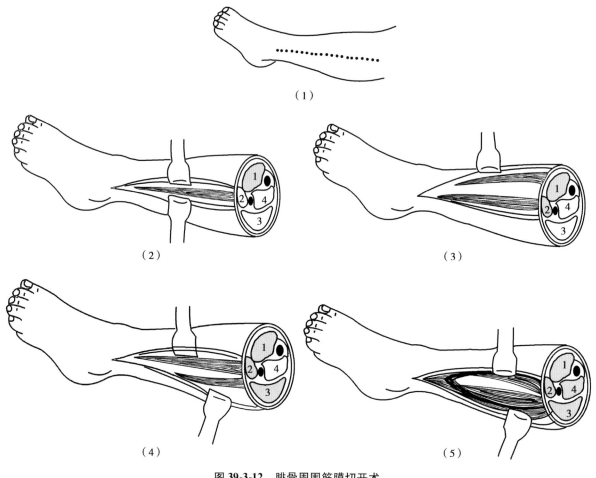

图 39-3-12　腓骨周围筋膜切开术
(1)~(5)为手术步骤

　　双切口筋膜切开术运用两个距离至少8cm的直切口进行减压术(图39-3-13),从膝关节水平至踝关节水平,前侧切口位于前侧和外侧间隔室之间,内侧切口位于胫骨内后缘后侧1~2cm处。切开前侧切口后,在前侧和外侧间隔室之间的肌间隔的前方1cm和后方1cm处分别行筋膜切开减压术。切口范围从近侧肌肉起点向远侧延伸至肌腱肌腹接合部。术中需注意防止误伤腓浅神经:行内侧切口需注意保护隐神经和静脉。将腓肠肌和比目鱼肌复合体表面的筋膜切开后,显露小腿远1/3的后侧肌间隔室。为了对后侧深肌间隔室的近端进行充分减压,有必要将部分比目鱼肌从胫骨表面剥离。显露并切开屈趾长肌和后侧深层间隔室。双切口筋膜切开术操作相对简单,缺点是需要两个切口,尤其是在一共创伤病例,这样的切口常引起骨、神经或血管的外露。

　　4. 大腿间隔室综合征　大腿的间隔室综合征很少报道。但目前发生率有上升趋势。有报道在闭合安放股骨髓内钉后发生间隔室综合征。从一定程度上,间隔室综合征的发生与大腿软组织损伤的范围和程度有关。还有报道闭合安放股骨髓内钉时的过度牵拉会使间隔室体积减小,继而引起间隔室综合征。大腿有三个间隔室:股四头肌、腘绳肌和内收肌。大腿间隔室综合征多数发生在股四头肌间隔室。继发于闭合安放股骨髓内钉后,切口的选择应位于引起症状的间隔室。如果累及的是股四头肌间隔室,沿大腿长轴行前外侧单切口,切开髂胫束和股外侧肌的筋膜。腘绳肌间隔室可以通过切开肌间隔

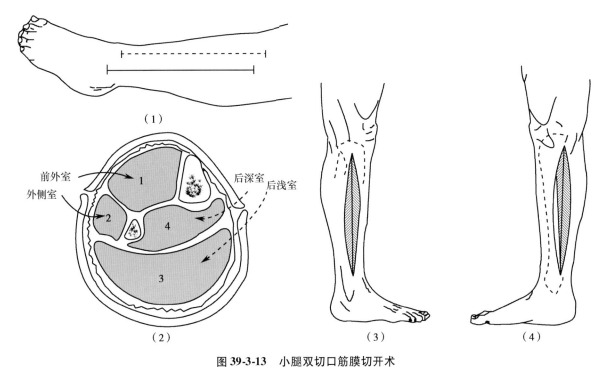

图 39-3-13　小腿双切口筋膜切开术
(1)切口;(2)横断面示意图;(3)外侧减压切口;(4)内侧减压切口

而减压。术中需注意避免误伤血管穿支。如果必要,内收肌间隔室减压需要另做一个切口。

5. 足部间隔室综合征　足的急性间隔室综合征多继发于跟骨骨折、Lisfranc 损伤或足的严重钝性伤,其临床表现大多不典型。要辨别此时的疼痛和触痛比较困难,而且足的牵拉痛的可靠性不如手。所以足的间隔室综合征的诊断依赖间隔室压力检测。足的间隔室(图 39-3-14)包括内侧、中间、外和骨间肌四个部分,都必须全部切开减压。诊断确立后,可双切口进行减压。背侧的切口用来显露骨间肌间隔室,内侧的切口用来显露深层屈肌间隔室,也有根据损伤情况或其他治疗目的而选用内侧切口或背侧双切口的入路(图 39-3-15)。

6. 筋膜切开术后的伤口处理　对筋膜切开术后的伤口处理,最根本的就是让切口开放,留待延期缝合。有些歧医疗中心采用钉书机将伤口皮肤暂时钉合以维持部分张力,在更换包扎时观察切口。如

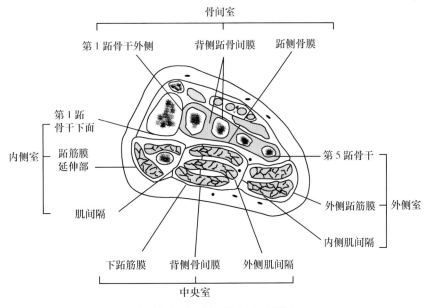

图 39-3-14　足部间隔室示意图

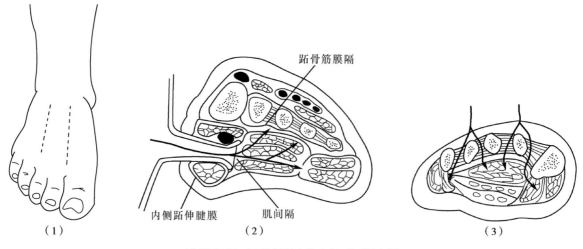

图 39-3-15　足部间隔室综合征减压示意图
(1)背侧双切口;(2)内侧单切口;(3)背侧双切口横断面

果张力减轻就予以缝合伤口,效果满意。伤口切开旷置后 48 小时,重新检查伤口,去除所有坏死的组织,继续定期更换包扎,待切口肿胀消退后予以缝合,有时需要行皮肤移植。

7. 骨损伤的处理　上、下肢的急性间隔室综合征多继发于长骨骨折,作为一些特定骨折,如胫骨折、肱骨髁上骨折、前臂骨折和股骨骨折的并发症出现。无论损伤位于什么位置,筋膜切开术都是行骨折固定的绝对适应证。骨折的固定技术取决于骨折的位置、特点和医生的技能,可以应用接骨板、髓内钉或外固定器等。所采用的方法是最大限度地减少手术创伤。所以如有可能,尽量选用髓钉技术固定骨折。当然有时采用接骨板和外固定更加适合。骨折固定后,应尽量完成骨的软组织覆盖,筋膜切开术后的护理同前。

筋膜切开术不成功的最常见原因是切开时间过晚或切开减压不够彻底。部分医生没有意识到要达彻底的小腿间隔室减压,就必须切开所有的四个间隔室。同样,前臂间隔室的充分减压也要通过切开浅层和深层屈肌间隔室来完成。外科医生要想在急诊室对间隔室进行充分彻底的减压,必须对上、下肢的解剖结构,非常熟悉。

（罗从风　曾炳芳）

第四节　肱骨外上髁炎

肱骨外上髁为前臂伸肌的起点,当腕部背伸时伸肌起点受力,掌屈时伸肌点受到牵扯。在因运动、职业、生活劳动等因素造成腕部过度伸、屈活动时,可致伸肌起点劳损、肌肉撕裂、骨膜炎、腱膜破裂和桡侧副韧带撕裂等,引起桡神经关节支或肌皮血管神经束绞窄和环状韧带的炎症或纤维化等病理改变。

肱骨外上髁炎多可取非手术疗法治愈,包括减少活动、理疗以及皮质类固醇局部封闭。对部分非手术治疗无效的患者,可针对其病因行手术治疗。

一、总伸肌腱肌皮微血管神经束切除术

此手术由吴祖尧所创建,其理论依据肱骨外上髁炎为桡神经关节支或肌皮血管神经束受绞窄所致。

【体位】　仰卧位,屈肘90°,反复用棉签棒在肘外侧检查,从肱骨外上髁起,至桡骨头和颈处止,确定压痛部位。此压痛点常只有 1~2mm 直径。用亚甲蓝作标记,此后不再移动患肢。

【麻醉】　局部皮内浸润麻醉,不作皮下注射。

【操作步骤】　以压痛点为中心,作一长 2~3cm 直切口,游离皮瓣后,切开深筋膜,向两侧牵开深筋膜,在相当于压痛点部位的总伸肌腱表面,可以找到一支约 0.5mm 粗的小血管从肌筋膜内穿出。此微血管在肱骨外上髁前上方者较粗,并伴有静脉。在肱桡关节水平或以下者则较细,且大多无静脉伴随。

有时需切开三头肌腱膜的延伸部分,才能显露血管神经束。神经非常细小,常不易为肉眼所见,但若用镊钳夹血管,可诱发术前疼痛。先将血管末端切断,结扎远端。提起近端,分离周围组织,直至肌筋膜裂孔。顺着肌筋膜方向扩大裂孔,将血管神经束的近端在筋膜下切断,以细线结扎,用蚊式钳将其塞入肌筋膜深面,缝合筋膜裂孔和皮肤。术后无特殊处理。

二、环状韧带切除术

Bosworth 认为肱骨外上髁炎是不对称的桡骨头反复旋转所致环状韧带损伤和慢性炎症,故主张作环状韧带部分切除术。

【麻醉】 臂丛神经阻滞。

【操作步骤】 在肘关节后外侧作7cm切口,起自肱骨外上髁上2cm,止于肱骨外上髁下5cm。切开皮肤后,在深筋膜平面确定附着于肱骨外上髁的伸肌总腱,从其起点将伸肌总腱膜的纤维部分用刀锐性分离,使其从肘关节囊、外侧副韧带和环状韧带解剖分离,并向远端牵开,以充分显露环状韧带。在前臂旋前和旋后运动下,以确定桡骨头和肱桡关节的位置。在距肱桡关节远侧0.5cm处环状切开环状韧带。前面起自尺骨的桡骨切迹,环状绕过桡骨头止于后侧环状韧带附着尺骨处。在距肱桡关节近侧0.5cm处平行上述切线切开肱桡关节囊,形成约1.0cm宽的组织条。其内含有环状韧带近侧一半部分和肱桡关节囊及其滑膜皱襞。环状韧带远侧部分仍保留,作为围绕桡骨颈的颈部,以保持关节的稳定性。用骨刀凿除外上髁的突起部,将总伸肌腱膜片在原位远端0.5cm处缝合于肱骨上髁部周围的软组织(图39-4-1)。

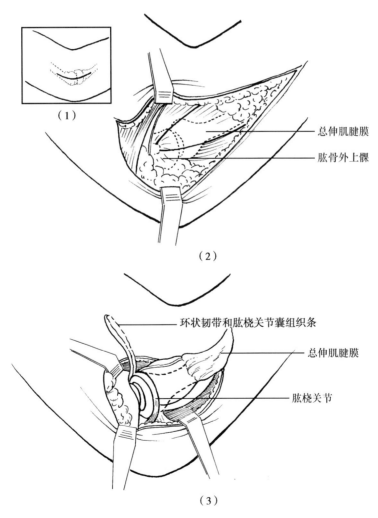

（1）

总伸肌腱膜

肱骨外上髁

（2）

环状韧带和肱桡关节囊组织条

总伸肌腱膜

肱桡关节

（3）

图 39-4-1　Bosworth 改良手术
（1）切口;（2）切开总伸肌腱的纤维部分;（3）显露环状韧带及肱桡关节囊组织条

【术后处理】　石膏托固定2周,然后逐渐锻炼肘关节运动。

（胡有谷）

第五节　骨化性肌炎

骨化性肌炎(myositis ossificans)是指肌腱、韧带腱膜及骨骼肌异常骨化,病理组织以纤维组织增生为特征,伴有大量新骨或软骨形成。病理学上,骨化性肌炎实质上是一种异位性骨化,分为创伤性骨化性肌炎和进行性骨化性肌炎。前者为关节和骨发生严重创伤时所发生的并发症,最常见的为肘关节,其后依次为膝关节、肩关节和髋关节。后者为一种遗传性结缔组织疾病,多为躯干部肌肉、肌腱、韧带和筋膜内进行性软组织异位骨化,由头向尾、由背侧向腹侧、由中线向四肢发展,同时合并先天性拇指(趾)畸形,外伤、感染和手术可加速骨化。进行性骨化性肌炎由于其特殊性如无特指,骨化性肌炎一般指的是创伤性骨化性肌炎,而不包括进行性骨化性肌炎。文献报道,60%～75%的患者有外伤史,少数为并发其他疾病,如偏瘫等。常见于儿童或青壮年,男性多见。

【病因】　骨化性肌炎病因不明,肌肉内血肿、强制性被动活动、暴力推拿、骨折反复复位、长期固定均可形成骨化性肌炎。感染或缺血、颅脑损伤、脊髓损伤或截瘫的患者也易发骨化性肌炎,它有4个诱发因素:

1. 刺激因素　60%～70%为挫伤导致血肿,这种损伤可能很轻微,仅少量的骨骼肌或肌原纤维受损。

2. 损伤信号　损伤组织或细胞分泌信号蛋白。

3. 存在基因表达缺陷的间叶细胞　这些细胞受到一定的信号刺激后可生成骨样或软骨样细胞。

4. 存在连续发生骨化的环境　其中BMP信号基因最为关键,BMP在骨骼和支持组织分泌中起重要作用。

【临床表现】　骨化性肌炎主要临床表现为局部质硬肿块,受累关节疼痛。临床上分为反应期、活跃期、成熟期和恢复期。

1. 反应期　肿块增大快、钙化快、消肿快,外伤1～2个月可达4～10cm。

2. 活跃期　局部发热、皮温高、压痛,肿块质硬。

3. 成熟期　出现骨性软骨。

4. 恢复期　肿块停止生长,常在1年后坚硬的肿块变小,甚至可完全消失,具有自限性。

【辅助检查】

1. 实验室检查　AKP、ESR等多正常,但反应期或活跃期AKP和ESR可升高。

2. X线　X线特征是伤后不久出现的局限性肿块。伤后3～4周,在肿块内显示毛状致密相,邻近骨出现骨膜反应(图39-5-1(1))。伤后6～8周,病变边缘被致密骨包绕,具有新生骨的外貌。软组织肿块的核心可出现囊腔,最后呈蛋壳样囊肿。伤后5～6个月后肿块收缩,与邻近骨皮质和骨膜反应之间出现透亮带。

3. CT　病变早期,CT可见病灶边缘模糊,见小片絮状骨化影或邻近骨轻度骨膜增生。晚期可出现X线片所表现的影像学特征,表现为病灶边缘为高密度影,中央出现囊腔样改变(图39-5-1(2))。

4. MRI　可反映软组织信号改变。MRI上早期为等T_1长T_2信号,病灶边缘水肿,随着病程延长,T_1和T_2信号均降低(图39-5-1(3))。

【治疗】　目前,骨化性肌炎尚缺乏特殊有效的治疗方法。避免及减轻外伤后血肿形成、消除血肿、避免反复复位引起骨膜多次损伤、避免强制被动活动是预防骨化性肌炎的重要原则。

综合康复治疗可改善和缓解早期骨化性肌炎的临床症状,包括药物治疗,主要为吲哚美辛;运动疗法,如适当的关节牵伸、肌力训练、持续性被动活动训练和简易器械锻炼。物理治疗,如微波、热敷等。放射性治疗可用于骨折后多次整复患者,亦可作为预防术后复发的手段。

晚期伴有严重骨关节功能障碍时,手术是唯一治疗手段,但复发率较高,若无功能障碍,则不需手

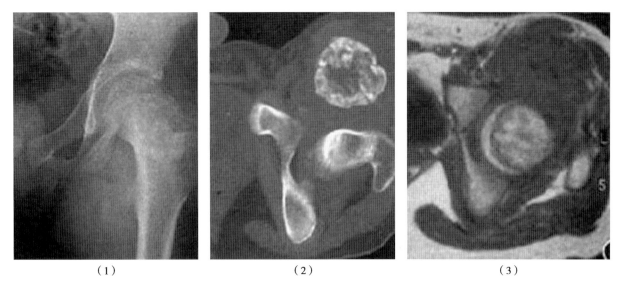

（1）　　　　　　　　　（2）　　　　　　　　　（3）

图 39-5-1　骨化性肌炎影像表现

（1）X 线示左股骨颈内侧局部高密度影；（2）CT 示左股骨颈前方高密度影，中央呈囊腔样改变；
（3）MRI 示左股骨颈前方长 T1 信号影

术。手术应待骨化边缘光滑、密度较高、已完全成熟后进行，主要切除骨化及周围低密度区，以改善和恢复关节的活动。

（翁习生）

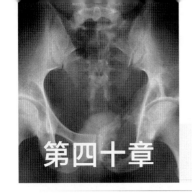

第四十章　骨与关节化脓性感染

骨与关节的化脓性感染包括化脓性骨髓炎(骨髓炎)和化脓性关节炎。前者远较后者常见。有时两者可同时发生。

【病原菌】　骨与关节化脓性感染的致病菌包括一般的化脓菌,如金黄色葡萄球菌、乙型链球菌等,以及特殊的致病菌,如布氏杆菌、伤寒杆菌等,有时甚至包括螺旋体、真菌、寄生虫和病毒等病原体在内。在所有的致病菌中,以金黄色葡萄球菌、乙型链球菌最为常见和重要。前者占75%~80%以上,后者约为15%。其他致病菌则均少见。

【发病条件】　单纯细菌的存在或污染并不足以造成感染。感染是否发生主要取决于机体抵抗力、细菌的数量和毒力以及其他一些相关因素。机体的抵抗力在正常情况下起阻止和消灭致病菌的作用。当机体的这种防御功能减弱,或致病菌毒力过强时. 感染即可发生。与感染发生的相关因素很多,但以局部是否有造成细菌滞留积聚和促使其生长繁殖的条件,以及预防和治疗的是否及时正确等为主。以下公式可表达影响感染发生的条件及其相关因素。

发病=细菌数量、毒力/机体抵抗力+其他因素

即感染的发生与细菌的数量、毒力呈正比,与机体抵抗力呈反比,并受其他相关因素的影响。

【治疗】　抗生素的广泛应用使骨关节化脓性感染的发病率和死亡率显著降低,据统计急性血源性骨髓炎患者的死亡率已由原来的20%~30%减少至目前的1%~2%。同时,与其发病密切相关的其他原发化脓性疾患,如疖、痈、脓肿、中耳炎、扁桃体炎及泌尿系和呼吸道感染等也及时得到控制,从而更加减少了本病的病源。但是,由于一些地方长期大量地滥用抗生素,使耐药菌群不断出现,抗生素的疗效日益减弱,以及由于早期确诊困难,贻误手术最佳时机等原因,致使目前国内某些地方骨与关节的化脓性感染发病率仍较高,而且疗效也不理想。因此,根据骨与关节感染的不同阶段的发病特点,早期诊断,及时恰当的治疗是提高本病疗效的关键。

第一节　化脓性骨髓炎的手术治疗

一、分类

化脓性骨髓炎是化脓菌和其他致病菌所引起的骨髓、骨质和骨膜的炎症。为了叙述和治疗方便,骨髓炎可以按照病程和症状、感染的病理机制以及宿主对感染的反应等三种情况进行分类。

首先,根据病程和症状的类型,可以将骨髓炎分为急性、亚急性和慢性三型,但其间的界限有时不太确定。其次,根据感染的病理机制,可以将骨髓炎分为外源性和血源性两型。外源性骨髓炎是由创伤、医源性因素或邻近组织感染灶蔓延引起;血源性骨髓炎是由已知或未知的致病菌诱发的菌血症所导致。最后,还可以依据宿主对感染的反应,将骨髓炎分为化脓性和非化脓性(肉芽肿性)两型。

二、急性血源性化脓性骨髓炎

急性血源性骨髓炎的致病菌与其他原因导致的急性骨髓炎者相同,均以金黄色葡萄球菌和乙型链球菌为主。在新生儿和婴幼儿中,有时致病菌乙型链球菌略多见于金黄色葡萄球菌。

致病条件如前所述,单纯细菌的存在并不一定会诱发感染。对于急性的血源性感染必须具有因血液循环障碍,或创伤导致骨内血管破裂、出血及凝血块和坏死组织形成等使细菌生长繁殖,并在菌血症基础上发病的条件。急性骨髓炎可因身体其他部位的感染经血液循环播散继发而来;也可因创伤,特别是开放性骨折及儿童关节部位的闭合性损伤;或医源性因素,如骨关节手术等感染而引起。但三者之中以血源性感染所致的急性骨髓炎为最多见。因此,目前在临床上习惯于以急性血源性骨髓炎作为急性骨髓炎的代表。

年龄和血液循环情况与发病和病理变化密切相关。本病好发于骨生长活跃的2~16岁的小儿和少年,成人少见。胫骨和股骨的发病率最高(约为60%),其次为肱骨、桡骨和髂骨。

在小于2岁的儿童中,因为长骨骺板尚未完全形成,血管可自干骺端通过进入骨骺,并形成血窦。在血窦中因血流缓慢容易使细菌积聚而发病。骨干和骨骺的炎性反应有效地阻挡了感染,使得脓肿最终穿破干骺端较薄的骨皮质.形成骨膜下脓肿。正因为这个原因,骨干极少受累,并且,骨内膜的血运也不会遭受危险。除了最严重的病例外,广泛的死骨形成并不经常发生,且整个病程通常也不会发展为慢性骨髓炎。然而,发生于幼儿期的急性骨髓炎由于能损伤长骨骺板或骨骺而导致肢体短缩或成角畸形。在大于2岁的儿童中,长骨骺板仍然能够阻止干骺端的脓肿播散入骨骺。但是,干骺端的骨皮质已变得较厚,如果炎性反应不能阻止感染扩散入骨干,内骨膜对骨质的血供将受到损害,外骨膜也因脓肿而从骨皮质上剥离,同时损害外骨膜的血供。这样,当来自内骨膜和外骨膜的血供均被破坏后,常能导致广泛的死骨形成和慢性骨髓炎(图40-1-1)。在成人,骨骺闭合之后,急性血源性骨髓炎变得少见,而外源性骨髓炎开始常见。在这一年龄段,血源性骨髓炎常累及椎体。感染可发生于骨质的任何一部分(骨骺、干骺端或骨干),脓肿播散缓慢,并且极少形成大块死骨。然而,局部骨皮质的破坏能导致病理性骨折。

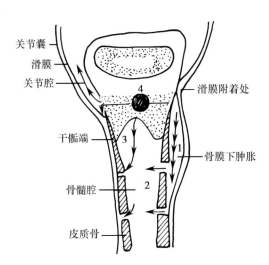

关节囊
滑膜
关节腔
滑膜附着处
干骺端
骨膜下肿胀
骨髓腔
皮质骨

图40-1-1　急性血源性骨髓炎病变扩散途径
其中1、2、3示病变扩散方向,4示病灶所在处

感染是否侵入邻近的关节同样也受患者年龄的影响。股骨近端的骨骺板位于髋关节囊内,假如骨膜下的脓肿穿破骨膜,就能侵入髋关节。肱骨近端、桡骨颈和腓骨下端的骨骺同样都位于关节腔内,因此,在此区域的感染均同时能造成化脓性关节炎。由于前述干骺端解剖发育的变化,发生于婴儿和成人的急性血源性骨髓炎要比年长儿童更容易累及关节,造成化脓性关节炎。婴儿和儿童的急性骨髓炎还能造成骨骺分离。

前述有关的解剖学和病理变化的问题,可作为诊断和治疗本病的理论依据。

患者体征和症状的变化相当大。有些患者可以有上呼吸道感染史或肢体扭伤史。全身系统性症状,如发热和不适,在早期可不出现。疼痛和长骨干骺端的局部压痛,以及脊柱叩击痛是常见的阳性发现。在婴儿、老年患者或免疫功能不全患者中,感染的体征和症状可极

轻微,白细胞(WBC)计数常可正常,但红细胞沉降率(ESR)和C反应蛋白(C-RP)常升高。X线片可显示软组织肿胀,但骨骺的改变,如骨质局部破坏或骨膜反应,至少在10~14日后方能被显示。在90%~95%的患者中,^{99m}锝核素骨扫描能在起病后24~48小时内证实其诊断。由于镓的嗜中性粒细胞特性,^{67}镓扫描和^{111}铟标记的白细胞扫描与^{99m}锝核素骨扫描同时应用能帮助诊断。磁共振成像能够显示骨髓和软组织的炎性反应改变。B超检查可于发病后3日内确诊骨膜下脓肿,从而指导早期准确的治疗。

在急性血源性骨髓炎治疗中,手术和抗生素治疗相互补充,一些患者通过单独应用抗生素治疗就能治愈,而对另外一些患者,若不采用手术治疗,抗生素应用的时间再长也不能达到治愈的目的。目前认为,脓肿形成后需要手术切并引流,单纯感染如没有脓肿形成,则可单独应用抗生素治疗。这一概念可以用于骨髓炎治疗原则中;Nade 提出了骨髓炎治疗的五项原则,至今仍然适用,分别为:①在脓肿形成前,应用适当的抗生素是有效的;②抗生素不能消灭无血运组织和脓液中的病菌,它们必须通过手术去除;③如果手术清创彻底,抗生素将防止脓肿的再形成,因此一期缝合切口是安全的;④手术不能进一步损害已经缺血的骨质和软组织;⑤手术后必须继续使用抗生素。

如果怀疑患者患有急性血源性骨髓炎,就必须按诊断中列出的方面对其进行评判。感染的肢体必须置于舒适的休息位,这样便于经常重复检查。首先开始一般性的支持治疗,包括静脉输液。理想的情况下,抗生素选择必须依据血培养或病灶局部穿刺液细菌培养结果及其药物敏感性而定。在发病初期,只有约50%的患者血培养病原菌阳性,此时,必须及时进行局部病灶穿刺抽吸术,作为抽吸减压、分层穿刺、试验性诊断和局部抗生素注入的手段,以获得准确的细菌学诊断,并判断是否有脓肿形成,以帮助辨认病原菌并制订早期的抗感染治疗方案;如果骨膜下和骨穿刺抽吸均未显示有任何需要进行手术切开引流的脓肿形成的证据或未培养出致病菌,则必须依据最可能的病原菌来选择抗生素用于静脉输入抗炎治疗。要密切监视患者的临床发展进程。如果患者在24～48 小时内对抗生素治疗没有反应,就必须寻找是否存在潜隐性脓肿。当病变进展、局部症状明显,髓腔内压力增高,或已穿破骨皮质形成骨膜下和软组织内脓肿时,则需及时施行钻孔开窗引流术或闭式吸引冲洗术。

(一) 穿刺抽吸术

穿刺抽吸术是急性骨髓炎早期简单易行、安全有效而又兼具诊断作用的手术治疗方法,不可忽视。

【手术目的】　①减轻髓腔内的压力,控制病变的发展;②可以通过检验了解脓液性质、病原菌种类及其对抗生素的敏感性,便于制订治疗方案;③是局部用药的途径。

【适应证】　①急性骨髓炎起病后,经应用抗生素及其他对症治疗2～3 日,全身症状无明显改善且局部症状加剧时,即使 X 线照片检查无异常发现,但 B 超检查可以确诊时,也应该及时施行穿刺抽吸术。②对于病程较长,发病7～14 日后的患者,当全身及局部症状仍未减轻,炎症感染现象严重,以及 X 线片显示骨膜阴影增宽、两侧不对称或骨质有融雪样变时,应该在全身支持治疗及静脉注射抗生素的同时进行穿刺抽吸术;对准备施行切开引流术者,为了明确诊断,了解病灶是否存在及其部位,亦均应先施行穿刺抽吸术。③对病情危重,全身情况极差,如合并败血症、感染中毒性休克及重要脏器功能衰竭等,而暂时不宜施行切开引流术者,应先施行局部穿刺抽吸。同时进行其他治疗,待全身情况好转后,再行切开引流。

【术前准备】　穿刺用针应该较粗长,以防折断或堵塞,一般采用用于输血的14～16 号针较适宜,同时与10～20ml 的注射器连接。

【体位】　根据穿刺部位不同而采取患者能够接受和配合的体位。例如病变在胫骨及髂骨前部可采取仰卧位;在肢体后面者应取俯卧位,股骨骨髓炎患者多取斜侧卧位。

【麻醉】　婴幼儿可用基础麻醉,或短暂而较浅的全身麻醉;成人一般采用局部浸润麻醉,必要时可行神经阻滞麻醉。

【手术步骤及方法】　在穿刺前,首先选定穿刺位置并做标志。一般在压痛和炎症现象最明显,B 超检查阳性发现处,且无重要血管神经的表浅部位穿刺。进针部位先以22～24 型号细针头行浅层浸润麻醉,在进针点处皮内注射呈皮丘,然后更换穿刺针头,向皮下软组织注射麻醉液,然后将穿刺针向深层皮下组织及骨膜下刺入,由浅入深试行抽吸,边刺入边抽吸,观察有无脓液被吸出。如果有脓液,则针头停留于此处,吸净脓液后再继续刺入,这种分层穿刺的抽吸方法可以避免将浅层的感染随穿刺针带入深层,造成感染和炎症的扩散;如未抽出脓液,可将穿刺针刺入干骺端的髓腔内继续抽吸(图40-1-2)。急性骨髓炎早期病变处骨皮质仍较坚实,穿刺针不易穿过,因此应注意不可使用暴力,以防穿刺针折断。另外,穿刺针不能完全刺入,应该保留一段于皮肤外,一旦穿刺针折断,则容易

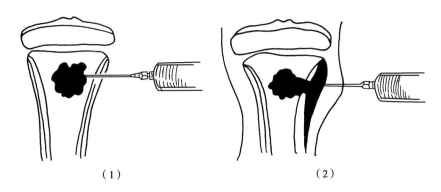

图40-1-2　急性血源性骨髓炎穿刺抽吸治疗
（1）穿刺抽吸骨膜下脓肿；（2）如脓肿位于干骺端髓腔内，可直接穿刺入病灶抽吸

取出。最后注意穿刺过程中不可以将针头刺入相邻关节，不可以随意改变针头的穿刺方向，以避免感染和炎症的扩散。

将穿刺抽吸出的液体立即送检，包括穿刺液涂片、培养及药物敏感试验等。穿刺结束前，局部病灶内可直接注射抗生素。

【术后处理】　将患肢置于功能位，避免过度活动。穿刺抽吸后应该按照急性骨髓炎的处理原则和方法，继续进行全身及局部的治疗。

（二）切开、钻孔和开窗引流术

与一般化脓性感染的切开引流术基本相同，急性骨髓炎的切开钻孔和开窗引流术也是根据外科"何时有脓何时切开，何处有脓何处切开"的基本原则所制定的手术方法。

【手术目的】　促使脓液引流和髓内压降低，从而控制炎症扩散，并使病变修复和痊愈。

【适应证】　①急性骨髓炎经穿刺抽吸及全身和局部应用抗生素治疗后，症状无明显好转，且局部炎症显著，甚至加重者，如患者条件允许时，应行切开钻孔或开窗引流术。②病变处脓液较多，经反复穿刺抽吸仍有积存，同时 X 线片显示骨质已有破坏，骨膜阴影局限性增宽或两侧不对称者，亦应施行切开引流术。

【术前准备】　除一般切开引流术所应有的手术器械外，还需准备骨钻、骨刀、摆动锯、吸引器以及闭式冲洗和吸引疗法所需的装置设备，如硅胶管、闭式引流瓶等。只要有可能就可使用止血带。在止血带充气前将患肢抬高数分钟，因为在感染状态下，这样做比用弹性绷带进行患肢驱血要安全得多。

【体位】　与急性骨髓炎穿刺抽吸术基本相同。

【麻醉】　婴幼儿、儿童采用全身麻醉；成人上肢可采用臂丛阻滞，下肢可选用蛛网膜下腔阻滞或硬脊膜外阻滞等方法。

【手术操作】

1. 切口　首先用穿刺抽吸术的方法，确定手术切口及进路。然后沿肢体纵轴纵行切开。特殊部位病变如髂骨骨髓炎，可沿髂骨骨嵴弧形切开。逐层切开皮下组织、筋膜、深肌膜，沿肌纤维方向分开肌肉直至病变骨骼的骨皮质表面。纵行切开骨膜，此时骨膜可能因骨膜下脓肿而从骨皮质上剥离，如果发生这种情况、脓液可在压力下冲出，向周围播散。如果未发现脓肿形成，可轻轻地将切口两侧的骨膜分别剥离 1.5cm，应尽可能少地剥离骨膜，骨膜剥离的越多，已受损害的骨质血供遭到的破坏就越严重。

2. 开窗引流　在病变最显著的部位，先施行钻孔。钻头大小应视病变骨直径大小而定，不要过大，以免造成骨干骨折。钻孔应按照开窗所需范围及轮廓，

依次排列进行，必须深达髓腔。钻孔数目视开窗范围大小而定，一般孔间距离 1 ~ 1.5cm（图40-1-3）。然后对于较细骨干可用窄骨刀、较粗骨干可用摆动锯将各孔之间的骨皮质完全切开并撬起，形成骨

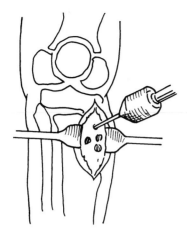

图 40-1-3 急性血源性骨髓炎的
切开钻孔引流术

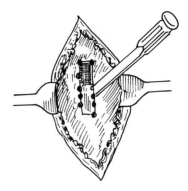

图 40-1-4 急性血源性骨髓炎的
切开开窗引流术

窗(图 40-1-4)。骨窗一般均呈长方形,与骨干纵轴方向一致。骨窗范围根据化脓病灶的大小而定,过小则引流不畅,过大则易发生病理骨折。

开窗完成后,用吸引器将髓腔内脓液和坏死组织彻底抽吸干净,但不要用刮匙在髓腔内搔刮,以防化脓感染在髓腔内扩散。

3. 闭合伤口 充分冲洗伤口后,放置凡士林纱布、聚维酮碘纱条一端于髓腔内,另一端留置于手术切口外。近年来,已经开始应用一种抗生素局部缓释的新材料"庆大霉素珠链"作为引流和填充病灶的方法(图 40-1-5),疗效更佳[参见本章第一节(四)庆大霉素珠链的临床应用]。

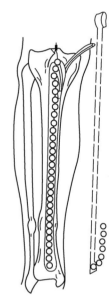

图 40-1-5 慢性或急性骨髓炎局部应用抗生素缓释材料和方法

若炎症较轻、病变范围较小时,伤口可行全层皮肤无张力疏松缝合,并用凡士林纱布及碘伏纱条等施行髓腔引流,一般于术后 3 日左右拔除引流。

若炎症严重,病变范围广泛,且患者全身症状明显,一般情况差时,可暂不缝合手术切口,但需充分引流和及时更换敷料,以促使其早日二期愈合。

【术后处理】 用长腿石膏后托将患肢制动于功能位,也可用持续牵引制动。密切观察引流情况,包括引流量、引流液性质、引流是否通畅等。应按时更换敷料和适时拔除引流等。术后继续进行抗生素、中医药及其他对症治疗。当伤口愈合后,去除石膏托,开始扶双拐进行患肢保护性负重。患者随访 1 年,定期复查 X 线片。

三、慢性骨髓炎

慢性骨髓炎(慢性化脓性骨髓炎)是一种不易根本治愈而经常反复急性发作的骨化脓性感染,具有较高的发病率,大多数慢性骨髓炎是由于急性骨髓炎,特别是对急性血源性骨髓炎诊断与治疗不及时或处理不当演变而成。但是,少数病例由于致病菌的毒力弱,或患者自身的抵抗力强,一开始便呈慢性骨髓炎表现。对此类疾患称为原发性慢性骨髓炎、非典型性慢性骨髓炎或亚急性骨髓炎。硬化性骨髓炎、骨脓肿或开放性骨折所致的骨化脓性感染多属于此类。

慢性骨髓炎的致病菌,其种类、来源和感染途径均与急性骨髓炎者相同。以金黄色葡萄球菌和乙型链球菌为主,由于窦道形成,混合感染者较多,例如白色葡萄球菌、大肠埃希菌、铜绿假单胞菌等的混合感染。

慢性骨髓炎的病理变化较为复杂。急性骨髓炎一旦有死骨和窦道形成,即成为慢性骨髓炎,病理特点为:①有死骨和骨性死腔存在。死骨很难自行消除;死腔本身的血液供应很差,成为经久不愈的感染源,药物很难进入病变部位。②骨髓腔滋养血管栓塞、被破坏,密质骨的血供不良,修复能力差。③骨膜反复向周围生长,形成板层结构的骨性包壳。④窦道壁周围产生大量的炎性肉芽组织。

根据前述慢性骨髓炎的病理变化特点,在制订治疗方案时,应该重视对局部病灶的手术处理。其主要原则和方法可概括为:彻底清除病灶,积极修补缺损及局部应用抗生素,从而更加有效地控制感染和炎症。

慢性骨髓炎的外科治疗包括死骨切除以及感染和瘢痕化的骨质及软组织的切除。手术的目的在于通过建立一个有活力的、血液循环良好的环境来消灭感染。要达到这个目的可能需要进行彻底的清创。彻底的清创经常留下一个大的无效腔,这需要进行适当的骨和软组织缺损重建,并且要明确感染的病原菌,而后给予适当的抗生素治疗。这类手术包括皮肤移植、肌肉和肌皮瓣移植,有时还需要应用游离皮瓣移植技术。

(一)慢性骨髓炎病灶清除术

【手术目的】　去除病灶中的死骨、不健康肉芽和瘢痕组织,行碟形截骨术,为术后充分引流创造条件。

【适应证】　慢性骨髓炎有死骨形成且界限清楚,有无效腔存在伴有溢脓窦道,且新骨增生并形成可替代原有骨干的包壳者。

【禁忌证】　慢性骨髓炎有以下情况时,暂不宜行病灶清除术:①已经形成死骨但边界不清;②成骨不明显,包壳尚未充分形成,不能替代原有骨干者;③慢性骨髓炎急性发作时,宜行切开引流而不宜施行病灶清除术;④开放性骨折感染,除在早期清创时应彻底清除异物、游离失活的碎骨片和坏死组织外,在骨折愈合前不宜行病灶清除术。

【术前准备】　病灶清除术前应常规做好以下各方面的准备:①为了确定死骨和无效腔的存在和了解其所在部位、形状、大小、范围、窦道方向和深度,可采用 X 线照片、窦道造影,必要时行 CT 或 MRI 等检查;②术前 1~2 周开始应用抗生素等抗感染治疗;③对体质虚弱、合并贫血、水肿、营养不良者,注重全身支持疗法,必要时给予静脉高营养及输血等治疗;④对继发于开放性损伤感染者,术前应注射破伤风抗毒素;⑤术前要对病灶清除术后遗留的骨质和软组织缺损做好术式设计和充分准备。

【体位】　一般取仰卧位,对某些特殊部位的病变,根据实际情况和需要采取适当体位。

【麻醉】　根据患者年龄、病变部位分别选用全身麻醉、臂丛阻滞、硬脊膜外阻滞、蛛网膜下腔阻滞或下肢神经干阻滞等。

【手术操作】　尽可能使用充气止血带。

1. 切口　一般均选择窦道所在处,或窦道附近及距离无效腔最近且无重要血管神经处。注意避开局部质硬瘢痕。原则上切口应该沿肌间隙走行方向,避免术后肌肉与骨干粘连影响邻近关节活动。

2. 病灶显露及处理　为了便于显露病灶范围,切开前可以用亚甲蓝沿窦道注入,沿窦道切开皮肤,彻底切除窦道,显露骨感染区域。切开变硬的骨膜,分别向两侧剥离 1.3~2.5cm。在适当位置的骨质骨上钻几个小孔,连线如长方形,用骨凿去除这部分皮质骨。开窗大小原则上应以既保证引流通畅,又不过大为宜,以免因过小而妨碍病灶的彻底清除和引流;或因过大造成更多的组织缺损而易并发病理骨折。然后,用切除、搔刮及冲洗的方法彻底清除无效腔内所有的死骨、脓性物质和瘢痕坏死组织。如果硬化骨封闭髓腔两端形成一个无效腔,则要在两个方向上打通髓腔,使血管能够长入无效腔中。将无效腔修削成为便于引流和易于生长的口阔、腔浅、底小的碟形骨腔。同时其底和壁均为新鲜的渗血面,但必须注意不要过多切除健康的骨组织。使用气动磨钻有助于掌握健康和缺血组织的分界。如果腔隙不能被周围的软组织填满,可能需要进行局部的肌肉组织瓣或游离组织瓣转移,以消灭无效腔。如有可能,全层松弛缝合皮肤切口并留置引流管,但要确保皮肤张力不能太大。假如不能直接缝合切口,就让伤口保持松弛开放并填塞凡士林油纱等敷料(图 40-1-6),或置入庆大霉素链珠,准备进行伤口延期缝合或留待二期植皮。在术前、术中和术后必须应用适当的抗生素。

【术后处理】　患肢用夹板、石膏固定或牵引制动至伤口愈合,此后仍需要予以保护,以防止病理性骨折的发生。经常观察患者全身及局部情况如体温、脉搏是否正常,局部渗出量,肿胀,疼痛性质及程

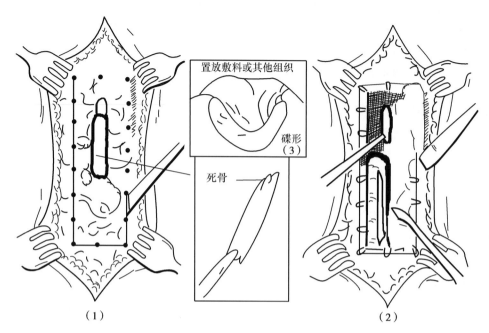

图 40-1-6　慢性骨髓炎病灶清除术死骨取除、病变组织刮除碟形术
(1)病变骨除钻孔开窗并取死骨;(2)刮除所有病变组织,病灶凿呈碟形(碟形术);
(3)碟形骨腔内置放凡士林油纱布或其他组织,全层疏松缝合并引流

度,引流是否通畅,手术切口有无炎症现象,以及患者营养和精神状态。发现问题后应及时处理。抗生素通常要持续应用较长时间,若有低蛋白血症时应适当输血或补充蛋白质。

（二）开放骨移植术

【适应证】　Papineau 等介绍了一种开放骨移植技术,用于治疗慢性骨髓炎。这一方法建立于下列原则之上:①肉芽组织能有效地抵御感染的侵袭;②自体松质骨移植能迅速地重建血液循环并抵抗感染;③感染区域被彻底清除;④进行充分的引流;⑤进行适当制动;⑥长时间应用抗生素。

【术前准备、体位和麻醉】　与病灶清除术同。

【手术操作】　手术可分为三个阶段:①感染组织的切除,用或不用外固定架或髓内钉固定;②自体松质骨移植;③皮肤切口关闭。

1. 第一阶段　尽可能使用充气止血带。这一阶段中要彻底清除窦道和死骨,在失去活力的骨组织区域做碟形切除。许多情况下可能需要在骨干进行骨段切除。如在感染性骨不连的情况下。当健康组织和感染组织的界限不清时,可间隔 5~7 天后重复这一步骤。在两次手术期间,创口开放,用吸收了抗生素的敷料填塞伤口。如果患肢需要固定,此时可应用外固定架或应用髓内钉固定。在 4 或 5 天后,每日更换伤口敷料。如有需要可再次切除感染组织,延迟进行下一阶段治疗,直至感染征象消失,创口内完全由健康肉芽组织充填。

2. 第二阶段　第二阶段的治疗为自体松质骨的移植,移植骨可由后部髂嵴获取。Papineau 等建议将移植骨条取成 3~6cm 长,3mm 厚,4mm 宽。将移植骨块按同心圆排列,各层互相重叠完全充填清创后留下的腔隙。在进行骨切除的区域,以骨移植块包裹先前的鱼鳞状的骨末端,重建骨干的外形。然后,用吸收了抗生素的敷料填塞包扎伤口。

在术后第 3 和第 5 天之间,第一次更换敷料需由手术医生亲自完成,将任何与敷料粘连的骨块重新植入。然后,每天更换敷料直至移植骨稳定。如果有指征,可用局部带蒂的肌瓣移植,促进移植骨块的血供,使皮肤和皮下组织开放。另外,特别对于直接位于皮下的骨骼,如胫骨的治疗,当肉芽组织未能完全覆盖移植骨而创口皮肤趋向覆盖肉芽组织时,应切除创口边缘。如果进行了这一操作,要在新造成的创口内填塞吸收了抗生素的敷料。

3. 第三阶段　在一些病例中,可通过皮肤自然的爬行覆盖,使伤口愈合。否则,必须应用下列多种方法中的一项来达到适当的伤口覆盖。这些方法包括皮肤移植、肌皮瓣移植、带蒂肌瓣移植,以及需要显微外科吻合血管的游离皮瓣移植。

【术后处理】　与病灶清除术者相同。

（三）带蒂肌瓣转移填充术

【适应证】　慢性骨髓炎病变范围较广泛或病灶清除后遗留较大缺损及空腔,需用健康组织填充和促使愈合,以及病变位于邻近处有健康强壮的可以利用的肌肉者。适于用带蒂肌瓣转移的方法填充修复:

1. 位于肱骨干近段和远段的病变可分别用三角肌瓣及肱三头肌瓣。

2. 于股骨干近段和中段的病变可分别用股外侧肌、阔筋膜张肌和股内(外)侧肌瓣。

3. 位于胫骨骨干近段前外侧或后内侧的病变,可分别选用比目鱼肌内侧肌瓣和胫前肌瓣等。

【禁忌证】　病变病灶空腔周围没有健康强壮的肌肉组织者。

【术前准备、体位和麻醉】　与病灶清除术者相同。

【手术操作】

1. 按照慢性骨髓炎病灶清除术的步骤和方法,彻底清除病灶,使之成为碟形而便于接受肌瓣移植的受区,然后沿选用肌肉的肌纤维方向纵行分开 1/3 ~ 1/2,并在其远端切断使之成带蒂瓣。注意肌瓣近端蒂部的宽度应不小于其长度的 1/4。

2. 将带蒂瓣游离端在无张力的情况下置入骨腔(图 40-1-7)。同时,对置入肌瓣的长度和宽度不要求与骨腔的容积完全相同,但肌瓣不能扭转、牵拉和重压,而且不可填塞过紧。

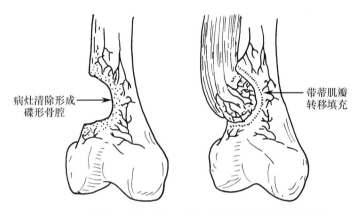

病灶清除形成碟形骨腔

带蒂肌瓣转移填充

图 40-1-7　带蒂肌瓣转移填充术治疗股骨远侧慢性骨髓炎性
病灶,病灶清除术后用肌瓣填充骨腔

3. 在骨腔边缘钻孔并穿过可吸收线缝合肌瓣,以保持固定,清理相冲洗创腔后全层疏松缝合切口,同时置放引流。

【术后处理】　与病灶清除术者相同。

（四）游离松质骨移植填充术

【适应证】　病变较局限和稳定的慢性骨髓炎,在行病灶清除术后残留的骨腔不适于用肌瓣填充,或因其邻近部位无适合肌肉可做肌瓣者,例如病变位于胫骨近端或远端、桡骨远端、跟骨和掌(跖)骨等处:病灶范围较大,容易发生病理骨折者。

【禁忌证】　病变尚未完全局限和稳定者。

【术前准备、体位和麻醉】　与病灶清除术相同。

【手术步骤及方法】　与肌瓣移植填充术基本相同。

1. 自髂骨嵴凿取松质骨,并剪切成小片备用。

2. 进行彻底的病灶清除术,除完全清除死骨、不健康肉芽和瘢痕组织外,还须将骨腔中缺血硬化的骨质刮除,直至出现血运良好的健康骨组织为止。

3. 充分冲洗后,将松质骨碎片加入抗生素后植入骨腔(图40-1-8)。缝合切口。

【术后处理】　与病灶清除术相同。

（五）聚甲基丙烯酸甲酯抗生素珠链技术

Klemm 及其其他研究者报道应用聚甲基丙烯酸甲酯(PMMA)庆大霉素珠链治疗慢性骨髓炎取得了良好的疗效(图40-1-5)。这一治疗方法的原理是在局部维持释放超过最小抑菌浓度的抗生素,药代动力学研究显示局部所能达到的抗生素浓度比全身应用抗生素达到的浓度高 20 倍。因此,这一方法具有局部抗生素浓度很高而血浆中浓度和全身毒性较低的优点。术后伤口内的血肿和渗出液成为抗生素扩散的载体,抗生素可从 PMMA 珠链内释放入其中。

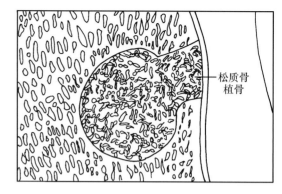

图 40-1-8　松质骨游离移植填充术

只有一期将伤口闭合才能获得局部抗生素的高浓度,如果伤口不能一期闭合,可使用防止液体渗透的敷料包扎伤口。在置入珠链前,必须将所有的感染和坏死组织彻底清创,并去除所有的异物。不建议使用负压吸引,因为应用负压吸引之后,局部抗生素浓度可因此而下降。

目前已有商品化的 PMMA 抗生素珠链,其商品名为 Septopal。一般每串珠链有 30 个小珠,每个小珠含 7.5mg 的硫酸庆大霉素和 4.5mg 的游离庆大霉素。

现在正在研究多种可降解的抗生素释放系统,用于替代 PMMA 珠链。

PMMA 珠链的短期、长期或永久性植入都是可行的;短期植入是指将珠链在 10 天内取出。长期植入是指珠链可在体内留置达 80 天。

（罗先正）

第二节　化脓性关节炎的手术治疗

化脓性关节炎(septic arthritis)为关节内化脓性感染,多见于儿童,最常见的受累部位为髋、膝关节,其次为肘、肩和踝关节,其他关节少见。常为败血症的并发症,也可因手术感染、外伤性感染等所致。最常见的致病菌为金黄色葡萄球菌,约占85%,其次为 β 溶血性链球菌和革兰阴性杆菌。

患者表现为寒战、高热等全身中毒症状,体温可达 39～40℃,受累关节局部剧痛,并有红肿热痛等表现,关节常处于屈曲位,久之关节发生挛缩。髋关节位置较深,因而局部肿胀、压痛多不明显,但活动及内旋受限。关节穿刺和关节炎检查是确诊化脓性关节炎的重要依据。关节液白细胞计数超过 5000/mm³,中性粒细胞达 90%,即使涂片或培养阴性,也应高度怀疑化脓性关节炎。细菌培养药敏试验可选择敏感抗生素。

早期治疗是控制感染、保全生命和关节功能的关键。原则是:全身支持治疗;应用广谱抗生素和局部治疗。手术治疗包括:

1. 关节腔持续性灌洗　适用于表浅的大关节,如膝关节在两侧穿刺,经穿刺套管插入 2 根塑料管或硅胶管留置在关节腔内。每日经灌注管滴入抗生素溶液 2000～3000ml。引流液转清,经培养无细菌生长后可停止灌洗,但引流管仍继续吸引数天,如引流量逐渐减少至无引流液可吸出,而局部症状和体征都已消退,可以将管子拔除。

2. 关节切开　直视下病灶清除,安置灌洗引流装置。适用于较深的大关节,穿刺插管难以成功的部位,如髋关节等。切开关节囊,放出关节内液体,用盐水冲洗后,在关节腔内留置 2 根引流管,作关节腔持续灌洗。在膝关节可于髌骨及髌韧带两侧1cm 处各作长约4cm 的弧形切口,切开皮肤、筋膜、关节囊,进入关节腔,用大量生理盐水冲洗,去除脓液、纤维块和坏死组织,保持切口开放,关节内不放引流。关节切口手术创伤相对较大、关节结构破坏较多,容易造成功能障碍。

3. 关节镜下手术　在关节镜下清除脓苔,彻底冲洗关节腔,并配合灌洗引流。在关节镜直视下反复冲洗关节腔,清除脓性渗液、脓苔与组织碎屑,灌洗后在关节腔内留置敏感的抗生素,术后可留置引流管或继续行灌洗治疗。有学者采用在关节镜术中大剂量冲洗,术后不放置引流、酌情采用关节穿刺的方法,效果良好。关节镜下可直视去除脓液和坏死组织,手术切口小,减少关节损伤,术后可早期功能锻炼,避免发生关节功能障碍,具有一定优越性。

4. 对化脓性关节炎除了积极采用相应的手术治疗外,还应辅助石膏或支具保护关节处于功能位,如早期处理不当导致关节处于非功能位强直或病理性脱位时,可考虑行矫形手术。

（翁习生）

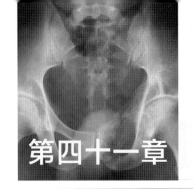

第四十一章 骨与关节结核

第一节 概　　述

2006 年我国结核发病人数为 131 万,占全球的 14.3%,位居世界第二位,是全球 22 个高发结核病国家之一。目前,全国已有 5.5 亿人口感染了结核分枝杆菌,全国现有约 450 万肺结核患者,占全球结核病患者总数的 1/4,其中传染性肺结核患者约 200 万。肺结核病发病和死亡数始终居各种传染病之首位。我国的结核病耐药情况十分突出,是 27 个高发结核耐药国家之一,耐药率高达 46%。全国结核病防治工作面临着流动人口、耐多药结核病(MDR-TB)和结核菌/艾滋病病毒(TB/HIV)双重感染的巨大挑战。

骨与关节结核(tuberculosis of bone and joint)是常见的肺外继发性结核,占结核患者总数的 5% ~ 10%。骨与关节结核中脊柱结核约占 50%,其次为膝关节结核和髋关节结核。随着科技的进步,人民生活水平的提高及抗结核药物的出现,近百年来骨与关节结核的发病率显著降低。但耐抗结核药菌的出现及结核菌/艾滋病病毒(TB/HIV)双重感染的日益增多,骨与关节结核发病率显著回升,骨科医生目前应正视该问题。

一、骨与关节结核的治疗

骨与关节结核是结核菌全身感染的局部表现,其治疗方法应该是综合的治疗方法,包括休养、营养、规范药物化疗和系统性的手术治疗。其中,抗结核药物化疗贯穿整个治疗的始终,在骨与关节结核的治疗中占据主导地位。

1. 支持疗法　充分的休息,良好的外部自然环境,日光照射和合理的营养膳食,改善和控制病变。

2. 抗结核药物治疗　抗结核化疗药物的出现给骨与关节结核的治疗带来了根本性转变。早期、联合、适量、规律、全程的抗结核药物化疗是控制感染、消灭结核菌的最关键的环节。外科手术彻底清除病灶依据抗结核药物治疗的基础。目前,随着多重耐药性(MDR)结核的逐渐增多,世界卫生组织建议对所有先前治疗患者进行药物敏感性试验(DST)及时发现 MDR 结核,此对有效治疗方案的启动极其关键。

(1) 抗结核药物化疗的作用:骨与关节结核患者一经确诊,就要及时进行合理化疗,是迅速消除传染性、阻断传播、治愈患者的首要措施。现代抗结核药物化疗的目标不仅是杀菌和防止耐药性的产生,而且在于最终灭菌,防止和杜绝复发。药物治疗要遵循全国结核病会议所倡导的“早期、联合、适量、规律、全程”的原则。有效的化疗管理是化疗成败的关键,不得自行任意更改化疗方案。

(2) 抗结核药物化疗的方案:近年来,随着新的抑菌和杀菌抗结核药物的发现和临床应用,抗结核药物化疗疗程的时间大为缩短。目前国内外学者普遍的共识是将原来标准化疗的 18 ~ 24 个月缩短为 8 ~ 12 个月的短期化疗,治愈率达 90% 以上,死亡率降低至 1% 以下。短程化疗在强化阶段必须包含两种杀菌药物:利福平、异烟肼,巩固阶段至少使用 2 种杀菌药物。

目前,国际上通用的抗结核药物有 12 种之多,其中常用的 6 种化疗药物为异烟肼(INH)、利福平(RPF)、吡嗪酰胺(PZA)、链霉素(SM)、氨硫脲(TB1)、乙胺丁醇(EMB),在我国包括 PAS。国内外推崇的短程化疗方案疗程为 6~9 个月,用药方案以 R、H、Z 组合为主(表 41-1-1、表 41-1-2)。

表 41-1-1　脊柱结核抗结核短程化疗方案

化疗方案	手术	观察(月)	复发率	作者
6RH	√	60 个月	1.15%	MADRAS(1983)
6RH	×	60 个月	3.26%	MADRAS(1983)
9RH	×	60 个月	1.04%	MADRAS(1983)
6RH+S/2/周				MADRAS(1986)
9RH+S/2/周				MADRAS(1986)
4SHRE/5HRE	√			国内协作组(1990)
4SHRE/5H$_3$R$_3$E$_3$	√			国内协作组(1990)
6RH	×			Griffiths et al.（1993)
9RH	×		92%*	Griffiths et al.（1993)
2SHRZ/6H$_3$R$_3$L$_1$	√			国内协作组(1998)
2SHRZ/5H$_3$R$_3$L$_1$	√			国内协作组(1998)
6HRZ				Loenhout-Rooyacker, et al.（2002)

√:手术;×:单用药;*:有效率

注:举例 4SHRE/5H$_3$R$_3$E$_3$,方案中药物代号前的 4 和 5 代表用药持续时间为 4 个月和 5 个月,代号 H$_3$ 表明异烟肼间歇给药每周服用 3 次,其余类推,方案中斜线之前为强化阶段,斜线之后为巩固阶段,这方案满疗程共 9 个月,各种药物代号:Z(吡嗪酰胺)、E(乙胺丁醇)、S(链霉素)、R(利福平)、L(利福喷汀)。

表 41-1-2　抗结核药物应用剂量

药物	缩写	每日剂量			间歇剂量			试管抑菌药物浓度(μg/ml)	制菌作用机制	主要负反应
		儿童 mg/kg	成人 体重	成人 剂量	儿童 mg/kg	成人 体重	成人 剂量			
异烟肼	H	5		300mg	15			0.01~0.05	DNA 合成	偶有末梢神经炎、肝功能损害
利福平	R	10	<50kg ≥50kg	450mg 600mg	15		600~900mg	0.01~0.1	MDNA 合成	肝功能损害,过敏反应
利福喷汀	L						600mg 每周一次	0.05	MDNA 合成	肝功能损害
链霉素	S	15~20	<50kg ≥50kg	750mg 1g	15~20	<50kg ≥50kg	750mg 1g	0.4~1	蛋白质合成	听力障碍、眩晕、肾功能损害
吡嗪酰胺	Z	15~30	<50kg ≥50kg	1.5g~2g	每周 3 次 50	<50kg ≥50kg	2.0g 2.5g	20	未明	尿酸血症,肝功能损害
乙胺丁醇*	E	25/前 2 个月,以后 15			每周 3 次 30 每周 2 次 45			1~5	RNA 合成	视神经炎
对氨基水杨酸	P	300			10~15			0.1~1	中间代谢	胃肠道不适,过敏反应
氨硫脲	T	4 (儿童)		150mg				1	未明	胃肠道不适,肝功能损害,造血抑制

续表

药物	缩写	每日剂量			间歇剂量			试管抑菌药物浓度（μg/ml）	制菌作用机制	主要负反应
		儿童 mg/kg	成人 体重	成人 剂量	儿童 mg/kg	成人 体重	成人 剂量			
乙（丙）硫异烟胺	1314TH（1321）[TH]	15～20	<50kg ≥50kg	750mg 1g				1～1.5	蛋白质合成	胃肠道不适,肝功能损害
卡那霉素**	K	10～15		0.5～1g				0.5～2	蛋白质合成	听力障碍、眩晕、肾功能损害
卷曲霉素**	CPM	15		1g				0.4～1	蛋白质合成	听力障碍、眩晕、肾功能损害

* 剂量必需计算准确以免毒性反应　　** 只供成人使用；　本表所列举的剂量供参考,请查阅有关专著加以核对

二、骨与关节结核的手术适应证

传统骨与关节结核的手术适应证,主要针对治愈病灶这一目的。由于现代医学的全面发展,手术方式、手术技术更完善,临床对骨与关节结核病治疗目的的要求更高、更系统、更全面。因而骨关节结核病的手术适应证不单针对治愈病灶,还包括了更深层次的需求,即肢体与脊柱的解剖及功能的重建、尽快康复的目的。综合许多作者的研究结果,目前手术治疗骨与关节结核的适应证如下:

1. 单纯滑膜结核、单纯骨结核保守治疗无效以及早、晚期全关节结核。
2. 病灶内有较大的死骨、较大的寒性脓肿、较大的空洞、经久不愈的窦道。
3. 合并脊髓与神经受损者。
4. 骨质严重破坏致病骨缺损较大、严重畸形者。
5. 耐药特别是耐多药者。
6. 骨与关节结核术后疗效不佳,且存在上述各项者。

三、骨与关节结核的外科治疗方法

自20世纪50年代有效抗结核药物问世之后,骨与关节结核的手术治疗才逐步趋于规范。对有手术指征的骨、关节结核,通过恰当的手术治疗,可使病灶提前治愈、肢体功能得以恢复或者重建,使患者早日恢复生活与工作。术者必须清醒地认识到,手术治疗仅是骨与关节结核治疗计划的一部分,结核分枝杆菌的杀灭是要依靠抗结核治疗的。那种术后仅给患者开一次处方、再不进行督导、复查的做法是错误的。

（一）局部制动

局部制动可减轻肌肉痉挛、缓解局部疼痛、预防和矫正畸形、防止脊髓与神经损伤、防止病理性骨折。

1. 卧床　患者需卧硬板床休息。

2. 关节制动　关节制动采用石膏绷带、支具或牵引等制动措施来完成,一般需4～6周。畸形严重者,可采用骨牵引以矫正关节畸形或脱位,通常需8～12周。

3. 脊柱制动　由于现代脊柱外科内固定的迅速发展使脊柱结核的内固定较为可靠,术后多不需行制动处理。但对于术前、单纯抗结核治疗等患者则需给予制动。

（1）枕颌带牵引:用于颈椎结核。简单易行,易于脱卸,根据需要可以调节,牵引重量2～3kg。

（2）塑料颈围:由前后两片构成筒式颈围,适用于轻型颈椎结核制动用。

（3）颌-胸石膏或支具:从下颌至上胸部的制动,可限制颈椎的活动。

（4）脊柱支具:系用塑料及金属材料制成的与身体躯干曲线相适应的支架,制动脊柱结核患病的节段,达到制动辅助治疗的作用。

（二）寒性脓肿潜行穿刺术

骨与关节结核形成的局部寒性脓肿或流注脓肿,大多于骨病灶清除的同时予以清除。但当遇有下述情况时,需较早排出脓液,以利于疾病的整体治疗:①脓肿即将破溃时应在破溃前行潜行穿刺,以防自行破溃

而引起混合感染;②全身结核中毒表现明显且存在较大脓肿,穿刺排脓可以缓解临床症状;③远离骨病灶部位的流注脓肿,在术中或术后,经穿刺排脓,可减少一个手术切口;④诊断不能确定者,需行培养+药敏者。

表浅的寒性脓肿的潜行穿刺。多选择 1% 利多卡因局部浸润麻醉。穿刺方法是,在脓肿范围以外的正常皮肤进针,在皮下潜行通过一段正常皮下组织后进入脓腔,以免穿刺后针孔流脓形成窦道。如脓腔大并有大量干酪样坏死物不易抽取,或表面潮红有继发感染自溃难免时,在无菌技术下可置硅胶管行闭式引流。深在脓肿因体表定位困难,需经 CT 或 B 超引导下穿刺。

(三) 关节腔脓肿穿刺与注药

关节腔穿刺、注药适用于:①关节腔大量积液,胀痛明显时,为缓解疼痛,可行关节腔穿刺抽脓,同时行关节腔注药;②诊断不明确,穿刺抽脓行细菌培养以确定诊断,培养后可行药敏试验,指导用药;③适用于膝、踝、肘、腕、手、足等部位单纯滑膜结核的治疗。

穿刺方法:以 1% 利多卡因局部浸润麻醉。根据各关节穿刺常规部位选择进针点。局部抗结核药物一般选用异烟肼,每周注射 1 次,每次注射 100 ~ 300mg。一般 3 个月为一个疗程,用药 1 ~ 2 疗程。

(四) 病灶清除术

病灶清除术是手术治疗骨与关节结核的最基本手术方法,其他手术方法均基于成功的病灶清除术。单纯骨结核、单纯滑膜结核经保守或关节腔穿刺、注药治疗无效者可分别行骨病灶清除术或滑膜切除术,多可保留正常或基本正常的关节。早期全关节结核亦可行骨病灶清除术、滑膜切除术,可保留大部分关节功能。晚期全关节结核破坏严重,则需较大范围的彻底病灶清除术,关节功能基本或全部丧失。近年来,通过关节镜行病灶清除术临床应用较多,效果可靠,有条件者可行此手术治疗。

病灶清除术要彻底清除寒性脓肿、死骨、干酪样物质、肉芽组织、坏死的椎间盘,切除肥厚的滑膜组织,切除或刮除窦道,凿除硬化的空洞壁及多发空洞、病变性的骨桥等。术者应努力追求一次性病灶清除的成功。

(五) 功能重建手术

单纯骨结核、单纯滑膜结核、早期全关节结核,经病灶清除后可保留全部或部分关节功能。若术后无或仅有轻微临床症状,则不再需要进一步治疗。晚期全关节结核,关节功能已经丧失,则需行关节功能重建手术。要根据患者的病变情况、家庭经济状况与医疗技术水平,选择恰当的重建方式进行治疗。

1. 关节融合术　是选用最多的方法。手术是在彻底病灶清除的基础上,采用自体骨或异体骨、人工骨植骨融合,并行内固定或外固定的方法,达到关节融合的目的。在关节镜辅助下行关节融合的方法逐渐被骨科医生所接受。

2. 人工关节置换术　在病灶清除后,一期行人工关节置换术,或二期人工关节置换术。

3. 关节成形术与畸形矫正术　当关节结构缺失或处于非功能状态,可采用关节成形术及畸形矫正术,使之建立部分功能。

(金大地　王自立　施建党　金卫东)

第二节　脊柱结核的手术治疗

脊椎椎体结核占所有骨与关节结核患者的 50% ~ 75%,可见于任何年龄组,多发生于身体负重较大的腰椎,后依次为胸椎下段、胸腰段、胸椎上段、颈椎和腰骶椎;脊柱有两处椎体病灶,而其间为无病椎体所隔开者,称为跳跃型脊椎结核,占脊椎结核的 3% ~ 7%。

【应用解剖】　脊柱构成人体的中轴,功能为支持体重,并参与胸、腹腔和盆腔的构成,保护体腔的内在器官,特别是脊髓,为施行脊柱手术的需要,复习脊柱及其两旁的后纵隔和腹腔后壁的有关解剖关系是有益的。

1. 纵隔　纵隔指胸骨角平面以下,膈肌以上,前界为心包,后为胸椎之间的部分。在后纵隔内,前后及上下排列的器官有:最前方为气管、支气管,居中有食管,食管左右方为胸主动脉、迷走神经,并在后纵隔下与食管伴行;最后方紧贴脊柱前方及其两侧者为胸导管和奇静脉。上方连于胸交感神经,下方达心脏交感干。在 T_5 平面以下,手术对食管损伤的可能性不大(后凸畸形者例外)(图 41-2-1、图 41-2-2)。

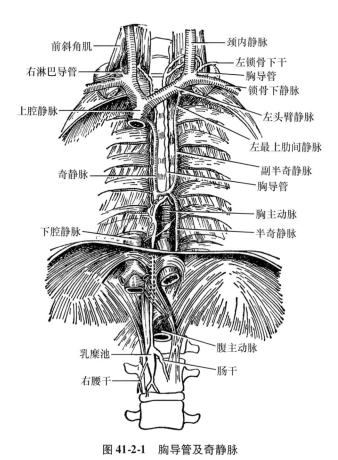

图 41-2-1　胸导管及奇静脉

2. 腰骶神经丛　后腹壁在髂腰肌后侧由中轴从内上方走向外下方,从上到下排列有肋下神经、髂腹下神经、髂腹股沟神经、股外侧皮神经、股神经和闭孔神经等,在脊柱旁清除椎体病灶和髂腰肌脓肿时,凡有索条状物,均应加以保护(图 41-2-3)。

【生物力学要点】　治疗所采取的手术途径和方法,以不损害或尽可能少地影响脊柱的稳定性为原则,必要时行椎间植骨或内固定等重建其稳定性。

脊椎结核的 99% 病变发生在椎体,椎体受累的数目平均为 2.5 个。炎症使椎体骨质广泛脱钙,其骨质硬度减弱。据有关报道椎体骨量减少 25% 时,其抗压强度将减弱 50%,因此受累椎体受应力作用均呈不同程度的破坏而楔形改变,特别是 5 岁以前的儿童,椎体骨皮质与骨松质差别很小,7~8 岁时才形成致密骨皮质,为此在儿童患者骨质破坏楔形改变更为严重。受累的椎体按 Armstrong-Denis 分型属于椎体的前、中柱破坏,由间盘和韧带提供的脊柱内源性稳定系统同时受累,松弛的前、后韧带不起稳定

作用,因而脊椎结核病变本身造成了脊柱生物力学的不稳定,受累椎体愈多脊柱稳定性影响越大。基于脊柱的多椎体受累,特别是 10 岁以前儿童,胸椎、胸腰椎结核在急性期药物治疗过程中,应以卧床休息

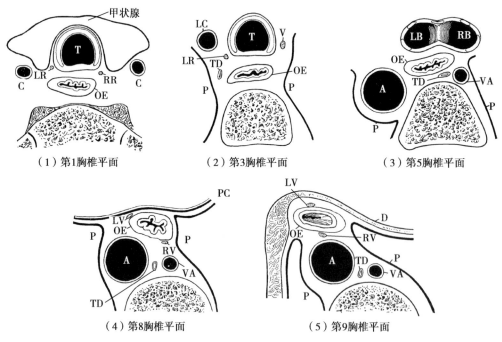

（1）第1胸椎平面　　　　（2）第3胸椎平面　　　　（3）第5胸椎平面

（4）第8胸椎平面　　　　（5）第9胸椎平面

图 41-2-2　胸椎 1~9 断面食管周围解剖结构

T. 气管;C. 颈总动脉;LR. 左喉返神经;RR. 右喉返神经;OE. 食管;LC. 左颈总动脉;V. 右迷走神经;TD. 胸导管;P. 胸膜;LB. 左支气管;RB. 右支气管;A. 胸降主动脉;VA. 奇静脉;LV. 左迷走神经;RV. 右迷走神经;D. 膈肌

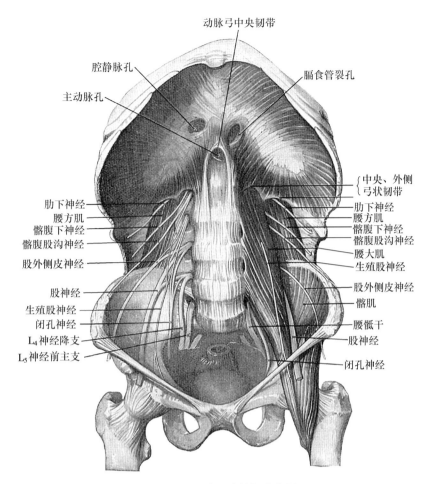

动脉弓中央韧带

腔静脉孔

膈食管裂孔

主动脉孔

{中央、外侧
弓状韧带}

肋下神经
腰方肌
髂腹下神经
髂腹股沟神经
股外侧皮神经

肋下神经
腰方肌
髂腹下神经
髂腹股沟神经
腰大肌
生殖股神经

股神经
生殖股神经
闭孔神经
L₄神经降支
L₅神经前主支

股外侧皮神经
髂肌
腰骶干
股神经
闭孔神经

图 41-2-3　腹后壁神经分布图

或穿支具制动为妥。

在脊椎结核病变本身使脊柱不稳定的情况下,外科手术如椎体病灶清除和(或)椎管减压术,使脊柱骨骼的连续性和脊柱外源性稳定系统如脊旁肌肉等被切断或剥离,进一步损害了患病脊柱节段的稳定。这样按 Denis 概念为前、中柱破坏(Holdsworth 属于前柱受害),均属脊柱功能节段(segmental spinal function,FSH)发生异常变形,不能维持 FSH 相互关系的正常结构。

腰段解剖力学上有三个特点:①较固定的胸椎与活动性大的腰椎相连接的转换点,躯干的应力易集中于此;②胸椎生理后凸和腰椎生理前凸两曲度的衔接点,肩、背负重应力也集中于此;③椎体的关节突的关节面朝向在胸腰段移行。如在胸腰椎同一平面上对椎体的左、右侧先后施行清除和(或)椎管侧前方减压术,而不加内固定,可致使该段脊柱不稳定,严重者使椎体移位,加重脊髓的损伤。脊椎结核特别是病变累及多椎体者,椎体的前、中柱已有不同程度的损害,故在手术时应尽量不损害病椎残存的健康骨质,尤其是其后柱,如果采取椎板切除术治疗椎体结核并发截瘫,特别是病灶位于颈胸段或胸腰段者,将会导致椎体移位,进而损伤脊髓。在胸椎和胸腰椎病灶清除后,施行椎体间(前、中柱)植骨,恢复其高度,重建脊柱的稳定性,为预防后凸畸形所致的胸椎或胸腰椎的病变治愈型截瘫是十分重要的。

【手术适应证】　经过正规的抗结核药物治疗及支具制动,脊柱结核都能得到有效的治疗。脊柱结核的手术适应证是:①闭合穿刺活检阴性而需要明确病理诊断者;②脊髓受压引起神经体征;③明显畸形或椎体严重破坏;④保守治疗效果不佳的混合性感染;⑤持续疼痛或血沉持续在高位;⑥窦道形成且合并感染者。

脊柱结核手术时机选择应注意以下几点:①抗结核药物规范治疗必须 4 周以上;②肺结核和其他肺外结核处于静止或相对稳定;③骨病灶基本稳定,脓肿不再增大,普通细菌培养无细菌生长,混合感染得到控制;④患者一般状况好转,食欲好,体温正常或仅有低热,血沉出现明显下降趋势或接近正常;⑤糖尿病、高血压经治疗血糖、血压控制在基本正常范围内,无其他系统严重并发症;⑥近期心脏、肺、肝、肾功能以及电解质等均无异常。

脊柱结核手术方案要根据患者具体情况而制订,需要考虑的问题包括:①结核骨性破坏的节段;②是否出现脊柱后凸畸形和脊柱不稳;③神经损伤的严重程度;④细菌对药物治疗的敏感性和宿主的免疫状态;⑤手术技巧与手术器械。多数对脊柱结核的治疗持积极态度的学者认为,一旦出现截瘫就应进行手术治疗。

【局部病灶清除】　在各种手术治疗方法中,局部结核病灶的彻底清除是成功的关键,而影响病灶彻底清除的主要因素是切口的显露,因此,手术切口要做到充分。术者应根据术前影像学资料,充分评估术中可能遇到的问题及其对策,认真设计切口显露途径。尽可能做到彻底清除脓肿、坏死组织、死骨,创造一个相对理想的植骨床,要重点把握:①充分引流出脓液,特别要注意间隔脓肿、相邻脓肿的引流;②刮与切相结合,把坏死的椎间盘、终板和骨组织切除,脓肿壁以及部分空洞内的坏死组织反复用刮匙刮除一切坏死的物质,直至创面点状出血;③擦拭,对于特别大的冷脓肿壁,可用干纱布反复擦拭,这对去除脓苔、部分坏死组织特别有效;④加压冲洗创面。笔者常规应用3%过氧化氢溶液、0.5%氯己定溶液和含抗生素的生理盐水反复加压冲洗创面,以降低局部的细菌量。

通过术中大体观察不难发现,经过有效抗结核治疗后胸椎结核椎旁脓肿多范围较小,脓液黏稠,肉芽组织较成熟;而腰骶椎结核椎旁脓肿范围较大,脓液稀薄,脓腔壁薄,泥沙样死骨较多。根据病变节段的解剖特征、骨结核的病理特点等进行分析,笔者认为其原因如下:相对于脊柱其他节段,胸椎由于有胸廓的支撑,稳定性较好,在经过抗结核治疗后,胸椎结核控制较易;椎旁脓肿在纵隔脏器的搏动、胸膜腔压力变化的反复作用下,渗出液吸收快,故其脓液黏稠、脓腔局限,加之胸椎椎体侧前方容易显露,病灶清除相对更易做到"彻底";而腰、骶椎的活动度及承受的日常应力均大,一旦结核病灶造成局部稳定性丧失,感染不易控制,故其脓液稀薄,脓液中各种蛋白酶不断分解周围的组织,形成"生物剥离",加之重力作用,脓肿向下流注,范围逐渐扩大,而且腰、骶段侧前方位置深在、结构复杂,病灶清除不容易做到真正的"彻底"。颈椎和胸腰椎尽管活动度大,但因为入路简单、显露清晰,亦容易做到"彻底"的病灶清除。

近些年来,有些作者采取 En Bloc 术式治疗脊柱结核,人为地扩大了骨质切除范围。但此种术式非常不妥,理由如下:①脊柱结核属于感染性疾病,对于大部分脊柱结核,都可以采取化疗达到治愈,只有在椎体破坏较重、脊柱稳定性破坏以及脊髓受到压迫时才采取手术治疗,这与脊柱肿瘤的外科治疗原则完全不同;②病变的椎体并非全部都感染了结核分枝杆菌,MRI 显示的累及椎体很大部分骨质为炎性反应所致,病灶清除后,经过合理化疗,这些骨组织即可恢复正常;③过度切除骨质为脊柱重建制造困难,甚至影响远期疗效。

【病灶区植骨】　脊柱结核主要造成椎体破坏,经前路病灶清除后,必然在椎体的前方形成一骨缺损区,需前路植骨以支撑脊柱,否则会导致椎体塌陷和脊柱后凸畸形的复发。前入路手术防止脊柱后凸畸形的治疗效果与植入骨材料的质量有密切关系。植骨材料包括自体骨移植,如髂骨和肋骨;也可以使用同种异体骨,主要是腓骨。使用自体髂骨移植效果可靠,并且纠正脊柱后凸畸形的长期随访效果也甚佳。自体髂骨和肋骨联合使用具有骨传导和骨诱导成骨作用,Kemp 等报道自体髂骨植骨融合率为94.5%,与椎体等宽度的髂骨块可作为任何脊柱节段的植骨材料。Ozdemir 报道应用自体腓骨融合率高达96.4%,腓骨移植在切除两个以上椎体时最佳。

Hodgson 和 Stock 报道了骨块骨折与移位的发生率是12%。Bailey 等报道前路根治术后,脊柱后凸原矫形度数丢失平均22.2°,其中多数是因植骨骨块失败造成。研究发现,肋骨植骨效果比髂骨差,自体肋骨植骨有32%的骨折发生率,这类患者中脊柱后凸角可增加20°。肋骨植骨骨融合发生率仅为62%,移位的发生率为24%,骨块吸收的发生率为20%。

此外,植骨失败还与结核病变的部位、术前脊柱后凸角度、植骨长度等因素相关。多数学者建议骨块长度超过2个椎间隙应辅助以各种内固定器械。

近几年来,有些术者在切除大块骨质后采取钛网重建脊柱。虽然均报道疗效满意,但均缺乏远期随访报告,特别是不能提供钛网内所植骨质已经融合的照片。由于钛网的两端非常锋利,植入后由于患者自身重量所致,往往发生钛网两端下沉,导致植入的螺丝钉受力过大而发生螺钉切割,甚至造成手术失败(图41-2-4)。

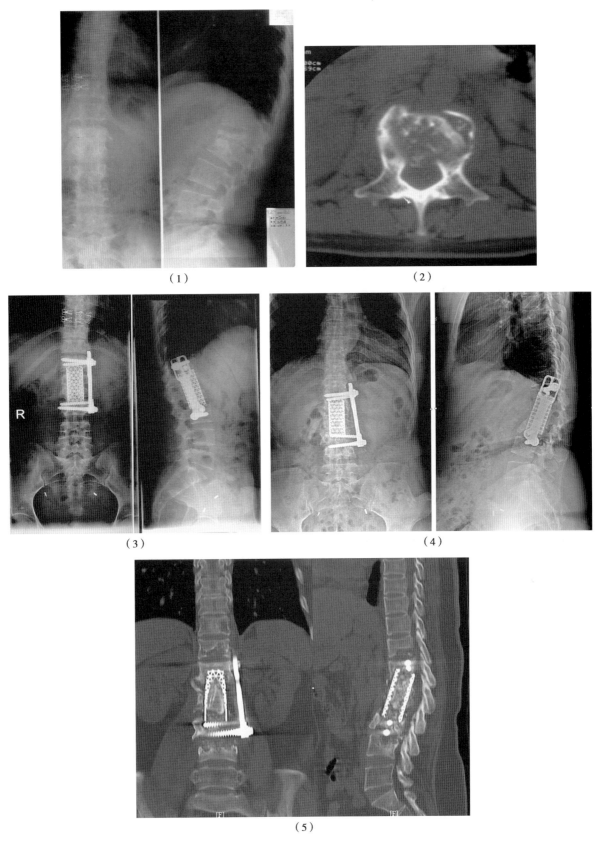

（1）　　　　　　　　　　（2）

（3）　　　　　　　　　　（4）

（5）

图 41-2-4　病灶区植骨手术

（1）X 片示腰 1 椎体骨质破坏、塌陷，腰 1～2 椎间隙消失，腰 2 椎体高度尚无改变；（2）CT 示腰 1 椎体破坏，周围脓肿形成。（3）术者将腰 1 和腰 2 椎体切除，采用钛网内植骨，前路钢板固定，重建脊柱生理弯曲；（4）术后 4 年，钛网分别沉入胸 12 和腰 3 椎体，螺丝钉切割椎体，产生后凸，脊柱失稳，腰背部剧烈疼痛；（5）CT 三维重建显示钛网内植骨被吸收，无融合迹象

【内固定器械的应用】　在脊柱结核的治疗过程中,脊柱病变部位的稳定是影响脊柱结核愈合的重要因素。只有达到局部结核病变部位稳定,脊柱结核病变才能静止直至最终愈合。以往脊柱结核治疗过程中强调的长期卧床、石膏床或支具固定均是坚持了稳定这一原则。

早期达到脊柱病灶区域内骨性融合,是脊柱结核治疗的最终目的。许多学者认为前路内固定是在病灶区域植入内固定物,有可能产生异物反应,造成植骨溶解、加剧结核病灶蔓延等现象,所以至今在脊柱前路根治术中应用内固定仍然存在争议。Boachie 认为在活动性结核病灶内植骨或应用内固定物是可行的,且有较好的应用前景。在结核病灶两端固定脊柱,可以直接、有效地维持脊柱稳定性,防止植骨块骨折、滑脱、塌陷及吸收,促进病灶愈合。Yilmaz 等对 28 例脊柱结核患者进行前路病灶清除并植入内固定材料,术后进行标准化化疗,其中 22 例(病变涉及 1 个或 2 个椎体)的后凸矫正率为 64%,其余病变超过 2 个椎体以上的 6 例患者后凸矫正达到 81%。因此他们认为,前路内固定矫正脊柱结核性后凸畸形和稳定脊柱比后路手术更有效。

笔者及 Ha 等从细菌黏附的角度探讨了脊柱结核内固定的安全性问题。研究发现,生物材料相关感染的原因和难治性在于细菌、体内细胞外基质可黏附于材料表面形成一层生物膜,细菌得以逃避机体免疫及抗菌药物的作用,从而造成感染持久不愈。用扫描电镜观察结核分枝杆菌对内植物的黏附情况,以表皮葡萄球菌为对照,发现后者可分泌较多细胞外黏质并大量黏附于材料表面形成厚的膜样物,而结核分枝杆菌黏附极少,并且结核分枝杆菌对表面粗糙的材料吸附能力高于光滑表面。

在脊柱结核前路一期前路内固定根治术的临床研究方面,国内学者亦较早进行尝试。饶书诚应用前路病灶清除、椎体钉内固定治疗胸腰椎结核患者,疗效满意,认为内固定有助于早期骨性融合、后凸畸形矫正好以及术后护理简便,对病灶愈合并无不良影响,但未对脓肿形成期的结核病灶进行尝试。

自 1997 年以来,笔者采用一期手术治疗脓肿形成期的脊柱结核,共三种术式:①经前路病灶清除、椎体间植骨融合并前路内固定术;②经后路病灶清除并后路内固定术;③经后路内固定并前路病灶切除、椎体间植骨融合术。一期手术治疗脊柱结核疗效可靠,其可以有效清除结核病灶、解除脊髓的压迫、保证后凸畸形矫正效果、促进植骨融合,具有明显的优越性。而在结核病灶局部植入钛合金材料或不锈钢材料都是安全的,当然其前提是有效的结核病灶清除或切除,这一点不能忽视。因此,无论采用何种术式,手术目的均是一致的,就是有效清除病灶、矫正后凸畸形及重建脊柱稳定性。对于大多数脊柱结核病例,均可采用一期手术治疗,避免二次手术或多次手术,减轻患者的痛苦,降低医疗费用(图 41-2-5)。

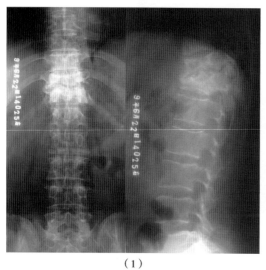
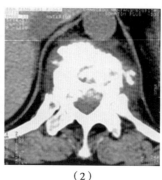
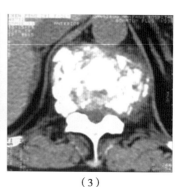

（1）　　　　　　　　　　　　　　　　（2）　　　　　　　　　　（3）

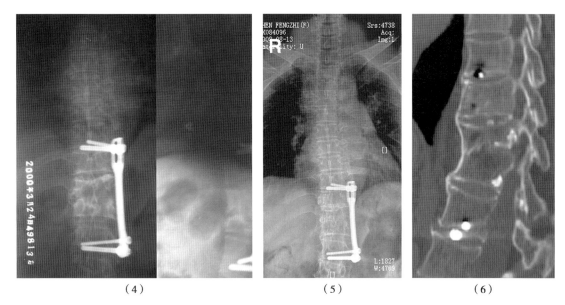

（4）　　　　　　　　　（5）　　　　　　　　　（6）

图 41-2-5　椎体结核清除固定

（1）胸 11~12 椎体结核,椎体塌陷,椎间隙消失;（2）、（3）分别为胸 11、12 椎体 CT 扫描,显示椎体破坏,部分死骨,椎旁脓肿形成;（4）采取前路病灶清除、脓肿引流、自体髂骨植骨、一期脊柱钢板内固定术,术中仅行病灶清除,保留病椎亚健康骨质。术后 1 年复查,示植骨已经融合,椎旁无脓肿影;（5）、（6）示术后 10 年复查,植骨完全融合,脊柱生理曲线无丢失

采用前路内固定系统的优越性在于:①其重建脊柱稳定性效果可靠,术后通常不需要牢固的外固定,或者仅需要在背心支架保护下即可早期起床活动,有利于患者的康复并减少外固定所致的并发症;②其本身具有很好的撑开功能,利于恢复椎体的高度,矫正脊柱后凸畸形;③内固定器械系采用纯钛制成,具有优良的生物相容性和耐腐蚀性,与不锈钢材料不同,不易在局部产生异物反应,亦便于术后 CT、MRI 复查。

【神经功能障碍的治疗】　神经功能障碍为脊柱结核严重的并发症之一,是由结核病灶所造成的脓肿、坏死的椎体骨组织及椎间盘组织破坏向后突出,压迫其后的脊髓,或结核病变组织直接侵犯脊髓而造成。神经功能障碍症状受多种因素影响:①患者的全身情况;②椎管内有无先天性或获得性畸形;③受侵犯的椎体数量及节段;④脊柱后凸畸形的程度;⑤神经受损发生的时间及严重性;⑥开始治疗的时间;⑦药物及手术治疗的方法;⑧结核病菌对药物的敏感性。因其压迫脊髓组织主要来源于前方,所以脊柱前入路手术是治疗该神经功能障碍的主要方法。由于脊柱结核引起的神经功能障碍是一慢性、渐进的压迫过程,因此一旦压迫因素去除,神经功能障碍得以完全恢复。

神经功能障碍的手术治疗,重点是彻底减压。术中除了彻底清除椎管内的硬性压迫因素外,还要解除脊髓的软性压迫,如增厚的硬脊膜和蛛网膜对脊髓、神经根的压迫。对脊柱结核破坏严重合并有脓肿者,应抓紧时机及早行病灶清除、植骨融合术,以免并发截瘫。尤其在治疗期间,如发现有瘫痪征象者,应及时手术,除非患者有活动性肺、肾结核或其他严重疾患。若脊柱不稳定,应行一期或二期植骨融合,避免畸形加重,导致迟发性截瘫。前入路手术治疗瘫痪患者,74% 的患者有神经功能恢复,儿童患者脊髓神经损伤的恢复要优于成人。

一、寰枢椎结核病灶清除术

C_1 ~ C_2 结核少见,先行非手术治疗、药物治疗、咽后脓肿穿刺抽脓和制动等措施。

【术前准备】　根据病情,对患者作枕颌带或颅骨牵引,准备颈胸石膏床,或采用 Halo 架外固定。术前 3 天,庆大霉素药液漱口等。

【麻醉】　先在局麻下行气管切开,在气管切开处插管行全身麻醉。

【体位】　仰卧位,头部垫头圈、两肩间和颈根部垫软枕。使颈部后伸,但不可过伸,头部两侧各放置一个小沙袋固定。

【操作步骤】　用开口器将口张开,口腔和咽后壁黏膜用0.1%苯扎溴铵液或采用0.05%碘伏消毒。

1. 切口　将腭垂用丝线缝在软腭上,以压舌板将舌根压下,用细纱条堵塞食管和气管入口处,防止血液或脓液流入。用9号针头试行穿刺脓肿。在咽后壁脓肿隆起正中处(该中线区无特殊血管),以尖刀先纵行切开1cm,吸尽脓液,然后再将切口延长3~4cm。

2. 手术切开脓肿后,吸尽脓汁,刮除死骨、肉芽和干酪样坏死组织。在骨膜下分别向两侧剥离,注意不要超过寰椎侧块,以免损伤椎动脉。在刮除病灶后方时,应注意勿损伤脊髓。病灶清除完毕彻底冲洗。根据骨缺损的大小取髂骨块,做好植骨床,情况许可时可植入接骨板,分两层缝合(图41-2-6)。

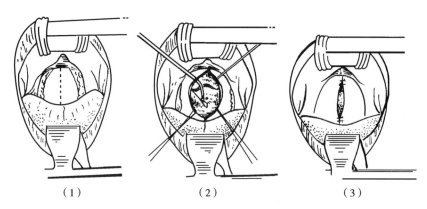

图 41-2-6　颈椎 1~2 结核病灶清除术
(1)切开咽后壁;(2)吸出脓液,清除病灶;(3)缝合咽后壁

由于经口入路存在感染等不足,MeAfee等学者于1987年提出了经前方咽后入路显露上位颈椎。随后 MeDonnell、Vender 等学者对其进行改良。我们采用颌下横切口,首先显露下颌下腺、二腹肌及舌下神经,将舌下神经向头侧牵开,颈动脉鞘牵向外侧,舌骨及咽部牵向对侧,喉上神经向下牵开,即可抵达 C_1~C_3 椎体前方。与经口入路相比,此入路可明显减少感染机会,并能充分显露双侧横突,必要时可附加纵向切口向远端分离。由于解剖关系,手术野显露有限,刮除病灶不易彻底,且寰椎前弓松质骨少,如植骨块太大,切口不易缝合,这些都将影响植骨成活。

【术后处理】　术后2~3天内静脉补液并加用抗生素,局部情况好转后,即可进无渣流食。术后3~5天,气管切开插管处呼吸道炎症消退,分泌物减少。呼吸道通畅后,即可试堵气管导管24~48小时,如呼吸、排痰和发声功能良好,即可拔除气管插管。拔管后不必缝合创口,局部消毒敷以无菌纱布。继续用枕颌带或颅骨牵引6~8周,如寰枢椎稳定,病变好转,可在颈围保护下逐渐开始下床活动。

二、C_3~C_7结核病灶清除术

【麻醉】

1. 行局部麻醉患者,术前5~7天开始推移气管、食管并超过中线,每次持续10~20分钟,逐渐增加至30~45分钟。

2. 气管插管全麻。

【体位】　仰卧位,头部垫头圈,两肩间和颈根部垫软枕,以维持颈部的位置,头颈自然向后伸,但不可过伸,以免加重神经症状。头两侧各放置一个小沙袋固定。有神经症状或截瘫者术前行枕颌带或颅骨牵引,上半身抬高约15°,以减轻头颈部静脉充血。

【操作步骤】

1. 切口

(1) 颈前侧切口:为了便于术者操作,不易误伤喉返神经,多选择右侧颈前侧切口。胸骨柄切迹为基线,沿右侧胸锁乳突肌前缘下行,以骨病灶为中心,切口可上下移动。病灶和寒性脓肿偏左者,则选择

左侧。由于前侧切口瘢痕较大,被横切口所取代。

(2) 横切口:切口水平高度根据X线摄片病灶的部位而定。起自手术侧胸锁乳突肌后缘中点越过颈中线达对侧2cm,全长5~7cm。颈部短、粗者应适当延长(图41-2-7)。

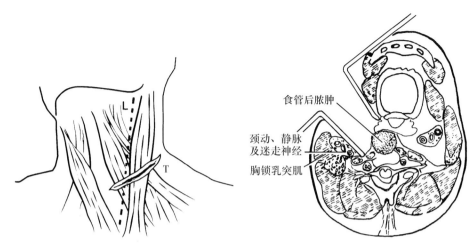

食管后脓肿

颈动、静脉
及迷走神经

胸锁乳突肌

图41-2-7 C₃ ~ C₇,T₁ 结核病灶清除术颈椎前入路

2. 显露 切开皮肤、皮下组织和颈阔肌,浅静脉分支以及颈外静脉有碍手术操作者,可结扎切断。锐性和钝性松解皮下组织和颈阔肌,取横切口时,切口纵向松解的范围一定要大于横向,否则影响椎体前方的显露。显露颈前中部筋膜时,游离甲状腺前侧肌群和胸锁乳突肌之间的肌间隙。将胸锁乳突肌向外侧牵拉,即可见由内上斜行至外下方向的肩胛舌骨肌。在胸锁乳突肌的深面有搏动感即为颈动脉鞘,内包含颈动、静脉及迷走神经等。

(1) C₃ ~ C₆病灶显露:将甲状腺、咽缩肌和喉头等向中线牵拉,将颈动脉鞘、胸锁乳突肌牵向外侧,注意勿损伤穿入该肌上1/3的副神经,后者支配肩胛提肌。随即可显露前斜角肌、颈长肌和隆起的椎前脓肿。

(2) C₇ ~ T₁病灶显露:C₇横突无前结节,C₆横突前结节较明显,是深部主要标志之一。特别是小儿患者,勿将横突前结节误认为椎体,无脓肿者应行X线摄片确定病灶的位置。

由于此处脊柱转向后凸,较为深在,而且椎前软组织较上段厚,故注意确定食管。注意颈内静脉及其分支易受损伤,将内脏鞘(甲状腺、气管和食管)向内侧牵拉,即可显露椎前筋膜(图41-2-7)。

在相当于胸锁关节、前斜角肌内缘处,锁骨下静脉与颈内静脉汇合成无名静脉,此汇合角称为静脉角。其左侧有胸导管,位于锁骨上约2.5cm食管与胸膜之间,右侧有淋巴管由该处注入静脉,手术时防止损伤。

椎前有脓肿者,局部隆起,其表面多见有水肿和出血点,可试行穿刺抽脓,以确定病灶的位置。在中轴线上,C₆水平及其下方,在吞咽时(局麻)可见上下移动的食管,术前插鼻饲管则易于辨认。于椎体正中以血管钳对称地夹住筋膜提起,在两血管钳间纵行切开筋膜。在骨膜下游离椎体两侧的颈长肌直达前纵韧带,有脓溢出,吸尽脓液。

纵行扩大椎前切口显露椎体,应避免损伤交感神经链以及椎动脉和颈长肌的血管。在手术过程中,甲状腺上动脉、喉上神经、舌下动脉、颈外动脉及其分支、甲状腺中静脉或甲状腺下动脉以及喉返神经等,如不妨碍手术操作,不需要显露或处理。

清除病灶时,吸尽脓液后,刮除脓肿壁上结核性肉芽组织、干酪物质和死骨。进一步明确病灶的位置,用咬骨钳稍加以扩大骨病灶,以切除残余的椎间盘。搔刮病灶后侧时,注意勿损伤脊髓,最后用生理盐水冲洗。

对骨质缺损大者,于病灶椎体的前侧或前外侧作一长方形或方形的骨槽。这一过程不宜用骨刀凿槽,以免振动或损伤脊髓。自髂骨处取一块大小形状合适的骨块,由麻醉师适当牵引颈部,但不可过牵将骨块植入骨槽。植入骨块的前方以低于椎体前缘 1～2mm,注意骨块后方不压迫脊髓。然后放置长度合适的接骨板,具体过程见颈椎前路融合术。再次止血冲洗,局部放置抗结核药物,将椎前软组织紧密缝合,以维持植骨块的正确位置。

【术后处理】 术后保持引流管通畅,48 小时后拔除引流管,开始进流质饭食,在颈围保护下起床活动。

手术常见的并发症有血肿形成、迷走神经、喉返神经、气管或食管损伤。

(金大地)

三、颈胸段脊椎结核病灶清除术

颈胸段通常是指 C_7～T_3椎节,该部位结核相对少见,但致残率高。颈胸段脊柱周围解剖结构复杂,前方有胸骨纵隔,后方有肩胛骨阻挡,椎体部位深在,手术风险及难度较大,手术入路选择多样,各有利弊。颈胸段椎体结核所形成的脓肿可沿颈长肌下降到上纵隔两侧,使上纵隔阴影扩大,易误认为纵隔肿瘤或胸骨后甲状腺肿。胸椎 1～3 病变的脓肿可沿颈长肌上行,在颈根部两侧形成脓肿。咽后或食管后脓肿都可向咽腔或食管穿破,使脓液、死骨碎片及干酪样物质由口腔吐出或置于咽下。

病灶累及 T_2 以上的患者选择下颈椎低位前方入路,病灶清除、植骨、前路钢板内固定术。采用右侧胸锁乳突肌内侧斜切口,远端达胸骨上切迹,分离颈动脉鞘与内脏鞘,切开椎前筋膜,吸尽脓液,清除肉芽组织、干酪样物和死骨,去除残余椎间盘,制作植骨床,取自体髂骨,再行接骨板固定。局部放置链霉素,置硅胶引流管。

累及 T_2 以下的病例选择下颈椎低位结合胸骨柄劈开入路(图 41-2-8)。切口自右侧胸锁乳突肌前缘中点斜向下方至胸骨柄切迹中点,纵行至胸骨角下方。沿胸锁乳突肌前缘分离至胸骨柄上缘,分离并切断胸骨舌骨肌和胸骨甲状肌,骨膜下剥离胸骨后软组织。沿颈动脉鞘与内脏鞘间达椎体前方。纵行切开胸骨至胸骨角稍下方,横断已锯开的胸骨柄后撑开,沿颈动脉鞘与内脏鞘之间继续向下分离显露 T_2 和部分 T_3 椎体。结扎左头臂静脉或自头臂干与右臂静脉之间进入显露 T_3 和 T_4 椎体。切开椎前筋膜,清除病灶,取自体髂骨植入后接骨板固定。放置胸腔,纵隔引流。胸骨由钢丝缝合(图 41-2-8)。

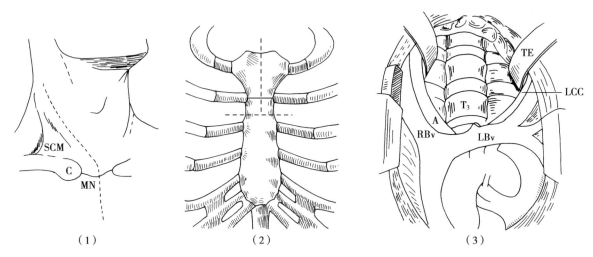

图 41-2-8 颈胸段脊椎结核病灶清除术
(1)经胸骨上段脊柱前路手术切口。上起胸骨切迹水平面,下至胸骨角平面下 3cm 做一纵行切口。如果邻近的节段需要手术,切口可沿胸锁乳突肌(SCM)表面的皮肤向头侧延伸。图中(C)所示为右侧锁骨的内侧端;(2)胸骨沿正中线纵向劈开,在第 2 肋间隙横向劈开,根据手术需要选择不同的劈开方式,切口呈现为 L 形或倒 T 形;(3)第 3 胸椎(T_3)与周围大血管的位置关系。右头臂静脉(RBv)和头臂动脉(A)位于 T_3 的右侧。左头臂静脉(LBv)横跨 T_3 下端的前方,而左颈总动脉(LCC)位于 T_3 的左侧。图未见食管和器官,均被牵引器牵引至胸左侧

(金大地)

四、胸椎结核病灶清除术

由于胸椎前方有坚强的前纵韧带,椎体后方有后纵韧带,脓液难以向前或向后扩散,而多突向两侧,在椎体两侧汇集形成广泛的椎旁脓肿。胸椎上段脓肿可向上达颈根部,而下段脓肿可下降至腰大肌。随着病情进展,脓肿可破溃进入胸腔或肺脏。椎旁脓肿因部位不同形态亦各不相同。有的呈球形,多见于儿童或脓液渗出较快的早期病例。这种脓肿的张力较大,称张力性脓肿。有的呈长而宽的烟筒形,多见于病期较长者。有的脓肿介于上述两者之间,呈梭形,其左侧因受胸主动脉搏动的冲击,使上下扩展较远。这种脓肿的边缘需与心脏及主动脉阴影作鉴别。

(一)$T_2 \sim T_{12}$ 结核经胸腔病灶清除术

【术前准备】 患者年龄 60 岁以下,为减少手术后并发症,术前应无上呼吸道感染,检测肝、肾、心肺功能正常。高位截瘫者,肺功能要求最大通气量的实测值为预测值 >50% 以上,并参阅患者的胸部摄片,选肺功能差的一侧为手术侧。

【麻醉】 患者气管插管全麻,病灶位于 $T_2 \sim T_4$ 或 $T_{11} \sim T_{12}$ 者,可采用支气管插管使术侧肺萎陷,有利于显露病灶。

【体位】 患者侧卧位,手术侧在上方,两上肢向前伸直 90°,并置于双层托架上,卧侧的下肢屈髋45°、屈膝 90°,两下肢间垫以软枕。骨盆以约束带固定维持身体的位置,术中可调整手术床,使体位前倾或后仰,以更好地显露手术野(图 41-2-9)。

【操作步骤】

1. 切口 采取胸部后外侧切口,选椎旁脓肿较大、椎体破坏严重、椎旁脓肿穿入肺或胸腔者为手术侧。一般 $T_2 \sim T_5$ 结核以右侧经胸途径暴露病灶较为方便。处理中段 $T_6 \sim T_{10}$ 结核时,左或右侧均可。左侧开胸行下段胸椎病灶清除时,因为心脏处于病灶之前,为了显露病灶常需牵拉心脏,此时应特别注意,不要猛力牵拉或加压,以免影响心脏舒缩和心搏出量。

$T_{11} \sim T_{12}$ 结核,取决于膈肌附着点的高低,以及有无胸膜炎后遗症而定,一般取左侧膈肌附着点低,经胸易显露病椎。

三种水平的手术切口:对 $T_2 \sim T_5$ 结核者,后端起自竖脊肌外缘与肩胛骨内缘之间,向下绕过肩胛骨下角上行,终止于腋前线,切口呈 U 形。

$T_6 \sim T_{10}$ 结核,胸部后外侧切口,后端起自术侧竖脊肌外缘,沿预定截除的肋骨方向走行,前端终于腋前线。

$T_{10} \sim T_{12}$ 结核切口沿第 9 肋骨方向走行(见图 41-2-9)。

根据椎体病变水平,胸椎中、下段结核截除的肋骨应高于病灶水平 1~2 肋骨,否则不利于处理病灶和椎旁脓肿。截除相应一段肋骨,前端不超过肋软骨,后端不包括肋骨头。清除结核,术前插鼻胃管易于辨认食管,X 线摄片准确定位,切除第 3 肋骨进胸即可处理病灶。

以 $T_5 \sim T_7$ 结核为例,切开皮肤、皮下组织,完善止血,于肩胛下角肌肉薄弱处,即听诊三角处,切开肌肉至肋骨。以左手中、示指置胸壁肌肉下,并向上托起。向前切开背阔肌及其深层的前锯肌,达腋前线为止。然后切开斜方肌与菱形肌,直达竖脊肌边缘。

将肩胛下肌与胸壁之间的疏松组织分离,用牵开器将肩胛骨托起。右手伸入肩胛骨下,触及的是第 2 肋骨,自上而下数明确肋骨的数目,骨膜下切除肋骨,保留肋骨以备植骨用。切除肋骨时如保留其肋间血管束,以带血管束肋骨移植于椎间,则植骨片更易于成活。儿童可不切除肋骨,经肋间隙进入胸腔。处理中、下段胸椎结核时,为明确要切除的肋骨,也可从第 12 肋骨自下而上计数,因胸壁在腋中线处肌层较薄易触及肋骨便于计数。进入胸腔后以自动撑开器缓慢撑开胸廓,这样对年长患者可避免切口上、下位肋骨发生骨折。

胸腔有粘连时,以钝性和锐性交替地将肺脏层与壁层胸膜分离,妥善止血。用宽钩将肺拉向中线,支气管插管者,这时术侧肺可萎陷,直视下触到椎前脓肿。右侧 $T_3 \sim T_4$ 水平后纵隔处可见奇静

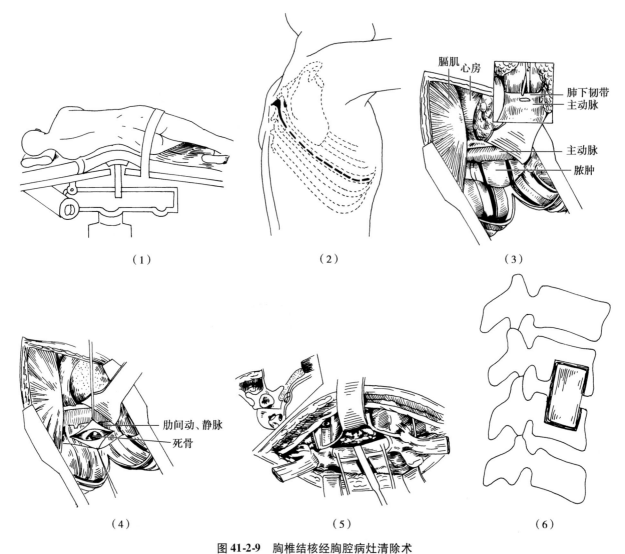

（1）　　　　　　　　　　　（2）　　　　　　　　　　　（3）

（4）　　　　　　　　　　　（5）　　　　　　　　　　　（6）

图 41-2-9　胸椎结核经胸腔病灶清除术
（1）体位；（2）切口；（3）显露病灶；（4）椎旁脓肿切开部位；（5）清除病灶；（6）植入髂骨

脉,奇静脉在 T_4 高度,绕过食管后方,跨过右支气管的背侧合成奇静脉弓,注入上腔静脉。奇静脉分支可以结扎,奇静脉弓一般不妨碍手术,不需要处理。经左胸腔时,在 T_4 平面以下可见胸降主动脉,进胸后胸降主动脉随着纵隔移向对侧,不妨碍手术进行。半奇静脉多为胸主动脉所覆盖。$T_1 \sim T_4$ 椎体仅以前纵韧带和颈长肌末端与食管相隔开,应注意勿损伤食管,其余平面的食管与脊椎关系不大（有后凸畸形者例外）。

2. 病灶清除　切开脓肿前,应用盐水纱布保护和隔离周围组织,以免脓液流出污染胸腔。如脓肿不大、病灶仅局限于两个椎体者,可顺肋骨头中心方向横行剪开脓肿壁,以免损伤经肋骨下缘进入脓肿壁的肋间血管。如不慎切断肋间血管,应立即缝扎。如脓肿较大,椎体病变广泛,可在缝扎肋间血管后,作纵行或 T 形切开和翻开脓肿壁后即可充分显露病灶（图 41-2-9）。切开脓肿及搔刮脓肿壁的肉芽时,也应严格在直视下进行,操作要细致,以防损伤大血管。切开脓肿壁后,在脓腔内向左右侧行骨膜下剥离,显露病椎,尽可能剥到对侧的脊柱旁沟,充分暴露病灶。清除病椎周围脓肿、干酪、椎体中的死骨和坏死椎间盘。

3. 椎间植骨　当椎体破坏严重影响到脊柱的稳定性时,特别是防治儿童患者后凸畸形,牢固的椎间植骨是行之有效的措施。骨缺损处在椎体上开骨槽,取自身大块髂骨嵌入,植入骨块长 4cm 以上时,爬行替代较慢,约需 4 个月以上。或以两段肋骨植入骨槽,如仅植入单根肋骨,日后多折断、滑脱或下沉于椎体松质骨中,不能达到预期的目的(图41-2-9)。

4. 植入接骨板固定 植骨完成后,植入接骨板或钉棒系统。若椎体较小,可植入单枚螺钉固定,术后佩戴支具加以保护。

小儿椎间植骨作骨槽时,应尽量保留其健康的椎骨,以免影响日后椎体的生长发育。

术毕用生理盐水冲洗病灶,有些作者在局部放异烟肼200mg吸附于吸收性明胶海绵上。据报告局部异烟肼可维持有效浓度1个月左右,通常放置硫酸链霉素粉末。切开的椎前脓肿壁用7号丝线全层间断紧密缝合,冲洗胸腔后,在腋后线第7~8或8~9肋间放引流管,闭合胸腔,分层间断缝合胸膜、肋间肌、胸壁诸层肌肉和皮肤。

【术后处理】

1. 患者卧硬板床,给止痛剂和祛痰药,协助患者排痰,保持呼吸道通畅,预防肺部感染和肺不张,可嘱患者吹气球帮助肺部膨胀。

2. 注意胸腔引流管通畅和负压的变化,防止被血块及纤维蛋白物堵塞,如遇引流管堵塞不通,可挤压引流管或用无菌生理盐水冲洗,每日详记引流液的量、色及性状,直至无液体流出,引流管一般于术后48~72小时拔除。

3. 拔除引流管后即可配戴支具下床活动,但以静养为主。

(二) 胸膜外肋骨横突切除病灶清除术

【麻醉】 气管插管全麻。

【体位】 取侧卧、前倾位,使腹壁与手术台成60°角,大多取椎体破坏较重、脓肿较大的一侧向上。于胸部下垫一软枕,以防腋部血管、神经受压。上肢前伸,置于上肢架上。健侧下肢伸直,患侧下肢屈曲。躯干前后用支架或沙袋固定。

【操作步骤】

1. 切口 以病椎为中心,距棘突中心5~6cm处作一弧形切口,沿切口方向切开浅筋膜。

2. 显露病灶 剥离内侧皮瓣,沿脊柱缘纵行切开斜方肌、菱形肌附着处并将之牵向外侧。在距棘突5cm竖脊肌较薄处纵行切开,将该肌分别向内、外牵开,显露出肋骨。沿将要切除的肋骨方向,切开骨膜7~8cm并剥离之,距肋骨颈3~4cm处剪断肋骨,用持骨钳夹住肋骨的近侧端向外牵拉,切断肋椎关节,用峨眉凿撬开肋骨头、颈,注意勿损伤胸膜,将整个肋骨头和颈取出,这时即可见椎旁脓液溢出。吸尽脓液后,找出肋间动静脉予以结扎,尽可能保留肋间神经,特别是支配中下腹壁的神经,以免术后发生腹壁疝。同法切除病灶中心上、下肋骨各一段,以扩大病灶清除的手术野。

3. 病灶清除 用骨膜剥离器或手指将椎旁软组织和纵隔胸膜,沿椎体外侧逐渐向椎体前侧钝性剥离以显露病灶。病灶清除步骤及注意事项同前述(图41-2-10)。

4. 椎体间植骨、固定 如病灶清除彻底,椎体间有缺损存在;或脊柱稳定性不佳,而患者全身情况良好,病灶又无混合感染时,可用椎体撑开器将两端椎体撑开,施行椎体间植骨充填缺损,以预防和矫正部分后突畸形,促进病变愈合,加强脊柱稳定,可免除第2次融合手术。用骨凿在2个或以上病椎的侧方凿宽、深均1~1.5cm的骨槽,上、下端必须达正常骨质。骨槽内如有椎间盘及软骨组织应予切除。将取下的正常肋骨纵行剖成两半,截成比骨槽长度稍长的骨段,重叠一起,用肠线捆住植入骨槽。也可以从髂骨取一相应大小的骨块植入。植入时,术者也可用手顶住后突椎体,助手将躯干两头慢慢向后推压,扩大病椎间隙,然后将骨嵌入骨槽。当去外力后,植骨即被紧紧夹在椎间,不致术后发生植骨移位。病灶彻底清除后,冲洗局部,当椎旁脓腔大或术中渗血较多者,术毕于脓腔内置硅胶管引流。放置接骨板加以固定。

5. 用7号丝线逐层缝合。

【术后处理】 同经胸病灶清除术;患者仰卧板床上,按时协助翻身,预防压疮。

(三) 经胸廓内胸膜外胸椎结核病灶清除术

【麻醉】 气管插管全麻。

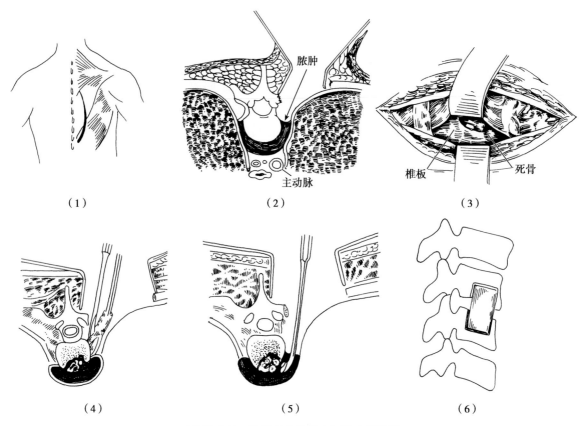

（1）　　　　　　　　（2）　　　　　　　　（3）

（4）　　　　　　　　（5）　　　　　　　　（6）

图 41-2-10　胸膜外肋骨横突切除病灶清除
（1）切口；（2）肋骨横突切除横截面示意图；（3）牵开胸膜，显露病灶（4）、（5）清除病灶；（6）椎体间植骨

【体位】　患者侧卧位，术侧的选择，根据病灶的情况而定，躯干固定同前面所述。

【操作步骤】

1. 切口　以 $T_4 \sim T_5$ 为例，切口自肩胛骨内侧和棘突间、第2肋骨平面开始，略呈弧形，绕过肩胛下角 $2 \sim 3cm$，止于胸侧壁腋后线。根据胸椎病灶的水平，切口可上下移动。对上段胸椎结核，切口起自肩胛冈水平，沿肩胛骨内侧缘和棘突之间向远端延长，至肩胛骨下角呈弧形转向前下方，止于胸侧壁的腋前线处。若为低位胸椎结核，应将切口适当下移。

2. 显露病灶　切开深筋膜后，找出肩胛听诊三角区，前下方为背阔肌，后上方为斜方肌与大菱肌。切开听诊三角的筋膜，将左手示指、中指由切口伸入，在肌肉深面与胸壁之间的疏松组织中做钝性分离。向听诊三角区后上切断斜方肌和大菱形肌，将肌肉向两侧牵引，显露肋骨。将右手伸入肩胛下间隙，由第二肋骨向下数，根据病灶水平确定需要切除的肋骨。切开肋骨骨膜，行骨膜下剥离，切除肋骨，后起肋背角前止腋中线。注意勿伤及壁层胸膜，切除肋骨后，以组织钳夹住上、下肋间肌，在胸膜外脂肪层作钝性分离，将壁层胸膜自胸廓内分离。胸膜剥离的范围至少应包括切口上、下各1根肋骨，内侧应达脊柱中线。如椎旁脓肿大者，还应扩大剥离的范围。儿童和消瘦的患者胸膜外脂肪少壁层胸膜薄易撕破。一旦不慎撕破胸膜，应立即缝合。用撑开器牵开胸壁显露脓肿，穿刺脓肿定位。在脓肿周围用盐水纱布保护好，纵行切开脓肿壁，病灶处理的步骤和方法与经胸病灶清除相同。经过脓肿腔清除椎体的结核病灶，一般比较安全，应利用椎体病灶通向脓腔的窦道，用刮匙清除死骨、坏死的椎间盘及肉芽组织。强调动作轻柔，沿窦道逐渐深入，切忌用力过大和刮匙进入病灶太深，防止损伤脊髓（图41-2-11）。

用无菌生理盐水冲洗病灶，缝合脓肿壁，放置闭式引流管一根，有利于肺脏膨胀和防止胸膜外腔积液和感染，分层缝合胸壁切口。

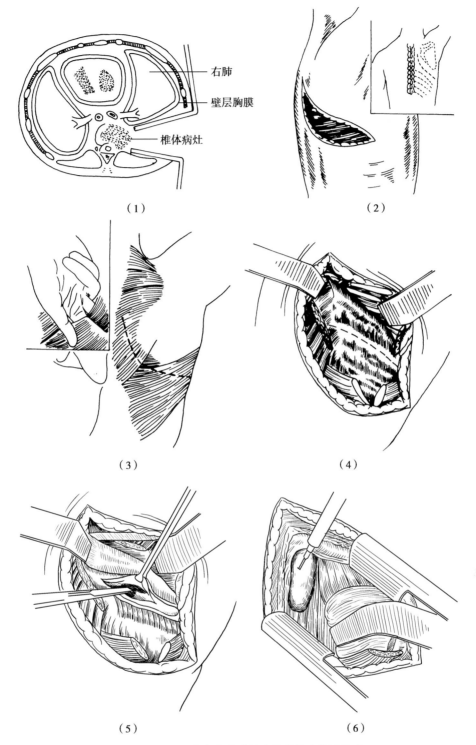

图 41-2-11 经胸廓内胸膜外胸椎结核病灶清除术

（1）经胸廓内胸膜外胸椎结核病灶清除术模式图；（2）切口；（3）显露肩胛三角区；
（4）显露肋骨；（5）切除肋骨后剥离胸膜；（6）牵开胸壁，试行脓肿穿刺

（金大地　吴启秋）

五、胸腰段脊椎结核病灶清除术

胸腰段脊椎结核包括 $T_{10} \sim L_2$ 范围的脊椎结核。该部位脊椎结核的手术方式亦有前路手术、后路手术、后前路联合手术。各手术方式的优缺点、适应证、手术方法的操作要点等均可参阅本章第一节。由

于胸腰段是胸椎与腰椎、胸腔与腹腔的交界处,脊柱前方及两侧解剖结构复杂,手术显露较为困难。因而在进行胸腰段脊椎结核手术,特别是前路手术时,必须具备熟练的胸腰段前路手术技术。

（一）前路手术方式

【解剖概要】 在胸腰段脊柱手术的前入路中,膈肌的处理是一关键性步骤。膈肌是一层圆顶状的肌肉和腱膜组成的组织,分隔胸腔和腹腔。膈肌起源于下述三个部分的肌肉组织并汇集于中心部构成膈肌腱膜:①胸骨部分:起源于剑突和胸骨体下部两侧带状肌组织。②肋骨部分:每侧胸壁下位6根肋骨的前侧和外侧部肌肉,这些肌肉纤维与腹横肌呈锯齿状交织构成膈肌的前外侧壁肌肉部分。③腰椎部分:位于后方中线的膈脚与前纵韧带相连。右侧膈脚起自 T_{12} 至 L_3 椎体和椎间盘纤维环侧前方,左侧膈脚起自 $T_{12} \sim L_2$ 椎体和椎间盘纤维环侧前方。外侧部分肌肉起自内、外侧弓状韧带跨越腰大、小肌和腰方肌附着于 L_2 椎体和 L_1 横突。腰大肌位于腰椎两侧,上部居腰方肌内侧,下部居髂肌内侧。起自 T_{12} 椎体、$L_{1\sim5}$ 椎体和椎间盘的侧面,以及全部腰椎横突的前面和下缘。肌束向下与髂肌结合形成髂腰肌(图41-2-12)。

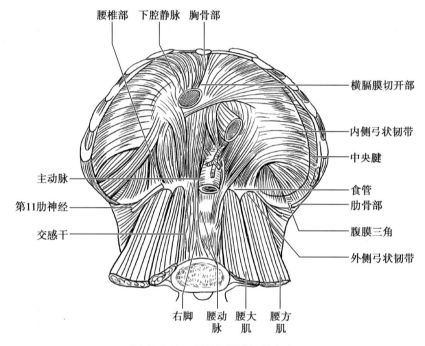

图 41-2-12 膈肌及腰大肌的解剖

【麻醉】 气管插管全麻。

【体位】 病人侧卧于有腰桥的手术台,病变严重侧在上。如两侧病变程度区别不大时,多选右侧卧位,左侧入路,以避开右侧的腔静脉,因为术中不易辨别且腔静脉容易破裂导致大出血。另外,右侧的肝脏也较难牵开。胸腹部平面与手术台成90°,骨盆前、后用骨盆固定架维持体位,术侧肘关节屈曲悬吊固定在头部横架上,对侧下肢伸直,术侧髋、膝关节屈曲,双下肢固定时注意保护腓总神经。腰桥可以使患侧季肋部与髂骨分开,便于手术显露(图41-2-13)。

【操作步骤】

1. 切口 胸腰段脊椎结核的前路手术选择侧前方入路,侧前方入路有以下几种显露方法。①胸腹联合入路。适用于所有胸腰段脊椎结核的病例,特别是操作涉及 $T_{12} \sim L_1$ 的病例,亦是经多年不断完善了的经典入路。此入路在胸部经胸膜外或经胸到达 T_{12} 以上脊柱的侧前方,在腹部经腹膜外到达 L_1 以下脊柱的侧前方。然后切断膈肌,将胸、腹部切口连接起来。但因该入路创伤大、并发症多,故作者对病变未侵及或手术操作未涉及 $T_{12} \sim L_1$ 的脊椎结核,可分别采用下述两种入路,从而缩小手术显露。②膈上入路。适用于病变仅侵及或手术操作仅涉及 T_{12} 椎体及其以上的病例。可选用经胸腔或经胸膜外入路。

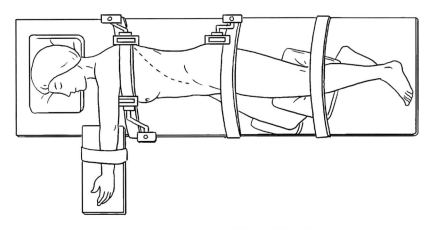

图 41-2-13　前路手术的体位及切口线

显露 T_{12} 椎体后,把膈肌在 T_{12} 椎体的附着处部分切断,然后以骨膜剥离器推开。此入路不切断膈肌在胸壁的附着,不进入腹膜外,比常规胸腹联合切口损伤小。③膈下入路:适用于病变仅侵及或手术操作仅涉及 L_1 椎体以下的病例。可选用切除第 12 肋骨的腹膜外途径。到达 L_1 椎体后,将膈肌脚及腰大肌从 L_1 椎体及其附着处切断,然后以骨膜剥离器将其向上推开即可,避免膈肌大范围的切开。膈上部分不予显露,不进入胸腔或胸膜外。

(1)胸腹联合入路:切口起于第 10 肋骨后方距骶棘肌外缘 1cm 处,沿第 10 肋骨斜形向前下腹壁延伸,止于脐上。切口起止点可根据病变部位、大小及性质确定。

1)胸部的显露:沿切口方向切开皮肤、皮下脂肪、深筋膜。在切口上段做胸椎的显露。依次电刀切开或逢扎切断背阔肌、下后锯肌、腰背筋膜后层,内牵骶棘肌外侧缘,向后拉开腰方肌。用电刀切开第 10 肋骨骨膜后行骨膜下剥离游离肋骨,保护肋间神经血管束,自肋骨的近肋横突关节处与远端肋软骨交界处剪断肋骨并移除。于第 10 肋骨床切开胸膜进入胸腔或钝性分离胸膜达胸膜外,显露胸段脊柱。胸膜反褶部与膈肌粘连很紧不易推移,应耐心分离,或沿内、外侧弓形韧带将膈肌起点剪断,将膈肌和胸膜反折部一并向上推移,至露出椎旁脓肿为止。

2)腰部的显露:在切口的下段做腰段显露。腹外斜肌的腱膜和纤维常平行于切口,腹内斜肌纤维几乎和腹外斜肌纤维垂直,腹横肌位于腹横筋膜浅层。沿切口方向,在上部分开腹外斜肌肌纤维,在下方剪开腹外斜肌腱膜。切口中部用刀切开腹内斜肌,以血管钳分开腹横肌极其筋膜后,腹膜外脂肪即可膨出。以盐水纱布包裹手指或以小纱布球伸入此小切口,将腹膜与腹横筋膜分离,再用较大纱布球于腹膜外边分离边将切口两端的腹横肌与筋膜剪断。随后将睾丸血管或卵巢血管、输尿管等随同腹膜及其内容推向中线,至露出腰大肌内缘、腹主动脉或下腔静脉为止。在显露过程中,如腹膜被撕破,可立即用细丝线作连续或荷包缝合。钝性分开腰大肌即达腰椎椎体侧面。

在剪断切口下端腹肌时,要避免切开腹直肌鞘,以防进入腹腔。在切口下端还应避免损伤腹壁下动、静脉及精索(男性病人)。腰大肌脓肿大者,髂外动、静脉被推向腹壁,因而在腹股沟韧带的上方可摸到髂外动脉的搏动。因此在切开下部腹壁肌肉时,应避免损伤髂外血管。也应避免损伤位于腰大肌内缘的交感干、位于腰大肌内的腰骶神经丛及神经干、位于腰大肌表面的生殖股神经。

3)切开膈肌:从膈下把腹膜后壁及其前方的腹腔脏器轻推至腹前侧。从第 10 肋软骨的正中纵形劈开,两侧分别用缝线标记,切开肋骨末端的腹肌附丽点。劈开的肋软骨后方即为膈肌,是胸腹两腔的交界部位。直视下距止点 2.5cm 处从胸壁切开膈肌肋缘。为关闭膈肌时准确对合,可边切开,边用缝线标志。至此,胸腹部切口即于术侧相联通。用自动牵开器撑开即可进行椎体侧前方病灶的进一步显露。作为分隔结构的膈肌,它与壁层胸膜贴得很紧,在切开胸膜时,肺缘可突入到刀下的间隙中。在进腹腔时要注意,由于腹横筋膜和腹膜在前侧是连在一起的,分离时要小心,并辨认清膈肌两侧的胸、腹腔。为使胸腰段椎体侧前方显露得更为充分,在完成上述膈肌在胸壁附着点切开之后,还应在 $T_{12} \sim L_2$ 椎体侧前方与椎间盘水平将膈肌脚与腰大肌的附丽点切开,再以骨膜剥离器推开分离,则L_1、L_2椎体侧前方可清晰显露。

4）显露病灶:①下胸椎病灶的显露:下胸椎病变椎体多已裸露,需进一步显露病灶。切除病椎外4cm的肋骨头及肋骨,有脓肿时,切开脓肿之前应将手术野以外的胸腔都用盐水纱垫保护好,以免外溢脓汁污染。椎旁脓肿大者波动明显,脓肿因受肋间动静脉的约束而成竹节样外观,竹节样狭窄部即是肋间动静脉的所在。在脓肿的前外侧距奇静脉或胸主动脉1~2cm处切开壁层胸膜,在竹节样的膨隆部分切开脓肿壁,放出脓汁。此后再结扎、切断狭窄部分的血管。血管都处理完毕后,椎旁脓肿的前壁可以清楚的显露,如不够宽敞,可在纵形切开线的中部或两端再横形向外切开约3~4cm,使外侧脓肿壁形成T形或∩形的瓣状。这样就可以将病椎的前部清楚显露出来。无脓肿时直接显露膨隆的椎间盘,横形切开椎体表面软组织,结扎节段血管,显露病椎。②上腰椎病变可切开腰大肌脓肿吸净脓汁,彻底搔刮脓肿壁,由脓肿壁寻找通向骨病灶的瘘孔,以确定骨病灶的位置。也可先于与病椎相邻的上、下正常椎间盘开始向病椎显露。分开腰大肌肌纤维,露出白色凸起的椎间盘,平行椎间盘于椎体两端切开椎体骨膜,经此切口用直角钳骨膜下分离横过椎体中部的节段血管,钳夹、结扎、切断后再缝扎牢固。根据术前设计,同法处理需要显露的病椎与正常椎体。然后以电刀纵形切开各椎体表面软组织后,骨膜下分离,完全显露病椎与正常椎体的侧前方(图41-2-14)。

（2）膈上入路:

1）入路选择:此入路仅适用于T_{12}以上部位操作的显露。把膈肌在T_{12}椎体的附着部切断,不切断膈肌在胸壁的附着,不进入腹部。对于T_{10}~T_{11}病变,采用切除第9肋的入路;对于T_{11}~T_{12}病变,则采取切除第10肋的入路。向下推开部分膈肌后可充分显露病变节段。

2）切口:切口起自骶棘肌外缘,止于腋前线。一般长约20~25cm。沿切口方向切开浅深筋膜,根据病变部位将需要切除的肋骨准确定位。然后切开肋骨骨膜,用上顺下逆的方法行骨膜下剥离,用肋骨剪刀把游离肋骨切除。剪下的肋骨用盐水纱布包好,留作植骨。

之后采取胸膜外或经胸入路。粘连较轻者可取胸膜外途径,于肋骨床切开肋骨骨膜后,在壁层胸膜外分离,直至病椎表面。但由于胸膜十分菲薄,多很难成功。如果粘连较重,则选取经胸途径,在肋骨床和壁层胸膜切开一小口,使空气徐徐进入胸腔,肺脏即自行萎缩下陷,如遇肺与胸膜粘连,可用盐水纱布球将肺向上、向中线推开,最后在萎缩肺的下方填塞一块盐水纱布以保护之。放置开胸器,将切口逐渐撑开,注意力量不可太大以免肋骨骨折。如果病变位于T_{10}~T_{11},则不再需要特别的显露,如病变位于T_{11}~T_{12},则需要横形切断T_{12}椎体前侧附着的膈肌、外侧及横突上附着的腰大肌起点,并向远侧推开。

3）病椎显露:参见前述"胸腹联合入路"之"显露病灶"部分。

（3）膈下入路:如果手术操作仅涉及L_1及其以下椎体时,可选用切除第十二肋的腹膜外途径,到达L_1椎体,把膈肌脚从L_1椎体及椎间盘前方、侧方附着部切断,将腰大肌自椎体及椎间盘侧方切断然后以骨膜剥离器将其向上推开膈肌脚,向下推开腰大肌即可显露L_1、L_2椎体侧前方。该切口为单纯经腹膜外入路。

2. 病灶清除、减压、矫形、植骨融合、器械内固定　详见本章第一节"总论"部分。

3. 关闭切口　整个切口仔细止血,用生理盐水反复冲洗伤口。

（1）放置胸腔闭式引流管:经胸膜入路者,完成操作后,要向切口内注入生理盐水并使肺膨胀,检查是否有漏气。若有,需要在鼓肺时将胸膜裂口严密缝合。然后放置胸腔闭式引流管。根据膈肌平面的高低,在腋后线选择适于低位引流的肋间隙,一般在第9~10肋间隙腋后线上作一小切口,切开皮肤和筋膜后用长血管钳经此切口戳穿选择的肋间隙刺入胸腔,夹住引流管的一端自胸腔内引出切口外,在胸内管的长度为5cm。管内端剪1~2个侧孔,管末端斜面向肺脏。在胸壁用缝线结扎固定引流管,引流管另一端接水封瓶。

（2）缝合膈肌:将劈开的肋软骨及切开的膈肌的标记缝线一一对应缝合。对于膈上入路,将膈肌脚自下方向上复位并原位缝合。对于膈下入路,将膈肌脚自上方向下复位并原位缝合,将腰大肌起点自下方向上复位并缝合。

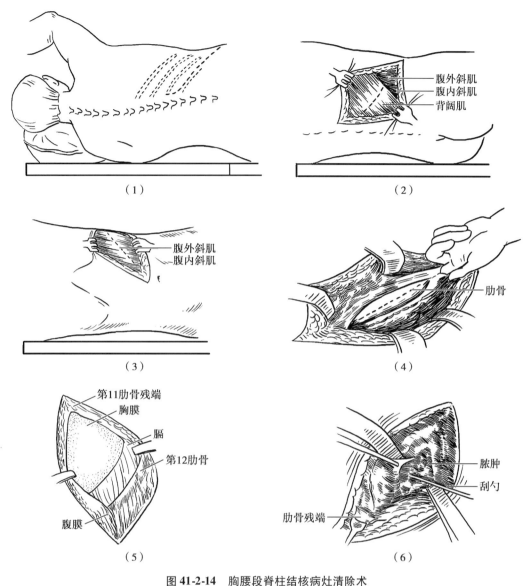

图 41-2-14　胸腰段脊柱结核病灶清除术
(1)体位与切口;(2)显露、切断浅层肌肉——背侧视图;(3)显露、切断浅层肌肉——
腹侧视图;(4)显露肋骨;(5)分离胸膜和腹膜;(6)清楚腰大肌下脓肿病灶

　　(3) 关闭胸腔:用关胸器将切口相邻的两肋骨对合,用双股粗羊肠线间断缝合 4 道后打结关闭胸腔,然后由后向前以粗羊肠线连续缝合肋间肌、肋骨骨膜进行加强,最后将切断的胸、腹壁肌肉和皮下、皮肤逐层缝合。关闭胸腔前通过麻醉机逐渐加压,使肺逐渐膨胀,以排出胸腔内积气,直至加压时水封瓶内无气泡逸出为止。

　　(4) 留置引流管:于病灶处放置引流管。对于未进入胸腔的膈下入路,在创口内放置膈肌下负压引流管。

　　【注意事项】

　　1. 术中准确定位　12 肋的长短大小须经 X 线片核实,不可误认第 11 肋骨为第 12 肋骨,因前侧胸壁胸膜很薄,容易剥破,引起气胸。

　　2. 防止胸膜撕破　对于胸膜外显露,要防止胸膜撕破。①分离肋骨骨膜时,采用上顺下逆的方法,要紧贴肋骨仔细分离。②胸膜反折部的解剖位置及其与周围组织的关系必须清楚才能正确操作,否则容易撕破。③用骨膜剥离器分离椎体骨膜。如果发生气胸应立即在正压麻醉下缝合胸膜破口。

　　3. 防止大血管损伤　①不能用力牵拉夹住腰动静脉的血管钳,否则容易脱落,血管回缩引起出血。

②取出与前纵韧带粘连的小块死骨时不可暴力牵拉;否则容易伤及下腔静脉引起大出血。③病灶前缘若有巨大骨桥时椎体前下腔静脉处于紧张状态,伸入器械剥离时要慎之又慎,可能引起大出血。

4. 保护好脊髓　清除后方病灶时,操作要求轻柔,以免挫伤脊髓。

5. 原位缝合膈肌切口　结扎对应的标记线以闭合切开的肋软骨及膈肌。

【术后处理】

1. 监测生命体征变化　密切观察患者的呼吸情况、尿量、引流量等。

2. 胸腔闭式引流的管理　放置胸腔闭式引流管的患者,麻醉清醒后即将床头抬高,以利引流。鼓励病人咳嗽、咳痰、做深呼吸、练习吹气球,以便使肺充分膨胀。痰液黏稠不易咳出者雾化吸入,改变体位以利于排痰。术后第二天拍胸片,了解肺膨胀情况,胸内有无积气、积液。如肺已完全膨胀,胸腔内空气已排出,渗液已停止,即可拔出引流管,一般在术后 24 ~ 48 小时。

3. 活动恢复及功能锻炼　伤口置小沙袋或盐袋压迫,腹部腹带加压包扎缓解疼痛。术后疼痛缓解即可平衡翻身,四肢进行肌肉主动活动,预防下肢深静脉血栓形成。无截瘫者,卧床 4 ~ 6 周后,佩戴支具下床活动,支具佩戴 2 ~ 4 个月。

4. 恢复正常生活、工作　术后 4 个月复查,若骨性融合则可恢复正常生活、工作。

5. 督导化疗、定期复查。

（二）后路手术方式

【麻醉】　气管插管全麻。

【体位】　患者俯卧于手术台上或跪卧于加垫的脊柱手术架上,腹部悬空避免腹压升高,从而减少术中出血。用海绵垫将胸部及两侧髂嵴垫高,使腰呈轻度后伸位。要注意保护眼球、膝关节及其他的骨突起部位以及会阴部,以防压伤(图 41-2-15)。

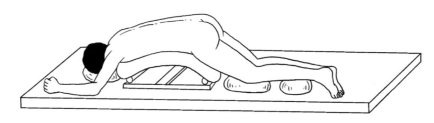

图 41-2-15　胸腰段脊柱后路手术的体位

【操作步骤】

1. 切口　胸腰段脊椎结核的后路手术与胸椎、腰椎后路手术一样,有椎板切除入路、经椎弓根入路、肋横突切除入路、外侧胸膜外入路、类似于 PLIF、TLIF 的手术入路、后路广泛切除入路等。以上各方法是一由浅入深、逐步增加显露深度和广度的途径,以提供更好的后外侧的显露,从后路进行前方的病灶清除、减压和植骨融合。

（1）椎板切除入路:椎板切除只能显露后方的硬膜外腔。此入路不能进行脊髓的侧前方及前方减压。而且,在有前方椎体严重破坏的情况下,椎板切除入路反而造成更严重的脊柱不稳,进一步导致疼痛加剧、后凸畸形加重及继发性神经功能损坏。所以椎板切除入路仅适用于无椎体病变的附件结核及后方脊髓受压的病例。

（2）经椎弓根入路:单侧椎弓根入路能提供从后正中线到稍微超过前正中线的大于 180°的显露,双侧椎弓根入路能提供 360°的神经减压。由于肋骨和椎旁肌肉的影响,经椎弓根入路向前方大块髂骨支撑植骨或 cage 植入较为困难,因此这种入路在椎体破坏严重且需要重建前柱稳定性的病例中,不甚适用。

经椎弓根入路主要用于压迫来自于前方或侧方的脊髓神经功能障碍、椎体前方至少一半完整、后凸畸形较轻的胸椎或胸腰椎结核患者。手术仅做有限的前路清创、不需较大的前路重建。当患者存在椎间盘周围的椎体骨质破坏且同时有神经功能障碍、或者后凸畸形显著时,需要采用双侧经椎弓根入路。

（3）肋横突切除入路：最初描述是用于胸椎结核的椎旁脓肿引流。该入路切除内侧 4cm 的肋骨及肋骨头，以获得更大的向前的到达椎体的通路。因为有了更大的后外侧空间，可以完成前方椎体间骨缺损的支撑植骨，并避免了脊髓堆积。此入路适用于所有局限 1 或 2 个平面的胸椎结核。它能通过单一切口进行病灶清除、减压、矫形和植骨融合手术。但对于病变破坏更重的病例，除非进行双侧的肋横突切除术，否则前方显露是局限的。

（4）外侧胸膜外入路：该入路其实是肋横突切除入路的外侧扩大，它是将距中线 10～12cm 的肋骨切除。此入路可以提供更大的后外侧空间，可以从侧面切除 2～3 个整块椎体，并提供足够的空间进行前方支撑植骨。尽管这种方法最先用于脊柱结核病灶清除术，现在主要用于存在严重脊柱后凸畸形的脊柱结核的畸形矫正和重建。这一入路适用于胸椎和腰椎结核，更适合于胸椎。因为胸椎椎体前外侧缺乏肌肉组织，而且可以牺牲肋间神经以便更好的暴露。在胸腰段和腰椎，为达到更好的前暴露，需要切开起于椎体前面和侧面的肌肉（包括 L_1 的膈肌），另外腰大肌内的腰神经要谨慎处理，以防术后神经功能障碍。因肩胛骨的阻挡，此入路不适用于 T_4 以上的上胸椎。由于髂骨的影响，L_4 以下也不适用。由于外侧胸膜外入路是在肋横突切除入路基础上进一步向外扩展，以下就以外侧胸膜外入路进行介绍。

1）切口显露：以病变节段棘突为中心后正中纵向切口，长度为相邻病变节段上、下各一个正常脊椎。通过 C 形臂机定位，可使手术切口长度更精确。切口直接经浅深筋膜到达棘突及腰背筋膜。经棘突、椎板、关节突关节后方行骨膜下剥离椎旁肌，继续向外侧显露可将骶棘肌向外翻至横突尖，显露横突远端及肋骨后段，至椎旁 10cm 的肋骨。根据病椎数目与内固定的设计决定显露的长度。

2）肋骨、横突切除：在显露的横突中用咬骨钳咬除病变脊椎的横突。肋骨剪断后肋骨远端如有骨尖突出，可用咬骨钳咬平，再慢慢地将远端放下，防止肋骨远端因弹力作用突然下沉，而划破胸膜。然后用带齿血管钳钳夹提起肋骨近端，稍加旋转摇动牵引拔出。结扎肋间血管，必要时切除该段肋间神经。切除肋骨头后，将胸膜自胸壁向前方用盐水纱布球推开，更大的显露椎体侧面及前方。

3）病灶显露：椎旁脓肿较大的病例，此时即有脓液流出。如未流出脓液，可用骨膜剥离器将椎体骨膜和前纵韧带向前方推开，即可进入病灶，将示指尖端伸入病灶内，探索椎体破坏情况及骨病灶的准确位置，以便决定向上或向下再切除一段横突和肋骨。亦可旋转手术台，使患者背部与手术台平面成 70°～80° 角，以便观察病椎。

2. 病灶清除 彻底病灶清除手术参阅本章第一节，后方入路的病灶清除需要注意以下特点。

（1）椎体外侧病灶清除：用特殊深部拉钩将胸膜向前外侧牵开，保护椎前血管及其他软组织，先刮除脓肿，尤其注意脓肿上端、下端和对侧，刮除对侧脓肿时可用弯度较大的侧向刮匙。搔刮脓肿壁时不可用力过猛，以免刮破胸膜或纵隔内重要组织，如大血管、胸导管等。但要求彻底清除脓肿内的干酪样物质、肉芽、死骨，骨膜下病变等。用生理盐水加压反复冲洗。

（2）椎体、椎管病灶清除：切开后纵韧带，用不同角度的刮匙从侧前方彻底清除干酪样组织、肉芽组织、死骨、硬化骨质等，用骨刀将上方病椎的下缘、下方病椎的上缘修整，以备恰当植骨之用。用骨刀前必须明确患者体位，了解脊髓的位置，以避免脊髓损伤而致的严重后果。对于椎体前缘的骨膜下型病变不能遗漏。对于椎管累及者，需要切除该侧关节突关节，切除椎板至椎弓根内侧缘，以刮匙刮除坏死骨质，向后方刮除时要轻，以防器械突入椎管。大量双氧水及生理盐水冲洗，可用软质导管辅助冲洗，配合吸引清除深处脓液及坏死组织。

3. 减压、矫形 在病灶清除的同时进行减压操作，确保椎管通畅、无硬膜囊受压迫。并完成后凸畸形的矫正。

4. 植骨融合 病灶清除结束后，修整好病椎上、下对应骨面（要求创面渗血），将病椎一侧先行撑开，测量病椎骨缺损的高度，切取合适的自体髂骨、肋骨嵌入椎体骨缺损处，进行植骨。要求放置稳固牢靠，防止移动、压迫椎前及其后方重要组织。

5. 内固定 根据不同情况，可选择以下不同方法。

（1）病灶清除前置钉，病灶清除之后安放连接棒，适于如果在进入病灶的过程中，仅切除一侧的椎板、关节突、椎弓根,脊柱稳定性较好者。

（2）病灶清除前双侧置钉,对侧先上连接棒并锁紧临时固定,病灶清除侧暂不上连接棒,待病灶清除完毕后,再与对侧互相交替进行,以防病灶清除中脊柱移位。适于后路广泛切除、脊椎不稳者。

6. 缝合　脊柱手术后仔细止血,用生理盐水冲洗伤口。彻底止血,经胸膜外入路完成操作后,往切口内注入生理盐水并使肺膨胀,检查是否有漏气。若有,需要在鼓肺时将胸膜裂口缝合。放置负压引流管,逐层关闭切口。若胸膜破裂口大,修补后,仍有漏气,可按经胸入路者放置胸腔闭式引流。

【术后处理】　后路手术术后处理除常规术后处理外,尚需注意以下情况。

1. 取平卧位,胸腰结合部支具制动,注意平衡翻身。

2. 观察引流液量和性状,以防出血和脑脊液漏的发生。

（三）后前路手术方式

后路矫形、器械内固定,前路病灶清除、减压、植骨融合。

【麻醉】　气管插管全麻。

【体位】　后方入路体位同后路手术;前方操作体位同前路手术。

【操作步骤】

1. 后路矫形、内固定术　后正中入路,按照术前计划显露所需手术节段的后方结构,于椎弓根置钉后,依靠体位、手法、器械矫形。最后,将内固定器械妥善安装锁紧。也可以同时行后外侧植骨融合。有条件者可行后路微创手术进行矫形、内固定。

2. 前路病灶清除、减压、植骨融合术　同前路手术,具体的手术入路及相应的操作方法,可参照本章前路手术。

【术后处理】　同前面所述。

【注意事项】　同前面所述。

（王自立　施建党　罗坚）

六、腰椎结核病灶清除术

本节腰椎结核系指发生于 $L_2 \sim L_5$ 的脊椎结核, L_1 脊椎结核在胸腰段脊椎结核中介绍。腰椎结核的手术方式同样为前路手术、后路手术、后前路手术。以下内容将重点讨论手术入路问题。关于各种手术方式的主要优点及不足、适应证的选择、系列手术方法的技术关键,可参考本章总论部分。

（一）前路手术方式

腰椎结核的前路手术,是通过对脊柱侧前方的显露从而在椎体侧前方进行病灶清除、减压、矫形、植骨、内固定等手术方法。

【麻醉】　气管插管全麻。

【体位】　侧卧位,腋下放置卷垫保护臂丛神经。将患者的胸腰段侧面放置在手术台的折弯处,这样可以使病灶显露更为容易。通过调节手术台腰桥很容易完成显露和闭合伤口。用宽带将骨盆和下肢固定在手术台上,就可以获得安全的固定(图41-2-16)。保持下肢屈髋、屈膝,在两腿之间放置两个垫枕,有利于稳定骨盆和放松髂腰肌,便于显露腰椎。在椎体前方进行减压时要保持椎体后侧皮质处于垂直位置,这样术者就可以有一个明确的参照,以避免减压时器械穿过椎体后缘进入椎管,造成脊髓或马尾神经的损伤。

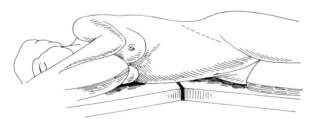

图41-2-16　腰椎前路手术的体位

【操作步骤】

1. 切口　腰椎结核多经腹膜外途径达椎体的侧前方,可以选用的切口较多,有旁正中切口、腹直肌旁切口、倒八字切口等,其中倒八字切口更有利于前路内固定,在脊柱结核腰椎前路手术中被广泛使用,以下将重点介绍。

切口起自12肋下缘与腋后线交点上,向内和向下直到腹壁旁正中线,切口止点依病变的高低不同而定。如显露L₂~L₃节段,切口内侧缘达脐上旁正中线处;显露L₃~L₄节段,切口内侧缘达平脐旁正中线处;如显露L₄~L₅节段,切口内侧缘应位于脐与耻骨联合连线的中点处。

2. 显露病椎　沿切口方向切开皮肤、皮下组织、深筋膜,病变位于L₂可以把第12肋骨大部分切除;病变位于L₂~L₃者可切除部分肋骨;病变位于L₃~L₄且肋骨较短时可不予切除。在切口上部切开腹外斜肌、在下方剪开腹外斜肌腱膜。然后切开腹内斜肌和腹横肌,至腹膜外脂肪膨出为止。经此小切口将腹膜与腹横筋膜分离,再将腹内斜肌与腹横肌切开。在切断切口下端腹肌时,要避免切开腹直肌鞘,以防进入腹腔。在切口下端还应避免损伤腹壁下动、静脉及精索(男性患者)。切开腹横筋膜后,腹膜外脂肪即可露出。以卵圆钳尖持盐水纱布球进行腹膜外分离。提起三层腹肌,先将腹膜的前方从腹横筋膜外分离出来,要超过腹部正中线;在腹壁外侧方分离腹膜返折部;在后方于髂腰肌表面分离时,在靠下方注意髂腰肌与腰大肌分开形成的沟状间隙;在切口的上部要从膈肌的腹面分离。输尿管随腹膜及其内容物一起返折向前方,触摸输尿管有蠕动可和血管相鉴别。用盐水纱球将腹膜、睾丸血管或卵巢血管及输尿管等一并向中线推移,即可充分显露腰大肌脓

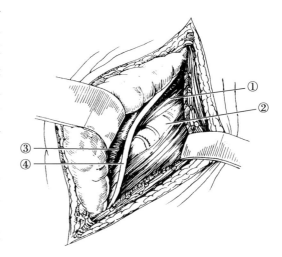

图41-2-17　侧前方入路的解剖
①剖开的腰大肌;②椎体的前方;③腹主动脉;
④输尿管

肿和腰椎的侧前方(图41-2-17),以盐水沙垫从上、内、下方保护腹膜及腹腔内外脏器。显露至露出腰大肌内缘、椎体前缘,腹主动脉或下腔静脉为止。在显露过程中,如腹膜被撕破,可立即用细丝线作连续或荷包缝合。

腰大肌脓肿大者,髂外动、静脉被推向腹壁,因而在腹股沟韧带的上方可摸到髂外动脉的搏动,因此在切开下部腹壁肌肉时,应避免损伤髂外血管。也要避免损伤位于腰大肌内缘的交感干、位于腰大肌表面的生殖股神经。至此,一侧的腰大肌清晰地显露在切口中。首先,要根据术前增强MRI与当时的穿刺确定是否有寒性脓肿的存在,决定进入骨病灶的方法。如果无寒性脓肿或脓肿过小,则按常规侧前方腰椎手术的方法到达病椎,即纵形分离腰大肌后显露病椎表面。如果存在寒性脓肿,则可通过脓肿到达病椎。

3. 显露病灶

(1) 腰大肌脓肿及流注脓肿的显露及清除:先在脓肿切开部位周围以纱布垫保护,于脓肿表面切开一10mm长的纵向切口,止血钳撑开后将吸引器伸入脓肿内吸引。有流注脓肿及对侧脓肿者,则需按压相应部位以使脓液流向吸引管口。当吸引器不能吸出脓液时,可将脓肿壁小切口纵行钝性扩大切开,切忌锐性切开脓肿壁或任意切断脓肿中的条索样的尚未辨别清楚的结构,以免误伤腰骶神经丛及某一神经干。向下方扩大脓肿壁切口时,注意勿损伤髂血管。经反复抽吸、冲洗、挤压,至冲洗液清亮时可进行脓肿壁的搔刮。

脓肿壁的清除必须细致而耐心地进行。要根据脓肿壁的大小、方向、深浅、长短而选择不同大小、不同角度的刮匙,自上而下,一匙紧挨一匙、反复多次地彻底刮除脓肿壁表面的肉芽组织、干酪样物质。最后,再次冲洗,纱布擦拭。寒性脓肿清除干净后,以干纱布填塞脓腔压迫止血。

在对寒性脓肿的处理中必须力求达到彻底清除,此彻底系指尽量把所有的寒性脓肿清除干净,清除

干净后患者的严重全身中毒症状会立即好转。否则,遗留寒性脓肿特别是较大的寒性脓肿,将是术后长期 ESR、CR-P 不能下降的重要因素。大多数情况下,对侧的腰大肌脓肿与远处的流注脓肿是与术侧腰大肌脓肿相通的,通过术侧清除脓肿时的挤压及把吸引管伸入进去吸引、冲洗器上接塑料管加压冲洗、刮匙伸入刮除,一般可获得良好效果。偶遇上述方法不奏效时,则需同期或二期再行切开清除。亦可选用 CT 引导下的穿刺排脓。

在脓肿壁的椎体表面,寻找通向病椎的骨瘘孔,大多数骨瘘孔与病椎直接相通;少数病例的骨瘘孔是曲折的,不能直接进入骨病灶。骨瘘孔的表面有白色的脓栓或肉芽组织覆盖,找到后以小刮匙探查即可确定。

（2）骨病灶的显露:通过骨瘘孔进入骨病灶是传统脊柱结核进入骨病灶的常规方法。在手指触摸的引导下用不同型号的刮匙逐步扩大骨瘘孔,然后进入病灶中央。如果瘘孔周围瘢痕薄脆,则很容易钝性分开扩大病灶显露,但临床少见。常见的是瘘孔周围瘢痕过厚过硬,无法钝性分开,进入不到病灶内部。如果仅以瘘孔为下一步进行病灶清除的路径太显窄小,无法彻底清除病灶与植骨。倘若将瘘孔周围硬而厚的瘢痕组织锐性切开,太过危险,有出血与损伤神经的可能。在此情况下,需选择经正常椎体向病灶进行显露的方法。具体操作方法是,首先按脊柱侧前方入路的方法常规显露,显露相邻病椎上、下各一个正常椎体及上下椎间盘,之后由此两个正常椎体向病椎钝性纵行分离。每一正常椎体与病椎的显露,均需首先显露椎间盘,再分别于椎体上、下端以电刀横行切开直至骨膜下,于此横向切口伸入直角钳分离、显露、钳夹、切断、结扎节段血管。节段血管处理完毕后,再纵行切开椎体骨质表面遗留的骨膜及软组织,由每一椎体侧方分别向前、向后骨膜下分离椎体表面,其间遇有椎体表面滋养孔出血时以骨蜡涂压止血。由于病椎骨皮质表面有脓液、肉芽、坏死组织的存在,很容易分离。这样,病椎与上、下各一个正常椎体的前方、后方的椎间孔均完全显露出来。从已显露出来的病灶处或凿开病椎表面的骨质,即可进入病灶中央。

4. 彻底病灶清除　彻底病灶清除术按本章总论介绍的方法,既要清除传统理论的结核病灶组织,包括寒性脓肿、脓苔、肉芽组织、干酪样坏死物质、死骨、坏死的椎间盘和(或)病变侵及的椎间盘;还要清除以溶骨破坏为主脊柱结核的纤维包膜、以硬化为主的脊柱结核的硬化壁、多发空洞、病变性骨桥,以达到彻底清除的要求。最后,以生理盐水反复冲洗,至冲洗液清亮为止。在脓腔及骨病灶处分别放置引流管,术区是否放置抗结核药均可。

5. 前路减压、矫形、植骨融合　在病灶清除的过程中与完成后,均要认真仔细地检查病灶对硬膜囊的压迫是否完全解除,特别是对侧减压是否准确完成。在预先设计好的相邻病椎或与病椎相邻的正常椎体上置入椎体钉,并安放撑开器,以手法复位与器械复位结合的方法进行复位。然后在撑开的缺损处植入相同高度的植骨材料。植骨方式以自体髂骨支撑植骨为最好,亦可选用钛网、人工椎体、融合器等进行支撑植骨。当内固定足够坚强时,亦可选择颗粒植骨与条块状的堆砌植骨。

6. 前路内固定　腰椎结核的前路内固定,范围应在三个运动单元之内。如果前路内固定过长,则不稳定,亦无过长的前路内固定器械;剥离面亦太广,损伤血管过多。多选择病椎间单节段固定或短节段固定,后者跨越上、下各一个相邻正常椎间隙(图41-2-18)。

【术后处理】

1. 继续抗结核治疗　规范抗结核,直至足够疗程。

2. 术后卧床 3~4 周　患者在床上进行四肢及腰背肌功能锻炼。之后在支具保护下下地负重。术后 4 周开每次 30 分钟的行走训练。

3. 引流管管理　术后密切观察记录引流量,警惕活动性出血的发生。当引流量 24 小时少于 30~50ml 时可拔管。

4. 肠麻痹处理　术后必须在肠道排气后方可进食,如有肠麻痹出现,可请相关科室会诊处理。术后禁食牛乳,以免腹胀。

5. 定期复查　术后 2 周、4 个月、1~10 年内的每年复查血沉、C 反应蛋白和肝肾功能及 X 线摄片、CT 重建、MRI。

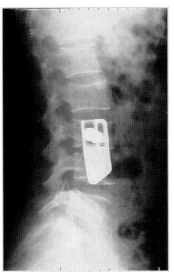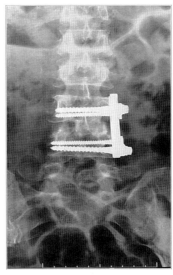

图 41-2-18 一期前路手术(病椎间单节段内固定)

6. 跨正常椎间隙固定者内固定器材最好取除,病椎间固定者则不必取除。

(二) 后路手术方式

与胸椎后路手术不同,腰椎结核后路手术的使用受到局限。因为从后方很难将起源于椎体前外侧的腰大肌和膈肌脚从椎体上分离开。神经根可能影响手术显露,但不能牺牲腰段的神经根,这会导致从后方很难进行彻底的病灶清除和植骨融合术。因此后前路联合手术方式较后方手术方式使用更为广泛。后路手术通常采用经椎弓根入路、类似切除半侧椎板或全椎板(posterior lumbar interbody fusion,PLIF)或切除部分椎板及关节突关节(trans-foraminal lumbar interbody fusion,TLIF)的手术入路,我国作者应用较多的是后路广泛切除入路。

【麻醉】 气管插管全麻。

【体位】 患者俯卧于手术台上或跪卧于加垫的脊柱手术架上,腹部悬空避免腹部受压,以降低静脉内压力,减少硬膜外静脉淤血,从而减少术中出血。用海绵垫将胸部及两侧髂嵴垫高,使腰部呈轻度后伸位。要注意保护眼球、膝关节及其他的骨突起部位以及会阴部,以防压伤。

【操作步骤】

1. 器械内固定

(1) 切口:可有以下几种选择:①常规后正中入路:通过常规剥离骶棘肌途径显露。②Wiltse 入路:由于腰椎结核需双侧内固定,故选择 Wiltse 入路时,皮肤切口可选择于后正中或双侧棘突旁。达肌肉层时,可分别于棘突两侧操作,于最长肌与多裂肌之间进入,显露横突与关节突。

(2) 置钉:根据术前 X 线摄片、增强 MRI、CT 重建制订的整体手术计划,确定内固定范围、椎弓根钉置钉位置。椎弓根钉植入的先决条件是椎弓根未被结核病变侵及或轻微侵及。如果椎弓根由于结核病变侵及破坏无法置钉时,可选择向相邻上、下延伸的方法或选择钩棒系统固定。

1) 病椎间固定:病椎间固定是仅对相邻两个病变椎体及一个被破坏的椎间盘的固定,因而这种固定方法椎弓根钉是置于病椎椎弓根。①当预计病灶清除之后病椎高度剩余 1/2 以上时,可植入常规椎弓根钉;②当预计病灶清除之后病椎高度剩余 1/2 以下时,置入常规椎弓根钉易进入病椎缺损区,则需选择长度为 20~30mm 的短椎弓根钉置入,以免钉头部进入缺损区;③临床及生物力学研究表明,上述方法的稳定性低于多钉固定,因而要求此种固定必须做到前路病椎间支撑植骨、连接棒上必须加横连,以增加内固定的稳定性。

2) 连续多节段腰椎结核的病椎间内固定:由于连续多节段腰椎结核的椎间盘均遭破坏,需对多个运动单元施行连续的病椎间融合,故内固定方法与上述单节段腰椎结核的固定方法相同,根据病灶清除后病椎剩余的不同高度分别采取多组常规椎弓根钉或短椎弓根钉予以连续固定、椎体间支撑植骨(图41-2-19)。

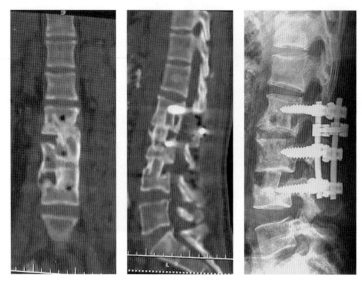

图 41-2-19 连续多节段腰椎结核的病椎间内固定

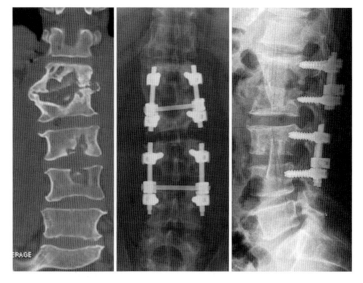

图 41-2-20 跳跃型多节段腰椎结核分别行病椎间(单节段)固定

3)跳跃性多节段腰椎结核的病椎间内固定:跳跃性多节段腰椎结核的诊断主要依据 MRI 判断椎间盘是否破坏。病椎间相隔一个以上的正常椎间盘。内固定的选择原则是在尽量保留正常椎间盘的前提下,分别进行上述多个固定节段的病椎间固定。

上述固定方法均不固定正常椎间隙。

4)短节段内固定:若实行的是经椎弓根入路,则病椎椎弓根无法置钉即无法施行上述的病椎间内固定,则需跨越正常椎间隙行短节段固定。发现或预计椎弓根骨质疏松、椎弓根被结核破坏、畸形矫正不理想、支撑植骨不可靠等情况时,在未施行或已行病椎间固定的基础上,再上、下各跨越一个相邻正常椎间隙增加一组固定,即短节段内固定。

置钉完成后,两侧交替进行固定、病灶清除。可于椎弓根钉(或各种钩)间安装临时连接棒,再行病灶清除;若对侧亦需行病灶清除,则再对先行病灶清除侧进行连接固定,再行对侧病灶清除。最后,安放全部连接装置;通过椎弓根撑开矫形后,将内固定系统连接锁紧,并安装 1~2 个横连。

2. 后路病灶清除、减压、植骨融合　以病椎为中心,暴露病椎上、下各 2 个正常脊椎的棘突、椎板及横突。根据椎体病灶破坏大小、位置,可以采用切除半侧椎板或全椎板(PLIF)的方法,也可采用切除部分椎板及关节突关节(TLIF)的方法,也可采用经椎弓根进入的方法。首先显露并直视下保护硬膜囊,继续向前方显露椎管侧前方,尖刀切开后纵韧带显露病变椎体及椎间盘的后方。适当向中线牵开硬膜囊,可以增加病灶显露,但忌过度牵拉,以防造成马尾神经损伤。椎前组织采用钝性分离,用特殊拉钩保护椎前血管及其他软组织。然后处理椎体病灶,不同角度的刮勺从侧前方彻底清除干酪样组织、肉芽组织、死骨及坏死的椎间盘,然后用锐利骨刀直视下将椎体病灶硬化骨质切除至无死骨、空洞的骨面,修整好病椎上下对应骨面,为前路植骨做好植骨床。待病灶清除干净、椎管减压彻底后,生理盐水反复冲洗术野至液体清亮。椎体间置入修整好的髂骨骨块。后路锁紧钉棒,必要时行椎板间、横突间植骨。

3. 后路矫形　由于活动性结核畸形不很严重、可活动,故取俯卧位体位后已大部分复位,再经手法按压与器械复位即可达到理想的矫形效果。

4. 缝合　完成脊柱手术后,用生理盐水冲洗伤口,彻底止血。病椎间、棘突两侧放置负压引流管,逐层缝合各层组织。

【后路手术并发症】　虽然后路手术对于那些前柱病变的腰椎和胸椎患者提供了一种新的、安全的手术方式,但这项操作需要娴熟的技术和良好的解剖学知识。硬膜外静脉出血,因为松质骨、肉芽组织和节段血管出血很难控制。分离硬膜时正确使用双极电凝。

神经功能进一步损伤可能是因为过度的神经牵拉。从后路植入大块髂骨较为困难。植入不确实,术后植入物可能会移动。

【术后处理】　与前路手术相同。

（三）后前路手术方式

根据术前 X 线、CT 重建、MRI 扫描设计总体手术方案,先行后路矫形、内固定手术,亦可行后外侧植骨。然后进行前路彻底病灶清除、减压及植骨融合手术。

【麻醉】　气管插管全麻。

【体位】　后路手术固定同腰椎后路手术体位,患者俯卧于手术台上进行。前路手术为 30° 仰卧位或完全侧卧位。

【操作步骤】

1. 后路矫形、器械内固定

（1）切口、置钉、矫形及固定同前述腰椎后路手术方式的操作。

（2）后路微创手术下置钉、矫形及内固定。

2. 前路病灶清除、减压、植骨融合　同本节中前路手术中的操作。

当患者营养状况良好、全身情况好、无重要脏器严重疾病,可以耐受手术时,可同期进行后前路手术。当患者情况不允许同期手术时,先行后路手术,可于二期行前路手术。前路手术步骤与前述内容相同,需要强调的是,病椎间固定者必须行支撑植骨。

【术后处理】　同前面所述。

【注意事项】　同前面所述。

（王自立　施建党　王骞）

七、腰骶段脊椎结核病灶清除术

腰骶段脊椎结核是发生于 L_5 脊椎及相邻骶椎的结核,占脊椎结核病例的 3% ~9%。由于腰骶段脊柱的解剖位置深在,毗邻大血管,解剖结构复杂,而且结核脓肿易在椎旁及骶前集聚,所以手术治疗难度较大。有别于胸、腰椎结核,由于腰骶段脊椎前方固定较为困难,故在前路、后路和后前路三种手术方式中,前路手术方式在腰骶段选择较少,后路手术方式由于病灶清除不易彻底,适应证较窄,选择亦少。由于后前路手术可发挥单纯前路、后路手术方式各自的优点,避免其不足和限制,所以在腰骶段结核采用较多,手术疗效亦好(图 41-2-21)。

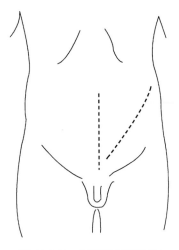

图 41-2-21　腰骶椎腹部切口

【应用解剖】　腹主动脉沿椎体左前方下行,腹主动脉的终端位于 L_4 下 1/3 及 $L_4 \sim L_5$ 椎间盘水平者为 61.4%。下腔静脉在 L_5 椎体或 $L_4 \sim L_5$ 椎间盘由左右髂总静脉汇合而成,位于腹主动脉分叉处的右下方。腰交感干沿椎体前面腰大肌内侧缘排列,右侧被下腔静脉所掩盖,左侧沿腹主动脉边缘延伸(图 41-2-22),骶正中动脉起源于腹主动脉分叉部的后下方,沿 L_5 椎体及骶骨前面下降,其起始段为左髂总静脉所掩盖,于后者的下方,向两侧发出左右第 5 腰动脉,横过 L_5 椎体前面走向外侧。左右第 5 腰静脉呈水平位注入骶正中静脉。骶正中静脉与同名动脉伴行,比动脉短,向上汇入左髂总静脉。由于腹主动脉位居左侧,血管壁厚且弹性高,所以手术应从左侧进入较为安全,以避免损伤下腔静脉(图 41-2-22)。后腹膜间隙为后(壁)腹膜与腹内筋膜之间的潜在性间隙,内有大量疏松结缔组织及腹膜后器官、血管和神经。手术显露中,应从后上方向前下方钝性分离腹膜后脂肪组织,显露其深面的后(壁)腹膜,将腹膜囊推向前内方,即可充分暴露腰、骶椎椎体、两侧腰大肌及其前方的血管、神经、输尿管等。尤其在局部粘连严重,结构不清楚时,更要注意保护这些手术区的重要结构。

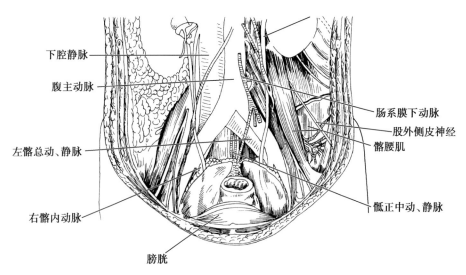

下腔静脉

腹主动脉

左髂总动、静脉

右髂内动脉

膀胱

肠系膜下动脉

股外侧皮神经

髂腰肌

骶正中动、静脉

图 41-2-22　腹膜后间隙的结构

(一) 后前路手术方式

1. 后路矫形、器械内固定　后前路手术首先要根据术前设计,进行腰骶段结核的后路内固定,同时进行畸形矫正。关于其切口选择、置钉方位与范围、矫形方法,均可参照本章腰椎结核的内容。

内固定材料有椎弓根钉系统,短椎弓根钉系统,钉、钩、棒系统。其矫形可靠,固定稳固。

(1) 椎弓根钉系统:常规椎弓根钉系统适用于钉道通过的椎体无缺损不影响固定者。

(2) 短椎弓根钉系统:短椎弓根钉系最大优点是椎弓根钉仅进入椎弓根及其相邻未被病变累及的椎体中,不进入病椎缺损区,因而不影响病椎的病灶清除与植骨。该方法用在病椎的固定后,能够减少固定节段,避免对正常运动单元的固定、融合问题,解决跨节段固定带来的一系列问题,比如邻椎病的发生。其适应证为病变未累及或轻微累及椎弓根的椎体结核。这种固定,由于椎弓根钉未进入椎体,抗拔出力作用有所减弱,对固定效果可能有影响。故要求使用短椎弓根钉固定者必须同时以前路支撑植骨,连接棒间加用横连,提高病变节段脊柱的整体稳定性。短椎弓根螺钉规格为直径 5.5mm、6.5mm、7.0mm,长度分别为 25mm、30mm。

（3）钉、钩棒系统：椎体结核病变不适宜椎弓根钉固定者，可选择椎板钩、椎弓根钩固定。

（4）骶椎的固定：S_1、S_2椎体破坏较严重时，S_1椎弓根钉还可向骶骨翼打入椎弓根钉，S_2无法固定时可选用 Sofamor（枢法模）骶髂内固定系统的闭口万向螺钉通过髂前下棘向髂骨植入。

2. 前路病灶清除、减压、植骨融合　在患者条件允许的情况下可与后路同期手术，否则可行二期手术。均经腹膜外途径显露前方病椎。

（1）切口选择：腹膜外途径有经腹直肌旁切口或倒八字切口，经常采用的还是下述重点介绍的倒八字切口。

1）倒八字切口：倒八字切口在骶椎可显露至 S_3 水平，切口起自第 12 肋骨远端，向下内至耻骨联合的外上方。如果在两侧同时做切口，即呈倒八字形。切开浅筋膜，沿腹外斜肌纤维的方向钝性分开，切断腹内斜肌、腹横肌和腹横筋膜，腹膜外脂肪即自切口露出，切断腹横肌时，应避免损伤腹膜和精索。用盐水纱布裹成纱布球将腹膜囊轻轻向中线推移，显露腰大肌，腹主动静脉、髂总动静脉、髂内动静脉和髂外动静脉。在推移腹膜过程中，需辨清输尿管，并将其与腹膜一并向中线牵拉。在右侧注意勿损伤下腔静脉，在左侧勿损伤腹主动脉，在骶髂部应注意避免损伤髂总动脉及其分支。在切口下部还需将直肠和膀胱牵向中线，显露左、右髂血管分叉下的三角区，在腹膜后显露及清除病灶。

倒八字切口的缺点是一个切口不能清除对侧病灶，需在对侧另做切口进行手术或分次手术。另外，切口偏居侧方，处理对侧椎体病灶不够直接。但如能改进操作技术，仍可较彻底地清除病灶，同时还可避免经腹腔途径的缺点，比较安全。

2）经腹直肌旁切口腹膜外途径：前方经腹膜外入路除选择倒八字切口外，也可选用经腹直肌旁切口。沿皮肤切口切开皮肤、皮下组织，沿腹直肌外缘切开，将腹直肌向中线推开，显露腹直肌后鞘与弓形线，切开腹横筋膜，显露腹膜，将腹膜向中线推开，显露输尿管、髂血管及腹主支、静脉及腰大肌。但此切口对两侧腰大肌的显露较差些。

3）经腹腔入路：经腹腔病灶清除术。腹膜外途径手术失败，估计有严重的粘连，难以再从腹膜外至达病灶或腹膜与腹膜外脏器粘连，无法分离者。前路经腹腔入路病灶清除术是除经腹膜外入路的另一种腰骶椎显露方法，一般需腹部外科医生辅助完成显露。切口采用正中纵向切口或腹部横向切口。横向切口既美观又显露充分，但需要横断腹直肌鞘。因切口居中，病灶显露更为广泛和直接，特别是对 $L_5 \sim S_1$ 节段。缺点是对两侧腰大肌脓肿处理不方便，或需另作后腹膜切口才能清除。由于手术显露通过腹腔操作，对腹腔干扰较大，对盆腔刺激也较重，术后易产生腹胀、尿潴留等，甚至可能引起肠粘连或腹腔内结核感染。由于必须将大血管和腹下神经丛游离始能显露脊椎，腹下神经丛含有调节泌尿生殖系统的交感神经，特别是在男性，此入路可能导致逆向射精等并发症。切开后腹膜，从左向右钝性分离椎前组织，且先在主动脉分叉上方切开后腹膜，而后再向下延长到骶骨岬。手术时，注意勿损伤腹腔内脏器。湿纱垫填塞，小心将腹腔内容物推开，辨认骶骨岬上的后腹膜。$L_5 \sim S_1$ 椎间隙充分显露后，在该间隙内插入定位针，摄 X 线片加以确定。因为 $L_5 \sim S_1$ 椎间隙和骶骨常与水平线成角，L_5 椎体常被误认为骶骨。病灶清除操作与腰骶椎的其他前侧入路手术相同。

（2）显露病灶：腰骶部脊椎结核病灶的显露可通过脓肿或通过正常解剖结构两条途径来完成。传统腰骶段结核病灶的显露多通过骶前即髂血管分叉的三角区进入。正常情况下，能够通过骶前到达此区。在脊椎结核时，由于粘连、解剖标志不清，显露较为困难。事实上此三角区的中下部显露较为顺利，而三角区的上部即紧邻髂血管分叉的下方。由于脓肿侵蚀、炎性反应、肉芽增生、窦道与骨瘘孔形成等多种因素的影响，无法以肉眼去观察分辨以及无法以手指触摸搏动来准确无误地确定髂血管分叉下缘。故无法依据解剖到三角区尖端的位置，从骶部显露 L_5 下半部分椎体及 $L_5 \sim S_1$ 椎间盘。

显露腰骶段脊椎结核两步显露法：若手术操作仅涉及 L_5 椎体及其以上部位，则仅选用下述第一步显露即可。若病变涉及 S_1 椎体及其以下部位，则须结合下述第二步。$L_5 \sim S_1$ 椎间盘的显露，可经第一步法，亦可经第二步法显露，要视粘连程度而定。通过脓肿进入病灶还是通过正常解剖结构进入病灶，是通过正常解剖结构进入病灶。

1）第一步法，下腰椎的显露：主要显露 L_5 椎体及其以上部位，本切口亦可显露 $L_5 \sim S_1$ 椎间盘。骶骨岬是腰骶部的重要解剖结构,粘连不重时可以手指触摸确定。有脓肿、瘢痕、肉芽时很难触摸清楚。万一无法确定时可行 X 线透视定位。骶骨岬的上方即是 $L_5 \sim S_1$ 椎间盘与 L_5 椎体下缘。下腔静脉在 L_5 椎体上缘右侧分叉,且 L_5 椎体右侧被大血管覆盖较少。

选择左侧入路或右侧入路均可。应根据脓肿、病灶的侧别和术者的习惯而定。显露 L_5 椎体的左或右侧前方时,必须首先分辨确认左侧的髂总动脉外缘与右侧的髂总静脉外缘,此左、右血管的外缘即是左、右腰大肌的内缘。在血管外缘与腰大肌内缘之间有清晰的一个小间隙,此即入路标记。在此间隙处,贴近腰大肌的内缘锐性切开间隙的筋膜与腰大肌的边缘附着处,将腰大肌自椎体侧前方以钝性向外分离、剥离并牵向外侧。分别向上、下剥离显露上方的 $L_4 \sim L_5$、下方的 $L_5 \sim S_1$ 椎间盘。L_5 椎体腰部凹陷处为 L_5 节段血管,L_5 椎体的侧方与病灶即可清晰显露。如果病椎处无脓肿,亦可从腰大肌肌间进入 L_5 椎体的侧面。上述途径可显露 L_5 以上椎体及 $L_5 \sim S_1$ 椎间盘。分离结扎 L_5 椎体节段血管之后即可进行 $L_5 \sim S_1$ 椎间盘以上部分的病灶处理。

2)第二步法,骶正中的显露:主要显露 S_1 以下椎体,以及 $L_5 \sim S_1$ 椎间盘。若手术操作仅涉及 $L_5 \sim S_1$ 椎间盘以下,不涉及 L_5 椎体,可仅选此入路。若同时涉及 L_5 椎体及其以上部位,则须选用上述两步入路方法。骶椎的显露无论有无脓肿,均从骶正中显露。无论有无脓肿,骶前均因炎性刺激,肉芽及瘢痕组织较厚。显露 S_1 椎体时,自髂血管分叉下方于 S_1 椎体正中,先以穿刺针头或注射器针头沿髂总动脉的内侧,自上而下穿刺,针尖遇到椎体即可,穿刺数针形成一直线,穿刺回吸无血则证明无血管,再以电刀烧灼把穿刺针眼点点连线,然后以骨膜剥离器剥离软组织则达 S_1 椎体骨质或骨病灶,即可进行 $L_5 \sim S_1$ 椎间盘以下部分的病灶处理。骶正中动、静脉口径均较小,在剥离过程中如有出血,可用电灼止血。术中注意:①在行骶椎前路病椎显露与切除时,要掌握好范围,切忌因切除两侧过多而伤及从骶前孔穿出的骶神经根;②在靠近椎管的操作中,避免锐器进入椎管内,此因手术体位为斜仰卧位或仰卧位,术者术中容易对方向感产生错觉,要求手术人员必须时刻保持清醒头脑,切不可操之过急。

上述两步法,分别显露完成以后进行病灶处理,在病灶处理中,通过切除 $L_5 \sim S_1$ 椎间盘及其上、下方的骨病灶,把两切口在腰骶前血管分叉与前纵韧带覆盖之下的病椎中联通起来。

(3)病灶清除、减压

1)寒性脓肿的处理:腰骶部结核常合并有腰大肌脓肿和骶前脓肿,流注脓肿亦为多见。先要处理腰大肌脓肿,切开腰大肌脓肿吸尽脓汁,搔刮脓腔,反复冲洗,钝性分离腰大肌。在椎体的侧方用 Cobb 骨膜剥离器轻轻将周围软组织剥离,腰椎结核的骨瘘孔多位于椎体后外侧、近椎间孔部。如经骨瘘孔进入病灶,须将骨瘘孔周围瘢痕组织分离,在此过程中应结扎腰动、静脉,否则损伤后出血难以制止。

腰骶段结核形成的流注脓肿的处理:髂窝脓肿、腰及臀部脓肿、膝关节周围脓肿,可通过术中挤压、抽吸、另切小口、穿刺等方法予以清除。病变位置确定后,即可处理横过椎体的节段血管,推开椎体旁的软组织和骨膜,显露病椎。

2)从下腰椎途径清除 $L_5 \sim S_1$ 以上的病灶:腰骶段的椎体病灶清除术,传统方法多为经 S_1 施术。病灶以刮除为主,辅以范围较小的切除、咬除方法。由于显露病椎较为局限,因而清除不能达到彻底。彻底病灶清除术需从上述第一步法显露即下腰部切口清除 $L_5 \sim S_1$ 椎间盘以上的病灶,到达病椎后可通过骨瘘孔或"开窗"进入病灶,彻底清除死骨、肉芽组织、干酪样物质、切除病变侵犯的椎间盘。骨病灶的边缘要刮除,多个空洞须切除。

3)从骶前正中途径清除 $L_5 \sim S_1$ 以下的病灶:若病灶位于椎体边缘或有骨瘘孔相通,则从此病灶相通处从小到大,一层一层切除,直到"亚正常骨"。千万注意不可遗留小的硬化壁、空洞,病变性骨桥,为以后未愈、复发留下隐患。上下切除后,L_5 椎体与 S_1 椎体间已在前纵韧带下相通。

4)病灶清除要点:椎体病灶大体上清除完毕后,还应检查以下几个死角:①椎体后缘与后纵韧带之间,此处因靠近脊髓,位置较深,容易清除不净;②对侧,此处也因位置深,距离切口又远容易遗漏;③椎体前缘与前纵韧带之间,此处距大血管较近,在经倒八字切口手术时,位于手术视野的死角。以上这三处死角里的病变组织容易遗漏,要仔细,反复检查,用各种刮匙搔刮,骨刀凿除残余病变骨质,耐心地加以清除。反复冲洗,反复搔刮。

对椎体结核累及椎管者,要彻底清除椎间盘及椎体后壁破坏骨质,清除死骨及进入椎管的脓肿、肉芽及干酪样组织。注意保护神经根及硬膜囊,避免撕破硬膜囊,造成结核蛛网膜下腔播散。

(4)植骨融合:病灶处理完成后,要把植骨床修理规整,以利植骨尽快愈合。为防止植骨移位,上下骨面要平行,植骨块长短要合适,嵌入要紧密牢靠。由于腰骶角的存在,使得在腰骶椎间的植骨要求较高。在骶正中切口的直视下,从下腰部切口处细心、缓慢打入植骨块,避免损伤神经与血管。植骨材料的选用以新鲜自体髂骨最为适宜,其他如钛网、人工椎体、腓骨等植骨材料亦可作为支撑与镶嵌植骨之用。

(二)后路手术方式

主要用于:腰骶椎附件结核;腰骶段椎体结核主要累及椎间盘而椎体受累较轻;骶前脓肿较少或椎体病灶破坏范围以椎体后方为主;椎管内有脓肿或肉芽组织需经椎管内清除减压;前路病灶清除术后迁延不愈;复发后需再次手术。

腰骶段后路手术方式通常采用经椎弓根入路、广泛后路切除入路、类似于 PLIF 或 TILF 的方法。从后路进行前方椎体的病灶清除、植骨融合,由于手术视野显露窄小,手术操作比较困难,适应范围小。但从后路进行矫形、内固定效果好。

(三)前路手术方式

腰骶段由于髂血管分叉阻挡,手术显露范围有限,彻底病灶清除术后剩余椎体骨质较少,内固定困难且易出现松动,内固定松动后后果严重。故目前单纯前路手术应用很少。

(王骞　金卫东　王自立)

八、脊椎附件结核病灶清除术

脊椎附件结核为脊椎后方的棘突、椎板、关节突、横突、椎弓和椎弓根等部位的结核病变。椎体附件结核来源于下述两种途径:第一种为继发性附件结核,系由椎体结核经椎弓根播散而来;另一种为原发于附件的结核病变,在影像学的诊断中称之为孤立性椎体附件结核。本节主要阐述孤立性椎体附件结核。在脊柱结核中,孤立性的椎体附件结核很少见,仅占全部脊椎结核的0.4%～2%。其诊断比较困难,易与其他疾病混淆。椎体附件结核多发生在青壮年,儿童较少见。发病部位以腰椎最多,胸椎次之,颈椎最少。在椎体附件的各个组成部分之中,棘突和横突为好发部位。由于棘突和横突的位置比较孤立,病变可以局限于此棘突和横突之内。与此相反,关节突、椎板和椎弓根则密切连接,病变往往同时波及其相邻部分。由于椎体附件结核产生的死骨和脓肿易进入椎管,可引起神经系统症状和发生截瘫。又因椎体附件结核病变位置远较椎体结核表浅,因而治疗多倾向于手术治疗。

脊椎附件结核病灶彻底清除术

【适应证】

1. 因附件结核引起脊髓、神经损伤者。

2. 有明显脓肿或窦道者。

3. 结核病变破坏明显,非手术疗法无效者。

手术操作方法,是根据病变及脓肿部位,采用不同切口及入路。棘突、椎板和关节突病变可采用和脊柱后路手术相同的后正中入路。横突和椎弓根病变可作旁正中切口入路,胸椎入路和经肋横突入路相似。

椎体附件结核因椎体附件各病变部位体积小,形状不规则,搔刮多不彻底,手术多采用自病变骨基底部切除术。手术不需要进入椎管者尽量不要进入椎管,因清除病灶需要进入椎管者,尽量不要损伤硬膜。

(金卫东　王自立　王骞)

九、脊椎结核并发截瘫

脊椎结核并发截瘫是由于病灶中的腔液、干酪物质、死骨或坏死椎盘等综合性原因致使截瘫。在病晚期可由椎管内肉芽组织纤维化瘢痕包绕脊髓外，椎体病理性脱位或半脱位所致。Sorrel 和 Sorrel-Dejerin（1925）按脊椎结核病程 2 年内出现截瘫者称作早发截瘫，2 年以后截瘫者称为晚发截瘫。

脊椎结核患者中 17.7% 并发截瘫，其中发生在胸椎中、下段居多（86.2%），依次为胸腰椎结核颈椎（7.44%）、C_7T_1 椎结核（1.55%），而第 1 腰椎以下少见（1.24%）。

【应用解剖】 脊髓的血液供应主要来源于：

1. 脊髓前动脉　发自椎动脉，左右汇合成一支，位于脊髓前正中裂下行，沿途发出分支穿入脊髓，达到前角、侧角、中央灰质、脊髓前束和侧束深处，供应脊髓全长前 2/3。

2. 脊髓后动脉　该动脉发自椎动脉或小脑后动脉，左右各一支，沿脊髓后根内侧后外侧沟下行，并与各节段和后根动脉相吻合，主要供应脊髓的后 1/3。

3. 动脉冠　又称冠状动脉，系脊髓前、后动脉和根软膜动脉的分支在脊髓表面相互吻合的血管丛。冠状动脉在颈、腰膨大处较为密集，在胸段较稀疏。动脉与脊髓表面成垂直，发出分支沿软脊膜膈进入脊髓。

4. 根动脉　分别自颈升动脉、肋间动脉、腰动脉发出，经椎间孔入椎管与脊髓前、后动脉吻合。使脊髓前、后动脉在下行过程中不断得到血液的补充和加强。脊髓某段不同来源的血液，前根动脉能抵达脊髓 6～10 支，位于颈髓有 0～6 根，胸脊髓 2～4 根，腰脊髓 1～2 根，其中一粗大的前根动脉称腰最大动脉（Adamkiewicz 动脉）。后根动脉有 10～23 根，分布在脊髓背侧并与一对脊髓后动脉吻合。根动脉在胸腰段往往左侧多于右侧。

脊髓各段不同来源的血液供应的移行区为危险区，最易发生缺血障碍。如胸脊髓上段主要由肋间动脉分支供应，当相邻数支肋间动脉受损伤或被结扎时，脊髓前动脉分支供应该节段脊髓血液不足，其中第 4 胸脊髓最易受损。胸椎结核椎旁脓肿长达 4～6 节段，特别位于上述的移位区，建议不要将椎旁脓肿全长切开清除病灶，可分段切开，预防脊髓血液供应受损。同样，第 1 腰节也是上、下根动脉分布的移行区，易被损害（图 41-2-23）。

【截瘫的原因及分型】 脊柱结核并发截瘫的分类很多，目前应用最多的仍为 Hodgson 分型，即病变活动型截瘫和病变治愈型截瘫。

病变活动型截瘫：包括 A1 型外部压迫脊髓，A2 型结核感染穿过硬脊膜引起截瘫。病灶中的脓液、干酪物质和肉芽组织（软性致压物），死骨或坏死椎间盘（硬性致压物）压迫脊髓以及局部血液循环障碍脊髓水肿血管栓塞，极少数病例由结核性肉芽组织穿过硬膜，引起结核性脊膜脊髓炎（Hodgson 等，1967）等多种综合因素致使截瘫，这一类型约占截瘫病例的 89%。

病变治愈型截瘫：又称迟发性瘫痪，发生于病变已静止后期，甚至已愈合后多年。包括 B1 型被骨嵴横断压迫和 B2 型脊髓被硬膜外纤维肉芽组织包绕绞窄。脊椎结核病变治愈后，椎体病理性脱位或半脱位，椎管内肉芽组织纤维化瘢痕卡压包绕脊髓；在颈胸段、上段胸椎和胸腰段病变破坏后形成严重的后凸畸形，使椎管拉长，脊髓过

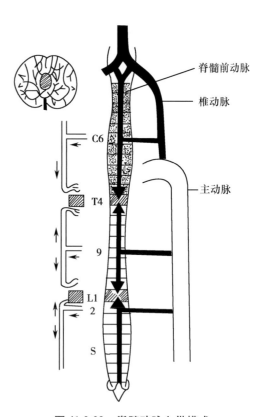

图 41-2-23　脊髓动脉血供模式
脊髓之动脉血供，主要靠 C_6、T_9、L_2 根动脉加强。脊髓的血供弱点在两根动脉的交界处，即 T_4、L_1 节段。脊髓灰质中央部和后角之前外侧也是血供弱点之所在

（图中标注：脊髓前动脉、椎动脉、主动脉、C6、T4、9、L1、2、S）

度延伸紧张跨于椎管前方的骨嵴上,经受磨损而萎缩变性引起瘫痪,这一类型约占截瘫病例的11%,预后不佳,术后截瘫时有加重(图41-2-24)。Moon等研究认为,病变治愈型截瘫治疗比病变活动型截瘫更为困难,特别是截瘫超过6个月者疗效更差。

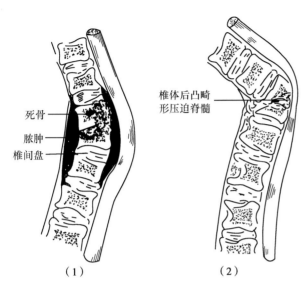

图 41-2-24　脊椎结核截瘫分型
(1)病变活动型截瘫;(2)病变治愈型截瘫

术后截瘫的恢复主要取决于:①脊髓的受压时间与程度;②脊髓自身的病理改变和截瘫类型;③脊髓压迫物的性状。软性压迫比硬性压迫容易恢复。笔者体会术中在椎管减压过程中除应将椎管内病变物质脓肿、干酪、肉芽、死骨及椎体后缘压迫脊髓的骨嵴清除干净外,尚应将脊硬膜外纤维粘连索条和纤维环剥离切除,最大限度地松解硬膜外粘连,使脊髓彻底减压,为截瘫恢复创造条件。

【术前准备】　脊髓受压定位诊断:以皮肤感觉异常的水平、肌肉运动障碍以及反射异常,结合X线摄片骨质破坏最严重处作出定位诊断。但是,当X线摄片椎旁阴影长达4~6个椎体,而椎骨破坏不明显或已施行减压术且肋间神经被损伤者应详细作神经系统检查,结合其他影像检查(MRI、CT)确定其纵向受压的水平,CT三维重建,确定椎管骨性压迫的方位。

神经根痛意义:根痛为感觉后根直接受刺激的表现,有钝痛、沿神经根放射痛。多伴有脑脊液冲击痛(即咳嗽、喷嚏、用力时疼痛加重,放射痛区域大致与病变根性分布区相一致)。

在脊髓休克解除后,可利用反射决定病灶水平,即反射消失的最高节段,可能是病灶存在的节段。

神经反射:生理反射随病变发展表现出亢进、减弱或消失。弛缓性截瘫患者腱反射消失,肢体的位置觉消失者预后差;痉挛性截瘫患者表现为腱反射亢进,有髌或踝痉挛。截瘫平面以下的浅反射如腹壁反射和提睾反射多减弱或消失。

【适应证】　结核病变活动型并不全截瘫患者,可行短期的非手术治疗。若不见好转可行病灶清除椎管减压术。病变治愈型截瘫,除机械性压迫者外手术效果一般不佳。特别是不全截瘫,先采用非手术治疗,如无好转,术前做CT或MRI检查,了解脊髓压迫的部位、程度和脊髓本身有无病变等。

【预后】　脊柱结核伴截瘫在早期或病变活动期多由于结核性物质如脓肿、干酪样物质、肉芽组织、坏死的椎间盘等软性组织直接压迫脊髓所致,且压迫基本上是缓慢产生。充分神经减压后,术后早期恢复较快,预后较好,约89.6%的患者可获完全恢复,与创伤性截瘫明显不同。在晚期或病变静止期,由于脊柱后凸畸形或椎体病理性移位所造成椎管前方的骨性突起,脊髓受压迫、磨损而变形、萎缩、纤维化,引起截瘫,手术效果较差。脊柱结核引起的截瘫与外伤性截瘫临床表现和预后明显不同,其神经功能障碍多为不全瘫,术前CT、MRI可见脊髓明显受压,致压物多为脓液、肉芽组织、坏死椎间盘等软性组织,但在MRI T_2 相上很少见到脊髓受压节段髓内高信号,术后神经功能大多能够短期内开始恢复,预后较好。临床上也并非所有存在髓外压迫或后凸畸形的患者都存在神经功能障碍,当外力作用缓慢产生时,微循环可通过代偿缓解或避免神经损害。但脊髓侧支循环有限,中胸区更为缺乏,一旦微循环不能代偿,则会出现进行性神经功能障碍。

脊髓神经功能恢复的顺序:一般先是振动觉、关节位置觉,随之温、触和痛觉,自主运动,括约肌功能肌萎缩等。

病灶治愈型截瘫应行磁共振成像(MRI)检查,除观察脊髓受压情况外,应了解脊髓有无萎缩、软化变性或囊样改变等。体感诱发电位可推测脊髓损伤程度及预后,有学者报告检查30例脊椎结核并发截瘫者,其结果有潜伏期延长、宽大畸形波、波幅降低或波形消失等。全瘫者术前SEP存在,而术后1~4

周 SEP 改善者预后佳。因此 SEP 可给脊髓慢性压迫损伤提供有用的指标。其变化结合临床神经检查将有助于判断脊髓的功能及术前预测,以 SEP 监护下减压效果好者,术毕 SEP 波幅多增高,峰潜时将缩短(>5 毫秒);如手术中脊髓受振动或损伤时 SEP 将消失,预后也差。

脊椎结核并发截瘫手术途径分述如下。

(一) Capener 椎管前外侧减压术

先由 Capener 倡导设计,后经 Alexander 和 Dott 改进。

【麻醉】　气管内插管全麻。

【体位】　患者侧卧位,使躯干向前倾斜与手术台成 60°角,选择脓肿大、截瘫重的一侧为手术侧,下肢屈髋 45°、屈膝 90°,两下肢间垫以软枕,膝关节、骨盆约束带固定以维持体位。

【操作步骤】

1. 切口　在术侧背部脊柱旁以病椎为中心,作弧形或直线切口,弧形切口顶点距棘突中线 8cm,切口长 12～14cm。

2. 手术　切开皮肤、皮下组织及浅、深筋膜,再将第一层的斜方肌、背阔肌和第二层的菱形肌、后下锯肌沿切口方向逐层切开,并向外侧剥离牵引,在距棘突 4～5cm 即竖脊肌较薄处纵行切开,分别将该肌向两边牵开,就可见到与病椎相对应的需要切除的 2～3 根肋骨近端。沿与病椎相连的肋骨,将其骨膜剥离,直至肋骨颈和横突,并在肋骨颈处切断,距横突外侧 6cm 剪断肋骨另一端,取出肋骨,用骨膜剥离器沿肋骨,将其内下面骨膜剥开,注意勿撕破胸膜,充分暴露肋骨头,利用横突为支点,撬出肋骨头,此时即可见脓液溢出,吸尽脓液。同样方法切除其上或下方肋骨各一段,沿肋骨床与胸膜间隙,将胸膜向前钝性推开扩大直到病椎旁及椎前,刮除病灶中干酪样物质和死骨内容物。

游离肋间神经并加以保护,结扎肋间血管,以肋间神经为向导,找到椎间孔,用小咬骨钳扩大之,随即切除椎弓根,显露椎管的侧方,即可见到脊髓。同法切除其上下肋骨头颈及椎弓根,切除的数目由病变范围而定,一般为相邻的 2～3 段肋骨即可。这时病椎的后方即椎管的侧前方,要轻巧地剔去压迫脊髓的干酪样物质、死骨或坏死椎间盘,注意勿触碰脊髓,特别是病灶治愈型截瘫,需倍加小心保护脊髓。脊髓硬膜周围包绕的结核肉芽组织,或环形卡压脊髓的纤维瘢痕也应一并剥离切除。如病椎严重后凸压迫脊髓,可将后凸的骨凸部分切除,以达到充分脊髓减压的目的。减压后脊髓(病灶治愈型)表面可取游离的脂肪片覆盖,防止瘢痕形成再度压迫脊髓。

脊髓减压过程中,尽可能保留椎体的横突,不应切除椎板及其上下关节突,否则将影响脊柱的稳定性(图 41-2-25)。

(二) 经胸病灶清除并椎管前外侧减压术

【麻醉】　患者采取支气管插管全麻,手术时术侧肺萎陷,手术野宽敞便于操作。

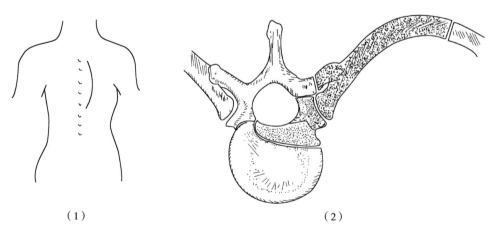

(1)　　　　　　　　　(2)

图 41-2-25　Capener 椎管前外侧减压术
(1)切口;(2)椎管前外侧减压示意图

【体位】　一般选择椎体破坏比较严重、死骨较多、椎旁脓肿较大、截瘫较重的一侧作为术侧。体位同肋骨、横突切除病灶清除术,取侧卧位,术侧在上。

【操作步骤】

1. 显露、清除椎体病灶　如取经胸途径,可参阅经胸结核病灶清除术的手术步骤。如取后侧途径,切口同"经肋骨、横突切除结核病灶清除术"。应靠近后正中线作纵行或弧形切口,以备术中需要时可扩大显露、切除关节突及椎板。切口长度超过病椎上、下各两个椎体。必要时可切断骶棘肌以充分显露。一般先切除两条后段肋骨与横突,如病变广泛,可切除 3~4 条。在肋条下缘分离出肋间神经,将其结扎、切断,并将近心端翻向对侧。推开胸膜,显露椎体的侧面、前面,即可清除椎体病灶。清除完毕,暂用纱布堵塞止血。

2. 切除椎弓根　沿肋间神经近心端向中线分离,找到椎间孔,先切除病灶邻近的 1~2 个椎弓根。一般脊柱结核产物多在相邻两个病椎之间向后压迫脊髓,切除下一病椎椎弓根,正好可以显露。但由于椎体破坏范围不一,死骨、肉芽等压迫的部位高低不同,尤其是结核性肉芽肿可向上、下蔓延,故需要切除上、下其他椎弓根以扩大显露。切除弓根时,可用椎板咬骨钳伸入椎管逐渐咬除。

3. 椎管探查和减压　切除椎弓根后,摇动手术台,使患者背部与地面呈60°角。轻轻牵拉肋间神经,用硬膜剥离器沿神经分离硬脊膜侧方、前方,刮除肉芽组织。再置入硬膜剥离器,轻轻向后、向对侧拉开并保护脊髓。此时,即可探查椎管,明确致瘫原因。常见的原因为死骨或坏死的间盘组织压迫,应在直视下予以彻底清除、解除压迫,直至硬脊膜恢复搏动,然后继续检查及清除后部椎体的病灶。

如硬脊膜搏动不恢复,应考虑仍有压迫存在,多为肉芽与脓液上下蔓延所致,应继续切除上、下椎弓根或部分关节突或椎板以便充分显露,彻底清除病灶。再用细导尿管沿椎管上下伸入探查,如无阻塞,即可终止手术。

如术中发现因椎体后缘锐角畸形而压迫脊髓时,应特别注意不能用骨凿大块切除,以免将骨块突入椎管损伤脊髓。应用小凿分小片切除或先刮空后缘皮质下椎体松质骨,留下空隙,再压迫锐角部骨皮质下陷于空隙后,再切除该皮质。在椎管侧壁切除后,脊柱稳定性将有所减弱,椎体间植骨可有一定的支持作用,并可促进愈合。对扩大椎管侧壁切除而不稳定者应加用内固定。如术后截瘫不恢复,椎体间融合也可为二次切除椎板探查创造条件。植骨步骤见经肋骨、横突切除结核病灶清除术。

4. 选择接骨板　选择长度合适的接骨板,根据椎体的大小,可以在单个椎体内植入双枚或单枚螺钉。

5. 缝合　清除病灶及解除脊髓压迫以后,用生理盐水充分冲洗伤口,病灶内置入链霉素粉剂 1g,将伤口内堵塞的纱布取出,然后逐层缝合,不置引流(图41-2-26)。

【注意事项】

1. 术前详细阅读 X 线片、CT 及 MRI 确定脊髓受压的水平及其纵向的范围;在病灶治愈型截瘫,椎管多有后凸和(或)旋转畸形,椎管形态不规则且走向异常,可通过三维重建,确定椎管骨性压迫的方位。

2. 接近椎管侧前壁时,用不同弯度、大小不等的刮匙,刮去椎管的侧前壁,突破椎管一处,进而改用冲击式椎板咬骨钳扩大之,注意不可误伤脊髓。

3. 脊髓硬膜外瘢痕组织只能用膝状镊提起,以尖刀切断其环形卡压的纤维环。

4. 冲洗脊髓时,吸引器外口切勿触及硬膜,以免因吸引器负压或直接挤压脊髓造成损伤。

5. 术毕,用骨蜡封闭骨髓的出血点,用凝血酶止住软组织渗血,以免术后形成血肿,压迫脊髓。

6. 如有硬膜破损,特别经胸病灶清除兼椎管前外侧减压术者有负压影响应修补。

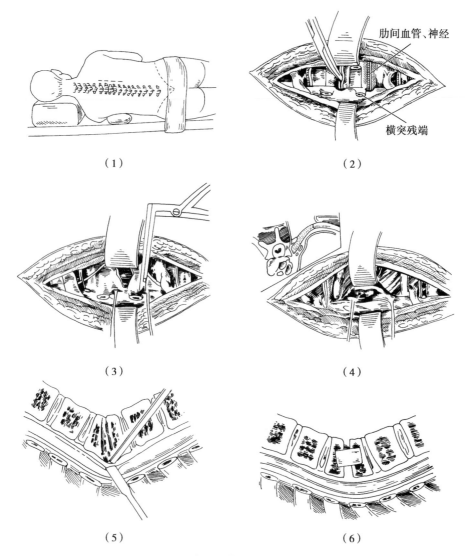

（1）

肋间血管、神经

横突残端

（2）

（3）

（4）

（5）

（6）

图 41-2-26 经胸病灶清除并椎管前外侧减压术
（1）切口；（2）分离肋间血管、神经；（3）切除椎弓根；（4）显露、探查椎管及减压；（5）切除关节突、椎板，探查椎管及减压，锐角后突畸形压迫脊髓，应切除减压；（6）切除椎体锐角后突后，椎体间植骨矫正后凸畸形，放置钢板加以固定

7. 根据椎体破坏情况行椎间植骨以重建脊柱的稳定性。脊椎病灶彻底止血后，冲洗干净椎旁的 T 形切口，用丝线间断全层缝合。将闭式引流管放置于术侧第 7 或 8 肋间腋后线处，按层闭合胸腔。

8. 放置内植物时，要注意保护脊髓组织，防止植入的螺钉进入椎管或手术工具伤及脊髓。

【术后处理】

1. 继续服用抗结核药物，并给抗感染药物。

2. 截瘫平面较高，肋间肌麻痹排痰无力者应协助排痰，预防呼吸道感染或肺不张等并发症。

3. 胸腔闭式引流管保持通畅，以免胸腔积液，同时注意处理腹胀，以免其影响肺通气功能。

4. 鼓励患者自主收缩活动下肢肌肉，适当按摩、被动活动瘫痪的肢体，以防血栓形成。

5. 术后 6～8 周，神经功能未见改善者，应进一步检查影响疗效的有关原因。

（金大地 吴启秋）

十、脊椎结核合并后凸畸形

结核性后凸畸形的病理变化及特点包括：①角状后凸畸形直接压迫脊髓；②脊髓因脊柱后凸而受牵张并可形成磨损性损害；③畸形僵硬在后凸角部呈连枷样改变对脊髓形成动态刺激；④病变一般累及多个椎体；⑤椎间孔狭窄，神经根变细并与周边严重粘连；⑥脊柱前方大血管和椎体节段血管变异；⑦部分患者椎体内残留结核病灶，甚至复发；⑧胸腔和腹腔因脊柱代偿前凸而变小。

幼儿与青少年椎体结核局部治疗后应予支具保护，密切观察，必要时脊柱后方融合与固定，特别对上胸椎结核处理应更为积极。成人结核处理病灶的同时予以畸形矫正及后方或前方的固定融合。规范的结核全身药物治疗与营养方案对脊柱结核的治疗十分重要。由于部分陈旧脊柱结核并后凸畸形病例行椎体切除时可见干酪样组织痕迹或残留结核病灶，因此为防止术中操作导致结核复发，应于术前常规抗结核治疗。

手术治疗的目的：①解除后凸畸形对脊髓的压迫，促进脊髓功能恢复或防止脊髓损害；②恢复脊柱矢状面平衡，减小腰椎过度前凸消除或减轻腰痛；③有助于增加胸腔及腹腔容积；④改善外观，利于心理健康。

【操作步骤】

1. **手术入路**　陈旧结核性脊柱后凸畸形的手术入路包括前路、侧前方入路、前后路联合、单纯后路。侧前方入路可以充分减压，但畸形矫正有限，因此适合于轻、中度脊柱后凸畸形的治疗。对于重度后凸畸形，侧前方减压并不容易，脊柱融合与固定更困难，而且此术式不适合于上胸椎结核性后凸畸形的治疗。前后路联合手术可以充分减压，畸形矫正显著，有助于减小过度代偿性前凸，可以同时或先后进行减压与脊柱前柱功能重建，脊柱外观改善显著。前后路联合手术适合于单纯后路手术依然不能完成减压与固定融合的结核性脊柱后凸畸形。但对于严重后凸畸形难以有效矫正畸形，而且手术技术要求较高，手术次数多、创伤大。

近年来单纯后路手术技术的发展十分迅速。其中包括后路经椎间隙闭合截骨、单纯后路前方垫高后方闭合截骨矫形术以及后路节段切除截骨矫形术。后路经椎间隙截骨手术操作相对简单，截骨面闭合后稳定并利于融合。但为了防止截骨面闭合后引发脊髓过度堆积，此术式适用于小于45°的后凸畸形。单纯后路前方垫高后方闭合截骨矫形术是在单纯闭合截骨技术的基础上发展而来。此术式适用于后凸大于45°但小于80°~90°的畸形。有效地预防了脊髓在矫形过程中的过度堆积问题，使矫形效率得到大幅提高，后凸矫正率达到86.9%。单纯后路节段切除截骨矫形技术不断完善和提高，使单纯后路矫正严重脊柱后凸畸形（>90°）成为可能。此术式经后路同时进行充分减压与脊柱前柱功能重建，畸形矫正和脊柱外观改善显著，减小过度代偿性前凸。适合于各种程度的结核性脊柱后凸畸形的治疗。此术式治疗严重后凸畸形，其手术技术要求高，平均矫正65°，畸形矫正率73%。

陈旧结核性胸腰椎后凸畸形继发截瘫的发生率高、预后差，手术治疗的难度大、风险高，中上胸椎后凸畸形更是如此，所以对于45°以上的重度陈旧结核性胸腰椎后凸畸形，尤其是处于生长发育期的青少年病例，建议尽早手术干预。随着矫形理念和手术技术的进步，通过手术终止后凸病程进展，甚至恢复正常生理曲度已经成为可能。而对于儿童活动性胸腰椎结核的治疗，除了根治结核之外，在结核活动期的治疗过程中即应采取措施，根据情况适时进行前路和（或）后路的固定融合，以维持其前后柱的生长平衡，预防继发后凸畸形。

2. **矫形与固定**　①在顶椎上下椎体植入椎弓根螺钉，预弯钛棒，放置于一侧，作为临时固定棒；②用磨钻和超薄枪式咬骨钳将椎板和病椎切除，双侧交替临时固定棒，防止脊髓损伤；③用磨钻和骨刀将顶椎切除，特别注意将压迫脊髓前方的突起切除，充分解除脊髓的压迫；④调整手术床的角度以及螺钉间加压，予以矫正后凸畸形；矫正后凸后，测量前方骨缺损的长度，植入髂骨块或腓骨或钛笼，螺钉间再次加压，确保植骨的稳定性（图41-2-27）。

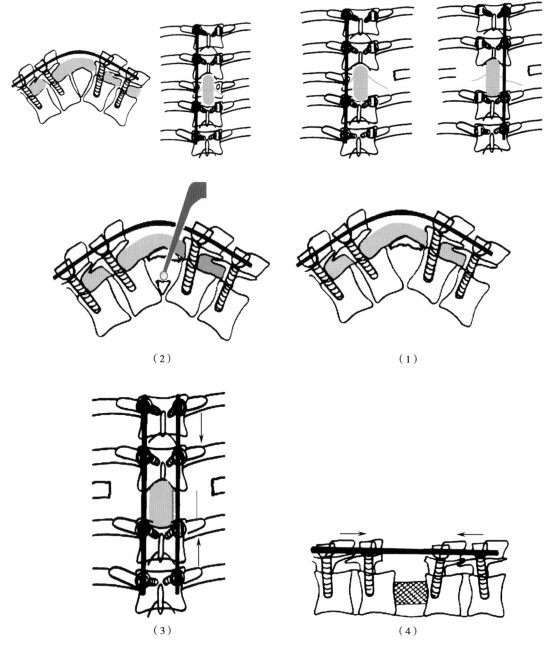

（2）　　　　　　　　　　　（1）

（3）　　　　　　　　　　　（4）

图 41-2-27　结核性角状后凸矫正术

（1）（2）在顶椎上下椎体植入椎弓根螺钉，预弯钛棒用磨钻和超薄枪式咬骨钳将椎板和病椎顶椎切除，充分解除脊髓的压迫。双侧交替临时固定棒，防止脊髓损伤；（3）、（4）脊髓前方的突起切除和充分减压后，调整手术床的角度以及螺钉间加压，予以矫正后凸畸形并植入骨块，螺钉间再次加压，确保植骨的稳定性

（金大地）

十一、脊椎结核并发窦道

　　脊椎结核并发窦道是脊椎结核严重而常见的并发症之一。在抗结核药物问世之前发病率约为18%，"窦道越长，生命越短"，当时死亡率高达34%。窦道常见于髂窝，约占26.6%，次为腰上三角，约为17.6%。抗结核药物应用后窦道发病率为0.2%～11.4%。窦道形成原因：脓肿自行破溃占45.7%，术后形成窦道占22.3%。窦道渗出物结核菌培养25%阳性，细菌学检查70%病例有继发感染，其中绝大多数为金黄色葡萄球菌感染，少数系大肠埃希菌和铜绿假单胞菌感染。这是治疗困难、疗效差和病变

复发的原因所在。

治疗方法:采用抗结核、抗感染、窦道引流和(或)手术等综合治疗。

【适应证】　抗结核化疗3~4个月窦道仍不愈合并为:①椎体破坏明显,有死骨、干酪样物质或流注脓肿;②窦道继发感染得到控制,全身不发热、局部脓液少,细菌培养2~3次均阴性者;③窦道引流通畅。

【术前准备】

1. 抗结核药物选择　应用抗结核和抗混合感染有效的药物如利福平、奥福星和环丙沙星等制订方案。联合用药2~3个月。

2. 窦道造影　明确窦道的方位、窦道无效腔的大小及其与骨病灶和内脏器官关系,为手术设计提供参考(图41-2-28)。

3. 保证窦道引流通畅,控制继发感染　手术前扩大窦道,或行窦道缩短术以保证窦道引流通畅是围术期处理的重要环节。局部勿用药物冲洗,以免表浅的化脓菌进入病灶深处。

4. 全身支持疗法　以改善患者一般状况,增强抵抗力。

【麻醉】　气管插管全麻。

【体位】　根据骨病灶和窦道的部位而定。

【操作步骤】

1. 切口　病灶在胸椎者经胸膜外切口为妥,腰椎或腰骶椎选用腹膜外途径。窦道单独作一切口,尽可能切除窦道口皮肤、皮下,搔刮窦道壁。这些软组织病理切片证明80%有结核病变,故手术时应加以切除。

2. 病灶处理　与窦道壁相邻的组织或器官如腹膜、肺脏、肠管以及神经和血管等一般粘连紧密,应小心予以剥离分开,避免损伤相邻的血管或器官。彻底清除骨病灶和窦道中的死骨、干酪、肉芽以及瘢痕组织。术后应完善止血,

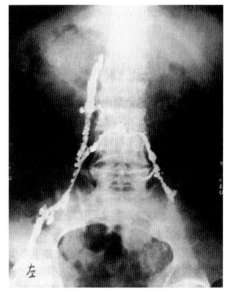

图41-2-28　左髂窝窦道造影经椎间达到右侧腰大肌

用大量盐水或抗生素溶液冲洗,缝合创口尽可能不留无效腔,必要时用带蒂的肌瓣填充。采用可吸收缝合线缝合。病灶放置硅胶管闭式负压引流,皮下放橡皮片,保持引流通畅是防止感染以保证手术成功的关键。

【术后处理】

1. 根据术前普通细菌培养及药敏试验,选用抗感染药物并持续4~6周。继续服用抗结核药物1年左右;组成化疗方案,可包括下列:氧氟沙星(OFLX)、环丙沙星(ciprofloxacin)、阿米卡星(amikacin)和左氧氟沙星(levofloxacin)之一。

2. 皮下橡皮片引流于术后48~72小时拔除;病灶引流管视局部情况可保留至72~96小时后拔除。

【窦道的预防】　70%窦道病例是自行破溃、切开引流和手术后残留等原因形成。应积极预防:①诊断后早期进行合理化疗;②脓肿张力大时应及时穿刺抽脓,必要时重复进行;③寒性脓肿表皮潮红溃破在即者,及时做闭式引流;④寒性脓肿持续增大,全身中毒症状发热者,先行化疗再择期手术,以免术后窦道形成。

(吴启秋)

十二、脊椎结核寒性脓肿穿入相邻脏器的处理

(一)　胸椎结核椎旁脓肿入胸腔

患者处于结核性超敏状态,胸椎椎旁脓肿迅速增大,张力性椎旁脓肿及其结核性肉芽浸润而穿破脓肿壁,穿破口处小的如筛孔,大的直径可达到2cm左右,与胸腔直接相通,患者常突然出现高热38~

39℃;结核性物质进入胸腔,引起渗出性、炎症性改变,胸腔积液可达到200～1000ml,难与内科常见的结核性渗出性胸膜炎鉴别。近些年来,由于诊疗水平的提高,此种病变已经非常罕见。近年采用合理抗结核药物治疗,多数病例特别是椎旁脓肿穿入胸腔,急性期可置胸腔闭式引流,以免除外科手术,用抗结核药物,加少量激素可以治愈。但对已构成包裹脓胸者应行手术治疗。

【麻醉】　气管双腔插管全麻下进行手术。

【体位】　患者侧卧位,在包裹性脓胸侧进行手术。

【操作步骤】

1. 切口　胸部后外侧切口,兼顾胸椎病变和包裹脓胸的范围,选择合适切口的水平。

2. 手术　包裹性脓胸剥脱术,尽可能将包裹脓胸剥离彻底,包括脓腔的壁层和脏层纤维膜,使肺完全膨胀避免残腔存在,否则需同期或二期施行胸廓成形术。急性穿破胸腔的病例,若发生在1周内者,条件允许情况下也可经胸施行病灶清除。此时手术较简单,将胸腔和肺叶间沉积的纤维素和干酪样组织清除,使肺脏完全膨胀。然后清除胸椎结核病灶,在腋后线第7～8或8～9肋间放一胸腔闭式引流管,在腋前线另放一引流管保持通畅,其他处理同经胸胸椎结核病灶清除术(图41-2-29)。

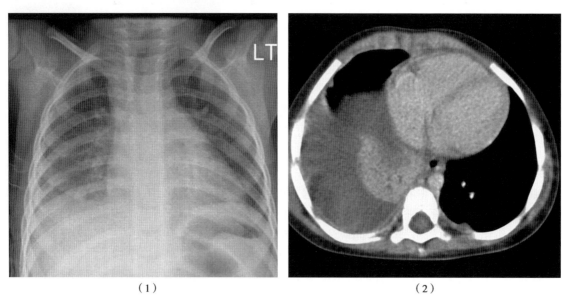

（1）　　　　　　　　　　　　　　（2）

图41-2-29　胸椎结核椎旁脓肿穿入胸腔
（1）胸椎结核椎旁脓肿柱阴影扩大,脓肿穿入右胸腔;（2）CT示右胸腔积液

【术后处理】　注意患者呼吸道通畅,加强抗结核药物和一般化脓性感染的治疗。密切观察肺部支气管播散或支气管胸膜瘘的发生。保持胸腔引流管的通畅,术后根据引流量拍片后拔除引流管,如胸腔仍有血性或淡黄色浆液性液体流出,保留引流管直至无液体流出时拔除。其他处理同经胸胸椎结核病灶清除术。

（二）胸椎结核椎旁脓肿穿入肺脏

胸椎结核椎旁脓肿穿入肺脏约10%,近年来鲜有报道。胸部X线摄片常被误诊为肺结核、肺门淋巴结结核、肺炎,而在年长者时被误诊为肺癌。其胸椎结核病灶多位于T_8～T_{10},脓肿穿入右肺者居多,占87%。

患者除了脊椎结核特有的症状与体征外,半数患者有呼吸系统症状,轻者如一般气管炎症状,重者有刺激性咳嗽,体位改变时加剧,痰多为白色泡沫状,有时含有小干酪样物质,少数病例咯血或咯脓痰,偶见咳出死骨。近体表肺脏受累者,该处可听到小水泡音,大范围肺野受侵,可出现肺实变的体征,肺部影像学检查有助于病变的定位(图41-2-30)。

胸椎结核的治疗的原则同前,在肺部病变吸收好转后择期手术,并发截瘫者应酌情提早手术。

【麻醉】　支气管插管全麻,可防止术中病变播散至对侧肺脏。

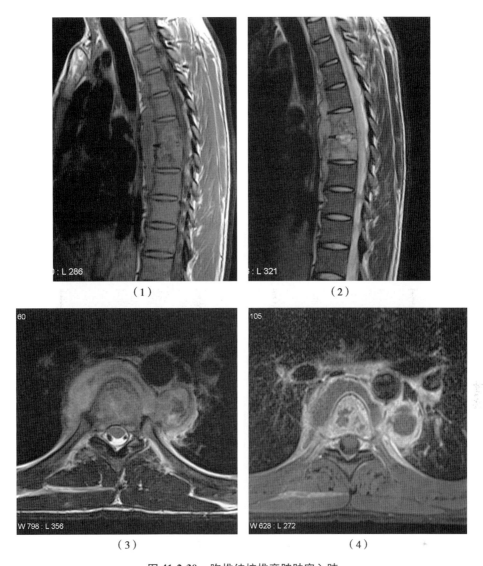

（1）　　　　　　　　　　　（2）

（3）　　　　　　　　　　　（4）

图 41-2-30　胸椎结核椎旁脓肿穿入肺

T_1WI（1）和 T_2WI（2）示胸$_{6,7}$椎体破坏,椎间隙内及椎体前方脓肿形成;T_2WI（3）及
增强扫描（4）示椎旁脓肿穿破胸膜,进入肺组织

【体位】　侧卧位,患侧在上方。

【操作步骤】

1. 切口　胸部后外侧切口,应兼顾胸椎和肺部病变的部位,而选择适当剖胸切口的水平。处理肺上叶者可选经第 5 肋骨床切口,处理中叶或下叶者,多选经第 6 肋骨床切口。

2. 手术　进入胸腔,多有广泛粘连,纤维索性膜状粘连易于分离,粗的条索状粘连多含血管,应钳夹切断并予以缝扎,以防出血。粘连较重的纤维板粘连,需用血管钳逐步钳夹切断缝扎。肺尖部或后胸壁里纤维板状粘连,有可能与锁骨下动脉、上腔静脉、奇静脉等粘连。左侧开胸时,应注意保护无名静脉、主动脉及左颈总、左锁骨下动脉。纵隔面及肺门附近的粘连多不甚紧密,膈胸膜粘连中多无大血管。一般从粘连轻处开始剥离,逐次向上、下、前、后分离。分离范围大到足以处理胸椎病灶和肺部病变为止,椎旁脓肿穿入肺脏处不易分离,肺局部可有浸润块或空洞形成,严重者椎旁脓肿与扩张的支气管相通,亦即椎旁脓肿-支气管瘘。

根据肺部病变性质和范围,有下列 4 种方式:①肺部病变不需要特殊处理:肺局部炎症性团块的直径<2cm,表面无脓、无干酪化或空洞形成者;②肺部病灶清除:肺部炎症性团块病灶直径 2cm 左右,有脓液、干酪或肉芽者,经病灶清除,局部形成小空洞特别有漏气者,应用丝线间断全层缝合,注意肺脏勿残

存无效腔;③肺楔形切除术:适于肺边缘有小干酪化或空洞者;④肺叶切除术:应用于病变范围大或合并支气管扩张,或椎旁脓肿-支气管瘘者。

关闭胸腔前,在腋后线第7~8或8~9肋间放一引流管,另在腋前线放一引流管。

【术后处理】 与椎旁脓肿穿入胸腔相同。

（吴启秋　金大地）

十三、儿童脊柱结核后凸畸形的防治

儿童脊柱结核的椎体筋膜及骨膜与椎体相连更疏松,一旦冷脓肿形成则很容易在椎前筋膜及骨膜下潜在腔隙内扩散,累及的节段数比成人多。儿童的椎体前后部生长不平衡和脊柱前部高度丢失易致后凸畸形,严重者影响心肺功能,如并发截瘫将丧失劳动力(图41-2-31)。

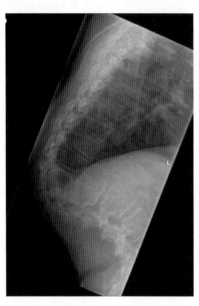
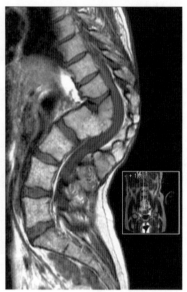

图41-2-31　患儿11岁,T_{11}~L_1椎体缺失,Cobb角110°

儿童脊柱结核治疗策略:①病变单纯局限于前柱,中后柱无侵犯者可单纯采用化疗结合支具外固定术;②病灶侵犯前、中柱,后方单个小关节突脱位者可采用前路病灶清除、植骨、前路内固定术并辅以相应节段后路植骨融合加支具外固定术;③病灶侵犯前、中柱,椎体塌陷,后方多个小关节突脱位,形成结核性后凸畸形,可采用前路病灶清除、植骨、前路内固定或后路内固定加后路植骨融合术。

患儿在10岁以前,椎间植骨是防止脊椎结核后凸畸形发生和发展的有效措施(图41-2-32)。

脊椎结核后凸畸形在骨质缺损处,用1根甚至2根肋骨植入,由于机械强度不够,可能骨折、滑脱或下陷至椎体松质骨中而失败,取自体髂骨并保留其内外板皮质,并将其内外板皮质钻若干孔,植入后凸畸形骨质缺损处,儿童患者当达到骨性愈合时,才能终止其畸形的发展(图41-2-33)。

儿童生长期脊柱结核的术式:①前路病灶清除术;②后路病灶彻底清除术;③前路病灶清除联合前后路植骨融合术;④单纯前路病灶清除术。

【适应证】

1. 前路病灶清除、植骨融合术　病灶累及前中柱,后柱完整的结核;椎旁脓肿、椎体塌陷及后弯畸形伴神经损害。

2. Ⅰ期后路经椎弓根椎体截骨矫形融合、Ⅱ期(2周后)前路病灶清除植骨融合术。

多节段椎旁脓肿伴胸腰椎后凸畸形,病灶累及3节或多节段椎体,前中柱破坏严重影响脊柱稳定性。Ⅰ期后路经椎弓根椎体截骨矫形融合可以实现重建矢状面形态和脊柱稳定性。同时,避免了儿童多节段前路融合后,由于后柱结构的过度生长而并发进展性后凸畸形。

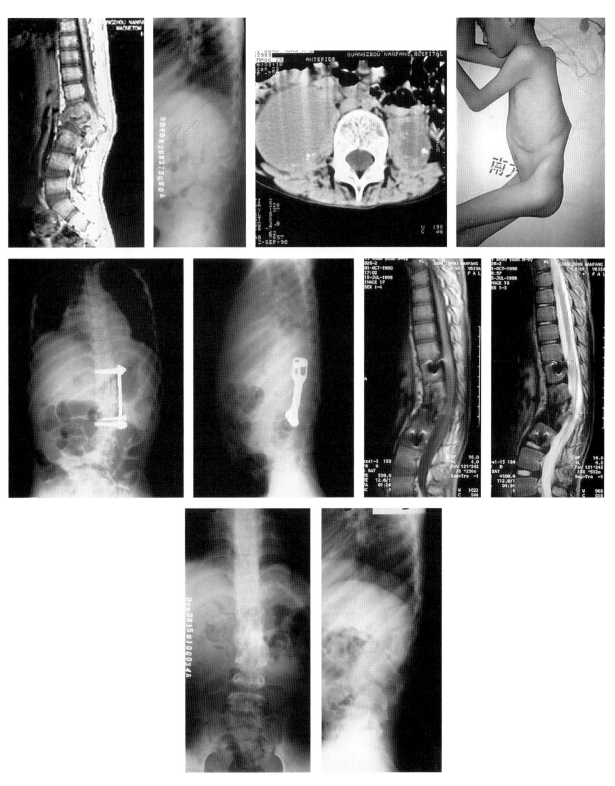

图 41-2-32　患儿,男,8 岁,腰$_2$ 椎体结核,椎旁巨大脓肿,予以前路一期结核病灶清除、椎
间植骨融合内固定术。术后结核病灶消失,植骨融合。取出内固定后,由于后柱继续发
育,虽然取出内固定,但仍然残留后凸畸形

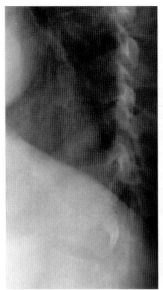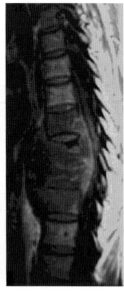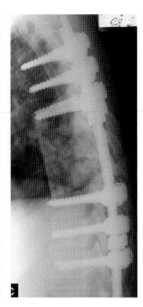

图41-2-33　患儿10岁,胸$_{9、10}$椎体结核,予以前路病灶清除、植自体髂骨
融合、后路内固定,术后7年随访,植骨已经融合,无后凸残留

【麻醉】　气管插管全麻。

【体位】　根据脊柱不同节段而定。

【操作步骤】　分别见本章有关节段。

（金大地）

十四、脊髓结核性肉芽肿手术治疗

脊髓结核性肉芽肿发生率约占椎管内占位性病变的0.5%,好发部位为胸髓,其次是颈髓和胸腰髓。脊髓结核性肉芽肿绝大多数为脊柱结核的并发症,单纯的脊髓结核性肉芽肿为10%~20%。患者多数为青年,早期常有低热、盗汗等结核感染的全身症状,继而出现脊柱局部叩痛或棘突压痛。病变侵入硬脊膜后,可能出现胸部束带感或根痛、肢体感觉和运动障碍等脊髓压迫症状。MRI和CT扫描能够准确地定位。脊髓结核的治疗以抗结核化疗为主,出现脊髓压迫症状者,在抗结核药物控制的前提下手术治疗。

【麻醉】　全身麻醉。

【体位】　体位可采取俯卧头略低,或侧卧头略偏向卧侧,以免切开硬脊膜时脑脊液流失过多。病变偏向椎管的一侧采取侧卧位时,使病变侧在上。

【操作步骤】

（一）椎板切除技术

沿背部中线做直切口,一般需超过要切除的椎板上、下各两个棘突。皮肤和脂肪切开后,向两侧牵开切口显露棘上韧带,然后用骨膜剥离器将切开的棘上韧带自棘突向两旁分开,再沿棘突向深处剥离,逐步使椎旁肌肉与棘突椎板分离。分离肌肉的操作应紧贴骨骼进行,用骨膜剥离器剥离可同时填塞纱布,分离的范围向两侧直至横突根部,用牵开器固定将肌肉向两旁拉开。

椎板切除的过程如下:首先将棘间韧带切断,再用骨剪或大的咬骨钳将棘突咬除直到椎板,此时即可暴露相邻椎板之间的黄韧带。用刀将黄韧带横向切开,露出硬脊膜外脂肪,然后用小型椎板咬骨钳伸进黄韧带的切口,分小块逐步将黄韧带和椎板的中央部分咬除。椎板切除的宽度以不致损伤椎间关节突为宜,约1cm。勿使咬骨钳的叶片深入椎管腔内,以免造成脊髓损伤。椎板切除后常有较多来自硬脊膜外和骨骼的出血,前者可用双极电凝烧灼或吸收性明胶海绵压迫,后者用骨蜡涂抹。剔除硬膜外脂肪即露出光滑的硬膜,可见病变局部隆起、硬膜外脂肪变薄乃至消失。用湿纱布遮盖周围的术野,湿棉片保护椎板切除骨窗的边缘。

(二) 硬脊膜内探查

以隆起的局部为中心,沿中线纵向切开硬脊膜。为避免损伤脊髓,可先用脑膜钩提拉硬脊膜局部再进刀,然后通过切开的硬膜小口,将带槽的探针伸入硬膜下腔,沿探针槽用尖刀将硬脊膜切开。切开后的硬脊膜用细丝线分别悬吊到两旁的肌肉上,使切口始终保持充分开放。实施探查之前,先用棉片堵塞硬脊膜下腔之上、下开口,以免炎性渗出液逆行或顺行扩散。切开硬脊膜后,首先观察到的是脊髓背侧面及脊神经根,应注意脊髓的粗细、色泽、有无与硬脊膜粘连以及表面血管的分布是否正常。探查脊髓的前方,需用小号脑压板或剥离子将其向一侧牵开,或牵拉齿状韧带使其向一侧旋转。脊髓组织非常娇嫩,一旦损伤即将导致不可恢复的功能缺失,所以探查脊髓的任何操作都必须十分轻柔。

(三) 硬脊膜内髓外结核性肉芽肿切除技术

肉芽肿周围的软脊膜常因炎症反应与硬膜和脊髓表面发生粘连,切开硬膜时需格外小心。先切一小口,用硬膜钩或尖镊提起切缘,剥离子紧贴硬膜内侧面滑动或在手术显微镜下实施锐性分离。结核性肉芽肿多发生在脊髓腹侧或略偏向一侧,常伴有少量脓液。肉芽肿实质部向侧方延展时,穿插于神经根之间并与其粘连以至难以分离。手术操作应在手术显微镜观察下仔细分辨,于神经根间隙用锐器(如小尖刀)碎块切除。实质脆软的部分,有时可以用细头吸引器借助负压击碎吸除。操作过程应尽量避免对神经根和脊髓造成牵拉。病变周围形成广泛、紧密的粘连时,切不可强力翻转脊髓向腹侧探查,以免造成不可逆性脊髓和神经根损伤。总之手术的原则是,在神经根和脊髓不受牵拉的前提下,尽量切除直视下能够分辨的病变,不能达到充分切除病变解压目的者,可仅行椎管减压术。病灶清除后减压满意者,充分止血和清洗创面后,紧密缝合硬脊膜及椎旁肌肉,然后关闭皮肤切口。

(四) 髓内结核性肉芽肿切除术

孤立性髓内结核球发生率极低,已经明确诊断髓内结核性肉芽肿者不主张手术治疗。疑为脊髓内占位性病变可进行手术探查。切开硬脊膜后,可见局部脊髓增粗,选择脊髓表面最突出处,或依据 MRI 轴位像显示距离病变最近处的表面,纵向切开脊髓。脊髓切口长度不超过突出的表面,然后用精细剥离子轻柔地分离切口、暴露病变。髓内结核球常有较明确的境界,质脆软者可用细头吸引器碎块吸除;质硬者可用尖镊提拉裸露端,用剥离子紧贴病变的表面,轻轻将周围的脊髓组织推开,然后切除已被游离的组织块(图 41-2-34)。

所有手术操作均应在手术显微镜引导下进行。有时病变虽然完全切除,局部脊髓肿胀仍不消退,则需椎管减压术。检查创面无出血紧密缝合硬脊膜和椎旁肌肉,然后关闭皮肤切口。

(五) 椎管减压术

硬脊膜探查后,为缓解脊髓压力而不缝合或减张缝合硬膜切口,仅缝合椎旁肌肉和皮肤切口称为椎管减压术。

手术要点:①在椎板切除形成的骨窗范围内尽量开放硬膜囊,必要时向头、尾端增加椎板切除范围,使局部的脊髓充分解除张力;②用人工硬脊膜或自身的筋膜修补开放的硬膜切口,补片的面积要大于缺损区,缝合以后绝对不能有张力;③椎旁肌肉的缝合必须十分紧密,特别是未行硬膜减张缝合者,要求做到缝合后无脑脊液外漏。

【术后处理】

1. 全麻术后 24 小时常规监护。

2. 麻醉清醒后每 2 ~ 4 小时检查 1 次肢体(主要是下肢)的感觉、运动和反射。

3. 肢体瘫痪者,常规截瘫护理。

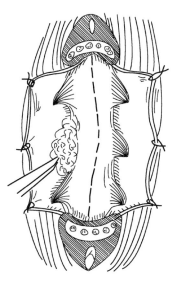

图 41-2-34 脊髓结核性肉芽肿手术治疗

4. 药物治疗,抗结核化疗为主,其他如抗生素、维生素 B_1、神经营养药物等。

（王象昌）

第三节　横纹肌结核

横纹肌结核临床上十分少见,常是全身性结核病的一种局部表现。横纹肌结核可以累及身体任何一块肌肉,但以四肢肌肉受累较多,其次是躯干肌。横纹肌对结核菌几乎是免疫的。本病少见的原因可能与下列因素有关:①横纹肌的代谢产物乳酸具有溶菌作用,可抑制结核菌的生长;肌肉的活动量大,当运动时,糖原无氧酵解产生大量的乳酸,乳酸通过抑制结核菌使横纹肌不受侵犯。②肌肉血运丰富,抗感染能力强。③结核分枝杆菌在网织内皮系统中容易繁殖,而肌肉内很少有网状内皮细胞,不易生长,加之肌纤维具有收缩功能,致使细菌不易繁殖。有人认为肌肉过度紧张或过度疲劳可能为其发病诱因。

横纹肌结核的感染途径有外源性和内源性两种。外源性感染多有外伤病史,内源性感染由结核菌沿血行、淋巴或直接侵及肌肉组织所致,其病变特点早期组织充血、水肿、炎性细胞浸润。继之纤维组织增生,类上皮细胞演变为郎格汉斯巨细胞,形成特异性的结形态:①结节型:表现为境界清楚的圆形或类圆形结节,质硬;②脓肿型:结节中心干酪样坏死,侵及周围肌纤维组织形成窦道或瘘管;③硬化型:纤维结缔组织增生及钙化,肌纤维萎缩变硬。其中结节型较多见。

横纹肌结核的诊断必须是在明确排除了骨关节、肾等部位结核形成的横纹肌内寒性脓肿后,方可确定。

横纹肌结核的手术治疗:

【适应证】　诊断明确的横纹肌结核或疑似的横纹肌结核需手术明确诊断者。

【术前准备】　术前正规三联抗结核治疗 3~4 周或更多时间。

【麻醉】　根据不同部位病变,上肢病变可采用臂丛麻醉,其他部位可采用局麻、硬膜外或全麻。

【体位】　可根据病变部位采用仰卧位、俯卧位或侧卧位。

【操作步骤】

1. 切口　根据手术部位采用相应切口和入路。

2. 显露和清除病灶　横纹肌结核的手术治疗常为单纯的手术切除,由于寒性脓肿型的病灶为稀薄的脓液,含有结核分枝杆菌。病灶周围炎性浸润区较其他类型明显,多有向周边引流的微小病灶,似伪足状伸向周围肌肉组织。单纯的切开排脓或简单的刮除,一般很难彻底,并且脓汁易污染健康组织,为避免病灶污染组织,在术野内不打开脓肿,手术操作应在病灶之外行完整的病灶切除。对于腰大肌结核或椎旁竖棘肌结核有较大的脓肿时,则需打开脓腔,行脓肿、结核性肉芽肿等结核物质清除。术中要仔细寻找和探查有无骨瘘孔,以尽可能排除脊柱结核流注性脓肿的可能。脓肿清除必须彻底,清除脓腔内的病灶组织后,尽量缩小或闭合脓腔。

3. 缝合　病变清除干净后,彻底冲洗,为提高抗结核药物在局部组织中的浓度,术毕可在原病灶处置异烟肼或链霉素。

【术后处理】　脓腔较大时可留置引流管,放置时间可长一些,为 10 天至 2 周。术后继续正规抗结核治疗。

（金卫东　罗坚　王自立）

第四节　骨盆骨与关节结核的手术治疗

骶髂关节结核常见于 20~40 岁青壮年,10 岁以下儿童少见。多为育龄妇女,常合并活动性肺结核。

一、骶髂关节结核病灶清除术

（一）Roaf 法骶髂关节病灶清除术

Roaf 法骶髂关节病灶清除术适于病灶局限的患者。

【麻醉】 局麻、硬膜外连续麻醉或全麻。

【体位】 患者斜俯卧位躯干与手术台面呈 60°角,患侧在上,腰下垫枕,健侧膝关节屈曲 45°,患侧髋、膝关节微屈,躯干与下肢约束带固定。

【操作步骤】

1. 切口 从髂后上棘到股骨大转子的连线上,长约 12cm(图 41-4-1(1)(2))。骨病灶破坏严重有脓肿或窦道者,从髂嵴的后 1/3 处开始沿髂嵴外唇弧形至髂后下棘。自髂骨骨膜下向外侧剥离臀大肌,显露髂骨外板和骶髂关节的后侧(图 41-4-1(3)(4)(5))。

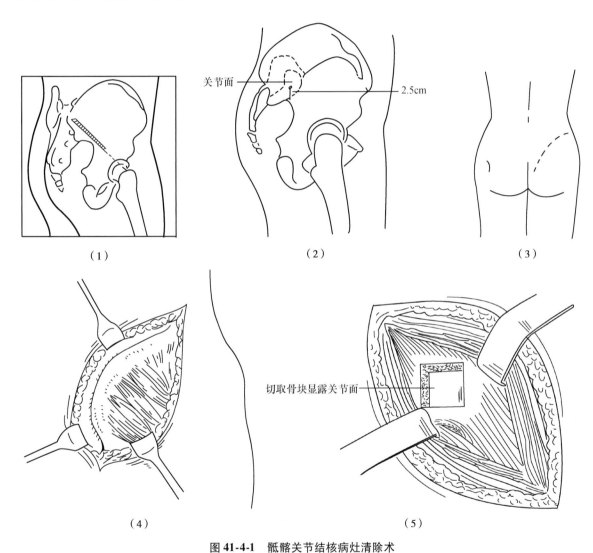

图 41-4-1 骶髂关节结核病灶清除术
(1)切口;(2)骶髂关节体表投影;(3)切口;(4)显露和剥离臀大肌、髂骨
外板和骶髂关节;(5)显露关节面

2. 显露病灶 沿臀大肌纤维方向分开,直达骶髂关节的后侧。

骶髂关节位于坐骨大切迹前上方 2～3cm,在该处凿开 3cm 见方的骨窗,即可显露骶髂关节的骶骨面。

保留凿下的骨块,待清除关节病灶后将骨块复位。显露骶髂关节时,注意勿损伤沿坐骨大切迹向上走行的臀上动脉。通过这骨窗,将所有结核性物质、肉芽和死骨清除干净。有时可通过骶髂骨病灶的小孔吸取骨盆内骶骨前的脓肿,勿损伤骶髂关节前方的血管。冲洗病灶,自髂后上棘处取松质骨充填关节腔,并将开窗时保留的骨块恢复原位,达到关节融合的目的。

按层缝合,一般不放置引流,创口加压包扎。

髂窝部如有脓肿,视患者情况而定,可于手术同期或二期病灶清除。

（二）改良 Mears 和 Rubash 法

【麻醉】　硬脊膜外连续麻醉或全麻。

【体位】　患者俯卧位。

【操作步骤】　在两髂后上棘下方1cm处,做中央横切口。经深筋膜延长切口,显露髂后上棘上的双侧臀大肌肌肉起点的上部分。自髂后上棘掀起棘突旁肌肉,保持臀大肌的完整。这可提供一个平面,如果需要的话,以便放置接骨板。侧方分离臀大肌或切开臀大肌在髂后上棘的肌肉起点并向外翻转,以便显露髂骨的后外侧面到达骶髂关节后方,行病灶清除或后方髂骨截骨术(图41-4-2)。

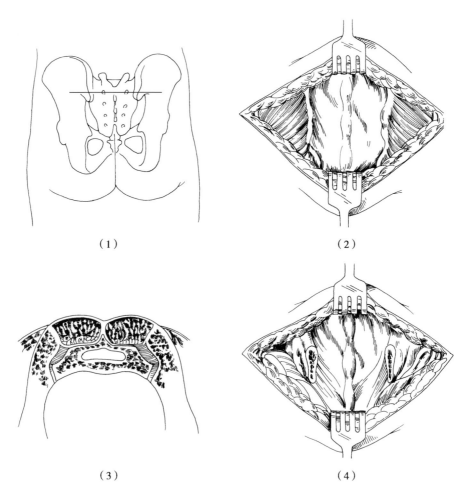

（1）　　　　　　　　　　　　　（2）

（3）　　　　　　　　　　　　　（4）

图 41-4-2　显露骶髂关节
（1）皮肤切口;（2）显露髂后嵴、臀大肌和棘旁肌肉;（3）显露骶髂关节;
（4）将臀大肌进一步向外侧翻开,可行截骨术

【术后处理】　患者继续抗结核药物治疗,卧硬板床8～12周,直至关节融合后起床活动。

二、耻骨联合、坐骨（滑囊）结核病灶清除术

（一）耻骨病灶清除术

【麻醉】　局麻、硬膜外阻滞或全麻。

【体位】 患者仰卧,臀部稍垫高,两腿分开,术前置导尿管,以明确尿道的位置,术时避免损伤尿道。

【操作步骤】 女性患者将阴阜及大阴唇向下翻转,男性患者将精索向两侧牵开。做耻骨联合上横切口或T形切口7~10cm(图41-4-3)。切开耻骨骨膜及其韧带,行骨膜下剥离,注意清除两侧锥形肌及大腿内侧肌群流注的脓肿,显露病灶进行清除。在显露盆腔面的手术中,应注意避免损伤尿道和膀胱。严密止血,以免术后会阴部广泛肿胀。

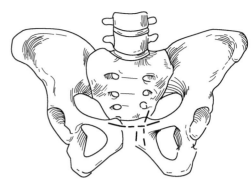

图41-4-3 耻骨联合上横切口或T形切口

【术后处理】 患者继续抗结核药物治疗,术后卧床1~2个月,逐渐起床锻炼。

（二）坐骨（滑囊）结核病灶清除术

【麻醉】 连续硬膜外麻醉或全麻。

【体位】 患者侧卧位,躯干与手术台面呈60°角,用沙袋维持体位。患侧髋关节、膝关节屈曲45°角,健侧下肢伸直,以约束带维持下肢的位置。

【操作步骤】

1. 切口 弧形切口内侧起于坐骨结节内侧2cm,沿臀大肌下缘臀部皱褶方向,外侧终于股骨大转子的内后方。

2. 显露病灶 切开皮肤、皮下组织和浅深臀筋膜后,将臀肌向上翻转,即可显露坐骨(或滑囊)结核病灶。

3. 清除病灶 结核性滑囊炎者应完整剥离加以切除。坐骨结核病灶清除时,特别注意坐骨内侧的病灶加以彻底清除。

4. 缝合 冲洗局部,完善止血,按层缝合,放置硅胶管闭式引流。因切口邻近肛门应预防一般细菌感染。

【术后处理】 抗结核药物治疗同前,术后卧床休息3~4周,可锻炼起床活动。

（吴启秋）

第五节 上肢骨与关节结核的手术治疗

一、肩关节结核病灶清除术

肩关节属多运动轴关节,是全身运动幅度与范围最大的关节,但因其为非承重关节,局部血运充足,周围有丰富的肌肉覆盖,因此其结核发病率较低。

肩关节结核临床大多为全关节结核,其次为单纯骨结核和单纯滑膜结核。单纯骨结核以肱骨头、大结节结核最为常见。肩关节结核早期规范抗结核治疗与辅助治疗,多能治愈。肩关节结核晚期病变将侵入关节,结核性肉芽、干酪样物质和脓肿波及整个关节,最终关节功能将严重受损。因此肩关节结核应早期发现及时治疗,当非手术治疗无效时,应尽早实施手术治疗。

（一）肱骨大结节结核病灶清除术

早期单纯性肱骨大结节结核,病灶局限于大结节松质骨内,其内可有结核性肉芽、干酪样物质和不规则小死骨等。及时手术将避免病变侵入关节,治疗效果较佳。

【麻醉】 全身麻醉。

【体位】 仰卧,患侧肩胛下垫一小枕,使患肩上抬,与床面呈20°,头转向健侧。

【操作步骤】

1. 切口 肩关节肱骨大结节有三种切口可供选择,即肩峰下横切口、肩关节外侧切口和肩关节的内侧切口。因肱骨大结节结核病变多较局限,临床多采用损伤较小的肩关节外侧切口。切口于肩关节外侧肩峰向下作一直切口4～5cm。肩峰下横切口入路向下翻掀三角肌时不可过度用力,以防损伤下方的旋肱血管和腋神经。

2. 显露病灶　切开皮肤、皮下组织显露三角肌。从三角肌起始处向下,顺肌纤维将三角肌作纵行钝性分离至肱骨大结节水平。将分离三角肌向两边牵开,显露其下方的三角肌下滑囊,并可触及其下方的肱骨大结节。作三角肌纵形分离前,应先在肩峰下5cm处作一缝线标志,三角肌分离时不可超越此线,应作钝性分离,以免损伤下方的腋神经和旋肱动静脉。因腋神经与旋肱动静脉伴行出四边孔后,由后向前绕肱背外科颈,在肩峰下5.8～6.7cm处进入三角肌,支配三角肌。如分离三角肌过长则易损伤该血管、神经,导致三角肌麻痹。切开三角肌滑囊及肱骨大结节下方骨膜,显露大结节下方的病灶。

3. 清除病灶　切开大结节表面骨膜,做骨膜下剥离,于大结节骨破坏处进入骨病灶。切开大结节表面骨膜做骨膜下剥离时应在大结节下缘,避免进入关节腔污染整个关节。如大结节表面无骨破坏,可依据X线确定的位置用娥眉凿在大结节前方或后方开窗进入骨病灶。吸去脓液用刮匙将病灶内肉芽、干酪样物质、死骨等结核性组织彻底刮除,至骨面有新鲜渗血为止。冲洗伤口,用骨蜡处理骨松质渗血。冲洗病灶及周围组织,骨面渗血可纱布填塞止血或适当用些止血剂或骨蜡止血。病灶残腔较大可取髂骨松质骨填充植骨。将抗结核药物如异烟肼或链霉素等放置伤口内。最后将开窗骨皮质块回复原位,缝合(图41-5-1)。

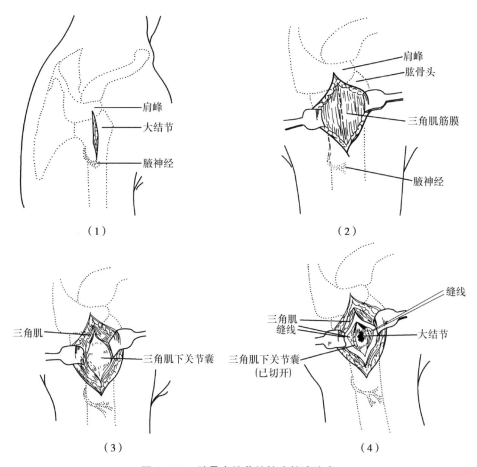

（1）　　　　　　　　　　　　　　　（2）

（3）　　　　　　　　　　　　　　　（4）

图41-5-1　肱骨大结节结核病灶清除术
(1)肩关节外侧切口;(2)三角肌筋膜切开线;(3)三角肌下关节囊显露;(4)大结节显露

4. 缝合　缝合三角肌,逐层缝合深筋膜、皮下及皮肤。

【术后处理】　屈肘三角巾悬吊固定上肢,术后2～3周开始练习肩关节活动。

（二）肱骨头结核病灶清除术

肱骨头结核是关节内结核,早期手术治疗对保护关节功能极为重要。

【麻醉】　全身麻醉。

【体位】　仰卧,患侧肩胛下垫一小枕,使患肩上抬,与床面呈20°,头转向健侧。

【操作步骤】

1. 切口　采用肩关节前内侧途径,切口从肩峰前下方向内至锁骨外中1/3交界处,斜向外下止于三角肌止点处。

2. 显露病灶　切开皮肤、皮下组织。注意切口转弯处不应是直角,以免术后皮瓣坏死。掀开皮瓣,显露三角肌前缘,于三角肌、胸大肌间沟中找到头静脉并予保护。在三角肌胸大肌间外侧0.5cm处,顺三角肌纤维方向分开三角肌。将三角肌前缘分离出的一窄条肌纤维及头经脉一起牵向内侧。距锁骨下缘0.5~1cm处由内向外至肩峰,横形切断附着在锁骨的三角肌起点,将三角肌瓣向外侧掀开,显露肩胛下肌。注意保护在关节囊前方横行的肩胛下肌和下缘的旋肱前动、静脉。如肩胛下肌显露不满意,可于喙突下方1cm处将肱二头肌短头与胸小肌联合腱止点切断,并将切断的联合腱向下翻转。注意不要损伤喙突下5cm进入喙肱肌和二头肌的肌皮神经。此时即清楚显示横行附着于肱骨小结节上的肩胛下肌。在肩胛下肌距肱骨小结节附着处1cm,分离并切断肩胛下肌,并将其牵向内侧。注意不要损伤肩胛下肌下缘的旋肱前动、静脉。此时肩关节前方得以充分显露。

3. 清除病灶　纵行切开前方关节囊,吸净关节内溢出的脓液以免污染整个手术创面。将切口的关节囊向内外侧牵开,切除关节囊前方肥厚水肿的关节滑膜,注意保留关节囊纤维层。仔细检查肱骨头关节软骨及肩胛盂唇,将破坏的软骨面及病变骨质及死骨彻底刮除。注意清除肱骨大、小结节、肱骨外科颈及二头肌腱沟内的干酪样物质、结核性肉芽病灶。必要时可充分外旋上臂,将肱骨头脱位检查关节后方关节囊及肩胛盂关节软骨面。清除病灶时,对于关节软骨面的清理要慎重,能保留的关节软骨面应尽量保留,以期最大限度地保留日后关节功能。

用刮匙将关节内病变物质及滑膜搔刮彻底。有窦道者搔刮窦道,同时将窦道皮缘修剪。反复冲洗后将肱骨头复位,关节腔内放置抗结核药物,放置引流(图41-5-2)。

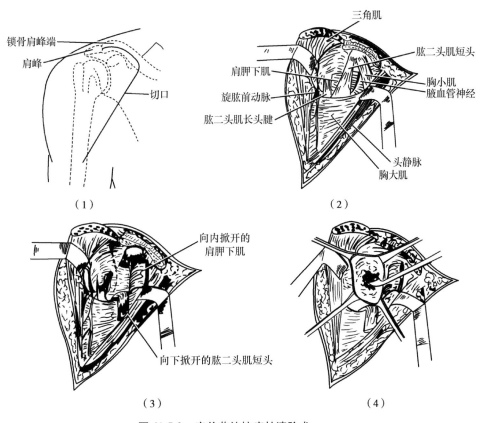

（1）　　　　　　　　　　　　　（2）

（3）　　　　　　　　　　　　　（4）

图 41-5-2　肩关节结核病灶清除术

（1）切口;（2）切开三角肌并掀向外侧显露肱二头肌短头及肩胛下肌;（3）切断肱二头肌短头及肩胛下肌显露肩关节囊;（4）切开关节囊清除病灶

4. 缝合 彻底止血、冲洗后,逐层缝合。

【术后处理】 术后患肢置外展架固定3周后,换三角巾悬吊开始肩关节活动。

（三）肩关节结核病灶清除并关节融合术

肩关节结核多数经抗结核药物治疗和病灶清除术可获得治愈,需要行肩关节融合者较少。14岁以下儿童及成年人的晚期全肩关节结核可行肩关节融合术。

【麻醉】 全麻。

【操作步骤】 体位与切口同前述肩关节病灶清除术。

1. 清除病灶 肩关节显露及病灶清除同前述。

2. 关节融合 肩关节融合术一定要在彻底清除病灶的前提下进行。肩关节彻底清除病灶后,行关节融合。肩关节融合术通过关节内外固定达到肩关节融合。肩关节融合的角度为外展50°,前屈20°,外旋25°,屈肘时手可触及头、面、口部。肩胛骨周围肌群不受损伤,使肩胛骨可以在胸壁上自由活动。融合时将肱骨头与肩胛盂修整成紧密接触的粗糙面,融合术成功的关键是,两融合骨端必须接触紧密稳定,接触不紧密处可嵌塞松质骨植骨。在肱骨头上方与肩胛盂之间各开一骨槽,用条形骨嵌插植骨,并在肱骨头与肩胛盂周围及肱骨大结节与肩峰之间用骨条及碎骨填充植骨。为了将肩关节稳定地固定在肩关节融合要求角度,可于肩峰与肱骨间用接骨板螺钉固定,或由肩峰向肱骨头以及肱骨头向肩胛盂各打入一枚骨圆针固定,骨圆针针尾留置皮外作固定(图41-5-3)。

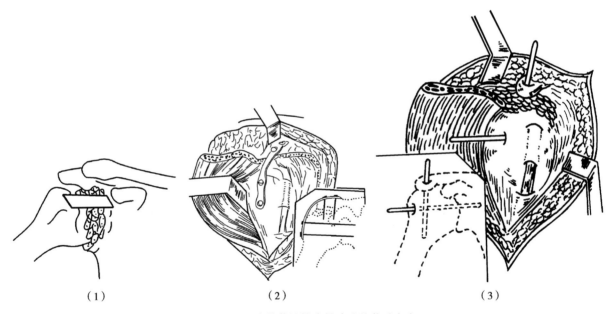

（1）　　　　　　　　　（2）　　　　　　　　　（3）

图41-5-3 肩关节结核病灶清除关节融合术
(1)肱骨头与肩胛盂之间开槽植骨;(2)肩关节钢板螺钉固定;(3)肩关节骨圆针固定

【术后处理】 术后患肩置于外展架或肩人字石膏固定。3周拔除留在皮外的骨圆针。X线摄片证实肩关节骨性融合,去除外展架或肩人字石膏固定。

（四）肱骨头切除术

适用于晚期全关节结核肱骨头破坏严重的老年体弱者,手术简单。病灶清除后,于肱骨解剖或外科颈处切除肱骨头。术后肩关节外展架固定4~6周,不需长时间固定,缺点是患肢力量弱,主动活动范围小。

（林　羽）

二、肘关节结核病灶清除术

肘关节属屈戍关节,杠杆作用大,易劳损,因此肘关节结核较为常见,其发病在上肢三大关节中居首位,约占骨与关节结核的5%。肘关节结核中单纯骨结核以鹰嘴结核最为多见,肱骨外髁结核次之,肱骨内髁结核则较少发生。肘关节单纯骨结核以中心型病变多见,常有死骨、空洞出现。单纯骨结核因病变未侵及关节,肘关节功能较少受到影响。肘关节滑膜结核或全关节结核因较表浅,关节肿胀明显。肘关节结核脓肿常出现于病灶附近,有时可沿肌间隙向下流注,脓肿破溃常形成窦道。肘关节功能甚为重要,全关节结核的关节功能均有不同程度的障碍。晚期全关节结核亦不应轻易作肘关节融合术,可作关节成形或关节切除术,对于体力劳动者可考虑实施肘关节融合术。

(一) 尺骨鹰嘴结核病灶清除术

尺骨鹰嘴结核为单纯骨结核。病灶虽局限于尺骨鹰嘴,但病变极易侵入关节发展成全关节结核,应尽早施以病灶清除术。

【麻醉】　全麻或臂丛阻滞麻醉。

【体位】　仰卧或稍向健侧斜卧,患肘屈曲放于胸前。

【操作步骤】

1. 切口　尺骨鹰嘴尖端沿尺骨干后方纵行向下,为5～7cm。

2. 显露　切开皮肤、皮下组织。纵行切开附着在尺骨鹰嘴上的三头肌腱与骨膜,显露尺骨鹰嘴,可有少量脓液流出。沿尺骨鹰嘴骨性病灶四周做骨膜下剥离,充分显露病灶。注意不要切开关节囊进入关节。

3. 清除病灶　用娥眉凿扩大骨性病灶洞口,刮匙仔细搔刮鹰嘴空洞内死骨、脓液、干酪样物质、肉芽等结核性组织。将病灶内彻底搔刮干净至骨创面新鲜渗血,骨性空洞采用松质骨植骨(图41-5-4)。

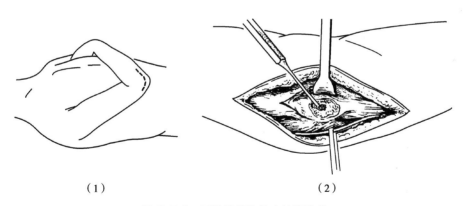

(1)　　　　　　　　　　　(2)

图 41-5-4　尺骨鹰嘴结核病灶清除术
(1)切口;(2)显露清除病灶

【术后处理】　长臂石膏托固定患肘关节于屈曲90°位。4周后去石膏托,练习肘关节屈伸运动。

(二) 肱骨内髁或外髁结核病灶清除术

【麻醉】　全身麻醉或臂丛阻滞麻醉。

【体位】　仰卧位,肱骨外髁结核者,屈肘、上肢内旋置于胸前。肱骨内髁者,上肢外展、肘关节伸直至外旋。

【操作步骤】

1. 切口　于肱骨外髁或内髁上纵向切口。

2. 显露

(1) 肱骨外上髁结核:纵行切开皮肤及皮下组织。于肱桡肌、桡侧腕长伸肌和肱三头肌之间显露肱骨外髁。切开骨膜,于骨膜下显露病灶。分离扩大病灶时应注意勿伤及桡神经,亦勿进入肘关节。

(2) 肱骨内上髁结核:纵行切开内髁侧皮肤及皮下组织。于肱骨内上髁与尺骨鹰嘴间的尺神经沟内显露尺神经并保护之。切开肱骨内上髁骨膜显露骨病灶,骨膜下扩大显露病灶时应避免进入肘关节。

(3) 清除病灶:用娥眉凿将骨性病灶表面骨皮质壳凿开,进入病灶。病灶清除操作同尺骨鹰嘴结核(图41-5-5)。

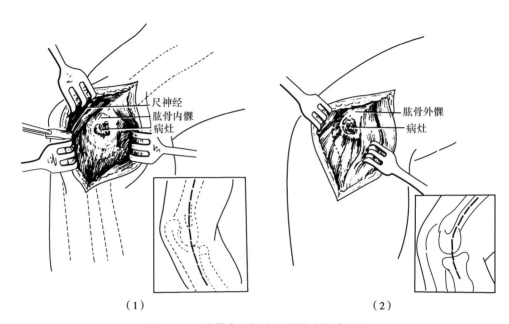

（1）　　　　　　　　　　　　（2）

图 41-5-5　肱骨内(外)上髁结核病灶清除术
(1)肱骨内髁结核病灶清除术(附图为切口);(2)肱骨外髁结核病灶清除术(附图为切口)

【术后处理】　屈肘三角巾悬吊上肢3~4周后,开始练习肘关作活动。

(三) 肘关节结核病灶清除术

【麻醉】　全麻或臂丛阻滞麻醉,上气囊止血带。

【体位】　仰卧位,屈肘上肢内旋置于胸前。

【操作步骤】

1. 切口　采用肘关节后方切口,切口位于肘后正中线,由尺骨鹰嘴顶部上延10cm,下延3cm,作一纵形直切口或S形切口。

2. 显露　切开皮肤、皮下组织及深筋膜,向左右分离皮瓣,显露肱三头肌腱膜及肱骨内、外上髁。在肱内上髁旁尺神经沟内显露尺神经,并上、下各游离5~6cm,用皮片条将其牵开保护。于肱骨下段后方将肱三头肌腱作U形切开,舌形尖端在鹰嘴上方约10cm,基底恰在关节线上,达肱骨内外髁。切割时刀尖应向中心偏斜,使肌腱断面成一坡面,便于断面缝合,将舌形肌腱瓣向下翻转。纵行切开肱骨下段骨膜并向内、外侧作骨膜下分离,充分显露肱骨下部、肱骨内、外上髁、尺骨鹰嘴后面及肘关节后方关节囊。横行切开关节囊,将尺骨鹰嘴脱位,显露肱骨下端,内外髁、鹰嘴窝。如肱三头肌腱粘连挛缩不易脱位时,可将附着在内外髁上的伸屈肌腱切断,以利脱位,充分显露肘关节。

3. 清除病灶　切开关节囊,切除关节后方全部水肿肥厚滑膜组织,并切除围于桡骨头及上尺桡关节的病变滑膜组织及关节软骨面上的血管翳。彻底清除关节内的干酪样物质、肉芽、脓液、死骨等结核组织。仔细搔刮关节损软骨及软骨下隐匿病变骨质,切除坏死关节软骨。在清除关节坏死软骨面时,要尽量保护勿损伤正常软骨面,以期多保留术后关节功能。清除关节前方肥厚滑膜及病变组织时,应注意勿穿透肱前肌纤维,以避免损伤正中神经和肱动、静脉。有时脓液可流至肘关节前外侧形成脓肿,可于局部作一辅助切口。于肱桡肌、桡侧腕长伸肌和肱三头肌之间进入清除脓肿,注意勿伤及桡神经。如桡骨头破坏严重,可于桡骨颈部将桡骨头切除,并用周围软组织覆盖缝合,以利于保留前臂旋转功能。关节内外病变清除后,彻底刮除窦道内肉芽瘢痕组织,并切除窦道及皮肤窦道口。冲洗创面,将脱位的肘关节复位。将尺神经由尺神经沟内移至肘关节前方、肱骨内髁和皮下脂肪组织间,以免尺神经在尺神经沟内被骨质或瘢痕组织挤压。冲洗关节后,关节内放置抗结核药物,并放置引流条(图41-5-6)。

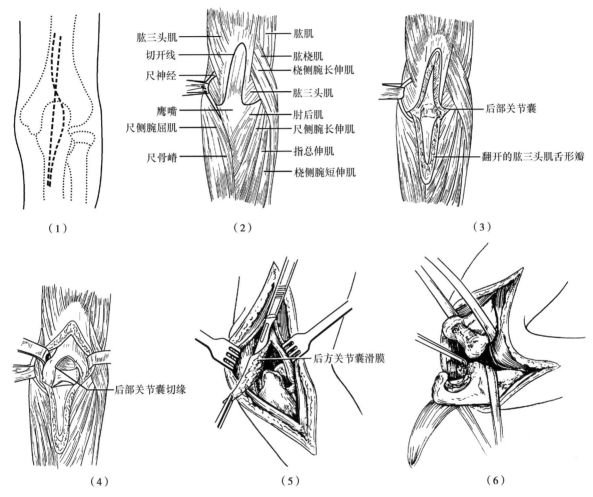

（1）　　　　　　　　　　（2）　　　　　　　　　　（3）

（4）　　　　　　　　　　（5）　　　　　　　　　　（6）

图41-5-6　肘关节结核病灶清除术

（1）肘关节后方切口;（2）牵开尺神经及三角肌瓣切开线;（3）将三头肌瓣翻下;（4）显露肘关节后方
（5）切除肘关节后方滑膜;（6）病灶清除

4. 缝合　冲洗干净后,关节内放置异烟肼300mg、链霉素1g,并放置引流条,逐层缝合。

【术后处理】　以长臂石膏托固定患肘关节于屈曲90°～110°功能位,4周后拔除克氏针,去石膏托练习肘关节主动活动。

（四）肘关节结核病灶清除术并关节成形术

【适应证】

1. 14岁以上晚期全关节结核、关节结构破坏严重、畸形或强直于非功能位。

2. 晚期全关节结核,不需要做体力劳动的老年患者。

【麻醉、体位】　同上。

【操作步骤】

1. 切口、肘关节病灶清除术同上。

2.彻底清除病灶后,先将关节内、外纤维粘连及硬化骨质切除。将已强直或畸形愈合的关节,用娥眉凿将原关节面凿开。将关节两端骨质作骨膜下剥离,首先于肱骨下端的肱骨内、外髁之间垂直于肱骨长轴作横行截骨。注意保留肱骨内、外髁上的前臂屈、伸肌腱起点。其次于尺骨冠状突平面,垂直于尺骨长轴作横行截骨。尺骨的切除应保留尺骨鹰嘴突上方的肱前肌止点。于桡骨颈部切除桡骨头,并将各截骨端锉圆。伸直肘关节,轻轻反向牵拉上臂和前臂,检查肱骨与上尺、桡骨端间距离。二者之间距离应为3~4cm,如二者之间距离过大,则为截骨过多将导致关节不稳。肱骨与上尺、桡骨端间距离过短则为截骨不足,将导致截骨间粘连而影响关节功能。为了保持关节侧方稳定性,可行关节叉状成形术。

3.叉状成形术　将肱骨下端内、外髁之间作关节叉状切除。肱骨下端切除应于肱骨内、外上髁最宽处连线以下骨质行弧形切除。切除面不应超过两髁扩张部,以免影响屈、伸总肌腱的附着,否则会影响屈、伸肌腱而致肘关节屈、伸无力。

尺骨鹰嘴作L形切除,保留喙突和部分鹰嘴,以免损伤肱三头肌腱和肱前肌的止点。肱骨下端切除后修成叉状,分叉不可过深以仅能容纳下方鹰嘴半月切迹为度。将桡骨头于桡骨颈处切除,桡骨头的切除应在桡骨颈部不应包括桡骨粗隆,保留桡骨粗隆以免影响肱二头肌附着,以恢复前臂旋转和屈肘功能。肱骨和尺骨截骨后,其间应保留2cm空隙。为此可用2枚克氏针穿过鹰嘴至肱骨下端固定,两骨之间隙留待日后纤维化填充(图41-5-7)。

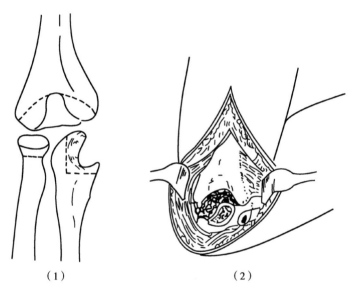

（1）　　　　　　　　　　　（2）

图41-5-7　肘关节结核病灶清除后叉状成形术
（1）骨端切除范围;（2）手术切除后情况

【术后处理】　长臂石膏托屈肘功能位固定。4周后拆石膏拔克氏针,开始关节屈伸功能活动。6周后开始正常活动。

（五）肘关节结核关节融合术
【适应证】
1.晚期肘关节全关节结核术后仍需从事体力劳动。
2.肘关节全关节结核静止期。关节不稳定或关节强直位置不佳及畸形愈合。
【麻醉、体位、切口】　同上。
【操作步骤】　肘关节病灶清除术同上。彻底清除病灶后,切除桡骨头,切除残存的肘关节。将肱骨、尺骨两骨接触面凿去皮质骨,显露松质骨,使之紧密接触对合。如接触不紧密可取胫骨或髂骨填充植骨。于肱骨下端背侧和尺骨鹰嘴顶端凿槽植骨,并用螺钉作内固定(图41-5-8)。
【术后处理】　术毕用长臂石膏托作屈肘位固定。术后3周拔除固定的克氏针,长臂石膏托固定

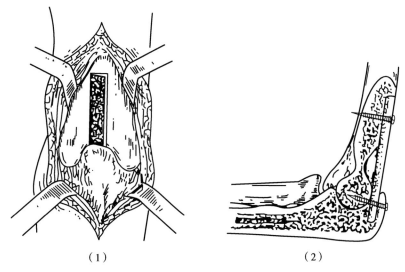

图 41-5-8 肘关节结核病灶清除植骨融合术
（1）肱骨下端开槽；（2）植骨螺钉固定

3～4 个月。摄片骨性融合后拆石膏，开始主动活动。老年患者必须督促作肩关节、腕关节主动活动，以免在此期间肩、腕关节长时间不活动，造成拆除石膏时发生肩、腕关节纤维性强直。

（林 羽）

三、腕关节结核病灶清除术

腕关节由多个小关节联合组成，位置表浅，肌肉软组织覆盖少，病变常迅速在多个小关节间蔓延，易破溃形成窦道和混合感染。腕关节结核病变局限于滑膜可采用关节镜下滑膜切除和抗结核药物治疗。行滑膜切除和骨病灶刮除术。晚期全腕关节结核需行病灶清除术并腕关节融合术。

（一）腕关节结核病灶清除术

【麻醉】 臂丛麻醉，上气囊止血带。

【体位】 仰卧，患肢外展平伸，前臂旋前放置在手术台上。

【操作步骤】

1. 切口 腕关节有腕背侧和掌侧两个切口。腕关节结核手术通常多采用腕背侧切口，当脓肿和病变滑膜主要在掌侧时，可采用掌侧切口。有时需要采用腕背侧和掌侧两个切口。

（1）腕背侧切口：腕背侧纵形或 S 形切口，以腕背正中线或以桡骨背侧的 Lister 结节为中心，起自腕关节近侧 3cm，向远侧延伸至腕关节远端 5cm，达第 3 掌骨基底远侧 2cm。

（2）腕掌侧切口：掌侧纵形或弧形切口，切口起自手掌远侧 1/3 第 3 掌骨头附近，向近侧凸曲延伸，弧形越过腕横纹，达前臂尺侧。切口起始于鱼际纹尺侧，不应与鱼际纹重合，以免影响切口愈合。

2. 显露

（1）腕背侧切口：切开皮肤、皮下组织。进行潜行分离，将术野内浅静脉的交通支剪断结扎，并将主干向两侧游离推开。注意避免伤及两侧浅静脉下方的桡神经、尺神经的细小感觉支，以免造成有关手指麻木。显露腕背侧韧带，将腕背侧韧带纵形切开，显露伸指肌腱。将拇长伸肌腱、桡侧腕长伸肌腱和腕短伸肌腱向桡侧牵开。将指总伸肌腱与示指固有伸肌腱向尺侧牵开。显露其下方的桡骨及膨隆的关节囊。用骨膜剥离器向周围作钝性剥离，充分显露背侧关节囊（图 41-5-9）。

（2）腕掌侧切口：沿切口切开皮肤、皮下组织。切断并结扎浅静脉交通支，将其向两侧牵开，显露其下方的掌腱膜。切开掌腱膜，显露掌腱膜在腕掌侧韧带的屈肌支持带附着处。将掌长肌腱

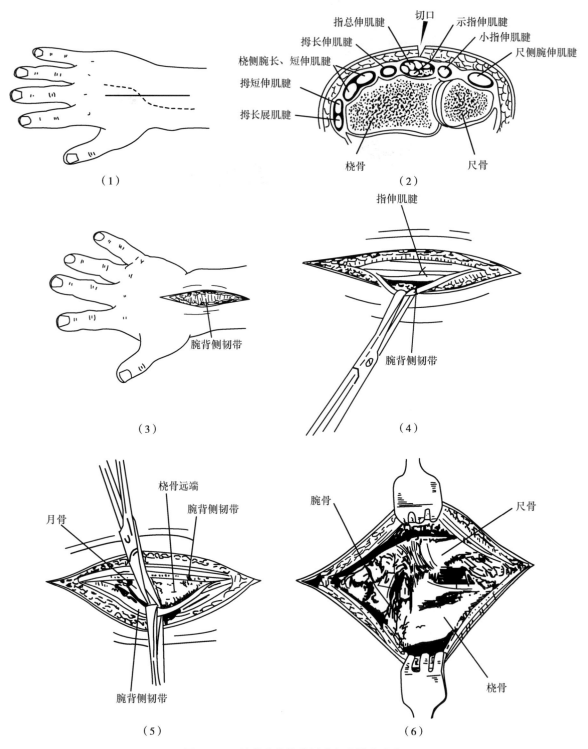

图 41-5-9　腕关节结核背侧途径病灶清除术

（1）腕关节背侧切口；（2）腕关节背侧切口截面；（3）切开皮肤显露腕背侧韧带；（4）切开腕背
侧韧带显露伸指肌腱；（5）向两侧牵开伸肌腱显露关节囊；（6）显露腕关节囊

牵向尺侧,以避免伤及正中神经在鱼际纹处的正中神经返支、掌皮支。在掌长肌腱和桡侧屈腕肌之间显露正中神经。保护腕掌侧韧带下方正中神经。于正中神经尺侧纵行切开腕掌侧韧带显露腕管。将桡侧腕屈肌腱和拇长屈指肌腱牵向桡侧,正中神经和屈指浅深肌腱轻轻牵向尺侧,此时即显露膨胀的腕关节掌侧关节囊。用骨膜剥离器在上述肌腱深层贴近关节囊向四周作钝性剥离,充分显露腕关节掌侧关节囊。

(3)清除病灶:纵行切开背侧或掌侧关节囊和滑膜吸出脓液,用刀或剪刀从滑膜自关节囊附着处彻底切除水肿病变滑膜组织。注意要同时切除桡骨远端掌侧和尺骨茎突及尺骨桡侧的滑膜。仔细检查桡骨远端和尺骨茎突以及腕骨的软骨面,用小刮匙仔细搔刮清除桡骨、尺骨和腕骨失去光泽、剥脱变性坏死的关节软骨面,保留健康软骨。用刮匙搔刮彻底清除桡腕关节及各腕骨间小关节内的干酪样物质、死骨、结核性肉芽肿、坏死组织及其下方潜在的骨病灶。破坏严重的腕骨必须切除。病灶彻底清除后,搔刮并切除窦道及皮肤窦口(图41-5-10)。

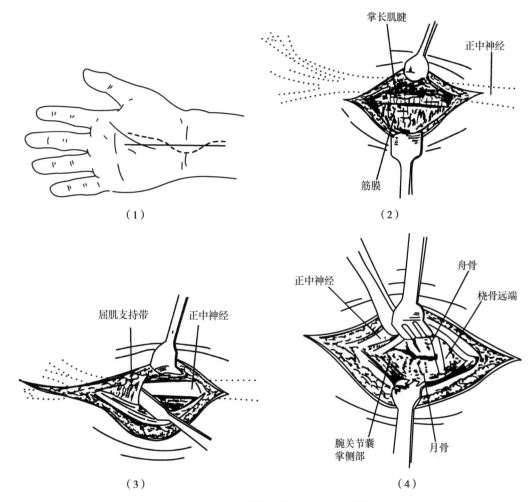

图41-5-10 腕关节结核掌侧途径病灶清除术
(1)腕关节掌侧纵形和S形切口;(2)掌筋膜显露;(3)正中神经显露;(4)腕关节掌侧显露

3. 缝合 彻底止血,冲洗,创口内放置异烟肼300mg、链霉素1g及引流条,逐层缝合。

【术后处理】 患腕关节置背伸20°功能位石膏托固定。术后3~4周后拆石膏练习活动。

(二)腕关节结核病灶清除术并关节融合术

【适应证】

1. 成年人或14岁以上儿童晚期全关节结核,病灶清除后,骨质缺损较大。

2. 陈旧性或静止期腕关节全关节结核纤维强直疼痛,或强直、畸形愈合于非功能位。

3. 彻底清除病灶后,骨质缺损较大或多个腕骨缺如并周围软组织条件较好,可同期作关节融合术。若周围软组织条件较差,病灶清除术后腕关节制动于功能位,待日后二期作腕关节融合术。

4. 如彻底清除病灶后全部腕骨骨质缺损太大,难以行腕关节融合术,可行腕骨或腕关节切除术,日后腕关节仍能保持一定的活动功能。

5. 晚期或陈旧性腕关节全关节结核,腕关节屈曲挛缩,可切除远、近侧腕骨,并于桡骨远端作一底朝腕背侧的楔形截骨,矫正屈曲畸形。若尺偏畸形严重可切除尺骨下端5cm矫正尺偏畸形,以解决前臂旋转障碍。

【麻醉、体位、切口】　同上。

【操作步骤】　清除病灶同前述。清除病灶后,仔细彻底刮除桡腕关节、腕掌关节及各腕骨间关节残存的关节软骨面。将桡骨远端骨膜分离,用娥眉凿将桡骨远端掀起一宽约1.5cm、长约4cm的皮质骨,作成骨槽。切除由桡骨骨槽远端至第3掌骨之间的部分腕骨。用娥眉凿凿开第3掌骨基底,并用小刮匙扩张第3掌骨骨髓腔以备植骨。更换手套另取干净器械,于髂骨取一长方形骨块,骨块宜有一定弧度便于腕关节固定于背伸20°位。另外再用刮匙刮一些髂骨松质骨备用。髂骨取骨区骨创面渗血用骨蜡止血,缝合髂部切口。

将所取长方形髂骨骨块一端略修尖形插入第3掌骨,另一端嵌入桡骨远端骨槽内,并用两枚螺钉固定。在桡腕关节、腕骨间、腕掌关节及植骨块周围间隙内塞入所取的髂骨松质骨,使植骨区骨质接触紧密利于融合。严密止血后放置引流条和抗结核药物,缝合切口(图41-5-11)。

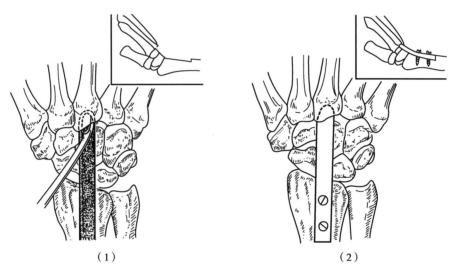

（1）　　　　　　　　　　　　　　（2）

图41-5-11　腕关节结核病灶清除关节融合术
(1)桡骨远端和腕骨间开槽及第3掌骨基底挖洞;(2)髂骨块植骨嵌插螺钉固定

术中勿损伤下尺桡关节以免影响前臂旋转功能。

【术后处理】　术后用长臂前、后石膏托固定,远端达掌指关节。腕关节固定于屈肘90°,前臂中立位,腕关节背伸20°,拇指对掌位之功能位。4周后换前臂管型石膏再固定4～8周,X线摄片证实关节骨性融合后拆除石膏。

（三）腕关节结核腕骨或腕关节切除术

【适应证】

1. 晚期腕关节全关节结核病变广泛,骨质缺损大难以做融合术。

2. 静止或治愈的晚期全关节结核,存有严重腕部掌屈和尺偏畸形。

3. 老年腕关节全关节结核病损大,希望保留部分关节功能。

【麻醉、体位、切口】　同上。

【操作步骤】

1. 显露腕关节　纵形切开腕背侧皮肤、皮下组织及浅筋膜。切开腕关节囊和桡骨远端骨膜,并向桡、尺两侧作骨膜下剥离。显露桡、尺两骨远端和远、近全部两排腕骨。

2. 切除腕骨　彻底清除关节内所有结核性病灶、纤维结缔组织及病变瘢痕。除保留豌豆骨尺侧腕屈肌附着点外,切除远、近两排全部腕骨,纠正严重腕部掌屈和尺偏。腕骨切除后检查腕部屈伸和侧屈活动。如腕部掌屈和尺偏畸形矫形仍不满意,可将桡骨远端背面桡侧妨碍腕关节活动的楔形骨块切除。彻底纠正腕部掌屈和尺偏畸形。有前臂旋转活动障碍者,可于尺侧作一补充切口,将尺骨远端切除(图41-5-12)。

3. 缝合　彻底止血后放置引流条和抗结核药物,逐层缝合。

【术后处理】　术后前臂石膏托,远端达掌指关节固定腕关节于功能位,6周后拆石膏,练习关节活动。

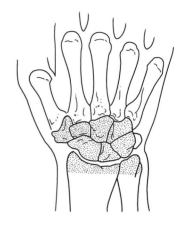

图 41-5-12　腕关节结核关节切除范围

（林　羽）

第六节　下肢骨与关节结核

一、髋关节结核病灶清除术

髋关节结核在骨与关节结核发病率仅次于脊椎结核,居全身六大关节之首。多见于儿童和青壮年。髋关节结核分为单纯滑膜结核、单纯骨结核、早期全关节结核和晚期全关节结核四种。其中单纯滑膜结核较多,单纯骨结核较少。在全关节结核中来自滑膜结核的较少,来自骨结核的较多(图41-6-1)。髋关节结核诊断明确后,应根据患者年龄、病理类型和不同发展阶段采取不同的治疗措施。

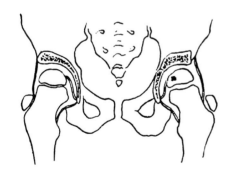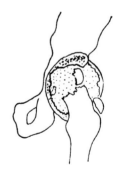

图 41-6-1　骨结核的发展过程

（一）髋关节结核病灶清除术

【适应证】

1. 单纯滑膜结核。

2. 单纯骨结核。

3. 早期全关节结核。

4. 14 岁以下儿童的晚期全关节结核。

【麻醉】　全麻,连续硬膜外麻醉或腰麻。

【体位】

1. 前外侧切口取平卧位,患髋、臀部用沙袋垫高与手术床呈 30°角,患肢消毒后用无菌单包裹便于术中移动。

2. 后侧切口取侧卧位,患侧在上,健侧髋与膝关节屈曲,患侧下肢用无菌巾包好,以便术中活动患肢。

3. 外侧入路取侧卧位,背部与手术台呈60°角。

【操作步骤】

1. 切口　髋关节病灶清除术可选用前侧切口、前外侧切口、外侧切口和后外侧切口等。手术切口选择根据脓肿和死骨位置、畸形程度和骨质缺损情况而定。因髋关节前方滑膜较多,故滑膜切除术应尽量采用髋关节前方入路。脓肿或死骨在髋关节前方的一般应采用前方入路。脓肿或死骨在髋关节后方的一般应采取后方入路。股骨头颈均已破坏消失的可采取外侧入路。三种入路中以前方入路应用最多,后方入路次之,外侧入路应用最少。为了彻底清除病灶,避免遗漏死骨或其他病变组织,无论采取前方入路或后方入路,都应设法使股骨头脱位,充分暴露股骨头和髋臼。但因病变存在时间已久,关节内已有纤维粘连,甚至已形成纤维强直或骨性强直,脱位往往很困难。另外,由于长期失用,患侧骨质疏松。因此在脱位时切忌使用暴力,否则很容易造成粗隆间或股骨干骨折。

2. 病灶清除术

(1) 单纯滑膜结核病灶清除:关节囊充分显露后,先用粗针头作关节腔穿刺,将关节液送抗酸染色涂片检查、普通菌培养和结核菌培养。十字形切开关节囊,再切开滑膜。此时可见稀薄的脓汁或浑浊的液体流出。将前方关节囊的纤维层和滑膜组织尽量切除,再由髋臼和股骨头的间隙伸入弯剪刀,剪断圆韧带,注意勿损伤髋臼和股骨头的软骨面。然后将患髋稍屈曲、内收并尽量外旋,在不用暴力的操作下,使股骨头逐渐脱出。脱出有困难时应检查前方关节囊的切除范围是否充分,如不够应再切除一部分;或用弯骨膜起子伸入到髋臼和股骨头之间,用骨膜起子将股骨头向外撬,协助脱位。股骨头脱出后,应检查股骨头和髋臼软骨面是否完整,在软骨面下方有无隐藏的骨病灶。当软骨面有局限性发红、变薄、柔软、有压缩性时,其下方就可能有隐藏的骨病灶。在单纯滑膜结核,软骨面和软骨下骨板应无病变。将患肢进一步外旋内收,露出关节后部滑膜,并将其切除。为了保护股骨头、颈的血运,对于股骨颈周围的滑膜组织不必完全切除,仅加以搔刮即可。

病灶清除彻底后,用蒸馏水、稀释的聚维酮碘液彻底冲洗。止血后,于关节内放置链霉素粉剂和异烟肼针剂。将股骨头复位,关节腔内放置引流管,缝合关节囊。缝合切断的股直肌腱,将髂嵴两侧的肌腱和骨膜缝合后,将切口逐层缝合。

(2) 单纯骨结核病灶清除:单纯骨结核中,髋臼和股骨头病变最容易侵犯关节,因此应尽早采取手术治疗。股骨颈基底病变侵入关节的机会较少,如病变范围较小,且无明显死骨的,可先采用非手术疗法,保守治疗无效时再行手术。

股骨颈基底病变尚未侵入关节,可由关节囊外凿骨洞,将骨病灶予以清除。髋臼、股骨头和股骨颈中部病变一般应打开关节囊,才能清除骨病灶。是否须使股骨头脱位,可根据当时情况决定。股骨头不脱位也能将骨病灶清除彻底,就不必脱位。骨病灶清除完毕后,用生理盐水反复冲洗。残余骨空洞较大,无混合感染,植骨块也不致脱落到关节腔内者,可由同侧髂骨翼采取自体松质骨块,充填骨空洞,以促进骨空洞的闭合和愈合。局部置入链霉素及异烟肼后,逐层缝合。

髋臼后缘结核脓肿常出现在臀部,须采用后方入路进行病灶清除。在牵开臀大肌后,往往就能看到寒性脓肿。将脓肿切开,吸净脓汁,彻底搔刮脓肿壁上的肉芽组织,并用纱布垫压迫止血。在骨病灶和脓肿之间常有瘘孔相道,沿此瘘孔伸入小弯刮匙,往往就能探到骨病灶。将骨洞口适当扩大,用刮匙或凿子将骨空洞内容清除彻底后,用生理盐水、蒸馏水、稀释聚维酮碘液反复冲洗。如骨空洞较大,且无混合感染可由同侧髂骨翼采取松质骨碎块,充填骨腔。为了探查关节腔是否受累,可将关节囊切开,检查滑膜及可以见到的软骨面。如关节内无病变,应将关节囊立即缝合。

病灶内置入抗结核药物后,置引流管。缝合切断的臀中、小肌、小外旋肌群和臀大肌腱,并将创口缝合。

(3) 早期全关节结核病灶清除术:无论病变来自滑膜结核或骨结核,凡无明显脓肿或脓肿位于关节前方的都应采用前方入路的手术方法。显露关节后必须将股骨头脱位,切除肥厚水肿的滑膜,刮除或凿除骨病灶,切除被破坏的软骨面至肉眼示正常骨组织为止。

当脓肿在髋关节后方,可采取后方入路的手术方法。露出后方关节囊后,将后方关节囊及滑膜全部切除。屈曲并内旋患肢,使股骨头脱位。刮除或凿除骨病灶,切除被破坏的软骨到健康组织,并切除前方的滑膜组织。

将脓肿及病灶冲洗后,置入抗结核药物。为了避免植骨碎块脱落到关节内,一般不用植骨充填骨空洞。置引流管,将切断的肌腱缝合并将创口缝合。

(4) 晚期全关节结核的治疗:晚期全关节结核的治疗,针对局部仍有活动性病变,或局部病变已停止,但患者因疼痛、畸形或关节强直而就医。

手术切口选择、滑膜、股骨头臼及髋关节周围脓肿的病灶清除方法同上。

【术后处理】

1. 术后制动　无论采用前方入路或后方入路,股骨头复位后很稳定,不致脱位的成年患者,术后可不用髋人字石膏固定,仅用外展位皮牵引及丁字鞋固定。不能合作的儿童患者可行单髋人字石膏固定4~6周。

2. 功能锻炼　髋人字石膏固定期间,可进行股四头肌的主动收缩练习。

3. 下地负重　去除石膏固定后先在床上练习活动,术后6~8周可扶双拐下地活动。术后3个月X线片复查。如病变趋向治愈,股骨头无坏死征象,即可离拐自由行走。

4. 术后继续抗结核治疗。

(二) 髋关节结核关节融合术

【适应证】

1. 15 岁以上儿童及成年人髋关节晚期全关节结核。

2. 髋关节结核病变已痊愈但关节纤维强直、疼痛伴行走困难者。

3. 全关节结核畸形愈合或强直于非功能位者。

【操作步骤】　髋关节融合常取前外侧切口,麻醉、体位、切口同前外侧入路的髋关节病灶清除术。

1. 病灶清除　沿前外侧切口进入,显露关节囊,将关节外侧、前方及内侧结核组织清除干净。十字切开关节囊,将股骨头脱位,彻底清除关节内滑膜组织、髋臼及股骨头的死骨、空洞、剥脱的关节面软骨、肉芽组织、干酪样物质、脓液等和关节内纤维粘连。对于病变时间长久,甚至已形成纤维强直或部分骨性强直,术中脱位往往较困难,股骨头脱位不要强行脱位,避免骨折发生。可用带角度凿子将股骨头与髋臼之间的纤维及骨性连接凿开,必要时可将大、小粗隆凿掉以解脱挛缩的臀大、小肌及髂腰肌的影响,将股骨头脱位,彻底清除病灶。

2. 植骨融合　彻底清除病灶后,髋臼内充填自体髂骨骨粒或异体骨粒,可与抗结核药掺和,将股骨头复位,大量植骨使股骨头和髋臼密切接触以便融合。将髋关节固定在屈曲10°~20°、外展10°~15°、外旋5°或旋转中立位。这些融合度数可视患者具体情况而有所改变。如患肢短缩较多,可适当增加外展角度,使骨盆向患侧倾斜,相对增加肢体长度,调节躯干平衡,但外展角度不得大于30°,以免日后下腰痛或并发膝外翻畸形。站立工作者屈曲度可适当减小,而坐蹲工作者则可适当增加屈曲度以适应其工作姿势需要。取钛合金重建板沿髂嵴通过髂前上棘,经过股骨头颈、大粗隆达股骨粗隆下固定,一般选用双接骨板固定,以避免术后内固定钉、板断裂。

3. 缝合　冲洗伤口,严密止血。关节囊内放置引流管,缝合关节囊,逐层缝合。用双髋人字石膏将患髋关节固定于屈曲、外展功能位。成人可用髋关节外固定支具,将髋关节固定于屈曲、外展功能位。

【术后处理】

1. 术毕行双侧髋人字石膏固定或佩戴髋关节固定支具。

2. 术后引流管引流液少于50ml可拔除引流管,脓腔的引流管可适度延长放置时间。

3. 术后定期复查,骨性愈后方可拆除下地活动,如未达骨性愈合应拆去膝关节以下部分石膏,进行膝关节功能锻炼,以免造成膝关节强直。髋关节石膏固定继续4~6个月或更长时间,直至髋关节骨性融合。

4. 术后继续抗结核治疗。

(三) 髋关节成形术

髋关节融合术是晚期髋关节结核的传统治疗方法。关节融合术虽然提供稳定无痛的支撑,但强直的关节给患者生活带来诸多不便。对于某些病变相对静止,而且关节破坏尚不太严重、患者非重体力劳动或非长时间站立、行走者,或者患者年纪较轻、身体状况较好者,可行关节成形术,保持有一定运动度的髋关节。关节成形术作为过渡,也可以待日后结核病变痊愈,行人工髋关节置换。

【适应证】

1. 晚期髋关节结核病变未治愈,关节破坏并不严重和关节纤维强直,功能明显受限。

2. 年龄小或因工作和生活原因,拒绝行关节融合者。

(1) 髋关节结核病灶清除关节成形术

【麻醉】　全麻,连续硬膜外麻醉或腰麻。

【体位】　仰卧位,患臀部用沙袋垫高与手术床呈30°角,患肢消毒后用无菌单包裹便于术中移动。

【操作步骤】

1) 切口:髋关节外侧切口,由髂嵴前1/3起,经髋关节前方向下延伸,绕大转子向后下10cm。

2) 病灶显露:沿切口切开皮肤、皮下组织、阔筋膜、股外侧肌及骨膜。切开关节囊,并于大转子基底下股骨作骨膜下剥离,完整显露髋关节病灶及股骨大转子。

3) 清除病灶、关节成形:彻底清除关节内肉芽、干酪样物质、脓液、坏死关节软骨及死骨等,在病灶清除毕,将髋臼窝修成杯状,再将股骨头或颈修小修圆,使修整后的股骨头直径略比颈粗,使其回纳髋臼后,头与臼的接触面较小,减少粘连利于活动。

4) 缝合:冲洗伤口,严密止血,关节囊内放置异抗结核药物,缝合关节囊,囊外放置引流,逐层缝合伤口。

【术后处理】

1) 股骨头或颈关节成形术,术后下肢行外展位牵引,4周后床上活动,6周后下地行走。

2) 术后引流管引流液少于50ml可拔除引流管,脓腔的引流管可适度延长放置时间。

3) 术后继续抗结核治疗。

(2) 改良Batcholor髋关节成形术

【麻醉】　硬脊膜外麻醉或全麻。

【体位】　侧卧位或斜俯卧位,患侧骨盆下垫以沙袋,使身体与手术台呈30°角。

【操作步骤】

1) 切口:采用髋关节后外侧弧形切口。

2) 病灶清除:清除关节腔内残留的病变组织,以便更清楚地显露股骨头、颈。切断股骨头韧带,将股骨头脱位(图41-6-2),在切除股骨头颈之前,先设计好截骨范围。沿转子间窝,自股骨颈基底用骨刀将股骨颈切断,如果股骨残存部分过短,还可以向外切除大转子的内侧部分(图41-6-3)。然后,用骨锉锉平骨端的边缘部,如此,所形成的楔形骨嵴与大转子则呈叉状。修整髋臼后,将楔形骨嵴顶在髋臼内以支持体重。

3) 截骨和内固定:把股外侧肌在大转子下的附着点剥开一部分,显露大转子的后面和侧面,截骨线的方向是从外上方到内下方,与股骨干的轴线呈45°角,由股骨大转子下开始到小转子下方1cm处,用锐利骨刀小心凿断之。然后外旋近侧段,使髌骨和足尖向正前,同时外展远侧段呈30°角,用力把远侧段的尖端插入近侧段的空腔中。自远侧段骨尖端的基底分别钻孔和钉入两个螺钉,其方向是外下方斜向内上方,并使螺钉穿过小转子的骨皮质或用接骨板作内固定(图41-6-4)。检查活动度:内收股骨,观察股骨近端与骨盆倾斜角完全平行,假关节才能达到最大活动度。检查外展、后伸、内外旋转动作,若髋臼骨质切除不够,再行修整。然后彻底止血,冲洗伤口,逐层缝合伤。

【术后处理】

1) 术后引流管引流液少于50ml可拔除引流管,脓腔的引流管可适度延长放置时间。

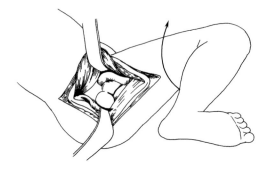

图41-6-2　切断股骨头韧带将股骨头脱位

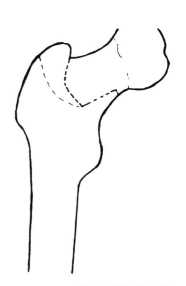

图 41-6-3　股骨头颈切除范围

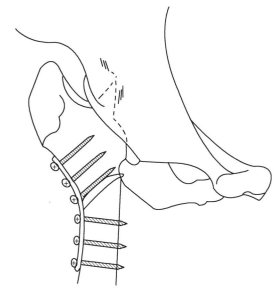

图 41-6-4　用接骨板内固定

2）术后制动：下肢外展 25°～30°位，皮肤牵引 4～6 周。

3）功能锻炼：2 周时练习坐起，牵引期间进行股四头肌功能锻炼和足趾的活动，以防止肌肉过度萎缩和关节僵硬。除去牵引后，主动进行髋关节屈曲、后伸、内收、内旋、外展、外旋等活动。

4）术后 12 周，一般可以扶单拐行走。

5）术后患肢将短缩 4～5cm，鞋底以垫高 3～4cm 为宜，以减轻跛行和预防腰痛。

（3）髋关节结核病灶清除、关节切除术：髋关节结核病灶清除关节切除术，是针对晚期全髋关节结核中头、颈广泛破坏、全身状况差，且难以承受更大手术者的一种暂时过渡性手术。待日后身体状况改善再行进一步手术治疗。

【适应证】

1）晚期全髋关节结核和（或）合并严重继发感染者。

2）儿童或老年晚期全髋关节结核。

【麻醉】　硬脊膜外麻醉或全麻

【体位】　仰卧位，患臀垫一扁枕。

【操作步骤】

1）切口：通常采用髋关节前外侧切口，也可依据关节脓肿、窦道、瘢痕等部位选择切口。

2）切除股骨头、颈和修整股骨颈基底部：切开关节囊后，T 形切开关节囊，清除关节内脓液、干酪样物质、肉芽、死骨，切除关节囊、滑膜。用骨凿伸入髋臼内撬拨残存的股骨头，屈膝，内收，外旋患肢，将股骨头慢慢脱位。在髋关节外旋和内收位将股骨头脱出（图 41-6-5）。切除股骨头、颈和修整股骨颈基底部，并利用局部软组织覆盖，在维持髋关节外展 20°和髌骨面向上的位置下，将股外侧肌自其起点以下分开，在大转子下方作一长方形骨槽，将臀中、小肌肌腱拉入骨槽，用钢丝固定。然后将原骨块覆盖于骨槽，将钢丝分别结扎于骨块上（图 41-6-6）。最后将股外侧肌缝合于臀中、小肌肌腱之外侧。

3）缝合和固定：保持髋关节在外展 20°角位置。冲洗伤口，严密止血，放置抗结核药物，伤口内置安放引流，逐层缝合伤口。患肢用髋人字石膏固定。

【术后处理】　4～5 周后拆掉髋人字石膏，改用平衡悬吊牵引，以帮助练习活动。注意需经常将髋关节维持在外展位，以防股骨、大转子脱出髋臼。

（四）髋关节结核股骨转子下截骨术

股骨转子下截骨术的目的，在于矫正晚期全关节结核并关节纤维或骨性强直遗留的屈曲、内收畸形，增加髋关节稳定性和承重功能，减少髋、腰部疼痛。

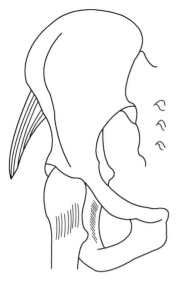

图 41-6-5　将股骨大转子纳入髋臼

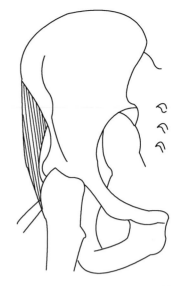

图 41-6-6　移植臀中、小肌于骨槽内

【适应证】　病变已治愈的晚期全关节结核,关节纤维性或骨性强直、屈曲、内收畸形者。

【麻醉】　全麻,连续硬膜外麻醉或腰麻。

【体位】　仰卧位,患臀部用沙袋垫高与手术床呈30°角。

【操作步骤】

1. 切口　以大粗隆为中心,在患髋外侧作纵向切口,长15～20cm。

2. 截骨方法有两种　一种是不用任何内固定的斜面插入截骨法,一种是使用接骨板内固定的楔形截骨法。

（1）斜面插入截骨法:在小粗隆的水平,用锐利平凿开始截骨。截骨动作要轻缓,不要急躁,以免将骨质凿裂。截骨平面在正位要求自外上斜向内下,在侧位要求自后上斜向前下,使截骨后近侧骨端的内面和前面具有较长的骨斜面,以防止畸形纠正后远侧骨端因内收肌和屈髋肌的牵引而向内或向前滑脱(图41-6-7、图41-6-8)。股骨上端完全截断后,可将远侧骨端的前方和后方的骨皮质削薄一些,并将近侧骨端的髓腔用圆凿扩大一些,以便使远侧骨端的骨尖可以插入近侧骨端的髓腔内(图41-6-9)。如此,截骨处可不用任何内固定,也不致移位。然后将股骨干摆在预先设计的位置上。内收肌过于紧张的

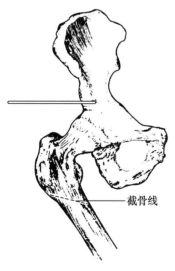

图 41-6-7　钻入定位针,虚线为
截骨线(正位观)

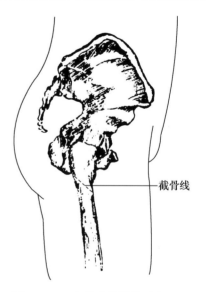

图 41-6-8　虚线为截骨线(侧面观)

可在髋内侧另作一小纵向切口,切断紧张的内收肌腱。但一般无此必要,反而可利用紧张的内收肌使截骨处产生压力,以促进其愈合。凿掉的碎骨可放在两骨端之间。拔除骨圆针,将股外侧肌缝合到原处,缝合阔筋膜及创口。术后立即上一条半腿石膏裤固定。术后两周石膏开窗拆线,术后 3 个月去石膏裤后 X 线片复查。截骨处愈合后即可下地练习走路。

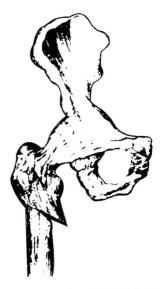

图 41-6-9　将远端插入植骨法

（2）粗隆下楔形截骨法:在小粗隆下方用锐利的小平凿截除一基底向外,尖端向内,前窄后宽的骨块,尖端的角度应等于要纠正的内收角度(图 41-6-10)。截骨后端对正,并用根据术前 X 线片弯成适当角度的六孔接骨板固定(图 41-6-11)。将切除的碎骨片堆放在截骨处周围。

以后的处理和斜面插入截骨法相同。在上述两种截骨法中,以斜面插入法优点较多,具有操作简便、骨接触面广、容易愈合等优点,而且术后不用另作取接骨板手术。但截骨平面应选择适当,如截骨平面太低,可引起骨端移位或骨不连。

【术后处理】　术后单侧髋人字石膏固定,3 个月后去除石膏拍片,截骨处融合后下地行走。

（五）髋关节结核人工关节置换术

髋关节结核彻底病灶清除术后一期行全髋关节置换,国内外报道不少。术后结核未愈、结核复发和假体松动等,是人们对髋关节结核行全髋关节置换术取谨慎态度的主要原因。

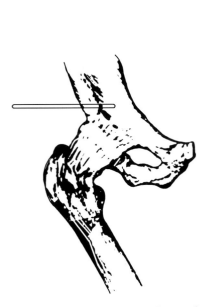

图 41-6-10　在粗隆截去一段楔形骨块

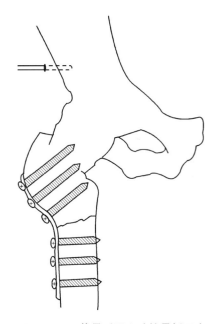

图 41-6-11　截骨后用六孔接骨板固定

【适应证】

1. 治愈型髋关节结核合并疼痛、畸形、跛行等关节功能障碍者。

2. 无混合感染的髋关节活动期结核且对抗结核药物有效且经过较长时间治疗病情稳定者。

3. 局部无静息痛,无结核中毒症状,血沉正常,无新的死骨形成或空洞增加的临床静止期髋关节结核。

4. 已行关节融合或某些关节成形术且病灶治愈多年以后,对髋关节活动功能要求较高者。

【禁忌证】

1. 全身状况差或有严重伴发病。

2. 存在髋关节或其他部位感染。

3. 多部位结核未控制者。

4. 合并窦道形成者。

5. 严重骨质疏松者。

6. 髋外展肌肌力不足或丧失者。

【麻醉】　硬膜外麻醉或全麻。

【体位】　侧卧位,患髋在上。

【操作步骤】

1. 切口　髋关节后外侧入路。

2. 清除病灶　清除滑膜及瘢痕组织。髋臼部病灶易遗漏,特别是上部骨松质较厚,注意清除隐匿病灶及可疑病灶;即使无明显病灶也要刮下一薄层骨质,创造一个新的创面。对穿透深层骨板的病灶,清除后的不规则缺损不植骨,髋臼高低不平处不打磨,平整者人工制造几处凹凸面,以利于骨水泥黏着,有效地防止髋臼松动。股骨上段破坏或硬化性骨髓炎者,清除应彻底,并注意保留股骨矩及防止骨折;股骨矩破坏时应充分清除,安装假体时用骨水泥再造股骨矩,防止术后假体下沉。作必要的软组织松解,内收畸形者切断内收肌。

已经融合的关节,应先行股骨颈部截骨,再切除已完全融合或部分融合的原始髋臼内骨质。

3. 人工关节置换　反复冲洗,骨创面止血以1%肾上腺素生理盐水纱布压迫(血压高者慎用),避免广泛电灼止血。选择适中的假体,安装角度灵活掌握,以活动度大、不脱位为度。髋臼安装应略呈上后旋,旨在加深髋臼,防止下蹲、内收时脱位;人工股骨头颈底面轴线稍偏股骨矩前,以代替生理的前倾角。选择不产气骨水泥,面团期应用,量应足够,硬化前持续加压,忌摇动以防与骨接触不良。

4. 缝合　反复冲洗创面,确切止血,切口内放置闭式引流,闭式引流管术后24～72小时拔除,渗液较多时适当延长引流时间。

【术后处理】　3天后进行股四头肌原位收缩练习。14天伤口拆线,持拐下地活动,2个月内不负重。抗生素应用至体温正常,继续正规抗结核1年以上。

(六) 股骨大转子滑囊结核和(或)股骨大转子结核病灶清除术

【适应证】　股骨大转子骨结核、股骨转子滑囊结核。

【麻醉】　全麻、硬膜外麻醉、腰麻或局麻。

【体位】　侧卧位,患侧朝上,患肢消毒后用无菌巾包裹以便术中移动。

【操作步骤】

1. 切口　采用股骨大转子外侧直切口或弧形切口,臀后滑囊或臀部有脓肿者,切口可向上向后至髂嵴。

2. 显露病灶　以股骨大转子皮肤突出部为中心,按切口切开皮肤及深筋膜。将阔筋膜张肌腱膜纵形切开,即可显露其下膨隆的病变滑囊,不要急于切开滑囊,应将滑囊与周围组织分离清楚。内旋和外旋患肢,仔细探查大转子前方和后方有无与之相通的病变滑囊以及残存其他病变滑囊。如紧张的臀大肌和阔筋膜张肌影响显露,可于大转子下缘将其横行切断,充分显露病变滑囊。大转子滑囊数量较多,在切除过程中一定要仔细勿使遗漏,否则极易复发。在切除臀后部滑囊时,注意不要损伤坐骨神经和臀上动静脉

3. 清除病灶　将显露的病变滑囊完整切除,并仔细探查大转子后方的臀中肌滑囊、臀大肌转子间滑囊、臀大肌与股外侧肌之间的臀股滑囊,以及其他一些与主要病变滑囊相通的后方或前方次要病变滑囊,不可遗漏。需注意的是在清除后方滑囊时,应仔细分离与周围组织间的粘连以免损伤坐骨神经和臀部血管。将病变滑囊一一切除,切开脓肿吸净脓液,并用大号刮匙将其内的干酪样物质、肉芽、死骨等搔刮干净。滑囊和脓肿切除后,仔细检查其下方的大转子骨质表面及深处的病灶,用刮匙搔刮干净。倘若大转子结核原发病灶为骨内病灶者,切开阔筋膜张肌腱膜后,未见到大转子表面脓肿与骨病灶相通,可依据X线或显示的位置,用娥眉凿凿开大转子深处骨病灶,刮除死骨。用刮匙将骨空洞内的病变组织搔刮干净,直至健康骨质止。如骨空洞较深,可应用骨刀将骨空洞四壁修成蝶形以便术毕缝合。如骨病

灶较广泛,可用宽骨刀将病灶骨切除铲平。如骨质缺损较多者可考虑用髂骨植骨。如有窦道和混合感染者,则应用肌瓣填塞病灶清除后遗留下的骨病灶残腔。对于病程时间较长,病变严重且广泛者,可将病变大转子骨质彻底铲除,对无病灶骨质应尽量保留,以免过多切除损害股骨上端的坚固性。

4. 缝合　病变滑囊与骨病灶清除干净后,冲洗,病灶区内放置抗结核药物,将部分阔筋膜及部分肌纤维塞入骨缺损中缝合固定,逐层缝合,予阔筋膜下放置引流条。

【术后处理】　术后48~72小时拔除病灶引流条,2周拆线。视病变范围大小4~6周后下地活动。术后继续抗结核治疗。

（金卫东　王自立　罗坚）

二、膝关节结核病灶清除术

膝关节结核患病率较高,居六大关节第2位。膝关节结核多见于10岁以上儿童及青壮年,多为单侧发病,极少两侧同时发病。膝关节结核临床上以全关节结核最多见,单纯滑膜结核次之,单纯骨结核较少。膝关节结核患病率高与解剖、生理特点有关。膝关节结核的手术治疗根据病变的不同阶段,采取不同的治疗方法,如滑膜切除、骨病灶清除、人工关节置换术、关节融合术等。

【病理】　在全身各关节中,膝关节是滑膜最多的关节。滑膜由髌骨上端软骨面开始,在股四头肌腱和股骨下端之间形成一个巨大的滑膜腔,称为髌上囊。髌骨两侧滑膜在股四头肌腱膜下延伸,在股内侧肌下方延伸较多。在髌骨下方滑膜与髌韧带之间有髌下脂肪垫隔开。在侧面,滑膜由股骨的软骨面边缘开始,沿纤维层关节囊走行,抵止于半月板边缘。胫骨部分的滑膜组织也是如此,但在胫骨外髁后方和腘肌腱之间形成一囊状膨出。膝交叉韧带的前方和两侧都有滑膜覆盖,在后交叉韧带的后方滑膜向两侧返折。

膝关节位于下肢中点,胫骨和股骨为长管状骨,关节所遭受的杠杆作用和劳损很大。因此,膝关节容易发生扭伤、关节血肿和创伤性滑膜炎。而膝关节滑膜又很丰富,故滑膜结核患病率较高,且远高于骨结核发生率。单纯滑膜结核进一步发展,在软骨和软骨下骨板的破坏只限于边缘,大部分软骨面保持完整时,为早期全关节结核。病变累及软骨和软骨下骨板,就发展为全关节结核。

膝关节结核的手术治疗:

（一）膝关节滑膜结核病灶清除术

单纯滑膜结核经保守治疗无效者,可行滑膜组织切除术。滑膜切除术可分为开放手术与关节镜下手术两种。条件许可时应尽量选用关节镜下手术,该方法创伤小、损伤少、关节功能恢复快。关节镜下手术可参阅相关专业的内容。

【麻醉】　硬膜外麻醉、腰麻或全麻。

【体位】　平卧、驱血、大腿上部上气囊止血带或电动止血带。

【操作步骤】

1. 切口　通常采用膝关节前内侧切口,切口自膝关节正中线上方8~10cm直线向远端,至髌骨上缘1cm处沿髌骨内缘弧形向下,达髌骨下缘后直线向下止于胫骨结节。

2. 病灶显露　沿切口切开皮肤、皮下组织、筋膜,切开股内侧肌腱与股直肌扩张部交界处,向下达髌骨上方。然后沿髌韧带内缘切断股四头肌腱膜扩张部,并纵行切开髌下脂肪垫,显露水肿增厚的滑膜组织。沿切口方向切开髌上囊及前方滑膜组织,即有混浊或稀薄脓液流出。继而向两侧牵开,显露髌上囊及膝关节前、内方关节囊。将髌骨翻转并向外侧牵开,充分暴露前方滑膜组织。

3. 滑膜切除　膝关节的滑膜组织大部分位于关节前方,可以用切或咬骨钳将此部位的滑膜组织完全切除。保护侧副韧带和交叉韧带,膝关节后方的滑膜组织较少,但其位置很深。可以用刮匙通过韧带和股骨内、外髁的间隙进入搔刮。刮除股骨内、外髁后方、胫骨外髁后方和股骨内、外髁与内、外侧副韧带之间的滑膜组织。注意勿损伤软骨关节面和半月板。滑膜切除和刮除完毕以后,用生理盐水反复冲洗,并用弯吸引管伸入膝后方进行反复冲洗。向关节内注入抗结核药物后,关节腔内置引流管一根自膝关节外侧戳孔引出,缝合固定。

4. 缝合　将切口逐层缝合,关节外用棉垫及弹力绷带加压包扎。术毕,松止血带。

【术后处理】　术后下肢持续牵引,48～72小时解除加压包扎,拔除引流管练习股四头肌收缩。2周后拆线,3～4周后持续牵引下练习自主屈伸活动或关节置于CPM架上进行被动屈伸功能锻炼。6周后逐渐下地练习行走。

（二）膝关节骨结核病灶清除术

单纯骨结核病灶距离关节较远,估计近期内没有侵入关节的可能性,而且局部没有明显死骨或脓肿的,可以采用非手术疗法进行治疗。经治疗无效或病变逐渐扩大的即应施行病灶清除术。对病灶位于关节附近,容易侵犯关节的病变或具有明显死骨或脓肿的都应及时作病灶清除术。

【麻醉】　硬膜外麻醉、腰麻或全麻。

【操作步骤】

1. 切口　股骨下端或胫骨上端骨结核,可根据病灶位置分别采用膝内侧或膝外侧直切口。并尽可能地避免通过关节,以免污染关节。

2. 显露　单纯骨结核病灶在骨松质内,手术不必进入关节,可依据X线、CT显示的骨病灶部位,在邻近处稍远离关节局部切开皮肤、皮下组织,直达骨膜。术中如果发现关节囊或滑膜被切开,应立即仔细缝合。

3. 清除病灶　显露病灶处后,用电钻和窄骨凿开一骨窗。显露病灶,用骨刀或刮匙刮除病灶内脓液、死骨、干酪样物质、肉芽及坏死组织。搔刮干净后反复冲洗,根据病灶骨缺损大小,可取髂骨翼松质骨碎片或用同种异体骨充填植骨。若骨病灶缺损空腔较大,则可取髂骨松质骨块植入空腔。清除病灶过程中操作要小心,尽可能不要进入关节,以免污染关节。

4. 缝合　将切口逐层缝合,关节外用棉垫及弹力绷带加压包扎。术毕,松止血带。

【术后处理】　术后用石膏托固定2～3周,以后开始在床上练习活动。1个月后可下地行走。

（三）早期全膝关节结核病灶清除术

应采用病灶清除疗法,及时终止病变的进展,挽救关节功能。

【麻醉】　同上。

【操作步骤】　均与滑膜切除术相同。

1. 切口　手术切口可根据病灶位置决定。来源于滑膜结核的可采用围绕髌骨内缘的膝前内侧切口。骨病灶位于膝关节外侧的可采用围绕髌骨外缘的膝前外侧切口。

2. 显露　关节暴露方法和滑膜切除术相同。

3. 病灶清除　切开关节囊后先刮除骨病灶。来源于滑膜结核的必须同时作次全滑膜切除术（见滑膜切除术）。来源于骨病变的是否同时作滑膜切除,应根据滑膜病变的程度而定:滑膜仅轻度充血、水肿的,可不作滑膜切除;滑膜已明显增厚,单纯药物治疗不易治愈的,可同时作病变滑膜切除术。

4. 缝合　将切口逐层缝合,关节外用棉垫及弹力绷带加压包扎。术毕,松止血带。

【术后处理】　术后处理和滑膜切除术基本相同。如术后关节仍肿或有积液,可以关节穿刺抽液,关节内可注射抗结核药物,配合理疗、激光、中药熏蒸等治疗。

（四）晚期全膝关节结核病灶清除术

晚期全关节结核需要手术治疗的主要有两种情况:一是病变尚在进行,局部仍有脓肿、窦道或混合感染;另一种是病变已治愈,但关节不稳,或有严重畸形,行走不便。手术治疗的目的为彻底清除病灶和膝关节恢复功能或在功能位强直。此手术适于16岁以上儿童及成年人晚期全膝关节结核,以及已治愈的全膝关节结核屈曲畸形者,纤维性或骨性强直。

【麻醉】　硬膜外麻醉、腰麻或全麻。

【体位】　平卧、驱血、大腿上部上电动或气囊止血带。

【操作步骤】

1. 清除病灶　切口、病灶显露及病灶清除同膝关节结核病灶清除术。彻底清除关节内外所有结核病变物质（包括滑膜、死骨、干酪样物质、肉芽、脓液及坏死软骨等）之后,同时将关节内外的纤维粘连、窦道一并切除干净,极度屈曲膝关节切断十字韧带和内、外侧副韧带。注意勿损伤外侧的腓总神经和后方神经血管。将胫骨上端作骨膜下剥离,特别是胫骨平台后方骨膜及软组织向下推开,股骨下端髁间窝水平作骨膜下剥离。

为了彻底清除病灶和促进关节融合,一般均将股骨下端和胫骨上端平整切除,再将骨端新创面对合,使其骨性融合固定。膝关节融合后髌骨作用消失,但髌骨摘除与否需视病情而定,晚期全关节结核如髌骨无骨质破坏或仅有轻度破坏,在不影响膝关节融合和融合角度时,以保留髌骨维持原膝关节外观为好。如截骨后因骨质缺损大,融合面不理想,可将髌骨软骨面切除,向后嵌压植于股骨与胫骨之间。当全关节结核髌骨破坏严重时则须切除髌骨。髌骨切除可沿髌骨两侧缘切开髌骨内外侧支持韧带及髌上缘股四头肌腱两侧和髌下髌韧带两侧,将髌骨腱膜向内外剥离后切除整个髌骨,保留髌前腱膜,修复髌韧带。为了保证膝关节融合术成功,还需要进行有效的内、外固定以保证骨端切除后,断端有足够的接触。保持骨创面接触的办法有加压固定、交叉针内固定和接骨板内固定三种。其中以加压固定的效果最好,应用最广;交叉针内固定适用于膝关节有严重屈曲畸形的病例。

对于8~15岁的儿童患者,作此种手术时应避免损伤骨骺板,以免影响骨的生长。如病变距离骨骺板太近,可只作病灶清除,不作骨端切除。8岁以下的儿童因软骨成分过多,一般不宜作关节融合术。

2. 关节融合、固定术　膝关节融合固定有以下几种方法:

(1) 膝关节融合、加压固定术:膝关节加压融合术是一传统术式,是治疗晚期膝关节结核最常用的方法,加压固定不但能使两骨创面密切接触,保持不变位,而且压力可促进骨痂生长,加速关节融合。术中股骨穿刺应由内向外在股骨内收肌结节上方一横指,骨圆针应穿入骨干中部,即不偏前又不偏后,偏前易使截骨创面后方裂开对合不严,影响融合;偏后则有损伤腘血管之危险。胫骨穿刺应由外向内在腓骨小头下方及前方一横指进针,以免损伤腓总神经。两针都应与骨干长轴垂直,并互相平行。安装加压器后,试作抬举患肢,看截骨面有无分离现象,如有分离则应调整截骨面或调整股骨、胫骨进针点。

(2) 膝关节融合、交叉针内固定术:适用于屈曲畸形比较严重又无混合感染的患者。按前法将骨端切除和病灶清除后,再将膝关节伸直,由于腘部软组织的紧张而使骨创面紧密对合并在其间产生一定的压力。为了避免术后骨端移位,可用两根骨圆针交叉固定,骨圆针可由股骨穿向胫骨,也可由胫骨穿向股骨,视局部情况而定。骨圆针固定是不牢靠的,尚需石膏外固定。

(3) 膝关节融合、接骨板内固定术:本法适用于无混合感染且骨质不甚疏松的成年患者。切除骨端和清除病灶后将两骨端对合,用弯成适当弧度的六孔不锈钢接骨板一枚或两枚加以固定。使用单接骨板时将接骨板放在前方正中线上,用6枚螺钉拧紧固定。如仍不够坚固,可在两骨端间加用1~2枚长螺丝钉固定。用两枚接骨板固定时可将两个接骨板分别放在前内侧及前外侧。术后将患腿用长石膏托固定。

(4) 膝关节融合、外固定架固定术:于股骨、胫骨上各钻入4~6枚钢钉,钢钉间用半环形外固定架联杆连接并加压,从而固定两截骨面融合稳固。

缝合、冲洗,严密止血,检查截骨面对合稳固后,将切口逐层缝合,关节外用棉垫及弹力绷带加压包扎。术毕,松止血带。

3. 病灶清除、人工关节置换术

【注意事项】

(1) 截骨前腘窝部要保护好,以免损伤腘窝内血管神经。

(2) 长时间处于屈曲畸形位者,截骨后伸直膝关节时,应注意腘窝部不可太紧张,注意足背动脉,如遇足背动脉减弱或消失,应增加截骨长度,以缓解伸膝时腘血管、神经张力。

(3) 加压融合穿钢针时,股骨下端应由内向外,胫骨上端应由外向内穿针,以免损伤神经血管。

【术后处理】

(1) 膝关节加压融合术后,长腿前后石膏托固定,2周拆线,6周后拔除骨圆针,改长腿石膏管型固定6周。一般术后3个月X线摄片,骨融合良好,可拆除石膏开始练习行走。少数病例3个月后X线显示骨融合仍不满意,可不拆除石膏,带石膏练习下地站立,以期挤压刺激骨愈合。这样处理1~2个月后,大多可达到融合拆除石膏,开始行走。

(2) 骨圆针交叉固定术后,术毕上长腿前后石膏托固定,3～4 周后拔针,换长腿石膏管型,3 个月后摄片,骨性融合后拆石膏行走。

(3) 膝关节接骨板螺钉固定术后,长腿石膏托固定,2 周后拆换石膏管型。固定 3 个月后开始部分负重,待 X 线摄片显示骨完全融合后方可拆除石膏行走。

(4) 膝关节已做过骨端切除关节固定术,未能发生骨性融合,疼痛较重影响走路的,可作植骨术。

(五) 晚期全关节结核的病灶清除、人工关节置换术

虽然人工关节置换是治疗关节疾病的革命性进展,临床疗效肯定,但关节置换术后的假体松动及感染处理非常困难,其中感染是灾难性的,诊断和治疗十分困难。保存肢体功能的前提下根除感染的各种翻修手术疗效也不尽满意。因此,目前关节结核造成的关节功能障碍应严格掌握关节置换治疗的手术适应证,预防术后并发症的发生。对结核病变静止 10 年以上,血沉正常,关节培养和核素扫描正常的患者可考虑人工关节置换。对于病程虽不很长,但经有效病灶清除及正规抗结核治疗后病情稳定,停药 1 年以上无复发,因继发骨关节炎、关节疼痛、僵直而严重影响生活质量者,可考虑行关节置换术。

由于假体置入后不利于结核病变的控制,一旦结核病复发,后期处理较为棘手。虽然目前文献中活动期或愈合期术后病灶复发的报道甚少,但并不意味着这类患者术后绝对不会出现结核病灶复发,特别是活动期患者,在病灶清除的同时一期假体置换,其病灶复发率有可能很高,只是目前病例数太少,尚未反映出这种趋势,因此临床上应慎重选择关节置换手术。

遗留病灶是结核复发的重要因素,因此,在关节置换时应彻底清除病灶。关节置换后结核复发即使药物能短期控制,日后容易引起假体松动、下沉,甚至手术失败。临床上应根据所在单位的具体条件和医生的经验谨慎选择关节置换来治疗晚期关节结核。

(罗坚　王骞　王自立)

三、踝关节结核病灶清除术

踝关节结核占全身骨与关节结核的 3%～4%,在肢体六大关节中发病率最低。发病年龄多为 20～30 岁的年轻人,男性略多于女性。

踝关节负重较髋、膝关节多,易损伤,关节周围缺少丰富的肌肉覆盖,易为结核分枝杆菌所侵袭而发病。踝关节结核原发骨病灶多来源于距骨体部,其次为胫骨下端。踝关节囊在关节前后方各有一隆起薄弱处,后方的在后侧韧带之间,蹞长屈肌腱两旁,前方的在距骨颈上方。因而关节内的脓液常位于该薄弱处向关节前、后方积聚。病变亦可经此向距跟关节和蹞长屈肌等腱鞘蔓延。由于组织表浅,脓肿多向前、后、内、外走行后极易破溃形成窦道,以前方和外侧为多见,窦道多为数个,常合并继发感染。脓肿或窦道的位置常与病变位置与病理类型有关。窦道及长期感染存在可使局部皮肤色素沉着、萎缩、瘢痕形成,是踝关节结核的一个特点。晚期踝关节结核可见足下垂、足内翻畸形,关节活动明显受限。踝关节病程较长者,病变常波及周围跗骨,引起继发跗骨结核,因病变累及范围较广,故治疗亦较困难。

(一) 单纯滑膜结核病灶清除术

【适应证】

1. 早期单纯滑膜结核保守治疗疗效不佳。

2. 滑膜已明显肥厚的单纯滑膜结核。

【麻醉】 连续硬膜外麻醉或全麻。

【体位】 仰卧,患臀后侧垫一沙袋,使下肢内旋,外踝转至前方,或患者取侧卧位,患侧在上。为了便于使足充分内翻,可将患侧小腿垫高。大腿部上电动止血带。

【操作步骤】

1. 切口　踝关节的手术可取前、后、内、外手术入路。结合踝关节的解剖特点,外侧入路具有暴露好、组织损伤少的优点,可以满足多种手术的需要。前方入路暴露较差,必须凿除胫骨下端前缘或部分距骨关节面始能显露后方病变,其优点是不必切断任何肌腱,适用于晚期全关节结核需同时作关节融合术。内侧和后侧入路则因暴露差,组织破坏多,已很少采用。

踝关节前方和后方滑膜面积大致相等,因此作滑膜切除术时应采用外侧入路,以便同时切除前方和后方的滑膜组织。切口后方起自跟腱外侧缘,相当于外踝上方三横指处。切口绕过外踝下方后再转而向前上方走行,终止于舟骨外侧缘,一般切口长 10 ~ 12cm。

2. 病灶显露与清除　沿切口方向切开浅、深筋膜。将小隐静脉和腓肠神经游离后,向后牵开。在外踝后下缘切开腓长短肌腱鞘,并将该二肌腱自鞘内提出。在外踝上方不同水平将此二肌腱切断,切断前先用 4 号丝线将肌腱的近端缝合固定,以免缩回鞘内。在距离外踝约 1cm 处切断三束外侧副韧带。将伸趾总肌腱向前方牵开,将小隐静脉、腓肠神经和跟腱向后方牵开,即可露出踝关节囊的前外侧、外侧和后外侧部分。切开关节囊的纤维层和滑膜,则有稀脓或混浊的关节液流出。使患足逐渐内翻到 90°以上就能显露胫骨下端和距骨滑车关节面以及前方和后方的滑膜组织。距骨体内面和内踝的关节面很小,周围滑膜不多,使患足进一步内翻也能暴露出来。将肥厚、水肿的滑膜组织彻底清除。再检查各个软骨关节面,如有隐蔽的骨病灶,软骨剥脱应将其刮除干净。将创口用生理盐水反复冲洗,局部置链霉素,使距骨复位。缝合切断的外侧副韧带、腓长、短肌腱,并逐层缝合创口。

【术后处理】　术后将患足及小腿用短腿石膏托或支具固定。术后 3 周拆除石膏托或支具,并开始练习踝关节活动。术后继续使用抗结核药 3 ~ 6 个月。

（二） 单纯骨结核病灶清除术

【适应证】

1. 距离关节较远且无明显死骨的单纯骨结核经抗结核治疗疗效不佳。

2. 局部有明显死骨或病灶有侵犯关节。

【麻醉】　同上。

【体位】　同上。

【操作步骤】

1. 切口　手术时可根据病灶位置采用不同切口,见手术入路相关章节。

（1） 内、外踝病变可采用内踝或外踝部直切口。

（2） 距骨体病灶可采用踝关节外侧或前方切口。因病变尚未侵入关节,故病灶清除时应避免进入关节。

2. 病灶清除后,如骨空洞较大,且无混合感染,可用自体髂骨松质骨碎块或异体骨粒充填骨空洞。

（三） 早期全关节结核病灶清除术

病变活跃的早期全关节结核如无手术禁忌证,应及时采用病灶清除术,以达到及时阻止病变进程、抢救关节功能的目的。来自滑膜结核的早期全关节结核其手术入路和暴露方法都和滑膜切除术相同。暴露关节后先切除肥厚的滑膜组织,再刮除骨病灶,并切除破坏的软骨面到健康骨质为止。以后处理和滑膜切除术相同。来自骨结核的早期全关节结核,如滑膜病变尚在早期,可先清除骨病灶,再对滑膜结核采用全身和局部抗结核药物治疗。如滑膜已纤维化而增厚,须同时作滑膜切除术。

（四） 晚期全关节结核病灶清除术

【适应证】

1. 成年人或 14 岁以上儿童晚期全踝关节结核。

2. 病变静止或踝关节结核已治愈,因关节纤维强直不能行走者。

3. 踝关节强直于非功能位,行走困难者。

【麻醉、体位】　同滑膜切除术,大腿上电动止血带。

【操作步骤】

1. 切口　多采用前方入路或外侧入路进行踝关节融合。行踝关节前方融合,显露前方关节囊时,应注意勿损伤位于趾长伸肌与跛长伸肌腱之间的神经血管束（腓深神经、胫前动静脉）。

2. 清除病灶　切开骨膜、关节囊及滑膜,显露整个踝关节前方及内外侧。

清除关节内病变同早期全关节结核,有窦道者还应将窦道搔刮干净,管壁较厚者,还应将窦道壁切除。锐性剥离关节内纤维粘连,彻底清除关节内外病灶干酪样物质、肉芽,切除胫距关节全部残余关节软骨面。

3. 踝关节融合术 常用手术法有下述 4 种:

(1) 骨圆针固定法:采取外侧入路或前方入路。病灶清除及软骨面切除完毕后使胫骨下端骨面和距骨骨面互相对合。由足底经跟骨、距骨体向胫骨下端打入一枚骨圆针,以便保持两骨粗面的对合。缝合创口后将患足用石膏托固定。3~4 周后拔除骨圆针,改用短腿石膏管型固定。3 个月后拆石膏摄 X 线片复查。

(2) 腓骨固定法:采用外侧入路,先切除 6~8cm 下端腓骨。病灶清除及软骨面切除完毕后,使胫骨下端和距骨骨粗糙面对合,再将胫骨下端和距骨体外侧作成骨粗糙面,将切下的腓骨用三枚螺丝钉固定在胫骨下端和距骨体的外侧。术后处理同上。

(3) 胫骨滑动植骨法:采用踝关节前方入路,以踝关节为中心在胫前肌和伸𧿹肌之间作纵切口,切口长 12~16cm,切口下部向外偏斜。沿切口方向切开浅、深筋膜和上、下伸肌支持带。将胫前肌向内牵开,伸𧿹长肌向外牵开。小心游离胫前动、静脉和胫前神经,并将其向外侧牵开,就露出胫骨下端骨膜、踝关节囊的前部和距骨背侧骨膜。用骨膜剥离器在骨膜外和关节囊外向两侧剥离,到露出整个前方关节囊为止。横向切开前方关节囊进入踝关节,前方的伸肌腱紧张,妨碍患足跖屈时,可将肌腱切断。病灶清除完毕后切除残余软骨面。在胫骨下端前方凿下一块长约 5cm、宽约 2.5cm、厚约 0.5cm 的长方形骨块,并在距骨颈部上方凿一长约 2.5cm、深约 1cm 的骨槽。将胫骨下端和距骨骨粗糙面对合后,再将切下的胫骨片放在胫骨下端和距骨骨槽内。术后处理同上。

(4) 加压固定法:可采取外侧入路或前方入路进行手术。采用外侧入路手术时,在切断腓长、短肌腱后,可在踝关节的水平将外踝截断,凿断的外踝远端仍与外侧副韧带保持联系。为了适应软骨面切除后患腿长度稍有缩短的情况,可将外踝骨质咬除约 0.5cm 一段。将外侧关节囊切开,再将患足内翻,就可进行病灶清除和切除软骨面。将骨面及创口临时对合后就进行穿骨圆针。上方于胫骨下端外踝上 6~8cm,腓骨前方将骨圆针垂直刺入,再用手摇钻将骨圆针钻过胫骨和皮肤。下方于内踝下刺入骨圆针,然后用手摇钻将骨圆针钻过跟骨体和皮肤(或者将骨圆针在距骨体颈部穿过)。加压融合穿钉时应注意,远侧钉应钉入距骨体横轴前方,跟腱较为紧张的病例,进针点可适当前移使之与踝关节后方跟腱均势,不致出现融合面前方裂开。

将患足置于背屈 90°~95° 位置,安装加压器进行加压。加压压力不可过大,以免发生下方穿针骨坏死,逐层缝合创口。

【术后处理】

1. 石膏外固定 用小腿石膏管型将踝关节固定在中立位背屈 90°~95°,2 个月后开始作踩地练习,刺激骨融合。3 个月后拆石膏摄片复查,融合后拆石膏行走,如未融合可继续上石膏固定直至融合。

2. 加压融合固定 术后 4~6 周拔除骨圆针,拆除加压器,换小腿管型石膏固定 2 个月,拍片复查愈合后下地行走。

(罗坚 金卫东 王自立)

四、足部骨结核病灶清除术

(一) 跟骨结核病灶清除术

【适应证】 跟骨结核及合并窦道者。

【麻醉】 连续硬膜外麻醉,小儿可用全麻,小腿上止血带。

【体位】 跟骨结核病灶清除体位的选择与切口有密切关系,通常采用跟骨内侧或外侧入路。清除病灶时多采用仰卧位。当行后方入路清除病灶时可采用俯卧位。

【操作步骤】

1. 切口 通常以邻近病变部位选择切口。跟骨病灶清除术多采用外侧切口。有时因脓肿或窦道部位的不同,可相应采用内侧或后侧切口,具体操作方法常见第二篇跟骨手术径路(图 41-6-12)。

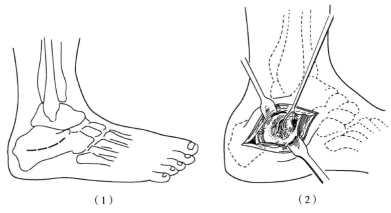

图 41-6-12　跟骨结核病灶清除术

（1）切口；（2）清除病灶

2. 病灶显露　沿外侧切口切开皮肤、皮下组织及深筋膜,显露腓骨长短肌腱及腓骨肌上下支持带。切断腓骨肌上下支持带,游离并向上牵开腓骨肌腱,沿切口走行切断腓骨肌腱下方的跟腓韧带,将其向下牵开,显露跟骨外侧。

3. 病灶清除　切开跟骨骨膜,并作骨膜下剥离显露骨病灶,吸出脓液。用刮匙搔刮骨空洞及其窦道,清除病灶内病变滑膜、干酪样物质、肉芽组织、死骨等结核病灶组织。如果病变尚未穿破跟骨皮质骨,则可根据 X 线与 CT 定位于病灶所在部位皮质表面,用娥眉凿一骨窗进入病灶。找到骨病灶后扩大骨窗。病灶清除后骨腔缺损较大可予以松质骨填塞植骨。植骨前骨空洞搔刮要彻底,至有新鲜出血的健康骨创面,便于植骨存活。当骨质破坏穿破跟骨前方或上方软骨面,侵及跟距关节或跟骰关节,则应将关节软骨面一并切除,行跟距或跟骰间植骨融合。

术毕冲洗伤口。松止血带止血,伤口内放置抗结核药物,并放置引流,逐层缝合。

【术后处理】　小腿石膏托固定踝关节于背屈 90° 功能位。术后 24 ~ 48 小时引流量小于 50ml 时拔除引流。2 周后拆线,换小腿管型石膏或石膏托。6 周后拆石膏托练习下地活动。植骨融合者,2 个月后 X 线片复查,证实骨融合后下地活动。

（施建党　罗坚　王自立）

（二）其余跗骨结核病灶清除术

1. 距、舟、楔骨结核病灶术　通常采用舟骨背侧入路,切口以舟骨为中心,沿胫前肌外缘上下各延伸 2.5cm,切口长约 5cm（图 41-6-13）。

沿切口切开皮肤、皮下组织,将皮瓣向两侧牵开,显露大隐静脉、腓浅神经分支、足背内侧皮神经、小腿十字韧带、胫前肌腱和足背动脉。切断小腿十字韧带,将胫前肌腱牵向内侧,踇长伸肌腱及趾长伸肌腱牵向外侧（注意保护足背动脉）显露距舟及舟楔关节囊,钝性剥离扩大显露关节囊,纵形切开关节囊,清除距舟骨、楔骨结核病变。

2. 骰骨病灶清除术　骰骨病灶清除采用骰骨外侧入路,切口位于第 5 跖骨基底上方,作平行于足底之直切口。

沿切口切开皮肤、皮下组织,上下两侧牵开皮瓣,显露小腿十字韧带、腓骨长短肌腱、趾长伸肌腱及外踝前动脉。切断小腿十字韧带,将腓骨长短肌腱牵向下方,将趾长伸肌腱牵向足背侧。在跟骨前上方锐性剥离趾短伸肌腱的附着部并翻向远端。在跗骨窦区下方切开跟骰关节囊,再继续向远端剥离直至第 4、5 跖骨基底,进行病灶清除。

当舟、楔、骰多跗骨结核病变广泛、骨质破坏严重,难

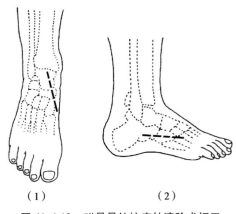

图 41-6-13　跗骨骨结核病灶清除术切口

以单纯清除病灶时,可采取整排跗骨切除。这时应同时彻底切除相邻各小关节的软骨面,并取大块髂骨植骨,用钢针固定对位,外用小腿石膏固定,以恢复患足直立行走功能(图41-6-14)。

3. 跖骨病灶清除术　跖骨病灶清除多采用跖骨背侧入路(图41-6-15)。

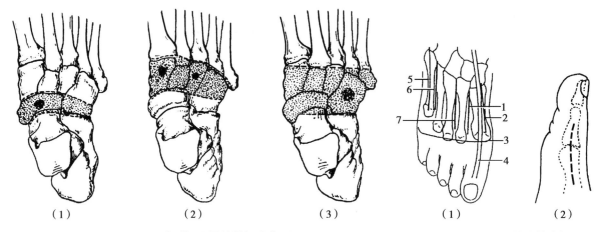

| (1) | (2) | (3) | (1) | (2) |

图41-6-14　舟、楔、骰骨结核切除范围　　　　图41-6-15　跖、趾骨结核病灶
清除术切口

第1跖骨切口沿𧿹长伸肌腱内侧纵行切开,第2、3跖骨切口沿趾长伸肌腱外侧切开,如同时显露相邻两个跖骨可用中间切口。

切开皮肤、皮下及深筋膜,再切开骨膜即可到达跖骨,清除结核病灶。

4. 第1跖趾关节病灶清除术　第1跖趾关节采用内侧途径(图41-6-15)。在第1跖趾关节内侧,起于近节趾骨颈部向近端延伸至第1跖骨中部。切开皮肤、皮下组织显露深筋膜及关节囊,纵形切开关节囊及骨膜,在趾骨基底至跖骨头颈作钝性分离,彻底清除结核病灶。

(施建党　罗坚　王自立)

第七节　骨与关节结核手术并发症及其防治

对于有手术指征的骨与关节结核病患者进行手术,具有缓解疼痛、减少畸形发生、防治神经损伤、加速病变愈合及早日恢复正常生活和工作等优势。但骨与关节结核常因病灶周围解剖关系复杂,病变侵蚀邻近组织及器官,使组织解剖结构分辨不清。尤其脊柱周围有许多重要的器官和大血管及神经存在,手术治疗除病灶清除之外还包括植骨、内固定融合等系列方法,使得骨与关节结核手术较一般骨科疾患手术更加复杂,出现并发症的几率随之增高。

一、一般常见并发症的原因及处理

(一) 内脏损伤

1. 胸膜破裂

(1) 原因:胸椎、胸腰段结核前路手术时,常要求胸膜外和腹膜外操作,在组织粘连比较严重时分离胸膜,常容易损伤胸膜。切除肋骨和取出肋骨小头以及在分离胸膜时,肋骨远端的骨尖常会刺破胸膜。胸腰段手术时,胸膜损伤多发生在第12肋骨远端,内外弓形韧带和脊柱之间的三角形地区,此为胸膜返折部。在剥离胸膜显露病灶及病灶清除时,很容易撕破胸膜。

(2) 防治:切除肋骨和取出肋骨小头以及分离胸膜时,骨膜下操作不仅可减少出血,而且可避免胸膜撕裂而导致气胸发生。正确剥离肋骨骨膜的方法对防止胸膜破裂非常重要。肋骨有内、外两个面,上、下两个缘,肋骨外面的骨膜可用电灼切开,再用骨膜起子将肋骨外面的骨膜剥离干净。肋骨切除后仔细将肋骨床的骨膜切开,用"花生米"纱布团分离骨膜,将胸膜壁层从胸壁上分离,在肋膈角处剥离胸膜折返处,用骨膜起子缓慢向上推开,边推边剪开膈肌附着处。

术中一旦发生胸膜破裂,必须缝合胸膜。在胸膜破口中放置一根导尿管,然后沿破口周围用针线"荷包"缝合,麻醉医生配合膨胀肺组织,排除胸腔内的空气,收紧"荷包"后拔出尿管。如果破口很大,不易修补,术后放置胸腔闭式引流。如果术中未发现胸膜破裂,而术后通过问诊、听诊,观察呼吸情况,发现气胸并且气体较多时,可以行半卧位于第二前肋间穿刺抽气或置管胸腔闭式引流。

2. 肺部并发症

(1)原因:脊柱结核常合并肺结核,肺部病变常累及胸膜或与椎旁脓肿粘连,在手术分离或切开脓肿时,易将肺脏撕破或切破。术后卧床、呼吸受限以及咳痰不利等因素均可造成肺部感染。肺部感染、术后痰液黏稠不易咳出,易造成肺不张。因长期卧床而易形成静脉血栓,可以导致肺栓塞。胸椎或胸腰段结核前路术后放置胸腔闭式引流管,放置的位置过高或过低,术后常致引流不畅;拔管过早、术后患者低蛋白血症、肺部感染等均易形成胸膜包裹性积液或脓胸。

(2)防治:手术时仔细操作,一旦发生肺脏破裂,用针线将损伤的肺部缝合修补,术毕放置胸腔闭式引流管。术后鼓励患者排痰及雾化吸入、勤翻身、拍背等。术前、术后预防性使用抗生素。高危患者预防性使用低分子普通肝素(钙),术后发现有下肢静脉血栓形成,患肢严格制动,防止血栓脱落形成肺栓塞,同时要抗凝、溶栓治疗。术后鼓励患者吹气球,预防包裹性积液的发生。包裹性积液较大时可以在B超下穿刺或手术引流。

3. 腹膜破裂、腹腔脏器损伤

(1)原因:腰椎结核或胸腰段脊椎结核取胸腹联合切口,或在二次手术或长期混合感染时,腹膜和周围组织紧密粘连或呈瘢痕化。因而腹膜剥离困难,可发生多处腹膜破裂甚至肠管破裂、输尿管、肠管及阑尾等损伤。

(2)防治:在分离腹膜时用包裹湿纱布的手指紧贴盆腔的内壁或腹后壁进行,有粘连带时,用尖刀切开再分离,可防止腹膜破裂。注意输尿管和肠管都有蠕动,在术中应予分辨。腹膜破裂立即用细线作连续缝合或荷包缝合,防止结核物质污染腹腔。肠管破口应立即消毒后缝合,并将周围保护好,防止感染。

(二) 脊髓及周围神经损伤

1. 脊髓损伤　脊髓损伤是脊柱手术中最为严重的并发症,也是难以恢复的并发症,目前尚无特效疗法,因此重在预防。

(1)原因:脊髓及周围神经损伤多为手术操作过程中对神经的直接损伤。因血供障碍造成的脊髓损伤在脊椎结核手术中发生鲜有报道。

1)由于脊柱结核引起的椎间盘及椎体破坏、寒性脓肿、干酪样物质、死骨等突入椎管,或脊柱后凸畸形,骨嵴压迫脊髓。在清除致压物或行病椎切除及截骨矫形、放置内固定物时易致脊髓损伤。脊髓及周围神经损伤多为手术操作过程中对神经的直接损伤。

2)植骨块压迫脊髓:植骨块过小,向后移位压迫脊髓,或者植骨块植入时位置靠后直接压迫脊髓。

3)使用内固定器械操作不正确,直接进入椎管损伤脊髓。脊柱融合手术使用椎弓根螺钉固定致神经损伤也有较多报道,主要是螺钉置入位置不当,穿出椎弓根直接损伤神经根。

4)术后血肿压迫脊髓:术中及术毕创面止血不彻底,或术后放置引流不畅,形成血肿压迫脊髓。

(2)防治:术者必须有扎实的脊柱解剖知识和丰富的临床经验,在放置内固定物时,一定要熟悉内置物的使用原则和操作过程;清除椎管内的坏死物质及死骨时,在直视下操作不要伤及脊髓。放置植骨块时要稳定,放置在离脊髓0.5～1.0cm的位置。内固定安置后,可用止血钳提拉植骨块是否松动,并用神经剥离子探查植骨块与脊髓是否有接触。术中用双极电凝彻底止血。脊髓硬膜及骨面渗血时分别用明胶海绵止血及骨蜡止血。

术中体感诱发电位、运动诱发电位等脊髓监测及唤醒实验,有助于降低神经损伤的发生率。术后保持引流管通畅。

2. 脊髓前动脉综合征(ASAS)　脊髓前动脉综合征是脊髓前动脉所供应的脊髓腹侧 2/3～3/4 区

域发生闭塞、缺血,引起病变水平以下中枢性瘫痪、分离性感觉障碍(痛觉和温觉缺失而振动觉和位置觉保存)和膀胱直肠功能障碍。

(1)原因:大多数认为 ASAS 继发于动脉疾病,源于主动脉,如严重的主动脉硬化、脊髓动脉栓塞、肋间动脉和腰动脉破坏、急性血流动力学障碍。前路手术对脊髓前方的扰动、肋间动脉的结扎亦可影响脊髓前动脉的血供,造成脊髓前动脉综合征。脊髓缺血再灌注损伤也是造成脊髓功能下降的一个重要原因。

(2)防治:目前尚无良好的治疗措施,由于手术所致的 ASAS,急性血流动力学障碍是主要原因。术中、术后补充血容量,维持有效循环血量,稳定血压十分重要。早期使用皮质激素减轻脊髓的继发性损伤,应用脱水剂、抗氧化剂和改善微循环的药物在预防 ASAS 中也是必要措施。

3. 周围神经损伤

(1)喉返神经、喉上神经损伤:颈椎结核前路手术,有可能损伤喉返神经、喉上神经。喉上神经、喉返神经损伤多发生于解剖颈深部筋膜时,损伤后发声声调低沉,饮水进食时呛咳。此多为术中牵拉损伤,一般伤后 1~3 个月即可恢复。术中应避免持续牵拉,应每隔 3~5 分钟放松 1 次。

(2)交感神经损伤:颈交感神经损伤可表现为 Horner 综合征(瞳孔缩小、面部无汗和上睑下垂),多能恢复。颈交感神经损伤可发生于暴露颈长肌时,其在颈长肌外侧走行。暴露颈椎椎体时,向外不超过横突范围。放置自限式拉钩时,将叶片置于颈长肌下,可避免损伤。

(3)其他神经损伤:胸椎结核前路手术时,避免损伤肋间神经(其支配腹壁肌肉,损伤后可引起腹肌软弱、局部麻痹而导致肌疝)。在腰椎结核前路手术中,避免损伤各腰骶神经丛及其神经干,不可贸然锐性切开分离腰大肌。腰$_5$~骶$_1$结核前路手术中,如损伤腰骶前的交感神经丛,可造成男性阳痿、逆向射精和不育。在四肢骨与关节结核手术中,一定要防止病灶周围的神经直接损伤及牵拉损伤。

(三)硬脊膜损伤及脑脊液漏

硬膜破裂及由此而造成的脑脊液漏是脊柱手术中最常见的并发症之一,脑脊液漏容易导致伤口不愈合和感染,严重者引起蛛网膜炎或脑膜炎。此外,有部分病例可在局部形成假性脊膜囊肿,但多数情况下并无明显不适,个别病例可造成神经损害。

1. 原因 脊椎结核的坏死物质进入椎管,造成神经根与硬膜粘连,视野不清,与盲目操作有关。

2. 防治 手术时剥离神经根及硬脊膜时,动作要轻柔,避免损伤硬膜。术中发现硬脊膜损伤,需严密缝合,如硬膜缺损较大应及时修补,以免发生脑脊液漏。硬脊膜损伤者应密切观察,如每日引流量在 100ml 以下,3 天后可拔除引流管。如每日引流量在 100ml 以上且为清亮液体,应警惕脑脊液漏的发生。脑脊液漏的治疗可采用体位、加压包扎及抗感染治疗,多可获良好效果。

(四)血管损伤

四肢骨关节及脊柱周围组织中有较多血管穿行,尤其是椎体的前方有腔静脉和主动脉,腰骶段脊椎前方有髂总、髂外或髂内血管。结核脓肿和坏死组织往往与这些血管粘连、包绕,界限不清,清除病灶时一旦损伤这些血管后可造成大出血、休克、重要器官及肢体供血障碍,甚至导致死亡。

1. 原因 除直接损伤因素外,有动脉硬化时,动脉壁失去弹性、脆性大、易损伤或血管壁被结核病变侵蚀,更易破裂出血。

2. 防治 对于解剖复杂、术野深在或重度粘连,手术操作要耐心细致,不能操之过急,不能强拉硬撕,也不能为了强求彻底,用力搔刮脓腔,以防深部血管损伤。由于大动脉血管较粗,而且壁较厚,有搏动,一般不易损伤。损伤以静脉多见。动、静脉伴行时,先找到动脉,再估计静脉的位置,或用穿刺针试行穿刺。各穿刺点均不出血时,说明避开了血管,可沿穿刺点走行切开,避免损伤血管。术中血管损伤后,先用手指或纱布压迫止血,通知麻醉医生准备抢救。备足血液,采用缝合、结扎、压迫等方法尽快止血。

(五)切口感染

1. 原因 引起术后感染的高危因素包括:肥胖、吸烟、糖尿病、肺功能低下、营养不良、手术操作时间过长及内固定物应用的复杂性等。Kevin 等研究了一组脊柱结核患者手术病例中感染率高达 10% 。

2. 防治　术前给予抗生素并持续到术后 3 ~ 5 日。术后感染,体温一般在术后第 2 ~ 3 日升高。当引流液为化脓性液体时,应进行手术探查,彻底清创及冲洗。脓液进行细菌培养及药敏试验,在结果未出来之前应用广谱抗生素。内固定物及植骨块不必立即取出。只要伤口持续冲洗引流,选用抗生素得当,感染多可得到控制。预防性应用抗生素能明显降低脊柱结核术后感染率。

（六）切口延迟愈合及窦道形成

1. 原因　骨与关节结核患者手术后切口延迟愈合,多为术前寒性脓肿破溃形成窦道,合并混合感染以及术前营养不良、抗结核治疗不规范、术中病灶清除不彻底等。

2. 防治　术前规范抗结核治疗 2 ~ 4 周,加强营养支持治疗。等待患者全身状况好转时再行手术。

（七）下肢深静脉栓塞

骨与关节结核术后下肢深静脉栓塞发生率为 1.3% ~ 39% 。下肢深静脉血栓形成分为小腿深静脉血栓形成和髂股静脉血栓形成两个类型,二者均可通过血栓蔓延而累及整个肢体成为混合型。小腿深静脉血栓形成发生于腓肠肌和比目鱼肌小静脉丛内,其临床表现为小腿轻度疼痛和压痛,伴或不伴水肿。髂股静脉血栓形成以左侧多见,具有患肢疼痛、肿胀、局部压痛和浅静脉扩张的典型症状。

1. 原因　骨与关节结核手术 DVT 形成血栓的三个病理因素:血管壁损伤、血流缓慢、血液高凝状态,已得到广泛的认同,其中任何一个因素都可能导致血栓的形成。骨与关节结核手术创伤大、失血多、术中俯卧位长时间压迫下腔静脉、髂静脉和股静脉。麻醉(特别是全麻)、控制性低血压对全身血液循环的影响较大,使血流更加缓慢。脊柱结核并脊髓损伤存在下肢瘫痪、术后长时间卧床或制动等,均可导致血栓的形成。此外,肥胖、高龄、代谢方面及心血管系统疾病等亦是血栓形成的高风险因素。

2. 防治　对于术前合并有高危因素或者考虑手术时间长、术中需植入人工材料者,进行详细的血液黏滞度检查,下肢超声检查,了解血液流变学和下肢血管功能情况。根据检查结果采取必要的药物或物理方法预防。术中俯卧位时保持腹部悬空,避免对下腔静脉及髂静脉的压迫。术中保证充足的血容量,植骨融合时使用坚强内固定以提高病变脊椎即刻稳定性,从而缩短卧床及制动时间。术后鼓励患者早期进行下肢功能锻炼。

二、植骨融合常见并发症的原因及处理

（一）植骨块骨折、压缩、吸收、脱落

1. 原因　植骨块的骨折、压缩或吸收都可导致植骨失败,是前路脊柱结核植骨融合的一个严重并发症。原因多为植骨床厚度保留不够、术后负重过早等。在颈椎,前路植骨块的前移可以造成食管、气管或颈动脉的损伤;向后突出可以压迫脊髓,可引起脊髓损伤、不全瘫甚至全瘫。

2. 防治　支撑植骨时,移植骨应有足够的抵抗变形、脱位和骨折的强度。植骨块应放置在椎体间,距椎体后缘 2mm,并在牵引或撑开下嵌入,X 线透视确定。尽量用大块髂骨植骨。应用内固定器械可有效预防植骨块脱出。植骨块移位大,出现压迫及脊柱、四肢明显畸形时,需要再次手术。

（二）假关节形成

1. 原因　传统病灶清除植骨融合术,由于采用外固定或卧床制动,固定不牢靠,容易出现植骨不融合,导致假关节形成。

2. 防治　可靠的自体髂骨植骨融合和术后确实的制动,是预防假关节形成和内固定失败的有效措施。在植骨融合中,自体骨移植优于同种异体骨移植。应用骨诱导生成因子可促进融合区的骨生长。吸烟尼古丁、非甾体类消炎镇痛药物会影响植骨融合。病灶彻底清除术中,将结核病变组织及其周围的非健康组织、硬化骨全部切除,大块髂骨支撑植骨与内固定有利于植骨融合。

临床上有下列情况应疑有假关节形成:①脊柱矫形融合术后持续的腰背疼痛,且活动后加重;②局部有固定性压痛;③内固定物折断或脱钩;④矫正度明显丢失;⑤X 线摄片及 CT 重建影像技术检查所见。对于假关节的处理,大部分应手术治疗,包括前路翻修重新植骨融合或行后路后外侧植骨融合,后路融合效果可能优于前路融合。

（三）相邻节段退变

1. 原因　脊椎某节段融合后,可增加邻近节段的应力,加速其退变。上下节段均可累及,但以上方节段多见。主要表现为融合相邻节段的小关节踪、椎管狭窄、椎间盘退变和退行性腰椎滑脱,其中以脊柱不稳最常见。在脊柱结核手术治疗中,因骨破坏行病灶清除后重建脊柱稳定性,施行椎间植骨融合手术,而融合手术容易形成相邻节段退变的并发症。

2. 防治　减少融合节段可以减少这种并发症的发生。脊柱结核手术治疗内固定中,使用病椎间固定融合,将固定范围局限在病变节段内,不跨越或少跨越健康节段固定。使用椎弓根短钉固定,仅通过椎弓根,不进入病灶范围。

（四）畸形加重

1. 原因　传统病灶清除、减压及植骨融合术因不采用内固定手术。术后外固定不牢靠,容易出现植骨块和植骨床吸收,继而出现植骨块移位或折断、矫正角丢失以及畸形加重等。

2. 防治　采用内固定,重建四肢骨关节、脊柱的稳定性,可加速植骨融合、改善畸形、减少复发率及减少畸形加重的发生率。

（五）取骨区并发症

1. 原因　骨与关节结核手术采用植骨治疗。移植骨通常采用髂骨取骨。取骨部位可发生疼痛、股外侧皮神经损伤、血肿、取髂骨处的深部感染、髂骨翼骨折、血管损伤等。

2. 防治　髂骨取骨时避免股外侧皮神经附近区操作,取骨后避免骨突出现以免顶刺皮肤引起疼痛。取骨部位骨组织内吸收性明胶海绵填塞止血。骨质疏松患者取骨较多时,不宜靠近髂前上棘以免出现髂前上棘撕脱骨折。

三、应用内固定常见并发症的原因及处理

1. 原因　使用内固定常见的并发症有内置物松动、折断,血管损伤,迟发感染,矫正丢失,固定物切迹顶压皮肤造成平卧困难或不适等。文献报道椎弓根螺钉断裂的发生率为 $3\% \sim 7\%$,断裂的发生一般与假关节形成有关。螺钉置入定位错误、螺钉置入椎体间隙或椎体外、血管损伤等现象与术者手术操作有关。

2. 预防　术前制订周密的手术计划、详细研究影像学资料。固定范围局限在病变节段内,不跨越或少跨越健康节段固定。尽可能使用椎弓根短钉固定,仅通过椎弓根,不进入病灶范围,以避免牺牲具有正常功能的运动节段,加速邻近节段的退变。同时结合病灶内的可靠的植骨,重建脊柱前、中柱,进行三柱融合稳定。

四、骨与关节结核复发和未愈

骨与关节结核手术治疗后,文献报道复发率仍高达 $1.28\% \sim 25\%$ 。因此,高度重视术后复发的原因,并积极预防是提高脊柱结核疗效的重要举措。

1. 原因　骨与关节结核术后的复发因素:①不合理的化疗,不能抑制和杀灭病灶内的结核菌;②耐药菌株的出现;③病灶清除不彻底,残留病灶或隐匿病灶被遗漏;④脊柱稳定性的严重破坏,影响病椎间骨性融合;⑤其他因素如手术时机的掌握、年龄及全身健康状况等。

2. 预防及防治

（1）规范抗结核治疗:全身抗结核药物治疗是骨与关节结核治疗的根本,并且贯彻治疗的全过程。骨与关节结核的化疗应遵循早期、规律、全程、联合、适量的原则。术前正规化疗,规范抗结核治疗 $2 \sim 4$ 周,严格掌握手术适应证。术后规范用药,脊柱结核患者遵医嘱严格卧床 3 周 ~3 个月是减少手术后复发的保障。

（2）重视耐药、耐多药结核病:随着耐药菌的出现,特别是耐多药结核病的增多,使得骨与关节结核治疗的失败率和复发率增高。按药物敏感试验结果制订个体化抗结核治疗方案。

（3）重建骨与关节结核稳定性:应用内固定进行脊柱稳定性重建,可防止继发畸形,提高脊柱结核

病灶治愈率,降低复发率。只有达到脊柱结核病变部位的稳定,脊柱结核才能静止直至最终愈合。脊柱结核患者以青壮年为主,系主要劳动力,往往病变尚未稳定即已离床活动。有些患者对制动认识不足也是早期离床活动原因之一。术后保持正确体位,病灶部位严格制动,维持脊柱的稳定性,防止植骨块骨折、滑脱、塌陷及吸收,使植骨融合率提高,结核病灶复发率降低。

（4）彻底病灶清除:在直视下进行病灶清除术,清除结核病灶组织及硬化壁、病变性骨桥、多发空洞以达到"彻底"程度。

（5）重视围术期处理:选择恰当的手术时机及正规的抗结核处理是治疗成功的基础。手术时机应该考虑患者结核病全身情况、骨与关节结核局部情况、全身其他脏器功能等,如贫血和低蛋白血症、机体免疫功能低下,应予以改善。术前化疗至少应保证在 2～4 周以上。

（6）术后放置引流:负压引流器能消除积液、闭塞残腔、减少创面吸收热。根据引流液量情况,留置时间 3～14 天。

（7）重视严重、复杂的骨与关节结核病患者的综合治疗:如全身多发结核、多椎体结核、合并糖尿病、肾病等。限于患者身体状况差,病变常常难以彻底治愈,易于复发。应增强体质,提高免疫力,维护肝肾功能并给予多种维生素,必要时给予高能营养合剂、血浆、少量多次输新鲜血等,以防止术后病变的复发。

（施建党　罗坚　王自立）

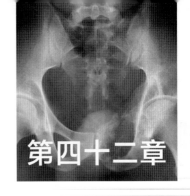

第四十二章 截肢术

【截肢】 截肢是截除没有生机和（或）功能或因局部疾病严重威胁生命的肢体。确切地讲，截肢是经过一个或多个骨将肢体的一部分切除，而特别将通过关节部位的肢体切除称为关节离断。然而在论述中为了简单起见，截肢这个名词被用于这两种手术。

自人类建立现代外科以来就有了截肢手术，截肢是所有外科手术中最古老的，到17世纪随着麻醉和无菌技术的发展以及止血带的应用使截肢技术进一步改进。第二次世界大战以后，新的截肢手术技术得到发展，并且为了战后失去肢体的患者设计出了比较好的假肢。

截肢手术在外科领域中涉及的范围很广，如战伤外科、普通外科、血管外科、肿瘤外科、烧伤外科、整形外科和矫形骨科都进行截肢手术，并且在各个医院的外科急诊几乎每天都进行着手指或足趾的截肢手术，各级外科医生也都实行着不同的截肢手术，可见截肢手术的普遍和从事截肢外科医生的广泛。

近20年来，造成截肢的原因在逐渐地发生着变化，因为周围血管病或同时合并糖尿病而截肢者已越来越多见，尤其是在西方国家，在美国已上升到截肢原因的第一位，在我国近年来也呈上升趋势。

近年来，随着生物力学基础理论研究，生物工程学的发展，新材料、新工艺的应用，假肢制作技术水平的提高，截肢者康复的参与，尤其是假肢新型接受腔的应用，使传统的末端开放型插入式接受腔改变为闭合的、全面接触、全面承重式接受腔。它具有残肢承重合理、穿戴舒适、假肢悬吊能力强，且不影响残肢血液循环等优点。为了适合现代假肢的良好配戴和发挥最佳代偿功能，对残肢条件提出以下要求：残肢为圆柱状的外形、适当的长度、皮肤和软组织条件良好、皮肤感觉正常、无畸形、关节活动不受限、肌肉力量正常、无残肢痛或幻肢痛等。下肢截肢要求残肢必须达到能承重和行走的功能。Burgess曾反复强调，通过截肢手术必须要形成一个强有力的和动力型的残肢，将作为运动和感觉的终末器官。他的这个功能性残肢的概念是残肢要作为足一样的末端器官，假肢起到鞋的作用。这个"足"是使人兴奋和具有挑战性的。很多以往与截肢水平、瘢痕部位、手术方法有关的旧观念已经被抛弃，或者按目前发展的观点看它已经不再那么重要了。新的全面接触全面承重式假肢接受腔能够满意地安装在软组织愈合良好的残肢上，通常都会获得良好的功能。

因此，在截肢部位的选择、截肢手术方法、截肢术后处理、截肢者康复以及假肢安装等方面都有了很大的改进与提高。它改变了传统的截肢观念，截肢既是破坏性手术又是重建与修复性手术，截肢手术要为安装假肢作准备。因此要了解截肢者康复的知识，以创造良好的残肢条件，安装较为理想的假肢，发挥更好的代偿功能，给患者生活和工作更好的补偿。

第一节 截肢术概论

一、截肢的发生率

目前在我国有关肢体缺损发生率尚没有确切的统计数字，根据我国1987年进行的残疾人抽样调查数字表明,全国有肢体伤残者 755 万人,其中肢体缺损者约 80 万人。在上肢截肢中,男女比为 3.5∶1;在下肢截肢中,男女比为 4.9∶1;截肢年龄高峰为 18~24 岁。就截肢原因而论,在我国仍然以外伤为主,但因血管疾病而截肢者逐渐增加。每年新的截肢发生率在增加,主要原因是人的平均寿命明显的提高,老龄人群患有糖尿病和周围血管病的比率在加大。在美国一些文章中报道的截肢统计数字差别很大,每年新的截肢者是 2 万~3 万。糖尿病性截肢根据美国从 1988—1992 年统计数字表明,在美国每年约有 13 万下肢截肢患者,其中伴有糖尿病者占 51%。1997 年我国对糖尿病患者的流行病学调查显示,我国现有糖尿病患者 4000 万,2002 年我国政府报告目前每年新增糖尿病患者 200 万,而糖尿病足(由于糖尿病性的血管病变使足的血运障碍,糖尿病性周围神经病变使足的神经营养和感觉障碍,最后导致足溃疡、感染、坏死。)在糖尿病患者中的发生率占到 5%,且 1 型糖尿病与 2 型糖尿病患者的糖尿病足坏疽发生率之间无显著差异。所以从截肢发生年龄来讲也有增高的趋势,一般年轻人或成年人截肢的主要原因是外伤和其后遗症,儿童的肢体缺损原因是外伤、恶性肿瘤和先天性畸形。

截肢者的性别分布是男性多于女性,根据中国康复研究中心最近十年住院截肢者的统计数字表明大约男性占 80%,可能是男性职业外伤发生的机会要远远超过女性,且因为疾病的截肢在男性也更普遍。就截肢部位来讲,下肢截肢大约占 85%,左右侧肢体的截肢比率大约是相等的。

二、截肢的适应证

因疾病或外伤导致肢体血运丧失,且不可能重建和恢复是截肢手术的唯一绝对适应证。常见截肢适应证是:①当血运障碍使肢体的一部分不能存活,对整个肢体的功能造成影响,而且坏死组织产生的毒素被身体吸收,进一步会威胁患者的生命;②我们经常见到虽然损伤并没有影响到肢体的血运,而肢体有不可恢复的严重功能障碍,当截肢后安装假肢,其功能要比保留肢体的功能更好;③肢体患有不可控制的严重感染对生命产生威胁时,截肢是为了挽救生命;④对一些肢体的恶性肿瘤,当不能保肢时,显然截肢是最好的治疗方法;⑤对先天性异常的肢体,截肢后不管是否配戴假肢都可能对功能有改善时,截除一部分或全部肢体有时也是适应证。截肢虽然有总的适应证,但是对每一个病例、每一个肢体的具体情况都要进行更全面更细致周密的考虑,才能作出最后的选择。

(一) 外伤性截肢

在我国因外伤而截肢者仍占截肢原因的首位,目前截肢手术也仍然是骨科处理严重肢体外伤的一种方法。近 20 年来,由于骨科理论和技术水平的提高,尤其是显微外科领域中的显微血管、神经外科,各种皮瓣移植、骨移植和后期功能再造的飞速发展,康复技术的应用,使很多严重外伤肢体得以存活,并恢复一定的功能,截肢手术的发生率已明显降低。因此要严格掌握截肢手术的适应证,只有当外伤肢体确实无法修复存活才是外伤性截肢的绝对适应证;或者存活后无实用功能,会给患者生活和工作带来不良影响,并且还不如截肢后安装假肢的功能好,这时才是截肢手术的适应证。例如,不可修复的严重创伤、肢体坏死、肢体无功能、不可矫正的严重畸形、不可修复的神经损伤造成肢体严重畸形、功能障碍、皮肤溃疡、久治不愈或感染骨髓炎者,烧伤、冻伤后肢体坏死。

然而,对严重创伤肢体试图确定保肢还是截肢经常是摆在创伤外科医生面前的一个最困难问题,即使有经验的矫形外科医生对很多损伤肢体要立即作出是否截肢的正确判断也是比较难的,关于肢体损伤的原因、其他部位的合并损伤、全身情况、生活状况、年龄以及社会因素等都对判定截肢与保肢起着重要的作用。

多年来,外科医生一直进行着努力的探讨,试图在损伤初期作出比较正确的评定,确定出对哪种类型的损伤在早期最佳治疗方法是选择截肢手术,在这里我们试图提供一个对急性损伤病例主观和客观的进行评定的框架,但是有很多内在因素如心理和家庭状况都在起作用,对两个同样损伤的不同患者采用同样的治疗方法可能是不恰当的。

1. 损伤的类型 对哪种类型的损伤需要考虑进行截肢,伴有严重软组织损伤被评级较高的开放性骨折可能被考虑为截肢的适应证,它包括ⅢB 型损伤(需要软组织重建)和钝性型ⅢC 损伤(需要血管修复)。伴有严重软组织损伤的骨折,同时合并有 1 个或 2 个血管损伤,但是仍然有适当的血运灌注维持足的存活,它也被归入这个类型之中,而不需要血管修复和软组织再造的开放性骨折不应该考虑进行早期截肢。

2. 影响成活的因素 早期截肢的最理想和最佳适应证是排除肢体成功存活的可能性,并且最终造成晚期截肢的结果。因此,很多学者试图确定预示保肢的失败因素。

(1)血管损伤被列为是最重要的失败因素之一:钝性ⅢC型开放骨折大多数病例发展的结果是截肢,一般在气温较高的条件下肢体缺血超过6小时就被认为是截肢的绝对适应证。然而也有缺血超过6小时以上肢体存活的报道,因为血管损伤水平的不同和受伤机制等因素也是特别重要的。

(2)软组织损伤的程度是造成失败因素的第二个原因:为了避免感染需要早期成功的覆盖创面,在没有良好血液供应的创面上进行皮肤覆盖很容易导致感染不愈合,并且很多病例最终仍要截肢。

(3)身体其他部位的合并损伤以及患者本身的因素对肢体的存活也有很大关系:患者年龄、休克程度、总的损伤评分、体液平衡、间室综合征和小腿手术前情况等对预后都有重要的意义。

3. 评分系统 一些研究者试图建立一个评分系统,企图以量的因素来预测保肢的结果,被设计的评分系统是根据已知的一些重要因素。

Helfet 等人报道了回顾性和前瞻性的损伤肢体严重程度评分的评定方法——Mangled Extremity Severity Score(MESS),发现这种方法与有临床经验的外科医生相结合时是很有价值的,它是根据四个因素进行分类:骨和软组织损伤、休克、缺血、年龄。在这个评分等级中假如肢体评分为7~12最终需要截肢,评分为3~6可以保肢,对保肢后的功能也在进一步地通过评分等级来评定(表42-1-1)。

表 42-1-1 肢体损伤严重程度评分

类型	特 征	损 伤	评分
骨/软组织			
	1. 低能量	刺伤,单纯闭合骨折 小口径枪弹伤	1
	2. 中度能量	开放或多水平骨折、脱位、中度压榨伤	2
	3. 高能量	猎枪爆炸伤(近距离)、高速度射击伤(火炮伤)	3
	4. 大重量的压砸伤	圆木、铁路、油井装备的意外	4
休克			
	1. 正常血压的血流动力学	在伤地和手术室血压稳定	0
	2. 短暂的低血压	在伤地血压不稳定但对静脉输液反应敏感	1
	3. 长期的低血压	在伤地血压低于90mmHg,仅在手术室输液有反应	2
缺血			
	1. 无缺血	没有缺血征象、有脉搏跳动的肢体	0+
	2. 轻度缺血	没有缺血征象、但脉搏跳动减弱	1+
	3. 中度缺血	多普勒无脉搏,毛细血管充盈迟缓,主动运动减弱	2+
	4. 高度	无脉、凉、麻痹、麻木、没有毛细血管再充盈	3+
		(假如缺血时间超过6小时 +2分)	
年龄			
	1. <30岁		0
	2. >30<50岁		1
	3. >50岁		2

Howe 和他的同事发现预测保肢与截肢的四个标准:

(1)动脉损伤水平(腘窝上或腘窝下)。

(2)骨损伤的程度。

（3）肌肉损伤的程度。

（4）从损伤到手术的时间。

这四个因素中的每一个在预测保肢指数方面都需要评分,评分为 8 或以上的截肢率占 78%,并且最终被截肢的占 100%,同时发现腘窝以下动静脉都损伤时保肢的预后是非常差的。

Russell 等人建立了保肢指数,这个指数由 7 个因素组成:动脉损伤、神经损伤、骨损伤、皮肤损伤、肌肉损伤、深静脉损伤、在温暖气候下肢体缺血时间。笔者认为截肢的绝对适应证是:①保肢指数为 6 或更大。②伴有神经损伤的ⅢC 型开放骨折。在有严重创伤的肢体如果伴有坐骨神经或胫神经损伤时其是截肢的候选者。

4. 评分的效果　一些作者提出不能硬性地用这个评分标准,我们要知道评分系统也是对保肢技术能力的估价,以及关系到社会福利事业的性质、技术和财力所能达到的程度,并且外科医生的经验也起到很重要的作用。

5. 影响结果的因素　患者治疗的理想结果是恢复到损伤前的活动能力,但是有一些患者最终的结果可能截肢要比长期保肢更好,例如一些神经损伤的病例,特别是胫后神经损伤,因为胫后神经提供了足跖侧的感觉,假如这个神经损伤了保肢是不可取的。

6. 合并损伤　当患者合并有其他的严重损伤时,更要考虑立即截肢,而不要为了再建肢体血运而延长手术时间。在面对一些合并有慢性疾病如糖尿病、心血管病或呼吸道疾病的患者通过截肢来挽救生命更为重要。

单侧踝和足的损伤截肢也可能是更恰当的,严重足损伤的预后是很差的,当此类型的损伤合并有严重的胫骨开放骨折时,进行保肢就更困难了。

7. 社会因素　影响截肢的另外因素是与患者的社会处境有关,这包括患者的希望与要求、职业、社会支持系统、经济状况等,这些因素在伤后初期进行评定时是很困难用数量来表示的。

（二）血管病性截肢

发生率呈上升趋势,在美国已占截肢原因的首位。阻塞性动脉硬化症、血栓闭塞性脉管炎、血液高凝状态时血栓形成阻塞血管,特别是糖尿病患者,由于糖尿病性的血管病变使足的血运障碍,糖尿病性的周围神经病变使足的神经营养和感觉障碍,反复损伤最后导致足溃疡、感染、坏死,即糖尿病足。

（三）肿瘤截肢

对某些就诊较晚,肿瘤已侵犯范围较广或保肢手术后复发而不能采取保肢手术,或由于肿瘤造成肢体无功能者,截肢手术仍为骨科肿瘤的一种行之有效的治疗方法。且有很多接受截肢手术的骨科肿瘤患者保存了生命,并可以安装假肢,获得良好的代偿功能。

（四）感染性截肢

严重感染威胁患者生命,如气性坏疽通常需要立即行截肢术,它是一种挽救生命的措施。因感染久治不愈的慢性骨髓炎或开放性骨折感染不愈合、骨缺损导致不可修复的肢体功能障碍,而截肢后安装假肢能够使功能得到改善,也是截肢的适应证。

（五）先天性畸形截肢

对于肢体先天性畸形在儿童时期的截肢手术要非常慎重,只有明确肢体无功能,或畸形的肢体已成为累赘,预计截肢以后可以安装假肢并可以获得较好的功能,否则就应该观察肢体生长发育的情况,到成人以后再根据情况作出是否需要截肢的选择。上肢畸形几乎从不适合在婴幼儿时期进行截肢手术。与此相反,下肢畸形可能早期需要进行截肢手术处理,以有利于假肢的安装和训练站立及行走。极少单纯为外观需要而进行截肢。

（六）神经损伤或疾病

神经病损后截肢的常见指征是感觉障碍的肢体出现神经营养性溃疡,常常继发感染或坏死,很难治愈,长时间的溃疡也可能发生癌变,同时也可能产生继发畸形,使肢体功能完全丧失,这是截肢和安装假肢的明显适应证。如先天性脊髓脊膜膨出所致的脊髓拴系综合征,造成下肢神经部分麻痹,足逐渐发生马蹄内翻畸形,足皮肤神经营养障碍,促使足负重部位破溃形成溃疡,经久不愈合,对行走功能造成严重影响,这时就需要截肢,一般是行小腿截肢或更高水平的截肢。麻风病有时也需要截肢,但是较少见。

三、截肢水平的选择

选择截肢水平时一定要从病因与功能两方面来考虑,病因是要将全部病变、异常和无生机组织切除,在软组织条件良好,皮肤能达到满意愈合的部位,即最远的部位进行截肢;功能水平是首先应该对患者截肢后的康复能力作出比较符合实际的评估,要从年龄、认知能力及全身状态等方面来考虑,即截肢后是否能穿戴假肢,能否进行穿戴假肢后的康复训练,能否恢复到独立的活动和生活自理。过去,为了安装适合的假肢,需要在特殊部位进行截肢,而近年来随着假肢全面接触式接受腔的应用和精良的假肢装配技术,使得截肢部位的选择与已往有了显著的改变。当功能性截肢水平确立以后,截肢水平主要是以手术需要考虑来决定。一般的原则是在达到截肢目的的前提下,尽可能地保留残肢长度,使其功能得到最大限度的发挥。截肢部位与假肢装配、代偿功能的发挥、下肢截肢穿戴假肢行走时的能量消耗、患者生活活动能力、就业能力等有着直接的关系,所以外科医生应该对截肢水平要极为审慎地选择。

因外伤进行截肢手术时,假如肌肉可以满意地将骨端覆盖,而皮肤缺损不能关闭创面,绝对不能因而采取更高水平截肢的方法,如果条件准许可以一期游离植皮,或行皮瓣移植等方法,如果不能一期游离植皮,也可以暂时包扎换药处理,待条件准许时再行二期植皮手术。尤其是儿童的外伤性截肢就更应该想方设法尽量保留肢体的长度。

(一) 上肢截肢部位的选择

每一位进行上肢截肢的外科医生都要牢牢地记住仅保留一个正常功能的小手指也比前臂截肢后安装目前世界上最高级的假肢的功能要好得多,上肢假肢与下肢假肢的代偿功能完全不同,正常人上肢的主要功能是要完成人的日常生活活动和劳动,手具有非常灵巧和协调能力,可以从事精细的作业,并且手又是非常重要的感觉器官和与他人交流的器官。目前即使是最高级智能型的假手也不能完成上述要求,不能较好地代偿手的功能。因此在施行上肢截肢之前一定要慎之又慎。经过外科判断和根据实际情况必须截肢时,就要尽量想方设法地保留肢体长度。现代假肢装配技术和新型的假肢部件已经完全改变了需要在上肢某个确定水平截肢的旧观念,残肢只要有良好的皮肤愈合和满意的软组织覆盖就能装配假肢(图 42-1-1)。

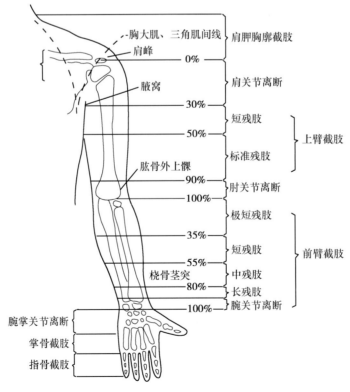

图 42-1-1　上肢截肢部位

1. 肩部截肢 应尽可能保留肱骨头,而不进行通过肩关节的离断,因为肱骨头的保留,可以保持肩关节的正常外形,从美观上讲也是需要的,圆的肩关节外形有利于假肢接受腔的适配、悬吊和稳定,有助于假肢的佩戴;从假肢观点看,虽然保留了肱骨头它仍需要安装与肩关节离断同样的肩关节离断假肢,而根据生物力学观点,肱骨头的保留也有助于假手的活动控制。

2. 上臂截肢 要尽量保留长度,因上臂假肢的功能取决于残肢的杠杆力臂长度、肌力和肩关节活动范围。长残肢有利于对假肢的悬吊和控制,因此,应尽量保留残肢长度。然而应该注意的是,肘上截肢患者的假肢装配必须包括一个内部的肘关节交链装置和一个肘关节旋转盘,肘关节交链装置的目的是使肘关节在完全伸直位、充分屈曲位或在伸屈之间的某一个位置上稳定关节,旋转盘装置是用以代替肱骨旋转,肘关节交链装置位于接受腔远端大约3.8cm处,为了美观起见假肢的肘关节应与健侧肘关节在同一个水平上。因此,在进行肘上截肢时截骨的水平应该至少在肘关节线近端3.8cm处,为安装这个装置保留足够的空间。

经过肱骨髁的截肢其假肢装配和功能与肘关节离断是相同的,所以当条件准许通过肱骨髁水平截肢时就不要在肱骨髁上部位进行截肢,因为肘关节离断假肢在各个方面都要优于上臂假肢。

3. 肘部截肢 如果可以保留肱骨远端,肘关节离断是理想的截肢部位。近年来,由于肘关节侧方铰链的设计,肘关节离断假手得到了有效的应用,由于肱骨内外髁部的膨隆,肱骨远端比较宽大,对假肢的悬吊及控制能力都是有利的,并且肱骨的旋转可以直接传递到假肢,而肘关节以上部位的截肢肱骨的旋转不能直接传递到假肢,它是通过假肢肘关节旋转盘来完成的,由此肘关节离断是良好的截肢部位,比肘上截肢更可取。

4. 前臂截肢 要尽量保留长度,即使是很短的残端也要保留,通过前臂近端的截肢,甚至仅保留很短的前臂残肢,如仅有4~5cm长,它也比肘关节离断或肘上截肢更可取。从功能的观点来讲保留患者自己的肘关节是非常重要的,应用改进的假肢装配技术,例如一个带有倍增式铰链的分开的接受腔,通过熟练假肢技师的安装可以提供比肘关节离断假肢更好的功能;残肢越长,杠杆功能越大,旋转功能保留得也越多,当残肢长度保留80%,残肢旋转活动角度为100°,残肢长度保留55%,残肢旋转活动仅为60°,残肢长度保留35%,残肢旋转活动角度为0°;前臂远端呈椭圆形,这有利于假手旋转功能的发挥;残肢肌肉保留得越多就越容易获得良好的肌电信号,对装配肌电假手是非常有益的(图42-1-2)。

5. 腕部截肢 经过腕关节的截肢或腕关节离断可以施行的话,它确实要优于经前臂截肢,因为它保留了前臂远端的下尺桡关节,可以保留前臂全部的旋转功能,尽管只有50%的旋前和旋后运动被传递到假肢,但是这些运动对患者是非常重要和有价值的。现在可以

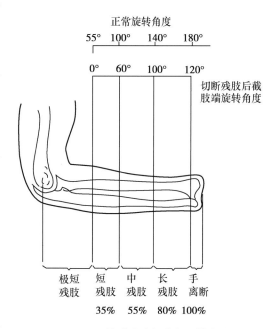

图 42-1-2 前臂残肢长度与旋转角度

安装性能良好和美观的经腕关节截肢的假肢或腕关节离断假肢。所以腕关节离断或经腕关节的截肢是理想的截肢部位,它可以使残肢功能得到最大限度的发挥。

6. 腕掌关节离断 桡腕关节的屈伸运动应该被保留,这些腕关节的运动可以被假肢应用,腕掌关节离断是可以选择的截肢部位。

7. 手掌与手指截肢 以尽量保留长度为原则,尤其是拇指更应设法保留长度;当多手指损伤需要截肢时,要尽量保留手的捏和握的功能。

(二) 下肢截肢部位的选择

近年来,与上肢截肢同样,以保留较长残肢为其基本趋势,但是小腿截肢除外(图42-1-3)。

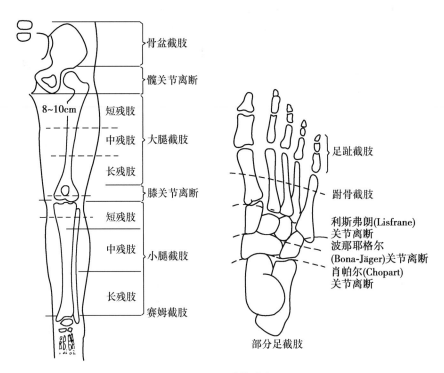

图 42-1-3　下肢截肢部位

1. 半骨盆切除　假肢的悬吊功能差,行走时接受腔的唧筒活动比较大,髂嵴对接受腔的适合及悬吊非常重要,由于缺少坐骨结节,对负重非常不利,为此,应根据条件设法保留髂嵴和坐骨结节。

2. 髋部截肢　如果有条件应保留股骨头和颈,在小转子的下方截肢,而不做髋关节离断。从假肢观点看,它属于髋关节离断假肢,但有助于接受腔的适配和悬吊,增加假肢的侧方稳定性,增加负重面积。

3. 大腿截肢　要尽量保留残肢长度,即使是短残肢也应保留。

4. 大腿远端截肢　应尽量保留残肢长度,由于现代假肢四联杆膝关节的结构,可以无困难地用于任何大腿长残肢,取得良好的功能和步态。距离股骨髁关节面5cm以内的经髁截肢均可以安装膝关节离断假肢。

5. 膝关节离断　是理想的截肢部位,膝关节离断提供了极好的残端负重,它是残肢末端股骨髁的承重,而非坐骨结节承重,股骨髁的膨隆有助于假肢悬吊,残肢长对假肢的控制能力强,且残肢皮肤有软的内套与硬的假肢接受腔相隔离,而大腿截肢的残肢皮肤是直接与假肢接受腔相接触。大腿假肢的主要负重部位是在坐骨结节。坐骨结节承重的假肢,体重力线是通过坐骨结节的前外侧引起骨盆前倾,同时伴有腰前突加大,当断端负重时,力线接近正常,故不造成腰前突增大;另外由于残肢末端负重,当站立或行走时其信息传递是直接的,而不是经过接受腔间接的传递,反作用力被残肢末端感觉,容易获得假肢膝关节的稳定性,对假肢控制有利。由于大腿截肢使一部分内收肌被切除,减弱了大腿的内收力量,不能保持假肢侧单独负重时大腿处于正常的位置,则身体要向假肢侧倾斜,造成不同程度的侧倾步态。与此相反,膝关节离断是残肢端负重,其负重力线是正常的,则不需要增加腰前突,也没有侧倾步态。因此膝关节离断假肢的代偿功能要明显优于大腿假肢。

6. 小腿近端截肢　只要能保留髌腱附着,在胫骨结节以下截肢即可安装小腿假肢,膝关节的保留对下肢功能是极其重要的,其功能明显优于膝关节离断假肢。在条件可能时应该尽量保留膝关节,尤其是在儿童的下肢截肢,保存胫骨近端的骨骺就更为重要,假如需要可以采取成形再造手术,如皮瓣移植、血管手术等。

7. 小腿截肢　以中下1/3交界为佳,也就是在腓肠肌腹腱交界的水平,一般保留15cm长的残肢就能够安装较为理想的假肢。小腿远端因软组织少、血运不良,故不适合在此部位进行截肢。通常因周围血管病而进行的小腿截肢一般不应该超过膝关节下 15cm 的水平。

8. 赛姆(Syme)截肢 为理想的截肢部位,虽然截肢水平是相当于踝关节离断,但残端是被完整、良好的足跟皮肤所覆盖,因而稳定、耐磨、不易破溃,故残肢端有良好的承重能力,行走能力良好,有利于日常生活活动,其功能明显优于小腿假肢。然而踝关节离断是不可取的。

9. 足部截肢 同样要尽量保留足的长度,也就是尽量保留前足杠杆力臂的长度,这在步态周期中的蹬离期使前足具有足够的后蹬力是非常重要的。当前足杠杆力臂的长度缩短时,将对快步行走、跑和跳跃造成极大的障碍。术后长期随诊观察发现中足截肢后残足发生马蹄内翻畸形,故应慎用,如果行此手术必须要进行肌力重新平衡的肌腱移位术和跟腱延长术。

四、截肢手术的原则

截肢手术同样遵守矫形外科手术的基本原则,要认真周密地设计、仔细地组织处理,为切口良好愈合,获得满意功能的残肢创造条件,截肢手术的外科原则如下:

(一) 止血带的应用

除了血管病缺血肢体的截肢不能应用止血带以外,其他的截肢手术都要应用止血带,由于手术视野清楚,不出血,使手术操作更容易进行。在止血带充气前先要用橡皮驱血带驱血,然而在为感染或恶性肿瘤肢体截肢时就不能用这种方法驱血了,在这样的情况下应该让肢体先抬高 5 分钟,再将止血带充气。

(二) 皮肤处理

不论在什么水平截肢,残端要有良好的皮肤覆盖是最主要的,良好的残肢皮肤应有适当的活动性、伸缩力和正常的感觉。伤口愈合所产生的瘢痕,在采用现代的全面接触式假肢接受腔后,瘢痕的位置也已不再重要。但瘢痕不能与深面的骨质形成粘连,因为在假肢的长期使用中粘连的瘢痕可能出现破溃,形成溃疡不易愈合会影响假肢的穿戴。当残肢的软组织臃肿时将影响假肢接受腔与残肢之间的适配关系,减弱对假肢的控制力。外伤性截肢应根据皮肤存活情况进行处理,不要追求常规截肢手术时皮肤切口的要求而短缩肢体,对肿瘤截肢也是如此,经常采用的是非典型的皮肤切口和皮瓣。

1. 上肢截肢皮肤的处理 残肢的前后侧皮瓣等长。但是,前臂长残肢或腕关节离断时,屈侧的皮肤瓣要长于背侧,为了使瘢痕移向背侧。

2. 下肢截肢皮肤的处理 小腿截肢,前长后短的鱼嘴形皮瓣目前已不再被普遍采用,而更多应用的是需要加长的后方皮瓣带有腓肠肌,实际上是带有腓肠肌内外侧头的肌皮瓣,其皮瓣的血运比较丰

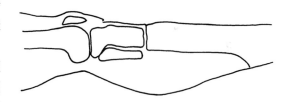

图 42-1-4 小腿截肢加长的后方皮瓣

富,并且给残肢端提供了更好的软组织垫。尤其是因血管病或糖尿病的小腿截肢就更应该选用此皮瓣(图 42-1-4)。

(三) 肌肉处理

现代的肌肉处理方法是行肌肉固定和肌肉成形术。

1. 肌肉固定术(myodesis) 肌肉固定的目的是使肌肉获得新的附着点,保持肌肉的原有张力,减少肌肉萎缩保持肌力,防止肌肉在骨端滑动和回缩,保持肌肉于正常的生理功能状态,有利于发挥肌肉的功能。但应该指出,对于周围血管病变和其他原因引起的缺血,如果截肢处软组织的血运处于临界状态时,肌肉固定术是被禁忌的,它避免了因为肌肉的张力牵拉使已经供血不足的血管受到影响,造成残肢血运的进一步障碍。这种方法在儿童时期也是被禁止的。肌肉固定术的方法是将肌肉在截骨端远侧方3~5cm 处切断,形成肌肉瓣,在保持肌肉原有张力情况下,经由骨端部钻孔,将肌肉瓣与骨相邻侧通过骨孔用丝线缝合固定。

2. 肌肉成形术(myoplastic) 肌肉成形术的目的是利用肌肉残端的互相缝合将截骨端完全覆盖包理,使截骨断端不是直接与皮下组织相接触,使残肢端可以承重并形成圆柱状残肢,避免了传统的圆锥

状残肢,可以满足现代全面接触全面承重假肢接受腔的装配要求。当截肢部位的血液循环处于临界状态时,可以在不增加肌肉张力的情况下进行肌肉成形术;肌肉成形术的方法是将相对应的肌肉瓣断端互相对端缝合,将截骨端完全覆盖包埋(图42-1-5)。

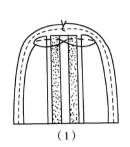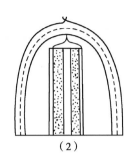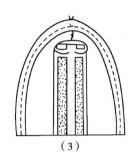

(1)   (2)   (3)

图42-1-5 肌肉固定术和肌肉成形术
(1)肌肉固定;(2)肌肉成形术;(3)肌肉固定和成形术

(四)神经处理

截肢手术时对神经的处理方法尚有争议,目前多数医生认同的最好的方法是将神经游离,向远端牵拉用锋利的刀片整齐切断,使神经断端向近端回缩至截骨端的近侧。对神经不要过度牵拉,否则截肢残端仍有可能出现疼痛。切断前不必向神经内注射局麻药物。大的神经如坐骨神经,伴行有较大的动脉血管,在神经切断前应予结扎。Martini 和 Fromm 报告,自神经断端游离出5mm神经外膜管,然后用丁基氰丙烯酸酯填塞密封该神经外膜管的方法,获得了非常好的预防神经瘤的效果。但是目前尚未推广。

近十几年来,中国康复研究中心骨科为了预防被切断神经伴行的血管出血和神经瘤的形成,一直采用对较大的神经干在切断前用丝线结扎后再切断的方法;或将神经外膜纵行切开,把神经束剥离,切断神经束,再将神经外膜结扎闭锁,使神经纤维被包埋在闭锁的神经外膜管内,以免切断的神经残断向外生长,防止了神经瘤的形成。经过此种方法处理的截肢患者和因为神经瘤引起的残肢痛而行的神经瘤切除并同时采用以上处理方法的患者,经过长期的随诊观察,目前无一例再发神经瘤。应该强调的是,对较大神经结扎的方法,手术后1周时间内患者反映残肢痛和麻木较严重。而应用神经外膜管结扎闭锁的处理方法就没有产生较严重的残肢痛和麻木的现象。

(五)骨骼处理

一般骨与骨膜在同一水平切断,禁止骨膜剥离过多,导致骨端环形坏死。无法用软组织充分衬垫的骨性突起一定要切除,残留的骨端须锉修成圆滑的外形。这在某些部位显得尤其重要,如小腿截肢时的胫骨端前面。Hampton指出在大腿截肢时股骨截骨端的外侧应该修成斜面,以利于截骨端与假肢接受腔外侧壁之间形成更好的压力分布。

在小腿截肢为获得残端良好的负重、增加残端负重面积,避免腓骨继发外展畸形,并且增加残肢外侧方的稳定性,利于承受假肢接受腔的外侧方压力。截骨端的处理方法是胫腓骨等长,在截骨前确定需要保留骨膜的长度,通常是胫骨前内侧保留4～5cm、前外侧保留2～3cm、腓骨内侧保留2～3cm、腓骨外侧保留3～4cm、骨膜瓣剥离保护好后,沿着被剥离的骨膜瓣基底部已确定的水平进行截骨,将胫骨端前方突出的三角用电锯锯成斜面,边缘锉圆滑,用保留的胫骨外侧骨膜瓣与腓骨的内侧骨膜瓣互相缝合,再用保留的胫骨内侧骨膜瓣与腓骨的外侧骨膜瓣互相缝合,最好使其骨膜瓣带有薄层骨皮质,其骨膜瓣在胫腓骨端之间架桥,并将截骨端的骨髓腔包埋封闭,保持骨髓腔的内压,使胫腓骨端融合称为骨成形术。但是这种方法在儿童时期是被禁止采用的。儿童的小腿截肢,骨骼的处理仍然是采用腓骨比胫骨至少多截除2cm的传统方法(图42-1-6)。

(六)血管处理

在切断主要血管前应该先进行分离,用丝线予以结扎,对较大的血管应双重结扎或结扎加缝扎,而较小的血管单一结扎即可。仔细止血非常重要,在缝合截肢残端之前应该放松止血带,把所有出血点钳

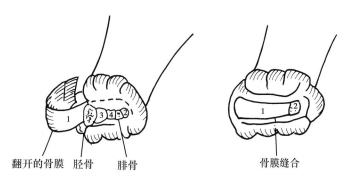

翻开的骨膜　胫骨　腓骨　　　　　骨膜缝合

图 42-1-6　胫腓骨端融合骨成形术

夹后用丝线结扎或电凝止血。

（七）引流

在关闭伤口时一定要放置橡皮引流条或负压引流管,一般在手术后 48～72 小时拔除。

五、截肢手术后处理

为了截肢后获得较为理想的残肢,获得假肢的良好适配并且能使假肢发挥最佳代偿功能,从完成截肢手术一直到安装好假肢,对残肢的术后处理是非常重要的。目前采用软性包扎或硬性包扎两种处理方案,虽然软性包扎方案通常被认为是传统的术后处理方法,但是硬性包扎所证明的优点已使其成为最常采用的方法,特别是在进行大量截肢手术的康复医疗中心。

（一）正确放置残肢体位

手术后合理的残肢体位摆放对避免发生关节挛缩是十分重要的,尤其是下肢截肢后残肢体位的摆放,如膝上截肢,髋关节应伸直且不要外展;膝下截肢,膝关节应伸直位。必须指导患者在卧床、坐起和站立时如何正确摆放残肢。膝下截肢的患者要避免将残肢悬于床缘,在坐位或卧位时屈膝时间不要过长。膝上截肢的患者要避免在两大腿间放置枕头,或采用其他方法将残肢置于外展位。这些注意事项对防止膝、髋关节发生挛缩是非常重要的(图 42-1-7)。

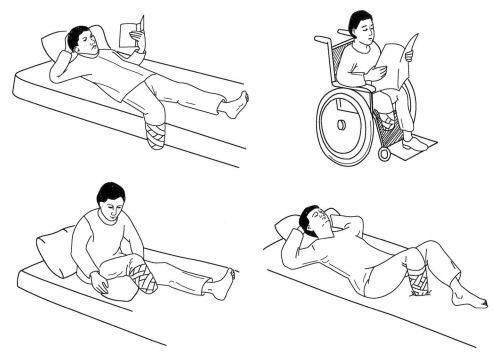

图 42-1-7　残肢不正确体位

（二）硬性包扎的应用

硬绷带包扎是截肢手术后用石膏绷带作为主要材料缠绕在已用敷料包扎好的残肢上，一般方法是用 U 形石膏固定，它可以有效地预防血肿，促进静脉回流和减少肿胀，固定肢体，对施以肌肉固定和肌肉成形术者将有利于肌肉组织愈合，使残肢尽早定形，为尽早安装正式假肢创造条件；并且可以减轻术后疼痛，使患者更早地离床下地活动。由于石膏固定确保了肢体的正确体位，小腿截肢的 U 形石膏应该在残肢的前后方成 U 形，石膏夹板超过膝关节，将膝关节固定在伸直位，大腿截肢的 U 形石膏应该是在残肢的内外侧成 U 形，外侧石膏夹板应该增加厚度并且超过髋关节，保持髋关节伸直、股骨放在 15° 的内收位，避免髋关节发生屈曲外展挛缩畸形。手术后 48 小时或 72 小时将石膏固定暂时去除，打开敷料，拔除引流，换药后重新包扎并应用 U 形石膏夹板固定。硬绷带包扎应用的时间与截肢手术的方法有关，在没有应用残端肌肉固定和肌肉成形的残肢一般应用两周到伤口拆线后为止；在应用残端肌肉固定和肌肉成形的残肢一般应用硬绷带包扎 3 周，以使肌肉达到愈合。

（三）手术后即刻临时假肢的应用

从 20 世纪 80 年代开始，对临时假肢的安装采取了更加积极有效的方法，临时假肢的安装是在手术台上完成，称为截肢术后即装临时假肢。目前这种方法在发达国家已广泛应用，尤其是小腿截肢的患者。由于接受腔的压迫，限制了残肢肿胀，加速了残肢定形，减少了幻肢痛，术后尽早离床，减少卧床并发症，对患者心理也起到鼓舞作用。应该强调的是，这种方法的实施应该是由有经验的假肢技师、手术医生、康复医生、物理治疗师和护士组成的治疗小组，在精心的设计和监督下共同完成的。选择何时开始用假肢负重行走要根据多个因素决定，包括患者的年龄、肌力、全身状态、灵活性等诸多因素。通常最好是在伤口愈合拆线后再进行负重走。对于有缺血性病变的老年患者或伴有感觉减退的糖尿病患者尤为重要。

（四）软性弹力绷带包扎的应用

为了减少残肢肿胀和避免过多的皮下脂肪沉积，使残肢尽早定形成熟，弹力绷带的正确使用是非常关键的，每个截肢的患者都必须严格执行。能够独自包裹残肢的患者，应该由医生或护士教会具体的操作技术。患者不能独立完成时，应该教会一名家庭成员协助完成。

弹力绷带的规格是小腿及上肢需使用 10cm 宽，大腿使用 12 ~ 15cm 宽，长 2 ~ 4m；缠绷带的步骤是先沿残肢长轴方向缠绕 2 ~ 3 次，以后应斜行从远端向近端缠绕成螺旋状，大腿残肢应缠至骨盆部位，小腿残肢需缠绕到膝关节以上，上臂残肢缠绕至胸廓，前臂残肢要缠绕至肘关节以上；全日缠绕，但是每天要更换缠绕 4 ~ 5 次；弹力绷带的压力是从远端向近端逐渐递减。在尚未穿戴假肢时除了患者在洗澡时外，残肢应始终用弹力绷带包扎。凡是穿戴假肢的患者，只要是脱掉假肢期间，残肢就要用弹力绷带包扎。因为现代假肢的接受腔非常精确，如果一段时间残肢没有应用弹力绷带包扎，其残肢容积就会发生变化，与假肢接受腔不能适配，影响假肢的穿戴（图 42-1-8）。

（五）残肢的运动训练

在不影响残肢手术效果的情况下应该尽早地进行残肢的运动训练，如在小腿截肢患者应该尽早进行股四头肌的等长收缩训练，大腿截肢患者应该尽早进行臀大肌和内收肌的等长收缩训练，前臂截肢患者要进行屈伸肘肌和肩关节周围肌肉的训练；当硬绷带包扎去除以后应该尽早地在运动疗法医生的指导和监督下进行恢复和增加肌肉力量及关节活动度的训练，这是预防关节挛缩防止畸形的重要措施，也为是尽早穿戴假肢创造有利的条件。

与此同时应该对残肢端进行手法按摩，每天按摩的次数和强度逐渐增加，尤其是在手部截肢后的残端按摩就更为重要，对手指截肢的残端除了按摩以外还可以进行适当的拍打和敲击，从轻轻的敲击柔软物体开始过渡到敲击比较硬的物体，以加速残肢端对外界物体接触时的适应能力；对下肢截肢的残端还要进行残端承重训练，可以在垫子上进行训练，根据残肢的不同长度也可以利用其他辅助用具，如椅子等，开始从部分负重逐渐过渡到完全负重，这些训练对穿戴假肢是非常有利的。

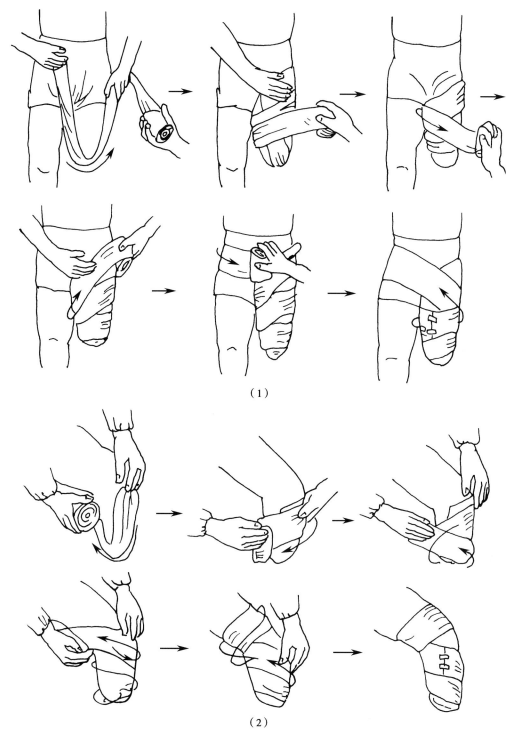

（1）

（2）

图 42-1-8 弹力绷带的应用方法
（1）大腿截肢弹力绷带包扎方法；（2）小腿截肢弹力绷带包扎方法

六、残肢并发症及处理

（一）早期并发症及处理

1. 出血和血肿　一般的原因是术中没做到仔细认真的止血、血管结扎不牢或血管断端的血栓脱落等。出血量大者可以出现休克,血肿可以延迟伤口愈合,是造成感染和皮肤坏死的原因,一定要认真对待和处理。截肢术后应常规在患者床头备好止血带,较少量的出血可以局部加压包扎止血;出血量大时,应立即应用止血带,并到手术室进行手术探查和彻底止血。一般的血肿可以局部穿刺,将血抽出后加压包扎,也可以根据情况拆除一两针缝线,将血肿引流后加压包扎。

2. 感染　造成感染的常见原因是在抢救严重危及患者生命的多发性复合伤时,急诊截肢手术比较匆忙,严重污染的开放伤手术中清创不彻底,已坏死肢体或已感染肢体的截肢手术,伴有糖尿病的周围血管病截肢,截肢术后血肿感染,截肢残端血运不良,切口裂开不愈合等。感染使切口裂开,可以导致骨髓炎、伤口不愈合、窦道形成,最后瘢痕愈合,影响假肢穿戴。

一旦感染应及时处理,除了全身应用对致病菌敏感的抗生素外,彻底的引流是非常重要的。应该做细菌培养和敏感实验,选择有效的抗生素,可以配合物理治疗,如超声波等。对长期不愈的慢性感染灶必要时可以手术彻底清创并应用含有抗生素的溶液进行持续冲洗,直到炎症完全被控制。

3. 皮肤坏死　截肢水平选择不当、截肢皮肤血运不良,如皮肤辗挫、剥脱、手术时皮肤剥离范围大、皮肤缝合时张力较大、血肿等都可以造成皮肤坏死。小面积的皮肤坏死可以换药处理,但是有可能造成伤口愈合延迟。较大面积的皮肤坏死,要根据情况进行游离植皮或皮瓣移植处理,甚至需要进行更高水平的再截肢手术。

4. 溃疡和窦道　感染、皮肤坏死、异物等原因所致。应根据病因进行治疗,可以行刮除术、中西药物换药治疗,可以彻底清创,缝合皮肤,放置引流管进行持续灌洗。如有皮肤缺损,可以应用皮瓣移植关闭伤口。

（二）晚期并发症及处理

1. 残肢外形不良　一般为不适当的手术所致,如圆锥状残肢,即骨端突出于皮下;小腿截肢腓骨残留比胫骨长,并且腓骨端突出于皮下;腓骨外展畸形;这些都影响假肢接受腔的适配。只有影响假肢穿戴时才是手术矫治的适应证。

2. 皮肤瘢痕和皮肤增生角化　当病变区皮肤受到假肢接受腔壁的压迫和摩擦时很容易破溃且不易愈合,较大面积的瘢痕,尤其是增生的早期瘢痕将影响假肢穿戴。可以试用穿戴由硅橡胶制作的残肢内套,使残肢皮肤不直接与假肢接受腔相接触。而硅橡胶的残肢内套是通过底端的杆状插锁与接受腔相连接,目前这是一种专为解决残肢皮肤不良而设计的假肢。

3. 皮肤及软组织臃肿　影响对假肢接受腔的适配和对假肢的控制能力,应进行手术处理。

4. 关节挛缩畸形　关节挛缩多发生在上臂截肢后肩关节内收挛缩、前臂截肢后肘关节屈曲挛缩,大腿残肢的髋关节屈曲、外展、外旋挛缩和小腿残肢的膝关节屈曲挛缩,足部残肢的马蹄内翻畸形等。轻度畸形影响假肢的对线,当畸形较严重时则不能穿戴假肢。截肢手术后早期预防关节挛缩是非常关键的,肢体应放在正确的体位,早期进行增强肌肉力量及增加关节活动的功能锻炼。对挛缩畸形一定要早发现早处理,一旦发生轻度挛缩,可以通过正确摆放残肢体位,被动拉伸关节和加强控制关节的肌肉力量来矫正。对中度和严重的固定性挛缩畸形可能需要应用楔形石膏或外固定架逐渐牵拉矫正的方法或者进行手术松解挛缩组织。对因局部瘢痕挛缩造成的关节畸形,如果不能安装和佩戴假肢者,就应该进行瘢痕切除并根据具体情况采用游离植皮或皮瓣移植。

5. 残肢合并损伤　残肢合并骨折不愈合、畸形愈合或关节损伤影响假肢佩戴时,要根据具体情况采用不同的治疗方法。

6. 残肢痛　残肢痛的原因较多,可分为下列4类:①神经断端刺激所致,神经瘤粘连或位于瘢痕内受到牵拉是造成疼痛的原因;②残肢端循环障碍所致的疼痛;③残端肌肉紧张异常所致的疼痛;④残端骨刺等。根据具体情况采用不同的治疗方法,如物理疗法、药物疗法等。对保守疗法无效者,可采用手术治疗,如神经瘤切除术、残端骨刺切除术等。

7. 幻肢及幻肢痛　几乎每个截肢后的患者都有或多或少的被截肢部分肢体仍然存在的感觉,这个感觉可能逐渐模糊,但是很少有疼痛,一般这种幻觉逐渐消失,特别是穿戴假肢以后。截肢术后仍存有已截除的手和脚的幻觉是谓幻肢;发生在该幻肢的疼痛称为幻肢痛。幻肢痛的性质常有不同表现,如痒、针刺状、火灼感、冰冷感、蚂蚁蠕行感等。幻肢痛严重可伴有同侧感觉过敏、出汗异常、自主神经系统功能不稳定等,可能在排尿或性交时引起幻肢痛加重。极少数情况下幻肢痛非常严重,且难以治疗。虽然在少数情况下幻肢痛可以通过局部神经瘤切除或残端肌肉成形翻修术来缓解,但多数情况下需要更为全面的治疗。患者需要接受全面的心理评估,然后采用如局部神经阻滞和鉴别性脊椎麻醉等诊断措施进行生理性评估。成功的治疗措施可能包括药物治疗、心理治疗、经皮或直接的神经电刺激或联合使用这些方法。

七、儿童截肢的特点

儿童截肢,在操作技术上虽然与成人没有很大的差别,但是对儿童肢体解剖结构和生长发育的因素一定要考虑,截肢的原则有所不同。在儿童截肢的理想水平没有作为限定的常规,然而在儿童要比成人采取更加保守的方法,应尽可能保留残肢的长度。特别是关节离断和邻近骨骺部位的保留比在这部位以上水平的截肢是更可取的。而保留关节和关节远侧骨骺的截肢,比关节离断更可取。一个5岁儿童的大腿中段截肢,由于股骨远端骨骺被切除,到14岁时变成了大腿短残肢。然而一个5岁儿童小腿截肢的短残肢,因为小腿近端骨骺的生长,到14岁时,可能形成一个比较满意长度的小腿残肢,而可以穿戴合适的小腿假肢。

长骨干截肢端的过度生长是由于新骨同位生成的原因,而与近端的骨骺生长无关,骨过度生长的长度在每个截肢的儿童差异很大,有8%~12%的儿童患者需要进行一次或多次残端修整手术,试图用骨骺阻滞方法来防止骨端的过度生长是决不会成功,并且是应该被严格禁止。这个并发症最经常发生在肱骨和腓骨,按顺序发生较少的是胫骨、股骨、桡骨和尺骨。对此最有效的治疗是将多余的骨切除。为了尽量推迟再截肢的时间,应教会儿童及其家长经常用手向残端推移残肢皮肤的方法。

由于儿童生长发育及代谢旺盛的原因,截肢后残肢的耐压和耐摩擦能力要比成人强得多,在成人不能耐受的而在儿童经常可以耐受,儿童的皮肤和皮下组织更耐受在张力下缝合关闭伤口,中厚层皮肤游离植皮比成人更容易提供永久的皮肤覆盖,即使是植皮的皮肤对假肢的耐压性能也较强。术后的并发症一般也不像成人那样严重,甚至可以耐受大面积的瘢痕,儿童截肢后很少有心理问题。断端肌肉的处理应行肌肉成形术,用以覆盖骨端,而不是行肌肉固定术,肌肉固定术对骨远端有损伤,可能造成骨端的过度生长,它导致骨端呈钉尖样,可能穿破皮肤造成感染。用骨膜骨皮质瓣覆盖骨端的方法可以限制骨端不良的过度生长。神经瘤一般很少引起不适,很少因神经瘤需要手术治疗。儿童截肢后的幻肢感很少有烦恼。当截肢年龄较小,幻肢感模糊不清,很少发生幻肢痛。儿童的小腿截肢残端胫腓骨不要行骨成形术,即胫腓骨端融合。因腓骨近端骨骺生长长度所占比例较胫骨近端骨骺生长长度所占比例大,如果胫腓骨端行融合后,由于腓骨较胫骨长,则晚期可造成胫内翻畸形或腓骨头向近端脱位。

儿童对假肢的应用也较成人好,对假肢应用的熟练程度随着年龄而增加,由于儿童的活动能力强,再加上生长因素,所以假肢可能需要经常修理和调整,接受腔也要更换或安装新的假肢(表42-1-2)。

表 42-1-2　截肢儿童的残肢生长异常

残肢	生 长 异 常	发生率
膝下	前弓伴有骨骺板后倾	常见
	胫腓骨前弓内翻	常见
	腓骨比胫骨长,这可能造成:	
	(1)腓骨端被形成的滑囊包裹	
	(2)骨刺突出于皮下可能穿破皮肤周围形成肉芽组织	
	胫骨的过度生长造成骨端突于皮下	较少
膝上	骨盆半侧萎缩、伴有髋外翻和小转子伸长	
(股骨近端2/3)	股骨和髂骨比正常侧小	常见
	骨的过度生长造成骨端突于皮下	极少
	(并且不与皮肤粘连)	

续表

残肢	生长异常	发生率
肘下	桡骨比尺骨过度生长的多,造成蟹状外形	
	桡骨近端骨骺可能倾斜	常见
	尺骨的过度生长突于皮下	很少
肘上	肱骨内翻	常见
	肱骨的过度生长突于皮下	常见
任何水平	骨刺形成,特别发生在股骨的内侧骨刺尖端向下	
	偶尔发生在胫骨的远端	较少

第二节　下 肢 截 肢

　　下肢截肢占全部截肢患者的85%,现在要求截肢后的残肢能具有良好的承重和控制假肢的功能。Burgess 曾反复强调通过截肢手术必须要形成一个强有力的和动力型的残肢,将作为运动和感觉的终末器官。他的这个功能性残肢的概念是残肢要作为足一样的末端器官,假肢起到鞋的作用,这个"足"是使人兴奋和具有挑战性的。

　　在大量文献报道中已经证实,截肢以后康复的效果是直接与截肢水平相关的,膝下截肢患者至少有90%能够应用假肢,而与此相反,膝上截肢患者仅有25%或更少的应用假肢的成功率,虽然有一些因素对这个明显的差别起作用,但主要的因素是在行走时膝上假肢患者要比膝下假肢患者耗能明显增加。因此,很明显在下肢截肢的康复中要想取得更大的成功,就要求我们应该尽可能地在最远的水平进行截肢。

　　既然目前下肢截肢的主要原因是伴有或不伴有糖尿病的周围血管病,所以手术前要正确的判断能够保证伤口愈合的截肢最低水平是非常重要的。过去,最好的评定方法是在手术中通过观察组织的血运来进行临床判定,目前,有一些实验方法可以在手术前帮助我们进行临床评定,包括用多普勒超声和其他方法进行阶段血压的测定;用放射性氙廓清方法测定皮肤血流和经皮氧分压的测定。所有这些实验在判断截肢水平方面是很有价值的,但是尚没有一个能够提供是否在这部位截肢确保伤口愈合好坏的绝对指标。当然,把这些实验综合起来分析就可能提供比较有价值的信息,当这些实验与临床和外科观察相结合,可以提供极为客观的伤口愈合可能成功或失败的根据。选择什么实验是由每个医院和外科医生来决定,经皮氧分压的测定可能对评定更有帮助,将患者在吸氧和不吸氧时测量出的肢体局部氧分压数值相对比,当吸氧后氧分压值增加说明局部组织灌注良好,而没有增加指示局部组织灌注不良,伤口有不愈合的可能性。

一、足部截肢

　　单独一个足趾截肢,虽然通常对站立及步行的干扰较小,在正常步态周期中的支撑期趾起到稳定作用,趾截肢后在正常步行中的站立和行走虽然影响较小,但是对快速行走或跑就产生影响,然而对跳跃的影响就更明显了,因为失去了正常由趾提供的后蹬力。第2趾截趾后会伴有外翻畸形,因为趾很容易向第3趾侧倾斜,需要填充截趾后存留的空隙。其他趾的截肢所造成的干扰比较少。小趾截肢是最常见的,手术指征是它叠压于第4趾上,通常小趾截肢的适应证要比其他4个足趾更多。小趾截肢一般不受到影响,因此小趾很少进行再造手术。全部足趾截肢的患者一般在慢走时影响并不明显,但是当快速行走和跳跃需要足的弹性时就会表现出明显的障碍,并且对下蹲及踮脚尖站立也影响很大。这些患者不需要穿戴假肢,只穿比较合适的鞋就可以了。

　　通过跖骨的截肢,足将造成残疾,其残疾的程度与截肢的水平相关,越靠近跖骨近端部位的截肢,功能损害越大,残疾也就更严重。由于缺少了一个足部运动轴的主要支点,第1和第5跖骨头是蹬离期后蹬力的来源,丧失后对步态会产生影响,这样的截肢患者也不需要穿戴假肢,但是要穿矫形鞋。通过跖骨更近水平的截肢由于失去了前足的支撑和后蹬力,则对行走产生更大的影响,走路就更不方便。前足的大部分截肢或中足截肢将使足丧失更多的功能,仅存有后足或踝的功能。然而有时这样的手术是适应证,特别在糖尿病的患者或是在足的严重创伤。

跖趾关节离断由于足背伸肌肉附着点的丧失,后期将造成足的马蹄畸形。中跗关节离断截肢可能造成严重的马蹄内翻畸形。当需要进行以上两种截肢时就一定要做肌力再平衡的肌腱移位和跟腱延长或切断手术。一些人提出放弃这两种截肢,改为更近端水平的截肢,但是如果对这两种截肢手术在术中和术后处理正确的话,还是可以得到较为满意的结果的。

【适应证】　见截肢术概论。

【禁忌证】　见截肢术概论。

【麻醉】　硬膜外麻醉或腰麻。

【体位】　仰卧位。

【操作步骤】

1. 足趾截肢　切口采用长的跖侧和短的背侧皮瓣,骨的短缩应准许在无张力下软组织覆盖,这比保留趾骨长度更重要。分离屈、伸趾肌腱,使其回缩到预定截骨平面的近端。分离并切断趾神经,切断并结扎趾血管,然后在选择的平面截断趾骨并用骨锉将截骨面锉平。第2趾截趾后会伴有外翻畸形,用保留近节趾骨基底或第2趾切除的方法可以减少或避免外翻畸形的发生,第2趾列切除后用螺丝钉固定,使前足变窄(图42-2-1)。

2. 跖趾关节离断　应该将切断的伸趾肌腱移位固定到背侧的关节囊上,这将有助于跖骨头的抬高,并且可以保持负重时使力量分散。在趾的跖趾关节离断,籽骨经常会回缩到第1跖骨的负重部,导致局部压力增高,形成胼胝和溃疡。为了防止籽骨向后移位,应尽可能保留近节趾骨基底部,将籽骨完整的保留在近节趾骨基底,或用屈短肌腱固定,防止籽骨向近端回缩,这样也就防止了外侧4个跖骨头的突出。因皮肤软组织紧张或感染而不能进行屈短肌腱固定时则应该将籽骨切除。切除籽骨时要连同骨膜一起切除。第5趾的跖趾关节离断术,应将第5跖骨头切除,为了保持足外侧的圆滑外形和减少外侧皮肤受压以至破溃形成溃疡的危险。

3. 足趾列截肢(足趾和跖骨一排列切除)

(1) 第1或第5足趾列截肢(边缘趾列截肢):第1足趾列在走路时起到向后蹬的重要作用,因此第1足趾列长度的保留就比第5足趾列更重要。第5足趾列截肢是经常做的,位于第5跖骨头的跖侧或外侧的溃疡较多见,经常导致骨外露和骨髓炎,第5足趾列截肢可以将全部溃疡切除,且伤口可以达到一期愈合,将第5跖骨从接近基底部切除,这样就可以保持腓骨短肌腱的附着,这是很有利的,假如整个第5跖骨需要切除,则应将腓骨短肌腱再附着到附近的部位,保持足的外翻力量(图42-2-2)。

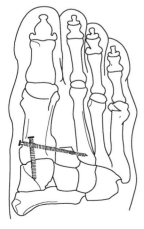

图42-2-1　第2趾列切除
后螺丝钉固定

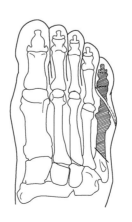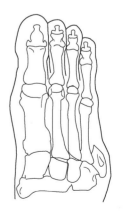

图42-2-2　足趾列截肢

（2）多趾列截肢：假如是因为外伤需要做多排趾列截肢，从力学的角度要尽量保留更多的跖骨，必要时这可能需要做带血管的游离皮瓣移植，特别是在青年人。外侧2个或3个趾列切除后，往往仍可以得到理想的足部支撑功能。在某些特殊情况下，当足的内侧2列甚至3列被切除，经常能保留一个可以负重有感觉的适当有功能的脚。

（3）中央趾列截肢：假如第3和第4趾列需要切除，安全闭合切口经常是困难的，因为第2趾列是固定不动的，在这种情况下进行第5跖骨基底截骨就可能使切口容易闭合。假如不是因为感染禁忌证的话，为了便于切除的手术操作，可以保留一部分跖骨基底，切除能够更方便。在楔状骨部位进行关节离断手术是比较麻烦的，因为显露受限，并且有较强的关节囊和韧带支持，再加上跖跗关节面的角度等原因。另外，在楔骨或骰骨处进行离断术是另一种手术方法。当切口有感染时，应敞开切口，换药观察，根据情况进行二期缝合或植皮等（图42-2-3）。

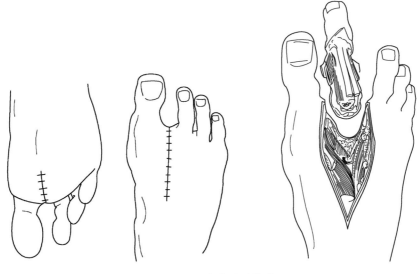

图42-2-3　中央趾列截肢

4. 经跖骨截肢　残留的跖骨长度是非常有价值的，在步态周期的支持末期它是作为杠杆的力臂，但是一个健康的耐用的软组织覆盖比骨的长度更重要。为了在没有张力下闭合皮肤，需要时应将跖骨短缩，足的肌力平衡在手术前就要认真的考虑，特别要注意到跟腱的问题，由于足的杠杆力臂变短，因此需要进行跟腱延长。

手术方法：做跖侧长、背侧短的皮瓣，跖侧皮瓣要包括皮下脂肪及薄层斜形的足底肌肉层。在跖趾关节处去掉足趾，并于预定的截骨水平将跖骨横断。神经在近端仔细分离后切断，神经残端能够缩回到截骨平面近端。在牵拉下切断肌腱，以使其回缩到足内。最后，用跖侧长皮瓣覆盖骨端。应用带有前足填充物的矫形鞋（图42-2-4）。

5. 中足截肢　中足截肢包括跖跗关节离断（Lisfranc 截肢）和中跗关节离断（Chopart 截肢），中足截肢后使足的杠杆力臂明显变短，在正常行走过程中失去了非常重要的由前足行使的后蹬力量和弹跳能力，足的正常三点负重被破坏，由三点负重变成只有足跟部位的一点负重。因此，对单足站立的稳定性也产生极大的影响，造成快速行走、跑和跳的障碍。这两种手术如果不进行肌力平衡，则后期一定会造成足的马蹄畸形，在手术前一定要认真考虑足的肌力平衡问题，特别要注意到足的背伸与跖屈之间的肌力平衡被破坏，因为背伸的肌肉完全被从附着点切断，而仅保留了力量强大的跟腱，没有背伸的肌力与之相对抗，所以一定要在减弱跟腱力量的同时还要重建足的背伸肌力。Burgess 建议切断跟腱，他的这个方法使很多患者在中足截肢后晚期没有出现马蹄畸形，免除了再造手术或进一步再截肢。方法是在跟腱接近附着点部位经皮下切断，这样做可能造成轻度的跟足畸形，使足的后推力量丧失，但是用这个简单的方法却避免了足的马蹄畸形，同时也解除了残端跖侧皮肤受压和残端过度负重引起的疼痛问题。

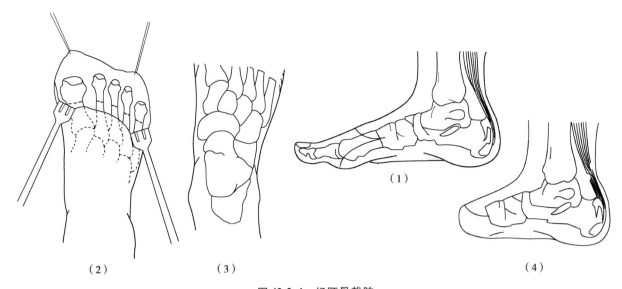

图 42-2-4　经跗骨截肢
(1)切口;(2)足背侧截骨平面;(3)足跖骨截骨平面;(4)缝合切口

通常为了预防足的马蹄内翻畸形,需要进行跟腱延长,同时可以根据需要选择和利用适当的肌腱进行肌腱移位手术,如可以利用胫前肌、胫后肌、伸趾长肌、伸长肌或腓骨肌等肌腱通过骨的钻孔固定到足背侧的适当部位,来重建足的背伸力量,达到肌力平衡的目的。

跖跗关节离断(Lisfranc 截肢)、中跗关节离断(Chopart 截肢),这两种手术都是采用跖侧长背侧短的皮瓣,只是截肢的部位不同,进行伸肌移位时也有差异。Chopart 截肢是仅保留了距骨和跟骨,则伸肌是被移位到距骨上。为了 Chopart 截肢需要安全和稳定的假肢,可以应用踝足矫形器式样的假肢或者改变成一个后方开窗样式接受腔的假肢。以上两种截肢如果处理恰当并没有发生晚期马蹄内翻畸形,其功能就比赛姆(Syme)截肢要好(图 42-2-5)。

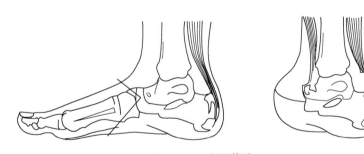

图 42-2-5　中足截肢

6. 后足截肢　Boyd 截肢和 Pirogoff 截肢这两种手术主要应用于儿童,因为它与赛姆截肢相比保留了较多的肢体长度和骨骺生长中心,不存在足跟垫移动的问题,改善了接受腔的悬吊,但是此手术在周围血管病缺血坏死的足尤其是伴有糖尿病者一定慎用或禁用。增加的长度使假肢装配比赛姆截肢的假肢要复杂。

(1) Boyd 截肢:此截肢的效果较好,残肢端可以负重,肢体短缩的比赛姆截肢要少,而且不会发生赛姆截肢有时造成的足跟皮肤后移。

【操作步骤】　做一个较长的跖侧皮瓣和一个较短的背侧皮瓣。经过跗骨间关节截除前足。它包括距骨切除、跟骨上移、行胫骨下端与跟骨融合术。其跟骨的距面要与地面相平行。为了确保骨端对位和融合,可以采用一些相应的固定方法,如用斯氏针、松质骨螺钉、加压外固定架等,这种截肢以后穿戴的假肢式样比较好(图 42-2-6)。

(2) Pirogoff 截肢:此截肢是将胫骨与部分跟骨固定,即跟骨前半部切除,剩余的后半部分与足跟皮肤一并向前上方旋转90°与胫骨远端关节面垂直,行融合术。为了确保骨端对位和融合,也可以应用 Boyd 截肢手术的各种固定方法。这种截肢方法与 Boyd 截肢相比并没有什么益处,而且技术更困难(图 42-2-7)。

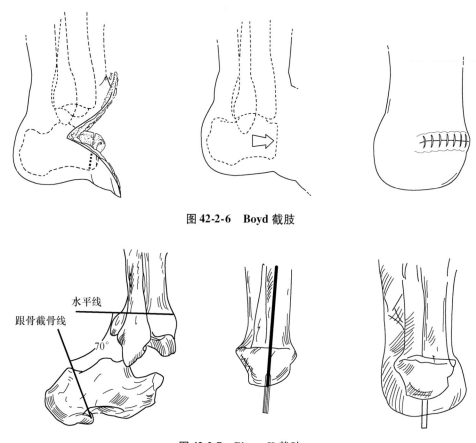

图 42-2-6　Boyd 截肢

图 42-2-7　Pirogoff 截肢

7. 部分跟骨切除　部分跟骨切除是切除跟骨后部隆突,应被认为是足后部截肢,手术适应证是足跟部有大的溃疡或跟骨骨髓炎,这个手术可能是替代小腿截肢的一个选择。

从距下关节的后缘到跟骰关节的下角沿一条直线,用截骨刀将跟骨整个后突切除,用石膏托将足固定在马蹄位,目的是使后方的皮肤放松,保持在无张力下以利于切口愈合。因为跟腱已切断,所以长时间的马蹄位固定不会造成问题,以后应用带有一个缓冲足跟垫的踝足矫形器样式的假肢(图 42-2-8)。

8. 踝部截肢(Syme 截肢)　赛姆截肢不仅可以获得最适合需要负重的残端,并且在残端与地面之间提供了很大的空间,为安装某些类型的人工假脚创造了条件,不太需要穿戴假肢后的行走训练。截骨水平是在胫腓骨远端,距离踝关节面 0.6cm 处,足跟皮瓣坚韧耐磨,保证了残端直接负重的能力。对这个截肢来讲,当残端皮肤软组织条件良好时是下肢截肢中非常满意的功能截肢水平,而当残端皮肤软组织条件不良时它是绝对无价值的,因此必须在近端再截肢,所以对赛姆截肢来讲没有中间的选择。造成不良的赛姆截肢残端一般有两个原因,其一是足跟的脂肪垫向后内侧移位,其二是手术中在关闭皮肤时

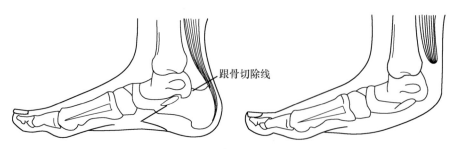

图 42-2-8　部分跟骨切除

将两侧有良好血运的狗耳朵修剪的过多,造成足跟皮肤血运不良,甚至缺血坏死,但是这两种并发症都可以在手术中加以预防。由于残肢端显得有些臃肿,使假肢的末端有些膨隆,为了这个缘故赛姆截肢一般在妇女要慎用。典型赛姆截肢的假肢包括一个可成形的塑料接受腔,在接受腔的内侧方要开一个窗,为了使较大的残肢端能够通过狭窄的接受腔;一个硬踝和有缓冲足跟的假脚(SACH)。Sarmie 介绍了一种改良的赛姆截肢手术方法,主要目的是减少残肢端的膨隆,可以应用式样更好的假肢,他的建议是将胫腓骨远端内外踝的突出部分进行适当的切除,这样残肢端就不那么膨隆了,就可以穿戴一个不需要再开窗且比较适合的样式好的假肢。因为一些新型弹性足的应用,赛姆截肢者受益于储能技术。假肢的接受腔不需要像小腿假肢那样高到髌韧带的部位,假肢的接受腔是自行悬吊。

在儿童赛姆截肢是可取的,它保留了胫腓骨远端的骨骺。应该强调的是赛姆截肢与踝关节离断术是截然不同的两种手术,踝关节离断术是被禁忌的。

【操作步骤】 赛姆截肢仅仅应用足跟部长的后方皮瓣,切口开始在外踝的远端,横行通过踝关节的前方,终止到内踝下方大约 1cm 处,然后切口垂直向下,横过足底到达外踝远端与切口的起点相汇合,足跖屈位,将前方踝关节囊切开。切断内侧三角韧带和外侧跟腓韧带。切开后关节囊,将跟腱于接近跟骨附着处切断。分离跟骨内外侧软组织,沿跟骨跖面行骨膜下剥离,仅保留足跟皮瓣,注意保留完整的皮下脂肪及其间隔,因为它是一种特殊的耐压组织。将足骨全部切除。于胫骨远端距离关节面0.6cm 处做胫腓骨截骨,要求站立位时截骨面与地面平行,在不减弱假肢悬吊能力的情况下可将内外踝的骨隆突切除一部分。胫后神经血管束不要与皮瓣分离,于皮瓣的远端结扎切断。为了避免足跟脂肪垫向后滑移,将跟腱固定到胫骨远端后方的钻孔处,胫前肌、趾长伸肌、长伸肌于切断前用丝线缝合作标记,于标记远侧方切断,最后将这些肌腱与足底部保留的跟骨骨膜相缝合,并将跟骨骨膜和内层的深筋膜与胫骨前下方骨膜相缝合,使之与胫骨远端相融合。最后将足跟皮瓣的前缘与前方皮肤间断缝合,两端形成的狗耳朵因为含有供应足跟皮瓣的血管,所以不要将其切除,而且以后残肢经过弹力绷带包扎,形成的狗耳朵会逐渐消失(图 42-2-9)。

二、小腿截肢(膝下截肢)

根据 Burgess 等人报道对周围血管病进行小腿截肢85% 以上是成功的,目前这种手术已经广泛开展,成为很常用的截肢手术。在下肢截肢患者的成功康复中膝关节的保留是非常重要的,一个小腿截肢的健康成年人,如果残肢条件及穿戴的假肢都比较好时,他走路的姿态几乎可以接近正常,当以一般的速度行走时,可能别人不会发现他是一个小腿截肢者,并且可以跑和跳。然而与此相反,在膝关节离断或更高水平的截肢就完全不同了。目前,关于小腿截肢,在截肢部位选择、手术技术和术后处理等方面已经发生了很大变化,基本上手术被分成两大类,即非缺血肢体和缺血肢体的截肢手术。这两种手术的主要区别是截肢部位选择、皮瓣的处理、肌肉固定和骨端成形术应用方法的不同。

在非缺血肢体截肢部位选择是在小腿中下 1/3 的交界处,也即是相当于腓肠肌腱腹交界处。皮瓣的样式可以是前后等长的、前长后短的、小腿后方加长的肌皮瓣或根据实际需要的非典型皮瓣。要进行肌肉固定(就是将切断的肌群在生理张力下缝合到骨端)和肌肉成形术(即相对应的肌肉断端互相对端缝合)。近年来,为了获得残肢端的良好负重及小腿假肢的侧向稳定性(假肢对腓骨的侧向压力,腓骨越长承受外侧压力的面积亦越大,单位面积所受压力就越小,故能获得更佳的侧向稳定性),目前主张行胫腓骨远端融合术。其优点是断端稳定,断端可以负重且增加断端负重面积,避免发生腓骨外展畸形,增加腓骨的侧向稳定性,骨膜成形后可保持正常的骨髓腔内压力,有助于改进骨端的循环状态。骨膜成形融合术的方法是胫腓骨端截骨在同一水平,利用胫骨和腓骨截骨端的骨膜瓣互相缝合架桥使之融合的方法。

【适应证】 见截肢术概论。

【禁忌证】 见截肢术概论。

【麻醉】 硬膜外麻醉或腰麻。

【体位】 仰卧位。

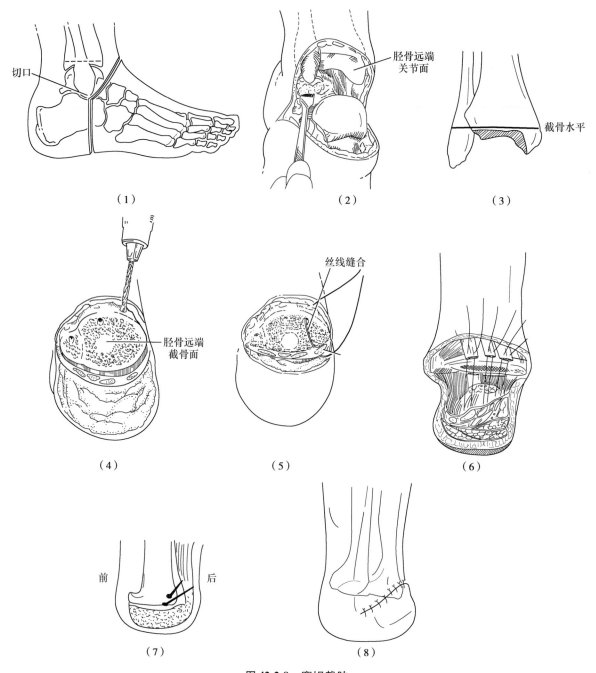

图 42-2-9　赛姆截肢

(1)切口;(2)暴露踝关节;(3)截骨水平;(4)钻孔;(5)导入丝线;

(6)缝合伸肌腱;(7)固定跟腱;(8)闭合切口

【操作步骤】　以切口为小腿后方加长的肌皮瓣为例,切口的起始点位于小腿内外侧,前后径的中点,预计截骨的水平。其后方皮瓣长度略大于小腿截肢平面的前后径,其前方半弧形切口基本与预计的截骨水平相一致。在切取肌皮瓣时应该在切开的同时将皮下组织与深筋膜及腓肠肌间断缝合,避免肌肉与皮下组织分离。将胫前、胫后动静脉血管于截骨水平近端结扎切断。胫前及胫后神经按照神经切断的处理原则(神经断端结扎或神经外膜结扎闭锁)于截骨水平近端切断。将小腿全部肌肉(除腓肠肌以外)在预计的截骨水平切断。行胫腓骨端骨膜成形融合术(具体方法见第一节截肢的手术原则)。在距离胫骨截骨端 3mm 处,用细钻头或克氏针由前向后贯通胫骨钻孔,与截骨水平相邻的腓肠肌在正常张力下,用可吸收线通过胫骨后方的钻孔进行缝合固定。将后方的腓肠肌肌皮瓣包向前方。腓肠肌端用可吸收线通过胫骨前方的钻孔进行缝合固定。最后将小腿前外侧的肌肉断端与腓肠肌断端用可吸收线互相缝合（即肌肉成形术）。关闭伤口。于内外侧各放置一枚橡皮引流条。伤口包扎后,膝关节伸直位用前后方向的 U 形石膏固定。

　　在缺血肢体截肢部位的选择通常是在比非缺血肢体较高的水平,其长度一般不要超过膝下 15cm;皮瓣的样式是强调应用小腿后方加长的肌皮瓣,因为小腿前方的血液供应比小腿后方要差很多,当小腿血运是处在临界状态时只可做肌肉成形术,不要进行张力下的肌肉固定术,因为这可使血供已经处于临界状态的情况进一步恶化,当然更不能进行骨端成形术(图 42-2-10)。

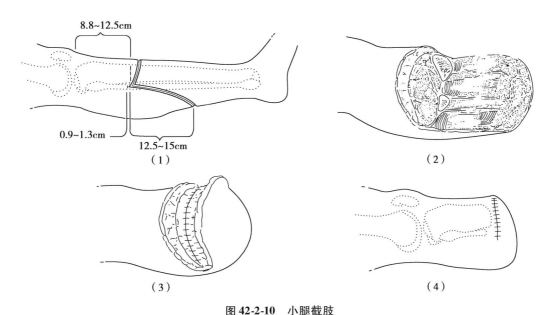

8.8~12.5cm

0.9~1.3cm

12.5~15cm

（1）

（2）

（3）

（4）

图 42-2-10　小腿截肢
（1）切口;（2）后侧肌皮瓣;（3）后侧肌皮瓣由后前翻转与前侧皮瓣会合;（4）缝合切口

三、膝关节离断

　　膝关节离断是理想的截肢部位,股骨髁提供了极好的残肢端负重平台,新型接受腔和四联杆膝关节假肢的设计及应用提供了步行摆动期可控制的膝关节结构,解决了这个部位截肢后有关假肢穿戴的一系列问题。四联杆膝关节的应用使走路时关节更加稳定,虽然这种水平截肢的许多优点已经在儿童和青年人被证明,同样它也适合老年人特别是因周围血管病需要截肢的患者,目前已把膝关节离断作为理想的截肢部位,这种手术已得到普遍的认同。实践证明膝关节离断假肢在穿戴舒适、行走功能以及步态等方面都明显优于大腿截肢所装配的假肢,并且对假肢应用的步行训练也比大腿假肢要容易得多。

　　【**适应证**】　见截肢术概论。

　　【**禁忌证**】　见截肢术概论。

　　【**麻醉**】　硬膜外麻醉或腰麻。

　　【**体位**】　仰卧位。

　　【**操作步骤**】　选择后方加长的腓肠肌肌皮瓣或前长后短的舌形皮瓣(前方皮瓣长度达到胫骨结节的远端,后方皮瓣长度要大于膝关节前后径的 1/3);髌韧带从胫骨结节附着部切断;将髌骨切除;十字韧带从胫骨棘切断;游离和结扎切断腘动静脉;切断腘神经和腓总神经,将神经残端结扎或将神经外膜纵行切开,把神经束剥离,切断神经束,再将神经外膜结扎闭锁,使神经纤维被包埋在闭锁的神经外膜管内。腘绳肌腱从小腿的附着部切断,腓肠肌的内外侧头从股骨髁后方切断;小腿从膝关节离断。股骨髁不需要再塑形;将髌韧带及腘绳肌腱与十字韧带相缝合;关闭皮肤切口;于内外侧各放置一枚橡皮引流条。伤口包扎后,用前后方向的 U 形石膏固定。这将会形成一个适合假肢佩戴,功能良好的截肢残端(图 42-2-11)。

　　Mazet 与 Hennessy 建议切除股骨髁的内侧、外侧及后侧面一部分,有助于假肢接受腔的穿戴。

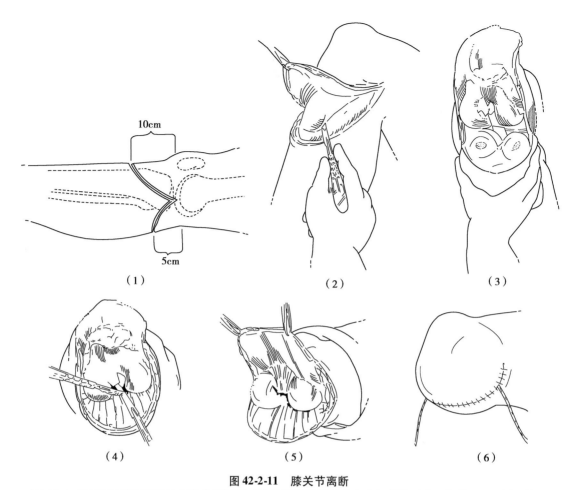

10cm

5cm

（1）　　　　　　　　（2）　　　　　　　　（3）

（4）　　　　　　　　（5）　　　　　　　　（6）

图 42-2-11　膝关节离断

（1）切口；（2）髌韧带从胫骨结节附着部切断；（3）从胫骨嵴附着点完全切断前后交叉韧带；（4）游离、结扎、切断腘动静脉和神经，小腿从膝关节离断；（5）髌韧带和腘绳肌腱与交叉韧带缝合固定；（6）缝合切口

四、大腿截肢（膝上截肢）

大腿截肢发生率占第二位，仅次于小腿截肢，因为这个截肢手术使患者丧失了膝关节，所以在穿戴假肢的康复训练方面就更困难，并且需要花费更长的时间，假肢的代偿功能要比小腿假肢低很多，行走的安全性和步态也明显的差，行走时的能耗几乎比小腿截肢多一倍。在大腿截肢中要尽可能保留残肢长度是极其重要的，因为长的残肢可以提供一个强有力的杠杆力臂，对假肢的控制能力是非常有利的。随着假肢技术的改进，对大腿残肢生物力学的研究，要求残肢末端负重，其优点是：坐骨结节承重的假肢，体重力线是通过坐骨结节的前外侧，引起骨盆前倾，同时伴有腰前突加大，当残肢端负重时，力线接近正常，故不造成腰前突增大；残肢末端负重，反作用力被残肢末端感觉，容易获得假肢膝关节的稳定性，对假肢控制有利。

【适应证】　见截肢术概论。

【禁忌证】　见截肢术概论。

【麻醉】　硬膜外麻醉或腰麻。

【体位】　仰卧位。

【操作步骤】　皮肤切口可采用大腿前长后短、前后等长或内外侧等长的舌形皮瓣，或根据具体情况的非典型皮瓣。沿前方切口切断股四头肌，并向近端返折达截骨平面，作为肌肉筋膜瓣。在截骨平面近端的股管内双重结扎并切断股动静脉。游离坐骨神经，切断坐骨神经，将神经残端结扎或将神经外膜纵行切开，把神经束剥离，切断神经束，再将神经外膜结扎闭锁，使神经纤维被包埋在闭锁的神经外膜管内。截断股骨,残留的骨端须锉修成圆滑的外形。Hampton 主张,将股骨截骨端的外侧应该修成斜面,以利于截骨端与假肢接受腔外侧壁之间形成更好的压力分布。为了获得残肢末端负重,肌肉的处理方法是,将股骨放在内收 15°位,将内收大肌在张力下,通过钻孔缝合固定到截骨残端的外侧骨皮质上,尤其是大腿上 1/3 部位的截肢此种肌肉处理方法更为重要,不然,在大腿短残肢经常发生髋关节外展畸形,对假肢穿戴不利。通过钻孔把股四头肌缝合固定到截骨残端的后侧骨皮质上,保持股骨干于正常的伸直位,再将后和外侧肌肉与这两组肌肉相缝合(图 42-2-12)。关闭皮肤切口,于内外侧各放置一枚橡皮引流条。伤口包扎后,用内外侧的 U 形石膏固定,内侧石膏近端达会阴部的下方,外侧石膏近端要超过髋关节以上,保持髋关节于内收 15°和完全伸直位。此手术可使肌肉保持生理紧张状态,由于肌肉可以发挥生理功能,减少了肌肉萎缩,保持残肢周径,形成圆柱状的残肢,以利于假肢接受腔的适合和悬吊(图 42-2-13)。

儿童大腿截肢与成人不同,一定要考虑到残肢的生长发育,要尽量保留残肢长度,膝关节离断比经股骨截肢更可取。股骨远端骨骺是股骨主要纵向生长的骨骺,约占 70%,股骨截肢后,股骨生长发育滞后,而周围软组织发育滞后的较少。肌肉断端的生长使残肢端肥胖臃肿,而相对的骨骼支架变小;既使

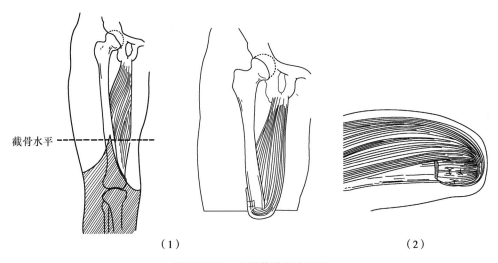

截骨水平

（1）　　　　　　　　　　（2）

图 42-2-12　大腿截肢肌肉固定
（1）内收肌固定;（2）股四头肌固定

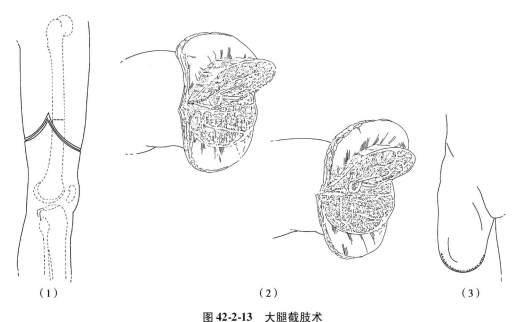

（1）　　　　　　　　　（2）　　　　　　　　　（3）

图 42-2-13　大腿截肢术
（1）皮肤切口及截骨平面;（2）将股四头肌及筋膜修剪成肌筋膜瓣;（3）截肢完成

儿童行膝关节离断,股骨的生长发育也会相对延迟;在大腿截肢,由于髋关节周围肌肉张力的改变可以导致髋臼发育不良,甚至可能造成髋关节半脱位。

第三节　上 肢 截 肢

每一位进行上肢截肢的外科医生都要牢牢地记住仅保留一个正常功能的小手指也比前臂截肢后安装目前世界上最高级的假肢的功能要好得多。上肢假肢与下肢假肢的代偿功能完全不同,下肢的主要功能是站立和行走,所以对下肢假肢最主要的要求是稳定,能负重,悬吊好,假肢的关节活动可以被残肢随意控制。目前的下肢假肢已经完全可以达到以上要求,不仅可以行走而且还能跑和跳。上肢的主要功能是要完成人的日常生活活动能力和劳动。手具有非常灵巧和协调能力,可以从事精细的作业,并且手又是非常重要的感觉器官和与他人交流的器官。目前即使是最高级的智能型假手也不能完成上述要求,不能较好的代偿手的功能,因此在施行上肢截肢之前一定要慎之又慎,经过外科判断和根据实际情况作出必须截肢时,就要尽量想方设法保留肢体长度。上肢截肢后的残肢功能和假肢的代偿功能随着截肢水平的升高而逐渐减少。因此,随着截肢水平的升高患者对假肢的拒绝率也在提高,对高位上臂截肢、肩关节离断和肩胛带离断应该应用外能源的假肢即电动假肢,因为每天大部分的日常生活活动只用一个健侧上肢就能比较满意地完成,所以在高位截肢者由于穿戴假肢重量的问题可能超过了给他带来的好处,即使是高级的外能源假肢也是如此。

截肢手术后即刻安装临时假肢或术后早期安装的临时假肢对腕关节离断、前臂截肢或肘上截肢的患者都是十分有价值的,这些临时假肢的应用可以进行早期康复训练,鼓励患者早期恢复使用双手的活动,减少对肢体丧失的心理打击,并且降低对假肢的拒绝率。

【适应证】　见截肢术概论。

【禁忌证】　见截肢术概论。

【麻醉】　臂丛神经阻滞。

【体位】　仰卧位。

【操作步骤】

1. 手部截肢　对手的急性外伤性截肢在条件准许时要应用显微外科技术进行再植手术。而通过手指和手掌的截肢应该是一个拯救性的手术,它的手术目的是尽可能保留受损伤与未受损伤部分的手功能,缩短愈合时间,减少永久性的残疾和防止持续性的疼痛,在允许的情况下要努力做到保留残肢的长度、关节的活动度和皮肤的感觉,当需要进行多指截肢时要尽量保留手的捏和握的功能。

2. 腕部截肢　经腕截肢和腕关节离断的残肢其功能要优于经前臂截肢的残肢,因为它保留了正常的远端尺桡关节,保留了前臂的全部旋前和旋后功能,尽管只有50%的旋前和旋后被传递到假肢,但是这些旋转活动对患者是非常重要和有价值的。所以为了达到保留下尺桡关节应该尽量作出最大的努力,并且腕部截肢还提供了一个比较长的杠杆臂,使得对假肢的控制能力更强。经腕截肢后保留了桡腕关节的屈伸活动,因为这个运动也能被假肢所利用,虽然经腕截肢的假肢装配有一定的困难,但是目前由技术熟练的假肢技师完全可以完成。比较薄的人工腕关节假肢已被制造和应用,克服了以前人工手或假肢钩手比健侧手长出来很多的缺点,现在已可以安装既美观又有良好功能的腕关节离断假肢。

(1) 经腕骨截肢术:作掌侧长背侧短的皮瓣,长度比例为2:1。切断屈指和伸指肌腱。将屈腕和伸腕肌腱从附着点游离。将正中神经、尺神经和桡神经的终末支切断。结扎并切断桡动脉和尺动脉。用锯横断腕骨,边缘锉圆滑平整。然后,将屈腕肌腱和伸腕肌腱固定到腕骨上,以保留腕关节的屈伸活动。关闭切口。

(2) 腕关节离断术:作掌侧长背侧短的皮瓣,长度比例为2:1。切除桡骨茎突和尺骨茎突。避免损伤下尺桡关节和三角韧带,这样就保留了前臂的旋前和旋后活动,并避免了关节疼痛,关闭切口(图42-3-1)。

3. 前臂截肢(肘下截肢)　在功能上根据残肢的长度分为以下几种类型:

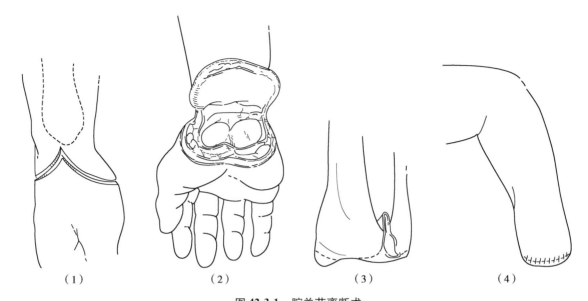

（1）　　　　　　　　　（2）　　　　　　　　　（3）　　　　　　　　　（4）

图 42-3-1　腕关节离断术
（1）切口；（2）解剖，切断腕关节掌侧结构；（3）切除桡骨茎突和尺骨茎突；（4）缝合切口

（1）　前臂极短残肢：残肢长度少于健侧的35%，保留了肘关节屈伸力量，但是旋前圆肌力弱，由于肱二头肌的存在，所以残肢易处于旋后位。

（2）　前臂短残肢：残肢长度为健侧的35%～55%，前臂的旋前方肌全部和旋前圆肌的一部分被切除，而旋后肌保留，旋后力强。

（3）　前臂中残肢：残肢长度为健侧的55%～80%。

（4）　前臂长残肢：残肢长度大于健侧的80%。

在前臂中、长残肢，前臂的旋前肌和旋后肌都几乎被保留，因此在功能上是较理想的残肢。前臂的旋转角度与残肢长度有关，残肢越短，前臂的旋转角度就越小。为了保留前臂的旋转活动，肘关节的屈伸活动和力量，应尽量保留前臂的长度。若能保留充分长度，尚可以考虑行前臂分叉手术，或行足趾移植再造手功能的手术。通过前臂近1/3的截肢，甚至很短的肘下截肢，如残肢长度仅剩3.8～5cm，这样短的前臂残肢也比肘关节离断或肘上截肢的残肢功能要好，从功能的观点出发保留患者自己的肘关节是非常重要的。应用改进的假肢装配技术，例如安装一个带有倍增式铰链的分开型接受腔的假肢，可以使很短的前臂残肢获得比较满意的功能。

桡尺骨在同一水平截断，进行肌肉固定和肌肉成形术，在前臂近端截肢时，残肢短于5cm时，假肢接受腔的适合有困难，可以将肱二头肌腱从桡骨近端附着部切断并切除2.5cm，这将相对延长了残肢的长度，以增加假肢接受腔的适合度，即使肱二头肌被切断失去了功能，由于肱肌的作用肘关节仍然可以保留一定的屈曲能力（图42-3-2）。

4.　肘关节离断　肘关节离断是一个理想的截肢平面，因保留了正常的肩关节活动，上臂的活动性能良好，由于肱骨髁的骨性膨隆，对假肢的悬吊和控制能力强，肱骨的旋转能传至假肢，可以安装肘关节离断假肢。如果截肢平面是在肘关节以上的肱骨，肱骨的旋转功能便不能传至假肢，则就需要安装带肘部旋转盘的假肢。

【手术方法】　将前臂屈肌群从肱骨内上髁位于距起始部1cm处切断。起于肱骨外髁部的前臂伸肌群在肘关节远端5～6cm处横行切断。关节完全离断后，要保留完整的肱骨关节面，将肱三头肌腱与肱二头肌腱、肱肌残端缝合，将肱骨外髁部的伸肌群肌膜瓣修整后与肱骨内上髁残留屈肌断端相缝合，覆盖肱骨远端关节面（图42-3-3）。

5.　上臂截肢（肘上截肢）　上臂截肢是被确认为从肱骨远端的髁上到肱骨近端的腋窝皱褶区域内任何水平的截肢，当超出此范围更远的截肢，像经肱骨髁的截肢，其假肢装配和功能与肘关节离断相同；

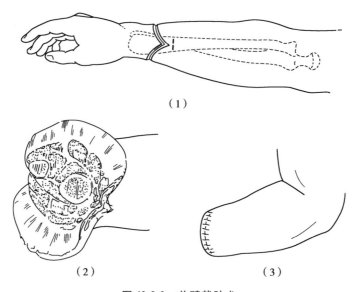

图 42-3-2　前臂截肢术
(1)切口与截骨平面;(2)前臂尺、桡骨截骨及掌、背侧肌肉、
神经和血管切断;(3)缝合切口

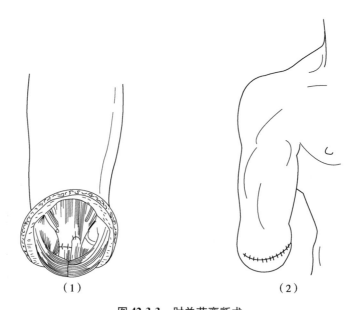

图 42-3-3　肘关节离断术
(1)肘关节离断后将肱三头肌腱与肱二头肌腱、肱肌残端缝合;(2)缝合切口

　　而在腋窝皱褶以上近端的截肢,其假肢装配和功能与肩关节离断相同,虽然在腋窝皱褶水平或更近端的截肢必须安装肩关节离断假肢,但是由于肱骨近端被保留,那是非常有价值的,它保留了肩关节的正常外形,从美观上是需要的,同时也对肩关节离断假肢的适配、悬吊和稳定性能有利。

　　肘关节以上截肢患者的假肢必须具有内部肘锁装置和肘部旋转盘。肘关节的扣锁装置应在接受腔的远端3.8cm,而且为了美观,应与健肘在同一水平。因此,在施行髁上部位截肢时,至少距离肘关节面3.8cm部位截骨,为了给安装假肢的肘关节装置留有可利用的空间。

　　【手术方法】　作前后等长的皮瓣,皮瓣长度要大于上臂截骨平面直径的一半。双重结扎、肱动脉和静脉。按照神经处理原则切断诸神经。在截骨平面远端1.3cm切断前筋膜室的肌肉,在截骨平面远端4~5cm处切断肱三头肌。截断肱骨后,骨端锉圆滑。在距离骨端0.3cm处前后各钻一孔,将前后方的肌肉用丝线通过骨孔缝合固定,再将肱三头肌拉向前方覆盖截骨端,并于前室的肌肉断端互相缝合。放置橡皮引流条,关闭切口(图42-3-4)。

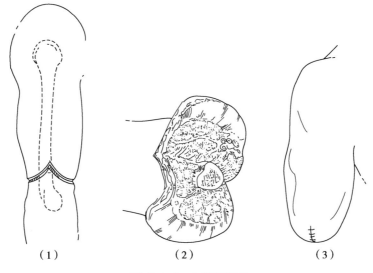

（1）　　　　　　　　　　　（2）　　　　　　　　　　　（3）

图 42-3-4　上臂截肢术
（1）切口；（2）截肢残端；（3）缝合切口

（崔寿昌　李建军）

第四节　肿　瘤　截　肢

一、概论

20 世纪 70 年代以前,骨的恶性肿瘤的常规治疗是截肢术,但多数患者最终会死于肿瘤转移。近 40 年来,恶性肢体肿瘤保肢技术的发展以及新辅助治疗的发展,使得愈来愈多的患者得以保肢。然而,目前仍有 10% ~ 15% 的肢体恶性肿瘤患者需要截肢治疗。

在确定截肢平面时,因肿瘤而进行的截肢手术与非肿瘤截肢有所不同。肿瘤截肢首先要遵循肿瘤学的原则,因此截肢平面较高,这就使得术后残肢较短。实际上,由于原发骨与软组织肿瘤经常位于肢体近段,肿瘤患者经常需要接受诸如肩胛带截肢术、半骨盆截肢术等非常高位的截肢。这些靠近躯干的肿瘤通常体积巨大,血供异常丰富,术中容易出现失血性休克,需要采取一定的策略控制出血才能完成手术。同时这些肿瘤可能会累及盆腔或胸腔脏器,术中可能需要同时切除肿瘤累及的脏器,这就需要泌尿、普外、妇科、胸科、血管外科等多学科合作。由于肿瘤患者能否术后及时接受化疗或放疗关系到患者最终生存率,所以肿瘤截肢还应更加重视软组织覆盖,力保伤口一期愈合。

就外科手术步骤而言,肿瘤截肢与前述的其他原因导致的截肢并无差异。但肿瘤截肢本身存在两个独有的特点:一是确定截肢平面首先要要遵循肿瘤切除原则;二是目前非常高位的截肢绝大多数见于骨与软组织肿瘤领域。手术巨大、风险高,需要骨肿瘤科高年资医生完成手术。本节讲述肿瘤截肢的适应证、肿瘤截肢平面的确定和非常高位肿瘤)截肢技术以及几种特殊的骨肿瘤截肢技术。

肿瘤截肢的适应证如下:

1. 局部切除保肢的复发率高于截肢。

（1）重要血管神经被肉瘤包绕。单纯的血管受累时,可以考虑局部切除+血管移植。如果重要神经同时受累,保留神经会影响整个肿瘤切除边界,则需要截肢。

（2）病理骨折导致的肉瘤假包膜破裂会使肿瘤细胞种植到骨折周围的血肿中。肿瘤对化疗反应良好者可以考虑保肢而不影响最终生存率。除此之外,仍要考虑截肢以获取足够的手术切除边界。

（3）不恰当的活检,包括活检部位选择不当或软组织污染范围过大,均需截肢。

（4）肉瘤被当作良性肿瘤接受不恰当的囊内切除手术,局部存在广泛肿瘤污染,而肿瘤对化疗反应不好者考虑截肢。当然,对化疗反应好、肿瘤能够获得阴性切缘的病例可考虑保肢治疗。

（5）保肢术后肉瘤局部广泛复发或复发病灶累及重要血管神经。

（6）肢体局部原发癌，包括恶性黑色素瘤、皮肤鳞癌等，广泛侵犯周围组织，无保肢条件。

2. 局部切除肿瘤会造成广泛的肌肉缺失，利用残留的肌肉无法重建一个有功能的肢体，而截肢手术可以明显的提高患者的生活质量。

3. 骨骼未成熟，上肢的重建可以不考虑这个问题。对于下肢的重建，预测双下肢不等长会超过 6~8cm 时，要考虑截肢或行旋转成形术。虽然传统上年龄小于 10 岁不建议保肢，但随着肢体延长技术以及可延长假体、半关节假体等儿童肿瘤型人工关节的发展，骨骼未成熟作为保肢禁忌证的理念正在逐渐被淡化。

4. 局部感染。存在局部感染的部位一般禁止应用金属置入物或大块同种异体骨，故原发肿瘤切除时如果局部存在感染，则无法行骨关节重建术，多建议截肢。

肿瘤保肢手术、人工关节重建术后出现的深部感染，多数患者可以通过人工关节取出、抗生素骨水泥临时假体置入及全身应用敏感抗生素控制感染后考虑再次关节置换术。对于少数通过上述方法仍无法控制局部感染的患者，可考虑截肢。

5. 患者经济状况差时，截肢是一种较为廉价的手术方式，可以暂时省下一笔骨关节重建费用。然而，患者术后需要间断更换假肢，同样需要一笔费用。

6. 肢体转移瘤或原发肿瘤无法彻底切除，但肿瘤引起的剧痛保守治疗无效；或肿瘤包块巨大影响患者运动，甚至出现破溃、出血、恶臭、感染，严重影响患者生活质量甚至危及生命时，姑息性截肢也是一种治疗选择。

7. 其他原因，包括患者主观拒绝保肢治疗或存在精神疾病、术后无法配合保肢术后的功能锻炼等。

肿瘤截肢的禁忌证如下：

1. 患者一般情况差，无法耐受手术。

2. 肿瘤巨大，局部软组织条件差，无法闭合截肢后的伤口。

与非肿瘤截肢术不同，除了伤口愈合问题外，确定肿瘤截肢平面时，要优先考虑肿瘤复发的问题而不是功能缺损的问题。通过肿瘤截肢为囊内手术；通过反应带截肢为边缘手术；通过正常组织截肢，但保留部分受累的间室为广泛除手术；同时切除了整个（或多个）肿瘤累及的间室的截肢为根治手术。肿瘤截肢的首要目的是治愈肿瘤。对于肢体肿瘤患者，无保肢指征而又无远处转移迹象时，医生在选择截肢平面时要追求能够广泛切除肿瘤。肿瘤广泛累及肩胛带、下肢带时，由于其可能与内脏粘连甚至侵犯内脏，部分患者即便行肩胛带离断或半盆截肢也无法获得广泛切除边界。这时，肿瘤截肢是一个姑息性手术，目的是为缓解症状、提高生活质量。此原则不适用于极少数交界性肿瘤，如硬纤维瘤。硬纤维瘤有其独特的生物学行为，即便包绕重要神经血管，也首先建议行保肢手术，姑息切除肿瘤。

肢体的原发恶性骨肿瘤发生淋巴结转移的较少，一旦出现骨转移，被认为是Ⅳ期（2010 AJCC 分期），即肿瘤晚期；而软组织恶性肿瘤出现区域淋巴结转移，仅被认为是肿瘤Ⅲ期（2010 AJCC 分期）。这是由于 Riad 等回顾了 1066 例软组织肉瘤患者，其中 39 例（3.9%）出现了区域淋巴结转移。孤立性淋巴结转移的患者和同时存在系统和淋巴结转移患者的 4 年生存率分别为 71% 和 21%。前者的生存率与其他Ⅲ期软组织肉瘤（T_{2a}，T_{2b}，N_0，M_0，G_3）相似，故 2010 AJCC 分期将伴有孤立区域淋巴结转移的病例由Ⅳ期肿瘤降级为Ⅲ期肿瘤。

血管肉瘤、胚胎样横纹肌肉瘤和上皮样肉瘤出现区域淋巴结转移的发生率分别为 13.5%、13.6% 和 16.7%。同样，恶性黑色素瘤患者、肢体鳞癌患者同样会出现区域淋巴结转移。这些患者在截肢时，术前要通过 PET-CT 或 MRI、B 超详细评估区域引流淋巴结，出现孤立性区域引流淋巴结转移的患者，截肢的同时需要同时清扫相关的引流淋巴结群。

二、肩关节离断术

就总体而言，创伤是上肢截肢最常见的原因。然而，绝大多数肩关节离断术用于肿瘤患者。近年来，随着 Tikhoff-Linberg 保肢手术的广泛应用，肩关节离断术应用已经明显减少。

【适应证】　见肿瘤截肢概论。

【禁忌证】　见肿瘤截肢概论。

【麻醉】 全麻。

【体位】 患侧肩部下垫高,使躯干与手术台呈45°角。患者面部转向健侧,使术侧肩部充分显露。也可用侧卧位。

【操作步骤】 前方切口起自喙突,循三角肌前缘向远端延伸至三角肌止点;后方切口自三角肌止点循三角肌后缘至腋窝后部;外展病肢,内侧切口经过腋窝连接上述前方切口起点和后方切口止点。

按照皮肤切口切开深筋膜。于三角肌前缘找出头静脉并予结扎、切断。再切断胸大肌在肱骨的止点,将肌肉牵向内侧。于喙肱肌及肱二头肌短头的联合肌腱内侧钝性分离和显露神经血管束,切断和结扎腋动、静脉。锐利刀片切断正中神经、尺神经及肌皮神经等,任其残端回缩到近端软组织内。自肱骨游离三角肌止点,将三角肌与皮瓣一起牵向近端。自喙突切断喙肱肌及肱二头肌短头。外旋上臂,切断肩关节前方关节囊及肩胛下肌。内旋上臂,游离切断短外展肌群及大圆肌等。切断三头肌长头及肩关节下方关节囊,上肢离体。

将所有残留肌肉断端翻入关节盂内,填充无效腔。在三角肌深部留置引流管。将三角肌皮瓣在关节盂下方与腋部皮瓣缝合(图42-4-1)。

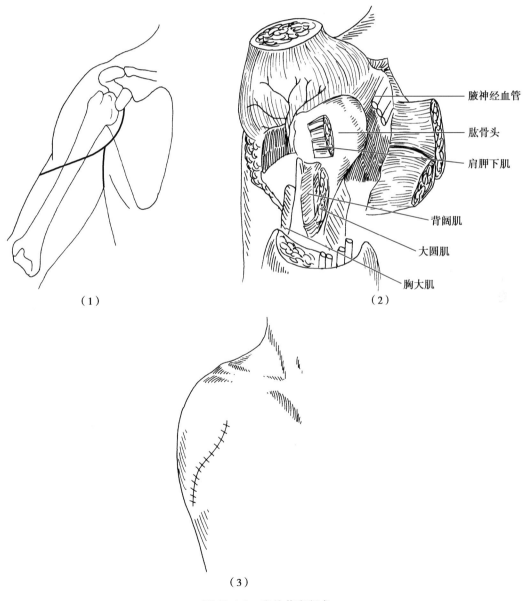

（1）

腋神经血管

肱骨头

肩胛下肌

背阔肌

大圆肌

胸大肌

（2）

（3）

图 42-4-1 肩关节离断术

（1）皮肤切口;（2）切断神经血管术、掀起三角肌止点、切断肱骨近端其余附着肌肉;（3）截肢完成

三、肩胛带截肢术

肩胛带截肢术又称为肩胛骨-胸壁间截肢术、前1/4截肢术。几乎仅用于肿瘤患者。切除范围包括肩胛骨、锁骨以及上肢全部结构。其适应于原发肩关节肿瘤,特别是成骨肉瘤、软骨肉瘤、尤因肉瘤等,也可用于少部分累及臂丛的复发性乳腺癌。肿瘤患者出现臂丛神经的神经性疼痛或急性感觉运动丧失,同时血管造影显示肱静脉和腋静脉的主干完全阻塞,则高度提示臂丛神经受到侵犯,需要行肩胛带离断术。偶尔,肩部开放性损伤,不能保留肩部或上肢者也需要行肩胛带离断术。肿瘤广泛累及胸壁、脊椎旁和颈后三角时,应用肩胛带离断术可能无法彻底切除肿瘤。与肩关节离断术一样,随着 Tikhoff-Linberg 保肢手术的广泛应用,其应用也已明显减少。

【适应证】 见肿瘤截肢概论。

【禁忌证】 见肿瘤截肢概论。

【麻醉】 全麻。开放足够的输血补液通道。

【体位】 侧卧位,患侧在上。对侧腋部放置软垫,使胸部保持舒展。固定好体位,不固定患肢。

【操作步骤】 后方切口起自胸锁乳突肌锁骨头附着部外侧缘,循锁骨向外侧切开至肩锁关节。后越过肩峰沿肩胛骨外侧缘弧形向肩胛下角切开,并延长到脊柱旁。前方切口起自锁骨中1/3,循三角肌-胸肌间沟向外侧切开,后向下经腋皱襞下方,再肩胛骨外缘1/2至下1/3处与后侧切口相连。注意将带腋毛的皮肤全部切除。

自斜方肌下缘起做钝性剥离,使与深层的肌肉分开,然后沿肩胛骨内侧缘自下而上横断斜方肌,仔细结扎出血点。切断肩胛舌骨肌、提肩胛肌和菱形肌,向上牵拉肩胛骨,找到前锯肌,并从其靠近胸壁处切断。自骨膜下剥离锁骨中、外段,用钢丝锯将锁骨在内中1/3交界处锯断。患肢下坠的力量牵拉臂丛神经及锁骨下血管,这使得解剖臂丛神经和相应大血管相对容易。先双重结扎、贯穿缝扎锁骨下动、静脉,轻轻牵拉臂丛神经束,用1%利多卡因封闭后在不同平面锐刀切断,任其向上回缩。沿前方切口切开筋膜,分离胸大、小肌下缘及其深面,即可在距胸大肌止点约5cm处将其切断,而后从胸壁切断背阔肌,患肢即可离体。

彻底止血,等渗盐水冲洗伤口,分层缝合筋膜和皮瓣,自伤口下端留置引流管(图42-4-2)。

【注意事项】 术前备血800ml以上,视不同肿瘤而定。血供丰富的肿瘤需要考虑术前行瘤供血管栓塞。

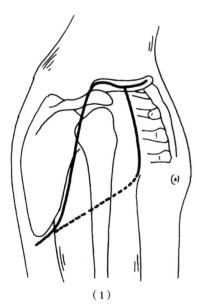

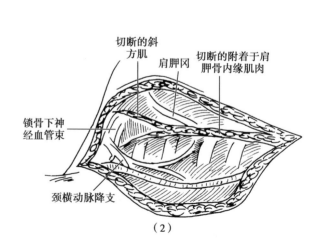

切断的斜方肌
肩胛冈
切断的附着于肩胛骨内缘肌肉
锁骨下神经血管束
颈横动脉降支

(1)　　　　　　　　　　(2)

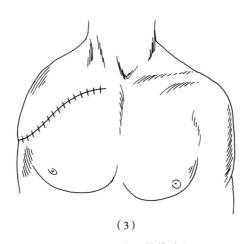

（3）

图 42-4-2 肩胛带截肢术
（1）皮肤切口；（2）掀起肩胛骨，自后方显露锁骨下神经血管；（3）截肢完成

有些情况下斜方肌可能也无法保留，单纯由皮瓣覆盖伤口。根据患者的肿瘤侵犯范围设计皮瓣的形状及大小。如果需要一个长的前皮瓣可以游离到胸骨正中线；而如果需要一个长的厚皮瓣，可以游离到脊柱旁。皮瓣无法完全覆盖伤口时游离移植刀厚皮瓣。

本手术操作步骤先行后路手术，在患肢的重力作用牵引下，最后比较容易的显露锁骨下动静脉和神经。这与一般截肢手术步骤，因为多数情况下首先控制大血管是明智的。其实，术者也可以选择先行前方入路手术完成手术，即首先在内 1/3 截断并掀起锁骨显露并处理锁骨下动静脉及臂丛神经。这样的好处是可以尽早控制大血管，缺点是显露锁骨下血管特别是静脉时略困难，对术者的技术要求较高。

仔细解剖锁骨下血管和腋血管，以免破裂出血，尤其要严防大静脉破裂，以免造成空气栓塞。

对于乳腺癌累及臂丛的患者，要仔细寻找、彻底切除锁骨上浅、深淋巴结。

如病变在左侧，手术时还应注意不可损伤胸导管，如肿瘤较大或靠近中线，在分离时要特别小心，因为胸导管除少数进入颈内静脉外，有 22.7% 进入颈静脉角，59% 进入锁骨下静脉，在结扎切断锁骨下静脉时，不要太靠近中线。

附：病例 1 肩胛带截肢术（图 42-4-3）

患者男性，21 岁，上皮样肉瘤术后复发。

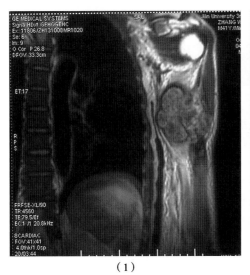

（1）

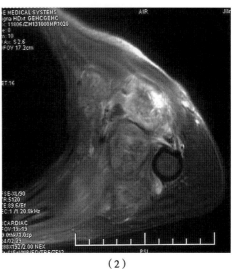

（2）

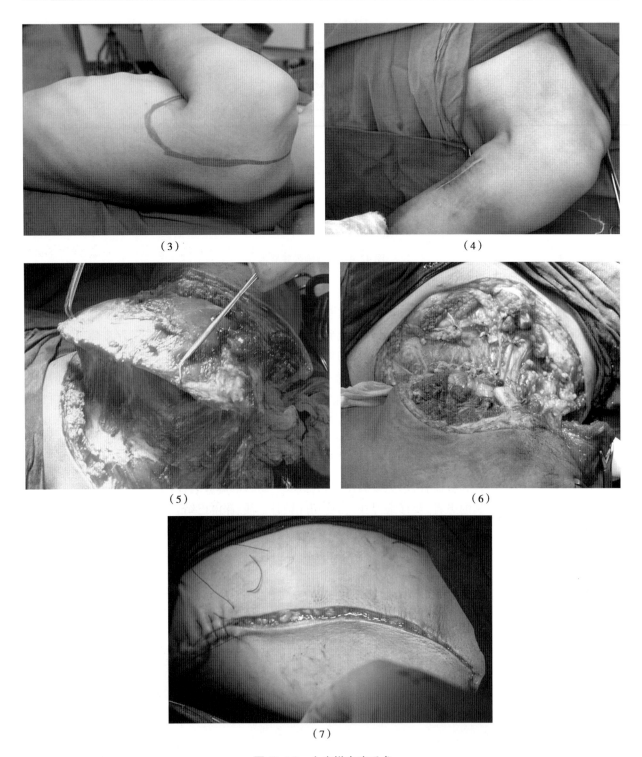

（3）　　　　　　　　　　　　　　　　　（4）

（5）　　　　　　　　　　　　　　　　　（6）

（7）

图 42-4-3　上皮样肉瘤手术

（1）、（2）术前 MRI；（3）、（4）切口设计；（5）后放掀起肩胛骨；（6）显露臂丛神经及锁骨下血管；（7）关闭伤口

四、肩胛带截肢+部分胸壁切除术

肩部恶性骨与软组织肿瘤侵犯胸壁时，行肩胛带截肢术无法彻底切除肿瘤，这时需要扩大手术范围。Stafford 最早介绍了肩胛带+部分胸壁切除术。以后人们逐渐对此术式进行了改良。目前强调术中首先进行详细的探查，确认肿瘤可以彻底切除后，再考虑完成这一大型根治性手术。

【适应证】　见肿瘤截肢概论。

【禁忌证】　见肿瘤截肢概论。

【麻醉】 全麻。开放足够的输血补液通道。

【体位】 侧卧位,患侧在上。对侧腋部放置软垫,使胸部保持舒展。固定好体位,不固定患肢。

【操作步骤】 切口起自锁骨内侧头,循锁骨至锁骨中部。向前经三角肌-胸肌间沟至腋窝前缘,向后经过肩胛颈,弧形至腋窝下与前方切口汇合。

切断胸锁乳突肌在锁骨的附着探查颈前三角:显露颈内静脉与锁骨下静脉的汇合处,判断肿瘤能否被彻底切除。同时注意颈部淋巴结群有无肿瘤转移。游离并用橡皮条标记颈内静脉和颈总动脉。在安全的切除边界外,自肋间隙开胸,进入胸腔。直接触诊探查肺。自胸腔内触诊胸廓出口的结构,检查锁骨下血管和臂丛神经在肿瘤包块近侧的部分。结合颈前三角的探查结果,判定肿瘤能否切除。能切除者,考虑下一步手术。

切断背阔肌、菱形肌和肩胛提肌在肩胛骨的附着,保留肩胛骨与胸壁的(肿瘤性)粘连。循肿瘤后缘的安全切除边界逐一切断需要切除的肋骨,结扎切断相应的肋间血管神经束。为了方便游离切除标本,建议把每个肋骨残端截除1cm左右。同样的方法,循肿瘤前缘安全切除边界逐一截断肋骨前部,最后截断锁骨。也可结扎同侧胸廓内动脉后,自胸骨正中劈开胸骨。第1肋骨未受肿瘤累及时,不需要切除时,可在第1肋水平切断锁骨下血管及臂丛神经,游离标本离体。第1肋需要切除时,需要首先骨膜下剥离第1肋骨至其胸骨连接处,在此处切断其与胸骨柄的连接;在下1/3处切断胸骨舌骨肌和胸骨甲状肌,显露同侧头臂静脉。这样整个标本能够轻度牵拉活动,便于在胸廓内游离锁骨下动脉至椎动脉分支的远侧,在此结扎切断锁骨下血管、臂丛神经束。游离保护膈神经、迷走神经,切断斜角肌。左侧需要结扎胸导管。为了自前方充分显露锁骨下动脉,有时需要先切断静脉。

留置胸腔闭式引流和伤口引流,后者在拔除时要先于前者。伤口可以直接缝合皮瓣闭合,也可用人工补片修复胸壁缺损。然而,二者术后均会出现明显的胸廓反常运动。

【注意事项】 具体的切口设计要根据肿瘤所累及的皮肤范围而定:肿瘤累及后方较多时,设计较长的前皮瓣,皮瓣最长可以游离到胸锁关节;肿瘤累及胸前皮肤较多时,设计一个可以一直延续到上臂的后皮瓣,皮瓣可游离到肩胛骨内缘,上方可到颈根部。

如何避免或减少胸廓的反常活动,笔者的经验是可在两层人工补片中间夹薄层抗生素骨水泥,骨水泥硬化前将这个"三明治"结构依据胸廓缺损轮廓塑形。骨水泥硬化后应用其修复胸部缺损能够增加胸廓稳定性,避免反常呼吸,提高术后患者的心肺功能。

五、上肢切除再植手术

Windhager、Athanasian 等均介绍过这种办法,其原理与下肢的 Van Ness 旋转成形术相似,即圆筒状切除肿瘤累及的上臂,切除范围包括活检部位和所有被肿瘤污染的组织结构。在保证广泛切缘的前提下,应用纵形切口游离未被肿瘤累及的血管或主要神经。缩短肢体,重建骨的连续性后,重建血管、神经及软组织。对于极少数需要上肢截肢的患者可以考虑此手术,但要严格掌握适应证。

六、髋关节离断术

(一) Boyd 术式(较常用)

【适应证】 见肿瘤截肢概论。

【禁忌证】 见肿瘤截肢概论。

【麻醉】 全麻或连续硬膜外麻醉。

【体位】 半侧卧位,健侧在下。用沙袋维持躯干姿势。

【操作步骤】 网球拍状切口。自髂前上棘垂直向下切至股骨颈水平(网球拍柄部),长 3~5cm;后与腹股沟韧带平行向内下方切开,至内收肌起点下方 5cm 处;自网球拍柄部远端弧形向外下切开至股骨大转子下方约 8cm 处,后绕过大腿后侧坐骨结节下方 5cm 处,与向内下切开的切止点汇合。沿皮肤切口切开深筋膜。

循切口显露股动、静脉与股神经,分别切断并结扎、贯穿缝扎。注意结扎处理其分支或属支。向远端轻拉股神经,锐利刀片切断后,任其回缩到髋关节平面以上。在髂前上棘和髂前下棘处分别切断缝匠肌和股直肌起点。将耻骨肌在耻骨下方1～2cm切断。外旋髋关节,显露小转子,切断髂腰肌止点。切断内收肌群在耻骨和坐骨的起点。在耻骨肌与闭孔外肌、外旋肌群之间有闭孔血管的分支,需结扎切断,处理妥善后,在靠近止点处切断闭孔外肌。内收、内旋髋关节,沿皮瓣切口方向将阔筋膜张肌自肌腹以下切断;在粗线处切断臀大肌腱并向后上牵开;大转子顶部切断臀中肌、臀小肌和梨状肌肌腱。显露并分离坐骨神经,按照股神经处理方式处理后切断,并结扎该神经出血点。再自转子部切断髋外旋肌群其余肌肉(梨状肌、孖下肌、闭孔内肌和股方肌)。最后自坐骨结节切断股二头肌、半腱肌及半膜肌起点,环形切开髋关节囊和圆韧带,髋关节即被离断。

彻底止血,冲洗伤口。将臀肌瓣缝合于内收肌、耻骨肌及腹股沟韧带。切口深处置负压引流管,分层缝合深筋膜及皮瓣(图42-4-4)。

【注意事项】 在耻骨肌与闭孔外肌、外旋肌群之间妥善处理闭孔血管分支后,在靠近止点处切断闭孔外肌。靠近起点处切断闭孔外肌存在闭孔血管同时被切断的风险,切断的闭孔血管近端会缩至盆腔内,难以止血。

髋关节离断时不常规切除腹股沟或髂窝淋巴结。如疑有区域淋巴结转移,需同时行髋关节离断和区域淋巴结清除时,前侧切口的交点需内移至腹股沟韧带中点之上4cm,切断该韧带即可进入腹膜后间隙,可以清楚地显露髂血管周围淋巴结。

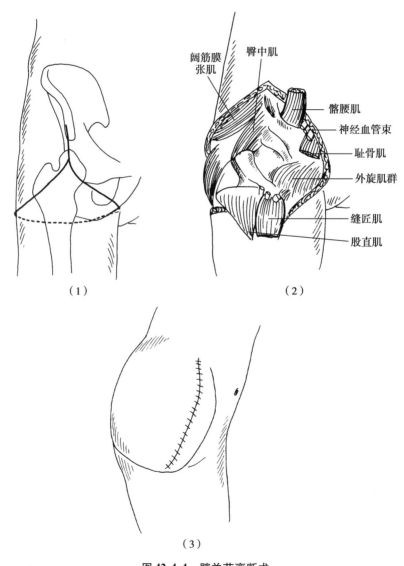

（1）　　　　　　　　　　　　　　（2）

（3）

图42-4-4　髋关节离断术
（1）皮肤切口;（2）结扎、切断股血管神经束,显露髋关节;（3）截肢完成

【术后处理】 手术切口靠近会阴部,易被尿、便污染,因此,术后包扎敷料应用胶皮薄膜及胶布封闭。女性患者术后留置导尿4~5日。术后低渣饮食3日。术后第4日可用缓泻剂或灌肠协助排便。

（二）**Slocum 后皮瓣术式**

【适应证】 见肿瘤截肢概论。

【禁忌证】 见肿瘤截肢概论。

【麻醉】 全麻或连续硬膜外麻醉。

【体位】 同 Boyd 术式。

【操作步骤】 切口起于腹股沟韧带水平,沿股动脉向远端延伸10cm后弧形向大腿内侧面切开;然后行向外上方切开至大粗隆近端,最后转向前方与起点汇合。形成足以覆盖残端的后内侧皮瓣。

分别分离、结扎并切断股动静脉,切断股神经后使其缩至腹股沟韧带近端。充分外展大腿,于耻骨起点处切断内收肌群。切断闭孔神经的分支,以使其近端回缩离开压力区。将缝匠肌和股直肌起点分别由髂前上棘、下棘起点处切断。适当内收、内旋大腿,于大粗隆近端水平切断阔筋膜张肌,于同一平面紧贴股骨切断附着于大粗隆的肌肉。随后极度外展大腿,于后侧皮瓣远端切断臀大肌。结扎并切断坐骨神经。切开关节囊,完成关节离断。伤口留置引流管。将后内侧皮瓣连同臀大肌一起拉向前方,与截肢创面前缘切口缝合,闭合伤口。

【注意事项】 同 Boyd 术式。

七、半盆截肢术

随着保肢术的出现,保留下肢的骨盆切除手术被称为内半骨盆切除术;不保留下肢的手术,为外半骨盆切除术,即半盆截肢术。过去,半盆截肢曾是骨盆肿瘤的常规切除术式。随着肿瘤综合治疗技术的发展,特别是内半骨盆切除手术的应用和推广,多数患者能够得以保肢,半盆截肢术的应用日益减少。然而,遗憾的是,部分骨盆肿瘤患者只能通过半盆截肢术来获得良好切除边界,这就使得半盆截肢术依然在肿瘤截肢中有着重要意义。另外,对于那些肿瘤无法彻底切除、患肢疼痛经严格保守治疗无效或局部肿瘤体积巨大,严重影响患者的行动时,姑息性半盆截肢也是一种选择。术中大出血使得此手术围术期死亡率曾在5.6%左右。随着各种外科技术的发展,以及术前栓塞供瘤血管、应用腹主动脉临时阻断球囊等辅助技术的应用,目前半盆截肢术的死亡率明显下降。Grimer 2013年报道了过去30年的157例半盆截肢病例,围术期死亡率在1.3%。失血性休克和深部感染败血症、伤口感染或坏死的发生率为45%。除肉瘤外,目前半盆截肢术也被应用到盆腔局部晚期或复发性癌的治疗中。

“经典或标准半盆截肢术”是指术中切断髂总血管,经耻骨联合和骶髂关节截断骨盆环,使用后筋膜皮瓣闭合伤口。“改良半盆截肢术”指保留髂内血管,这样臀大肌的滋养血管得以保留,应用后肌皮瓣来覆盖伤口。同时这个名称也可用于经过髂骨翼截断骨盆的术式,也有人称此术式为部分半盆截肢术(图 42-4-5)。

“扩大半盆截肢术”是指同侧骶髂关节被肿瘤浸润时,为了达到肿瘤切除边界,经过骶骨翼和骶孔切除半侧骨盆。“复合半盆截肢术”是指肿瘤同时累及内脏,如膀胱、直肠、前列腺或子宫,截肢时需要同时手术处理被肿瘤累及的脏器。

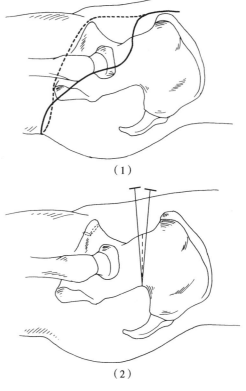

（1）

（2）

图 42-4-5　半盆截肢术
（1）切口设计;（2）经坐骨大孔截骨

半盆截肢的皮瓣选择取决于肿瘤的位置和肿瘤切除后残留皮瓣的血供情况。"后皮瓣半盆截肢术"最常用,这是基于臀大肌筋膜皮瓣或肌皮瓣的半盆截肢,上述经典或标准半骨盆截肢术或改良及各种扩大半盆截肢术均是通过后皮瓣来覆盖伤口的。少部分患者后皮瓣被肿瘤累及或放疗后无法应用,可以选择基于股血管的前方大腿肌皮瓣来覆盖伤口,这被称为"前皮瓣半盆截肢术"。极少数患者可能会用到基于闭孔血管的肌皮瓣,但以笔者的经验,此肌皮瓣术后的坏死率较高。

（一）后皮瓣半盆截肢术

【**适应证**】　见肿瘤截肢概论。

【**禁忌证**】　见肿瘤截肢概论。

【**麻醉**】　全麻。开放足够的输血补液通道。根据情况备血 2000ml 以上。

【**体位**】　患者取侧卧位,用沙袋维持躯干姿势。侧卧位可使腹腔内脏器官自然垂向健侧,减少术中人为的牵拉刺激。建议健侧肢体穿抗栓袜。用缝线或胶布条把阴囊和阴茎固定在对侧大腿上。临时缝合肛门。术中安排一名助手牵引下肢,按手术医生要求移动肢体,以便在张力下切断所有组织。

【**操作步骤**】　前切口自髂嵴至髂前上棘前内侧,沿腹股沟韧带切至耻骨结节。在髂嵴和髂前上棘切断腹内外斜肌、腹横肌及腹股沟韧带。显露和分离精索,并用橡皮条将其拉向内侧。用牵开器将腹肌牵向内上方。做腹膜后钝性剥离,随即将腹膜和腹腔内脏器推向内上方。自耻骨上缘和其结节处切断腹直肌和腹股沟韧带。钝性剥离膀胱前间隙或 Retzius 间隙,应用湿纱布垫开,以便暂时将膀胱保护在盆腔下部。此时即可见到和触知随腹后壁向内侧移行的输尿管。为了更肯定地明确是否宜行半骨盆切除术,必须探查肿瘤的边界。如瘤体巨大,超过同侧骶髂关节,则应注意半盆截肢能否将肿瘤完整切除的问题。如决定半盆截肢则切断和双重结扎髂外动静脉,向远侧轻拉股神经,用锐利刀片将其切断。

助手用双手握患侧大腿,使髋关节外展。术者站于该下肢与手术台之间。会阴切口:自前切口的耻骨结节止点起,在大腿根部呈弧形沿耻骨和坐骨支向后下方切至坐骨结节。显露耻骨支,坐骨膜下剥离,即可将坐骨海绵体肌和会阴横肌自耻骨内缘分开。用手指自耻骨联合后侧触探该处的乳头状骨棘,而后用截骨刀或电刀切开耻骨联合,注意勿伤及后尿道。

在髋关节屈曲内收位,自髂嵴切至髂后上棘,而后切至股骨大转子,再沿臀皱襞下行,与第二切口的止点相连于坐骨结节处。按皮肤切口的形式切开臀大肌腱膜,自其止点处切断。在臀大肌深面作钝性剥离后,将该肌瓣翻向脊柱中线,即可清晰地露出臀中肌、髋外旋肌群、坐骨神经和臀上下动静脉。横断梨状肌,结扎臀上下动静脉,向远侧轻拉坐骨神经,用锐利刀片切断,任其自行回缩。而后切断臀上下神经。自髂嵴后部切断背阔肌、腰方肌后,向中线剥离并牵开臀大肌。自坐骨切迹通过一长止血钳,至盆腔内导出线锯,尽可能在接近骶髂关节侧,自下而上的方向将髂骨锯断或离断骶髂关节。使患肢和髂骨外旋后,可在盆腔内结扎切断闭孔动脉和闭孔神经。在骶髂关节平面切断腰大肌。自耻骨的骨盆侧切断肛提肌。在切断骶棘韧带和骶结节韧带后,患侧半骨盆即完全解离。

手术野留置引流管。将臀大肌瓣缝于腰方肌、腹内、外斜肌和腹直肌后,缝合皮瓣(图 42-4-6)。

【**注意事项**】　根据肿瘤部位及出血情况,可以选择结扎切断髂总动脉,但术后皮瓣血运差,术后皮瓣坏死率增加 2.7 倍。

切断髂总血管时,髂总淋巴结随肿瘤一并切除。保留髂内动脉时,髂总淋巴结也随着保留,必要时需要清扫髂总淋巴结。

前列腺与膀胱周围有丰富的静脉血管,在切除标本前这些血管出血很难控制。切开耻骨联合时,需要保护好膀胱、前列腺和后尿道。

肿瘤累及臀肌时,只能保留后侧皮瓣,而不是肌皮瓣。有时深筋膜都需要与肿瘤一并切除。术后伤口并发症发生率相应增高。

部分患者需要在髂嵴水平切断腰骶神经干,再离神经孔 1～2cm 处切断并结扎骶神经。有条件时可考虑保留来自骶神经加入到盆腔神经丛的勃起神经。

骶髂关节连接的部分髂骨翼不需要被切除时,可考虑行"改良半盆截肢术",保留部分髂骨翼,切除部分半骨盆。这对术后安放假肢很有利。保证肿瘤安全切除边界的前提下,通过坐骨切迹用线锯将髂

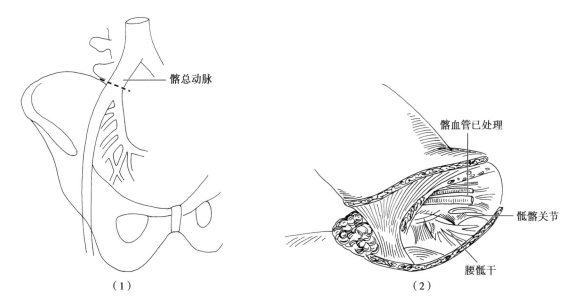

图 42-4-6 后皮瓣半盆截肢术
(1)血管结扎水平;(2)处理腰骶干

骨从髂前上棘水平截断即可。相反,肿瘤上缘靠近骶髂关节时,应用线锯截骨要特别注意肿瘤上缘的切除边界。需要在直视下探查骶髂关节前面。肿瘤累及骶髂关节,要实施"扩大半盆截肢术",即在患者骶骨翼或骶孔截断骶骨。

在髂嵴水平切断髂腰肌时,需要对肌肉断端进行确切止血,否则会出现严重的术后出血。

【术后处理】 根据患者在手术中的反应和失血量补足血液,继续输液。术后第 2 日,结合患者进食情况定出维持水电解质平衡计划。

手术切口靠近会阴部,易被尿、便污染,因此,术后包扎敷料应用胶皮薄膜及胶布封闭。术后低渣饮食 3 日。术后第 4 日可用缓泻剂或灌肠协助排便。

术后避免骶区和手术侧受压。卧床 7～10 日,至软组织愈合。女性患者术后可保留导尿管至下床。引流量明显减少时拔除引流管。

附: **病例举例 2** 改良半盆截肢术

患者男性,43 岁,左半骨盆软骨肉瘤(Ⅱ级)多次手术后复发,放疗后(图 42-4-7)。

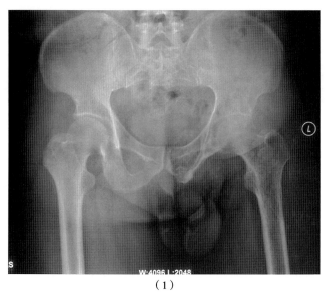

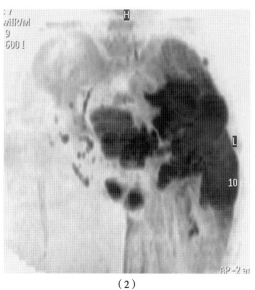

（1）

（2）

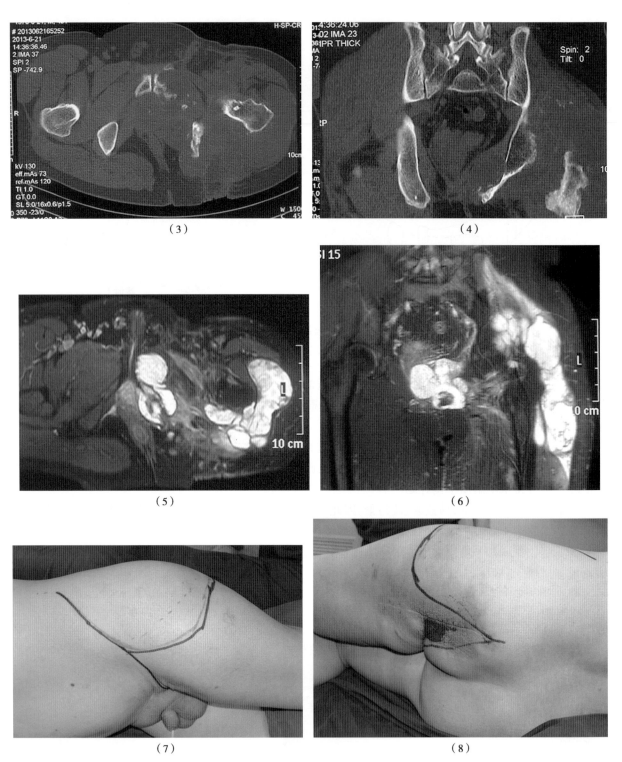

（3）　　　　　　　　　　　（4）

（5）　　　　　　　　　　　（6）

（7）　　　　　　　　　　　（8）

图 42-4-7　左半盆软骨肉瘤手术
（1）术前 X 线片；（2）术前 PET；（3）、（4）术前 CT；（5）、（6）术前 MRI；（7）、（8）切口设计

（二）前皮瓣半盆截肢术

当臀大肌肌皮瓣受肿瘤侵及、手术污染或其他原因无法使用时,经典半盆截肢术无法达到既广泛切除肿瘤又具有良好术后覆盖的效果。Frey 等于 1976 年首次报告采用基于股血管供应的股四头肌肌皮瓣覆盖创面的半骨盆截肢方法,并称其为前皮瓣覆盖创面的改良半骨盆截肢术。其后,Sugarbaker 等也报道了类似的手术。为了与经典的后皮瓣半盆截肢术相区别,这种手术被命名为前皮瓣半盆截肢术。其优点是肌皮瓣血运良好,能够修复臀部巨大的软组织缺损。术后伤口并发症发生率明显低于后皮瓣

截肢者。目前有 1/4 半盆截肢病例为前皮瓣半盆截肢。

【适应证】 见肿瘤截肢概论。

【禁忌证】 见肿瘤截肢概论。

【麻醉】 同后皮瓣半盆截肢术。

【体位】 同后皮瓣半盆截肢术。

【操作步骤】 确定肿瘤切除后臀部缺损的大小,根据缺损大小规划前肌皮瓣大小,保证前皮瓣能够覆盖髂峰。前切口沿髂峰向下至髂前上棘,转向大腿外侧至髌上囊上缘水平横过前方至大腿内侧,沿内侧中线向上至大腿根部,经耻骨结节向后至臀横纹。后切口自臀横纹沿肛门旁开 2～3cm 处,绕过髂后上棘,循髂峰与前切口起始部相连(图 42-4-8)。

自髂峰上切断腹肌和背肌(竖脊肌、背阔肌、腰方肌)。切断臀大肌自髂骨及骶骨的起点。屈髋使臀纹下组织保持一定张力,自尾骨和骶结节韧带上切断剩余的臀大肌起点。切断骶棘韧带及梨状肌,钝性游离骶前组织,自直肠外侧向深方游离坐骨肛门窝。

沿皮肤切口切断整个股四头肌,至股骨。纵形切开髂胫束,近段循阔筋膜张肌前缘切开。自股外侧肌后缘切开至股骨,用电刀自股骨掀起股外侧肌,保持肌皮瓣的肌肉与皮下组织及皮肤不分离。自内收肌管处找到并结扎股浅动、静脉。从股血管神经束深面进行游离。经股内侧肌后缘至股骨干。自股骨上整体掀起大腿前方股四头肌为主肌皮瓣直至腹股沟水平。自起点处结扎股深动脉。

自髂前上棘切断缝匠肌起点,自髂前下棘切断股直肌切点,在髋关节前方切开股鞘,自耻骨上缘切断

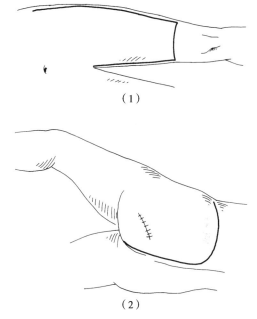

图 42-4-8 前皮瓣半盆截肢术
(1)切口设计;(2)切口设计

同侧腹直肌。保护膀胱尿道,切开耻骨联合。找到髂总血管,在起始部结扎、切断髂内动脉和髂内静脉。在髂峰水平切断腰大肌和闭孔神经,注意保留股神经。在靠近骶孔处结扎切断腰骶神经干和骶神经根。

抬高大腿,使组成盆膈的肌肉保持一定张力,在靠近骨盆止点处切断泌尿生殖膈、肛提肌。注意保护盆腔脏器。

在同侧骶骨前孔外侧截骨。可以用骨刀或线锯截骨,注意肿瘤切除边界。骨蜡封闭骶骨松质骨截骨面。

彻底止血后,伤口深部留置引流管,应用前肌皮瓣覆盖伤口,逐层间断缝合伤口。

【注意事项】 有些老年患者和糖尿病患者伴有阴性的股动脉粥样硬化,不适合这种手术。除常规检查外术前常规行动脉血管造影。

多数情况下,此术式需要在骶骨侧截骨,为"扩大的半盆截肢术"。

少有病例腹股沟部位皮肤无法保留,需要以股浅动脉为蒂的"岛状"皮瓣。

必要时后方皮肤切口需要绕过骶骨后正中线。

对于要获得安全切除边界的截肢病例,有作者强调先切开后切口,术中行冷冻病理判断肿瘤后方内侧的切除边界,如果冷冻切片未发现肿瘤细胞,再进行截肢。

本术式不常规清扫髂总淋巴结。部分患者需要清扫髂总淋巴结。

【术后处理】 同后皮瓣半盆截肢。

(三) 半盆截肢术后自体小腿正常组织的再植利用

上述各种半盆截肢术的皮瓣无法闭合伤口的患者,可以考虑应用腹直肌肌皮瓣或背阔肌肌皮瓣来

闭合伤口。但这会给患者带来额外的创伤。笔者应用截下肢体的游离带血管蒂小腿肌皮瓣,通过显微外科技术来覆盖伤口。

Bramer利用半盆截肢后截除肢体的胫骨与残留髂骨行融合术,重建患者坐骨结节,改善了患者的坐位稳定性和佩戴假肢后的功能。

八、下肢旋转成形术

下肢旋转成形术又称Borggreve手术、Van Nes手术或Salzer手术。手术保留切除瘤段以远的部分功能良好的小腿肢体,将之旋转180°与近截端连接。将残留的小腿远段和足与大腿中段或近段相连接,胫骨与残留股骨固定。旋转后的足充当膝关节的角色,即当踝关节轻度跖屈时使小腿假肢伸直从而负重,当踝关节背伸时,形同重建的膝关节屈曲。术后装配小腿假肢后,理想功能状态可以达到膝下截肢的标准。1930年Borggreve首先利用旋转成形术治疗膝关节结核导致的肢体缩短畸形。以后Van Nes等将此手术发展为治疗先天性股骨发育不全的标准手术。20世纪70年代,旋转成形术被应用于骨肿瘤领域。1975年,Kristen、Knahr和Salzer首先报道采用Borggreve旋转成形术治疗股骨远端骨肉瘤,作为截肢手术的一种替代方法。以后,Winkelmann等进一步发展了这一手术,将其用到股骨各部位以及胫骨肿瘤,并将旋转成形术分为AⅠ、AⅡ、BⅠ、BⅡ、BⅢ 5型。

2004年Fuchs和Sim提出各型旋转成形术总的肿瘤适应证如下:①年龄小于8~10岁的膝关节周围肿瘤患者;②需要行膝上截肢术、年龄超过8~10岁的巨大肿瘤患者;③膝关节假体置换术后慢性感染无法控制需要截肢者。禁忌证为手术中无法完整保留坐骨神经。

由于患侧远端肢体得以保留,患者均没有截肢后的幻肢痛。旋转成形术能够给患者提供长期使用的生物重建。佩戴膝下截肢假体后,患者可以获得良好的功能,能够参加各种体育运动。长期随访并未出现旋转后踝关节的骨关节病。这种方法最大的缺点是术后脚的位置实在难以令人接受,可以引起心理方面的并发症。实践证明,经过认真的心理引导及先前患者的经验介绍,可以避免患者出现心理障碍。旋转成形术手术并发症发生率较高。Gottsauner-Wolf报道的70名恶性膝关节周围肿瘤患者中,30例出现了手术并发症。其中7例出现了吻合后血管闭塞,3例为此行膝上截肢;8例出现了伤口并发症;5例出现了一过性神经麻痹;2例出现了永久性神经麻痹;4例出现假关节;10例患者出现了骨折、骨不连等晚期并发症。

(一) Winkelmann AⅠ型旋转成形术

切除股骨中、远端、膝关节和胫骨近端,小腿旋转180°,胫骨与股骨残端对接(图42-4-9)。

【适应证】 股骨远段肿瘤,侵及或未侵及膝关节。

【禁忌证】 坐骨神经无法完整保留,残留的股骨近段无法行内固定术。

【麻醉】 全麻或硬膜外麻醉。

【体位】 仰卧,患侧臀骶部稍垫高或侧卧。

【操作步骤】 Kotz与Salzer提出大菱形切口,其长轴位于肢体前侧,切口侧方两点相交于下肢后侧。菱形切口能够保证广泛切除肿瘤以及活检切口,其长轴应比预计骨切除的长度长5~10cm。由于大腿、小腿周径之间的差异,缝合皮肤时需要切除切口近端多余的皮肤。为此,Gebhart等建议在大腿上做环形切口,而小腿上做鱼嘴样切口,以使大腿和小腿的切口用径一致。在后方上下两切口之间纵行切开(图42-4-10)。

沿切口切开皮下组织及深筋膜,如果大隐静脉未受累及,可考虑保留。找到并分离腓总神经、胫神经和坐骨神经,给予保护。然后,在收肌管近端找到股动静脉,将其向远端游离,结扎必要的分支。如果肿瘤已侵犯血管,应将该段切除,再进行重建。

在切口水平切断股四头肌、内收肌、腘绳肌。显露股骨,在病变上缘近端5cm或更多处横行截断。

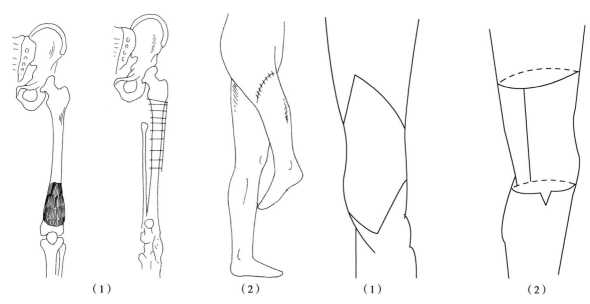

图 42-4-9　Winkelmann A Ⅰ 型旋转成形术
（1）Winkelmann A Ⅰ 型旋转成形术;（2）术后外观

图 42-4-10　手术切口
（1）大菱形切口;（2）Gebhart 切口

显露紧靠膝关节囊止点远侧和胫前动脉近侧的胫骨近端。在胫骨近端骺板的远侧截断胫骨。

下肢向外侧旋转 180°,将坐骨神经、胫神经和腓总神经置于股骨内侧。用加压接骨板固定股骨和胫骨。也可将股骨残端插入胫骨上端预先做好的骨槽内,应用髓内针固定。在骨断端固定前,应充分考虑患肢的保留长度和踝关节的位置。对于儿童患者,由于被切除的股骨远端和胫骨近端骨骺的生长速度理论上会超过同侧胫骨远端骨骺,因此设计手术时,患侧重建后的"大腿"要比健侧略长。即旋转后的踝关节(现代替膝关节功能)不应低于健侧膝关节水平 4 ~6cm。具体预留长度可以参考 Green-Anderson 表,但要注意此表是基于西方儿童制定的,未必适合中国儿童。在成年人,踝关节和膝关节应保持在同一水平。

如果必须切除大腿血管,应在 2 小时内完成血管修复,但要在骨的内固定完成后进行。如血管得以保留,则应将血管环形置于肌肉组织之间,避免血管打折及受压。

将大腿的肌肉缝合于小腿筋膜上。伤口留置引流管,逐层闭合伤口。

【注意事项】　肿瘤离体后,条件允许,立即送冷冻病理组织学检查,确认手术切除边界满意。

在切除病变和股骨近端后,近侧肢体只有坐骨神经和血管束(如未切断)与肢体远端相连,因此应小心放置远端残肢,不要牵拉神经血管束。

术中确定旋转后的肢体的中立位存在一定困难,术前可在骨盆及下肢上标记定位线。

软组织重建及伤口包扎时要尽量避免压迫浅静脉,以免加重静脉回流障碍。静脉盘曲后容易出现静脉血栓,有条件时建议切除冗长的静脉,应用显微外科技术吻合深静脉及浅静脉。

【术后处理】　患者绝对卧床 1 周,给予抗生素和扩血管药。早期鼓励患者被动活动踝关节。1 周后可进行非负重行走。术后 6 周安装临时性假肢,进行渐进性负重锻炼。

（二）Winkelmann A Ⅱ 型旋转成形术

切除股骨远端、膝关节和胫骨近端,小腿残端旋转 180°,胫骨远端和股骨远端对接(图 42-4-11)。

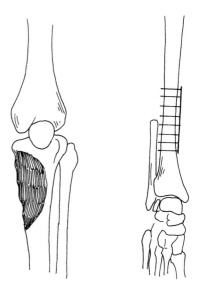

图 42-4-11　Winkelmann A Ⅱ 型旋转成形术

【适应证】 适用于胫骨近端肿瘤。

【禁忌证】 坐骨神经无法完整保留;踝关节与足被肿瘤累及或胫骨远端无法保留足够的长度行内固定术。

【麻醉】 全麻或硬膜外麻醉。

【体位】 侧卧或仰卧。

【操作步骤】 在大腿远段和踝关节各做一个环形切口,在腘窝及小腿后方做纵向切口连接上述环形切口。

在安全切除边界切除肿瘤,保留胫后神经血管束。胫骨远端旋转180°与股骨远端对接,固定。在中立位将股四头肌腱与跟腱相缝合,屈膝肌腱与伸足肌腱相缝合,保留血管及神经盘绕置于皮下。留置引流管,逐层缝合伤口。

【注意事项】 同ＡⅠ型旋转成形术。

【术后处理】 同ＡⅠ型旋转成形术。

附:病例3 Winkelmann AⅡ型旋转成形术

患者男性,38岁,右股骨骨肉瘤(图42-4-12)。

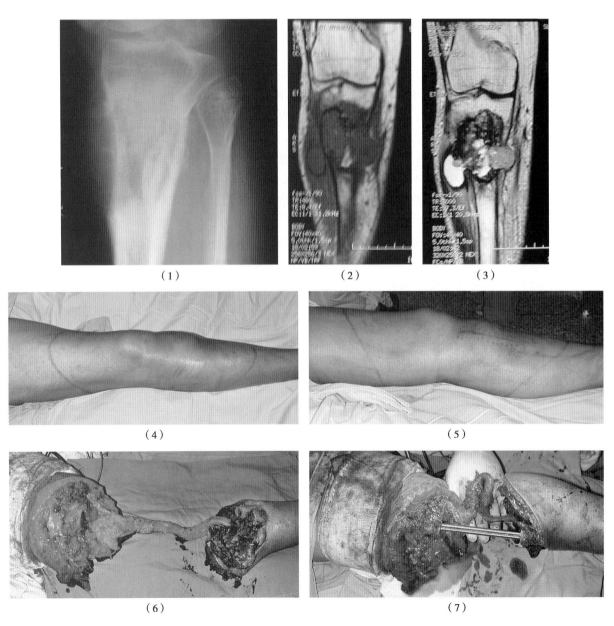

（1）　　　　　　　　（2）　　　　　　　　（3）

（4）　　　　　　　　　　　　　　（5）

（6）　　　　　　　　　　　　　　（7）

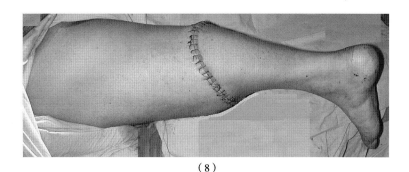

（8）

图 42-4-12 骨肉瘤截骨成形术
（1）术前 X 线片；（2）、（3）术前 MRI；（4）、（5）切口设计；（6）、（7）保留股浅
血管及坐骨神经连续性；（8）术后像

（三） Winkelmann B I 型旋转成形术

切除股骨上端和髋关节，将下肢旋转 180°。将股骨远端和骨盆相对接，利用膝关节的功能代替髋关节，踝关节代替膝关节（图 42-4-13）。

【适应证】 股骨近端肿瘤，但 MRI 证实肿瘤尚未累及髋关节和臀部的肌肉。

【禁忌证】 坐骨神经无法完整保留。

【麻醉】 全麻或硬膜外麻醉。

【体位】 侧卧位。

【操作步骤】 近端切口起自腹股沟皱褶内侧部，在腹股沟韧带下两横指平行于腹股沟韧带向大腿前方延伸，弧形向上直至髂前上棘下方。再经大转子后方，循臀横纹向内侧切开，最终与切口起点相连。与近端切口相呼应，远端椭圆形切口由大腿内侧向膝关节外侧倾斜。切口最近点位于大腿内侧、关节线上方 10cm 以上，具体长度取决于骨盆正位 X 线片上髂前上棘上缘至坐骨下缘的距离。切口最远端位于大腿外侧，距离外侧关节线 6～8cm 处。在股动静脉走行上连接前侧切口，在坐骨神经走行上连接后侧切口。活检通道必须在切除的范围之内。

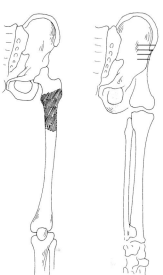

**图 42-4-13 Winkelmann B I 型
旋转成形术**

髋部手术操作类似髋关节离断术，但要注意保护坐骨神经和股浅血管束（如果可以保留）。沿切口切开大腿筋膜，自起点切断缝匠肌。在大隐静脉和股静脉结合处显露出股神经血管束。在腹股沟韧带的远侧切断股神经，在靠近股静脉结合处结扎大隐静脉，在内收肌管远侧游离血管束，结扎其分支。如肿瘤侵及血管，切除部分股动静脉，再进行修复。将阔筋膜张肌、股直肌和内收肌自起点处切断。切断闭孔神经，结扎闭孔动脉和闭孔静脉。在起点附近切断闭孔外肌，并在腹股沟韧带深面切断髂腰肌。在后侧将臀大肌距离其股骨止点 3cm 处切断，翻向近侧。向远侧游离坐骨神经达到切除远侧。尽可能保留臀中肌和臀小肌，沿后部近骨盆环形切开髋关节囊。

在远侧，循远端切口切断筋膜及肌肉组织。制成股四头肌肌肉肌腱瓣，以便与臀大肌缝合。距离止点 5cm 处切断腘绳肌肌腱，以便与髂腰肌缝合。保留内外侧腓肠肌在股骨远端的起点。保留恰当的远端股骨长度，截断股骨，标本离体。

骨膜下显露髂骨翼的外侧面。远端肢体外旋 180°，使足背朝向后方。修整远侧股骨残端外侧骨皮质，使其与髂骨翼相贴附。调整小腿在冠状面处于中立位，在膝关节完全伸直位时有 5°～10°外旋。用至少 4 枚螺钉或骨栓将残留股骨干固定在髂骨翼上。在膝关节（旋转后为髋关节）屈曲 70°～80°位时缝合肌肉。在后侧，臀肌与股四头肌缝合；在前侧，腘绳肌肌腱与髂腰肌缝合。坐骨神经和股动静脉盘于皮下间隙(或吻合血管),避免打折。

修剪皮瓣,伤口留置引流管,逐层闭合伤口。

【注意事项】 根据骨盆正位 X 线片,决定股骨远端保留的长度。在成年人,股骨髁下缘应固定于坐骨远端稍上方。在儿童,股骨髁下缘应固定于坐骨远端以远 1~2cm 处。

保留合适的残留股骨长度,保证至少能够用 4 枚以上的螺钉与髂骨牢固固定。其余同 A I 型旋转成形术。

【术后处理】 单髋人字石膏固定,石膏前侧半可拆卸,以便术后立即进行髋关节被动功能锻炼。同时术后也应立即进行踝关节主动功能锻炼。术后 3 周进行髋关节主动功能锻炼。其余同 A I 型旋转成形术。

(四) Winkelmann B II 型旋转成形术

将股骨上端、髋关节和下半骨盆切除,下肢旋转 180°。然后,将股骨断端与髂骨残端相对接,利用膝关节作为连枷髋关节、踝关节代替膝关节功能(图 42-4-14)。

【适应证】 适用于股骨近端肿瘤,且肿瘤已累及髋关节和周围软组织。骨盆远端的恶性肿瘤侵犯股骨。

【禁忌证】 坐骨神经无法完整保留。

【麻醉】 全麻。

【体位】 侧卧位。

【操作步骤】 近端手术切除的范围与改良半骨盆切除术相似,具体取决于肿瘤的大小和位置。必要时,切除髋部后侧的所有肌肉,并且从起点处切断骶棘韧带及骶结节韧带,在骨盆内横行切断髂腰肌。前方可在耻骨联合切开。具体参见相关章节。

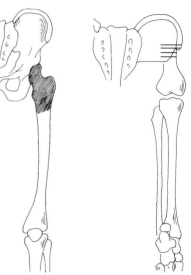

图 42-4-14 Winkelmann B II 型旋转成形术

如果切除臀肌,则股四头肌的远、中侧部分将作为旋转后髋关节(膝关节)伸肌,故须保护股神经和股血管。根据髂腰肌切断的水平决定腘绳肌腱远端保留的长度。

骨盆环不需要重建。其余操作同 B I 型旋转成形术。

【注意事项】 术前需要确定在肿瘤安全切除边界切断髂骨后,残留髂骨能与股骨牢固固定,才可考虑此术式。其余同 B I 型旋转成形术。

【术后处理】 同 B I 型旋转成形术。

(五) Winkelmann B III 型旋转成形术

切除整个股骨。利用人工假体和(或)保留的关节囊将胫骨与骨盆相接。分为 B III a 和 B III b 型(图 42-4-15)。

【适应证】 整个股骨均无法保留。B III a 型适用于少儿,B III b 型适用于年长儿童、青少年和成人。

【禁忌证】 坐骨神经无法完整保留。

【麻醉】 全麻或硬膜外麻醉。

【体位】 侧卧位。

【操作步骤】 近端手术部分类似髋关节离断术。保留髋关节囊及其周围肌肉。远端手术类似膝关节离断术。保留膝关节囊。保留内收肌残端,用于重建外展肌。

B III a 型手术切除近端 5cm 腓骨。远端肢体旋转 180°后,胫骨近端外侧部分植入髋臼,缝合残留的髋关节囊与膝关节囊,闭合新的"髋"关节腔同时牢固固定远端肢体(见病例)。B III b 型手术应用股骨近段半髋假体重建髋关节。

将血管神经束盘在皮下,或无张力吻合血管。留置引流管,逐层关闭伤口。

【注意事项】 同 B I 型旋转成形术。

【术后处理】 同 B I 型旋转成形术。

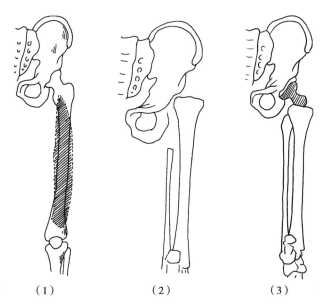

（1） （2） （3）

图 42-4-15 Winkelmann BⅢ型旋转成形术
（1）肿瘤部位；（2）BⅢa 型；（3）BⅢb 型

附：病例 4 Winkelmann BⅢa 型旋转成形术

患者男性,11 岁,左股骨骨肉瘤(图 42-4-16)。

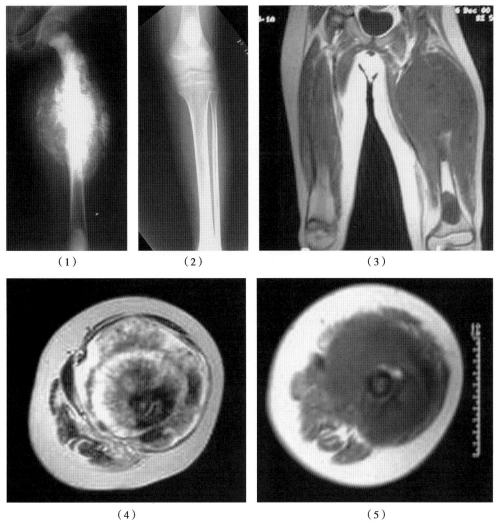

（1） （2） （3）

（4） （5）

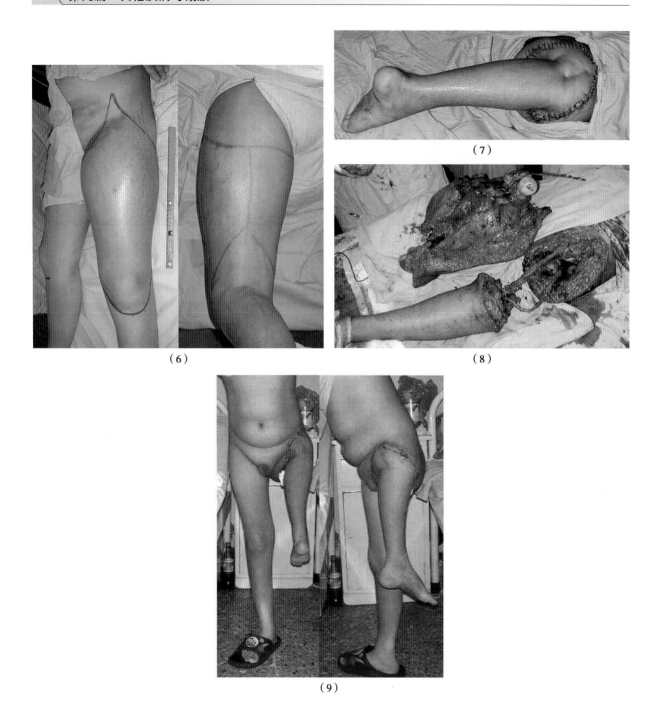

图 42-4-16　小腿向上翻转成形术
(1)、(2)术前 X 线片,可见股骨远端跳跃灶;(3)~(5)术前 MRI;(6)切口设计;(7)缝合切口;
(8)保留股浅血管及坐骨神经连续性;(9)术后体位像

九、小腿向上翻转成形术

小腿向上翻转成形术又称胫骨反转成形术,是广泛切除包括股骨(大转子以远或全部股骨)在内的大腿肿瘤,注意保留坐骨神经和血管束,小腿远端行踝部截肢,翻转包括胫骨在内的大部分小腿组织,替代部分或全部切除的股骨及其周围软组织。其目的是为高位膝上截肢的患者提供一个更长、更强壮的残肢来佩戴假肢。1922 年 Sauerbruch 首先实施此手术,患者是一位骨折后骨不连,伴慢性骨髓炎的 13 岁女性患者。术中切除转子以远的股骨,将胫骨远端翻转后与股骨残端相连接。后来他将此手术应用于一例股骨近段"骨软骨肉瘤",伴有病理骨折的患者,切除正个股骨,将胫骨远端置于髋臼内。Nicholson 1956 年报道了切除全股骨后,在翻转后的胫骨远端应用半髋关节假体重建髋关节的病例。小腿翻转成形术包括两种术式,即保留近端股骨的术式和全股骨切除术式。目前,此术式极少应用。

（一）保留股骨近段小腿翻转成形术

【适应证】　同ＡⅠ旋转成形术,患者无法接受旋转成形术后的肢体外观。

【禁忌证】　坐骨神经无法完整保留。

【麻醉】　全麻或硬膜外麻醉。

【体位】　侧卧位。

【操作步骤】　手术时间较长,建议需要应用止血带。其方法是在大转子上端插入一枚斯氏针。绕过会阴部及斯氏针上方绑止血带。

外侧切口:起自大转子尖部,循大腿外侧至股骨转子下方预定截骨处后,逐渐梭形向大腿前、后切开,于大腿外侧方切除12～15cm宽的条形皮肤,一直到踝关节水平(在小腿切除的范围为9～10cm宽)。

广泛切除股骨远段肿瘤,确认股浅血管束及坐骨神经能够完整保留后,决定行此术式。与ＡⅠ型旋转成形术一样,在肿瘤安全切除边界上转子下进行截断股骨,确认保留的转子下股骨能够与翻转后的胫骨远端牢固固定。在胫骨上缘行膝关节离断,切断髌腱及腓肠肌,切除半月板及膝关节脂肪垫,但保留内侧软组织及神经血管束的连续性。标本离体。

根据肿瘤切除后大腿软组织的情况,适当切除小腿外侧和后方间室的肌肉,避免小腿翻转时过多的软组织造成臃肿。必要时可切除腓骨,注意保留小腿主要血管。按照设计的残肢所需长度截除小腿下端及足。

去除止血带,认真彻底止血,将小腿下端在冠状面向上翻转到大腿部已准备好的软组织床中,胫骨远端和股骨近端相对合,给予牢固的内固定。

置入引流管,修剪皮瓣,关闭切口。

【注意事项】　切除后的腓骨作为髓内钉植入股骨及翻转后的胫骨髓腔内,以促进骨愈合。其余同ＡⅠ型旋转成形术。

【术后处理】　同ＡⅠ型旋转成形术,必要时可术后应用髋人字石膏固定。

（二）全股骨切除后的小腿翻转成形术

【适应证】　同ＢⅢ旋转成形术,患者无法接受旋转成形术后的肢体外观。

【禁忌证】　坐骨神经无法完整保留。

【麻醉】　全麻或硬膜外麻醉。

【体位】　侧卧位。

【操作步骤】　大腿外侧切口,起自髂前上棘,向远端延伸,自大转子尖部切口分别弧形至大腿前方和后方,余同保留股骨近段小腿翻转成形术。

先切开膝关节近端的部分。在安全切除边界游离大腿肿瘤,确认股浅血管束及坐骨神经能够完整保留后,决定行此术式。尽量保留臀中肌,大转子尖部未受肿瘤累及时,考虑保留臀中肌附着处的薄层骨片。离断髋关节,保留髋关节囊。离断膝关节,具体见保留股骨近段小腿翻转成形术。全股骨及标本离体。

按照设计的切口切开膝关节以远部分。在胫距关节离断足,保留踝关节囊及各韧带(特别是三角韧带)在胫骨、腓骨的附着。

在少儿,将小腿下端在冠状面向外翻转180°,到大腿部已准备好的软组织床中,外踝插入髋臼做成假关节,将臀中肌与踝关节三角韧带缝合,缝合残留的髋关节囊与踝关节囊,闭合新的"髋"关节腔同时牢固固定远端肢体。

在年长儿童、青少年和成人:在成人切除远端5cm腓骨,在胫骨远端装入半髋假体,假体的股骨头部朝向胫骨外侧。将小腿下端在冠状面上翻转180°到大腿部已准备好的软组织床中,将人工股骨头置入髋臼中。将大收肌腱缝合在胫骨外髁上(现在位于内侧)。重建臀中肌在内踝的附着。保留臀中肌附着处的薄层骨片的患者可以将胫骨内踝部为去皮质化,露出粗糙骨面,然后将上述骨片应用螺钉固定在胫骨内踝上。将阔筋膜张肌与小腿筋膜缝合。

皮瓣长度有限,在成人全股骨切除后,胫骨近端要切除4~5cm。在儿童为了保留胫腓骨近端骨骺,又不造成小腿翻转后残肢远端皮肤张力加大,可以行胫骨、腓骨干的短缩截骨术。伤口留置引流管,逐层间断缝合伤口。

【注意事项】 假如在下肢前方有大片的皮肤瘢痕,可以采用矢状面小腿向上翻转术,大腿前方的瘢痕可以被切除,相应的小腿前方的皮肤和软组织也要按设计需要切除,将股骨从前方切除。其余同AⅠ型旋转成形术。

【术后处理】 术后应用髋人字石膏固定。其余同AⅠ型旋转成形术。

(郭卫军)

索　引